Parasitologia

FUNDAMENTOS E PRÁTICA CLÍNICA

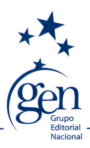

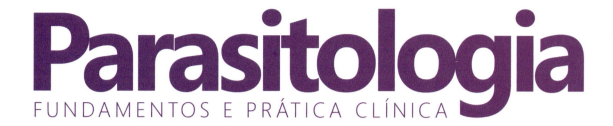

Parasitologia
FUNDAMENTOS E PRÁTICA CLÍNICA

Rodrigo Siqueira-Batista

Professor Associado do Departamento de Medicina e Enfermagem, Universidade Federal de Viçosa. Professor Titular da Escola de Medicina, Faculdade Dinâmica do Vale do Piranga. Bolsista de Produtividade em Pesquisa do Conselho Nacional de Desenvolvimento Científico e Tecnológico – Nível 2. Docente Permanente do Programa de Pós-Graduação em Bioética, Ética Aplicada e Saúde Coletiva, Universidade Federal do Rio de Janeiro. Docente Permanente do Programa de Pós-Graduação em Ensino de Ciências da Saúde e do Ambiente, Faculdade Dinâmica do Vale do Piranga. Professor Titular do Curso de Graduação em Medicina (Clínica Médica), Centro Universitário Serra dos Órgãos (2000-2010). Professor Adjunto de História e Filosofia da Ciência, Instituto Federal de Educação, Ciência e Tecnologia do Rio de Janeiro (2007-2009). Pós-Doutorado pelo Laboratório de Física Experimental de Altas Energias, Centro Brasileiro de Pesquisas Físicas. Pós-Doutorado pelo Departamento de Ecologia do Instituto de Biologia, Universidade Federal do Rio de Janeiro. Doutor em Ciências (Saúde Pública), Fundação Oswaldo Cruz. Mestre em Medicina (Doenças Infecciosas e Parasitárias), Universidade Federal do Rio de Janeiro. Mestre em Filosofia, Pontifícia Universidade Católica do Rio de Janeiro. Especialista (Residência Médica) em Doenças Infecciosas e Parasitárias, Universidade Federal do Rio de Janeiro. Diplomado em Medicina, Universidade do Estado do Rio de Janeiro. Diplomado em Filosofia, Universidade do Estado do Rio de Janeiro. Diplomado em Matemática, Universidade Estácio de Sá.

Andréia Patrícia Gomes

Professora Associada do Departamento de Medicina e Enfermagem, Universidade Federal de Viçosa. Docente Permanente do Programa de Pós-Graduação em Bioética, Ética Aplicada e Saúde Coletiva, Fundação Oswaldo Cruz. Docente Permanente do Programa de Pós-Graduação em Ciências da Saúde, Universidade Federal de Viçosa. Professora Titular do Curso de Graduação em Medicina (Doenças Infecciosas e Parasitárias), Centro Universitário Serra dos Órgãos (2001-2009). Doutora em Ciências, Escola Nacional de Saúde Pública Sérgio Arouca, Fundação Oswaldo Cruz. Mestre em Medicina Tropical, Instituto Oswaldo Cruz, Fundação Oswaldo Cruz. Especialista (Residência Médica) em Doenças Infecciosas e Parasitárias, Universidade Federal do Rio de Janeiro. Diplomada em Medicina, Universidade Federal do Rio de Janeiro. Diplomanda em Direito, Universidade Federal de Viçosa.

Sávio Silva Santos

Professor Emérito, Centro Universitário Serra dos Órgãos. Chefe do Serviço de Clínica Médica, Hospital das Clínicas Costantino Ottaviano, Centro Universitário Serra dos Órgãos. Chefe do Serviço de Doenças Infecciosas e Parasitárias, Hospital das Clínicas Costantino Ottaviano, Centro Universitário Serra dos Órgãos (1972-1993). Mestre em Educação, Universidade Católica de Petrópolis. Especialista em Clínica Médica, Sociedade Brasileira de Clínica Médica. Diplomado em Medicina, Universidade Federal do Rio de Janeiro.

Luiz Alberto Santana

Professor Associado do Departamento de Medicina e Enfermagem, Universidade Federal de Viçosa. Professor Adjunto (Clínica Médica), Universidade Estadual de Montes Claros (1991-2010). Preceptor da Residência de Clínica Médica, Hospital Universitário Clemente de Faria, Universidade Estadual de Montes Claros (1992-2010). Doutor em Infectologia e Medicina Tropical, Universidade Federal de Minas Gerais. Mestre em Epidemiologia, Universidade Federal de São Paulo. Especialista em Clínica Médica, Hospital Governador Israel Pinheiro – Instituto de Previdência dos Servidores do Estado de Minas Gerais. Diplomado em Medicina, Faculdade de Medicina de Barbacena.

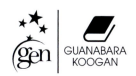

gen | GUANABARA KOOGAN

- Ilustrações:
  - As figuras ilustrativas dos ciclos biológicos foram elaboradas, todas, sob a supervisão do Professor Ademir Nunes Ribeiro Júnior (FADIP), que coordenou a equipe de preparação, composta pelos seguintes integrantes: Alice Mendes Moura (UFV), Nathan Miranda Rodrigues (UFV), Nayra Teixeira Bressan (UFV) e Paula Carolina Andrade Mariano (UFV).
  - As imagens do Centers for Disease Control and Prevention (CDC) foram reproduzidas com permissão, conforme anúncio público no site do órgão, o qual poderá ser consultado em: https://www.cdc.gov/other/imagereuse.html.

- Edição da obra: os editores são particularmente agradecidos aos seguintes colaboradores que auxiliaram, decisivamente, na preparação e na revisão do texto: Carolina Machado Poleze (FADIP), Gabriella Luísa da Costa Albuquerque (FADIP), Graziela Almeida Cupertino (FADIP), Igor Rodrigues Mendes (UFV), Jaqueline Machado da Fonseca (FADIP), Romario Brunes Will (UFV) e Stefania Salvador Pereira Montenegro (FADIP).

- Revisão dos capítulos: os editores são particularmente agradecidos aos seguintes colaboradores que cooperaram, decisivamente, para a revisão das seguintes seções dos capítulos do livro: Ademir Nunes Ribeiro Júnior (seção *Cuidados de enfermagem*) e Marli do Carmo Cupertino (seção *Doença em animais não humanos*).

- Coordenação artístico-científica das ilustrações: Ademir Nunes Ribeiro Júnior

- Capa: Bruno Sales

- Editoração eletrônica: Edel

- Imagens da capa: 123rf – Peter Schreiber; Kateryna Kon; Sebastian Kaulitzki

- Ficha catalográfica

P244

Parasitologia : fundamentos e prática clínica / Rodrigo Siqueira-Batista ... [et al] ; colaboração Ademir Nunes Ribeiro Júnior ... [et al.]. - 1. ed. - Rio de Janeiro : Guanabara Koogan, 2020.
650 p. : il. ; 28 cm.

Inclui índice
ISBN 978-85-277-3573-5

1. Parasitologia médica. I. Siqueira-Batista, Rodrigo. II. Ribeiro Júnior, Ademir Nunes.

19-61264
CDD: 616.96
CDU: 616-022

Leandra Felix da Cruz - Bibliotecária CRB-7/6135

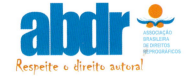

Editores Associados

Ademir Nunes Ribeiro Júnior

Professor Assistente da Escola de Medicina, Faculdade Dinâmica do Vale do Piranga. Assessor de Integração Docente-Assistencial, Faculdade Dinâmica do Vale do Piranga. Mestre em Ciências da Saúde, Universidade Federal de Viçosa. Diplomado em Enfermagem, Universidade Federal de Viçosa.

Bruna Soares de Souza Lima Rodrigues

Professora Adjunta da Escola de Medicina, Faculdade Dinâmica do Vale do Piranga. Docente Permanente do Mestrado Profissional em Ensino de Ciência da Saúde e do Ambiente, Faculdade Dinâmica do Vale do Piranga. Doutora em Parasitologia, Universidade Federal de Minas Gerais. Mestre em Parasitologia, Universidade Federal de Minas Gerais. Diplomada em Ciências Biológicas, Pontifícia Universidade Católica de Minas Gerais.

Paulo Sérgio Balbino Miguel

Professor Adjunto da Escola de Medicina, Faculdade Dinâmica do Vale do Piranga. Assistente do Laboratório de Agentes Patogênicos, Departamento de Medicina e Enfermagem, Universidade Federal de Viçosa. Coorientador do Programa de Pós-Graduação em Ciências da Saúde, Universidade Federal de Viçosa. Doutor em Microbiologia, Universidade Federal de Viçosa. Mestre em Microbiologia, Universidade Federal de Viçosa. Diplomado em Ciências Biológicas, Centro de Ensino Superior de Juiz de Fora.

Colaboradores

Adriano Simões Barbosa Castro

Professor Assistente do Curso de Farmácia e Enfermagem, Faculdade de Ciências e Tecnologia de Viçosa. Farmacêutico e Bioquímico do Departamento de Medicina e Enfermagem, Universidade Federal de Viçosa. Mestre em Bioquímica, Universidade Federal de Viçosa. Master of Business Administration em Gestão em Saúde Pública e Hospitalar, Faculdade de Ciências e Tecnologia de Viçosa. Diplomado em Farmácia e Bioquímica, Universidade Federal de Ouro Preto.

Alcimar de Melo Rosa

Professor Auxiliar da Escola de Medicina, Faculdade Dinâmica do Vale do Piranga. Mestrando em Ciências da Saúde e do Meio Ambiente, Faculdade Dinâmica do Vale do Piranga. Especialista em Atenção Primária, Universidade Federal do Triângulo Mineiro. Diplomado em Medicina, Universidade Federal de Minas Gerais.

Alcione de Paiva Oliveira

Professor Titular do Departamento de Informática, Universidade Federal de Viçosa. Doutor em Informática, Pontifícia Universidade Católica do Rio de Janeiro. Mestre em Sistemas e Computação, Instituto Militar de Engenharia. Diplomado em Oceanografia, Instituto de Geociências, Universidade do Estado do Rio de Janeiro.

Alessandra Santos

Médica do Instituto de Pediatria e Puericultura Martagão Gesteira, Universidade Federal do Rio de Janeiro. Mestre em em Medicina (Clínica Médica), Universidade Federal do Rio de Janeiro. Pós-Graduação em Imunologia Clínica e Alergologia pelo Instituto de Pós-Graduação Médica Carlos Chagas. Diplomada em Medicina, Centro Universitário Serra dos Órgãos.

Alessandro Lisboa da Silva

Médico do Departamento de Medicina e Enfermagem, Universidade Federal de Viçosa. Supervisor do Programa de Residência Médica em Clínica Médica, Universidade Federal de Viçosa. Mestre em Ciências da Saúde, Universidade Federal de Viçosa. Especialista (Residência Médica) em Clínica Médica e em Gastroenterologia, Hospital Governador Israel Pinheiro, Instituto de Previdência dos Servidores do Estado de Minas Gerais. Diplomado em Medicina, Universidade Federal de Minas Gerais.

Alexandre Magno Saez

Médico Atendente e Perito da 4ª Companhia de Comunicações Leve, Exército Brasileiro. Diplomado em Medicina, Universidade Federal de Viçosa.

Alexsandra Durães

Diplomada em Medicina, Universidade Federal de Viçosa.

Alice Ferraz Campos

Diplomada em Medicina, Universidade Federal de Viçosa.

Alice Mendes Moura

Diplomada em Medicina, Universidade Federal de Minas Gerais.

Aloisio de Freitas Jorge Júnior

Diplomando em Medicina, Faculdade Dinâmica Vale do Piranga.

Ana Cecília Finamore Bastida

Diplomanda em Medicina, Faculdade Dinâmica Vale do Piranga.

Ana Paula Farago de Alvarenga

Diplomada em Medicina, Universidade Federal de Viçosa.

Ana Paula Guimarães-Walker

Clinical Research Fellow, Medical Research United Kingdom, University of Oxford. Clinical Research Fellow, Imperial College London, St. Mary's Campus. Especialista (Residência Médica) em Doenças Infecciosas e Parasitárias, Universidade Federal do Rio de Janeiro. Diplomada em Medicina (*Cum Laude*), Universidade Federal do Rio de Janeiro.

André Leonel Valério

Médico do Programa Saúde da Família e Comunidade, Prefeitura Municipal de Piumhi, Minas Gerais. Pós-graduando em Medicina Tradicional Chinesa. Diplomado em Medicina, Centro Universitário Serra dos Órgãos.

André Luiz Vaitsman Chiga

Presidente da Sociedade Brasileira de Médicos Executivos. Diretor do Hospital São Francisco de Assis. Professor da Fundação Dom Cabral. Ecocardiografista, Hospital das Clínicas da Universidade de São Paulo. Pós-Graduação em Emergências Médicas e Geriatria, Escola Paulista de Medicina da Universidade Federal de São Paulo. Master of Business Administration (MBA) em Gestão Estratégica de Negócios, Universidade de São Paulo. Especialista em Cardiologia do Esporte, Instituto Dante Pazzanese de Cardiologia de São Paulo. Especialista em Cardiologia e Reabilitação Cardíaca, Sociedade Brasileira de Cardiologia e Associação Médica Brasileira. Diplomado em Medicina, Universidade do Estado do Rio de Janeiro.

André Vianna Martins

Professor Titular e Coordenador do Curso de Graduação em Medicina Veterinária, Centro Universitário Serra dos Órgãos. Professor Titular do Curso de Graduação em Medicina, Centro Universitário Serra dos Órgãos. Professor Substituto do Departamento de Microbiologia e Parasitologia no Instituto Biomédico da Universidade Federal Fluminense (1999 a 2002). Médico-Veterinário da Assessoria de Zoonoses e Doenças Transmitidas por Vetores da Secretaria de Estado de Saúde e Defesa Civil do Rio de Janeiro. Coordenador do Programa Estadual de Profilaxia da Raiva (1991 a 1997). Membro Titular da Academia de Medicina Veterinária no Estado do Rio de Janeiro. Membro da Comissão Estadual de Educação da Medicina Veterinária, Conselho Regional de Medicina Veterinária do Estado do Rio de Janeiro. Doutorando em Microbiologia e Parasitologia Aplicadas, Universidade Federal Fluminense. Mestre em Patologia Veterinária, Universidade Federal Fluminense. Especialista em Imunodiagnóstico, Universidade do Grande Rio. Diplomado em Medicina Veterinária, Universidade Federal Fluminense.

Angélica Cristina Pezzin

Professora do Departamento de Otorrinolaringologia, Universidade Federal do Pará. Professora Assistente do Departamento de Saúde Comunitária, Universidade do Estado do Pará. Doutoranda em Neurociências e Biologia Celular, Universidade Federal do Pará. Mestre em Otorrinolaringologia, Universidade Federal do Rio de Janeiro. Especialista em Perícias Médicas, Instituto de Pós-Graduação e Graduação. Especialista em Medicina do Trabalho, Universidade do Estado do Pará e Associação Nacional de Medicina do Trabalho. Especialista em Otorrinolaringologia, Policlínica de Botafogo e Associação Brasileira de Otorrinolaringologia e Cirurgia Cérvico-Facial. Diplomada em Medicina, Escola de Medicina da Santa Casa de Misericórdia de Vitória.

Anielle de Pina Costa
Professora do Curso de Graduação em Medicina, Centro Universitário Serra dos Órgãos. Pós-Doutorado em Medicina Tropical, Fundação Oswaldo Cruz. Doutora e Mestre em Pesquisa Clínica em Doenças Infecciosas, Fundação Oswaldo Cruz. Especialista em Saúde Pública, Fundação Oswaldo Cruz. Diplomada em Enfermagem, Centro Universitário Serra dos Órgãos.

Anna Luiza Amâncio Vidal
Diplomanda em Medicina, Universidade Federal de Viçosa.

Augusto Righetti Vieira Ferreira de Araújo
Pós-graduando em Radiologia e Diagnóstico por Imagem, Universidade Federal Fluminense. Graduado em Medicina, Centro Universitário Serra dos Órgãos. Graduado em Ciência da Computação, Centro Universitário Serra dos Órgãos.

Bernardo Melo Gaspar
Diplomando em Medicina, Universidade Federal de Viçosa.

Bransildes Barcellos Terra
Professor Assistente da Escola de Medicina, Faculdade Dinâmica do Vale do Piranga. Mestre em Ensino de Ciências da Saúde e do Ambiente, Faculdade Dinâmica do Vale do Piranga. Membro Titular da Sociedade Brasileira de Urologia. Membro Titular da Sociedade Brasileira de Cirurgia Minimamente Invasiva e Robótica. Diplomado em Medicina, Escola de Medicina da Santa Casa de Misericórdia de Vitória.

Bruna Pereira de Oliveira
Diplomada em Medicina, Universidade Federal de Viçosa.

Bruno Grillo Monteiro
Especializando em Oftalmologia, Fundação Hilton Rocha. Diplomado em Medicina, Centro Universitário Serra dos Órgãos.

Camila Gomes Santos Moraes
Médica Residente do Programa de Residência de Medicina de Família Comunidade, Universidade Federal de Viçosa. Diplomada em Medicina, Universidade Federal de Viçosa.

Camila Ribeiro Souza
Diplomada em Enfermagem, Universidade Federal de Viçosa.

Carolina Dato Silva Corrêa
Médica Residente do Programa de Residência de Psiquiatria, Hospital Municipal Odilon Behrens. Diplomada em Medicina, Universidade Federal de Viçosa.

Carolina Machado Poleze
Diplomanda em Medicina, Faculdade Dinâmica Vale do Piranga.

Clayton Israel Nogueira
Mestre em Ciências Veterinárias (Clínica, Cirurgia e Patologia Veterinária), Universidade Federal de Lavras. Médico Residente do Programa de Residência de Pediatria, Santa Casa de Misericórdia de Belo Horizonte. Especialista (Residência) em Clínica Médica de Pequenos Animais, Universidade Federal de Lavras. Diplomado em Medicina Veterinária, Universidade Federal de Lavras. Diplomado em Medicina, Universidade Federal de Viçosa.

Cristiana Pessoa de Queiroz Faria Góes
Professora Adjunta de Neurologia, Universidade do Estado do Rio de Janeiro. Médica neurologista, Universidade Federal do Rio de Janeiro. Doutora em Clínica Médica (Neurologia), Universidade Federal do Rio de Janeiro. Mestre em Clínica Médica (Neurologia), Universidade Federal do Rio de Janeiro. Especialista (Residência Médica) em Neurologia, Universidade do Estado do Rio de Janeiro. Diplomada em Medicina, Universidade do Estado do Rio de Janeiro.

Daniel Neptaly Medrano
Professor Auxiliar da Escola de Medicina, Faculdade Dinâmica do Vale do Piranga. Coordenador do Serviço de Cirurgia Bariátrica e Metabólica e Cirurgião Geral, Hospital Nossa Senhora das Dores, Minas Gerais. Coordenador do Centro de Cuidados do Paciente Portador de Obesidade e Cirurgião Bariátrico, Casa de Caridade Hospital São Sebastião, Viçosa, Minas Gerais. Cirurgião Bariátrico e Cirurgião Geral da Casa de Saúde, Hospital Santa Lúcia, Muriaé, Minas Gerais. Especialização em Cirurgia Minimamente Invasiva, Instituto Jacques Perissat, Universidade Positivo. Especialização em Cirurgia Bariátrica e Metabólica, Faculdade de Educação em Ciências da Saúde, Hospital Alemão Oswaldo Cruz, São Paulo. Especialista em Cirurgia Geral, Colégio Brasileiro de Cirurgiões, Associação Médica Brasileira. Especialização em Cirurgia Geral, Fundação Hospitalar do Estado de Minas Gerais, Hospital Cristiano Machado, Serviço do Prof. Dr. Alcino Lázaro da Silva. Diplomado em Medicina, Universidad Mayor de San Simon, Cochabamba, Bolívia, com revalidação pela Universidade Federal de Mato Grosso do Sul.

Daniel Peixoto Leal
Médico Residente do Programa de Residência de Ortopedia e Traumatologia, Instituto de Ortopedia e Traumatologia do Hospital das Clínicas, Universidade de São Paulo. Diplomado em Medicina, Universidade Federal de Viçosa.

Daniela de Souza Gomes
Mestranda em Ciência da Computação, Universidade Federal de Viçosa. Bacharela em Ciência da Computação, Universidade Federal de Viçosa.

Daniela Rezende Moreira
Diplomanda em Medicina, Universidade Federal de Viçosa.

Daniela Silva de Amorim Moreira
Especialista em Dermatologia, Instituto Superior de Ciências e Saúde. Pós-Graduação em Dermatologia, Colégio Brasileiro de Dermatologia. Membro da Academia Brasileira de Dermatologia. Membro do Colegio Ibero Latinoamericano de Dermatología. Diplomada em Medicina, Centro Universitário Serra dos Órgãos.

Déborah Pinheiro de Moraes
Diplomanda em Medicina, Universidade de Vassouras.

Douglas Schettini Andrade
Especialista em Enfermagem do Trabalho, Centro Universitário Unifaminas. Diplomado em Enfermagem, Centro Universitário Unifaminas. Diplomando em Medicina, Faculdade Dinâmica do Vale do Piranga.

Eliziária Cardoso dos Santos
Professora Adjunta da Faculdade de Medicina, Universidade Federal dos Vales do Jequitinhonha e Mucuri. Docente Permanente do Programa de Pós-Graduação em Reabilitação e Desempenho Funcional da Universidade Federal dos Vales do Jequitinhonha e Mucuri. Docente Permanente do Programa de Pós-Graduação em Biologia Animal, Universidade Federal dos Vales do Jequitinhonha e Mucuri Doutora em Biologia Celular e Estrutural, Universidade Federal de Viçosa. Mestre em Biologia Celular e Estrutural, Universidade Federal de Viçosa. Especialista em Educação Médica, Programa Faimer-Brasil, em parceria com a Universidade Federal do Ceará. Diplomada em Fisioterapia, Universidade Federal dos Vales do Jequitinhonha e Mucuri.

Érica Munhoz de Mello

Bióloga do Centro de Controle de Zoonoses, Secretaria Municipal de Saúde de Belo Horizonte. Doutora em Ciências, Universidade Federal de Minas Gerais. Mestre em Parasitologia, Universidade Federal de Minas Gerais. Diplomada em Ciências Biológicas, Centro Universitário de Belo Horizonte.

Eugênio da Silva

Professor Adjunto da Unidade de Computação, Centro Universitário Estadual da Zona Oeste. Professor Titular do Curso de Ciência da Computação, Centro Universitário Serra dos Órgãos. Professor Adjunto do Curso de Ciência da Computação, Centro Universitário Carioca. Doutor em Engenharia Elétrica (ênfase em Métodos de Apoio à Decisão), Pontifícia Universidade Católica do Rio de Janeiro. Mestre em Sistemas e Computação, Instituto Militar de Engenharia. Diplomado em Ciência da Computação, Universidade Federal de Ouro Preto.

Fábio Braga Teixeira

Professor das disciplinas de Saúde do Adulto e do Idoso nos cursos de Enfermagem e Medicina, Faculdade Dinâmica do Vale do Piranga. Doutor em Ciências Biomédicas (Cicatrização Experimental), Instituto Universitário Italiano de Rosário, Argentina, com revalidação pela Universidade Federal de Uberlândia. Especialista em Estomaterapia, Universidade Federal de Minas Gerais. Diplomado em Enfermagem, Universidade Vale do Sapucaí.

Fabio Ribeiro Cerqueira

Professor Adjunto do Departamento de Engenharia de Produção, Universidade Federal Fluminense. Docente Permanente do Programa de Pós-Graduação em Ciência da Computação do Departamento de Informática, Universidade Federal de Viçosa. Bolsista de Produtividade em Pesquisa do Conselho Nacional de Desenvolvimento Científico e Tecnológico – Nível 2. Pesquisador colaborador do Grupo de Bioinformática, Laboratório Nacional de Computação Científica. Doutor em Informática Biomédica, University for Health Sciences, Medical Informatics and Technology, Áustria. Mestre em Ciência da Computação, Universidade Estadual de Campinas. Bacharel em Informática, Universidade Federal de Viçosa.

Felipe Magalhães Teixeira

Diplomando em Enfermagem, Universidade Federal de Viçosa.

Fernanda Almeida Lima Cardim

Diplomada em Medicina, Universidade Federal de Viçosa.

Fernanda da Silva Boroni

Professora do Curso de Farmácia, Faculdade Dinâmica do Vale do Piranga. Professora da Escola de Medicina, Faculdade Dinâmica do Vale do Piranga. Mestre em Administração (com ênfase em gestão de pessoas), Pontifícia Universidade Católica de Minas Gerais. Master of Business Administration em Gestão Empresarial, Fundação Getulio Vargas. Especialista em Manipulação Magistral Alopática, Instituto Racine. Diplomada em Farmácia, Centro Universitário Newton Paiva.

Fernando José Ubaldo Coutinho

Professor Auxiliar da Escola de Medicina, Faculdade Dinâmica do Vale do Piranga. Coordenador Geral do Internato Médico, Faculdade Dinâmica do Vale do Piranga. Especialista em Coloproctologia, Santa Casa de Belo Horizonte, Faculdade de Ciências Médicas de Minas Gerais. Especialista em Cirurgia Geral, Santa Casa de Belo Horizonte, Faculdade de Ciências Médicas de Minas Gerais. Diplomado em Medicina, Universidade Federal de Minas Gerais.

Flávia Neves Carneiro do Nascimento

Técnica de Laboratório da Escola de Medicina, Faculdade Dinâmica do Vale do Piranga. Diplomada em Farmácia, Faculdade Dinâmica do Vale do Piranga.

Flávio Marques Andreon

Diplomando em Medicina, Universidade Federal de Viçosa. Estagiário do Laboratório de Métodos Epidemiológicos e Computacionais em Saúde, Universidade Federal de Viçosa.

Francisco Xavier Palheta Neto

Professor Associado da Faculdade de Medicina, Universidade Federal do Pará. Professor Adjunto da Faculdade de Medicina, Universidade do Estado do Pará. Coordenador da Residência Médica em Otorrinolaringologia do Hospital Universitário Bettina Ferro de Souza da Universidade Federal do Pará (2014-2015). Chefe do Serviço de Otorrinolaringologia do Hospital Universitário Bettina Ferro de Souza da Universidade Federal do Pará (2014/2015). Gerente de Atenção à Saúde do Hospital Universitário Bettina Ferro de Souza da Universidade Federal do Pará (2016-2018). Membro efetivo da Associação Brasileira de Otorrinolaringologia e Cirurgia Cérvico-Facial. Pós-Doutorado em Neurociências, Universidade Federal do Pará. Doutor em Neurociência e Biologia Celular, Universidade Federal do Pará. Mestre em Otorrinolaringologia, Universidade Federal do Rio de Janeiro. Pós-Graduação em Otorrinolaringologia, Hospital da Lagoa, Rio de Janeiro. Pós-Graduação em Otorrinolaringologia, Hospital Universitário Gaffrée e Guinle, Universidade Federal do Estado do Rio de Janeiro. Master of Business Administration Executivo em Saúde, Fundação Getulio Vargas. Master of Business Administration em Gestão Estratégica de Pessoas, Fundação Getulio Vargas. Curso de Aperfeiçoamento em Infectologia em Otorrinolaringologia, Fundação Oswaldo Cruz. Pós-Graduação em Foniatria, Associação Brasileira de Otorrinolaringologia e Cirurgia Cérvico-Facial. Diplomado em Medicina, Universidade do Estado do Pará.

Gabriel Felipe Neves de Lima

Diplomado em Medicina, Universidade Federal de Viçosa.

Gabriel Vita Silva Franco

Mestrando em Ciência da Computação, Universidade Federal de Viçosa. Diplomado em Ciência da Computação, Universidade Federal de Viçosa.

Gabriela Costa Oliveira

Diplomada em Medicina, Faculdade de Ciências Médicas e da Saúde de Juiz de Fora.

Gabriella Luísa da Costa Albuquerque

Diplomanda em Medicina, Faculdade Dinâmica Vale do Piranga.

Geisla Teles Vieira

Professora Adjunta da Escola de Medicina, Faculdade Dinâmica do Vale do Piranga. Professora Adjunta do Curso de Engenharia Ambiental, Faculdade de Engenharia, Universidade do Estado de Minas Gerais. Doutora em Bioquímica Aplicada, Universidade Federal de Viçosa. Mestre em Ciências Farmacêuticas, Universidade Federal de Ouro Preto. Diplomada (Licenciatura e Bacharelado) em Ciências Biológicas, Universidade Federal de Ouro Preto.

Glenda Almeida de Alencar

Diplomanda em Medicina, Faculdade Dinâmica Vale do Piranga.

Graziela Almeida Cupertino
Especialista em Atividades Motoras para Promoção da Saúde, e Qualidade de Vida, Centro Universitário de Caratinga. Diplomada em Educação Física (Licenciatura e Bacharelado), Centro Universitário de Caratinga. Diplomanda em Medicina, Faculdade Dinâmica do Vale do Piranga.

Guilherme Cabral Colares
Diplomando em Medicina, Faculdade Dinâmica do Vale do Piranga.

Helen Maiara Gunsch de Lucas
Médica Residente do Programa de Residência de Oftalmologia, Universidade Estadual de Campinas. Diplomada em Medicina, Centro Universitário Serra dos Órgãos. Diplomada em Enfermagem, Universidade Federal de Santa Catarina.

Henrique Amaral Binato
Professor Assistente de Saúde da Criança e do Adolescente da Escola de Medicina, Faculdade Dinâmica do Vale do Piranga. Mestre em Ciências da Saúde, Universidade Federal de Viçosa. Especialista em Pneumologia Pediátrica, Universidade Federal de Minas Gerais. Especialista em Pediatria, Hospital Federal da Lagoa, Rio de Janeiro. Diplomado em Medicina, Universidade Presidente Antônio Carlos.

Henrique Guarino Colli Peluso
Médico Residente do Programa de Residência de Cirurgia Geral, Hospital Universitário da Universidade Federal de Juiz de Fora. Diplomado em Medicina, Universidade Federal de Viçosa.

Hevellin Ferreira Aguiar e Ferraz
Diplomada em Ciência da Computação, Universidade Federal de Viçosa.

Hugo Rodrigues Bittencourt Costa
Médico Residente do Programa de Residência de Clínica Médica, Hospital das Clínicas de Teresópolis Costantino Ottaviano, Centro Universitário Serra dos Órgãos. Diplomado em Medicina, Centro Universitário Serra dos Órgãos.

Humberto Jander de Souza
Diplomando em Medicina, Faculdade Dinâmica Vale do Piranga.

Iann Barcellos Cordeiro Henriques
Diplomando em Medicina, Faculdade Dinâmica do Vale do Piranga.

Íbera Neves Chaves
Pós-Graduanda (Residência) em Enfermagem Obstétrica, Hospital Sofia Feldman. Diplomada em Enfermagem, Universidade Federal de Viçosa.

Ibsen Barguine Junqueira Passos
Diplomando em Medicina, Universidade Federal de Viçosa.

Igor Rodrigues Mendes
Mestre em Fitopatologia, Universidade Federal de Viçosa. Engenheiro Agrônomo, Universidade Federal de Viçosa. Diplomando em Medicina, Universidade Federal de Viçosa. Estagiário do Laboratório de Métodos Epidemiológicos e Computacionais em Saúde, Universidade Federal de Viçosa.

Isabel Theresa de Holanda-Freitas
Diplomada em Medicina, Universidade Federal de Minas Gerais.

Isabella Campos Rodrigues Ferreira
Diplomanda em Medicina, Faculdade Dinâmica do Vale do Piranga.

Isabella Jardim Moreira
Diplomanda em Medicina, Universidade Iguaçu.

Isadora Nogueira Assunção
Diplomanda em Medicina, Faculdade Dinâmica do Vale do Piranga.

Ivana Helena Rocha Oliveira
Doutora em Ciências (Protozoologia), Universidade Federal de Minas Gerais. Mestre em Parasitologia (Helmintologia), Universidade Federal de Minas Gerais. Graduada em Ciências Biológicas, Pontifícia Universidade Católica de Minas Gerais.

Izabela Bartholomeu Noguéres Terra
Professora Auxiliar da Escola de Medicina, Faculdade Dinâmica do Vale do Piranga. Preceptora do Programa de Residência Médica de Ginecologia e Obstetrícia, Hospital Nossa Senhora das Dores, Minas Gerais. Especialista em Reprodução Humana, Sociedade Argentina de Medicina Reprodutiva. Especialista em Medicina Fetal, Escola Cetrus, São Paulo. Especialista em Ginecologia e Obstetrícia, Programa de Residência Médica do Hospital Municipal Odilon Behrens. Diplomada em Medicina, Faculdade de Medicina de Barbacena.

Jader Lúcio Pinheiro Sant'Ana
Mestre em Medicina Veterinária, Universidade Federal de Viçosa. Especialista (Residência em Medicina Veterinária) em Clínica Médica e Cirúrgica de Pequenos Animais, Universidade Federal de Viçosa. Diplomado em Medicina Veterinária, Faculdade de Ciências e Tecnologia de Viçosa.

Jaqueline Machado da Fonseca
Diplomanda em Medicina, Faculdade Dinâmica do Vale do Piranga

Jéssica Gomes Muniz
Diplomanda em Medicina, Faculdade Dinâmica Vale do Piranga.

João Victor Soares Barcelos Rocha
Mestrando em Microbiologia, Universidade Federal de Viçosa. Diplomado em Ciências Biológicas, Universidade Federal de Viçosa.

João Vitor Lima Bueno
Diplomando em Medicina, Universidade Federal de Viçosa.

Jocimar Avelar Martins
Professora e Coordenadora do Curso de Fisioterapia, Faculdade Dinâmica do Vale do Piranga. Coordenadora do Serviço de Fisioterapia, Hospital Arnaldo Gavazza Filho, Minas Gerais. Mestre em Ciências da Reabilitação, Universidade Federal de Minas Gerais. Especialista em Fisioterapia em Terapia Intensiva, Associação Brasileira de Fisioterapia Cardiorrespiratória e Fisioterapia em Terapia Intensiva. Especialista em Fisioterapia, Universidade Federal de Minas Gerais. Diplomada em Fisioterapia, Universidade Federal de Minas Gerais.

Jorge Luiz Coêlho de Sousa
Diplomando em Medicina, Centro Universitário do Maranhão.

Jorge Luiz Dutra Gazineo
Médico do Serviço de Doenças Infecciosas e Parasitárias do Hospital Universitário Clementino Fraga Filho, Universidade Federal do Rio de Janeiro. Médico do Serviço de Doenças Infecciosas e Parasitárias, Hospital Federal dos Servidores do Estado. Mestre em Doenças Infecciosas e Parasitárias, Universidade Federal do Rio de Janeiro. Especialista (Residência Médica) em Doenças Infecciosas e Parasitárias, Universidade Federal do Rio de Janeiro. Diplomado em Medicina, Universidade Federal do Rio de Janeiro.

José Roberto Bittencourt Costa
Professor Titular do Curso de Graduação em Medicina, Centro Universitário Serra dos Órgãos. Doutor em Ciências, Fundação Oswaldo Cruz. Mestre em Medicina de Família, Universidade Estácio de Sá. Diplomado em Medicina, Universidade Federal do Estado do Rio de Janeiro.

Júlia de Oliveira Fonseca
Médica do Serviço de Cirurgia Geral, Hospital Metropolitano Odilon Behrens. Médica do Serviço de Atendimento Móvel de Urgência de Belo Horizonte. Médica do Serviço Cirurgia Geral, Hospital Manoel Gonçalves. Especialista em Cirurgia do Trauma, Hospital João XXIII, Fundação Hospitalar do Estado de Minas Gerais. Especialista em Cirurgia Geral, Hospital Metropolitano Odilon Behrens. Diplomada em Medicina, Universidade Federal de Viçosa.

Júlia Sant'Anna Rocha Gomes
Diplomada em Medicina, Universidade Federal de Juiz de Fora.

Julia Torres Amaro
Diplomada em Medicina, Universidade Federal de Viçosa.

Juliana Donella Moraco
Pós-Graduanda em Endocrinologia, Instituto de Pesquisa e Ensino Médico do Estado de Minas Gerais, Faculdade de Ciências Médicas. Pós-Graduação em Nutrologia, Associação Brasileira de Nutrologia. Diplomada em Medicina, Centro Universitário Serra dos Órgãos.

Juliana Hipólito Pessotti
Coordenadora e Professora Titular do Curso de Farmácia, Faculdade Dinâmica do Vale do Piranga. Professora Titular da Escola de Medicina, Faculdade Dinâmica do Vale do Piranga. Presidente do Comitê de Ética em Pesquisa, Faculdade Dinâmica do Vale do Piranga. Doutora em Biologia Parasitária, Fundação Oswaldo Cruz. Mestre em Biologia Parasitária, Fundação Oswaldo Cruz. Diplomada em Farmácia e Bioquímica, Universidade Federal de Juiz de Fora.

Julio Anibal Tablada
Médico da Unidade Cardiointensiva, Complexo Hospitalar de Niterói. Diplomado em Medicina, Universidade Federal Fluminense.

Júnea Pinto Fontes
Coordenadora de Estágio do Curso de Fisioterapia, Faculdade Dinâmica do Vale do Piranga. Professora Assistente do Curso de Fisioterapia da Faculdade Dinâmica do Vale do Piranga. Coordenadora da Equipe de Fisioterapia da Unidade de Terapia Intensiva Neonatal, Irmandade Hospital Nossa Senhora das Dores, Minas Gerais. Mestre em Ciências da Saúde, Universidade Federal de Viçosa. Especialista em Fisioterapia Respiratória, Universidade Federal de Minas Gerais. Especialista em Fisioterapia em Terapia Intensiva/Neonatologia e Pediatria, Associação Brasileira de Fisioterapia Respiratória. Diplomada em Fisioterapia, Universidade Federal de Minas Gerais.

Júnia Leonne Dourado de Almeida Lima
Professora Assistente do Curso de Enfermagem, Faculdade Dinâmica do Vale do Piranga. Docente dos Cursos de Especialização de Enfermagem em Estomaterapia, Módulo Incontinências, da Universidade do Estado do Rio de Janeiro e da Universidade Federal de Minas Gerais. Presidente da Seção Associação Brasileira de Estomaterapia, Seção Minas Gerais (2018-2020). Mestre em Enfermagem, Universidade Estadual de Campinas. Especialista em Prevenção e Controle de Infecção Hospitalar, Universidade Federal de Minas Gerais. Especialista em Enfermagem em Estomaterapia, Universidade Estadual de Campinas.

Especialista em Enfermagem Obstétrica, Universidade Adventista de São Paulo. Especialista em Saúde da Mulher no Climatério, Universidade Federal de São Paulo. Especialista no Tratamento de Incontinência Urinária e Reabilitação do Assoalho Pélvico, Universidade Federal de São Paulo. Especialista em Fisioterapia Aplicada à Saúde Integral da Mulher, Universidade Cidade de São Paulo. Diplomada em Fisioterapia, Pontifícia Universidade Católica de Minas Gerais. Diplomada em Enfermagem, Centro Universitário São Camilo.

Kelen Rabelo Santana Bonin
Especialista em Otorrinolaringologia, Associação Brasileira de Otorrinolaringologia. Residência Médica em Otorrinolaringologia, Hospital Beneficência Portuguesa de São Paulo. Especialista em Atenção Básica em Saúde da Família, Universidade Federal de Minas Gerais. Diplomada em Medicina, Faculdade de Ciências Médicas e da Saúde de Juiz de Fora.

Laís Rodrigues Maffia
Diplomada em Medicina, Universidade Federal de Viçosa. Médica Residente do Programa de Residência de Clínica Médica, Hospital Júlia Kubitscheck, Fundação Hospitalar do Estado de Minas Gerais.

Larissa Cristina de Moraes
Médica da Unidade Básica de Saúde Doutor Ulisses Ferreira, Prefeitura Municipal de Visconde do Rio Branco, Minas Gerais. Diplomada em Medicina, Universidade Federal de Viçosa.

Larissa Paris Gasparini
Diplomada em Medicina, Universidade Federal de Viçosa.

Layla Maria de Almeida Oliveira Gleich
Diplomada em Medicina, Universidade Federal Fluminense.

Leandro Miranda Menino Mendes
Médico Residente do Programa de Residência de Oftalmologia, Visão Hospital dos Olhos, Brasília. Diplomado em Medicina, Centro Universitário Serra dos Órgãos.

Leila Cristina de Azevedo Lamana
Médica Residente do Programa de Residência de Ginecologia e Obstetrícia, Rede Mater Dei de Saúde. Diplomada em Medicina, Faculdade Ciências Médicas de Minas Gerais.

Leonardo Brandão Barreto
Chefe do Departamento de Clínicas Pediátrica e do Adulto da Escola de Medicina da Universidade Federal de Ouro Preto. Professor Assistente (Neurologia) da Escola de Medicina, Universidade Federal de Ouro Preto. Professor Assistente de Neurologia da Escola de Medicina, Faculdade Dinâmica do Vale do Piranga. Chefe do Serviço de Neurologia da Santa Casa da Misericórdia de Ouro Preto. Membro Titular da Academia Brasileira de Neurologia. Doutorando em Biotecnologia, Universidade Federal de Ouro Preto. Mestre em Clínica Médica, Universidade Federal de Minas Gerais. Especialista em Clínica Neurológica, Escola de Pós-Graduação Médica da Pontifícia Universidade Católica do Rio de Janeiro. Especialista em Neurologia, Santa Casa da Misericórdia do Rio de Janeiro – 24ª e 25ª Enfermarias – Serviço do Professor Sérgio Novis. Diplomado em Medicina, Escola de Medicina da Fundação Técnico-Educacional Souza Marques.

Leonardo de Almeida Oliveira
Diplomando em Medicina, Faculdade Dinâmica do Vale do Piranga.

Leonardo Soares Pereira
Professor Auxiliar do Curso de Medicina, Faculdade de Minas. Mestre em Microbiologia, Universidade Federal de Minas Gerais. Especialista em Segurança do Paciente para Profissionais da Rede de Atenção às Urgências e Emergências, Fundação Oswaldo Cruz. Preceptor da Residência de Infectologia, Hospital Eduardo de Menezes. Especialista (Residência Médica) em Infectologia, Hospital Eduardo de Menezes, Fundação Hospitalar do Estado de Minas Gerais. Diplomado em Medicina, Faculdade de Ciências Médicas de Minas Gerais.

Lilian Fernandes Arial Ayres
Professora Adjunta do Departamento de Medicina e Enfermagem, Universidade Federal de Viçosa. Doutora em Biociências, Universidade Federal do Estado do Rio de Janeiro. Mestre em Enfermagem, Universidade Federal do Estado do Rio de Janeiro. Especialista em Enfermagem na Atenção à Saúde da Mulher, Instituto Fernandes Figueira. Diplomada em Enfermagem, Universidade Federal do Estado do Rio de Janeiro.

Lindisley Ferreira Gomides
Professora Adjunta dos Cursos Fisioterapia, Enfermagem e Psicologia da Faculdade Dinâmica do Vale do Piranga. Professora Adjunta da Escola de Medicina, Faculdade Dinâmica do Vale do Piranga. Pesquisadora do Núcleo de Ciências Médicas, Faculdade Dinâmica do Vale do Piranga. Vice-Coordenadora da Comissão de Ética no Uso de Animais da Faculdade Dinâmica do Vale do Piranga. Docente Permanente do Mestrado Profissional em Ensino de Ciências da Saúde e do Ambiente da Faculdade Dinâmica do Vale do Piranga. Doutora em Biologia Celular, Universidade Federal de Minas Gerais. Mestre em Fisiologia e Farmacologia, Universidade Federal de Minas Gerais. Diplomada em Farmácia, Centro Universitário do Leste de Minas Gerais.

Livia de Castro Sant'Anna
Diplomada em Medicina, Universidade Federal de Viçosa.

Lorena Souza e Silva
Professora Adjunta da Escola de Medicina, Faculdade Dinâmica do Vale do Piranga. Docente Permanente do Mestrado Profissional em Ensino de Ciências da Saúde e do Ambiente, Faculdade Dinâmica do Vale do Piranga. Doutora em Ciências Biológicas (Bioquímica Estrutural e Fisiológica), Universidade Federal de Ouro Preto. Mestre em Ciências Biológicas (Bioquímica Estrutural e Fisiológica), Universidade Federal de Ouro Preto. Diplomada em Ciências Biológicas (Bacharelado e Licenciatura), Universidade Federal de Ouro Preto.

Lorenzo Diéguez Fernández
Professor Adjunto da Faculdade de Tecnologia da Saúde e da Faculdade de Medicina, Universidade de Ciências Médicas "Carlos J. Finlay", Instituto de Medicina Tropical Pedro Kourí e Unidade Municipal de Higiene y Epidemiologia, Setor de Higiene e Epidemiologia, Cuba. Mestre em Entomologia Médica e Controle de Vetores. Licenciado em Biologia.

Lucas Alves Bessa Cardoso
Diplomado em Medicina, Universidade Federal de Viçosa.

Lucas Borges Gomes Ferreira Pinto
Diplomando em Medicina, Universidade Federal de Viçosa.

Lúcia Meirelles Lobão Protti
Diretora de Pesquisa e Pós-Graduação, Faculdade Dinâmica do Vale do Piranga. Professora Adjunta da Escola de Medicina, Faculdade Dinâmica do Vale do Piranga. Docente Permanente e Vice-Coordenadora do Mestrado Profissional em Ensino de Ciências da Saúde e do Ambiente, Faculdade Dinâmica do Vale do Piranga. Doutora em Ecologia, Universidade Federal do Rio de Janeiro. Mestre em Ecologia, Universidade Federal de Juiz de Fora. Diplomada em Ciências Biológicas (Licenciatura e Bacharelado), Universidade Federal de Juiz de Fora.

Luciana de Oliveira Vidal
Professora Adjunta do Departamento de Ecologia e Recursos Marinhos, Instituto de Biociências, Centro de Ciências Biológicas e da Saúde, Universidade Federal do Estado do Rio de Janeiro. Pós-Doutorado em Ecologia, Universidade Federal de Juiz de Fora e Universidade Estadual do Norte Fluminense Darcy Ribeiro. Doutora e Mestre em Ecologia, Universidade Federal do Rio de Janeiro. Diplomada em Ciências Biológicas (Licenciatura e Bacharelado), Universidade Federal de Juiz de Fora).

Luciano Coelho de Souza
Professor Auxiliar da Escola de Medicina, Faculdade de Medicina Dinâmica do Vale do Piranga. Pós-Graduação em Nutrologia, Associação Brasileira de Nutrologia. Especialista (Residência Médica) em Gastroenterologia, Hospital Felício Rocho. Especialista (Residência Médica) em Clínica Médica, Hospital das Clínicas, Universidade Federal de Minas Gerais. Diplomado em Medicina, Universidade Federal de Minas Gerais.

Luiz Eduardo Gonçalves Ferreira
Professor Auxiliar da Escola de Medicina, Faculdade Dinâmica do Vale do Piranga. Mestrando em Ensino de Ciências da Saúde e do Ambiente, Faculdade Dinâmica do Vale do Piranga. Especialista em Medicina Intensiva, Hospital Arnaldo Gavazza Filho, Minas Gerais. Especialista em Clínica Médica, Universidade de Uberaba. Diplomado em Medicina, Centro Universitário Serra dos Órgãos.

Luiz Gustavo Santos Cota
Coordenador e Docente Permanente do Programa de Pós-Graduação, Mestrado Profissional em Ensino de Ciências da Saúde e do Ambiente, Faculdade Dinâmica do Vale do Piranga. Professor da Escola de Medicina, Faculdade de Medicina Dinâmica do Vale do Piranga. Professor do Departamento de Fundamentos e Metodologias da Educação, Unidade Barbacena, Universidade do Estado de Minas Gerais. Doutor em História (História Social), Universidade Federal Fluminense. Mestre em História (História, Cultura e Poder), Universidade Federal de Juiz de Fora. Diplomado em História, Universidade Federal de Ouro Preto.

Mara Rúbia Maciel Cardoso do Prado
Professora Adjunta do Departamento de Medicina e Enfermagem, Universidade Federal de Viçosa. Doutora em Ciência da Nutrição, Universidade Federal de Viçosa. Mestre em Ensino das Ciências da Saúde e Ambiente, Centro Universitário Plínio Leite. Especialista em Ativação de Processos de Mudança na Formação Superior, Escola Nacional de Saúde Pública Sérgio Arouca, Fundação Oswaldo Cruz. Especialista em Educação Profissional: Enfermagem, Universidade Federal de Juiz de Fora. Especialista em Saúde da Família, Universidade Federal de Juiz de Fora. Diplomada em Enfermagem, Universidade do Estado do Rio de Janeiro.

Marcela Carlos Mafia Gomes
Gerente assistencial na Unimed Sul Capixaba. Pós-Graduação em Qualidade e Segurança no Cuidado ao Paciente, Instituto Sírio-Libanês de Ensino e Pesquisa, Administração Hospitalar, Faculdade São Camilo e Assistência Integral de Enfermagem em Cardiologia, Faculdade de Ciências Médicas. Diplomada em Enfermagem, Centro Universitário de Caratinga.

Marcello Cordeiro dos Santos
Diplomando em Medicina, Faculdade Dinâmica do Vale do Piranga.

Marcelo Souto Nacif

Professor Adjunto do Departamento de Radiologia da Faculdade de Medicina, Universidade Federal Fluminense. Coordenador do Curso de Aperfeiçoamento em Radiologia e Diagnóstico por Imagem do Hospital Vivalle, Rede D'Or São Luiz, São José dos Campos. Membro Titular do Colégio Brasileiro de Radiologia. Docente Permanente do Programa de Pós-Graduação em Ciências Cardiovasculares, Universidade Federal Fluminense. Doutor em Radiologia, Universidade Federal do Rio de Janeiro. Mestre em Radiologia, Universidade Federal do Rio de Janeiro. Especialista (Fellow) em Cardiologia, Johns Hopkins University. Fellow em Cardiac Magnetic Resonance Imaging and Computed Tomography, National Institute of Health Clinical Center. Especialista em Ressonância Magnética, Hospital das Clínicas de Niterói. Diplomado em Medicina, Centro Universitário Serra dos Órgãos.

Márcia Farsura de Oliveira

Professora Assistente da Escola de Medicina, Faculdade Dinâmica do Vale do Piranga. Médica do Centro de Atenção Psicossocial, Ponte Nova, Minas Gerais. Mestre em Ensino de Ciências da Saúde e do Ambiente, Faculdade Dinâmica do Vale do Piranga. Pós-Graduanda em Gestão Pública, Universidade Federal de Juiz de Fora. Especialista em Preceptoria em Saúde, Faculdade Dinâmica do Vale do Piranga. Especialização em Atenção Básica em Saúde da Família, Universidade Federal de Alfenas. Especialização em Medicina do Trabalho, Faculdades Unidas do Norte de Minas. Diplomada em Medicina, Universidade Federal de Juiz de Fora.

Marcio Luiz Fortuna Esmeraldo

Professor Auxiliar da Escola de Medicina, Faculdade Dinâmica do Vale do Piranga. Nefrologista do Centro de Tratamento de Doenças Renais, Hospital Nossa Senhora das Dores. Coordenador do Centro de Terapia Intensiva, Hospital São Sebastião em Viçosa. Especialista (Residência Médica) em Nefrologia, Universidade Federal de Juiz de Fora. Especialista em Terapia Intensiva, Associação Médica Brasileira e Associação de Medicina Intensiva Brasileira. Especialista em Nutrição Clínica, Grupo de Nutrição Humana. Diplomado em Medicina, Faculdade de Medicina de Barbacena.

Márcio Silveira da Fonseca

Consultor da Columbia University (Nova Iorque, EUA) para Programas de Tratamento de HIV em Luanda, Angola. Consultor para Atividades Clínicas, Programáticas e de Saúde Pública na área de Doenças Infecciosas e Parasitárias – Ebola, HIV, Tuberculose (incluindo MDR TB), Hepatites Virais e outras Doenças Tropicais Negligenciadas – do Greenpeace Amazônia, dos Médicos Sem Fronteiras (O. C. Amsterdam) e da Organização Mundial da Saúde. Mestre em Saúde Pública em Países em Desenvolvimento, London School of Hygiene and Tropical Medicine. Especialista (Residência Médica) em Doenças Infecciosas e Parasitárias, Universidade Federal do Rio de Janeiro. Diplomado em Medicina, Universidade Federal do Rio de Janeiro.

Marco Antônio de Souza Rodrigues da Cunha

Médico Preceptor do Ambulatório de Neurologia, Faculdade Dinâmica do Vale do Piranga. Especialista em Terapia Intensiva de Adultos, Fundação Unimed. Título de Especialista em Neurologia, Academia Brasileira de Neurologia e Associação Médica Brasileira. Especialista (Residência Médica) em Neurologia, Hospital Santa Casa de Misericórdia de Belo Horizonte, Minas Gerais. Diplomado em Medicina, Universidade Severino Sombra.

Marcos José Marques

Professor Associado de Parasitologia, Universidade Federal de Alfenas. Docente Permanente do Programa de Pós-Graduação em Ciências Biológicas, Universidade Federal de Alfenas. Docente Permanente do Programa de Pós-Graduação em Ciências Farmacêuticas (Mestrado e Doutorado), Universidade Federal de Alfenas. Bolsista de Produtividade em Pesquisa do Conselho Nacional de Desenvolvimento Científico e Tecnológico – Nível 2 (desde 2015). Pesquisador do Instituto Nacional de Ciência e Tecnologia de Fármacos e Medicamentos. Doutor em Parasitologia, Universidade Federal de Minas Gerais. Diplomado em Biologia, Escola Superior de Agricultura e Ciências de Machado. Diplomado em Farmácia-Bioquímica, Universidade Federal de Alfenas.

Maria Alexandra de Carvalho Meireles

Diplomanda em Medicina, Faculdade Dinâmica do Vale do Piranga.

Maria Eliza de Castro Moreira

Professora e Coordenadora do Curso de Nutrição, Faculdade Dinâmica do Vale do Piranga. Pós-Doutorado em Nutrição e Saúde, Universidade Federal de Viçosa. Doutora em Ciência dos Alimentos, Universidade Federal de Lavras. Mestre em Saúde, Universidade José do Rosário Vellano. Diplomada em Nutrição, Universidade Federal de Ouro Preto.

Maria Sônia Lopes Duarte

Professora Associada do Departamento de Nutrição e Saúde, Universidade Federal de Viçosa. Doutora em Ciência e Tecnologia de Alimentos, Universidade Federal de Viçosa. Mestre em Ciência e Tecnologia de Alimentos, Universidade Federal de Viçosa. Diplomada em Nutrição, Universidade Federal de Viçosa.

Mariana Maia de Faria

Diplomada em Medicina, Universidade Federal de Viçosa.

Mariana Moreira Neves

Diplomada em Medicina, Universidade Federal de Viçosa.

Mario Castro Alvarez Perez

Professor Titular do Curso de Medicina, Centro Universitário Serra dos Órgãos. Professor Adjunto do Departamento de Clínica Médica, Faculdade de Ciências Médicas, Universidade do Estado do Rio de Janeiro. Doutor em Ciências/Fisiopatologia Clínica e Experimental, Universidade do Estado do Rio de Janeiro. Mestre em Cardiologia, Faculdade de Ciências Médicas, Universidade do Estado do Rio de Janeiro. Especialista (Residência Médica) em Clínica Médica, Universidade do Estado do Rio de Janeiro. Diplomado em Medicina, Faculdade de Ciências Médicas, Universidade do Estado do Rio de Janeiro.

Marli do Carmo Cupertino

Professora de Graduação nos cursos de Enfermagem, Farmácia, Fisioterapia, Medicina e Nutrição da Faculdade Dinâmica do Vale do Piranga. Docente Permanente do Programa do Mestrado Profissional em Ensino de Ciências da Saúde e do Ambiente (PROCISA) da Faculdade Dinâmica do Vale do Piranga. Pós-Doutorado em Ciências da Saúde, Universidade Federal de Viçosa. Doutora em Biologia, Celular e Estrutural, Universidade Federal de Viçosa. Mestre em Biologia Animal, Universidade Federal de Viçosa. Diplomada em Medicina Veterinária, Universidade Federal de Viçosa.

Mauro Geller

Professor Titular de Imunologia e Microbiologia do Curso de Medicina, Centro Universitário Serra dos Órgãos. Professor Titular de Imunologia Clínica, Instituto de Pós-Graduação Médica Carlos Chagas. Coordenador do Setor de Facomatoses/Genética Médica, Universidade Federal do Rio de Janeiro. Professor do Curso de Pós-Graduação em Clínica Médica, Universidade Federal do Rio de Janeiro. Professor Colaborador, New York University Medical School. Pós-Doutorado em Imunogenética, Harvard University. Doutor em Clínica Médica, Universidade Federal do Rio de Janeiro. Mestre em Educação, Universidade Católica de Petrópolis. Especialista em Imunologia e Alergia, Universidade Federal Fluminense. Diplomado em Medicina, Centro Universitário Serra dos Órgãos.

Mayara de Lima Bueno
Médica Residente do Programa de Residência de Clínica Médica, Centro Médico de Campinas. Diplomada em Medicina, Centro Universitário Serra dos Órgãos.

Michely Baptistele Resende
Diplomanda em Medicina, Faculdade Dinâmica do Vale do Piranga. Diplomada em Enfermagem, Universidade Presidente Antônio Carlos/Campus Juiz de Fora. Master of Business Administration em Gestão de Serviços de Saúde, Acreditação e Auditoria, Universidade Federal de Juiz de Fora.

Mirela Mirna Dias Melquíades
Médica Residente do Programa de Residência de Radiologia e Diagnóstico por Imagem, Santa Casa de Misericórdia de Belo Horizonte. Diplomada em Medicina, Centro Universitário Serra dos Órgãos.

Mirla Fiuza Diniz
Pós-Graduação em Terapia Intensiva, Associação de Medicina Intensiva Brasileira. Diplomada em Medicina, Universidade Federal de Ouro Preto.

Moacir Ferreira Júnior
Professor de Patologia da Escola de Medicina, Faculdade Dinâmica do Vale do Piranga. Professor do Curso de Medicina, Faculdade de UniAtenas. Professor Adjunto de Propêutica Clínica do Curso de Odontologia, Faculdade Pitágoras. Pós-Doutorado em Patologia, Faculdade de Medicina, Universidade Federal de Minas Gerais. Doutor em Patologia, Faculdade de Medicina, Universidade Federal de Minas Gerais. Mestre em Patologia, Faculdade de Medicina, Universidade Federal de Minas Gerais. Diplomado em Odontologia, Centro Universitário de Lavras.

Monique de Moraes Bitteti Pedruzzi
Vice-Coordenadora de Nutrição Clínica do Ambulatório de Endocrinologia, Santa Casa de Misericórdia do Rio de Janeiro. Docente Permanente do Programa de Pós-Graduação em Endocrinologia, Santa Casa de Misericórdia do Rio de Janeiro. Doutora em Patologia Geral, Universidade Federal Fluminense. Mestre em Patologia Geral, Universidade Federal Fluminense. Especialista em Nutrição Clínica, Universidade Gama Filho. Diplomada em Nutrição, Universidade Federal Fluminense.

Murillo Cunegatto Maçullo Braga
Médico Residente do Programa de Residência de Neurocirurgia do Hospital Santa Marcelina, São Paulo. Diplomado em Medicina, Centro Universitário Serra dos Órgãos.

Natan Soares Silveira
Médico Residente do Programa de Residência de em Anestesiologia, Santa Casa de Misericórdia de São Paulo. Diplomado em Medicina, Centro Universitário Serra dos Órgãos.

Nathan Miranda Rodrigues
Diplomando em Medicina, Universidade Federal de Viçosa.

Nayra Teixeira Bressan
Diplomanda em Medicina, Universidade Federal de Viçosa.

Nelson Luís De-Maria-Moreira
Chefe do Serviço de Glaucoma, Hospital de Olhos do Centro-Oeste. Chefe do Serviço de Plástica Ocular, Hospital de Olhos do Centro-Oeste. Especialista em Oftalmologia, Conselho Brasileiro de Oftalmologia. Residência Médica em Oftalmologia, Hospital Universitário Antônio Pedro, Universidade Federal Fluminense. Fellowship em Plástica Ocular e Vias Lacrimais, Hospital Universitário de Brasília, Universidade de Brasília. Fellowship em Catarata, Santa Casa de Belo Horizonte. Fellowship em Glaucoma, Santa Casa de Belo Horizonte. Diplomado em Medicina, Centro Universitário Serra dos Órgãos.

Neuzir Trindade Reis
Livre-Docente em Nutrição Clínica. Professora Titular de Nutrição Clínica, Universidade Federal do Rio de Janeiro. Professora Titular de Nutrição Clínica, Universidade Federal Fluminense. Professora Titular da Universidade Veiga de Almeida. Diplomada em Medicina, Associação de Ensino Superior de Nova Iguaçu. Diplomada em Nutrição, Universidade Federal do Rio de Janeiro.

Patrícia Amado Alvarez
Médica Residente do Programa de Residência de Clínica Médica, Centro Universitário Serra dos Órgãos. Diplomada em Medicina, Centro Universitário Serra dos Órgãos.

Paula Carolina Andrade Mariano
Diplomada em Medicina, Universidade Federal de Viçosa.

Paula Dias Bevilacqua
Especialista em Ciência & Tecnologia, Produção e Inovação em Saúde Pública, Instituto René Rachou, Fundação Oswaldo Cruz. Docente Permanente do Programa de Pós-Graduação em Saúde Coletiva, Instituto René Rachou, Fundação Oswaldo Cruz. Docente Colaboradora do Programa de Pós-Graduação em Medicina Veterinária, Universidade Federal de Viçosa. Professora Titular (1991-2017), Universidade Federal de Viçosa. Doutora em Ciência Animal, Universidade Federal de Minas Gerais. Mestre em Medicina Veterinária, Universidade Federal de Minas Gerais. Especialista em Ativação de Processos de Mudança na Formação Superior de Profissionais de Saúde, Fundação Oswaldo Cruz. Especialista em Epidemiologia Aplicada aos Serviços de Saúde, Escola de Saúde Pública do Estado de Minas Gerais. Diplomada em Medicina Veterinária, Universidade Federal de Viçosa.

Paula Pereira de Faria
Diplomada em Medicina, Centro Universitário Serra dos Órgãos.

Pedro Costa Oliveira
Diplomando em Medicina, Faculdade Dinâmica do Vale do Piranga.

Pedro Henrique Marra Smolka
Diplomado em Medicina, Centro Universitário Serra dos Órgãos.

Pedro Henrique Martins de Oliveira
Diplomado em Medicina, Centro Universitário Serra dos Órgãos.

Pedro Paulo Prado Junior
Professor Adjunto do Departamento de Medicina e Enfermagem, Universidade Federal de Viçosa. Doutor em Ciência da Nutrição, Universidade Federal de Viçosa. Mestre em Ensino de Ciências da Saúde e do Ambiente, Centro Universitário Plínio Leite. Pós-Graduação em Formação Pedagógica dos Profissionais de Saúde na área de Enfermagem. Especialista em Ativação dos Processos de Mudança na Formação Superior de Profissionais de Saúde, Escola Nacional de Saúde Pública Sérgio Arouca, Fundação Oswaldo Cruz. Especialista em Enfermagem Obstétrica, Universidade Federal de Juiz de Fora. Diplomado em Enfermagem, Universidade Federal do Estado do Rio de Janeiro.

Pollyanna Álvaro Ferreira Spósito
Professora dos Cursos de Farmácia e Medicina, Faculdade Dinâmica do Vale do Piranga. Docente Permanente do Programa de Pós-Graduação em Ensino de Ciências da Saúde e do Ambiente, Faculdade Dinâmica do Vale do Piranga. Doutora em Ciências Farmacêuticas,

Universidade Federal de Ouro Preto. Mestre em Ciências Farmacêuticas, Universidade Federal de Ouro Preto. Diplomada em Farmácia-Bioquímica, Universidade Federal de Ouro Preto.

Priscilla Amado Alvarez
Médica Residente do Programa de Residência de Pediatria, Centro Universitário Serra dos Órgãos. Diplomada em Medicina, Centro Universitário Serra dos Órgãos.

Rafael Vinicius Londero Quintino dos Santos
Diplomado em Medicina, Centro Universitário Serra dos Órgãos. Diplomado em Administração, Pontifícia Universidade Católica do Paraná. Médico Residente do Programa de Residência de de Ortopedia, Universidade Estadual de Campinas.

Rafaela Magalhães Fernandes Saltarelli
Enfermeira do Departamento de Medicina e Enfermagem, Universidade Federal de Viçosa. Preceptora do Estágio Supervisionado em Enfermagem, Universidade Federal de Viçosa. Mestre em Saúde e Enfermagem, Escola de Enfermagem, Universidade Federal de Minas Gerais. Especialista em Saúde Coletiva, Escola de Enfermagem, Universidade Federal de Minas Gerais. Especialista em Atenção Básica em Saúde da Família, Faculdade de Medicina da Universidade Federal de Minas Gerais. Diplomada em Enfermagem, Universidade Federal de Minas Gerais.

Rafaela Magalhães Macedo Paim
Residente Pós-Doutoral do Departamento de Parasitologia, Universidade Federal de Minas Gerais. Doutora em Ciências, com ênfase em Entomologia, Universidade Federal de Minas Gerais. Mestre em Parasitologia, Universidade Federal de Minas Gerais. Diplomada em Ciências Biológicas, Universidade Federal de Minas Gerais.

Randyston Brenno Feitosa
Diplomando em Medicina, Faculdade Dinâmica do Vale do Piranga.

Ranieri Leonardo de Andrade Santos
Professor Auxiliar da área de Medicina de Urgência, Emergência e Terapia Intensiva da Escola de Medicina, Faculdade Dinâmica do Vale do Piranga. Especialista em Coloproctologia, Hospital das Clínicas da Universidade Federal de Minas Gerais. Especialista em Endoscopia Digestiva, Hospital das Clínicas da Universidade Federal de Minas Gerais. Diplomado em Medicina, Universidade Federal de Minas Gerais. Membro Titular da Sociedade Brasileira de Coloproctologia.

Raphael Botelho Sá
Médico radiologista, Instituto Hermes Pardini. Titulo de Especialista em Radiologia e Diagnóstico por Imagem, Colégio Brasileiro de Radiologia. Especialista (Residência Médica) em Radiologia e Diagnóstico por Imagem, Universidade Federal de Viçosa. Diplomado em Medicina, Universidade Federal de Ouro Preto.

Renato Jorge Palmeira de Medeiros
Professor da Escola de Medicina, Faculdade Dinâmica do Vale do Piranga. Coordenador da Comissão de Residência Médica e Preceptor da Residência de Clínica Médica, Hospital Nossa Senhora das Dores, Minas Gerais. Especialista (Residência Médica) em Nefrologia, Hospital Universitário da Universidade Federal de Juiz de Fora. Diplomado em Medicina, Universidade Federal de Juiz de Fora.

Renato Neves Feio
Professor Associado do Departamento de Biologia Animal, Universidade Federal de Viçosa. Líder do Grupo de Pesquisa em Biodiversidade de Vertebrados e Curador do Museu de Zoologia João Moojen,

Universidade Federal de Viçosa. Integrante do Conselho Consultivo – grupo temático Amphibia, Centro de Conservação e Manejo de Répteis e Anfíbios (RAN/IBAMA). Bolsista de Produtividade em Pesquisa do Conselho Nacional de Desenvolvimento Científico e Tecnológico (2014-2019). Doutor em Ciências Biológicas (Zoologia), Museu Nacional da Universidade Federal do Rio de Janeiro. Mestre em Ciências Biológicas (Zoologia), Museu Nacional da Universidade Federal do Rio de Janeiro. Diplomado em Ciências Biológicas, Pontifícia Universidade Católica de Minas Gerais.

Rhayssa Espósito dos Santos Campos
Supervisora e Responsável Técnica do Departamento de Fisioterapia do Hospital do Câncer de Muriaé. Preceptora de Estágio na área de Fisioterapia, Centro Universitário Unifaminas. Fisioterapeuta do Centro de Reabilitação da Prefeitura Municipal de Muriaé. Mestre em Ciências da Saúde, Universidade Federal de Viçosa. Especialista em Fisioterapia Oncológica, Sociedade Brasileira de Fisioterapia em Oncologia. Pós-Graduação em Fisioterapia e Traumato-Ortopedia, Centro Universitário Unifaminas. Diplomada em Fisioterapia, Universidade Iguaçu.

Rodrigo Dias Bittencourt
Médico Residente do Programa de Residência de Medicina da Família e Comunidade, Universidade do Estado do Rio de Janeiro. Diplomado em Medicina, Centro Universitário Serra dos Órgãos.

Rodrigo Roger Vitorino
Médico do Trabalho, ArcelorMittal Gonvarri Brasil. Médico do Trabalho, Mecalux Estantes Metálicas. Especialista em Medicina do Trabalho, Universidade de Taubaté. Especialista em Psiquiatria, Centro Brasileiro de Pós-Graduação. Diplomado em Medicina, Centro Universitário Serra dos Órgãos.

Romario Brunes Will
Diplomando em Medicina, Universidade Federal de Viçosa. Estagiário do Laboratório de Métodos Epidemiológicos e Computacionais em Saúde, Universidade Federal de Viçosa.

Rosane Rodrigues Costa
Diretora do Hospital das Clínicas Costantino Ottaviano, Centro Universitário Serra dos Órgãos. Professora Titular do Curso de Medicina, Centro Universitário Serra dos Órgãos. Mestre em Saúde da Família, Universidade Estácio de Sá. Especialista (Residência Médica) em Ginecologia e Obstetrícia, Hospital da Lagoa e Hospital Maternidade Carmela Dutra. Especialista (Residência Médica) em Medicina Preventiva e Social, Universidade Federal do Rio de Janeiro. Especialista em Cirurgia Videolaparoscópica, Centro Universitário Serra dos Órgãos. Especialista em Ativação de Processos de Mudança na Formação Superior, Fundação Oswaldo Cruz. Diplomada em Medicina, Universidade Federal do Estado do Rio de Janeiro.

Rosângela do Nascimento Elisiário Bento
Especialista (Residência Multiprofissional) em Oncologia, Instituto Nacional de Câncer José Alencar Gomes da Silva. Especialista em Enfermagem em Cuidados Intensivos, Universidade Federal Fluminense. Diplomada em Enfermagem, Universidade Federal de Viçosa.

Rosilene Silva Araújo
Professora Auxiliar da Escola de Medicina, Faculdade Dinâmica do Vale do Piranga. Especialista (Residência Médica) em Clínica Médica, Hospital da Baleia, Belo Horizonte, Minas Gerais. Especialista (Residência Médica) em Infectologia, Hospital Felício Rocho, Belo Horizonte, Minas Gerais. Especialista em Medicina do Trabalho, Faculdade de Ciências Médicas de Minas Gerais. Diplomada em Medicina, Faculdade de Ciências Médicas de Minas Gerais.

Rovilson Lara
Professor da Escola de Medicina, Faculdade Dinâmica do Vale do Piranga. Coordenador do Serviço de Controle de Infecção Hospitalar, do Centro de Terapia Intensiva e da Residência Médica e Preceptor da Residência em Clínica Médica em Terapia Intensiva, Hospital Arnaldo Gavazza Filho. Especialista em Terapia Intensiva, Associação de Medicina Intensiva Brasileira. Pós-Graduação em Clínica Médica, Hospital Madre Teresa. Diplomado em Medicina, Faculdade de Medicina de Pouso Alegre.

Sandra de Oliveira Pereira
Assistente do Laboratório de Agentes Patogênicos, Departamento de Medicina e Enfermagem, Universidade Federal de Viçosa. Mestre em Economia Doméstica, Universidade Federal de Viçosa. Pós-Graduação em Ensino de Biologia, Faculdade do Noroeste de Minas. Diplomada em Economia Doméstica, Universidade Federal de Viçosa.

Sávio Lana Siqueira
Professor Associado de Clínica Cirúrgica, Cirurgia, Técnica Operatória e Cirurgia Experimental, Departamento de Cirurgia, Curso de Medicina, Universidade Federal de Ouro Preto. Professor Adjunto de Anatomia, Departamento de Morfofisiologia, Curso de Medicina, Faculdade de Ciências Médicas de Minas Gerais. Professor Titular de Cirurgia e Anatomia, Escola de Medicina, Faculdade Dinâmica do Vale do Piranga. Pós-Doutorado em Ciências e Técnicas Nucleares, Universidade Federal de Minas Gerais. Doutor em Cirurgia, Universidade Federal de Minas Gerais. Mestre em Cirurgia, Universidade Federal de Minas Gerais. Especialista em Cirurgia Geral (Residência Médica), Hospital da Polícia Militar de Minas Gerais. Especialista em Cirurgia Robótica pelo hospital AdventHealth Celebration, Flórida, EUA. Diplomado em Medicina, Faculdade de Ciências Médicas de Minas Gerais.

Sérgio Oliveira de Paula
Professor Associado do Departamento de Biologia Geral, Universidade Federal de Viçosa. Bolsista de Produtividade em Pesquisa do Conselho Nacional de Desenvolvimento Científico e Tecnológico – Nível 1D. Doutor em Imunologia Básica, Faculdade de Medicina de Ribeirão Preto. Mestre em Imunologia Básica, Faculdade de Medicina de Ribeirão Preto. Diplomado em Medicina Veterinária, Universidade Federal de Viçosa.

Simone Jaqueline Cardoso
Professora Adjunta do Departamento de Zoologia, Universidade Federal de Juiz de Fora. Docente Permanente do Programa de Pós-Graduação em Ecologia, Universidade Federal de Juiz de Fora. Doutora em Ecologia, Universidade Federal do Rio de Janeiro. Mestre em Ecologia, Universidade Federal de Juiz de Fora. Bacharela e Licenciada em Ciências Biológicas, Universidade Federal de Juiz de Fora.

Sofia Alves Figueiredo Faustino
Médica Residente do Programa de Residência de Clínica Médica, Instituto Prevent Senior. Diplomada em Medicina, Centro Universitário Serra dos Órgãos.

Stefania Salvador Pereira Montenegro
Diplomanda em Medicina, Faculdade Dinâmica do Vale do Piranga.

Sylmara Jénifer Zandona Freitas
Médica do Centro de Terapia Intensiva, Hospital João XXIII, Fundação Hospitalar do Estado de Minas Gerais. Médica da Unidade de Pequenos Ferimentos, Serviço de Cirurgia Geral, Hospital João XXIII, Fundação Hospitalar do Estado de Minas Gerais. Professora Auxiliar da Escola de Medicina, Faculdade Dinâmica do Vale do Piranga. Professora de Urgências e Emergências da Faculdade de Minas. Especialista (Residência Médica) em Cirurgia Geral, Hospital Luxemburgo, Instituto

Mário Penna. Especialista (Residência Médica) em Medicina Intensiva, Hospital João XXIII, Fundação Hospitalar do Estado de Minas Gerais. Diplomada em Medicina, Universidade Federal de Minas Gerais.

Taciana de Souza Bayão
Diplomanda em Medicina, Universidade Federal de Viçosa. Estagiária do Laboratório de Métodos Epidemiológicos e Computacionais em Saúde, Universidade Federal de Viçosa.

Talita de Souza Negri Machado
Diplomada em Medicina, União Educacional do Vale do Aço.

Tânia Toledo de Oliveira
Professora Titular Aposentada do Departamento de Bioquímica e Biologia Molecular, Universidade Federal de Viçosa. Doutora em Ciências, Universidade Federal de Minas Gerais. Mestre em Agroquímica, Universidade Federal de Viçosa. Diplomada em Química, Universidade Federal de Viçosa.

Tassiana Elena de Souza (*in memoriam*)
Diplomada em Enfermagem, Universidade Federal de Viçosa.

Tayná Alessandra Bellintani Pompiani
Diplomanda em Medicina, Faculdade de Minas.

Thalyta Martins
Mestre em Ciências da Saúde, Universidade Federal de Viçosa. Especialista (Residência Médica) em Enfermagem Oncológica, Instituto Nacional de Câncer. Especialista em Estomaterapia, Universidade do Estado do Rio de Janeiro. Diplomada em Enfermagem, Universidade Federal de Viçosa.

Thayná Gomes de Aguiar
Diplomanda em Medicina, Faculdade Dinâmica do Vale do Piranga.

Thays Caroline Adriano do Nascimento
Diplomanda em Medicina, Faculdade Dinâmica do Vale do Piranga.

Thiago Areas Lisboa Netto
Diplomado em Medicina, Universidade Federal de Viçosa.

Thiago Vinicius Villar Barroso
Professor Adjunto do Departamento de Cirurgia, Ginecologia e Obstetrícia e Propedêutica, Escola de Medicina, Universidade Federal de Ouro Preto. Professor Adjunto de Anatomia Humana, Faculdade de Ciências Médicas de Minas Gerais. Professor Adjunto de Anatomia e Cirurgia, Escola de Medicina, Faculdade Dinâmica do Vale do Piranga. Doutor em Medicina Molecular, Universidade Federal de Minas Gerais. Mestre em Medicina Molecular, Universidade Federal de Minas Gerais. Especialista (Residência Médica) em Cirurgia Geral, Hospital Prof. Oswaldo Franco. Especialista (Residência Médica) em Cirurgia Cardiovascular, Hospital das Clínicas da Universidade Federal de Minas Gerais. Diplomado em Medicina, Faculdade de Ciências Médicas de Minas Gerais.

Thiany Silva Oliveira
Especialista em Políticas e Gestão da Saúde, Núcleo de Vigilância Epidemiológica Ambiental e Saúde do Trabalhador, Secretaria de Estado de Saúde de Minas Gerais. Professora Assistente do Curso de Graduação em Enfermagem, Faculdade Dinâmica do Vale do Piranga (2013-2019). Professora Assistente da Escola de Medicina, Faculdade Dinâmica do Vale do Piranga (2016-2019). Mestre em Ciências da Saúde, Universidade Federal de Viçosa. Especialista em Saúde da Família, Instituto São Camilo. Especialista em Estomaterapia, Universidade Federal de Juiz

de Fora. Especialista em Políticas e Gestão da Saúde da Secretaria de Estado de Minas Gerais. Diplomada em Enfermagem, Pontifícia Universidade Católica de Minas Gerais.

Thomaz Contin Fernandes
Diplomado em Medicina, Universidade Federal de Viçosa.

Tiago Ricardo Moreira
Professor Adjunto do Departamento de Medicina e Enfermagem, Universidade Federal de Viçosa. Coordenador do Laboratório de Agentes Patogênicos do Departamento de Medicina e Enfermagem, Universidade Federal de Viçosa. Doutor em Saúde Pública, Universidade Federal de Minas Gerais. Mestre em Saúde Coletiva, Universidade Federal do Espírito Santo. Especialista em Saúde da Família, Faculdade Redentor. Aperfeiçoamento em Formação de Facilitadores de Educação Permanente em Saúde, Fundação Oswaldo Cruz. Diplomado em Enfermagem, Universidade Iguaçu.

Ticiana Moura Rosa Brandão
Diplomada em Medicina, Universidade Federal de Viçosa.

Ubaldo Urbano del Risco Barrios
Professor Adjunto do Departamento de Microbiologia, Faculdade de Medicina e Faculdade de Licenciatura, Tecnologia e Microbiologia, Universidade de Ciencias Médicas de Camagüey "Carlos J. Finlay", Cuba. Doutor em Medicina, Instituto Superior de Ciencias Médicas "Carlos J Finlay" de Camagüey. Especialista de Segundo Grado em Microbioloiga Médica. Mestre em Doenças Infecciosas, Instituto de Medicina Tropical Pedro Kouri e Centro Provincial de Higiene, Epidemiología y Microbiología de Camagüey, Setor de Parasitologia.

Valdez Melo dos Anjos Filho
Pós-Graduação em Oftalmologia, Instituto Penido Burnier. Diplomado em Medicina, Centro Universitário Serra dos Órgãos.

Vanderson Esperidião Antonio
Professor Adjunto do Departamento de Medicina e Enfermagem, Universidade Federal de Viçosa. Doutorando em Bioética, Ética Aplicada e Bioética, Universidade Federal Fluminense. Mestre em Ciências Morfológicas, Universidade Federal do Rio de Janeiro. Especialista (Residência Médica) em Cirurgia Geral, Hospital da Polícia Militar do Rio de Janeiro. Diplomado em Medicina, Centro Universitário Serra dos Órgãos.

Vanessa Alves da Silva
Professora e Coordenadora do Curso de Enfermagem, Faculdade Dinâmica do Vale do Piranga. Mestre em Ciências Cardiovasculares, Universidade Federal Fluminense. Pós-Graduação em Sexualidade Humana, Universidade Cândido Mendes. Diplomada em Enfermagem, Universidade Federal Fluminense.

Vanessa Carla Furtado Mosqueira
Professora Titular do Departamento de Farmácia da Escola de Farmácia, Universidade Federal de Ouro Preto. Docente Permanente do Programa de Doutorado em Nanotecnologia Farmacêutica em Rede (9-IES) e do Programa de Ciências Farmacêuticas, Universidade Federal de Ouro Preto. Doutora em Ciências Farmacêuticas, Université Paris XI (Paris-Sud), França. Mestre em Química Orgânica, Universidade Federal de Minas Gerais. Diplomada em Farmácia Industrial, Universidade Federal de Minas Gerais.

Vanessa Knauf Lopes
Diplomada em Medicina, Universidade Federal de Viçosa.

Walter Tavares
Professor Emérito, Centro Universitário Serra dos Órgãos. Professor Titular do Curso de Medicina, Centro Universitário de Volta Redonda. Doutor em Medicina (Doenças Infecciosas e Parasitárias), Universidade Federal do Rio de Janeiro. Mestre em Medicina (Doenças Infecciosas e Parasitárias), Universidade Federal do Rio de Janeiro. Diplomado em Medicina Tropical e Higiene, School of Tropical Medicine and Hygiene of Liverpool. Especialista em Medicina do Trabalho, Universidade Federal do Rio de Janeiro. Especialista em Medicina Tropical, Instituto de Medicina Tropical, Universidade de São Paulo. Aperfeiçoamento em Medicina tropical, Universidade Federal da Bahia. Aperfeiçoamento em Doenças Infecciosas e Parasitárias, Universidade Federal Fluminense. Diplomado em Medicina, Universidade Federal do Rio de Janeiro.

Dedicatória

Às arcaicas origens,
Queridos pais, Argemiro e Evanir (*in memoriam*),
À potência criadora da vida,
Queridos filhos, Beatriz e Gabriel.
Rodrigo Siqueira-Batista

Ao amor transformado em vida: Beatriz e Gabriel.
Andréia Patrícia Gomes

Ao querido Éric,
meu mais novo neto.
Sávio Silva Santos

Ao meu pai, Joaquim de Sant'Ana e Castro,
À minha mãe, Maria Imaculada Soares Sant'Ana e Castro,
Ao meu irmão, Alvaro Cesar Sant'Ana,
À minha irmã, Maria Judith Sant'Ana e
Ao Pluck.
Luiz Alberto Santana

Apresentação

Os dados da Organização Mundial da Saúde (OMS) de 2018 mostram que mais de 1 bilhão de pessoas em todo o mundo foram medicadas, em 2017, para se proteger de pelo menos uma das cinco principais doenças tropicais negligenciadas que contam com tratamento preventivo atualmente. Na lista, estão as seguintes enfermidades: filariose linfática, oncocercose, helmintíases transmitidas pelo solo, tracoma e esquistossomoses. Podemos notar que quatro das moléstias citadas são parasitoses. Tal contexto nos chama a atenção para a importância das doenças parasitárias e para a aplicação de medidas que visem seu diagnóstico, seu tratamento e sua prevenção.

Nos países em desenvolvimento, como o Brasil, avanços científicos e tecnológicos, adoção de um modo de vida mais saudável, atitudes profiláticas em relação às enfermidades, melhores condições de higiene e outros fatores associados, tiveram como resultado um considerável aumento na expectativa de vida e no consequente crescimento da população. Obras acadêmicas na área de moléstias parasitárias são bem-vindas para o conhecimento sobre os parasitos, porque oferecem mais opções de cuidado às enfermidades causadas por esses organismos.

Surge, nesse contexto, o livro *Parasitologia | Fundamentos e Prática Clínica*. Esta obra oferece informações atualizadas sobre os aspectos etiológicos, imunológicos, patológicos, clínicos, laboratoriais, terapêuticos, nutricionais, ecológicos, epidemiológicos, além das medidas de prevenção e controle, daquelas doenças parasitárias que, em função da magnitude ou da gravidade com que acometem as populações humanas, apresentam potencial para, além de danos à saúde dos indivíduos, qualificarem-se como importantes problemas de saúde pública. Outra parte interessante versa sobre os acidentes por animais peçonhentos e venenosos, que tanto afetam a população e que, por sua relevância, devem ser abordados como estudo complementar ao profissional que atua no âmbito da saúde pública.

Entretanto, como sabemos, o controle das parasitoses não deve ser pautado somente no uso de medicamentos, de modo que vários estudos, há décadas, têm se dedicado à pesquisa de alternativas de controle. Com isso, temos à disposição dos profissionais da área da saúde um livro que reúne uma gama de doenças parasitárias e que aborda seus diversos aspectos dessas condições. Trata-se de um manuscrito que chega em um momento oportuno para atualizar os conhecimentos já existentes na área de Parasitologia e para nortear as ações futuras a serem adotadas perante essas enfermidades.

Os autores tiveram o cuidado de juntar todos os importantes pontos que devem ser abordados em um livro texto de parasitologia e convidaram especialistas e seus assistentes para escreverem cada um dos capítulos. Portanto, gostaríamos de cumprimentá-los pela árdua tarefa de ter elaborado esta obra e desejar sucesso a todos, agradecendo o honroso convite de fazer essa apresentação. Desejo também que o leitor possa obter sólidos conhecimentos na área abordada e que esta obra possa abrir os caminhos para novos estudos e pesquisas no campo da Parasitologia.

Jackson Victor de Araújo
Professor Titular do Departamento de Medicina Veterinária
da Universidade Federal de Viçosa
Bolsista de Produtividade em Pesquisa – Nível 1A
Conselho Nacional de Desenvolvimento Científico e Tecnológico

Viçosa, julho de 2019.

Material Suplementar

Este livro conta com o seguinte material suplementar:

- Questões de autoavaliação.

O acesso ao material suplementar é gratuito. Basta que o leitor se cadastre e faça seu *login* em nosso site (www.grupogen.com.br), clique no menu superior do lado direito e, após, em GEN-IO. Em seguida, clique no menu retrátil 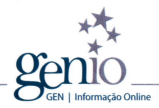 e insira o código (PIN) de acesso localizado na primeira orelha deste livro.

O acesso ao material suplementar online fica disponível até seis meses após a edição do livro ser retirada do mercado.

Caso haja alguma mudança no sistema ou dificuldade de acesso, entre em contato conosco (gendigital@grupogen.com.br).

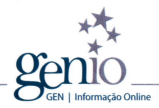

GEN-IO (GEN | Informação Online) é o ambiente virtual de aprendizagem do GEN | Grupo Editorial Nacional

Prefácio

Ao alvorecer dos anos 2000, as clássicas "parasitoses" foram perdendo interesse entre os pesquisadores e agentes financiadores da pesquisa científica, cedendo lugar a novos problemas – as chamadas "doenças da modernidade", como a síndrome da imunodeficiência adquirida, as doenças crônicas não transmissíveis – e a problemas reemergentes, como a tuberculose e a dengue.

Em paralelo, apesar de grandes avanços científicos, vários dos antigos males ainda persistem nos países em desenvolvimento e subdesenvolvidos, tais como as leishmanioses, as parasitoses intestinais, a malária e a doença de Chagas, todos como resultado de condições socioeconômicas, sanitárias e higiênicas deficientes, da insuficiência de políticas públicas que promovam o ser humano, da precariedade na educação e no acesso a serviços de saúde minimamente eficientes. Em outras palavras, a condição de pobreza leva à ocorrência de populações anômicas e marginalizadas, o que, *ipso facto*, naturalmente contribui para a manutenção das parasitoses e para o desinteresse mencionado.

A Parasitologia, como estudo dos organismos que vivem em íntima e estreita dependência de outros seres vivos – e que quando têm o homem por hospedeiro podem causar doenças muitas vezes graves –, teve o seu começo no século XIX, no surgimento dos extraordinários "caçadores de micróbios", época em que foram desenvolvidos diferentes instrumentos e técnicas de investigação, prevenção e tratamento de várias doenças. Paralelamente, aumentava a circulação de populações humanas pelo mundo e apareciam os principais conceitos da Epidemiologia, da Medicina Social. Cabe aqui uma pequena revisão desta trajetória, a ser ampliada no bom capítulo histórico do presente livro.

No decorrer do século XX, os progressos da Parasitologia foram notáveis e, incorporando métodos e técnicas desenvolvidos em outras áreas, como os da Microscopia Óptica e Eletrônica, da Imunologia, da Biologia Molecular, da Quimioterapia, entre outros, chegando-se a conhecimentos bastante profundos sobre a sistemática, a estrutura e ultraestrutura, a fisiologia, a patologia e a ecologia da maioria dos parasitos. Consequentemente, houve significativo avanço no diagnóstico, no tratamento e no controle das enfermidades infecciosas e parasitárias em suas respectivas áreas endêmicas. Os resultados práticos desse gigantesco acúmulo de informações científicas não se traduziram, entretanto, por mudanças equivalentes na situação das populações sujeitas ao risco de infecção por parasitos, ou seja, em populações pobres e excluídas. Entre as doenças decorrentes da "pobreza", destacam-se as parasitoses. Entende-se que parasitismo é apenas um dentre muitos tipos de associação de dois organismos, e não há um caráter único possível para rotular um animal como parasito. Ao contrário, existem vários fatores, associados ou não, como migrações, desmatamentos, industrialização, conformações urbanas, saneamento básico e ambiental, poluição, guerras e regras de mercado. Além disso, o panorama epidemiológico das enfermidades humanas está em constante evolução. A história nos mostra que, em vez de existir um processo linear e relativamente simples de transição epidemiológica, no qual as chamadas doenças de pobreza são substituídas pelos males da modernidade, o que se observa é um quadro complexo de alterações, mudanças, adaptações e emergências típicas dos fenômenos vivos. A relação entre as populações de homens, vetores e agentes etiológicos é bastante complexa, e a utopia de uma vida livre de infecções não parece estar no futuro imediato. O parasito patogênico vive a expensas de seu hospedeiro, consumindo-lhe os tecidos e humores ou o conteúdo intestinal, em uma base primordialmente nutricional em que não lhe é conveniente lesar drasticamente o hospedeiro, para evitar o desaparecimento de sua fonte de vida. O parasitismo ideal é aquele que não causa dano ao hospedeiro, minimizando a enfermidade. Isso é o que se passa com alguns parasitos que, ao longo de milhares de anos, se adaptaram de tal forma a seus hospedeiros, que passaram a viver outro tipo de relação entre dois organismos, em simbiose, por exemplo.

O Brasil, como país tropical originário modernamente de três séculos de colonização portuguesa, chegou aos meados do século XIX com precário desenvolvimento social, uma elite superficial e descompromissada com a nação, dependência quase total de tecnologias e ciência europeias. Carecia, também, consolidar seu território, conquistar o interior, superar desigualdades sociais e lidar com uma série de doenças, como a malária, a tuberculose, a ancilostomíase, a sífilis, a peste e a varíola, entre outras. Havia grande carência de médicos e cientistas, estando a Parasitologia fora do currículo das duas principais escolas de Medicina do País (Salvador e Rio de Janeiro). Em uma rápida pincelada histórica sobre o ensino e a pesquisa da Parasitologia hodierna no mundo e no Brasil, nota-se que, em meados dos anos 1800, seus principais fundamentos foram sendo estabelecidos, e vários parasitos foram relacionados com importantes doenças do homem e dos animais domésticos. Apesar de muitos parasitologistas terem qualificações médicas, a parasitologia se estabeleceu como um ramo da história natural na metade do século XIX: muitos dos personagens que se distinguiram na matéria eram médicos, zoólogos ou advindos de outros ramos da história natural. Numa perspectiva crescente, ela se desenvolveu, ao longo dos séculos XIX e XX, nos laboratórios das universidades, na maioria das vezes, em precárias condições. Os maiores avanços e descobertas da parasitologia tropical foram realizados por homens, isoladamente ao redor do mundo, pertencentes a algumas universidades ou a forças armadas de colonização, como: Bancroft, Queensland e Wucherer, no Brasil; Army e Laveran, na Argélia; Bunch, na África do Sul; Ross, na Índia; e Manson, na China.

No Brasil, o histórico da Parasitologia margeou o caminhar da Medicina Tropical, quando, em 1829, foi criada a Sociedade de Medicina e Cirurgia do Rio de Janeiro que, por meio de um amplo programa, se estendeu desde a adoção de medidas de higiene, destacando o saneamento básico. Em paralelo, a Escola Bahiana e sua Gazeta Médica consolidavam a importância e o interesse pelas várias parasitoses prevalentes, como a filariose, a esquistossomose, as leishmanioses e a ancilostomíase.

Como interregno, faz-se justo e necessário lembrar o médico e professor responsável pela modernização da Faculdade de Medicina do Rio de Janeiro, na década de 1880, Dr. Vicente Cândido Figueira de Saboia, Barão e Visconde de Saboia (Sobral, 13/4/1836 – Petrópolis, 18/3/1909). Formado naquela faculdade, ali terminou seu doutoramento em 1858. Após concurso, foi nomeado, em 1859, Opositor da Secção Cirúrgica e, em 1871, catedrático de Clínica Cirúrgica, lecionando por mais de 20 anos. Assumiu a Diretoria da Faculdade em 1881, e, no ano seguinte, tornou-se médico do Paço. Incumbido pelo governo para preparar um plano completo de reforma do Ensino Superior, apresentou projeto, amplamente desenvolvido, que serviu de base para o Decreto de 19 de abril de 1879, o qual estabeleceu o ensino livre, a pesquisa médica, fundamentos de Epidemiologia, a Medicina Experimental e outras inovações. Em comissão da Faculdade, foi à Europa estudar as organizações de ensino médico e, em 1881, já nomeado Médico da Casa Imperial e Cirurgião da Corte, foi designado diretor da Faculdade de Medicina do Rio de Janeiro. Durante oito anos, exerceu esse cargo com excepcional eficiência, afastando-se com a Proclamação da República, em solidariedade ao Imperador, de quem era amigo e médico particular. Com o seu pedido de demissão, feito em caráter irrevogável, recebeu o título de Diretor Honorário, honraria jamais concedida até hoje a qualquer outro membro da sua congregação. Em sucessivas viagens à Europa, estabeleceu contato com seus maiores expoentes, como Lorde Joseph Lister, de Glasgow, com quem aprendeu o método antisséptico que trouxe ao Brasil e que lhe permitiu praticar como rotina a cirurgia abdominal (antes disso, uma aventura), sendo o primeiro a usar no Brasil a atadura gessada. Sua obra de maior repercussão foi a Reforma do Ensino Médico do Brasil, encomendada pelo ministro Carlos Leôncio da Silva Carvalho. Com as reformas materiais e os novos métodos de aprendizagem e investigação científica que introduziu, colocou a Faculdade que dirigia em pé de igualdade – e, por vezes, superior – às melhores europeias.

É importante frisar que os primeiros norteadores da moderna Medicina e da Parasitologia no Brasil, a partir de então, foram diretos beneficiários das transformações que Saboia imprimiu na Faculdade Nacional. Nomes como Oswaldo Cruz, Emílio Ribas, Miguel Couto, Francisco Fajardo, Carlos Chagas, Ezequiel Dias, Henrique Aragão, Eduardo Borges da Costa, Cícero Ferreira e outros luminares ali se formaram em Medicina entre o fim do século XIX e início do século XX, imprimindo em suas trajetórias extraordinárias um novo *desideratum* para a ciência médica no País.

O presente livro – encabeçado por Rodrigo Siqueira-Batista, Andréia Patrícia Gomes, Sávio Silva Santos e Luiz Alberto Santana – não deixa de ser uma evolução de todos esses fatos mencionados, embasado no propósito de facultar aos estudantes e profissionais de saúde uma postura moderna e consequente da prática em Parasitologia. Rodrigo, ainda muito jovem, acumula um currículo pessoal extremamente rico e adequado para esse difícil empreendimento. Também traz na algibeira a experiência vitoriosa de seu livro sobre doença de Chagas, de ampla circulação. O desafio de *Parasitologia | Fundamentos e Prática Clínica* é complementar e abrir novas perguntas às heroicas obras congêneres que a antecederam, a partir da histórica *Parasitologie Humaine*, de Émile Brumpt, de 1908. Para citar alguns autores brasileiros em Parasitologia e Medicina Tropical, cabe lembrar Samuel Pessôa (depois com Amílcar Vianna Martins), Ricardo Veronesi, Vicente Amato Neto, Jayme Neves, David Pereira Neves, Ruy Gomes de Moraes, Zigman Brener,

José Rodrigues Coura, Luís Rey, Benjamin & Sérgio Cimmerman, Geraldo Attilio De Carli e Ronaldo Cesar Borges Gryschek, que ensinaram e continuam ensinando a disciplina por toda a América Latina.

Um grande número de colaboradores, na maioria jovens titulados, se associa com os autores na empreitada, logrando-se uma obra de foro universitário bastante completa e atualizada com os principais avanços da sistemática, da biologia celular e molecular, da bioquímica, da terapêutica e dos aspectos socioculturais e ecológicos que permeiam as principais parasitoses humanas no Brasil. Além do capítulo sobre História, as protozooses e helmintíases são antecedidas por capítulos genéricos introdutórios muito completos, que ajudam sobremaneira no entendimento da evolução, da biologia e da sistemática de cada parasito.

O livro é oportuno, por sua simplicidade e conteúdo. Trabalha os parasitos, os vetores, as condições ecológicas e sociais, em confronto com a suscetibilidade e as condições imunológicas e nutricionais de cada hospedeiro. Analisa e se aprofunda, por exemplo, no terrível flagelo da infecção por HIV/AIDS quando associada a distintas parasitoses. E faz o leitor pensar e se posicionar diante dos desafios persistentes na ocorrência dessas doenças e nas várias tragédias que podem aflorar na associação das populações com os parasitos patogênicos. Como diria Hortênsia de Hollanda, é nessas circunstâncias que se descobre o ser humano.

Seja bem-vindo!

João Carlos Pinto Dias
Professor Titular Aposentado da Faculdade de Medicina
da Universidade Federal de Minas Gerais.
Pesquisador Emérito da Fundação Oswaldo Cruz.
Membro Titular da Academia Mineira de Medicina.
Membro do Comitê de Doenças Parasitárias
da Organização Mundial da Saúde.

Belo Horizonte, julho de 2019.

Sumário

Fundamentos de Parasitologia

CAPÍTULO 1

Enfermidades Parasitárias no Brasil | Perspectiva Histórica

Luiz Gustavo Santos Cota • Leonardo de Almeida Oliveira • Guilherme Cabral Colares • Iann Barcellos Cordeiro Henriques • Marcello Cordeiro dos Santos

Introdução

As enfermidades parasitárias têm – por inúmeras razões – uma longa, persistente e íntima relação com a população que ocupa o Brasil (mesmo antes de este território responder por essa alcunha), e claro, com a própria humanidade. Como tudo o que se refere à experiência humana, as doenças se relacionam aos diversos e complexos processos históricos por nós vivenciados, em sua tessitura no tempo, que, contrariando as impressões comuns e predominantes, não caminham necessariamente em "linhas retas" e cercadas de obviedades.

Este texto, apesar de tentar se desviar das tais "linhas retas" que pressupõem transições "naturais" de um tempo ao outro da experiência humana, incluindo o desenvolvimento das ciências e sua busca pela compreensão e pelo combate às doenças, tem o propósito de apresentar uma interpretação sobre o percurso histórico das enfermidades parasitárias no Brasil. Em outras palavras, busca-se discutir a maneira como os seres humanos e suas ciências lidaram com as parasitoses ao longo do tempo.

A noção de percurso, obviamente, pode nos aproximar da tentação da "linha reta", da apresentação de uma "história em capítulos", com o risco de tê-los como "bem definidos" por, obviamente, já terem ocorrido. No entanto, preferimos pensar que mesmo uma narrativa de processos em "fases" não elimina suas complexidades internas, muitas vezes bem pouco óbvias. Mais ainda, intentamos, para além da "clássica" divisão da história das doenças em períodos, apontar para as continuidades delas no tempo, sem entendê-las como "repetições naturais" e indo adiante de suas dimensões socioculturais, ultrapassando, dessa maneira, as comuns barreiras de uma abordagem demasiadamente biológica (mesmo que historicizada) do tema.

Nesse sentido, apresentamos aqui uma breve interpretação sobre o percurso da relação entre os seres humanos e as parasitoses no Brasil, desde o período pré-colonial até nosso presente, guardando o devido cuidado para apontar as nuances dessa relação no tempo. Obviamente, até mesmo pela brevidade destas linhas, não se trata de um esforço que pretenda esgotar as possíveis interpretações da temática, mas que espera poder colaborar para a reflexão e a visibilidade do tema como parte de processos históricos complexos e, por que não, ainda desafiadores no que se refere a nossa igualmente complexa realidade social.

Parasitoses entre as sociedades indígenas pré-coloniais

A antiga relação dos humanos com as doenças, além das guerras entre si e as numerosas crises de fome, são temas recorrentes e definidores no que tange à história da própria humanidade. Para tal temática sempre há lugar cativo em livros didáticos, na produção cinematográfica e no imaginário. No entanto, hegemonicamente, há uma tendência à apresentação de abordagens que privilegiem as experiências da enfermidade sob uma perspectiva ocidental ou eurocêntrica, apontando para temas clássicos como as "pestes", a "gripe" e outras crises epidêmicas experimentadas desde a Antiguidade ocidental. A trajetória é, porém, bem mais longa, diversa e complexa.

Os grupos humanos "caçadores-coletores", em todo o período anterior à emergência da agricultura e das civilizações, em sua vida nômade entre diferentes ambientes e organizados em baixas densidades populacionais, teriam observado reduzida incidência de infecções bacterianas e virais. O hábito da constante locomoção os teria poupado de maiores problemas com doenças provenientes da contaminação do solo e da água com seus próprios dejetos, além da atração de insetos vetores de doenças, fato que também seria evitado pela ausência de animais domesticados. A maior parte das infecções (zoonoses) seriam contraídas pela ingestão ou simples contato com animais selvagens, ou mesmo a partir de organismos já enfrentados pelos hominídeos ancestrais, entre vermes, piolhos e bactérias, tais como a *Salmonella* e o *Treponema* (Kiple, 2008).

A domesticação de animais e o desenvolvimento da agricultura, no período neolítico, há aproximadamente dez milênios antes da Era Cristã, foram decisivos para o crescimento populacional humano e para a incidência de doenças. As mudanças ecológicas tiveram, dentre outras consequências, o cultivo de parasitos, patógenos de animais domésticos, que se aproximaram, mais constantemente, dos corpos dos seres humanos, e os invadiram. Cachorros, gado, ovelhas, porcos e seres humanos passaram a dividir suas doenças, enquanto juntos poluíam a água e o solo com seus dejetos. Como destaca Kenneth Kiple (2008), ao lado dos seres humanos e dos animais domesticados, outros comensais não convidados também vieram se avolumar, na medida em que havia comida disponível (mesmo que em restos). Roedores e insetos tornaram-se presentes nos ajuntamentos humanos, comendo da mesma comida e disseminando doenças.

Quanto mais gente reunida, necessariamente mais comida: eis a máxima dos insetos hematófagos. Mosquitos, pulgas e piolhos colonizaram o exterior dos corpos humanos em busca de seu sangue, na medida em que estes se ajuntavam nas cidades em ascensão. Não fosse o bastante, ainda transmitiram uma série de doenças que colonizaram o interior dos corpos humanos. Ademais, tênias, amebas, áscaris e outros parasitos encontraram campo fértil à medida que os humanos passaram a viver cada vez mais próximos uns dos outros, cultivando alimentos e domesticando animais. As gerações que sobreviveram ao golpe ceifador, proporcionado pelas novas doenças, foram responsáveis pelo desenvolvimento de sistemas de imunidade aos incômodos invasores, aumentando, dessa forma, uma tolerância, muitas vezes parcial, aos parasitos (Kiple, 2008).

É importante destacar que boa parte dessas informações referem-se, majoritariamente, a períodos anteriores ao desenvolvimento da linguagem escrita e ao surgimento das chamadas grandes civilizações. Nesse sentido, sempre houve grandes obstáculos à possibilidade de que tais informações fossem acessíveis da maneira que se estabeleceu como "tradicional", ou seja, a partir da primazia dos documentos escritos. No século XX, porém, o diálogo interdisciplinar entre a história, a arqueologia, a antropologia, a paleontologia e outras ciências possibilitou a prospecção de novas informações que puderam ultrapassar aquelas que eram fruto da especulação ou mesmo de relatos escritos em períodos muito posteriores ao desaparecimento de determinados grupos humanos, a partir da cultura material, de corpos mumificados, ossos e outros vestígios orgânicos. Indícios da presença de doenças passaram a ser procurados em sítios arqueológicos e restos humanos, especialmente os mumificados (Bouchet et al., 2003; Ferreira et al., 2008).

Considerando o passado como construção humana, fruto de modelos e paradigmas em voga em uma dada época, novas abordagens de cunho interdisciplinar passaram a ser desenvolvidas "de forma a possibilitar a investigação de documentos escritos, estratigrafias, cronologias, aspectos tafonômicos, morfológicos, físicos ou químicos, características genéticas e tantos outros quanto necessários" para a ampliação dos conhecimentos sobre "as relações da saúde com o ambiente e os modos de vida de populações humanas já desaparecidas" (Souza; Araújo; Ferreira, 1994, p. 22).

Na década de 1960, a interação de arqueólogos e parasitologistas possibilitou o desenvolvimento de um novo campo de estudo na busca de vestígios "pré-históricos" da interação de humanos com as doenças parasitárias. A partir da perspectiva interdisciplinar construída pela chamada "Nova Arqueologia", que permitiu a incorporação dos conhecimentos de outras ciências, a paleoparasitologia possibilitou um avanço em relação à prospecção de informações sobre a evolução humana e como as interações da cultura com o ambiente "enfatizam as interações entre humanos e parasitas antigos", levando em conta questões relacionadas às condições de higiene, saneamento e adequação nutricional (Bouchet et al., 2003). Vestígios orgânicos de toda ordem, tais como cabelos, coprólitos (fezes naturalmente ressecadas), corpos mumificados e outras fontes de informação passaram a ser alvo de investigação. Dessa maneira, foi possível, por exemplo, encontrar ovos de *Schistosoma haematobium* (ver Capítulo 58, *Esquistossomose Hematóbia*), em múmias egípcias (Gurgel, 2011).

Canonicamente, a história destas terras que hoje chamamos de Brasil é iniciada com a chegada dos chamados "descobridores". São eles que, aqui aportados após sua perigosa e exaustiva jornada pelo "mar incógnito", teriam possibilitado, com sua presença, a entrada do "gentio da terra" no curso da história. Como afirma Manuela Carneiro da Cunha (2012, p. 3), irônica e perspicazmente, seria essa entrada a "de serviço".

Desde os primeiros momentos da conquista (e não descobrimento) das Américas, costuraram-se no tecido do tempo imagens sobre as sociedades indígenas que reforçaram a suposta ausência de história, com exceção, muitas vezes não completa e apenas mais recentemente, das civilizações andinas (chimu, tiahuanaco, huari e inca) e centro-americanas (olmecas, toltecas, teotihuacanos, astecas e maias). Variando entre a tendência à edenização e a demonização das sociedades indígenas no Brasil, as crônicas coloniais a elas se referiram muitas vezes como marcadas pelo signo da ausência em relação aos sinais da civilização. Escrevendo na década de 1570, Pero Magalhães Gândavo afirmou sobre os indígenas do Brasil: "A língua deste gentio toda pela costa é uma: carece de três letras – não se acha nela F, nem L, nem R, coisa digna de espanto, porque assim não têm Fé, nem Lei, nem Rei; e desta maneira vivem sem Justiça e desordenadamente" (Schwarcz; Starling, 2015, p. 35).

Tais afirmações se apresentam como viva negligência em relação à complexidade e à riqueza das sociedades ameríndias, com suas próprias noções de lei, justiça, política e fé, sendo que negações do tipo se arrastam com vigor até nosso agora. Negligenciam as diferentes cosmologias, escatologias e histórias diversas, oralmente transmitidas e ressignificadas ao longo do tempo, sendo que "as sociedades indígenas pensaram o que lhes acontecia em seus próprios termos, reconstruíram uma história do mundo em que elas pesavam e em que suas escolhas tinham consequências" (Cunha, 2012, p. 14). Incluem-se aí, dentre os diversos aspectos de suas vidas, sua relação com as doenças.

Para além do etnocentrismo, tais abordagens se valem de perspectivas que consideram, quase que de maneira restrita, apenas as fontes de informação escrita, o que acaba por excluir as culturas orais e seus diferentes registros materiais, fazendo com que fiquem sempre à margem de determinadas interpretações e discursos sobre o passado ou que sejam consideradas sociedades sem sua própria história. Tal perspectiva faz com que seja retirado das sociedades indígenas o direito

de terem compreendida sua própria medida do tempo e de suas experiências nele, incluindo sua maneira de buscar a sobrevivência contra as doenças (Almeida, 2010).

Faz algum tempo que a história, a antropologia, a arqueologia e outros campos de estudo da vida humana contornaram tais barreiras, considerando a dinamicidade e pluralidade das culturas humanas, de forma a não as considerar um objeto fossilizado no tempo. Práticas culturais, narrativas míticas e suas ressignificações passaram a ser observadas como fontes de informação dinâmicas sobre a experiência das comunidades no tempo (Oliveira, 2007). No entanto, os caminhos para se compreender a experiência ameríndia no tempo são ainda mais diversos.

No Brasil, no fim da década de 1970, a paleoparasitologia se desenvolveu em busca da verificação da antiguidade das enfermidades parasitárias, das relações hospedeiro-parasita e da distribuição "pré-histórica" dos parasitos (Bouchet et al., 2003). Tal busca tem relação direta com o interesse em verificar quais moléstias já existiam no continente americano antes da chegada daquelas trazidas pelos conquistadores europeus e pelos africanos escravizados, a partir do século XVI.

A discussão sobre a antiguidade das doenças pré-coloniais relaciona-se ainda com as teses sobre a ocupação das Américas, cujas diferentes perspectivas apontam para a possibilidade de a chegada dos seres humanos ao continente ter se iniciado entre 35 e 12 mil anos. A tese mais conhecida parte da possibilidade de que povos do norte da Ásia atravessaram para a América a partir de uma rota denominada Beríngia, formada por uma faixa de terra que ligava a Sibéria Oriental às regiões do Alasca e de Yukon (Gurgel, 2011; Cunha, 2012). No entanto, se a referida tese explica facilmente a presença de pessoas com características norte-asiáticas no "Novo Mundo", não o faz em relação àquelas de feições melanésio-australianas, cujos vestígios foram encontrados especialmente ao sul do continente. Neste caso, desenvolveu-se a tese de que pode ter havido migrações intercontinentais pelos oceanos e de que povos que ocuparam a América do Sul podem ter chegado a partir da Terra do Fogo (Gurgel, 2011).

Pesquisas no campo da paleoparasitologia acabaram por revelar a possibilidade de se acrescentarem novas teses sobre o processo de ocupação do continente americano a partir de marcadores biológicos encontrados nos vestígios arqueológicos e orgânicos deixados pelas populações pré-coloniais. Como indica Cristina Gurgel (2011, p. 14), foram encontrados em sítios arqueológicos americanos ovos de parasitos como "*Entereobios vermicularis*, *Trichuris trichiura* e de ancilostomídeos (dentre eles, o *Ancylostoma duodenale*)", achados que fragilizaram a tese de que as parasitoses seriam insignificantes entre os povos ameríndios pré-coloniais. Acreditava-se que tais parasitoses fossem próprias das populações americanas modernas, ou seja, que teriam sido introduzidas apenas a partir da chegada de europeus e, principalmente, africanos ao continente. Entretanto, conforme afirma a mencionada autora, os estudos realizados com os parasitos indicaram que seu ciclo de desenvolvimento se dava no solo e dependia de condições climáticas específicas (calor e umidade), o que por si indicaria a impossibilidade de terem sido introduzidos pelas populações que atravessaram a fria rota da Beríngia. Por outro lado, a ausência de achados paleoparasitológicos pré-coloniais sobre a presença da ancilostomose ao norte do continente, mas apenas ao sul, reforçaria a tese das migrações marítimas, sendo estas rápidas o "suficiente para levar as populações infectadas a condições climáticas que podiam perpetuar o parasitismo", sem necessariamente passar pela América do Norte (Gurgel, 2011, p. 15).

No Brasil, a paleoparasitologia conseguiu identificar em sítios arqueológicos a presença de variados macro e microrganismos que foram potencialmente nocivos à saúde das populações indígenas pré-coloniais. Dentre as espécies identificadas estão:

> *Hymenolepis nana* (tênia transmitida pela água, alimentos ou mãos sujas de fezes contaminadas, que pode causar diarreia e dores abdominais, além de perda de peso e debilidade), *Giardia duodenalis* (também conhecida como *G. lamblia*; apresenta quadro clínico e forma de transmissão semelhantes aos de *H. nana*) e *Entamoeba*

sp.[...] Outros parasitas encontrados nos sítios brasileiros são *Enterobius vermicularis*, *Trichuris trichiura* e *Ancylostoma duodenale*. (Gurgel, 2011, p. 35-36)

Outros parasitos importantes, porém, não teriam sido encontrados em achados paleoparasitológicos pré-coloniais, tais como o *Schistosoma mansoni*, causador da esquistossomose, curiosamente também não encontrado em sítios arqueológicos europeus, asiáticos e africanos (Gurgel, 2011).

Os achados indicam que os povos ameríndios já lidavam com as doenças parasitárias no período pré-colonial, contrariando a tese de que estariam em situação de pleno "isolamento" patogênico. Dentre as doenças nativas das américas, Kenneth Kiple (2008) cita a leishmaniose mucotânea, natural da América do Sul, transmitida por flebotomíneos hematófagos; além da doença de Chagas ou tripanossomíase americana, causada pelo protozoário *Trypanosoma cruzi* (ver Capítulo 34, *Tripanossomíase Americana/Doença de Chagas*).

Mesmo com a presença das parasitoses sendo mais pretérita do que muitas vezes ainda se imagina, diferentes autores afirmam que sua presença não significa que, necessariamente, tenha havido uma forte eclosão de doenças (Gurgel, 2011; Kiple, 2008). Neste sentido, continua-se apontando para um cenário de um provável equilíbrio tênue entre as doenças e as sociedades ameríndias, a depender das condições ambientais e das dinâmicas populacionais, tais como o nomadismo, que pode ter afastado as populações de solos e águas contaminados, rotineiramente. No entanto, a possibilidade de equilíbrio se esvaiu com a chegada das caravelas e de seus passageiros, tripulantes e cargas.

Período colonial | A chegada de novos humanos e doenças

O desembarque dos europeus em solo brasileiro em 1500 trouxe a estas terras não apenas o processo de conquista em si, com sua violenta modificação da vida humana nativa quanto a seus aspectos socioculturais, mas também uma série de novas doenças, responsáveis por um morticínio nunca antes experimentado pelas populações ameríndias. Nos mais de 500 anos dessa complexa, confusa e violenta relação, os nativos tiveram seu modo de vida irremediavelmente impactado, com o desaparecimento de povos, a desterritorialização de outros, e a constante remodelação de sua relação com o ambiente e sua saúde (Almeida; Nötzold, 2008).

Os navegantes que aportaram no Brasil tiveram grande surpresa ao se depararem com a saúde dessa população autóctone, que, de fato, tinha uma relação estreita com a natureza, em constante movimento pelos territórios, o que praticamente extinguia os males do sedentarismo. Porém, esse quadro se alterou gravemente a partir da feroz disseminação dos microrganismos trazidos a bordo das caravelas, até então desconhecidos pelos indígenas. Sem capacidade de resposta imunológica eficiente, os antigos processos de cura mediados pelos antigos sacerdotes (xamãs e pajés), além das plantas secularmente utilizadas para combater os males já conhecidos, foram insuficientes para impedir que a população, estimada em milhões, fosse drasticamente reduzida aos milhares de hoje (Scliar, 2011; Schwarcz; Starling, 2015).

Dentre as doenças trazidas do "Velho Mundo" e que modificaram violentamente o cenário da "Terra de Vera Cruz", destacam-se a gripe, a catapora, o sarampo, a pneumonia, a varíola, a malária, a tuberculose e a febre amarela (Almeida; Nötzold, 2008). As formas de contágio eram as mais diversas possíveis. Nas atividades de escambo com europeus (portugueses e franceses), tendo o pau-brasil como moeda de troca por produtos do outro lado do Atlântico, sem saber, os ameríndios adquiriam muito mais que quinquilharias. Também recebiam em troca microrganismos infecciosos diversos. Estimativas sobre o trânsito de embarcações na região da baía de Cabo Frio, em meados do século XVI, mostram que por ali podem ter transitado aproximadamente 10 mil europeus, carregados de novos patógenos a serem "entregues" aos nativos (Ujvari, 2003).

As relações entre os diferentes povos em contato propiciaram uma relação íntima entre indivíduos geneticamente heterogêneos. Porém, essa aproximação afetou mais os povos indígenas que os próprios europeus, visto que as doenças tidas como autóctones do continente americano, com exceção da sífilis, que se tornou uma epidemia grave no final do século XV na Europa, não chegaram a se tornar epidemias nem no Brasil nem na Europa (Neto et al., 2009).

No novo universo construído pela conquista, permeada por uma incomensurável fratura em seu tecido social, os povos indígenas tiveram que se adaptar à nova realidade, à vida nas chamadas reduções, missões e aldeamentos, que, sobretudo, possibilitaram, pela aglomeração, a disseminação de doenças infectocontagiosas que se alastravam rapidamente (Ujvari, 2003).

Entre os anos de 1549 e 1554, alastrou-se pelo litoral norte de São Paulo uma epidemia que acometeu gravemente os tupinambás e especialmente os indígenas da Vila de São Vicente. O alemão Hans Staden, que havia sido prisioneiro dos tupinambás justamente quando ocorreu a mencionada epidemia, descreveu em seus relatos a violência da infecção e o medo diante da doença, considerando se tratar de um castigo divino por conta da antropofagia contra ele pretendida. A doença recebeu o nome de "peste de pleurisia", e, provavelmente, teria sido causada pela gripe europeia, com complicações pulmonares (Ujvari, 2003).

Já em 1559, outra epidemia atingiu o litoral do Espírito Santo, causando diarreia sanguinolenta associada a sintomas parecidos com os da influenza e da coqueluche. Rapidamente a doença avançou pelo litoral até a Bahia, São Paulo e o Rio de Janeiro, e essa disseminação deveu-se a movimentação das tropas de Mem de Sá (Ujvari, 2003).

Ainda no século XVI, outra doença que ganhou notoriedade por sua alta letalidade foi a temível varíola. Na década de 1560 uma epidemia de varíola atingiu aldeamentos indígenas na Bahia, provocando mais de 30 mil óbitos, entre indígenas e portugueses, fato narrado pelo jesuíta José de Anchieta (Almeida; Nötzold, 2008).

Com o avanço do processo de colonização das terras brasileiras, os navios começaram a também desembarcar mulheres e crianças vindas do "além-mar". Dentre as meninas aportadas em terras do Novo Mundo, tais como aquelas trazidas pela chamada "nau das órfãs", de João Fernandes, muitas haviam perdido os pais durante a peste que assolou Portugal. Além do luto e da tristeza, traziam consigo a peste, a rubéola, a varíola, o sarampo e a varicela. Entre os tupis a varicela recebeu a alcunha de catapora, palavra que significa "fogo que salta" (Ujvari, 2003).

Na segunda metade do século XVI, a produção de cana-de-açúcar e o número de engenhos pelo litoral do Brasil cresceu largamente. Substituindo o pau-brasil como produto colonial de relevo, o açúcar tinha nas capitanias de Pernambuco e Bahia os maiores produtores. A constante pressão condenatória em relação à escravização indígena por parte da Igreja Católica, por um lado, e as fugas e mortes indígenas, especialmente aquelas provocadas tanto pela constante violência colonizadora quanto pela varíola, por outro, fizeram com que a mão de obra para os engenhos açucareiros passasse a se configurar como um problema. A demanda passou a ser atendida pelo aquecimento do tráfico transatlântico de escravizados africanos (Schwarcz; Starling, 2015).

Já imunes a boa parte das doenças carregadas pelos europeus e àquelas de seu continente (às quais a maioria das pessoas não era imune), os africanos escravizados trouxeram um novo vigor para o desabrochar de novas doenças no Brasil. Entre as que se destacaram está a malária *falciparum*, considerada o tipo mais agressivo da doença. Tendo entre seus feitos do passado o fato de ter rompido os limites subsaarianos em direção à Europa, causando enormes prejuízos ao Império Romano, quando se alastrou pela Itália e pela Grécia, a moléstia chegou à América pronta para se espelhar nas asas dos mosquitos anofelinos. A febre amarela, outra doença africana de grande potencial destrutivo, aportou em terras brasileiras tendo como vetor outro mosquito, o *Aedes aegypti*, que também atravessou o Atlântico embarcado nos navios negreiros, não por acaso também conhecidos como "tumbeiros" (Kiple, 2008). Hoje, infelizmente, ainda convivemos com o mosquito e com inúmeras marcas deixadas pela experiência da escravidão, especialmente o racismo.

Os terrores da travessia transatlântica eram inúmeros para as pessoas escravizadas e acabavam por justificar o apelido das embarcações. Os escravizados lidaram com um ambiente sufocante e transbordante em doenças, potencializadas por uma alimentação pobre e água potável escassa, o que facilitava a proliferação de doenças, como o "mal de Luanda", um apelido dado ao escorbuto, varíola, tifo, sarampo e infecções intestinais que levaram a uma taxa de mortalidade média de 10% dos embarcados (Eugênio, 2015; Schwarcz; Starling, 2015).

A escassez de médicos, chamados na época de físicos, era um problema dos mais dramáticos. Formados em Portugal ou mais raramente em outros cantos da Europa, os médicos formavam uma parcela insignificante entre os "curadores" em atividade no Brasil colonial, especialmente se comparados com os outros "profissionais", tais como os cirurgiões-barbeiros, boticários, pajés, curandeiros, herbalistas e parteiras. Eram essas pessoas, e com grande frequência os religiosos católicos, que prestavam os serviços necessários para o possível resgate dos doentes. Cirurgiões diplomados e mesmo físicos começaram a proliferar de fato, apenas no século XIX, especialmente, após a criação das primeiras faculdades de medicina, mas continuaram a conviver com os barbeiros até o fim daquele período (Gurgel, 2010; Allamel-Raffin et al., 2011).

Em 1543, Brás Cubas criou a primeira Santa Casa de Misericórdia, em Santos, considerada a primeira instituição hospitalar brasileira, a partir da qual outras proliferaram. Já em 1549 as enfermarias jesuíticas se espalharam pela colônia, ainda que de maneira precária, como uma espécie de assistência hospitalar primordial, ao lado dos chamados lazaretos, locais para o isolamento de pessoas com hanseníase, que mais tarde dariam origem às colônias de leprosos. Após a expulsão dos jesuítas em 1759, suas enfermarias foram transformadas em hospitais militares (Allamel-Raffin et al., 2011).

O desabrochar da medicina tropical no século XIX

A chegada da família real portuguesa ao Brasil, em 1808, possibilitou a inauguração oficial da formação médica em terras brasileiras, iniciando-se pela Escola de Cirurgia da Bahia, criada em 18 de fevereiro daquele ano, seguida pela Escola de Cirurgia do Rio de Janeiro, fundada 2 meses depois. Nos anos de 1813 e 1815, respectivamente, as escolas do Rio de Janeiro e da Bahia se transformaram em academias de medicina e cirurgia. O curso de medicina passou a ter 5 anos de duração, tendo 7 disciplinas em vez de duas. Com 5 anos de curso o aluno recebia o título de Cirurgião Aprovado, e se cursasse mais 1 ano receberia o título de Cirurgião Diplomado. Já em 1832, as academias foram transformadas em faculdades de medicina. Outras tantas modificações ocorreriam nas diretrizes curriculares do ensino médico até o fim do século, sendo que a terceira faculdade de Medicina só seria criada em 1889, em Porto Alegre (Allamel-Raffin et al., 2011). Com mais médicos em terras brasileiras, haveria, decerto, uma chance a mais na batalha contra os males do corpo.

Conquistada a independência em 1822, os alicerces do chamado período imperial não foram exatamente reconstruídos em relação àqueles que sustentaram a colônia. O latifúndio, a agricultura agroexportadora e a escravidão continuaram ditando o ritmo da vida nas terras então imperiais (Schwarcz; Starling, 2015). No que concerne às transformações do campo científico, o século XIX se constituiu como terreno extremamente fértil para o desenvolvimento de novas teses, avanços técnicos e fortalecimento da "autoridade científica".

"No país dos videntes, quem maneja o microscópio é rei." A máxima, de autoria do parasitologista Júlio de Moura, traduz bem o tom das transformações construídas no Brasil em relação ao campo científico, especialmente no que concerne aos embates entre a própria ciência e as antigas práticas de cura vigentes no país. No esteio das transformações ocorridas em outros países, ao longo do século XIX a medicina buscou construir sua face acadêmica no Brasil, lutando por "prestígio como sistema perito voltado à preservação da saúde e atenuação do perfil epidemiológico da nação". A partir de mudanças curriculares e da criação

de circuitos de legitimação científica, tais como sociedades e periódicos médicos, buscou-se "consolidar e expandir o monopólio legal sobre a prática curativa e as questões ligadas à saúde pública e privada dos habitantes do Império" (Edler, 2011, p. 143).

Em consonância com o contexto de batalhas pelo fortalecimento da autoridade científica médica, os estudos das parasitoses passaram por um processo de gênese como campo específico, também conhecido como helmintologia médica. Contrapondo-se à tradição dos antigos "físicos" e cirurgiões portugueses, a medicina científica brasileira do século XIX buscou a consolidação de novas posições epistemológicas e de prática em pesquisa. A chamada Escola Tropicalista Baiana, integrada por reconhecidos parasitologistas estabelecidos no Brasil, teve papel fundamental nesse processo, especialmente a partir da fundação do periódico *A Gazeta Médica da Bahia*, em 1866.

Os tropicalistas se situaram nos limites entre o chamado paradigma miasmático/ambientalista e a Teoria dos Germes, procurando refutar a afirmação de que a medicina brasileira era uma imitação da europeia. Nesse sentido, procuraram realizar pesquisas em torno das enfermidades nativas da Bahia, lançando mão de uma perspectiva que se pretendia autônoma (e oposta) em relação à medicina europeia e mesmo em relação aos colegas da Faculdade de Medicina do Rio de Janeiro. Havia a necessidade de apontar para a singularidade das doenças tropicais, sua relação com o clima e sua influência sobre as raças (em sintonia com as teorias racialistas/racistas do século XIX), além do interesse no estudo dos parasitos como fonte de doenças também relacionadas ao ambiente e ao clima, tais como a filariose, a ancilostomose e a malária (Mascarini, 2003).

Os membros da Escola Tropicalista Baiana tiveram papel decisivo no que tange à investigação e à compreensão das doenças parasitárias, observando-as especialmente entre as camadas desprivilegiadas da sociedade oitocentista, especialmente a população escravizada, como foi o caso de uma pesquisa conduzida em 1841, por José Cruz Jobim, cujo objetivo era verificar quais doenças mais afligiam escravos e indigentes do Rio de Janeiro. Em 1865, seguindo as premissas do trabalho de Jobim, Otto Edward Henry Wucherer diagnosticou um caso adiantado de hipoemia em um escravo que faleceu em seguida, tendo encontrado na necropsia vermes da espécie *Ancylostoma duodenale* (Mascarini, 2003) (ver Capítulo 39, *Ancilostomíase*).

Observando os resultados anteriormente aferidos por Cruz Jobim, Wucherer identificou a doença como "chlorose do Egipto, descrita por Griesinger, ao descobrir os vermes da espécie *Anchylostoma duodenale* em cadáveres autopsiados no Egito, em 1852" (Edler, 2011, p. 174-175). A descoberta fez com que Wucherer buscasse a conexão entre a hipoemia e a presença dos vermes e o processo pelo qual eles se instalaram nos intestinos do doente, especulando "que seus ovos sejam ingeridos com os alimentos sólidos, ou com a água que se bebe" (p. 175-176). Tal perspectiva alterava a tipologia causal para a hipoemia (ou opilação) até então aceita, pois "a temperatura e a umidade tornavam-se causas predisponentes junto com as demais causas anteriormente consideradas, enquanto o verme parasita emergia como a causa excitante específica" (p. 177).

A pesquisa de Wucherer aqueceu os debates na Sociedade de Ciências Médicas do Rio de Janeiro, sendo que sua teoria helmintológica foi refutada pelos membros da instituição em 1867, quando "todos os acadêmicos foram unânimes em afirmar que não havia elementos suficientes para uma conclusão definitiva sobre o assunto" (Edler, 2011, p. 178-180).

Já na última década do Império, a Faculdade de Medicina do Rio de Janeiro remodelou sua estrutura a fim de implantar o ensino de cunho prático e experimental, incluindo as disciplinas de laboratório, com aparelhos modernos, entre eles, 55 microscópios. Tal fato possibilitou, para além dos trabalhos parasitológicos da Escola Tropicalista da Bahia, o desenvolvimento de pesquisas com parasitoses sob uma perspectiva mais empírica também no Rio de Janeiro. Justamente nesse período, o jovem Oswaldo Cruz estava entre os estudantes que se aproveitariam de tais mudanças (Edler, 2011, p. 208-209).

Entre avanços e persistências | O século XX

A virada do século XIX para o XX foi marcada por turbulências especialmente ligadas ao fim da Monarquia, ao nascimento confuso da República e aos avanços e conflitos no âmbito da saúde. Nos primeiros anos do novo regime houve o engendramento de reformas ligadas às questões sanitária e urbanística, especialmente na capital, o Rio de Janeiro, em busca do que se considerava serem as marcas da modernidade (Chalhoub, 1996).

Avanços no campo da microbiologia possibilitaram a descoberta de agentes etiológicos, vetores e meios de transmissão de diferentes doenças, permitindo o desenvolvimento de fármacos e medidas profiláticas para cada endemia (Silva, 2003). Tais desenvolvimentos científicos desenharam-se como uma possibilidade de se enfrentarem as endemias existentes especialmente no Rio de Janeiro, considerando-se a insalubridade de determinadas áreas da cidade, especialmente as de maior aglomeração populacional, como os cortiços e as "cabeças de porco" existentes no centro da cidade.

Segundo Sidney Chalhoub (1996, p. 8),

> Os cortiços supostamente geravam e nutriam "o veneno" causador do vômito preto. Era preciso, dizia-se, intervir radicalmente na cidade para eliminar tais habitações coletivas e afastar do centro da capital as "classes perigosas", que nele residiam. Classes duplamente perigosas, porque propagavam a doença e desafiavam as políticas de controle social no meio urbano.

A higiene pregada pelos serviços de saúde acabou por se estender a uma limpeza social vislumbrada pelas autoridades, ávidas pela modernidade e pela ausência não da pobreza, mas dos pobres, considerados signos da degeneração moral e biológica, supostos empecilhos à modernidade (Chalhoub, 1996). Para o prefeito Francisco Pereira Passos, nomeado para o cargo em 1902, pelo então presidente Rodrigues Alves, o Rio de Janeiro poderia se transformar em um verdadeiro símbolo da modernidade. Inspirado pelas reformas urbanas comandadas pelo barão de Haussmann em Paris, o prefeito uniu as receitas de higiene e combate às doenças (especialmente as parasitárias) como um dos argumentos centrais para o saneamento social e visual da cidade, que deveria contar, a partir de uma ampla reforma, com longos bulevares parisienses. Em nome da modernidade, da beleza e da saúde, milhares de pessoas se viram violentamente sem teto do dia para a noite (Azevedo, 2003).

O incontido e intenso processo de expansão da fronteira agrícola, especialmente em relação à cafeicultura, favoreceu a disseminação de doenças, como a leishmaniose e malária. Nas áreas rurais, notou-se predomínio de enfermidades, como a doença de Chagas e endoparasitoses, o que completava o cenário de um início de século com diversas condições favoráveis às doenças de transmissão hídrica, respiratória e por vetores (Barata, 2000).

Durante a Primeira República (1889-1930) observaram-se avanços na área da parasitologia, especialmente a partir da ampliação da saúde pública e sistematização do combate às parasitoses, a partir da criação de serviços de saúde, das notificações dos casos e campanhas de vacinação, estas bastante complexas do ponto de vista social. Nesse contexto, surgiram figuras médicas de destaque dentro do processo de estruturação da saúde pública brasileira, como Oswaldo Cruz, cujo "campanhismo" baseava-se no desenvolvimento de pesquisas e experimentos na intenção de combater endemias e epidemias (Nunes, 2000).

O médico assumiu o comando da saúde pública no Brasil durante o governo de Rodrigues Alves (1903-1909), aliado à direção do Instituto Soroterápico Federal, que posteriormente se tornou o Instituto Oswaldo Cruz (1907), cuja intenção era produzir soros e vacinas na área de medicina tropical e microbiana (Benchimol, 1990). Outra figura importante nesse período foi Carlos Chagas, um dos pesquisadores do Instituto Oswaldo Cruz, responsável pela descoberta da moléstia de Chagas ou tripanossomíase americana, em 1909, a partir de suas expedições pelo interior do Brasil (Mascarini, 2003).

Apesar da realização da campanha pela erradicação da varíola desde 1890, o combate contra a doença assumiu um posto de destaque apenas em 1904, quando Oswaldo Cruz levou para o Congresso Nacional um projeto de lei que reinstalava a vacinação obrigatória contra a varíola. O descumprimento dessa lei estava acompanhado de multas e da privação de usufruir de estabelecimentos e empregos públicos. A imunização obrigatória contra a varíola era necessária, pois existiam 7 mil casos da doença no Rio de Janeiro. A partir do momento que foi imposta a vacinação obrigatória, houve resistência por diversos setores da sociedade, entre eles grupos políticos de oposição, militares e setores populares, especialmente as pessoas que haviam perdido suas casas no "bota-fora" de Pereira Passos (Benchimol, 2003). A aplicação da vacina de forma rude, sem respeito à dignidade das pessoas nem qualquer preocupação com a disseminação de informações sobre o procedimento ou disposição ao diálogo, se constituiu como uma violência que aumentou demasiadamente o grau de insatisfação dos diversos setores afetados (Hochman, 2011).

A insatisfação encontrou sua catarse na chamada Revolta da Vacina, ocorrida entre 10 e 16 de novembro de 1904. A insurreição popular contra a vacinação levou a violentos conflitos entre a população e as forças policiais, fazendo com que fosse decretado estado de sítio na capital federal, acompanhado de uma série de prisões (Carvalho, 1987). Passada a turbulência da revolta, a vacinação se manteve obrigatória e foi introduzida aos poucos no cotidiano da população, sendo que os primeiros resultados sugirem em 1906, com a redução da mortalidade por varíola quase a zero. Houve alguns surtos reincidentes de varíola em 1908, 1914 e 1926, porém, em 1930, o número de ocorrências era considerado zero no Rio de Janeiro, apesar da persistência de alguns casos em outras cidades no Brasil (Scorzelli, 1965).

Com mudanças no cenário social, em virtude do processo da industrialização, houve grande migração para meio urbano, o que favoreceu a transmissão de diversas doenças respiratórias, entre elas a tuberculose. A população operária vivia em condições precárias, uma vez que os salários eram insuficientes, impossibilitando alimentação e condições higiênicas adequadas. Dessa forma, a tuberculose foi considerada a maior causa de morte do final do século XIX e início do século XX no Rio de Janeiro. Com a diminuição nos casos de febre amarela, varíola e peste, o governo passou a dar mais atenção para tuberculose. Assim, em 1902, a Diretoria-Geral de Saúde Pública (DGSP) determinou que essa enfermidade deveria ter notificação compulsória e isolamento dos enfermos. Entretanto, a campanha não gerou efeitos satisfatórios, haja vista que o Estado não tinha aparato técnico para amparar os enfermos. Posteriormente, em 1920, foi criada a Inspetoria de Profilaxia à Tuberculose, sendo o primeiro serviço oficial para combater a doença, e no ano de 1934 iniciou-se no Brasil a Campanha Nacional contra a Tuberculose, com aplicação da BCG (Bacilo Calmette-Guérin) (Nascimento, 2005).

As primeiras décadas do século XX sofreram com a persistência dos surtos de febre amarela, que, na segunda metade do século XIX, foi considerada o principal problema de saúde pública (Brasil, 1999). Sua história no Brasil data do fim do século XVII, com a chegada, pelas zonas portuárias, e instalação do seu vetor, o *Aedes aegypti*. O final do século XIX foi marcado por grandes surtos de febre amarela, principalmente no Rio de Janeiro, o que provocou a criação da Inspetoria-Geral de Higiene e da Inspetoria-Geral da Saúde dos Portos, em 1886. O saneamento e a drenagem do solo foram as principais medidas para controlar a doença, pois até então não havia conhecimento sobre a etiologia da doença (Teixeira, 2001). A partir da descoberta do vetor dessa enfermidade, o médico Emílio Marcondes Ribas assumiu papel no combate do mosquito. Em 1903, Oswaldo Cruz criou o Serviço de Profilaxia da Febre Amarela, destinado ao combate do vetor e ao controle da doença. A produção da vacina contra o vírus amarílico iniciou-se em 1937 no Brasil e, em 1942, foram registrados os últimos casos de febre amarela urbana (Ferreira et al., 2011).

A peste bubônica, assim como a maioria das doenças vigentes na época, teve relação com o baixo controle sanitário dos portos; e, logo, esteve presente no Rio de Janeiro e em Santos desde a primeira década do século XX (Ferreira et al., 2011). O surgimento dessa enfermidade causou grande medo, levando à criação do Instituto Oswaldo Cruz, no Rio de Janeiro, e do Instituto Butantan, em São Paulo. Oswaldo Cruz, solicitado para orientar o controle da doença, propôs a compra de ratos para eliminação do vetor. Logo, houve casos de pessoas que passaram a criar ratos para vender ao serviço sanitário. Apesar do fracasso desse método, o controle da doença foi realizado por campanhas sanitárias e reformulação do espaço urbano, e, assim, a peste, de certa forma, ficou restrita às zonas portuárias (Piza, 1964 apud Barata, 2000).

Os surtos de malária possuíram forte relação com o avanço da fronteira agrícola, principalmente com o desenvolvimento da cultura cafeeira, no oeste paulista, e da exploração do sertão brasileiro (Silva, 2003). Com surgimento dessa endemia, notou-se a necessidade de expedições que teriam a finalidade de reconhecer a realidade sanitária do interior do Brasil, visto que as ações de saúde eram voltadas apenas para o meio urbano. O Instituto Oswaldo Cruz foi responsável por essas missões científicas realizadas nas áreas da Amazônia e da região Nordeste, entre 1911 e 1913, possibilitando uma análise integral de registros relativos a aspectos geográficos, econômicos e socioculturais das respectivas regiões (Thielen et al., 1991). Assim como a malária, a leishmaniose tegumentar – também conhecida como úlcera de Bauru, por causa do surto ocorrido no acampamento de trabalhadores na cidade referida (Pessoa, 1941 apud Barata, 2000) – tem ligação com a expansão agrícola, uma vez que seus primeiros surtos ocorreram durante construções de ferrovias, como a Estrada de Ferro Noroeste do Brasil, em 1903, associada à derrubada de matas.

As expedições pelo interior do Brasil desencadearam maior atenção às moléstias presentes nas cidades do interior. Em 1909, Carlos Chagas foi representante do Instituto Oswaldo Cruz em uma cidade do interior de Minas Gerais, Lassance, onde descobriu a tripanossomíase americana, ou doença de Chagas, sendo responsável pela descoberta do vetor ("barbeiro") e do agente etiológico (o protozoário *Trypanossoma cruzi*). Esse fato mostra a importância do processo de institucionalização da ciência biomédica no Brasil (Kropf; Azevedo; Ferreira, 2000; Siqueira-Batista et al., 2007).

Além dessa enfermidade, também houve ênfase nas enteroparasitoses, entre elas a esquistossomose, que se tornou endêmica no vale do Ribeira e no vale do Paraíba, por causa das lavouras de arroz em alagados (Chieffi; Waldman, 1988). A ancilostomose estava relacionada a casos de hipoanemia em trabalhadores, e, apesar de ter sido descoberta no final do século XIX, houve prosseguimento dos estudos no Rio de Janeiro e Bahia no século XX (Benchimol, 2000). A diminuição da capacidade de trabalho e os custos para assistência dos enfermos com infecções intestinais evidenciaram os problemas de saúde pública nos países não desenvolvidos, como o Brasil (Barata, 2000).

Já durante a Era Vargas (1930-1945) houve investimentos na área da saúde coletiva, representando o apogeu do campanhismo. A criação do Serviço Especial de Saúde Pública (SESP) levou serviços de saúde ao interior do Brasil, ou seja, a áreas ainda não atendidas (Cunha; Cunha, 1998). A centralização desses serviços, com a uniformização dos departamentos estaduais, também favoreceu maior abrangência deles, dando à saúde pública um caráter nacional. Além disso, é notável maior atenção às classes trabalhadoras, com a criação de leis trabalhistas e serviços de seguridade social (como os Institutos de Aposentadorias e Pensões – IAPs), o que, de certa forma, melhorou a saúde dos trabalhadores (Luz, 1991).

Em relação às doenças prevalentes nesse período, o intenso processo de desmatamento permitiu a introdução, no meio urbano, de doenças que antes eram consideradas exclusivas de áreas de florestas. Na ausência do vetor urbano da febre amarela (*Aedes aegypti*), graças às campanhas de erradicação, a reintrodução dessa enfermidade no cenário urbano veio por meio dos vetores silvestres (mosquitos dos gêneros *Haemagogus* e *Sabethes*). Em 1935 foram registrados os primeiros casos de febre amarela silvestre em cidades da divisa de Minas Gerais e Goiás (Pestana, 1937). Ademais, a leishmaniose tegumentar, que até o momento havia provocado surtos apenas em áreas de desmatamento,

reapareceu nesse período em regiões periurbanas de São Paulo (Pestana; Pessoas, 1940).

A malária, por sua vez, apresentou incidência significativa durante toda a primeira metade do século XX. Porém, foi durante a Era Vargas que o número de casos surpreendeu, registrando 5 mil casos por 100.000 habitantes, principalmente nas cidades do litoral de São Paulo e na divisa com Paraná e Mato Grosso. A alta disseminação da doença estava diretamente ligada aos criadouros de seu vetor, o mosquito *Anopheles darlingi*, nos rios Tietê, Paraná e Paranapanema (Barata, 1988).

Apesar das reformas sanitárias e urbanas, a década de 1930 foi marcada pela aparição de novas doenças. A leptospirose despertou a atenção em São Paulo, uma vez que as condições sanitárias e a presença de ratos favoreciam o aparecimento dessa doença, principalmente no verão (Magaldi, 1963).

No cenário pós-guerra, os EUA exerceram grande influência no Brasil, principalmente na formação sanitária de médicos brasileiros, entre eles Carlos Chagas. A Fundação Rockefeller, instituto sanitário internacional dos EUA, tinha grande interesse em realizar pesquisas sobre as doenças presentes no Brasil, como ancilostomose, malária e febre amarela, para aprimorar seus conhecimentos em áreas tropicais. Além disso, houve a criação da Organização Mundial da Saúde (OMS) e da Organização Pan-Americana da Saúde (OPAS), tendo ocorrido a realização de diversos movimentos globais em saúde, entre eles a erradicação da malária e do *Aedes aegypti* (Silva, 2003).

O desenvolvimento industrial nesse período desencadeou maior migração de indivíduos para o meio urbano, o que contribuiu para diminuir os casos de certas doenças relacionadas a áreas florestais, como febre amarela, leishmaniose e doença de Chagas. As taxas de malária também sofreram significativas reduções em São Paulo na década de 1950, ainda mais com o impulso da Campanha de Erradicação da Malária, criada em 1959 (Barata, 1988).

Nesse período há destaque para os surtos de outras doenças com altas mortalidade e morbidade em faixas etárias menores. A partir de 1945, os casos de doença meningocócica aumentaram consideravelmente, tanto que a incidência, que era de 2,34 casos por 100 mil habitantes em 1944, passou para 25 casos por 100 mil habitantes apenas 2 anos depois, atingindo principalmente crianças e adolescentes (Schmid; Galvão, 1961). Os surtos das epidemias de poliomielite também causaram preocupação ao governo, que então investiu, de modo crescente, em saneamento básico e fez com que as crianças estivessem menos expostas ao poliovírus. O sarampo, uma doença frequente na infância, despertou a atenção da saúde pública, já que, por causa do estado nutricional de algumas crianças, se manifestava com sérios níveis de complicação (Barata, 2000).

Ao final do período de redemocratização pós-Era Vargas, notou-se o crescente aumento de doenças relacionadas ao estilo de vida urbano, como as doenças cardiovasculares, as neoplasias e os acidentes, apesar de as doenças infectantes ainda representarem um grande desafio para a saúde pública (Wanderley, 1993).

No período da ditadura civil-militar (1964-1985), ao largo da ausência de liberdade política e da violência inerente a um regime autoritário, houve ampliação do saneamento básico, melhoria nas condições habitacionais e desenvolvimento de tecnologias na área da saúde, com as vacinas e os antibióticos, o que foi decisivo para o declínio de certas doenças (Beaglehole; Bonita, 1997). O declínio na mortalidade infantil e a imunização contra doenças imunopreveníveis foram fatores importantes para o crescente processo de urbanização, permitindo o aumento da população e seu envelhecimento (Barreto et al., 2011).

A Campanha de Erradicação da Malária, entre 1960 e 1964, acarretou a diminuição do número de casos (Barata, 1988). Dessa forma, a partir de 1964 foram destinados maiores recursos para o controle de doença de Chagas, com a realização de campanhas em 1968 para eliminar os triatomíneos e interromper o principal mecanismo de transmissão da doença (Wanderley, 1993). Recentemente, constatou-se a redução da prevalência da esquistossomose em suas áreas endêmicas no Brasil (Nordeste e em Minas Gerais), o que se deve às ações de "eliminação de focos de transmissão e tratamento de criadouros de caramujos e, de modo mais significativo, à melhoria, observada nas últimas décadas, do abastecimento de água e do esgotamento sanitário" (Katz, 2018, p. 7).

Em 1970, novos casos da doença meningocócica foram notificados, causando a maior epidemia já observada, com cerca de 35 mil casos registrados, até 1977. É importante salientar que, com a censura sobre a disseminação dessa doença que o governo então vigente promoveu nos meios de comunicação, a divulgação de informações para a população mais carente, a principal afetada pela enfermidade, ficou prejudicada. Apenas a partir de 1975, com a campanha de vacinação contra a doença, foi possível conter seu avanço (Barata, 1988).

As doenças imunopreveníveis despertaram a atenção do governo, particularmente a poliomielite. Dessa forma, foi criado o Programa de Imunização Nacional (PIN) em 1973, com campanhas de vacinação em massa e soroconversão, o que gerou efeitos satisfatórios. Com o PIN, foi possível erradicar a poliomielite em 1989 e a varíola em 1980 (Waldman; Sato, 2016). Além dessas doenças, campanhas de vacinação contra a coqueluche também entraram no calendário nacional de vacinas. O PIN enfrentou grandes desafios para manter altas as coberturas vacinais, para garantir a equidade no acesso e para preservar a segurança da vacinação (Freitas; Okano; Pereira, 2011).

Apesar dos grandes avanços na área da saúde, destacam-se doenças reemergentes no período da ditadura civil-militar. A febre purpúrica brasileira causada pelo agente etiológico *Haemophilus influenzae* biogrupo *aegyptius*, que provocou grande endemia em 1980, em menores de 10 anos, gerou muita preocupação do governo por sua alta letalidade (Waldman; Sato, 2016). Além desta, entre as doenças reemergentes, é possível citar a dengue como de grande importância na área da saúde pública. Após ser erradicado em duas vezes, entre 1958 e 1973, a reintrodução do *Aedes aegypti*, em 1976, "ocasionada por falhas na vigilância epidemiológica e pelo crescimento populacional acelerado" (Zara et al., 2016, p. 392), teve uma relação direta como os novos casos da doença, que constitui grande problema de saúde pública até os dias atuais (Tauil, 2001).

Ao fim da ditadura, com o direito à saúde assegurado pela Constituição Federal de 1988, houve melhoria da assistência médico-hospitalar do cidadão. A criação do Sistema Único de Saúde (SUS) tem papel fundamental para a garantia desse direito, a partir dos princípios da universalização, da equidade, da integralidade, da descentralização e da participação popular (Silva, 2003).

A década de 1980 foi marcada pela introdução do vírus HIV no Brasil. A síndrome de imunodeficiência adquirida (AIDS) causada pelo vírus provocou o retorno de doenças como tuberculose, neurotoxoplasmose, candidíase oral e pneumonia por *Pneumocystis carinii* (Thuler et al., 1998), atualmente denominado *Pneumocystis jirovecii*. Os primeiros casos foram acompanhados de forte preconceito contra os homossexuais do sexo masculino, apontados, a princípio, como os únicos afetados pela doença. Mais tarde, quando começaram a surgir os primeiros casos em heterossexuais, essa ideia mudou. Além disso, a descoberta de que o vírus podia ser transmitido por transfusão de sangue despertou a atenção dos governos para a importância de um maior controle dos centros de doação de sangue (Andrade et al., 1989).

Os processos de vacinação da população continuam ocorrendo, e é possível destacar, especialmente a partir da década de 1990, a introdução das vacinas tríplice viral, contra o sarampo, a caxumba e a rubéola, além da vacina contra a tuberculose, a BCG (Barata, 2000). Durante esse período ocorreu significativa redução da mortalidade por doenças diarreicas, motivada, entre outros, por melhorias nas intervenções médicas, principalmente reidratação oral (Galvão et al., 1994).

Avanços e desafios persistentes | Considerações finais

É inegável que, desde o início do século XX, especificamente a partir das primeiras campanhas sanitaristas, em 1904, o Brasil avançou na redução absoluta e relativa da mortalidade relacionada a doenças

infecciosas e parasitárias. O desenvolvimento da tecnologia de medicamentos, de vacinas e a melhoria dos serviços de saúde, especialmente a atenção primária, têm concorrido favoravelmente para combater e erradicar uma série de doenças que, por longos períodos, se apresentaram como ameaças letais. A mortalidade proporcional relativa às doenças infecciosas e parasitárias "caiu de 45,7% do total de óbitos nas capitais do país em 1930, para 4,2% do total de óbitos registrados em 2011, variando de 3,6%, na região Sul, até 5,4%, no Norte" (Luna; Silva Jr., 2013, p. 125). Entre 1990 e 2012, o número de óbitos relativos a diarreias, a doenças preveníveis por vacinação e a infecções em crianças caiu 33%; os relativos à malária, 93,7%.

Em contraposição aos importantes avanços, doenças anteriormente consideradas derrotadas reemergiram. É o caso da doença de Chagas: ainda que a transmissão por seu vetor natural tenha sido interrompida em 2006, novos casos, transmitidos por via oral (pela cana, pelo açaí, entre outros), têm sido registrados, especialmente na região Norte. A dengue, que desde os anos 1990 se apresenta como um desafio epidêmico, é outro exemplo (Luna; Silva Jr., 2013).

O constante processo de urbanização observado em todo o mundo aponta para a possibilidade de que 67% das pessoas viverão em cidades em 2050. No caso do Brasil, de acordo com dados do Censo 2010, do Instituto Brasileiro de Geografia e Estatística (IBGE), 84,3% da população já reside em áreas urbanas, o que representa um desafio descomunal em relação à saúde pública (Segurado; Cassenote; Luna, 2016). Deve-se considerar ainda que, de acordo com dados de 2015 do Sistema Nacional de Informações sobre Saneamento (SNIS), apenas 50,3% dos brasileiros têm acesso à coleta de esgoto (SNIS, 2017). Ademais, os índices relativos à desigualdade social ainda são desafiadores, já que o Brasil está entre os países que apresentam os piores indicadores do mundo, apesar de importantes avanços observados nos últimos anos, avanços estes hoje sob constante e violenta ameaça em meio às crises econômica e político-institucional.

No longo e tortuoso caminho de nosso convívio com as doenças parasitárias e infecciosas no tempo, velhas questões persistem, uma permanência alimentada pela desigualdade social e de acesso à cidadania. Hoje, além dos velhos problemas infectoparasitários, os povos indígenas têm de lidar com o aumento das doenças crônicas não contagiosas em suas comunidades (Coimbra Jr.; Santos; Escobar, 2005). A população negra, por sua vez, ainda amarga as heranças da experiência escravista, sendo o grupo populacional que mais sofre com a violência e a falta de saneamento (Ipea, 2011).

Essa desigualdade, refletida na falta de saneamento básico, na inexistência de água tratada para todos, nas deficiências da educação, nas desigualdades raciais e de gênero (Barata, 2009), segue, portanto, como fator preponderante para a persistência das enfermidades parasitárias no Brasil, mesmo com todos os avanços ao longo do tempo para controlá-las.

Referências bibliográficas

Allamel-Raffin C, Leplège A, Martire Junior L. História da medicina. Aparecida: Ideias & Letras; 2011.

Almeida CS, Nötzold ALV. O impacto da colonização e imigração no Brasil meridional: contágios, doenças e ecologia humana dos povos indígenas. Tempos Acadêmicos 2008;(6):1-18.

Almeida MR de. Os índios na história do Brasil. Rio de Janeiro: FGV, 2010.

Andrade AL, Martelli CM, Pinheiro ED et al. Rastreamento sorológico para doenças infecciosas em banco de sangue como indicador de morbidade populacional. Rev Saúde Públ 1989;23(1):20-5.

Azevedo AN. Da Monarquia à República: um estudo dos conceitos de civilização e progresso na cidade do Rio de Janeiro entre 1868 e 1906. Rio de Janeiro. Tese de Doutorado em História. Rio de Janeiro: PUC-Rio; 2003.

Barata RB. Meningite: uma doença sob censura? São Paulo: Cortez; 1988.

Barata RB. Cem anos de endemias e epidemias. Ciênc & Saúde Colet 2000, 5(2):333-45.

Barata RB. Como e por que as desigualdades sociais fazem mal à saúde. Rio de Janeiro: Fiocruz, 2009.

Barreto ML, Teixeira MG, Bastos FI et al. Successes and failures in the control of infectious diseases in Brazil: social and environmental context, policies, interventions, and needs. Lancet 2011;377(9780):1877-89.

Beaglehole R, Bonita R. Public health at the crossroads. Cambridge: Cambridge University Press; 1997.

Benchimol JL. A instituição da microbiologia e a história da saúde pública no Brasil. Ciênc & Saúde Colet 2000;5(2):265-92.

Benchimol JL. Manguinhos, do sonho à vida: a ciência na Belle Époque. Rio de Janeiro: Casa de Oswaldo Cruz, Fiocruz; 1990.

Benchimol JL. Reforma urbana e Revolta da Vacina na cidade do Rio de Janeiro. In: Ferreira J, Delgado L, organizadores. O Brasil Republicano: o tempo do liberalismo excludente – da Proclamação da República à Revolução de 1930. Rio de Janeiro: Civilização Brasileira; 2003.

Bouchet F, Guidon N, Dittmar K et al. Parasite Remains in Archaeological Sites. Mem Inst Oswaldo Cruz 2003;98(1):47-52.

Brasil. Ministério da Saúde. Fundação Nacional de Saúde. Manual de vigilância epidemiológica de febre amarela. Brasília, DF, 1999. Disponível em: http://portal.saude.gov.br/portal/arquivos/pdf/manu_feam.pdf. Acesso em: ago. 2019.

Carvalho JM. Os bestializados: o Rio de Janeiro e a República que não foi. São Paulo: Companhia das Letras; 1987.

Chalhoub S. Cidade febril: cortiços e epidemias na corte imperial. São Paulo, Companhia das Letras; 1996.

Chieffi PP, Waldman EA. Aspectos particulares do comportamento epidemiológico da esquistossomose mansônica no Estado de São Paulo, Brasil. Cad Saúde Públ 1988; 4(3):257.

Coimbra Jr CEA, Santos RV, Escobar AL. Epidemiologia e saúde dos povos indígenas no Brasil. Rio de Janeiro: Fiocruz; Abrasco; 2005.

Cunha JPP, Cunha RE. Sistema Único de Saúde – princípios. In: Campos FE, Oliveira JRM, Tonon LM. Cadernos de Saúde 1. Belo Horizonte: Coopmed, 1998.

Cunha MC. Índios no Brasil: história, direitos e cidadania. São Paulo: Claro Enigma; 2012.

Edler FC. A medicina no Brasil Imperial: clima, parasitas e patologia tropical. Rio de Janeiro: Fiocruz; 2011.

Eugênio A. Relatos de Luís Gomes Ferreira sobre a saúde dos escravos na obra Erário mineral (1735). Hist, Ciênc, Saúde – Manguinhos 2015;22(3):881-97.

Ferreira KV, Rocha KC, Caputto LZ et al. Febre amarela no Brasil e a importância da vacinação. Arquiv Brasil Ciênc Saúde 2011;36(1):40-7.

Ferreira LF, Reinhard KJ, Araújo A. Paleoparasitologia. Rio de Janeiro: Fiocruz, 2008.

Freitas AC, Okano V, Pereira JC. Avaliação de reforços vacinais contra a coqueluche para adolescentes e adultos na cidade de São Paulo. Rev Saúde Públ 2011;45(6):1162-71.

Galvão CE, Silva AA, Silva RA et al. Terapia de reidratação oral para diarreia aguda em região do Nordeste do Brasil, 1986-1989. Rev Saúde Púb 1994;28(6):416-22.

Gurgel C. Doenças e curas: o Brasil nos primeiros séculos. São Paulo: Contexto; 2011.

Hochman G. Vacinação, varíola e uma cultura da imunização no Brasil. Ciênc & Saúde Colet 2011;16(2):375-86.

IPEA. Instituto de Pesquisa Econômica Aplicada. Retrato das desigualdades de gênero e raça. 4. ed. Brasília: IPEA; 2011.

Katz N. Inquérito nacional de prevalência da Esquistossomose mansoni e Geo-helmintoses. Belo Horizonte: CPqRR; 2018.

Kiple KF. História da doença. In: Porter R. A história da medicina de Cambridge. Rio de Janeiro: Revinter; 2008.

Kropf SP, Azevedo N, Ferreira LO. Doença de Chagas: a construção de um fato científico e de um problema de saúde pública no Brasil. Ciênc & Saúde Colet 2000;5(2):347-65.

Luna EJA, Silva Jr JB. Doenças transmissíveis, endemias, epidemias e pandemias. In Fundação Oswaldo Cruz. A saúde no Brasil em 2030: prospecção estratégica do sistema de saúde brasileiro: população e perfil sanitário [online]. Rio de Janeiro: Fiocruz/Ipea/Ministério da Saúde/Secretaria de Assuntos Estratégicos da Presidência da República, 2013.

Luz MT. Notas sobre as políticas de saúde no Brasil de "transição democrática" – anos 80. Physis 1991;1(1):77-96.

Magaldi C. Incidência, prevalência e distribuição das leptospiroses no Brasil. Arq Hig Saúde Públ 1963;28(97):187-97.

Mascarini LM. Uma abordagem histórica da trajetória da parasitologia. Ciênc & Saúde Colet 2003; 8(3):809-14.

Nascimento DR. As pestes do século XX: tuberculose e AIDS no Brasil, uma história comparada. Rio de Janeiro: Fiocruz; 2005.

Neto BG, Soler ZASG, Braile DM et al. A sífilis no século XVI: o impacto de uma nova doença. Arq Ciênc Saúde 2009;16(3):127-9.

Nunes ED. Sobre a história da saúde pública: idéias e autores. Ciênc & Saúde Colet 2000;5(2):251-64.

Oliveira JE de. Cultura material e identidade étnica na arqueologia brasileira: um estudo por ocasião da discussão sobre a tradicionalidade da ocupação Kaiowá da terra indígena Sucuri'y. Socied Cult 2007;10(1):95-113.

Pestana BR. Considerações epidemiológicas a respeito da febre amarela e da febre amarela silvestre. Ann Paul Medic e Cirurg 1937;34(5):441-485.

Pestana BR, Pessoas SB. Leishmaniose tegumentar autóctone no município de São Paulo. Ann Paul Medic e Cirurg 1940;40(1):71-2.

Schmid A, Galvão AA. Alguns aspectos epidemiológicos da meningite meningocócica no município de São Paulo. Arq Hig São Paulo; 1961;20:15-39.

Schwarcz LM, Starling HM. Brasil: uma biografia. 1. ed. São Paulo: Companhia das Letras; 2015.

Scliar M. A paixão transformada: história da medicina na literatura. 2. ed. São Paulo: Companhia das Letras; 2011.

Scorzelli Jr. A. A importância da varíola no Brasil, 1964. Arq Hig 1965;21:3-64.

Segurado AC, Cassenote AJ, Luna EA. Saúde nas metrópoles. Doenças infecciosas. Est Avanç 2016;30(86):29-49.

Silva LJ. O controle das endemias no Brasil e sua história. Cienc Cult 2003;55(1):44-7.

Siqueira-Batista R, Gomes AP, Corrêa AD, Geller, M. Moléstia de Chagas. 2. ed. Rio de Janeiro: Rubio, 2007.

SNIS – Sistema Nacional de Informações sobre Saneamento. Diagnóstico dos Serviços de Água e Esgotos – 2015. Brasília: SNSA/MCIDADES.

Souza SM de, Araújo AJG, Ferreira LF. Saúde e doença em grupos indígenas pré-históricos do brasil: paleopatologia e paleoparasitologia. In: Santos RV, Coimbra Jr CEA (Org.) Saúde e povos indígenas. Rio de Janeiro: Editora Fiocruz; 1994.

Tauil P. Urbanização e ecologia do dengue. Cad Saúde Públ 2001;17 (Supl):99-102.

Teixeira LA. Da transmissão hídrica à culicidiana: a febre amarela na sociedade de medicina e cirurgia de São Paulo. Rev Bras Hist 2001;1(41): 217-42.

Thielen EV, Alves FAP, Benchimol JL et al. A ciência a caminho da roça: imagens das expedições científicas do Instituto Oswaldo Cruz ao interior do Brasil entre 1911 e 1913. Rio de Janeiro: Fiocruz/Casa de Oswaldo Cruz; 1991.

Thuler LC, Hatherly AL, Goes PN et al. Infecção pelo HIV: descritores de mortalidade em pacientes hospitalizados. Rev Saúde Públ 1998;32(6):572-8.

Truong J, Ashurs JV. Paneumocystis (carinii) Jirovecii Pneumonia. Stat Pearls. Treasure Island (FL): StatPearls Publishing; 2019.

Ujvari SC. A história e suas epidemias: a convivência do homem com os microrganismos. Rio de Janeiro: Senac Rio; São Paulo: Senac São Paulo; 2003.

Waldman EA, Sato APS. Path of infectious diseases in Brazil in the last 50 years: an ongoing challenge. Rev Saúde Públ 2016;50:68.

Wanderley DMV. Controle do Triatoma infestans no estado de São Paulo. Rev Socied Brasil Med Trop 1993;26(Supl. III):17-25.

Zara ALSA et al. Estratégias de controle do Aedes aegypti: uma revisão. Epidemiol Serv Saúde 2016;25(2):391-404.

Interações entre Patógenos e Hospedeiros Humanos | O Sistema Imune e seus "Papéis" nas Enfermidades Parasitárias

Rodrigo Siqueira-Batista • Camila Gomes Santos Moraes • Juliana Hipólito Pessotti • Sérgio Oliveira de Paula

Introdução

A resposta imunológica do ser humano pode ser definida como o conjunto de reações do organismo à presença de um elemento identificado como *não próprio* (em inglês, *not-self*) pelo hospedeiro. O somatório dessa resposta com os agentes que a propiciam denomina-se sistema imunológico – ou sistema imune (SI).

A resposta imune (RI) é didaticamente dividida em duas vertentes: a RI inata e a RI adaptativa. Aquela, também conhecida como resposta imune natural ou nativa, é a primeira linha de contraposição aos patógenos e, apesar de não ser antígeno-específico, o sistema é rápido e responsável por conter muitas infecções. Esta, denominada também como resposta imune adquirida ou específica, é comparativamente uma defesa lenta e mais tardia, contudo; a resposta é antígeno-específica e confere ao organismo memória e agilidade para responder às infecções subsequentes pelo mesmo agente infeccioso.

Evolutivamente, a origem da RI inata ocorreu por ocasião do surgimento dos microrganismos multicelulares, há cerca de um bilhão de anos, e antecedeu a RI adaptativa em cerca de 500 a 700 milhões de anos, quando os primeiros indícios de uma resposta adaptativa, dependente de antígenos associada a linfócitos T, foram encontrados em ciclostomados – antigo táxon em que se compilavam peixes de boca redonda sem mandíbula (Koenderman; Buurman; Daha, 2014).

O SI humano está em constante evolução. De fato, estudos imunológicos mostraram que as diversas variações na RI de populações estão associadas, entre outros fatores, à deleção ou à duplicação de genes responsáveis pela formação de moléculas essenciais à infecção pelo patógeno. A sequência G3-G1-EP1-A1-G2-G4-E-A2 é uma das responsáveis pela formação da imunoglobulina G (IgG), um anticorpo que age sobre um determinado antígeno. Algumas populações possuem variações na sequência desses genes; assim cerca de 44% da população italiana possui uma duplicação do fragmento G4 de halotipos de cadeia pesada, resultando em uma IgG4, a qual não ativa o sistema complemento, sendo uma IgG com atividade anti-inflamatória, o que confere a esses indivíduos fraca resposta inflamatória (Danilova, 2008).

Para melhor compreensão dos aspectos fisiopatológicos e clínicos resultantes da interação dos agentes etiológicos das enfermidades parasitárias humanas – protozoários e helmintos –, é necessário ter conhecimento de alguns conceitos sobre a organização e o funcionamento do SI do *Homo sapiens*, tópico central deste capítulo.

Organização do sistema imunológico

O SI humano é organizado a partir de tecidos linfoides (Figura 2.1), os quais podem ser órgãos progenitores, também chamados de primários ou centrais, ou órgãos secundários, também chamados de periféricos. Nos primários, tais como o timo e a medula óssea, ocorrem a síntese e a maturidade fenotípica e funcional de células essenciais para a RI, os linfócitos. Ao passo que nos secundários, tais como os linfonodos, o baço e as placas de Peyer no intestino delgado, ocorrem a maturação de alguns componentes e a estimulação dos linfócitos mediante a presença de antígenos. A Figura 2.2 ilustra a disposição dos tecidos linfoides.

Medula óssea

A medula óssea (MO) é um constituinte orgânico que preenche as trabéculas ósseas e que se concentra em ossos longos e nas cavidades dos ossos esponjosos. Ela pode ser dividida em MO vermelha, responsável pelo fenômeno de hematopoese, e MO branca ou amarela, que é rica em células adiposas e não produz células sanguíneas. A quantidade de MO vermelha e amarela varia com a idade: enquanto no recém-nascido há somente o componente hematopoético, nos adultos o componente amarelo substituiu a maior parte do vermelho, estando este último apenas no esterno, vértebras, costelas, díploe dos ossos do crânio, nas epífises proximais do fêmur e do úmero (Junqueira; Carneiro, 2017).

A hematopoese pode ser definida como o processo biológico que culmina na formação das células sanguíneas, que se dividem entre eritrócitos, plaquetas, granulócitos (neutrófilos, basófilos e eosinófilos),

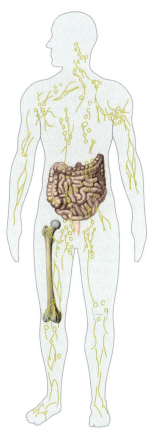

FIGURA 2.1 Organização do sistema imunológico humano com os principais órgãos linfáticos. Ilustração de Ademir Nunes Ribeiro Júnior(FADIP).

macrófagos e linfócitos. Muitas dessas células têm vida curta, por isso é necessária uma produção contínua pela MO. Estima-se uma síntese de cerca de 100 bilhões de células hematopoéticas por dia em indivíduos saudáveis (Domen; Wagers; Weissman, 2006). De forma geral, a MO possui uma célula-tronco hematopoética que se diferencia em uma célula-tronco multipotente. Esta, por sua vez, pode se diferenciar em dois grupos distintos: células progenitoras linfoides – responsáveis pela formação de linfócitos B, linfócitos T, células *natural killer* e células dendríticas – e células progenitoras mieloides – responsáveis pela formação de eritrócitos, plaquetas, granulócitos e monócitos (ver Figura 2.2).

A maioria das células hematopoéticas, como os eritrócitos, as plaquetas, os granulócitos, os monócitos – precursores dos macrófagos – e os linfócitos B, é maturada ainda dentro da MO; contudo, os linfócitos T terminam seu processo de maturação no timo, motivo pelo qual o órgão é considerado um órgão linfático central.

Timo

Localizado no mediastino anterior, o timo é um órgão bilobado sem nódulos e revestido por tecido conjuntivo. Atinge seu desenvolvimento máximo no nascimento a termo (entre 37 semanas e 41 semanas e 6 dias), cresce até a puberdade e, em seguida, sofre involução gradual, tendo grande parte do seu tecido substituído por gordura (Abbas; Lichtman; Shiv, 2015). A multiplicação das células T ocorre na zona cortical – periférica – do órgão, onde uma parte sofre apoptose e é fagocitada por macrófagos; a outra parte migra para zona medular – central –, onde atravessa as paredes dos capilares e cai na corrente sanguínea. Durante a migração da zona cortical para a zona medular, os linfócitos T são apresentados aos autoantígenos do indivíduo, os quais, quando reativos, sofrem apoptose, diminuindo o risco de desenvolvimento de doenças autoimunes (Junqueira; Carneiro, 2017).

Ainda na zona cortical, os linfócitos T passam pelo processo de maturação, que lhes conferem marcadores de superfície, como CD4 e CD8; assim, os linfócitos com marcador CD4 são chamados também de LT auxiliares ou *helper* (LTh), e os com marcador CD8 são chamados LT citotóxicos (LTc).

Linfonodos

Os linfonodos são órgãos compostos de estruturas linfoides, encapsulados, dispersos por todo o corpo nos trajetos dos vasos linfáticos. Eles se dividem em região cortical (bipartida em cortical superficial e cortical profunda ou paracortical) e medular. Na região cortical superficial há predomínio de linfócitos B e presença de outras células, como plasmócitos, macrófagos, células dendríticas e células reticulares. Na região paracortical há predomínio de linfócitos T, com presença escassa de macrófagos, plasmócitos e células reticulares. Na região medular, há predomínio de linfócitos B e presença de macrófagos, plasmócitos, fibras e células reticulares. Ainda nos linfonodos, os linfócitos passam por mais um processo de apresentação de autoantígenos e, novamente, os com maior avidez sofrem apoptose (Junqueira; Carneiro, 2017).

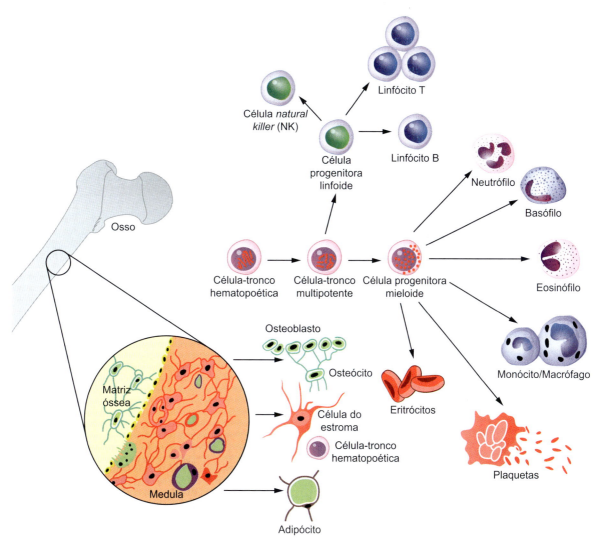

FIGURA 2.2 Hematopoese. Adaptada de NIH, 2001; Domen et al., 2006; Flyvbjerg, 2017.

Baço

O baço é o maior dos órgãos linfáticos. Localizado na parte superolateral do quadrante superior esquerdo do abdome, é um órgão essencial para a resposta imune à presença de microrganismos no sangue (Moore; Dalley; Agur, 2010). A principal função do baço no indivíduo é a identificação, a remoção e a destruição de eritrócitos envelhecidos, plaquetas fracionadas e a reciclagem de ferro e globina. Assim como os linfonodos, o baço é capsulado, e a partir da cápsula formam-se trabéculas que se intermeiam na polpa esplênica. Esta pode ser dividida em duas: a polpa branca e a polpa vermelha. A primeira é rica em linfócitos T, linfócitos B e conta também com presença de células dendríticas. As células são organizadas em nódulos esbranquiçados descontínuos, que se localizam ao redor de arteríolas, formando a bainha linfoide periarteriolar (PALS, do inglês a *periarteriolar lymphoid sheath*), sendo os LT dominantes na região circunvizinha aos vasos sanguíneos e os LB no restante dos nódulos. Já a segunda é formada por cordões esplênicos constituídos por células e fibras reticulares (colágeno tipo III). Neles estão presentes macrófagos, linfócitos T e B, plasmócitos, monócitos, leucócitos, granulócitos, plaquetas e eritrócitos. É na polpa vermelha que ocorre o fenômeno da hemocaterese, que consiste na destruição dos componentes sanguíneos antigos. Além disso, a polpa vermelha funciona como um depósito de sangue e um local de reserva para a hematopoese extramedular, caso a medula óssea não possa atender à demanda corporal de células sanguíneas (Junqueira; Carneiro, 2017).

Tecidos linfoides associados à mucosa

As células linfoides podem estar distribuídas de maneira difusa nas superfícies das mucosas gastrintestinais, respiratórias e urogenitais, de um modo que se convencionou denominar tecidos linfoides associados à mucosa (MALT, do inglês *mucosa-associated lymphoid tissue*). O MALT abrange, principalmente, o tecido linfoide associado ao tubo digestivo (GALT, do inglês *gut-associated lymphoid tissue*), tecidos linfoides organizados no intestino; o tecido linfoide associado aos brônquios (BALT, do inglês *bronchus-associated lymphoid tissue*), encontrado no sistema respiratório superior; e o tecido linfoide nasal-associado (NALT do inglês *nasal-associated lymphoid tissue*), que participa, substantivamente, na imunidade de mucosas e está intimamente relacionado à participação da imunoglobulina A (IgA) (Wang et al., 2014; Őrfi; Szebeni, 2016).

Componentes moleculares do sistema imunológico

Antígenos

Antígenos são moléculas reconhecidas pelo SI como não próprias e que, por isso, desencadeiam uma resposta imunitária. Quando há uma falha na produção das células identificadoras de antígenos, que saem dos tecidos linfoides primários com elevada avidez por células pertencentes à constituição somática, componentes naturais do indivíduo podem ser reconhecidos como não próprios.

Citocinas

As citocinas são proteínas solúveis produzidas por uma diversidade de células e que estão envolvidas na ativação ou na inibição de manifestações do SI. As citocinas podem ser divididas estruturalmente em interleucinas – ou hematopoetinas –, quimiocinas, interferonas, fatores de necrose tumoral, fatores transformadores de crescimento e outros. São creditadas às citocinas as características da "pleiotropia", que é a capacidade uma mesma citocina resultar em ações diversas no organismo; da "redundância", em que várias citocinas podem exercer a mesma ação; do "sinergismo", que é a capacidade de as citocinas cooperarem e somarem entre si para realizar uma ação final; e do "antagonismo", na qual uma citocina pode antagonizar o efeito de outra.

Diversas citocinas já foram descritas, principalmente no que se refere à sua ação no processo inflamatório e na dor. As principais citocinas que atuam na inflamação e na dor são interleucina (IL)-1, IL-2, IL-4, IL-6, IL-10, IL-13, IL-17, fator de necrose tumoral α (TNF-α) e o fator transformador de crescimento β (TGF-β) (Oliveira et al., 2011).

Resposta imune inata

Para melhor compreensão, a RI inata pode ser dividida em três componentes: (1) barreiras físico-químicas, (2) ação de células fagocitárias e (3) ativação inicial do processo inflamatório. Como exposto anteriormente, a RI inata é considerada uma resposta rápida, não específica e que não gera memória imunológica. Além dessas características, a RI inata estimula o SI adaptativo no controle dos processos infecciosos.

Barreiras físico-químicas

As barreiras físico-químicas correspondem essencialmente à pele e às mucosas íntegras. O epitélio contém glicoproteínas, proteoglicanos e enzimas que, juntamente com os "antibióticos" naturais produzidos por linfócitos expectantes e as substâncias liberadas por células secretoras, protegem as células epiteliais e ajudam a limitar a infecção.

O obstáculo epitelial é em grande parte físico. As junções das células epiteliais, potencializadas pelos desmossomos, e a camada externa de queratina impedem a entrada direta de microrganismos até as áreas mais profundas da epiderme. Como barreira física, também se pode considerar a microbiota comensal do epitélio, que compete por fixação e nutrientes com microrganismos patogênicos. O epitélio interno, conhecido como mucosa epitelial, secreta um líquido viscoso, muco, que impede a fixação de microrganismos patogênicos. No sistema respiratório, o muco, juntamente com os movimentos ciliares, e, no sistema digestório, o peristaltismo, também exercem barreira física contra os patógenos.

Além disso, o epitélio também se comporta como barreira química, responsável pela produção de peptídios antimicrobianos, como a defensina e a catelicidina, que são produzidas pelas células epiteliais e por leucócitos. Outras substâncias que servem de barreiras químicas são as secreções salivar, lacrimal, vaginal, mucosa e gástrica, as quais agem alterando o pH e inibindo o crescimento bacteriano. Além disso, essas secreções contêm, ainda, anticorpos e outros agentes antimicrobianos (TP University, 2016; Abbas; Lichtman; Shiv, 2015).

Ação de células fagocitárias

A fagocitose dos patógenos é realizada por meio do reconhecimento dos padrões moleculares associados ao patógeno (PAMPs), ou dos padrões moleculares associados ao dano (DAMPs), pelas células fagocitárias (Vivier et al., 2018). Essas estruturas podem ser diversas: ácidos nucleicos, proteínas, lipídios de parede celular, carboidratos, proteínas nucleares, cristais, entre outros. A maioria das células fagocitárias – como monócitos, macrófagos, neutrófilos, eosinófilos, células dendríticas, células *natural killer* – possui receptores de reconhecimento de padrões (PRR) (Quadro 2.1) que interagem com os epítopos intra e extracelulares dos patógenos. Os principais receptores das células fagocitárias são a classe dos receptores tipo Toll (TLRs, do inglês *Toll-like receptors*), receptores citosólicos para PAMPs e DAMPs, receptores para carboidratos, receptores *scavenger* e receptores formil-peptídio.

Um destaque especial é dado aos receptores TLRs mediante a sua ação em infecções parasitárias. Esse tipo de receptor foi inicialmente percebido nas moscas do gênero *Drosophila*, a partir da identificação de uma proteína denominada *Toll*, que estaria envolvida na embriogênese do artrópode. Em seguida ela foi associada a ações em respostas antimicrobianas do inseto. Mais tarde, homólogos da proteína *Toll* da mosca foram encontrados nos mamíferos e denominados TLRs (Abba; Lichtman; Shiv, 2015). Existem cerca de 10 tipos diferentes de TLRs que compartilham um domínio intracelular denominado *Toll-IL-1R* (Kropf

QUADRO 2.1 Principais receptores de reconhecimento de padrões do sistema imunológico inato humano e respectivos padrões moleculares associados ao patógeno.

Família de PRR	Locais de expressão	Moléculas PRR	PAMPs ligantes	Ações
Integrinas	Macrófagos, células dendríticas e células exterminadoras naturais (*natural killer*)	CD11b,c CD18	Lipopolissacarídeo	• Sinalização celular • Ativação da fagocitose
Lecitinas do tipo C – celular	Macrófagos e células dendríticas	Receptor manose de macrófago	Manose terminal	• Fagocitose de patógenos
	Células exterminadoras naturais (*natural killer*)	NKG2-A	Glicídios nas moléculas HLA	• Inibição da destruição de células hospedeiras expressando HLA próprios
Lecitinas do tipo C – humoral	Proteínas séricas	Colecitinas	Glicídios bacterianos e virais	• Ativação do sistema complemento • Opsonização bacteriana • Opsonização viral
Pentraxinas	Proteína sérica	Proteína C reativa (PCR)	Fosfatidil colina	• Ativação do sistema complemento • Opsonização bacteriana
	Proteína sérica	Componente amiloide P sérico	Paredes celulares bacterianas	
Proteínas ricas em leucina	Macrófagos e muitos outros tipos celulares	Proteínas *Toll* (*Toll* 2, *Toll* 4 nos macrófagos, RP 105 nos linfócitos B e nas células dendríticas)	Lipopolissacarídeo	• Ligação aos lipopolissacarídeos, ativando a célula a produzir citocinas importantes na resposta imune adaptativa
	Macrófago	Receptor removedor do macrófago	Lipopolissacarídeo	• Ligação aos lipopolissacarídeos e a proteínas *Toll*

HLA: antígeno leucocitário humano; PAMPs: padrões moleculares associados aos patógenos; PRR: receptores de reconhecimento de padrões. Adaptado de Flohe et al., 2006; Medzhitov; Janeway, 1997; 2000.

et al., 2004); de forma geral, todos eles, ao se ligarem a um epítopo microbiano, levarão à sinalização via proteína de diferenciação mieloide 88 (MyD88), que induzirá a transcrição do fator nuclear κB (NF-κB) e de outras citocinas, responsáveis pela ativação do processo inflamatório (Lawrence, 2009).

Sistema complemento

O sistema complemento (SC) (Figura 2.3) é composto por cerca de 30 diferentes proteínas plasmáticas, sendo a maioria produzida no fígado (Junqueira; Carneiro, 2017). Pode-se sintetizar a ação do sistema complemento em dois braços: (1) auxílio do processo inflamatório – por meio da modificação da permeabilidade da membrana plasmática da célula – e (2) lise de microrganismos – a partir da opsonização da superfície dos patógenos e consequente contribuição para a fagocitose por células do sistema mononuclear fagocitário. O SC pode ser ativado por três vias: (1) clássica, (2) alternativa e (3) das lecitinas (Koenderman; Buurman; Daha, 2014).

Células *natural killer*

As células exterminadoras naturais (NK, do inglês *natural killer*) são linfócitos granulosos, grandes, capazes de lisar células-alvo, por exemplo, aquelas infectadas por vírus ou transformadas malignamente (no caso de neoplasias). A atuação das células NK depende da identificação de um padrão anormal de moléculas MHC (ver adiante complexo de histocompatibilidade principal, no tópico "Resposta imune celular e os linfócitos T") – expresso na membrana plasmática – ou da detecção de componentes virais (Caligiuri, 2008).

Apresentação de antígenos

A apresentação de antígenos (Figura 2.4) é um ponto extremamente significativo na interseção entre a RI inata e a RI adaptativa. Nesse processo há um importante papel das células apresentadoras de antígenos (APC, do inglês *antigen-presenting cell*), que são células capazes de identificar moléculas ou células reconhecidas como *não próprias* – a partir da identificação de PAMP – e apresentá-las às células do SI adaptativo. As APC mais importantes (Figura 2.4) incluem as células dendríticas/células de Langerhans, as células dendríticas foliculares e os macrófagos/monócitos (Mercer; Greber, 2013).

Resposta imune adaptativa

A RI adaptativa (Figura 2.5), também chamada de RI adquirida, é dividida em: (1) imunidade humoral e (2) imunidade celular. A primeira é mediada por anticorpos, tem como agente efetor os linfócitos B e é dirigida a patógenos extracelulares. Já a segunda não é mediada por anticorpos, tem como agente efetor os linfócitos T e possui ação principal sobre microrganismos intracelulares.

As RI adquiridas somente são desencadeadas se os microrganismos – ou seus antígenos – passarem pelas barreiras da RI inata e forem transportados para os órgãos linfoides, região na qual poderão ser reconhecidos pelos linfócitos.

Resposta imune celular e linfócitos T

A RI celular é mediada por linfócitos T e tem como objetivo controlar infecções intracelulares. Existem dois tipos de situações em que os patógenos podem estar abrigados no interior das células. A primeira ocorre quando os microrganismos fagocitados pelas células fagocitárias na RI inata possuem resistência às enzimas dos fagolisossomos, tornando o interior dessas células em meios propícios para reprodução. A segunda possibilidade ocorre quando os vírus se ligam à superfície da APC, infectam a célula e são capazes de se multiplicarem em seu citoplasma (Abbas; Lichtman; Shiv, 2015).

As duas principais classes de LT são diferenciadas por marcadores de superfície, as glicoproteínas CD4+ e CD8+. Linfócitos T citotóxicos (LTc) possuem CD8 e são responsáveis pela lise das células infectadas com vírus e outros agentes etiológicos intracelulares, enquanto os linfócitos T auxiliares possuem CD4 e secretam citocinas que ajudam a ativar outras células do SI.

Uma célula T CD8 reconhece seu antígeno peptídico correspondente, apresentado por célula no contexto do complexo de histocompatibilidade principal (MHC) de classe I, ao passo que os LT CD4 respondem a antígenos peptídicos apresentados por células com complexo de histocompatibilidade principal (MHC) de classe II. Assim, o reconhecimento do antígeno pelas células T requer a ligação do receptor da célula T (TCR) ao referido complexo MHC/antígeno peptídico. Além disso, torna-se necessária a interação com a molécula CD4 ou CD8 (esses marcadores de superfície são denominados correceptores de células T).

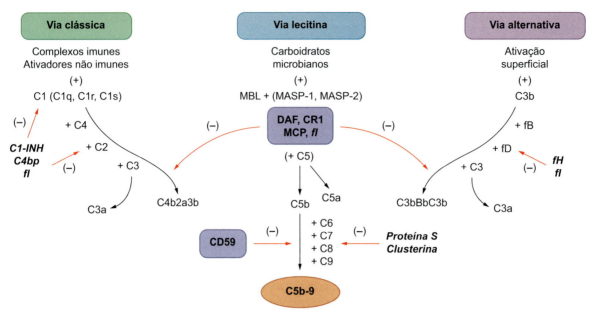

FIGURA 2.3 O sistema complemento: ativação das vias clássica, alternativa e das lecitinas. CR: receptor de complemento; CD59: proteína reguladora do complemento; DAF: *decay-accelerating factor*; MASP: *mannan finding lectin serine peptidase*; MCP: *modified citrus pectin*; fl: *fluorescein-labelled*; fH: fator H; fD: fator D; fB: fator B. Adaptada de Francis et al., 2003; Flyvbjerg, 2017; Kim; Conway, 2019.

Depreende-se, com base no exposto, que existem duas classes de MHC: I e II. As moléculas MHC de classe I participam da apresentação de antígenos peptídicos derivados de agentes etiológicos que se replicam intracelularmente, como os vírus e algumas bactérias, cujas proteínas são encontradas no citosol da célula infectada. As moléculas da classe I apresentam uma cadeia alfa que atravessa a membrana plasmática e uma cadeia denominada beta-2-microglobulina. O sítio

de ligação de peptídios dos antígenos processados forma os domínios alfa-1 e alfa-2. As moléculas da classe II são compostas por uma cadeia alfa e uma cadeia beta, ambas atravessando a membrana celular. Os sítios de ligação de peptídio são formados pelos domínios alfa-1 e beta-1. As moléculas MHC de classe II apresentam peptídios de patógenos e antígenos proteicos que estão presentes no meio extracelular e foram captados pelas células fagocíticas. O MHC de classe I está presente em

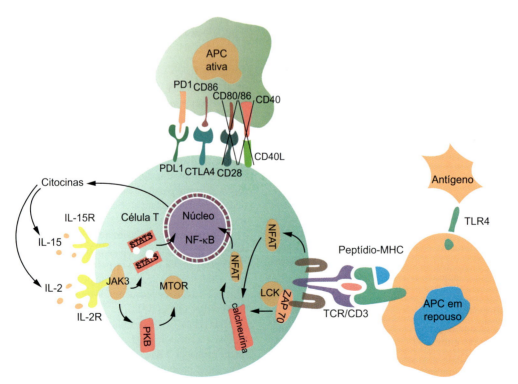

FIGURA 2.4 Apresentação de antígenos pelas células apresentadoras de antígenos. APC: células apresentadoras de antígenos; IL: interleucina; LCK: proteína tirosinocinase específica de linfócitos; MHC: complexo de histocompatibilidade principal; MTOR: proteína-alvo da rapamicina em mamíferos; NFAT: fator nuclear de células T ativadas; NF-κB: fator nuclear de transcrição kappa-B; PD1: protectina 1; PKB: proteinocinase B; JAK: *janus* cinase; TCR/CD3: receptores de células T/proteína CD3 (grupamento de diferenciação 3); TLR: receptores tipo *Toll*; ZAP70: cadeia Z associada a proteinocinase-70. Adaptada de Kahan, 2003.

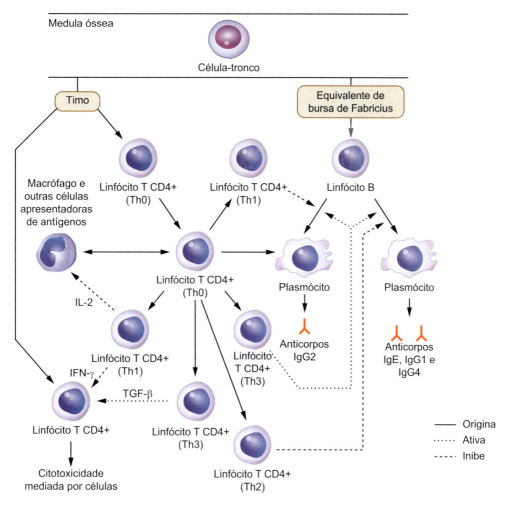

FIGURA 2.5 Resposta imune adaptativa. IFN-γ: interferona-gama; IgE: imunoglobulina E; IgG: imunoglobulina G; IL-2: interleucina 2; IL-4: interleucina 4; TGF-β: fator de transformação de crescimento beta. Adaptada de Siqueira-Batista et al., 2007.

quase todos os tipos de células nucleadas e, desse modo, todas as células são capazes de apresentar peptídios virais em caso de infecção por esse grupo de agentes. As moléculas MHC de classe II, em contraste, estão presentes somente em alguns tipos celulares, os quais são especializados em captação e processamento de patógenos – ou seja, as APC – as quais estão presentes em todos os tecidos.

Essas moléculas – das classes I e II – ligam-se aos antígenos previamente metabolizados. Os antígenos que se ligam às moléculas de MHC de classe II são geralmente oriundos de processamento enzimático dos antígenos, em compartimentos vacuolares, por exemplo, os fagolisossomas. Os antígenos metabolizados pelo proteassomo, no compartimento citosólico, são processados como as proteínas constitucionais das células e são enviados ao retículo endoplasmático através do transportador de processamento de antígeno (TAP, do inglês *transporter associated with antigen processing*), onde se encontra a molécula do MHC de classe I. Assim sendo, as moléculas MHC da classe I são especializadas na análise dos antígenos endógenos, enquanto as da classe II são voltadas – especialmente – para a análise dos antígenos exógenos.

Um aspecto importante em relação aos linfócitos T *helper* (Th) diz respeito aos padrões de citocinas produzidas por essas células, denominado por alguns autores de "polarização das células Th". Assim, há os LT *helper* Th1, que secretam especialmente IL-2 e IFN-γ (entre outras citocinas), com especial participação na resposta às infecções intracelulares (participação da RI celular); e os linfócitos T *helper* Th2, que produzem IL-4, IL-5 e IL-13 (entre outras citocinas) e atuam especialmente nas infecções por microrganismos extracelulares (de modo articulado

à RI humoral). Mais recentemente, descreveu-se um terceiro "polo" de LT *helper*, Th17, que são produtores de IL-17A, IL-17B – além de IL-21 e IL-22 –, com participação da RI dirigida às infecções extracelulares (por bactérias e por fungos).

Resposta imune humoral e linfócitos B

A resposta imune (RI) humoral é mediada pelos linfócitos B (LB), os quais produzem moléculas chamadas anticorpos – as imunoglobulinas –, após interações com antígenos. Os LB diferenciam-se para produzir anticorpos especificamente direcionados, os quais são secretados na circulação e nos fluidos que recobrem as mucosas, neutralizando e eliminando os microrganismos e as toxinas microbianas presentes no sangue e no lúmen de diferentes órgãos, com destaque para os sistemas digestório e respiratório. Uma das funções mais relevantes das imunoglobulinas é impedir que patógenos presentes nas mucosas e no sangue tenham acesso e colonizem as células e os tecidos do hospedeiro. Assim, as imunoglobulinas minimizam o risco de estabelecimento das infecções. Os anticorpos não têm acesso aos microrganismos que vivem e se multiplicam no interior das células, de modo que uma das mais significativas atribuições da RI humoral é responder às infecções por germes extracelulares.

Todas as imunoglobulinas compartilham de uma parte global (porção conservada); sem embargo, e cada uma contém seu sítio de ligação ao antígeno específico (porção variável). Por conseguinte, o produto de determinado clone de células B – ou seja, a imunoglobulina – possui especificidade, sendo diferente dos anticorpos elaborados por outros clones de LB. Isso proporciona uma enorme diversidade nas propriedades de reconhecimento, característica muito própria ao SI em seu âmbito adaptativo. Além disso, cada uma das classes das imunoglobulinas contém elementos estruturais que as distinguem e que definem sua função peculiar nos mecanismos efetores biológicos.

O receptor de célula B para antígenos (BCR) é um complexo de reconhecimento de antígenos, incluindo anticorpos de superfície e moléculas de cadeias alfa e beta de imunoglobulinas associadas. Sua interação com o antígeno específico é capaz de transformar as células B em plasmócitos, elementos celulares capazes de produzir e secretar anticorpos.

■ Anticorpos

São glicoproteínas do tipo gamaglobulinas, por isso também recebem esse nome. Todos os anticorpos compartilham de uma mesma estrutura básica: constituem-se de duas cadeias leves idênticas entre si e duas cadeias pesadas também idênticas entre si. Contudo, diferem no que tange às regiões de ligação dos antígenos, o que garante variabilidade (Abbas; Lichtman; Shiv, 2015). Os anticorpos são produzidos por plasmócitos, que são resultados da diferenciação e maturação de linfócitos B que foram estimulados pela apresentação de antígenos pelas APC. Esses anticorpos podem estar livres na corrente sanguínea ou associados a superfícies de células B (quando funcionam como moléculas de reconhecimento). Existem cinco tipos distintos de anticorpos: as imunoglobulinas A (IgA), D (IgD), E (IgE), G (IgG) e M (IgM) (Figura 2.6).

A IgA tem relevância nas respostas ocorridas nas superfícies externas, especialmente no âmbito das mucosas. A IgD é uma molécula observada – principalmente – na superfície dos LB, participando como receptor de células B virgens (naïve), sem função efetora descrita na resposta aos antígenos. A IgE está relacionada à degranulação dos mastócitos, possuindo importante participação na RI aos helmintos e nos eventos alérgicos. A IgG é uma molécula bastante importante em termos da RI humoral, visto que surge mais tardiamente no processo infeccioso; ademais, é relevante por atravessar a barreira placentária (transmissão da imunidade da mãe para o filho). A IgM é uma imunoglobulina grande (pentamérica), formada nas fases iniciais da RI (por isso, em geral, é um bom marcador de infecção recente).

Resposta imune aos agentes infecciosos envolvidos em enfermidades parasitárias humanas

Protozoários

Protozoários são parasitos eucarióticos unicelulares que costumam habitar o ambiente intracelular do hospedeiro. Geralmente eles são dotados de mecanismos que permitem burlar as respostas do SI do organismo parasitado, de modo a permanecerem infectando o indivíduo, por um longo período de tempo. Diversas moléstias humanas são causadas por protozoários, sendo as principais, no contexto sul-americano, a leishmaniose, a doença de Chagas, a malária, a toxoplasmose, a amebíase e a giardíase.

Diversos mecanismos da RI inata atuam para o controle de infecções por protistas, como as barreiras físico-químicas, a ação das células fagocitárias e a ação do complemento. A primeira barreira a ser ultrapassada é a pele, que, mediante um corte, quando ocorre exposição de

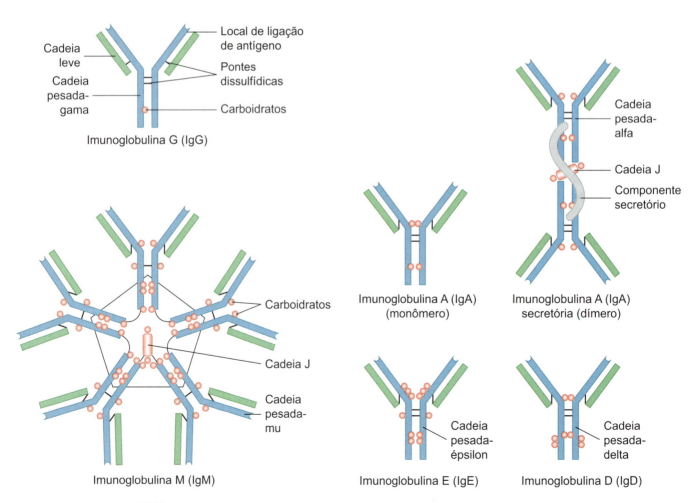

FIGURA 2.6 Estrutura das imunoglobulinas. Adaptada de Todar, 2012; Encyclopædia Britannica, 2019.

mucosas, ou até mesmo íntegra pode ser infectada. Uma vez no epitélio, há ativação da cascata do complemento, geralmente pela via alternativa ou das lecitinas; mas apesar da opsonização e da fagocitose pelas células fagocitárias, os parasitos muitas vezes conseguem superar as respostas do organismo. Isso geralmente ocorre quando o indivíduo está em um estado de imunodepressão ou quando os protistas possuem capacidades próprias para burlar os mecanismos imunológicos (Coelho-Castelo et al., 2009). A *Leishmania*, por exemplo, embora *in vitro* seja sensível ao complemento, no hospedeiro resiste à ação desses componentes. De maneira semelhante, o *Trypanosoma cruzi* tem a propriedade de inibir a ativação da cascata do complemento (Machado et al., 2004; Coelho-Castelo et al., 2009).

Apesar disso, a RI inata ainda exerce um papel central no controle das infecções parasitárias intracelulares e no direcionamento da RI adaptativa por meio da condução da produção de citocinas pelos linfócitos T. Pode-se atribuir, então, à RI inata a protozoários o controle da infecção intracelular e a ativação e direcionamento da RI celular.

Após a apresentação pelas APC às células T através do MHC II, o SI adaptativo é acionado. É importante lembrar que os macrófagos, células dendríticas e outras células fagocitárias que, por sua vez, forem infectadas pelos parasitos expressarão MHC I em sua superfície e servirão como sinal para que a célula seja destruída.

No caso de protistas intracelulares, há, comumente, uma forte resposta de linfócitos T CD4+ de perfil Th1, linfócitos citotóxicos, T CD8+, e produção de IFN-γ, o que leva à produção de óxido nítrico pelos macrófagos, potencializando a RI inata (Coelho-Castelo et al., 2009).

Durante a RI inata inicial, uma RI adaptativa antígeno-específica é gerada. Sem embargo, tal resposta pode variar dependendo de fatores genéticos do hospedeiro e das possíveis interações com o parasito. Primeiro, as células dendríticas da pele fagocitam o protista e, na sequência, migram para o linfonodo a jusante, onde se diferenciam em células dendríticas apresentadoras de antígeno maduras, as quais apresentam antígeno para células T virgens e – adicionalmente – são fonte de IL-12, considerada a citocina mais importante para a indução da resposta Th1. As células T ativadas são atraídas para o sítio de infecção e produzem grandes quantidades de IFN-γ.

A presença de IFN-γ – nas primeiras 24 horas do processo infeccioso – amplifica a resposta do hospedeiro. A fonte primária de IFN-γ são as células NK, as quais são atraídas – para o local da infecção – por sinais inflamatórios, tão logo se inicia o processo. A produção de IFN-γ é importante na indução de óxido nítrico (NO, do inglês *nitric oxide*), essencial para a RI ao parasito. Outras citocinas aumentam a produção de NO – em sinergismo com IFN-γ –, principalmente o TNF. Durante os estágios iniciais da infecção, os macrófagos expostos aos parasitos produzem IL-12 e TNF, citocinas que são responsáveis pela síntese de IFN-γ pelas células NK. O perfil de citocinas secretadas é influenciado pela virulência do protista, a qual também pode modular a produção de quimiocinas pelos macrófagos. Isso pode favorecer a evolução, tanto para o estabelecimento da doença quanto para a resolução do evento infeccioso.

Além dos mecanismos mencionados, existem outros relacionados à resistência dos protistas ao SI. Na malária (ver Capítulo 28, *Malária*), os protozoários do gênero *Plasmodium* parasitam eritrócitos, que não possuem MHC I nem MHC II, logo não há reconhecimento pelas células efetoras ou pelos anticorpos dessas células. Outras estratégias de evasão desses protistas são o polimorfismo, a variação antigênica, o bloqueio da opsonização por anticorpos, a anergia a células T e outras.

Em relação à *Leishmania* (ver Capítulo 26, *Leishmaniose Tegumentar* e Capítulo 27, *Leishmaniose Visceral [e Calazar-Símile]*) quando o indivíduo tem uma deficiência prévia de produção de IFN-γ e de ativação de macrófagos, ele está mais suscetível à disseminação do patógeno, por isso desenvolve leishmaniose cutânea difusa ou leishmaniose visceral (Zambrano-Villa et al., 2002).

O Quadro 2.2 lista o modo como os principais protozoários conseguem burlar a RI humana.

Helmintos

Helmintos são organismos multicelulares que são responsáveis por algumas das mais prevalentes infecções no mundo. Pode-se dividi-los em trematódeos, cestoides e nematoides (ver Capítulo 37, *Introdução à Helmintologia*). A RI a doenças crônicas causadas por helmintos são classicamente induzidas por células Th2 e associadas com a produção das interleucinas IL-4, IL-3 e IL-5, da imunoglobulina E e dos eosinófilos. Isso ocorre porque os antígenos expostos na parede dos ovos desses parasitos induzem a resposta Th2 (Subauste, 2009).

A maioria dos helmintos é muito grande e não podem ser fagocitados. Desse modo, os mediadores inflamatórios liberados – por mastócitos, basófilos e eosinófilos ativados – causam a contração do músculo liso dos intestinos e das vias respiratórias, com a perspectiva de ocorrer a remoção física dos parasitos. Ademais, há estudos recentes que têm demonstrado que as infecções por helmintos são capazes de produzir alterações na microbiota intestinal de mamíferos (Jenkins et al., 2017; Peachey et al., 2017; Cortés et al., 2018).

Em relação aos helmintos, tanto a RI inata quanto a RI adaptativa são essenciais para a eliminação do parasito. Os LT CD4+ e CD8+ produzem IL-4, IL-5 e IL-13, que são responsáveis por induzir as células B a produzir IgE e por ativar eosinófilos, mastócitos e basófilos. Os anticorpos IgE revestem os helmintos ligando-se aos receptores FcεRI, e, quando os basófilos circulantes ou mastócitos teciduais se ligam à porção do IgE livre, induzem a liberação de histamina e outros mediadores que levam à destruição dos helmintos (Machado et al., 2004).

Os mastócitos residem nas mucosas e nos tecidos epiteliais que revestem as superfícies corporais. Possuem o citoplasma repleto de grânulos (50 a 200) contendo principalmente histamina, heparina, TNF-α e mediadores inflamatórios. A ativação dos mastócitos causa sua degranulação em poucos segundos, liberando os mediadores armazenados no ambiente extracelular mais próximo. Deve ser comentado que as substâncias presentes nos grânulos exercem vários efeitos fisiológicos, incluindo o aumento da permeabilidade dos vasos e a entrada de outras células e moléculas no tecido, causando a inflamação (Figura 2.7).

Além dos mediadores pré-formados nos grânulos, os mastócitos sintetizam outros mediadores em resposta à ativação. Eles incluem as quimiocinas, as citocinas – IL4 e TNF-α –, as prostaglandinas e os leucotrienos. Nesse âmbito, é relevante ponderar que a atividade da histamina é complementada pela atuação do TNF-α (no início de uma resposta inflamatória, os mastócitos, em geral, são a principal fonte de TNF-α). O TNF-α ativa as células, causando uma expressão aumentada de moléculas de adesão e, promovendo, assim, o tráfico de leucócitos do sangue para o tecido cada vez mais inflamado. Assim, o TNF-α produzido pelos mastócitos, em grandes quantidades, pode auxiliar na morte dos parasitos e de células epiteliais envolvidas. Entretanto, o TNF-α também é uma importante causa da inflamação e do dano intestinal que ocorrem nessas infecções.

O efeito combinado dos mediadores químicos liberados pelos mastócitos é atrair os leucócitos circulantes ao local de ativação dos mastócitos, onde amplificam a reação iniciada pelo antígeno e pela IgE. Em infecções parasitárias, essas células atuam juntas para lisar o parasito ou expeli-lo do corpo.

Muitos parasitos intestinais são agentes infecciosos crônicos, que desenvolveram mecanismos de escape à RI do hospedeiro. A produção de certas substâncias pode modular a RI celular em termos do padrão Th1, o que leva à infecção persistente, sem a produção de dano aparente ao hospedeiro.

QUADRO 2.2 Principais estratégias de evasão imune dos protozoários.

Parasito (doença)	Epidemiologia da doença	Principais estratégias de evasão	Resultado
Plasmodium falciparum (malária)	300 a 500 milhões de infectados/ano e 1,5 a 2,7 milhões de mortes/ano	• Variação antigênica ou polimorfismo • Indução de bloqueadores de anticorpos • Mimetismo molecular • Anergia de células T • Alteração de peptídios ligantes	• Causa evasão da resposta imune • Previne que células infectadas sejam destruídas pelo baço • Bloqueia a ligação de anticorpos inibitórios • Altera o reconhecimento imunológico e pode induzir doenças autoimunes • Causa imunossupressão • Altera as funções das células T de memória
Trypanosoma brucei (tripanossomíase humana africana ou doença do sono)	15 a 22 mil novos casos/anos e 55 milhões em risco	• Variação antigênica • Alteração de células T e B • Ativação anormal de macrófagos • Indução de mudanças no padrão de citocinas liberadas por células T CD8+ • Produção de proteína gp63-*like*	• Causa evasão da resposta imune • Causa imunossupressão • Prejudica a função dos macrófagos • Aumenta IFN-γ e aumenta IL-2 e IL-2R, tornando as células T não responsivas • Promove resistência ao complemento
Trypanosoma cruzi (doença de Chagas)	12 a 16 milhões de infectados, 45 mil mortes/ano e 90 milhões em risco	• Aumento da atividade fagocitária • Parasitismo da mucina que se liga aos macrófagos • Anergia de células T • Bloqueio da produção de anticorpos IgM • Renovação de moléculas de superfície, fosfolipídios e fatores de regulação do complemento	• Gera mais células T CD8+ • Prejudica a secreção de citocinas pelos macrófagos • Causa imunossupressão • Bloqueia a ligação de anticorpos inibitórios • Promove resistência ao complemento
Entamoeba histolytica (amebíase intestinal e hepática)	500 milhões de infectados e 40 a 110 mil mortes/ano	• Potente atividade citolítica em leucócitos • Degradação de anticorpos por proteinases • Aquisição de fatores de regulação de complemento e inativação de C3a e C5a • Anergia de células T • Liberação de produtos que agem nos macrófagos, produção de PGE2 • Indução de IL-4 e IL-10	• Gera danos às células e aos tecidos do hospedeiro, interferindo na RI • Causa evasão da imunidade humoral • Promove resistência ao complemento e proteção contra a resposta inflamatória • Causa imunossupressão • Prejudica a função de macrófagos • Modula a resposta do tipo Th1
Parasitos *Leishmania* spp. (leishmaniose cutânea, mucocutânea e visceral)	12 milhões de infectados e 350 milhões em risco 1 a 1,5 milhão de novos casos/ano de leishmaniose cutânea 500 novos casos/ano e 75 a 80 mil mortes/ano de leishmaniose visceral	• Inibição da formação de fagolisossomos e de enzimas proteolíticas pelos lisossomos • Ativação anormal de proteína C quinase e limpeza de intermediadores de oxigênio • Prevenção da apoptose de macrófagos infectados • Inibição da produção da proteína MHC, de peptídios carreadores e da expressão de moléculas coestimuladoras • Inibição da PGE2 e *feedback* negativo de TNF-α R • Inibição da quimiotaxia de macrófagos e neutrófilo • Derramamento do complexo MAC e inativação de alguns componentes do MAC • Supressão da transcrição do gene da IL-12	• Evasão de processos proteolíticos de macrófagos • Causa inibição da explosão respiratória • Estende a sobrevivência de macrófagos infectados • Prejudica a função de apresentação de antígenos pelos macrófagos • Prejudica a função dos macrófagos • Promove a sobrevivência dos parasitos já estabelecidos • Causa resistência ao complemento • Bloqueia a resposta protetora Th1

IFN-γ: interferona gama; IL: interleucina; IGM: imunoglobulina M; PGE2: prostaglandina E2; RI: resposta imune; MHC: complexo de histocompatibilidade principal; TNF-α: fator de necrose tumoral alfa; MAC: complexo de ataque à membrana do original. Adaptado de Zambrano-Villa et al., 2002.

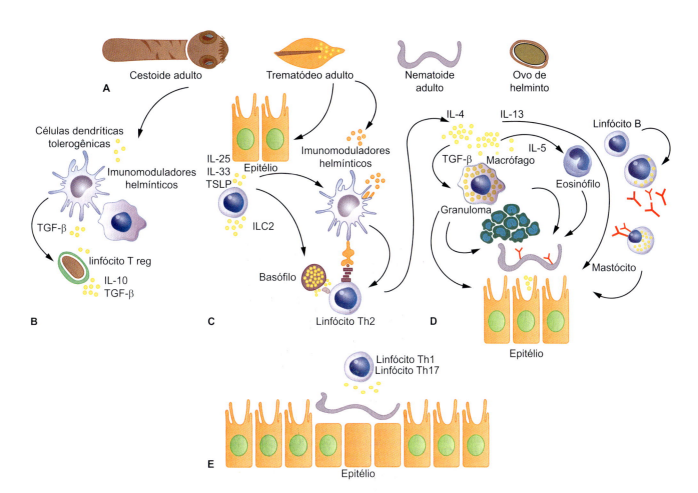

FIGURA 2.7 Resposta imune nas infecções por helmintos. **A.** Helmintos adultos – cestoides, nematoides e trematódeos – e seus ovos podem deflagrar a RI do *Homo sapiens*. **B.** Os metazoários liberam imunomodulares, os quais contribuem para a diferenciação de células dendríticas tolerogênicas, as quais estão profundamente implicadas na diferenciação das células Treg; estas últimas produzem citocinas anti-inflamatórias – IL-10 e TGF-β –, as quais regulam as respostas Th1, Th2 e Th17. **C.** Helmintos são capazes de estimular a RI por dano tissular, além de outros mecanismos, tais como a produção de ovos e a secreção de moléculas imunomoduladoras. As células epiteliais são capazes de produzir citocinas como IL-25, IL-33 e TSLP (linfopoietina timoestrômica), as quais ativam células linfoides inatas tipo 2 (ILC2). **D.** Os linfócitos Th2 produzem citocinas – IL-4, IL-5 e IL-13 –, as quais estimulam as células B a produzirem IgG1 e IgE (IL-4 e IL-5), a atividade dos mastócitos, a expansão e a ativação de eosinófilos (IL-5) e a formação de granulomas (IL-4 e IL-13); deve-se destacar que a IL-13 tem efeito direto na mucosa tecidual, incrementando a secreção de muco pelas células caliciformes, mecanismo que auxilia na remoção dos mertazoários. **E.** A inadequação da resposta Th1 e Th17 poderá levar à lesão dos tecidos humanos. Adaptada de Finlay et al., 2014.

Considerações finais

Os estudos no âmbito das relações infecção/imunidade têm marcante complexidade, na medida em que as interações do *H. sapiens* com os patógenos podem adquirir os mais díspares caminhos, dos pontos de vista fisiopatológico e clínico. Nesse domínio, o papel da RI – inata e adquirida – é essencial, destacando-se, em linhas gerais, dois objetivos principais perceptíveis na atuação do SI: (1) a identificação de substâncias *não próprias* – e prejudiciais – ao organismo e (2) a destruição daquelas sem produzir danos a este último.

O presente capítulo apresentou uma brevíssima – e panorâmica – visão dos matizes mais importantes da RI aos agentes infecciosos. Procurou-se, na exposição, privilegiar uma visão do SI humano como domínio que participa, crucialmente, da manutenção da *homeostase*, em detrimento de uma concepção – clássica – de que os papéis dos constituintes da imunidade do animal humano são redutíveis a meros mecanismos ataque-defesa. É à homeostase que o SI – em íntima articulação com outros sistemas orgânicos, como o endócrino e o nervoso – diz respeito.

Um ponto que merece destaque – à guisa de ponderação derradeira – é a investigação atual do SI humano. Muito se tem avançado em termos do conhecimento biológico sobre a imunidade, mas há inúmeras fronteiras que ainda precisam ser devidamente exploradas, indo na esteira da afirmação de Vaz e Faria (1993, p. 10):

> "[...] há uma ignorância central, em geral omitida na apresentação da Imunologia. Os mecanismos básicos de operação do sistema imune não são conhecidos, embora conheçamos minuciosamente a maioria de seus componentes e subcomponentes".

Nesse sentido, as pesquisas envolvendo a modelagem computacional – estudos *in silico* – têm se mostrado promissoras. O grupo de investigação ao qual dois dos autores deste capítulo estão vinculados tem trabalhado nesse horizonte, com o sistema computacional denominado AutoSimmune, com alguns resultados publicados em condições infecciosas desencadeadas por distintos agentes, como bactérias – *Streptococcus pyogenes* – e protozoários – *Plasmodium falciparum* e *Trypanosoma cruzi* –, além de alguns estudos dirigidos à RI na sepse. Desenham-se, assim, possibilidades para aprimorar o conhecimento sobre o SI, na perspectiva de poder contribuir para a melhoria das condições de vida – e de saúde – da comunidade humana.

maior propensão de ocorrer em pacientes imunocomprometidos ou imunodeprimidos. Muitas vezes, a *E. intestinalis* está associada a doença entérica, mas pode infectar os rins, a mucosa nasal, a pele, os olhos e a vesícula biliar. O parasito pode ser detectado na saliva, na urina e no fluido de lavagem broncoalveolar. A *E. hellem*, em contrapartida, pode causar doença pulmonar, ceratite/ceratoconjuntivite, doença renal e pólipos nasais. Por sua vez, a *E. cuniculi* pode infectar os intestinos, o fígado, o peritônio, os rins e os olhos. Um estudo de caso também descreveu uma espécie indefinida de *Encephalitozoon* como a causa de uretrite sexualmente transmissível, em um paciente infectado pelo HIV.

As espécies de *Trachipleistophora* são menos frequentemente encontradas que as espécies *Encephalitozoon*. A *T. hominis* é conhecida por infectar o miocárdio e o músculo esquelético de pacientes infectados com HIV, bem como a conjuntiva, os rins e os seios nasais. Já a *T. anthropophthera* está associada a doença disseminada.

A transmissão de microsporidiose é pouco compreendida, mas acredita-se que ocorra pelo contato direto dos esporos com as células hospedeiras potenciais (Stark et al., 2009). Em casos de infecção ocular, a transmissão se dá a partir do contato direto dos esporos com os olhos. Por outro lado, a ingestão (ou a inalação) de esporos do ambiente constitui o modo mais provável de transmissão para algumas espécies de *Encephalitozoon*.

Geralmente, o diagnóstico de microsporidiose baseia-se em microscopia. A utilização de reação em cadeia da polimerase (PCR; do inglês, *polymerase chain reaction*) pode ser difícil. Isso se deve à natureza espécie-específica da maioria dos ensaios de PCR e da ampla gama de microsporídios capazes de infectar os tecidos (Stark et al., 2009). O ensaio de polimorfismo no comprimento de fragmentos de restrição (RFLP; do inglês, *restriction fragment length polymorphism*) está disponível para diferenciar espécies de microsporídios e pode ser útil se for aplicado ao DNA extraído a partir de tecidos ou fluidos corporais infectados. Um método de PCR para a diferenciação das espécies de *Encephalitozoon* e *Enterocytozoon bieneusi* também tem sido descrito, ainda que tal método requeira um processamento a jusante, como sequenciação, RFLP e/ou hibridação *Southern blotting* (Agiola et al., 1998). Em casos de infecção ocular, o exame microscópico do material corneal costuma ser utilizado para o diagnóstico, com vários corantes aplicados no material coletado. Técnicas de imunofluorescência indireta (IFATs) também estão disponíveis para algumas espécies de *Encephalitozoon*, assim como diversos corantes não específicos de espécies, que podem ser aplicados a amostras de biopsia tissular e a esfregaços. Se a diferenciação entre espécies for necessária e a PCR ou as IFATs espécie-específicas não estiverem disponíveis, a microscopia eletrônica de transmissão (MET), realizada em secções de tecido fixadas, pode ser útil (Murphy et al., 2011). Um teste de aglutinação direta (TAD) também está disponível, o qual pode detectar anticorpos anti-*E. cuniculi*.

O albendazol é o fármaco de escolha para o tratamento de infecções disseminadas de microsporídio, demonstrando uma boa atividade antimicrosporidial contra as espécies de *Encephalitozoon*, sobretudo a *E. hellem*, in vivo e in vitro (Stark et al., 2009). O medicamento itraconazol também pode ser útil quando combinado com terapia com albendazol para infecções causadas por *Trachipleistophora* ou *Anncaliia*. A fumagilina é útil para o tratamento de microsporidiose ocular e aplicada no local da infecção, sob a forma de colírio. A terapia com clindamicina por via oral pode ser eficaz para o tratamento da infecção por *E. intestinalis* disseminada. A restauração imunológica após a terapia antirretroviral altamente ativa (HAART) também é necessária para a resolução ou a remissão da infecção por microsporídios que ocorre como resultado da infecção pelo HIV.

Leishmaniose

Os protozoários pertencentes ao gênero *Leishmania* (ver Capítulo 26, *Leishmaniose Tegumentar*, e Capítulo 27, *Leishmaniose Visceral [e Calazar-Símile]*) são parasitos intracelulares obrigatórios que causam três

síndromes principais nos seres humanos: a leishmaniose visceral (LV), a leishmaniose cutânea (LC) e a leishmaniose mucocutânea (LMC). Transmite-se a leishmaniose entre hospedeiros por meio de insetos vetores, espécies de flebotomíneos do gênero *Phlebotomus* e *Lutzomyia*. A infecção ocorre quando uma fêmea infectada se alimenta em um hospedeiro suscetível, regurgitando as formas promastigotas metacíclicas no local da picada. Assim, as promastigotas são fagocitadas por macrófagos, neutrófilos ou células dendríticas, e sofrem diversas alterações para adaptarem-se ao novo ambiente. Uma vez no interior do fagolisossoma da célula hospedeira, as promastigotas transformam-se em amastigotas não flageladas, que se multiplicam por fissão binária e, eventualmente, destroem a célula hospedeira. As infecções com espécies de *Leishmania* visceral podem também ser transmitidas por meio de transfusão de sangue e transplante de órgãos.

Vários mamíferos terrestres, como roedores, canídeos, edentados e marsupiais são potenciais reservatórios da infecção por *Leishmania*. A maioria dos casos de leishmaniose nas Américas resulta da transmissão zoonótica a partir de qualquer canídeo doméstico ou da fauna nativa. Nesta região, o recente surgimento da leishmaniose zoonótica é um importante problema de saúde pública, atribuível, principalmente, a pobreza, urbanização e migração humana.

Cerca de 12 milhões de pessoas estão infectadas com *Leishmania* em todo o mundo. A LC e a LMC são endêmicas em algumas regiões das Américas Central e do Sul, onde a espécie causal costuma ser a *L. braziliensis*. As estimativas de número de casos da leishmaniose cutânea estão entre 600 mil a 1 milhão (WHO, 2019a).

A LC caracteriza-se por lesões únicas ou múltiplas na superfície da pele, resultantes da replicação de amastigotas de *Leishmania* dentro de fagócitos mononucleares da pele. A morfologia das lesões de pele pode variar muito. Elas podem aparecer na forma de úlceras, nódulos, placas ou pápulas. Às vezes, as lesões ulcerativas curam-se, mas deixam cicatrizes atróficas. Normalmente, as lesões cutâneas aparecem como úlceras bem definidas, com bordas elevadas. Outras morfologias incomuns das lesões são: vegetativa, verrucosa, em crostas e lúpica. As lesões ulcerativas podem ser dolorosas e podem cursar associadas a infecções bacterianas secundárias (Torres-Guerrero et al., 2017). A LC pode permanecer subclínica ou tornar-se aparente após um período de incubação de semanas a meses. Algumas espécies de *Leishmania* também têm a capacidade de induzir anergia de células T e apoptose, e nesses casos a doença costuma apresentar-se como nódulos não ulcerados e repletos de parasitos.

A LV, resultante da replicação de amastigotas dentro de fagócitos mononucleares do fígado, baço e medula óssea, geralmente resulta em febre, caquexia grave, hepatoesplenomegalia e pancitopenia. Geralmente, os sintomas de LV desenvolvem-se após um período de incubação de semanas a anos, e a doença é invariavelmente fatal, caso o tratamento não seja realizado adequadamente.

A LMC restringe-se às Américas e, em geral, é seguida de uma infecção cutânea. A espécie mais frequentemente associada a LMC é a *L. braziliensis*, embora a *L. panamensis* e a *L. guyanensis* possam ocasionalmente causar essa forma clínica da doença. Nesta, os parasitos do gênero *Leishmania* são levados a partir da pele, através dos vasos linfáticos e/ou vasos sanguíneos, para as membranas mucosas da boca, nariz, garganta e palato mole. Isso resulta na destruição das membranas naso-orofaríngeas, além da possibilidade de ocorrer a perfuração do septo nasal. A LMC pode ocorrer simultaneamente com uma infecção cutânea ou meses a anos após as lesões cutâneas serem curadas. Acredita-se que o risco de desenvolver LMC a partir da LC seja inferior a 5% em indivíduos imunocompetentes. Em pacientes infectados pelo HIV, a redução na função imunológica possibilita que infecções latentes de *Leishmania* tornem-se clinicamente aparentes. A *L. donovani* pode causar a forma cutânea em pacientes portadores do HIV, enquanto a *L. mexicana* pode levar a doença visceral. Como a LMC geralmente segue uma infecção cutânea, foi classificada como a primeira manifestação clínica da AIDS, mesmo antes da LC ou de outras doenças mais comuns definidoras de AIDS. As espécies de *Leishmania* causadoras da forma visceral da doença também aumentam a progressão da infecção, quando associadas ao HIV, por meio da produção de certos antígenos que induzem a apoptose de células CD4 (Alvar et al., 2008). Portanto, os níveis séricos de células CD4 são um indicador confiável da eficácia da terapia antirretroviral nestes pacientes. A infecção pelo vírus da imunodeficiência humana aumenta a chance de desenvolver LV em 100 a 1.000 vezes em áreas de endemicidade (Sousa-Gomes et al., 2017). A presença de HIV em LV também contribui para as possibilidades de recaída e reduz a probabilidade de uma resposta terapêutica adequada ao tratamento. A cura da leishmaniose clinicamente aparente pode ser alcançada temporariamente em pacientes infectados com HIV, embora seja improvável que os parasitos sejam completamente erradicados (Cota et al., 2011).

Os ensaios convencionais e a PCR em tempo real, os imunoensaios, os sistemas de cultura e a microscopia estão disponíveis para o diagnóstico de leishmaniose. A microscopia de luz foi descrita como o método de escolha para o diagnóstico da leishmaniose. Em casos de grave imunodeficiência, as análises de imunoabsorção ligados à enzima (ELISA) e outros testes serológicos podem ser de uso limitado, já que os anticorpos para *Leishmania* talvez estejam ausentes, apesar de uma infecção ativa (Elmahallawy et al., 2014). Além disso, anticorpos contra alguns epítopos antigênicos de *Leishmania* podem reagir de forma cruzada com aqueles do *Trypanosoma* (e outros protozoários), tornando a utilização de alguns testes serológicos problemática. No entanto, um teste de aglutinação de látex, recentemente desenvolvido para a detecção de antígeno de *Leishmania* em amostras de urina do paciente, está disponível e demonstra boa sensibilidade e especificidade. A PCR executada em DNA extraído de fluidos, raspagens de tecido ou amostras de biopsias é uma alternativa sensível e específica para a detecção do parasito. A PCR aplicada a amostras de sangue periférico é útil para o diagnóstico de LV em indivíduos infectados pelo HIV. Os ensaios de PCR convencional e em tempo real demonstraram maior sensibilidade do que a microscopia ou cultura de parasitos para o diagnóstico de LC. A PCR efetuada em DNA extraído de tecidos embebidos em parafina é também útil para o diagnóstico de LC. Para garantir um diagnóstico preciso, recomenda-se que várias técnicas de diagnóstico sejam aplicadas (quando possível), quando houver suspeita de infecção por *Leishmania,* em pacientes infectados pelo HIV (Griensven et al., 2014).

Os compostos antimoniais (geralmente estibogluconato de sódio e antimoniato de meglumina), miltefosina e anfotericina B são a base do tratamento anti-*Leishmania*. Nos países em desenvolvimento, os antimoniais pentavalentes costumam ser a primeira linha de tratamento para a leishmaniose, devido à disponibilidade e ao baixo custo. No entanto, tais compostos são muito tóxicos. Em geral, os antimoniais pentavalentes não são usados em países desenvolvidos – sendo a anfotericina B o fármaco preferido, devido aos efeitos tóxicos reduzidos. A toxicidade da anfotericina B possibilita um tratamento com dosagens mais elevadas e, subsequentemente, esquemas mais curtos de terapia. A anfotericina B lipossomal é o tratamento de escolha para a LV, embora seja cara e possa não ser viável nos países em desenvolvimento. Outros fármacos que demonstraram atividade anti-*Leishmania* são paromomicina, sitamaquina e aminosidina, embora eles não tenham uso difundido. Curiosamente, os inibidores da protease em pacientes com HIV, indinavir e saquinavir, apresentam atividade leishmaniacida direta *in vitro*. Os medicamentos antimoniais convencionais (estibogluconato de sódio ou antimoniato de meglumina por via intramuscular) são eficazes para o tratamento de LC e LMC nas Américas. O alopurinol oral e a pentoxifilina oral também foram comprovados bons adjuvantes à terapia antimonial (Sundar; Chakravarty, 2015). Além disso, verificou-se que a eficácia do fármaco miltefosina é espécie-dependente, sendo mais eficaz contra infecções por *L. panamensis* do que contra infecções por *L. mexicana* e *L. braziliensis* (Copeland et al., 2015; Fontenele e Silva et al., 2013).

Trypanosoma

Os integrantes do gênero *Trypanosoma* são os agentes causadores da tripanossomíase humana africana (doença do sono africano) e da tripanossomíase americana (doença de Chagas, além das denominadas tripanossomíases humana "atípicas", ver Capítulo 34, *Tripanossomíase Americana/Doença de Chagas*, Capítulo 35, *Tripanossomíase Humana Africana/Doença do Sono*, e Capítulo 36, *Tripanossomíases Humanas Atípicas*). Normalmente, duas espécies de *Trypanosoma* estão associadas à tripanossomíase humana: *T. cruzi* e a *T. brucei gambiense/T. brucei rhodesiense*. Vários mamíferos terrestres, incluindo bois, cães, gatos e animais selvagens, comportam-se como potenciais hospedeiros reservatórios para tais espécies. Ambas as espécies de *Trypanosoma* que infectam seres humanos são transmitidas por insetos que se alimentam de sangue. No entanto, há diferenças fundamentais em seus modos de transmissão. O *T. brucei* é transmitido por meio das secreções salivares de moscas-tsé-tsé do gênero *Glossina*. Enquanto isso, o *T. cruzi* é transmitido pelas fezes de triatomíneos infectados. A infecção por *T. brucei* ocorre quando a mosca-tsé-tsé se alimenta em hospedeiro suscetível e inocula as formas tripomastigotas metacíclicas, que se multiplicam, extracelularmente, no sangue, na linfa ou no fluido espinal. Os seres humanos são infectados com *T. cruzi* quando um inseto triatomíneo se alimenta de sangue e defeca na pele do hospedeiro. As secreções salivares dos triatomíneos fazem com que o hospedeiro coce e esfregue, sem saber, as fezes (contendo tripomastigotas) na ferida da mordida. Microabrasões causadas pelo ato de coçar do hospedeiro também possibilitam a entrada de tripomastigotas nele. As tripomastigotas de *T. cruzi* infectam vários tecidos do hospedeiro através do sangue e da linfa. Eventualmente, elas entram nas células hospedeiras, onde se transformam em amastigotas e multiplicam-se por divisão binária até que a célula hospedeira seja destruída. O *T. cruzi* pode também ser transmitido congenitamente, por meio de transfusões de sangue, infecção oral ou através de transplante de órgãos. A transmissão congênita de *T. brucei* também foi relatada, embora com menos frequência.

Aproximadamente 8 a 9 milhões de casos de doença de Chagas existem no mundo, com cerca de 50.000 casos notificados anualmente. As infecções por *Trypanosoma cruzi* na América Latina e no Caribe são entre 5 e 10 vezes mais comuns do que a malária nessas regiões. A Organização Pan-Americana da Saúde (OPAS) estima que 7,7 milhões de pessoas, em 21 países onde a doença é endêmica (incluindo os EUA), estejam infectadas com o *T. cruzi*.

O curso clínico da doença de Chagas é dividido em duas fases: aguda e crônica. No local inicial da infecção, geralmente ocorrem inflamação e inchaço. A fase aguda começa quando os sintomas aparecem 6 a 10 dias após a infecção e continuam por até 2 meses. Muitas vezes, a fase aguda da doença de Chagas permanece despercebida ou não diagnosticada, pois os sintomas apresentados, como anorexia, febre, mal-estar, náuseas, vômitos e diarreia, não são específicos. Em raras ocasiões, a morte ocorre na fase aguda da infecção, normalmente devido a miocardite ou meningoencefalite. A fase aguda da doença de Chagas costuma ser seguida pela forma crônica indeterminada, caracterizada pela ausência de sinais e sintomas e pela positividade dos testes parasitológicos e imunológicos. Aproximadamente 50% de todos os pacientes infectados por *T. cruzi* encontram-se nesta forma da doença de Chagas. Cerca de 30% dos pacientes com doença de Chagas irão desenvolver a doença crônica cardíaca, digestiva ou mista, caracterizada por insuficiência cardíaca congestiva e/ou mau funcionamento do sistema digestório. Durante esta fase, cardiomegalia, megacólon e megaesôfago podem ser observados nos pacientes. Muitas vezes, o dano infligido ao coração é permanente e grave, a ponto de os pacientes com doença de Chagas em estágio final poderem necessitar de transplante cardíaco. Normalmente, ocorrem insuficiência cardíaca e morte súbita se não houver tratamento. Pode haver eletrocardiograma (ECG) anormal anos antes do aparecimento de demais sintomas, como cardiomegalia. Portanto, um ECG pode ser utilizado para a detecção precoce da doença de Chagas crônica em pacientes com uma infecção por *T. cruzi* conhecida.

A infecção por *Giardia* pode ser tratada com metronidazol, quinacrina, furazolidona, paromomicina, tinidazol, nitazoxanida e ornidazol. Além disso, o albendazol demonstrou boa atividade antigiardial e eficácia terapêutica. As defesas do hospedeiro contra a *Giardia* dependem de células B, com anticorpos secretores de imunoglobulina A (IgA), que atuam de forma significativa. As células T também parecem ser importantes na eliminação intestinal do organismo. No entanto, os pacientes com deficiência de células T não apresentam aumento da suscetibilidade à giardíase (Stark et al., 2009).

Amebas

As amebas são organismos aeróbicos e eucarióticos que existem em todo o mundo e podem provocar infecções em humanos e outros animais (ver Capítulo 18, *Amebíase* (Entamoeba) *e Infecções por* Urbanorum). Como tais amebas têm a capacidade de existir como organismos de vida livre na natureza e apenas ocasionalmente invadir um tecido hospedeiro, quando vivem como parasitas elas são denominadas anfizoicas (Wang et al., 2014).

Entre os muitos gêneros de amebas de vida livre existentes na natureza, apenas quatro têm associação com a doença humana: *Acanthamoeba, Balamuthia mandrillaris, Naegleria fowleri* e *Sappinia diploidea* (ver Capítulo 19, *Amebas de Vida Livre*). Os grupos de *Acanthamoeba* e *B. mandrillaris* são patógenos oportunistas que causam infecções em SNC, pulmões, seios da face e pele, principalmente em humanos imunocomprometidos. A *Balamuthia* está associada a doença em crianças imunocompetentes, e a *Acanthamoeba* pode causar infecção e risco à visão. A queratite por *Acanthamoeba* ocorre, principalmente, em usuários de lentes de contato. A *N. fowleri*, por outro lado, pode provocar meningoencefalite aguda e fulminante em crianças imunocompetentes e adultos jovens (Visvesvara et al., 2007).

A *Acanthamoeba* pode entrar no corpo através de uma lesão na pele ou por inalação de cistos. Pode causar infecção cutânea, nasofaríngea, disseminada, e, subsequentemente, espalhar-se hematologicamente para o SNC, levando a encefalite amebiana granulomatosa (GAE). A GAE por *Acanthamoeba* ocorre mais frequentemente em indivíduos imunocomprometidos, como pacientes com HIV/AIDS, transplantados e pessoas debilitadas. A GAE por *Acanthamoeba* tem distribuição mundial e, muitas vezes, começa como uma infecção subclínica, sem quaisquer sintomas específicos, o que torna difícil o diagnóstico. Os sintomas são vagos e podem simular neurocisticercose, tuberculoma ou tumor cerebral. Costuma ser identificada em amostras de biopsia de lesões cerebrais durante a fase tardia do processo da doença ou na necropsia. Embora existam alguns casos de pacientes que tenham sobrevivido, a GAE por *Acanthamoeba* é quase sempre fatal, por causa da dificuldade e da demora no diagnóstico e pela falta de terapia antimicrobiana ideal (Visvesvara et al., 2007).

Um diagnóstico definitivo somente pode ser feito com base no diagnóstico histológico ou pela identificação da presença de DNA de ameba na PCR, que também é importante e valioso para o diagnóstico precoce e a identificação das espécies. A técnica de imunoperoxidase é eficiente para detectar a *Acanthamoeba* no tecido hospedeiro, enquanto cistos e trofozoítos são facilmente detectados por microscopia eletrônica de transmissão. Atualmente, os marcadores moleculares mais usados são rRNA 18S e 26S rRNA (Qvarnstrom et al., 2013; Barete et al., 2007). No entanto, quando se compara com a raspagem da córnea e o exame microscópico, a sensibilidade e a especificidade da PCR geral são ainda um pouco menores. Estudos recentes demonstraram que o uso de PCR quantitativa em tempo real, para a detecção de *Acanthamoeba*, pode eliminar a necessidade de eletroforese em gel (Visvesvara et al., 2007).

Os objetivos da terapia médica são a erradicação de cistos viáveis e trofozoítos junto com a rápida resolução da resposta inflamatória associada. Vários medicamentos podem ser usados no tratamento, como as biguanidas, a propamidina, os aminoglicosídeos, a neomicina e os antifúngicos. O itraconazol oral tem sido utilizado em casos graves, para evitar o potencial de propagação de trofozoítos para os tecidos adjacentes (Aichelburg et al., 2008; Visvesvara et al., 2007; Walochnik et al., 2014).

Infecções por helmintos

Strongyloides

O *Strongyloides stercoralis* é um nematoide com um ciclo de vida complexo que está presente em todo o mundo em regiões tropicais e subtropicais (ver Capítulo 59, *Estrongiloidíase*). Ao contrário de outros parasitos helmínticos, o *Strongyloides* pode completar todo o seu ciclo de vida dentro do hospedeiro humano, causando autoinfecção. É endêmico em regiões úmidas e tropicais, como África, Sudeste Asiático, América Latina, sudeste dos EUA e sul da Europa. Contudo, a maioria dos casos nos EUA ocorre em imigrantes e veteranos militares que viveram em regiões endêmicas. A prevalência estimada de estrongiloidíase é entre 50 e 100 milhões de infecções em todo o mundo. No entanto, a precisão dessas estimativas é incerta, devido à baixa sensibilidade dos métodos de rastreio.

As infecções crônicas por *S. stercoralis* podem ser assintomáticas e/ou causar sintomas cutâneos, gastrintestinais e pulmonares. Em pacientes com o HTLV-1 ou naqueles em tratamento com corticosteroides, a infecção concomitante por *Strongyloides* pode causar hiperinfecção e disseminação das larvas, podendo ser fatal. São condições predisponentes reconhecidas ou fatores de risco para a infecção: regiões endêmicas, desnutrição crônica, neoplasias, transplantes de órgãos, diabetes melito, doença pulmonar obstrutiva crônica (DPOC), alcoolismo, insuficiência renal crônica e leite materno de mãe infectada.

O espectro do quadro clínico da doença por *S. stercoralis* contempla infecção aguda, infecção intestinal crônica, autoinfecção assintomática, autoinfecção sintomática e hiperinfecção com disseminação. Em geral, os pacientes imunocompetentes desenvolvem uma infecção assintomática, crônica ou levemente sintomática. Pacientes com infecções crônicas e sintomáticas podem apresentar queixas abdominais, como desconforto, inchaço, náuseas, vômitos, diarreia e anorexia; queixas respiratórias, como tosse, dispneia e sintomas que imitam DPOC ou asma; ou uma urticária em função da penetração ativa das larvas infectantes. Os achados laboratoriais costumam ser inespecíficos e podem incluir eosinofilia intermitente.

A hiperinfecção caracteriza-se por um espectro de queixas gastrintestinais, como dor abdominal, dispepsia, diarreia, obstipação, obstrução, enterite, e/ou sangramento gastrintestinal. Ao mesmo tempo, muitos pacientes têm piora da função pulmonar, começando com sibilos e progredindo para pneumonite hemorrágica e insuficiência respiratória. Durante a hiperinfecção, larvas filariformes invadem o lúmen e transportam bactérias para a corrente sanguínea e SNC, podendo levar a bacteriemia e meningite. Embora seja fácil de diagnosticar, devido à elevada carga parasitária, a hiperinfecção pode ser difícil de tratar e apresenta taxas de mortalidade que variam de 70 a 85%. Normalmente, os pacientes com síndrome de hiperinfecção não têm eosinofilia.

Não há um padrão-ouro para o diagnóstico de *S. stercoralis*, e o diagnóstico muitas vezes é tardio ou negligenciado, devido às queixas gastrintestinais não específicas dos pacientes. Em geral, os pacientes com estrongiloidíase crônica têm carga parasitária baixa e saída larval irregular, o que torna o diagnóstico muito difícil. Vários métodos diagnósticos foram comparados para detectar a presença de *S. stercoralis*, como exame de fezes, técnica de Baermann modificada, cultura de fezes uma placa de ágar-sangue, ELISA, soro de imunofluorescência indireta (RIFI), PCR e aspirado gastrintestinal ou biopsia. No entanto, todas essas técnicas têm problemas com sensibilidade, especificidade ou disponibilidade em áreas endêmicas.

Pacientes com síndrome de hiperinfecção e disseminação podem apresentar reclamações gastrintestinais graves, como hemorragia gastrintestinal ou úlceras e/ou queixas respiratórias significativas que levam ao diagnóstico de estrongiloidíase via endoscopia ou broncoscopia. Esses são métodos eficazes para o diagnóstico, mas que, no entanto, constituem procedimentos invasivos e recomendados apenas em pacientes com suspeita de uma infecção generalizada.

Todos os pacientes com estrongiloidíase, independentemente da gravidade dos sintomas, precisam ser tratados para evitar complicações a longo prazo. As opções de tratamento são ivermectina, tiabendazol e albendazol. O fármaco de escolha para a estrongiloidíase é a ivermectina, que mata os vermes no intestino a 200 µg/kg. Duas doses são administradas 1 a 14 dias de intervalo, com uma taxa de cura de 94 a 100%. Se possível, podem ser feitos estudos sorológicos para assegurar a eliminação da infecção aos 6 e 12 meses. O tiabendazol, a uma dose de 25 mg/kg por via oral duas vezes por dia durante 3 dias, é uma alternativa para infecções complicadas. O albendazol a uma dose de 10 mg/kg/dia pode ser utilizado como alternativa, se nada mais estiver disponível, pois tem uma eficácia inferior (38 a 45%). Os pacientes que sofrem de síndrome de hiperinfecção podem não tolerar a terapia oral, podendo receber ivermectina subcutânea (200 mg/kg), a cada 48 horas, até conseguirem tolerar a medicação por via oral. Tais indivíduos necessitam de um curso mais longo de ivermectina (até 1 semana), assim como análise de fezes por 2 semanas depois. Em pacientes imunocomprometidos, para prevenir a recorrência de hiperinfecção e alcançar profilaxia e cura, podem administradas duas doses de ivermectina a cada 2 semanas, durante 6 semanas.

Referências bibliográficas

Aichelburg AC, Walochnik J, Assadian O et al. Successful treatment of disseminated Acanthamoeba sp. infection with miltefosine. Emerg Infect Dis 2008;14(11):1743-6.

Ali S, Kumar S. Treatment outcomes with nitazoxanide in immunocompetent adults naive patients with cryptosporidiosis; do we need combination therapy with paromomycin or azithromycin? Trop Med Surg 2015;3(4):1000198.

Almeida EA, Ramos Júnior AN, Correia D et al. Co-infection Trypanosoma cruzi/HIV: systematic review (1980-2010). Rev Soc Bras Med Trop 2011;44(6):762-70.

Alvar J, Aparicio P, Aseffa A et al. The relationship between leishmaniasis and AIDS: the second 10 years. Clin Microbiol Rev 2008;21(2):334-59.

Arora DR, Arora B. AIDS-associated parasitic diarrhoea. Indian J Med Microbiol. 2009 Jul-Sep;27(3):185-90.

Baratloo A, Hashemi B, Rouhipour A et al. Review of toxoplasmic encephalitis in HIV infection; a case study. Arch Neurosci 2015, 2(2).

Beugnet F, Moreau Y. Babesiosis. Rev Sci Tech 2015;34(2):627-39.

Copeland NK, Aronson NE. Leishmaniasis: treatment updates and clinical practice guidelines review. Curr Opin Infect Dis 2015;28(5):426-37.

Cota GF, De Sousa MR, Rabello A. Predictors of visceral leishmaniasis relapse n HIV-infected patients: a systematic review. PLoS Negl Trop Dis 2011;5(6);e1153.

Del Aguila C, Croppo GP, Moura H et al. Ultrastructure, immunofluorescence, Western blot, and PCR analysis of eight isolates of Encephalitozoon (Septata) intestinalis established in culture from sputum and urine samples and duodenal aspirates of five patients with AIDS. J Clin Microb 1998, 36(5):1201-8.

Dubey JP, Almeria S. Cystoisospora belli infections in humans: the past 100 years. Parasitology 2019;146(12):1490-1527.

Elmahallawy EK, Martinez AS, Rodriguez-Granger J et al. Diagnosis of leishmaniasis. J Infect Dev Ctries 2014;8(8):961-72.

Espelage W, an der Heiden M, Stark K et al. Characteristics and risk factors for symptomatic Giardia lamblia infections in Germany. BMC Publ Health 2010;10:41.

Fontenele e Silva JS, Galvão TF, Pereira MG et al. Treatment of American tegumentary leishmaniasis in special populations: a summary of evidence. Rev Soc Bras Med Trop 2013;46(6):669-77.

Giangaspero A, Gasser RB. Human cyclosporiasis. Lancet Infect Dis 2019; 19: e226-36.

Gomes AP, Vitorino RR, Mendes TA et al. A infecção pelo gênero Plasmodium: epidemiologia, profilaxia e controle no Brasil. Vittalle – Rev Ciências Saúde 2018;30:47-58.

Griensven J, Carrillo E, López-Vélez R et al. Leishmaniasis in immunosuppressed individuals. J Clin Microbiol Infect 2014;20(4):286-99.

Krause PJ, Gewurz BE, Hill D et al. Persistent and relapsing babesiosis in immunocompromised patients. Clin Infect Dis 2008;46(3):370-6.

Murphy SC, Hoogestraat DR, Sengupta DJ et al. Molecular diagnosis of cystoisosporiasis using extended-range PCR screening. J Mol Diagn 2011;13(3):359-62.

Qvarnstrom Y, Nerad TA, Visvesvara GS. Characterization of a new pathogenic Acanthamoeba Species, A. byersi n. sp., isolated from a human with fatalamoebic encephalitis. J Eukaryot Microbiol 2013;60(6):626-33.

Sousa-Gomes ML, Romero GAS, Werneck GL. Visceral leishmaniasis and HIV/AIDS in Brazil: Are we aware enough? Negl Trop Dis 2017;11(9);e0005772.

Stark D, Barratt JL, van Hal S et al. Clinical significance of enteric protozoa in the immunosuppressed human population. Clin Microbiol Rev 2009;22(4):634-50.

Sullivan WJ Jr, Jeffers V. Mechanisms of Toxoplasma gondii persistence and latency. FEMS Microbiol Rev 2012;36(3):717-33.

Sundar S, Chakravarty J. An update on pharmacotherapy for leishmaniasis. Expert Opin Pharmac 2015;16(2):237-52.

Torres-Guerrero E, Quintanilla-Cedillo MR, Ruiz-Esmenjaud J et al. Leishmaniasis: a review. F1000Res 2017;6:750.

U.S. Department of Health & Human Services. HIV Basics Global Statistics. Disponível em: <https://www.hiv.gov/hiv-basics/overview/data-and-trends/global-statistics>. Acesso em: abr. 2019.

Vannier EG, Diuk-Wasser MA, Ben Mamoun C et al. Babesiosis. Infect Dis Clin North Am 2015;29(2):357-70.

Vignesh R, Balakrishnan P, Shankar EM et al. High proportion of isosporiasis among HIV-infected patients with diarrhea in southern India. Am J Trop Med Hyg 2007 Nov;77(5):823-4.

Visvesvara GS, Moura H, Schuster FL. Pathogenic and opportunistic free-living amoebae: Acanthamoeba spp., Balamuthia mandrillaris, Naegleria fowleri, and Sappinia diploidea. FEMS Immunol Med Microbiol 2007;50(1):1-26.

Wang Y, Feng X, Jiang L. Current advances in diagnostic methods of Acanthamoeba keratitis. Chin Med J 2014;127(17):3165-70.

Weiss LM, Dubey JP. Toxoplasmosis: A history of clinical observations. Int J Parasitol 2009;39(8):895-901.

WHO. World Health Organization. Leishmaniasis. Disponível em: https://www.who.int/news-room/fact-sheets/detail/leishmaniasis. Acesso em: set. 2019a.

WHO. World Health Organization. Neglected Tropical Diseases. Disponível em: https://www.who.int/neglected_diseases/en. Acesso em: set. 2019b.

Zhou P, Chen Z, Li HL et al. Toxoplasma gondii infection in humans in China. Parasit Vectors 2011;4:165.

CAPÍTULO 4

Abordagem Computacional no Estudo das Enfermidades Parasitárias

Rodrigo Siqueira-Batista • Daniela de Souza Gomes • Gabriel Vita Silva Franco • Hevellin Ferreira Aguiar e Ferraz • Andréia Patrícia Gomes • Luiz Alberto Santana • Eugênio da Silva • Fabio Ribeiro Cerqueira • Alcione de Paiva Oliveira

Introdução

As pesquisas utilizando métodos computacionais têm se tornado cada vez mais presentes em distintos campos do conhecimento, apresentando resultados satisfatórios e coerentes com a realidade. Cabem destaque, nesse cenário, os estudos dirigidos a sistemas biológicos e problemas do campo da saúde, os quais se mostram bastante complexos e com inúmeras dificuldades inerentes à investigação – por exemplo, a necessidade de se lançar mão de procedimentos de alto custo e a ocorrência de impedimentos éticos de díspares ordens (Possi, 2012).

Na área médica, as ferramentas da ciência da computação tornam-se uma boa alternativa aos experimentos *in vitro* e *in vivo*, por apresentar grandes vantagens, como a rapidez para o alcance dos resultados e a não necessidade da utilização de materiais biológicos (os quais, muitas vezes, conferem risco de transmissão de moléstias infecciosas). Contudo, uma das desvantagens desses experimentos – especialmente da experimentação *in silico* (ver o termo, no fim deste capítulo, no *Glossário*) – é a necessidade de um conhecimento bastante profundo do problema em questão (o que nem sempre é possível, à luz do desenvolvimento científico atual, dadas as eventuais lacunas existentes), para modelá-lo e implementá-lo efetivamente.

Para contornar essa dificuldade, torna-se necessário realizar minuciosa análise de viabilidade de abordagem da questão com técnicas de engenharia de *software* (ver *Glossário*). O passo seguinte é a modelagem do problema. De acordo com Li et al. (2009), os métodos de modelagem de *sistemas adaptativos complexos* – como o sistema imunológico (ver Capítulo 2, *Interações entre Patógenos e Hospedeiros Humanos | O Sistema Imune e seus "Papéis" nas Enfermidades Parasitárias*) – podem ser divididos, conforme a proposição de construção do modelo, em métodos que utilizam a abordagem *top-down* e aqueles que empregam a *bottom-up* (Li et al., 2009). A primeira enfatiza a estruturação macroscópica do problema, generalizando as entidades microscópicas. Um exemplo disso é a utilização de equações diferenciais ordinárias (EDO) para estimar os comportamentos das entidades do modelo. A abordagem *bottom-up*, por sua vez, trata das funções e interações das entidades em um nível microscópico. Um exemplo disso é a modelagem em sistemas multiagentes (SMA), a qual será discutida adiante. No quesito computacional, a abordagem *bottom-up* é mais onerosa, porém apresenta resultados mais precisos.

Este capítulo abordará propostas de modelagem computacional na investigação das doenças parasitárias humanas, enfatizando – especialmente – as áreas de imunologia, fisiopatologia, clínica, diagnóstico, terapêutica, ecologia, epidemiologia, profilaxia e controle. Ao fim, apresenta-se um breve glossário para facilitar os leitores menos familiarizados com a terminologia utilizada na ciência da computação.

Softwares para modelagem computacional

A criação de um *software* de modelagem computacional envolve a análise das ferramentas computacionais disponíveis, aspecto que impacta bastante o produto final. A engenharia de *software* é uma disciplina da Engenharia cujo foco está em todos os aspectos da produção do *software*, desde os estágios iniciais da especificação do sistema até sua manutenção, quando o programa já está sendo usado (Sommerville, 2011). Neste tópico, serão abordados, brevemente, aspectos relevantes desse processo, com base em alguns pontos existentes em técnicas de engenharia de *software*, analisando sua importância e sua influência no desenvolvimento do projeto.

Linguagem de programação

A escolha da linguagem de programação é um elemento muito importante e dependerá, entre outros aspectos, dos resultados obtidos nos procedimentos de modelagem do problema em questão. Cada linguagem tem seus prós e contras, e a escolha é realizada de acordo com o que se pretende na investigação. Portabilidade (ver *Glossário*) do sistema, desempenho (com possibilidade de paralelismo em CPU ou GPU) (ver *Glossário*), facilidade de implementação e implementação de interface gráfica são alguns dos elementos empregados no processo decisório acerca de qual linguagem de programação usar.

Interface gráfica

A definição do nível de interface gráfica – tendo em vista a interação homem/máquina – dependerá do propósito geral do *software*. Quando o sistema é utilizado por pessoas que não dominam tão bem o computador, convém a interface gráfica ser simples e muito bem-feita, para que não aconteçam problemas na utilização do programa.

Emissão de relatórios

A escolha sobre como o *software* irá exportar os resultados é uma importante decisão de projeto, a qual dependerá muito de como os dados obtidos serão usados. Plotar gráficos, exportar planilhas e/ou gerar desenhos em 2D ou 3D das simulações são algumas das possibilidades.

Portabilidade

O sistema ser *portável* – ou não – é um fator que influencia muito na escolha das ferramentas a se utilizar. Um *software* que se possa utilizar em qualquer sistema operacional é mais custoso computacionalmente.

Desempenho *versus* usabilidade

O melhor balanceamento entre esses dois fatores é o melhor cenário possível, o que dependerá, todavia, da estratégia utilizada na modelagem. Se a emissão de relatórios e a interface gráfica forem complexas, o desempenho cairá, mas a usabilidade será consideravelmente incrementada.

Breve síntese dos aspectos envolvidos nas decisões sobre o *software*

As boas escolhas relacionadas com os critérios citados anteriormente são de grande importância para se obter um projeto adequado e, consequentemente, um *software* de qualidade. Alguns exemplos de *softwares* que modelam o sistema imunológico humano serão descritos brevemente no próximo tópico.

Modelagem computacional na área de imunologia e fisiopatologia

Os estudos imunológicos e fisiopatológicos são essenciais na área da saúde, fornecendo uma série de dados que aprimoram a capacidade de cuidar das pessoas (Hotez, 2017). Ademais, influenciam o avanço de diversas áreas do conhecimento, como as ciências biológicas e as ciências exatas e tecnológicas. De fato, para a biologia – e, em especial, para a medicina –, maior entendimento do sistema imunológico e dos processos patológicos gerais pode trazer diversos avanços em termos de diagnóstico, de tratamento e de profilaxia (Cruz et al., 2017). Para a Engenharia – e em especial para a Computação –, o conhecimento desses sistemas complexos, entre eles o sistema imunológico, tem se tornado essencial para o avanço tecnológico (Machado, 2005; Possi, 2012; Silva, 2001).

Neste tópico, serão tratados exemplos de modelagem computacional – enfocando, especificamente, a malária e a doença de Chagas – por meio da simulação do sistema imunológico (SI) humano. As estratégias de modelagem foram estruturadas empregando os SMA, uma das abordagens utilizadas nos estudos *in silico*. Os SMA baseiam-se na utilização de vários agentes que desempenham suas funções mutuamente, interagindo entre si e com o meio a que estão expostos (Farago, 2014). Para a modelagem, empregou-se – especificamente – o AutoSimmune (Possi, 2012), um simulador do SI que trabalha com a abordagem *bottom-up* – que dá destaque às simulações em níveis microscópicos (Siqueira-Batista et al., 2014) –, conforme será detalhado a seguir.

AutoSimmune

O AutoSimmune é um simulador do SI, construído com a utilização da linguagem de programação Java e do *framework* Repast Symphony. O simulador possibilita trabalhar com quantas regiões do organismo forem necessárias. As regiões são chamadas de zonas e desenhadas no formato de *grid* (tabela), com um número flexível de posições. Dentro do *grid*, cada agente pode movimentar-se de uma posição a outra por meio de movimentos restritos (deslocamentos em linha, coluna ou diagonais), podendo atingir as posições vizinhas da atual. O tempo em que acontecem as mudanças dentro das zonas não é contado em horas, minutos ou segundos, mas, sim, em uma unidade denominada *tick*.

O ambiente passa por vários estados, e cada mudança de *tick* representa um novo estado. Também existem os agentes, que podem representar células, patógenos e antígenos, entre outros. Cada agente tem seu comportamento e seu relacionamento com outros agentes definidos por regras claras. O sistema também gera relatórios em forma visual e gráfica para mostrar o resultado de um experimento de simulação.

Estudos com o *Plasmodium falciparum* e a malária

A simulação da malária (ver Capítulo 28, *Malária*) foi organizada a partir do levantamento dos principais requisitos preliminares para a modelagem, com um estudo detalhado do processo de infecção da hemácia pelo agente infeccioso. Com as características e requisitos de cada agente, foi possível descrever as ações de cada um em *máquinas de estado* (ver *Glossário*) e, a partir delas, procedeu-se a implementação desses entes no AutoSimmune: o *P. falciparum* (causador da protozoose) e as células vermelhas. A máquina de estados para o agente *P. falciparum* é mostrada na Figura 4.1.

Na primeira etapa, o agente *P. falciparum* é criado dentro da *zone tissue* (área que representa uma pequena parcela do tecido parenquimatoso genérico). Como Gomes et al. (2016) explicam, o agente permanece por um tempo (certo número de *ticks*) na fase "pré-eritrocitária". Passado esse intervalo, o agente começa a circular no meio, buscando as células, as quais poderá infectar. Caso ocorra o encontro, haverá o reconhecimento. Se a célula for um eritrócito, o *Plasmodium* poderá infectá-lo. Se for bem-sucedido nesse processo, passa para o estado de "reprodução assexuada", no qual novos agentes surgirão. Não obtendo o sucesso na infecção, o agente volta ao estado "Circulando" e tenta encontrar novos eritrócitos para dar continuidade ao ciclo (Gomes et al., 2016). Além disso, o agente contém, entre outras informações, a própria meia-vida (que vai desde sua criação até o tempo de execução, representado em *ticks*). Caso o número de *ticks* de execução seja igual ou maior ao número de *ticks* que representa a meia-vida do agente, este é eliminado. Assim como o agente *P. falciparum*, o eritrócito também segue uma sequência de ações, demonstrada na máquina de estados a seguir (Figura 4.2).

Na primeira etapa, o eritrócito é criado na medula óssea e entra na corrente sanguínea circulando de modo aleatório até ser infectado pelo *Plasmodium* ou ter seu tempo de meia-vida alcançado (nesse caso, a célula move-se diretamente para o baço, onde é eliminada). Caso seja

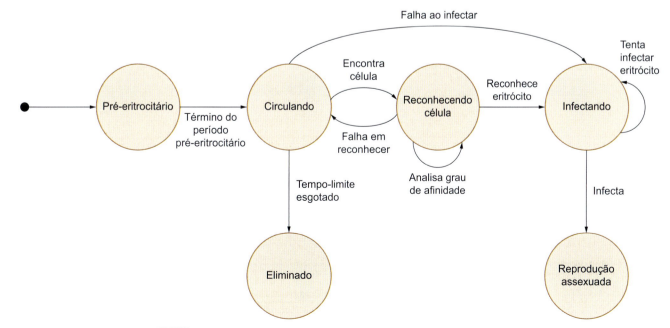

FIGURA 4.1 Máquina de estados do agente *Plasmodium falciparum* no AutoSimmune.

infectado pelo agente *P. falciparum*, o eritrócito continua circulando aleatoriamente até que seu tempo se esgote. Os dados de um experimento de infecção do eritrócito pelo *P. falciparum* são mostrados na Figura 4.3.

Os resultados obtidos nos ensaios preliminares de modelagem computacional da malária foram condizentes com a *realidade biológica* (Gomes et al., 2016). Novos experimentos, no entanto, deverão ser realizados para o aprimoramento do modelo.

Estudos com o *Trypanosoma cruzi* e a doença de Chagas

Na simulação da doença de Chagas (ver Capítulo 34, *Tripanossomíase Americana/Doença de Chagas*), foram modelados o agente *Trypanosoma cruzi* (protozoário causador da doença) e o agente macrófago. Assim como descrito para a malária, os agentes deste tópico também seguem regras que controlam os papéis que cada um irá desempenhar, apresentadas nas máquinas de estados a seguir (Figura 4.4).

O macrófago realiza suas funções dentro da *zone tissue* (Gomes et al., 2015), a mesma comentada anteriormente na descrição da malária. Quando tal célula percebe a atividade pró-inflamatória de citocinas, migra para a zona tecidual buscando o local exato da inflamação. Ao deslocar-se para essa zona, "o agente segue a substância sinalizadora de estresse celular até encontrar o local da infecção sinalizado pela substância NECROSE liberada após a lise celular" (Farago, 2014, p. 23). Encontrada a inflamação, o macrófago passa para o estado "pró-inflamatório", no qual começará a fagocitar células mortas, imunocomplexos e protozoário causador da infecção. Quando o macrófago tenta fagocitar o agente *T. cruzi*, pode ocorrer ou não a destruição deste último. Caso o agente infeccioso não consiga escapar, o macrófago irá extrair seu antígeno e apresentá-lo aos linfócitos T, para que este possa ser destruído (nesse momento, o macrófago passa para o estado "ativo"). Pode ocorrer – igualmente – de o *T. cruzi* conseguir infectar o próprio macrófago. Nesse caso, o patógeno prolifera no interior dessa célula (que continua executando suas

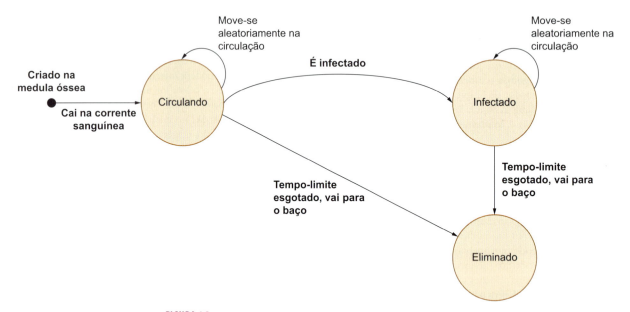

FIGURA 4.2 Máquina de estados do agente eritrócito no AutoSimmune.

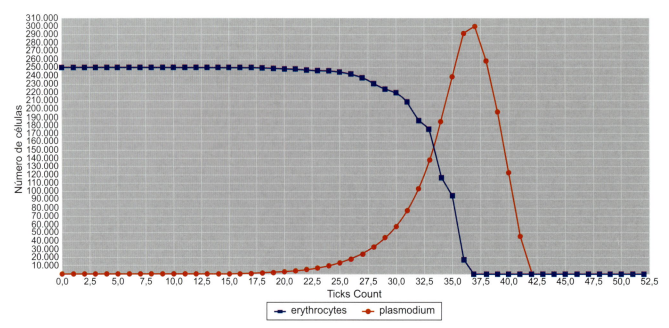

FIGURA 4.3 Simulação realizada no AutoSimmune com 250.000 eritrócitos e oito agentes *Plasmodium*.

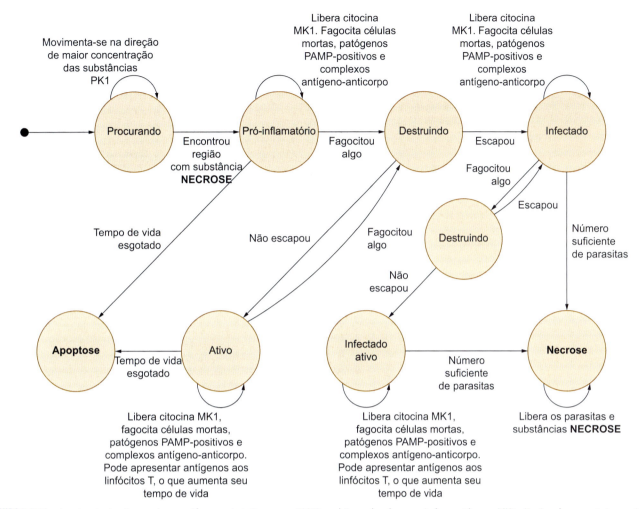

FIGURA 4.4 Máquina de estados do agente macrófago no AutoSimmune. PAMP: padrão molecular associado a patógeno; MK1: citocina da resposta imune inata.

funções normalmente, encontrando-se, agora, no estado "infectado"). Quando o *T. cruzi* conseguir se reproduzir, a ponto de as membranas dos macrófagos não suportarem, a célula fagocitária rompe-se, sendo completamente destruída (Figura 4.5). "Após a ruptura o agente morre e vai para o estado de necrose. Neste momento, os parasitos são liberados para o meio e a dispersão de substância NECROSE ocorre até que o agente macrófago seja fagocitado por outra célula" (Farago, 2014, p. 24).

O agente *T. cruzi* surge, primeiramente, na zona tecidual (simulando a inoculação tissular das formas tripomastigotas protagonizada pelo inseto vetor, o "barbeiro", pertencente à subfamília *Triatominae* – (ver Capítulo 34, *Tripanossomíase Americana/Doença de Chagas*), onde passa a infectar algumas células do organismo. Seu primeiro estado é o "circulando", no qual o agente faz a busca aleatória por células hospedeiras com as quais possa interagir (nele, o patógeno encontra-se ainda na forma tripomastigota). "Quando o agente *T. cruzi* encontra outro agente, são feitas as verificações para determinar se há alguma afinidade entre ambos. Caso exista afinidade, este agente torna-se um possível hospedeiro, de modo que o parasito tentará invadi-lo" (Farago, 2014, p. 25). Obtendo sucesso na penetração, o protista passa à forma amastigota e começa a reproduzir-se a partir de inúmeras e sucessivas divisões binárias. Após essa etapa, o patógeno retorna à forma tripomastigota para ser libertado, sem impedimentos para infectar novas células.

As interações do *T. cruzi* com o macrófago aproximam-se dos achados descritos no ambiente real. Segundo Farago (2014), o inóculo e o fator de escape estão relacionados com o nível de parasitos no decorrer do tempo e, consequentemente, com o desfecho da infecção.

Outros *softwares* para simulação do sistema imune

▪ Immsim

O Immsim consiste em um programa que utiliza a linguagem de programação APL, para simular aspectos básicos do SI (Puzone et al., 2002). A ideia geral do modelo desenvolvido é o uso de duas entidades fundamentais, chamadas entidades celulares e entidades moleculares.

Uma versão desse modelo utilizando a linguagem de programação C foi criada, chamada C-Immsim, a qual permanece em atualização até os dias de hoje.

▪ Simmune

O Simmune consiste em uma plataforma criada para simulações imunológicas, mas que, atualmente, abrange uma grande classe de problemas biológicos (Zhang et al., 2013). Tudo no sistema é considerado "partícula". Também fornece uma interface visual, na qual é possível definir as moléculas, suas estruturas e as interações entre elas (Figura 4.6).

É uma ferramenta muito completa e com vários recursos, como o modelador de células e o simulador.

▪ BIS

The Basic Immune Simulator (BIS) é um modelo fundamentado em agentes, que estuda as interações entre as células da imunidade inata e adaptativa (Folcik et al., 2007). O simulador tem uma interface gráfica simples, na qual são apresentadas as interações das células visualmente, além de gerar alguns gráficos (Figura 4.7).

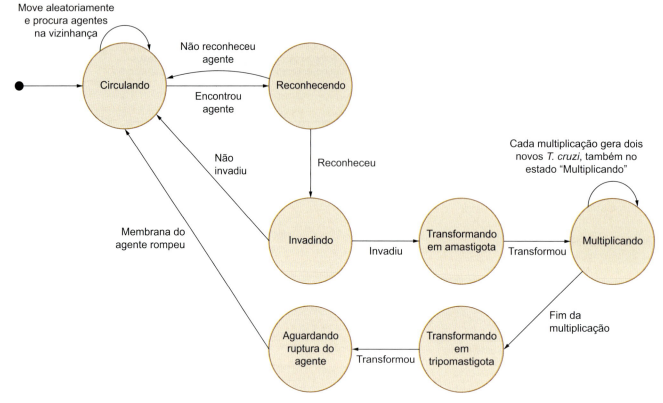

FIGURA 4.5 Máquina de estados do agente *Trypanosoma cruzi* no AutoSimmune.

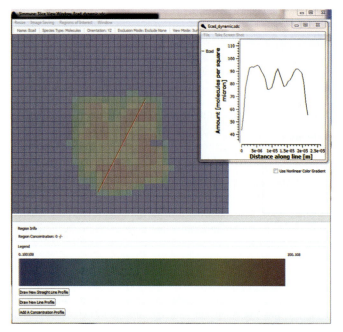

FIGURA 4.6 Interface do Simmune. Reproduzida de National Institute of Allergy and Infectious Diseases, 2013.

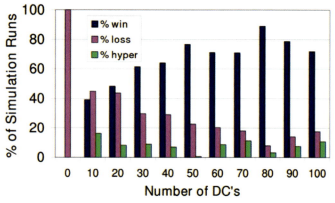

FIGURA 4.7 Gráfico gerado no BIS. Reproduzida de Folcik et al. 2007.

Modelagem nas áreas de clínica, diagnóstico e terapêutica

O diagnóstico de uma doença é uma tarefa complexa. Consiste em, a partir da coleta das informações, sinais e sintomas de um paciente – os quais, muitas vezes, destituídos de clara conexão –, analisar e identificar os possíveis elos existentes entre os dados obtidos. A organização conforme os padrões de apresentação clínica já descritos possibilita a caracterização de uma entidade nosológica. Sua finalidade é identificar o possível distúrbio que acomete o paciente a fim de ser possível recomendar o tratamento correto.

A possibilidade de descrição, passo a passo, das etapas exigidas para a realização do diagnóstico torna viável a proposição de uma solução computacional para o apoio a essa etapa fundamental da atividade clínica, a partir de algoritmos (ver *Glossário*) bem definidos. Mas por que um sistema computacional que realize um diagnóstico seria interessante? Uma das respostas possíveis diz respeito à perspectiva de auxílio aos estudantes da área da saúde – e também aos profissionais –, no sentido de analisar os dados obtidos. Isso poderia conferir-lhes sentido, especialmente naquelas situações nas quais o diagnóstico seja menos evidente (p. ex., no caso de uma moléstia incomum) ou que haja um leque muito amplo de diagnósticos diferenciais (situações nas quais o enfermo apresente febre e icterícia – ou febre e *rash* cutâneo – são exemplos particularmente úteis desse contexto). Ademais, um *software* de *apoio* ao diagnóstico – observe-se que a ideia não é a substituição do profissional da saúde, mas, sim, a disponibilização de mais uma ferramenta para auxiliar na tarefa de diagnosticar – pode ser extremamente útil para o treinamento de trabalhadores da área da saúde mais jovens, ajudando-os na construção da experiência clínica. Entre o conjunto de usuários finais, também se enquadrariam as próprias pessoas acometidas por um determinado mal desconhecido e que queiram *apenas* ter uma ideia do que possa estar lhe ocorrendo. Enfim, as possibilidades de uso são amplas – assim como as finalidades –, o que explicita a relevância e o interesse em um estudo sobre sistemas desse tipo.

Por se tratar de um sistema computacional, há limitações e possibilidade de falhas – ou seja, não se poderá garantir 100% de confiabilidade, o que também é o caso da atuação humana. No entanto, a despeito disso, há real possibilidade de auxílio aos usuários. A elaboração de um programa dessa natureza demanda alguns cuidados – durante o processo de desenvolvimento –, pois existem muitos requisitos que deverão ser levados em consideração e um imenso conjunto de dados relevantes a serem incluídos no âmbito da análise.

Especificação do problema

Um modelo computacional visa solucionar um problema de forma automatizada. Dessa maneira, como esclarecem Auchincloss e Garcia (2015), a primeira coisa a ser feita é definir a questão a ser abordada.

Tratando-se do diagnóstico e da terapêutica, o problema diz respeito à análise dos dados disponíveis para caracterização da moléstia apresentada pelo enfermo, o que é passo essencial para a indicação da terapêutica. Nesse contexto, existem dois módulos a serem abordados separadamente, o diagnóstico e a terapêutica. No primeiro, tem-se um grande conjunto de dados classificados em dois aspectos: (i) sinais e sintomas e (ii) doenças (Siqueira-Batista et al., 2004). Sob tal perspectiva, uma solução viável é utilizar um grafo (ver *Glossário*) bipartido para a representação do problema em que uma partição engloba os nodos (ver *Glossário*) referentes às doenças e a outra abrange os nodos referentes aos sinais e sintomas. Os dados de entrada serão os sintomas e os sinais que o paciente informa em seu quadro clínico e o profissional de saúde identifica (respectivamente). Ato contínuo, realiza-se uma busca no grafo a partir das relações entre sinais/sintomas e doenças e, com a utilização de uma estrutura de dados auxiliar, torna-se possível identificar as enfermidades mais apontadas pela busca. Da mesma maneira, se o dado de entrada for o nome de uma doença, o sistema tem condições de informar todos os sinais e sintomas relacionados com ela.

No segundo módulo – tratamento –, têm-se outros dois conjuntos de tratamentos que poderão ser indicados para determinadas doenças, os quais também podem ser descritos por um grafo bipartido. Neste, uma partição abrange os nodos referentes às doenças e a outra, os nodos referentes aos tratamentos. O funcionamento desse módulo é um pouco mais simples, pois, a partir do dado de entrada que será o nome da doença, o sistema exibirá os possíveis tratamentos disponíveis.

Um dos problemas desse tipo de modelagem consiste no grande volume de dados, o que pode deixar o grafo muito grande e exigir um algoritmo mais eficiente de busca para o desempenho do sistema não ser prejudicado. Para resolver esse empecilho, podem ser usadas técnicas de tratamento de *big data* ou algoritmos de *mineração de dados* (Carvalho; Dallagassa, 2014).

Exemplos reais

Existem alguns exemplos de sistemas, já disponíveis na *internet*, capazes de apoiar a realização do diagnóstico. Pode-se mencionar o *Diagnosis Pro*, um *site* que retorna uma lista de possíveis causas para um dado sintoma de entrada. Ademais, é também possível fazer o caminho inverso, ou seja, descobrir quais são os sintomas de uma referida enfermidade. Também fornece informações sobre algumas medicações e fatores de risco. Outra ferramenta interessante, desenvolvida na Universidade de São Paulo (USP), é o PROCEnf-USP, com o objetivo um pouco

diferenciado. Ele possibilita ao usuário, seja enfermeiro ou estudante, tomar decisões clínicas, apoiando os julgamentos de diagnósticos, resultados esperados e intervenções de enfermagem (Peres et al., 2009).

Os dois exemplos citados são aplicações bem genéricas, ou seja, abrangem uma grande esfera de condições clínicas. Contudo, há ainda *software*s específicos para um referido campo, como no caso do sistema desenvolvido na Universidade Federal Fluminense (UFF), cujo foco está nas doenças relacionadas com o envelhecimento. O *software* visa auxiliar na descoberta prévia de uma provável manifestação do Alzheimer ou do transtorno cognitivo leve (TCL), para que seja possível a realização de um tratamento antecipado. O sistema, que está em fase de aperfeiçoamento, funciona a partir de um processo de modelagem de decisão, por uma técnica de mineração de dados conhecida como rede Bayesiana (Motta et al., 2015). No ramo dos aplicativos móveis, existem também várias ferramentas similares e que já possuem um grande número de usuários, entre elas, o *Medicamentos de A a Z*, que traz informações sobre fármacos, com orientações sobre o uso. O desenvolvimento desse tipo de aplicativo está se tornando cada vez mais comum e tem um grande público interessado. Por outro lado, os profissionais da saúde preocupam-se com o uso equivocado por pessoas leigas, o que pode trazer substantivos prejuízos, como o incentivo à automedicação: "É muito bom que as pessoas se informem sobre os problemas de saúde usando meios de informação como a mídia ou a internet. O que não pode acontecer é a pessoa querer interpretar os sintomas e se medicar" (Curi, 2011). As manifestações clínicas e as alterações fisiopatológicas de uma dada moléstia podem variar de pessoa a pessoa e, por conseguinte, os diagnósticos devem ser personalizados. Com efeito, tais dispositivos não devem ser usados como uma prática de substituição de diagnósticos e terapêuticas convencionais realizadas por profissionais preparados para isso.

Há várias maneiras de se modelar – computacionalmente – um problema. Neste tópico, foi descrita uma situação e apresentada apenas uma proposta de solução. O exercício empreendido possibilita expor algumas das vantagens e desvantagens de se utilizar um computador para apoio ao diagnóstico ou à terapêutica.

Uma desvantagem que afeta diretamente a confiabilidade do sistema é a coerência do banco de dados com a realidade. Isso porque o sistema necessita de uma base de dados confiável e o mais completa possível para que possa retornar uma resposta válida e próxima ao real. Quanto a vantagens, cita-se o auxílio a estudantes e profissionais, uma vez que não costuma ser possível ter em mente todas as possibilidades para um coerente conjunto de sinais e sintomas.

Modelagem nas áreas de ecologia, epidemiologia e controle

Os estudos nas áreas de ecologia e epidemiologia das doenças parasitárias envolvem um grande número de variáveis. A epidemiologia deve levar em consideração, além de vários outros fatores, as características do organismo dos indivíduos afetados, os determinantes sociais e ambientais e a exposição dos indivíduos a agentes etiológicos e a outros eventos de risco. A ecologia, por sua vez, deve tratar das relações entre os organismos – ou grupos de organismos – com seus hábitats (Odum, 2012). Por esse motivo, a modelagem computacional pode ser muito útil também nessas áreas. A seguir, serão apresentados alguns exemplos de estudos que utilizaram a modelagem computacional no campo da epidemiologia.

Santos (2011) realizou um estudo sobre o processo da disseminação da leishmaniose (ver Capítulo 26, *Leishmaniose Tegumentar*) no meio urbano mediante modelagem fundamentada em agentes e publicou a dissertação *Modelagem computacional da propagação da leishmaniose*. No estudo, foram programados os vetores (flebotomíneos), o cão como principal hospedeiro e o *Homo sapiens* com um hospedeiro ocasional. Partindo das perspectivas teóricas e numéricas, propôs-se "um modelo híbrido, utilizando autômatos celulares e o método de Monte Carlo, capaz de reproduzir resultados obtidos por outros modelos e características observadas em sistemas reais" (Santos, 2011, p. iii). Oliveira (2014) desenvolveu também uma pesquisa dirigida à leishmaniose, com o intuito de estudar a disseminação da moléstia em Belo Horizonte, Minas Gerais, empregando simulação computacional e técnicas de modelagem atinentes à física estatística.

Em recente investigação – interface entre saúde pública e imunologia das moléstias infecciosas –, Bonin (2015) realizou um estudo cujo principal objetivo foi desenvolver um modelo matemático computacional que reproduzisse a resposta imune à vacinação para febre amarela. O trabalho baseou-se na investigação de Lee et al. (2009) e considerou componentes dos SI inato e adaptativo – anticorpos, células apresentadoras de antígeno, células B e células T (CD4+ e CD8+) – na perspectiva de averiguar a resposta imune adquirida com a vacina. Desse modo, "o modelo foi capaz de gerar curvas de anticorpos que estão de acordo com dados experimentais, além de representar o comportamento de diversas populações importantes do sistema imune de acordo com o que é esperado pela literatura" (Bonin, 2015, p. 7).

Outro exemplo de aplicação da modelagem computacional na epidemiologia é o estudo de Silva et al. (2009), o qual utiliza a técnica de autômatos celulares (ver *Glossário*) para predizer padrões de propagação da esquistossomose de acordo com as características do ambiente. Os resultados obtidos possibilitaram a delimitação de "padrões de comportamentos que imitam o que pode ser observado na natureza" (Silva et al., 2009, p. 1).

Considerações finais

A abordagem computacional no domínio das ciências da saúde e da vida vem experimentando importante crescimento nos últimos anos, expandindo as fronteiras da pesquisa em diferentes áreas – como destacado no presente capítulo –, no âmbito das enfermidades parasitárias humanas. A ênfase das considerações ora esboçadas recai sobre a modelagem/experimentação *in silico* dos problemas que emergem do *encontro* entre patógenos e *H. sapiens*, ainda que pudessem ser destacadas outras *ferramentas* computacionais, como a mineração de dados (*data mining*) e os estudos com *big data*.

O aprimoramento das conversações entre os campos do conhecimento, envolvendo, especialmente, biólogos, investigadores da saúde e cientistas das áreas da matemática e da computação, poderá trazer benefícios a todos os envolvidos (em termos do aprimoramento da resolução de problemas), mas, especialmente, para as pessoas. Assim, será possível minimizar o sofrimento e contribuir para uma vida mais equilibrada e, por que não, mais feliz.

Glossário

▸ **Algoritmo.** "Um procedimento passo a passo para a solução de um problema" (Medina; Fertig, 2005, p. 13).

▸ **Autômatos celulares.** "Em linhas gerais, um autômato celular (em duas dimensões) é uma grade retangular de valores tomados de um certo domínio (números inteiros, reais, valores booleanos, a depender da aplicação) acompanhada de um conjunto de regras que governam a atualização de cada posição da grade. A atualização é uma operação que ocorre de forma simultânea e independente, em todas as posições da grade, levando à substituição desta por uma nova grade, com novos valores. Essa atualização é tradicionalmente considerada como um evento em um instante discreto no tempo, de forma que o autômato celular é visto como uma entidade que evolui ao longo do tempo, em instantes discretos" (Silva et al., 2016).

▸ **Big data.** É conceituado como "a capacidade da sociedade de aproveitar a informação de formas novas, para obter percepções úteis ou bens e serviços de valor significativo" (Mayer-Schönberger; Cukier, 2013, p. 13-17).

▸ *Central Processing Unit* **(CPU).** Segundo Brito (2014), a unidade central de processamento é responsável por executar os programas contidos na memória e controlar todos os dispositivos de entrada e saída.

▸ **Engenharia de software.** "É uma disciplina de engenharia que se preocupa com todos os aspectos de produção de software" (Sommerville, 2007, p. 4).

▸ *Framework*. De acordo com Barreto Júnior (2006, p. 34) o "*framework* é definido como um *software* parcialmente completo projetado para ser instanciado. O *framework* define uma arquitetura para uma família de subsistemas e oferece os construtores básicos para criá-los".

▸ **Grafo.** "A teoria dos grafos estuda objetos combinatórios – os grafos – que são um bom modelo para muitos problemas em vários ramos da matemática, da informática, da engenharia, da química, da psicologia e da indústria." Pode-se entender o grafo G (V, E) como uma estrutura matemática que alberga os seguintes conjuntos: "V, finito e não vazio de n vértices"; e "E, de m arestas, que são pares não ordenados de elementos de V" (Pereira; Câmara, 2008, p. 16).

▸ *Graphics Processing Unit* **(GPU).** "Uma unidade gráfica de processamento (*graphics processing unit* – GPU) é um dispositivo dedicado à manipulação e à renderização de objetos gráficos e está presente em quase todos os computadores pessoais (PCs), estações de trabalho, *notebooks* e consoles de jogos modernos. Por apresentarem uma arquitetura dedicada e altamente paralelizada, as GPUs modernas são muito mais eficientes que as CPUs (*central processing unit*) de propósito geral no que diz respeito à execução de algoritmos gráficos" (Esparrachiari; Gomes, 2008, p. 1).

▸ *Hardware*. "O termo *hardware* é usado para fazer referência a detalhes específicos de uma dada máquina, incluindo-se seu projeto lógico pormenorizado bem como a tecnologia de embalagem da máquina" (Hennessy; Patterson, 2003, p. 14).

▸ *In silico*. Segundo Danchin et al. (1991), utiliza-se o termo *in silico* para indicar algo ocorrido por meio de uma simulação computacional.

▸ **Máquina de estado.** "As máquinas de estados finitos são máquinas abstratas que capturam as partes essenciais de algumas máquinas concretas. Essas últimas vão desde máquinas de vender jornais e de vender refrigerantes, passando por relógios digitais e elevadores, até programas de computador, como alguns procedimentos de editores de textos e de compiladores" (Vieira, 2006, p. 55).

▸ **Mineração de dados.** Segundo Silva et al. (2016, p. 10), "a mineração de dados [em inglês, *data mining*] pode ser definida como um processo automático ou semiautomático de explorar analiticamente grandes bases de dados, com a finalidade de descobrir padrões relevantes que ocorrem nos dados e que sejam importantes para embasar a assimilação de informação importante, suportando a geração de conhecimento".

▸ **Nodo.** Os vértices de um grafo (ver anteriormente).

▸ **Portabilidade.** "Capacidade de um programa de computador de ser executado em diferentes configurações de *hardware* ou *software*" (Michaelis, 2017).

▸ *Software*. É uma sentença escrita em uma linguagem computável, para a qual existe uma máquina (computável) capaz de interpretá-la. A sentença (o *software*) é composta por uma sequência de instruções (comandos) e declarações de dados, armazenável em meio digital. Ao interpretar o *software*, a máquina computável é direcionada à realização de tarefas especificamente planejadas, para as quais o *software* foi projetado (Fernandes, 2012).

Referências bibliográficas

Auchincloss AH, Garcia LM. Brief introductory guide to agent-based modeling and an illustration from urban health research. Cad Saude Publ 2015;31(Suppl 1):65-78.

Barreto Junior CG. Agregando frameworks de infraestrutura a uma arquitetura baseada em componentes: um estudo de caso no ambiente

AulaNet. Dissertação (Mestrado em Informática) – Pontifícia Universidade Católica do Rio de Janeiro, 2006.

Bonin CRB. Modelagem matemático-computacional da resposta imune à vacina de febre amarela. Dissertação (Mestrado em Modelagem Computacional) – Universidade Federal de Juiz de Fora, Juiz de Fora, MG, 2015.

Brito A. Introdução à arquitetura de computadores. João Pessoa: UFPB, 2014.

Carvalho DR, Dallagassa M. Mineração de dados: aplicações, ferramentas, tipos de aprendizado e outros subtemas. AtoZ: novas práticas em informação e conhecimento (Curitiba). 2014;3 (2): 82-6. Disponível em: http://www.atoz.ufpr.br. Acesso em: 1 nov 2017.

Cruz AA, Cooper PJ, Figueiredo CA et al. Global issues in allergy and immunology: Parasitic infections and allergy. J Allergy Clin Immunol. 2017;140(5):1217-28.

Curi J. Época. Aplicativos para celular ajudam médicos no diagnóstico e tratamento de doenças. Disponível em: http://revistaepoca.globo.com/Revista/Epoca/0,,EMI258871-15257,00-APLICATIVOS+PARA+CELULAR+AJUDAM+MEDICOS+NO+DIAGNOSTICO+E+TRATAMENTO+DE+DOEN.html. Acesso em: set. 2019.

Danchin A, Medigue C, Gascuel O et al. From data banks to data bases. Res Microbiol 1991;142(7-8):913-6.

Esparrachiari S, Gomes VHP. Um tutorial sobre GPUs. Disponível em: http://www.cecm.usp.br/~selune/mysite/files/Silvia_Victor_T1M-GPU.pdf. Acesso em: 30 nov. 2017.

Farago WC. Simulação baseada em sistemas multiagentes da infecção de macrófagos pelo Trypanosoma cruzi na fase aguda da doença de Chagas: a influência do inóculo inicial e do fator de escape. Dissertação (Mestrado em Ciência da Computação) – Universidade Federal de Viçosa, Viçosa, MG, 2014.

Fernandes JHC. O que é um programa (software). UNB, 2002. Acesso em: 21 jan 2012.

Folcik V, An G, Orosz C. The Basic Immune Simulator: an agent-based model to study the interactions between innate and adaptive immunity. Theoretic Biol & Med Model 2007;4:39.

Gomes AP, Moreira BSV, Dias FJD et al. Plasmodium falciparum infection: in silico preliminary studies. Abakós 2016;5:63-83.

Gomes AP, Sousa FO, Oliveira AP et al. Artificial macrophages and the human immune system computational modeling for the investigation of sepsis pathophysiology: perspectives. Abakós 2015;3:54-69.

Hennessy JL, Patterson DA. Arquitetura de computadores. Uma abordagem quantitativa 3. ed. Rio de Janeiro: Campus, 2003.

Hotez PJ. The poverty-related neglected diseases: Why basic research matters. PLoS Biol 2017;15(11):e2004186.

Lee HY, Topham DJ, Park SY et al. Simulation and prediction of the adaptive immune response to influenza A virus infection. J Virol 2009;83(14):71517165.

Li XH, Wang ZX, Lu TY, Che XJ. Modelling immune system: principles, models, analysis and perspectives. J Bionic Eng 2009; 6(1):77-85.

Machado RR. Uma abordagem de detecção de intrusão baseada em sistemas imunológicos artificiais e agentes móveis. Dissertação (Mestrado em Ciência da Computação) – Universidade Federal de Santa Catarina, Florianópolis, SC, 2005.

Mayer-Schönberger V, Cukier K. Big data: la revolución de los datos masivos. Madrid: Turner, 2013.

Medina M, Fertig C. Algoritmos e programação: teoria e prática. São Paulo: Novatec, 2005.

Michaelis. Dicionário On-line Michaelis. Disponível em <http://michaelis.uol.com.br/moderno-portugues/>. Acesso em: 30 nov 2017.

NCBI. National Center for Biotechnology Information. 2007. Disponível em: https://www.ncbi.nlm.nih.gov/pmc/articles/PMC2186321>. Acesso em: nov. 2017.

National Institute for Cancer Research. Universita degli Studi di Genova. Genova. Disponível em: http://www.iac.rm.cnr.it/~filippo/IMMSIM/immsim/ Acesso em: ago. 2019.

National Institute of Allergy and Infectious Diseases. Disponível em: <https://www.niaid.nih.gov/research/simmune-project> Acesso em: nov. 2017.

Odum E. Ecologia. 2. ed. Rio de Janeiro: Guanabara Koogan; 2012.

Oliveira SR. Modelagem computacional da disseminação da Leishmaniose: estudo de caso no bairro Itapoã, Belo Horizonte, MG, Brasil. Dissertação (Mestrado em Modelagem Matemática e Computacional) – Centro Federal de Educação Tecnológica de Minas Gerais, Belo Horizonte, MG, 2014.

Pereira GMR, Câmara MA. Algumas aplicações da teoria dos grafos. Famat em Revista (UFU). 2008;10:161-72.

Peres HHC, Cruz DALM, Lima AFC et al. Desenvolvimento de sistema eletrônico de documentação clínica de enfermagem estruturado em diagnósticos, resultados e intervenções. Rev Esc Enf USP. 2009;43.

Possi MA. Uma ferramenta para simulação do sistema imunológico, através de sistemas multiagentes: um caso de estudo da autoimunidade. Dissertação (Mestrado em Ciência da Computação) – Universidade Federal de Viçosa, Viçosa, MG, 2012.

Puzone R, Kohler B, Seiden P et al. IMMSIM, a flexible model for in machina experiments on immune system responses. Future Generation Computer Systems 2002;18(7):961-72.

Santos CL. Modelagem computacional da propagação da leishmaniose. Dissertação (Mestrado em Modelagem Matemática e Computacional) – Centro Federal de Educação Tecnológica de Minas Gerais, Belo Horizonte, MG, 2011.

Silva GGZ, Santos CVX, Ramos R et al. Simulação computacional do processo de expansão da esquistossomose na área litorânea de Pernambuco usando autômatos celulares com uma base de dados reais. Anais do IX Encontro Regional de Matemática Aplicada e Computacional, João Pessoa; 2009.

Silva LA, Peres SM, Boscaroli C. Introdução à mineração de dados com aplicação em R. Rio de Janeiro: Elsevier; 2016.

Silva LNC. Engenharia imunológica: desenvolvimento e aplicação de ferramentas computacionais inspiradas em sistemas imunológicos artificiais. Tese (Doutorado em Engenharia Elétrica) – Universidade Estadual de Campinas, Campinas, SP, 2001.

Silva MCL, Souza R, Zoby Jr. LC, Motta Sobrinho MA. Uso de autômatos celulares para simulação da dispersão de poluentes em um corpo hídrico urbano. In: XXI Congresso Brasileiro de Engenharia Química. Fortaleza, 2016.

Siqueira-Batista R, Gomes AP, Batista RS et al. Anamnese: a base do diagnóstico em medicina. Rev FMT 2004;6(1):19-22.

Siqueira-Batista R, Sousa FO, Gomes AP et al. The artificial neutrophil and a proposal of an in silico research of the immune response in human bacterial diseases. Abakós. 2014;2:79-91.

Sommerville I. Engenharia de software. 8. ed. Pearson, Addison Wesley, 2007.

Sommerville I. Engenharia de software. 9. ed. São Paulo: Pearson Prentice Hall; 2011.

Vieira NJ. Introdução aos fundamentos da computação. São Paulo: Thomson; 2006.

Zhang F, Angermann BR, Meier-Schellersheim M. The Simmune Modeler – visual interface for creating signaling networks based on bi-molecular interactions. Bioinformatics 2013;29(9):1229-30.

Métodos de Diagnóstico Parasitológico nas Enfermidades por Protozoários e Helmintos

Rodrigo Siqueira-Batista • Paulo Sérgio Balbino Miguel • Isadora Nogueira Assunção •
Adriano Simões Barbosa Castro • Igor Rodrigues Mendes • Fernanda da Silva Boroni

Introdução

As análises das fezes e do sangue são etapas importantes para o diagnóstico das enfermidades parasitárias (Brum et al., 2013), uma vez que díspares protozoários e helmintos apresentam formas ou estágios evolutivos nesses materiais biológicos dos hospedeiros (animais humanos ou não humanos) (CDC, 2019). Os componentes que podem ser analisados nesses domínios são dados macroscópicos, microscópicos e bioquímicos (De Carli, 2001), obtidos a partir de numerosos métodos que permitem a recuperação e a identificação das formas parasitárias nas amostras (Fritsche; Selvarangan, 2012). Assim, podem-se constatar precocemente alterações hepáticas e dos ductos biliares, sangramento gastrintestinal, síndromes absortivas oriundas da relação entre parasito e hospedeiro e enfermidades parasitárias com estágios no sangue (malária, filarioses, doença do sono e doença de Chagas) (Rosenblatt et al., 2009). Na investigação e no reconhecimento de agentes patogênicos em amostras biológicas, devem ser consideradas orientações de coleta do material para cada paciente, já que a finalidade da análise depende da realização correta do procedimento e do processamento adequado da amostra (Fritsche; Selvarangan, 2012). Neste capítulo serão abordadas brevemente as principais técnicas dos exames parasitológicos de fezes e de sangue e seu emprego na prática clínica cotidiana para o diagnóstico das doenças causadas por protozoários e helmintos.

Exame parasitológico de sangue

O exame parasitológico de sangue pode ser realizado por dois métodos diferentes: gota espessa e distensão sanguínea (Rosenblatt et al., 2009). Na primeira técnica – descrita no Quadro 5.1 –, o sangue é coletado por punção venosa ou digital e colocado sobre a lâmina de microscopia, na qual permanece secando para o exame, sem a utilização de anticoagulantes. No método de distensão sanguínea (Quadro 5.2), coleta-se uma microgota, a qual é espalhada sobre a lâmina (Neves, 2016). Após a coloração da lâmina, verifica-se a existência de hemoparasitos, como o *Trypanosoma cruzi* (causador da doença de Chagas), o *Plasmodium falciparum* (causador da malária), as espécies do gênero *Leishmania* (causadoras das leishmanioses), o *Babesia canis* (causador da "doença do carrapato") e algumas filarioses (De Carli, 2001; Rosenblatt et al., 2009).

Exame parasitológico de fezes

O exame parasitológico de fezes engloba duas etapas: uma macroscópica – através da qual é possível detectar e identificar macroparasitos eliminados espontaneamente – e outra microscópica – que identifica a existência de cistos e trofozoítos de protozoários, e de larvas e ovos de helmintos (Fritsche; Selvarangan, 2012). A recuperação das formas parasitárias nas amostras fecais requer cuidados, já que a maneira de coleta interfere diretamente no resultado final do exame. Assim, é necessário que os profissionais de saúde orientem adequadamente os pacientes, salientando-os sobre:

1. Cuidar para não contaminar as fezes com a água do vaso sanitário ou urina.

2. Defecar, preferencialmente, sobre um local limpo e seco, forrado com papel ou diretamente no frasco de coleta.
3. Coletar o material em frascos coletores de boca larga fornecidos pelo laboratório.
4. Transportar – com o auxílio de uma espátula – parte do material para o frasco plástico com tampa de rosca de cerca de 80 mℓ. Para a maioria dos exames, o volume de 1/3 é o suficiente para realizar a análise.
5. Identificar o frasco coletor com o nome completo do paciente.
6. Se forem verificados diarreia, sangue ou muco, é importante que esta parte – relevante para a análise – seja igualmente coletada.
7. Nos casos de suspeita de infecção intestinal, escrever no frasco selado o termo *precauções*.
8. Levar o material o mais rápido possível para o laboratório. Caso a coleta tenha sido realizada durante a noite, conservar em geladeira.

Métodos utilizados em exames parasitológicos de fezes

O exame parasitológico de fezes (EPF) é um procedimento de rotina laboratorial quando há suspeita de enfermidades causadas por parasitos, cujas estruturas podem ser encontradas nas fezes. Não existe uma técnica capaz de demonstrar todas as formas parasitárias que estejam no material fecal. Existem métodos amplos, que podem revelar um grande número de agentes etiológicos e outros métodos mais específicos. Dentre as formas parasitárias verificadas nas fezes, que podem ser encontradas no sistema digestório de animais humanos ou não, estão alguns protozoários patogênicos, como *Balantidium coli*, *Entamoeba histolytica*, *Chilomastix mesnili* e *Giardia lamblia*; e alguns helmintos, como *Ascaris lumbricoides*, *Ancylostoma duodenale*, *Necator americanus*, *Strongyloides stercoralis*, *Trichuris trichiura*, *Enterobius vermicularis*, *Taenia saginata*, *Taenia solium*, *Hymenolepis* e *Schistosoma mansoni* (Rey, 2008; WHO, 2019). A seguir, serão descritos alguns métodos que visam à investigação de formas parasitárias em fezes.

■ Método de Hoffman, Pons e Janer

Também conhecido como método de Lutz ou sedimentação espontânea, é de fácil realização e de baixo recurso financeiro, e um dos mais utilizados em laboratórios de análises clínicas. Esse método permite a pesquisa de ovos e larvas de helmintos e de cistos de alguns protozoários, por exemplo os de *Giardia lamblia* e de *Entamoeba histolytica* (Fritsche; Selvarangan, 2012; Rocha; Costa, 2016). O material necessário bem como a descrição da técnica estão apresentados no Quadro 5.3 e na Figura 5.1.

■ Método de Faust

Também conhecido por método de centrifugação-flutuação, consiste em uma técnica simples e eficiente para a concentração de ovos leves de helmintos (principalmente ancilostomídeos) e cistos de protozoários. O material necessário bem como a descrição da técnica constam do Quadro 5.4 e da Figura 5.2.

QUADRO 5.1 Indicações, material necessário e descrição da técnica de gota espessa.

	Detalhamento
Indicações	Investigação de protozoários causadores da malária – gênero *Plasmodium*
Material necessário	• Agulha (estilete ou lanceta) • Álcool a 70% • Gazes • Lâminas e lamínulas • Microscópio • Cuba de coloração • Solução hipotônica de azul de metileno • Solução de Giemsa
Técnica	• Proceder à assepsia da pele no local onde será realizada a punção – parte lateral do segundo ou do terceiro dedos de uma das mãos ou do lóbulo da orelha, ou o dedo grande do pé ou o calcanhar (em lactentes) – com gaze umedecida com álcool a 70% e secar com gaze seca • Remover a agulha (estilete ou lanceta) da capa estéril, segurando-a firmemente • Imobilizar o dedo a ser puncionado entre o polegar e o indicador e puncionar o local • Retirar a primeira gota de sangue, com gaze (seca) ou papel-filtro • Apertar suavemente o dedo puncionado, a fim de obter outra gota de sangue esférica sobre a pele seca • Segurar a lâmina de microscopia pelas bordas da extremidade e aproximá-la do dedo do enfermo até tocar o alto da gota de sangue, no centro da lâmina, evitando o contato com a pele • Dispor a lâmina, com face para cima, na superfície de trabalho, e com o canto de uma segunda lâmina, espalhar o sangue, formando um retângulo de tamanho e espessura adequados – aproximadamente de 1,2 cm² a 1,5 cm² • Secar a lâmina em temperatura ambiente, ar morno ou caixa com lâmpada ou estufa, tomando cuidado para o sangue não se fixar por calor excessivo • Desemoglobinizar a gota espessa, usando solução hipotônica de azul de metileno. Esta é aplicada sobre a gota espessa por dois segundos. Após esse procedimento, enxágua-se a lâmina com água tamponada • Utilizar a solução de Giemsa para corar a lâmina: aplicar solução – uma gota de corante para 1 mℓ de água tamponada, ambas homogeneizadas • Na cuba de coloração mergulhar a lâmina por 10 min; enxaguar com água tamponada, sem jato forte e secar sob ventilação ou ar ambiente. Outra opção é cobrir a lâmina com o corante por 10 min • Examinar ao microscópio, utilizando objetiva de imersão.

Adaptado de Brasil, 2009; Neves, 2016.

QUADRO 5.2 Indicações, material necessário e descrição da técnica de distensão sanguínea.

	Detalhamento
Indicações	Detecção de helmintos (filárias – especialmente *Wuchereria bancrofti*) e protozoários (gêneros *Plasmodium* e *Trypanosoma*) no sangue
Material necessário	• Agulha (estilete ou lanceta) • Álcool a 70% • Álcool metílico • Gazes • Lâminas • Microscópio • Solução de Giemsa
Técnica	• Proceder à assepsia da pele no local onde será realizada a punção – parte lateral do segundo ou do terceiro dedos de uma das mãos, do lóbulo da orelha, ou o dedo grande do pé ou o calcanhar (em lactentes) – com gaze úmida com álcool a 70% e secar com gaze seca • Remover a agulha (estilete ou lanceta) da capa estéril, segurando-a firmemente • Imobilizar o dedo a ser puncionado entre o polegar e o indicador e puncionar o local • Retirar primeira gota de sangue, com gaze (seca) ou papel-filtro • Apertar suavemente o dedo puncionado, a fim de obter outra gota de sangue esférica sobre a pele seca • Segurar a lâmina de modo firme, pelas bordas da extremidade, e aproximá-la do dedo do paciente até tocar o alto da gota de sangue, em uma das extremidades da lâmina, evitando o contato com a pele • Com a borda estreita da lâmina, em contato com a gota de sangue, formando um ângulo de 50°, espalhar o sangue rapidamente, a fim de formar uma camada delgada • Deixar em temperatura ambiente, na posição horizontal, até que o sangue fique completamente seco • Usar álcool metílico para fazer a fixação, colocando gotas sobre a distensão, a fim de cobrir todo o esfregaço, por 1 min • Utilizar a solução de Giemsa para corar a lâmina: aplicar solução – uma gota de corante para 1 mℓ de água tamponada, ambas homogeneizadas • Na cuba de coloração mergulhar a lâmina por 20 a 30 min; enxaguar com água tamponada, sem jato forte e secar sob ventilação ou ar ambiente. Outra opção é cobrir a lâmina com o corante por 20 a 30 min. • Examinar, utilizando objetiva de imersão, ao microscópio.

Adaptado de Brasil, 2009; Neves, 2016.

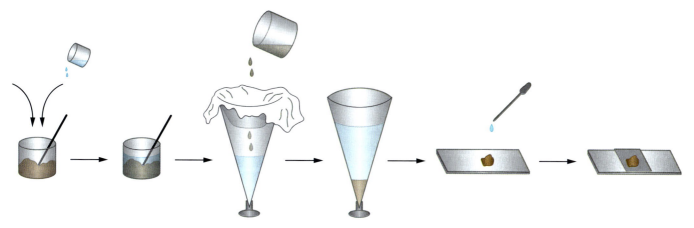

FIGURA 5.1 Método de Hoffman, Pons e Janer (HPJ). Ilustração: Igor Rodrigues Mendes (UFV).

QUADRO 5.3 Indicações, material necessário e descrição da técnica empregada no método de Hoffman, Pons e Janer.

	Detalhamento
Indicações	Investigar a presença de ovos e larvas de helmintos e de cistos de protozoários nas fezes
Material necessário	• Bastão de vidro • Cálice (aproximadamente 200 a 250 mℓ) • Frasco de Borrel • Gaze cirúrgica • Lâminas • Lamínulas • Microscópio • Pipetas de 1 mℓ • Recipiente para as fezes • Solução de Lugol

Técnica	• Depositar aproximadamente 2 g de fezes em um frasco de Borrel e acrescentar cerca de 25 mℓ de água filtrada ou destilada para dissolver o material biológico
	• Proceder à filtração da solução para um cálice cônico, empregando parasitofiltro ou gaze dobrada
	• Lavar o parasitofiltro – ou a gaze –, utilizando água, até que o cálice esteja quase cheio
	• Manter o material (suspensão) em repouso, por um intervalo de aproximadamente 2 h para sedimentação
	• Após este interregno, observar as características do fluido sobrenadante, previamente ao próximo passo. Duas ocorrências poderão sobrevir:
	  ° O sobrenadante apresentar-se turvo: nesse caso, o líquido deve ser descartado com cuidado, para que não se mobilize – e/ou para que não se perca – o sedimento; ato contínuo, deve-se acrescentar água, até que o volume prévio seja atingido; o material deve ser mantido em repouso por mais 1 h
	  ° O sobrenadante apresentar-se limpo: dar seguimento aos próximos passos
	• Coletar o material (sedimento) empregando um dos seguintes procedimentos:
	  ° Técnica 1: desprezar o fluido sobrenadante, cautelosamente; na sequência, deve-se homogeneizar o material (sedimento), de modo a obter-se uma gota; tal abordagem é considerada a mais adequada, na medida em que a gota obtida é, costumeiramente, mais representativa do sedimento
	  ° Técnica 2: inserir uma pipeta no cálice – o qual contém o sedimento e o fluido – até o fundo; obter uma gota do material (sedimento); a pipeta – com a extremidade superior obliterada pelo dedo indicador – deve atingir o fundo do cálice; ato contínuo, cessa-se a ação do dedo indicador, permitindo que uma pequena porção do material (sedimento) penetre a pipeta; recolocar o dedo, prontamente, para que a porção superior da pipeta torne-se novamente obliterada; na sequência, esta deve ser retirada do cálice
	• Depositar o sedimento – obtido a partir de uma das técnicas descritas – em uma lâmina; acrescentar solução de Lugol (uma gota é suficiente); em seguida, proceder à homogeneização, colocar uma lamínula sobre o material e examinar ao microscópio utilizando as objetivas de 10× e 40×; avaliar, no mínimo, duas lâminas de cada sedimento.

Adaptado de Gomes et al., 2012; UFV, 2014; Rocha; Costa, 2016.

■ Método de Baermann-Moraes

A partir desse método, é possível identificar larvas de *Strongyloides stercoralis*. Trata-se de um método que detecta larvas vivas, através do termo-hidrotropismo positivo. O diagnóstico diferencial pode ser realizado utilizando-se a coloração pela solução de Lugol (ver Figura 5.3 e Quadro 5.5).

QUADRO 5.4 Indicações, material necessário e descrição da técnica empregada no método de Faust.

	Detalhamento
Indicações	Investigar a existência de cistos de protozoários e de ovos leves de helmintos nas fezes

Material necessário	• Alça de platina
	• Bastão de vidro
	• Frasco de Borrel
	• Gaze cirúrgica
	• Lâminas
	• Lamínulas
	• Microscópio
	• Pipetas de 1 mℓ
	• Tubo cônico
	• Solução de Lugol*
	• Solução de sulfato de zinco (ZnSO$_2$) a 33%
	
	*A solução de Lugol utilizada para corar os cistos de protozoários e/ou ovos leves de helmintos para exame microscópico tem a seguinte fórmula:
	  ° Cristal de iodo (I$_2$), 5 g
	  ° Iodeto de potássio (KI), 10 g
	  ° Água destilada, 100 mℓ

Técnica	• Dissolver cerca de 5 g de fezes em aproximadamente 10 mℓ de água, utilizando bastão de vidro • Filtrar a suspensão contendo as fezes em gaze dobrada • Depositar a amostra biológica (fezes) em tubo de centrífuga e centrifugar (utilizar 1.500 rpm, por 2 min) • Desprezar todo o sobrenadante e, ato contínuo, suspender o resíduo (resultante) em aproximadamente 10 mℓ de água • Repetir os dois passos previamente empreendidos, de modo que o sobrenadante se torne claro • Adicionar 10 mℓ da solução de ZnSO$_4$ • Homogeneizar o material obtido e centrifugar (utilizar 1.500 rpm por 2 min) • Recolher a película superficial e depositá-la na superfície da lâmina, empregando alça platina • Adicionar solução de Lugol (uma gota é suficiente); cobrir o material com lamínula • Examinar exaustivamente ao microscópio, utilizando as objetivas de 10× e 40×.

Adaptado de Neves, 2016; Gomes et al., 2012; UFV, 2014; Rocha; Costa, 2016.

■ Método de Kato-Katz

O método é empregado para investigar a presença de ovos de *Schistosoma mansoni* (no material fecal) e, menos frequentemente, de outros helmintos. A técnica tem menor reprodutibilidade e costuma ser utilizado como método quantitativo. O ensaio depende da separação de uma pequena amostra de fezes por meio de filtros e da aderência dos ovos a um papel-celofane, o qual deve estar embebido em solução de verde malaquita. Após a aderência – e a ação do verde malaquita, por 1 hora –, o material em análise é levado ao microscópio para identificação dos agentes parasitários (ver Figura 5.4 e Quadro 5.6).

■ Método de Graham

Consiste em um exame parasitológico para a pesquisa de ovos de *Taenia saginata* e *Taenia solium* e, principalmente, *Enterobius vermicularis*. O método consiste em colocar uma fita adesiva com a porção aderente em contato com a prega anal. Após esse primeiro procedimento, a fita é, então, colocada em uma lâmina e observada em microscópio. Os ovos prendem-se na parte aderente e a própria fita serve de lamínula (Quadro 5.7).

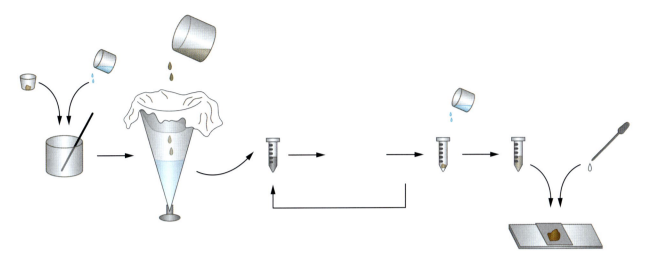

FIGURA 5.2 Método de Faust. Ilustração: Igor Rodrigues Mendes (UFV).

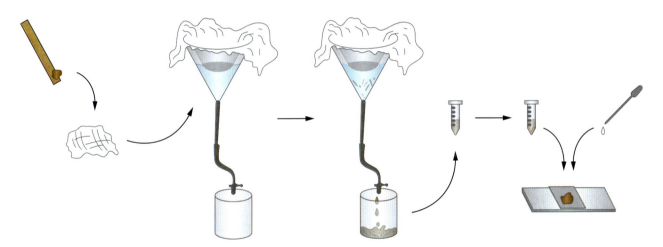

FIGURA 5.3 Método de Baermann-Moraes. Ilustração: Igor Rodrigues Mendes (UFV).

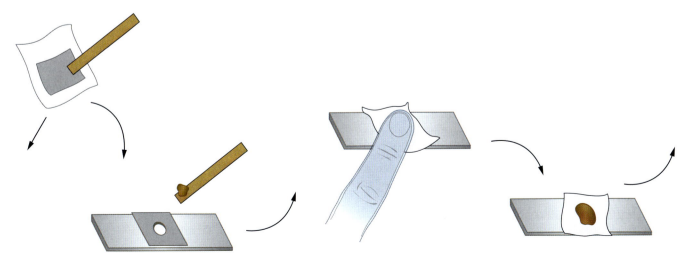

FIGURA 5.4 Método de Kato-Katz. Ilustração: Igor Rodrigues Mendes (UFV).

QUADRO 5.5 Indicações, material necessário e descrição da técnica empregada no método de Baermann-Moraes.

	Detalhamento
Indicações	Investigar a existência de larvas de *Strongyloides stercoralis* nas fezes frescas

Material necessário	• Água aquecida a 45°C
	• Espátula de madeira
	• Funil
	• Gaze cirúrgica
	• Lâmina
	• Lamínula
	• Microscópio
	• Solução de Lugol*
	• Tubo de borracha com pinça metálica
	
	*A solução de Lugol utilizada para as larvas dos helmintos para exame microscópico tem a seguinte fórmula:
	  ° Cristal de iodo (I₂), 5 g
	  ° Iodeto de potássio (KI), 10 g
	  ° Água destilada, 100 mℓ

Técnica	• Encher o funil com água a 45°C • Pegar 8 a 10 g de fezes frescas e colocar sobre uma gaze dobrada em quatro, com a espátula de madeira • Adaptar a porção de gaze sobre o funil, de modo que a água a 45°C entre em contato com o material fecal, sem que este fique submerso (observar, atentamente, essa recomendação) • Deixar o conjunto por 1 h em repouso • Coletar 5 a 7 mℓ da água do fundo do funil, por meio da borracha pinçada • Centrifugar o fluido obtido (utilizar 1.000 rpm, por 1 min), e depositar o material obtido (sedimento) em uma lâmina • Acrescentar solução de Lugol (uma gota é suficiente); cobrir com lamínula • Examinar, ao microscópio, nas objetivas de 10× e 40×.

Adaptado de Neves, 2016; UFV, 2014; Rocha; Costa, 2016.

QUADRO 5.6 Indicações, material necessário e descrição da técnica empregada no Método de Kato-Katz.

	Detalhamento
Indicações	Pesquisa de ovos de *Schistosoma mansoni*

Material necessário	• Lâminas
	• Microscópio
	• Palitos
	• Papel-celofane previamente embebido em solução de verde malaquita
	• Solução de verde malaquita*
	• Papel higiênico
	
	*A solução de verde malaquita tem o objetivo de clarear as amostras a serem examinadas e apresenta a seguinte fórmula:
	  ° Glicerina, 100 mℓ
	  ° Verde malaquita 3%, 1 mℓ
	  ° Água destilada, 100 mℓ

Técnica	• Alocar o material biológico (amostra fecal), que será investigado, sobre um pedaço de papel higiênico • Comprimir porção superior da amostra fecal com uma tela de 200 mm, a qual possibilite a passagem, tão somente, dos ovos de helmintos e das estruturas que sejam menores do que estes • Colocar uma placa perfurada de volume conhecido sobre uma lâmina de microscopia; retirar o material fecal que foi passado pela tela, o qual deverá ser transferido (pequena porção) para uma lâmina, preenchendo todo o volume da placa perfurada com o auxílio de um palito ou de uma espátula • Retirar a placa perfurada da superfície da lâmina; cobrir o material fecal com a lamínula de papel-celofane (previamente embebido em solução de verde malaquita), comprimindo a lâmina, após sua inversão, contra uma folha de papel higiênico • Aguardar cerca de 1 a 2 h e examinar, detalhadamente, ao microscópio.

Adaptado de Neves, 2016; UFV, 2014; Rocha; Costa, 2016.

QUADRO 5.7 Indicações, material necessário e descrição da técnica empregada no método de Graham.

	Detalhamento
Indicações	Pesquisa de ovos de *Enterobius vermicularis*
Material necessário	• Lâminas • Microscópio • Tubo de ensaio • Fita adesiva transparente
Técnica	• Cortar um pedaço de 8 a 10 cm de fita adesiva (necessariamente transparente) • Colocar a fita sobre o tubo de ensaio, tendo cuidado para que a parte adesiva não fique em contato com a parede do tubo • Colocar a fita em contato com a região perianal, várias vezes. Tal procedimento deverá ser realizado pela manhã, antes de o paciente se banhar • Colocar a fita sobre uma lâmina de vidro, como se fosse uma lamínula • Examinar a fita, detalhadamente, ao microscópio, empregando os aumentos de 10× e 40×.

Adaptado de Neves, 2016; UFV, 2014; Rocha; Costa, 2016.

Considerações finais

Os exames apresentados neste capítulo – parasitológico de sangue e parasitológico de fezes – são métodos essenciais para a investigação e o acompanhamento de várias enfermidades parasitárias comuns na prática clínica. Dessa maneira, conhecer suas indicações, vantagens e limitações pode ajudar, significativamente, o trabalho do profissional da saúde.

Referências bibliográficas

Brasil. Ministério da Saúde. Secretaria de Vigilância em Saúde. Guia de Vigilância em Saúde: volume único [recurso eletrônico] / Ministério da Saúde, Secretaria de Vigilância em Saúde. 3. ed. Brasília: Ministério da Saúde, 2019.

Brasil. Ministério da Saúde. Secretaria de Vigilância em Saúde. Manual de diagnóstico laboratorial da malária / Ministério da Saúde, Secretaria de Vigilância em Saúde. 2. ed. Brasília: Ministério da Saúde, 2009.

Brum JWA, Conceição ADS, Gonçalves FDC et al. Parasitoses oportunistas em pacientes com o vírus da imunodeficiência humana. Rev Bras Clin Med 2013;11(3):280-8.

CDC. Centers for Disease Control and Prevention. Parasitic Disease Diagnosis. DPDx: Laboratory Identification of Parasites of Public Health Concern. Disponível em: https://www.cdc.gov/parasites/health_professionals.html. Acesso em: set. 2019.

De Carli GA. Parasitologia clínica: Seleção de métodos e técnicas de laboratório para o diagnóstico das parasitoses humanas. Rio de Janeiro: Atheneu; 2001.

Fritsche TR, Selvarangan R. Parasitologia médica. In: McPherson RA, Pincus MR. Diagnósticos clínicos e tratamento por métodos laboratoriais de Henry. 21. ed. Barueri: Manole; 2012.

Gomes AP, Bazzolli D, Fontes GG et al. Laboratório aplicado a clínica: guia prático. v. 1. Viçosa: UFV, 2012.

Inlab Diagnóstica. Bula Feca-Cult: teste para pesquisa de sangue oculto nas fezes. Interlabdist. Disponível em: <http://www.interlabdist.com.br/dados/produtos/bula/doc/667549073f4d997a4.pdf. Acesso em: 15 mar. 2019.

Neves DP. Exame parasitológico de sangue. In: Neves DP, Melo AL, Linardi PM et al. Parasitologia humana. 13. ed. São Paulo: Atheneu; 2016.

Rey L. Parasitologia. 4. ed. Rio de Janeiro: Guanabara Koogan; 2008.

Rocha MO, Costa AO. Exame parasitológico de fezes. In: Neves DP, Melo AL, Linardi PM et al. Parasitologia humana. 13. ed. São Paulo: Atheneu; 2016.

Rosenblatt JEL, Reller B, Weinstein MP. Laboratory diagnosis of infections due to blood and tissue parasites. Clin Infect Dis 2009;49(7):1103-8.

UFV. Universidade Federal de Viçosa. Laboratório de Agentes Patogênicos. Normas e Rotinas Operacionais. 2014. Disponível em: http://www.dem.ufv.br/wp-content/uploads/DEM-Agentes-Patog%C3%AAnicos.pdf. Acesso em: mar 2019.

WHO. World Health Organization. Soil-transmitted helminth infections. Disponível em: https://www.who.int/news-room/fact-sheets/detail/soil-transmitted-helminth-infections. Acesso em: set. 2019.

CAPÍTULO 6

Métodos de Diagnóstico Imunológico nas Enfermidades Parasitárias

Adriano Simões Barbosa Castro • Paulo Sérgio Balbino Miguel • Tayná Alessandra Bellintani Pompiani • Sávio Silva Santos • Luiz Alberto Santana

Introdução

O diagnóstico laboratorial de doenças infecciosas, tanto em sua identificação etiológica quanto em sua detecção, pode ser realizado por técnicas imunológicas (CDC, 2019). Tais técnicas costumam revelar alta precisão na detecção de antígenos e na mensuração da resposta imunológica relacionada com os anticorpos (Ferreira; Ávila, 2009).

Há vários métodos que utilizam como base o princípio da reação anticorpo e antígeno. Estes podem ser classificados em dois grupos: reagentes não marcados (Gan; Kruti, 2013) e reagentes marcados (Ferreira; Ávila, 2009).

O primeiro grupo, o de métodos reagentes não marcados, apresenta menor sensibilidade, pois é necessária a formação de grande quantidade de imunocomplexos (antígenos ligados a anticorpos) para que as reações se processem adequadamente. Já o segundo grupo é de caráter mais sensível, pois os reagentes são marcados com sondas enzimáticas, radioativas ou fluorescentes. Assim, tal abordagem amplifica o sinal, o qual, posteriormente, é detectado por técnicas com espectrofotometria, quimioluminescência, reação de imunofluorescência indireta (RIFI) e ensaio de imunoadsorção enzimática (ELISA; do inglês, *enzyme-linked immunosorbent assay*), entre outras (Ferreira; Ávila, 2009).

As duas técnicas citadas anteriormente têm como objetivo a detecção da formação de precipitados entre antígeno e anticorpo. Nas metodologias que utilizam marcadores enzimáticos, observa-se a formação de um complexo antígeno-anticorpo que produzirá um composto colorido, quando em contato com um substrato cromógeno. A intensidade de cor produzida é diretamente proporcional à quantidade de antígeno ou de anticorpo presente no soro sanguíneo (ou outra amostra clínica). Por isso se trata de metodologia com maior sensibilidade. São exemplos a imunofluorescência direta e indireta; o radioimunoensaio, não comumente utilizado devido à periculosidade em sua aplicação; a técnica ELISA; a quimioluminescência; o *Western blotting*; a imunocromatografia; e a citometria de fluxo (Murray et al., 2014).

Com base nestes apontamentos preliminares, delimita-se que a revisão das principais técnicas de diagnóstico imunológico, com aplicabilidade na investigação das parasitoses, representa o escopo do presente capítulo.

Testes não marcados

Precipitação

A técnica imunológica de imunoprecipitação tem como princípio o isolamento de antígenos utilizando a especificidade dos anticorpos. O processo fundamenta-se na desagregação das células que apresentam detergentes, da ligação específica antígeno-anticorpo e da formação do complexo entre eles, da lavagem do precipitado formado e da fragmentação do antígeno do complexo, o qual será analisado por eletroforese (Gan; Kruti, 2013).

Para que haja a precipitação do antígeno, há a ligação do anticorpo a esferas de agarose, geralmente intermediada por uma proteína. Assim, este é um método capaz de quantificar proteínas específicas muito utilizado. Além disso, tal procedimento pode também ser utilizado na detecção dos anticorpos produzidos em decorrência da reação a determinados parasitos (Corthell, 2014).

Ressalta-se que a precipitação é influenciada por fatores físico-químicos e imunológicos e pela concentração de antígenos e anticorpos. Com base em tal característica, tem-se como análise ideal aquela na qual as quantidades de antígenos e anticorpos sejam semelhantes (sendo que a maior concentração de anticorpos acarretará o efeito prozona). Além disso, quando um dos reagentes se apresentar em maior proporção, ocorrerá dissolução de precipitados formados (Gan; Krutti, 2013).

Imunodifusão

Corresponde à técnica na qual há a formação de um precipitado (antígeno-anticorpo) para que seja detectado o complexo. Pode-se dividir este método em duas abordagens: difusão simples e dupla.

Na abordagem simples, há a fixação no suporte, do antígeno ou do anticorpo, e, simultaneamente, o outro componente forma um complexo junto ao fixado. Já na abordagem dupla, tanto o anticorpo quanto o antígeno se deslocam na mesma direção e, assim, formam o precipitado, quando em contato (Ferreira; Ávila, 2009). Ambas as abordagens podem ser do padrão linear (unidimensional) ou radial (bidimensional) (Figura 6.1).

Eletroforese

Essa técnica utiliza um meio condutor, influenciado por um campo elétrico, no qual há migração de proteínas carregadas entre os polos positivos e negativos. Tal movimento dependerá da resistência oferecida pelo gel e da carga das proteínas. Há vários tipos de eletroforese. Um exemplo é a eletroforese de zona, método considerado de baixa sensibilidade, em que há a separação de moléculas pela carga, típico de triagens. Outro exemplo desse método é a eletroimunodifusão, que faz a combinação entre a diferença de carga elétrica com a propriedade das partículas que se difundem pelo meio, tendo grande importância clínica para a detecção de bactérias associadas a meningite, pneumonia e outras doenças. Já a técnica de imunoeletroforese é a combinação da eletroforese para haver a separação de partículas antigênicas e anticorpos contra partículas específicas que, quando existentes, irão formar precipitados detectados no meio (Longo et al., 2013).

Aglutinação

Na aglutinação, tem-se a formação de agregados (antígenos e anticorpos) visíveis a olho nu. Esta abordagem vem sendo utilizada para detectar reações inflamatórias de caráter agudo, causadas por bactérias e vírus ou proteínas produzidas por esses agentes infecciosos. A técnica também pode ser empregada na rotina da tipagem sanguínea, utilizando-se determinantes antigênicos na superfície das próprias hemácias. Esta pode ser tanto qualitativa quanto quantitativa, pois consegue mensurar os títulos de anticorpos por diluições seriadas, além de ser importante na avaliação da gravidade de várias enfermidades (Ferreira; Ávila, 2009).

Esta técnica pode ser classificada em aglutinação direta e indireta. Na técnica direta, utilizam-se características antigênicas naturalmente presentes nas células, como os antígenos presentes na superfície dos eritrócitos ou de parasitos. Já a segunda técnica é executada quando não há tais características antigênicas, sendo comum para o *Treponema pallidum* e o *Trypanosoma cruzi*, entre outros (Ferreira; Ávila, 2009) (Figura 6.2).

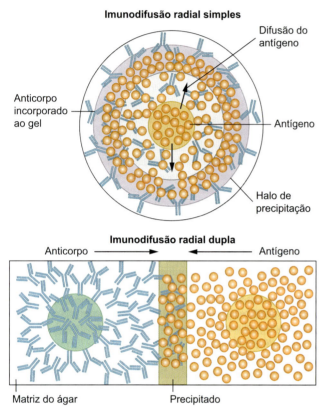

FIGURA 6.1 Esquema da reação de imunodifusão radial (abordagem simples e dupla). Adaptada de Ferreira; Ávila, 2009.

Testes marcados

Imunofluorescência

Consiste em uma técnica pautada em um método imunológico que tem ampla importância para a análise clínica e, consequentemente, para o diagnóstico de diversas enfermidades, em especial as virais, as bacterianas e as causadas por protozoários. Tem como base a eficiência da ligação de um corante, emissor de fluorescência, a um anticorpo, o qual não apresenta nenhuma substância que possa interferir em sua capacidade de reagir diante de seu antígeno específico. O corante em questão é excitado por absorver radiação ultravioleta, emitindo fluorescência que pode ser mensurada por citometria de fluxo ou microscopia de fluorescência ou confocal (Murray, 2014).

A imunofluorescência pode ser dos tipos direto, que faz a pesquisa de antígenos; e indireto, que investiga antígenos e anticorpos. A técnica direta pauta-se na utilização de um anticorpo marcado previamente com um fluorocromo que, quando entra em contato com o antígeno presente na amostra, emite fluorescência proveniente da reação entre ambos. Assim, corresponde a uma técnica altamente específica e sensível, quando comparada com outras abordagens em que os marcadores estão ausentes (testes não marcados) (Gan; Krutti, 2013).

A imunofluorescência indireta, por sua vez, apresenta uma etapa adicional com relação à direta, que consiste na adição de um conjugado correspondente a um anticorpo secundário. Este é marcado com fluorocromo, tornando a abordagem mais sensível, já que esse acréscimo amplifica o sinal da fluorescência. Tal método pode ser aplicado na pesquisa tanto de antígenos quanto de anticorpos. Entretanto, depende da impregnação prévia na placa do fabricante de antígeno ou anticorpo pelo próprio fabricante. A técnica apresenta grande sensibilidade, o que colabora para uma fácil detecção, embora seja mais onerosa, demorada e sujeita a possíveis reações cruzadas (Gan; Krutti, 2013) menos específicas, sendo rotineiramente utilizada em pesquisa de plasmódio em eritrócitos (Figura 6.3).

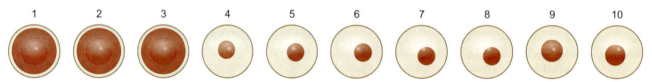

FIGURA 6.2 Esquema de hemaglutinação. Adaptada de Ferreira; Ávila, 2009.

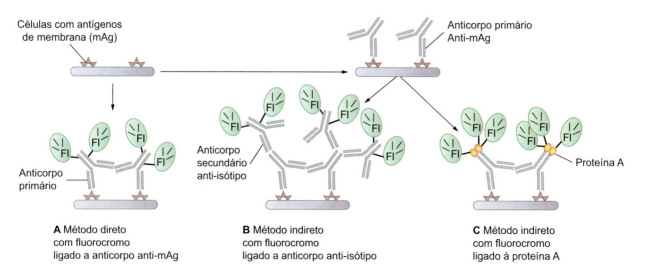

FIGURA 6.3 Testes fluorescentes heterogêneos: imunofluorescência direta (**A**), imunofluorescência indireta com anticorpo anti-isótipo (**B**) e imunofluorescência indireta com a proteína A marcada com substância fluorescente (**C**). Adaptada de Ferreira; Ávila, 2009.

Radioimunoensaio

Com o intuito de detectar e quantificar anticorpos específicos, na ordem de nano e picogramas, podem-se substituir os corantes por isótopos radioativos (radioimunoensaio) como marcadores de antígenos em amostras biológicas. Quando comparado com outras técnicas, o radioimunoensaio é mais sensível, porém, por envolver contagem de material radioativo, apresenta maior risco de contaminação com esse material, o que dificulta sua execução e sua aplicação na rotina clínica. Além do risco operacional, há o alto custo dos reagentes associado à sua baixa meia-vida. Entretanto, mesmo com a diminuição da sua aplicabilidade, não se exclui sua importância na detecção de antígeno e anticorpo em infecções causadas por bactérias e vírus (Bender; Muhlen, 2009).

ELISA

O teste ELISA é uma das técnicas mais empregadas como aparato diagnóstico no campo médico, sendo capaz de detectar quantidades ínfimas de antígenos ou anticorpos em amostras biológicas. Tais imunoensaios enzimáticos empregam anticorpos e antígenos marcados, o que possibilita a detecção, a titulação e a quantificação da espécie patogênica de interesse (bacteriana, viral ou protozoária). É importante ressaltar que a boa execução da técnica depende da escolha da enzima conjugada, do antígeno e do anticorpo (Ferreira; Ávila, 2009).

Realiza-se a técnica em microplacas contendo 96 poços contendo antígenos ou anticorpos imobilizados ("presos nos poços") previamente, em que ocorrem as reações enzimáticas. Estas se caracterizam pela ligação específica entre anticorpos da amostra com o material presente na placa. Os complexos formados podem ser detectados por um anticorpo secundário (antianticorpo marcado com uma enzima), que produz mudança visível de coloração ao ligar-se ao anticorpo da amostra, devido a um substrato cromogênico.

Tal mudança visível de coloração indica a existência de um antígeno e, consequentemente, do patógeno, o que possibilita, ainda, avaliações qualitativas e quantitativas.

Existem para diagnóstico três tipos de ELISA em que o princípio é a reação de antígeno-anticorpo: o indireto, sanduíche e competitivo. No ELISA indireto, o poço está previamente impregnado com o antígeno. Após a primeira lavagem, o anticorpo específico é adicionado para ser quantificado. Uma segunda lavagem é realizada, seguindo-se a adição do conjugado enzimático (anticorpo secundário). Após a última lavagem, o substrato é adicionado, e a intensidade de cor quantificada por espectrofotometria. No ELISA sanduíche, o poço está impregnado com o anticorpo. O antígeno a ser quantificado é inserido após a primeira lavagem. Seguem-se outra lavagem e adição do conjugado enzimático. O substrato é adicionado e a intensidade de cor quantificada por espectrofotometria após a última lavagem. No ELISA competitivo, por sua vez, o anticorpo é incubado com o antígeno a ser quantificado e a mistura, adicionada ao poço contendo antígeno impregnado. Após a lavagem o conjugado enzimático é adicionado. Outra lavagem é realizada, seguida de adição do substrato e quantificação da intensidade da cor formada (Figura 6.4) (Bender; Muhlen, 2009).

Western blotting

A associação entre a técnica de eletroforese e as abordagens imunoenzimáticas (*Western blotting*) objetiva a dissociação de proteínas de parasitos e microrganismos afins. Tal separação, iniciada por eletroforese, separa pelo tamanho as proteínas ou os antígenos em gel de poliacrilamida. Decorrida a técnica eletroforética padronizada para cada análise, ocorre a migração de proteínas para uma membrana de nitrocelulose, junto com a aplicação de anticorpos específicos, os quais são marcados com enzimas específicas para determinado antígeno. Quando na amostra, formam complexos coloridos, os quais são identificados

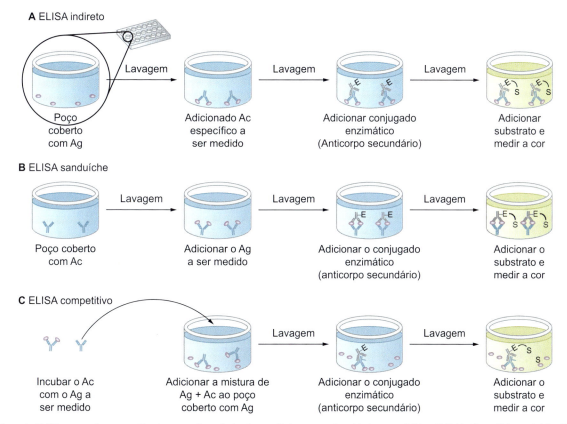

FIGURA 6.4 Tipos de ELISA que podem ser utilizados para diagnóstico imunológico nas enfermidades parasitárias: ELISA indireto (**A**), sanduíche (**B**) e competitivo (**C**). Adaptada de Bender; Muhlen, 2009.

por espectrofotometria ou visualmente. Esta técnica é rotineiramente utilizada para a detecção e a confirmação do diagnóstico do vírus da imunodeficiência adquirida (HIV), devido à rápida execução e à alta sensibilidade (Longo et al., 2013).

Citometria de fluxo

A metodologia de citometria de fluxo corresponde à mensuração de células que são atravessadas por *laser*, sendo considerada uma das técnicas mais modernas. Levam-se em consideração o tamanho, a granulosidade e a fluorescência que tais células emitem caso sejam marcadas. Há a preparação da amostra a ser analisada, a fim de que esta seja aspirada no aparelho, para o citômetro, no qual irá passar por um *laser*. Posteriormente, ela será separada para que possa ser analisada. Tal análise corresponde a um processo rápido e preciso, que possibilita a contagem das células que perpassam o sensor.

Atualmente, tem-se empregado tal metodologia para a determinação de proliferação celular e fenotipagem celular, além da detecção de citocinas. A técnica pode também ser utilizada na análise morfométrica de células suspensas em meio líquido em um Eppendorf inserido no citômetro, para que se realize a análise pela dispersão do raio *laser* a ser incidido sobre as células (Ferreira; Ávila, 2009).

Considerações finais

Além de facilitarem o diagnóstico etiológico, as técnicas imunológicas vêm sobrepondo-se na rotina clínica, devido à capacidade de mensurarem as quantidades de células e respostas envolvidas nos processos de adoecimento. Isso proporciona também maior entendimento acerca das infecções, tanto por protozoários quanto por helmintos.

Referências bibliográficas

Bender AL, Muhlen CA. Testes laboratoriais aplicados à imunologia médica. In: Voltarelli JC, Donadi EA, Carvalho IF et al. Imunologia na clínica médica. São Paulo: Atheneu, 2009.

CDC. Centers for Disease Control and Prevention. Parasitic Disease Diagnosis. DPDx: Laboratory Identification of Parasites of Public Health Concern. Disponível em: https://www.cdc.gov/parasites/health_professionals.html. Acesso em: 1 set. 2019.

Corthell JT. Immunoprecipitation. In: Corthell JT. Basic molecular protocols in neuroscience: tips, tricks, and pitfalls. 1. ed. 2014.

Ferreira AW, Ávila SLM. Diagnóstico laboratorial das principais doenças infecciosas e autoimunes. 2. ed. Rio de Janeiro: Guanabara Koogan; 2009.

Gan SD, Kruti RP. Enzyme immunoassay and enzyme-linked immunosorbent assay. J Invest Dermatol. 2013; 133:e12.

Longo DL, Kasper DL, Jameson JL et al. Harrison: medicina interna. 18. ed. Porto Alegre: AMGH; 2013.

Mandell GL, Bennett JE, Dolin R. Principles and practice of infectious diseases. 8. ed. Philadelphia: Elsevier Health Sciences; 2015.

Murray P. The Clinician and the Microbiology Laboratory. In: Mandell GL, Bennett JE, Dolin R. Principles and practice of infectious diseases. 8. ed. Philadelphia: Elsevier Health Sciences; 2015.

Murray PR, Rosenthal KS, Pfaller, MA. Microbiologia médica. 7. ed. Rio de Janeiro: Elsevier; 2014.

CAPÍTULO 7

Técnicas de Biologia Molecular e Investigação das Enfermidades Parasitárias

Paulo Sérgio Balbino Miguel • Michely Baptistele Resende •
Adriano Simões Barbosa Castro • Ana Paula Guimarães-Walker

Introdução

As moléstias parasitárias – causadas por protozoário, helmintos e artrópodes – ainda constituem sério problema de saúde pública, devido à sua ampla distribuição geográfica, elevada prevalência e implicações clínicas e sociais.

Segundo a Organização Mundial da Saúde, cerca de uma em cada seis pessoas no mundo são acometidas por alguma forma de enfermidade infectoparasitária. Dentre todas essas condições clínicas, a malária é a de maior letalidade, sendo responsável por cerca de 435.000 mortes por ano. A morbidade causada por essas enfermidades também é significativa. Cerca de metade da população mundial se encontra sob risco de contrair malária, e em 2017 foram registrados mais de 219 milhões de casos de malária, o que representou um aumento de cerca de 2 milhões de casos em relação ao ano anterior.

Já as helmintíases e as doenças tropicais negligenciadas afetam mais de 1 bilhão de pessoas ao redor do mundo (WHO, 2019). Na América Latina e no Caribe, segundo a Organização Pan-Americana da Saúde (OPAS), estima-se que pelo menos 46 milhões de crianças vivam em áreas de alto risco de infecção ou reinfecção com helmintos transmitidos pelo solo, enquanto cerca de 70,2 milhões estão sob risco de doença de Chagas, 25 milhões sofrem de esquistossomose e 12,6 milhões sofrem de filariose linfática. Malária, doença de Chagas, leishmanioses e esquistossomose mansônica são enfermidades parasitárias endêmicas no Brasil (PAHO, 2016).

Apesar do declínio das taxas de infecção de alguns enteroparasitos, resultante de programas de ação integrada e administração em massa de antiparasitários, as helmintíases intestinais ainda continuam altamente prevalentes, principalmente nas regiões tropicais e subtropicais, nos denominados "cinturões de pobreza". Nessas regiões, a distribuição geográfica dos parasitos coincide com subdesenvolvimento, baixo padrão socioeconômico, áreas rurais, falta de acesso a saneamento básico e pouca escolaridade da população (Brooker et al., 2006).

É importante ressaltar que enfermidades parasitárias também são relevantes em países de alta renda *per capita*. Por exemplo, nos Estados Unidos estima-se que mais de 300.000 pessoas vivam com doença de Chagas. Cisticercose, toxocaríase, toxoplasmose e tricomoníase também são relatados e causam considerável morbidade (CDC, 2014).

Adicionalmente, mudanças na dinâmica da transmissão parasitária em termos globais têm sido registradas em decorrência de fatores como: viagens, movimentos migratórios, alterações climáticas e ambientais. Aumento do risco de reintrodução de malária na Europa e relatos recentes de casos de esquistossomose na França (Boissier et al., 2016) são exemplos desse contexto epidemiológico atual.

O diagnóstico rápido e confiável de enfermidades infectoparasitárias é fundamental para seu tratamento adequado e acompanhamento clínico, bem como para a vigilância epidemiológica de doenças, levantamento populacional, monitoramento ambiental e apoio aos programas de controle de endoparasitos. Adicionalmente, as ferramentas moleculares possibilitam o diagnóstico das enfermidades infectoparasitárias nas rotinas hospitalares, laboratoriais e de bancos de sangue de referência.

Em linhas gerais, os métodos moleculares são utilizados em adição aos métodos laboratoriais convencionais (baseados na detecção de parasitos em amostras clínicas por meio de identificação microscópica direta), em situações nas quais a detecção por métodos estabelecidos é difícil em razão de fatores como: cargas parasitárias baixas, semelhanças em morfologia e morfometria, baixa sensibilidade dos ensaios com base na detecção de antígenos, incapacidade dos testes fundamentados na detecção de anticorpos determinarem infecção ativa ou infecções múltiplas. As técnicas moleculares se fundamentam na identificação de ácidos nucleicos e têm se mostrado altamente sensíveis e específicas para o diagnóstico laboratorial de enfermidades infecciosas e parasitárias. A indicação e a eficácia dessas ferramentas no diagnóstico individual das diversas parasitoses humanas dependem da sensibilidade, da especificidade e da confiabilidade da metodologia empregada (Wong et al., 2014).

Atualmente, a principal limitação para uso em larga escala dos métodos moleculares em parasitologia é a necessidade de infraestrutura de laboratório e seu custo associado. Entretanto, o diagnóstico molecular de doenças infecciosas é uma área ascendente no campo das ciências da saúde e de considerável importância clínica e econômica. Novas técnicas dependentes da análise de ácidos nucleicos estão sendo desenvolvidas, e a crescente otimização dos seus custos tende a impulsionar ainda mais esse segmento.

A seguir, serão descritos sucintamente os principais métodos moleculares utilizados para o diagnóstico das enfermidades causadas por protozoários e helmintos em humanos, objetivo do presente capítulo. Artrópodes são vetores de várias enfermidades infectoparasitárias na prática clínica, incluindo parasitoses significativas em termos de saúde pública, como malária, doença de Chagas, tripanossomíase humana africana (doença do sono), leishmaniose e filarioses. Em parasitologia humana, as principais técnicas moleculares empregadas incluem: reação em cadeia da polimerase (PCR) e suas variações, amplificação isotérmica de DNA mediada por *loop* (LAMP, do inglês *loop mediated isothermal amplification*), Luminex, microfluídica. O Quadro 7.1 resume os principais parasitos humanos encontrados na prática clínica e as técnicas de biologia molecular mais comumente empregadas para seu diagnóstico.

Reação em cadeia da polimerase

A reação em cadeia da polimerase (PCR, do inglês, *polymerase chain reaction*) se fundamenta na amplificação de uma região específica da molécula de DNA por meio de ciclos repetidos com variações de temperatura, o que resulta na multiplicação da sequência-alvo em milhares a milhões de vezes.

Para realizar a PCR são necessários: (1) oligonucleotídios iniciadores, também denominados *primers* (pequenas sequências de DNA sintetizadas para serem complementares às conhecidas do DNA-alvo); (2) desoxirribonucleotídios trifosfatados (dATP, dCTP, dGTP e dTTP); (3) a enzima termoestável Taq DNA polimerase; e (4) solução-tampão com magnésio. A partir daí, a reação é submetida a ciclos repetitivos e alternados de aquecimento e resfriamento em um termociclador.

A PCR é realizada em três etapas. Inicialmente ocorre a *desnaturação* (a 95°C) para abertura da fita de DNA. A seguir, o *anelamento* ou hibridização (entre 55° e 65°C), para ligação dos *primers* à fita-molde complementar do fragmento-alvo. E por fim, a *extensão*, também denominada polimerização, da fita de DNA a 72°C. Durante esta última

QUADRO 7.1 Técnicas mais comumente empregadas para diagnóstico dos principais parasitos humanos.

Parasito	Método de amplificação do DNA	Método de detecção dos fragmentos de amplificação	Amostra
Protozoários			
Apicomplexa			
Plasmodium spp.	PCR, qPCR, nPCR, RT-PCR, LAMP	Eletroforese em gel, sondas de hidrólise/SYBR Green®, visual	Sangue
Cryptosporidium spp. (*C. hominis, C. parvum*)	PCR, qPCR, Multiplex PCR/qPCR	Eletroforese em gel, sondas de hidrólise/SYBR®, Luminex	Fezes
Cyclospora cayetanensis	PCR, qPCR, nPCR, nPCR-RFLP Multiplex PCR/qPCR	Eletroforese em gel, sondas de hidrólise/SYBR®, sequenciamento, Luminex	Fezes, escarro; plantas (framboesa, manjericão)
Cystoisospora spp.; *C. belli*	PCR, qPCR, Multiplex PCR	Eletroforese em gel, sondas de hidrólise/SYBR®, Luminex	Fezes
Sarcocystis spp.; *S. hominis*	PCR, qPCR, PCR-RFLP; Multiplex PCR	Eletroforese em gel, sondas de hidrólise/SYBR®, análise da curva de fusão	Fezes
Amoebozoa			
Entamoeba histolytica	PCR, qPCR, nPCR, Multiplex PCR/qPCR	Eletroforese em gel, sondas de hidrólise/SYBR®, Luminex, sequenciamento	Fezes, aspirado de abscesso hepático, líquido cerebrospinal
Sarcomastigophora			
Leishmania spp.	PCR, qPCR, Multiplex PCR, LAMP	Eletroforese em gel, sondas de hidrólise, visual	Fluido ocular, biopsia tissular
Toxoplasma gondii	PCR, qPCR, LAMP	Eletroforese em gel, sondas de hidrólise, visual	Sangue, líquido amniótico, líquido cerebrospinal
Trypanosoma spp.	PCR, qPCR	Eletroforese em gel, sondas de hidrólise/SYBR®	Sangue
Metamonada			
Dientamoeba fragilis	PCR, qPCR, nPCR, PCR-RFLP, Multiplex PCR/qPCR	Eletroforese em gel, sondas de hidrólise/SYBR®, Luminex, sequenciamento.	Fezes
Giardia duodenalis/ G. intestinalis	PCR, qPCR, PCR-RFLP, Multiplex PCR/qPCR	Eletroforese em gel, sondas de hidrólise/SYBR®, Luminex, sequenciamento	Fezes
Trichomonas vaginalis	PCR, qPCR, Multiplex PCR	Eletroforese em gel, sondas de hidrólise	*Swab* vaginal, uretral e endocervical
Ciliophora			
Balantidium coli	PCR, qPCR	Sondas de hidrólise	Fezes
Microsporidia			
Blastocystis spp.	PCR, qPCR, Multiplex PCR	Eletroforese em gel, sondas de hidrólise/SYBR®	Fezes
Encephalitozoon spp.	PCR, qPCR	Eletroforese em gel, sondas de hidrólise, *microarray*	Fezes
Enterocytozoon bieneusi	PCR, qPCR	Eletroforese em gel, sondas de hidrólise, sequenciamento	Fezes
Helmintos			
Nematoides			
Ancylostoma duodenale	PCR, qPCR, nPCR, Multiplex PCR/qPCR	Eletroforese em gel, sondas de hidrólise, Luminex	Fezes
Ascaris lumbricoides	qPCR, nPCR, Multiplex qPCR	Sondas de hidrólise, sequenciamento	Fezes
Necator americanus	qPCR, nPCR, Multiplex qPCR	Sondas de hidrólise, Luminex	Fezes
Onchocerca volvulus	PCR, qPCR LAMP	Eletroforese em gel, sondas de hidrólise Visual	Biopsia tissular, sangue
Strongyloides stercoralis	PCR, qPCR, Multiplex qPCR	Sondas de hidrólise, Luminex	Fezes
Trichuris trichiura	PCR, Multiplex qPCR	Eletroforese em gel, sondas de hidrólise	Fezes
Trematódeos			
Clonorchis sinensis	PCR, qPCR, Multiplex PCR	Eletroforese em gel, sondas de hidrólise	Fezes
Fasciola spp.	PCR, qPCR, Multiplex PCR LAMP	Eletroforese em gel, sondas de hidrólise Visual	Fezes
Opisthorchis spp.	PCR, qPCR, nPCR, Multiplex PCR, LAMP	Eletroforese em gel, sondas de hidrólise Visual	Fezes, tecido tumoral
Paragominus spp.	PCR, qPCR LAMP	Eletroforese em gel, sondas de hidrólise Visual	Fezes
Schistosoma spp.	LAMP PCR, qPCR, nPCR, PCR-ELISA, Multiplex qPCR	Visual Eletroforese em gel, sondas de hidrólise/SYBR®, ELISA	Fezes, sangue, plasma, urina, lavado vaginal, líquido cerebrospinal
Cestoides			
Diphyllobothrium spp.	Multiplex PCR/qPCR	Eletroforese em gel, sequenciamento	Proglotes, ovos
Echinococcus spp.	PCR, qPCR	Eletroforese em gel, sondas de hidrólise	Fezes
Hymenolepis nana	PCR, qPCR	Eletroforese em gel, sondas de hidrólise	Fezes
Taenia spp.	LAMP PCR, qPCR, nPCR, PCR-RFLP, Multiplex PCR/qPCR	Visual Eletroforese em gel, sondas de hidrólise	Líquido cerebrospinal, fezes, proglotes

PCR: reação em cadeia da polimerase; qPCR: PCR em tempo real; nPCR: *nested* PCR; RT-PCR: PCR-por transcriptase reativa; LAMP: amplificação isotérmica de DNA mediada por *loop*; RFLP: polimorfismo no comprimento de fragmentos de restrição. Adaptado de Verweij; Stensvold, 2014; Laude et al., 2016; Zheng; Cheng, 2017; Adams et al., 2018.

etapa, o aumento na temperatura permite que a enzima Taq polimerase possa atuar na inserção dos nucleotídios, resultando na formação de nova fita dupla do fragmento de DNA desejado. Cada cópia de fragmento de DNA sintetizado funciona como molde para um novo ciclo de amplificação. Ao final de vários ciclos, geralmente repetidos entre 25 e 35 vezes, em período entre 2 e 4 horas, são obtidas múltiplas cópias do fragmento de interesse (entre 10^6 e 10^9 vezes) (Arnheim; Erlich, 1992). A Figura 7.1 descreve as etapas da PCR.

Após a amplificação dos fragmentos-alvo por PCR, outros passos são necessários para que se possa visualizar os resultados da reação e determinar o tamanho dos fragmentos gerados. A detecção desses produtos formados pela PCR convencional (*amplicons*) costuma ser realizada em gel de agarose ou acrilamida. Na eletroforese, uma corrente elétrica é aplicada ao gel e a presença de grupos fosfato no DNA carregados negativamente faz com que os ácidos nucleicos migrem através do gel em direção ao eletrodo positivo. Os fragmentos de DNA são distribuídos ao longo do gel e formam bandas de acordo com sua massa e tamanho molecular. Quanto menor o fragmento, mais rapidamente ele migrará em direção ao eletrodo positivo. Desta forma, a malha formada no gel possibilita a diferenciação dos fragmentos-alvo de DNA pelo tamanho (Figura 7.2).

Além disso, a concentração de agarose influencia a porosidade do gel e, consequentemente, a capacidade de migração das moléculas de DNA. Quanto maior a concentração de agarose no gel, menor a porosidade e maior a resistência ao movimento para fragmentos maiores (Guilliatt, 2002). Após corrida eletroforética suficiente para separar as moléculas de DNA, os fragmentos de DNA podem ser purificados a partir do gel ou utilizados diretamente para vários fins, como o sequenciamento (Kelley; Quackenbush, 1999). Para a visualização dos fragmentos obtidos, o gel pode ser corado com um composto que se liga ao DNA (agentes intercalantes), como o brometo de etídio (EtBr) (Ackerman; Horton, 2018), SYBR® (Zipper et al., 2004), laranja de acridina e proflavina (Ackerman; Horton, 2018). O brometo de etídio é um agente com potencial mutagênico. O azul de metileno não se integra às cadeias de DNA e é uma alternativa simples e menos tóxica, porém de menor sensibilidade em comparação aos agentes intercalantes (Vardevanyan et al., 2015). Já o SYBR safe® e, outras variações comerciais, representam uma alternativa ao mesmo tempo sensível e segura ao EtBr. O gel corado com agentes intercalantes é então colocado num aparelho transiluminador, onde o DNA fluoresce sob a incidência de luz ultravioleta, permitindo a visualização e a identificação dos fragmentos de DNA e sequências-alvo presentes na amostra (Vitzthum et al., 1999).

Os principais parasitos humanos encontrados na prática clínica que podem ser diagnosticados através da PCR se encontram resumidos no Quadro 7.1. Dentre os protozoários que circulam no sangue e se multiplicam em tecidos humanos, destacam-se *Plasmodium* spp., *Trypanosoma cruzi*, *Leishmania* spp. e *Toxoplasma gondii* (Vasoo; Pritt, 2013). Os parasitos entéricos mais comumente diagnosticados por PCR são *Entamoeba histolytica*, *Giardia intestinalis*, além de *Cryptosporidium* spp., *Cystoisospora belli*, *Cyclospora* e *E. microsporidia*, e mais raramente, *Balantidium coli* (De, 2013; Radwanska, 2010). Nos casos de amebíase, o uso da PCR em amostras fecais, além de diagnosticar *E. histolytica*

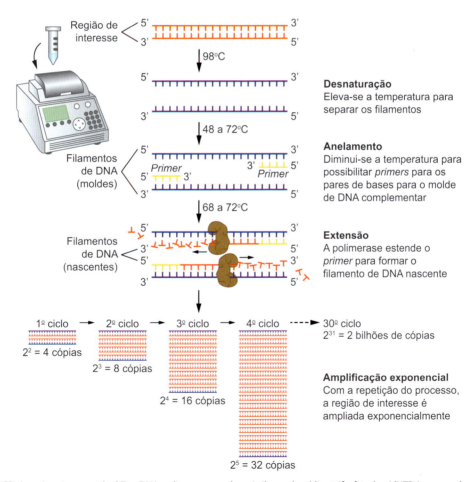

FIGURA 7.1 Etapas da PCR. A enzima termoestável Taq DNA polimerase, os desoxirribonucleotídios trifosfatados (dNTPs) e o par de oligonucleotídios iniciadores (*primers*) complementares às extremidades do fragmento-alvo são misturados à amostra para amplificação de fragmentos do DNA-alvo. A mistura de DNA e reagentes é aquecida para a desnaturação do DNA e, em seguida, resfriada para a ligação dos *primers* ao fragmento-alvo e daí, novamente aquecida para a extensão deles pela Taq DNA polimerase. As várias repetições dos ciclos (aproximadamente 25 a 35) possibilitam a obtenção de múltiplas cópias do fragmento-alvo ao final do processo. Adaptada de Science Blogs Brasil, 2019.

1. Preparar o gel de agarose: verter a agarose fundida na superfície de uma placa de vidro, contendo o pente posicionado. O pente formará poços no gel para que sejam inseridas as soluções contendo os produtos de PCR.

3. Colocar as soluções contendo os produtos de PCR nos poços do gel de agarose.

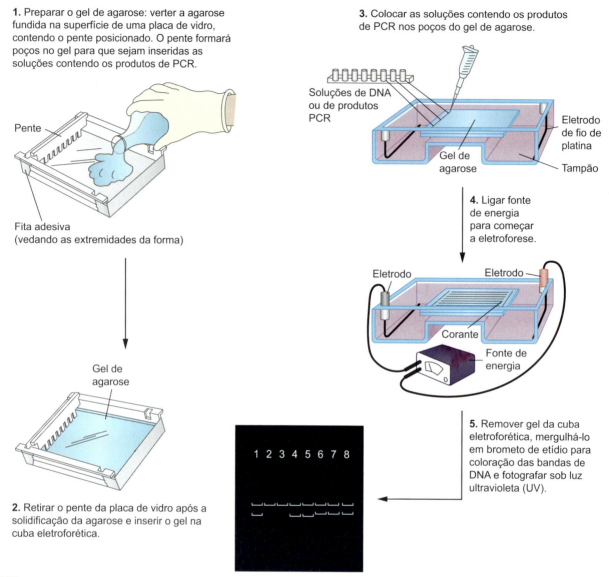

2. Retirar o pente da placa de vidro após a solidificação da agarose e inserir o gel na cuba eletroforética.

4. Ligar fonte de energia para começar a eletroforese.

5. Remover gel da cuba eletroforética, mergulhá-lo em brometo de etídio para coloração das bandas de DNA e fotografar sob luz ultravioleta (UV).

FIGURA 7.2 Eletroforese em gel de agarose. Os fragmentos de DNA gerados pela PCR são submetidos a corrida eletroforética em gel de agarose para verificar a amplificação e o tamanho do fragmento gerado. Adaptada de Snustad, Simmons, 2013.

com alta sensibilidade, auxilia na diferenciação entre espécies, uma vez que os cistos quadrinucleados de *E. histolytica* são morfologicamente semelhantes aos de outras amebas associadas a doenças gastrintestinais (*E. dispar/E. moshkovskii*) (De, 2013) e aos cistos de espécies não patogênicas. Dentre as helmintíases, a PCR é utilizada para diagnóstico de infecções causadas por *Strongyloides stercoralis*, *Schistosoma* spp. e *Taenia* spp. (Vasoo; Pritti, 2013).

A PCR se mostra particularmente importante no acompanhamento e tratamento de pacientes imunodeprimidos, tais como recipientes de transplantes, pacientes em tratamento quimioterápico, e especialmente aqueles acometidos pela síndrome da imunodeficiência adquirida (AIDS). Em pacientes nos quais a contagem de células CD4+ é inferior a 200 células/μℓ, o risco de infecções oportunistas aumenta consideravelmente (De, 2013). Adicionalmente, desde a introdução da terapia antirretroviral altamente eficaz (HAART), parasitoses como toxoplasmose, criptosporidiose, leishmaniose e estrongiloidíase têm sido relatadas em associação à síndrome inflamatória de reconstituição imune.

O diagnóstico de *Strongyloides stercoralis* pela identificação direta de larvas por meio da microscopia direta é laborioso e lento, pois requer várias amostras e métodos de concentração fecal (p. ex., método de Baermann-Moraes, técnica de Horada-Mori) e/ou coprocultura

para se atingir diagnóstico. A sensibilidade desses testes costuma ser insuficiente em casos de infecções crônicas, em que a carga parasitária tende a ser baixa (Becker et al., 2015). Métodos sorológicos costumam apresentar maior sensibilidade, porém pode ocorrer reação cruzada com outros nematoides, tais como *Ascaris lumbricoides* e *Schistosoma* spp. (CDC, 2018). Desta forma, a PCR e suas variações podem ser empregadas em combinação aos métodos convencionais ou como uma alternativa diagnóstica, sendo ferramentas cada vez mais usadas para o diagnóstico específico de *S. stercoralis* isoladamente ou como parte de *screening* para múltiplas doenças infectoparasitárias (Multiplex PCR). É importante ressaltar que a quantidade de DNA específica para o *S. stercoralis* se correlaciona diretamente com a intensidade da infecção e com a resposta imune do hospedeiro. O acompanhamento do tratamento da estrongiloidíase é essencial, e atualmente requer coletas de várias amostras ao longo de 1 ano. Entretanto, como a eliminação larvária é intermitente, exames microscópicos podem apresentar resultados falso-negativos, e a evolução dos testes sorológicos pode variar de acordo com a carga parasitária inicial. O uso de ferramentas moleculares apresenta maior sensibilidade para detecção de *S. stercoralis* após tratamento e vem sendo avaliado para acompanhamento de cura da estrongiloidíase e investigação de reativação (Requena-Méndez et al., 2013).

Na esquistossomose, a PCR é um método alternativo de alta sensibilidade para o diagnóstico em indivíduos com cargas parasitárias baixas, em áreas de pouca endemicidade ou sob risco ocasional de infecção por *Schistosoma mansoni*. A PCR também é uma ferramenta muito valiosa quando há casos mostrando sorologia (IgG) positiva e coproscopia negativa. Utiliza-se a PCR, ainda, para avaliar a evolução da cura da infecção após o início do tratamento (Gentile et al., 2011). Adicionalmente, o alto potencial de processamento da PCR e suas variações (como a qPCR), tem se revelado uma poderosa ferramenta diagnóstica para estudos epidemiológicos da esquistossomose, com possibilidades de extensão a outros helmintos ou protozoários por meio da utilização de alvos moleculares adicionais (Multiplex PCR) (Ten Hove et al., 2008).

A caracterização molecular de *Trypanosoma* spp. pode ser feita em amostras provenientes do líquido cerebrospinal, soro ou sangue por meio de PCR e suas variações (*real-time PCR, nested-PCR, PCR-RFLP*), Multiplex PCR como parte de um painel diagnóstico (Tavares et al., 2011) e utilizando-se o teste LAMP (Nkouawa et al., 2010).

O cestoide *Taenia solium* em sua forma larvária (*Cisticercus cellulosae*) é o agente responsável pela neurocisticercose (NC), uma infecção potencialmente grave do sistema nervoso central que pode se manifestar com convulsões, hidrocefalia, infarto cerebral e formação de pseudotumores (Venkat et al., 2016). A PCR permite diagnosticar neurocisticercose de modo altamente específico, principalmente nos casos de NC extraparenquimatal em que os exames de neuroimagem se mostrem dúbios, bem como em casos de NC de localização parenquimatal (Carpio et al., 2017), em que os cisticercos presentes não se encontrem viáveis e, portanto, os exames imunológicos possam se revelar negativos. Oncocercose, comumente conhecida como "cegueira dos rios" ou "mal do garimpeiro", causada por infecção pelo nematoide filarial *Onchocerca volvulus*, também pode ser diagnosticada por PCR. Conforme discutido adiante neste capítulo, a sensibilidade da utilização de PCR é comparável à da LAMP.

As principais vantagens das técnicas de amplificação *in vitro* incluem: eficiência, resultados rápidos, alta especificidade e sensibilidade (Gordon et al., 2011). Pela sensibilidade que apresenta, essa metodologia possibilita a utilização de amostras de DNA em quantidades muito pequenas nos tecidos ou órgãos, mesmo que o agente infeccioso não esteja se replicando ou produzindo qualquer outra evidência de infecção (Karcher, 1995). O procedimento é realizado *in vitro*, o que gera fragmentos de DNA em quantidade suficiente para o uso em análises posteriores. Isto estende a aplicação da técnica para áreas além do diagnóstico clínico de doenças infecciosas, tais como: pesquisa, testes de identificação genética, medicina forense e compatibilidade de órgãos/tecidos em transplantes (Karcher, 1995).

As principais limitações da PCR são o risco de contaminação e custos laboratoriais. Para que PCR seja realizada, é necessário um método de extração de DNA simples e rápido em que se produza DNA altamente puro. As amostras para extração de DNA para a realização da técnica podem ser provenientes de sangue total, soro, plasma, urina, tecido (Gordon et al., 2011), líquido amniótico, líquido cerebrospinal, saliva, tecidos parafinados e raspados bucais, cervicais e uretrais, entre outros materiais biológicos em que os parasitos proliferam (CDC, 2019). Apesar de ser um método sensível e específico no diagnóstico de parasitoses intestinais, a PCR apresenta algumas dificuldades quanto ao processo de extração do DNA em fezes, devido às peculiaridades do material fecal. Extrair DNA a partir de material fecal é um processo complexo, em decorrência da coextração de substâncias inibidoras e da própria existência de resíduos contaminantes oriundos do processo de extração. Nesse material, existe grande quantidade de substâncias capazes de inibir a ação da enzima (Taq polimerase), que é necessária para a realização do processo. Os principais interferentes da PCR são: sais biliares, bilirrubina, etanol e complexos de polissacarídeos. A remoção total das substâncias inibidoras pode ser difícil, e pode ser obtida pelo uso de colunas de purificação de DNA ou de reagentes como a polivinilpirrolidona (PVP), que remove os inibidores que geralmente precipitam juntamente com o DNA (Gonçalves et al., 2008).

As variações da PCR podem ser utilizadas para obter resultados mais consistentes e/ou complementares. Estas técnicas incluem: a PCR em tempo real (qPCR), a PCR-transcriptase reversa (RT-PCR), *nested*-PCR (nPCR), PCR-RFLP, AP-PCR (ou PCR-RAPD) e PCR-AFLP (Tavares et al., 2011). Adicionalmente, a PCR pode ser combinada a métodos imunológicos como ELISA. Tais abordagens têm facilitado a identificação de patógenos de importância clínica, estudos epidemiológicos e avaliação da expressão de genes essenciais na patogenicidade e virulência desses parasitos.

PCR em tempo real (qPCR)

A PCR em tempo real, também denominanda PCR quantitativa (qPCR), é a metodologia diagnóstica em que são combinados os tempos de amplificação e detecção em uma mesma fase. Os produtos da amplificação do DNA podem ser detectados por meio de corantes fluorescentes (agentes intercalantes) ou sondas constituídas por oligonucleotídios específicos (*probes*) acoplados a um marcador fluorescente, o que permite a detecção da sequência-alvo após hibridização da sonda com sua sequência complementar (Bustin et al., 2009).

Assim como na PCR, a qPCR é realizada em várias etapas, por meio de ciclos repetidos com variações de temperatura. As faixas de temperaturas utilizadas são semelhantes às descritas para a PCR, sendo ajustadas para cada protocolo qPCR de acordo com fatores como: temperatura de ligação das sondas, concentração de íons divalentes e desoxirribonucleotídios trifosfatados, bem como enzima utilizada no processo.

Na qPCR, tanto as etapas que geram amplificação da sequência-alvo de DNA quanto a fase de detecção dos *amplicons* são realizadas no mesmo instrumento, que consiste em um termociclador acoplado a um fluorímetro. Após desnaturação, anelamento e extensão, os produtos da amplificação dos fragmentos-alvo podem ser detectados de modo específico por meio de sondas (método de sonda repórter fluorescente) ou análise da temperatura de fusão do DNA (Bustin et al., 2009).

A detecção dos *amplicons* na qPCR é realizada com placas contendo 96 poços onde são acrescidas as diluições conhecidas do alvo, os *primers* e o fluoróforo. Os compostos fluorescentes mais utilizados são o SYBR Green® e a sonda TaqMan® (Figura 7.3). Outras sondas disponíveis para qPCR incluem FRET e sondas Scorpion®. O uso de sondas permite detecção específica da sequência-alvo, ao passo que agentes intercalantes (como o SYBR Green®) se ligam a todos fragmentos de DNA na reação, e com isso existe risco de amplifição não específica (Valones et al., 2009).

A sonda TaqMan® possui um fluoróforo na extremidade 5′ (repórter) que emite fluorescência e outro composto na extremidade 3′ (*quencher*), o qual impede a emissão da fluorescência do repórter. Inicialmente, a proximidade entre as moléculas "repórter" e "*quencher*" inibe a emissão de fluorescência, mas, durante a extensão realizada pela DNA polimerase, conforme a fita de DNA se alonga e as extremidades 5′ e 3′ se afastam, ocorrem a clivagem do repórter e a consequente emissão da fluorescência. Isso se repete a cada ciclo de amplificação, gerando liberação de fluorescência. Esse sinal fluorescente possibilita a detecção e a quantificação da concentração original do patógeno com intensidade diretamente proporcional à quantidade do produto amplificado durante a reação em termociclador. Os resultados são observados no próprio instrumento, pela comparação entre curva padrão do aparelho e resultados obtidos durante amplificação, ou por métodos como MAK2. O limiar de ciclo do instrumento (Ct), também chamado de ciclo de quantificação (Cq), corresponde ao ponto em que a fluorescência começa a ser detectada 3 a 5 vezes acima do desvio padrão estabelecido como sinal de ruído de fundo. Quando a fluorescência emitida pelo corante alcança o Ct, o *software* do sistema correlaciona o ciclo em que ocorre a Ct com as informações decorrentes da curva padrão, possibilitando a quantificação das amostras conforme o teste é realizado (Pabinger et al., 2014).

Para detecção dos *amplicons* através da análise da temperatura de fusão do DNA, o corante mais comumente utilizado é o SYBR Green®. O ponto de fusão do DNA (Tm) é específico para cada segmento amplificado. Curvas de dissociação são geradas para as amostras analisadas,

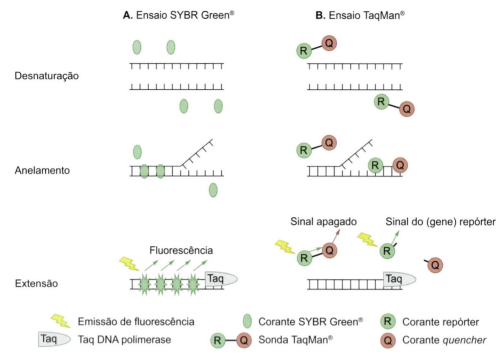

A. Ensaio SYBR Green®

B. Ensaio TaqMan®

Desnaturação

Anelamento

Sinal apagado   Sinal do (gene) repórter

Fluorescência

Extensão

⚡ Emissão de fluorescência	● Corante SYBR Green®	Ⓡ Corante repórter
Taq Taq DNA polimerase	Ⓡ—Ⓠ Sonda TaqMan®	Ⓠ Corante *quencher*

FIGURA 7.3 PCR em tempo real. **A.** Corante SYBR Green®. **B.** Sonda TaqMan®. Adaptada de Gene-Quantification.info, 2019.

e os resultados positivos da amplifição são visualizados como um pico acentuado na curva de dissociação da sequência-alvo.

A PCR em tempo real se encontra disponível para uso diagnóstico dos principais parasitos encontrados na prática clínica (Quadro 7.1). A disponibilidade crescente de ensaios para *screening* combinado de enteroprotozoários por meio de Multiplex PCR tem sido cada vez mais utilizada para investigação diagnóstica de síndromes gastrintestinais. Dentre os helmintos, *Ascaris lumbricoides*, *Taenia* spp. (Gordon et al., 2015), *S. stercoralis* (O'Connel; Nutman, 2016) e trematódeos – por exemplo, do gênero *Schistosoma* – podem ser diagnosticados por meio da qPCR (Gordon et al., 2015; O'Connel; Nutman, 2016).

Schistosoma spp. pode ser identificado em amostras de fezes, sangue, urina e lavado vaginal, conforme a espécie suspeita. Utiliza-se a qPCR também para a detecção e a quantificação de DNA de *Schistosoma* spp. em amostras fecais como método alternativo à microscopia para diagnóstico em viajantes e em áreas não endêmicas, onde os casos costumam se apresentar com carga parasitária baixa. Outra área de interesse clínico inclui testagem de amostras de sangue para diagnóstico precoce de esquistossomose e em casos suspeitos de síndrome de Katayama. A técnica também se mostra promissora em áreas endêmicas, bem como para o estudo da epidemiologia da esquistossomose (Cnops et al., 2013).

A taxa de detecção de *Schistosoma* spp. por PCR varia conforme a sequência-alvo utilizada, podendo ser muito próxima ou superior à da microscopia realizada em amostras de fezes duplicadas. Assim, pode ser utilizada como estratégia da coamplificação de sequências repetitivas localizadas na região de minissatélite do DNA mitocondrial de ovos e de uma sequência do genoma de vermes adultos (He et al., 2016).

Os iniciadores e as sondas visando o gene da citocromo c oxidase são concebidos para a amplificação específica da espécie e combinados com um controle interno. Utilizando DNA de controle positivo extraído de vermes de *Schistosoma* adultos e amostras de controle negativo com DNA de vários microrganismos intestinais, o método é sensível e 100% específico. Em amostras de fezes duplicadas com diferentes cargas de ovos de *S. mansoni*, os valores de limiar do ciclo da PCR refletem as cargas de DNA específicas do parasito. Desse modo, apresentam correlação significativa com contagem de ovos microscópicos tanto para *S. mansoni* nas fezes quanto para *S. haematobium* na urina (Gentile et al., 2011; Boissier et al., 2016).

Dentre os protozoários não entéricos, a qPCR possui um papel importante no manejo clínico da toxoplasmose. A qPCR pode ser usada para estimar a concentração de parasitos em fluidos corporais e, no caso de líquido amniótico, é capaz de contribuir precocemente para o diagnóstico e prognóstico da toxoplasmose congênita. Nesse cenário, há excelente relação entre carga parasitária, período da infecção materna e risco de infecção fetal (Menotti et al., 2010). Isso ressalta o valor da PCR em tempo real como uma técnica que pode contribuir significativamente na orientação diagnóstica e terapêutica por parte dos obstetras e infectologistas. Adicionalmente, a qPCR pode ser utilizada na rotina laboratorial em combinação com testes sorológicos. A qPCR é sobretudo útil em pacientes imunossuprimidos, como os portadores de AIDS ou recipientes de transplantes sólidos, uma vez que a capacidade destes em gerar IgM se encontra limitada e pode haver dificuldade para a interpretação dos estudos sorológicos

PCR-transcriptase reversa

A PCR-transcriptase reversa (RT-PCR) é uma técnica de síntese de cDNA a partir de DNA pela transcrição reversa, seguida de PCR específica. A RT-PCR é muito útil e sensível para a detecção e a quantificação de mRNA. A transcrição reversa também pode ser associada à PCR em tempo real (RT-qPCR), tornando a quantificação de mRNA ainda mais simples e precisa.

Utiliza-se a RT-PCR principalmente para a detecção da viabilidade de células microbianas e de vírus latentes e integrados. Esta variação da PCR é empregada para avaliar a viabilidade do oocisto de *E. histolytica*, sendo mais sensível e eficiente em comparação com ELISA e apresentando menor reação cruzada com outras *Entamoeba* spp. Essa técnica também é empregada como recurso diagnóstico para a detecção de *G. intestinalis* nas fezes (Tavares et al., 2011).

PCR-ELISA

O sistema de PCR-ELISA combina a PCR ao método imunológico ELISA (do inglês, *enzyme linked immunosorbent assay*) para a detecção do DNA amplificado.

Esquistossomose, leishmaniose e malária são as principais doenças infectoparasitárias em que esta técnica tem sido empregada. Uma vantagem da PCR-ELISA em comparação com a PCR convencional é que a técnica combinada utiliza equipamento padrão amplamente utilizado para o processamento de ELISA e que os reagentes são fáceis de serem obtidos comercialmente.

A PCR-ELISA para diagnóstico de *Schistosoma* spp. é precisa e capaz de identificar especificamente as diferentes espécies causadoras de esquistossomose. Para diagnóstico das infecções do lúmen intestinal, o DNA do *S. mansoni* é extraído das amostras fecais suspeitas, e a sequência repetitiva de 121 pb do patógeno é amplificada com *primers* específicos biotinilados. As amplificações são detectadas na placa ELISA sensibilizada com estreptavidina utilizando-se uma sonda marcada com fluoresceína 5′. Os controles positivos extraídos de ovos de *S. mansoni* são adicionados a cada ensaio de PCR-ELISA. A curva característica de operação do receptor (ROC) determina que o valor de corte de 0,116 indivíduo com uma absorvância média acima do limite é considerado positivo. Os resultados obtidos por PCR-ELISA são promissores e encorajam o desenvolvimento de um método de diagnóstico simples que utiliza apenas uma amostra fecal. Trata-se de uma técnica importante para estudos epidemiológicos e controle da doença.

A técnica de PCR-ELISA também é utilizada para diagnóstico da leishmaniose visceral humana em amostras de sangue periférico (Sakkas et al., 2016). Assim como para esquistossomose, este sistema possibilita a detecção de DNA amplificado por PCR utilizando uma plataforma ELISA, que mede a intensidade colorimétrica em um leitor de microplacas (Gentile et al., 2011). Esta técnica é potencialmente útil para identificar e acompanhar infectados assintomáticos, o que é importante para mapeamento de contatos e controle das áreas de transmissão para monitoramento de programas de controle da enfermidade. Como a técnica de PCR-ELISA para uso em leishmaniose foi desenvolvida há pouco tempo, ainda são necessários estudos mais abrangentes envolvendo trabalhos de campo para estabelecer definitivamente seu papel no arsenal diagnóstico contra a leishmaniose.

PCR-ELISA já foi descrita para diagnóstico de malária, sendo capaz de detectar múltiplas espécies simultaneamente em período de tempo relativamente curto. Porém, seu uso tem dado lugar à técnica de amplificação isotérmica mediada por *loop*, discutida a seguir.

Variações adicionais da PCR

Além das técnicas moleculares descritas, *nested*-PCR (nPCR), PCR-RFLP, AP-PCR (ou PCR-RAPD) e PCR-AFLP (Tavares et al., 2011) também se encontram disponíveis para detecção das principais parasitoses encontradas na prática clínica (Quadro 7.1).

A *nested*-PCR (nPCR) foi desenvolvida com intuito de reduzir amplificação não específica de DNA. Um dos problemas encontrados na PCR consiste na ligação dos *primers* a regiões incorretas do DNA, gerando produtos inesperados. Este risco aumenta proporcionalmente ao número de ciclos gerados. Na nPCR, duas reações de PCR são realizadas consecutivamente. A primeira reação, relativamente curta, permite a seleção de produtos-alvo. Estes *amplicons* são então utilizados na segunda corrida de PCR. Devido ao risco de resultados falso-positivos, a nPCR costuma ser limitada para uso em situações nas quais a amostra apresenta condições especiais, tais como em tecidos fixados com formalina, amplificação direcionada a sequências-alvo incomuns ou alto risco de resultados espúrios devido à contaminação de fundo.

Na PCR-RFLP (do inglês, *restriction fragment length polymorphism*), os produtos da PCR são digeridos por meio de enzimas de restrição (endonucleases), produzindo fragmentos de diversos tamanhos, que são então identificados por meio da análise da corrida de gel em agarose ou poliacrilamida. Com isto, é possível identificar múltiplos genótipos e diferentes espécies em uma mesma amostra. Em parasitologia, PCR-RFLP tem sido descrita para uso em ensaios Multiplex PCR para diagnóstico sindrômico de enteroparasitos e genotipagem para fins epidemiológicos, muito embora na prática clínica mais comumente o uso de RFLP venha sendo substituído pelo sequenciamento de DNA.

AP-PCR (ou PCR-RAPD, do inglês, *random amplified polymorphic DNA*) e PCR-AFLP (do inglês, *amplified fragment length polymorphism*) são técnicas que permitem genotipagem sem que haja necessidade de conhecimento prévio da sequência genômica ou hibridização de DNA. Por não requererem um molde da sequência-alvo de DNA, essas técnicas são consideradas simples, rápidas e de baixo custo. Atualmente, essas técnicas são mais comumente utilizadas em estudos epidemiológicos para identificar e caracterizar polimorfismos em parasitos de importância clínica, como *Leishmania* spp., *Plasmodium* spp., *Trypanosoma* spp. e *Echinocochus* spp.

Teste de amplificação isotérmica mediada por *loop* (LAMP)

O teste de amplificação isotérmica mediada por *loop* (LAMP; do inglês, *loop-mediated isothermal amplification*) é uma variação da PCR convencional, em que a amplificação do DNA ocorre sob temperatura constante (60 a 65°C), em vez de sob ciclos de variações térmicas necessários para a realização da PCR.

A técnica utiliza um conjunto de *primers* que iniciam a síntese de ácidos nucleicos em larga escala em condições isotérmicas, a partir da enzima DNA polimerase. A reação é iniciada utilizando-se de quatro a seis *primers*, empregados para identificar seis regiões distintas da sequência a ser amplificada, e a enzima *Bst* DNA polimerase, que atua abrindo a dupla fita de DNA e sintetizando uma fita nova. As reações ocorrem a 64°C, durante 80 minutos. Em seguida, a amostra é aquecida a 80°C, durante 2 minutos, para inativar a DNA polimerase (Asiello; Baeumner, 2011).

A detecção dos produtos da amplificação (*amplicons*) pode ser feita em tempo real a olho nu, mediante adição de corantes ou utilizando-se um turbidímetro. O turbidímetro quantifica o grau de turvação na solução causado pelo pirofosfato de magnésio gerado como produto secundário da reação de amplificação (Wong et al., 2018). A reação positiva é definida quando a alteração na turbidez ao longo do tempo alcança um valor de 0,1. Para a LAMP colorimétrica, as reações são conduzidas a 64°C, por 60 minutos (Asiello; Baeumner, 2011). Os *amplicons* podem ser visualizados no próprio tubo de ensaio por meio da adição do corante azul de hidroxinaftol aos tubos, que, ao reagir com íons magnésio, possibilita distinguir os resultados do teste LAMP pela mudança de coloração. A reação de cor violeta caracteriza os resultados como negativos, e a de cor azul, os positivos. Outros corantes, como o vermelho neutro (NR), SYBR Green® ou adição de nanopartículas à base de ouro (AuNP), também podem ser utilizados. Os métodos permitem visualização direta dos resultados da reação, sem necessidade de equipamentos sofisticados (Wong et al., 2018). Alternativamente, o resultado da amplificação também pode ser visualizado por eletroforese em gel de agarose, à semelhança da PCR (Asiello; Baeumner, 2011).

Por ser um método simples, que rapidamente amplifica grandes quantidades de DNA com equipamento laboratorial mínimo, apresentando alto desempenho para a detecção de DNA, alto grau de especificidade e rapidez, além do custo reduzido em comparação à PCR, o teste LAMP é um método valioso para o diagnóstico molecular na batalha de primeira linha contra doenças infectoparasitárias, especialmente a malária (Imai et al., 2017), a toxoplasmose (Sun et al., 2017) e infecções causadas por helmintos (Deng et al., 2019). Devido à eficiência da amplificação, esta técnica requer controle de qualidade estrito a fim de minimizar alto risco de contaminação associado.

De acordo com a Organização Mundial da Saúde, os métodos moleculares estão indicados em casos de malária para diagnóstico rápido quantitativo e qualitativo, especialmente em casos que tipicamente se apresentam com cargas parasitárias baixas (p. ex., gestantes); suspeita de infecção por múltiplas espécies de *Plasmodium* spp.; genotipagem para distinguir recrudescência de infecção e testagem para mutações associadas à resistência a medicamentos (WHO, 2019).

O teste LAMP é o método molecular utilizado para o diagnóstico de malária, sendo particularmente útil em locais com recursos restritos, tais como pequenos laboratórios em áreas endêmicas. Para o diagnóstico de malária por LAMP, comumente se utiliza o método de detecção colorimétrica com adição de uma cápsula de cera microcristalina do corante SYBR Green® I (Tao et al., 2011).

O teste LAMP para malária consegue detectar 100 cópias de molde de DNA em amostras de sangue (aproximadamente cinco parasitos/$\mu\ell$ de sangue), o que representa uma sensibilidade notavelmente maior do que a dos testes para diagnóstico rápido (RDT) à base de imunocromatografia (Asiello; Baeumner, 2011; Menotti et al., 2010) atualmente disponíveis e recomendados pela Organização Mundial da Saúde (OMS). Devido à simplicidade, à sensibilidade elevada e à boa relação custo-benefício para uso rotineiro, o teste LAMP para detecção do elemento de repetição de 529 pb do *Toxoplasma gondii* (529 bp-LAMP) também é utilizado como uma ferramenta para diagnóstico precoce e controle da toxoplasmose, especialmente em gestantes. O teste pode ser realizado em amostras de plasma, líquido amniótico e placenta. A sensibilidade do LAMP costuma ser maior do que da PCR, porém menor do que da PCR em tempo real (qPCR) (Asiello; Baeumner, 2011; Menotti et al., 2010).

A técnica LAMP pode ser utilizada, ainda, para o diagnóstico diferencial da oncocercose, uma moléstia tropical negligenciada causada pelo nematoide *Onchocerca volvulus* que afeta populações ribeirinhas no Brasil, especificamente indígenas dos povos Yanomami, e aflige mais de 30 milhões de pessoas mundialmente (Asiello; Baeumner, 2011). No Brasil, a oncocercose está em fase de pré-eliminação, não tendo havido registros de casos sintomáticos entre o período de 2000 a 2018 (Brasil, 2019). Os vermes adultos vivem em tecidos subcutâneos e produzem um grande número de microfilárias que migram através da pele e dos olhos, causando lesões na pele e cegueira. Testes que apresentem altos níveis de sensibilidade são particularmente importantes em áreas onde há administração prolongada de ivermectina como parte de campanhas de erradicação da enfermidade por meio da administração em massa de antiparasitários. O tratamento de pacientes com oncocercose leva à redução ou à eliminação de larvas de *Onchocerca volvulus*, mas não mata os vermes adultos. Em áreas onde a doença é menos prevalente e/ou as infecções são mais leves, observa-se maior sensibilidade para detecção de resultados positivos utilizando teste LAMP, em comparação à microscopia direta ou à PCR. A maior sensibilidade do teste LAMP se justifica pelo fato de a PCR ser altamente sensível a inibidores biológicos presentes em amostras clínicas de pacientes infectados.

O teste LAMP também pode ser usado para diagnóstico de outros helmintos, incluindo trematódeos, *Schistosoma* spp. e *Taenia* spp., conforme mencionado no Quadro 7.1.

Luminex

Luminex (xMAP, do inglês *Luminex's Multi-Analyte Profiling*) é uma tecnologia com base na análise simultânea de múltiplos analitos utilizando microesferas fluorescentes, cuja emissão é detectada através de citometria de fluxo. Esta técnica é amplamente utilizada em imunologia, e para identificação de DNA podem ser usadas microesferas que se ligam covalentemente a oligonucleotídios, atuando como sondas. Luminex também pode ser combinado a PCR, qPCR, nPCR e ensaios para detecção de múltiplos patógenos (Multiplex PCR). Atualmente, para identificar produtos da amplificação de DNA, a Luminex é utilizada principalmente em associação à qPCR e aos ensaios Multiplex (Tavares et al., 2011).

Em parasitologia, a plataforma Luminex é capaz de identificar múltiplos parasitos em uma amostra, bem como diferentes espécies de um gênero. Por exemplo, infecções causadas por múltiplas espécies de *Plasmodium* podem ser identificadas por Luminex em laboratórios especializados (Mcnamara et al., 2006). Em casos de criptosporidiose, Luminex é capaz de estabelecer a diferença entre *C. parvum* e *C. hominis*, que se distinguem entre si por apenas um nucleotídeo na região microssatélite 2 (ML-2) (Bandyopadhyay et al., 2007), de forma mais econômica do que por meio de sequenciamento de DNA, que é a atual ferramenta diagnóstica de escolha.

Microfluídica

A microfluídica consiste na ciência e tecnologia da manipulação de pequenos volumes de fluidos em canais de tamanhos micrométricos. Com esta técnica pode-se reduzir procedimentos complexos de laboratório a apenas um *microchip*. Os microssistemas para análises totais (μTAS, do inglês *micro total analysis systems*), também denominados laboratório em um *chip* (*lab-on-a-chip*) ou sistemas analíticos microfluídicos, conseguem realizar todas as etapas de uma análise química completa (pré-tratamento de amostra, reações químicas, separações analíticas, detecção etc.) em apenas um dispositivo de maneira integrada e automatizada. Os sistemas analíticos têm encontrado um nicho principal nas áreas de análises biológicas e biomédicas, especialmente para diagnósticos clínicos, análise celular e de ácidos nucleicos (Chin et al., 2012).

As principais vantagens associadas aos sistemas analíticos miniaturizados são uso de pequenas quantidades de amostras e reagentes, altas resolução e sensibilidade para detecção de espécies químicas, diminuição dos custos e do tempo das análises, bem como a possibilidade do desenvolvimento de dispositivos portáteis que ocupem pouco espaço em um laboratório e possam ser utilizados nos locais de origem para análises químicas onde se encontram as amostras (Mairhofer et al., 2009).

As técnicas de PCR e qPCR podem ser atualmente conduzidas em uma matriz utilizando placas onde diversas reações diferentes podem ser incluídas em um único teste, o PCR *array* (do inglês, *polymerase chain reaction in array*). Isso permite uma série de análises moleculares simultaneamente, com redução significativa do volume das amostras necessárias e tempo total de testagem. Atualmente, esta técnica tem sido utilizada primariamente para verificar expressão genética dos produtos de amplificação do DNA.

A microfluídica é uma tecnologia que tem demonstrado muitas aplicações para diagnósticos clínicos, inclusive para os diagnósticos moleculares de doenças parasitárias tais como: triquinose, equinococose, ancilostomose e esquistossomose, entre outras (Chin et al., 2012).

Outras aplicações da microfluídica incluem: a síntese de fármacos em microrreatores, a purificação de proteínas, o cultivo de células, a purificação de DNA, a purificação de RNA, a LAMP em tempo real para detecção de patógenos, e a amplificação de DNA (via PCR) para caracterização de amostras genéticas para diagnósticos clínicos e análises forenses (Asiello; Baeumner, 2011).

Referências bibliográficas

Ackerman S, Horton W. Effects of environmental factors on DNA: damage and mutations. In: Torok B, Dransfield T. Green Chemistry. Elsevier; 2018.

Alhassan A, Osei-Atweneboana MY, Kyeremeh KF et al. Comparison of a new visual isothermal nucleic acid amplification test with PCR and skin snip analysis for diagnosis of onchocerciasis in humans. Mol Biochem Parasitol 2016;210(1-2):10-2.

Arnheim N, Erlich H. Polymerase chain reaction strategy. Annual Review of Biochemistry 1992;61(1):131-56.

Asiello PJ, Baeumner A J. Miniaturized isothermal nucleic acid amplification, a review. Lab on a Chip 2011;11(8):1420-30.

Bandyopadhyay K, Kellar KL, Moura I et al. Rapid microsphere assay for identification of Cryptosporidium hominis and Cryptosporidium parvum in stool and environmental samples. J Clin Microb 2007;45(9):2835-40.

Becker SL, Piraisoody N, Kramme S et al. Real-time PCR for detection of Strongyloides stercoralis in human stool samples from Côte d'Ivoire: diagnostic accuracy, inter-laboratory comparison and patterns of hookworm co-infection. Acta Trop 2015;150:210-7.

Boissier J, Grech-Angelini S, Webster BL et al. Outbreak of urogenital schistosomiasis in Corsica (France): an epidemiological case study. Lancet Infect Dis 2016;16(8):971-9.

Brasil. Ministério da Saúde. Oncocercose: o que é, causas, sintomas, tratamento, diagnóstico e prevenção. 2019. Disponível em: http://portalms.saude.gov.br/saude-de-a-z/oncocercose.

Brooker S, Clements AC, Bundy DA. Global epidemiology, ecology and control of soil-transmitted helminth infections. Adv Parasitol 2006;62:221-61.

Bustin SA, Benes V, Garson JA et al. The MIQE Guidelines: minimum information for publication of quantitative real-time PCR experiments. Clin Chem 2009;55(4):611-22.

Carpio A et al. Validity of a PCR assay in CSF for the diagnosis of neurocysticercosis. Neurol-Neuroimmun Neuroinflam 2017;4(2):e324.

CDC. Centers for Disease Control and Prevention. Parasites – Strongyloides Resources for Health Professionals. 2018. Disponível em: https://www.cdc.gov/parasites/strongyloides/health_professionals/index.html. Acesso: 20 maio 2019.

CDC. Centers for Disease Control and Prevention. Parasitic Infections also occur in the United States. 2014. Disponível em: https://www.cdc.gov/media/releases/2014/p0508-npi.html. Acesso: 23 maio 2019.

CDC. Centers for Disease Control and Prevention. Infectious diseases laboratory test directory. 2019. v.1. 366p.

Chen J-H, Wang H Chen J-X et al. Frontiers of parasitology research in the people's Republic of China: infection, diagnosis, protection and surveillance. Parasit Vectors 2012;5:221.

Chin CD, Linder V, Sia SK. Commercialization of microfluidic point of-care diagnostic devices. Lab Chip 2012;12(12):2118-34.

Cnops L, Soentjens P, Clerinx J, Van Esbroeck M. Schistosoma haematobium-specific real-time PCR for diagnosis of urogenital schistosomiasis in serum samples of international travelers and migrants. PLoS Negl Trop Dis 2013;7(8):e2413.

De A. Current laboratory diagnosis of opportunistic enteric parasites in human immunodeficiency virus infected patients. Trop Parasitol 2013;3(1):7-16.

Deng MH, Zhong LY, Kamolnetr O et al. Detection of helminths by loop-mediated isothermal amplification assay: a review of updated technology and future outlook. Infec Dis Poverty 2019;8(1);20.

Gene-Quantification. Dyes & Fluorescence detection chemistry in qPCR. Disponível em: https://www.gene-quantification.de/chemistry.html. Acesso em: set. 2019.

Gentile R, Gonçalves MM, da Costa Neto SF et al. Evaluation of immunological, parasitological and molecular methods for the diagnosis of Schistosoma mansoni infection before and after chemotherapy treatment with praziquantel in experimentally infected nectomys squamipes. Vet Parasitol 2011;180(3-4):243-9.

Gonçalves E, Araújo RS, Orban M et al. Protocol for DNA extraction of Cryptosporidium spp. oocysts in fecal samples. Rev Instit Med Trop S Paulo 2008;50(3):165-7.

Gordon CA, Gray DJ, Gobert GN et al. DNA amplification approaches for the diagnosis of key parasitic helminth infections of humans. Mol Cell Probes 2011;25(4):143-52.

Gordon CA, McManus DP, Acosta LP et al. Multiplex real-time PCR monitoring of intestinal helminths in humans reveals widespread polyparasitism in Northern Samar, the Philippines. Intern J Paras 2015;45(7):477-83.

Guilliatt AM. Agarose and polyacrylamide gel electrophoresis. In: PCR Mutation Detection Protocols. Humana Press, 2002. p. 1-12.

He P, Song LG, Xie H et al. Nucleic acid detection in the diagnosis and prevention of schistosomiasis. Infectious Diseas Pov 2016;5(1):25.

Imai K, Tarumoto N, Misawa K et al. A novel diagnostic method for malaria using loop-mediated isothermal amplification (LAMP) and MinION™ nanopore sequencer. BMC Infec Dis 2017;17(1):621.

Karcher SJ. Polymerase Chain Reaction. In: Karcher SJ. Molecular biology: a project approach 1995.

Kelley JM, Quackenbush J. Sequencing PCR Products. In: PCR Applications Academic Press; 1999.

Mairhofer J, Roppert K, Ertl P. Microfluidic systems for pathogen sensing: a review. Sensors 2009;9(6):4804-23.

Mcnamara DT, Kasehagen LJ, Grimberg BT et al. Diagnosing infection levels of four human malaria parasite species by a polymerase chain reaction/ligase detection reaction fluorescent microsphere-based assay. The Am J Trop Med Hyg 2006;74(3):413-21.

Menotti J, Garin YJ, Thulliez P et al. Evaluation of a new 5¢-nuclease real-time pcr PCR assay targeting the Toxoplasma gondii af146527 genomic repeat. Clin Microbiol Infect. 2010;16(4):363-8.

Nkouawa A, Sako Y, Li T et al. Evaluation of a loop-mediated isothermal amplification method using fecal specimens for differential detection of Taenia species from humans. J Clin Microbiol. 2010; 48:3350-2.

O'Connell EM, Nutman TB. Molecular diagnostics for soil-transmitted helminths. The American Journal of Tropical Medicine and Hygiene, 2016. 95(3), 508-513.

Pabinger S, Rödiger S, Kriegner A et al. A survey of tools for the analysis of quantitative PCR (qPCR) data. Biomolecular Detection and Quantification 2014;1(1):23-33.

PAHO. Pan American Health Organization. The Americas aim to eliminate eight neglected infectious diseases and control five other in the next six years. 2016. Disponível em: https://www.paho.org/hq/index.php?option=com_content&view=article&id=12547:americas-aim-to-eliminate-8-neglected-infectious-diseases-control-5-other-next-6-years&Itemid=42099&lang=en. Acesso em 20 de maio de 2019.

Radwanska M. Emerging trends in the diagnosis of human African trypanosomiasis. Parasitol 2010;137(14):1977-86.

Requena-Méndez A, Chiodini P, Bisoffi Z et al. The laboratory diagnosis and follow up of strongyloidiasis: a systematic review. PLoS Negl Trop Dis 2013;7(1):e2002.

Sakkas H, Gartzonika C, Levidiotou S. Laboratory diagnosis of human visceral leishmaniasis. J Vector Borne Dis 2016;53(1):8-16.

ScienceBlogs Brasil. Como copiar o código em laboratório? Disponível em: http://scienceblogs.com.br/synbiobrasil/2014/02/2-como-copiar-o-codigo-em-laboratorio/. Acesso em: set. 2019.

Snustad DP, Simmons, MJ. Fundamentos de genética I. 6. ed. Rio de Janeiro: Guanabara Koogan, 2013.

Sun XM, Ji YS, Liu XY et al. Improvement and evaluation of loop-mediated isothermal amplification for rapid detection of Toxoplasma gondii infection in human blood samples. PloS One 2017;12(1):e0169125.

Tao ZY, Zhou HY, Xia H et al. Adaptation of a visualized loop-mediated isothermal amplification technique for field detection of Plasmodium vivax infection. Paras & Vect 2011;4(1):115.

Tavares RG, Staggemeier R, Borges ALP T et al. Molecular techniques for the study and diagnosis of parasite infection. J Venom Anim Toxins Includ Trop Dis 2011;17(3):239-48.

Ten Hove RJ, Verweij JJ, Vereecken K et al. Multiplex real-time pcr for the detection and quantification of Schistosoma mansoni and s. haematobium infection in stool samples collected in northern Senegal. Trans R Soc Trop Med Hyg 2008;102(2):179-85.

Valones MAA, Guimarães RL, Brandão LAC et al. Principles and applications of polymerase chain reaction in medical diagnostic fields: a review. Brazil J Microbiol 2009;40(1):1-11.

Vardevanyan PO, Antonyan AP, Parsadanyan MA et al. Behavior of ethidium bromide-Hoechst 33258-DNA and ethidium bromide-methylene blue-DNA triple systems by means of UV melting. Intern J Spect 2015; article ID 586231, v.2015, 5p.

Vasoo S, Pritt BS. Molecular diagnostics and parasitic disease. Clinics Labor Med 2013;33(3):461-503.

Venkat B, Aggarwal N, Makhaik S et al. A comprehensive review of imaging findings in human cysticercosis. Japanese J Radiol 2016;34(4):241-57.

Vitzthum F, Geiger G, Bisswanger H et al. A quantitative fluorescence-based microplate assay for the determination of double-stranded DNA using SYBR Green I and a standard ultraviolet transilluminator gel imaging system. Analytical Biochemistry 1999;276(1);59-64.

WHO. World Health Organization. Malaria. 2019. Disponível em: https://www.who.int/news-room/fact-sheets/detail/malaria. Acesso: 20 maio 2019.

Wong SS, Fung KS, Chau S et al. Molecular diagnosis in clinical parasitology: when and why? Experim Biol Med 2014;239(11):1443-60.

Wong YP, Othman S, Lau YL et al. Loop-mediated isothermal amplification (LAMP): a versatile technique for detection of micro-organisms. J Appl Microbiol 2018;124(3):626-43.

Zipper H, Brunner H, Bernhagen J et al. Investigations on DNA intercalation and surface binding by SYBR Green I, its structure determination and methodological implications. Nucleic Acids Research 2004;32(12);e103.

CAPÍTULO 8

Métodos de Diagnóstico Radiológico nas Enfermidades Parasitárias

Luiz Alberto Santana • Thalyta Martins • Rhayssa Espósito dos Santos Campos • Raphael Botelho Sá • André Luiz Vaitsman Chiga • Marcelo Souto Nacif

Introdução

O correto uso de exames complementares depende, sobretudo, de raciocínio clínico objetivo. O diagnóstico de qualquer enfermidade começa por meticulosa anamnese e por detalhado exame físico. Os métodos complementares devem ser realizados para descartar ou sustentar hipóteses diagnósticas. São também utilizados na avaliação da extensão da doença e, principalmente, na orientação terapêutica. Nesse contexto, os exames radiográficos assumem salutar relevância, especialmente ao se considerar o contexto das enfermidades parasitárias (Papanikolaou; Tsenempi, 2020).

Nas últimas décadas, o avanço tecnológico introduziu inúmeras técnicas diagnósticas por imagem, algumas ainda inacessíveis em muitos cenários clínicos. Exames como tomografia computadorizada, ressonância magnética, ressonância magnética com imagem obtida em tempo real e tomografia computadorizada espiral trouxeram inegável e inquestionável avanço no campo diagnóstico. Mesmo assim, os exames radiográficos considerados mais simples, representados sobretudo pela radiografia de tórax em suas várias incidências, continuam destacando-se no contexto clínico atual (Rahalkar et al., 2000).

A radiografia simples de tórax, por ser um método acessível à maioria dos centros de saúde por sua simplicidade de realização, pelo baixo custo e, principalmente, pelas informações que possibilita, talvez seja o mais importante exame complementar na orientação terapêutica em considerável parcela da população (Waggoner; Bierig, 2001). A análise da radiografia do tórax obedece a um "ritual". É importante observar alguns critérios gerais antes da abordagem propriamente dita da lesão.

Assim, primeiramente deve-se considerar a existência de falhas técnicas, como excesso de quilovoltagem, miliamperagem, defeitos nos filmes ou chassis, posicionamento do paciente e grau de inspiração em que a radiografia foi obtida. Somente após verificar esses itens, faz-se uma análise detalhada (Figura 8.1). Quanto mais se observam tais critérios de análise, mais informações se pode obter dessa técnica secular. No Quadro 8.1 encontra-se um roteiro, de autoria do eminente Professor Affonso Berardinelli Tarantino (1997), que lista todos os itens necessários a uma perfeita análise da radiografia de tórax.

Neste capítulo, serão comentadas importantes moléstias parasitárias nas quais a correlação clínico-radiológica pode ser considerável em termos de métodos de imagem do tórax.

Protozooses

Malária

Dentro das protozooses, destaca-se – pela prevalência e pela morbidade – a malária (ver Capítulo 28, *Malária*). Evidentemente, é importante destacar a forma grave, causada quase sempre pelo *Plasmodium falciparum*, em consequência de elevada parasitemia e de outros mecanismos patogenéticos importantes (Ribeiro Júnior et al., 2018). Aqui, a repercussão radiológica ocorrerá conforme as alterações secundárias ao edema pulmonar – não raramente síndrome de angústia respiratória do adulto (SARA). Tais alterações, provavelmente, estão relacionadas com o aumento da permeabilidade capilar, especialmente naqueles casos em que há administração excessiva de líquidos, iatrogenia frequente na terapêutica (Gomes et al., 2018).

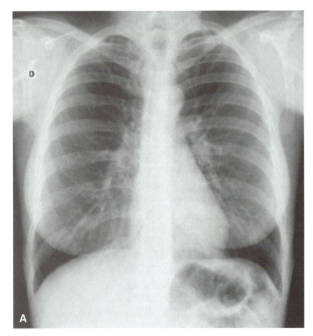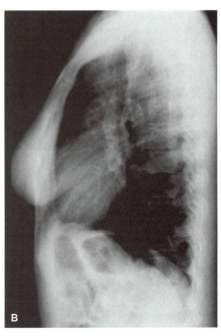

FIGURA 8.1 Radiografia do tórax normal em incidências posteroanterior (PA) (**A**) e perfil (**B**). Foto: Raphael Botelho Sá (Instituto Hermes Pardini).

QUADRO 8.1 Perguntas a serem levantadas quando da visualização de uma radiografia.

- A radiografia foi colocada em posição correta?
- Ela pertence ao paciente que está sendo examinado?
- Ela é atual?
- Tecnicamente, a radiografia é de boa qualidade?
- O paciente é jovem ou idoso?
- É homem ou mulher?
- Qual o biotipo dele(a)?
- A radiografia está centrada?
- Como estão as partes moles?
- Como estão as partes ósseas?
- Os limites mediastínicos estão bem definidos?
- As hemicúpulas estão em posição correta?
- Os seios costofrênicos estão permeáveis?
- A radiografia foi feita em inspiração forçada?
- A silhueta cardíaca está de acordo com o biotipo?
- A sombra traqueal está visível e em posição correta?
- E a trama broncovascular?
- Há alguma cissura visível?
- Os hilos estão dentro das variações normais?
- Há diferença de padrão da trama vascular?
- A redução do hilo para periferia está sendo respeitada?
- Comparativamente como estão os dois hemitóraces?
- O grau de luminosidade das várias regiões é normal?
- O enfermo foi bem examinado por você?

Adaptado de Tarantino, 1997.

Neurotoxoplasmose

Merece destaque o acometimento do sistema nervoso central (SNC) na neurotoxoplasmose (ver Capítulo 32, *Toxoplasmose*), por essa doença estar intimamente relacionada com a síndrome de imunodeficiência adquirida (AIDS) – muito prevalente nos dias atuais. Na neurotoxoplasmose, a tomografia computadorizada (TC) de crânio mostra, em geral, lesões nos núcleos da base e nos hemisférios cerebrais próximo da junção corticomedular. Massas solitárias ou múltiplas, com halo de reforço e edema periférico vasogênico, costumam ser encontradas, caracterizadas na tomografia como área de hipodensidade de limites mal definidos, podendo ter o "sinal em alvo", que consiste em um realce anelar com um foco de realce nodular excêntrico. É um achado radiológico importante, visto que tem especificidade de 95% e sensibilidade de 25% (Sharath Kumar et al., 2010). Na ressonância magnética (RM), as lesões são tipicamente isointensas a levemente hipointensas nos estudos ponderados em T1, sendo os reforços nodulares focais ou anelares vistos após administração do gadolínio. Os estudos ponderados em T2 são mais sensíveis que os estudos ponderados em T1 para o diagnóstico de lesões multifocais. O "sinal de alvo concêntrico" apresenta-se como imagens ponderadas em T2 de toxoplasmose cerebral, que tem zonas alternadas concêntricas de hipo e hiperintensidades (Mahadevan et al., 2013). O edema vasogênico apresenta-se nas imagens com área adjacente à lesão de limites mal definidos, com hiperintensidade nas sequências ponderadas em T2 e *fluid attenuated inversion recovery* (FLAIR). O diagnóstico diferencial mais importante dessas lesões deve considerar, especialmente, o linfoma primário do SNC. Em alguns casos, deve-se lançar mão da tomografia por emissão de fóton único (SPECT, do inglês *single-photon emission computed tomography*) com tálio (Tl)-201, método bastante útil na diferenciação entre as infecções do SNC, principalmente entre neurotoxoplasmose e linfoma. Áreas focais com aumento de realce do Tl-201 são vistas no linfoma. Por outro lado, não se observa realce nos processos infecciosos, como toxoplasmose. Além disso, devem-se considerar no diagnóstico diferencial deste tipo de imagem a paracoccidioidomicose e a reativação da doença de Chagas com acometimento do SNC. Esta última pode mostrar realce meníngeo ou lesões expansivas à tomografia de crânio, conforme o tipo.

Doença de Chagas

A doença de Chagas (ver Capítulo 34, *Tripanossomíase Americana/ Doença de Chagas*), também conhecida pelos termos "mal de Chagas" ou "tripanossomíase americana", pode ser avaliada por vários métodos de imagem, com destaque para a utilização do ecocardiograma na cardiopatia chagásica (Figuras 8.2 a 8.5). Essa técnica utiliza emissão de ultrassom e possibilita excelente definição da anatomia do coração, dos grandes vasos da base (artéria pulmonar e aorta), das veias cavas e das quatro veias pulmonares e das valvas. Os achados ecocardiográficos na doença de Chagas variam, podendo-se observar desde exames normais até comprometimentos funcionais sistólicos e diastólicos graves. Aproximadamente 75% dos casos apresentam alterações contráteis segmentares, predominantemente da parede posteroinferior e da região apical do ventrículo esquerdo. Tal método traz informações precisas sobre a existência do acometimento do miocárdio, definindo tamanho, dilatação global ou em "dedo de luva" no ápice do ventrículo esquerdo e alterações difusas ou segmentares na contratilidade, graduando a disfunção ventricular em leve, moderada ou grave – conforme a fração de ejeção. O ecocardiograma apresenta grande utilidade no diagnóstico e no acompanhamento evolutivo da miocardiopatia chagásica, assim como na análise do prognóstico, já que a cardiomiopatia chagásica é fator prognóstico e principal causa de óbito nesta doença.

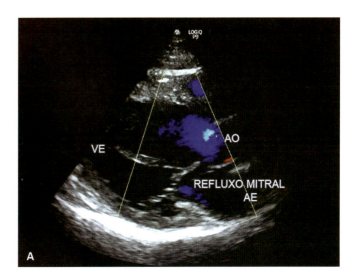

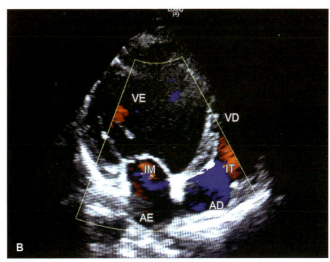

FIGURA 8.2 Ecocardiograma em corte paraesternal, evidenciando a discreta regurgitação valvar mitral por dilatação do anel (**A**) e o aumento do ventrículo esquerdo (VE) (**B**). AO: aorta; AE: átrio esquerdo; AD: átrio direito; IM: insuficiência mitral; IT: insuficiência tricúspide; VD: ventrículo direito. Foto: André Luiz Vaitsman Chiga (Hospital São Francisco de Assis, SP).

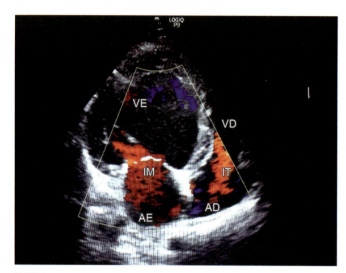

FIGURA 8.3 Ecocardiograma em corte apical evidenciando aumento do ventrículo esquerdo (VE) e discreta regurgitação valvar mitral por dilatação do anel. AD: átrio direito; AE: átrio esquerdo; IM: insuficiência mitral; IT: insuficiência tricúspide; VD: ventrículo direito. Foto: André Luiz Vaitsman Chiga (Hospital São Francisco de Assis, SP).

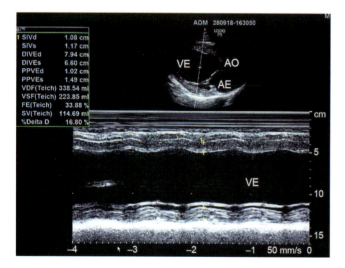

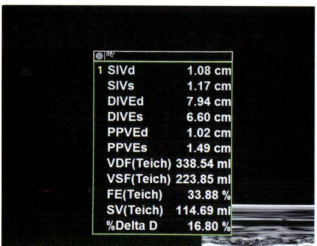

FIGURA 8.4 Ecocardiograma modo M do ventrículo esquerdo (VE) evidenciando comprometimento difuso do miocárdio de grau importante. Tabela evidenciando o aumento do ventrículo esquerdo e fração de ejeção de 33%. AO: aorta; AE: átrio esquerdo. Foto: André Luiz Vaitsman Chiga (Hospital São Francisco de Assis, SP).

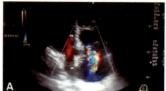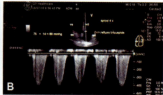

FIGURA 8.5 Ecocardiograma em corte apical evidenciando sobrecarga de câmaras direitas (**A**) e regurgitação valvar tricúspide com gradiente de 103 mmHg (**B**). Foto: André Luiz Vaitsman Chiga (Hospital São Francisco de Assis, SP).

O acometimento miocárdico na cardiomiopatia chagásica crônica pode se apresentar como discretas alterações ao eletrocardiograma (ECG) como cardiomiopatia chagásica crônica moderada caracterizada por significativas alterações ao ECG – como distúrbios de condução e arritmia ventricular – ou como cardiomiopatia chagásica crônica grave caracterizada por alterações de ECG, raios X de tórax e/ou ecocardiograma, com ou sem sinais de dilatação das câmaras cardíacas.

Helmintos

As enfermidades por helmintos – cestoides, trematódeos e nematoides (ver Capítulo 37, *Introdução à Helmintologia*) – cursam, em muitas oportunidades, com alterações que podem ser avaliadas com a utilização de métodos radiológicos. Por exemplo, quando houver, na radiografia de tórax, opacidades reticulares predominantemente periféricas em "asa de borboleta invertida", devem ser consideradas as síndromes pulmonares eosinofílicas para o diagnóstico, principalmente se estiverem acompanhadas de eosinofilia periférica (Das et al., 2007). Várias doenças devem ser lembradas, entre elas a eosinofilia pulmonar tropical, na qual se destacam os seguintes agentes: *Wuchereria bancrofti* e *Brugia malayi* (ver Capítulo 62, *Filariose Linfática | Infecções pelos Gêneros* Wuchereria *e* Brugia). O diagnóstico diferencial será feito com a aspergilose broncopulmonar alérgica e, principalmente, com as parasitoses que fazem ciclo pulmonar entre elas, *Necator americanus*, *Ascaris lumbricoides* (ver Capítulo 42, *Ascaridíase*), *Strongyloides stercoralis* (ver Capítulo 59, *Estrongiloidíase*) e *Ancylostoma duodenale* (ver Capítulo 39, *Ancilostomíase*). Esses vermes realizam passagem pulmonar como etapa de seu ciclo de desenvolvimento e podem originar a síndrome de Löffler, caracterizada radiologicamente por opacidades migratórias. Outro agente não habitual, que pode também causar esta síndrome, é o *Dirofilaria immitis*.

É preciso considerar que alguns helmintos, em função de sua mobilidade no sistema digestório, podem apresentar imagens alongadas "negativas" à radiologia do abdome, a exemplo do *Ascaris lumbricoides*, que pode ser encontrado no intestino delgado, no cólon, no ducto biliar comum ou no ducto pancreático.

Esquistossomose mansônica

Trata-se de importante doença parasitária – causada pelo *Schistosoma mansoni* (Lapa et al., 2006) – que pode causar doença com alterações radiológicas em sua evolução (ver Capítulo 57, *Esquistossomose Mansônica*). Nas formas agudas da esquistossomose mansônica, podem ser vistos infiltrados intersticiais discretos à radiografia de tórax. Nas formas crônicas da esquistossomose, podem surgir alterações radiológicas marcantes quando há hipertensão pulmonar. Outro aspecto da forma crônica consiste no acometimento hepático causando fibrose periportal, o que leva a consequente hipertensão portal, esplenomegalia e varizes esofágicas. No estudo ultrassonográfico, observa-se a veia porta anecoica rodeada por um manto ecogênico de tecido fibroso (Federle, 2018). A ressonância magnética é o exame de imagem de escolha para o diagnóstico da mielorradiculopatia esquistossomótica, que apresenta aumento do diâmetro da medula com hiperintensidade nas imagens ponderadas em T2 e um realce heterogêneo após a administração do gadolínio, podendo envolver vários segmentos da coluna.

A forma vasculopulmonar da helmintíase poderá cursar com marcante hipertensão arterial pulmonar, situação clínica de elevada gravidade, caracterizada por vasoconstrição pulmonar, trombose *in situ* e remodelamento vascular, o que leva a insuficiência ventricular direita progressiva. Define-se como hipertensão pulmonar a existência de pressão média de artéria pulmonar maior que 25 mmHg, em repouso, ou maior que 30 mmHg, ao exercício, com pressão de oclusão da artéria pulmonar menor que 15 mmHg (Federle, 2018). Considera-se hipertensão pulmonar grave a pressão sistólica do ventrículo direito acima de 80 mmHg (gradiente do refluxo tricúspide acima de 66 mmHg). O ecocardiograma na hipertensão pulmonar é um exame não invasivo que nos possibilita estimar a pressão sistólica da artéria pulmonar pelo gradiente do refluxo tricúspide adicionado de 10 a 14 mmHg. Observa-se dilatação das câmaras cardíacas direitas nos graus mais graves.

Outro trematódeo capaz de produzir doença no *Homo sapiens*, o *Paragonimus westermani* (ver Capítulo 80, *Paragonimíase*), pode originar massas pulmonares únicas ou simular padrão de bronquite crônica. O aspecto é, em muitas ocasiões, similar ao observado na tuberculose pulmonar do adulto.

Neurocisticercose

Os cistos da *Taenia solium* podem disseminar-se para o SNC, coração e tecido celular subcutâneo produzindo quadros de cisticercose (ver Capítulo 46, *Cisticercose*). Neste último caso, podem mimetizar acometimento pulmonar à radiografia de tórax.

De fundamental importância é o acometimento do SNC na cisticercose. As imagens radiológicas são essenciais para o diagnóstico da neurocisticercose (Dermauw et al., 2019). A cisticercose no SNC ocorre mais comumente no parênquima encefálico e apresenta-se, em geral, como lesões encontradas na junção da substância cinzenta com a substância branca, presumivelmente resultante da deposição das larvas em pequenos vasos terminais nesta região. Assim, todo paciente com suspeita clínica de neurocisticercose deve ser submetido a exames de tomografia e ressonância magnética do crânio. A tomografia consiste na melhor técnica para a identificação de calcificações e, muitas vezes, é suficiente para a identificação de cisticercos no parênquima cerebral. A ressonância magnética apresenta melhor resultado na identificação de cistos extra-axiais, de cistos no tronco encefálico e de pequenos cistos localizados na convexidade dos hemisférios cerebrais, sendo o exame de imagem de escolha no seguimento do paciente após a terapia.

Nas primeiras semanas após a infecção no sistema nervoso, a larva forma lesões tipo cisto com o escólex (Gomes et al., 2008). Essa fase é denominada vesicular, em que o cisto tem a mesma intensidade de sinal nas sequências na ressonância magnética que o líquido cerebrospinal, não apresentando realce anelar e edema no parênquima perilesional (Figura 8.6). A sequência FLAIR pode ser útil nessa fase para identificar o cisto no interior da lesão como um foco com hipersinal no interior da lesão. A degeneração precoce do cisticerco resulta em sua destruição, o que gera um cisto com conteúdo proteináceo e resposta inflamatória no parênquima encefálico adjacente. Tal período caracteriza a fase coloidal vesicular, que se apresenta na ressonância como um cisto com realce anelar na sequência ponderada em T1 após a administração do gadolínio. Nas imagens ponderadas em T2, observa-se edema no parênquima encefálico adjacente à lesão (Figura 8.7). Na fase granular nodular, há progressão da degeneração do cisticerco e, assim, a lesão parenquimatosa tende a diminuir de dimensões, mas com a persistência do realce anelar e o edema perilesional. Por fim, a fase nodular é o processo final da degeneração e manifesta-se como uma pequena lesão granulomatosa calcificada, melhor avaliada na tomografia computadorizada e representando a fase inativa da cisticercose (Figura 8.8). Já no acometimento extra-axial, as técnicas mais recentes de ressonância magnética, como *fast imaging employing*

steady-state acquisition (FIESTA) e *three-dimensional constructive interference in steady-state* (3D CISS), melhoram consideravelmente a sensibilidade para a detecção de cistos subaracnóideos e ventriculares (Figura 8.9).

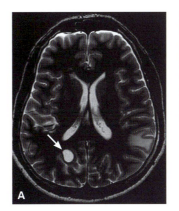
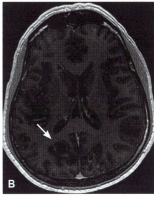

FIGURA 8.6 A. Imagem axial em T2 na ressonância magnética (RM) mostra uma lesão cística no lobo occipital direito com o mesmo sinal que o líquido cerebrospinal, sem edema perilesional (seta). **B.** Imagem axial em T1 pós-contraste revela a mesma lesão sem realce anelar (seta). A lesão apresenta-se no estágio vesicular. Foto: Raphael Botelho Sá (Instituto Hermes Pardini).

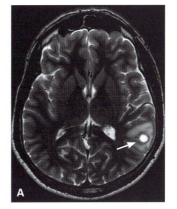
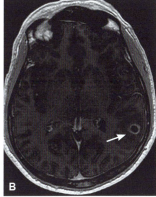

FIGURA 8.7 A. Imagem axial em T2 na ressonância magnética (RM) mostra uma lesão cística no lobo occipital esquerdo com o mesmo sinal que o líquido cerebrospinal, com edema perilesional (seta). **B.** Imagem axial em T1 pós-contraste revela a mesma lesão com realce anelar (seta). A lesão apresenta-se no estágio vesiculocoloidal. Foto: Raphael Botelho Sá (Instituto Hermes Pardini).

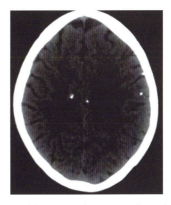

FIGURA 8.8 Imagem axial de tomografia computadorizada com calcificações esparsas na junção entre as substâncias branca e cinzenta. Foto: Raphael Botelho Sá (Instituto Hermes Pardini).

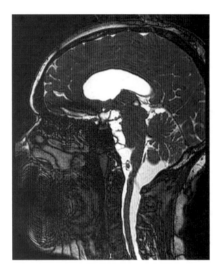

FIGURA 8.9 Imagem sagital em FIESTA na ressonância magnética, com múltiplas imagens císticas na cisterna pré-pontina. Foto: Raphael Botelho Sá (Instituto Hermes Pardini).

Considerações finais

O objetivo do presente capítulo foi a apresentação de um raciocínio organizado, com base na experiência clínica dos autores e endossada por uma atual revisão da literatura, visando à apresentação dos aspectos radiológicos mais importantes nas moléstias parasitárias com envolvimento torácico e neurológico. Destaca-se, ainda, que uma análise direcionada da radiografia simples de tórax e, por vezes, métodos mais modernos (tomografia computadorizada e ressonância nuclear magnética) possibilitam mais critérios para o diagnóstico, sem menosprezar os dados clínicos.

Referências bibliográficas

Das CJ, Kumar J, Debnath J et al. Imaging of ascariasis. Austrlas Radiol 2007;51(6):500-6.

Dermauw V, Van Den Broucke S, Van Bockstal L et al. Cysticercosis and taeniasis cases diagnosed at two referral medical institutions, Belgium, 1990 to 2015. Euro Surveill 2019;24(35).

Federle MP. Hepatic schistosomiasis. Disponível em: <https://spronline. fluig.com/portal/p/1/STATdx>. Acesso em: 15 de setembro de 2018.

Federle MP, Tubin ME, Raman SP. ExpertDDx: Abdomen and pelvis. 2. ed. Elsevier. 2016.

Gomes AP, Rita-Nunes E, Felippe KC et al. Teníase e cisticercose: breve revisão dos aspectos gerais. Pediatria Moderna 2008; 44:151-6.

Gomes AP, Vitorino RR, De-Pina-Costa A et al. Malária grave por Plasmodium falciparum. Rev Bras Ter Intens 2011;23:358-69.

Lapa MS, Ferreira EVM, Jardim C et al. Características clínicas dos pacientes com hipertensão pulmonar em dois centros de referência em São Paulo. Rev Assoc Med Bras 2006;52(3):139-43.

Mahadevan A, Ramalingaiah AH, Parthasaratya S et al. Neuropathological correlate of the "concentric target sign" in MRI of HIV-associated cerebral toxoplasmosis. J Maqn Reson Imaging 2013;38(2):488-95.

Papanikolaou IC, Tsenempi XA. Tropical lung diseases. In: Ryan ET, Hill DR, Solomon T, Aronsos NE, Endy TP. Hunter's Tropical Medicine and Emerging Infectious Diseases. 10th ed. Philadelphia: Elsevier, 2020.

Rahalkar MD, Sherry DD, Kelkar AB et al. The many faces of cysticercosis. Clin Radiol 2000;55(9):668-74.

Ribeiro-Júnior AN, Will RB, Pinto LBGF et al. Investigação in silico da malária falcípara: estado atual e perspectivas. Rev Atual Med 2018; 2:129-136.

Sharath Kumar CG, Mahadeyab A, Guruprasad AS et al. Eccentric target sign in cerebral toxoplasmosis – neuropathological correlate to the imaging feature. J Maqn Reson Imaging 2010;31(6):1469-72.

Tarantino AB. Doenças pulmonares. 4. edição. Rio de Janeiro: Guanabara Koogan, 1997.

Waggoner AD, Bierig SM. Tissue Doppler imaging: a useful echocardiographic method for the cardiac sonographer to assess systolic and diastolic ventricular function. J Am Soc Echocardiogr 2001;14(12):1143-52.

Tratamento Farmacológico das Enfermidades Parasitárias

Rodrigo Siqueira-Batista • Andréia Patrícia Gomes • Isabel Theresa de Holanda-Freitas • Luiz Alberto Santana • Walter Tavares

Introdução

As moléstias infecciosas e parasitárias produziram altas taxas de mortalidade e de letalidade durante a era pré-antibiótica. De fato, doenças como a pneumonia bacteriana, a endocardite infecciosa, a febre tifoide e a meningoencefalite eram, em sua maioria, fatais. A descoberta dos antimicrobianos e seu consequente uso no tratamento dessas enfermidades alteraram completamente o cenário de adoecimento das populações humanas, bem como o perfil das enfermidades que cursavam inexoravelmente para a morte, concorrendo para uma transformação – sem precedentes – nas interações patógeno-hospedeiro humano (Durand et al., 2019). Com efeito, o *Homo sapiens* deixou de depender somente dos mecanismos imunológicos para sobreviver às infecções.

É inegável a relevância dos antimicrobianos nos processos de tratamento de determinadas doenças, como também são inquestionáveis as várias complicações que surgiram oriundas do seu [mau] uso até os dias de hoje. Para o bem e para o mal, diversos patógenos passaram – paralelamente – a desenvolver resistência a tais medicamentos, como consequência das pressões genética, imunológica e bioquímica às quais foram – e continuam sendo – submetidos, no organismo humano e no meio ambiente, pela exposição às substâncias anti-infecciosas (Barrett et al., 2019). Essa dualidade intrínseca aos fármacos – é mister rememorar que o termo, *phármakon*, tem origem grega, significando, simultaneamente, "veneno" e "remédio" –, e em especial aos antimicrobianos, não é um problema circunscrito aos primeiros anos que se seguiram à sua "descoberta". É também uma preocupação atual. O que determina a diferença entre uma substância atuar como um *veneno* ou *remédio* é o modo segundo o qual ela é utilizada. Assim, convém considerar dose, fatores específicos envolvidos, interações medicamentosas, posologia e muitos outros aspectos concernentes aos âmbitos da farmacologia empregada; aspectos da epidemiologia, da patogenia e da clínica da condição mórbida; complexidade imunológica do paciente; e uso clínico (Nicolini et al., 2008; Siqueira-Batista; Gomes, 2010; Hwang et al., 2019). Desse modo, a preocupação do profissional da saúde não precisa se restringir, apenas, ao tratamento de uma dada entidade nosológica, mas, sim, deve igualmente abranger o cuidado à pessoa de modo mais amplo, considerando a especificidade de cada enfermidade e de cada paciente para um planejamento terapêutico individualizado.

É precisamente nessa esfera que se torna necessário ponderar a respeito da utilização descontrolada dos antimicrobianos, cuja prescrição, muitas vezes, não passa por um crivo racional e crítico sobre a indicação clínica e as prováveis relações etiológicas envolvidas na ocorrência da condição mórbida. Isso acarreta alguns problemas recorrentes, como a resistência dos agentes infecciosos aos medicamentos (Pupo et al., 2010; Siqueira-Batista et al., 2011; Sparo et al., 2018; Frost et al., 2019; Marapana; Cowman, 2020).

Bastante pertinente a tal discussão é a visão belicista que se tem da medicina, com relação ao tratamento das doenças, mormente as infecciosas (Siqueira-Batista; Gomes, 2010). Encara-se o corpo do *H. sapiens* como um "campo de batalha", no qual a medicina, com seus fármacos, tem o único objetivo de exterminar completamente cada uma das "tropas inimigas": os patógenos geradores do processo de adoecimento.

Essa visão não é apenas limitada como também profundamente retrógrada, pois simplifica e desconsidera os mecanismos homeostáticos e imunológicos do organismo humano (ver Capítulo 2, *Interações entre Patógenos e Hospedeiros Humanos | O Sistema Imune e seus "Papéis" nas Enfermidades Parasitárias*), os quais estão constantemente preparados para atuar na manutenção do equilíbrio em resposta a inúmeras doenças. Nesse sentido, é importante considerar que tal *paradigma beligerante* apresenta significativos problemas conceituais, conforme delineado a seguir:

- A existência de micróbios no organismo humano não necessariamente indica a ocorrência de um processo de adoecimento. Contabilizam-se quatrilhões de bactérias, fungos e protozoários que coabitam com as células do *H. sapiens* em uma relação de simbiose benéfica ao hospedeiro. Esses microrganismos compõem a microbiota normal de cada indivíduo, sendo diferente conforme a idade, a nutrição e o meio ambiente. Problemas na microbiota podem significar um sistema imune mais vulnerável e menos desenvolvido e, igualmente, a perda da proteção contra organismos patogênicos. Por exemplo, os lactobacilos vaginais mantêm o pH da região de tal modo que o crescimento de outros microrganismos seja inibido. A diminuição dessa microbiota pode levar ao surgimento de candidíase ou tricomoníase. Na mesma lógica, problemas atinentes ao risco de obesidade e de doenças cardiovasculares em contextos de exposição a antimicrobianos nos primeiros anos de vida segue em investigação (Li et al., 2017; Kelly et al., 2019)
- Os antibióticos não são "armas exterminadoras" de patógenos, mas fármacos que devem auxiliar no restabelecimento da homeostasia orgânica. Afinal, se a microbiota ou o ambiente forem alterados, haverá maior suscetibilidade para a infecção por organismos potencialmente prejudiciais ao hospedeiro humano
- Bactérias e outros microrganismos são muito mais evoluídos no quesito adaptação, já que é possível encontrar esses seres em locais adversos e em condições extremamente desfavoráveis de sobrevivência. Utilizando-se da concepção belicista do processo saúde-doença, e adotando a doença como uma guerra, certamente a medicina seria o lado perdedor; o objetivo da ciência médica, especialmente no bojo das enfermidades infecciosas e parasitárias, não é "guerrear" contra patógenos, e sim cuidar de pessoas.

Esses brevíssimos apontamentos demonstram o quanto a *belicosidade* dessa visão não somente é paradoxal, como também de fraca fundamentação teórico-científica. Sem embargo, infelizmente, os antimicrobianos ainda são empregados na prática clínica sob essa concepção belicista, o que tem gerado o aumento e o surgimento de novos casos de resistência de distintos patógenos a tais fármacos. Assim, em um futuro próximo – e no cenário mais dantesco possível –, é provável que não haja mais antimicrobianos disponíveis para o tratamento das infecções, e, quiçá, textos como este deixarão de fazer sentido, simplesmente pelo fato de não haver a necessidade de se estudarem substâncias não mais eficazes no tratamento das doenças infecciosas, haja vista a eficácia dos mecanismos bioquímicos de resistência desenvolvidos pelos patógenos. Urge, portanto, explicitar a complexa relação que há entre o homem e os agentes etiológicos de doenças, a fim de mudar, ou pelo menos atenuar, essa visão beligerante, trazendo uma possível transformação ao cenário da resistência farmacológica, no âmbito das doenças infecciosas e parasitárias.

Com base nessas preliminares considerações, o escopo deste capítulo é apresentar aspectos das inter-relações ser humano/microrganismos e metazoários (implicados nas enfermidades parasitárias), à luz das diversas facetas do uso dos antimicrobianos, com o objetivo de permitir a reflexão acerca do seu (bom) uso, como pressuposto para a *boa* prática clínica.

Diretrizes para o uso clínico de fármacos para o tratamento das enfermidades parasitárias

As principais classes nas quais os antimicrobianos são divididos são as seguintes:[1] antibióticos e quimioterápicos. Os antibióticos são substâncias produzidas por microrganismos, que eliminam ou impedem o crescimento de outros microrganismos. Os quimioterápicos são fármacos, sintéticos ou de fonte vegetal, com nível de toxicidade mais pronunciado contra os microrganismos, com efeitos mínimos contra o hospedeiro.

Paul Ehrlich (Parascandola, 1981), vanguardista no desenvolvimento de antibióticos, durante seus trabalhos com infecções por parasitas do gênero *Trypanosoma*, propôs o conceito de toxicidade seletiva. Levando em consideração o pensamento de Paul Ehrlich, o estabelecimento de um tratamento antiparasitário não é isento de riscos (Parascandola, 1981). Uma realidade significativa e bastante preocupante com relação aos fármacos antiparasitários diz respeito à usual toxicidade – pois são medicamentos que atuam sobre células eucarióticas (como as células humanas) de protozoários e de helmintos –, o que faz de sua utilização um grande desafio. Assim, é importante considerar fatores peculiares (1) ao indivíduo doente, (2) ao patógeno implicado e (3) ao antimicrobiano específico a ser empregado – de modo a garantir um uso seguro para o hospedeiro – os quais serão revisados de modo sintético, a seguir (Figura 9.1).

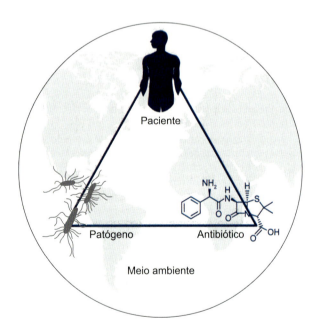

FIGURA 9.1 Abordagem "triangular" para instituição da terapia antimicrobiana, caracterizada pelo foco nos aspectos relativos aos fármacos, aos patógenos e aos enfermos. Ilustração: Ademir Nunes Ribeiro Júnior (FADIP) e Rodrigo Siqueira-Batista (UFV e FADIP).

[1] Ultimamente, usa-se o conceito de probióticos, que a Organização Mundial da Saúde (OMS) define como "organismos vivos que, quando administrados em quantidades adequadas, conferem benefício à saúde do hospedeiro" (OMS, 2001).

O enfermo

"O primeiro princípio do uso clínico dos antibióticos é o diagnóstico sindrômico e anatômico de um processo infeccioso" (Tavares, 2014, p. 9). O diagnóstico sindrômico orienta o raciocínio clínico do médico, bem como corrobora para melhor especificidade na procura, durante a anamnese e o exame físico, da base anatômica pertinente ao processo de doença apresentado pelo paciente. Como bem colocam Biselli e Atta (2005, p. 97), "Qual a importância do raciocínio diagnóstico? Quanto mais preciso for o diagnóstico, melhor será o plano terapêutico e o prognóstico desse paciente".

Abordando essa perspectiva, de maneira prática, suponha que o paciente se apresenta com um quadro febril. É possível afirmar que ele tem uma parasitose tratável simplesmente pelo fato de haver febre? Não necessariamente, pois pode surgir febre devido ao fato de o enfermo ter outra moléstia em curso (por exemplo, uma colagenose); de outro modo, o enfermo pode não apresentar febre no curso de uma doença parasitária por estar imunossuprimido. Como investigar tais aspectos? Por meio da mais relevante "ferramenta" do médico: uma anamnese detalhada, aprofundada e direcionada à busca dos porquês referentes às queixas do paciente. Nesse ínterim, alguns conceitos relativos à interação hospedeiro humano/parasito precisam estar claros para quem cuida de pessoas com doenças infecciosas e parasitárias:

- Doenças infecciosas: são as enfermidades oriundas, de maneira direta ou indireta, de um agente não presente normalmente na microbiota do enfermo. Tem origem comunitária e específica. Exemplos: amebíase (*Entamoeba histolytica*) e oncocercose (*Onchocerca volvulus*)
- Complicações infecciosas: infecções que surgem da falta de equilíbrio ecológico entre a microbiota endógena e a resposta imunológica do hospedeiro. Exemplo: candidíase vulvovaginal (*Candida albicans*)
- Contaminação: quando há presença temporária de microrganismos em superfícies de organismos vivos ou de objetos inanimados, sem instituição de uma relação hospedeiro/parasito. Exemplo: existência do vírus da hepatite B na bancada de uma sala de hemodiálise
- Colonização: crescimento e proliferação de microrganismos sem provocar danos ao hospedeiro. Exemplo: existência de colônias de *Staphylococcus aureus* resistentes à meticilina nas narinas de pacientes internados em hospitais
- Infecção: presença de patógenos gerando danos ao hospedeiro, devido à própria reprodução do agente e/ou à disseminação de toxinas. Exemplo: malária (*Plasmodium falciparum*) ou tétano (*Clostridium tetani*)
- Intoxicação: introdução de substâncias tóxicas derivadas de produtos químicos ou microrganismos. Exemplo: diarreia por ingestão de toxina (*Bacillus cereus* e *Clostridium difficile*, entre outros patógenos).

Por fim, também convém ponderar acerca (1) da imprescindibilidade do uso do antimicrobiano (para evitar o surgimento de resistência em casos que sejam tratáveis com outras abordagens), (2) da coleta de material para a análise etiológica (impreterível na maior parte dos casos, principalmente nos pacientes submetidos a tratamento antimicrobiano) e (3) da existência de fatores intrínsecos ao enfermo (gravidez, alergias, insuficiência de algum órgão, idade, entre outros).

O patógeno

A anamnese e o exame físico são fundamentais para a identificação do possível patógeno responsável pelo quadro infeccioso do enfermo. Além disso, faz-se necessária uma reflexão acerca do contexto biológico no qual ocorreu o contato entre o parasito e o hospedeiro humano. Por exemplo, o conhecimento acerca do fato de a doença advir de uma infecção hospitalar ou de uma infecção comunitária limita o espectro de microrganismos possivelmente responsáveis pelo processo infeccioso.

Dessa maneira, é mais factível considerar a presença de *Staphylococcus aureus* ou *Pseudomonas aeruginosa* na ferida cirúrgica de pacientes internados. Enquanto isso, é mais plausível a existência de *Salmonella* spp. ou de *Ascaris lumbricoides* em infecções comunitárias do trato gastrintestinal. Ademais, a definição do fármaco a ser utilizado dependerá (1) do provável patógeno implicado no adoecimento, (2) da sensibilidade presumida do microrganismo ao antimicrobiano, (3) da probabilidade do surgimento de resistência e (4) das peculiaridades do paciente, apresentadas anteriormente.

O antimicrobiano

Após a análise dos aspectos pertinentes ao enfermo e ao patógeno, cabe ao médico considerar os elementos atinentes aos antimicrobianos mais adequados à situação clínica. Para isso, são necessários alguns conceitos imprescindíveis:

- *Concentração inibitória mínima* (CIM/MIC): menor concentração do fármaco capaz de impedir o desenvolvimento do microrganismo, após 18 a 24 horas em cultura.
- *Suscetibilidade*: é a quantificação da sensibilidade ou da resistência de um dado agente etiológico a um determinado antimicrobiano
- *Sinergismo*: denomina-se a associação de dois fármacos com fins de aprimoramento e de potencialização da ação antimicrobiana; utiliza-se tal associação em pacientes com suspeita de infecções graves e/ou infecções mistas e/ou para a prevenção de resistência. Por exemplo: uso de ampicilina com gentamicina para o tratamento de infecções por *Enterococcus* spp.
- *Atividade "-cida"* (bactericida, fungicida...): é a ação com efeito letal e irreversível sobre os patógenos, o que diminui a contagem de células viáveis; difere de atividade "-stática" (bacteriostática, fungistática...), pois esta é a propriedade dos antimicrobianos de inibir a multiplicação dos agentes infecciosos, sem, no entanto, destruí-los. Nas fluoroquinolonas, o mecanismo de ação na atividade bactericida consiste na inibição de replicação por ligação irreversível à DNA girase, o que leva o patógeno à morte. Enquanto isso, a atividade bacteriostática é responsável por inibir a síntese proteica, por exemplo, pela ligação aos ribossomos bacterianos (este é o caso dos macrolídios). No Quadro 9.1 há alguns exemplos de antimicrobianos com ações bactericidas e bacteriostáticas.

De um modo geral, deve-se dar preferência aos antimicrobianos "-cidas" para o tratamento das doenças infecciosas e parasitárias, especialmente nos contextos de imunodepressão, nos quais a resposta orgânica do hospedeiro não se encontra plenamente apta a restabelecer a homeostase.

▪ *Vias de administração*

Os antimicrobianos podem ser administrados de diversas maneiras, conforme a particularidade de cada caso. A seguir, são descritas as principais vias de administração (Gomes et al., 2012; Schechter, 1998; UPMC, 2019):

- Uso tópico: refere-se à aplicação em superfícies (pele e mucosas); requerido em infecções dermatológicas (creme de gentamicina para impetigo), otorrinolaringológicas (uso de mupirocina em casos de colonização por *Staphylococcus aureus* resistente à meticilina), oftalmológicas (colírio de cloranfenicol para conjuntivite bacteriana) e ginecológicas (uso de metronidazol em caso de tricomoníase)
- Em aerossol: trata-se de uma opção menos invasiva e que permite uma rápida absorção do medicamento. Por exemplo: pentamidina inalatória em pacientes com AIDS, para a profilaxia de pneumocistose
- Retal: via de administração comumente não utilizada, exceto em situações especiais. Por exemplo: artesunato no tratamento da malária por *Plasmodium falciparum*

QUADRO 9.1 Principais antimicrobianos bactericidas e bacteriostáticos.

Fármacos habitualmente bactericidas	Fármacos habitualmente bacteriostáticos
Aminoglicosídeos	Cloranfenicol
Anfotericina B	Lincosamidas
Antifúngicos azólicos	Macrolídios
Betalactâmicos	Novobiocina
Fosfomicina	Sulfonamidas
Glicopeptídios	Tetraciclinas
Polimixinas	Tianfenicol
Quinolonas	
Rifamicinas	

Adaptado de Tavares, 2014.

- Intracavitário: empregado nos casos de infecções em cavidades (articular, pleural, pericárdica e peritoneal). Por exemplo: uso de anfotericina B na peritonite fúngica
- Intrarraquidiano e intraventricular: injeção do fármaco diretamente no espaço subaracnoide. Por exemplo: anfotericina B no tratamento de infecções fúngicas do sistema nervoso central
- Intramuscular: empregado por conta da boa absorção, caso a pessoa não tenha alterações na vascularização do grupamento muscular utilizado para aplicação da injeção. Por exemplo: antimoniais (para o tratamento da leishmaniose) e arteéter (para a terapêutica da malária por *Plasmodium falciparum*)
- Intravenoso: via de administração específica para pacientes em estado grave ou impossibilitados de fazer uso de outra via, ou para casos nos quais não haja outra possibilidade de administração. Por exemplo, para esse último caso, poderia ser citada a penicilina G cristalina (uso exclusivo por via intravenosa)
- Oral: via utilizada na maioria dos casos, sobretudo em pacientes que estejam em tratamento ambulatorial.

Conforme Schechter (1998), um antibiótico ideal seria aquele com as seguintes propriedades:

- Seletividade específica para os alvos microbianos e nenhuma toxicidade para o hospedeiro
- Preservação da microbiota residente
- Menor indução do surgimento de resistência
- Apresentação de atividade "-cida" (contra os agentes etiológicos)
- Via de administração que não altere a biodisponibilidade do fármaco
- Adequada preservação das características farmacológicas em solução
- Meia-vida plasmática duradoura
- Ótima distribuição tecidual
- Eficiência garantida a despeito das condições locais (órgãos e tecidos nos quais o medicamento atuará)
- Valor acessível.

É indiscutível que tal antimicrobiano não existe (na verdade, é provável que nunca venha a ser sintetizado). Portanto, o médico deverá analisar/escolher/administrar o(s) antimicrobiano(s) mais adequado(s) às particularidades de cada contexto clínico, tornando o fármaco "o mais ideal possível" ao enfermo.

▪ *Os "dez mandamentos" para o uso de antimicrobianos*

As recomendações fundamentais para o uso de antimicrobianos são listadas a seguir (Siqueira-Batista; Gomes, 2010):

1. Realizar análise cuidadosa da situação clínica, por ocasião da realização da anamnese e do exame físico.
2. Averiguar a necessidade de coleta de material para estudo microbiológico.
3. Ponderar a respeito do uso imediato, ou não, do antimicrobiano.

QUADRO 9.2 Mecanismos de ação dos antiparasitários. (*Continuação*).

Fármaco	Mecanismo de ação	Comentários
Pamoato de pirvínio	Impede a utilização de carboidratos exógenos pelo parasito.	Fármaco de escolha para a enterobíase. É um derivado do fenilpirroletenilquinolíneo.
Pentamidina	Interferência no metabolismo anaeróbio de glicose e na síntese de ácidos nucleicos, proteínas e fosfolipídios; há, igualmente, efeito inibitório na função ribossomal e da RNA-polimerase; além disso, inibe a ação de proteases e interfere no consumo de oxigênio tissular.	Faz parte do grupo das diamidinas aromáticas.
Piperazina	Provoca paralisia flácida dos helmintos (bloqueio da junção mioneural).	Pertence à classe das piperazinas.
Pirimetamina	Inibição da di-hidrofolato redutase (impede a síntese de ácido folínico a partir do ácido fólico), interferindo na síntese de ácidos nucleicos.	É um derivado pirimidínico.
Praziquantel	Aumento da permeabilidade da membrana a sódio e potássio, o que leva a paralisia espástica do parasito. Atua no metabolismo glicídico do verme, inibindo a captação da glicose.	Faz parte do grupo das pirazinoisoquinoleínas.
Primaquina	Inibição da DNA e da RNA polimerases; e alteração em processos oxidativos celulares.	É uma 8-aminoquinoleína.
Proguanil	Inibição da di-hidrofolato redutase (impede a síntese de ácido folínico a partir de ácido fólico).	É um derivado das biguanidas.
Quinina	É um veneno protoplasmático, que atua em diferentes tipos de células ao formar complexos com o DNA. Assim, há bloqueio enzimático da síntese de DNA e RNA. Também compete com a 6-fosfofrutoquinase e a citocromorredutase no metabolismo anaeróbio da glicose, provocando alterações lisossomais e em membranas dos parasitas.	Pertence ao grupo dos alcaloides da quina.
Quinidina	Ação similar à da quinina.	
Secnidazol	Ação similar à do metronidazol.	É um derivado do imidazol (grupo dos 5-nitroimidazóis).
Suramina	Inibição de vários sistemas enzimáticos de *Trypanosoma* spp.	É uma naftilamina sulfonatada derivada da ureia.
Tártaro emético	Interferência no processo de betaoxidação dos ácidos graxos e glicólise do parasito, levando à depleção dos níveis de ATP intracelular.	É um antimonial trivalente.
Teclozana	Interferência no metabolismo de fosfolipídios de membrana; e atuação sobre cistos e trofozoítos da *E. histolytica*.	Pertence ao grupo dos dicloroacetamídicos.
Tetramisol	Inibição da succinodesidrogenase (fumarato redutase) dos músculos do helminto, causando paralisia.	É um derivado fenilimidazólico.
Tiabendazol	Ação semelhante à do albendazol.	É um derivado benzimidazólico.
Tinidazol	Ação similar à do metronidazol.	É um 5-nitroimidazólico.
Trimetoprima	Inibição da di-hidrofolato redutase (impede a síntese de ácido folínico a partir do ácido fólico), interferindo na síntese de ácidos nucleicos.	É um derivado pirimidínico.
Trimetrexato	Inibição da di-hidrofolato redutase.	É um análogo do metotrexato.

Adaptado de Gomes et al., 2012; EMA, 2019; Tavares, 2014.

Espectro, efeitos adversos e posologia dos principais antimicrobianos empregados no tratamento das enfermidades parasitárias

Apesar de o número de agentes antiparasitários ser reduzido, quando comparado à quantidade de fármacos antimicrobianos em geral, a lista desses agentes é bastante ampla. Desse modo, o conjunto de fármacos pode ser dividido em grupos específicos de medicamentos, como os anti-helmínticos e os antiprotozoários. Por exemplo, o medicamento mais representativo do grupo dos antiprotozoários é o metronidazol, um derivado do nitroimidazol, eficiente contra protozoários e bactérias anaeróbias, usualmente de boa aceitação pelos pacientes, por apresentar efeitos adversos geralmente toleráveis.

Durante o tratamento antiparasitário, diversos são os objetivos a serem alcançados, como erradicação do agente etiológico (se possível),

prevenção de complicações crônicas ou diminuição da carga parasitária. No Quadro 9.3 comentam-se os principais antiparasitários com seus respectivos paraefeitos, utilizações e doses.

Uso de antimicrobianos empregados no tratamento das enfermidades parasitárias na insuficiência renal e na insuficiência hepática

O paciente com insuficiência renal ou hepática requer tratamento especial, pois as principais modalidades de depuração dos antimicrobianos abrangem as vias biliares e renal. A perda funcional do fígado e/ou do rim exige reajustes nas doses e tempo de uso dos fármacos, como apresentado, a seguir, nos Quadros 9.4, 9.5 e 9.6. Nesses contextos, deve-se buscar o equilíbrio entre a minimização da toxicidade (reduzindo os possíveis efeitos adversos) e o não comprometimento da terapia antiparasitária.

QUADRO 9.3 Principais características dos antiparasitários, com implicações clínicas.

Fármaco	Espectro	Doses habituais	Efeitos adversos principais	Observações
Albendazol	*Ascaris lumbricoides*, *Ancylostoma duodenale*, *Necator americanus*, *Taenia* spp., *Strongyloides stercoralis*, *Enterobius vermicularis*, *Trichuris trichiura*, *Echinococcus* spp., *Giardia intestinalis*, microsporídios.	• Para ancilostomíase, ascaridíase, enterobíase: 400 mg, VO, dose única para adultos e crianças acima de 2 anos de idade • Para *Strongyloides stercoralis* e teníase: 400 mg/dia, VO, por 3 dias consecutivos, para adultos e crianças acima de 2 anos de idade • Para tricocefalíase: 600 a 800 mg, VO, dose única, para adultos e crianças acima de 2 anos de idade. 　◦ Para assegurar o índice de cura nessas helmintíases citadas, recomenda-se repetir tratamento 10 a 15 dias depois. • Para cisticercose: 15 a 25 mg/kg/dia, VO, por 8 a 30 dias para adultos e crianças. Segunda série de tratamento após 14 dias, dependendo de melhora dos exames complementares • Para equinococose (sem acometimento cerebral) para adultos e crianças: 800 mg/dia, VO, 12/12 h, em 3 ciclos de 4 a 6 semanas, com intervalos de 14 dias sem uso do fármaco; ou 400 mg, 2 vezes/dia, com alimento • Para larva *migrans* cutânea para adultos e crianças: 400 mg, por 5 dias • Para microsporídios em pacientes com AIDS: 400 mg, VO, 2 vezes/dia por 28 dias, mais 400 mg/dia de manutenção. A duração do tratamento depende do nível de reconstituição imunológica do paciente em uso de terapia antirretroviral.	Intolerância gastrintestinal, cefaleia, tonturas passageiras.	É formalmente contraindicado para gestantes; por ser embriotóxico e teratogênico para animais de experimentação, causando anomalias esqueléticas nos fetos. Faz parte da Rename e está disponível em instituições governamentais de atenção à saúde. Tanto no tratamento do cisto hidático quanto no da neurocisticercose, os pacientes devem ser acompanhados com tomografia computadorizada do encéfalo para observação da regressão das lesões. Nos pacientes com quadros epilépticos, deve ser mantido o uso de fármacos antiepilépticos, especialmente a carbamazepina ou a fenitoína.
Amodiaquina	*P. vivax*, *P. malariae*, *P. ovale*, amebíase hepática.	• Dose total para tratamento da crise: 　◦ Adultos: 1,5 g, VO, dividido em 600 mg no 1º dia, dose única, seguida de 450 mg, dose única, no 2º dia e 450 mg, dose única, no 3º dia. 　◦ Crianças: dose inicial de 10 mg/kg, no 1º dia, VO, complementando-se com doses de 5 mg/kg, VO, nos 2º e 3º dias. • Para profilaxia: 600 mg, em adultos, ou 10 mg/kg, em crianças, semanalmente, até 4 semanas após saída da área malarígena.	Sintomas dispépticos, agranulocitose e exacerbação de quadros de porfiria e psoríase (raramente), hiperpigmentação de leito ungueal, pele e região palatina.	Já foi fornecida no Brasil pela Fundação Nacional de Saúde (Funasa).
Antimoniato de meglumina	*Leishmania* spp.	• Para leishmaniose cutaneomucosa: 20 mg/kg/dia de antimônio, IV ou IM, 24/24 h, por 30 dias ou até 1 semana após regressão da lesão • Para leishmaniose cutânea: dose reduzida para 10 a 15 mg/kg/dia, IV ou IM, 24/24 h, por 30 dias ou até 1 semana após regressão da lesão • Para leishmaniose cutânea difusa: 15 mg/kg/dia de antimônio pentavalente, IV ou IM, 24/24 h, por 20 dias • Para leishmaniose visceral: 20 mg/kg/dia de antimônio, por 15 a 20 dias, IV ou IM 　◦ Em pacientes ambulatoriais (criança ou adulto): uma ampola (5 mℓ), 2 vezes/semana, IM, no total de 10 ampolas.	Artralgias, náuseas, arritmias, icterícia e exantemas. Tosse, inapetência, vômitos, pirose, prurido, febre, palpitações, tontura, dor abdominal, aumento do intervalo QT e inversão de onda T ao eletrocardiograma.	Cada ampola de 5 mℓ contém 425 mg de SbV (ou seja, 1 mℓ = 85 mg SbV). Monitorar eletrocardiograma e níveis de amilase e lipase durante o tratamento. A terapêutica antimonial é contraindicada para grávidas. A administração de SbV para pacientes com tuberculose, cardiopatias, insuficiência renal e hepatopatias deve ser feita sob internação hospitalar.
Artemisinina	*Plasmodium* spp.	• Artemisinina: 　◦ VO: dose inicial de 1 g seguida de 500 mg, de 12/12 h, durante mais 2 dias 　◦ Supositório: dose inicial de 600 mg seguida de 600 mg 4 h depois. Após isso, 400 mg, de 12/12 h, por mais 2 dias • Artesunato: 　◦ IV: 2,4 mg/kg, na primeira dose, e 1,2 mg/kg, 12/12 h, por 7 dias 　◦ VO: 2,4 mg/kg, fracionada de 12/12 h no primeiro dia, e 1,2 mg/kg por 5 dias restantes 　◦ Supositório: para adultos, 200 mg/dia por 5 dias; para crianças (maiores de 2 anos), tratamento 4 a 5 dias – com dose de 50 mg, de 24/24 h, para crianças de 0 a 2 anos; 12/12 h, para crianças de 3 a 5 anos; de 8/8 h para crianças de 6 a 12 anos. • Arteméter: 　◦ Crianças: 3,2 mg/kg, IM, no 1º dia, e 1,6 mg/kg, IM, 24/24 h por 4 dias 　◦ Adultos: 160 mg, IM, no 1º dia, e 80 mg, IM, 24/24 h, por 5 dias • Arteéter: em adultos, 150 mg, IM, por 3 dias. Não há experiência clínica adequada com crianças.	Náuseas, vômitos, bloqueio atrioventricular (BAV) de primeiro grau.	São os mais rápidos esquizonticidas conhecidos para *P. falciparum*. São contraindicados para nutrizes e no primeiro trimestre da gestação; podem ser administrados em crianças. Em gestantes e em crianças, é proibido o uso das tetraciclinas. Portanto, o tratamento sequencial é feito com clindamicina ou mefloquina. A artemisinina não está disponível no Brasil. Em uso clínico, encontram-se o artesunato e o arteméter. O arteéter foi lançado em áreas com resistência aos antimaláricos, mas há baixa experiência clínica.

(continua)

QUADRO 9.3 Principais características dos antiparasitários, com implicações clínicas. (*Continuação*).

Fármaco	Espectro	Doses habituais	Efeitos adversos principais	Observações
Atovaquona	*Plasmodium falciparum, P. jirovecii* e *T. gondii*	• Para pneumocistose: 750 mg/dose, VO, 8/8 h (ingerida junto com alimento), por 21 dias • Para terapêutica e profilaxia da malária por *P. falciparum*: 1 g de atovaquona e 400 mg de proguanil, VO, 24/24 h, por 3 dias • Para toxoplasmose cerebral e ocular em pacientes com AIDS: 750 mg/dose, VO, 6/6 h, por 1 mês.	Erupção maculopapular, febre, elevação de transaminases sanguíneas.	A rifampicina reduz o nível sérico da atovaquona em até 50%. Não há interferência entre a atovaquona e a zidovudina. Não está disponível, comercialmente, no Brasil.
Benznidazol	*Trypanosoma cruzi*	• Dose usual: 5 a 7 mg/kg/dia, 12/12 h, VO, por 60 dias.	Púrpura, leucopenia (com agranulocitose), dermatite esfoliativa, náuseas, cefaleia, dor abdominal, perda de peso e polineurites.	Único fármaco antichagásico disponível no Brasil.
Bitionol	*Paragonimus* spp., *Fasciola hepatica, C. sinensis, Opisthorchis* spp.	• Dose usual: 30 a 50 mg/kg/dia, VO, 12/12 h (administrado em dias alternados, em 10 a 15 doses).	Intolerância gastrintestinal, urticária, cefaleia e febre (rara).	É um dos fármacos de escolha para o tratamento de fasciolíase hepática. Contraindicado na gravidez, para crianças menores de 8 anos, pacientes com insuficiência hepática e portadores de cisticercose.

Cambendazol	*Strongyloides stercoralis; Lagochilascaris minor.*	• Para estrongiloidíase:
		  ◦ Crianças: 5 mg/kg, VO, dose única (ao deitar)
		  ◦ Adultos: 360 mg, VO, dose única
		• Para lagoquilascaríase: recomendam-se 20 mg/kg/dia, fracionados VO, em 2 tomadas diárias, por 5 dias. Repetir 4 séries com intervalo de 15 dias. Se houver localização no sistema nervoso, administrar dose diária de 30 mg/kg, associada ao levamisol (150 mg para adultos e crianças acima de 7 anos e 80 mg para crianças até 7 anos).
			Intolerância gastrintestinal, vômitos, náuseas e gosto "metálico".	Usado na estrongiloidíase. Não há relatos de efeitos teratogênicos.

Cloroquina	*Plasmodium* spp. (exceto *P. falciparum*, habitualmente resistente); trofozoítos da *E. histolytica*.	• Dose usual: 10 mg/kg, VO, na 1ª dose, seguidos de 5 mg/kg 6, 24 e 48 h depois (adultos, dose inicial de 600 mg, seguida de 300 mg – 6, 24, 48 h depois) • Casos em que é necessária administração parenteral: 5 mg/kg, diluídos em 500 mℓ de soro glicosado ou fisiológico, IV, gota a gota, por 4 a 6 h. Prosseguir com 5 mg/kg a cada 6 h, até à dose total de 25 mg/kg • Para hepatite e abscesso hepático amebiano: 600 mg/dia por 2 dias, seguidos de 300 mg/dia durante 2 a 3 semanas.	Cefaleia, alterações visuais, retinopatia, distúrbios gastrintestinais, *rash* cutâneo, prurido (melhora com injeção de vitamina B) e arritmias cardíacas.	Pode ser usada com segurança em gestantes. Uso prolongado em gestantes pode ocasionar lesão de retina no feto. Para aplicação intravenosa, diluir o fármaco em 500 mℓ de soro glicosado (5%), infusão em 4 a 6 h. Não infundir rapidamente, pois pode causar hipotensão e efeito inotrópico negativo.

Dietilcarbamazina	*Wuchereria bancrofti, Brugia malayi, Loa loa, Onchocerca volvulus, Mansonella, B. timori, M. streptocerca.*	• Dose usual: 6 mg/kg/dia, VO, 8/8 h
		  ◦ Para bancroftíase: 12 dias
		  ◦ Para *Brugia malayi, M. streptocerca* e larva *migrans* visceral: 21 dias
		  ◦ Para infecções por *D. perstans*: dobrar a dose
		• Para loíase e oncocercose: 6 mg/kg/dia, por 21 dias, com repetição de 2 a 3 séries terapêuticas.
			Intolerância gastrintestinal, cefaleia, mialgias, artralgias, tonturas, vômitos, reação de hipersensibilidade (após destruição maciça dos helmintos).	Na oncocercose pode ocorrer reação grave com choque e óbito.
				A dietilcarbamazina é distribuída pela Funasa.

Eflornitina (difluorometilornitina)	*T. brucei, P. jirovecii*	• Para doença do sono: 400 mg/kg/dia, IV, 6/6 h, por 2 semanas, seguidos de 300 mg/kg/dia, VO, 6/6 h, por 6 semanas • Para pneumocistose: 100 mg/kg, IV, de 6/6 h (400/mg/kg/dia), por 14 dias, seguidos de 75 mg/kg, VO, 6/6 h, por 4 a 6 semanas.	Leucopenia, trombocitopenia, anemia, exantemas, convulsões e hipoacusia. Febre, náuseas, vômitos, diarreia, flebite, zumbidos, aftas bucais, alopecia.	Tratamento da tripanossomíase africana (períodos hemolinfático e neurológico). É utilizada em forma de creme com o objetivo de retirar pelos faciais em mulheres. Não está disponível no Brasil.

Fármaco	Parasita/Indicação	Posologia	Efeitos adversos	Observações
Fexinidazol	*Trypanosoma brucei gambiense*	• Crianças ○ Com 6 anos ou mais e peso entre 20 kg e 35 kg: *dose inicial* de 1.200 mg (2 comprimidos de 600 mg), VO, 24/24 h, por 4 dias; *dose de manutenção* de 600 mg (1 comprimido), VO, 24/24 h, por 6 dias ○ Com 6 anos ou mais e com 35 kg ou mais: *dose inicial* de 1.800 mg (3 comprimidos de 600 mg), VO, 24/24 h, por 4 dias; *dose de manutenção* de 1.200 mg (2 comprimidos de 600 mg), VO, 24/24 h, por 6 dias • Adultos ○ Com peso entre 20 kg e 35 kg: *dose inicial* de 1.200 mg (2 comprimidos de 600 mg), VO, 24/24 h, por 4 dias; *dose de manutenção* de 600 mg (1 comprimido), VO, 24/24 h, por 6 dias ○ Com mais de 35 kg: *dose inicial* de 1.800 mg (3 comprimidos de 600 mg), VO, 24/24 h, por 4 dias; *dose de manutenção* de 1.200 mg (2 comprimidos de 600 mg), VO, 24/24 h, por 6 dias. Obs.: Os comprimidos não devem ser quebrados ou esmagados e devem ser ingeridos junto com alimentos.	Os principais efeitos adversos descritos incluem: alterações hematológicas (anemia e neutropenia), gastrintestinais (náuseas, vômitos e redução do apetite), distúrbios neuropsiquiátricos (cefaleia, insônia, parestesias, tremores, queixas extrapiramidais e tontura), oculares (dor no olho e fotofobia), cardiovasculares (palpitação e prolongamento do intervalo QT), musculoesqueléticos (dor nas costas e no pescoço) e gerais (astenia, sensação de calor e febre).	O fexinidazol foi recentemente aprovado pela Agência Europeia de Medicamentos (SBMT, 2018). O fármaco está indicado no tratamento das fases hemolinfática e meningoencefálica da doença do sono (tripanossomíase humana africana) gambiense. Pode ser utilizado em adultos e crianças maiores de 6 anos e com mais do que 20 kg. Não está disponível no Brasil.
Halofantrina	*Plasmodium* spp.	• Crianças: 24 mg/kg (dose total), VO, 8/8 h • Adultos: 1.500 mg (dose total), VO, fracionada de 8/8 h Obs.: Repetir a mesma dose 7 dias depois aumenta a chance de cura e diminui a possibilidade de recaída. Em regiões de multirresistência do *P. falciparum* e em casos de recorrência, repetir tratamento durante 3 dias (dose total de 72 mg/kg).	Dor abdominal, náuseas, cefaleias, vômitos, diarreia e arritmias (prolongamento do intervalo QT). Prurido, erupção maculopapular.	É esquizonticida de ação rápida para as quatro espécies de *Plasmodium* spp. Maior absorção quando ingerida com alimentos gordurosos. Resistência cruzada com a mefloquina. É cardiotóxica. Não é um fármaco recomendado a gestantes. Não está disponível no Brasil.
Ivermectina	*W. bancrofti, L. loa, O. volvulus, M. perstans, Dirofilaria immitis, Mansonella pertans, M. streptocerca, M. ozzardi, Pediculus* spp. *Sarcoptes scabiei*; empregável no tratamento de helmintíases intestinais humanas (ascaridíase, tricuríase, estrongiloidíase e enterobiase), míase e larva migrans cutânea, com bons resultados.	• Para ascaridíase, enterobiase e tricuríase para crianças e adultos até 49 kg: 50 a 100 mcg/kg, VO, dose única; para adultos com 50 a 60 kg: 6 mg VO, dose única • Para ancilostomíase, necatoríase e estrongiloidíase: 150 a 200 mcg/kg, VO, em crianças; em adultos: 12 mg, VO, dose única; repetir a dose 3 a 4 vezes, a cada 5 dias, nos pacientes com AIDS • Para filariose (*W. bancrofti*): 100 a 150 mcg/kg, VO, dose única repetida a cada 6 meses (crianças e adultos) • Para *O. volvulus*: 150 a 200 mcg/kg, VO, anualmente, por 15 a 20 anos • Para escabiose, pediculose e larva *migrans* cutânea: 200 mcg/kg, VO, podendo ser repetida a dose 10 dias após • Para *Loa loa*: 200 mcg/kg, VO, semestralmente • Para *M. streptocerca* e *M. ozzardi*: dose única de 150 mcg/kg, VO • Para lagoquilascaríase: 300 mcg/kg, VO, semanalmente, por 6 a 10 semanas.	Prurido, mialgias, artralgias e reações urticariformes, edema de face e membros, cefaleia, febre e eosinofilia. As reações podem surgir entre 1 e 25 dias após a ingestão do fármaco.	É considerado um dos fármacos de escolha nas filaríases. Não há relatos de efeitos nocivos na gravidez, nem mesmo em fetos e recém-nascidos. Disponível no Brasil para uso veterinário e humano.
Levamisol	*A. lumbricoides, L. minor, Triconstrongylus* spp.	• Para ascaridíase e tricostrongilíase: ○ Crianças (até 7 anos): 80 mg, VO, dose única ○ Adultos e crianças acima de 7 anos de idade: 150 mg, VO, dose única • Para lagoquilascaríase: 150 ou 80 mg/dia, por 5 dias, junto com a 1ª série de cambendazol; com manutenção do levamisol 150 mg, semanalmente, por 3 a 6 meses • Para filariose bancroftiana e malária: 100 mg, 12/12 h, por 10 dias.	Tonturas discretas, cefaleias, insônia, cólicas abdominais, náuseas e vômitos. Raramente convulsões. Febre, prurido, dores articulares, erupções cutâneas e vertigem.	Alguma ação sobre *Wuchereria bancrofti* e *Brugia malayi*.
Mebendazol	*A. lumbricoides, A. duodenale, N. americanus, Taenia* spp., *E. vermicularis, T. trichiura, Capillaria philippinensis, G. intestinalis*, filaríase por *Mansonella, Giardia lamblia, Trichomonas vaginalis*.	• Para ancilostomíase, ascaridíase, enterobiase e tricuríase: 100 mg, 12/12 h, VO, 3 dias consecutivos (crianças e adultos) • Para teníase: 200 mg, VO, 12/12 h, por 4 dias (crianças e adultos) • Para giardíase: 200 mg 3 vezes/dia, VO, durante 1 dia (crianças e adultos) • Para hidatidose: 50 a 100 mg/kg/dia, 8/8 h, VO, por 12 a 48 semanas (crianças e adultos) • Para capilaríase intestinal: 400 mg em dose única por 20 dias, VO (crianças e adultos) • Para filaríase por *D. perstans*: 100 mg, 2 vezes/dia, durante 30 dias, VO (crianças e adultos).	Náuseas, dores abdominais, tonturas, febre, prurido, eosinofilia, artralgias, edemas e pneumonite intersticial. Hepatotoxicidade e leucopenia (reversíveis com retirada do fármaco).	Contraindicado em gestantes. Disponível em instituições governamentais de atendimento à saúde.

(continua)

QUADRO 9.3 Principais características dos antiparasitários, com implicações clínicas. (Continuação).

Fármaco	Espectro	Doses habituais	Efeitos adversos principais	Observações
Mefloquina	Plasmodium falciparum.	• Crianças: 15 a 20 mg/kg, VO, dose única. • Adultos: 1,0 g, VO, dose única.	Vômitos, tontura, diarreia. Raramente, zumbidos, visão turva, hipotensão arterial, bradicardia, convulsões e quadros psicóticos depressivos.	Não tem atividade contra esporozoítas ou estágios extraeritrocíticos. Não deve ser usado junto com quinolonas; e tem ação depressora sobre a imunidade mediada por anticorpos. Ingerir, de preferência, com algum alimento. Seu emprego no primeiro trimestre da gestação somente deve ser feito muito cuidadosamente e somente em malária grave.
Melarsoprol	T. brucei.	• Esquema terapêutico: 3 séries de 3 dias, com intervalos de 7 dias. Em crianças, dose diária de 3,6 mg/kg; adultos recebem 180 mg/dia. Em casos mais graves: adultos com mais de 50 kg divididos em 3 séries. Na 1ª série: 90 mg no 1º dia, 90 mg no 2º dia e 108 mg no 3º dia; 2ª série: no 10º, 11º e 12º dia, 108 mg, 144 mg e 180 mg, respectivamente. Na 3ª série, do 19º ao 21º dias, 180 mg/dia. • Em crianças ou adultos desnutridos: iniciar com dose de 0,36 mg/kg até alcançar dose máxima de 3,6 mg/kg. Nos pacientes em estado grave, febre alta e meningoencefalite avançada, recomenda-se o tratamento preliminar com a suramina, em 2 a 4 doses de 250 a 500 mg, em dias alternados.	Encefalopatia arsenical (com agitação ou sonolência, incoordenação motora, hiperpirexia, coma e morte). Reação de Jarisch-Herxheimer (hipotensão arterial sistêmica, sudorese, vômitos e dor abdominal em cólica). Polineurites, miocardite tóxica, hepatite medicamentosa, albuminúria e cilindrúria, dermatite esfoliativa e neurite óptica.	Fármaco extremamente tóxico, mas altamente eficaz na doença do sono. Não disponível no Brasil.
Metronidazol	Bactérias anaeróbias (como B. fragilis e Clostridium difficile). Balantidium coli, Gardnerella vaginalis, Helicobacter pylori, Campylobacter fetus, Giardia lamblia, T. vaginalis e E. hystolitica. Formas quiescentes de Mycobacterium tuberculosis.	• Para infecções por bactérias anaeróbias: 15 mg/kg (dose inicial), VO ou IV, seguidos por 7,5 mg/kg, 6/6 ou 8/8 h, até atingir dosagem total de 500 mg. Vias IV e retal em pacientes muito graves que não possam se utilizar de VO. • Para amebíase: ◦ Adultos: 750 mg, VO ou IV, 3 vezes/dia, durante 5 a 10 dias ◦ Crianças: 50 mg/kg/dia, 3 doses diárias, por 10 dias, VO. • Para giardíase: ◦ Crianças: 15 mg/kg/dia, VO, 8/8 h, por 5 a 7 dias ◦ Adultos: 250 mg, VO, 8/8 h, 5 dias • Para enterocolite pseudomembranosa: 250 mg, VO, 6/6 h, 10 dias • Para G. vaginalis e T. vaginalis: 2 g, VO, em dose única • Para H. pylori: 250 mg, VO, 6/6 h, ou 500 mg, 12/12 h, por 7 a 14 dias • Para balantidíase: VO, 8/8 h, por 10 dias • Para dracunculose: 400 mg, 8/8 h, por 5 dias, VO • Para leishmaniose cutânea por Leishmania mexicana: 250 mg, 12/12 h, por 15 dias, VO • Para doença de Crohn: 1,5 g por dia, 8/8 h, VO, por 2 a 4 meses.	Náuseas, dor abdominal, cefaleia, anorexia e gosto "metálico" na boca. Neuropatia, com parestesias, reversíveis com suspensão do fármaco. Em enfermos com insuficiência hepática, pode ter neurotoxicidade com transtornos mentais.	Penetra no SNC. Não é necessário ajuste de dose na insuficiência renal. Complementar dose após diálise. Urina pode ficar vermelho-escura. Evitar utilizar em nutrizes, pois é eliminado no leite. Disponível em centros governamentais de atenção à saúde.
Nifurtimox (nitrofurfurilideno)	T. cruzi; T. brucei.	• Dose usual: 8 a 10 mg/kg/dia, VO, de 8/8 h, por 60 a 120 dias. Obs.: No Sudão, é usado como alternativa na doença do sono refratária aos arsenicais, na dose de 12 a 17 mg/kg/dia, por 60 dias.	Anorexia, dor abdominal, náuseas, emagrecimento, insônia, astenia, eritema polimorfo e polineuropatia.	Foi retirado do comércio farmacêutico do Brasil.
Niclosamida	T. solium e saginata. Himenolepíase (Hymenolepsis nana e diminuta).	• Para teníase: ◦ Adultos e crianças acima de 8 anos: 2.000 mg, VO, divididos em duas tomadas (1.000 mg/cada), com intervalos de 1 h; 2 horas após a segunda tomada, administrar um purgativo salino) ◦ Crianças de 2 a 8 anos: 1.000 mg, VO, em dose única, ou divididos em 2 tomadas, com intervalo de 1 h ◦ Crianças menores de 2 anos: 500 mg, VO, divididos em 2 tomadas, com intervalo de 1 h • Para himenolepíase: ◦ Adultos e crianças acima de 8 anos: 1.000 mg, VO, pela manhã, durante 6 dias ◦ Crianças de 2 a 8 anos: 500 mg/dia, VO, durante 6 dias	Muito bem tolerada; raramente náuseas, vômitos e diarreia, perda de apetite, hemorragia retal. Sonolência, cefaleia e adinamia, prurido anal.	Até o momento, sem descrição de teratogenicidade em humanos.

Fármaco	Indicações	Posologia	Efeitos adversos	Observações
Nimorazol	Giardíase, tricomoníase e balantidíase.	• Adultos: 250 mg, VO, 12/12 h, por 5 dias. • Crianças até 10 anos: 125 mg, VO, 12/12h, por 5 dias. Obs.: Nos casos de amebíase intestinal e extraintestinal, dobram-se a dose e o tempo de uso.	Náuseas, dor abdominal e cefaleia de pequena intensidade.	Recomenda-se administrar o fármaco após o café da manhã e o jantar. O fármaco colore a urina de vermelho. Não se encontra estabelecida a segurança durante a gravidez.
Oxamniquina	*Schistosoma mansoni*.	• Crianças: 20 mg/kg, VO, dose única fracionada em 2 tomadas, após as principais refeições • Adultos: 15 mg/kg, VO, dose única, após a última refeição do dia. • Tratamento preventivo (adultos e crianças): 12,5 mg/kg/dia, VO, por 2 dias.	Náuseas, vômitos, tonturas, lassidão, sonolência, febre, dor abdominal e cefaleia. Em crianças, podem ocorrer excitabilidade, agressividade e obnubilação. Eventualmente, convulsões. Raramente, arritmia cardíaca por bloqueio atrioventricular.	É contraindicado em grávidas e no caso de insuficiência hepática. Produção e distribuição descontinuadas no Brasil, pois o Ministério da Saúde optou pelo praziquantel como fármaco de escolha no tratamento da esquistossomose mansônica.
Pentamidina	*P. jirovecii, T. brucei*, leishmaniose visceral e cutânea, *Leishmania* spp., *Babesia, Sporothrix schenckii, Blastomyces dermatitidis*.	• Para tripanossomíase africana: 3 a 4 mg/kg, IM, diariamente, em um total de 7 a 10 aplicações • Para leishmaniose visceral: 4 mg/kg, em 2 séries de 10 doses administradas diariamente, com intervalo de 10 dias entre as séries • Para leishmaniose cutânea e tegumentar: 4 mg/kg, IV ou IM, aplicações diárias ou a cada 2 dias, em um total de 4 a 9 doses • Para pneumocistose: 4 mg/kg, IM ou IV, 24/24 h, durante 15 a 21 dias • Para outras infecções: 4 mg/kg, 24/24 h, IV, durante 14 a 21 dias.	Desfalecimento, congestão facial, cefaleia, sudorese, febre, tonturas, palpitação, taquicardia, náuseas, vômitos, diarreia, adinamia, exantemas, neutropenia, trombocitopenia, hipopotassemia, neurite periférica, convulsões, alterações renais e hepáticas.	Não usar IM pelo grande risco de abscesso "frio". À administração, o fármaco deve ser diluído em 100 a 250 mℓ SG (5%) e infundido em 60 a 90 min. Não se conhece a segurança de seu uso na gravidez.
Pirimetamina	*T. gondii, Isospora belli*.	• Dose recomendada: 50 mg/dia, IV ou VO, por 21 a 30 dias (1 mg/kg/dia, 24/24 h), na toxoplasmose aguda, em pacientes adultos • Para *Isospora belli*: 50 a 75 mg/dia, VO, por 15 a 30 dias. Após regressão do quadro clínico, manter dose de 25 mg/dia, até resolução da infecção • Para profilaxia de malária (associado a sulfadoxina): 50 mg, VO, 1 vez/semana, até saída da área de risco.	Náuseas, anemia megaloblástica, desconforto abdominal. Alterações hematopoéticas, convulsões e morte.	Quando usada, deve ser associado ácido folínico (não ácido fólico). Contraindicada no primeiro trimestre da gestação.
Praziquantel	*Schistosoma* spp., *Taenia* spp., *Hymenolepis nana, Diphyllobothrium latum, D. pacificum, Opisthorchis fellineus, Opisthorchis viverrini, Paragonimus* spp., *Fasciolopsis buski, Heterophyes heterophyes, Metagonimus yokogawai, Clonorchis sinensis*.	• Para esquistossomose mansônica: ○ Crianças: 70 mg/kg, VO, fracionados em duas tomadas, com intervalo de 4 a 12 horas entre elas ○ Adultos: 50 a 60 mg/kg, VO, dose única • Para esquistossomose por *S. hematobium*: 40 mg/kg, VO, dose única • Para esquistossomose japônica e *mekongi*: 60 mg/kg, fracionados em 3 tomadas, por 1 dia • Para teníase: 10 mg/kg, VO, dose única • Para himenolepíase: 20 a 30 mg/kg, VO, dose única • Para *D. latum* e *D. pacificum*: 25 mg/kg, VO, dose única • Para fasciolopsíase: 20 mg/kg, VO, dose única • Para clonorquíase e opistorquíase: 75 mg/kg, fracionada em 3 tomadas por via oral, por 1 dia • Para metagonimíase e heterofíase: 20 mg/kg, 24/24h, VO, por 3 dias • Para cisticercose subcutânea generalizada: 30 mg/kg, VO, fracionada de 8/8 h, por 7 dias • Para neurocisticercose: 50 mg/kg/dia, VO, 8/8 h, durante 15 dias • Para equinococose: dose total de 120 a 210 mg/kg, VO, fracionada em 5 a 6 dias.	Tontura, lassidão, dor e desconforto abdominal, cefaleia, sonolência, náuseas, vômitos, diarreia e sensação de gosto metálico.	Reduzir dose em pacientes com insuficiência hepática, pois podem apresentar efeitos adversos intensos. Disponível em instituições governamentais de atenção à saúde.

(continua)

QUADRO 9.3 Principais características dos antiparasitários, com implicações clínicas. (*Continuação*).

Fármaco	Espectro	Doses habituais	Efeitos adversos principais	Observações
Primaquina	*Plasmodium* spp. (ação contra gametócitos e formas exoeritrocíticas-hipnozoítas no fígado)	• Para *P. vivax* e *P. ovale* (hipnozoítas): adultos, 30 mg/dia, VO, durante 7 dias ou 15 mg/dia durante 14 dias, e crianças, 0,3 a 0,5 mg/kg/dia, VO, por 7 ou 15 dias • Para *P. falciparum*: 45 mg, VO, dose única (ou 15 mg, VO, 3 dias).	Anorexia, estado nauseoso e dor abdominal. Em doses elevadas ou indivíduos com deficiência de G-6-PD, por haver metemoglobinemia, cianose e hemólise grave (principalmente em crianças menores de 6 meses).	Quando possível, averiguar deficiência de G-6-PD antes de usar o fármaco. Contraindicada na gravidez e em pacientes com insuficiência hepática. Ajustar dose em pacientes com insuficiência renal.
Quinina	*Plasmodium* spp.	• Para malária: ◦ Adultos: 1,5 g/dia, VO, 8/8 h, por 3 dias ◦ Crianças: 30 mg/kg/dia, VO, 8/8 h, por 3 dias. Obs.: Para o tratamento de malária, adota-se administração IV em casos graves de alta parasitemia, na dose inicial de 30 mg/kg/dia, por 3 dias. • Para babesiose (associado a clindamicina): 25 mg/kg/dia, VO ou IV, durante 7 a 10 dias.	Apresenta sabor amargo, por isso a administração VO pode causar náuseas e vômitos. Provoca zumbidos, tonturas, cefaleia, distúrbios visuais, podendo levar a diminuição da acuidade auditiva, surdez e cegueira. Administração IV gera hipotensão arterial e arritmias. Podem ocorrer intoxicação do SNC e hematológica.	Empregado no tratamento de malária por *Plasmodium falciparum*. A administração por via IV implica a utilização de soro glicosado (5%), em infusão lenta (quatro horas). Arritmias clinicamente importantes são indicações formais para a suspensão do fármaco.
Secnidazol	Protozoários intestinais e bactérias anaeróbias, inclusive *G. vaginalis*.	• Crianças: 30 mg/kg, VO, dose única • Adultos: 2 g, VO, dose única. • Obs.: na amebíase hepática, 2 g/dia (adulto) ou 50 mg/kg/dia (crianças), VO, 24/24 h, por 2 a 5 dias.	Náuseas, vômitos, tontura, cefaleia, anorexia e diarreia de pequena intensidade. Efeito do tipo dissulfiram, na interação com o álcool.	Tomar o fármaco, de preferência, junto a uma refeição. A segurança na gravidez não está estabelecida. Contraindicada na nutriz por tornar o leite amargo.
Suramina	*T. brucei, O. volvulus*.	• Para *T. brucei*: dose inicial de 100 a 200 mg, IV, lentamente. Na ausência de alterações renais de vulto, no 3º dia, dose de 15 a 20 mg/kg, com máximo de 1 g, IV, semanalmente, por 5 semanas (*T. gambiense*) ou por 7 semanas (*T. rhodesiense*) • Para *O. volvulus*: mesmo esquema de tratamento anterior, por 5 a 7 semanas (crianças: dose semanal de 15 mg/kg).	Causa para efeitos digestivos, renais, neurológicos, hematológicos, cutâneos e gerais.	Empregada no tratamento da tripanossomíase humana africana (período hemolinfático).
Tiabendazol	*S. stercoralis, Capilaria* spp., *Toxocara* spp.*, Ancylostoma* spp.*, Trichostrongylus* spp.	• Para estrongiloidíase (doses similares deverão ser utilizadas para a triconstrongilíase): ◦ 50 mg/kg, dose única (dose máxima de 3 g), VO, ao deitar. Esquema pode ser repetido no 10º e no 20º dia após a 1ª dose) ◦ 25 mg/kg/dia, 2 a 5 dias, VO (dose pode ser repetida 10 dias depois) ◦ 10 mg/kg/dia, VO, 30 dias (nos casos de imunodeficiência) • Para triquinelose: 25 mg/kg/dia, por 2 a 5 dias, VO (dose pode ser repetida 10 dias depois) • Para capilaríase hepática e intestinal: ◦ 25 a 50 mg/kg/dia, VO, por 30 dias • Para larva *migrans* cutânea: aplicação de pomadas ou soluções a 10% ou 15% do tiabendazol, 4 a 6 vezes/dia, por 5 a 10 dias. Em casos mais graves, 25 mg/dia, VO, 12/12 h, por 2 a 5 dias • Para larva *migrans* visceral: 50 mg/kg/dia, 12/12 h, VO, por 5 dias • Para angiostrongilíase abdominal: 25 a 50 mg/kg/dia, VO, por 10 dias.	Náuseas, vômitos, tonturas, cefaleias, sonolência, desconforto abdominal, mal-estar e anorexia. Menos comuns: prurido, hipotensão arterial, distúrbios visuais, xantopsia, zumbidos, confusão mental, alterações hepáticas e adenomegalia.	Atualmente, é usado quase que exclusivamente na estrongiloidíase. Não são conhecidos efeitos teratogênicos em seres humanos. Disponível em órgãos públicos de assistência à saúde.
Tinidazol	Bactérias anaeróbias (incluindo *B. fragilis* e *C. difficile*), *B. coli, G. vaginalis, H. pylori, C. fetus, G. lamblia, T. vaginalis* e *E. hystolítica*. Formas quiescentes de *M. tuberculosis*.	• Para giardíase e tricomoníase: ◦ Adultos: 150 mg, VO, 12/12 h, por 5 dias; 2 g VO, dose única ◦ Crianças até 12 anos: 75 mg, VO, 12/12 h, por 5 dias; ou 50 mg/kg/dia, VO, dose única • Para *Blastocystis hominis*: ◦ Crianças: dose de 50 mg/kg/dia ◦ Adultos: dose de 2 g/dia; 24/24 h, por 5 dias • Para amebíase intestinal: 2 g/dia, dose única ou de 12/12 h, por 2 a 3 dias • Para amebíase extraintestinal: ◦ Adultos: mesmo esquema anterior, por 5 a 10 dias ◦ Crianças: 50 mg/kg/dia • Para infecções por bactérias anaeróbias: 400 a 800 mg, IV, 12/12 h.	Similar ao metronidazol.	Mais ativo que metronidazol contra *T. vaginalis*. Contraindicado no primeiro trimestre da gravidez e na nutriz.

IM: via intramuscular; IV: via intravenosa; VO: via oral; SG: soro glicosado; SNC: sistema nervoso central.
Adaptado de Brasil, 2007; Gomes et al., 2012; EMA; 2019; Tavares, 2014; Bayão et al., 2019.

QUADRO 9.4 Doses dos principais antiparasitários em pacientes com insuficiência renal e função hepática sem alteração.

Fármaco	Meia-vida (horas)	Percentual de ligação proteica	Intervalo usual entre as doses (horas)	Método de ajuste	Ajuste na insuficiência renal — *Clearance* de creatinina 50 a 80 discreta	10 a 50 moderada	< 10 grave	Percentual de redução da concentração sérica por hemodiálise (HD) e diálise peritoneal (DP)	Observações
Atovaquona	70	99	12	–	–	–	–	–	Farmacocinética desconhecida na insuficiência renal
Cloroquina	240	22	24	Dose	100	100	100	HD: não DP: não DPCA: não é necessária dose extra	
Metronidazol	6 a 14	20	8	Intervalo	8	8	8 a 12	HD: sim (50%) DP: não DPCA: 250 mg 24/24 h	Após HD, em adulto, administrar ½ da dose usual
Pentamidina	118	?	21	Intervalo	24	24	48	HD: não DP: não DPCA: não é necessária dose extra	
Pirimetamina	48 a 96	27	24	Intervalo	24	24	24	HD: não DP: não DPCA: não é necessária dose extra	
Quinina	5 a 16	70	8	Intervalo	8	12	24	HD: sim DP: não DPCA: não	Após HD, em adulto, administrar dose usual

Obs.: *intervalo*: ajuste pelo intervalo de administração das doses, em horas; *dose*: ajuste pela correção da dose, em percentual da dose usual; DPCA: diálise peritoneal ambulatorial contínua. Adaptado de Tavares, 2014.

QUADRO 9.5 Opções para cálculo estimado do *clearance* de creatinina (CC).

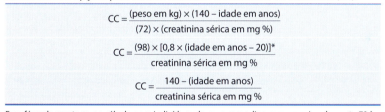

$$CC = \frac{(\text{peso em kg}) \times (140 - \text{idade em anos})}{(72) \times (\text{creatinina sérica em mg \%})}$$

$$CC = \frac{(98) \times [0,8 \times (\text{idade em anos} - 20)]^{*}}{\text{creatinina sérica em mg \%}}$$

$$CC = \frac{140 - (\text{idade em anos})}{\text{creatinina sérica em mg \%}}$$

Essa fórmula presta-se ao cálculo para indivíduos do sexo masculino com aproximadamente 70 kg. Para estimar o CC feminino, multiplica-se o valor encontrado por 0,85. Adaptado de Tavares, 2014.

QUADRO 9.6 Metabolização hepática de antiparasitários com necessidade de correção e contraindicação nos casos de enfermidade hepática.

Antimicrobiano	Fármacos com metabolismo hepático (N = pouco ou nenhum; S = sim)	Fármacos que necessitam de correção no hepatopata (N = não; S = sim)	Fármacos contraindicados no hepatopata (N = não; S = sim)
Ivermectina	S	S	N
Metronidazol	S	S	N
Ornidazol	S	N	N
Pentamidina	N	N	N
Pirimetamina	S	N	N

Adaptado de Tavares, 2014.

O futuro incerto dos antimicrobianos

É inegável a importância do surgimento dos antimicrobianos e do estabelecimento da terapia anti-infecciosa para a mudança do perfil de morbidade das populações humanas. Apesar do benefício de auxiliar o sistema imunológico dos pacientes a manter a homeostase diante de uma infecção, os antimicrobianos foram – e ainda são – alvos de críticas quanto (1) à sua aplicação, incluindo o desenvolvimento da resistência antimicrobiana por microrganismos cada vez mais multirresistentes, e (2) ao fato de a síntese de novos medicamentos encontrar-se bem limitada frente à necessidade de fármacos novos e/ou mais potentes (Lobanovska; Pilla, 2017; Tavares, 2014). Além disso, a má administração, o uso clínico errôneo e as interrupções inadequadas do tratamento – muitas vezes, de forma equivocada, tão logo haja remissão das manifestações clínicas – são outros motivos que pioram ainda mais o cenário de uso desses medicamentos.

Órgãos como a Organização Mundial da Saúde (OMS) já publicaram declarações sobre os antimicrobianos e a redução da renovação de medicamentos (OMS, 2012). Essa dificuldade tem uma peculiar explicação, ao se reconhecer que a produção de novos fármacos não segue a lógica mercadológica da indústria farmacêutica. De fato, não se pode vender o produto em grandes quantidades, devido à possível ocorrência de resistência; e a existência e a multiplicidade de vários fármacos barateiam o custo individual de cada um. Tais fatos restringem, e muito, a lucratividade das indústrias e, de certa maneira, impedem o investimento de pesquisas científicas nessa área.

Recentemente, foi realizada a Semana Mundial de Conscientização da Resistência Microbiana, na qual foi aprovado o plano de ação global para resolução desse problema, que envolve educação e formação continuada (Fiocruz, 2017). "De acordo com projeções do instituto de pesquisas Rand Europe e da empresa de consultoria KPMG, as mortes anuais relacionadas a casos de doenças provocadas por bactérias resistentes a antibióticos poderão chegar em 2050 a 4,7 milhões na Ásia, 4,1 na África e 392 mil na América Latina" (Fiocruz, 2015).

Atualmente, buscam-se outras substâncias antimicrobianas que superem o problema da crescente resistência; e as pesquisas estão voltadas para as bacteriocinas, peptídios produzidos em nível dos ribossomos, que desenvolvem atividade inibitória sobre outras bactérias (Bastos, 2019; Joerger, 2003). As bacteriocinas apresentam considerável atividade contra patógenos multirresistentes e podem ser uma "luz no fim do túnel". No entanto, ainda é fundamental o envolvimento da engenharia genética e da nanotecnologia (ver Capítulo 16, *Nanotecnologia e Enfermidades Parasitárias*) a fim de melhorar as características farmacológicas desses peptídios, como solubilidade, estabilidade, potência e espectro de ação, além da conscientização de todos – pacientes e profissionais da saúde –, quanto ao uso mais racionalizado dos antimicrobianos, inclusive daqueles com atividade antiparasitária. Esta poderá ser a melhor aposta no futuro.

Referências bibliográficas

Barrett TC, Mok WWK, Murawski AM et al. Enhanced antibiotic resistance development from fluoroquinolone persisters after a single exposure to antibiotic. Nat Commun 2019;10(1):1177.

Bastos MCF. Bacteriocinas: antibióticos do futuro? Departamento de Microbiologia da UFRJ. Disponível em: http://www.microbiologia.ufrj.br/portal/index.php/pt/destaques/novidades-sobre-a-micro/303-bacteriocinas-antibioticos-do-futuro. Acesso em: 22 mar 2019.

Bayão TS, Cupertino MC, Gomes AP et al. Fexinidazole and Human African Trypanossomiasis: good news for the important neglected tropical disease. Rev Soc Bras Med Trop 2019;52:e2019 0176.

Biselli PJ, Atta JA. Diagnóstico sindrômico. Rev Med (São Paulo) 2005; 84(3-4):95-101.

Brasil. Anvisa. Agência Nacional de Vigilância Sanitária. Curso sobre antimicrobianos. Disponível em: <http://www.anvisa.gov.br/servicosaude/controle/rede_rm/cursos/rm_controle/opas_web/modulo1/conceitos.htm>. 2007. Acesso em: 22 mar 2019.

Durand GA, Raoult D, Dubourg G. Antibiotic discovery: history, methods and perspectives. Int J Antimicrob Agents 2019;53(4):371-382.

EMA. European Medicines Agency. Fexinidazole. Summary of product characteristics. Disponível em: https://www.ema.europa.eu/en/documents/medicine-outside-eu/fexinidazole-winthrop-product-information_en.pdf. Acesso em: 30 abr 2019.

Fiocruz. Fundação Oswaldo Cruz. A ameaça global das bactérias resistentes aos antibióticos. 2017. Disponível em: https://portal.fiocruz.br/noticia/ameaca-global-das-bacterias-resistentes-aos-antibioticos. Acesso em: 22 mar 2019.

Fiocruz. Fundação Oswaldo Cruz. Rumo à era pós-antibiótico. 2015. Disponível em: https://portal.fiocruz.br/noticia/rumo-era-pos-antibiotico. Acesso em: 22 mar 2019.

Frost I, Van Boeckel TP, Pires J et al. Global Geographic Trends in Antimicrobial Resistance: The Role of International Travel. J Travel Med 2019; pii: taz036.

Goering RV. Microbiologia médica de Mims. Tradução de Alcir Costa Fernandes. 5. ed. Rio de Janeiro: Elsevier, 2014.

Gomes AP, Siqueira-Batista R, Galvão-Alves J et al. Antimicrobianos em gastroenterologia: guia prático. 1. ed. Rio de Janeiro: Rubio, 2012.

Hwang SY, Shin J, Jo IJ et al. Delayed antibiotic therapy and organ dysfunction in critically ill septic patients in the emergency department. J Clin Med. 2019;8(2):pii.

Joerger RD. Alternatives to antibiotics: bacteriocins, antimicrobial peptides and bacteriophages. Poult Sci 2003;82(4):640-7.

Kelly D, Kelly A, O'Dowd T et al. Antibiotic use in early childhood and risk of obesity: longitudinal analysis of a national cohort. World J Pediatr 2019; doi: 10.1007/s12519-018-00223-1.

Li DK, Chen H, Ferber J et al. Infection and antibiotic use in infancy and risk of childhood obesity: a longitudinal birth cohort study. Lancet Diabetes Endocrinol 2017;5(1):18-25.

Lobanovska M, Pilla G. Penicillin's Discovery and Antibiotic Resistance: Lessons for the Future? Yale J Biol Med 2017;90(1):135-45.

Marapana D, Cowman AF. Uncovering the ART of antimalarial resistance. Science 2020;367(6473):22-23.

Nicolini P, Nascimento JWL, Greco KV et al. Fatores relacionados à prescrição médica de antibióticos em farmácia pública da região Oeste da cidade de São Paulo. Ciênc Saúde Colet 2008;13(suppl): 689-96.

OMS. Organização Mundial da Saúde. A crescente ameaça da resistência antimicrobiana. Opções de ação. 2012. Disponível em: http://apps.who.int/iris/bitstream/10665/75389/3/OMS_IER_PSP_2012.2_por.pdf. Acesso em: 22 mar 2019.

OMS. Organização Mundial da Saúde. Health and nutritional properties of probiotics in food including powder milk with live lactic acid bacteria, October 2001. Disponível em: https://web.archive.org/web/20121022161702/http://www.who.int/foodsafety/publications/fs_management/en/probiotics.pdf. Acesso em: 21 mar 2019.

Parascandola J. The theoretical basis of Paul Ehrlich's chemotherapy. J Hist Med Allied Sci 1981;36(1):19-43.

Pupo MT, Guimarães DO, Momesso LS. Antibióticos: importância terapêutica e perspectivas para a descoberta e desenvolvimento de novos agentes. Quim Nova. 2010;33(3):667-79.

SBMT. Sociedade Brasileira de Medicina Tropical. Aprovado primeiro tratamento exclusivamente oral para doença do sono. Disponível em: https://www.sbmt.org.br/portal/first-exclusively-oral-treatment-for-sleeping-sickness-is-approved/. Acesso em 22 de dezembro de 2018.

Schechter M. Princípios de antibioticoterapia. In: Schechter M, Marangoni DV. Doenças infecciosas: conduta diagnóstica e terapêutica. 2. ed. Rio de Janeiro: Guanabara Koogan, 1998.

Siqueira-Batista R, Gomes AP. Antimicrobianos: guia prático. 2a ed. Rio de Janeiro: Rubio, 2010.

Siqueira-Batista R, Gomes AP, Santana LA et al. Clinical use of antimicrobials. Rev Bras Med 2011;68(5):154-57.

Sparo M, Delpech G, García Allende N. Impact on Public Health of the Spread of High-Level Resistance to Gentamicin and Vancomycin in Enterococci. Front Microbiol 2018 18;9:3073.

Tavares W. Antibióticos e quimioterápicos para o clínico. 3. ed. São Paulo: Atheneu, 2014.

UPMC. University of Pennsylvania Medical Center. Guidelines for antibiotic use. Disponível em: http://www.uphs.upenn.edu/bugdrug/antibiotic_manual/amt.html. Acesso em: 22 mar 2019.

CAPÍTULO 10

Tratamento Cirúrgico das Enfermidades Parasitárias

Júlia de Oliveira Fonseca • Aloisio de Freitas Jorge Júnior • Vanderson Esperidião Antonio • Thiago Vinicius Villar Barroso • Sávio Lana Siqueira

Introdução

As doenças infecciosas e parasitárias (DIP) apresentam grande importância epidemiológica no Brasil. Em décadas anteriores, configuravam o grupo de doenças de maior morbimortalidade na população. Apesar do declínio das taxas de morbimortalidade, com o advento de novas terapêuticas, medidas de prevenção e vigilância em saúde, ainda representam a quarta causa de morte na população do nosso país (Brasil, 2010; 2015; 2019).

A prevenção e o tratamento dessas enfermidades constituem verdadeiros desafios no território nacional e, muitas vezes, assumem papel de destaque em campanhas e políticas de saúde pública. O diagnóstico costuma ser clínico-laboratorial, e seu tratamento é conservador, apesar de em alguns casos ser necessária a intervenção cirúrgica. Assim, este capítulo discorre sobre o tratamento cirúrgico de algumas dessas doenças parasitárias de importância clínico-cirúrgica e epidemiológica no Brasil.

Doença de Chagas e manifestações gastrintestinais

Introdução

A doença de Chagas (tripanossomíase americana) foi identificada em 1909 por Carlos Chagas, cientista brasileiro que descreveu o agente etiológico, os vetores e os aspectos clínicos e epidemiológicos da enfermidade (ver Capítulo 34, *Tripanossomíase Americana/Doença de Chagas*). A mortalidade é baixa (5,19/100.000 habitantes/ano), mas os sinais e sintomas podem adquirir considerável impacto na qualidade de vida do enfermo. As manifestações gastrintestinais são a segunda causa mais comum de complicações da doença e apresentam maior frequência nos países do cone sul – observou-se alta prevalência na região central do Brasil –, sendo raras no norte da América do Sul, da América Central e no México, daí a manutenção de uma relação intrínseca com a população rural e economicamente precária. Tal padrão geográfico está associado à distribuição dos diferentes genótipos de *Trypanosoma cruzi*. Entre os indivíduos com a forma indeterminada da doença de Chagas crônica, aproximadamente 20 a 30% evoluem com acometimento cardíaco e/ou digestivo ao longo de um período de 10 a 30 anos. A probabilidade de acometimento cardíaco ou digestivo varia de acordo com a região (Andreollo; Malafaia, 2009; Lopez-Velez, 2017; Dias et al., 2016).

Imunologia e patologia

O agente etiológico infecta a parede muscular do sistema digestório, causando significativo processo inflamatório, o qual promove a destruição progressiva dos tecidos e dos neurônios do sistema nervoso entérico. Tal processo leva à denervação intrínseca dos órgãos acometidos. Esse processo pode ocorrer em diversos segmentos do sistema digestório, como estômago, intestino delgado, apêndice cecal e intestino grosso, sendo o esôfago e a metade esquerda do intestino grosso os segmentos mais afetados. Histologicamente, foram descritos redução neuronal no plexo mioentérico (Auerbach) e áreas focais de fibrose no músculo liso, junto com infiltrados linfocíticos na submucosa, no plexo mioentérico e no músculo liso. Além disso, ocorre hipertrofia da muscular da mucosa, provavelmente um mecanismo compensatório, seguida pela dilatação do órgão afetado. A denervação ocorre em graus variáveis, além de ser irregular e não contínua (Andreollo; Malafaia, 2009; Lopez-Velez, 2017).

A forma digestiva da doença de Chagas caracteriza-se por alterações na função motora, secretora e de absorção do sistema digestório. A atividade motora descoordenada dos esfíncteres deve-se aos fenômenos degenerativos no sistema nervoso entérico. No esôfago, há hipercontratilidade e aumento do tônus muscular, e muitas vezes ocorre falha de relaxamento do esfíncter com a deglutição. No intestino grosso, há motilidade basal anormal do cólon e incapacidade de relaxamento do esfíncter anal. Ocorre dilatação progressiva do esôfago e do cólon, com redução da contratilidade e subsequente dificuldade de esvaziamento de material semissólido nesses segmentos. O acometimento do cólon pode gerar o megacólon e suas complicações, sendo as mais comuns constipação intestinal crônica, distensão abdominal, obstruções associadas a fecaloma e vólvulo de sigmoide e colite isquêmica. A clínica dessas complicações tem muito em comum, sobressaindo a distensão e as dores abdominais (Andreollo; Malafaia, 2009; Lopez-Velez, 2017).

Aspectos clínicos

A forma digestiva da doença de Chagas tem sido observada, principalmente, na fase crônica da infecção, mas manifestações transitórias – como disfagia e dor retroesternal – podem surgir durante a fase aguda. A doença de Chagas aguda adquirida por via oral manifesta-se com dores abdominais e diarreia, sendo os sintomas iniciais observados, principalmente, na faixa etária entre 20 e 40 anos. Qualquer segmento do sistema digestório pode ser acometido, mas o esôfago e o cólon – sobretudo no reto, no cólon sigmoide e no cólon descendente – são os locais mais acometidos, e o envolvimento do esôfago é mais frequente que o do cólon. As manifestações esofágicas variam desde distúrbios da motilidade assintomáticos até acalasia (não abertura do esfíncter inferior à deglutição) leve a megaesôfago grave. O sintoma mais comum do megaesôfago é a disfagia, que ocorre inicialmente com sólidos e, posteriormente, líquidos. A dor no esôfago é espontânea ou associada à ingestão de alimentos que geralmente começa na área subesternal inferior e irradia superiormente. Surgem, ainda, regurgitação de alimentos não digeridos, sensação de pirose retroesternal, halitose, dor epigástrica, soluços e desnutrição. Em casos graves, ocorre aspiração intermitente, o que resulta em quadro de tosse e broncopneumonia aspirativa. Conforme a progressão da doença, os alimentos podem ficar alojados no esôfago e causar irritação local, ulceração, sangramento, perfuração e fístulas. Os pacientes com megaesôfago também têm maior risco de desenvolver câncer de esôfago (Andreollo; Malafaia, 2009; Lopez-Velez, 2017).

O megacólon apresenta evolução mais lenta e sua ocorrência é predominante em indivíduos com mais de 40 anos de idade, sendo a constipação intestinal progressiva a manifestação clínica mais comum da doença. Conforme a enfermidade progride, os pacientes ficam incapazes de evacuar por dias e até semanas, necessitando realizar lavagens intestinais e/ou usar laxantes. A constipação intestinal é acompanhada por distensão abdominal, falta de motilidade do cólon, e, menos frequentemente, dor abdominal em cólica. Retenções de fezes prolongadas levam à formação de fecaloma, diagnosticada por palpação abdominal e exame do toque retal. Vólvulo recorrente é comum, o que leva a isquemia, obstrução intestinal secundária e ruptura do cólon. Os sintomas podem estar ausentes em 25 a 30% dos indivíduos com evidência radiográfica de dilatação do cólon. A maioria dos casos de megacólon está associada a megaesôfago. Não tem sido relatado aumento da frequência de câncer colorretal em pacientes com megacólon (Andreollo; Malafaia, 2009; Lopez-Velez, 2017).

Outros segmentos do sistema digestivo, como o estômago, o intestino delgado, as vias biliares e as glândulas salivares, podem ser acometidos. Quase 20% dos pacientes com megaesôfago têm envolvimento gástrico. São manifestações gástricas: atividade mioelétrica alterada (arritmias gástricas), alterações no esvaziamento gástrico, distensão, diminuição da peristalse, hipocloridria e, eventualmente, hipertrofia de piloro. O envolvimento do intestino delgado (enteropatia por Chagas) também tem sido descrito com ou sem dilatação. Nesses casos, ocorrem supercrescimento bacteriano, síndromes pseudobstrutivas e dispepsia. A colecistomegalia e a dilatação de colédoco são raras. Há hipertrofia das glândulas salivares parótidas em até 25% dos indivíduos com megaesôfago, em que o reflexo salivar esofágico produz hipersalivação (Lopez-Velez, 2017). As manifestações gastrintestinais são relativamente raras nos casos de reativação da infecção chagásica crônica entre os receptores de transplante de órgãos e indivíduos infectados pelo HIV, embora existam relatos de invasão parasitária de peritônio, intestino, estômago, esôfago ou laringe (Lopez-Velez, 2017).

Megaesôfago chagásico

■ *Diagnóstico*

Há duas etapas no diagnóstico da doença de Chagas gastrintestinal: (1) confirmação da infecção pelo *T. cruzi*, geralmente por testes sorológicos e/ou reação em cadeia da polimerase; e (2) detecção do envolvimento de órgãos. Após o diagnóstico laboratorial da infecção, a avaliação da existência de envolvimento cardiovascular e/ou gastrintestinal deve ser realizada a fim de evitar futuras complicações (Lopez-Velez, 2017).

O megaesôfago pode ser diagnosticado pela clínica ou por métodos de imagem. As ferramentas de avaliação para o envolvimento de esôfago são radiografia, manometria e endoscopia. A radiografia simples de tórax demonstra nível de líquido no esôfago dilatado. O estudo com contraste de bário é essencial para confirmar o diagnóstico e o estadiamento da doença, além de avaliar a motilidade esofágica e o esvaziamento do órgão. Quatro estágios da doença têm sido propostos (I a IV), podendo-se empregar a classificação de Rezende (a mais utilizada) (Quadro 10.1) ou a de Ferreira-Santos. A endoscopia digestiva alta deve ser realizada em pacientes com megaesôfago que apresentam maior risco de desenvolverem câncer de esôfago. Assim, os casos em que há

QUADRO 10.1 Classificação de Rezende.

Estágio I	Esôfago de calibre aparentemente normal (<10 cm). Trânsito lento, esvaziamento retardado. Pequena retenção de contraste com uma coluna de ar residual acima da coluna de contraste.
Estágio II	Esôfago com pequeno a moderado aumento de calibre. Moderada retenção de contraste. Aumento da atividade motora descoordenada com ondas terciárias frequentes, associadas ou não a hipertonia do esôfago do terço inferior.
Estágio III	Esôfago com grande aumento do diâmetro, atividade motora reduzida. Hipotonia do esôfago inferior. Grande retenção de contraste.
Estágio IV	Dolicomegaesôfago. Esôfago com grande capacidade de retenção, atônico, alongado, que se dobra sobre a cúpula diafragmática.

Adaptado de Lopez-Velez, 2017.

sintomas sugestivos de doença de Chagas gastrintestinal ou acalasia devem ser submetidos à endoscopia digestiva alta para descartar malignidade, como o câncer esofágico, o qual pode causar sintomas idênticos e não ser necessariamente visualizado por meio da serigrafia contrastada de esôfago, estômago e duodeno (SEED). É importante para o diagnóstico de doenças associadas e/ou complicações decorrentes da estase dos alimentos no lúmen esofágico. O exame manométrico torna-se útil para pacientes com sintomas sugestivos, porém com achados inconclusivos no SEED, pois avalia a peristalse do esôfago, além da pressão e do relaxamento dos esfíncteres. Na doença de Chagas, observa-se uma perda de atividade peristáltica no corpo do esôfago (aperistalse), com ondas sincrônicas e falta de relaxamento ou relaxamento incompleto do esfíncter inferior esofágico (EIE). Nos estágios III e IV, essas contrações são de baixa amplitude, impedindo o exame de distinguir entre megaesôfago chagásico e acalasia idiopática (Brasil, 2005; 2015; Lopez-Velez, 2017). Uma vez diagnosticado o megaesôfago, devem-se realizar estudos para verificar o acometimento cardíaco e do cólon pelo *T. cruzi* (Brasil, 2005).

■ *Tratamento cirúrgico*

O tratamento do megaesôfago pode ser clínico, cirúrgico ou por dilatação instrumental. O tratamento clínico envolve medidas higienodietéticas, como evitar alimentos de difícil propulsão (alimentos secos e farináceos, carne), aliado ao uso de medicamentos que relaxam o esfíncter esofágico inferior como os derivados nítricos – dinitrato de isossorbida (5 mg, sublingual, 15 minutos antes das refeições) – e os bloqueadores de canais de cálcio – nifedipino (10 mg, sublingual, 35 a 40 minutos antes das refeições). Tais medicamentos atuam reduzindo a pressão esfincteriana, o que facilita a deglutição por 30 a 40 minutos (Hinrichsen, 2009).

Indica-se o tratamento cirúrgico para (1) portadores de megaesôfago em estágio II, quando sintomáticos, e estágios III e IV; e (2) pacientes com tratamento clínico refratário. Os pacientes com grau I de dilatação beneficiam-se com a dilatação instrumental esofágica com balão, por via endoscópica, na tentativa de lacerar as fibras musculares acalásicas. No geral, é um tratamento temporário para aliviar a disfagia, sendo necessárias várias sessões, acompanhadas do risco de perfuração do esôfago. A técnica mais recomendada para os estágios II e III é a esofagocardiomiotomia de Heller com fundoplicatura parcial 180 (fundoplicatura de Dor) por videolaparoscopia. O tratamento do estágio IV varia na literatura, não existindo, ainda, um consenso entre os cirurgiões. Pode-se optar pela esofagectomia com anastomose esofagogástrica cervical ou pela cirurgia por videolaparoscopia com ressecção de segmento do esôfago, associada à cardiomiotomia e à fundoplicatura. Nos casos sem perspectiva de tratamento, sem condições ou redicivantes, faz-se o tratamento paliativo com dilatação por balão. Uma alternativa à dilatação instrumental é a aplicação de toxina botulínica na dose de 20 a 25 U em cada quadrante do esfíncter esofágico inferior por via endoscópica, com eficácia limitada (Brasil, 2005; 2015; Santos Jr, 2002; Lopez-Velez, 2017).

Megacólon chagásico

■ *Diagnóstico*

A avaliação para o envolvimento do cólon devido à doença de Chagas é composta pela radiografia e pela manometria. A radiografia abdominal convencional demonstra dilatação de cólon e fecaloma, se houver. O enema opaco, principal ferramenta diagnóstica, demonstra diminuição das haustrações intestinais e expansão do cólon, que geralmente ocorre na parte distal, incluindo sigmoide e reto. Raramente, a dilatação ocorre em outros segmentos ou em todo o cólon. A dilatação costuma ser associada a um aumento no comprimento do cólon, conhecido como dolicomegacólon. Quando há um diâmetro maior que 6,5 cm do sigmoide ou do cólon descendente, considera-se um quadro patológico. Três estágios radiográficos foram propostos para avaliar o diâmetro do cólon (Quadro 10.2) (Lopez-Velez, 2017).

QUADRO 10.2 Estágios radiográficos para a avaliação do diâmetro do cólon.

Estágio 0	Não há alterações no enema opaco.
Estágio I	Dolicocólon: comprimento do ânus até a transição para o cólon descendente maior que 70 cm.
Estágio II	Dolicomegacólon: cólon descendente maior que 6,5 cm de diâmetro; cólon ascendente maior que 8 cm de diâmetro; ceco maior que 12 cm de diâmetro.

Adaptado de Lopez-Velez, 2017.

O diagnóstico da enfermidade do cólon sem dilatação requer métodos alternativos, como a manometria anorretal e os testes farmacológicos de denervação. As principais conclusões são disfunção motora anorretal e reflexo inibitório anorretal anormal (define-se um reflexo inibitório anorretal normal como a queda de pressão do esfíncter superior a 20 mmHg abaixo da pressão de repouso). A interpretação destas alterações motoras pode ser inespecífica, visto que são bastante comuns em pacientes com doença não chagásica e constipação intestinal crônica (Lopez-Velez, 2017).

■ *Tratamento cirúrgico*

As indicações para o tratamento cirúrgico eletivo são: (1) tratamento clínico sem sucesso; e (2) história prévia de complicações como vólvulo ou fecaloma, além de dificuldades para aplicação de enemas em domicílio. As técnicas cirúrgicas mais recomendadas são a retossigmoidectomia anterior e a cirurgia proposta originalmente por Duhamel para o tratamento da doença de Hirschsprung. Com o advento e o domínio da cirurgia videolaparoscópica, a cirurgia de Duhamel por esse método vem tornando-se o padrão-ouro. Em alguns casos, podem ocorrer complicações que necessitam de uma abordagem em caráter de urgência ou emergência. A obstrução ou a semiobstrução por fecaloma requerem a remoção manual, de preferência sob anestesia geral. Nos casos sem sucesso, convém realizar lavagens intestinais repetidas com solução glicerinada ou instilação contínua de solução salina fisiológica gota a gota através de sonda retal, com o cuidado de não provocar distúrbios hidreletrolíticos (Dias et al., 2016).

O vólvulo de sigmoide exige diagnóstico rápido e intervenção de urgência, por retossigmoideoscopia. Nos casos sem sucesso, indica-se a ressecção com anastomose primária ou com confecção de colostomia, ou, ainda, a fixação do sigmoide. O vólvulo, a ulceração ou o próprio procedimento retossigmoideoscópico podem evoluir com perfuração, complicação mais temida, pois existe a possibilidade de culminar em uma peritonite difusa; de forma que o tratamento cirúrgico deve ser preconizado e instituído o mais rápido possível. Ele consiste em uma laparotomia com lavagem de cavidade, rafia e/ou enterectomia, se necessário (Brasil, 2005; 2015; Dias et al., 2016).

Abscesso hepático amebiano

Introdução

A amebíase é causada pelo protozoário *Entamoeba histolytica* (ver Capítulo 18, *Amebíase* [Entamoeba] *e Infecções por* Urbanorum) e, normalmente, a infecção é assintomática; quando sintomática, a diarreia é a manifestação mais comum. As manifestações extraintestinais podem ocorrer, e dentre elas, a forma mais comum é o abscesso hepático amebiano, cuja taxa de mortalidade – por serem, em geral, infecciosos – em países desenvolvidos varia de 2 a 12%. O acometimento pulmonar cardíaco e cerebral é mais raro. A doença é mais comum entre homens adultos – sete a dez vezes –, e mais frequente na quarta e na quinta décadas de vida. As áreas com altas taxas de infecção amebiana são Índia, África, México e partes da América do Sul e Central (Leder; Weller, 2014; Davis; McDonald, 2016).

Imunologia e patologia

O protozoário ascende via sistema venoso portal, acometendo o fígado. Os fatores predisponentes associados à progressão de amebíase intestinal para abscesso hepático amebiano não são totalmente compreendidos. As condições que afetam o sistema imune, dificultando o combate da infecção intestinal, parecem estar associadas à doença invasiva, como ocorre na imunossupressão secundária ao HIV (Leder; Weller, 2014).

Aspectos clínicos

O período de incubação varia de 8 a 20 semanas (média de 12 semanas). Os pacientes apresentam, geralmente, a tríade clássica de dor em hipocôndrio direito, febre (em 90% dos casos) e leucocitose. Relata-se dor na região epigástrica, no hemitórax direito ou no ombro direito. Outros sintomas podem ocorrer, como tosse, sudorese, mal-estar, perda de peso, anorexia e soluços. Há diarreia associada ao quadro em menos de um terço dos pacientes, embora alguns relatem história de disenteria nos meses anteriores. Raramente, ocorre icterícia (em menos de 10% dos pacientes), o que sugere mau prognóstico. O exame físico do fígado revela hepatomegalia com sensibilidade à palpação e à percussão em área específica (sinal de Torres-Homem) em, aproximadamente, 50% dos casos. Entretanto, a ausência de dor em hipocôndrio não exclui o diagnóstico de abscesso hepático amebiano (Leder; Weller, 2014; Davis; McDonald, 2016).

Pode ocorrer ruptura do abscesso hepático para qualquer espaço adjacente ou órgão – a extensão para o tórax acontece cerca de quatro vezes mais do que a extensão para a cavidade peritoneal. As rupturas para cavidade peritoneal causando peritonite ocorrem em até 7% dos casos. Também têm sido descritas tromboses de veia hepática e veia cava inferior secundárias ao abscesso hepático. Ocasionalmente, os pacientes têm uma apresentação mais crônica com meses de febre, perda de peso e dor abdominal, com ou sem hepatomegalia (Leder; Weller, 2014; Davis; McDonald, 2016).

Muitas vezes, pacientes com abscesso hepático amebiano têm leucocitose (> 10.000/mm³) sem eosinofilia. Os testes da função hepática demonstram fosfatase alcalina elevada, em 80% dos casos, e as transaminases hepáticas também podem estar elevadas. Em raros casos, os pacientes com abscesso hepático amebiano apresentam infecção localizada no cólon, caracterizada por massa de tecido de granulação formando um ameboma (Leder; Weller, 2014).

Diagnóstico

Em quadros de febre, leucocitose e dor no quadrante superior direito, associados a aspectos epidemiológicos relevantes, deve-se levantar a hipótese diagnóstica de abscesso hepático amebiano. Exames sorológicos e de imagem devem ser solicitados para confirmar o diagnóstico e avaliar o paciente, visto que o exame parasitológico de fezes tende a ser negativo, considerando a infrequência do abscesso hepático associado à forma intestinal. Os abscessos hepáticos amebianos são mais comumente encontrados no lobo direito – 70 a 80% e as lesões são, normalmente, únicas e subcapsulares. No entanto, o acometimento do lobo esquerdo do fígado pode ocorrer e lesar o saco pericárdico e lesões múltiplas também podem aparecer. A investigação com métodos de imagem é feita com ultrassonografia, tomografia computadorizada (TC) ou ressonância magnética (RM) (Nazemalhosseini et al., 2008).

Geralmente, a ultrassonografia demonstra imagem intra-hepática cística hipoecoica e bem definida. Lesões tratadas tornam-se anecoicas, calcificadas, ou podem persistir como lesões de aparência cística. A resolução completa ultrassonográfica pode levar dois anos ou mais. Portanto, anormalidades persistentes na ultrassonografia não devem levar a retratamento ou testes adicionais em um paciente que esteja clinicamente bem. Na TC, o abscesso é visto como massa de baixa densidade com um halo de reforço periférico. Na ressonância magnética, ele aparece como hipoatenuante nas imagens ponderadas em T1 e hiperatenuante nas imagens ponderadas em T2. Após a cura, a periferia do abscesso é calcificada, formando um anel fino redondo. Anormalidades na radiografia de tórax são observadas em aproximadamente 50% dos pacientes com abscesso hepático amebiano, principalmente a elevação da cúpula diafragmática direita. No entanto, tal achado não significa, necessariamente, sinal de comprometimento pulmonar (Leder; Weller, 2014).

Aproximadamente 99% dos pacientes com abscesso hepático amebiano desenvolvem anticorpos detectáveis, mas o teste sorológico pode ser negativo nos primeiros 7 dias. Em áreas endêmicas, devido ao contato prévio com o parasito, mesmo indivíduos não infectados podem apresentar anticorpos antiamebianos, de forma que sorologia positiva não distingue entre infecção aguda e pregressa. Nesse sentido, vários estudos estão sendo realizados para o desenvolvimento de novos testes sorológicos fundamentados em antígenos recombinantes de *E. histolytica* (Leder; Weller, 2014).

A aspiração por agulha guiada por ultrassonografia ou TC não é rotineiramente necessária, mas é justificável se o cisto mostrar risco iminente de ruptura, em casos de piora clínica, falta de resposta à terapêutica, ou se for necessária a exclusão de diagnósticos alternativos. Esse método pode ser usado para o diagnóstico, assim como alternativa terapêutica (Leder; Weller, 2014). Abscessos hepáticos amebianos contêm, em seu interior, substâncias acelulares, debris proteicos e um fluido marrom chamado de "pasta de anchova", que consiste em hepatócitos necróticos predominantemente. Os trofozoítos são vistos em microscopia do aspirado em menos de 20% dos casos e, muitas vezes, estão presentes apenas nas partes periféricas do abscesso, invadindo e destruindo tecidos adjacentes (Leder; Weller, 2014). Em casos raros, os abscessos hepáticos amebianos tornam-se secundariamente infectados com bactérias entéricas. Portanto, o fluido aspirado também deve ser enviado para a cultura bacteriana (Leder; Weller, 2014).

O diagnóstico diferencial do abscesso hepático amebiano inclui: (1) abscesso hepático piogênico (semelhante em termos de apresentação clínica e achados radiológicos, sendo que o diagnóstico é estabelecido por aspiração e cultura do material do abscesso) – nos casos de suspeita clínica de abscessos amebianos e em que a sorologia de confirmação ou o teste antigênico (com ou sem testes de fezes) forem positivos, a aspiração não costuma ser necessária para descartar abscesso hepático piogênico (Davis; McDonald, 2016); e (2) doença por *Echinococcus* (ambos, equinococose e abscesso hepático amebiano, apresentam lesões hepáticas) – sintomas da infecção por *Echinococcus* (ver Capítulo 66, *Hidatidoses*) são incomuns antes de o cisto chegar a 10 centímetros. A moléstia por *Echinococcus* é distinguida do abscesso hepático amebiano por métodos de imagens e sorologia. Reserva-se a aspiração para situações nas quais os outros métodos de diagnóstico sejam inconclusivos; e (3) doença maligna – os pacientes com carcinoma hepatocelular geralmente não têm outros sintomas que não os relacionados com a doença hepática crônica, enquanto aqueles com abscesso hepático amebiano apresentam geralmente dor no quadrante superior direito e febre. Tais diagnósticos são distinguidos com base em imagem e biopsia de tecido (Leder; Weller, 2014).

Tratamento cirúrgico

Na suspeita de abscesso amebiano, com base nos dados epidemiológicos, clínicos e achados radiológicos, recomenda-se iniciar o tratamento empírico, mesmo sem confirmação etiológica, e solicitar o teste antigênico ou sorológico de confirmação, além da pesquisa do parasito nas fezes e/ou no líquido do abscesso. Os pacientes com abscesso hepático amebiano devem ser tratados com metronidazol (500 a 750 mg por via oral, 3 vezes/dia, durante 7 a 10 dias), que confere uma taxa de cura acima de 90%, e não há relatos de resistência. A terapia intravenosa não oferece nenhuma vantagem significativa em relação à terapia oral, visto que o metronidazol é bem absorvido no sistema digestório. Entre as terapias alternativas ao metronidazol, podemos citar: tinidazol (2 g,

1 vez/dia, durante 5 dias), ornidazol e nitazoxanida (500 mg, 2 vezes/dia, durante 10 dias). Nos casos que evoluem com resposta lenta ao metronidazol ou recaída após a terapia, a aspiração terapêutica, a drenagem percutânea com colocação de cateter e/ou um curso prolongado de metronidazol são alternativas a se considerar (Leder; Weller, 2014).

Dando seguimento à terapia para amebíase invasiva, o tratamento com um agente luminal para eliminar cistos intraluminais deve ser feito, mesmo se a microscopia de fezes for negativa. A infecção intraluminal pode ser tratada com um dos seguintes regimes:

- Paromomicina (25 a 30 mg/kg/dia, via oral, em três doses divididas por 7 dias)
- Iodoquinol (650 mg, via oral, 3 vezes/dia durante 20 dias para adultos, e de 30 a 40 mg/kg/dia em três doses divididas durante 20 dias para crianças)
- Furoato de diloxanida (500 mg, via oral, 3 vezes/dia durante 10 dias para adultos e 20 mg/kg/dia em três doses divididas durante 10 dias para crianças).

Em geral, o tratamento da doença amebiana extraintestinal é realizado com um agente tecidual e um agente luminal. A literatura sugere tratar o abscesso com metronidazol ou tinidazol e, em seguida, com paromomicina, para eliminar cistos intraluminais (Leder; Weller, 2014).

O abscesso hepático amebiano sem complicação, se diagnosticado e tratado precocemente, tem uma taxa de mortalidade menor que 1% (Leder; Weller, 2014). Nos casos em que há necessidade de aspiração ou drenagem – piora clínica laboratorial, diagnósticos diferenciais, risco de ruptura –, recomenda-se, para os (1) abscessos individuais com um diâmetro menor ou igual a 5 cm, optar pela drenagem por cateter percutâneo ou aspiração com agulha. Para os (2) abscessos simples com diâmetro maior que 5 cm, recomenda-se a abordagem percutânea, e a drenagem por cateter é preferível à aspiração com agulha. Mesmo abscessos grandes (maiores que 10 cm) podem ser tratados com sucesso com a drenagem por cateter, embora haja o risco de falha do tratamento e de outras complicações (Leder; Weller, 2014; Davis; McDonald, 2016).

A drenagem cirúrgica é feita aberta ou por via laparoscópica, sendo geralmente indicada nas seguintes circunstâncias: múltiplos abscessos, abscessos septados, abscessos de conteúdos viscosos que obstruem o cateter de drenagem, doença subjacente que requeira tratamento cirúrgico primário e resposta inadequada à drenagem percutânea dentro de 7 dias. Em alguns casos específicos, abscessos múltiplos ou loculados podem ser manejados com sucesso por drenagem percutânea, sobretudo quando os abscessos são pequenos e facilmente acessíveis por via percutânea. No entanto, nessas circunstâncias não há um consenso na literatura de qual técnica é a mais recomendada. A decisão e a escolha do método devem ser individualizadas, considerando o número, o tamanho e a acessibilidade do abscesso, além da experiência dos cirurgiões e radiologistas; e, especialmente, a condição subjacente e as comorbidades do paciente (Davis; McDonald, 2016).

Ascaridíase

Introdução

A ascaridíase é uma verminose causada pelo nematoide *Ascaris lumbricoides*, popularmente conhecido como "lombriga" (ver Capítulo 42, *Ascaridíase*). É o geo-helminto de maior tamanho corporal e considerado o mais importante sob o aspecto epidemiológico, sendo uma das verminoses mais disseminadas no mundo, principalmente na população infantil (Brasil, 2010). Segundo a Organização Mundial da Saúde (OMS), há mais de 1 bilhão de pessoas infectadas com *A. lumbricoides*. A infecção ocorre pela ingestão de água e alimentos crus, mal lavados e contaminados pelos ovos do parasito. O verme adulto habita o intestino, podendo apresentar localizações ectópicas como o pulmão, o coração, o canal pancreático e o fígado. A ascaridíase é comum em locais onde o saneamento básico se mostra precário e em países tropicais, nos quais o clima quente e úmido favorece o estabelecimento biológico do parasito e assim contribui para a transmissão do agente infeccioso, durante todo o ano. A fêmea chega a produzir 200 mil ovos por dia, cuja parte é eliminada nas fezes, o que explica a alta disseminação da doença (Leder; Weller, 2014).

Aspectos clínicos

Após a contaminação, os ovos liberam as larvas, que atravessam a parede intestinal e atingem a circulação sanguínea, passando pelo fígado, pelo coração e pelos pulmões. Em grande parte dos casos, a infecção é assintomática, mas altas cargas de vermes e ocorrência de poliparasitismo podem desencadear manifestações clínicas graves. Entre os sintomas presentes durante a fase de migração larval, podemos destacar: febre, fraqueza, sudorese, palidez, tosses e náuseas, enquanto na fase intestinal, a sintomatologia compreende fortes dores abdominais, cólicas intermitentes, perda de apetite, anemia e diarreia. A diminuição da capacidade de ingerir alimentos, a obstrução das vias respiratórias e a intensidade dos vômitos relacionam-se com a má absorção de nutrientes, o que explica o quadro de anemia, fraqueza e desidratação. Os sintomas estão relacionados com o órgão afetado: quando no pulmão, pode ocorrer a síndrome de Löffler, caracterizada por tosse seca, bronquite, febre e dor torácica; no sistema digestório, podem suceder obstrução do lúmen, vólvulo, peritonite e perfuração intestinal. Os quadros de obstrução intestinal são mais frequentes em crianças com menos de 5 anos e ocorrem quando os vermes adultos enovelam-se dentro do lúmen do intestino delgado, dificultando a eliminação de gases e fezes, e promovendo vômitos fecaloides, dores intensas e distensão abdominal. A intensidade dos vômitos está associada à dificuldade de ingestão de alimentos (Brasil, 2010).

O paciente desenvolve um quadro grave de desnutrição devido à alta carga de parasitos no intestino, que pode gerar hemorragias internas e fortes dores abdominais. A complicação da doença ocorre quando os vermes migram para os ductos biliares, ocasionando a oclusão do lúmen, o que leva a um quadro de colecistite e pancreatite aguda. Os vermes podem ainda migrar para o pulmão e, em seguida, para a faringe, onde são expelidos pela tosse ou deglutidos, retornando ao intestino (Leder; Weller, 2014).

Diagnóstico

O diagnóstico é realizado, principalmente, por exame parasitalógico de fezes no qual podem ser observados ovos do parasito, que somente aparecem nas fezes cerca de 40 dias após a infecção. Os níveis de eosinófilos elevam-se de 5 a 12% para 30 a 50%, e os níveis séricos de IgG e IgE também são, geralmente, elevados durante a infecção inicial, podendo ser detectados em exames sorológicos. Em indivíduos altamente infectados, sobretudo as crianças, a grande quantidade de vermes e a obstrução intestinal são detectáveis à radiografia simples do abdome, que normalmente revela níveis líquidos e distensão de alças intestinais. A ultrassonografia torna-se útil para o diagnóstico da ascaridíase hepatobiliar ou pancreática, pois, em alguns casos, os vermes demonstram movimentos de ondulação detectáveis pelas ondas ultrassonográficas. A TC, a RM ou a colangiografia intravenosa também são utilizadas para identificar parasitos nos ductos biliares (Leder; Weller, 2014).

O bolo de áscaris forma massa que pode ser palpada e até visualizada em casos mais graves da doença. Hemograma completo, perfil de eletrólitos, gasometria arterial e glicemia são úteis para orientar as medidas de suporte ao paciente (Leder; Weller, 2014; Brasil, 2015).

Tratamento cirúrgico

O tratamento da doença visa conter o movimento do verme, utilizando-se medicamentos como albendazol (400 mg, via oral, dose única) e levomisol (80 mg, via oral, dose única para crianças, e 150 mg, dose única para adultos). Esses medicamentos causam a paralisia espástica do parasito, facilitando sua eliminação por movimentos peristálticos. Entretanto, essa terapia anti-helmíntica não deve ser administrada quando os sintomas pulmonares forem relatados, devido ao processo inflamatório desencadeado pelos parasitos mortos. Outros agentes alternativos são ivermectina, nitazoxanida e citrato de piperazina. Se não houver resposta aos medicamentos, indica-se um procedimento cirúrgico para a retirada dos vermes (Leder; Weller, 2014).

A formação do "bolo de áscaris" pode levar a uma obstrução intestinal aguda, mais comumente na válvula ileocecal. Nesse caso, aconselha-se o uso de piperazina (50 a 100 mg/kg/dia) e óleo mineral (40 a 60 ml/dia) durante 2 dias, além da ingestão de muito líquido. Caso não haja desobstrução, será necessária uma intervenção cirúrgica para a retirada manual dos parasitos. Após a cirurgia, utiliza-se medicamentação anti-helmíntica padrão. Os pacientes com doença hepatobiliar podem exigir endoscopia ou extração laparoscópica dos vermes através do ducto cístico após a colecistectomia. Na perfuração intestinal, haverá a necessidade de cirurgia para realizar a sutura ou a ressecção da parte lesada. Caso não haja a reparação da lesão, a infecção agrava-se, gerando um quadro de peritonite, intussuscepção ileocecal, gangrena, abscesso intra-abdominal e sepse. Os vermes ainda podem migrar para o apêndice, causando apendicite aguda. Assim, é fundamental realizar uma apendicectomia (Leder; Weller, 2014).

Infecções das vias biliares por parasitos

Introdução

As infecções das vias biliares por parasitos têm significativas morbidade e mortalidade. As infestações das vias biliares intra e extra-hepáticas ocorrem, principalmente, por *A. lumbricoides* (ver Capítulo 42, *Ascaridíase*), *Clonorchis sinensis* (ver Capítulo 47, *Clonorquíase*), *Opisthorchis felineus* (ver Capítulo 79, *Opistorquíase*) e *Fasciola hepatica* (ver Capítulo 60, *Fasciolíase Hepática*). Outros parasitos hepatobiliares são *Opisthorchis viverrini* (ver Capítulo 79, *Opistorquíase*), *F. gigantica* (ver Capítulo 60, *Fasciolíase Hepática*) e *Dicrocoelium dendriticum*. A infestação por helmintos afeta o fígado e as vias biliares durante a migração dos vermes ou porque esses órgãos servem, também, como hábitat natural. Esses parasitos, quando se localizam nos ductos biliares, produzem características de colangite piogênica, pancreatite aguda, cistos no fígado e abscessos. Os cistos hepáticos causados por *Echinococcus* podem se romper e atingir os ductos biliares, causando colangite. A colangiopancreatografia retrógrada endoscópica tornou-se a principal ferramenta diagnóstica e terapêutica nesses casos (Reddy; Monga, 2015).

Ascaris lumbricoides

Mundialmente, o *A. lumbricoides* é um dos parasitos helmínticos mais prevalentes, infectando cerca de 1 bilhão de pessoas. Felizmente, a infecção raramente produz sintomas. Em geral, o verme, no organismo humano, reside no jejuno, mas é ativamente móvel e pode invadir a papila maior, migrando, inicialmente, para a via biliar extra-hepática ou o ducto pancreático, causando obstrução biliar com várias complicações hepatobiliares. As seguintes associações de doenças já foram descritas: cólica biliar, colangite aguda, colecistite aguda, pancreatite aguda e abscesso hepático, e a identificação de DNA do parasito em cálculos biliares sugeriu que ele também pode estar relacionado com a formação de cálculos biliares (Reddy; Monga, 2015).

O diagnóstico deve ser suspeitado em pacientes de área endêmica com sintomatologia biliar (Dias, 2014). Nesses ambientes, a identificação do ovo ou do verme adulto na bile ou fezes é fortemente sugestiva do diagnóstico, sendo confirmado por ultrassonografia ou colangiopancreatografia retrógrada endoscópica (CPRE) (Reddy; Monga, 2015). A ultrassonografia é altamente sensível e específica na visualização do verme e sua motilidade no sistema biliar. Os parasitos na vesícula biliar aparecem como estrutura ecogênica tubular enrolada, endoscópica, visando conter as hemorragias digestivas altas. Em casos raros, uma espécie de massa inflamatória pode levar a obstrução intestinal ou apendicite aguda, sendo necesssário cirurgia de reparação intestinal e apendicectomia, respectivamente (Petroianu, 2003; Hinrichsen, 2009).

Na esquistossomose hepática, as funções vitais do fígado permanecem preservadas, porém a hipertensão portal pode levar ao aparecimento de complicações como varizes de esôfago, hepatomegalia, esplenomegalia e ascite. Para o tratamento da hipertensão, recomendam-se a intervenção cirúrgica para desviar o fluxo de sangue do fígado, através da técnica de *shunt* ou a cirurgia de Warren, a fim de diminuir a pressão sanguínea no órgão. Essa derivação do sangue porta é feita por anastomoses do tipo portocava, mesentérico-cava ou esplenorrenal de todo o plexo retroperitoneal, ou pelo ligamento redondo do fígado, no qual se desvia o sangue porta para a circulação sistêmica da parede anterior do abdome (Figura 10.2). O sangue da região esofagogástrica pode ser parcialmente drenado para as veias ázigo e hemiázigo do tórax, que são tributárias da cava superior (Petroianu, 2003).

Na formação de varizes esofágicas, usa-se a esclerose endoscópica para o tratamento, o que evita as hemorragias. Outro modo de conter as hemorragias é a utilização de *transjugular intrahepatic portosystemic shunt* (TIPS), que consiste na introdução de uma prótese pela veia jugular até o fígado, realizando um desvio entre a veia porta e a veia

cava inferior. Isso reduz a hipertensão portal, e consequentemente, o risco de hemorragias pelas varizes esofagogástricas (Petroianu, 2003). O transplante hepático é, em teoria, o procedimento ideal para os portadores de hipertensão portal, porém com elevada taxa de mortalidade, alto custo e exigência de material e profissionais altamente qualificados, além da clássica falta de doadores (Hinrichsen, 2009).

Referências bibliográficas

Andreollo NA, Malafaia O. Os 100 anos da doença de Chagas no Brasil. ABCD Arq Bras Cir Dig. 2009; 22(4):185-91.

Brasil. Ministério da Saúde [Internet]. Secretaria Executiva. Datasus, 2015. Disponível em: http://tabnet.datasus.gov.br/cgi/tabcgi.exe?sim/cnv/obt10 uf.def. Acesso em: maio 2016.

Brasil. Ministério da Saúde. Guia de Vigilância em Saúde. 3. ed. Brasília: Ministério da Saúde, 2019.

Brasil. Ministério da Saúde. Secretaria de Vigilância em Saúde. Doença de Chagas aguda no Brasil: série histórica de 2000 a 2013. Bol epidem 2015; 46(21):1-9.

Brasil. Ministério da Saúde. Secretaria de Vigilância em Saúde. Doenças infecciosas e parasitárias: guia de bolso. 8. ed. Departamento de Vigilância Epidemiológica, 2010.

Brasil. Ministério da Saúde. Secretaria de Vigilância em Saúde. Consenso Brasileiro em doença de Chagas. Rev Soc Bra de Med Trop 2005; 38 (Suppl III).

CDC. Centers for Disease Control and Prevention. Echinococcosis, 2013. www.cdc.gov/dpdx/echinococcosis/index.html. Acesso em: nov 2016.

Clerinx J, Soentjens P. Epidemiology, pathogenesis, and clinical manifestations of schistosomiasis. UpToDate, 2016. Disponível em: https://www.uptodate.com/contents/schistosomiasis-epidemiology-and-clinical-manifestations. Acesso em: 23 de março de 2019.

Davis J, McDonald M. Pyogenic liver abscess. UpToDate, 2016. Disponível em: https://www.uptodate.com/contents/pyogenic-liver-abscess. Acesso em: 23 de março de 2019.

Dias JCP, Ramos Jr NA, Gontijo ED et al. II Consenso Brasileiro em Doença de Chagas, 2015. Epidemiol Serv Saúde 2016;25:7-86.

Dias KA. Hepatic and biliary ascariasis. J Glob Infect Dis 2014;6(2):65-72.

Felix VN. Hipertensão portal: principais determinantes bases do tratamento, 2006. Disponível em: http://www.doencasdofigado.com.br/HIPERTENSAOPORTAL.pdf. Acesso em: maio 2016.

Hinrichsen SL. DIP, doenças infecciosas e parasitárias. Rio de Janeiro: Guanabara Koogan, 2009.

Jorge SG. Hipertensão portal. 2001. Disponível em: http://www.hepcentro.com.br/hipertensao_portal.htm. Acesso em jun. 2019.

Leder K, Weller PF. Ascariasis. UpToDate, 2014. Disponível em: https://www.uptodate.com/contents/ascariasis. Acesso em: 23 de março de 2019.

Leder K, Weller PF. Extraintestinal Entamoeba histolytica amebiasis. UpToDate, 2014. Disponível em: https://www.uptodate.com/contents/intestinal-entamoeba-histolytica-amebiasis. Acesso em: mar 2019.

Lopez-Velez R. Chagas gastrointestinal disease. UpToDate, 2017. Disponível em https://www.uptodate.com/contents/chagas-gastrointestinal-disease. Acesso em 20 de abril de 2019.

Meneghelli UG, Villanova MG, Bellucci AD et al. Manifestações clínicas da doença hidática policística apresentadas por 26 pacientes atendidos no Hospital das Clínicas de Ribeirão Preto, Estado de São Paulo, Brasil. Rev Pan-Amaz Saude 2013;4(4).

Nazemalhosseini Mojarad E, Rostami Nejad MR, Haghighi A. Update of knowledge for best Amebiasis management. Gastroenterol Hepatol Bed Bench 2008;1:45-50.

Petroianu A. Tratamento cirúrgico da hipertensão portal na esquistossomose mansoni. Rev Soc Bras de Med Trop 2003;36(2):253-265.

Reddy DN, Monga A. Endoscopic diagnosis and management of biliary parasitosis. UpToDate, 2015. Disponível em: https://www.uptodate.com/contents/endoscopic-diagnosis-and-management-of-biliary-parasitosi. Acesso em: 23 de março de 2019.

Santos Jr JCM. Megacólon – Parte II: Doença de Chagas. Rev Bras Colo-Proct 2002;22: 266-77.

Tavares W, Marinho LAC. Rotinas de diagnóstico e tratamento das doenças infecciosas e parasitárias. 4. ed. Rio de Janeiro: Atheneu, 2015.

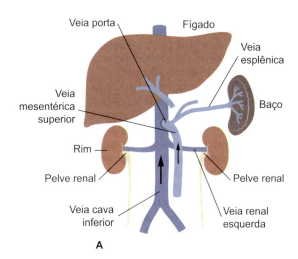

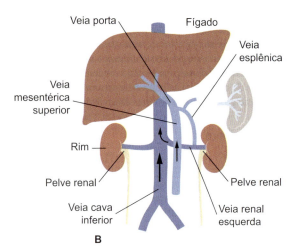

FIGURA 10.2 Derivação portossistêmica não seletiva (total). **A.** *Shunt* portocava: realiza-se uma anastomose entre a veia porta e a veia cava inferior, o que diminui o fluxo sanguíneo para o fígado. **B.** *Shunt* esplenorrenal: a anastomose esplenorrenal convencional consiste na anastomose da veia esplênica proximal à veia renal. A esplenectomia também é realizada. Adaptada de Jorge, 2001.

CAPÍTULO 11

Enfermagem nas Enfermidades Parasitárias

Thiany Silva Oliveira • Rafaela Magalhães Fernandes Saltarelli • Marcela Carlos Mafia Gomes

Introdução

O cuidado com o meio ambiente tem se tornado um importante fator de promoção à saúde, conforme aumenta a preocupação por um modelo de saúde efetivamente dirigido à qualidade para a vida das pessoas. Os movimentos sociais ocorridos entre as décadas de 1970 e 1980 traduziram a necessidade de mudanças na maneira de se fazer saúde e reforçaram o meio ambiente como determinante no processo saúde-doença.

A Conferência Internacional de Alma-Ata, ocorrida em 1978, incluiu a gestão do meio ambiente por meio de saneamento básico, água de boa qualidade e controle de doenças endêmicas como parte dos serviços primários de assistência à saúde (Giovanella; Rizzotto, 2018). A partir dessas diretrizes, a Carta de Ottawa, fruto da primeira Conferência Internacional sobre Promoção à Saúde, coloca a necessidade de modificar favoravelmente o meio ambiente como condição prioritária na busca do bem-estar biopsicossocial.

O movimento sanitarista que teve início no Brasil na década de 1970 e as discussões da VIII Conferência Nacional de Saúde incorporaram um sentido mais amplo ao conceito de saúde, que passa a ser entendida não mais como ausência de uma enfermidade, mas, sim, por uma harmonia entre as condições biológicas, sociais e psicológicas, incluindo o meio ambiente como parte desse sistema que será determinante no processo saúde-doença. Como resultado dessas discussões, a Constituição Federal de 1988 e a Lei nº 8.080/1990 legislam esse novo paradigma e apontam o cuidado com o meio ambiente como fator de proteção à saúde. O artigo 3º da Lei nº 8.080, alterado posteriormente pela Lei nº 12.864, de 24 de setembro de 2013, diz que:

> Os níveis de saúde expressam a organização social e econômica do País, tendo a saúde como determinantes e condicionantes, entre outros, a alimentação, a moradia, o saneamento básico, o meio ambiente, o trabalho, a renda, a educação, a atividade física, o transporte, o lazer e o acesso aos bens e serviços essenciais. (Brasil, 2013)

Fica claro que o meio ambiente interfere em todo o processo saúde–doença e que as relações estabelecidas entre o homem e a natureza serão também determinantes no comportamento das moléstias parasitárias. A maneira exploratória com que o homem vem tratando a natureza altera o desequilíbrio necessário para a adaptação dos seres vivos e a consequente evolução da natureza, causando uma relação em que um dos seres vivos alcança unilateralidade de benefícios com o prejuízo do outro (Pinho; Paludo, 2000). O parasito é aquele que obtém alimento à custa de seu hospedeiro por meio do consumo de seus tecidos, humores ou conteúdo fecal. O parasito necessita de seu hospedeiro e, portanto, a relação estabelecida não deverá constituir-se de modo a destruir o hospedeiro (Mascarini, 2003).

O enfrentamento às doenças parasitárias envolve, portanto, a correção de situações simples, como saneamento básico, educação em saúde, princípios de higiene pessoal e cuidados no preparo correto de alimentos (Santos; Silva; Azevedo, 2015). Assim, os profissionais devem atuar de maneira interdisciplinar, buscando a cura das pessoas acometidas e pensando em uma assistência que evite novas contaminações.

O foco da atenção em enfermagem é o ser humano, e a função do enfermeiro é o cuidado (Vale; Pagliuca, 2011). O cuidado de enfermagem deve ser um suporte para viver bem, a fim de promover condições para uma vida saudável e em benefício do bem comum (Souza et al., 2005). Ele promove e restaura o bem-estar físico, psíquico e social, além de ampliar as possibilidades de viver e prosperar, bem como as capacidades para associar diferentes possibilidades de funcionamento factíveis para a pessoa (Souza et al., 2005).

A enfermagem moderna teve início a partir do ensino calcado no sistema Nightingale, na Inglaterra, em meados do século XIX. Esse método previa que as escolas de enfermagem fossem dirigidas por enfermeiras e o ensino fosse metódico, em vez de apenas ocasional, por meio da prática e da seleção das candidatas considerando questões físicas, morais e intelectuais para a aptidão profissional (Paixão, 1979).

Florence Nightingale desenvolveu a teoria ambientalista. Segundo esse conceito, as condições e influências externas que afetam a vida e o desenvolvimento de um organismo são capazes de prevenir, suprimir ou contribuir para a doença e a morte. Desse modo, o ser humano é visto como um integrante da natureza, cujas defesas naturais são influenciadas por um ambiente saudável ou não (Nightingale, 1989).

O sistema Nightingale foi difundido pelo mundo por meio da abertura de várias escolas de enfermagem. No Brasil, a grande era da enfermagem ocorreu a partir da criação da Escola de Enfermeiras do Departamento Nacional de Saúde Pública, em 1922, sob a direção de Carlos Chagas e das enfermeiras norte-americanas Ethel Parsons e Clara Louise Kieninger, trazidas pela fundação Rockerfeller (Medeiros et al., 1999). O sistema Nightingale foi visto como uma estratégia para a implantação do modelo sanitarista no país, já que, nesse mesmo momento, o Estado Brasileiro instituía políticas de saúde voltadas para o controle de endemias e epidemias que arriscavam o desenvolvimento econômico do país (Medeiros et al., 1999).

A criação dessa escola sofreu influências do Relatório Goldmark, que destaca a necessidade de inserção na formação de enfermeiros em áreas especiais, como tuberculose, doenças venéreas e doenças nervosas e mentais, tendo como base a mudança de hábitos de vida a partir da educação (Faber; Amorim, 2010).

Desde a introdução da ciência da enfermagem no Brasil, muitos avanços ocorreram ao longo dos anos. O processo de trabalho na enfermagem organiza-se hoje de maneira mais complexa, em subprocessos, que podem ser denominados como "cuidar ou assistir", "administrar ou gerenciar" e "pesquisar e ensinar". Cada um destes tem seus próprios objetos, meios/instrumentos e atividades, coexistindo em um mesmo momento e em uma mesma instituição, além de ter como seus agentes os trabalhadores de enfermagem, inseridos de modo heterogêneo e hierarquizado, o que expressa a divisão técnica e social do trabalho (Kurcgant, 2005).

Neste capítulo, destaca-se a atuação da enfermagem na prevenção, no controle e na vigilância das moléstias parasitárias nos níveis primário, secundário e terciário de saúde. Além disso, são apresentados os principais cuidados de enfermagem na assistência a esquistossomose mansônica, doença de Chagas, malária e filariose.

Papel do enfermeiro na prevenção e no controle das doenças parasitárias nos diferentes níveis de atenção à saúde

A reorientação do modelo assistencial no Sistema Único de Saúde (SUS) segue os princípios da Atenção Primária à Saúde (APS), compreendida como um conjunto de intervenções de saúde nos âmbitos individual e coletivo que envolve: promoção, prevenção, diagnóstico, tratamento, reabilitação e manutenção da saúde (Brasil, 2007; Motta;

Siqueira-Batista, 2015). A APS representa o primeiro contato do usuário com o sistema de saúde e é o local responsável pela organização do cuidado à saúde dos indivíduos e de suas famílias ao longo do tempo (Starfield, 2002).

Para seu pleno desenvolvimento, são necessárias práticas gerenciais e sanitárias, democráticas e participativas, sob a forma de trabalho em equipe, dirigidas às populações de territórios bem delimitados. Ao mesmo tempo, tecnologias de elevada complexidade e baixa densidade devem ser utilizadas, a fim de resolver os problemas de maior frequência e relevância das populações (Brasil, 2004).

A Estratégia Saúde da Família (ESF) tem sido considerada prioritária para promover mudanças nas práticas de saúde, orientadas pelos princípios do SUS (Brasil, 2017). No que se refere a questões relacionadas com o meio ambiente, a ESF constitui-se em uma ferramenta de gestão para o enfrentamento de doenças e agravos provenientes da relação do homem com o seu hábitat (Addum et al., 2011). Por sua vez, elege-se a família como foco principal da atenção a partir do ambiente em que se vive, pois o território de residência não é apenas um espaço geográfico delimitado. É também o lugar onde se buscam condições mais dignas de vida e são construídas as relações sociais, intra e extrafamiliares.

Uma vez que a ESF interage com a estrutura comunitária, passando a fazer parte desse sistema social, podem-se esperar maior participação e maior protagonismo da população na busca de melhor qualidade de vida (Vasconcelos, 1998). Para isso, torna-se necessário o aprofundamento do vínculo da equipe com a população adscrita no território sob sua responsabilidade. Isso propicia, por meio da troca de informações sobre as condições de saúde, a participação das representações comunitárias no planejamento das ações necessárias para o enfrentamento dos problemas sanitários locais (Addum et al., 2011).

O profissional enfermeiro vem destacando-se na defesa dos princípios do SUS e da APS, uma vez que tem uma visão holística, integradora e interdisciplinar. Ao mesmo tempo, a ESF representa a possibilidade de reorientar suas ações em direção às necessidades de saúde dos usuários e não para a racionalização do trabalho do profissional médico. A prática de enfermagem, nessa perspectiva, direciona-se para sua finalidade específica, o cuidado de enfermagem.

As atividades de prevenção e controle das doenças parasitárias devem ser fundamentadas tanto no controle dos agentes causais quanto na melhoria das condições sanitárias e de moradia da população, minimizando sua exposição aos fatores de risco. Assim, a integração entre a ESF e a Vigilância em Saúde contribui significativamente para a redução destes tipos de doenças. No enfrentamento das doenças parasitárias no contexto da APS, convém o trabalho do enfermeiro ser voltado ao individual e ao coletivo e ter tripla dimensão: assistencial, gerencial e educativa.

O enfermeiro, assim como os demais profissionais na APS, precisa agregar as dimensões de saúde e meio ambiente em sua prática cotidiana de prestação de cuidado (Santos; Silva; Azevedo, 2015). Ele se destaca por suas práticas integradoras de cuidado, sendo capaz de executar iniciativas que exigem a ação intersetorial e um olhar integral sobre o ambiente em suas dimensões físicas, socioculturais, biopsicossociais, nas quais estão inseridos os indivíduos e suas famílias (Miranda, 2013).

Como a ESF assume papel fundamental na execução das ações relacionadas com prevenção, controle, vigilância e tratamento das parasitoses, o enfermeiro deve desenvolver ações ambientais primárias que envolvam a educação ambiental, em um contexto amplo e integrado da assistência (Santos; Silva; Azevedo, 2015). Diante disso, o enfermeiro pode-se lançar das seguintes estratégias: consulta de enfermagem, visita domiciliar, vigilância em saúde e educação em saúde.

A consulta de enfermagem é uma estratégia tecnológica de cuidado importante e resolutiva, respaldada por lei, privativa do enfermeiro. Ela oferece inúmeras vantagens na assistência prestada, facilitando a promoção da saúde, o diagnóstico e o tratamento precoce, além da prevenção de situações evitáveis, como é o caso das doenças parasitárias (Oliveira et al., 2012).

Na consulta de enfermagem voltada a prevenção, controle, vigilância e tratamento das doenças parasitárias, a utilização de roteiros é de grande importância para sua organização, visto que eles focam o assunto primordial do problema do paciente, impedindo que faltem informações essenciais para traçar o plano de cuidados (Hastings et al., 2003). Além disso, os protocolos assistenciais são fundamentais para pactuar a atuação de cada profissional da equipe multiprofissional com olhar ampliado do processo saúde–doença, o que facilita a abordagem integral do paciente com doenças parasitárias.

A visita domiciliar é uma tecnologia de interação no cuidado à saúde e pode oferecer uma assistência de enfermagem de natureza preventiva, curativa, de reabilitação ou de controle de doenças. Por meio da visita domiciliar, o enfermeiro tem a possibilidade de reconhecer, identificar e diagnosticar as necessidades da família, assim como os fatores ambientais que interferem na saúde dessas pessoas. A importância disso é que as estratégias de intervenção serão ajustadas à realidade na qual ações serão desenvolvidas. Destaca-se a educação em saúde que pode ser realizada nesse contexto, com a finalidade de estimular a família ao autocuidado.

Os inquéritos epidemiológicos são úteis para a vigilância e o controle das doenças parasitárias, o que possibilita a aquisição de conhecimentos mais profundos e atualizados sobre os índices dessas doenças na população em geral. Portanto, os estudos de perfis epidemiológicos sobre as doenças parasitárias são de grande relevância e devem ser sempre colocados em prática por profissionais e serviços de saúde (Miranda, 2013). Embora a maioria das doenças parasitárias não seja de notificação compulsória, os surtos devem ser notificados aos órgãos locais de saúde (Brasil, 2005).

A implantação de práticas educativas que conduzam as pessoas a adquirir conhecimentos sobre as parasitoses, tornando-as capazes de atuarem na prevenção e na redução da carga parasitária, é uma estratégia eficaz e ferramenta que pode ser utilizada pela equipe de enfermagem. Um dos principais fatores que contribuem para a elevada prevalência, assim como o surgimento de novas infecções parasitárias, são as precárias condições de vida e um saneamento básico deficiente ou mesmo inexistente, associados à falta de conhecimento da população sobre a transmissão e o controle dessas infecções e de noções de higiene pessoal e cuidados no preparo correto dos alimentos (Ribeiro et al., 2013).

Dessa maneira, a educação em saúde pode contribuir efetivamente para o controle e a prevenção de parasitoses, a fim de alcançar efeitos mais duradouros em comparação com outras abordagens. Isso porque, inteirado de conhecimentos, o indivíduo evita a aquisição das doenças parasitárias e de suas consequências. Além disso, as ações exigem um custo menor, na maioria das vezes, em comparação com o tratamento curativo, o que revela sua importância na melhoria da qualidade de vida das pessoas. Convém essas atividades não serem isoladas – por isso, são fundamentais a participação popular e dos profissionais de saúde e o envolvimento da comunidade científica e das autoridades nessas ações. Por fim, assumir o trabalho da área da saúde como campo ambiental abrangente à produção de saúde exige, da enfermagem e das demais profissões inerentes, a compreensão das relações vitais do complexo ser humano/ambiente ecossistêmico e a geração de conhecimentos e a adequação das diferentes práticas, a partir de estratégias amplas para melhor qualidade de vida humana e sustentabilidade de biotas naturais e sociais (Cesar-Vaz et al., 2007).

Conforme apresentado, a APS representa o eixo na assistência e no controle de parasitoses, mas algumas situações requerem atendimento especializado ou, até mesmo, internação. Desse modo, ambulatórios de especialidades e hospitais podem ser necessários, em algum momento, para o tratamento dessas doenças. O enfermeiro que trabalha nesses serviços deve ser capaz de desenvolver atividades gerenciais, assistenciais e educativas. Assim, o enfermeiro colabora com a equipe multiprofissional, atuando como agente facilitador da comunicação e promovendo a continuidade do programa de prestação de cuidados ao cliente (Kubo et al., 2003).

Nas atividades de gerenciamento, cabe ao enfermeiro estabelecer a estrutura organizacional do serviço/setor, organizar o fluxo de atendimento da pessoa, definir e padronizar rotinas, planejar e reavaliar o plano assistencial desenvolvido, discutir e realizar com a rede de assistência o fluxo de referência e contrarreferência, promover a educação permanente com a equipe de enfermagem e viabilizar discussões de casos para avaliação e execução dos planos de cuidados para o tratamento das enfermidades parasitárias. A assistência de enfermagem deve ser humanizada e transdisciplinar, voltada para um atendimento de qualidade, considerando o portador de doença parasitária e sua relação com o meio em que vive. Assim, o enfermeiro deve ter seu processo de enfermagem bem desenvolvido, de modo à avaliação possibilitar ter uma abordagem completa não apenas do indivíduo, mas do meio em que ele está inserido. Dentro do processo de enfermagem, o enfermeiro realiza a consulta de enfermagem, o diagnóstico de enfermagem, a prescrição de cuidados, a avaliação contínua do plano assistencial e o planejamento da alta.

Cuidados de enfermagem nas principais doenças parasitárias

Esquistossomose mansônica

A esquistossomose mansônica, moléstia causada pelo *Schistosoma mansoni* (ver Capítulo 57, *Esquistossomose Mansônica*; para outras doenças por trematódeos do gênero *Schistosoma*, ver os Capítulos 56, *Esquistossomoses Humanas*, e 58, *Esquistossomose Hematóbia*), é endêmica em vasta extensão do território nacional e considerada ainda um grave problema de saúde pública no Brasil, porque acomete milhões de pessoas, provocando um número expressivo de formas graves e óbitos (Brasil, 2014). É uma doença infectoparasitária provocada por vermes do gênero *Schistosoma*, que têm como hospedeiros intermediários caramujos de água doce do gênero *Biomphalaria*. Pode evoluir desde formas assintomáticas até formas clínicas extremamente graves. Sua patogênese depende da interação do helminto com o hospedeiro, podendo acometer diferentes órgãos e sistemas e evoluir para formas crônicas com sérias implicações para o indivíduo (Souza et al., 2011).

Ela ocorre nas localidades sem saneamento ou com saneamento básico inadequado, sendo adquirida através de pele e mucosas em consequência do contato humano com águas contendo formas infectantes do *S. mansoni*. A transmissão da doença depende do homem infectado, que excreta ovos do helminto pelas fezes, e dos caramujos aquáticos, os quais atuam como hospedeiros intermediários, liberando larvas infectantes do verme nas coleções hídricas utilizadas pelos seres humanos (Brasil, 2014).

Outros fatores, além do saneamento, atuam como condicionantes e contribuem para a ocorrência da esquistossomose mansônica em uma localidade. Entre esses, destacam-se: nível socioeconômico, ocupação, lazer, grau de instrução e informação da população exposta ao risco da doença. Esses fatores relacionam-se e favorecem a transmissão da doença, em maior ou menor intensidade, de acordo com a realidade local (Brasil, 2014).

■ *Evolução clínica da doença*

A evolução clínica da esquistossomose mansônica depende da resposta do hospedeiro à invasão, ao desenvolvimento e à oviposição do verme. Ela pode ser classificada em fase inicial e fase tardia (Brasil, 2014). É importante o enfermeiro ter conhecimento das manifestações em cada fase, para que possa identificar as intervenções de enfermagem a partir do quadro clínico do paciente apresentado na entrevista e no exame físico. Dessa maneira, o plano de cuidados constitui o passo inicial para a construção de um guia de condutas para o acompanhamento de enfermagem ao paciente com esquistossomose.

A fase inicial começa logo após o contato com as cercárias, depois da penetração. As manifestações alérgicas predominam. São mais intensas nos indivíduos hipersensíveis e nas reinfecções. Além das alterações dermatológicas, ocorrem manifestações gerais, devido às alterações em outros tecidos e órgãos. Nessa fase inicial, formas agudas assintomáticas ou sintomáticas podem ser encontradas (Brasil, 2014).

Em geral, o primeiro contato com os hospedeiros intermediários da esquistossomose ocorre na infância. Na maioria dos portadores, a doença é assintomática ou passa despercebida, podendo ser confundida com outras doenças desta fase. Geralmente, é diagnosticada nas alterações encontradas nos exames laboratoriais de rotina em pessoas que procuram assistência médica por outro motivo (Brasil, 2014).

A doença pode manifestar-se na fase inicial como sintomática, e isso ocorre logo após o contato infectante, no qual alguns indivíduos queixam-se de manifestações pruriginosas na pele, de duração geralmente transitória, que cedem quase sempre espontaneamente. Esta manifestação clínica, conhecida como dermatite cercariana, dura, em geral, 24 a 72 horas (podendo estender-se por até 15 dias). Dependendo do número de parasitos e da sensibilidade do paciente, um quadro descrito como forma toxêmica – ou febre de Katayama – pode ser desenvolvido. Os sintomas surgem cerca de 3 a 4 semanas após a contaminação: linfodenopatia, mal-estar, febre, hiporexia, tosse seca, sudorese, dores musculares, dor na região do fígado ou do intestino, diarreia, cefaleia e prostração, entre outros. A intensidade dos sintomas aumenta entre a quinta e a sexta semanas, coincidindo com o início da oviposição. O paciente apresenta-se abatido, com hepatomegalia e esplenomegalia dolorosas, taquicardia e hipotensão arterial (Brasil, 2008; 2014).

Na fase tardia, o paciente pode apresentar formas crônicas, classificadas de acordo com o órgão mais acometido (Brasil, 2014):

- Hepatointestinal
- Hepática: fibrose periporta sem esplenomegalia
- Hepatoesplênica: fibrose periporta com esplenomegalia
- Formas complicadas: vasculopulmonar; glomerulopatia; neurológica; outras localizações: olho, pele, urogenital etc.; pseudoneoplásica; doença linfoproliferativa.

A mielorradiculopatia esquistossomótica (MRE) é a forma ectópica mais grave e incapacitante da infecção pelo *Schistosoma mansoni*, porém sua prevalência em áreas endêmicas tem sido subestimada. O reconhecimento dessa doença e a instituição precoce do tratamento têm papel fundamental na prevenção de lesões graves e irreversíveis, assim como na recuperação das pessoas acometidas, em geral jovens em plena fase produtiva. O diagnóstico baseia-se na presença de sintomas neurológicos decorrentes de lesões da medula espinal, que se apresentam com uma tríade clínica prodrômica de dor lombar, alteração de força e/ou sensibilidade de membros inferiores e distúrbio urinário (Brasil, 2006). Esses sinais e sintomas devem servir de alerta para os enfermeiros e demais profissionais de saúde.

■ *Ações de enfermagem na vigilância da esquistossomose mansônica*

Devido à complexidade do mecanismo de transmissão da esquistossomose e à diversidade dos fatores condicionantes, o controle da doença depende de várias ações preventivas (Brasil, 2014):

- Diagnóstico precoce e tratamento oportuno
- Vigilância e controle dos hospedeiros intermediários
- Ações educativas em saúde
- Ações de saneamento para modificação das condições domiciliares e ambientais favoráveis à transmissão.

A atuação da equipe de enfermagem, de forma integrada com outros profissionais da saúde, é essencial para a realização dessas ações. Isso contribui para a promoção de um programa de controle da esquistossomose com qualidade, duradouro e sustentável.

Para reduzir a morbidade da esquistossomose, o enfermeiro deve realizar a identificação precoce e o tratamento oportuno dos portadores de *S. mansoni*. Por outro lado, para a redução da prevalência da doença ou a eliminação da transmissão de forma efetiva, o profissional deve desenvolver medidas complementares, como educação em saúde, saneamento ambiental e controle de hospedeiros intermediários. Nas áreas de foco, o objetivo deve ser a interrupção da transmissão, incluindo a eliminação da doença. Nas áreas endêmicas de grande extensão, a eliminação da transmissão requer a melhoria das condições de vida da população (Brasil, 2014).

Como se trata de uma doença endêmica, a esquistossomose está relacionada com o modo de viver, as práticas e as atitudes das populações. Assim, seu controle requer o envolvimento da comunidade, e não apenas de ações assistenciais dos profissionais de saúde. O enfermeiro precisa perceber e compreender as forças sociais como fatores determinantes da enfermidade. É importante que ele mobilize as pessoas para participarem das atividades de prevenção e controle, com planejamento, execução e avaliação. A formação de grupos para a discussão dos problemas locais e coletivos favorece a mudança da mentalidade e o surgimento de aspirações de promoção da saúde pela comunidade (Brasil, 2014).

Desse modo, o papel da educação e da saúde como fator de prevenção e controle de doenças é consenso no âmbito do SUS e não se restringe a transmitir conhecimentos, mas, sim, a compreender as concepções de vida da população, entender a maneira como ela aceita e interpreta o mundo e propor estratégias de prevenção e controle das enfermidades (Brasil, 2014).

A educação em saúde é considerada como sendo responsabilidade primária do enfermeiro e função independente na prática de enfermagem. Essa atividade tem por objetivo ensinar sobre a transmissão e a evolução da esquistossomose, esclarecer as principais dúvidas, favorecer a troca de experiências e enfatizar a importância do seguimento ambulatorial em seus diversos aspectos (Kubo et al., 2003). O Quadro 11.1 sintetiza as ações de enfermagem diante de manifestações clínicas da esquistossomose (Brasil, 2006; 2014; Vitorino et al., 2012).

QUADRO 11.1 Ações de enfermagem para as principais manifestações clínicas da esquistossomose mansônica.

Manifestação clínica	Ações de enfermagem
Dermatite cercariana: micropápulas eritematosas e pruriginosas	• Orientar o paciente quanto à doença • Administrar medicamentos específicos para o tratamento da doença, como o praziquantel e a oxamniquina, de acordo com o esquema terapêutico prescrito • Administrar anti-histamínicos locais e corticosteroides tópicos para alívio do prurido, conforme prescrição médica • Orientar o paciente a não coçar as lesões e manter as unhas cortadas
Forma toxêmica: linfadenopatia, mal-estar, febre, hiporexia, tosse seca, sudorese, dores musculares, dor na região do fígado ou do intestino, diarreia, cefaleia e prostração	• Orientar o paciente quanto à doença • Administrar medicamentos específicos para o tratamento da doença, como o praziquantel e a oxamniquina, de acordo com o esquema terapêutico prescrito • Orientar repouso • Estimular a hidratação hídrica • Aferir a temperatura • Administrar antitérmicos, analgésicos e antiespasmódicos, de acordo com a prescrição médica • Administrar corticosteroides para aliviar a resposta inflamatória decorrente da morte do *S. mansoni*, em pacientes criticamente enfermos, conforme prescrição médica
Hipertensão portal que pode levar à esplenomegalia e ao aparecimento de varizes do esôfago	• Orientar o paciente quanto à doença • Administrar medicamentos específicos para o tratamento da doença, como o praziquantel e a oxamniquina, de acordo com o esquema terapêutico prescrito • Ensinar e incentivar o autocuidado • Esclarecer dúvidas aos pacientes e familiares • Realizar balanço hídrico • Pesar o paciente em jejum diariamente • Monitorar os níveis de eletrólitos • Medir a circunferência abdominal diariamente em jejum • Realizar hidratação da pele diariamente • Monitorar ressecamento e umidade excessiva da pele • Inspecionar as condições de hidratação da pele durante o banho • Observar distensão abdominal (ascite) • Monitorar o estado nutricional • Atentar para vômitos ou hematêmese • Promover exercícios para a deambulação • Monitorar sinais vitais antes e após fisioterapia motora • Proporcionar terapia ocupacional • Monitorar eliminações intestinais e ruídos hidroaéreos • Planejar dieta adequada • Sugerir laxante ou enema, conforme apropriado
Mielorradiculopatia esquistossomótica	• Orientar o paciente quanto à doença • Determinar o grau da imobilidade e da capacidade funcional • Estimular o paciente ao autocuidado de acordo com suas capacidades • Proporcionar psicoterapia e terapia ocupacional • Adotar medidas de segurança e prevenção de quedas • Avaliar a integridade da pele, atentando para lesões por pressão • Manter hidratação da pele e mudança de decúbito • Palpar o abdome à procura de distensão ou massas • Estimular a ingestão balanceada de alimentos e de líquidos ricos em fibras • Avaliar frequência e aspecto das eliminações urinárias • Realizar cateterismo vesical intermitente se houver retenção urinária • Administrar medicamentos específicos para o tratamento da doença, como o praziquantel, e corticosteroides, como a prednisona, por via oral, ou a metilprednisolona, por via venosa por 5 dias (realizar pulsoterapia com anti-inflamatórios para reduzir a lesão do tecido nervoso) • Atentar para infecções oportunistas, como a estrongiloidíase; pode ser necessário administrar ivermectina ou albendazol, conforme prescrição médica • Atentar para lesões gastroduodenais provocadas pelos corticosteroides; pode ser necessário administrar ranitidina, cimetidina ou omeprazol • Atentar para a ocorrência de infecção urinária; são necessários profilaxia, diagnóstico e tratamento precoces

Adaptado de Brasil, 2008; 2014.

Doença de Chagas

A doença de Chagas (DC) – moléstia de Chagas ou tripanossomíase americana – é uma enfermidade parasitária causada pelo protozoário *Trypanossoma cruzi* (ver Capítulo 34, *Tripanossomíase Americana/ Doença de Chagas*). O mecanismo de transmissão do parasito pode ocorrer por diversas formas: via vetorial (ocorre pela passagem do protozoário das excretas dos triatomíneos através da pele lesada ou de mucosas do ser humano); via oral (através da ingestão de alimentos contaminados); e de modos menos habituais, como transfusões sanguíneas, transmissão vertical, transplantes, transmissão acidental, através do contato com material contaminado em mucosas ou pele lesada, e manipulação de equipamentos em laboratório sem uso da biossegurança (Brasil, 2010).

■ Evolução clínica da doença

É importante suspeitar de doença de Chagas, sempre que o indivíduo apresentar febre com duração maior que 7 dias e vínculo epidemiológico em áreas endêmicas e região da Amazônia Legal (Brasil, 2010; OPAS, 2009). A doença de Chagas tem curso clínico bifásico, formas aguda e crônica (Brasil, 2010). Na fase aguda, ocorrem sinais e sintomas inespecíficos, como febre, cefaleia, dores musculares, dores articulares, palidez, dor abdominal, edema de membros inferiores, edema facial, dor precordial, vômitos, hepatoesplenomegalia, exantema rosado, nodulações dolorosas, diarreia, sinais de acometimento digestivo, sinais de acometimento hematológico e alguns casos podem apresentar icterícia e insuficiência renal (OPAS, 2009).

Deve-se suspeitar de doença de Chagas em toda pessoa com febre prolongada (superior a 7 dias) e uma ou mais das seguintes manifestações clínicas (edema de face ou de membros, exantema, adenomegalia, hepatomegalia, esplenomegalia, cardiopatia aguda, manifestações hemorrágicas, icterícia, sinal de Romaña ou chagoma de inoculação); e que seja residente ou visitante de área com ocorrência de triatomíneos, ou tenha sido recentemente transfundida ou transplantada, ou tenha ingerido alimento suspeito de contaminação pelo *T. cruzi*; ou seja recém-nascida de mãe infectada (transmissão congênita) (OPAS, 2009).

Além desses sinais, a fase aguda da doença de Chagas pode apresentar sinais específicos, como cardiomiopatia e meningoencefalite. Estas complicações apresentam taxas de letalidade entre 2 e 7% em áreas do país tradicionalmente endêmicas para a doença (OPAS, 2009).

Após a regressão das manifestações clínicas da fase aguda, cujo período habitual de evolução dura cerca de 3 a 8 semanas, instala-se a fase crônica, na forma indeterminada que é assintomática, ou seja, sem sinais de comprometimento cardíaco e/ou digestivo. A maioria dos casos mantém-se nessa forma por toda a vida, porém, após um período entre 10 e 20 anos, alguns portadores da infecção, em torno de 20 a 30%, podem desenvolver um tipo determinado da doença de Chagas, que pode ser a cardíaca, a digestiva ou mesmo a mista (OPAS, 2009).

Em tal fase, a doença de Chagas pode apresentar-se como forma indeterminada, quando o paciente está assintomático e sem sinais de comprometimento dos sistemas circulatório e digestório. Esse quadro pode durar por toda a vida da pessoa infectada ou evoluir tardiamente para a forma cardíaca, que ocorre em cerca de 30% dos casos crônicos e é a maior responsável pela mortalidade na doença de Chagas crônica; para a forma digestiva, em cerca de 10% dos casos; e para a forma associada (cardiodigestiva). A fase crônica da doença de Chagas evolui para óbito em cerca de 1 a 10% dos casos estudados e não tratados, especialmente em crianças (OPAS, 2009).

Na doença de Chagas para determinação diagnóstica, é recomendável seguir os critérios estabelecidos pelo Ministério da Saúde do Brasil. Será considerado caso crônico quando houver critério laboratorial e ausência de quadro indicativo de doença febril nos últimos 60 dias, com exames sorológicos reagentes por dois métodos de princípios distintos (ELISA, hemaglutinação indireta [HAI] ou imunofluorescência indireta [IFI]) ou xenodiagnóstico, hemocultura, histopatológico ou reação em cadeia da polimerase (PCR) positivos para *T. cruzi*. Nesta fase, são raros os parasitos circulando na corrente sanguínea (OPAS, 2009).

O tratamento inespecífico ou sintomático na fase aguda consiste em repouso, hidratação e antitérmico. Na fase crônica, são tratadas as complicações da doença, como arritmias, tromboembolismo, megaesôfago e anemia, entre outras.

■ Ações de enfermagem na vigilância da doença de Chagas

A enfermagem tem papel fundamental no manejo, no tratamento e na prevenção da transmissão da doença de Chagas. Para tanto, é fundamental que o enfermeiro conheça as formas de transmissão e os sintomas clínicos (Quadro 11.2).

QUADRO 11.2 Ações de enfermagem para as principais manifestações clínicas da doença de Chagas.

Manifestação clínica	Ações de enfermagem
Reações adversas ao uso medicamentoso	• Manejo das reações adversas ao tratamento com acompanhamento dos efeitos colaterais
Febre	• Orientar quanto a medidas de resfriamento • Orientar e supervisionar administração de fármacos
Cefaleia, mialgias, artralgias e sintomas gerais	• Orientar quanto a conforto e locais calmos livres de luz • Alimentação que tolerar • Orientar e supervisionar administração de fármacos
Acometimento digestivo	• Orientar quanto à sintomatologia e ao uso correto de medicamentos • Orientar quanto ao consumo de pequenas porções com menor intervalo • Acompanhar resultados laboratoriais para monitorar índices e encaminhar ao médico
Acometimento hematológico	• Acompanhar resultados laboratoriais para monitorar índices e encaminhar ao médico • Monitorar e instalar transfusões sanguíneas e de hemoderivados
Icterícia e insuficiência renal	• Monitorar sinais de icterícia, bem como diminuição de diurese, e encaminhar ao médico
Acometimento cardíaco	• Oferecer conforto respiratório por meio de posicionamento adequado no leito e administrar oxigenoterapia prescrita • Observar sinais de tamponamento cardíaco, bulhas cardíacas e derrame pericárdico
Sinais de porta de entrada	• Identificar e tratar sinal de Romaña e chagoma de inoculação e realizar limpeza do local com soro fisiológico
Forma cardíaca	• Oferecer conforto respiratório pode meio de posicionamento adequado no leito e administrar oxigenoterapia prescrita • Observar sinais de tamponamento cardíaco, bulhas cardíacas e derrame pericárdico • Acompanhar achados diagnósticos
Forma digestiva	• Avaliar aporte nutricional • Orientar quanto à ingestão de alimentos que o paciente tolerar, em consistência de fácil deglutição e que auxiliem em caso de constipação intestinal • Avaliar instalação de sonda enteral para alimentação • Orientar quanto a processamento e infusão da dieta enteral • Orientar quanto aos sinais de obstrução intestinal e encaminhar ao serviço de saúde
Forma indeterminada assintomática	• Manter acompanhamento e monitoramento constante por meio de exames
Forma mista ou associada a acometimento cardíaco e digestivo	• Manter os mesmos cuidados da forma indeterminada

Adaptado de OPAS, 2009.

Ocorre como consequência do enfartamento dos linfonodos e, nesses casos, costuma manifestar-se sem dor. Sua evolução é autolimitada e é importante que se faça diagnóstico diferencial uma vez que esse quadro não é restrito à FL (Brasil, 2009; Fox; King, 2013).

▸ **Síndromes de disfunção linfática: hidrocele e linfedema agudos.** Obstrução de vasos linfáticos ocasionada por reação inflamatória, proveniente da morte de helmintos adultos; tal evento, geralmente, ocasiona edema da bolsa escrotal e linfedema (Brasil, 2009; 2019).

○ Manifestações crônicas

Uma pequena proporção de casos – cerca de 1% a 20% – evoluem para a fase crônica da helmintíase (Brasil, 2019). As características individuais dos pacientes, a ocorrência de infecções bacterianas secundárias e a possibilidade de reinfecção de pessoas que permanecem vivendo em áreas endêmicas são fatores que predispõem à cronificação da entidade nosológica. Muitas vezes, a fase crônica pode produzir lesões irreversíveis. Nesse grupo, incluem-se a quilúria, a quilocele, a hidrocele, o linfedema e a eosinofilia pulmonar tropical (EPT) (Falcão, 2002; Taylor et al., 2010).

▸ **Linfedema crônico e complicações associadas.** Na maioria dos pacientes que vivem na área endêmica, o fator que predispõe ao linfedema crônico dos membros inferiores – e à evolução para a elefantíase – é a recorrência dos episódios infecciosos cutâneos, causados por bactérias; nesse contexto, a reação inflamatória, aguda e crônica, decorrente da morte da filária adulta, é menos significativa. A linfangiectasia – determinada por *W. bancrofti*, isoladamente – não parece levar ao edema crônico (Dreyer; Mattos, 1999). Dessa maneira, deve-se chamar a atenção para a importância das medidas que concorrem para o melhoramento do retorno linfático e venoso, como a fisioterapia ativa e a drenagem postural (noturna e diurna) (Dreyer; Mattos, 1999; Taylor et al., 2010).

A infecção secundária, por fungos e bactérias, nas regiões de ocorrência do edema linfático, é comum e contribui para o agravamento do contexto clínico. É frequente que fungos acometam regiões úmidas e quentes, tais como espaços interdigitais e dobras de peles. As regiões infectadas por bactérias podem apresentar-se como feridas, nas quais se observa calor, vermelhidão e secreção purulenta. É importante observar as características do exsudato dessas soluções de continuidade, no intuito de classificá-las como infectadas ou diferenciá-las de um processo patológico (Brasil, 2009). A erisipela pode estar presente, em especial quando existem fissuras na pele, as quais facilitam a entrada de bactérias. Nesses casos, a conscientização – dirigida à higiene pessoal, aos cuidados com a integridade da pele (p. ex., a retirada de cutículas) e ao controle de doenças crônicas concomitantes – deve ser uma prioridade de ação indicada pela equipe de saúde, pois tal situação representa uma real possibilidade de agravamento dos casos de linfedema (Dreyer; Mattos, 1999; Brasil, 2009).

A presença de edema linfático na bolsa escrotal ocorre pela incompetência do sistema de drenagem dos canais linfáticos ascendentes. Em geral, observa-se, igualmente, endurecimento e aumento da espessura da pele, podendo haver envolvimento do pênis (Brasil, 2009).

○ Manifestações clínicas extrassistema linfático

▸ **Eosinofilia pulmonar tropical (EPT) e hematúria.** Microfilárias de *W. bancrofti* podem migrar para os pulmões, ocasionando uma resposta intersticial com aumento da reatividade imunológica, cujas manifestações clínicas incluem tosse paroxística e alterações à ausculta torácica (mormente, presença de roncos e sibilos) (Brasil, 2019).

■ Ações de enfermagem na vigilância à filariose

As ações de enfermagem são extremamente importantes e norteiam todo o plano assistencial. O enfermeiro tem papel primordial no tratamento das complicações da filariose. Neste campo, atua como organizador do plano de assistência, executa procedimentos e atua diretamente na promoção e na prevenção da contaminação por meio da picada do mosquito.

Nas áreas endêmicas de filariose, onde as condições de higiene pessoal estão muito aquém das ideais, o mais importante é a implementação de um programa de educação visando à higiene corporal, com ênfase em particular para o membro afetado, além da garantia da infraestrutura mínima de bens comuns, como a disponibilidade de água limpa. É uma forma simples e potencialmente factível em programas de assistência primária, utilizando-se água e sabão comum (Dreyer; Mattos, 1999).

As lesões interdigitais dos membros inferiores representam a principal porta de entrada para a infecção bacteriana, assim como a dificuldade do paciente em reconhecer tais lesões. Dessa maneira, a educação dos pacientes no reconhecimento dessas portas de entrada é de fundamental importância nas condutas a médio e longo prazos. Vale ressaltar a importância, também, dos cuidados de higiene no membro contralateral, mesmo que este não esteja afetado, para evitar as portas de entrada e, consequentemente, o primeiro episódio agudo bacteriano. Além disso, o tratamento tópico das lesões com cremes antibióticos e/ou antifúngicos pode ser necessário, principalmente em pacientes com doença mais avançada (Dreyer et al., 2009).

O Quadro 11.4 apresenta os cuidados e as intervenções de enfermagem para a prevenção, o controle e os cuidados ao paciente com filariose.

QUADRO 11.4 Cuidados e intervenções para a prevenção e o controle das manifestações clínicas da filariose bancroftiana.

Manifestação clínica	Ações de enfermagem
Linfangiectasia subclínica	• Orientar o paciente quanto aos sinais de dilatação dos vasos linfáticos, principalmente bolsa escrotal, e encaminhar ao serviço de saúde para acompanhamento, investigação, diagnóstico e tratamento
Linfangite filarial aguda (LFA)	• Identificar e orientar em caso de cordão subcutâneo visível • Monitorar sinais gerais de febre, cefaleia, fraqueza e dor muscular e administrar fármacos prescritos
Linfadenopatia	• Identificar presença de massa; em geral, é indolor e localiza-se, preferencialmente, nas regiões inguinal, epitroclear e axilar • Encaminhar ao serviço de saúde para tratamento
Linfedema crônico e complicações associadas à existência de linfedema	• Orientar quanto a medidas para melhor retorno linfático e venoso, como a fisioterapia ativa e a drenagem postural • Orientar e realizar higiene rigorosa do membro afetado • Orientar quanto ao uso de pomadas e supervisionar doses de antibióticos para o tratamento da lesão • Avaliar e orientar o tratamento de resfriamento com compressas frias para evitar o aparecimento de bolhas que pioram o prognóstico • Avaliar e propor medidas para minimizar os sinais de infecção, como dor, rubor, calor, edema e administrar medicamentos para alívio dos sintomas • Orientar e realizar curativos com técnica asséptica em lesões de erisipela visando à regressão de sintomas e à não evolução para elefantíase

(continua)

QUADRO 11.4 Cuidados e intervenções para a prevenção e o controle das manifestações clínicas da filariose bancroftiana. (*Continuação*)

Manifestação clínica	Ações de enfermagem
	• Realizar curativo com lavagem com soro fisiológico • Avaliar a ferida e utilizar coberturas com alginato de cálcio, hidrocoloide, carvão ativado ou outra cobertura de melhor ação no leito da ferida • Orientar quanto a manter área edemaciada sempre limpa e seca para evitar porta de entrada para infecções por bactérias e fungos
Manifestações urogenitais crônicas: hidrocele, edema linfático, elefantíase de bolsa escrotal e síndromes de fistulização linfática	• Orientar quanto à utilização correta de fármacos • Encaminhar a serviços para acompanhamento psicológico • Orientar manter área edemaciada limpa e seca • Realizar curativo com cobertura indicada ao tipo da lesão
Eosinofilia pulmonar tropical (EPT)	• Orientar quanto à utilização correta dos medicamentos • Orientar quanto à utilização de nebulizações e umidificadores de ar para alívio nas crises asmáticas e tosse
Hematúria	• Informar ao médico assistente para avaliação e conduta

Adaptado de: Dreyer; Mattos, 1999; Brasil, 2009, 2010.

Considerações finais

A assistência de enfermagem em doenças parasitárias exige da equipe envolvimento tanto no cuidado direto ao indivíduo quanto com relação ao controle do meio ambiente, por meio da educação em saúde em caráter individual e coletivo, desde o domicílio até os espaços sociais. A intersetorialidade e a multidisciplinaridade são princípios determinantes para o enfrentamento dessas doenças e a efetiva mudança no cenário brasileiro das doenças parasitárias.

A oportunidade de escrever um texto sobre o tema foi desafiadora para as autoras, devido à exiguidade de trabalhos específicos sobre os cuidados de enfermagem em doenças parasitárias. Portanto, espera-se que este capítulo seja de grande importância para a comunidade de enfermagem e contribua para que os profissionais possam assistir e participar do controle de doenças parasitárias.

Referências bibliográficas

Addum FM, Serra CG, Sessa KS et al. Planejamento local, saúde ambiental e Estratégia Saúde da Família: uma análise do uso de ferramentas de gestão para a redução do risco de contaminação por enteroparasitoses no município de Venda Nova do Imigrante. Physis 2011;21(3):955-78.

Brasil. Conselho Nacional de Secretários de Saúde. Atenção Primária e Promoção da Saúde. Brasília: Conass; 2007.

Brasil. Conselho Nacional dos Secretários de Secretários de Saúde. Recursos humanos: um desafio do tamanho do SUS. Brasília: Conass, 2004.

Brasil. Lei no 12.864 de 24 de setembro de 2013. Diário Oficial da União, 2013.

Brasil. Lei no 4.709, de 28 de junho de 1965. Diário Oficial da União, 1965.

Brasil. Ministério da Saúde. Ações de controle da malária: manual para profissionais de saúde da atenção básica. Brasília: Ministério da Saúde, 2006.

Brasil. Ministério da Saúde. Doenças infecciosas e parasitárias – guia de bolso. Brasília: Ministério da Saúde, 2010.

Brasil. Ministério da Saúde. Guia de vigilância epidemiológica e eliminação da filariose linfática. Brasília: Ministério da Saúde, 2009.

Brasil. Ministério da Saúde. Guia de vigilância epidemiológica. Fundação Nacional de Saúde (Funasa). Centro Nacional de Epidemiologia. Brasília: Ministério da Saúde, 2005.

Brasil. Ministério da Saúde. Programa nacional de prevenção e controle da malária. Brasília: Ministério da Saúde, 2003.

Brasil. Ministério da Saúde. Secretaria de Atenção à Saúde. Departamento de Atenção Básica. Vigilância em saúde: dengue, esquistossomose, hanseníase, malária, tracoma e tuberculose. Brasília: Ministério da Saúde, 2008.

Brasil. Ministério da Saúde. Secretaria de Vigilância em Saúde. Departamento de Vigilância Epidemiológica. Vigilância da esquistossomose mansoni: diretrizes técnicas. Brasília: Ministério da Saúde, 2014.

Brasil. Ministério da Saúde. Secretaria de Vigilância em Saúde. Guia de vigilância epidemiológica e controle da mielorradiculopatia esquistossomótica. Brasília: Ministério da Saúde, 2006.

Brasil. Portaria nº 2.436, de 21 de setembro de 2017.

Cezar-Vaz MR, Muccillo-Baisch AL, Soares JFSS et al. Concepções de enfermagem, saúde e ambiente: abordagem ecossistêmica da produção coletiva de saúde na atenção básica. Rev Latino-Am Enfermagem 2007; 15(3):418-25.

Dreyer G, Mattos D. A prevenção da elefantíase em áreas endêmicas de bancroftose: realidade ou utopia? Rev Soc Bras Med Trop 1999;32: 459-67.

Dreyer G, Mattos D, Figueiredo-Silva José, Norões J. Mudanças de paradigmas na filariose bancroftiana. Rev Assoc Med Bras 2009;55(3): 355-62.

Faber CO, Amorim WM. O relatório Goldmark e a enfermagem frente às doenças estigmatizantes (1923). Cuidado é Fundamental Online, 2010. Disponível em: http://www.seer.unirio.br/index.php/cuidadofundamental/article/view/789. Acesso em: jul. 2016.

Falcão AAP. Filariose bancroftiana: conhecimentos e práticas. Dissertação de mestrado. Recife: Departamento de Saúde Pública,/Fundação Oswaldo Cruz, 2002.

Fox LM, King CL. Lymphatic filariasis. In: Magill AJ, Ryan ET, Hill D et al. Hunter's tropical medicine and emerging infectious disease. London: Saunders/Elsevier, 2013.

Giovanella L, Rizzotto M. L. F. Atenção primária à saúde: da declaração de alma ata à carta de Astana. Saúde Debate 2018; 42(1):6-8.

Gomes AP, Vitorino RR, Costa AP et al. Malária grave por Plasmodium falciparum. Rev Bras Ter Intensiva. 2011;23(3):358-69.

Gomes AP, Vitorino RR, Mendes TA et al. A infecção pelo gênero Plasmodium: epidemiologia, profilaxia e controle no Brasil. Vittalle – Rev Ciên Saúde 2018; 30:47-58.

Hastings AM, Lennon M, Redsell SA et al. Evaluation of a consultation skills workshop using the Consultation Assessment and Improvement Instrument for Nurses. Blackwell Publishing Ltd. Learn Health Soc Care 2003; 2(4):202-12.

Kubo CH, Ribeiro PJ, Aguiar LAK et al. Construção e implementação de ações de enfermagem em ambulatório de gastroenterologia. Rev Latino-Am Enfermagem 2003;11(6):816-22.

Kurcgant P. Gerenciamento em enfermagem. Rio de Janeiro: Guanabara Koogan, 2005.

Mascarini LM. Uma abordagem histórica da trajetória da parasitologia. Cienc Sau Colet 2003;8(3):809-14.

Medeiros M, Tipple ACV, Munari DB. A expansão das escolas de enfermagem no Brasil na primeira metade do século XX. Revista Eletrônica de Enfermagem (on-line). 1999;1(1). Disponível em: http://www.revistas.ufg.br/index.php/fen/index. Acesso em: 25 de julho de 2016.

Miranda SVC. Atuação dos profissionais da Estratégia Saúde da Família (ESF) frente às principais parasitoses intestinais [Monografia da especialização em Atenção Básica em Saúde da Família]. Corinto: Universidade Federal de Minas Gerais, Faculdade de Medicina, Núcleo de Educação em Saúde Coletiva, 2013.

Monteiro MRC, Fernandes SC, Ribeiro MC. Aspectos clínicos e epidemiológicos da malária em um hospital universitário de Belém, Estado do Pará, Brasil. Rev Pan-Amaz Saúde 2013;4(2):33-43.

Motta LCS, Siqueira-Batista R. Estratégia saúde da família: clínica e crítica. Rev Bras Edu Med 2015; 39(2):196-207.

Nightingale F. Notas sobre enfermagem: o que é e o que não é. São Paulo: Cortez, 1989.

Oliveira SKP, Queiroz APO, Matos DPM et al. Temas abordados na consulta de enfermagem: revisão integrativa da literatura. Rev Bras Enferm 2012;65(1):155-61.

ONU. Organizações das Nações Unidas. Programa das Nações Unidas para o Desenvolvimento (PNUD)/Serviço Social da Indústria do Paraná-Sesi-PR. Interpretação e análise de indicadores. Brasília: Sesi-PR/PNUD, 2014.

OPAS. Organização Pan-Americana da Saúde. Doença de Chagas: guia para vigilância, prevenção, controle, e manejo clínico da doença de chagas aguda transmitida por alimentos. Rio de Janeiro: Panaftosa-VP/OPAS/OMS, 2009.

Paixão W. História da enfermagem. 5. ed. rev. e ampl. Rio de Janeiro: C. Reis Livraria, 1979.

Pinho LB, Paludo K. Doenças parasitárias intestinais: problema de saúde pública, alerta para o enfermeiro. Rev Eletrônica Enfermagem 2000;2(2). Disponível em: https://revistas.ufg.br/fen/article/view/683. Acesso em: 25 de julho de 2016.

Regis L, Furtado AF, Oliveira CMF et al. Controle integrado do vetor da filariose com participação comunitária, em uma área urbana do Recife, Brasil. Cad Saúde Publ 1996;12(4):473-82.

Ribeiro D, Correia BR, Soares AKF, Rocha MKL, Alves ERP, Albuquerque MCPA. Educação em Saúde: uma ferramenta para a prevenção e controle de parasitoses. Rev Universidade Vale do Rio Verde 2013;11(2):300-10.

Ribeiro Júnior AN, Will RB, Pinto LBGF et al . Investigação in silico da malária falcípara: estado atual e perspectivas. Rev Atual Med 2018; 2:129-13.

Santos AM, Medeiros Z, Bonfim C et al. Avaliação epidemiológica das doenças negligenciadas em escolares: filariose linfática e parasitoses intestinais. J Pediatria 2013;89(3):250-5.

Santos DAS, Silva MS, Azevedo JVV. A saúde e o meio ambiente na visão do enfermeiro na atenção primária à saúde. Interfac EHS – Saúde, Meio Ambiente e Sustentabilidade 2015;10(2):95-123.

Souza FPC, Vitorino RR, Costa AP et al. Esquistossomose mansônica: aspectos gerais, imunologia, patogênese e história natural. Rev Bras Clin Med 2011;9(4):300-07.

Souza ML, Sartor VVB, Padilha et al. O cuidado em enfermagem – uma aproximação teórica. Texto Contexto Enferm. 2005;14(2): 266-70.

Starfield B. Atenção primária: equilíbrio entre necessidades de saúde, serviços e tecnologias. Brasília: Unesco, 2002.

Taylor MJ, Hoerauf A, Bockarie M. Lymphatic filariasis and onchocerciasis. Lancet 2010;376(9747):1175-85.

The Global Alliance to Eliminate Lymphatic Filariosis. Disponível em: <https://www.gaelf.org/>. Acesso em maio 2019.

Vale EG, Pagliuca LMF. Construção de um conceito de cuidado em enfermagem: contribuição para o ensino de graduação. Rev Bras Enferm 2011; 64(1):106-13.

Vasconcelos EM. Educação popular como instrumento de reorientação das estratégias de controle das doenças infecciosas e parasitárias. Cad Saúde Publ 1998;14(2 Suppl):39-57.

Vitorino RR, Souza FPC, Costa AP et al. Esquistossomose mansônica: diagnóstico, tratamento, epidemiologia, profilaxia e controle. Rev Soc Bras Clin Méd 2012;10(1):39-45.

WHO. World Health Organization. World Malaria Report 2015. Genebra: WHO, 2015.

CAPÍTULO 12

Nutrição nas Enfermidades Parasitárias

Monique de Moraes Bitteti Pedruzzi • Nelzir Trindade Reis

Introdução

A abordagem nutricional das parasitoses deve considerar o impacto direto do agente etiológico sobre o órgão ou sistema-alvo, bem como o impacto da resposta imunológica montada pelo organismo hospedeiro às parasitoses (ver Capítulo 2, *Interações entre Patógenos e Hospedeiros Humanos | O Sistema Imune e seus "Papéis" nas Doenças Parasitárias*). Tais aspectos, de maneira associada ou isolada, podem acarretar perturbações importantes no estado nutricional do hospedeiro, que, por sua vez, são capazes de comprometer a capacidade de resposta imunológica e cicatricial, criando um estado cíclico de cronicidade patológica. A ativação dessas vias resulta em requerimentos nutricionais específicos. Com base nessas considerações, o objetivo do presente capítulo é abordar os principais aspectos nutricionais das moléstias parasitárias.

Resposta inflamatória e enfermidades parasitárias

A resposta inflamatória é induzida pelos principais agentes etiológicos da patogênese parasitária. Sua presença ocorre como resposta à agressão gerada e constitui elo fundamental à ativação dos componentes celulares envolvidos na imunidade adaptativa. Assim, o impacto metabólico da resposta inflamatória, por si só, já caracteriza repercussões significativas na resposta metabólica e no estado nutricional.

Durante a resposta inflamatória aguda, consideráveis alterações metabólicas denominadas "resposta de fase aguda" evidenciam mudanças no perfil de proteínas plasmáticas, ocasionando a diminuição na síntese de albumina, pré-albumina, proteína transportadora de retinol (PTR) e transferrina e o aumento na síntese das proteínas de fase aguda, como a proteína C reativa (PC-R), a fibronectina e a alfa-1 antitripsina. A intensidade com que essas modificações ocorrem reflete o impacto sistêmico da inflamação e sua influência no perfil hepático de síntese proteica. Paralelamente a essas alterações, são observadas modificações nos níveis circulantes de citocinas e imunoglobulinas (Figura 12.1).

As modificações metabólicas vêm associadas a mudanças fisiológicas significativas e perceptíveis ao hospedeiro, que acarretam manifestações clínicas frequentes e proporcionais à intensidade da inflamação aguda, como: alterações na pulsação, na temperatura corporal e na pressão arterial e perturbações funcionais. Tais sinais clínicos podem representar, de modo isolado ou em conjunto, alterações na capacidade de ingestão, digestão, absorção e metabolização de diversos nutrientes, bem como levar ao aumento das necessidades nutricionais e da utilização das reservas endógenas de nutrientes.

Durante a fase aguda da resposta inflamatória, a elevação da temperatura corporal acarreta aumento proporcional da atividade metabólica, funcionando como aliado no processo de ativação das populações celulares envolvidas na resposta imunológica inata. A consequência direta do aumento no metabolismo é o maior gasto energético, somado ao aumento na utilização de substratos proteicos fundamentais à expansão clonal de diversos tipos celulares. Desse modo, o organismo aumenta as necessidades de energia e proteína, garantindo a manutenção da atividade metabólica, da temperatura corporal e da demanda de substrato proteico.

Nessa fase, os macronutrientes envolvidos no metabolismo energético (glicídios e lipídios) são prioritariamente direcionados à fosforilação oxidativa, bem como os substratos proteicos são destinados à síntese de constituintes das populações celulares em expansão. Esse direcionamento ocorre independentemente de sua origem. Ou seja, quando a oferta alimentar não é suficiente para satisfazer tal demanda, o organismo lança mão das reservas endógenas representadas pelos triglicerídios e pelos ácidos graxos livres e pelas proteínas musculares.

Além dos macronutrientes, diversos micronutrientes também têm sua utilização aumentada em função da resposta metabólica. Assim, destacam-se as vitaminas e os minerais envolvidos na própria fosforilação oxidativa e na síntese proteica (atuando como enzimas e coenzimas ou estruturando estas) e na ativação celular específica da resposta imunológica. De maneira semelhante aos macronutrientes, os micronutrientes são direcionados às atividades metabólicas independentemente de sua origem. Contudo, cabe destacar que a maioria dos micronutrientes tem reservas endógenas quantitativamente inferiores às dos macronutrientes. Desse modo, caso a oferta oral seja insuficiente, os estoques endógenos utilizados podem esgotar-se rapidamente, o que representa um risco à eficiência da resposta metabólica montada.

É importante salientar que o aumento no gasto energético causa o aumento do número de metabólitos reativos do oxigênio e do nitrogênio, conhecidos popularmente como radicais livres, que são gerados concomitantes às reações de oxidação para a produção de energia. Geralmente, esse aumento supera a capacidade fisiológica de neutralização. Tal fato representa maior necessidade de vitaminas e minerais com atividade antioxidante, de modo a neutralizar o efeito deletério que essas espécies reativas do oxigênio possam ter sobre as populações de células saudáveis.

Caso as alterações impostas pelo agente etiológico persistam ao longo de dias ou meses, a resposta inflamatória torna-se crônica. A mudança no padrão inflamatório vem acompanhada de variações importantes, locais e sistêmicas, impactando diretamente no estado nutricional do hospedeiro.

Impacto do estresse oxidativo

O aumento do estresse oxidativo na resposta inflamatória aguda ou crônica, com ou sem a associação do quadro infeccioso, pode ser evidenciado a partir da maior oxidação de proteínas plasmáticas e encontra-se relacionado com a atividade imunológica. Isso porque diversas células envolvidas nesta resposta geram concentrações elevadas de metabólitos reativos do oxigênio (RO) e do óxido nítrico (RNO), utilizando-as no contexto da resposta montada.

O aumento das concentrações de RO e RNO leva ao incremento na síntese de agentes antioxidantes, cuja atividade principal é induzir a oxirredução dos RO e dos RNO. Entre os diversos agentes redutores sintetizados pelo metabolismo celular, considera-se a glutationa (GSH) o mais importante agente antioxidante metabólico. A utilização das concentrações de GSH como ferramenta indicativa indireta do estado inflamatório, bem como suas variações quantitativas, como reflexo do aumento ou da diminuição desta resposta, gera resultados contraditórios e polêmicos, conforme a metodologia de estudo.

Todavia, diversas análises mostram o aumento de metabólitos antioxidantes derivados da taurina e da cisteína em animais com inflamação crônica, bem como o aumento da GSH nas células hepáticas concomitantemente à diminuição dos níveis plasmáticos de metionina, cisteína e taurina, o que sugere maior demanda de oxirredução dos RO e dos RNO produzidos (Mercier et al., 2002; Carrero et al., 2013; DeBoer et al., 2017).

A mobilização de aminoácidos e o aumento da síntese de GSH hepático em resposta à inflamação podem comprometer a disponibilidade destes substratos para a manutenção dos níveis adequados de glutationa muscular que não é prioritariamente sintetizada, passando a ser catabolizada. Estes dados indicam que, durante a inflamação crônica, as necessidades metabólicas dos órgãos esplênicos têm prioridade sobre as da massa muscular. Na vigência de tais processos, a diminuição na disponibilidade de aminoácidos plasmáticos pode direcioná-los aos órgãos prioritários, reduzindo a oferta para a síntese de proteínas musculares e favorecendo a diminuição das reservas endógenas deste tecido, sobretudo se isso for somado ao catabolismo proteico.

Impacto sobre o metabolismo energético

A inflamação está correlacionada com a piora no estado nutricional. Sua associação a infecções clínicas ou subclínicas e a possíveis complicações pode comprometer a capacidade de consumo, digestão ou metabolização de nutrientes.

A resposta inflamatória aguda é mediada por citocinas, consideradas marcadores sistêmicos. Diversas citocinas encontram-se presentes, variando o tipo e a concentração conforme o momento da resposta inflamatória e metabólica. Entre elas, destacam-se no diagnóstico do estado inflamatório sistêmico o fator de necrose tumoral (TNF), a interferona gama (INF-γ), as interleucinas – como a interleucina 1 e 6 (IL-1 e IL-6) –, e as proteínas de fase aguda (PFA), como a aibronectina e a PC-R (ver Figura 12.1) (Carrero, 2013; DeBoer et al., 2017).

Embora a relação entre citocinas inflamatórias e a ocorrência da desnutrição não esteja completamente esclarecida, estudos mostram que tais citocinas aumentam o gasto energético de repouso (GER) e o catabolismo proteico, acentuam a lipólise e inibem consideravelmente o apetite. Avesani et al. (2004) mostram uma relação entre o aumento do GER e os marcadores inflamatórios, mais especificamente entre a PC-R, em que valores plasmáticos superiores a 0,5 mg/dℓ associam-se diretamente ao aumento no GER. Observa-se sua diminuição quando há a normalização dos valores plasmáticos da PC-R. Considerando que os valores plasmáticos normais da PCR são inferiores a 0,5 mg/dℓ,

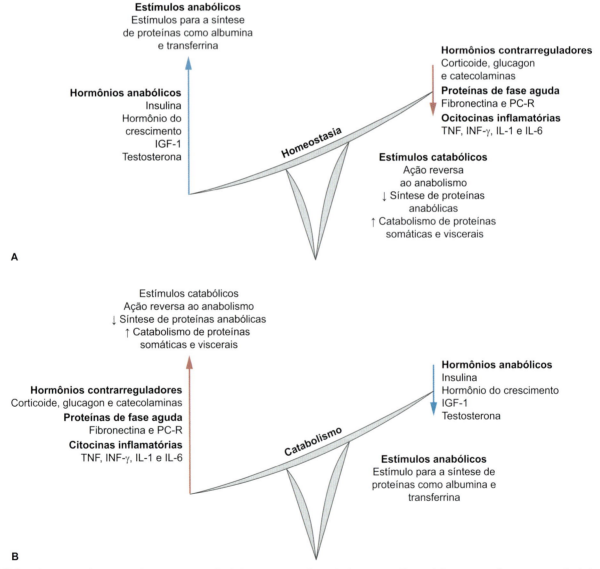

FIGURA 12.1 Perfil de estímulos que predominam no estado de homeostasia e de catabolismo. O perfil metabólico que predomina no estado de homeostasia caracteriza-se pelo predomínio dos estímulos anabólicos, que favorecem a síntese de proteínas, como a albumina e a transferrina, e o ganho somático (**A**) influenciado pela ação dos hormônios anabólicos. No catabolismo, ocorrem mudanças significativas no perfil metabólico, caracterizadas pelo aumento dos hormônios contrarreguladores, das proteínas de fase aguda e das citocinas inflamatórias que favorecem o catabolismo de proteínas somáticas e viscerais (**B**), fator de crescimento semelhante à insulina 1 (IGF-1), proteína C reativa (PC-R), fator de necrose tumoral (TNF), interferona-gama (INF-γ) e interleucinas 1 e 6 (IL-1 e IL-6). Ilustração: Monique Bitteti Pedruzzi (SCM-RJ) e Nelzir Trindade Reis (UFRJ e UFF).

estados inflamatórios, mesmo subclínicos, podem elevar o GER. Isso respalda a necessidade de uma atenção especial à oferta energética, principalmente em pacientes que apresentam diminuição do apetite e perda de peso (Avesani et al., 2004; Ross et al., 2017).

Os possíveis mecanismos envolvidos no aumento do GER não são completamente conhecidos, mas envolvem alterações metabólicas importantes decorrentes da ação dos mediadores inflamatórios e da existência de hormônios contrarreguladores, como o corticoide, o glucagon e as catecolaminas. Estes, em conjunto, ocasionam febre, maior consumo de oxigênio (potencializando a formação do RO) e incremento da lipólise e da utilização de lipídios, somando-se à amplificação do catabolismo proteico e do gasto energético, o que ressalta a manutenção da atividade do sistema imunológico, estimada em 15% do gasto energético diário (Figuras 12.1 e 12.2) (Utaka et al., 2005; DeBoer et al., 2017).

Nas agressões leves com baixa intensidade da resposta inflamatória, não ocorrem modificações significativas na síntese proteica, permanecendo o predomínio do perfil anabólico. Conforme a intensidade da agressão aumenta, a magnitude da resposta inflamatória eleva-se proporcionalmente, o que acarreta mudanças significativas no perfil de síntese de proteínas, com o aumento da síntese de proteínas de fase aguda e a diminuição das proteínas anabólicas.

Além das alterações metabólicas citadas, a ação dos hormônios contrarreguladores, das proteínas de fase aguda e das citocinas inflamatórias levam a alterações no metabolismo dos carboidratos pela antagonização da ação da insulina, ocasionando hiperglicemia (proporcional à antagonização) e favorecendo a utilização de outros substratos como os lipídios e as proteínas na obtenção de energia (Bisso, 2015a; 2015b).

Impacto da resposta inflamatória sobre o metabolismo proteico

A resposta inflamatória, aguda ou crônica, e os quadros infecciosos levam a alterações no metabolismo das proteínas e dos aminoácidos geralmente consequentes do impacto sistêmico e local representado pelo agente etiológico infeccioso, bem como pela resposta imunológica montada pelo hospedeiro (Figura 12.2). A repercussão mais significativa refere-se à indução do catabolismo proteico, com comprometimento das reservas de proteína somática (massa muscular) e visceral (albumina plasmática), acompanhado da diminuição na síntese hepática de proteínas características do estado de homeostasia, como a albumina e a transferrina, e seguido do aumento na síntese das proteínas de fase aguda (Figura 12.1).

O *turnover* proteico é modificado durante os estados infecciosos crônicos, o que reflete mudanças no padrão de mobilização metabólica de proteínas. O *reflexo sistêmico* pode ser observado com a diminuição da síntese de proteínas musculares acompanhadas do aumento na síntese de proteínas em alguns órgãos esplênicos, como baço, intestinos delgado e grosso, pulmões e, principalmente, fígado (Bisso, 2015c).

A perda de proteína muscular ocorre, predominantemente, na fase aguda da resposta inflamatória, diminuindo proporcionalmente à medida que esta resposta faz a transição para crônica. Acredita-se que, em tal fase, o motivo pelo qual o catabolismo ocorre seja o de liberar aminoácidos (principalmente de cadeia ramificada) no plasma, que passam a funcionar como substrato para a síntese de proteínas de fase aguda e para as demais proteínas relacionadas com a atividade imunológica (DeBoer et al., 2017).

Tal fato não significa que, durante a inflamação crônica, ocorra recuperação dos estoques de proteína muscular. Na verdade, o que se verifica é uma diminuição na intensidade de perda sem recuperação proporcional. Nesta fase, as proteínas musculares deixam de funcionar como fontes de aminoácidos para a síntese de proteínas relacionadas com a inflamação aguda. A diminuição do *turnover* de proteínas musculares pode limitar a perda de proteína muscular durante o período crônico da inflamação, mas também limita a recuperação das perdas ocorridas durante a fase aguda da resposta inflamatória. Esse *turnover* diminuído pode ser diretamente influenciado pelas baixas concentrações plasmáticas de aminoácidos, identificadas pela mensuração das quantidades plasmáticas de metionina, valina, leucina e fenilalanina, que diminuem sua biodisponibilidade para síntese (Utaka et al., 2005; DeBoer et al., 2017).

Essa diminuição sugere a existência de requerimentos especiais de aminoácidos durante a fase crônica da inflamação, relacionados com o aumento da síntese de proteínas em órgãos esplênicos, com destaque para o fígado e o baço. Como já mencionado, ocorre diminuição na síntese de proteínas de fase aguda à medida que a resposta inflamatória migra para a fase crônica. De modo concomitante, a intensidade de síntese proteica no fígado diminui proporcionalmente, passando a um padrão ainda aumentado, mas inferior ao observado na inflamação aguda, e similar aos níveis de síntese observados no baço.

Já o *reflexo local* envolve o incremento na síntese e nas perdas proteicas. As perdas podem ser consequência de injúria local, lesão celular, secreção e degradação proteica. A inflamação intestinal aguda e crônica constitui um bom exemplo, uma vez que vem acompanhada de aumento na secreção de muco, com o objetivo de minimizar o possível contato direto do agente agressor sobre a mucosa e neutralizar a atividade patogênica direta pela ação de defensinas e enzimas. O aumento da camada de muco pode ser tão representativo, equivalendo à duplicação de sua espessura, bem como à eliminação do muco *in natura* nas fezes. Do mesmo modo, a ação do agente agressor sobre a mucosa e a própria resposta inflamatória levam a aumento no dano tecidual e perdas proteicas. Soma-se a esse quadro a enterite perdedora de proteína, que acarreta a perda pela mucosa de proteínas plasmáticas, potencializando a representatividade das perdas locais sobre o *turnover* proteico (Reis, 2003; Ramos, 2006).

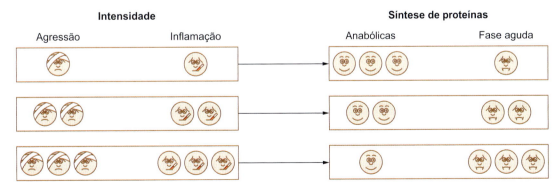

FIGURA 12.2 Relação entre intensidade da resposta inflamatória e o perfil de síntese proteica. Ilustração: Monique Bitteti Pedruzzi (SCM-RJ) e Nelzir Trindade Reis (UFRJ e UFF).

Impacto da resposta inflamatória sobre os micronutrientes

A associação entre desnutrição, inflamação e perda significativa de micronutrientes não é novidade, mas o questionamento sobre quais fatores são determinantes ou preliminares no desenvolvimento das alterações no estado nutricional ainda se mostra polêmico. Os métodos disponíveis para a avaliação das concentrações endógenas dos micronutrientes não são de fácil execução e envolvem análises nos fluidos corporais (soro, plasma e leite materno), nos tecidos, na capacidade ligante a proteínas, no transporte ligado a proteínas ou na atividade enzimática dependente de micronutrientes.

O impacto da resposta inflamatória sobre as reservas endógenas de micronutrientes é constante, em virtude da produção de RO e RON, lesão tecidual e incremento do *turnover* proteico. Tal impacto pode variar conforme a intensidade da inflamação, considerando as peculiaridades das etapas aguda ou crônica. Em continuidade, não podem ser esquecidas as repercussões da fase subclínica e dos períodos de incubação, convalescença e cicatrização, cujo impacto geralmente é diferente do observado no período em que a doença apresenta sintomatologia evidente.

Contribuindo para sua complexidade, todas as mudanças metabólicas observadas ao longo da resposta inflamatória têm uma notável capacidade de adaptação, e as possíveis deficiências não representam, necessariamente, perturbações do *status* e da fisiologia dos micronutrientes. Todavia, é de notório saber que o aumento do estresse oxidativo, a existência de lesão tecidual e o processo de cicatrização resultantes da resposta inflamatória potencializam a utilização de micronutrientes, como as vitaminas A, D, C e E, além de minerais, como o selênio, o ferro, o cobre e o zinco (Tomkins, 2003).

A relação entre micronutrientes e infecção abre espaço para novos questionamentos sobre a contribuição direta dessa ligação na patogenia em comparação com a doença infecciosa isolada, ou seja, dá ênfase à depleção dos micronutrientes como fator que agrava ou potencializa as doenças infecciosas. Considerando tal inter-relação, a presença de proteínas de fase aguda está associada à diminuição nas concentrações plasmáticas do retinol em diversos estados infecciosos, permanecendo assim mesmo em indivíduos assintomáticos, mas que tenham proteínas inflamatórias em concentrações acima da normalidade.

Como mencionado, na inflamação aguda a inversão nos padrões de síntese proteica leva ao aumento das proteínas de fase aguda e à diminuição da albumina, da pré-albumina e da proteína transportadora do retinol, identificadas em avaliação bioquímica. Por ter vida plasmática média de quatro a seis horas, a proteína transportadora do retinol consegue refletir as modificações metabólicas agudas impostas pela inflamação. Já proteínas com vida plasmática mais longa, como a albumina (média de 20 dias) e a pré-albumina (média de 3 a 7 dias), não mostram rapidamente essas modificações, visto que as quantidades circulantes são reflexos diretos do metabolismo de dias ou semanas anteriores à mudança ocorrida (Bisso, 2015c; Reis; Calixto-Lima, 2015; Kaezer; Calixto-Lima, 2015).

Todavia, a redução na habilidade de transportar o retinol passa a representar um impacto significativo para as células e tecidos cujo metabolismo depende da vitamina A, como nos olhos (p. ex., conjuntiva, córnea e retina), nos tecidos epiteliais e nas superfícies mucosas (como no sistema digestório e sistema respiratório), além das células do sistema imunológico (p. ex., linfócitos).

Desse modo, a queda dos níveis plasmáticos da proteína transportadora do retinol pode indicar um risco considerável de deficiência funcional da vitamina A. Contudo, estudos mostram que o aumento no *turnover* pode permitir disponibilidade aumentada do micronutriente para o órgão ou o tecido-alvo, cuja função é mantida a despeito da redução dessa proteína transportadora.

Outro fator determinante na intensidade da perda de retinol tem relação com a biodisponibilidade endógena, anterior ao quadro inflamatório. Assim, indivíduos com reservas endógenas adequadas apresentam perdas menos significativas de retinol. Enquanto isso, aqueles com poucas reservas endógenas apresentam queda acentuada de seus valores plasmáticos. Assim, garante-se a oferta adequada da vitamina no local da inflamação, sem comprometimentos significativos de outros órgãos ou sistemas.

Impacto das parasitoses sobre o estado nutricional e os macronutrientes

As relações entre a inflamação e a infecção com a desnutrição energético-proteica (DEP) já foram extensamente caracterizadas em condições experimentais e clínicas, mas a disponibilidade de informações abordando essa relação com as infecções parasitárias não obedece à proporção semelhante, bem como os resultados obtidos não são tão elucidativos. Tal fato pode estar relacionado com a grande diversidade de parasitos com consequentes diferenças entre os mecanismos fisiopatológicos e o impacto sobre o hospedeiro.

Ao se avaliar a relação de causa e efeito entre a DEP e as infecções nas infecções gastrintestinais por nematoides, por exemplo, depara-se com o dilema entre a determinação das causas ou das formas com que a desnutrição pode levar a elevadas taxas de infecções ou a determinação de como o aumento nas infecções pode causar desnutrição. Um dos fatores que potencializam esse dilema é o impacto da DEP sobre a competência imunológica. Ou seja, independentemente de ser causa ou efeito, a DEP compromete a competência imunológica, facilitando a ocorrência das infecções parasitárias.

Os ensaios realizados em humanos esbarram na dificuldade de homogeneizar as condições socioeconômicas e, principalmente, clínicas dos indivíduos. Isso proporciona a obtenção de resultados polêmicos que comprometem a unificação das conclusões – existem divergências entre o impacto dos estados carenciais de proteína e energia isolados ou associados. Outro fator determinante nessa análise é a dificuldade de realizar estudos em humanos com a mesma abordagem investigativa disponível aos protocolos experimentais. Desse modo, os estudos mais aprofundados são, em sua maioria, realizados em animais que nem sempre refletem a realidade e a complexidade ocorridas na DEP e nas infecções parasitárias humanas (Ramos, 2006).

A gravidade de uma agressão parasitária depende de fatores relacionados com o hospedeiro, como a faixa etária, a competência imunológica, os hábitos alimentares, o estado nutricional, as condições socioeconômicas e a presença de outros estados patológicos, bem como com o parasito (p. ex., grau de virulência, região de implantação, magnitude de reprodução e quantidade de parasitos no momento da infecção). Sem dúvida, a relação entre parasito e hospedeiro adquire caráter tão cíclico que, quando não diagnosticado previamente, a coexistência da desnutrição e da parasitose impede a determinação de qual dos fatores foi efetivamente causa ou efeito (Figura 12.3).

Somando-se às alterações morfológicas e funcionais apresentadas, também ocorre um significativo comprometimento na competência da resposta imunológica local e sistêmica. Concomitantemente à atrofia das vilosidades e à diminuição da capacidade absortiva, observa-se o decréscimo na atividade do tecido linfoide associado ao trato gastrintestinal (GALT), que repercute em maior suscetibilidade aos patógenos e distúrbios na capacidade de gerar tolerância ou, até mesmo, na quebra da tolerância oral aos componentes proteicos dos alimentos. Desse modo, as alterações morfofuncionais, já citadas, na mucosa do sistema digestório facilitam a adesão e a penetração de patógenos na mucosa intestinal.

Ponderando apenas sobre as parasitoses intestinais, a tentativa de unificar seu impacto sobre o hospedeiro pode dar origem a análises inexatas, devido aos diversos mecanismos de ação e agressão peculiares a cada parasito. Contudo, considerando a interface infecção e desnutrição, o prejuízo provocado pelos parasitos fundamenta-se em seu mecanismo de espoliação direta ou indireta. A espoliação direta é utilizada por parasitos que se nutrem diretamente de sangue, líquidos intersticiais, células, tecidos e reservas orgânicas do hospedeiro. Na espoliação indireta, a nutrição do parasito baseia-se na agressão e nas mudanças morfofisiológicas na mucosa intestinal, na capacidade de invasão da mucosa (peculiar aos protozoários) e na competição por nutrientes (típico dos helmintos). Assim, as principais manifestações clínicas das parasitoses intestinais encontram-se na Figura 12.5 (Alves; Filho, 2005).

Acerca da natureza das interações entre parasito e hospedeiro, o trato gastrintestinal constitui um local propício para o desenvolvimento de parasitoses, por ser uma via de fácil infecção e por ser um ambiente rico em nutrientes dissolvidos, dispersos e emulsificados disponíveis para absorção. Dessa maneira, o binômio parasito/hospedeiro leva à chance de infecção e desenvolvimento do parasito, em detrimento das necessidades metabólicas e do estado nutricional do hospedeiro,

principalmente se a desnutrição for uma condição preexistente. A espoliação das reservas corporais do hospedeiro decorre dos danos teciduais impostos pelo parasito e pelo comprometimento dos processos de digestão e absorção dos nutrientes, sendo potencializada pela resposta metabólica ao estresse inflamatório (ver Figura 12.3).

Os impactos da restrição energética e proteica (não associadas) parecem ser diferenciados sobre a sobrevivência e o número de parasitos. A deficiência de proteínas compromete a capacidade de o hospedeiro desenvolver resposta imunológica e adquirir resistência eficiente à infecção parasitária. Já o impacto da restrição energética ocorre de modo independente do *status* proteico da dieta, o que aponta para o aumento na sobrevivência e no número de parasitos. Isso sugere que a restrição energética tem impacto diferenciado e independente sobre a resposta imunológica, em comparação com a restrição proteica.

Impacto das parasitoses sobre os micronutrientes

A relação entre a deficiência de micronutrientes e as parasitoses remonta à complexidade do binômio parasito/hospedeiro. A deficiência de micronutrientes ganha destaque na abordagem terapêutica. Por terem reservas endógenas quantitativamente inferiores aos macronutrientes, o estado de insuficiência ocorre de modo precoce, sobretudo se os estoques prévios forem limitados. Consequentemente, identificam-se impacto sobre competência imunológica, anemia e hipovitaminose A, entre outras manifestações carenciais. Os principais micronutrientes afetados são o ferro, o zinco, o cobre e a vitamina A.

A manutenção da biodisponibilidade e das concentrações plasmáticas adequadas de micronutrientes é fundamental para a homeostasia tecidual e metabólica, o que garante o êxito nos processos de desenvolvimento, crescimento, reprodução e competência imunológica. O declínio nas concentrações séricas de oligoelementos, como zinco, cobre e ferro, é comum em portadores de infecções parasitárias, principalmente as intestinais, colocando em risco atividades catalíticas, estruturais e regulatórias ocorridas a partir da interação com macromoléculas como enzimas, pró-hormônios e membranas biológicas. Seu déficit predispõe a infecções, as quais exacerbam as alterações no estado nutricional e o estresse oxidativo, implicados na patogênese de várias doenças inflamatórias de origem infecciosa ou não.

Estudos apontam para uma correlação negativa entre as quantidades séricas de zinco e a infecção por nematoides. Ou seja, a deficiência de zinco favorece a ocorrência de infecções. O zinco participa da

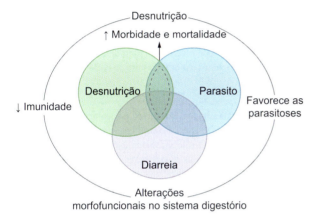

FIGURA 12.3 Relação entre parasito e hospedeiro. A relação entre parasito e hospedeiro favorece a parasitose em detrimento do estado nutricional do hospedeiro. A desnutrição fruto da resposta metabólica ao estresse inflamatório, de danos teciduais e comprometimento da digestão e absorção dos nutrientes compromete a competência da resposta imunológica local e sistêmica, aumentando a morbidade e o risco de mortalidade. Versando somente sobre a desnutrição, as alterações estruturais e funcionais no sistema digestório resultantes e proporcionais à sua gravidade encontram-se discriminadas na Figura 12.4. Ilustração: Monique Bitteti Pedruzzi (SCM-RJ) e Nelzir Trindade Reis (UFRJ e UFF).

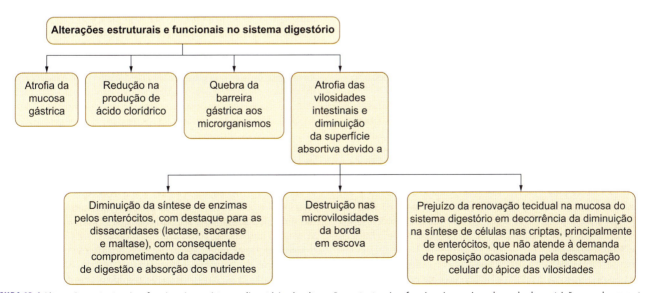

FIGURA 12.4 Alterações estruturais e funcionais no sistema digestório. As alterações estruturais e funcionais ocasionadas pela desnutrição envolvem a atrofia da mucosa gástrica e das vilosidades intestinais, gerando, no estômago, redução da produção de ácido clorídrico e quebra da barreira gástrica aos microrganismos e, no intestino, diminuição da superfície de absorção. Ilustração: Monique Bitteti Pedruzzi (SCM-RJ) e Nelzir Trindade Reis (UFRJ e UFF).

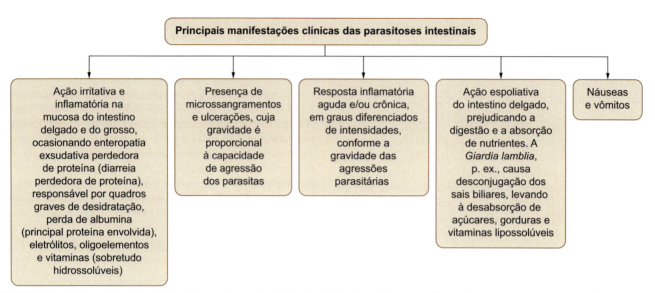

FIGURA 12.5 Principais manifestações clínicas das parasitoses intestinais. As principais manifestações clínicas das parasitoses intestinais podem decorrer de ação irritativa; lesão direta que ocasiona microssangramentos e ulcerações; resposta inflamatória; ação espoliativa, a qual prejudica a digestão e a absorção de nutrientes; e comprometimento da capacidade de ingestão devido a náuseas e vômitos. Ilustração: Monique Bitteti Pedruzzi (SCM-RJ) e Nelzir Trindade Reis (UFRJ e UFF).

composição de diversas enzimas (acredita-se que mais de 300), envolvidas no metabolismo de carboidratos e proteínas, na biodisponibilidade de radical heme (compõem a molécula de hemoglobina), renovação de diversos tecidos epiteliais e na competência imunológica. Para a resposta imunológica, desempenha funções importantes nas imunidades inata e adaptativa, influenciando a atividade de neutrófilos, células *natural killer* e complemento, além do número de células T e B. A amplitude e a complexidade funcional desse micronutriente tornam-no essencial para a manutenção do crescimento, do desenvolvimento e do equilíbrio orgânico.

Como já mencionado, o zinco é importante para a competência da atividade imunológica. O declínio de suas concentrações orgânicas pode levar a quadros de imunossupressão que favoreçam a produção de ovos de nematoides. Dados obtidos com modelos experimentais mostram que o nível da resposta imunológica do hospedeiro depende da magnitude da restrição dietética de zinco. Esses resultados parecem influenciar apenas o número de ovos produzidos, sem ter impacto significativo sobre o número e o tamanho das formas adultas dos nematoides.

A restrição energética, somada à deficiência de zinco, conduz ao desenvolvimento acelerado dos parasitos e a maiores índices de sobrevivência, refletindo talvez as mudanças induzidas, pelo estado carencial, na habilidade de migração do parasito, na resposta inflamatória local ao estado larval, na fisiologia do sistema digestório ocasionando alterações no transito e na contratilidade intestinal.

As relações entre a deficiência de zinco e as infecções parasitárias parecem não ser apenas quanto ao impacto direto do zinco sobre a sobrevivência do parasito. Também há incidência sobre as perturbações na atividade imunológica do hospedeiro – como a supressão de hipersensibilidade tardia, da atividade citotóxica e a produção de anticorpos –, o que favorece a sobrevivência, o desenvolvimento e a migração do parasito. Ocorre uma interferência na habilidade das células T em produzir IL-4, uma citocina primordial para a derivação da resposta imunológica para o perfil Th2, o que causa a diminuição dos níveis de IgE, imunoglobulina vital no controle das infecções por helmintos (Koski; Scott, 2001).

Soma-se a isso o fato de a deficiência de zinco ocasionar a redução da ingestão de alimentos e significativa alteração na percepção do paladar. Tal aspecto contribui para a redução do consumo alimentar qualitativo e quantitativo, produzindo efeitos importantes sobre o controle da parasitose.

Como já mencionado, as infecções parasitárias, principalmente aquelas que se desenvolvem no sistema digestório, podem diminuir a absorção de vitaminas. As infecções ocasionadas por *Ascaris lumbricoides* (ver Capítulo 42, *Ascaridíase*) parecem induzir desabsorção de vitamina A. Por sua vez, a deficiência da vitamina A parece elevar a produção de ovos por helmintos e diminuir a reatividade das células Th2 na mucosa intestinal, o que predispõe a infecções e sobrevida dos parasitos. Evidências relacionam baixas doses de vitamina A (níveis séricos menores que 0,7 mmol/ℓ) com intensas infecções por *Ascaris* (Rajagopal; Hotez; Bundy, 2014).

Embora permaneça obscuro o mecanismo fisiopatológico que relacione a infecção por *Ascaris* com a hipovitaminose A, crianças infectadas absorvem quantidades menores de vitamina A, mesmo quando recebem suplementação por via oral. As alterações na mucosa intestinal ocasionadas pelo *Ascaris*, como o bloqueio das vilosidades e as mudanças morfológicas nas criptas intestinais, podem explicar não só a má absorção dessa vitamina, mas a diminuição da capacidade de absorção de gorduras, inclusive as demais vitaminas lipossolúveis (Rajagopal; Hotez; Bundy, 2014). Em metanálise, Gier et al. concluíram que existe uma associação entre a infecção por helmintos e baixas concentrações plasmáticas de retinol, embora tenham destacado a ocorrência de significativa heterogeneidade entre os resultados apresentados nos estudos que se adequaram aos critérios de inclusão. Curiosamente, a mesma metanálise mostra que o tratamento destas infecções não levou ao aumento das concentrações plasmáticas de retinol, que permaneceram semelhantes aos grupos sem recursos terapêuticos (Gier et al., 2014).

O verdadeiro papel da deficiência de ferro, semelhante aos demais micronutrientes, mostra-se controverso, porém existe um consenso de que o ferro é um dos micronutrientes mais impactados nos processos de espoliação e déficit ocasionados pelas infecções parasitárias, com repercussões no desenvolvimento cognitivo e físico em crianças (Gier et al., 2014). A deficiência de ferro e a anemia estão frequentemente relacionadas com a intensidade da infecção parasitária, principalmente nas infecções ocasionadas por parasitos que se nutrem diretamente do sangue do hospedeiro, como o ancilostomídeo (ver Capítulo 39, *Ancilostomíase*). Desse modo, elevados níveis de infecção parasitária levam a diminuição das hemácias, hemoglobina e hematócrito (Arinola et al., 2015; Ihejirika et al., 2019). Os ancilostomídeos retiram seus nutrientes do sangue e tecidos do hospedeiro e, como resultado, podem induzir significante perda de ferro no intestino. A anemia hipocrômica microcítica, comumente associada ao estado carencial de ferro, ocorre com aproximadamente 3 a 5 meses de infecção intestinal crônica. Postula-se que sua origem esteja relacionada a déficit de absorção, lesão direta à mucosa intestinal (laceração mecânica e enzimática), efeitos sistêmicos da infecção e utilização do ferro pelos parasitos para seu crescimento e sua multiplicação (Arinola et al., 2015).

A maioria dos estudos utiliza as dosagens séricas de hemoglobina como parâmetro para a avaliação da deficiência de ferro, enquanto a dosagem de ferritina sérica é empregada em poucos. Os argumentos que defendem a dosagem destes dois parâmetros consideram as respostas distintas que as concentrações de hemoglobina e ferritina podem dar a uma mesma infecção. As infecções parasitárias (como a ancilostomíase) que ocasionam a perda de sangue refletem sua espoliação diretamente sobre a concentração de hemoglobina, mas não necessariamente sobre a de ferritina. Segundo Gier et al. (2014), modificações na dosagem de ferritina sérica não foram associadas a infecções por helmintos, embora o tratamento anti-helmíntico tenha ocasionado o aumento de sua concentração sérica. Como já mencionado, esta aparente dualidade de resultados pode estar relacionada com a existência de poucos estudos que utilizam a ferritina como parâmetro (Arinola et al., 2015).

A suplementação com ferro parece não ter efeito protetor sobre a prevalência das infecções e das reinfecções por helmintos. Isso possibilita a conclusão de que a deficiência de ferro não favorece a ocorrência da infecção, sendo, sim, consequência da infecção já estabelecida (Gier et al., 2014). Contudo, estudos experimentais mostram que a deficiência de ferro aumenta o estabelecimento da fase larval e a sobrevida da fase adulta do parasito. A deficiência de ferro pode causar uma redução na ativação de neutrófilos, decorrente da diminuição na atividade da enzima mieloperoxidase, e prejudicar a imunidade mediada por células Th1 (Arinola et al., 2015). Sua suplementação, inicialmente, não restabeleceu diretamente os níveis de hemoglobina, porém acelerou na eliminação do parasito. Ratos submetidos a dieta sem ferro apresentaram um aumento na eclosão de ovos e no número de parasitos. Tal fato sugere que o ferro tenha papel importante no controle da infecção existente e na resistência a infecções secundárias. No entanto, tornam-se necessários estudos mais conclusivos para determinar o verdadeiro papel do ferro durante as infecções parasitárias.

A associação entre deficiência de ferro e alterações no desenvolvimento cerebral é extensivamente citada na literatura especializada. O ferro mostra-se um micronutriente vital para a manutenção do metabolismo energético dos neurônios e das células da glia; para a síntese de neurotransmissores (principalmente a dopamina); e para a formação da bainha de mielina. O impacto da deficiência de ferro é considerado mais significativo quando ocorre em estágios mais precoces do desenvolvimento, como o período fetal, a fase neonatal ou a infância. Embora seja de fáceis identificação e abordagem terapêutica, é considerada a deficiência de micronutriente mais comum no mundo (Arinola et al., 2015).

Por conseguinte, a deficiência de ferro pode ocasionar déficit comportamental, intelectual e cognitivo, considerado reversível no período da adolescência. Já no período gestacional, na fase neonatal e na infância as alterações neurocomportamentais podem persistir por médio e longo prazos (Georgieff, 2011; Rajagopal; Hotez; Bundy, 2014). Baixos níveis plasmáticos de ferritina provenientes do cordão umbilical de recém-nascidos foram relacionados com evidente diminuição da memória em crianças (Tamura et al., 2002; Riggins et al., 2009). Considerando o desenvolvimento cognitivo, crianças com deficiência de ferro podem apresentar menor quociente de inteligência na adolescência e diminuição das habilidades nas áreas de matemática e escrita compatíveis com alterações a longo prazo no hipocampo e nas funções corticais superiores (Georgieff, 2011; Lukowski et al., 2010). Do mesmo modo, podem ocorrer anormalidades motoras, sobretudo durante o sono, e modificações no comportamento social que tornam a criança mais hesitante, principalmente em situações novas (Peirano et al., 2010; Georgieff, 2011). Observam-se também diminuição na atividade física e verbalização em atividades estruturadas aos 5 anos de idade (Corapci; Smith; Lozoff, 2006; Georgieff, 2011). Todas essas alterações

persistem após o tratamento do estado carencial. Outrossim, crianças que apresentaram deficiência de ferro podem demonstrar mais sintomas de depressão e ansiedade na adolescência (entre 11 e 14 anos). Tal fato corrobora a ocorrência de alterações nos circuitos dopaminérgicos estriatal-nigral e estriatal-frontal, que persistiram ao longo de seu desenvolvimento (Corapci et al., 2010; Georgieff, 2011).

As consequências destas alterações neurocomportamentais ganham contornos mais significativos quando se considera a relação entre gestação e anemia, uma observação comum, devido à expansão do volume plasmático, a vômitos frequentes e à diminuição do apetite. As infecções parasitárias em gestantes podem agravar a deficiência de ferro associada à gravidez. Anualmente, as infecções somente por ancilostomídeo acometem, aproximadamente, 44 milhões de gestantes. A ênfase na suplementação de ferro para gestantes, principalmente em áreas endêmicas de helmintos, pode minimizar estas alterações. Contudo, deve-se sempre considerar que a real necessidade de ferro na gestação é impactada pelos estoques corporais prévios. As mulheres com deficiência de ferro antes da gestação podem ter necessidades de suplementação maiores em comparação com aquelas sem deficiência prévia (Arinola et al., 2015).

Do mesmo modo, o impacto da deficiência de ferro em gestantes que se prolonga pela infância e adolescência torna-se um fator limitante em termos de realizações educacionais e profissionais com repercussões na idade adulta. Isso representa um risco para futuras gerações (Georgieff, 2011).

Embora as evidências da coexistência de infecções parasitárias e deficiência de micronutrientes sejam um consenso, o impacto das deficiências qualitativas e quantitativas diverge, em virtude das particularidades entre os diversos tipos de parasitos. As infecções por helmintos são estudadas em conjunto, mas as alterações das concentrações plasmáticas dos micronutrientes podem sofrer variações, dependendo de cada espécie, considerando seus ciclos de vida e patogênese distintos e peculiares (Gier et al., 2014; Rajagopal; Hotez; Bundy, 2014, Arinola et al., 2015).

Conduta dietoterápica

Contemplando as argumentações apresentadas quanto aos aspectos qualitativos e quantitativos de macronutrientes e micronutrientes que coexistem com as infecções parasitárias, não existe dúvida com relação à necessidade de uma abordagem dietoterápica preventiva e participativa da terapêutica antiparasitária e recuperadora dos possíveis estados carenciais e danos funcionais após o tratamento. Os princípios gerais que fundamentam a conduta dietoterápica contemplam o enfoque preventivo e curativo, devendo ser modificados de acordo com as particularidades do hospedeiro e de cada agente etiológico.

Objetivos da conduta dietoterápica
A dietoterapia tem os seguintes objetivos:

- Evitar a perda de massa magra e de reserva adiposa
- Prevenir ou minimizar as colateralidades e as interações entre fármacos e nutrientes
- Precaver ou reduzir as alterações morfológicas e fisiológicas do sistema digestório, promovendo a cicatrização das lesões na mucosa e facilitando o processo de digestão e absorção dos nutrientes
- Recuperar o estado nutricional do paciente, reequilibrando os estados carenciais de micronutrientes
- Promover a educação nutricional.

Características gerais da dieta
■ *Valor energético total*
O valor energético total (VET) deve ser hipercalórico, a fim de favorecer o ganho de peso nos casos de desnutrição e também para repor as perdas energéticas influenciadas por estado inflamatório agudo ou crônico (Bisso, 2015b).

▪ Protídeos

A dieta deve ser hiperproteica, para facilitar a manutenção tecidual, mediante o quadro de desnutrição apresentado pelo paciente, além de ele se encontrar em catabolismo, devido à infecção apresentada e, também, quando com quadro de diarreia. Soma-se a tais argumentos a necessidade de promover a cicatrização da mucosa e auxiliar na imunidade. A oferta de albumina (clara de ovo cozida ou sob a forma de *poché*) é importante, já que os medicamentos utilizados são ligantes à albumina, bem como alguns medicamentos aumentam sua perda urinária (Bisso, 2015a).

▪ Glicídios

A dieta deve ser normoglicídica, sem concentração de dissacarídeos, pois o paciente pode apresentar diarreia, distensão abdominal e flatulência. Preferencialmente, usamos os polissacarídeos, pois apresentam baixa osmolaridade (Kaezer; Calixto-Lima, 2015).

▪ Lipídios

A dieta deve dar mais ênfase aos monoinsaturados e poli-insaturados, sem concentração de saturados. Os triglicerídios de cadeia longa são ricos em ácidos graxos essenciais e participam da manutenção da integridade celular. Convém atenção especial ao ômega-3, que é um agente farmaconutricional com atividades anti-inflamatórias e imunoativas (Schmidt et al., 2015).

▪ Vitaminas

A dieta deve ser hipervitamínica, tanto para as de natureza hidrossolúvel quanto liposolúveis, considerando os aspectos peculiares a seguir (Wiegert et al., 2015):

- Vitamina A: é necessária para o crescimento e a manutenção dos tecidos epiteliais, atuando na reepitelização da mucosa. Tem ação antioxidante e, em conjunto com o paratormônio, mobiliza o cálcio ósseo e aumenta a reabsorção tubular de cálcio
- Vitamina D: está relacionada com a absorção e a utilização de cálcio e com o metabolismo de ossos e dentes. É importante para aumentar a competência imunológica e minimizar o perfil inflamatório crônico comum nas parasitoses
- Vitamina E: tem ação antioxidante, atua na peroxidação lipídica e tem função complementar ao metabolismo do selênio
- Vitamina K: é essencial para a formação da protrombina e, em consequência, para a perfeita coagulação do sangue
- Vitamina C: é necessária para a síntese de colágeno, contribuindo no processo de cicatrização de feridas e lesões na mucosa; para a integridade das paredes capilares; para a formação das hemácias; e para o metabolismo dos aminoácidos. Além disso, é antioxidante, atua no equilíbrio da competência imunológica, aumenta a absorção de ferro e auxilia na prevenção do catabolismo das proteínas, pois o paciente apresenta-se com infecção e poderá desenvolver depleção de massa magra (reserva de proteína somática)
- Vitaminas do complexo B: atua como cofator no metabolismo de macronutrientes e minimiza ou previne a interação dos fármacos com os nutrientes. Auxilia no controle da anemia, pois atua como um cofator para absorção do ferro e metabolismo da hemoglobina
- Vitamina B_1 (tiamina): é importante na oxidação dos hidratos de carbono e, em conjunto com o potássio atua na função tônica do intestino
- Vitamina B_2 (riboflavina): mostra-se essencial, pois é antioxidante, participa da formação de células vermelhas do sangue, atua na cicatrização, é importante para o metabolismo, além de estimular a liberação de energia dos nutrientes, ajudar na produção de hormônios e manter saudáveis as mucosas
- Vitamina B_3 (niacina): atua na regulação do metabolismo de glicídios, protídeos e lipídios

- Vitamina B_6 (piridoxina): é responsável pela síntese proteica. Sua carência pode causar anemia por depleção de ferro, além de ser utilizada pelo organismo para metabolizar nutrientes, sintetizar aminoácidos não essenciais, converter o triptofano em niacina e assegurar o perfeito funcionamento das células sanguíneas e do sistema nervoso
- Vitamina B_{12} (cobalamina): utiliza-se na produção de enzimas necessárias à metabolização dos nutrientes, do ácido nucleico e do ácido fólico. É também necessária ao próprio funcionamento de todas as células, sobretudo as da medula óssea, do sistema digestório e do sistema nervoso. Sua deficiência diminui o suporte das funções do sistema imunológico e pode causar anemia
- Vitamina B_5 (ácido pantotênico): atua no metabolismo dos nutrientes, na síntese do colesterol e nos hormônios esteroides, além de participar no funcionamento do córtex adrenal
- Vitamina B_7 (biotina): é importante na síntese de ácidos graxos, na utilização da glicose, no uso de B_{12} e ácido fólico pelo organismo e no metabolismo proteico
- Vitamina B_9 (ácido fólico): atua no metabolismo de certos aminoácidos e colabora na produção da síntese proteica e de ácidos nucleicos, além de ser necessária para o crescimento, a regeneração e a manutenção dos eritrócitos e para a hematopoese dos eritrócitos na medula óssea e manter saudável o sistema nervoso.

▪ Minerais

Devem-se considerar os aspectos peculiares de cada mineral apresentados a seguir (Costa et al., 2015):

- Cálcio: é necessário no organismo para cumprir as seguintes funções: formação dos ossos e dentes, contração das fibras musculares, transmissão dos impulsos nervosos, ativação das enzimas, permeabilidade das membranas celulares, coagulação sanguínea e atividade cardíaca. Sua deficiência promove, também, desequilíbrio da função linfocitária
- Cobalto: consiste em um componente da vitamina B_{12}, essencial para a utilização da hemoglobina
- Cobre: é essencial para a formação de hemoglobina. Participa na formação e na atividade de algumas enzimas. Sua principal função é atuar como cofator na síntese dos fosfolipídios. Participa também na síntese do colágeno, promovendo a manutenção de massa magra
- Cloro: é necessário no organismo para cumprir as seguintes funções: regulação da pressão osmótica; ativação da enzima amilase, na saliva; e regulação do equilíbrio acidobásico
- Cromo: é também responsável pela ativação de diversas enzimas. Aumenta a capacidade da ligação entre a molécula de insulina e a membrana celular, possibilitando a maior penetração de glicose no músculo. Sua deficiência inibe a síntese de RNA
- Enxofre: deve-se evitar para prevenir a flatulência e o aumento da pressão intra-abdominal, que leva a desconforto abdominal, rechaçamento diafragmático, dispneia, vasoconstrição e, consequentemente, surgimento de hipertensão arterial
- Ferro: é essencial na formação da hemoglobina. O complexo ferroproteína dos músculos também é responsável pelo transporte de oxigênio. Sua deficiência diminui a resistência às infecções, com queda do número dos linfócitos séricos. É importante porque evita a anemia ferropriva
- Fósforo: consiste em um importante componente dos ossos e dos dentes. Como eletrólito, ele é o principal ânion intracelular, sendo necessário para a transmissão de impulsos nervosos. Também é importante na ativação das vitaminas do complexo B, na transferência de energia dentro das células, na promoção do trabalho normal dos nervos e dos músculos, no metabolismo dos carboidratos, na regulação do equilíbrio acidobásico, na divisão celular e na transmissão das características hereditárias
- Magnésio: é necessário no organismo para funcionamento das vitaminas do complexo B, utilização do potássio, do cálcio e da proteína e manutenção da atividade elétrica nos nervos e nos músculos. Sua deficiência pode levar à diminuição de IgG e IgA e à hiperplasia do timo

- Manganês: mostra-se importante porque se encontra relacionado com a formação dos ossos, a reprodução e a função do sistema nervoso central. É um componente dos sistemas enzimáticos. Ajuda no metabolismo de carboidratos e lipídios, além de favorecer a síntese proteica
- Molibdênio: mostra-se importante porque é um mineral com participação na formação óssea, no crescimento e no metabolismo de carboidratos e gorduras, além de fazer parte da enzima encarregada da utilização do ferro
- Potássio: é necessário no organismo para cumprir as seguintes funções: manutenção da pressão osmótica intracelular, participação das reações enzimáticas intracelulares, participação na conversão da glicose em glicogênio e transmissão dos impulsos nervosos, dentro do coração. Transporta a glicose e, por isso, ajuda na diminuição da glicemia. Em conjunto com a tiamina, atua na normalização do trânsito intestinal
- Selênio: consiste em um importante mineral porque é um componente da enzima que protege os eritrócitos da desnutrição. Favorece a absorção e possui ação antioxidante sinérgica à vitamina E. Atua sobre o colágeno, evitando sua desestruturação
- Sódio: sua oferta deve considerar a existência de edema, pois pode favorecer a retenção de líquidos na região intersticial. Nos casos de diarreia, deve ser reposto em quantidades proporcionais às perdas
- Zinco: é antioxidante, imunomodulador, atua na síntese de colágeno, favorece na reepitelização da mucosa e participa na síntese da insulina, atuando no metabolismo glicídico. Sua deficiência pode gerar comprometimento funcional e alterações morfológicas no sistema imunológico, como hipoplasia ou atrofia de timo, baço, linfonodos e linfócitos tissulares intestinais, além de alterações da palatabilidade, comprometendo a ingestão alimentar.

■ Fibras

Ajustadas ao funcionamento do sistema digestório, modificadas por cocção e subdivisão, com o objetivo de moldar o bolo fecal, evitam episódios de diarreia, bem como de excessiva fermentação e flatulência. Nos casos de diarreia, convém dar preferência à oferta de fibras solúveis (Bisso, 2015a).

■ Consistência

Deve ser adequada à tolerância do paciente, a fim de favorecer a mastigação, a deglutição e a absorção de nutrientes (Pedruzzi, 2015).

■ Fracionamento e volume

O fracionamento deve ser aumentado e associado ao volume diminuído e concentrado, visando evitar tanto a distensão e o desconforto abdominal quanto a sensação de saciedade precoce (Pedruzzi, 2015).

■ Caldos concentrados em purinas

Não devem ser oferecidos, por serem excitantes de sistema digestório, além de apresentarem maior teor de sódio, o que pode favorecer a ocorrência de crises hipertensivas em pacientes predispostos a elas (Pedruzzi, 2015).

■ Líquidos

A dieta deve ser normoídrica, tendendo a hiperídrica, fora dos horários das refeições para evitar a distensão abdominal e favorecer a hidratação do organismo que pode estar prejudicada, devido a alterações do trato gastrintestinal, além de repor as perdas sofridas pelos medicamentos (Pedruzzi, 2015).

■ Temperatura

A temperatura deve ser adequada a cada preparação, sem extremos quentes ou frios, pois os alimentos muito quentes levam a congestão abdominal e rechaçamento diafragmático. Enquanto isso, os alimentos muito frios são excitantes de mucosa (Pedruzzi, 2015).

■ Alimentos que devem estar isentos da dieta

- Alimentos de difícil digestibilidade, flatulentos e fermentescíveis, pois causam distensão abdominal, rechaçamento diafragmático, dificuldade na troca gasosa entre CO_2 e O_2, dispneia, flatulência e refluxo gastrosofágico (Pedruzzi, 2015)
- Infusões, pois aumentam a secreção ácida, promovendo dispepsia (Pedruzzi, 2015)
- Condimentos picantes e pimenta, pois aumentam a secreção ácida e irritam a mucosa do sistema digestório (Pedruzzi, 2015)
- Refrigerantes e álcool, pois estimulam a secreção do ácido gástrico, são excitantes do sistema digestório e promovem o refluxo gastresofágico, em decorrência da diminuição da pressão do esfíncter esofágico inferior (Pedruzzi, 2015)
- Café, chocolate e produtos fermentados, pois promovem a diminuição da pressão do esfíncter esofágico inferior e o refluxo gastresofágico (Pedruzzi, 2015).

■ Outras observações

É necessário o monitoramento dos pacientes quanto aos sinais clínicos nutricionais e séricos (hemograma, bioquímica e eletrólitos), a fim de fazer a intervenção com tempo suficiente para a recuperação do paciente.

Em caso de náuseas, convém evitar doces concentrados, alimentos gordurosos, salgados, defumados, embutidos, enlatados, oleaginosos e alimentos que provoquem distensão abdominal; beber líquidos em pequenos intervalos; mastigar bem os alimentos; e evitar deitar ou ficar sentado após as grandes refeições.

Em caso de diarreia e cólicas, deve-se fazer a reposição hidreletrolítica por meio de sopa, sucos, água de coco e alimentos com potássio. Já em caso de flatulência, convém evitar alimentos ricos em enxofre, de difícil digestibilidade, flatulentos e fermentescíveis como hortaliças, principalmente as de cor verde-escura, e os alimentos ricos em fibras. Quando do uso de alimentos que contenham enxofre, eles devem cozidos em panela destampada, com bastante água e em fogo brando.

Referências bibliográficas

Alves JAR, Filho ES. Parasitoses intestinais na infância. Pediatria Moderna 2005; 41(1):7-15.

Arinola GO, Morenikeji OA, Akinwande KS et al. Serum micronutrients in helminth-infected pregnant women and children: suggestions for differential supplementation during anti-helminthic treatment. Ann Glob Health 2015;81(5):705-10.

Avesani CM, Draibe SA, Kamimura MA et al. Resting energy expenditure of chronic kidney disease patients: influence of renal function and subclinical inflammation. Am J Kidney Dis 2004;22(6):1008-16.

Bisso ML. Fibras. In: Reis NT, Calixto-Lima L (ed.). Nutrição Clínica – bases para prescrição, 1. ed. Rio de Janeiro: Rubio; 2015a.

Bisso ML. Metabolismo energético. In: Reis NT, Calixto-Lima L (ed.). Nutrição clínica – bases para prescrição, 1. ed. Rio de Janeiro: Rubio, 2015b.

Bisso ML. Proteínas. In: Reis NT, Calixto-Lima L (ed.). Nutrição clínica – bases para prescrição, 1. ed. Rio de Janeiro: Rubio, 2015c.

Carrero JJ, Stenvinkel P, Cuppari L et al. Etiology of the protein-energy wasting syndrome in chronic kidney disease: a consensus statement from the International Society of Renal Nutrition and Metabolism (ISRNM). J Ren Nutr 2013;23(2):77-90.

Corapci F, Calatroni A, Kaciroti N et al. Longitudinal evaluation of externalizing and internalizing behavior problems following iron deficiency in infancy. J Pediatr Psychol 2010;35(3):296-305.

Corapci F, Smith J, Lozoff B. The role of verbal competence and multiple risk on the internalizing behavior problems of Costa Rican youth. Ann N Y Acad Sci 2006;1094:278-81.

Costa MF, Moreira FD, Wiegert EVM et al. Minerais. In: Reis NT, Calixto-Lima L (ed.). Nutrição Clínica – bases para prescrição, 1. ed. Rio de Janeiro: Rubio, 2015.

DeBoer MD, Scharf RJ, Leite AM et al. Systemic inflammation, growth factors, and linear growth in the setting of infection and malnutrition. Nutrition 2017;33:248-53.

Georgieff MK. Long-term brain and behavioral consequences of early iron deficiency. Nutr Rev 2011;69(Suppl 1):S43-S8.

Gier BD, Ponce MC, Bor MVD et al. Helminth infections and micronutrients in school-age children: a systematic review and meta-analysis. Am J Clin Nutr 2014;99(6):1499-509.

Ihejirika OC, Nwaorgu OC, Ebirim CI, Nwokeji CM. Effects of intestinal parasitic infections on nutritional status of primary children in Imo State Nigeria. Pan Afr Med J 2019; 33:34.

Kaezer A, Calixto-Lima L. Carboidratos. In: Reis NT, Calixto-Lima L (ed.). Nutrição clínica – bases para prescrição, 1. ed. Rio de Janeiro: Rubio, 2015.

Koski KG, Scott ME. Gastrintestinal neomatodes, nutrition and immunity: breaking the negative spiral. Ann Rev Nutr 2001;21(1):297-321.

Lukowski AF, Koss M, Burden MJ et al. Iron deficiency in infancy and neurocognitive functioning at 19 years: evidence of long-term deficits in executive function and recognition memory. Nutr Neurosci 2010;13(2):54-70.

Mercier S, Breuille D, Mosoni L et al. Chronic inflammation alters protein metabolism in several organs of adult rats. J Nutr 2002;132(7):1921-8.

Pedruzzi MMB. Modificações físicas da dieta normal para atendimento ao enfermo. In: Reis NT, Calixto-Lima L. Nutrição clínica – bases para prescrição, 1. ed. Rio de Janeiro: Rubio, 2015.

Peirano PD, Algarín CR, Chamorro RA et al. Sleep alterations and iron deficiency anemia in infancy. Sleep Med 2010;11(7):637-42.

Rajagopal S, Hotez PJ, Bundy DAP. Micronutrient supplementation and deworming in children with geohelminth infections. PLoS Negl Trop Dis 2014;8(8):e2920.

Ramos GCSC. Correlação entre parasitoses intestinais, estado nutricional, condições socioeconômicas e sanitárias de crianças de três creches públicas do município de Niterói [dissertação]. Niterói (RJ): Universidade Federal Fluminense, 2006.

Reis NT. Nutrição clínica – sistema digestório. Rio de Janeiro: Rubio, 2003.

Reis NT, Calixto-Lima L. Avaliação bioquímico-nutricional. In: Reis NT, Calixto-Lima L. Nutrição clínica – bases para prescrição, 1.ed. Rio de Janeiro: Rubio; 2015.

Riggins T, Miller NC, Bauer PJ et al. Consequences of low neonatal iron status due to maternal diabetes melito on explicit memory performance in childhood. Dev Neuropsychol 2009;34(6):762-79.

Ross AG, Papier K, Luceres-Catubig R, Chau TN, Inobaya MT, Ng SK. Poverty, dietary intake, intestinal parasites, and nutritional status among school-age children in the rural Philippines. Trop Med Infect Dis 2017; 2(4). pii: E49.

Schmidt B, Costa GF, Santos IJ, Calixto-Lima L. Gorduras. In: Reis NT, Calixto-Lima L. Nutrição clínica – bases para prescrição, 1. ed. Rio de Janeiro: Rubio, 2015.

Tamura T, Goldenberg RL, Hou J et al. Cord serum ferritin concentrations and mental and psychomotor development of children at five years of age. J Pediatr 2002;140(2):165-70.

Tomkins A. Assessing micronutrient status in the presence of inflammation. J Nutr 2003;133(5 Suppl 2):1649S-55S.

Utaka S, Avesani CM, Draibe SA et al. Inflammation is associated with increased energy expenditure in patients with chronic kidney disease. Am J Clin Nutr 2005;82(4):801-5.

Wiegert EVM, Ferreira WC, Silva ALGM et al. Vitaminas. In: Reis NT, Calixto-Lima L. Nutrição clínica – bases para prescrição, 1. ed. Rio de Janeiro: Rubio, 2015.

CAPÍTULO 13

Fisioterapia nas Enfermidades Parasitárias

Júnea Pinto Fontes • Jocimar Avelar Martins

Introdução

A fisioterapia é uma ciência em que o movimento humano, em todas as suas formas de expressão, potencialidades e alterações patológicas, é o objeto de estudo. Ela utiliza os meios físicos e naturais na promoção da saúde, na prevenção de doenças e na reabilitação das disfunções que acometem os indivíduos, com o objetivo de proporcionar a funcionalidade, promovendo a manutenção ou a reintegração das atividades cotidianas e, consequentemente, melhor qualidade de vida (Copetti, 2000).

Como as demais profissões da área de saúde, a fisioterapia, em sua origem, direcionou seu trabalho e sua atuação profissional para as atividades predominantemente curativas e reabilitadoras. Ao longo de sua história, adotou o modelo de funcionalidade e incapacidade humana, o que possibilitou ao fisioterapeuta, em seus procedimentos de avaliação e de intervenção, considerar um perfil funcional específico para cada indivíduo. Norteado por esse modelo, o profissional pode identificar as capacidades e as limitações nos três níveis que envolvem a saúde (primário, secundário e terciário) e desenvolver um plano de tratamento centrado no paciente (Copetti, 2000; Sampaio et al., 2005).

Atualmente, os modelos de reabilitação refletem uma mudança de paradigma e definem saúde em termos mais amplos. Isso indica que fatores sociais, psicológicos e ambientais contribuem para a saúde e a qualidade de vida (Copetti, 2000; Sampaio et al., 2005).

Nas enfermidades parasitárias, devido ao comprometimento de diferentes sistemas do corpo humano (Brasil, 2019), a atuação da fisioterapia é ampla e requer o envolvimento de várias especialidades, como a fisioterapia dermatofuncional, a fisioterapia respiratória, a fisioterapia cardiovascular e a fisioterapia neurofuncional, entre outras.

As doenças parasitárias podem gerar complicações cinético-funcionais para o indivíduo e uma preocupação constante da saúde coletiva. Contudo, pouco se conhece a respeito da conduta fisioterápica, e os estudos estabelem protocolos avançados de atendimento a tais grupos são escassos (Conceição et al., 2014).

Neste capítulo serão descritos o tratamento fisioterápico nos acidentes por animais peçonhentos e venenosos, na filariose bancroftiana e nas enfermidades parasitárias do sistema nervoso central.

Fisioterapia nos acidentes por animais peçonhentos e venenosos

Acidentes com animais peçonhentos ou venenos são emergências clínicas comuns e um problema de saúde pública, especialmente em campos e áreas rurais de países tropicais. Os animais geralmente envolvidos nesses acidentes são lagartas (principalmente a larva da mariposa *Premolis semirufa*, conhecida popularmente como pararama) (Chippaux, 2015), escorpiões (escorpionismo), cobras (ofidismo) e aranhas (araneísmo), entre outros (Chippaux, 2015; Silva et al., 2015). Especificamente, cobras e aranhas podem ocasionar disfunções de movimento, cujo tratamento poderia incluir intervenção fisioterápica. O atendimento fisioterápico pode ocorrer ainda na fase hospitalar, já que algumas disfunções musculares e dermatonecróticas ocorrem como consequência das ações das toxinas desses animais (Caramon;

Longhi, 2008; Soncini et al., 2012). Nos casos sistêmicos e mais graves, que repercutem com choque, insuficiência renal e necessidade de ventilação mecânica, a atuação da fisioterapia ocorre dentro do ambiente de terapia intensiva (Soncini et al., 2012).

Araneísmo

O estado patológico decorrente da picada de aranhas e escorpiões, ácaros ou carrapatos é definido como araneísmo (Caramon; Longhi, 2008; Soncini et al., 2012). No Brasil, as aranhas marrons, do gênero *Loxosceles*, são a forma mais grave de araneísmo (ver Capítulo 96, *Araneísmo*) (Caramon; Longhi, 2008; Marques Frezza, 2007). Elas causam o loxoscelismo, que pode apresentar duas formas distintas: uma cutânea ou dermonecrótica, com sintomas locais; e outra cutâneo-visceral, rara no Brasil, mas que apresenta complicações sistêmicas (Soncini et al., 2012). O quadro clínico, por ação da toxina, caracteriza-se por lesões necróticas na pele (causada pela proteólise), hemólise intravascular (que pode evoluir para insuficiência renal nos casos mais graves) e formação de placa marmórea, que evolui para necrose seca e úlcera prolongada de difícil cicatrização (Caramon; Longhi, 2008; Aranzales et al., 2012). As lesões muitas vezes comprometem, além da pele, os músculos e requerem desbridamento e/ou enxertia (Caramon; Longhi, 2008; Marques Frezza, 2007; Soncini et al., 2012), ocasionalmente devido a síndrome compartimental (Baldovino; Moreira; Fernández, 2012).

A síndrome compartimental (SC) é definida como o aumento da pressão de um compartimento osteofascial fechado, que pode comprometer vasos, músculos e terminações nervosas, provocando dano tecidual. Os tecidos mais afetados são aqueles com menor capacidade elástica (Alves et al., 2011). O diagnóstico clínico dessa síndrome é realizado pela identificação de sinais como edema, dor importante, ausência de pulsos distais, parestesia e hipoestesia. O tratamento é cirúrgico e deve ser feito imediatamente, para que a lesão não evolua para paralisia do membro afetado. Ele consiste na fasciotomia, que libera os músculos com a abertura da fáscia no compartimento acometido, descomprimindo-o. Também pode ser realizada uma fasciectomia, que seria a retirada da fáscia, em vez de apenas abri-la. Nos casos de fasciotomia com a liberação da aponeurose, faz-se uma dermotomia, pois a pele, nesse caso, pode atuar como um torniquete, impedindo a expansão dos tecidos.

A conduta pós-operatória mais importante é a prevenção das complicações, e a recuperação da sensibilidade e dos movimentos do membro afetado, com participação ativa da fisioterapia. O momento para o início do tratamento fisioterápico é definido conforme o local e o tipo das lesões, o número e a complexidade das cirurgias e o tempo de cicatrização (Marques Frezza, 2007; Soncini et al., 2012).

Ofidismo

Os acidentes ofídicos (ver Capítulo 98, *Ofidismo*) representam um sério problema de saúde pública nos países tropicais, devido à frequência com que ocorrem e à morbimortalidade que ocasionam (Pinho; Pereira, 2001). Na América Latina, as cobras venenosas de maior importância médica pertencem aos gêneros *Bothrops* (p. ex., jararaca, jararacuçu), *Crotalus* (p. ex., cascavel), *Lachesis* e *Micrurus*. Espécies de

Bothrops são responsáveis pela maioria dos acidentes, fato atribuído à abundante distribuição geográfica e ao seu comportamento agressivo (Rodrigues et al., 2011).

O quadro clínico e as consequentes disfunções decorrentes dos acidentes por esses animais variam conforme o gênero da cobra. Contudo, os acidentes botrópicos e laquéticos graves podem resultar em necrose tecidual e celulites, decorrentes da contaminação pela microbiota bacteriana oral da cobra; e a posterior formação de abscessos e o desenvolvimento de síndrome compartimental, causada pelos processos inflamatórios e hemorrágicos na área lesada (Pinho; Pereira, 2001; Rodrigues et al., 2011). Além disso, o edema que ocorre na região afetada pode ocasionar parestesia, cianose, alteração de temperatura e dor intensa como resposta à compressão nervovascular (Rodrigues et al., 2011). Tal quadro pode deixar como sequela a perda funcional ou mesmo anatômica do membro acometido (Rodrigues et al., 2011; Pinho; Pereira, 2001). Para que a vítima possa retornar a um nível funcional o mais rápido possível, a fisioterapia deve ser iniciada assim que a dor permitir, seguindo as mesmas indicações citadas para o araneísmo (Auerbach; Norris, 2015).

Tratamento fisioterápico

O tratamento é orientado pelos seguintes objetivos: promoção de melhor circulação na área lesada e redução dos sinais flogísticos; manutenção e/ou ganho das amplitudes de movimento, tanto passiva quanto ativa, e manutenção da força muscular remanescente e restauração desta; prevenção de queloides e aderência; tratamento do edema e/ou da parestesia.

■ Promoção de melhor circulação na área lesada e redução dos sinais flogísticos

Pode ser prescrito pelo fisioterapeuta o *laser* (*light amplification by stimulated emission of radiation*), uma emissão de luz coerente, monocromática, com grande concentração de energia, capaz de provocar alterações físicas e biológicas.

Os *lasers* utilizados por fisioterapeutas são os de hélio-neônio (He-Ne), arseneto de gálio (AsGa), alumínio-gálio-índio-fósforo (AlGaInP) e arseneto-gálio-alumínio (AsGaAl), conhecidos como *lasers* terapêuticos, *lasers* de baixa intensidade ou de baixa potência (Andrade; Lima; Albuquerque, 2010).

Sua utilização promove (Caramon; Longhi, 2008; Marques Frezza, 2007, Alves; Correa; Liebano, 2009):

- Indução da angiogênese a partir dos vasos preexistentes
- Estímulo da microcirculação, que aumenta o aporte de nutrientes, associados ao aumento da velocidade mitótica, principalmente ao redor dos pontos irradiados
- Incremento à produção de ATP, a qual proporciona aumento da atividade mitótica e aumento da síntese de proteína, por intermédio da mitocôndria
- Aumento na proliferação de fibroblastos e fibras colágenas sem gerar calor.

A *laserterapia* de baixa potência é reconhecida por melhorar a integração e a coloração de enxertos de pele (Fujino et al., 1986) e a cicatrização de feridas cutâneas (Andrade et al., 2010). A eficiência dessa terapia parece ocorrer em doses de *laser* entre 3 e 6 J/cm^2 e efeitos deletérios estão asociados a doses superiores a 10 J/cm^2. Na cicatrização de feridas, os comprimentos de onda entre 632,8 e 1.000 nm são os que mostram resultados mais satisfatórios (Andrade et al., 2010). Após a resolução dos sinais flogísticos, o ultrassom (US) pode ser prescrito com o intuito melhorar a circulação local (Caramon; Longhi, 2008), reduzir a dor e relaxar os músculos (Alves; Correa; Liebano, 2009). A radiação ultrassônica terapêutica propicia regeneração da pele e melhor alinhamento das fibras colágenas, devido a seu efeito de tixotropismo, facilitando cicatrização (Caramon; Longhi, 2008). Esse tipo de radiação

também pode acelerar e melhorar a integração e a qualidade dos enxertos de pele (Alves; Correa; Liebano, 2009).

A aplicação de US deve ser realizada pela aderência de papel-filme colocado sobre a pele lesionada, com o gel sobre ele, para evitar que o cabeçote do aparelho entre em contato direto com a lesão (Caramon; Longhi, 2008). Alves, Correa, Liebano (2009) citam estudos que encontraram resultados positivos para os casos pós-enxertia, utilizando o ultrassom no modo pulsado, com frequência de 3 MHz e intensidade temporal média de 0,5 W/cm^2, por cinco minutos, com o cabeçote em movimento, aplicado 1 vez/dia.

■ Avaliação da amplitude de movimento e da força muscular

Este objetivo é alcançado por meio de cinesioterapia ou exercícios terapêuticos, que envolvem atividades de alongamento passivo, ativo e resistivo. Nos casos sem necessidade de desbridamento e enxertia, devem ser iniciados o mais breve possível exercícios de amplitude de movimento passivos e ativos livres, envolvendo todos os movimentos da articulação envolvida, de acordo com a tolerância do paciente (Caramon; Longhi, 2008; Marques Frezza, 2007).

Nos casos que envolvem desbridamento e/ou enxertia, o membro deve ser mantido na posição neutra e na altura do coração, com o intuito de manter a perfusão (Alves et al., 2011). Após o período de 7 a 10 dias, para respeitar o tempo necessário para a integração do enxerto, devem ser realizados movimentos de contração isométrica na articulação. Após a liberação médica, devem ser iniciados os movimentos passivos e ativos de amplitude de movimento (Caramon; Longhi, 2008; Marques Frezza, 2007).

Nos casos de desbridamento por síndrome compartimental, os exercícios devem ser iniciados com cautela, depois de liberação médica, que ocorre após a diminuição da pressão intracompartimental. Todas as articulações do membro acometido devem ser trabalhadas, porém sem qualquer tipo de resistência. A marcha deve ser realizada com o auxílio de muletas e carga zero. A carga pode gerar sangramento excessivo e aumento da pressão local (Alves et al., 2011).

O ideal é que sejam realizados dois atendimentos fisioterápicos por dia, com duração necessária para a realização da conduta proposta (Marques Frezza, 2007).

Em ambos os casos, convém especial atenção às articulações do membro acometido não diretamente envolvidas, para que elas não apresentem limitação de amplitude de movimento por postura antálgica. Isso pode ser feito por meio de movimentos ativos e, até mesmo, contrarresistência, se tolerado (Marques Frezza, 2007).

■ Prevenção de queloides e aderências

As técnicas de massoterapia previnem a formação de queloide e de aderências quando as bordas da lesão já estiverem se unindo (Caramon; Longhi, 2008). Estas técnicas são muito importantes nos casos em que foram necessários enxertos, que devem se apresentar estáveis e com margens totalmente cicatrizadas, para o início da terapia (Teixeira; Mejia, 2012).

A massagem clássica é a mais indicada nos casos pós-enxertia. Ela consiste em movimentos pequenos e com pressão superficial, realizados das bordas do enxerto em direção a seu centro. Os objetivos dessa técnica são mobilizar e aumentar a elasticidade dos tecidos enxertados prevenindo aderências; aumentar a circulação sanguínea e a consequente nutrição dos tecidos, favorecendo sua fixação; regularizar a sensibilidade local (Teixeira; Mejia, 2012).

A falta de tratamento fisioterápico pode resultar em limitação da mobilidade, principalmente nas articulações (Aranzales et al. 2012). Esses autores relatam o caso de uma criança picada por aranha marrom aos 11 anos de idade, com repercussões cutâneas e sistêmicas e não recebeu tratamento fisioterápico. Assim, necessitou, após dois anos, de nova intervenção cirúrgica para ressecção da cicatriz queloide e de novo enxerto, devido à limitação da mobilidade da articulação do cotovelo.

■ Tratamento do edema e/ou da parestesia

A parestesia (distúrbio em que o paciente acusa sensações anormais) é o sinal de sofrimento nervoso, normalmente decorrente da instalação de edema importante (Alves et al., 2011). Os casos mais graves evoluem para síndrome compartimental, já comentada. Os demais casos podem ser tratados por meio da massagem clássica, descrita anteriormente, ou com a drenagem linfática, descrita no tratamento fisioterápico no linfedema decorrente da filariose linfática (Oliveira; Lima; Ferreira, 2016; Silva et al., 2011).

Como a dor nestes dois tipos de acidentes é muito forte e limitante, principalmente nas primeiras 12 a 36 horas (Caramon; Longhi, 2008; Soncini et al., 2012), alguns cuidados devem ser tomados para otimizar o tratamento fisioterápico. O primeiro seria a adequação dos horários das sessões de fisioterapia àqueles das medicações analgésicas, para que elas ocorram no pico de concentração do fármaco. O segundo seria a conciliação dos atendimentos às trocas de curativos realizadas pela equipe de enfermagem. As sessões seriam no momento em que os profissionais competentes retirariam o curativo e, ao final da sessão, o novo curativo seria aplicado à lesão (Caramon; Longhi, 2008). Marques Frezza (2007) sugere que a analgesia seja feita após as sessões.

Fisioterapia na filariose linfática

A filariose linfática (ver Capítulo 62, *Filariose Linfática | Infecções pelos Gêneros* Wuchereria e Brugia), ou filaríase, é a doença causada por vermes que parasitam os vasos linfáticos de humanos. No Brasil, a doença é causada por helmintos da espécie *Wuchereria bancrofti. W. bancrofti* é agente etiológico da filariose bancroftiana, que tem maior importância por atingir maior contingente e provocar morbidade associada ao dano linfático. Essa doença, exclusiva de humanos, é transmitida pela fêmea do mosquito *Culex quinquefasciatus* (*muriçoca, pernilongo*) e principal vetor do parasito (Falcão, 2002; Mattos; Dreyer, 2006).

Na filariose, a ação direta do verme resulta em paralisia linfática (Silva et al., 2011), e aparecimento de edema. O acometimento nos homens ocorre, predominantemente, com hidrocele, que evolui para edema, além de elefantíase do pênis e da bolsa escrotal. As mulheres são mais acometidas nos membros inferiores, que lembram patas de elefante. No entanto, a filariose pode também acometer as mamas, os membros superiores e, raramente, a vulva (Falcão, 2002; Mattos; Dreyer, 2006; Kwarteng et al., 2019).

A fisioterapia atuará nesta enfermidade, nos casos sintomáticos e crônicos, os quais podem produzir lesões, muitas vezes, irreversíveis, como hidrocele, quilúria, quilocele, eosinofilia pulmonar tropical e linfedema ou edema linfático (Falcão, 2002), sendo que os dois últimos sintomas são os que mais podem beneficiar-se da intervenção fisioterápica.

O linfedema é o acúmulo de líquido intersticial concentrado com proteínas e outras partículas grandes. No espaço intersticial, existem substâncias oriundas de metabolismo celular, restos celulares e microrganismos que, se não forem eliminados, atrapalham o bom funcionamento celular, resultando em disfunção dos tecidos acometidos (Godoy; Silva; Souza, 2004; Silva et al., 2011; Tacani; Machado; Tacani, 2012).

Quanto à intensidade, o linfedema pode ser classificado em quatro graus, podendo a fisioterapia atuar em todos eles. Os melhores resultados são obtidos quanto mais precocemente for iniciado o tratamento e quanto menor o grau do linfedema (Silva et al., 2011).

▸ **Grau I.** Edema que se instala após atividade física ou ao final do dia e melhora espontaneamente. Ocorre em virtude de um pequeno aumento de linfa intersticial e alguma estase nos vasos linfáticos.

▸ **Grau II.** O edema não é reversível espontaneamente, mas pode ser controlado com terapêuticas apropriadas. Há maior consistência da pele, decorrente à instalação de fibrose no espaço intersticial. O fluxo linfático encontra-se mais lento, com certo grau de estagnação da linfa em coletores e capilares.

▸ **Grau III.** Os edemas são irreversíveis e mais graves. A grande estagnação da linfa nos vasos e capilares conduz a um elevado grau de fibrose linfostática. Há alterações de pele importantes, tornando-se vulneráveis a erisipelas, eczemas, papilomatoses e fístulas linfáticas.

▸ **Grau IV.** Os edemas encontram-se em fase muito avançada, resultado da total falência do sistema linfático. São as chamadas elefantíases, que são irreversíveis e apresentam complicações, como papilomatose, queratoses, fístulas linfáticas ou mesmo angiomas. O grau IV, conhecido como elefantíase, surge após 10 a 15 anos de evolução da filariose, devido a infecções bacterianas secundárias de repetição (Bergmann, 2000). Com relação à eosinofilia pulmonar tropical, esta é uma manifestação muito rara da filariose bancroftiana, que provoca ataques asmatiformes. Tal síndrome assemelha-se ao quadro de bronquite asmática, diferenciando apenas por ocorrer diariamente por semanas e meses, e não com a periodicidade das crises alérgicas (Falcão, 2002).

Tratamento fisioterápico do linfedema

O tratamento fisioterápico do linfedema é pouco descrito na literatura, principalmente no que se refere aos graus III e IV. Contudo, os autores concordam que o tratamento deve ser iniciado o mais precocemente possível, por ser uma moléstia crônica e progressiva, com aumento do edema, que se torna mais fibroso e propenso a infecções e complicações (Godoy; Silva; Souza, 2004; Lôbo et al., 2016; Silva et al., 2011).

Apesar dos avanços na compreensão da doença e com a padronização da abordagem fisioterápica do linfedema, o tratamento continua difícil e dependente de abordagem multiprofissional. Na maioria dos tipos de linfedema, inclusive os decorrentes da filariose linfática, o tratamento é custoso e demanda tempo, empenho e adesão do paciente, além de especialização e treinamento do fisioterapeuta responsável (Baiocchi, 2016; Godoy et al., 2004; Tacani; Machado; Tacani, 2012).

O tratamento fisioterápico é paliativo e individualizado e objetiva a recuperação funcional dos membros afetados por meio da redução do edema e da manutenção das amplitudes de movimentos articulares comprometidos. Os resultados mais consistentes englobam fisioterapia complexa descongestiva ou terapia física complexa (TFC), nas quais se incluem drenagem linfática manual especializada, elastocompressão, exercícios miolinfocinéticos e cuidados com a pele, descritos adiante. Esses componentes devem ser realizados conjuntamente para melhor resultado. Eventualmente, podem sofrer alguma modificação em sua aplicação, dependendo do quadro clínico do paciente (Godoy; Silva; Souza, 2004; Lôbo et al., 2016; Táboas et al., 2013; Tacani; Machado; Tacani, 2012; Silva et al., 2011; Pereira, 2010; Perez; Garacisi, 2006). A TFC tem se mostrado bem-sucedida no tratamento de linfedemas nos membros superiores e secundários em pacientes com câncer, principalmente nos que apresentam quadro de linfemia dos membros inferiores bilaterais (Tacani; Machado; Tacani, 2012).

Os resultados da TFC dependem, fundamentalmente, do estágio da doença quando se inicia o tratamento, que compreende duas fases. A primeira tem como objetivo a redução do volume do membro afetado, com duração aproximada de 2 a 8 semanas. A segunda é a fase de manutenção e controle do linfedema (Godoy; Silva; Souza, 2004).

■ Drenagem linfática manual

A drenagem linfática manual (DLM) é uma técnica de massagem que possibilita a aceleração do retorno venoso ao coração. Por meio de técnicas específicas, exerce pressão suave nos músculos, estimulando a eliminação de toxinas, resíduos e substâncias oriundas de infecções, inflamações e espasmos musculares (Silva et al., 2011; Oliveira; Lima; Ferreira, 2016).

A drenagem atua nos linfonodos e nos trajetos dos vasos linfáticos, melhorando a absorção e o transporte de líquidos intersticiais de uma área congestionada para áreas em melhores condições, através das anastomoses linfolinfáticas. O líquido exsudativo e os resíduos metabólicos são orientados do espaço intersticial para os centros de drenagem, estimulando as correntes derivativas do setor afetado (Borges, 2010; Pereira, 2010; Perez; Garacisi, 2006). Para isso, utilizam-se manobras cinésicas pelo deslizamento de bastões, roletes, mãos ou qualquer dispositivo flexível e maleável que possa ser adaptado para esta finalidade (Silva et al., 2011). No entanto, as mãos são indiscutivelmente a melhor escolha, pela maior capacidade de adaptação às deformidades (Pereira, 2010; Perez; Garacisi, 2006).

Os dois tipos de drenagem linfática mais utilizados no Brasil são o método Vodder e o Leduc (Pereira, 2010; Perez; Garacisi, 2006). Não há evidência clara de superioridade em termos de eficácia entre elas e as demais existentes (Táboas et al., 2013). Para ambas, é necessário que o fisioterapeuta se especialize no método escolhido.

○ Método Vodder

A técnica compreende dois procedimentos básicos: a captação, que visa deslocar a linfa do interstício para os capilares linfáticos; e a evacuação, que consiste em eliminar a linfa que está dentro dos vasos linfáticos, transportando-a para os linfonodos mais distantes do edema, no sentido do fluxo (Falcão, 2002; Fernandes; Martins; Bonvent, 2007).

As manobras básicas do método Vodder, segundo Herpetz (2006), são:

- Círculos verticais: os dedos, ou a mão, devem ser colocados sobre a pele, paralelos aos vasos linfáticos e seu fluxo. Desloca-se a pele realizando círculos, pressionando-a na direção do fluxo. Faz-se o meio círculo de retorno sem pressão. Sobre os linfonodos, realizam-se pressões verticais de média intensidade
- Manobra de torção: repousar a mão na direção do fluxo linfático, mantendo a região a ser tratada entre o polegar e o indicador. Realiza-se, com a mão, uma torção, iniciando no lado do dedo mínimo, sobre a palma da mão até o polegar. Intercalar as mãos, seguindo no sentido proximal ou central
- Manobra de tração: repousar a mão sobre a pele da mesma maneira que na manobra anterior. Com a mão, deve ser feita uma torção, iniciando-se no lado do dedo mínimo, sobre a palma da mão até o polegar, de modo que ambos, um de encontro ao outro, possam puxar. A pressão deve ser feita por meio de polegar, dedo mínimo e palma da mão. Esta deve se deslocar no sentido central
- Manobra transversal: o terapeuta deve posicionar-se transversalmente ao fluxo linfático, e com ambas as mãos realizar as manobras. Esta é uma combinação das manobras de tração com as de círculos verticais, que se realizam progressivamente.

○ Método Leduc

Segundo Pereira (2010), no método Leduc os movimentos da drenagem linfática sempre se iniciam de parte proximal do segmento a ser tratado. Engloba as fases de captação e evacuação, e a pressão segue o trajeto dos vasos linfáticos. As maiores diferenças entre este método e o de Vodder são com relação ao posicionamento e ao uso da mão durante as manobras, os quais são:

1. Movimentos circulares, rotatórios, suaves, concêntricos, usando todos os dedos unidos, com exceção do polegar, cinco a sete vezes em cada local. As pressões devem ser sucessivas, deprimindo-se levemente a pele, deslocando-a com relação a um plano profundo
2. Círculos com o polegar: movimentos circulares utilizando a articulação metacarpofalangiana do polegar
3. Movimento combinado: movimentos circulares utilizando os dedos e os polegares. Os dedos realizam movimentos de círculos; o polegar realiza movimento circular no sentido oposto ou não aos dedos
4. Pressões em bracelete: mais utilizada quando temos inchaço de grandes áreas. Pode ser feita com uma ou as duas mãos, de acordo com a necessidade. Inicia-se na região proximal, seguindo distalmente conforme vai sendo evacuada. A pressão deve ser realizada de distal para proximal, de modo intermitente, ou seja, pressionando e

soltando sucessivas vezes. A fase de pressão deve durar em torno de dois segundos. Segue-se relaxamento com o mesmo tempo de duração, e assim por diante
5. Drenagem dos linfonodos: a mão ou as duas mãos devem ser repousadas em contato com a pele do paciente. Realizam-se compressões e um estiramento tecidual no sentido proximal, com as mesmas suavidade e prudência que a compressão dos vasos linfáticos.

Independentemente do método utilizado, o fisioterapeuta deve proporcionar um ambiente tranquilo para assegurar o relaxamento do paciente. Este deve ser posicionado com o segmento a ser tratado desnudo e mais elevado, para facilitar o fluxo linfático. As pressões devem ser sempre rítmicas, intermitentes e no sentido fisiológico da drenagem (Borges, 2010; Pereira, 2010). A drenagem deve ser iniciada por uma região distante da área afetada, com a finalidade de aumentar a atividade de linfocinética (Silva et al., 2011).

Nos casos de linfedema ou elefantíase do pênis ou escrotal, pode ser orientada e ensinada a automassagem nas regiões inguinais bilaterais, para a evacuação da linfa para os quadrantes superiores (Oliveira; Lima; Fereira, 2016).

Deve-se evitar o uso de óleos, para que estes não interfiram nos movimentos, com exceção para os casos de a pele estar muito ressecada (Borges, 2010; Pereira, 2010).

A DLM é contraindicada nas seguintes situações: celulite/erisipela, insuficiência renal, hipertensão arterial não controlada, insuficiência cardíaca grave, insuficiência hepática com ascite e obstrução da veia cava superior. Recomenda-se precaução em pacientes com disfunção tireóidea não tratada, tumores primários ou metástases (Táboas et al., 2013).

Métodos auxiliares, como a elastoterapia e a cinesioterapia, entre outros, descritos a seguir, podem ser utilizados com o intuito de manter os resultados obtidos com DLM e evitar recidivas (Pereira, 2010). Lôbo et al. (2016) obtiveram resultados positivos em uma paciente com elefantíase *nostra*, utilizando o método Leduc, associado a drenagem mecânica prévia por 10 minutos nos linfonodos, 20 repetições dos movimentos circulares (a, b e c) em cada uma das regiões, e 10 repetições da manobra 4.

■ Elastocompressão

A elastocompressão é uma técnica muito utilizada atualmente (Pereira, 2010). Consiste no uso de recursos fisioterapêuticos junto com a drenagem linfática, como bandagens, meias, luvas ou suspensórios escrotais ou genitais masculinos com o objetivo de ajudar na remoção dos fluidos acumulados e na manutenção das reduções conseguidas. Trata-se de medida simples, mas muito importante e eficaz no tratamento do linfedema, e que deve ser prescrita associada à drenagem linfática, otimizando-a (Borges, 2010; Silva et al., 2011).

Tanto o enfaixamento compressivo – por meio de bandagens – quanto as meias, as luvas e os suspensórios compressivos exercem pressão externa constante no membro, proporcionando o retorno venoso e linfático. Nas meias e nos acessórios, a compressão já é graduada na própria confecção. Nas bandagens, a compressão é variada conforme a tração exercida no momento da aplicação, o que a torna mais vantajosa nos casos da elefantíase, pois se adapta às deformidades do membro (Borges, 2010; Pereira, 2010; Silva et al., 2011). Ambas devem ser substituídas a cada 3 a 6 meses, devido à perda da elasticidade (Táboas et al., 2013).

As bandagens ou os enfaixamentos devem ser utilizados na fase aguda; e as meias elásticas, na fase de manutenção (Oliveira; Lima; Fereira, 2016; Pereira, 2010; Táboas et al., 2013). Inicialmente, realiza-se enfaixamento compressivo utilizando-se ataduras inelásticas e de algodão. O enfaixamento deve ser realizado em camadas por fisioterapeuta treinado. Deve ser diário nos primeiros 7 dias e, após, trocado de 2 a 3 vezes/semana e mantido por semanas até que se note a diminuição do linfedema (Pereira, 2010; Táboas et al., 2013). Nesta fase, devido à destruição das fibras elásticas da pele, as bandagens serão importantes para manter as reduções obtidas com a drenagem (Oliveira; Lima; Ferreira, 2016).

Na segunda fase, opta-se pela compressão por meio de dispositivo elástico próprio para a área afetada, prescrito de acordo com as circunferências do membro em questão. O objetivo é aumentar a pressão tecidual e diminuir o calibre dos vasos. O aumento da pressão tecidual pela compressão possibilita combater a infiltração capilar e recidiva do edema (Oliveira; Lima; Ferreira, 2016; Pereira, 2010; Táboas et al., 2013).

Está contraindicada em pacientes com doença arterial obstrutiva periférica (DAOP) grave (com índice tornozelo-braço < 0,5), insuficiência cardíaca descompensada e neuropatia periférica grave. Deve-se ter especial atenção em pacientes com infeções cutâneas agudas, diabetes melito, déficits de sensibilidade e insuficiência cardíaca controlada (Táboas et al., 2013).

A elastocompressão pode ser realizada mecanicamente, por pressoterapia ou compressão pneumática. Não faz parte da terapia física complexa, mas é utilizada por diversos serviços, como tratamento complementar (Godoy; Silva; Souza, 2004; Oliveira; Lima; Ferreira, 2016; Perez; Garacisi, 2006). Táboas et al. (2013) contraindicam seu uso nos casos de elefantíase, mas Brigídio (2013) relata sucesso no tratamento de um paciente com este diagnóstico, que utilizou exclusivamente a pressoterapia por meio do aparelho RAGodoy®, por 60 minutos, durante 5 dias. Perez e Garacisi (2006) reforçam que, quando utilizadas, as pressões devem ser baixas (40 mmHg) durante 20 a 120 mmHg. Manjula, Kate e Ananthakrishnan (2002) estudaram um tratamento com compressão pneumática intermitente de 4 semanas em 28 pacientes com graus II e III de linfedema filarial e não perceberam complicações associadas ao método. Os pacientes com graus II obtiveram maior redução do edema em comparação com os de grau III. Tal redução manteve-se por 4 a 6 semanas, com o uso de bandagem associada. Também foi observada a diminuição dos ataques de adenolinfangite, após a instituição do tratamento. Esse último resultado é muito importante, pois Falcão (2002) coloca que as crises recorrentes de linfangites são a causa mais comum da elefantíase (grau IV do linfedema).

Os questionamentos e a contraindicação desta técnica na filariose baseiam-se na falta de protocolos e no fato de tratar-se de um sistema de compressão mecânica controlado por meio de um computador, o qual é operado com a utilização de bombas de insuflar. Estas não possibilitam a preparação (evacuação e estimulação) dos quadrantes do lado a que pertence o membro edematoso e do quadrante adjacente a esse, de modo a este ser capaz de receber o excesso de fluido descarregado do membro afetado. Como as bombas não são eficazes em vencer a fibrose (proliferação do tecido conjuntivo que resulta no endurecimento do membro edematoso), podem causar edema genital e congestão, além de causar um anel fibroesclerótico na raiz do membro (Godoy; Silva; Souza, 2004; Oliveira; Lima; Ferreira, 2016; Pereira, 2010; Táboas et al., 2013).

■ *Exercícios miolinfocinéticos*

Este componente, muitas vezes desvalorizado, é muito importante no tratamento. Seus objetivos são aumentar a coordenação; obter relaxamento; melhorar o equilíbrio muscular dinâmico; aumentar a amplitude de movimentos; e, principalmente, contribuir na reabsorção de proteínas e favorecer o fluxo linfático (Godoy; Silva; Souza, 2004; Lôbo et al., 2016; Pereira, 2010; Perez; Garacisi, 2006; Táboas et al., 2013).

Os exercícios miolinfocinéticos (do grego *mûs* = "músculos"; do latim *lympha* = "água"; e do grego *kinētós* = "movimento") são exercícios específicos, personalizados, que ativam o sistema linfático. Este, diferentemente do sistema circulatório, não apresenta um bombeamento central como o coração. Ele é estimulado pelas mudanças de pressão das contrações musculares ou da respiração profunda (Baiocchi, 2016; Godoy; Silva; Souza, 2004; Perez; Garacisi, 2006). Consiste em exercícios ativos realizados pelo paciente de maneira lenta, simulando a frequência das contrações dos vasos coletores, cerca de 8 a 10 ciclos por minuto. Sugere-se que os exercícios sejam realizados durante 4 meses, sendo 5 vezes/semana no primeiro mês; 3 vezes/semana no segundo

mês; 2 vezes/semana no terceiro mês; e 1 vez/semana no quarto mês (Perez; Garacisi, 2006).

A prescrição dos exercícios é individual e varia de acordo com o grau do edema, a fase do tratamento e a condição física do paciente. O enfaixamento deve ser feito de modo a possibilitar os exercícios, podendo ser refeito ao término deles. Na fase de uso das meias/luvas compressivas, estas podem ser mantidas durante os exercícios (Oliveira; Lima; Ferreira, 2016). No geral, a série de exercícios engloba as seguintes fases: aquecimento, exercício aeróbico e treino de força (Baiocchi, 2016).

⚬ Aquecimento

Devem-se praticar exercícios de respiração profunda, puxando fundo o ar pelo nariz e soltando pela boca várias vezes. Em seguida, convém realizar rotações do pescoço, olhando de um lado para o outro, e fazer protrações e retrações dos ombros, elevando-os para frente e para trás. Por fim, deve-se fazer a rotação dos ombros, "desenhando" círculos com os estes, nos sentidos horário e anti-horário.

⚬ Exercício aeróbico

Recomendam-se 20 a 30 minutos de exercício aeróbico, como caminhada, natação, hidroginástica ou dança, de 3 a 5 vezes por semana (Baiocchi, 2016). A hidroterapia ou a fisioterapia aquática são sugeridas como formas de exercício aeróbico, devido à ação complementar da pressão hidrostática que a água exerce sobre os tecidos e corpos imersos, associada ao bombeamento muscular provocado pelos exercícios ativos. Nos casos de acometimento dos membros inferiores, podem ser orientadas, durante a fisioterapia aquática, a autodrenagem ou a automassagem do membro acometido, bem como alongamentos ativos e exercícios de fortalecimento (Silva et al., 2011).

⚬ Treino de força

Apesar de contraindicados antigamente, hoje os treinos de força são indicados, pelo benefício da musculação. O uso de carga progressiva nos treinos musculares previne e trata o linfedema. Devem ser iniciados no lado afetado e executados lentamente. O fisioterapeuta deve observar a resposta ao exercício, ajustando as cargas e o número de repetições do programa. Com a intenção de alternar a carga e o repouso a área afetada, os exercícios, descritos a seguir, devem variar os lados e membros superiores e inferiores.

- Exercícios para os membros superiores (10 repetições cada)
  - Segurar a bola com as mãos na altura do peito e apertá-la sustentando por 3 segundos e soltar
  - Com um bastão, em posição deitada ou sentada, eleva-se o bastão com os cotovelos esticados até acima da cabeça
  - Realiza-se flexão de bíceps com halteres
- Exercícios para os membros inferiores (10 repetições cada)
  - Ficar nas pontas dos pés e sustentar por 3 segundos
  - Subir e descer escadas
  - Andar em rampas devagar e contraindo bem as pernas
  - Sentado ou deitado, segurar uma bola entre os joelhos fletidos. Apertar a bola, sustentar por 3 segundos e relaxar
  - Sentado, realizar lentamente flexoextensão dos tornozelos.

Finalizar a série de exercícios com alongamentos, principalmente dos músculos do membro afetado. Repetir 3 vezes seguidas, com duração de 30 segundos, cada postura de alongamento.

■ *Cuidados com a pele*

O tratamento do linfedema requer cuidados com a pele do membro acometido, para a prevenção de infeções bacterianas e micóticas (Godoy; Silva; Souza, 2004; Oliveira; Lima; Ferreira, 2016; Silva et al., 2011). A orientação dos pacientes acerca destes cuidados é da responsabilidade de todos os profissionais de saúde (Silva et al., 2011).

As unhas devem estar sempre cortadas e sem cutículas. Convém evitar no membro afetado: tomar injeções, coletar sangue ou verificar a pressão arterial. Também devem ser evitados cremes depilatórios ou lâminas de barbear, além de acessórios no membro acometido, calor excessivo e contato com substâncias tóxicas (Silva et al., 2011; Pereira, 2010).

Para evitar micoses, deve-se lavar a região com água e sabão neutro, além de limpar as dobras e pregas cutâneas. Para proteger a pele de ressecamento, o qual forma microrrachaduras, deve-se hidratar a área com creme ou loção sem perfume, álcool ou cânfora, várias vezes ao dia, bem como usar repelente contra picadas de insetos de acordo com orientação médica (Silva et al., 2011; Táboas et al., 2013).

▶ **Fase 1 (aguda).** Educação de cuidados de pele e fâneros para minimizar o risco de complicações infecciosas; exercício físico regular; drenagem linfática manual; e medidas de compressão externa (enfaixamento, medidas de contenção elástica e pressoterapia). A duração do tratamento é variável e deve ser individualizada, a fim de se obterem os melhores resultados, em um período mais curto; a rigor, as sessões devem ser diárias (5 dias por semana), até a redução do edema ter alcançado um platô, o que pode prolongar-se por 3 a 8 semanas, habitualmente 4.

▶ **Fase 2 (manutenção).** Consiste em cuidados de pele e fâneros, exercício físico regular, medidas de contenção elástica e, se necessário, automassagem de drenagem linfática (ou drenagem manual simples). Alguns pacientes beneficiam-se ainda de medidas acessórias, como vestuário com Velcro® ou com espuma e aparelhos de compressão pneumática.

Tratamento fisioterápico da eosinofilia pulmonar tropical

Como dito anteriormente, esta é uma complicação rara da filariose linfática (ver Capítulo 62, *Filariose Linfática | Infecções pelos Gêneros* Wuchereria *e* Brugia), que atinge mais o sexo masculino. Seu quadro inclui crises paroxísticas de asma, com pneumonia intersticial crônica que se assemelha a bronquite asmática. Os ataques asmatiformes ocorrem, predominantemente, no período noturno e associados a fortes acessos de tosse (Falcão, 2002).

A fisioterapia pode auxiliar este quadro, por meio de técnicas de remoção de secreção e controle da respiração, além da orientação da prevenção e da detecção precoce das crises (Postiaux, 2004). O especialista em fisioterapia respiratória pode recorrer a várias técnicas, sendo a expiração lenta, a drenagem autógena e o ciclo ativo da respiração muito utilizados nesses quadros, com boas respostas (Britto; Brant; Parreira, 2014; Downs, 2004; Postiaux, 2004; Raimundo, 2005). Essas técnicas são detalhadas a seguir.

■ Ciclo ativo da respiração

Esta técnica combina quatro fases (Britto; Brant; Parreira, 2014; Downs, 2004; Postiaux, 2004; Raimundo, 2005):

- Fase 1 (controle respiratório). Respiração diafragmática usando o volume corrente normal. Tempo necessário para o paciente relaxar
- Fase 2 (expansão torácica). Inspiração profunda até a capacidade pulmonar total, seguida de pausa de 2 a 3 segundos. Expiração passiva, associada ou não à vibração ou à percussão
- Fase 3 (técnica de expiração lenta – TEL). Expiração lenta total até o volume residual
- Fase final (*huffing*, ou expiração forçada). Intercalada com o controle respiratório, para evitar qualquer hiper-reatividade brônquica.

As fases são moduladas conforme a necessidade do paciente, podendo alternar fases 1 e 2, repetidas vezes, quando o fisioterapeuta identificar a maior necessidade de trabalho na expansão pulmonar; bem como fases 1 e 3, quando o objetivo principal for o deslocamento de secreção (Raimundo, 2005).

Tanto na fase 3 quanto na final, a glote deve ser mantida aberta. Para garantir esta abertura, pode ser usado um bocal. Convém atenção especial à fase final, por se tratar de uma manobra forçada, cujo fluxo expiratório é turbulento e pode desencadear broncospasmo. Para evitá-lo, o *huffing* deve ser intercalado com a fase 1, a qual garante o controle respiratório (Downs, 2004; Raimundo, 2005).

■ *Drenagem autógena*

Consiste em respirações em diferentes níveis de volume pulmonar, que englobam inspirações e expirações lentas, divididas em fases (Britto; Brant; Parreira, 2014; Maux; Paiva, 2012a; Postiaux, 2004; Raimundo, 2005).

- Fase 1 (descolamento). Respiração oral e lenta a baixos volumes, recrutando o volume de reserva expiratória, atuando no muco presente na periferia do pulmão
- Fase 2 (coleta). Respiração a baixo e médio volumes, recrutando percentuais maiores de volume corrente, atuando no muco presente nas vias respiratórias de médio calibre
- Fase 3 (eliminação). Respiração a médio e alto volume, recrutando volume corrente e percentuais de reserva inspiratória, atuando no muco presente nas vias respiratórias centrais.

Em todas as fases, a inspiração deve ser nasal e o mais suave e lenta possível, com pausa ao final. A fase expiratória deve ser feita com retardo, através do frenolabial, a fim de evitar o colapso precoce das vias respiratórias. O frenolabial consiste em expirar com os lábios franzidos ou dentes semifechados, diminuindo o fluxo expiratório (Maux; Paiva, 2012a; Raimundo, 2005).

O paciente deve ser posicionado sentado, com a cabeça ligeiramente em hiperextensão. As mãos são colocadas uma no tórax e a outra no abdome, para que a própria pessoa perceba o deslocamento da secreção (Maux; Paiva, 2012a).

A duração de cada fase, bem como da sessão fisioterápica, varia de acordo com a localização da secreção. Esta pode ser percebida pelo próprio paciente, treinado, ou pelo fisioterapeuta por meio de ausculta pulmonar (Downs, 2004; Postiaux, 2004). Nos casos de hiper-reatividade brônquica (broncospasmo), deve ser realizada concomitantemente às técnicas a inaloterapia com broncodilatador, prescrita pelo médico (Raimundo, 2005).

■ *Expiração lenta e técnica expiratória manual passiva lenta ou manobra de desinsuflação e retardo expiratório*

A expiração lenta associada a terapia expiratória passiva lenta (TEMP lenta) ou manobra de desinsuflação e retardo expiratório consiste na realização de uma expiração lenta a partir da capacidade residual funcional, com o objetivo de obter um volume expiratório maior do que o de uma expiração normal (Maux; Paiva, 2012a). Para garantir um fluxo lento e associar pressão positiva, a qual ajuda na abertura e na manutenção da estabilidade das paredes brônquicas, podem ser utilizados recursos como o Flutter®, ou mesmo a técnica frenolabial ou de retardo expiratório (Britto; Brant; Parreira, 2014; Downs, 2004; Postiaux, 2004; Raimundo, 2005).

Fisioterapia nas enfermidades parasitárias do sistema nervoso central

Alguns parasitos podem afetar o sistema nervoso central (SNC), ocasionando danos e comprometimentos funcionais. Como exemplos, podemos citar o *Toxoplasma gondii*, responsável pela toxoplasmose (ver Capítulo 32, *Toxoplasmose*), que é normalmente uma doença assintomática, mas que se torna sintomática em pessoas com processo maligno subjacente, tratamento imunossupressor, infecção pelo vírus da imunodeficiência humana (HIV) ou nos casos de transmissão mãe-filho. Apesar de tratável, pode provocar o desenvolvimento de grandes lesões, pela destruição das células do sistema nervoso central (SNC) parasitadas pelos taquizoítas, ocasionando a neurotoxoplasmose. O acometimento neurológico secundário a tal infecção costuma expressar-se por encefalite ou meningoencefalite. Nos fetos, pode ocasionar microcefalia, hidrocefalia, calcificações intracranianas, coriorretinite e meningoencefalite toxoplasmótica, cujas sequelas mais comuns são epilepsia, espasticidade, distúrbios visuais e retardo psicomotor (Mattie; McCornick; Huie, 2016; Silva et al., 2001).

A *Taenia solium* causa a cisticercose (ver Capítulo 46, *Cisticercose*), uma infecção helmíntica que ocasiona a neurocisticercose quando acomete o SNC. Os sintomas dependem do número de cisticercos presentes, da fase evolutiva, da localização e da reação imunológica do hospedeiro. Muitos pacientes são assintomáticos, e o diagnóstico é feito casualmente. Nas formas parenquimatosas, os cisticercos estão no interior do tecido nervoso, podendo causar convulsões, hemiparesia ou plegia, perda de parte do campo visual, distúrbios de sensibilidade e alterações de linguagem, de memória, de raciocínio e de equilíbrio. A epilepsia é um achado muito comum neste tipo de infecção (Greenberg et al., 2014).

A *Acanthamoeba* (*Hartmannella*) causa a encefalite amebiana granulomatosa, na qual são observadas convulsões, hemiparesias, paralisias de nervos cranianos, ataxia cerebelar e afasia (Greenberg et al., 2014).

As sequelas e os comprometimentos neurológicos acarretados por uma enfermidade no SNC não são uniformes, pois variam conforme o local da lesão no cérebro (Mattie; McCornick; Huie, 2016). Podem englobar danos físicos, como plegias ou paresias de um ou ambos os membros, alterações sensoriais, alterações no tônus muscular e alterações nos padrões respiratórios (Meneghetti et al., 2011).

Os pacientes com acometimento neurológico devem realizar um programa de reabilitação multidisciplinar, cujo intuito é restaurar a identidade pessoal e social, buscando o bem-estar físico e emocional do indivíduo. A fisioterapia é parte desta equipe, sendo seu foco a prevenção do declínio funcional e a maior recuperação funcional possível (Mattie; McCornick; Huie, 2016; Pessoa, 2009).

Alguns estudos demonstraram bom prognóstico dos pacientes com encefalite por toxoplasmose, associada à síndrome da imunodeficiência adquirida (AIDS). Couto (2001) defende que o tratamento do paciente com comprometimento neurológico deva ser globalizado e ter os objetivos principais:

- Prevenir deformidades e orientar a família e o paciente, seja ele adulto ou criança
- Normalizar o tônus postural e reduzir a espasticidade
- Diminuir padrões patológicos
- Manter ou aumentar a amplitude de movimento
- Prevenir a instalação de doenças pulmonares ou qualquer outra intercorrência
- Estimular as atividades de vida diária
- Otimizar a qualidade de vida do paciente
- Reintegrar o paciente à sociedade.

Em muitos casos de acidente vascular encefálico, ocorre um certo grau de retorno motor espontâneo, mas muitos pacientes apresentam consequências crônicas complexas, heterogêneas. Tal fato pode resultar em problemas em vários domínios da funcionalidade. São comuns respostas motoras e posturais inadequadas que exigem o acompanhamento fisioterápico por mais tempo (Fernandes et al., 2012).

O fisioterapeuta avalia o paciente definindo a extensão do dano funcional, utilizando para tal fim a anamnese e o exame clínico detalhado, além das escalas de atividades funcionais. Dessa maneira, serão identificadas paresias e/ou plegias e ataxias, entre outros distúrbios, e, consequentemente, o comprometimento funcional. Também poderão ser estabelecidas as estratégias utilizadas no tratamento (Fernandes et al., 2012; Couto, 2001).

A base do tratamento fisioterápico será o uso de exercícios terapêuticos, com o objetivo de restaurar os movimentos voluntários, por meio de estímulo de mecanismos centrais e estímulos diretos nos músculos comprometidos, além de inibir as contrações involuntárias (Pessoa, 2009). O tratamento deve ser iniciado na fase hospitalar, diariamente. Após a alta hospitalar, sugere-se que o paciente realize, no mínimo, duas sessões fisioterápicas semanais. Trata-se de um tratamento demorado, já que muitas habilidades motoras somente são readquiridas após alguns meses. Portanto, o fisioterapeuta deve reavaliar o paciente a cada

sessão, atentando-se ao comportamento e à resposta motora, mesmo que sutil. As escalas de avaliação funcional podem e devem ser usadas para acompanhamento da progressão funcional do paciente até a alta (Couto, 2001).

Tratamento fisioterápico

O tratamento fisioterápico nas enfermidades parasitárias do sistema nervoso central visa prevenir deformidades; normalizar o tônus postural e reduzir a espasticidade; diminuir padrões patológicos e manter ou aumentar a amplitude de movimento; manter ou aumentar a amplitude de movimento; prevenir a instalação de doenças pulmonares; estimular as atividades de vida diária; e otimizar a qualidade de vida do paciente e reintegrá-lo na sociedade.

Com relação ao membro afetado, o paciente e os familiares devem ser orientados quanto a seu correto posicionamento, para evitar deformidades posturais. Se necessário, serão prescritas talas e próteses pelo fisioterapeuta.

O especialista em fisioterapeuta neurofuncional definirá o método cinesioterápico a ser utilizado, de acordo com seu treinamento e o domínio da técnica proposta. As mais utilizadas são Bobath e a facilitação neuromuscular proprioceptiva (FNP).

■ Bobath

O método Bobath foi desenvolvido por Karel e Berta Bobath, na década de 1950. Seu foco é a sequência do desenvolvimento e aprendizagem motora normal, integrando a plasticidade neural e muscular. As intervenções são complexas, multidimensionais, reflexivas e com base no indivíduo (Lucarelli et al., 2019).

Apoia-se na teoria dos sistemas dinâmicos, que entende que o desenvolvimento é determinado pela mudança constante do comportamento ao longo da vida, e efetivado pela interação do indivíduo com o ambiente e a tarefa a ser executada. Sua base é a repetição de movimentos e a variabilidade da atividade cotidiana, com concomitante inibição do tônus muscular e de padrões anormais de movimento e postura (Lucarelli et al., 2019; Michielsen et al., 2017).

A abordagem é individualizada, podendo ser aplicada a indivíduos de diferentes idades e em todos os graus de comprometimento físico e funcional. Com os avanços da neurociência, o conceito de Bobath foi adaptado, permitindo aos fisioterapeutas uma base para o desenvolvimento de um plano de intervenção individualizado que lide com desafios complexos de movimento, ou seja, não é simplesmente uma série de movimentos repetitivos de tratamento. As intervenções podem incluir treinamento de esteira de suporte de peso corporal, estimulação elétrica funcional e auditiva, entre outros, que permitirão o trabalho com uma grande variedade de padrões de movimentos e tônus postural (Michielsen et al., 2017).

O objetivo do método Bobath não é a realização ou a conclusão de uma tarefa com movimentos compensatórios, mas sim a qualidade do movimento executado, mesmo que a tarefa não possa ser concluída (Michielsen et al., 2017).

■ *Facilitação neuromuscular proprioceptiva*

A facilitação neuromuscular proprioceptiva (FNP) foi desenvolvida por Herman Kabat, em 1950, por isso também é conhecida como método Kabat de tratamento. Ela se baseia no conceito de que todo ser humano, inclusive os portadores de deficiências, tem um potencial a ser explorado (Couto, 2001).

Tem ampla aplicação global e não depende do nível de consciência do paciente, mas pode ser maximizada quando houver cooperação do indivíduo.

Objetiva aumentar a habilidade do paciente em mover-se e permanecer estável, tratando a fraqueza muscular e a limitação articular. O método é composto por técnicas que contemplam a utilização de resistência manual do terapeuta ao movimento do indivíduo, auxiliando a contração muscular; o controle e a orientação do movimento ativo por meio do contato manual do terapeuta com o paciente e através do comando verbal; e os padrões de facilitação, com base em movimentos sinérgicos em massa, realizados em diagonal ou espiral. Os movimentos combinam três planos e eixos:

- Plano sagital – eixo coronal: flexão e extensão
- Plano coronal – eixo sagital: abdução e adução dos membros
- Plano transversal – eixo longitudinal: rotação.

Ainda para facilitar a contração muscular, utiliza-se o reflexo miotático de estiramento, com base na propriedade que o músculo tem de se contrair quando é alongado. Para tal, realiza-se o estiramento de modo rápido, para tensionar os fusos musculares, facilitando a contração do músculo.

Os movimentos devem ser trabalhados em todas as posições que o paciente consiga fazer, indo de deitado para sentado e daí para de pé, de acordo com a evolução do paciente. Na impossibilidade de o indivíduo realizar qualquer movimento solicitado pelo fisioterapeuta, devem ser realizados exercícios passivos e ativo-assistidos, nos mesmos padrões de movimentos.

Os contatos manuais para a mobilização dos membros superiores devem ser realizados na face lateral do membro próximo ao ombro e no punho/mão do paciente. Nos membros inferiores, devem ser a coxa e tornozelo.

Couto (2001) aplicou o método Kabat para o tratamento de 18 pacientes com de AIDS com quadro de déficits motores decorrentes de encefalite por toxoplasmose. O tratamento foi realizado diariamente durante a internação e 2 vezes/semana, no regime ambulatorial. Observou-se melhora funcional significativa no trigésimo dia de tratamento. Dessas pessoas, 72% obtiveram maior escore na prova de sedestação e 67% na prova de bipedestação. A melhora tardia foi associada à especificidade da avaliação utilizada no estudo.

Como terapia complementar à FNP, pode ser usada a equoterapia. Trata-se de uma modalidade iniciada em 1989 no Brasil, que apresenta a limitação da logística, mas apresenta bons resultados tanto na questão física quanto na socialização dos pacientes, principalmente as crianças.

Liporoni e Oliveira (2005) e Beinotti et al. (2010) destacam estudos que demonstram resultados promissores com a equoterapia, nos casos de plegia/paresia, incoordenação motora, espasticidade, hipotonia, alterações de equilíbrio e postura, ataxias e falta de orientação espaço-temporal, entre outras. Tal método utiliza o cavalo como meio terapêutico, facilitador do processo ensino-aprendizagem do movimento e do controle motor, bem como da inserção e da reinserção social. Quando o cavalo se desloca, ocorre movimento tridimensional de seu dorso, ou seja, nos três eixos do movimento (os mesmos trabalhados no método Kabat). Os movimentos do animal são transmitidos ao paciente por meio do contato entre os dois, gerando atividades mais complexas de rotação e translação (Liporoni; Oliveira, 2005).

Por criar uma parceria com o animal, o paciente com déficits funcionais não tem necessidade de concentração em seus pés, direcionando sua atenção ao incremento da coordenação e do equilíbrio (Beinotti et al., 2010). O cavalo oferece movimentações de báscula anterior e posterior da pelve por flexão e extensão do tronco, inclinações laterais de tronco para a transferência de peso e rotações para dissociação de cinturas (Liporoni; Oliveira, 2005).

Esses movimentos, aliados à ação sinérgica da musculatura agonista e antagonista, paralelamente aos efeitos neurofisiológicos e da avaliação específica do fisioterapeuta, poderão resgatar o mecanismo do reflexo postural global. Este se encontra alterado ou abolido após lesão do SNC, impedindo movimentos, realização de atividades complexas e manutenção de postura e equilíbrio (Beinotti et al., 2010; Liporoni; Oliveira, 2005).

Beinotti et al. (2010) realizaram um estudo com 20 indivíduos hemiparéticos pós-acidente vascular encefálico (AVE), divididos em duas categorias: grupo A, de tratamento fisioterápico convencional; e grupo B, de tratamento convencional e equoterapia, durante 16 semanas. Os pesquisadores utilizaram para avaliação as escalas funcionais de Fugl-Meyer, Escala de Equilíbrio de Berg e Escala de Deambulação Funcional e Cadência, no início e no fim do tratamento. Os resultados demonstraram avanços significativos no grupo B, incluindo melhora do comprometimento motor em membros inferiores (p-valor = 0,004) e do tempo (p-valor = 0,007) com significância entre os grupos (p = 0,056). A independência na marcha e na cadência e a velocidade não apresentaram relevância estatística em ambos os grupos (p-valor = 0,93, 0,69 e 0,44). Conclui-se que a equoterapia associada ao tratamento convencional mostra ter influência no treino de marcha, além de tornar o padrão de marcha mais próximo da normalidade.

■ Prevenção de doenças pulmonares

Os pacientes neurológicos tendem a apresentar alterações biomecânicas não apenas do segmento acometido mas também de outras regiões interligadas a ele, como o sistema respiratório. Esse comprometimento respiratório pode ocorrer pela fraqueza muscular e por disfunções posturais do tronco agravadas pela redução da atividade física, o que compromete a função muscular e gera maior incidência de infecções respiratórias (Lee et al., 2016, Pollock et al., 2013; Meneghetti et al., 2011).

Nos pacientes acometidos por AVE, ocorre disfunção dos músculos diafragma, intercostais e abdominais, com diminuição significativa da pressão inspiratória máxima, a qual reflete a força muscular (Lee et al., 2016).

As alterações nos padrões respiratórios modificam a mecânica pulmonar, que desencadeia diminuição na potência diafragmática, e o bloqueio inspiratório, prejudicando função pulmonar e levando esses pacientes a complicações respiratórias, como atelectasia e pneumonias (Fernandes; Martins; Bonvent, 2007).

Para prevenir e/ou tratar essas complicações, podem ser utilizados recursos e técnicas da fisioterapia respiratória, descritos a seguir.

○ Técnicas e recursos para expansão pulmonar

Entre estes, incluem-se padrões respiratórios seletivos, inspirometria de incentivo, pressão positiva expiratória nas vias respiratórias com respiração espontânea (EPAP) ou ventilação não invasiva (VNI).

PADRÕES RESPIRATÓRIOS SELETIVOS

Esta técnica pode ser usada nos casos de diminuição da incursão diafragmática ou como profilaxia em pacientes restritos ao leito (Maux; Paiva, 2012b).

A inspiração profunda é um padrão respiratório que pode ser realizado, e o paciente orientado a realizá-lo várias vezes ao dia, de modo independente. Sua execução consiste em uma inspiração lenta pelo nariz a partir da capacidade residual funcional (CRF), o mais profundamente possível, utilizando-se a respiração diafragmática. O fisioterapeuta deve assistir a realização da técnica, e o paciente tem que ser colaborativo e estar motivado (Maux; Paiva, 2012b; Postiaux, 2004).

Maux e Paiva (2012b) enfatizam que a eficácia da técnica depende do controle respiratório durante a realização dela. Na ausência deste, deve ser avaliada a necessidade do emprego de outros recursos de expansão pulmonar.

A respiração diafragmática, citada anteriormente, consiste na elevação do abdome na inspiração e em seu retorno na expiração. Obtém-se isso por meio do posicionamento do paciente de modo confortável (semifowler; supino), com estímulo tátil. Este é obtido pelo posicionamento das mãos do terapeuta ou do paciente sobre o abdome, na região umbilical (Maux; Paiva, 2012b; Downs, 2004).

INSPIROMETRIA DE INCENTIVO

Consiste no uso do aparelho inspirômetro, de preferência a volume. Orienta-se o paciente a realizar uma inspiração lenta e profunda, (a partir da CRF ou da expiração normal), seguida de uma apneia teleinspiratória de, aproximadamente, 3 a 4 segundos. Durante o deslocamento do ar no interior do bocal, o indicador do aparelho mostra o valor volumétrico (Figura 13.1). O fisioterapeuta pode avaliar o volume corrente (VC) esperado para o paciente e orientá-lo a qual valor trabalhar. Para a caracterização de uma inspiração profunda, o volume mobilizado deve ser 2 a 3 vezes o volume corrente esperado (Postiaux, 2004). Para o cálculo do VC, utiliza-se a seguinte fórmula: VC = 4 a 6 mℓ/kg.

Poustiaux (2004) e Maux e Paiva (2012b) propõem o protocolo mostrado no Quadro 13.1.

Nos pacientes com alteração da consciência e/ou pouco ou não cooperativos, podem ser utilizados outros recursos fisioterápicos, como pressão positiva expiratória nas vias respiratórias com respiração espontânea (EPAP) ou ventilação não invasiva (VNI), com o mesmo objetivo de expansão pulmonar e consequente prevenção de doenças pulmonares. Todos utilizam a pressão positiva em uma das fases de respiração ou em ambas. O Quadro 13.2 mostra os benefícios/indicações e as contraindicações do uso da pressão positiva, segundo Maux e Paiva (2012b).

PRESSÃO POSITIVA EXPIRATÓRIA NAS VIAS RESPIRATÓRIAS COM RESPIRAÇÃO ESPONTÂNEA

A pressão positiva expiratória nas vias respiratórias com respiração espontânea (EPAP) pode ser aplicada com bocal ou máscara, possui baixo custo e forte adesão do paciente (Figura 13.2). Apresenta uma fase inspiratória livre e ativa, na qual o paciente precisa gerar trabalho respiratório suficiente para abrir a válvula unidirecional. A fase expiratória é ativa, já que o paciente expira contra um mecanismo de resistência expiratória (resistor de fluxo ou de limiar pressórico). O paciente, quando cooperativo, deve ser instruído a gerar um volume inspiratório entre o volume corrente e a capacidade pulmonar total e expirar até a capacidade residual funcional (Britto; Brant; Parreira, 2014; Downs, 2004, Postiaux, 2004).

O Quadro 13.3 mostra a prescrição do EPAP, proposta por Maux e Paiva (2012b).

A técnica deve ser reavaliada a cada 24 horas, para reajuste dos valores/tempo, além de verificação da efetividade.

QUADRO 13.1 Prescrição da inspirometria de incentivo.

Frequência	4 a 5 vezes/dia, 7 dias por semana
Séries	5 a 20 repetições, com intervalo de 5 s entre cada uma
Duração do ciclo respiratório (inspiração e expiração)	30 a 60 s
Duração total das séries	5 min

Adaptado de Poustiaux (2004) e Maux e Paiva (2012b).

QUADRO 13.2 Benefícios, indicações e contraindicações da terapia de expansão pulmonar com pressão positiva.

Benefícios/ indicações	• Melhora da oxigenação e da complacência pulmonar • Redistribuição do líquido extravascular pulmonar • Aumento da capacidade residual funcional • Melhora da depuração mucociliar • Prevenção do colapso da via respiratória durante a expiração.
Contraindicações	• Pacientes incapazes de tolerar o aumento do trabalho • Pressão intracraniana (PIC) > 20 mmHg • Instabilidade hemodinâmica • Sinusite aguda • Hemoptise ativa • Pneumotórax não drenado • Enfermidades da orelha média • Cirurgia de esôfago ou traumatismo facial, oral ou craniano • Epistaxe • Náuseas.

Adaptado de Maux e Paiva (2012b).

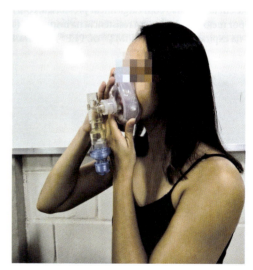

FIGURA 13.2 Pressão positiva expiratória nas vias respiratórias com respiração espontânea (EPAP). Foto: Júnea Pinto Fontes (FADIP) e Jocimar Avelar Martins (FADIP).

QUADRO 13.3 Prescrição do aparelho EPAP.

Valor da PEEP	10 a 20 cmH$_2$O
Relação Inspiração/ expiração	1:3 ou 1:4
Tempo da aplicação da técnica	Máximo de 20 min, de acordo com a tolerância do paciente
Frequência	Prevenção: 1 vez/dia Risco moderado: a cada 6 h Quadro de atelectasia/pneumonia: a cada 1 h

PEEP: pressão positiva expiratória final. Adaptado de Maux e Paiva (2012b).

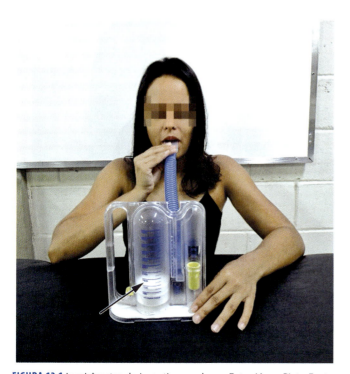

FIGURA 13.1 Inspirômetro de incentivo a volume. Foto: Júnea Pinto Fontes (FADIP) e Jocimar Avelar Martins (FADIP).

membro da equipe multiprofissional, deve avaliá-las e abordá-las, objetivando a maior independência do paciente e a qualidade de vida (Fernandes et al., 2012; Sullivan, 2010).

O profissional avalia o paciente em cada postura, por meio de escalas e instrumentos específicos de avaliações das AVDs, como o Índice de Barthel e Kenny, por exemplo. A partir dos resultados, ele identifica e orienta as adaptações do ambiente e os dispositivos auxiliares necessários para a maior independência funcional possível do paciente (Sullivan, 2010).

Reis e Nobre (2014) ressaltam que, quando a reabilitação neurofuncional é voltada para metas e atividades cotidianas, o aprendizado motor ocorre de maneira mais permanente. O contexto terapêutico deve, portanto, incentivar o paciente a usar o membro plégico/parético, simulando atividades diárias (como se alimentar, ir ao banheiro e se locomover de um lugar para o outro, entre outras).

Considerações finais

Existe no Brasil uma polarização epidemiológica com a existência de elevadas taxas de morbidade e mortalidade e de incidência e prevalência de doenças infecciosas e parasitárias. As enfermidades parasitárias ocasionam várias lesões teciduais que podem comprometer o desempenho funcional do indivíduo, sua qualidade de vida e os custos relacionados com a saúde.

Em consonância com os princípios propostos pelo Sistema Único de Saúde (SUS), o fisioterapeuta está inserido em todos os níveis de atenção à saúde e vem desenvolvendo ações na atenção básica para incrementar a possibilidade de um acompanhamento continuado. Assim, otimiza o desenvolvimento de ações de promoção e prevenção, sem abandonar suas competências relacionadas com a recuperação. A saúde coletiva engloba e amplia a fisioterapia com foco na recuperação, possibilitando a prática fisioterapêutica tanto no controle de dados quanto no de riscos.

Dessa maneira, a atuação do fisioterapeuta na atenção básica não deve corresponder ao exclusivo desenvolvimento de ações de recuperação das disfunções no Programa Saúde da Família/Núcleo de Apoio à Saúde da Família (PSF/NASF), o que corresponderia à simples reprodução do modelo biomédico-curativo, mas, sim, constituir-se em nova força para a transformação da realidade social e epidemiológica.

Neste capítulo, abordou-se a atuação fisioterápica na recuperação de disfunções causadas por enfermidades parasitárias. Apesar de ampla, sua atuação ainda é pouco explorada, sendo necessários estudos possibilitando abordagens específicas e, acima de tudo, preventivas.

Referências bibliográficas

Alves LM, Correa JB, Liebano RE. Agentes físicos na integração de enxertos de pele. Rev Cienc Med 2009;18 (4):201-08.

Alves TF, Martins RO, Coan MF, Sakae TM. Síndrome compartimental aguda: série de sete casos no Hospital Nossa Senhora da Conceição – Tubarão. Arq Catarin Med 2011; 40(2):57-62.

Andrade AG, Lima CF, Albuquerque AKB. Efeitos do laser terapêutico no processo de cicatrização das queimaduras: uma revisão bibliográfica. Rev Bras Queimad 2010;9(1):21-30.

Aranzales AF, Olarte-Olarte MF, Cuellar CIR et al. Caso sospechoso de envenenamiento por araña reclusa (Loxoceles) y revisión de la literatura. Universidad del Rosario 2012. Disponível em http//:repository.urosario.edu.co. Acesso em: 02 de junho de 2016.

Auerbach OS, Norris RL. Distúrbios causados por picadas de serpentes venenosas e exposições a animais marinhos. In: Kasper DL, Fauci AS (org.). Doenças infecciosas de Harrison. 2. ed. Porto Alegre: Artmed, 2015.

Baiocchi JMT. Exercícios funcionais para linfedema. Disponível em: htpp://www.oncoguia.org.br. Acesso em: 28 de maio de 2016.

Baldovino DR, Moreira N, Fernández A. Loxocelismo cutâneo: a propósito de um caso clínico. Arch Pediatr Urug 2012;83(4): 273-7.

Beinotti F, Correia N, Christofoletti G et al. Use of hippotherapy in gait training for hemiparetic post-stroke. Arq Neuro-Psiquiatr 2010;68 (6):908-13.

Bergmann A. Prevalência de linfedema subsequente a tratamento cirúrgico para câncer de mama no Rio de Janeiro. [Dissertação de Mestrado]. Rio de Janeiro: Escola Nacional de Saúde Pública/Fundação Oswaldo Cruz, 2000.

Borges FS. Dermato funcional: modalidades terapêuticas nas disfunções estéticas. 2. ed. São Paulo: Phorte, 2010.

Brasil. Ministério da Saúde. Secretaria de Vigilância em Saúde. Guia de Vigilância em Saúde: volume único (recurso eletrônico). Ministério da Saúde, Secretaria de Vigilância em Saúde. 3. ed. Brasília: Ministério da Saúde, 2019.

Brigídio PAF, Buzato E, Barufi S et al. Avaliação volumétrica após tratamento com RAGodoy® em pacientes com linfedema de membros inferiores. Arq Ciênc Saúde 2013;20(1):7-9.

Britto RR, Brant TCS, Parreira VF. Recursos manuais e Iinstrumentais em fisioterapia respiratória. 2. ed. São Paulo: Manole, 2014.

Britto RR, Rezende NR, Marinho KC et al. Inspiratory muscular training in chronic stroke survivors: a randomized controlled trial. Arch Phys Med Rehabil 2011; 92(2):184-90.

Caramon JE, Longhi EG. Necrose e abscesso na região posterior da coxa secundária à picada de Loxoceles: relato de caso. Rev Bras Med Fam Com 2008;3(12): 299-305.

Charususin N, Gosselink R, Decramer M et al. Inspiratory muscle training protocol for patients with chronic obstructive pulmonary disease (IMTCO study): a multicentre randomised controlled trial. BMJ Open 2013;3(8):e003101.

Chippaux JP. Epidemiology of envenomations by terrestrial venomous animals in Brazil based on case reporting: from obvious facts to contingencies. Journal of Venomous Animals and Toxins Including Tropical Diseases. 2015;21(1):13.

Conceição LSR, Andrade GS, Oliveira TVC et al. Perfil epidemiológico dos pacientes atendidos pela fisioterapia do Hospital da Universidade Federal de Sergipe. Interfaces Científicas, Saúde e Ambiente 2014; 3(1):29-38.

Copetti SMB. Fisioterapia: das suas origens aos dias atuais. Rev in Pauta 2000; 4:11-23.

Couto ER. Avaliação do tratamento fisioterápico de pacientes com imunodeficiência adquirida e encefalite por Toxoplasma gondii. [Dissertação de Mestrado]. Campinas: Faculdade de Ciências Médicas/Unicamp, 2001.

Downs AM. Aplicação clínica das técnicas de desobstrução das vias aéreas. In: Frownfelter D, Dean E. Fisioterapia cardiopulmonar: princípios e prática. 3. ed. Rio de Janeiro: Revinter, 2004.

Enright SJ, Unnithan VB. Effect of inspiratory muscle training intensities on pulmonary function and work capacity in people who are healthy: a randomized controlled trial. Phys Ther 2011;91(6):894-905.

Falcão AAP. Filariose bancroftiana: conhecimentos e práticas. Recife: Fundação Oswaldo Cruz/Centro de Pesquisa Aggeu Magalhães/Departamento de Saúde Coletiva, 2002.

Fernandes FE, Martins SRG, Bonvent JJ. Efeito do treinamento muscular respiratório por meio do manovacuômetro e do Threshold Pep em pacientes hemiparéticos hospitalizados. IFMBE Proceedings 2007;18:1199-202.

Fernandes M, Cabral DL, Souza RJP et al. Functional independence of individuals with chronic hemiparesis and its relation to physiotherapy. Fisioter Mov 2012;25(2):333-41.

Fujino T, Kiyoizumi T, Kubota J et al. Clinical effect of diode laser to improve fair take of the grafted skin. Keio J Med. 1986;35(1):28-35.

Greenberg DA, David A, Aminoff MJet al. Neurologia clínica. 8. ed. Porto Alegre: Artmed, 2014.

Godoy JRP, Silva VZM, Souza HA. Linfedema: revisão da literatura. Universitas Ciências da Saúde 2004;2(2):267-80.

Herpetz U. Edema e drenagem linfática: diagnóstico e terapia do edema. 2. ed. São Paulo: Roca, 2006.

Jung J-H, Kim N-S. Relative activity of respiratory muscles during prescribed inspiratory muscle training in healthy people. J Phys Ther Sci 2016; 28(3):1046-9.

Kulnik ST, Birring SS, Moxham J et al. Does respiratory muscle training improve cough flow in acute stroke? Pilot randomized controlled trial. Stroke 2015;46(2):447-53.

Kwarteng A, Arthur YD, Yamba JK et al. Influence of seasonal variation on reported filarial attacks among people living with lymphedema in Ghana. BMC Infect Dis 2019; 19(1):442.

Lee KB, Kim MK, Jeong JR et al. Reliability of an eletronic inspiratory loading Devide for assessing pulmonary function in post stroke patients. Med Sci Monit 2016; 22:191.

Liporoni GF, Oliveira APR. Equoterapia como tratamento alternativo para pacientes com sequelas neurológicas. Rev Cient Univ Franca 2005;5(1/6): 21-9.

Lôbo GC, Borges MVP, Cunha RM et al. Intervenção fisioterapêutica na elefantíase nostra. Disponível em: http://www.novafapi.com.br. Acesso em: 20 de maio de 2016.

Lucarelli PRG, Baraldi K, Colella F. Encefalopatia crônica não progressiva. In Lanza FC, Gazzotti MR, Palazzin A. Fisioterapia em pediatria e neonatologia. 2 ed. São Paulo: Manole; 2019.

Maguiña C, Hinojosa JC, Gutiérrez R et al. Granulated sugar in moderate to severe cutaneous sores due to Loxocelism. Folia Dermatol 2004;15(2): 87-93.

Manjula Y, Kate V, Ananthakrishnan N. Evaluation of sequential intermittent pneumatic compression for filarial lymphoedema. Natl Med J India 2002;15(4):192-4.

Marques Frezza R. Atendimento fisioterapêutico após cirurgia reparadora de lesões por aranha marrom: relato de caso. Rev Bras Prom Saúde 2007;20(2):133-40.

Mattos D, Dreyer G. Elefantíase em área de filariose bancroftiana: o lado humano da doença. Rev Patol Tropical 2006; 35(2):117-24.

Mattie R, McCormick Z, Huie H. Presentation and rehabilitation in a patient with toxoplasmosis encephalitis: a case study and review. Ame Acad Phys Med Rehab 2016;8(6):602-6.

Maux DASX, Paiva GS. Recursos para remoção de secreções de vias aéreas superiores e brônquicas. In: Martins JA, Dias CM. Programa de Atualização em Fisioterapia Pediátrica e Neonatal: Cardiorrespiratória e Terapia Intensiva (Profisio). Porto Alegre: Artmed, 2012a.

Maux DASX, Paiva GS. Recursos para terapia de expansão pulmonar em neonatologia e pediatria. In: Martins JA, Dias CM-. Programa de Atualização em Fisioterapia Pediátrica e Neonatal: Cardiorrespiratória e Terapia Intensiva (Profisio). Porto Alegre: Artmed; 2012b.

Meneghetti CHZ, Figueiredo VE, Guedes CAV et al. Avaliação da força muscular respiratória em indivíduos acometidos por acidente vascular cerebral. Rev Neurocienc 2011;19(1):56-60.

Messaggi-Sartor M, Guillen-Solà A, Depolo M et al. Inspiratory and expiratory muscle training in subacute stroke: A randomized clinical trial. Neurology 2015;85(7):564-72.

Michielsen M, Vaughan-Graham JA, Holland A et al. The Bobath concept – a model to illustrate clinical practice. Disability and rehabilitation 2017; 1(10): 1464-5165.

Oliveira ACG, Lima V, Ferreira MFB. Tratamento fisioterapêutico do linfedema pós-vulvectomia radical com linfadenectomia inguinal bilateral. Disponível em: http://www.fisiobrasil.com.br. Acesso em: 20 de maio de 2016.

Pereira FP. Drenagem linfática manual e sua aplicabilidade no tratamento de linfedema de membros inferiores: Revisão Bibliográfica. Monografia (Pós-Graduação lato sensu). Lins: Centro Universitário Católico Salesiano Auxilium, Unisalesiano, 2010.

Perez MCJ, Garacisi P. Linfedema dos membros In: Lopes AC. Diagnóstico e tratamento. São Paulo: Manole, 2006.

Pessoa GK. Avaliação fisioterapêutica e tratamento neurofuncional: revisão de literatura. Monografia (Pós-Graduação lato sensu). Goiânia: Faculdade Ávila, 2009.

Pinheiro MB, Polese JC, Faria CD et al. Inspiratory muscular weakness is most evident in chronic stroke survivors with lower walking speeds. Eur J Phys Rehabil Med 2014;50(3):301-7.

Pinho FMO, Pereira ID. Ofidismo: artigo de revisão. Rev Ass Med Brasil 2001;47(1):24-9.

Pollock RD, Rafferty GF, Moxham J et al. Respiratory muscle strength and training in stroke and neurology: a systematic review. International J Stroke 2013;8 (2):124-30.

Postiaux G. Fisioterapia respiratória pediátrica: o tratamento guiado por ausculta pulmonar. 2. ed. Porto Alegre: Artmed; 2004.

Raimundo RD. Fisioterapia na asma brônquica. In: Sarmento GJV. Fisioterapia respiratória no paciente crítico: rotinas clínicas. 1. ed. São Paulo: Manole, 2005.

Reis CT, Nobre MIRS. As percepções dos profissionais sobre a abordagem do Protocolo MOVE(r). Fisioter Pesqui 2014;21(2):133-8.

Rodrigues EM, Cardoso LR, Oliva MV et al. Efeito do treinamento muscular inspiratório na função pulmonar e estado funcional de um paciente com anemia falciforme: relato de caso. Rev Pesqui Fisio 2015;5(3): 245-52.

Rodrigues SL, Florido GEM, Carlos CP et al. Acute kidney injury caused by bothrops snake venom. Nephron Clin Pract 2011;119 (2):131-7.

Sampaio RF, Mancini MC, Gonçalves GGP et al. Aplicação da Classificação Internacional de Funcionalidade, Incapacidade e Saúde (CIF) na Prática Clínica do Fisioterapeuta. Rev Bras Fisioter 2005;9(2):129-36.

Silva AMD, Bernardes PS, Abreu LCD. Acidentes com animais peçonhentos no Brasil por sexo e idade. J Hum Growth Dev 2015;25(1):54-62.

Silva BC, Erzinger GFD, Cerqueira TCF et al. Linfedema hoy: una revisión del tratamiento fisioterapéutico. EFDeportes.com Revista Digital 2011;16(161):1-9.

Silva LA, Vieira RS, Serafini LN et al. Toxoplasmose do sistema nervoso central em paciente sem evidência de imunossupressão: relato de caso. Rev Soc Bras Med Trop 2001;34(5):487-90.

Silva PE, Oliveira FT, Luque A. Treinamento muscular respiratório do paciente em ventilação necânica. In: Martins JA, Dias CM (org.). Programa de Atualização em Fisioterapia em Terapia Intensiva Adulto (Profisio). Porto Alegre: Artmed, 2010.

Soncini JA, Barbosa SA, Gómez DS et al. Tratamento de lesão extensa fasciocutânea em membros inferiores causada por picada de aranha Loxosceles: relato de caso. Rev Bras Queimaduras 2012; 11(1):43-6.

Sullivan S. Fisioterapia: avaliação e tratamento. 5. ed. São Paulo: Manole, 2010.

Sutbeyaz ST, Koseoglu F, Inan L et al. Respiratory muscle training improves cardiopulmonary function and exercise tolerance in subjects with subacute stroke: a randomized controlled trial. Clin Rehabil 2010;24(3): 240-50.

Táboas MI, Torres A, Popik I et al. Linfedema: revisão e integração de um caso clínico. Rev Soc Port Med Fis Reab 2013;23(1):70-8.

Tacani PM, Machado AFP, Tacani E. Abordagem fisioterapêutica do linfedema bilateral de membros inferiores. Fisioter Mov 2012;25(3): 561-70.

Teixeira LHO, Mejia DPM. Abordagem da fisioterapia em pacientes pós-queimaduras. Monografia (Pós-Graduação lato sensu). Goiânia: Faculdade Ávila, 2012.

CAPÍTULO 14

Fundamentos de Ecologia

Lúcia Meirelles Lobão Protti • Luciana de Oliveira Vidal

Introdução

Os princípios e conceitos que norteiam o funcionamento dos ambientes naturais estão definidos em uma área de conhecimento denominada ecologia, disciplina emergente das ciências biológicas. O termo "ecologia" (do grego *oikos*, "casa", e *logos*, "estudo") foi introduzido em 1866 pelo biólogo alemão Ernst Haeckel (Odum; Barrett, 2015). A ecologia procura compreender como os organismos interagem entre si (fatores bióticos) e com os componentes não vivos (fatores abióticos), como a luz, o solo, a água e o ar. Desse modo, para entender o funcionamento dos sistemas naturais, é importante entender tanto as características fisiológicas dos organismos vivos, quanto o local em que vivem, seus padrões de comportamento e sua alimentação.

Os sistemas ecológicos podem ser tão pequenos quanto os organismos individuais ou tão grandes quanto toda a biosfera (Ricklefs, 2010). Assim, pode-se estabelecer níveis ecológicos de organização na natureza. Tais níveis evoluem do mais simples para os mais complexos – ou seja, dos organismos individuais para as populações de organismos, destas para as comunidades e, finalmente, para os ecossistemas (Figura 14.1).

No primeiro nível, representado pelos *indivíduos*, o conceito de espécie é fundamental para a hierarquização da ecologia. Define-se espécie como um grupo de organismos semelhantes, cujos membros são potencialmente capazes de produzir descendentes férteis sob condições naturais. Cada espécie isola-se de outras pela incapacidade de reprodução entre elas (Berg; Hager, 2009).

No segundo nível de organização ecológica, estão as *populações*, grupo de indivíduos da mesma espécie que ocupam uma determinada área em um período de tempo específico (Odum; Barrett, 2015). Cada espécie pode ter várias populações, como algum tipo de espécie de peixe que habita diferentes áreas dos oceanos, com pouca ou

nenhuma troca de informação genética (reprodução sexuada) entre os indivíduos que vivem em regiões mais distantes. Nesse nível, é relevante para os estudos das interações entre os seres vivos, inclusive o ser humano, o conceito de capacidade de suporte, descrito como o tamanho máximo que uma população pode ser sustentada em uma determinada região.

O próximo nível de complexidade engloba as *comunidades*, ou seja, o conjunto de populações de várias espécies vivendo na mesma área, que representa diversas interações e dependências. Em geral, a distribuição e a estrutura das comunidades são determinadas pelas interações das populações com os elementos abióticos do meio.

Por fim, os *ecossistemas* são considerados o último nível em termos organizacionais. São o resultado da interação das comunidades com os elementos abióticos (não vivos) de uma área específica, funcionando como uma unidade. Os fatores abióticos são a quantidade de luz solar, a temperatura, a pressão atmosférica, o tipo de solos e os sedimentos. Tal nível hierárquico é considerado a unidade fundamental da ecologia (Odum; Barrett, 2015). Ao conjunto de todos os ecossistemas do planeta (terrestres e aquáticos), denomina-se *biosfera*.

Este capítulo abordará os principais conceitos da ecologia que permeiam a área da saúde, possibilitando ao leitor uma visão holística no contexto das parasitoses humanas (ver também o Capítulo 15, *Relações entre os Seres Vivos | Da Parasitologia à Ecologia Parasitária*). Considerando que o ser humano não está isolado do meio ambiente, mas se mostra parte deste, o conhecimento interdisciplinar da ecologia é essencial para o sucesso dos profissionais de saúde em suas atividades profissionais, incluindo as ações de educação (Dias-Lima, 2014).

Sistema ecológico

Os ecossistemas, em geral, são unidades ecológicas complexas e grandes, às vezes com muitos tipos de seres, cada um vivendo em uma condição ambiental específica. Desse modo, o termo "ecossistema" é utilizado para definir a comunidade biológica junto com o meio físico que a cerca. Tal definição sugere a existência de uma forte ligação entre a comunidade biológica (*i. e.*, seres vivos) e o ambiente abiótico (*i. e.*, água, temperatura, luz) através dos fluxos de energia e matéria. Portanto, todas as entidades biológicas requerem matéria para suas construções e energia para suas atividades (Begon; Townsend; Harper, 2005).

Para o ecossistema funcionar e manter-se, é essencial existir tanto um ambiente de entrada quanto um de saída. O tamanho das entradas e saídas pode variar de acordo com o do ecossistema, além de sua intensidade metabólica, seu equilíbrio autotrófico-heterotrófico e seu estágio de desenvolvimento. Assim, um ecossistema é constituído por um espaço delimitado conforme o interesse de estudo, um ambiente de entrada e um de saída (Odum; Barrett, 2015). O corpo humano pode ser entendido como um sistema ecológico, o qual recebe matéria, energia e informação do ambiente externo, ou seja, alimento, gases e estímulos. Deles, parte é utilizada para a manutenção da vida e o restante eliminado na forma de calor, matéria e informação perdida (Figura 14.2).

Do ponto de vista da estrutura trófica, um ecossistema pode ser dividido em dois estratos: um estrato *autotrófico*, em que predominam a fixação da energia luminosa e a construção de substâncias orgânicas a partir do processamento de moléculas inorgânicas; e um estrato

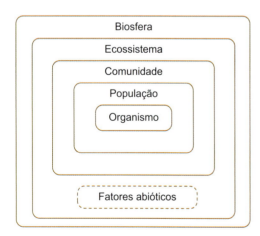

FIGURA 14.1 Níveis hierárquicos estudados pela ecologia, do mais simples (organismo) até o mais complexo (biosfera). Cada nível é formado pelo agrupamento de estruturas que define o nível anterior, mas possui características particulares e superiores à soma das características do nível antecedente (propriedades emergentes). O nível ecossistema além da comunidade contempla os fatores abióticos. Ilustração: Lúcia Meirelles Lobão (FADIP) e Luciana de Oliveira Vidal (UNIRIO).

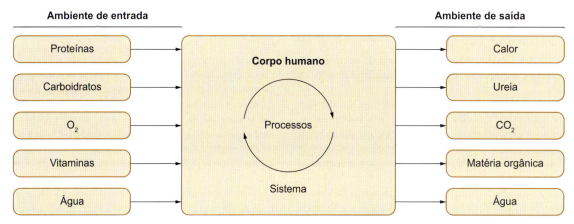

Ambiente de entrada

Ambiente de saída

FIGURA 14.2 Representação dos compartimentos principais de um ecossistema. Todo sistema, inclusive o corpo humano, tem um ambiente de entrada que alimenta e fornece matéria para os processos que ocorrem dentro dele. O sistema é o espaço delimitado de acordo com o interesse de estudo. O ambiente de saída elimina todo material não aproveitado e que pode ser nocivo para o sistema. Ilustração: Lúcia Meirelles Lobão (FADIP) e Luciana de Oliveira Vidal (UNIRIO).

heterotrófico, no qual predominam utilização, rearranjo e decomposição de materiais complexos (Ricklefs, 2010). Já do ponto de vista biológico, ou funcional, cabe reconhecer os seguintes componentes do ecossistema:

- Substâncias inorgânicas (p. ex., CO_2, N, P, H_2O)
- Compostos orgânicos (proteínas, carboidratos, lipídios, substâncias húmicas)
- Ambiente atmosférico, hidrológico e do substrato, incluindo o regime climático e outros fatores físicos
- Produtores (organismos fixadores do CO_2 e que produzem alimento a partir de substâncias inorgânicas simples)
- Macroconsumidores ou fagótrofos (organismos heterotróficos, principalmente animais que ingerem outros animais)
- Microconsumidores ou decompositores (organismos heterotróficos, sobretudo bactérias e fungos que obtêm sua energia ou degradando tecidos mortos ou absorvendo matéria orgânica dissolvida segregada por plantas ou outros organismos).

Apesar do largo espectro da natureza e de sua grande variedade de funções, a classificação simples de autótrofo, fagótrofo e decompositores constitui um arranjo operacional para descrever a estrutura ecológica de uma comunidade biótica.

Como definido anteriormente, o ecossistema engloba a comunidade biológica e o meio físico a seu redor. Os organismos individuais não somente se adaptam ao ambiente físico, mas através de sua ação conjunta nos ecossistemas, também adaptam o ambiente geoquímico segundo suas necessidades biológicas. Tal fato levou à hipótese de Gaia. Ela sustenta que os organismos, principalmente os microrganismos, evoluíram junto com o ambiente físico, formando um sistema complexo de controle, o qual mantém favoráveis as condições de vida da Terra.

Dentro dos ecossistemas, cada unidade biológica ocupa um espaço bem definido, o que se refere ao conceito de *hábitat*. Um hábitat para um tipo de animal contém características de abrigo, de local de ninho e nascimento, local de alimentação e hibernação. O entendimento de um hábitat de uma espécie é essencial na determinação da distribuição espacial dela no ecossistema. Esse conceito diferencia-se do chamado *nicho ecológico*, que pode ser entendido como a função desempenhada por cada ser vivo dentro da estrutura e do funcionamento de um ecossistema (Berg; Hager, 2009). Assim, o nicho de um organismo compreende do que ele se alimenta, quais são seus competidores ou predadores e como os fatores químicos e físicos influenciam sua sobrevivência. Uma descrição completa do nicho ecológico de um ser vivo envolve várias dimensões para explicar quando, onde e como um organismo faz para sobreviver.

Principais processos ecológicos

O entendimento sobre o movimento da energia e dos nutrientes nos ecossistemas permeia a organização dos seres vivos nos ambientes naturais. Quanto ao fluxo de energia, os organismos podem ser tanto *produtores* quanto *consumidores*. Os produtores, em geral, convertem energia luminosa em energia química, que é armazenada nas ligações de carbono; como as plantas que utilizam energia solar para converter dióxido de carbono e água em glicose por meio da fotossíntese. Os consumidores não geram açúcares como os organismos autotróficos e usam um processo metabólico (a respiração) para obter energia.

Assim, a fotossíntese é a principal forma como a energia entra na comunidade biológica. Tal processo é denominado produtividade primária (PP) e, na ecologia, diferencia-se a produtividade primária bruta (PPB, ou seja, energia total fixada pela fotossíntese) da produtividade líquida da comunidade (PLC, ou seja, diferença entre a PPB e a respiração da comunidade – Odum, 1988). Em geral, tanto a PPB quanto a PLC apresentam um padrão latitudinal, aumentando a produtividade das regiões boreais para as regiões tropicais, devido à influência da temperatura e da luz nestas taxas metabólicas. A exceção é o oceano aberto que, por sua vez, parece ser limitado também pela disponibilidade de nutrientes (Odum; Barrett, 2015).

A energia continua fluindo para os demais organismos por meio da ingestão e do consequente aproveitamento da matéria orgânica, realizados por processos como a decomposição. É o inverso da fotossíntese, ou seja, consiste na transformação da matéria orgânica em inorgânica com liberação de energia. A decomposição pela via biológica deve-se aos organismos decompositores (bactérias e fungos) e detritívoros (animais que se alimentam da matéria orgânica morta). Pode ser: (1) aeróbia: o oxigênio é o aceptor de elétron; (2) anaeróbica: um composto inorgânico que não o oxigênio é o aceptor de elétron; e (3) fermentação: também anaeróbica, mas o composto orgânico oxidado também é o aceptor de elétrons.

Existe uma forte relação positiva entre a produtividade primária e a produtividade secundária, definida como a taxa de produção de biomassa dos consumidores (Ricklefs, 2010). Entretanto, uma grande quantidade da produtividade primária não passa através do sistema de herbívoros. Isso porque nem toda a biomassa produzida pelos produtores é consumida pelos herbívoros. Uma grande parcela morre sem ser pastada e suportará a comunidade dos decompositores (bactérias, fungos e animais detritívoros). Além disso, outra parte da biomassa produzida é ingerida pelos herbívoros, mas não assimilada, pois parte é excretada como fezes e passa para os decompositores. Ainda, parcela da biomassa assimilada pelos herbívoros é perdida por meio da respiração e sob a forma de calor. Isso acontece porque nenhuma forma de conversão de energia é 100% eficiente (Segunda Lei da Termodinâmica) (Berg; Hager, 2009) e também porque, para desenvolverem o trabalho, os organismos precisam de energia, o que novamente gera calor e perda. Esses três caminhos da energia, assimilação, respiração e excreção (fezes e calor) acontecem em todos os níveis tróficos.

Produção, consumo e decomposição são termos úteis na descrição das funções ecossistêmicas desempenhadas pelos organismos. Assim, essas categorias ecológicas referem-se a funções, e não necessariamente às espécies em si: uma dada população específica pode ocupar mais de uma função básica. As atividades biológicas afetam profundamente a ciclagem da matéria nos ecossistemas; isso porque toda atividade biológica demanda a extração de minerais pela transformação da matéria e pelo consumo de energia. Grande parte da matéria viva é formada por água; a outra, é carbono principalmente. Denomina-se essa transferência de matéria e energia de um organismo para o outro de cadeia alimentar. O entendimento mais moderno observa que os processos desta cadeia não são lineares, mas inter-relacionados, derivando dela o conceito de teia alimentar.

As atividades humanas contribuem significativamente para a perturbação dos ecossistemas e, consequentemente, a perda da estabilidade. Por exemplo, a quantidade de dióxido de carbono, óxido de nitrogênio e óxido sulfúrico tem aumentado muito nos últimos anos, devido ao incremento da queima de combustíveis fósseis. Além disso, a quantidade de nitrato e fosfato nos ambientes aquáticos tem crescido devido às práticas agrícolas e ao despejo de esgotos. Outro exemplo é o desmatamento global para a criação de áreas agrícolas que aumentam a lixiviação do solo, diminuindo sua fertilidade e aumentando as inundações.

Dependência trófica dos seres vivos

O que determinado animal come em condições naturais? O estudo das interações alimentares é essencial para o entendimento dos mecanismos que controlam o funcionamento de todo o ecossistema. A cadeia alimentar, também denominada cadeia trófica (do grego *tropho*, "nutrição"), constitui uma sequência de eventos do tipo comer/ser comido dentro de um ecossistema. As cadeias são, em princípio, uma grande simplificação da teia das relações tróficas existentes nos ambientes naturais. Podem, portanto, ser de grande utilidade, pois expressam a síntese das principais ligações alimentares existentes nos ecossistemas. Quando uma cadeia trófica é representada, ela consiste em uma série de setas. Cada uma delas aponta da espécie que é consumida para a espécie que se alimenta (Figura 14.3). Cada estrato, ou ligação, na cadeia

trófica é um nível trófico, sendo a colocação dos seres vivos em cada nível determinada pelo número de passos na transferência de energia até chegar no organismo em questão.

Nenhum par predador-presa, parasito-hospedeiro ou herbívoro-planta existe isoladamente. Eles são parte de uma complexa teia alimentar dentro de sua comunidade. Como é praticamente impossível entender o todo, as partes costumam ser alvos de estudo de ecólogos. Em se tratando de teias tróficas, pode-se esperar que a remoção de uma espécie leve a um aumento na abundância de um competidor. Ou, se a espécie removida é um predador, há um aumento na abundância da presa. Em ecossistemas aquáticos, por exemplo, o declínio dos predadores de topo tem efeito cascata nos níveis inferiores. O efeito indireto dentro de uma teia alimentar é chamado de cascata trófica. Ela ocorre quando um predador reduz a abundância de sua presa, e isto provoca um efeito nos níveis tróficos inferiores. Em uma cadeia alimentar com quatro ligações, um predador de topo pode reduzir a abundância de um predador intermediário, o que pode aumentar a abundância de um herbívoro, levando a uma diminuição da planta. Assim, diferentes fatores podem regular a estrutura trófica de um ecossistema. Quando os níveis tróficos mais altos determinam o tamanho dos níveis tróficos mais abaixo, denomina-se esta regulação *top-down* (de cima para baixo). Quando o tamanho dos níveis tróficos é determinado pela taxa de produção de seu alimento, denomina-se a situação de controle *bottow-up* (de baixo para cima) (Figura 14.4). As espécies com efeitos de longo alcance na cadeia são chamadas de espécies-chave. Uma espécie-chave não pode ser removida sem causar uma mudança dramática na estrutura da comunidade.

Considerações finais

A ecologia é a ciência que estuda o ambiente de maneira mais abrangente. Importa-se com a relação entre os seres vivos e destes com o meio que os cercam. Os conceitos advindos da ecologia são aplicáveis a qualquer tipo de sistema e fazem desta ciência a base para muitas discussões. Ainda, diante da crise ambiental e suas repercussões na existência humana e de outros seres vivos, a ecologia tornou-se temática central em diferentes espaços de reflexão. A atual questão ambiental associa-se às crises sociais, econômica, política e tecnológica, sendo "marcante a influência das relações homem-natureza nos processos de saúde-doença" (Siqueira-Batista et al., 2009, p. 272). Assim, entender e aplicar os conceitos da ecologia tornou-se básico para qualquer ciência que queira ser "prudente para tornar a vida decente" (Sousa Santos, 2018, p. 14).

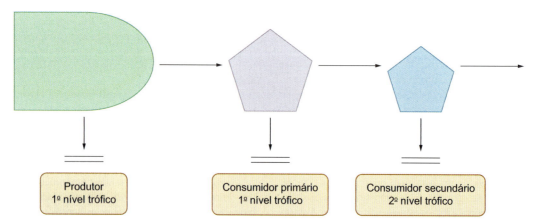

FIGURA 14.3 Representação esquemática da cadeia alimentar. As setas laterais indicam a passagem do alimento ao longo da cadeia. Já as setas inferiores mostram as perdas a cada nível trófico. O tamanho das formas geométricas representa a energia disponível em cada nível trófico, que diminui ao longo da cadeia. Adaptada de Odum, 1988.

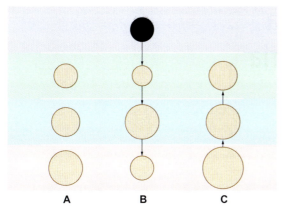

FIGURA 14.4 Esquema das possíveis fontes de regulação das cadeias tróficas. Os círculos representam os organismos, sendo a base os produtores e o tamanho correspondente aos efeitos em cada nível. Cada estrato representa um nível trófico (cores diferentes). **A.** Cadeia alimentar em equilíbrio. **B.** Introdução de uma espécie (círculo preto) causando o efeito chamado *top-down*. **C.** Aumento de nutrientes e o consequente incremento do nível trófico dos produtores e demais níveis. Adaptada de Ricklefs, 2003.

Referências bibliográficas

Begon M, Townsend CR, Harper JL. Ecology form individuals and ecosystems. Oxford: Blackewell Publishing, 2005. p. 96-125.

Berg LR, Hager MC. How ecosystems work. In: Berg LR, Hager MC. Visualizing environmental science. 2. ed. New Jersey: John Wiley & Sons, 2009.

Dias-Lima A. Ecologia médica: uma visão holística no contexto das enfermidades humanas. Rev Bras Educação Médica 5. ed. 2014;38(2): 165-72.

Odum EP. Ecologia. Rio de Janeiro: Guanabara Koogan. 1988.

Odum EP, Barrett GW. Fundamentos de ecologia. São Paulo: Cengage Learning, 2015.

Ricklefs RE. A economia da natureza. 6. ed. Rio de Janeiro: Guanabara Koogan, 2010.

Ricklefs RE. A economia da natureza. 5. ed. Rio de Janeiro: Guanabara Koogan, 2003.

Siqueira-Batista R, Rôças G, Gomes AP et al. Ecologia na formação do profissional de saúde: promoção do exercício da cidadania e reflexão crítica comprometida com a existência. Rev Bras Educ Med 2009;33(2):271-85.

Sousa Santos B. Um discurso sobre as ciências. 8. ed. São Paulo: Cortez, 2018.

CAPÍTULO 15

Relações entre os Seres Vivos | Da Parasitologia à Ecologia Parasitária

Lúcia Meirelles Lobão Protti • Simone Jaqueline Cardoso

Introdução

A ecologia é um assunto abordado em diferentes disciplinas, além de tema para as mais variadas discussões, mesmo quando não se conhece o significado exato do termo (ver Capítulo 14, *Fundamentos de Ecologia*). Isso torna ainda mais importante que compreendamos o que ela é, e como investigá-la (Townsend; Begon; Harper, 2010). Ecologia é o estudo científico das interações que determinam a distribuição e a abundância dos organismos (Krebs, 2008). Tais interações podem ocorrer entre os organismos (meio biótico) e entre estes e o meio não vivo (meio abiótico). A manutenção da vida na Terra, como em qualquer sistema biológico, depende direta e indiretamente dessas relações.

Ao longo dos processos evolutivos, os organismos podem adaptar-se a diferentes condições ambientais, bem como modificar o meio abiótico e suas relações com outras espécies. Tais interações podem ocorrer por diferentes necessidades ou pressões de seleção, como: obtenção de recursos alimentares, abrigo, parceiros sexuais e dispersão. Os indivíduos com uma determinada condição genética favorável a estas condições podem reproduzir-se mais facilmente e deixar um número maior de proles ao longo de suas vidas com relação aos demais. Devido a seu sucesso evolutivo, suas variações genéticas passarão lentamente para as gerações futuras e irão tornar-se predominantes na população. Esse processo de modificação das populações é chamado de adaptação evolutiva – ou, simplesmente, adaptação.

De maneira geral, os atributos de morfologia, fisiologia e comportamento das espécies estão sujeitos às modificações evolutivas e adaptação (Ricklefs, 2010). Tais atributos modulam muitos tipos de relações. Uma das interações ecológicas mais importantes, principalmente para questões sanitárias e de saúde pública, é a relação de parasitismo. Segundo a Agência das Nações Unidas para Alimentação e Agricultura – Food and Agriculture Organization of the United Nations – (FAO/WHO, 2014), as doenças parasitárias como as verminoses são ainda hoje um grande problema mundial. Apesar de o parasitismo ser classificado como um tipo de interação ecológica, de algum modo ele se tornou foco de outro ramo da ciência, chamado parasitologia, que utiliza abordagens multidisciplinares para investigar as interações parasito-hospedeiro (Poulin, 2006). Por muito tempo a ecologia e a parasitologia caminharam separadas em busca do conhecimento a respeito das relações parasitárias. No entanto, como a salutar associação entre o parasito e seu hospedeiro necessita de conhecimentos multidisciplinares e interdisciplinares, desde biologia molecular até ecologia, as vertentes científicas dessas disciplinas começaram a interagir de maneira mais integrada.

Neste capítulo, faremos uma pequena revisão sobre os principais aspectos das interações ecológicas interespecíficas e abordaremos, mais detalhadamente, as relações parasitárias sob uma perspectiva ecológica. Além disso, discutiremos brevemente como a ecologia pode dar à parasitologia o arcabouço teórico para solucionar alguns de seus paradigmas atuais.

Breve revisão sobre os principais tipos de interações ecológicas interespecíficas

Geralmente, nos livros didáticos, encontramos que as relações entre os seres vivos podem ser interações intraespecíficas (entre indivíduos de uma mesma espécie) ou interespecíficas (entre indivíduos de espécies diferentes). Tais interações, por sua vez, podem ser obrigatórias ou facultativas e classificadas como indiferentes (neutras), antagônicas (desarmônicas), de cooperação e suporte (harmônicas). Como abordar cada uma dessas relações detalhadamente está além do escopo deste capítulo, sugere-se como leitura suplementar Odum e Barrett, 2015; Townsend, Begon e Harper, 2010; e Ricklefs, 2010. Nesta pequena revisão, discutiremos apenas as relações interespecíficas e utilizaremos como exemplos as cinco principais interações ecológicas: competição, comensalismo, parasitismo, predatismo e mutualismo.

As interações interespecíficas são aquelas que compreendem relações entre organismos de espécies diferentes. Didaticamente, estudamos essas interações entre pares de indivíduos. No entanto, no meio ambiente uma mesma espécie pode interagir com diferentes outras. Vale ressaltar que as interações podem não ser permanentes, pois são passíveis de modificações ao longo do ciclo de vida dos organismos. As relações ecológicas interespecíficas costumam ser representadas pelos sinais +, – ou pelo 0 (Quadro 15.1), que indicam, respectivamente, uma interação positiva, negativa ou neutra para cada um dos indivíduos envolvidos, dependendo de como estes são afetados pela interação (Begon; Townsend; Harper, 2006).

Competição

A competição é um tipo de interação ecológica que ocorre quando dois organismos buscam o mesmo recurso (Odum; Barrett, 2015). Entendem-se como recurso quaisquer substâncias ou fatores consumidos por um organismo que estimulam seu crescimento conforme sua disponibilidade aumenta. Além disso, ao ser consumido, sua quantidade é reduzida (Ricklefs, 2010). Assim, a utilização ou a defesa de um recurso por um indivíduo limitam a disponibilidade deste para outros organismos. A disputa por alimento talvez seja o mais claro exemplo de competição, mas existem outros recursos que levam a essa interação. Para organismos que necessitam de substrato para se fixar (p. ex., cracas, algumas larvas ou mesmo plantas), o espaço é um recurso. Muitas vezes, a limitação de parceiros sexuais, normalmente as fêmeas, ou o próprio

QUADRO 15.1 Representação e descrição das principais interações ecológicas interespecíficas.

| Tipo de interação* | Espécie** | | Descrição |
	1	2	
1. Competição	–	–	Inibição das espécies, geralmente por recurso.
2. Comensalismo	+	0	População 1 é beneficiada, população 2 não é afetada.
3. Parasitismo	+	–	População 1 é beneficiada, população 2 é prejudicada.
4. Predatismo	+	–	População 1 é beneficiada, população 2 é prejudicada.
5. Mutualismo	+	+	Ambas as populações são beneficiadas.

*Os tipos 1 a 3 podem ser classificados como relações desarmônicas; 6 e 7 são relações harmônicas. **"0" indica nenhum efeito significativo da interação; "+" indica benefício para crescimento ou sobrevivência da população; "–" indica inibição de crescimento ou prejuízo. Adaptado de Odum, 1988.

comportamento sexual de uma determinada espécie, leva dois machos a competirem pela fêmea, passando esta a ser considerada um recurso. Todas as necessidades de uma espécie para mantê-la viva e reproduzindo podem ser consideradas como seu nicho ecológico (função desempenhada por cada ser vivo dentro da estrutura e do funcionamento de um ecossistema). Quando duas espécies apresentam necessidades muito semelhantes, a competição é inevitável, e isso levará à exclusão de uma delas. Demonstra-se tal cenário na Figura 15.1. Quando duas populações (A e B), que possuem nichos muito semelhantes, vivem isoladas uma da outra, elas crescem exponencialmente até alcançar a capacidade de suporte de cada população (limite máximo de crescimento inerente a cada espécie). Contudo, quando são colocadas no mesmo ambiente, a população mais adaptada tende a prevalecer sobre a outra que será excluída.

Comensalismo

"O comensalismo é um tipo simples de interação positiva, representando, talvez, o primeiro passo em direção ao desenvolvimento das interações benéficas" (Odum; Barrett, 2015, p. 305). O termo "comensal" etimologicamente representa aqueles que comem à mesma mesa. Assim, a relação clássica de comensalismo ocorre entre duas espécies, na qual uma partilha dos nutrientes que a outra consegue, sem causar qualquer efeito nela (Rey, 2010). Apesar de o termo estar associado à alimentação, a definição de comensalismo pode se encaixar em situações que envolvam transporte e abrigo. Alguns animais e algumas plantas utilizam-se de outras espécies como hábitat e, às vezes, para deslocamento, determinando as interações de comensalismo conhecidas, respectivamente, como inquilinismo e forésia. Em geral, as espécies comensais tendem a ter seu crescimento populacional limitado quando não encontram em seu ambiente algum organismo que possa fornecer-lhes alimento. Observa-se o contrário nessas espécies na presença de populações que disponibilizam a elas algum recurso (Figura 15.2).

Parasitismo

"Toda relação ecológica desenvolvida entre indivíduos de espécies diferentes, em que se observa, além de associação íntima e duradoura, uma dependência metabólica de grau variável" (Rey, 2010, p. 7). Na maioria das vezes, um organismo (parasito) obtém nutrientes de outro (hospedeiro), causando-lhe prejuízo, mas não a morte. Entretanto, o tempo e certas circunstâncias podem não favorecer as adaptações que ocorrem com parasitos e hospedeiros. Tal fato pode levar à extinção do hospedeiro, sendo este frequentemente o homem (Odum; Barrett, 2015). Em geral, as interações de parasitismo tornam-se menos negativas ao longo do tempo, caso o ambiente esteja em equilíbrio e seja diversificado o

suficiente para adaptações de ambos os organismos. É o que mostra a Figura 15.2. No início da associação de parasitismo, as populações de parasito e hospedeiro tendem a apresentar um comportamento semelhante às espécies que interagem como predador e presa. Entretanto, após algum tempo e devido às possíveis adaptações, parasito e hospedeiro tendem a entrar em equilíbrio (ver Figura 15.2).

Predatismo

A relação de predação está diretamente associada à obtenção de alimento, um tipo de relação consumidor-recurso (Ricklefs, 2010), que ocorre quando um organismo (presa) é consumido por outro (predador). Em geral, os predadores matam suas presas imediatamente depois de atacá-las, como acontece com a maioria dos carnívoros. Entretanto, existem predadores que atacam um grande número de presas, mas removem apenas parte delas, sendo, a curto prazo, raramente letais ao organismo predado (Begon; Townsend; Harper, 2006). As ordens mais diversificadas de insetos (Coleoptera, Diptera, Lepidoptera e Hymenoptera) têm nesse tipo de predação o modo de vida mais comum e, geralmente, exibem uma forte interação com suas presas (Lewinsohn; Jorge; Prado, 2011), que podem ser outros insetos ou plantas. Neste último caso, em que os organismos têm como presas as plantas, eles recebem a denominação de herbívoros. A relação de predatismo é fundamental para o equilíbrio das espécies, pois promove a regulação do número de indivíduos das populações. A oscilação do número de presa e predador ocorre de maneira sincronizada, uma vez que a disponibilidade de presa irá regular a possibilidade de crescimento populacional dos predadores. Além disso, a falta do recurso presa irá limitar o crescimento da população de predadores (Figura 15.3).

Em alguns casos, o predatismo assemelha-se muito ao parasitismo, pois os parasitos são nocivos. No entanto, os casos de parasitismo raramente são letais. Além disso, diferentemente dos predadores, os parasitos atacam um ou poucos indivíduos durante sua vida, apresentando uma associação íntima com sua presa – os hospedeiros (Begon; Townsend; Harper, 2006).

Mutualismo

A cooperação entre duas espécies pode acontecer em dois níveis. As duas populações são beneficiadas ao interagirem entre si (protocooperação) ou tornando-se totalmente dependentes uma da outra (mutualismo obrigatório) (Odum; Barrett, 2015). No primeiro nível de interação mencionado, os organismos não dependem totalmente um do outro. Já no segundo nível, a interdependência vai além da alimentação, os organismos tornam-se dependentes também com relação a outros

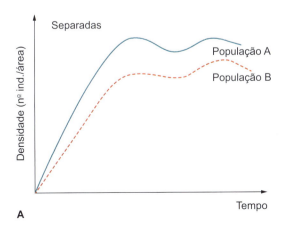
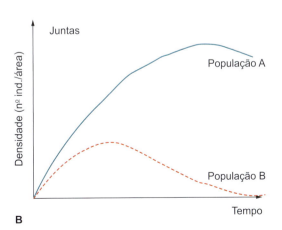

FIGURA 15.1 Representação gráfica da variação nas densidades (número de indivíduos por área) de duas populações hipotéticas, população A (*linha cheia em azul*) e população B (*linha tracejada em vermelho*), que competem entre si por recursos quando colocadas separadas (**A**) e juntas (**B**) no mesmo hábitat. Adaptada de Ricklefs, 2003.

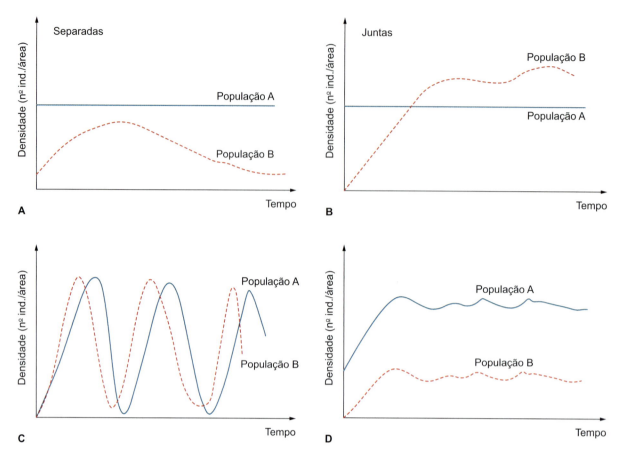

FIGURA 15.2 Representação gráfica da variação nas densidades (número de indivíduos por área) de duas populações hipotéticas, população A (*linha cheia em azul*) e população B (*linha tracejada em vermelho*). Nos painéis **A** e **B**, uma população fornece alimento (população A) e a outra é comensal (população B), quando colocadas separadas (painel **A**) e juntas (painel **B**) no mesmo hábitat. Nos painéis **C** e **D**, a população A (*linha cheia em azul*) e a população B (*linha tracejada em vermelho*) interagem como hospedeiro (população A) e parasito (população B) no início da associação (painel **C**) e após um período de interação (painel **D**). Adaptada de Odum, 1988.

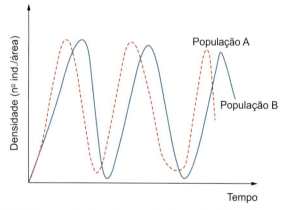

FIGURA 15.3 Representação gráfica da variação nas densidades (número de indivíduos por área) de duas populações hipotéticas, população A (*linha cheia em azul*) e população B (*linha tracejada em vermelho*), que representam, respectivamente, predador e presa quando estão no mesmo hábitat. Adaptada de Ricklefs, 2003.

recursos, como proteção, ciclagem de minerais e, às vezes, alguma função vital. Este tipo de interação torna-se mais importante em ambientes com algum aspecto limitante. Grandes exemplos são as relações mutualísticas desenvolvidas por corais e as zooxantelas. Tais relações possibilitam que os corais vivam em ambientes com poucos nutrientes, situação muito frequente nos mares e oceanos tropicais, pois as algas associadas lhes fornecem nutrientes em troca de substrato.

Ecologia parasitária

Os organismos interagem uns com os outros e com seu ambiente em um tempo ecológico medido em dias, meses ou anos. Essas interações, no entanto, são produtos do processo de seleção natural agindo no tempo evolutivo, ao longo de milhões e milhares de anos, para produzir organismos que se adaptem melhor às condições ambientais. A ecologia evolutiva é o estudo das pressões de seleção impostas pelo ambiente (seleção natural) e a resposta evolutiva dos organismos a estas pressões. A seleção natural não apenas molda os traços funcionais dos indivíduos, mas também as características das populações e comunidades (Mayr, 2001). Todos esses fenômenos, como a relação parasitária, podem ser estudados em uma escala de tempo humana, mas devem ser interpretados como resultado de um longo processo evolutivo que o antecede.

Devido a uma vaga definição, o termo parasito tem sido aplicado amplamente a diferentes táxons animais e vegetais. Atualmente, a definição mais amplamente aceita para parasito é "um organismo vivendo em outro organismo (hospedeiro), se alimentando dele, apresentando certo grau de adaptação estrutural a ele e causando-lhe algum dano (quando o dano incorre invariavelmente na morte do hospedeiro, o parasito é frequentemente referido como parasitoide)" (Poulin, 2006). Em geral, o parasito é um organismo que obtém nutrientes de um ou mais (poucos) hospedeiros, normalmente causando-lhe prejuízo, mas não sua morte imediata. Frequentemente confundido com doença, o parasitismo é um ramo da ecologia, ou seja, um fenômeno natural (Ferreira; Chieffi; Araujo, 2012), no qual os parasitos são todos os seres que encontram em outros seu nicho ecológico (Ferreira; Chieffi; Araujo, 2012).

Existe uma considerável diversidade de parasitos, como vírus, bactérias, protozoários (ver Capítulo 17, *Introdução à Protozoologia*) vermes (ver Capítulo 37, *Introdução à Helmintologia*), artrópodes (ver Capítulo 93, *Os Artrópodes e a Transmissão das Enfermidades Parasitárias*) e vegetais superiores. No entanto, há uma distinção em geral feita entre microparasitos e macroparasitos (Mayr; Anderson, 1979 *apud* Begon; Townsend; Harper, 2006). Os microparasitos são pequenos e, geralmente, intracelulares. Eles se multiplicam diretamente dentro de seus hospedeiros e são sempre numerosos. Nestes casos, é mais apropriado quantificar o número de hospedeiros infectados do que o número de parasitos. Os macroparasitos apenas crescem em seus hospedeiros, mas não se multiplicam neles. Eles costumam ser pouco numerosos, o que possibilita a contagem dos indivíduos, e vivem externamente às células.

Além da variedade morfológica, devido à longa e estreita relação com os hospedeiros, os parasitos apresentam diferentes adaptações, que foram adquiridas ao longo da evolução e tornaram o invasor (parasito) mais dependente do outro ser vivo (Melo; Linardi; Vitor, 2005). De maneira geral, essas adaptações podem ser:

- Morfológicas, como degenerações por perdas ou atrofia de órgãos, como no caso de pulgas, que não têm asas, e dos membros da classe Cestoda, que não apresentam tubo digestivo; ou hipertrofia, como helmintos que possuem órgãos de fixação tipo ventosas nos lábios
- Biológicas, como aumento da capacidade reprodutiva através, por exemplo, da grande produção de ovos; resistência à agressão do hospedeiro, como certos helmintos que utilizam enzimas para neutralizar a ação de sucos digestivos.

Assim como a ecologia clássica, a ecologia parasitária pode ser estudada em vários níveis hierárquicos. A menor unidade de estudo, no entanto, tem sido o organismo individual, mas ecólogos também trabalham com populações de indivíduos de uma mesma espécie e com comunidades compostas por diferentes populações de diferentes espécies (Poulin, 2006). Em geral, em estudos de parasitologia, a unidade de análise é a população. Uma população é definida como o agrupamento de indivíduos da mesma espécie que vivem no mesmo local (Begon; Townsend; Harper, 2006). Além do nível hierárquico, para os parasitos devem-se também considerar as particularidades de seu ciclo de vida, o que determina diferentes classificações de população: infrapopulação, população componente e suprapopulação. A infrapopulação inclui todos os indivíduos parasitos encontrados em um local de infestação, ou em um determinado hospedeiro, em um tempo específico. A população componente são todos os parasitos em uma determinada fase do ciclo de vida encontrados em uma amostragem. E a suprapopulação inclui a infrapopulação e a população componente, considerando parasitos adultos e larvais (Goater; Goater; Esch, 2014). A esquistossomose, por exemplo, é uma verminose causada por um platelminto que acomete, principalmente, regiões com baixo nível sanitário e social da população. Os agentes patogênicos, espécies do gênero *Schistosoma* sp., desenvolvem seu ciclo de vida em dois hospedeiros, o homem e os caramujos do gênero *Biomphalaria*, e apresentam polimorfismo. As formas cercária e adulta, além dos ovos, podem ser encontrados no homem. Já a forma miracídio é encontrada apenas nos caramujos (Neves, 2009). Assim, a infrapopulação deste pode ser considerada como todos os indivíduos, em suas variadas formas, encontrados parasitando o homem, por exemplo. Já a população componente será formada apenas pelas formas adultas que se fixam na parede do intestino ou apenas pelos ovos nas fezes. Além disso, a suprapopulação deve considerar todas as formas encontradas em ambos os hospedeiros.

Relação parasito-hospedeiro

Os parasitos evoluíram de ancestrais de vida livre que tinham à sua disposição outros organismos para explorarem como recursos. Ao viverem, alimentarem-se e/ou reproduzirem-se nesses organismos hospedeiros, os parasitos aumentaram seu *fitness* (a contribuição de um indivíduo para a carga genética das próximas gerações). Desde seu surgimento, as relações parasitárias evoluíram independentemente,

em vários graus de dependência, e originaram diversos ciclos de vida e adaptações (Poulin, 2006). Trata-se de uma relação oportunista de elevada complexidade, principalmente considerando a especificidade do parasito com relação a seu hospedeiro e a existência de eventos históricos de coespeciação entre eles (Figura 15.4).

Assim, cada parasito tem em seu hospedeiro seu hábitat, uma vez que este é o local (no caso, órgão) onde determinada população vive. O efeito que o parasito causa em seu hospedeiro e sua atividade podem ser considerados como o nicho ecológico daquele organismo. Para o *Ascaris lumbricoides*, por exemplo, o hábitat é o intestino delgado humano, onde ele realiza suas funções reprodutivas e alimentares (absorve fósforo, cálcio, carboidratos, açúcares, proteínas etc.) (Melo; Linardi; Vitor, 2005).

Cada espécie de parasitos tem seus próprios hospedeiros. Alguns podem infectar apenas uma ou poucas espécies muito próximas (parasitos estenoxenos). Outros podem viver em diversos hospedeiros (parasitos eurixenos). De qualquer modo, a passagem do parasito de um hospedeiro para outro é um processo complexo e envolve certos mecanismos, como: (1) maturidade para abandonar o hospedeiro; (2) vias de transporte ou deslocamento; (3) reconhecimento bioquímico dos novos hospedeiros; e (4) migração das formas infectantes fora ou dentro do próprio hospedeiro (Rey, 2010). Esse conjunto de ações ordenadas constitui o ciclo de vida ou ciclo biológico do parasito, e seu conhecimento contribui para a prevenção e o controle das doenças parasitárias. Há alguns organismos que necessitam de um só hospedeiro para completar seu ciclo biológico. Nesse caso, os ciclos são chamados monoxenos. Por outro lado, outros exibem um ciclo mais complexo e necessitam passar sucessiva e ordenadamente por dois ou mais hospedeiros, ciclo heteroxeno (Rey, 2010).

Ecologia parasitária, saúde pública e sociedade

Quando o parasito consegue colonizar o hospedeiro, este último é dito portador de uma infecção (Begon; Townsend; Harper, 2006). Apenas se a infecção ocasionar sintomas claramente nocivos ao hospedeiro é que se pode dizer estar diante de um quadro de doença parasitária. A manifestação da doença, portanto, depende de múltiplos fatores além da presença do parasito, como o desequilíbrio entre a relação parasito-hospedeiro. Assim, os princípios que regem as relações entre parasitos, hospedeiros e ambiente são os mesmos a ordenar as relações de todos os seres vivos.

De maneira geral, a frequência de distribuição dos parasitos dentro dos hospedeiros segue três padrões básicos: regular, aleatório e agregado (Figura 15.5). O padrão regular refere-se a uma frequência

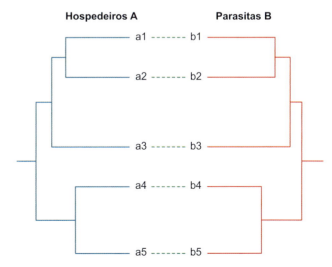

FIGURA 15.4 Representação esquemática hipotética das árvores filogenéticas de espécies de hospedeiros (hospedeiros A) e seus parasitos (parasitas B). As *linhas tracejadas em verde* representam a associação entre as espécies de A (a1 a a5) e B (b1 a b5). Ilustração: Lúcia Meirelles Lobão (FADIP) e Simone Jaqueline Cardoso (UFJF).

Regular	Aleatório	Agregado
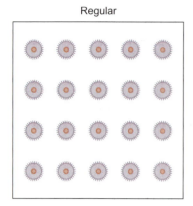	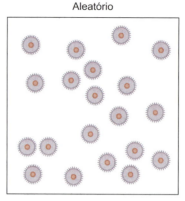	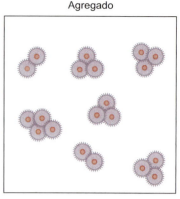

FIGURA 15.5 Representação esquemática dos padrões básicos de distribuição de parasitos dentro dos hospedeiros: regular, aleatório e agregado. Adaptada de Rey, 2010.

ordenada. Geralmente, ocorre quando os recursos são distribuídos regularmente. O padrão aleatório seria o oposto do tipo de distribuição regular. Nele, os recursos estão distribuídos ao acaso, de maneira irregular. O padrão de distribuição agregada diz respeito à formação de pequenos aglomerados de indivíduos. Em geral, ocorre quando os hospedeiros apresentam dispersão limitada. Assim, o tipo de dispersão irá depender do ciclo biológico do parasito, da disponibilidade de hospedeiro e do conjunto de fatores que possibilitam o surgimento da relação parasito-hospedeiro. A transmissão e a manutenção do parasitismo são resultantes do processo integrativo entre o agente, o meio ambiente e o hospedeiro suscetível (Rey, 2010).

No caso das doenças parasitárias, a transmissão do parasito pode ocorrer de modo direto, com propagação de pessoa a pessoa, ou por meio de veículo ou vetor, com propagação realizada por fontes como água, ar, alimento e outros seres vivos. Ao atingir o hospedeiro suscetível, o agente patogênico ainda deve ser capaz de vencer as barreiras naturais (sistema imunológico) de seu hospedeiro. Apesar de toda a complexidade, a relação de parasitismo ainda é protagonista de muitas doenças que assustam a humanidade.

Como mencionado, os princípios que regem as relações entre parasitos, hospedeiros e ambiente são os mesmos a ordenar as relações de todos os seres vivos. Todavia, no parasitismo, a diferença salutar é os hábitats serem organismos vivos. Um hábitat vivo é capaz de crescer, responder à presença do parasito e consegue adaptar-se. Geralmente, mostra-se móvel e capaz de afetar a dispersão (transmissão) do parasito entre hospedeiros (Begon; Townsend; Harper, 2006).

Considerações finais

A ecologia é o estudo científico das interações que determinam a distribuição, a abundância e relação entre os organismos. A manutenção da vida na Terra, como em qualquer sistema biológico, depende direta e indiretamente das interações entre os seres vivos. Assim, o conhecimento integrado sobre a ecologia das interações parasitárias entre as mais variadas espécies é imprescindível para uma adequada atuação dos profissionais envolvidos na área da saúde.

Referências bibliográficas

Begon M, Townsend CR, Harper JF. Species interactions. In: Begon M, Colin R. Townsend, Harper JF. Ecology form individuals and ecosystems. Oxford: Blackwell Publishing, 2006.

FAO/WHO. Food and Agriculture Organization of the United Nations/ World Health Organization. Multicriteria-based ranking for risk management of food-borne parasites. Microbiological Risk Assessment Series; 2014; p.302. Disponível em: https://apps.who.int/iris/bitstream/handle/10665/112672/9789241564700_eng.pdf?sequence=1&isAllowed=y. Acesso em: 23 de março de 2019.

Ferreira LF, Chieffi PP, Araujo A. Parasitismo não é doença parasitária. Norte Ciênc 2012;3(1):200-21.

Goater TT, Goater CP, Esch GW. Parasite population ecology. In: Goater TT, Goater CP, Esch GW. Parasitism. The diversity and ecology of animal parasites. New York: Cambridge University Press; 2014.

Krebs CJ. Ecology: the experimental analysis of distribution and abundance. 6. ed. San Francisco: Pearson/Benjamin Cummings; 2008.

Lewinsohn TM, Jorge LR, Prado PI. Biodiversidade e interações entre insetos herbívoros e plantas. In: Del-Claro K, Torezan, Silingardi HM. Ecologia das interações plantas-animais: uma abordagem ecológico-evolutiva. 1. ed. Rio de Janeiro: Technical Books; 2011.

Mayr E. What evolution is. London: Phoenix; 2001.

Melo AL, Linardi PM, Vitor RWA. Parasitologia humana. 11. ed. Rio de Janeiro: Atheneu; 2005.

Neves DP. Esquistossomose mansoni. In: Neves DP. Parasitologia dinâmica. 3. ed. Rio de Janeiro: Atheneu; 2009.

Neves DP. Relação parasito-hospedeiro. In: Melo AL, Linard PM, Vitor RWA. Parasitologia humana. 11. ed. Rio de Janeiro: 5. ed. Atheneu; 2005.

Odum EP. Ecologia. Rio de Janeiro: Guanabara Koogan; 1988.

Odum EP, Barrett GW. Fundamentos de ecologia. São Paulo: Cengage Learning; 2015.

Poulin R. Evolutionary ecology of parasites. 2. ed. Princeton University Press; 2006.

Rey L. Parasitos, o ambiente e o homem. In: Rey L. Bases da parasitologia médica. 3. ed. Rio de Janeiro: Guanabara Koogan, 2010.

Ricklefs RE. A economia da natureza. 5. ed. Rio de Janeiro: Guanabara Koogan; 2003.

Ricklefs RE. As interações entre as espécies. In: Ricklefs RE. A economia da natureza. 6. ed. Rio de Janeiro: Guanabara Koogan, 2010.

Townsend CR, Begon M, Harper JL. Fundamentos em ecologia. 3. ed. Rio de Janeiro: Artmed; 2010.

CAPÍTULO 16

Nanotecnologia e Enfermidades Parasitárias

Júnea Pinto Fontes • Pollyanna Álvaro Ferreira Spósito • Vanessa Carla Furtado Mosqueira • Rodrigo Siqueira-Batista

Introdução

"There is plenty of room down there – an invitation for a new field of Physics" (Richard Feynman)[1]

As enfermidades parasitárias têm sido abordadas – no que diz respeito ao diagnóstico, ao tratamento e à prevenção – por meio de métodos desenvolvidos há várias décadas. Em termos terapêuticos, tais estratégias e regimes resultaram em muitos casos de alta toxicidade, pouca eficácia para os pacientes e limitações para o uso em massa, como a resistência dos parasitos aos medicamentos (Abamor et al., 2017; Islan et al., 2017).

A nanotecnologia aplicada à saúde surge nesse cenário, de maneira promissora e revolucionária, fornecendo ferramentas para a otimização dos protocolos de tratamento existentes, com o uso de partículas de tamanho nanométrico para o carreamento de fármacos, visando melhorar as propriedades farmacocinéticas e farmacodinâmicas (Akbari; Oryan; Hatam, 2017; Ali et al., 2014; Kumar et al., 2017). Entretanto, a nanotecnologia tem sido aplicada e desenvolvida rapidamente em áreas da medicina, mas de maneira prioritária nas doenças que ameaçam mais diretamente a vida, como o câncer e a AIDS (síndrome da imunodeficiência adquirida). As enfermidades parasitárias têm sido negligenciadas em termos de pesquisa e aplicação, diante de suas altas prevalências nos países em desenvolvimento, da pouca visibilidade e da falta de prioridade em termos das políticas públicas. Desde essa perspectiva, não oferecem um mercado de medicamentos lucrativo para as indústrias (Ali et al., 2014; Zahir et al., 2015).

Para a abordagem dessa "lacuna", a Organização Mundial da Saúde (OMS) mantém um programa especial para pesquisa e treinamento em doenças tropicais. Nele, as enfermidades são classificadas em doenças que afetam principalmente países em desenvolvimento (DoPs) e doenças tropicais negligenciadas (NTD – do inglês, *neglected tropical diseases*). O primeiro grupo, DoPs, recebe atenção e investimentos consideráveis (cerca de 70%) para pesquisa e descoberta de meios para tratamento e erradicação. Tal grupo é composto por tuberculose, HIV/AIDS e malária – esta última é a única doença parasitária do grupo. O segundo grupo, NTD, é composto por díspares doenças, incluindo-se as demais enfermidades parasitárias, que afetam populações vulneráveis de países com poucos recursos. Elas recebem poucos investimentos, sendo praticamente ignoradas pelos financiadores da pesquisa farmacêutica mundial, apesar de passíveis de controle e eliminação (Islan et al., 2017) e de serem a segunda principal causa de mortalidade nos países menos favorecidos (Zahir et al., 2015).

O relatório de 2017 da OMS relata melhora significativa do tratamento das NTDs, decorrente de parcerias firmadas a partir de 2007 e intensificadas desde 2012. Elas permitiram o fornecimento de medicamentos, recursos, educação e gestão e educação de pessoas. Dentre as enfermidades parasitárias cujo foco é a interrupção da transmissão ou a eliminação até 2022, estão: doença de Chagas, teníase e cisticercose humanas, filariose linfática, oncocercose ("cegueira dos rios") e esquistossomoses. Com o objetivo de prevenção, controle e redução da incidência, estão as seguintes doenças parasitárias: equinococose, fasciolíase, leishmanioses e geo-helmintíases (vermes intestinais) (OMS, 2017). Apesar de tais resultados favoráveis no tratamento das NTDs, o investimento em pesquisa para o desenvolvimento de novos medicamentos, métodos diagnósticos e técnicas de prevenção, associados ou não à nanotecnologia, nos setores públicos e privado destinados às doenças parasitárias, com poucas exceções, tem sido raro nos últimos anos no Brasil e no mundo (Islan et al., 2017; Marques et al., 2017).

Mesmo com o cenário de pesquisa desfavorável, resultados promissores têm sido obtidos com o uso da nanotecnologia nas parasitoses. Com base nessas preliminares considerações, o objetivo deste capítulo é evidenciar tais contribuições, desvelando o potencial dessa tecnologia para o controle e a eventual erradicação das moléstias parasitárias.

Nanotecnologia | Conceitos

A nanotecnologia é a engenharia de desenvolvimento de sistemas funcionais em nível molecular, a uma escala de 0,1 a 100 nm (Ali et al., 2014). Alencar (2008, p. 9) destaca que "a nanotecnologia é um termo genérico para um conjunto de tecnologias, técnicas e processos para a preparação, caracterização, manipulação e controle de átomos ou moléculas para construir novos materiais em escala de nanômetros, com novas propriedades inerentes as suas dimensões". Não representa um campo único, mas sim um domínio interdisciplinar, articulando biologia, engenharia, física e química (Gordon, 2007; Siqueira-Batista et al., 2010).

Ao manipularem-se materiais nanométricos – os nanomateriais –, suas propriedades são modificadas, tornando-se muito diferentes de seus equivalentes em escala macroscópica. A explicação para essa mudança baseia-se nas modificações no comportamento físico-químico, com grande aumento da relação superfície-volume de materiais e dispositivos, e nos efeitos mecânicos quânticos nas propriedades catalíticas típicas de partículas metálicas, que se tornam significativamente diferentes em tal escala (Bayford et al., 2017; Sweeney, 2015).

Amplamente utilizada na fabricação de materiais de robótica, de corantes e de microeletrônica, entre outros, a nanotecnologia convergiu gradativamente com a biologia moderna e a medicina, criando um novo domínio definido como nanobiotecnologia. O crescente interesse pelas aplicações médicas da nanobiotecnologia configurou aquilo que se convencionou chamar de *nanomedicina* (Bamburowicz-Klimkowska et al., 2019; Sweeney, 2015).

A nanomedicina consiste em um ramo de conhecimento e de tecnologia aplicado à pesquisa de fármacos, equipamentos e materiais de diagnóstico, análise e terapia médica, embasado na teoria de que, quando um material é manipulado em nível nanométrico, ele se mostra tipicamente comparável em escala às estruturas biológicas. Tanto as moléculas do sistema biológico interagem em nível celular quanto os nanomateriais podem ser projetados para modular ou alterar os processos biológicos celulares (Bayford et al., 2017; Kulshrestha; Khan, 2018; Sweeney, 2015). O principal objetivo da nanomedicina é a área de pesquisa e desenvolvimento de medicamentos com novas propriedades, modificando e potencializando o mecanismo de entrega deles a seus respectivos alvos, além de promover melhor eficácia, com consequente aprimoramento da saúde humana (Londono, 2015; Sweeney, 2015).

---

[1] "Há muito espaço lá embaixo – um convite para um novo campo da Física". Esse é o título da palestra de Richard Feynman, considerada por muitos autores a reflexão precursora do campo da nanotecnologia. Com efeito, a epígrafe é uma singela homenagem ao genial – e visionário – físico estadunidense.

Em geral, os nanomateriais podem atuar de maneira direta em um microrganismo ou como transportadores ou sistemas de entrega (nanoDDSs, nanovetores, *nanocarrier*). Os nanocarreadores de fármacos têm despertado bastante interesse nos últimos anos, em especial porque apresentam grande potencial de liberação controlada de fármacos em sítios de ações específicas. Entre as vantagens que podem oferecer, destacam-se: (1) evitar a degradação extracelular, principalmente no sistema digestório, por meio do encapsulamento da molécula ativa; (2) direcionar seletivamente o ativo ao alvo específico, otimizando a quantidade de fármaco entregue e garantindo sua estabilidade; (3) diminuir a frequência e a dosagem do fármaco, obtida como consequência do item anterior, reduzindo a perda do ativo durante o transporte até o alvo; (4) diminuir a toxicidade do fármaco administrado; (5) prevenir, reduzir ou retardar o aparecimento da resistência medicamentosa; (6) manter as concentrações terapêuticas plasmáticas e o tempo de circulação sanguíneo para aumentar as concentrações no tecido-alvo da ação, liberando-o de modo controlado e favorecendo o aumento da biodisponibilidade (Assolini et al., 2017; Gutiérrez et al., 2016; Hsu et al., 2019; Omwoyo et al., 2014).

Dependendo da natureza e do método de preparação, os fármacos podem ser adsorvidos na superfície das nanopartículas ou fixados no interior da matriz ou das vesículas (Jain; Sood; Gowthamarajan, 2014). Dessa maneira, as nanopartículas possibilitam melhor direcionamento do fármaco dentro do organismo, podendo ser encaminhado para diferentes regiões somáticas e utilizado para o tratamento de doenças complexas (Ali et al., 2014).

Os sistemas de entrega de fármacos nanométricos (*nano drug delivery systems*), também denominados *nanocarriers, nanovectors*, apresentam dimensões entre 10 e 1.000 nm e diferem entre si de acordo com a composição e a organização estrutural (Couvreur et al., 2002). Diferentes tipos de organização estrutural dos nanocarreadores podem ser encontrados, de acordo com o tipo da molécula ativa a ser encapsulada e a adequação para diferentes vias de administração. Além disso, o *design* dos nanocarreadores é realizado em função do alvo celular e mesmo intracelular específico para diferentes combinações de fármacos e de acordo com a solubilidade das diferentes moléculas a serem encapsuladas (Fernández-Busquets, 2014; Marques et al., 2017). Entre os diversos sistemas nanoestruturados, destacam-se os lipossomas,

as nanocápsulas, as nanoesferas, as nanoemulsões, as nanopartículas magnéticas e, mais recentemente, os sistemas de liberação de fármacos autoemulsionáveis (SEDDS) (Boyd et al., 2008; Bonacucina et al., 2009; Mishra et al., 2010; Dünnhaupt et al., 2015). Os principais tipos de nanopartículas são descritos a seguir.

Lipossomas

Os lipossomas (Figura 16.1A) são estruturas com tamanho menor que o micrômetro (< 20 nm a 800 nm) – vesículas com interior aquoso compostas por uma ou mais camadas lipídicas, denominadas lamelas. Formam um efetivo sistema de entrega de fármacos por meio do encapsulamento de moléculas hidrofílicas (solúveis em água), hidrofóbicas (pouco solúveis em água) ou mesmo anfifílicas. Por isso, os lipossomas são considerados extremamente versáteis em sua capacidade de encapsulamento. Eles alteram a velocidade de liberação, evitam ou retardam a degradação no organismo e modificam significativamente a biodistribuição dos fármacos nos tecidos (Aditya et al., 2013; Gutierrez et al., 2016; Jain; Sood; Gowthamarajan, 2014; Pimentel et al., 2007; Want; Yadav; Afrin, 2016).

Nanopartículas lipídicas sólidas

As nanopartículas lipídicas sólidas (NLS) são sistemas coloidais (Figura 16.1B) formados por nanopartículas de forma esférica (100 a 1.000 nm) mais estáveis que os lipossomas, devido a seu núcleo lipídico rígido hidrofóbico e sólido (à temperatura ambiente e corporal), rodeado por uma monocamada de fosfolípidios. São estabilizadas por um ou mais tensioativos e têm a capacidade de solubilizar compostos lipofílicos e hidrofílicos. Evitam a degradação fotoquímica ou oxidativa do fármaco e promovem a liberação controlada do fármaco encapsulado. São de fácil fabricação, de baixo custo e estáveis (Jain; Sood; Gowthamarajan, 2014; Want; Yadav; Afrin, 2016).

Carreador lipídico nanoestruturado (CLN)

Trata-se de uma composição binária de lipídios sólidos biocompatíveis e lipídios líquidos (óleo) em proporções adequadas (Figura 16.1C), que permanecem semissólidos à temperatura corporal. Os CLN surgiram

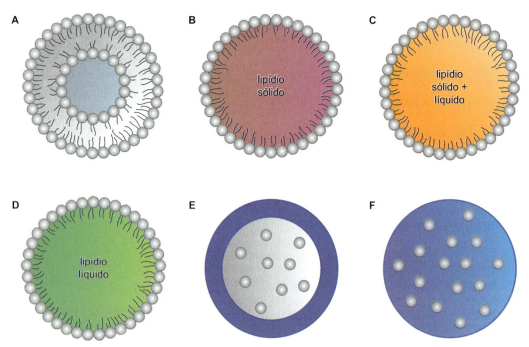

FIGURA 16.1 Desenho esquemático dos sistemas nanoestruturados: lipossoma (**A**); nanopartícula lipídica sólida (**B**); carreador lipídico nanoestruturado (**C**); nanoemulsão (**D**); nanocápsula (**E**) e nanoesfera (**F**). Adaptada de Schaffazick; Guterres, 2003; Wang et al., 2013a; Pohlmann; Lemos-Senna, 2015.

para ultrapassar as limitações das NLS, que contêm somente lipídios sólidos à temperatura ambiente e apresentam menor capacidade de carreamento de moléculas e menor estabilidade. Os CLN têm capacidade de maior carga e menor propensão à expulsão de substância ativa da matriz lipídica durante o armazenamento. Diferentes estruturas podem ser obtidas de acordo com sua composição de lipídios e método de preparo (Jain; Sood; Gowthamarajan, 2014).

Niossomos

São novos sistemas de entrega estruturalmente muito semelhantes aos lipossomos, mas compostos inteiramente por tensioativos não iônicos sintéticos que formam bicamadas poliméricas artificiais. Foram desenvolvidos com o objetivo de superar as restrições dos lipossomas e aumentar a estabilidade em diferentes meios biológicos (Osanloo et al., 2018; Want; Yadav; Afrin, 2016).

Micro/nanoemulsões

As microemulsões (ME) (Figura 16.1D) são, por definição, termodinamicamente estáveis e com tamanho de partícula menor que 100 nm, pouco estáveis à diluição, contendo altos teores de surfactantes e cossurfactantes (Aditya et al., 2013). As nanoemulsões (NE) são, por sua vez, termodinamicamente instáveis e sujeitas às instabilidades coloidais, pois apresentam diâmetro de glóbulos maiores. Por outro lado, são bem mais estáveis à diluição e contêm menores teores de surfactantes, o que reduz significativamente a toxicidade para as células e os tecidos. No entanto, as nanoemulsões podem ter uma elevada estabilidade cinética (Müllertz et al., 2010).

Nanopartículas poliméricas

O termo "nanopartícula" inclui as nanocápsulas e as nanoesferas poliméricas (Figura 16.1E e F), as quais diferem entre si segundo a composição e a organização estrutural. As nanocápsulas são sistemas coloidais vesiculares constituídas por um invólucro ou uma parede polimérica, disposta ao redor de um núcleo geralmente oleoso sólido ou gelificado, podendo o fármaco estar dissolvido ou aprisionado neste núcleo e/ou adsorvido à parede polimérica. As nanocápsulas são utilizadas para a vetorização de fármacos hidrofóbicos, incorporados na cavidade interna oleosa em altos teores. Por outro lado, as nanoesferas, que não apresentam óleo em sua composição, são formadas por matriz polimérica única, na qual o fármaco pode estar retido fisicamente ou dissolvido (Legrand et al., 1999; Santos et al., 2005; Schaffazick; Guterres, 2003). As nanoesferas acomodam as moléculas ativas na própria matriz polimérica, e a forma desta dispersão determina, em grande parte, a velocidade de liberação para o meio externo ou biológico (Assolini et al., 2017).

A forma de liberação do fármaco varia conforme a estrutura química do polímero. Nas nanocápsulas, a liberação pode ser desencadeada por mudanças estruturais, como o rompimento da parede polimérica ou sua degradação. Nas nanoesferas, o mecanismo de liberação envolve a difusão do bioativo entre o polímero e o meio externo, que pode ocorrer de acordo com a velocidade de degradação do polímero ou pelo intumescimento da matriz, quando o material tem maior hidrofilia ou não é biodegradável. Tais características interferem diretamente na forma e na velocidade de liberação e *delivery* intracelular do fármaco (Gutierrez et al., 2016). As nanopartículas apresentam um grande potencial como sistema nanométrico de entrega de bioativos, por sua capacidade de variação nas propriedades de superfície, carreamento de diferentes tipos de moléculas para administração sistêmica ou localizada, oral ou parenteral, maior estabilidade físico-química e menores custos de matéria-prima e de processo – fatores que efetivamente aumentam as chances de aplicação e comercialização (Aditya et al., 2013; Akbari; Oryan; Hatam, 2017; Asthana et al., 2013). Os polímeros envolvidos no preparo das nanopartículas podem ser alfa-hidroxiácidos sintéticos (poliésteres), como o ácido polilático-coglicólico (PLGA), poliéteres diversos, como o polietilenoglicol (PEG), ou ainda polímeros naturais como o alginato, a quitosana, o amido e os derivados da celulose (Assolini et al., 2017).

Dendrímeros

Os dendrímeros são estruturas particulares macromoleculares em 3D, altamente ramificadas. São constituídos de um núcleo, a partir do qual várias gerações de monômeros vão sendo adicionados, formando camadas interiores repetidas, alinhadas e unidas por meio do núcleo interior. Muitas vezes, apresentam um arcabouço esférico, que se assemelha à copa de uma árvore. Sua superfície ramificada aumenta a capacidade de carregar fármacos em quantidades mais elevadas e previsíveis, proporcionando maior controle da liberação da molécula ativa associada ao dendrímero (Aditya et al., 2013; Gutierrez et al., 2016; Choi; Han, 2018).

Nanossuspensão

A nanossuspensão é um sistema de entrega coloidal sem matriz, em que o fármaco está suspenso em dispersão e o cristal ou o agregado amorfo do fármacos estão estabilizados por meio de surfactantes. As nanossuspensões alteram a absorção dos fármacos aumentando a biodisponibilidade. São geralmente adequados para fármacos pouco solúveis em água (Want; Yadav; Afrin, 2016; Choi; Han, 2018).

Pontos quânticos

São nanopartículas (entre 2 e 10 nm) semicondutoras fluorescentes conhecidas como *quantum dots*. Apresentam fotoestabilidade e espectros de emissão que possibilitam seu uso para o estudo de processos intracelulares no nível molecular, imagem celular, segmentação de tumores, sistemas de entrega e desenvolvimento de métodos de diagnósticos (Teleanu et al., 2019). Biomoléculas ou polímeros podem ser associados para obter propriedades específicas, a fim de minimizar seus efeitos tóxicos. Os *quantum dots* são formados, em sua maioria, por metais, os quais mostram citotoxicidade. Assim, pode ocorrer liberação de substâncias, íons tóxicos, como o cádmio e o selênio em alguns casos (Aditya et al., 2013; Cancino et al., 2014).

Nanotubos de carbono

Os nanotubos de carbono apresentam composição orgânica ou inorgânica e constituem uma automontagem de folhas de átomos de carbono dispostos em tubos, em estruturas contendo uma ou mais paredes concêntricas. Têm superfícies internas e externas que podem ser funcionalizadas por diferentes tipos de reações químicas (Want; Yadav; Afrin, 2016). Os nanotubos têm sido intensamente empregados e estudados por suas aplicações muito variadas. Entretanto, estudos toxicológicos recentes evidenciam alta toxicidade para o emprego em terapia (Rahman et al., 2017; Wang et al., 2013b; Zhang et al., 2014).

Nanopartículas metálicas

As nanopartículas metálicas são constituídas de agregados nanométricos bem definidos dos metais nobres, cujas propriedades inerentes promovem maior área de superfície. O metal escolhido e suas condições de preparo e redução definem o tamanho e a forma da nanopartícula (Gutierrez et al., 2016). As nanopartículas metálicas mais comuns são as de prata, que apresentam atividade antimicrobiana e anti-inflamatória, formando conjugados com anticorpos.

Sistemas lipídicos autoemulsionáveis

Os *self-emulsifying drug delivery systems* (SEDDS) são sistemas utilizados para aumentar a biodisponibilidade de fármacos pouco solúveis. Estes são misturas isotrópicas anidras contendo óleo, surfactante e fármaco que, ao entrarem em contato com a fase aquosa, se emulsionam espontaneamente em condições de suave agitação, formando emulsões finas do tipo óleo e água. No organismo, a agitação necessária para a formação das emulsões é fornecida por motilidade do sistema digestório (Spósito et al., 2017; Pouton; Porter, 2008; Date et al., 2010). A terminologia em torno dos sistemas autoemulsionáveis depende do sistema formado após emulsificação, sendo chamados tanto de sistemas automicroemulsionáveis (SMEDDS) como de sistemas autonanoemulsionáveis (SNEDDS). Isso ocorre pelo fato de os SMEDDS e os SNEDDS formarem emulsões com tamanho da gotícula submicrométrica relacionada com as microemulsões e nanoemulsões, respectivamente (Müllertz et al., 2010).

Nanotecnologia e o diagnóstico das parasitoses

A microscopia convencional ainda é o padrão-ouro para o diagnóstico da maioria das infecções parasitárias (ver Capítulo 5, *Métodos de Diagnóstico Parasitológico nas Enfermidades por Protozoários e Helmintos*). Entretanto, depende de instalações, pessoal treinado e experiente, além de apresentar limitações em termos de sensibilidade e especificidade. Outro ponto importante no diagnóstico das parasitoses é a predominância dessas doenças em locais de baixa renda, o que cria a necessidade do desenvolvimento de: (1) dispositivos acessíveis de baixo custo; (2) sensíveis (a rigor, acima de 98%) com alta especificidade (não abaixo de 95%); e (3) portáteis e de alto rendimento, que possibilitem o diagnóstico precoce e em massa nos chamados pontos de atendimento. Tais características podem ser desenvolvidas e alcançadas por meio do emprego da nanotecnologia aos métodos de diagnóstico, pelo uso das nanopartículas (Lukianova-Hleb et al., 2015; Sánchez-Ovejero et al., 2016). Os estudos no campo da proteômica – área da biotecnologia que estuda as proteínas e suas isoformas contidas em diferentes tipos de amostra – são promissores e possibilitam a identificação das alterações nos perfis proteicos no indivíduo infectado e naquele não infectado. Isso leva à compreensão da patogênese e da resposta imunológica das doenças e, principalmente, à identificação de possíveis biomarcadores de proteínas que proporcionem o diagnóstico precoce e o prognóstico da doença (Sánchez-Ovejero et al., 2016). A nanotecnologia associada à proteômica – nanoproteômica – pode minimizar problemas como a complexidade das proteínas e suas modificações no metabolismo (Rosa; Rocha; Furlan, 2007). Os *microarrays*, dispositivos que avaliam a expressão de milhares de genes em diferentes tecidos, em organismos humanos e vegetais, e em diferentes ambientes, podem utilizar matrizes em tamanho nanométrico (Rosa; Rocha; Furlan, 2007). Isso possibilita o aumento do nível de multiplexação (transmissão simultânea de múltiplos sinais) e o estudo de diferentes parâmetros e de milhares de proteínas ao mesmo tempo, o que oferece um alto rendimento (Sánchez-Ovejero et al., 2016).

Os biossensores e as plataformas de detecção de agentes patogênicos desenvolvidos a partir das abordagens envolvendo proteômica e nanotecnologia têm potencial para unir qualidade dos dados a ultrassensibilidade e custo-efetividade superior. Tal fato impacta positivamente os programas de controle sustentável existentes contra doenças parasitárias, especialmente em países subdesenvolvidos (Sánchez-Ovejero et al., 2016).

Infelizmente, tal abordagem ainda é mais promissora do que realista, sendo poucas as pesquisas sobre a temática. A seguir, serão apresentados alguns estudos sobre o diagnóstico específico a cada tipo de parasitose.

Malária

Os métodos diagnósticos para a malária (ver Capítulo 28, *Malária*), fundamentados principalmente no uso de biomarcadores e nanotecnologia, têm sido desenvolvidos. *Aptamers* (oligonucleótidos de cadeia simples) de DNA foram usados para o reconhecimento de um biomarcador da malária, a lactato desidrogenase de *Plasmodium falciparum* (Godonoga et al., 2016).

Hemben, Ashley e Tothill (2017) desenvolveram um biossensor com base em nanopartículas de ouro para detecção de um biomarcador do *P. falciparum* (proteína 2 rica em histidina). Esse sensor demonstrou alta sensibilidade e rapidez, além de ser portátil e de baixo custo, o que possibilita sua aplicação em campo e em países com recursos limitados. Recentemente, desenvolveu-se um método para a detecção da hemozoína, um pigmento malárico presente em todos os tipos de parasitos e estágios da doença. Trata-se de um dispositivo de diagnóstico não invasivo e rápido (20 segundos) que utiliza excitação óptica transdérmica e detecção acústica por meio de *nanobubbles* de vapor, aplicável em humanos e no vetor da malária (mosquitos do gênero *Anopheles*). Este método é portátil, de baixo custo e de fácil aplicação em larga escala. Novos estudos estão sendo desenvolvidos para o aumento da sensibilidade do dispositivo, o que possibilita o diagnóstico da malária em pacientes assintomáticos ou com baixa parasitemia (Lukianova-Hleb et al., 2015).

Leishmanioses

A combinação da sequência de ácido nucleico amplificado com nanobastões (*nanorods*) de ouro foi utilizado em um teste colorimétrico para o diagnóstico das leishmanioses (ver Capítulo 26, *Leishmaniose Tegumentar*, e Capítulo 27, *Leishmaniose Visceral [e Calazar-Símile]*), com base no rRNA, apresentando 100% de sensibilidade e 80% de especificidade e vantagens sobre outros ensaios moleculares. Tais resultados sugerem que seu potencial possa ser expandido para a detecção de outros tipos de microrganismos (Niazi et al., 2013).

Nanopartículas de ouro (NPAu) foram utilizadas para diagnosticar *Leishmania* spp., por meio do DNA, em amostras clínicas de controle positivo e negativo, e sangue de cães infectados com *Leishmania* canina. Na ausência de DNA complementar, as sondas NPAu mudavam da cor vermelha para roxo e, na presença de DNA-alvo, a cor da solução permanecia vermelha. As sondas foram detectadas por observação visual. O teste apresentou alta sensibilidade e especificidade, tornando-se uma solução para o diagnóstico prático e rápido da existência do parasito no sangue (Andreadou et al., 2014).

Tripanossomíase americana (doença de Chagas)

O diagnóstico convencional da doença de Chagas (ver Capítulo 34, *Tripanossomíase Americana/Doença de Chagas*) varia conforme a fase da infecção, podendo ser parasitológico ou sorológico, o que restringe sua portabilidade para regiões remotas. Os estudos que envolvem a nanotecnologia no diagnóstico da doença de Chagas são escassos e inconclusivos (Morilla; Romero, 2015).

O nanodispositivo em fase mais avançada de testes de validação é uma plataforma de imunossensibilidade eletroquímica chamada Nanopoc®, desenvolvida por uma parceria entre o Instituto Nacional de Tecnologia Industrial e a Universidade Nacional de San Martín, Buenos Aires, na Argentina. Seus resultados têm mostrado maior eficiência e maior rapidez para o diagnóstico da tripanossomíase americana em comparação com o teste ELISA comercial. O sistema é composto por quatro proteínas recombinantes (PVS/NPAg/SiPy + Cl) imobilizadas em sílica revestida com nanopartículas (NP) superparamagnéticas de óxido de ferro. São nanopartículas funcionalizadas. As NP são atraídas para o eletrodo por meio de um campo magnético (Morilla; Romero, 2015).

Recentemente, um sistema microfluídico modificado por eletrodeposição de nanopartículas de ouro sobre um eletrodo de carbono, funcionalizadas com proteínas de epimastigotas de *Trypanosoma cruzi*, foi aplicado com sucesso para a determinação quantitativa de anticorpos IgG específicos existentes em amostras de soro de pacientes com a doença de Chagas (Erdmann et al., 2013). Entretanto, Morilla e Romero (2015) chamaram a atenção para a limitação de tal estudo, pois os materiais testados foram muito reduzidos (20 amostras sorológicas positivas e cinco negativas).

Toxoplasmose

Os testes de diagnóstico da toxoplasmose (ver Capítulo 32, *Toxoplasmose*) são realizados usualmente por detecção de anticorpos do hospedeiro ou por isolamento de parasitos. Sem embargo, são ensaios que apresentam menos sensibilidade e especificidade. O método mais utilizado atualmente é a detecção de imunoglobulinas IgG, IgM, IgA e IgE específicos para o antígeno do *T. gondii*. Hegazy et al. (2015) realizaram um imunoensaio para a detecção de antígenos de superfície de *T. gondii*, utilizando nanopartículas magnéticas revestidas com anticorpos policlonais IgG, os *immunomagnetic-bead* ELISA (IMB-ELISA). Os resultados evidenciaram sensibilidade (98%) e especificidade (96,4%) com relação ao teste ELISA sanduíche (sensibilidade de 92% e especificidade de 92,7%). As nanopartículas de ouro têm sido utilizadas para o desenvolvimento de testes diagnósticos para *T. gondii*. De fato, Jiang et al. (2013) construíram e testaram, com resposta positiva para detecção de IgM anti-*T. gondii*, um imunossensor eletroquímico, utilizando nanopartículas magnéticas de ouro (Au-Fe3O4) associadas a folhas de grafeno. Observaram-se boa seletividade, estabilidade e reprodutibilidade. Além disso, o uso do Au-Fe3O4 demonstrou ser um método simples e sem prejuízo químico na regeneração.

Li et al. (2015) utilizaram um teste de imunocromatografia de fluxo lateral (IAFL) com base em nanopartículas de ouro com ácido polimetacrílico modificado (PMMA), para detecção de IgM específica para TORCHS (toxoplasmose, rubéola, citomegalovírus, sífilis, infecção pelo vírus herpes simples e outras infecções neonatais). A IAFL, conjugada com IgM anti-humano, rendeu 100% de sensibilidade e especificidade, demonstrando o potencial para seu uso em outras doenças infecciosas e autoimunes. Yang et al. (2009) desenvolveram um teste rápido para TORCHS, por meio de *microarray* contendo os cinco antígenos. Foram usados pontos quânticos de telureto de cádmio (CdTe) para rotular o anticorpo secundário. O teste foi aplicado a 100 amostras sorológicas de pacientes ambulatoriais escolhidos aleatoriamente. Obtiveram-se sensibilidade e especificidade superiores a 85%, com taxas semelhantes ao teste padrão-ouro, ELISA. Além disso, os *microarrays* demonstraram vantagens com relação ao tempo de detecção, estabilidade do sinal, custo e operação.

Os nanomateriais também podem ser utilizados para detecção do DNA-alvo, seja por meio do uso de nanopartículas de níquel de 20 nm (Xu et al., 2013), seja através de pontos quânticos sintetizados com nanopartículas magnéticas de Fe3O4 (Xu et al., 2011), biossensores com nanopartículas magnéticas fluorescentes de CdTe/Fe3O4 (He et al., 2015) ou utilizando sondas de detecção fundamentadas no mecanismo de transferência de energia por ressonância de fluorescência e pontos quânticos de nanopartículas de CdTe/Ni multifuncionais e magnético-fluorescentes (Miao et al., 2011).

Cisticercose/neurocisticercose

Para o diagnóstico da cisticercose humana (ver Capítulo 46, *Cisticercose*), especialmente do acometimento neural, necessita-se atualmente da imagem do sistema nervoso central e da avaliação de fluidos biológicos (p. ex., liquor) para a confirmação e a determinação do tipo da doença. Um diagnóstico sorológico rápido que identifique anticorpos específicos é considerado muito útil, pois possibilita estimar a carga (soroprevalência) em grupos populacionais suscetíveis (Corstjens et al., 2014).

Hoje em dia, o teste sorológico padrão de referência é a imunoeletrotransferência de enzimas (EITB, *enzyme-linked immunoelectrotransfer blot*, um ensaio desenvolvido pelo Centers for Disease Control and Prevention – CDC). No entanto, ele tem como limitação sua pouca disponibilidade, devido ao tamanho do aparelho necessário para análise, o que dificulta seu transporte e seu acesso a áreas mais remotas (Corstjens et al., 2014). Na tentativa de superar este obstáculo, Corstjens et al. (2014) desenvolveram um teste de triagem do rT24H expresso em bactérias, como marcador para neurocisticercose, por meio do uso do fluxo lateral rápido e utilizando nanopartículas de fósforo em combinação com um analisador leve e portátil. Os resultados mostraram sensibilidade clínica de 96% e especificidade de 98% para a detecção de dois ou mais cistos cerebrais viáveis de neurocisticercose.

Nanotecnologia e o tratamento das enfermidades parasitárias

A resistência dos parasitos, a baixa efetividade e a alta toxicidade dos fármacos existentes disponíveis para o tratamento criam a necessidade urgente de investimentos em pesquisa e desenvolvimento de novas estratégias terapêuticas (ver Capítulo 9, *Tratamento Farmacológico das Enfermidades Parasitárias*). Em um primeiro momento, o enfoque deve ser dado a novas abordagens de entrega e liberação de fármacos, em oposição ao uso de novos fármacos, por ser, em princípio, uma estratégia menos dispendiosa (Marques et al., 2017; Urbán; Ranucci; Fernàndez-Busquets, 2015).

A nanotecnologia pode auxiliar por meio do desenvolvimento e do aprimoramento de sistemas de entrega, usando-se nanocarreadores de fármacos. Estes são de tecnologia nanomédica e podem (1) melhorar a eficácia e a taxa de liberação do fármaco (biodisponibilidade); (2) melhorar a solubilidade de compostos hidrofóbicos, otimizando sua absorção no sistema digestório; (3) diminuir a toxicidade do fármaco; (4) proporcionar a interação do sistema imunológico, através da facilitação da fagocitose pelos macrófagos; e (5) construir estruturas multifuncionais para a entrega de vários fármacos simultaneamente. As particularidades de cada doença e tipo de parasito e as restrições e limitações dos quimioterápicos disponíveis, bem como as características de cada nanoDDSs, devem ser levadas em consideração na escolha do melhor sistema de entrega (Ali et al., 2014; Assolini et al., 2017; Khalil et al., 2013).

Malária

A malária (ver Capítulo 28, *Malária*) é causada por protozoários do gênero *Plasmodium*, com destaque para as seguintes espécies: *Plasmodium falciparum*, *Plasmodium vivax*, *Plasmodium ovale*, *Plasmodium malarie* e *Plasmodium knowlesi* (Jain; Sood; Gowthamarajan, 2014; Gomes et al., 2016). A doença é transmitida ao homem por meio da picada de fêmeas do inseto do gênero *Anopheles*. O tratamento atual tem como fármacos principais a quinina, a cloroquina, a primaquina, o arteméter, o artesunato e a lumefantrina. Apesar da oferta de diferentes moléculas ativas, a terapia antimalárica encontra falhas, devido a múltiplos fatores: (1) o surgimento e a disseminação de cepas de *P. falciparum* resistentes à cloroquina, principal fármaco usado no tratamento da malária no mundo (Panneerselvam et al., 2016); (2) a falta de eficácia dos fármacos em todas as espécies de *Plasmodium* e seus efeitos adversos; (3) os efeitos tóxicos em altas concentrações e os efeitos subletais nas cepas de *Plasmodium* resistentes quando utilizadas em baixas doses para evitar efeitos colaterais, o que induz a baixa eficácia do tratamento (Pimentel et al., 2015; Urbán; Ranucci; Fernàndez-Busquets, 2015); (4) os esquemas de tratamento complexos, com associação de dois ou mais medicamentos; (5) falhas técnicas na realização das campanhas de combate à malária e ao inseto vetor; (6) poucos investimentos governamentais; e (7) a resistência dos vetores aos inseticidas disponíveis (Pimentel et al., 2015).

A nanotecnologia pode auxiliar em tal propósito, por meio de técnicas inovadoras que estão sendo desenvolvidas. Entretanto, existem obstáculos a serem superados. O fármaco necessita ser direcionado precisamente ao alvo, entrar na célula sem encontrar forte oposição, oferecer a quantidade letal adequada para o parasito e ser liberado de modo controlado na corrente sanguínea para permanecer durante um período de maneira a possibilitar a interação prolongada com glóbulos vermelhos infectados e membranas parasitárias sem provocar resistência (Aditya et al., 2013; Marques et al., 2017). Provavelmente, isso não será alcançado com um único tipo de nanopartícula, mas com um estudo comparativo entre diferentes tipos de nanocarreadores que possam atuar como um "cavalo de Troia" somente nos eritrócitos infectados (Pimentel et al., 2015; Urbán; Fernández-Busquets, 2014; Marques et al., 2017).

Com o aprimoramento da compreensão do parasito *Plasmodium* e do seu ciclo de vida e com as evoluções científicas e tecnológicas, novos alvos potenciais estão sendo identificados para o desenvolvimento de inovadores fármacos para o controle da malária (Pimentel et al., 2015). A compreensão das características (1) da membrana dos glóbulos vermelhos infectados, (2) da membrana vacuolar parasitófora, (3) da membrana plasmática do parasito e (4) de mitocôndrias, ácidos nucleicos e apicoplasto – organela recentemente descoberta e essencial para a sobrevivência do parasito – pode levar ao desenvolvimento de novos fármacos. O uso (1) de proteases envolvidas na replicação do parasito intraeritrócito, (2) das quinases dependentes de ciclinas que têm papel importante na multiplicação e no desenvolvimentos dos parasitos e (3) dos sistemas oxidativos é importante no estudo de novos alvos para o tratamento da malária (Jain; Sood; Gowthamarajan, 2014).

Embora intensamente estudados, os lipossomas, desenvolvidos para o tratamento da malária, não têm estabilidade no sistema digestório, são de alto custo de produção e carreiam baixas quantidades de fármacos. Tais fatores reduzem as chances de indicação deste tipo de nanocarreador para a terapêutica da malária em grande número de pacientes em países mais pobres.

Alguns autores observaram a dificuldade de fusão dos lipossomas contendo lipídios de bicamada saturados com os glóbulos vermelhos infectados pelo *Plasmodium*, contrariamente à fácil fusão dos lipossomas de bicamada fluida que apresentam dificuldade para a retenção do fármaco. Assim, em ambos os casos, observou-se a entrega de uma fração relativamente pequena do medicamento original. Isso reforça a necessidade de terapias combinadas com fármacos de estruturas diferentes, lipofílicos e hidrofílicos e outros tipos de nanocarreadores mais estáveis (Urbán; Fernàndez-Busquets, 2014; Marques et al., 2016). A adaptação de nanocarreadores tem sido estudada como alternativa (Marques et al., 2017). Protótipos de lipossomas carregados com heparina têm sido desenvolvidos para o direcionamento da entrega de medicamentos antimaláricos aos glóbulos vermelhos infectados com *Plasmodium*. Os estudos baseiam-se na biocompatibilidade das formulações lipídicas e na inexistência de resistência comprovada do *Plasmodium* à heparina.

A aplicação de nanopartículas de lipídios em pesquisa tem mostrado ser promissora para o tratamento experimental da malária em modelos animais, destacando-se o uso de lipossomas, nanopartículas lipídicas sólidas (NLS), carreadores lipídicos nanoestruturados (CLN), nanoemulsões (NE) e microemulsões (ME). O Quadro 16.1 mostra alguns dos principais estudos utilizando a nanotecnologia no tratamento experimental da malária.

QUADRO 16.1 Sistemas nanocarreadores para o tratamento experimental da malária, conforme o tipo de vetor.

Vetor	Efeitos observados	Referência
Lipossomas		
Lipossomas carregados com curcuminoides associados a α/β arteméter	Redução da parasitemia e maior taxa de sobrevida, em comparação com o grupo controle (não tratado e tratado com curcumina livre).	Aditya et al., 2012
Lipossomas de polietilenoglicol carregados com artemisinina e artemisinina-curcumina	Menor variabilidade da concentração do fármaco e efeito antimalárico imediato após a administração da associação, em contraste com a artemisinina pura, que diminui os níveis de parasitemia apenas 7 dias após o início do tratamento, com concentração flutuante.	Isacchi et al., 2012
Arteméter encapsulado em lipossomas compostos de fosfatidilcolina de ovo e colesterol	100% de eficácia terapêutica (cura) anti-*P. chabaudi in vivo*.	Chimanuka et al., 2002
Lipossoma de cloroquina	Maior afinidade com anticorpos em eritrócitos infectados com *P. falciparum* pRBCs *in vitro*.	Urbán et al., 2011
Nanoemulsões		
Primaquina	Liberação lenta e maior estabilidade do fármaco. Maior efetividade como sistema de entrega para atingir gametócitos e hipnozoítos. Aumento da sobrevida, menor atividade hemolítica da primaquina e progressiva redução do parasito *in vitro*.	Dierling; Cui, 2005
Curcuminoides	Dobro de atividade anti-*Plasmodium in vivo*.	Nayak et al., 2010
Nanopartículas lipídicas sólidas (NLS)		
Transferrina (Tf) e quinina	Maior captação do fármaco no cérebro *in vivo*.	Gupta; Jain; Jain, 2007
Primaquina	Eficácia 20% maior do que a fórmula oral convencional, com perfil de liberação constante do fármaco durante 72 h, *in vivo*.	Omwoyo et al., 2014
Carreador lipídico nanoestruturado (CLN)		
Arteméter conjugado com lipídios sólidos e óleo de soja (lipídios líquidos)	Ausência de toxicidade no fígado e rim, menor hemotoxicidade e melhor biocompatibilidade que a solução simples do fármaco *in vivo*.	Aditya et al., 2010
Nanopartículas poliméricas		
Dendrímeros de polietilenoglicol (PEG) carregados com arteméter	Maior capacidade de entrega controlada do antimalárico em eritrócitos infectados.	Bhadra; Bhadra; Jain, 2005
Dendrímeros de (PEG) recobertos por sulfato de condroitina	Maior atividade antimalárica *in vivo*, em comparação com a solução livre. Redução da capacidade hemolítica, dos níveis de trofozoítos jovens em cultura de *P. falciparum* e maior permanência da cloroquina no sangue.	Bhadra; Bhadra; Jain, 2006
Nanocápsula de halofantrina	Redução mais rápida da parasitemia nas primeiras 48 h pós-tratamento com dose única e concentração do fármaco estável e prolongada no sangue em comparação com o fármaco livre *in vivo*.	Mosqueira et al., 2004
Nanocápsula de ácido poliláctico (PLA) carregada com halofantrina	Aumento do tempo na circulação sanguínea da halofantrina, o que sugere maior eficácia para o tratamento da malária grave *in vivo*.	Mosqueira et al., 2006
Nanocápsula de ácido poliláctico (PLA) carregada com halofantrina	Redução dos efeitos cardiotóxicos da halofantrina *in vivo*, mesmo em doses altas.	Leite et al., 2007
Nanocápsulas de arteméter VO	Redução dos efeitos cardiotóxicos do arteméter e aumento da eficácia antimalárica oral *in vivo*	Souza et al., 2018

VO: via oral.

As poliamidoaminas (PAA) têm sido estudadas como nanovetores para a cloroquina e a primarquina no tratamento da malária (Urbán et al., 2014). Os sistemas de entrega derivados de poliamidoamina, segundo os autores, são proeminentes, considerando que não agridem o meio ambiente e são de fácil produção, baixo custo e reproduzíveis em escala industrial. Portanto, mostram-se muito úteis em regiões de baixa renda (Urbán; Ranucci; Fernàndez-Busquets, 2015). Além disso, os nanocarreadores são rapidamente capturados pelo fígado ou pelo rim e circulam por longos períodos na corrente sanguínea. Essa circulação prolongada facilita as interações dos polímeros com as células-alvo (Richardson et al., 1999; Richardson et al., 2010).

A atividade antimalárica de nanopartículas com metais também tem sido estudada, devido à maior área de superfície de contato proporcionada pelo uso de metais nobres (Gutierrez et al., 2016). A atividade antiplasmodial de nanopartículas de paládio sintetizados usando extrato aquoso foliar de *Eclipta prostrata* foi testada contra o *Plasmodium berghei* em camundongos albinos suíços. Houve uma redução da parasitemia em 78,13%, sendo a produção deste composto de grande facilidade, o que o torna viável economicamente (Rajakumar et al., 2015). No entanto, os efeitos tóxicos do uso de materiais nanoestruturados metálicos têm sido fortemente questionados. Assim, esses produtos deverão ser testados em modelos animais, antes de seu emprego em ensaios clínicos.

Leishmaniose

A leishmaniose consiste em uma doença parasitária causada por protozoários flagelados do gênero *Leishmania* e transmitida por insetos dípteros flebotomíneos (ver Capítulo 26, *Leishmaniose Tegumentar*, e Capítulo 27, *Leishmaniose Visceral* [*e Calazar-Símile*]). É uma doença amplamente difundida no mundo e considerada negligenciada pela OMS. Os antimoniais pentavalentes – estiboglicanato de sódio e antimoniato de meglumina – são considerados medicamentos de primeira escolha, ou seja, são o padrão-ouro no tratamento (Akbari; Oryan; Hatam, 2017; Aronson; Joya, 2019; Asthana et al., 2013; Kumar et al., 2017). Entretanto, o tratamento humano também inclui o uso de metilfosina, anfotericina B, paramomicina, fluconazol, posaconazol, alopurinol e bisfosfonatos, entre outros. Os inseticidas usados no controle dos flebotomíneos, vetores, são os herbicidas com dinitroanilina; trifluralina e orizalina; e derivados de poliamina de bisnaftalimidopropil.

Apesar do grande número de opções de fármacos para o tratamento, a quimioterapia atual possui uma série de limitações, como alto custo, via de administração parenteral requerendo hospitalização, alta toxicidade e desenvolvimento de resistência do parasito aos fármacos e associação a outras doenças que causam significativa imunossupressão – como a infecção pelo HIV – e dificuldades no tratamento (Akbari; Oryan; Hatam, 2017; Lindoso et al., 2018).

A nanotecnologia tem oferecido resultados clínicos promissores na terapêutica da leishmaniose, o que reduz os problemas do tratamento atual. Os lipossomas são os nanocarrreadores mais estudados e já estão disponíveis comercialmente (Chávez-Fumagalli et al., 2015; Gutiérrez et al., 2016). No caso da leishmaniose, a resposta imunológica ocorre pela ativação de macrófagos, em que o parasito é fagocitado. Alguns fatores influenciam a eficiência da absorção de partículas pelos macrófagos, como tamanho, propriedades superficiais das nanopartículas e caminho endocítico empregado (Figura 16.2).

Existem duas formas de entrega do fármaco ao macrófago infectado: passiva e ativa. A forma passiva utiliza nanopartículas convencionais (p. ex., nanopartículas poliméricas e lipossomas), sem modificação superficial ou uso de ligantes, para maior especificidade celular (Want; Yadav; Afrin, 2016). No segundo caso, a vetorização ativa, o fármaco é entregue em um nanocarreador, com um ligante que interage com o receptor na superfície da célula-alvo. Ele possibilita a liberação e o acúmulo do fármaco em maior concentração no local requerido, tecido ou órgão.

Os nanocarreadores poliméricos e os lipossomas são muito utilizados na leishmaniose, devido à facilidade de fagocitose pelos macrófagos do fígado e do baço, locais nos quais o parasito está usualmente instalado (nos casos de leishmaniose visceral, ou seja, calazar). Apesar das muitas vantagens dos lipossomas, estes apresentam como limitação a instabilidade, a qual pode levar à expulsão ou ao vazamento do fármaco para a corrente sanguínea, gerando toxicidade. Os polímeros de ácido láctico com superfície modificada por polietilenoglicol, o PLA-PEG, despertam um especial interesse no tratamento da leishmaniose, já que seu pequeno tamanho torna possível a maior permeação pelas barreiras biológicas. Dessa maneira, pode ocorrer melhor biodistribuição, além de maior eficácia terapêutica dos fármacos associados aos vetores, superando-se as limitações de estabilidade física dos lipossomas (Gutierrez et al., 2016; Want; Yadav; Afrin, 2016).

Em comparação com os produtos farmacêuticos convencionais contendo a anfotericina B, as formulações nanoestruturadas têm custos ainda muito elevados para o tratamento da leishmaniose. O AmBisome® (anfotericina B lipossomal), já com eficácia aumentada e baixa toxicidade comprovada, entre outras características, permanece com uso restrito, devido ao seu alto custo. Entretanto, deve-se considerar que os fármacos tradicionais mostram pouca eficiência e alta toxicidade, o que requer substituições ao longo do tratamento e pode gerar mais investimentos, bem como consequente aumento dos custos de tratamento a longo prazo (Gutierrez et al., 2016). O Quadro 16.2 apresenta alguns estudos recentes que utilizaram nanopartículas no tratamento das leishmanioses.

Para o tratamento experimental da leishmaniose cutânea, novas estratégias foram desenvolvidas por meio da administração de doadores exógenos de radicais de óxido nítrico (NO) aos macrófagos infectados. Tais métodos se baseiam na observação de que os protozoários de

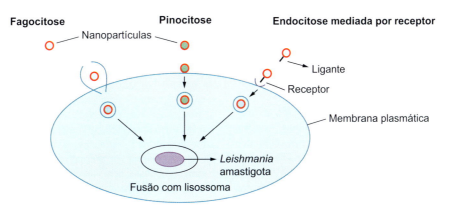

FIGURA 16.2 Diagrama esquemático que mostra as vias endocíticas potenciais para as nanopartículas penetrarem nos macrófagos infectados. Adaptada de Want et al., 2016.

QUADRO 16.2 Sistemas nanocarreadores estudados no tratamento experimental da leishmaniose.

Vetor	Efeitos observados	Referência
Anfotericina B (AmB) encapsulada PLGA-PGE (NPs)	Atividade antipromastigota e amastigota maior que a do fármaco livre *in vitro* e *in vivo*.	Kumar et al., 2015
Anfotericina B encapsulada com óxido de ferro (Fe3O4) e peptídio (glicina)	Redução substancial da parasitemia na leishmaniose visceral em comparação com a AmB isolada.	Kumar et al., 2017
Nanopartículas de quitosana-condroitina sulfato-anfotericina B (NQC-AmB)	Diminuição da parasitemia para *L. amazonensis* e *L. chagasi*, com eficácia de 90% para NQC-AmB e 89% AmB pura. Considerando que a AmB pura possui alta toxicidade e a NQC-AmB baixa, esta se torna uma terapia alternativa com grande potencial.	Ribeiro et al., 2014
Nanoesferas de PLA-PEG (polímero de ácido láctico com superfície modificada por polietilenoglicol) contendo anfotericina B	Maior atividade antiparasitária na leishmaniose visceral (VL) *in vitro* e *in vivo* em comparação com o fármaco livre. Há também maior efeito imunomodulador, com acúmulo preferencial nas vísceras.	Costa Lima et al., 2014
Nanopartículas de PLGA contendo artemisinina	As nanopartículas apresentaram um padrão de liberação sustentada *in vitro*, com redução significativa da parasitemia em comparação com a artemisinina livre.	Want et al., 2014
Nanopartículas de albumina contendo miltefosina	As nanopartículas apresentaram significativa diminuição da hemotoxicidade em comparação com a miltefosina pura.	Das et al., 2010
Nanopartículas de prata + dióxido de titânio + extrato aquoso de *Euphorbia*	Indução da apoptose da célula infectada pelo parasito.	Zahir et al., 2015
Nanopartículas de meglumina + dióxido de titânio + prata	Há redução da parasitemia em 2 a 5 vezes, em contraste com o uso do fármaco livre *in vitro* e *in vivo*.	Abamor et al., 2017
Nanopartículas de dióxido de titânio + prata + óleo de *Nigella sativa*	Redução da carga parasitária com diminuição das taxas de proliferação entre 1,5 e 25 vezes, além de valores de atividade metabólica entre 2 e 4 vezes. Diminuição de 5 a 20 vezes dos índices de infecção de macrófagos *in vitro*.	Abamor; Allahverdiyev, 2016.
Nanopartículas de ouro conjugadas com quercetina	Absorção completa pelos macrófagos dentro de uma hora *in vitro*.	Das et al., 2013

Leishmania comprometem a produção endógena e a atividade do iNOS. Os NO são moléculas de sinalização celular essenciais para a defesa do organismo contra agentes patogênicos. No entanto, as formulações desenvolvidas apresentaram liberação não controlada do NO, requerendo reaplicações frequentes, o que interfere na adesão ao tratamento (Carpenter; Schoenfisch, 2012; Seabra; Durán, 2010). Dessa maneira, as nanopartículas que tiverem a capacidade de liberação controlada tornam-se uma opção mais promissora para a oferta do óxido nítrico (Gutierrez et al., 2016). Assim, realizou-se um estudo duplo-cego, randomizado, *in vivo* e controlado com placebo comparando os efeitos da administração tópica por nanofibra de óxido (NOP) com a administração intramuscular de antimoniato de meglumina (Glucantime®, 20 mg/kg/dia, durante 20 dias) para o tratamento de leishmaniose cutânea (LC). As taxas de cura após um seguimento de três meses foram 94,8% para o grupo que recebeu Glucantime® em comparação com 37,1% no grupo NOP. Apesar da menor eficácia do NOP, observaram-se frequência significativamente menor de eventos adversos não sérios e variação reduzida nos marcadores séricos em pacientes tratados com NOP. O menor número de efeitos adversos e a facilidade para uso tópico justificam a continuidade dos estudos para o desenvolvimento de novas gerações de sistemas NOP para o tratamento da LC (López-Jaramillo et al., 2010).

Tripanossomíase americana (doença de Chagas)

A doença de Chagas é uma infecção causada pelo protozoário *Trypanosoma cruzi*, descoberta pelo brasileiro Carlos Chagas, em 1909 (ver Capítulo 34, *Tripanossomíase Americana/Doença de Chagas*). Seu tratamento específico engloba o uso do benznidazol e do nifurtimox. No Brasil, a utilização do nifurtimox foi descontinuada (Brasil, 2003), devido à sua alta toxicidade. Os fármacos são mais eficazes na fase aguda da infecção e apresentam pouca aplicabilidade na fase crônica (Siqueira-Batista et al., Dias et al., 2016). Ambos causam muitos efeitos adversos, o que tem justificado a intensa busca por novos compostos e novas formulações farmacêuticas, além de associações de fármacos mais eficazes e seguras (Cencig et al., 2011; Urbina, 2010; Morilla; Romero, 2015).

Diferentes estratégias terapêuticas têm sido utilizadas para a descoberta de tratamentos inovadores para doença de Chagas, como: (1) reajuste no regime de doses para os medicamentos já utilizados; (2) introdução de terapia combinada; (3) identificação de novos alvos para quimioterapia; e (4) desenvolvimento de novas formulações (Bahia et al., 2014).

Nos últimos anos, novas formulações têm sido estudadas para melhorar a eficácia de fármacos já usados e amplamente testados, que não apresentam um adequado perfil farmacocinético e de biodistribuição. Algumas tentativas foram realizadas empregando-se o benznidazol associado a diferentes formulações contendo ciclodextrinas e cossolventes, em que se obteve melhor solubilidade por meio da redução do tamanho das partículas (Kayser et al., 2003; Maximiano, 2011; Leonardi, 2013; Manarin et al., 2013). No entanto, essas melhorias nem sempre vêm acompanhadas de maior eficácia terapêutica (Kayser et al., 2003).

Considerando a capacidade de os nanocarreadores em reduzir a toxicidade, modular a farmacocinética e a biodistribuição e mesmo alterar o tráfego intracelular de um fármaco, eles têm sido amplamente investigados quanto a aplicações no tratamento das protozooses experimentais, como a doença de Chagas, as leishmanioses e a malária (Espuelas et al., 2012; Salomon, 2012; Santos-Magalhães; Mosqueira, 2010; Romero; Morilla, 2010).

A Figura 16.3 apresenta possibilidades de aplicação específica e modo de interação de nanocarreadores de fármacos com as células e os órgãos para o tratamento de infecções por *T. cruzi* nas diferentes fases da infecção. Na parte central da figura, a célula hospedeira é representada em detalhes, com a invasão dos tripomastigotas e a formação de amastigotas. A célula infectada sofre lise e libera muitos tripomastigotas que invadem outras células ou migram para a circulação sanguínea. Os nanocarreadores de fármacos são capazes de interagir com a membrana da célula e podem ser internalizados por endocitose, micropinocitose e macropinocitose, bem como por outro mecanismo de internalização em células infectadas (atuando como um "cavalo de Troia"), liberando sua carga dentro do citoplasma. A endocitose mediada por receptores também pode ser prevista com nanocarreadores com interação ligante-alvo. O fármaco livre costuma sofrer má permeabilidade em células

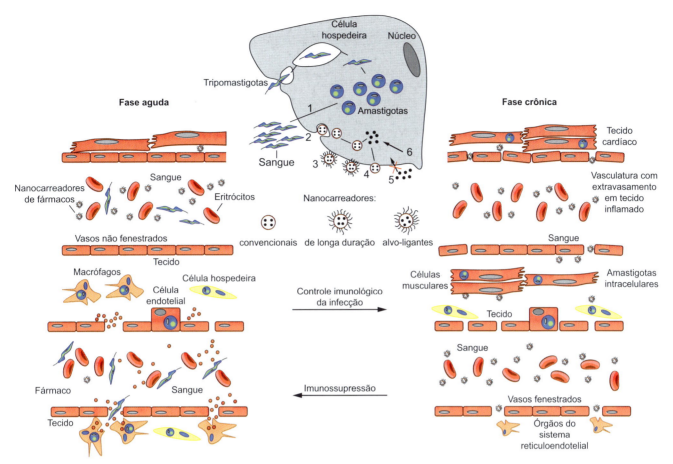

FIGURA 16.3 Representação esquemática das possibilidades de aplicação específica de fármacos contra o *Trypanosoma cruzi* usando nanocarreadores, em diferentes fases da infecção. 1: lise celular; 2: vias endocíticas; 3: internalização mediada por receptor; 4: interação com as membranas; 5: baixa permeabilidade; 6: fármaco livre. Adaptada de Bahia et al., 2014.

infectadas e alcança o citoplasma em baixa concentração. À esquerda da figura, está representada a fase aguda, caracterizada pela abundância de tripomastigotas que circulam, principalmente, no sangue e invadem as células sem especificidade. Os fagócitos também são parasitados, assim como outras células hospedeiras. Em tal fase, a estratégia principal é concentrada em nanocarreadores que circulam mais tempo no compartimento sanguíneo para alcançar tripomastigotas amplamente distribuídos. Por outro lado, nanocarreadores convencionais são rapidamente opsonizados e fagocitados, podendo alcançar os amastigotas no interior das células do sistema imunitário. Usando esses tipos de nanocarreadores, o fármaco pode ser liberado lentamente no sangue e atingir as células parasitadas em tecidos inacessíveis. Os nanocarreadores com tamanho menor que 200 nm podem extravasar através do tecido endotelial fenestrado, sobretudo em órgãos do sistema reticuloendotelial. Na fase crônica, representada à direita da figura, os tripomastigotas são escassos no sangue e nos tecidos; a replicação é menor; e ninhos de amastigotas são encontrados dispersos em tecidos, como cardiomiócitos (cardiomiopatia) e células musculares esqueléticas e lisas (megaesôfago). O parasitismo induz uma resposta imunológica em tais tecidos, que produzem inflamação e fibrose (em fases tardias da doença). Assim, a estratégia consiste em utilizar nanocarreadores de longa circulação para alcançar locais inacessíveis, aproveitando o extravasamento do endotélio em tecidos inflamados, nos quais podem perfundir para a região extravascular. Os nanocarreadores contendo alvo-ligantes (e, simultaneamente, de longa circulação) potencialmente reconhecidos na superfície de cardiomiócitos podem ser úteis para alcançar ninhos de amastigotas em tecido cardíaco (Bahia et al., 2014).

O Quadro 16.3 apresenta uma série de estudos envolvendo nanocarreadores contendo fármacos para o tratamento da doença de Chagas.

Toxoplasmose

A toxoplasmose é causada pelo protozoário *Toxoplasma gondii* (ver Capítulo 32, *Toxoplasmose*). Atualmente, a terapia mais efetiva consiste em uma combinação de sulfadiazina e pirimetamina (administradas, conjuntamente, com ácido folínico), associação que interrompe a biossíntese de ácido fólico. No entanto, o tratamento produz efeitos colaterais no organismo do hospedeiro, com hipersensibilidade, supressão da função da medula óssea e efeitos teratogênicos (quando utilizado em gestantes). Ainda não está disponível um tratamento efetivo para toxoplasmose que não produza efeitos indesejáveis, capaz de transpor as barreiras biológicas até o parasito e que possa atingir preferencialmente o alvo específico (Assolini et al., 2017).

O uso da nanotecnologia tem mostrado resultados promissores. Assolin et al. (2017) realizaram uma revisão sobre o tratamento da toxoplasmose por meio da nanotecnologia e destacaram os estudos de Jain et al. (2006) e Pissuwan et al. (2007; 2009), que utilizaram com sucesso nanopartículas de ouro em terapias fototérmicas experimentais. A grande biocompatibilidade da nanopartícula de ouro possibilitou sua conjugação com anticorpos e forte absorção da luz emitida pelo *laser* aplicado (Assolini et al., 2017). As nanopartículas de quitosana (NPCS) e de prata (NPAg) foram testadas individualmente e combinadas no tratamento de camundongos Swiss infectados experimentalmente. Os resultados mostraram que o tratamento com NPAg e NPCS + NPAg tem potencial atividade anti-*Toxoplasma*. Houve diminuição do número de parasitos no fígado e no baço, em comparação com o grupo controle, além de paralisação de movimento e deformidade dos taquizoítos do exsudato peritoneal (Gaafar et al., 2014).

Os estudos com o uso de outros tipos de nanopartículas também resultaram em dados promissores no tratamento experimental da

QUADRO 16.3 Sistemas nanocarreadores contendo fármacos anti-*T. cruzi* estudados conforme o tipo de vetor.

Vetor	Efeitos observados	Referência
Nanopartículas poliméricas		
Nanoesferas de polialquilcianoacrilato contendo nifurtimox	Atividade antiepimastigota maior que a do fármaco livre em baixas concentrações *in vitro*.	Gonzalez-Martin et al., 1998
Nanoesferas de etilcianoacrialato contendo nifurtimox	Atividade antiepimastigota maior que a do fármaco livre *in vitro*.	Sánchez et al., 2002
Nanoesferas de polialquilcianoacrilato contendo alopurinol	Atividade antiepimastigota maior que a do fármaco livre em baixas concentrações *in vitro*.	Gonzalez-Martin et al., 2000
Nanoesferas de PLA-PEG contendo itraconazol, cetoconazol e D0870	Cura de 60 a 90% *in vivo* (cepas CL e Y) com o D0870, utilizando-se dose IV de 3 mg/kg durante 30 dias consecutivos.	Molina et al., 2001
Nanocápsulas de albaconazol	Aumento do tempo médio de sobrevida, maior permanência do albaconazol no tecido subcutâneo.	Barros et al., 2007
Nanocápsulas de PLA-PEG contendo lactona sesquiterpênica (licnofolida)	Aumento da eficácia (cepas CL e Y) em comparação com benznidazol, mesmo em cepas parcialmente resistentes a ele.	Branquinho et al., 2014
	Alta eficácia IV e oral em cepas resistentes ao benznidazol	Mello et al., 2016
	Redução da cardiotoxicidade da licnofolida *in vitro* e *in vivo*.	Branquinho et al., 2017
Sistemas autoemulsionantes		
SEDDS contendo ravuconazol (RAV-SEDDS)	Aumento significativo da atividade *in vitro* anti-*T. cruzi* em cepa Y no nível de IC50 do ravuconazol.	Spósito et al., 2017
	Cura de 70% e 100% dos camundongos infectados com cepa Y do *T. cruzi* com dose diária de 20 mg/kg de RAV-SEEDS por 30 ou 40 dias consecutivos, respectivamente.	Spósito et al., 2017
SNEDDS contendo benznidazol	Aumento na taxa de cura *in vivo* (cepa Y) com um quarto da dose geralmente utilizada no tratamento clássico, em um regime de dose menos frequente (10 doses durante 20 dias).	Oliveira et al., 2014
Lipossomas		
Lipossomas de benznidazol	Aumento da captação dos lipossomas pelo fígado. Eficácia anti-*T. cruzi in vivo* inferior à do fármaco livre.	Morilla et al., 2004
Lipossoma pH sensível contendo etanidazol	Redução da parasitemia com doses 180 vezes menores em comparação com o fármaco livre.	Morilla et al., 2005
Lipossoma de anfotericina B (AmBisome®)	Redução significativa da carga de parasitos em tecido cardíaco, fígado, baço, músculo esquelético e tecidos adiposos nas fases aguda e crônica *in vivo*.	Cencig et al., 2012

toxoplasmose. Nanopartículas de látex de poliestireno marcadas com rodamina B foram revestidas por policianoacrilato de butila e conjugadas em dois medicamentos, produzindo inibição do crescimento de taquizoítos livres e diminuição do número de macrófagos infectados (Leyke et al., 2012). El-Zawawy et al. (2015a) estudaram camundongos albinos Swiss infectados experimentalmente por *T. gondii* da estirpe ME49 e tratados oralmente com triclosana (TS) e triclosana associada a lipossomas. Ambas as formulações reduziram a mortalidade e a parasitemia nos cistos cerebrais. A TS associada a lipossomas possibilitou o uso de doses mais baixas e apresentou maior eficácia contra os cistos de *T. gondii*. El-Zawawy et al. (2015b) verificaram também resultados semelhantes em camundongos da mesma espécie infectados intraperitonealmente (El-Zawawy et al., 2015b).

Dendrímeros de poli(amidoamina) (PAMAM) catiônicos G4 (DG4) e aniônicos G4.5 (DG4.5) ligados à sulfadiazina (SDZ) foram testados *in vitro*, em células de linhagem renal Vero infectadas com a estirpe RH do *T. gondii*, e mostraram liberação mais lenta do fármaco, com melhor biodistribuição. O complexo SDZ-DG4 µM diminuiu 60% na célula Vero, contra 25% do complexo SDZ-DG4.5 µM. A formulação destes complexos possibilitou o uso de doses menores da SDZ, o que diminui a chance de efeitos colaterais (Prieto et al., 2006).

Esquistossomose mansônica

A esquistossomose mansônica (EM) é causada pelo helminto *Schistosoma mansoni* (ver Capítulo 57, *Esquistossomose Mansônica*). Os únicos medicamentos disponíveis no momento para seu tratamento são a oxamniquina e o praziquantel (PZQ). Contudo, o primeiro é produzido por apenas uma empresa, o que limita sua distribuição. O PZQ está disponível amplamente, mas têm sido descritas falhas terapêuticas com este fármaco, apesar de sua baixa toxicidade e de seu extenso espectro de atividade (Doenhoff et al., 2009). Suas limitações na administração oral estão relacionadas com (1) baixa absorção do fármaco no sistema digestório, devido à baixa solubilidade em água, (2) produção de um composto menos eficaz após metabolização, o que requer sua administração em altas concentrações, (3) ação inadequada contra os esquistossômulos e vermes imaturos (4) e a evolução de cepas resistentes ao PZQ (Dkhil et al., 2017; El-Moslemany et al., 2016; Frezza et al., 2013).

Dessa maneira, o desenvolvimento de novos fármacos torna-se necessário. Lipossomas de PZQ (lip.PZQ), na dose de 300 mg/kg, mostraram maior eficácia no tratamento de camundongos infectados quando administrados 45 dias após a infecção, em comparação com o grupo não tratado e o grupo que recebeu PZQ livre. Ocorreu diminuição do número total de vermes em 68,8%; do número de ovos no intestino em 79,0%; e do número de granulomas hepáticos em 98,4%, em comparação com o grupo controle não tratado. Os resultados podem ser explicados pela capacidade de os lipossomas alterarem a biodisponibilidade do fármaco no organismo hospedeiro, além de melhorarem a absorção do fármaco pelo tegumento de *S. mansoni*, que tem afinidade por fosfolípides (Frezza et al., 2013).

Estudos realizados por Dkhil et al. (2015a, 2015b; 2016) em camundongos, utilizando nanopartículas de ouro (NPAu), mostraram que a inoculação de 100 µℓ de NPAu em diferentes doses (0,25, 0,5 e 1 mg/kg de peso corporal dos camundongos) 2 vezes/dia, 40 dias após a infecção, reduziu o peso total do verme, a quantidade de ovos no fígado e o tamanho do granuloma. Assim, a experiência sugeriu efeitos antiesquistossomóticos e antioxidantes eficazes (Dkhil et al., 2015a). Observou-se a diminuição do estresse oxidativo e da regulação da expressão gênica no cérebro na maioria dos casos (Dkhil et al., 2015b), além de um papel protetor dos NPAu na redução da extensão do comprometimento tecidual e do estresse oxidativo no baço (Dkhil et al., 2017).

Um tratamento oral alternativo dirigido às infecções por *S. mansoni* utilizou a miltefosina (MFS), uma alquilfosfocolina anticancerígena que foi associada às nanocápsulas lipídicas. A dose única (20 mg/kg) em camundongos infectados induziu fortes efeitos esquistossomóticos contra os estágios invasivos e imaturos de *S. mansoni*, sendo a eficácia dependente da formulação e do estágio de desenvolvimento da doença. Cabe lembrar que a PZQ não apresenta eficácia em vermes imaturos, tornando a MFS-nanocápsulas uma alternativa de perfil terapêutico mais amplo (El-Moslemany et al., 2016).

Filariose linfática

A filariose linfática (FL) é causada pelos vermes nematoides filariais *Wuchereria bancrofti*, *Brugia malayi* e *Brugia timori*, todos pertencentes à superfamília Filarioidea (ver Capítulo 62, *Filariose Linfática | Infecções pelos Gêneros* Wuchereria *e* Brugia). O tratamento atual antifilarial consiste no uso da dietilcarbamazina (DEC) ou ivermectina (IVM) em monoterapia, ou qualquer dos fármacos em combinação com albendazol (ALB) (as combinações representam o esquema preferencial de tratamento, especialmente DEC + ALB). As limitações deste tratamento dizem respeito à permanência dos parasitos adultos, levando ao reaparecimento de microfilárias (MFs) vários meses após o tratamento. Isso acontece devido, principalmente, (1) ao perfil de baixa absorção dos medicamentos, pois os fármacos antifilariais não se dissolvem no fluido do sistema digestório; (2) a questões farmacocinéticas, como a ampla biodistribuição, o rápido metabolismo e a alta taxa de eliminação e degradação, além de ligações excessivas a constituintes do plasma; e (3) a localização profunda dos parasitos, o que requer tratamentos prolongados e com altas doses, levando a reações adversas e falta de adesão do paciente ao tratamento (Ali et al., 2013; 2014).

As nanopartículas poliméricas, as nanopartículas lipídicas sólidas e os lipossomas são promissores na melhoria das propriedades farmacocinéticas e farmacodinâmicas e no aumento da solubilidade dos agentes filaricidas. Dessa maneira, os nanocarreadores poderão (1) alcançar a localização profunda dos parasitos dentro da anatomia complexa do sistema linfático do hospedeiro; (2) atingir os "ninhos" dos vermes adultos antes do acasalamento e da consequente liberação de milhões de microfilárias (MFs) no sistema linfático e na corrente sanguínea; (3) evitar o desenvolvimento de resistência ao tratamento, suprimindo a atividade parasitária; (4) alterar o metabolismo de fármacos, evitando a degradação hepática, aumentando a meia-vida e prolongando sua ação no organismo e; (5) diminuir a toxicidade dos fármacos e, consequentemente, seus efeitos colaterais (Ali et al., 2013; 2014).

Como exemplos de nanocarreadores para o tratamento da filariose, podemos citar os nanoDDs lipossômicos de ivermectina injetáveis, que mostraram absorção mais rápida em coelhos (Wen et al., 1996); o encapsulamento da tetraciclina (TETRA) em formulações lipossomais, que evidenciaram resultados encorajadores no tratamento da *Wolbachia* (Bassissi; Lespine; Alvinerie, 2006) (para averiguar a importância das bactérias endossimbiontes do gênero *Wolbachia* nas infecções por *W. bancrofti*, poderá ser consultado o Capítulo 62, *Filariose Linfática*); e o aprisionamento de albendazol dentro dos lipossomas, que melhorou a biodisponibilidade oral em ratos infectados com metacestoides de *Echinococcus multilocularis* (Bajpai et al., 2005). As nanopartículas de prata também têm se mostrado um candidato em potencial para o tratamento da filariose linfática (FL), por meio da interferência na diminuição da mobilidade microfilarial de *B. malayi* (Singh et al., 2012). Sistemas de entrega direcionados para LF em humanos ainda são inexistentes, mas os avanços na nanomedicina se mostram promissores, o que pode proporcionar melhor rendimento e boa relação custo-eficácia (Ali et al., 2013; 2014).

Nanotecnologia e prevenção de enfermidades parasitárias

A prevenção das doenças parasitárias tem como alvo a oferta de vacinas e/ou, no caso das doenças transmitidas por insetos, a eliminação destes vetores, seja por meio do uso de inseticidas ou pela esterilização dos vetores, interrompendo o ciclo de reprodução e transmissão. A nanotecnologia pode auxiliar por meio (1) da otimização do controle dos vetores e (2) do desenvolvimento de vacinas mais eficientes (Gutierrez et al., 2016).

Inseticidas/mosquitocidas

Há ainda uma escassez de ferramentas preventivas e curativas eficazes contra doenças transmitidas por artrópodes (Benelli, 2016). Com relação aos inseticidas sintéticos, há uma preocupação com o desenvolvimento de resistência e a toxicidade e os efeitos adversos à saúde humana e ao meio ambiente (Govindarajan et al., 2016b; Muthukumaran et al., 2015).

Quanto a tal aspecto, a nanotecnologia tornou-se uma fonte potencial para o desenvolvimento de mosquitocidas ecológicos, os chamados "verdes", não nocivos aos ecossistemas. As plantas já foram anteriormente utilizadas com tal propósito, mas descartadas devido à pouca eficiência no controle das parasitoses. As propriedades oferecidas pelas nanopartículas, como biocompatibilidade, maior capacidade de penetração, menor custo e maior facilidade de fabricação, possibilitaram o resgate da síntese verde (Muthukumaran et al., 2015; Saini et al., 2016). Atualmente, as nanopartículas de prata (Quadro 16.4) são consideradas uma alternativa ecológica perante o uso de carbamatos, inseticidas microbianos e piretroides contra diversos vetores. Constituem uma opção barata, de fácil produção e com mínimo impacto contra outros organismos aquáticos não alvos (Govindarajan et al., 2016c).

Alguns problemas com relação aos produtos verdes devem ser considerados, como: (1) seu impacto no meio aquático, principal local de aplicação dos inseticidas; (2) controle da fabricação de produtos com vegetais; (3) análise de possível toxicidade de variações residuais de tais produtos nos ecossistemas; (4) avaliação da padronização da composição química e das rotas de renovação de antígenos, decorrentes da produção em larga escala de bioquímicos botânicos (Benelli, 2016).

Outra questão que deve ser ponderada é que as estratégias de controle das parasitoses por meio da erradicação de uma espécie de inseto podem abalar de modo imprevisível os ecossistemas. Assim, outros métodos, como a administração de fármacos aos mosquitos para livrá-los do parasito, passam a ser uma alternativa realista e promissora (Fernández-Busquets, 2014; Marques et al., 2017).

Os estudos com glicosaminoglicanos têm mostrado potencial para serem usados como ativos com propriedades antimaláricas nos nanovetores preparados à base de poliamidoaminas (PAA) nos diferentes estágios do *Plasmodium* no mosquito (Urbán; Ranucci; Fernández-Busquets, 2015).

Caljon et al. (2015) apresentaram uma proposta para o monitoramento do impacto de programas de controle vetorial e a detecção de reinvasão da mosca-tsé-tsé, vetor do *Trypanosoma brucei*, causador da doença do sono na África (Bottieau; Clerinx, 2019) (ver Capítulo 35, *Tripanossomíase Humana Africana/Doença do Sono*). Inicialmente, identificaram como biomarcadores as proteínas Tsal, presentes na saliva da mosca-tsé-tsé (Caljon et al., 2010). Em um segundo trabalho, desenvolveram um imunoensaio competitivo com base em *nanobody* altamente preciso para detectar anticorpos anti-Tsal específicos induzidos por várias espécies de moscas-tsé-tsé em uma série de hospedeiros. Os resultados foram positivos e os autores propuseram que tal abordagem seja ampliada para outros organismos patogênicos (Caljon et al., 2015).

QUADRO 16.4 Inseticidas "verdes" associados a nanopartículas de prata.

Inseticidas "verdes" com nanopartículas de prata	Vetores	Efeitos observados	Referência
Extrato de folha aquosa de *Anisomeles*	Vetor de malária (*Anopheles subpictus*), vetor de dengue (*Aedes albopictus*) e o vetor da encefalite japonesa (*Culex tritaeniorhynchus*)	Efeito larvicida que depende da dose, com efeito tóxico insignificante contra os organismos não alvo testados.	Govindarajan et al., 2016a
Extrato de folha aquosa de *Zornia diphylla*			Govindarajan et al., 2016b
Quitosana (Ch) extraída de conchas de caranguejo	Estágios jovens do vetor da malária (*Anopheles stephensi*)	Efeito larvicida potente, porém apresenta riscos toxicológicos em doses superiores a 8 a 10 ppm contra o caranguejo não alvo *P. hydrodromous*.	Murungan et al., 2016
Extratos de folhas de *Gmelina asiatica*	Vetor da malária (*A. stephensi*), da dengue (*A. aegypti*) e vetor da encefalite japonesa (*Culex quinquefasciatus*)	Efeito larvicida potente.	Muthukumaran et al., 2015
Extrato de folhas de *Heliotropium indicum*			Veerakumar; Govindarajan; Hoti, 2014
Extrato de funículos de *Acacia*	Vetor da filariose *Culex quinquefasciatus*	Efeitos larvicida, pupicida e adulticida.	Saini et al., 2016
Extratos aquosos de folhas e cascas de *A. indica* (Neem)	Vetor da filariose (*Culex quinquefasciatus*) e vetor da malária (*Anopheles stephensi*)		Soni; Prakash, 2014
Extrato de samambaia da espécie *Pteridium aquilinum*	Vetor de malária (*A. stephensi*)	Redução de 100% das larvas após 72 h e da longevidade e da fecundidade de *A. stephensi* adultos.	Panneerselvam, 2016

Vacinas

A vacinação é outra abordagem profilática que emprega o antígeno sozinho ou em combinações adjuvantes administradas conjuntamente (Asthana et al., 2013). As vacinas são formuladas por antígenos que induzem a resposta contra um patógeno específico, gerando um efeito imunoprotetor. A nanotecnologia pode auxiliar (1) na entrega de antígenos para células apresentadoras de antígenos (CAA), que têm papel fundamental na ativação do sistema imune do hospedeiro, (2) na indução de um efeito imunológico mais intenso, atuando como adjuvante e por meio da entrega simultânea de antígenos para o mesmo CAA e (3) na geração de uma resposta imune do tipo Th1 (Gutierrez et al., 2016).

Com relação à leishmaniose, o principal objetivo e o desafio das vacinas são a indução de uma imunidade prolongada no hospedeiro. Torna-se necessária, para uma atividade antileishmanial, a ativação das células T CD8+, localizadas nos linfonodos, com a participação das células T CD4+. Estas são importantes para a expansão das células T CD8+ e para as propriedades celulares de memória. Os estudos para o desenvolvimento de vacinas, que atingiram a fase dos ensaios clínicos, apresentaram baixa resposta na ativação das células T CD8+ (Santos et al., 2012).

Duas estratégias de imunização contra a leishmaniose cutânea (*L. braziliensis*) foram testadas em termos de parasitemia e desenvolvimento da lesão. Realizou-se imunização de camundongos com: (1) nanopartículas de PGLA carregadas com DNA plasmídico que codifica KMP-11 e (2) nanopartícula PGLA carregada com DNA plasmídico que codifica KMP-11 + reforço tardio de 21 dias com o PGLA carregado com proteína recombinante KMP-11. Ambas as imunizações induziram respostas imunológicas, sem efeito de inibição da lesão. Entretanto, os camundongos que receberam a estratégia 2 apresentaram IgG1 e IgG2 anti-KMP-11 e redução evidente da carga parasitária no local da lesão, o que se refletiu em menor tamanho da lesão. Tal efeito foi associado a um aumento local da interferona-gama (IFN-γ) e do fator-alfa de necrose tumoral (TNF-α) (Santos et al., 2012). Outro sistema de entrega utilizando nanolipossomas de 1,2-dioleoil-3-trimetil-lamônio-propano, com diferentes concentrações de solução solúvel de antígenos de *Leishmania*, foi testado com sucesso como vacina *in vivo* (Firouzmand et al., 2013).

Saljoughian et al. (2013) encontraram resultados promissores com o uso de nanopartículas catiônicas lipídicas sólidas como carreadoras para uma vacina de DNA com o antígeno A2 da *L. donovani* junto com *L. incubum* proteinases de cisteína A e B sem sua extensão C-terminal incomum (A2-CPA-CPB-CTE) – pcDNA-A2-CPA-CPB(-CTE) *in vivo*. Shahbazi et al. (2015) testaram a mesma estratégia em cães, encontrando níveis mais altos de IgG2, IFN-γ e TNF-α, com baixos níveis de IgG1 e IL-10 significantes (p < 0,05), em comparação com o grupo controle. Isso pode ser associado a uma boa resposta imune contra o parasito.

Considerando a toxoplasmose e a filariose, o uso de nanomateriais também é aplicável ao desenvolvimento de vacinas, o que pode aumentar sua eficiência. No entanto, ainda não há relatos ou indicações de qualquer vacina capaz de proteção total contra estas parasitoses, apesar de perspectivas promissoras com proteínas recombinantes para a vacinação contra filariose (Ali et al., 2013; Assolini et al., 2017).

O desenvolvimento de uma vacina eficaz contra a malária tornou-se um desafio, devido à sua patogênese multifatorial. O ciclo de vida complexo, os mecanismos de evasão da resposta imune no hospedeiro humano pelo parasito da malária, as interações hospedeiro-parasito e o polimorfismo de parasitos de malária requerem uma abordagem vacinal para todos os diferentes estágios da doença. Apesar da complexidade, o desenvolvimento da vacina contra a malária não é impossível e representa um campo de pesquisa ativo há mais de duas décadas. Os resultados mais favoráveis e com rápido progresso têm sido encontrados nas abordagens pré-eritrocíticas compostas por uma proteína híbrida, na vacina viral recombinante, NYVACPf-7, na vacina anti-invasão (FMP-1) e na vacina S/ASO2A com proteína RTS recombinante, da GlaxoSmithKline (Ali et al., 2013).

Uma vacina eficaz contra a doença de Chagas, com alvo no *T. cruzi*, requer a ativação de um perfil imune Th1, com a estimulação de células T CD8+. Enquanto isso, os anticorpos podem ter papel bastante secundário. Um estudo utilizou diversas proteínas do parasito solubilizadas em proteolipossomas de fosfatidilserina na imunização de camundongos. Após quatro semanas, foram injetados tripomastigotas. Observou-se menor parasitemia com 10 dias nos camundongos imunizados. Com 13 a 30 dias, não havia diferença no número de tripomastigotas circulantes com relação ao grupo controle. Entretanto, 100% dos camundongos do grupo de proteolipossomas de fosfatidilserina estavam vivos. Com 30 dias, a taxa de sobrevivência não apresentou diferença entre os grupos. Os proteolipossomas demonstraram capacidade para aumentar a sobrevida, mas não para evitar a infecção (Higa et al., 2013).

A resposta imune e a eficácia dos arqueossomas – potentes adjuvantes para a indução de Th1, Th2 e CD8+ e respostas de células T – carregados com proteínas solúveis de *T. cruzi*, foram testadas em camundongos. Os resultados evidenciaram redução da parasitemia durante a infecção precoce e sobrevida de 100% dos camundongos imunizados (Gonzalez et al., 2009). De modo geral, o estudo das vacinas por meio da nanotecnologia é promissor e deverá receber maior atenção dos pesquisadores por tratar-se de uma maneira efetiva de evitar a doença.

Considerações finais

A contribuição da nanotecnologia na prevenção, no diagnóstico, no tratamento e no controle das doenças parasitárias tem se tornado extremamente promissora. O progresso na percepção e no conhecimento, tanto das limitações e restrições aos agentes quimioterápicos associados a cada enfermidade, quanto das características variadas dos sistemas de entrega nanoestruturados, reforça seu papel decisivo na erradicação das parasitoses.

Entretanto, atualmente, pouquíssimos sistemas de entrega (nano-DDSs) encontram-se em fase clínica de pesquisa, pois o desenvolvimento destes dispositivos para utilização prática ainda é um processo caro e demorado, além de requerer incentivos e investimentos. A literatura sobre o tema é escassa, A leishmaniose, a malária e a doença de Chagas são as enfermidades mais estudadas.

Como as parasitoses são, habitualmente, doenças negligenciadas, o financiamento e o estímulo ao desenvolvimento de pesquisas neste cenário necessitam de estudos que avaliem o impacto futuro da nanomedicina nos cuidados de saúde, demonstrando a redução dos custos do tratamento por meio de melhor eficiência e menores efeitos adversos e hospitalizações. Os resultados de tais estudos poderão ser usados como ferramentas para parcerias e apoios governamentais para a aplicação de recursos nas pesquisas envolvendo nanotecnologia e suas aplicações em parasitoses. Trata-se, pois, de averiguar a existência de mais *"espaço lá embaixo"*, em prol da melhoria do cuidado aos enfermos atingidos por doenças parasitárias.

Referências bibliográficas

Abamor ES, Allahverdiyev AM. A nanotechnology based new approach for chemotherapy of Cutaneous Leishmaniasis: TIO2@AG nanoparticles – Nigella sativa oil combinations. Exp Parasitol 2016;166:150-63.

Abamor ES, Allahverdiyev AM, Bagirova M, Rafailovich M. Meglumine antimoniate-TiO2@Ag nanoparticle combinations reduce toxicity of the drug while enhancing its antileishmanial effect. Acta Trop 2017; 169:30-42.

Aditya NP, Chimote G, Gunalan K et al. Curcuminoids-loaded liposomes in combination with arteether protects against Plasmodium berghei infection in mice. Exp Parasitol 2012;131(3):292-9.

Aditya NP, Patankar S, Madhusudhan B et al. Arthemeter-loaded lipid nanoparticles produced by modified thin-film hydration: Pharmacokinetics, toxicological and in vivo antimalarial activity. Eur J Pharm Sci 2010;40(5):448-55.

Aditya NP, Vathsala PG, Vieira V et al. Advances in nanomedicines for malaria treatment. Adv Colloid Interface Sci 2013;201-202:1-17.

Akbari M, Oryan A, Hatam G. Application of nanotechnology in treatment of leishmaniasis: a review. Acta Trop 2017; 172:86-90.

Alencar MSM. Modelo de prospecção de tecnologias portadoras de futuro aplicado a nanotecnologia. 2008. 193 f. Tese (Doutorado em Ciências) – Escola de Química, Universidade Federal do Rio de Janeiro, Rio de Janeiro, 2008.

Ali M, Afzal M, Bhattacharya SM et al. Nanopharmaceuticals to target antifilarials: a comprehensive review. Expert Opin Drug Deliv 2013;10(5):665-78.

Ali M, Afzal M, Kaushik U et al. Perceptive solutions to antifilarial chemotherapy of lymphatic filariasis from the plethora of nanomedical sciences. J Drug Target 2014;22(1):1-13.

Andreadou M, Liandris E, Gazouli M et al. A novel non-amplification assay for the detection of Leishmania spp. in clinical samples using gold nanoparticles. J Microbiol Methods 2014;96:56-61.

Aronson NE, Joya CA. Cutaneous leishmaniasis: updates in diagnosis and management. Infect Dis Clin North Am 2019; 33(1):101-17.

Assolini JP, Concato VM, Gonçalves MD et al. Nanomedicine advances in toxoplasmosis: diagnostic, treatment, and vaccine applications. Parasitol Res 2017;116(6):1603-15.

Asthana S, Gupta PK, Chaurasia M et al. Polymeric colloidal particulate systems: intelligent tools for intracellular targeting of antileishmanial cargos. Expert Opin Drug Deliv 2013;10(12):1633-51.

Bahia MT, Diniz LF, Mosqueira VCF. Therapeutic approaches under investigation for treatment of Chagas disease. Expert Opin Investig Drugs 2014; 23(8):1225-37.

Bajpai P, Vedi S, Owais M et al. Use of liposomized tetracycline inelimination of Wolbachia endobacterium of human lymphatic filariid Brugia malayi in a rodent model. J Drug Target 2005;13(6): 375-81.

Bamburowicz-Klimkowska M, Poplawska M, Grudzinski IP. Nanocomposites as biomolecules delivery agents in nanomedicine. J Nanobiotechnol 2019; 17(1):48.

Barros CM. Desenvolvimento e avaliação biológica de formulações de nanocápsulas para tratamento da doença de chagas em modelo murino. 2007. 101 f. Dissertação (Mestrado em Ciências Biológicas) – Universidade Federal de Ouro Preto, Ouro Preto, 2007.

Bassissi F, Lespine A, Alvinerie M. Assessment of a liposomal formulation of ivermectin in rabbit after a single subcutaneous administration. Parasitol Res 2006; 98(3):244-9.

Bayford R, Rademacher T, Roitt I, Wang SX. Emerging applications of nanotechnology for diagnosis and therapy of disease: a review. Physiol Meas 2017;38(8):183-203.

Benelli G. Green synthesized nanoparticles in the fight against mosquito-borne diseases and cancer-a brief review. Enzyme Microb Technol 2016;95:58-68.

Bhadra D, Bhadra S, Jain NK. PEGylated peptide-based dendritic nanoparticulate systems for delivery of artemether. J Drug Deliv Sci Technol 2005;15:65-73.

Bhadra D, Bhadra S, Jain NK. PEGylated peptide dendrimeric carriers for the delivery of antimalarial drug chloroquine phosphate. Pharm Res 2006;23:623-33.

Bonacucina G, Cespi M, Misici-Falzi M, Palmieri GF. Colloidal soft matter as drug delivery system. J Pharm Sci 2009;98(1):1-42.

Bottieau E, Clerinx J. Human African Trypanosomiasis: progress and stagnation. Infect Dis Clin North Am 2019;33(1):61-77.

Boyd BJ. Past and future evolution in colloidal drug delivery systems. Expert Opin Drug Deliv 2008;5(1):69-85.

Branquinho RT, Mosqueira VC, Oliveira-Silva JC et al. Sesquiterpene lactone in nanostructured parenteral dosage form is efficacious in experimental chagas disease. Antimicrob Agents Chemother 2014;58(4): 2067-75.

Branquinho RT, Roy J, Farah C et al. Biodegradable polymeric nanocapsules prevent cardiotoxicity of anti-trypanosomal lychnopholide. Sci Rep 2017;7:44998.

Brasil. Balanço das ações da saúde. Brasília: Ministério da Saúde, 2003.

Cancino J, Marangoni V, Zucolotto V. Nanotecnologia em medicina: aspectos fundamentais e principais preocupações. Quim Nova 2014;37(3):521-6.

Caljon G, De Ridder K, De Baetselier P et al. Identification of a tsetse fly salivary protein with dual inhibitory action on human platelet aggregation. PLoS Negl Trop Dis 2010;1(5):1-12.

Caljon G, Hussain S, Vermeiren L, Den Abbeele JV. Description of a nanobody-based competitive immunoassay to detect tsetse fly exposure. PLoS Negl Trop Dis 2015; 9(2):1-18.

Carpenter AW, Schoenfisch MH. Nitric oxide release: part II. Therapeutic applications. Chem Soc Rev 2012;41(10):3742-52.

Cencig S, Coltel N, Truyens C, Carlier Y. Parasitic loads in tissues of mice infected with Trypanosoma cruzi and treated with AmBisome. PLoS Negl Trop Dis 2011;5(6):e1216.

Cencig S, Coltel N, Truyens C, Carlier Y. Evaluation of benznidazole treatment combined with nifurtimox, posaconazole or AmBisome® in mice infected with Trypanosoma cruzi strains. Int J Antimicrob Agents 2012;40(6):527-32.

Chávez-Fumagalli MA, Ribeiro TG, Castilho RO et al. New delivery systems for amphotericin B applied to the improvement of leishmaniasis treatment. Rev Soc Bras Med Trop 2015;48(3):235-42.

Chimanuka B, Gabriëls M, Detaevernier MR, Plaizier-Vercammen JA. Preparation of artemether liposomes, their HPLC–UV evaluation and relevance for clearing recrudescent parasitaemia in Plasmodium chabaudi malaria-infected mice. J PharmBiomed Anal 2002;28(1): 13-22.

Choi YH, Han HK. Nanomedicines: current status and future perspectives in aspect of drug delivery and pharmacokinetics. J Pharm Investig 2018;48(1):43-60.

Corstjens PL, de Dood CJ, Priest JW et al. Feasibility of a Lateral Flow Test for Neurocysticercosis Using Novel Up-Converting Nanomaterials and a Lightweight Strip Analyzer. PLoS Negl Trop Dis 2014;8(7):1-12.

Costa Lima SA, Silvestre R, Barros D et al. Crucial CD8(+) T-lymphocyte cytotoxic role in amphotericin B nanospheres efficacy against experimental visceral leishmaniasis. Nanomedicine 2014;10(5):1021-30.

Couvreur P, Barratt G, Fattal E et al. Nanocapsule technology: a review. Crit Rev Ther Drug Carrier Systems 2002;19(2):99-134.

Das S, Khan, W, Mohsin, S, Kumar, N. Miltefosine loaded albumin microparticles for treatment of visceral leishmaniasis: formulation development and in vitro evaluation. Polym Adv Technol 2010; 22:172-9.

Das S, Roy P, Mondal S et al. One pot synthesis of gold nanoparticles and application in chemotherapy of wild and resistant type visceral leishmaniasis. Colloids Surf B Biointerfaces 2013;107:27-34.

Date AA, Desai N, Dixit R, Nagarsenker M. Self-nanoemulsifying drug delivery systems. Nanomedicine 2010;5(10):1595-616.

Dias JCP, Ramos Jr AN, Gontijo ED et al. II Consenso Brasileiro em Doença de Chagas – 2015. Epidemiol Serv Saúde 2016;25(esp):7-86.

Dierling AM, Cui Z. Targeting primaquine into liver using chylomicron emulsions for potential vivax malaria therapy. Int J Pharm 2005; 303(1-2):143-52.

Dkhil MA, Bauomy AA, Diab MS, Al-Quraishy S. Antioxidant and hepatoprotective role of gold nanoparticles against murine hepatic schistosomiasis. Int J Nanomed 2015a;10:7467-75.

Dkhil MA, Bauomy AA, Diab MS, Wahab R, Delic D, Al-Quraishy S. Impact of gold nanoparticles on brain of mice infected with Schistosoma mansoni. Parasitol Res 2015b;114:3711-9.

Dkhil MA, Khalil MF, Diab MSM et al. Effect of gold nanoparticles on mice splenomegaly induced by schistosomiasis mansoni. Saudi J Biol Sci 2017; 24:1418-23.

Doenhoff MJ, Hagan P, Cioli D, Southgate V, Pica-Mattoccia L, Botros S, Coles G, Tchuem Tchuenté LA, Mbaye A, Engels D. Praziquantel: its use in control of schistosomiasis in sub-Saharan Africa and current research needs. Parasitology 2009; 136(13):1825-35.

Dünhaupt S, Kamnona O, Waldner C et al. Nano-carrier systems: Strategies to overcome the mucus gel barrier. Eur J Pharm Biopharm 2015; 96:447-53.

Erdmann CA, Kovalczuk E, Inaba J et al., Development of a nano-particle enhanced impedimetric biosensor for Chagas' disease diagnosis. Presented at: XLII Annual Meeting of SBBq. Foz do Iguaçu, Paraná, Brazil, 18-21, 2013.

El-Moslemany RM, Eissa MM, Ramadan AA et al. Miltefosine lipid nanocapsules: Intersection of drug repurposing andnanotechnology for single dose oral treatment of pre-patents schistosomiasis mansoni. Acta Tropica 2016;159:142-8.

El-Zawawy LA, El-Said D, Mossallam SF et al. Preventive prospective of triclosan and triclosan-liposomal nanoparticles against experimental infection with a cystogenic ME49 strain of Toxoplasma gondii. Acta Trop 2015a;141(Pt A):103-11.

El-Zawawy LA, El-Said D, Mossallam SF et al. Triclosan and triclosan-loaded liposomal nanoparticles in the treatment of acute experimental toxoplasmosis. Exp Parasitol 2015b;149:54-64.

Espuelas S, Plano D, Nguewa P et al. Innovative lead compounds and formulation strategies as newer kinetoplastid therapies. Curr Med Chem 2012;19(25):4259-88.

Fernández-Busquets X. Toy kit against malaria: magic bullets, LEGO, Trojan horses and Russian dolls. Ther Deliv 2014;5(10):1049-52.

Firouzmand H, Badiee A, Khamesipour A et al. Induction of protection against leishmaniasis in susceptible BALB/c mice using simple DOTAP cationic nanoliposomes containing soluble Leishmania antigen (SLA). Acta Trop 2013;128(3):528-535.

Frezza TF, Gremião MP, Zanotti-Magalhães EM et al. Liposomal-praziquantel: efficacy against Schistosoma mansoni in a preclinical assay. Acta Trop 2013;128(1):70-5.

Gaafar MR, Mady RF, Diab RG, Shalaby TI. Chitosan and silver nanoparticles: promising anti-toxoplasma agents. Exp Parasitol 2014;143(1): 30-8.

Godonoga M, Lin TY, Oshima A et al. A DNA aptamer recognising a malaria protein biomarker can function as part of a DNA origami assembly. Sci Rep 2016;6:1-12.

Gomes AP, Moreira BSV, Dias FJD et al. Plasmodium falciparum infection: in silico preliminary studies. Abakós 2016;5:3-83.

Gonzalez RO, Higa LH, Cutrullis RA et al. Archaeosomes made of Halorubrum tebenquichense total polar lipids: a new source of adjuvancy. BMC Biotechnol 2009;9:71.

Gonzalez-Martín G, Figueroa C, Merino I et al. Characterization and trypanocidal activity of nifurtimox-containing and empty nanoparticles of polyethylcyanoacrylates. J Pharm Pharmacol 1998;50:29-35.

Gonzalez-Martín G, Figueroa C, Merino I, Osuna A. Allopurinol encapsulated in polycyanoacrylate nanoparticles as potential lysosomatropic carrier: preparation and trypanocidal activity. Eur J Pharm Biopharm 2000;49:137-42.

Gordon AT, Lutz E, Boninger ML, Cooper RA. Introduction to nanotechnology: potential applications in physical medicine and rehabilitation. Am J Phys Med Rehabil 2007;86(3):225-41.

Govindarajan M, Rajeswary M, Muthukumaran U et al. Single-step biosynthesis and characterization of silver nanoparticles using Zornia diphylla leaves: a potent eco-friendly tool against malaria and arbovirus vectors. J Photochem Photobiol B 2016b;161:482-9.

Govindarajan M, Rajeswary M, Veerakumar K et al. Green synthesis and characterization of silver nanoparticles fabricated using Anisomeles indica: Mosquitocidal potential against malaria, dengue and Japanese encephalitis vectors. Exp Parasitol 2016c;161:40-7.

Govindarajan M, Vijayan P, Kadaikunnan S et al. One-pot biogenic fabrication of silver nanocrystals using Quisqualis indica: Effectiveness on malaria and Zika virus mosquito vectors, and impact on non-target aquatic organisms. J Photochem Photobiol B 2016a;162:646-55.

Gupta Y, Jain A, Jain SK. Transferrin-conjugated solid lipid nanoparticles for enhanced delivery of quinine dihydrochloride to the brain. J Pharm Pharmacol 2007;59(7):935-40.

Gutiérrez V, Seabra AB, Reguera RM et al. New approaches from nanomedicine for treating leishmaniasis. Chem Soc Rev 2016;45(1):152-68.

He L, Ni L, Zhang X et al. Fluorescent detection of specific DNA sequences related to Toxoplasma gondii based on magnetic fluorescent nanoparticles Fe3O4/CdTe biosensor. Int J Biochem Res Rev 2015;6(3): 130-9.

Hemben A, Ashley J, Tothill IE. Development of an immunosensor for PfHRP 2 as a biomarker for malaria detection. Biosensors (Basel) 2017;7(28):1-14.

Hegazy S, Farid A, Rabae I, El-Amir A. Novel IMB-ELISA assay for rapid diagnosis of human toxoplasmosis using SAG1 antigen. Jpn J Infect Dis 2015;68(6):474-80.

Higa LH, Corral RS, Morilla MJ et al. Archaeosomes display immunoadjuvant potential for a vaccine against Chagas disease. Hum Vaccin Immunother 2013;9(2):409-12.

Hsu CY, Wang PW, Alalaiwe A, Lin ZC, Fang JY. Use of lipid nanocarriers to improve oral delivery of vitamins. Nutrients 2019; 11(1). pii: E68.

Isacchi B, Bergonzi MC, Grazioso M et al. Artemisinin and artemisinin plus curcumin liposomal formulations: enhanced antimalarial efficacy against Plasmodium berghei-infected mice. Eur J Pharm Biopharm 2012;80(3):528-34.

Islan GA, Durán M, Cacicedo ML et al. Nanopharmaceuticals as a solution to neglected diseases: Is it possible? Acta Trop 2017;170:16-42.

Jain K, Sood S, Gowthamarajan K. Lipid nanocarriers and molecular targets for malaria chemotherapy. Curr Drug Targets 2014;15(3):292-312.

Jain PK, Lee KS, El-Sayed IH, El-Sayed MA. Calculated absorption and scattering properties of gold nanoparticles of different size, shape, and composition: applications in biological imaging and biomedicine. J Phys Chem B 2006;110(14):7238-48.

Jiang S, Hua E, Liang M, Liu B, Xie G. A novel immunosensor for detecting toxoplasma gondii-specific IgM based on goldmag nanoparticles and graphene sheets. Colloids Surf B Biointerfaces 2013;1(101):481-6.

Kayser O, Olbrich C, Croft SL, Kiderlen AF. Formulation and biopharmaceutical issues in the development of drug delivery systems for antiparasitic drugs. Parasitol Res 2003;90(Suppl2):S63-70.

Khalil NM et al. Nanotechnological strategies for the treatment of neglected diseases. Curr Pharm Des 2013;19(41):7316-29.

Kulshrestha S, Khan AU. Nanomedicine for anticancer and antimicrobial treatment: an overview. IET Nanobiotechnol 2018; 12(8):1009-17.

Kumar R, Pandey K, Sahoo GC et al. Development of high efficacy peptide coated iron oxide nanoparticles encapsulated amphotericin B drug delivery system against visceral leishmaniasis. Mater Sci Eng C Mater Biol Appl 2017;75:1465-71.

Kumar R, Sahoo GC, Pandey K et al.Study the effects of PLGA-PEG encapsulated amphotericin B nanoparticle drug delivery system against Leishmania donovani. Drug Deliv 2015;22(3):383-8.

Legrand P, Barratt G, Mosqueira V et al. Polymeric nanocapsules as drug delivery systems: a review. S.T.P. Pharma Sci 1999;9(5):411-8.

Leite EA, Grabe-Guimarães A, Guimarães HN et al. Cardiotoxicity reduction induced by halofantrine entrapped in nanocapsule devices. Life Sciences 2007;80:1327-34.

Leonardi D, Bombardiere ME, Salomno CJ. Effects of benznidazole: cyclodextrin complexes on the drug bioavailability upon oral administration to rats. Int J Biol Macromol 2013;62:543-8.

Leyke S, Köhler-Sokolowska W, Paulke BR, Presber W. Effects of nanoparticles in cells infected by Toxoplasma gondii. E-Polymers 2012;12(1):647-63.

Li X, Zhang Q, Hou P, Chen M et al. Gold magnetic nanoparticle conjugate-based lateral flow assay for the detection of IgM class antibodies related to TORCH infections. Int J Mol Med 2015;36(5):1319-26.

Lindoso JAL, Moreira CHV, Cunha MA, Queiroz IT. Visceral leishmaniasis and HIV coinfection: current perspectives. HIV AIDS (Auckl) 2018;10:193-201.

Londono ME. Nanotecnología y nanomedicina: avances y promesas para la salud humana. Biomédica 2015;35(4):451-3.

López-Jaramillo P, Rincón MY, García RG et al. A controlled, randomized-blinded clinical trial to assess the efficacy of a nitric oxide releasing patch in the treatment of cutaneous leishmaniasis by Leishmania (V.) panamensis. Am J Trop Med Hyg 2010;83(1):97-101.

Lukianova-Hleb E, Bezek S, Szigeti R et al. Transdermal diagnosis of malaria using vapor nanobubbles. Emerg Infect Dis 2015;21(7):1122-7.

Manarin R, Lamas MC, Bottasso E et al. Efficacy of novel benznidazole solutions during the experimental infection with Trypanosoma cruzi. Parasitol Int 2013;62:79-81.

Marques J, Valle-Delgado JJ, Urbán P et al. Adaptation of targeted nanocarriers to changing requirements in antimalarial drug delivery. Nanomedicine 2017;13(2):515-25.

Maximiano FP, De Paula LM, Figueiredo VP et al. Benznidazole et al microcrystal preparation by solvente change precipitation and in vivo evaluation in the treatment of Chagas disease. Eur J Pharm Biopharm 2011;78:377-84.

Mello CGC, Branquinho RT, Oliveira MT et al. Efficacy of lychnopholide polymeric nanocapsules after oral and intravenous administration in murine experimental Chagas disease. antimicrob. agents chemother. Antimicrob Agents Chemother 2016;60(9):5215-22.

Miao H, Xu S, Yang Y et al. Toxoplasma gondii DNA sensor based on a novel Ni-magnetic sensing probe. Adv Mater Res 2011;152-153:1510-3.

Mishra B, Patel B, Tiwari S. Colloidal nanocarriers: a review on formulation technology, types and applications toward targeted drug delivery. Nanomedicine 2010;6(1):9-24.

Molina J, Urbina JA, Gref R et al. Cure of experimental Chagas's disease by the bis-triazole D0870 incorporated into stealth polyethyleneglycol-polylactide nanospheres. J Antimicrob Chemother 2001;47:101-4.

Morilla MJ, Romero EL. Nanomedicines against Chagas disease: an update on therapeutics, prophylaxis and diagnosis. Nanomedicine 2015;10(3):465-81.

Morilla MJ, Montanari JA, Frank F et al. Etanidazole et al in pH-sensitive liposomes: design, characterization and in vitro/in vivo anti-Trypanosoma cruzi activity. J Control Release 2005;103(3):599-607.

Morilla MJ, Montanari JA, Prieto MJ et al. Intravenous liposomal benznidazole trypanocidal agent: increasing drug delivery to liver is not enough. Int J Pharm 2004;278(2):311-8.

Mosqueira VCF, Legrand P, Devissaguet J, Barratt G. Surface-modified and conventional nanocapsules as novel formulation for parenteral delivery of halofantrine. J Nanosci Nanotechnol 2006;9-10:3193-202.

Mosqueira VCF, Loiseau PM, Bories C et al. Efficacy and pharmacokinetics of intravenous nanocapsule formulations of halofantrine in Plasmodium berghei-infected mice. Antimicrob Agents Chemother 2004; 48(4):1222-8.

Müllertz A, Ogbonna A, Ren S, Rades T. New perspectives on lipid and surfactant based drug delivery systems for oral delivery of poorly soluble drugs. JPP 2010;62(11):1622-36.

Murugan K, Anitha J, Dinesh D et al. Fabrication of nano-mosquitocides using chitosan from crab shells: impact on non-target organisms in the aquatic environment. Ecotoxicol Environ Saf 2016;132:318-28.

Muthukumaran U, Govindarajan M, Rajeswary M, Hoti SL. Synthesis and characterization of silver nanoparticles using Gmelina asiatica leaf extract against filariasis, dengue, and malaria vector mosquitoes. Parasitol Res 2015;114(5):1817-27.

Nayak AP, Tiyaboonchai W, Patankar S et al. Curcuminoids loaded lipid nanoparticles: novel approach towards malaria treatment. Colloids Surf B Biointerfaces 2010;81(1):263-73.

Niazi A, Jorjani ON, Nikbakht H, Gill P. A nanodiagnostic colorimetric assay for 18S rRNA of Leishmania pathogens using nucleic acid sequence-based amplification and gold nanorods. Mol Diagn Ther 2013;17(6):363-70.

Oliveira LT. Desenvolvimento de nanosistemas e avaliação biológica em modelos experimentais de infecção pelo Trypanosoma cruzi e Plasmodium sp. Tese (Doutorado em Ciências Biológicas). Universidade Federal de Ouro Preto, Ouro Preto, Brasil, 2014.

OMS. Organização Mundial de Saúde. Integrating neglected tropical diseases in global health and developmente Fourth WHO report on neglected tropical diseases. Disponível em: http://who.int/neglected_diseases/resoucers/9789241565448/en/. Acesso em: 2 de novembro de 2017.

Omwoyo WN, Ogutu B, Oloo F et al. Preparation, characterization, and optimization of primaquine-loaded solid lipid nanoparticles. Int J Nanomedicine 2014;9:3865-74.

Osanloo M, Assadpour S, Mehravaran A, Abastabar M, Akhtari J. Niosome-loaded antifungal drugs as an effective nanocarrier system: A mini review. Curr Med Mycol 2018;4(4):31-6.

Panneerselvam C, Murugan K, Roni M et al. Fern-synthesized nanoparticles in the fight against malaria: LC/MS analysis of Pteridium aquilinum leaf extract and biosynthesis of silver nanoparticles with high mosquitocidal and antiplasmodial activity. Parasitol Res 2016;115(3):997-1013.

Pimentel LF, Jácome Júnior AT et al. Nanotecnologia farmacêutica aplicada ao tratamento da malária. Rev Bras Cienc Farm 2007;43(4):503-14.

Pissuwan D, Valenzuela SM, Miller CM, Cortie MB. A golden bullet? Selective targeting of Toxoplasma gondii tachyzoites using antibody-functionalized gold nanorods. Nano Lett 2007;7(12):3808-12.

Pissuwan D, Valenzuela SM, Miller CM, Killingsworth MC, Cortie MB. Destruction and control of Toxoplasma gondii tachyzoites using gold nanosphere/antibody conjugates. Small 2009;5(9):1030-4.

Pohlmann AR, Lemos-Senna E. A special section on pharmaceutical nanotechnology: development of innovative formulations and their biological evaluation. J Nanosci Nanotechnol 2015;15(1):759-60.

Pouton CW, Porter CJ. Formulation of lipid-based delivery systems for oral administration: materials, methods and strategies. Adv Drug Deliv Rev 2008;60(6):625-37.

Prieto MJ, Bacigalupe D, Pardini O et al. Nanomolar cationic dendrimeric sulfadiazine as potential antitoxoplasmic agent. Int J Pharm 2006;326 (1-2):160-8.

Rahman L, Jacobsen NR, Aziz SA et al. Multiwalled carbon nanotube-induced genotoxic, inflammatory and pro-fibrotic responses in mice: Investigating the mechanisms of pulmonary carcinogenesis. Mutat Res 2017;823:28-44.

Rajakumar G, Rahuman AA, Chung IM et al. Antiplasmodial activity of eco-friendly synthesized palladium nanoparticles using Eclipta prostrata extract against Plasmodium berghei in Swiss albino mice. Parasitol Res 2015;114(4):1397-406.

Ribeiro TG, Chávez-Fumagalli MA, Valadares DG et al. Novel targeting using nanoparticles: an approach to the development of an effective antileishmanial drug-delivery system. Int J Nanomedicine 2014;9:877-90.

Romero EL, Morilla MJ. Nanotechnological approaches against Chagas disease. Adv Drug Deliv Rev 2010; 62(4-5):576-88.

Richardson S, Ferruti P, Duncan R. Poly(amidoamine)s as potential endosomollytic polymers: evaluation in vitro and body distribution in normal and tumour-bearing animals. J Drug Target 1999;6(6): 391-404.

Richardson SCW, Pattrick NG, Lavignac N et al. Intracellular fate of bioresponsive poly(amidoamine)s in vitro and in vivo. J Control Release 2010;142(1):78-88.

Rosa GJM, Rocha LB, Furlan LR. Estudos de expressão gênica utilizando-se microarrays: delineamento, análise, e aplicações na pesquisa zootécnica. R Bras Zootec 2007;36(Suppl 0):185-209.

Saini P, Saha SK, Roy P et al. Evidence of reactive oxygen species (ROS) mediated apoptosis in Setaria cervi induced by green silver nanoparticles from Acacia auriculiformis at a very low dose. Exp Parasitol 2016; 160:39-48.

Saljoughian N, Zahedifard F, Doroud D et al. Cationic solid-lipid nanoparticles are as efficient as electroporation in DNA vaccination against visceral leishmaniasis in mice. Parasite Immunol 2013;35(12):397-408.

Salomon CJ. First century of Chagas'disease: an overview on novel approaches to nifurtimox and benznidazole delivery systems. J Pharm Sci 2012;101(3):888-94.

Sánchez G, Cuellar D, Zulantay I et al. Cytotoxicity and trypanocidal activity of nifurtimox encapsuled in ethylcyanoacrylate nanoparticles. Biol Res 2002;35(1):39-45.

Sánchez-Ovejero C, Benito-Lopez F, Díez P et al. Sensing parasites: Proteomic and advanced biodetection alternatives. J Proteomics 2016; 136:145-56.

Santos DM, Carneiro MW, de Moura TR et al. Towards development of novel immunization strategies againt leishmaniasis using PLGA nanoparticles loaded with kinetoplastid membrane protein-11. Int J Nanomedicine 2012;7:2115-27.

Santos-Magalhães NS, Mosqueira VCF. Nanotechnology applied to the treatmentof malaria. Adv Drug Deliv 2010;62(4-5):560-75.

Santos NP, Nascimento SCA, Silva JF et al. Usnic acid-loaded nanocapsules: an evaluation of cytotoxicity. J. Drug Del Sci Tech 2005;15: 355-61.

Seabra A, Durán N. Nitric oxide-releasing vehicles for biomedical applications. J Mater Chem 2010;20:1624-37.

Schaffazick SR, Guterres SS. Caracterização e estabilidade físico-química de sistemas poliméricos nanoparticulados para administração de fármacos. Quim Nova 2003; 26(5):726-37.

Shahbazi M, Zahedifard F, Saljoughian N et al. Immunological comparison of DNA vaccination using two delivery systems against canine leishmaniasis. Vet Parasitology 2015;212(3-4):130-9.

Singh KK, Vingkar SK. Formulation, antimalarial activity and biodistribution of oral lipid nanoemulsion of primaquine. Int J Pharm 2008;347 (1-2):136-43.

Singh SK, Goswami K, Sharma RD, Reddy MV, Dash D. Novel microfilaricidal activity of nanosilver. Int J Nanomedicine 2012;7:1023-30.

Siqueira-Batista R, Corrêa AD, Gomes AP et al. Moléstia de Chagas. 2. ed. Rio de Janeiro: Rubio, 2007.

Siqueira-Batista R, Maria da Silva, Medeiros-Souza RR et al. Nanociência e nanotecnologia como temáticas para discussão de ciência, tecnologia, sociedade e ambiente. Ciência e Educação. 2010;16(2): 479-90.

Soni N, Prakash S. Silver nanoparticles: a possibility for malarial and filarial vector control technology. Parasitol Res 2014;113(11):4015-22.

Souza ACM, Mosqueira VCF, Silveira APA et al. Reduced cardiotoxicity and increased oral efficacy of artemether polymeric nanocapsules in Plasmodium berghei-infected mice. Parasitology 2018;145(8):1075-83.

Spósito PÁ. Desenvolvimento e caracterização de sistemas autoemulsionáveis (SEDDS) contendo ravuconazol para o tratamento da doença de Chagas experimental. Tese (Doutorado em Ciências Farmacêuticas). Universidade Federal de Ouro Preto, UFOP, Brasil, 2017.

Spósito PÁ, Mazzeti AL, de Oliveira Faria C et al. Ravuconazol self-emulsifying delivery system: in vitro activity against Trypanosoma cruzi amastigotes and in vivo toxicity. Int J Nanomedicine 2017;12:3785-99.

Sweeney AE. Nanomedicine concepts in the general medical curriculum: initiating a discussion. Int J Nanomedicine 2015;10:7319-31.

Teleanu DM, Chircov C, Grumezescu AM, Volceanov A, Teleanu RI. Contrast Agents Delivery: An Up-to-Date Review of Nanodiagnostics in Neuroimaging. Nanomaterials 2019; 9(4). pii: E542.

Urbán P, Estelrich J, Cortes A, Fernandez-Busquets X. A nanovector with complete discrimination for targeted delivery to Plasmodium falciparum-infected versus non-infected red blood cells in vitro. J Control Release 2011;151:202-11.

Urbán P, Fernández-Busquets X. Nanomedicine against malaria. Curr Med Chem 2014;21(5):605-29.

Urbán P, Ranucci E, Fernàndez-Busquets X. Polyamidoamine nanoparticles as nanocarriers for the drug delivery to malaria parasite stages in the mosquito vector. Nanomedicine 2015;10(22):3401-14.

Urbán P, Valle-Delgado JJ, Mauro N et al. Use of poly(amidoamine) drug conjugates for the delivery of antimalarials to Plasmodium. J Control Release 2014;177:84-95.

Urbina JA. Specific chemotherapy of Chagas disease: relevance, current limitations and new approaches. Acta Trop 2010;115(1-2):55-68.

Veerakumar K, Govindarajan M, Hoti SL. Evaluation of plant-mediated synthesized silver nanoparticles against vector mosquitoes. Parasitol Res 2014;113(12):4567-77.

Wang J, Xu Y, Yang Z et al. Toxicity of carbon nanotubes. Curr Drug Metab 2013a;14(8):891-9.

Wang S, Su R, Nie S et al. Application of nanotechnology in improving bioavailability and bioactivity of diet-derived phytochemicals. Journal of Nutritional Biochemistry 2013b;25:363-76.

Want MY, Islamuddin M, Chouhan G et al. A new approach for the delivery of artemisinin: formulation, characterization, and ex-vivo antileishmanial studies. J Colloid Interface Sci 2014;432:258-69.

Want MY, Yadav P, Afrin F. Nanomedicines for therapy of visceral leishmaniasis. J Nanosci Nanotechnol 2016;16(3):2143-51.

Wen H, New RR, Muhmut M et al. Pharmacology and efficacy of liposome-etrapped albendazol in experimental secondary alveolar echinococcosis and effect of coadministration with cimetidine. Parasitology 1996;113:111-21.

Xu S, Miao H, Yang Y et al. Fabrication and characterization of a Toxoplasma gondii DNA sensing system. Adv Mater Res 2011;152-153:1543-6.

Xu S, Zhang C, He L et al. DNA detection of Toxoplasma gondii with a magnetic molecular beacon probe via CdTe@Ni quantum dots as energy donor. J Nanomater 2013;62:1-6.

Yang H, Guo Q, He R et al. A quick and parallel analytical method based on quantum dots labeling for ToRCH-related antibodies. Nanoscale Res Lett 2009;4(12):1469-74.

Zahir AA, Chauhan IS, Bagavan Aet al. Green synthesis of silver and titanium dioxide nanoparticles using Euphorbia prostrata extract shows shift from apoptosis to G0/G1 arrest followed by necrotic cell death in Leishmania donovani. Antimicrob Agents Chemother 2015;59(8):4782-99.

Zhang Y, Petibone D, Xu Y et al. Toxicity and efficacy of carbon nanotubes and graphene: the utility of carbon-based nanoparticles in nanomedicine. Drug Metab Rev 2014;46(2):232-46.

Doenças Causadas por Protozoários

CAPÍTULO 17

Introdução à Protozoologia

Juliana Hipólito Pessotti • Pollyanna Álvaro Ferreira Spósito

Introdução

Os protozoários são organismos microscópicos, unicelulares e eucariotas, isto é, providos de um núcleo diferenciado e de outras organelas membranosas, como mitocôndrias, aparelho de Golgi, lisossomos, vacúolos, dentre outras (Rey, 2011; Plattner, 2018). Mais de 60.000 espécies foram descritas, a maioria das quais são organismos de vida livre; os protozoários são encontrados em quase todos os hábitats possíveis. Algumas espécies são consideradas comensais, ou seja, normalmente não são prejudiciais; enquanto outras são agentes patogênicos e, geralmente, causam alguma doença. São capazes de se multiplicar em seres humanos, o que contribui para a sua sobrevivência e pode levar a infecções graves. A transmissão dos protozoários intestinais, normalmente, ocorre através da via fecal-oral, enquanto os que vivem no sangue ou nos tecidos do *Homo sapiens* são transmitidos a outros seres humanos, por exemplo a partir de artrópodes vetores (ver Capítulo 93, *Os Artrópodes e a Transmissão das Enfermidades Parasitárias*), como ocorre na transmissão do *Plasmodium*, na malária. As infecções por protozoários são muito comuns nos países tropicais e têm um impacto importante na saúde pública (Rey, 2011; Yaeger, 1996).

A apresentação dos principais aspectos dos protistas implicados nas doenças humanas é o escopo do presente capítulo.

Estrutura e organelas

Os protozoários apresentam estruturas fundamentais, como núcleo, citoplasma e membrana, que são comuns a todos os grupos (Alberts et al., 2017). Suas organelas têm uma diversidade estrutural própria, conforme cada grupo, e exercem funções vitais, podendo estar relacionadas com locomoção, nutrição e proteção, dentre outras (Neves, 2009).

A membrana plasmática dos protozoários corresponde a uma estrutura delgada que confere individualidade a cada célula. Atua como uma barreira seletiva entre o citoplasma e o meio externo e exerce funções como proteção, nutrição, excreção e regulação osmótica (Neves, 2009).

O citoplasma da maioria desses organismos pode apresentar duas regiões distintas: uma mais externa e transparente, chamada ectoplasma; e outra mais interna, denominada endoplasma, onde estão as organelas. O ectoplasma é mais semelhante a um gel, enquanto o endoplasma é mais fluido (Araújo; Bossolan, 2001; Alberts et al., 2017). Em geral, o núcleo é esférico ou ovoide e situa-se no endoplasma. É delimitado por um envoltório membranoso duplo que apresenta inúmeros poros, constituindo canais para o intercâmbio de material entre o nucleoplasma e o citoplasma, e compõe-se de cromossomos e um ou mais nucléolos (Cimerman, Cimerman, 2001; Neves, 2009).

Dentre as organelas, podem ser destacadas as mitocôndrias, estruturas relacionadas com a produção de energia via respiração celular e que estão ausentes em protozoários anaeróbios como a *Entamoeba histolytica* e a *Giardia lamblia*. Os cílios, flagelos e pseudópodos são utilizados para locomoção e nutrição; o retículo endoplasmático liso está envolvido com a síntese de esteroides; o retículo endoplasmático rugoso é responsável pela síntese das proteínas; o complexo de Golgi (anexado ao retículo endoplasmático) participa da síntese de carboidratos e da condensação da secreção proteica; e os microtúbulos são responsáveis pelos movimentos de contração e distensão. Alguns protozoários fotossintéticos apresentam cloroplastos contendo clorofila. Várias espécies contêm, no citoplasma, bolsas membranosas denominadas vacúolos contráteis ou pulsáteis, que participam da osmorregulação, e/ou vacúolos digestivos, os quais são encontrados nos protozoários heterotróficos. O citóstoma está presente nos organismos ciliados e em alguns flagelados e permite a ingestão de partículas sólidas ou líquidas pelo protozoário (Neves, 2009; 2016).

Locomoção

A movimentação dos protozoários ocorre por intermédio de uma ou da associação de duas ou mais das seguintes estruturas: flagelos, cílios, pseudópodos e microtúbulos subpeliculares (Neves, 2016).

Os flagelos são filamentos longos e em pequeno número, semelhantes a chicotes, capazes de determinar movimentos ondulatórios. São formados por microtúbulos proteicos, envolvidos por uma bainha, que é contínua com a membrana celular, e originam-se sempre de um corpúsculo basal (estrutura semelhante à de um centríolo) (Neves, 2009; Cimerman; Cimerman, 2001). Parasitos humanos, tais como *Leishmania*, *Trypanosoma*, *Giardia* e *Trichomonas*, locomovem-se por meio de flagelos. *Trichomonas vaginalis* e *Trypanosoma cruzi*, além do flagelo, possuem uma membrana ondulante que auxilia na locomoção (Tortora; Funke; Case, 2007).

Os cílios são filamentos curtos e numerosos de origem e composição semelhantes às dos flagelos; o *Balantidium coli* é um parasito ciliado de humanos. Outro exemplo de protozoário ciliado é o *Paramecium* (Cimerman; Cimerman, 2001; Tortora; Funke; Case, 2007).

Os pseudópodos ("falsos pés") são organelas temporárias caracterizadas pelo prolongamento externo do citoplasma. São utilizados pelas amebas tanto para locomoção quanto para captura de alimentos. Sua formação está relacionada com alterações na estrutura citoplasmática, sobretudo a interconversão entre o endoplasma e o ectoplasma (Araújo; Bossolan, 2001; Neves, 2009).

Os microtúbulos subpeliculares viabilizam a locomoção por contrações sucessivas, possibilitando flexões, deslizamento e ondulações, imperceptíveis ao microscópio comum e sem alterar a forma do organismo. São encontrados em *Toxoplasma* e *Sarcocystis*, por exemplo (Neves, 2009).

Reprodução

A reprodução dos protozoários pode ser assexuada, como em amebas e flagelados que infectam os seres humanos, ou assexuada e sexuada, como nos protozoários de importância médica, pertencentes ao filo Apicomplexa (Yaeger, 1996; Rey, 2011).

A reprodução assexuada pode ocorrer por: divisão binária ou cissiparidade, brotamento ou gemulação, esquizogonia e endodiogenia. Na divisão binária, uma célula se divide em duas por mitose, cada uma com o mesmo genoma da "célula-mãe". A divisão é longitudinal nos flagelados e transversal nos ciliados; enquanto nas amebas, aparentemente, não há plano de divisão. Por brotamento ou gemulação ocorre a formação de uma dilatação denominada "broto ou gema", formada por mitoses na superfície externa do organismo progenitor, que pode separar-se e dar origem a um novo indivíduo. Esse processo reprodutivo ocorre nos eucilados. Na esquizogonia, forma comum de divisão assexuada no filo Apicomplexa, o núcleo divide-se várias vezes, e, em seguida, o citoplasma se divide em tantas partes quantas o núcleo se dividiu. Com sua estrutura interna dividida, a célula é denominada esquizonte, e cada fragmento nuclear com citoplasma, merozoíto. Depois de formar os merozoítos, a célula se rompe, liberando-os na corrente sanguínea.

Existem três tipos de esquizogonia: merogonia (produz merozoítos), gametogonia (produz gametas) e esporogonia (produz esporozoítos). A endodiogenia é um tipo de divisão assexuada que ocorre em *Toxoplasma* e em alguns organismos relacionados. Nesse, duas células-filhas (denominadas taquizoítos ou bradizoítos) se formam no interior da célula-mãe, que se rompe, liberando a progênie (Neves, 2009; Yaeger, 1996).

A reprodução sexuada pode se dar por conjugação ou singamia/fecundação. Na conjugação, ocorre a união parcial transitória de dois indivíduos, com troca mútua de material nuclear (comum no *Balantium coli*). Na singamia, ocorre a união completa de duas células haploides (gametas). Os microgametas móveis (células sexuais masculinas) se unem com os macrogametas (células sexuais femininas) imóveis, formando o ovo ou zigoto, que, por esporogamia, origina os esporozoítos. Em geral, antes ou após a reprodução sexuada, ocorrem processos assexuados (Neves, 2009; 2016).

Respiração

A respiração dos protozoários pode ser: aeróbia, quando eles se encontram em meio rico em oxigênio, ocorrendo difusão direta dos gases em toda a superfície celular (p. ex., nos protozoários que vivem no sangue [*Trypanosoma*]); ou anaeróbia, quando eles vivem em ambientes pobres em oxigênio, como os parasitos do trato digestivo (*Entamoeba*, *Giardia*) (Cimerman; Cimerman, 2001; Neves, 2009).

Excreção

A excreção das substâncias solúveis é feita por difusão, através do ectoplasma, ou por expulsão, através de vacúolos contráteis ou nutritivos. Enquanto a eliminação das substâncias insolúveis é realizada pelos vacúolos nutritivos, ou durante o período de reprodução, como sucede com o pigmento malárico durante a reprodução esquizogônica dos plasmódios (Cimerman; Cimerman, 2001).

Nutrição

Os protozoários exibem diferentes modos de nutrição, a qual pode ser holofítica, holozoica e saprozoica. Os protozoários holofíticos, ou autotróficos, são capazes de realizar fotossíntese, sintetizando seu próprio alimento a partir de grãos ou pigmentos citoplasmáticos, em presença de energia solar. Os holozoicos, ou heterotróficos, ingerem partículas orgânicas por fagocitose (ingestão de partículas sólidas) ou pinocitose (ingestão de partículas líquidas). Quando a partícula de alimento é interiorizada pela célula, forma-se um vacúolo digestivo, no qual ocorrerá o processo de digestão intracelular, por meio de enzimas. A maioria dos protozoários parasitos realiza esse tipo de nutrição. Os saprozoicos "absorvem", pela superfície do corpo ou pelo citóstoma, substâncias decompostas e dissolvidas em meio líquido. Os mixotróficos são protozoários capazes de se alimentar por mais de um dos métodos descritos (Neves, 2009).

Resposta imune

De modo geral, os protozoários se encontram dentro das células do hospedeiro, na maior parte do tempo, evadindo as defesas imunológicas e causando as manifestações crônicas das doenças.

O prognóstico, no sentido de uma evolução para doenças graves, ou o controle, possibilitando a sobrevivência do parasito no hospedeiro, em estado de latência (pouca disseminação, sem causar sintomas),

são influenciados pela relação parasito-hospedeiro e o estabelecimento dos mecanismos imunológicos complexos relacionados a essa interação.

A imunidade inata constitui a primeira linha de resposta a esses parasitos, e é realizada, principalmente, por macrófagos (ver Capítulo 2, *Interações entre Patógenos e Hospedeiros Humanos | O Sistema Imune e seus "Papéis" nas Enfermidades Parasitárias*). As células fagocíticas, como os macrófagos, contam com receptores de reconhecimento padrão (PRR), como os do tipo *Toll* (TLR), os quais são fundamentais no reconhecimento dos padrões moleculares associados aos patógenos (PAMPs) na superfície dos protozoários. Assim, diversos efeitos imunológicos são estimulados, no intuito de eliminar o que não é próprio do organismo (Coelho-Castelo et al., 2009).

A fagocitose é sempre acompanhada por aumento do consumo de oxigênio (O_2) pelas células fagocíticas. A enzima NADPH oxidase na membrana plasmática é ativada, transferindo prótons da NADPH para o oxigênio molecular, formando radicais altamente tóxicos como superóxido, peróxido de hidrogênio e radicais hidroxila. Outro mecanismo de defesa do macrófago é a acidificação da vesícula formada pela fusão entre fagossomo e endossomo pela ATPase. A acidificação do ambiente promove a desnaturação de proteínas, a qual deixa o ácido ribonucleico (RNA), o ácido desoxirribonucleico (DNA), os carboidratos e as próprias proteínas suscetíveis à degradação por hidrolases ácidas.

A produção de citocinas nos momentos iniciais da infecção pode direcionar as defesas imunológicas, significativamente, com aumento da capacidade microbicida dos macrófagos sob estimulação da resposta por células *natural killer* (NK) e orientação da resposta adaptativa. A resposta imune adaptativa contra protozoários acontece com a apresentação de antígenos pelas moléculas do complexo principal de histocompatibilidade (MHC), podendo estimular a resposta celular tanto via linfócitos T CD8 (citotóxicos) como via linfócitos T CD4 (auxiliares) (Machado et al., 2004).

Como a maioria dos protozoários vive no interior das células, a resposta imune celular contra eles é primordial para o controle do seu crescimento e replicação. O curso da infecção depende da ativação de um dos subgrupos das células T CD4+, Th1 ou Th2, os quais diferem no padrão de citocinas secretadas. Geralmente, a produção de interleucina (IL)-12 direciona a expansão de células Th1, que produzem interferona gama (IFN-γ). Esta, por sua vez, ativa macrófagos a produzirem óxido nítrico (NO), que, consequentemente, mata os parasitos intracelulares. Por outro lado, a produção de IL-4 direciona o desenvolvimento de células Th2, que geralmente estão relacionadas com a suscetibilidade à infecção. Essas células produzem IL-4, que pode inibir a síntese de NO por macrófagos, permitindo a sobrevivência e a multiplicação dos parasitos.

As células T CD8 são protetoras contra patógenos por meio de dois mecanismos: produção de citocinas, como IFN-γ, fator de necrose tumoral alfa (TNF-α) e linfotoxina, e por meio da lise das células infectadas. A produção de citocinas pode ter consequências locais e sistêmicas, enquanto a atividade citolítica é direta, pelo contato da célula infectada com a célula efetora. As células T CD8 induzem a citólise das células infectadas pela liberação de grânulos líticos (granzimas e perforinas), que formam poros na membrana celular e provocam apoptose da célula infectada (indução de morte celular programada).

A produção de anticorpos e a ativação do sistema complemento podem acontecer; no entanto, não são eficazes para controlar o desenvolvimento parasitário, haja vista o padrão intracelular de infecção dos protozoários.

Classificação

Em 1980, foi proposta por Levine et al. (Neves, 2016) uma taxonomia que reconhece sete filos: Sarcomastigophora, Apicomplexa, Ciliophora, Microspora, Labyrintomorpha, Myxospora, Ascetospora. Os quatro primeiros são os de maior interesse médico (Quadro 17.1).

QUADRO 17.1 Taxonomia dos protozoários de interesse médico.

Filos	Subfilos	Ordens	Famílias	Gêneros	Espécies
Sarcomastigophora (presença de flagelos ou pseudópodos)	Mastigophora (com flagelos)	Kinetoplastida	Trypanosomatidae	*Trypanosoma*	*Trypanosoma cruzi*
					Trypanosoma brucei
				Leishmania	*Leishmania braziliensis*
					Leishmania infantum
		Diplomonadida	Hexamitidae	*Giardia lamblia*	*Giardia lamblia*
		Trichomonadida	Trichomonadidae	*Trichomonas vaginalis*	*Trichomonas vaginalis*
	Sarcodina (com pseudópodos)	Amoebida	Entamoebidae	*Entamoeba*	*Entamoeba histolytica*
					Entamoeba coli
			Acanthamoebidae	*Acanthamoeba*	*Acanthamoeba culbertsoni*
			Hartmannellidae	*Hartmannella*	*Hartmannella hyalina*
		Schizopyrenida	Vahlkampfiidae	*Naegleria*	*Naegleria fowleri*
Apicomplexa (presença de "complexo apical" – todas as espécies são parasitos)		Piroplasmida	Babesiidae	*Babesia*	*Babesia microti*
		Eucoccidiida	Eimeriidae	*Cyclospora*	*Cyclospora cayetanensis*
				Isospora	*Isospora belli*
			Sarcocystidae	*Sarcocystis*	*Sarcocystis hominis*
				Toxoplasma	*Toxoplasma gondii*
			Plasmodiidae	*Plasmodium*	*Plasmodium vivax*
					Plasmodium falciparum
					Plasmodium malariae
					Plasmodium ovale
			Cryptosporidiidae	*Cryptosporidium muris*	*Cryptosporidium muris*
Ciliophora (presença de cílios)	Kinetofragminophorea	Trichostomatida	Balantidiidae	*Balantidium*	*Balantidium coli*
Microspora		Chytridiopsida	Enterocytozoonidae	*Enterocytzoon*	*Enterocytzoon bieunesi*

Adaptado de Neves, 2016.

Os protozoários do filo Sarcomastigophora são caracterizados pela presença de núcleo simples, além de flagelos ou pseudópodos ou ambos. Os pertencentes ao filo Apicomplexa apresentam complexo apical (visível apenas em microscópio eletrônico), constituído por anel polar, micronemas, conoide, roptrias e microtúbulos subpeliculares, bem como plastídeo não fotossintético ou apicoplasto. Eles não têm cílios e são todos parasitos. No filo Ciliophora, que compreende os organismos com cílios, os protozoários podem ainda ser caracterizados pela presença de macro e micronúcleos. No filo Microspora, encontram-se os que formam esporos unicelulares com um esporoplasma (Rey, 2011; Neves, 2016).

Referências bibliográficas

Alberts B, Bray D, Hopikin K et al. Fundamentos da biologia celular. 4. ed. Porto Alegre: Artmed, 2017.

Araújo APU, Bossolan NRS. Noções de taxonomia e classificação: introdução à zoologia biologia [s.l: s.n.], 2001. São Carlos: Ed. IFSC-USP, 2001.

Cimerman B, Cimerman S. Parasitologia humana e seus fundamentos gerais. 2. ed. Rio de Janeiro: Atheneu; 2001.

Coelho-Castelo AAM, Trombone APF, Rocha CD et al. Resposta imune a doenças infecciosas. Medicina 2009;42(2): 127-42.

Machado PRL, Carvalho L, Araújo MIAS et al. Mecanismos de resposta imune às infecções. An Bras Dermatol 2004;79(6):647-64.

Neves DP. Parasitologia dinâmica. 3. ed. Rio de Janeiro: Atheneu; 2009.

Neves DP. Parasitologia humana. 13. ed. Rio de Janeiro: Atheneu; 2016.

Plattner H. Evolutionary Cell Biology of Proteins from Protists to Humans and Plants. J Eukaryot Microbiol 2018; 65(2):255-89.

Rey L. Bases da parasitologia médica. 3. ed. Rio de Janeiro: Guanabara Koogan; 2011.

Tortora GJ, Funke BR, Case CL. Microbiologia. 8. ed. Porto Alegre: Artmed, 2007.

Yaeger RG. Protozoa: structure, classification, growth, and development. In: Baron S (ed.). Medical microbiology. 4. ed. Galveston (TX): University of Texas Medical Branch at Galveston; 1996.

CAPÍTULO 18

Amebíase (*Entamoeba*) e Infecções por *Urbanorum*

Luiz Alberto Santana • Rodrigo Dias Bittencourt • Bruna Soares de Souza Lima Rodrigues •
Marcos José Marques • Paulo Sérgio Balbino Miguel • Rodrigo Siqueira-Batista

Introdução

O presente capítulo tem os seguintes objetivos principais: (1) discutir os processos patológicos e os aspectos clínicos e epidemiológicos das infecções por protistas do gênero *Entamoeba*; e (2) apresentar uma breve revisão acerca da infecção por protozoários do gênero *Urbanorum*, descritos no final do século passado e, recentemente, associados ao adoecimento humano.

Amebíase (*Entamoeba*)

A amebíase é uma infecção cujo agente causal – *Entamoeba histolytica* – é um dos protozoários mais conhecidos (Rey, 2011; Naiyer et al., 2019). O parasito pode colonizar o lúmen intestinal do indivíduo acometido de maneira assintomática, como ocorre em 90% dos casos, ou pode se manifestar de maneira mais grave, levando a grande instabilidade orgânica. A infecção está, muitas vezes, associada aos hábitos de higiene do indivíduo e a doença manifesta-se, geralmente, com um quadro de diarreia e dor abdominal, embora também possa apresentar-se com quadro extraintestinal (Medeiros, 2015; Kanter et al., 2018).

A infecção por *E. histolytica*, de acordo com a Organização Mundial da Saúde (OMS), é uma das principais causas de morte por protozoário no mundo, acometendo cerca de 10% da população mundial. Esse dado reflete a capacidade do parasito de invadir os tecidos e causar o adoecimento humano. A amebíase foi descrita pela primeira vez há mais de 130 anos, na Rússia, por Lösch, e desde então muitos estudos têm sido realizados para melhor compreensão do parasito e da fisiopatologia da doença (Chaves; Filho; Dantas, 2010; The Medical Letter, 2013; Ferreira; Lala, 2008; Garcia; Gutiérrez-Kobeh; Vancell, 2015; Graffeo et al., 2014; Carrero et al., 2019).

Etiologia

■ Taxonomia

Existem sete espécies de amebas que vivem em simbiose com o organismo humano, mas somente a *E. histolytica* exerce ação patogênica no homem. Ela é um protozoário pertencente ao reino Protozoa, conforme apresentado no Quadro 18.1, no qual estão listadas as espécies do gênero *Entamoeba*.

A *E. histolytica* pode apresentar duas formas evolutivas: o cisto multinucleado ou o trofozoíto móvel e uninucleado. Os cistos são encontrados na água e nos alimentos contaminados com fezes, são resistentes à acidez gástrica e assumem a forma de trofozoítos, no intestino grosso.

As espécies de ameba se diferenciam pelo número de núcleos presentes nos cistos, pelo tamanho dos trofozoítos e pelas inclusões citoplasmáticas dos protozoários; à exceção de *E. histolytica*, *E. dispar* e *E. moshkovskii*, que se diferenciam pelo quadro clínico apresentado pelo paciente, sendo que a confirmação da espécie relacionada à infecção é determinada através de ensaios imunoenzimáticos.

Os trofozoítos são uninucleados e possuem uma dupla camada na sua membrana externa, onde é encontrado o glicocálix. Eles são extremamente móveis e, por não contarem com mitocôndrias, a energia necessária para o seu metabolismo é proveniente de reação anaeróbica. Os cistos são estruturas redondas, com quatro núcleos e inertes, e

QUADRO 18.1 Classificação taxonômica do gênero *Entamoeba*.

Domínio	Eukaryota
Filo	Amoebozoa
Classe	Lobosa
Ordem	Amoebida
Família	Entamoebidae
Gênero	*Entamoeba*
Espécies	*Entamoeba bangladeshi, Entamoeba bovis, Entamoeba chattoni, Entamoeba coli, Entamoeba dispar, Entamoeba ecuadoriensis, Entamoeba equi, Entamoeba gingivalis, Entamoeba hartmanni, Entamoeba histolytica, Entamoeba insolita, Entamoeba invadens, Entamoeba marina, Entamoeba moshkovskii, Entamoeba muris, Entamoeba nuttalli, Entamoeba polecki, Entamoeba ranarum, Entamoeba struthionis, Entamoeba suis, Entamoeba terrapinae*

Adaptado de NCBI – The Taxonomy Database, 2019; Arctos – Collaborative Collection Management Solution, 2019.

o processo de encistamento é ativo, ou seja, com consumo de energia (Andrade; Andrade Jr., 2005; Andrade; Pinto; Oliveira, 2002; Chacín-Bonilla, 2013; Peterson; Singh; Petri, 2011).

A *E. histolytica* pode ser patogênica ou não patogênica. Os trofozoítos patogênicos são caracterizados pela emissão constante de pseudópodos e pela presença de hemácias no citoplasma da célula. Essa forma evolutiva não é encontrada, com frequência, nas fezes, com exceção das situações em que há disenteria. Os trofozoítos presentes na forma não invasiva, também denominada não patogênica da infecção, igualmente emitem pseudópodos. Nesse caso, a infecção pode, na verdade, ser causada pela *E. dispar*, agente similar à *E. histolytica*. Os cistos são formados no intestino a partir dos trofozoítos, após processo de desidratação e secreção de parede cística. Essa forma evolutiva é observada nas fezes, com maior frequência, e por isso também é denominada forma infectante (Andrade; Andrade Jr., 2005; Andrade; Pinto; Oliveira, 2002; Chacín-Bonilla, 2013; Haque et al., 2003).

■ Ciclo biológico

O ciclo da *E. histolytica* (Figura 18.1) é monoxênico. No hospedeiro humano, o parasito desenvolve-se quando o indivíduo ingere cistos maduros presentes em água, alimento e mãos sujas. A prática de sexo anal/oral é também uma fonte de aquisição dessas formas evolutivas. Os cistos são resistentes ao suco gástrico, e somente no intestino delgado começam a sofrer modificações, mais especificamente na região ileocecal. Nesse local, ocorre o processo de desencistamento (saída do metacisto por uma fenda na parede cística), favorecido por temperatura compatível e meio anaeróbio. O metacisto sofre, então, diversas divisões celulares, formando quatro e, posteriormente, oito trofozoítos metacísticos uninucleares. Chegando ao intestino grosso, essas estruturas se desenvolvem e originam os trofozoítos (Figura 18.2), que ali permanecem aderidos. Por um processo ainda não muito bem esclarecido, tais formas sofrem desidratação, formando os pré-cistos. Por último, esses agentes recém-formados secretam uma membrana cística, dando origem ao cisto, que será eliminado nas fezes, continuando o ciclo. Assim,

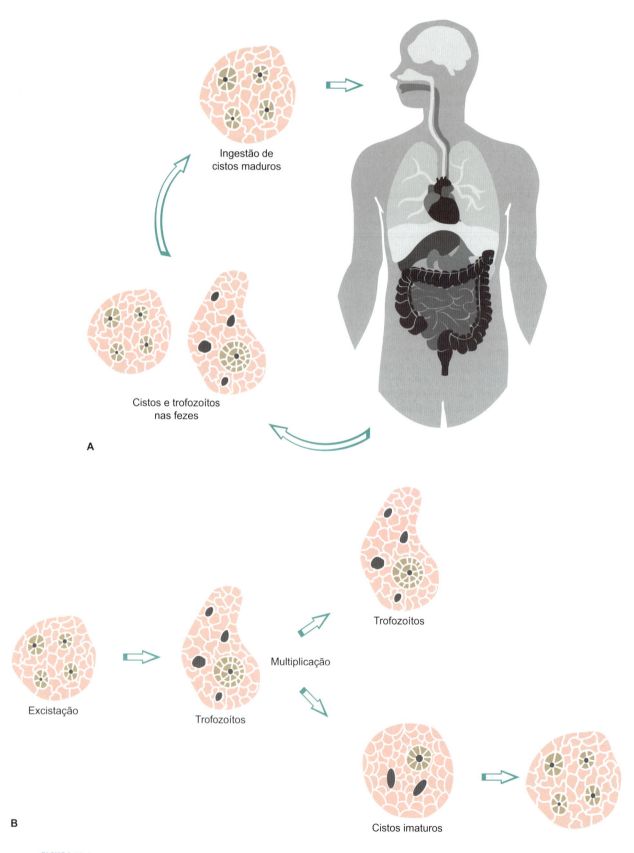

Ingestão de
cistos maduros

Cistos e trofozoítos
nas fezes

A

Excistação

Trofozoítos

Multiplicação

Trofozoítos

Cistos imaturos

B

FIGURA 18.1 Ciclo biológico de *Entamoeba histolytica*. Formas evolutivas de protozoário, cistos e trofozoítos (**A**), e sua evolução (**B**).

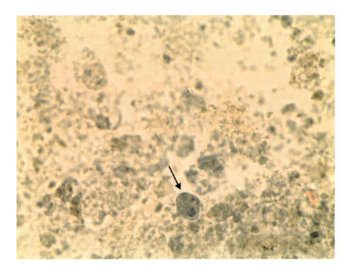

FIGURA 18.2 *Entamoeba histolytica*, trofozoíto (seta) (400× de aumento). Acervo do Laboratório de Agentes Patogênicos da Universidade Federal de Viçosa (UFV). Foto: Paulo Sérgio Balbino Miguel (UFV).

o ciclo biológico da *E. histolytica* envolve quatro estágios: cisto, metacisto, trofozoíto e pré-cisto (Andrade; Andrade Jr., 2005; Begum; Quach; Chadee, 2015; Haque et al., 2003).

Imunologia e patologia

A infecção provocada pela cepa invasiva pode cursar com quadro assintomático em cerca de 10 a 40% dos casos de infecção. No entanto, acredita-se que, em um período de um ano, essa cepa seja capaz de causar a síndrome da amebíase invasiva. O contrário acontece com a cepa não patogênica, que representa a maior parte dos casos na população e cursa em 90% das vezes com quadro assintomático. Um dos fatores que diferencia a cepa patogênica da não patogênica e que, por isso, influencia seu mecanismo patológico, é a presença da lectina de aderência, encontrada na superfície da cepa patogênica. Trata-se de uma adesina essencial para a função citolítica, de aderência e reconhecimento da *E. histolytica*, pela célula-alvo. Além disso, essa molécula constitui importante marcador laboratorial no diagnóstico da doença (Andrade; Pinto; Oliveira, 2002; The Medical Letter, 2013; Haque et al., 2003; Hinrichsen, 2005).

Ao entrar em contato com a superfície epitelial intestinal, a lectina é inibida pela galactose ali presente, estimulando uma resposta T supressora, inibindo a formação de uma resposta celular efetiva e favorecendo o braço humoral Th2 (imunoglobulina G [IgG]-específica) (ver Capítulo 2, *Interações entre Patógenos e Hospedeiros Humanos | O Sistema Imune e seus "Papéis" nas Enfermidades Parasitárias*), podendo ocorrer a amebíase aguda. Entretanto, considerando o estímulo contínuo da imunidade celular e humoral, o processo invasivo pode ser limitado, posteriormente. O contato do agente etiológico (por meio da lectina) com a superfície epitelial leva à citólise, processo no qual as membranas epiteliais são destruídas e, os restos celulares fagocitados pela *E. histolytica*, mais precisamente pelos seus trofozoítos, dando início a um processo de ulceração. Ocorre, então, um afastamento das células, formando um espaço intercelular denominado foco de adesão.

Todo esse mecanismo ocorre devido à presença de cisteínoproteinases, hemolisinas e fosfolipases, as quais degradam elastina, colágeno e fibronectina. O processo inflamatório estabelecido e intensificado na região infectada atrai ainda mais células imunes, como neutrófilos, macrófagos, e eleva a produção de citocinas como interleucina 1 (IL-1) e fator de necrose tumoral alfa (TNF-α), aumentando ainda mais o processo ulcerativo da parede intestinal. Esse processo contínuo e invasivo pode permitir aos trofozoítos alcançaremos vasos sanguíneos e acometer órgãos como fígado e pulmão. Com a evolução

da doença, pode ser observado um tecido granulomatoso, caracterizado pela angiogénese, o que demonstra a cura da lesão (Andrade; Pinto; Oliveira, 2002; The Medical Letter, 2013; Haque et al., 2005).

Aspectos clínicos

■ *Doença em humanos*

As manifestações clínicas da amebíase são condicionadas por fatores que envolvem a virulência do agente etiológico associada à resposta do indivíduo infectado (principalmente a sua resposta inata), o que pode resultar em uma doença intestinal ou extraintestinal, além da infecção assintomática, que corresponde a 80 a 99% dos casos. Embora a *E. dispar* seja considerada não patogênica, existem evidências de participação dessa espécie em processos de adoecimento humano, incluindo relatos de que possa causar abscesso hepático amebiano e diarreia crônica. Do mesmo modo, existem descrições de patogenicidade pela *E. moshkovskii* associada a diarreia (Peterson; Singh; Petri, 2011; Reed, 2013; Rey, 2002; Santos; Soares, 2008).

A doença pode manifestar-se de maneira aguda (amebíase aguda) ou crônica (colite crônica) (Andrade; Pinto; Oliveira, 2002; Chacín-Bonilla, 2013; The Medical Letter, 2013). Inicialmente, nas lesões intestinais, os trofozoítos infectam o epitélio da superfície mucosa; entretanto, com a reação inflamatória, tais formas evolutivas podem alcançar níveis mais profundos do tecido conjuntivo e suas glândulas. Esse processo de lesão progressiva produz áreas de necrose e úlceras distribuídas ao longo da parede intestinal, sendo mais comumente encontradas na região cecal, no sigmoide e no reto, caracterizando a colite crônica.

A amebíase não costuma cursar com febre, e os sintomas que aparecem com maior frequência são: disenteria, enterorragia, tenesmo, dor abdominal em cólica, perda de peso, anorexia, náuseas, vômitos e mal-estar geral. É importante ressaltar que o início da doença é de caráter insidioso, podendo apresentar um padrão agudo, sendo esse menos comum. O período de incubação varia de 7 dias a 4 meses. A colite não disentérica é uma das apresentações mais comuns da doença, manifestando-se de maneira mais leve, diferentemente da colite disentérica que se apresenta de maneira mais intensa, com número de evacuações superior (podendo chegar a 10 por dia). A amebíase intestinal, se não tratada, pode cursar com complicações como perfuração intestinal, peritonite, apendicite e hemorragias (Andrade; Pinto; Oliveira, 2002; Chacín-Bonilla, 2013; The Medical Letter, 2013; Haque et al., 2003; Hinrichsen, 2005).

A amebísase pode afetar o fígado (principalmente o lobo direito), insidiosamente, e neste órgão causar abscessos e lesões difusas. Clinicamente, o paciente apresenta-se com icterícia e, em um pequeno número de casos, desconforto no hipocôndrio direito, hepatimetria alterada e sintomas inespecíficos, como febre, náuseas e vômitos. No pulmão, pode ocorrer a denominada amebíase pleuropulmonar, caracterizada por dor torácica, tosse e expectoração com cheiro e odor de "molho de tomate", chocolate ou até mesmo gelatina, podendo ocorrer também derrame pleural. Essas lesões podem ocorrer ainda no cérebro, embora sejam raras (Andrade; Pinto; Oliveira, 2002; Chacín-Bonilla, 2013; The Medical Letter, 2013; Haque et al., 2003; Hinrichsen, 2005).

○ **Diagnóstico diferencial**

A colite causada pela amebíase deve ser diferenciada daquela decorrente de outros agentes, tais como *Shygella* e *Campylobacter*, além das alterações produzidas por *Schistosoma mansoni* ou outros helmintos. Na maioria das vezes, o exame parasitológico de fezes é suficiente para essa diferenciação. Abscessos hepáticos causados por trofozoítos são confundidos, clinicamente, com abscessos piogênicos e tumorações hepáticas; porém, nesses casos, a sorologia para amebíase corrobora o diagnóstico da protozoonose. Em caso de lesão pulmonar, a broncopneumonia deve ser considerada no diagnóstico diferencial (Chacín-Bonilla, 2013; Hinrichsen, 2005).

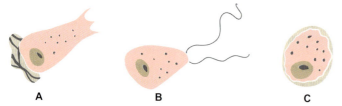

FIGURA 19.2 *Naegleria fowleri*. **A.** Trofozoíto (15 a 25 μm). **B.** Forma ameboflagelada (10 a 18 μm). **C.** Cisto (8 a 20 μm). Ilustração: Fernanda da Silva Boroni (FADIP) e Ademir Nunes Ribeiro Júnior (FADIP).

mesencéfalo, tronco encefálico, cerebelo e medula espinal também podem ser acometidos (Martinez, 1985; Anzil et al., 1991; Shuster; Visvesvara, 2004).

Os sinais e sintomas da MAP surgem em poucos dias após a exposição ao agente infeccioso e incluem cefaleia intensa, náuseas, vômitos, febre, distúrbios comportamentais, fotofobia, paralisia de nervos cranianos, rigidez de nuca e evidências de irritação meníngea e radicular, exteriorizados clinicamente pela presença dos sinais de Kerning, Lasègue e Brudzinski (Siqueira-Batista et al., 2007; Koshy et al., 2015; Vugia et al., 2019). Esses achados clínicos têm incidência variável entre os diferentes pacientes, sendo mais difíceis de detectar em lactentes e crianças de menor idade e entre pacientes imunocomprometidos. O aumento da pressão intracraniana e a herniação cerebral são quase sempre a causa da morte, ocorrendo entre 7 e 10 dias após a infecção (Carter, 1970; Martinez, 1985; Barnett et al., 1996; Martinez; Visvesvara, 1997; Visvesvara; Maguire, 2006; Visvesvara et al., 2007).

Diagnóstico

A MAP provocada por *N. fowleri* pode ser diagnosticada por meio das análises citológica, bioquímica e parasitológica do líquido cefalorraquidiano. A análise citológica é caracterizada pelo aumento do número de leucócitos (geralmente acima de 500 células/mm³), os quais podem chegar a mais de 20.000 células/mm³. O exame bioquímico demonstra um quadro de hipoglicorraquia e de aumento da proteinorraquia (Siqueira-Batista et al., 2007). Para realização da análise parasitológica, Martinez e Visvesvara recomendam o emprego de liquor fresco, por meio do qual é possível visualizar os trofozoítos em movimento, caso estejam presentes (Martinez; Visvesvara, 2007).

Outra alternativa diagnóstica para a MAP é a utilização de um *kit* de imunoensaio contendo um anticorpo monoclonal (5D12) capaz de reconhecer um epítopo glicosilado presente em proteínas da *N. fowleri* (Sparagano et al., 1993). A avaliação histopatológica obtida por biopsia cerebral estereotáxica também é uma alternativa diagnóstica. Para corar o tecido analisado, empregam-se, usualmente, hematoxilina e eosina (Siqueira-Batista et al., 2007). A utilização da reação em cadeia da polimerase (PCR) em tempo real para o diagnóstico da MAP por *N. fowleri* vem sendo investigada (Madarova et al., 2010).

Apesar da existência dessas ferramentas diagnósticas, a maioria dos casos é diagnosticada apenas *post mortem*, na necropsia, a partir da identificação de trofozoítos de *N. fowleri* no parênquima cerebral, ou aplicando testes imunoquímicos ou métodos moleculares (Visvesvara, 2013; Marciano-Cabral; Cabral, 2007).

Tratamento

O tratamento da MAP por *N. fowleri* é um genuíno desafio (Siqueira-Batista et al., 2007). O que se percebe, na prática clínica, é que a inserção da terapia farmacológica acontece tardiamente, em especial devido ao atraso no diagnóstico, fazendo com que a doença tenha um índice de letalidade próximo a 95% (Visvesvara, 2013; Siqueira-Batista et al., 2007). Assim, a suspeita clínica e o reconhecimento precoce do agente envolvido são fundamentais para a terapêutica satisfatória, com melhora do prognóstico. Para tal, muitas vezes, a determinação, sobretudo, da

história prévia do paciente, com levantamento de seus hábitos e histórico de contato – principalmente com ambientes aquáticos –, é de suma importância. Por se tratar de uma condição clínica relativamente rara, o agente geralmente não é incluído no raciocínio clínico.

Atualmente, o fármaco de escolha para tratar a neuroinfecção por *N. fowleri* é a anfotericina B convencional em uma concentração entre 0,02 μg/mℓ e 0,078 μg/mℓ, haja vista a elevada sensibilidade da *N. fowleri* a esse antifúngico (Visvesvara, 2013; Siqueira-Batista et al., 2007; Trabelsi et al., 2012; Tavares, 2014). Contudo, estudos *in vitro* empregando uma combinação de clorpromazina e trifluoperazina demonstraram efeito inibitório para *N. fowleri*, embora ainda não haja estudos *in vivo* suficientes para comprovar tal ação (Ondarza et al., 2006; Kim et al., 2008). A azitromicina também apresenta efetividade para as neuroinfecções por esse protozoário; no entanto, sua baixa penetração pela barreira hematencefálica, com consequente baixa biodisponibilidade no líquido cefalorraquidiano, reduz significativamente seu efeito (Visvesvara, 2013; Siqueira-Batista et al., 2007; Koshy et al., 2015). Os regimes com maior sucesso têm sido aqueles que associam a anfotericina B convencional à rifampicina e/ou ao fluconazol (Seas; Bravo, 2019).

Desse modo, a realização de diagnóstico precoce associado à terapia farmacológica composta por dois fármacos, sendo um deles a anfotericina B, é fundamental para o sucesso do tratamento (Siqueira-Batista et al., 2007; Koshy et al., 2015).

Ecologia, epidemiologia, profilaxia e controle

Naegleria fowleri é encontrada em todo o mundo, tanto no solo quanto na água (Jonckheere, 2002). Pode habitar lagos, córregos, piscinas (aquecidas ou não), fontes termais, aquários, ventiladores, aquecedores e aparelhos de ar condicionado, esgoto, poeira do ar, áreas aquecidas próximo à desembocadura de usinas hidrelétricas, garrafas de água mineral, dentre outros locais (Rodríguez-Zaragoza, 1994; Siqueira-Batista et al., 2007; Visvesvara, 2013; Chatterjee et al., 1995). Sua distribuição na água tem sido correlacionada à presença de cianobactérias e eubactérias, o que torna possível que ela atue como reguladora da taxa de crescimento microbiano (Kyle; Noblet, 1985).

Por se tratar de um ser termófilo e termotolerante, essa AVL apresenta certo tropismo por águas quentes e paradas (Jonckheere; Voorde, 1977), proliferando com maior intensidade no verão. Trata-se de um protozoário sensível a condições adversas, não sobrevivendo em ambientes secos ou com valores de pH e osmolaridade extremos, tal como a água do mar (Jonckheere, 2004; Trabelsi et al., 2012).

Desde a primeira descrição de MAP por *N. fowleri*, já se relataram mais de 200 casos da condição mórbida notificados nas últimas quatro décadas, a maioria deles nos EUA (Shuster; Visvesvara, 2004; Rodríguez et al., 1998; Pungard et al., 2002; Siqueira-Batista, 2007).

Em relação à profilaxia da MAP, pode-se dizer que manter as piscinas efetivamente limpas e higienizadas, evitando o acúmulo de matéria orgânica, é uma boa alternativa. A *N. fowleri* é sensível ao hipoclorito, de modo que doses elevadas desse agente desinfetante são capazes de inativar seus trofozoítos e reduzir consideravelmente o risco de infecção (Foronda, 2005; Siqueira-Batista et al., 2007).

Acanthamoeba

Etiologia

■ *Taxonomia e aspectos morfológicos*

O gênero *Acanthamoeba* engloba mais de 24 espécies de amebas, das quais algumas são potencialmente patogênicas ao homem (Callicott, 1968; Visvesvara, 2013; Calixto et al., 2014). De acordo com a proposta da Sociedade Internacional de Protistologistas, as espécies de *Acanthamoeba* pertencem ao supergrupo Amoebozoa, o qual reúne amebas tradicionais, algumas espécies flageladas e muitas sem mitocôndrias, e à família Acanthamoebidae, caracterizada pela presença de acantopódios na superfície e uma forma latente (cisto) resistente às condições adversas (Adl et al., 2005; Castrillón; Orozco, 2013; Trabelsi et al., 2012; Visvesvara, 2013), conforme demonstrado no Quadro 19.3.

O ciclo de vida da *Acanthamoeba* é composto pelas fases de trofozoíto (forma vegetativa) e cisto (Trabelsi et al., 2012). O trofozoíto (Figura 19.3A), com medidas entre 20 e 40 mm, possui um núcleo com nucléolo centralizado e pequenas projeções aciculiformes na membrana celular, denominadas acantopódios, responsáveis tanto pela sua aderência à célula hospedeira quanto pelo seu movimento. Essa forma se alimenta de bactérias, algas, leveduras e partículas orgânicas (Trabelsi et al., 2012; Clarke; Niederkorn, 2006).

Quando as condições ambientais se tornam hostis, tais como temperaturas extremas, oscilações de pH, significativa redução da umidade e indisponibilidade de adequada nutrição, o trofozoíto se diferencia em cisto (Figura 19.3B), forma uninuclear de parede dupla repleta de poros capazes de detectar as oscilações do meio externo (Trabelsi et al., 2012; Visvesvara, 2013; Calixto et al., 2014; Marciano-Cabral; Cabral, 2003), podendo variar entre 15 e 25 μm, dependendo da espécie. Estudos *in vitro* demonstraram que o tempo de sobrevivência de protistas do gênero *Acanthamoeba*, na forma de cisto, pode ultrapassar 20 anos (Calixto et al., 2014).

Aspectos patológicos e clínicos

Embora já tenha sido encontrada no ouvido, no fígado, no pâncreas, no baço, na próstata, na tireoide, no trato urogenital – entre outros órgãos e sistemas –, *Acanthamoeba* é capaz de provocar infecções somente em três regiões específicas do corpo humano: pele, córnea e SNC (Carlesso et al., 2007). A encefalite amebiana granulomatosa (EAG) certamente é a infecção mais grave que esse protozoário é capaz de provocar. Trata-se

QUADRO 19.3 Classificação do gênero *Acanthamoeba*.

Domínio	Eukaryota
Filo	Amoebozoa
Classe	Lobosa
Ordem	Amoebida
Família	Acanthamoebidae
Gênero	*Acanthamoeba*
Espécies	*Acanthamoeba astronyxis, Acanthamoeba byersi, Acanthamoeba castellanii, Acanthamoeba comandoni, Acanthamoeba culbertsoni, Acanthamoeba divionensis, Acanthamoeba echinulata, Acanthamoeba griffini, Acanthamoeba hatchetti, Acanthamoeba healyi, Acanthamoeba jacobsi, Acanthamoeba lenticulata, Acanthamoeba lugdunensis, Acanthamoeba mauritaniensis, Acanthamoeba micheli, Acanthamoeba palestinensis, Acanthamoeba paradivionensis, Acanthamoeba pearcei, Acanthamoeba polyphaga, Acanthamoeba pustulosa, Acanthamoeba pyriformis, Acanthamoeba quina, Acanthamoeba rhysodes, Acanthamoeba royreba, Acanthamoeba stevensoni, Acanthamoeba terricola, Acanthamoeba triangularis, Acanthamoeba tubiashi*

Adaptado de NCBI, 2019; ITIS, 2019.

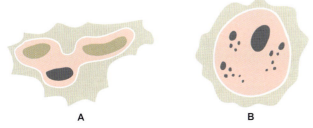

FIGURA 19.3 *Acanthamoeba* **A.** Trofozoíto (20 a 40 μm). **B.** Cisto (15 a 25 μm). Ilustração: Fernanda da Silva Boroni (FADIP) e Ademir Nunes Ribeiro Júnior (FADIP)

de uma doença oportunista e fatal, com duração de algumas semanas até 2 anos, que afeta pacientes imunocomprometidos, tais como portadores do vírus da imunodeficiência adquirida (HIV), indivíduos em tratamento com imunossupressores, diabéticos e acometidos de alcoolismo crônico e desnutrição (Trabelsi et al., 2012; Massilamany; Reddy, 2011).

Em geral, espécies do gênero *Acanthamoeba* atingem o organismo humano pelo sistema respiratório ou por lesões na pele, sendo a primeira via a mais comum. Após penetrar na mucosa nasal, a ameba atravessa a lâmina cribriforme e percorre as fibras nervosas do bulbo olfatório, alcançando o cérebro. Há, no entanto, uma via alternativa em que o protozoário migra da cavidade nasal para o pulmão, alcança a circulação sistêmica e invade o SNC através da barreira hematencefálica, seja por destruição das células do endotélio capilar por apoptose, ou pela degradação da matriz extracelular por proteases liberadas pela ameba. Nos casos em que a infecção se dá através da pele, a entrada no SNC ocorre via circulação sanguínea periférica (Massilamany; Reddy, 2011). A Figura 19.4 ilustra as principais vias de entrada da *Acanthamoeba* no organismo humano. *Acanthamoeba* também pode invadir o corpo do *H. sapiens* pelos olhos, desencadeando ceratite da córnea; pela mucosa nasal, de onde segue para o SNC, ou através da pele lesionada, afetando o sistema nervoso central via circulação sistêmica.

Em relação aos mecanismos patogênicos da EAG, pouco se sabe até o momento. As lesões são mais comuns nos núcleos da base, no mesencéfalo, no tronco encefálico e nos hemisférios cerebrais, com preferência pelo parênquima dos lobos temporal e parietal (Massilamany; Reddy, 2011; Trabelsi et al., 2012; Visvesvara, 2013).

A raridade desse tipo de infecção em humanos provavelmente está relacionada com o fato de mais de 80% da população terem anticorpos contra *Acanthamoeba*. Além disso, a patogenicidade desse protista depende também da sua capacidade de aderir às mucosas, bem como de migrar através dos tecidos (Trabelsi et al., 2012; Massilamany; Reddy, 2011).

Dentre os diversos sintomas clínicos da EAG, pode-se citar cefaleia de menor intensidade, aumento da pressão intracraniana, febre, mudanças comportamentais, hemiparesia, letargia, afasia, diplopia, ataxia, náuseas, vômitos, distúrbios visuais, fotofobia e anorexia. No estágio mais avançado da doença, é comum observar perda da consciência e convulsões, que geralmente evoluem para coma e morte, de modo que mais de 90% dos pacientes evoluem para o êxito letal (Trabelsi et al., 2012; Visvesvara, 2013; Massilamany; Reddy, 2011). Histopatologicamente, a infecção é caracterizada por hemorragia ou encefalite necrótica e edema cerebral difuso, o qual pode ser acompanhado de lesões em torno do cérebro, cerebelo e corpo caloso. O infiltrado celular é composto de células multinucleares, uninucleares e polimorfonucleares, além de células plasmáticas (Massilamany; Reddy, 2011). É possível também observar pleocitose acompanhada de linfocitose, neutrofilia, hipoglicemia e hiperproteinemia (Massilamany; Reddy, 2011).

Outro tipo de infecção provocada por espécies de *Acanthamoeba* é a ceratite corneana, adquirida principalmente por pacientes que fizeram uso de lentes de contato contaminadas por esse tipo de ameba e/ou que apresentaram alguma lesão na córnea. Uma vez instalado no epitélio, o trofozoíto produz uma variedade de proteases que facilitam a invasão local, causando destruição tecidual, infiltração de células inflamatórias e, eventualmente, perfuração local (Trabelsi et al., 2012).

Dentre os sinais e sintomas clínicos dessa infecção, podem ser citados: vermelhidão dos olhos, lacrimejamento, hiperemia conjuntival, sensação de corpo estranho, dor e fotofobia. Irregularidades no epitélio e relatos de escuridão também podem ser observados logo no início; no entanto, são sinais inespecíficos para a doença, assim como as lesões epiteliais pseudodendríticas, muitas vezes confundidas com ceratite provocada pelo vírus herpes. Caso a doença não seja diagnosticada e tratada no início, podem ocorrer complicações como ulceração do epitélio da córnea, perda da acuidade visual e amaurose (Trabelsi et al., 2012; Carlesso et al., 2007).

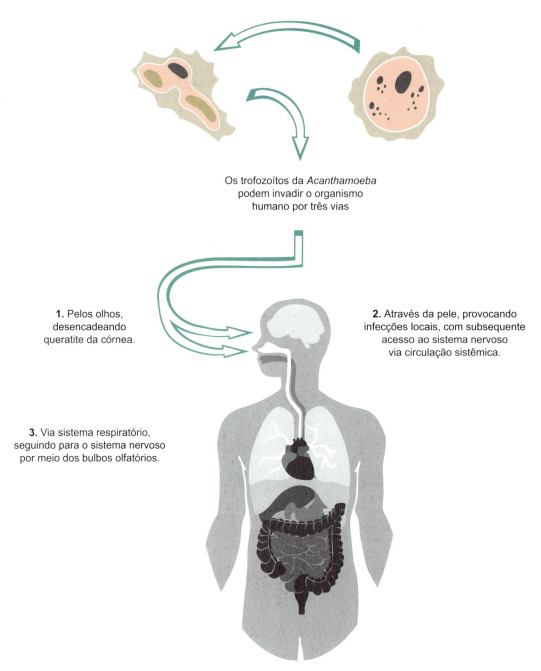

Os trofozoítos da *Acanthamoeba* podem invadir o organismo humano por três vias

1. Pelos olhos, desencadeando queratite da córnea.

2. Através da pele, provocando infecções locais, com subsequente acesso ao sistema nervoso via circulação sistêmica.

3. Via sistema respiratório, seguindo para o sistema nervoso por meio dos bulbos olfatórios.

FIGURA 19.4 Rotas de entrada de protozoários do gênero *Acanthamoeba* no organismo humano. Ilustração: Fernanda da Silva Boroni (FADIP) e Ademir Nunes Ribeiro Júnior (FADIP).

Diagnóstico e tratamento

Apesar das descobertas de novas ferramentas diagnósticas nos últimos anos, na maioria das vezes a EAG é diagnosticada *post mortem*, devido à sua raridade e, consequentemente, pouca aplicabilidade dos conhecimentos sobre tal moléstia na prática clínica diária, ou à sua semelhança com outras doenças mais incidentes, tais como neurocisticercose, meningite, toxoplasmose e tumores cerebrais, resultando em diagnóstico e tratamento equivocados (Massilamany; Reddy, 2011; Visvesvara, 2013).

A presença de cistos e trofozoítos de *Acanthamoeba* no parênquima cerebral pode ser confirmada por meio da análise do líquido cerebrospinal, por microposcopia eletrônica, ou ainda por biopsia cerebral, empregando-se hematoxilina e eosina para corar o material analisado (Massilamany; Reddy, 2011).

Para avaliar as lesões provocadas no cérebro, são empregados exames de neuroimagem, tais como tomografia computadorizada e

ressonância magnética, sendo que esta última apresenta maior acurácia diagnóstica, principalmente quando há predominância de lesões da substância branca e da fossa cerebral posterior (Massilamany; Reddy, 2011).

Um diagnóstico mais específico pode ser realizado empregando-se a reação em cadeia da polimerase (PCR), por meio da qual é possível confirmar de maneira rápida o gênero da ameba e sua genotipagem. Os iniciadores empregados na diferenciação da *Acanthamoeba* são o JDP1 e JDP2 (Schroeder et al., 2001); porém, outro tipo de iniciador, o ACARNA, está relacionado com a patogenicidade do gênero (Khan et al., 2002).

Caso o diagnóstico da EAG seja realizado no início da infecção, a evolução do tratamento farmacológico tende a ser positiva. Para tanto, emprega-se uma combinação de antimicrobianos, administrados por via intravenosa, dentre os quais podem-se citar fluconazol, flucitosina, sulfametoxazol e trimetoprima, anfotericina B, isotionato de pentamidina, azitromicina e rifampicina (Massilamany; Reddy, 2011; Trabelsi et al., 2012; Visvesvara, 2013). Outra substância, miltefosina, tem sido usada com bons resultados; sem embargo, muitas vezes o tratamento precisa ser interrompido devido aos fortes efeitos colaterais (Visvesvara, 2013).

Em relação ao diagnóstico da ceratite corneana, o exame microscópico do raspado da córnea ou a biopsia possibilitam isolar e identificar patógenos do gênero *Acanthamoeba*. A microscopia confocal é uma alternativa viável e não invasiva que deve ser considerada. Além disso, técnicas moleculares como a PCR e a PCR em tempo real têm sido usadas para identificar *Acanthamoeba*, tanto no tecido da córnea quanto no fluido lacrimal (Trabelsi et al., 2012; Visvesvara, 2013).

Uma vez diagnosticada, a ceratite corneana por *Acanthamoeba* pode ser tratada empregando-se diversos fármacos, dentre os quais, clorexidina, poli-hexametileno biguanida, isotionato de pentamidina, isetionato de dibromopropamidina, neomicina, paromomicina, polimixina B, clotrimazol e itraconazol. Além disso, é comum a aplicação tópica de esteroides como maneira de reduzir a dor e a inflamação local (Trabelsi et al., 2012; Visvesvara, 2013).

Apesar da diversidade terapêutica disponível, deve-se levar em consideração a resistência da *Acanthamoeba* aos fármacos. Como a forma de cisto é capaz de sobreviver por meses, pode ocorrer reativação da infecção após o encerramento do tratamento farmacológico. Nesses casos, uma combinação entre o desbridamento e a aplicação de um agente queratoplástico tem levado a bons resultados (Trabelsi et al., 2012).

Ecologia, epidemiologia, profilaxia e controle

Dentre as AVL, *Acanthamoeba* é a mais amplamente distribuída na natureza, estando presente em água fresca, salobra ou do mar, areia, aquários, solo, aparelhos umidificadores, aquecedores, ambientes hospitalares e lentes de contato. Sua ampla distribuição pode estar relacionada, dentre outros fatores, com a resistência do cisto a condições extremas de osmolaridade, pH, temperatura e salinidade (Trabelsi et al., 2012).

Deve ser destacado que apesar de ser praticamente impossível evitar o contato com esse tipo de ameba, haja vista sua grande dispersão em todo o mundo, o número de infecções causadas por ela é relativamente pequeno (Schuster; Visvesvara, 2004a).

O primeiro caso de EAG por *Acanthamoeba* foi descrito em 1972, por Janger e Stamm, em um paciente imunodeprimido (Schuster; Visvesvara, 2004b). Em 2009, Sarica e colaboradores apontaram a existência de 500 casos registrados em todo o mundo (Sarica et al., 2009). Esse número provavelmente não reflete a real incidência da doença, uma vez que a maioria dos diagnósticos é realizada somente *post mortem*, e muitos são isentos de notificação (Massilamany; Reddy, 2011).

Em relação à ceratite corneana, pode-se dizer que o número de casos aumentou consideravelmente ao longo dos anos, acompanhando o crescimento do uso de lentes de contato. Estima-se que 1,36 em cada 1 milhão de habitantes nos EUA seja acometido por essa infecção (Obeid et al., 2003).

Infelizmente, ainda não há métodos disponíveis capazes de prevenir a infecção do SNC causada por *Acanthamoeba* (Visvesvara, 2013). Já a ceratite corneana pode ser controlada com o repasse de informações a pacientes que usam lentes de contato, por parte dos profissionais da área de saúde. Para tanto, esses enfermos devem ser instruídos a não usarem lentes de contato quando forem praticar esportes aquáticos ou entrar em banheiras. Além disso, é recomendável a inspeção periódica de tanques de água, aquecedores, ventiladores e aparelhos de ar condicionado, filtros de purificadores de água e lava-olhos, uma vez que são locais suscetíveis ao desenvolvimento desse protozoário e, portanto, possíveis fontes de infecção (Visvesvara, 2013; Trabelsi et al., 2012).

Balamuthia mandrillaris

Etiologia

Assim como a *Acanthamoeba*, o gênero *Balamuthia* pertence ao filo Amoebozoa, compartilhando características como ciclo de vida composto por duas formas evolutivas (trofozoíto e cisto), núcleo singular com nucleossomo evidente (Trabelsi et al., 2012; Visvesvara, 2013) e sequenciamento genético de 16S rRNA (Amaral Zettler et al., 2000; Booton et al., 2003a; 2003b). A taxonomia do protista é apresentada no Quadro 19.4.

Balamuthia mandrillaris é a única espécie do gênero *Balamuthia* potencialmente patogênica ao homem, podendo provocar desde lesões cutâneas até quadros graves de EAG (Trabelsi et al., 2012; Kum et al., 2019). Seu ciclo de vida é composto por duas fases, trofozoíto e cisto. O trofozoíto (Figura 19.5A) apresenta elevado polimorfismo, mas, em geral, aparece em forma alongada, medindo de 15 a 60 μm e apresentando prolongamentos citoplasmáticos (lobopódios e filopódios) e distinção entre endo e ectoplasma (Siddiqui; Khan, 2008). Normalmente, o trofozoíto apresenta apenas um núcleo, com nucléolo evidente (Visvesvara et al., 1993), mas formas binucleadas também podem existir. Em relação às organelas, estão presentes numerosas mitocôndrias, ribossomos, vesículas, vacúolos, retículo endoplasmático e amebostomas (Schuster; Visvesvara, 2002; Visvesvara et al., 1990).

Quando as condições do meio se tornam adversas – incluindo situações com escassez de alimento e variações extremas de pH, osmolaridade e temperatura – o trofozoíto se diferencia em cisto (Figura 19.5B), com forma esférica, de tamanho reduzido (entre 15 e 30 μm) e detentor de três paredes. O endocisto (parede espessa e mais interna) é separado do ectocisto (parede externa e enrugada) por uma camada intermediária, amorfa e fibrilar, o mesocisto (Schuster; Visvesvara, 2002).

Aspectos patológicos e clínicos

Assim como *Acanthamoeba*, *B. mandrillaris* é capaz de provocar EAG, afetando especialmente crianças e indivíduos mais idosos, além de enfermos institucionalizados, infectados pelo HIV, diabéticos, pacientes que fazem uso de corticosteroides e pessoas que apresentam algum tipo

QUADRO 9.4 Classificação da espécie *Balamuthia mandrillaris*.

Domínio	Eukaryota
Filo	Amoebozoa
Classe	Lobosa
Ordem	Longamoebia
Família	Balamuthiidae
Gênero	*Balamuthia*
Espécie	*Balamuthia mandrillaris*

Adaptado de NCBI, 2019; ITIS, 2019.

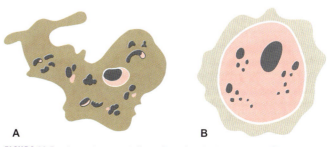

A   B

FIGURA 19.5 *Balamuthia mandrillaris*. **A.** Trofozoíto (15 a 60 μm). **B.** Cisto (15 a 30 μm). Ilustração: Fernanda da Silva Boroni (FADIP) e Ademir Nunes Ribeiro Júnior (FADIP).

de imunodeficiência (Trabelsi et al., 2012; Kum et al., 2019). A entrada dessa ameba no organismo humano se dá através de lesões na pele – em especial durante o contato direto com o solo contaminado – ou pelo sistema respiratório (Trabelsi et al., 2012).

Ao alcançar o SNC via circulação sanguínea, *B. mandrillaris* induz células do endotélio microvascular cerebral a secretarem interleucina 6 (IL-6), iniciando uma intensa resposta inflamatória (Jayasekera et al., 2005). Mais à frente, metaloproteases amebianas atuam degradando a matriz extracelular da região afetada, potencializando a formação das lesões locais (Trabelsi et al., 2012; Visvesvara, 2013; Matin et al., 2006; Kum et al., 2019).

Histologicamente, a infecção é caracterizada por hemorragia ou encefalite necrótica, edema cerebral acompanhado de lesões em torno do cérebro, cerebelo e corpo caloso. O infiltrado celular é composto por células multinucleares, uninucleares e polimorfonucleares, além de células plasmáticas (Massilamany; Reddy, 2011). Os níveis de proteína no líquido cerebrospinal apresentam um aumento considerável (acima de 1.000 mg/dℓ), tal qual o número de leucócitos, porém sem a presença da ameba nesse meio (Shuster; Visvesvara, 2004).

Além de SNC e pele, *B. mandrillaris* pode disseminar-se para outros locais, como rins, glândulas adrenais, pâncreas, fígado, próstata, tireoide e pulmões (Visvesvara et al., 2007; Massilamany; Reddy, 2011; Trabelsi et al., 2012).

O perfil da EAG provocado pela *B. mandrillaris* é semelhante ao apresentado pela infecção por *Acanthamoeba*. Trata-se de uma doença crônica que dura de poucas semanas até 2 anos, com produção de anticorpos e sem relação com a sazonalidade. Como alterações clínicas, podem ser citadas: cefaleia discreta, sinais de aumento da pressão intracraniana, febre, mudanças comportamentais, hemiparesia, letargia, torcicolo, afasia, diplopia, ataxia, vômito, náuseas, distúrbios visuais, fotofobia e anorexia. No estágio mais avançado da doença, é comum se observarem perda da consciência e convulsões, que geralmente evoluem para coma e morte, de modo que mais de 90% dos pacientes evoluem para o óbito (Trabelsi, 2012; Visvesvara, 2013; Massilamany; Reddy, 2011; Yohannam; Feldman, 2019).

Diagnóstico e tratamento

O diagnóstico inicial da EAG por *B. mandrillaris* pode ser realizado considerando-se as manifestações clínicas descritas, especialmente quando associadas a lesões ulcerativas da pele da face, das mãos e dos pés (Siddiqui; Khan, 2008). Além disso, exames de neuroimagem (tomografia computadorizada e ressonância magnética) possibilitam identificar as regiões do SNC que sofreram necrose hemorrágica (Massilamany; Reddy, 2011).

Para diferenciar *B. mandrillaris* de espécies de *Acanthamoeba*, empregam-se técnicas imuno-histoquímicas, usando anticorpos anti-*Acanthamoeba* e anti-*B. mandrillaris* retirados de coelhos. Tal diferenciação também pode ser feita com o microscópio eletrônico, visto que os cistos da *B. mandrillaris* apresentam três paredes, enquanto os da *Acanthamoeba*, apenas duas (Visvesvara, 2013). Técnicas de PCR podem corroborar esses dados, reafirmando a *B. mandrillaris* como agente causador da doença (Yaji et al., 2005).

O prognóstico de cura para EAG provocada por *B. mandrillaris* é muito baixo, sendo descritos até o momento poucos casos de sucesso (Deetz et al., 2003; Jung et al., 2003; Koshy et al., 2015), nos quais foi empregado, como terapia farmacológica, um coquetel de antimicrobianos, contendo fluconazol, flucitosina, sulfametoxazol, trimetoprima, anfotericina B, isotionato de pentamidina, azitromicina e rifampicina (Massilamany; Reddy, 2011; Trabelsi et al., 2012; Visvesvara, 2013; Perez; Bush, 2007). Estudos *in vitro* mostraram que tanto a pentamidina quanto o isotionato de propamidina empregados em uma concentração de 1 $\mu\ell$/mℓ inibem o crescimento da *B. mandrillaris* em 82 e 80%, respectivamente, mas não apresentam efeito amebicida (Visvesvara, 2013).

Ecologia, epidemiologia, profilaxia e controle

Pouco se sabe sobre a ecologia da *B. mandrillaris*, uma vez que seu isolamento a partir do hábitat natural é difícil, e seu crescimento em cultura é bastante lento, de modo que sua identificação torna-se possível somente após a colonização do meio por vários outros protozoários (Dunnebacke et al., 2004; Schuster; Visvesvara, 2004). Sabe-se, no entanto, que essa espécie de ameba está presente no solo e, provavelmente, na água, tendo como principal fonte de alimento outros protozoários (Schuster; Visvesvara, 2004).

O primeiro registro de infecção por essa ameba foi realizado por Visvesvara, em 1990, tendo como hospedeiro uma macaca babuína mandril, no zoológico de San Diego, Califórnia (Visvesvara et al., 1990). A partir de então, casos de EAG por *B. mandrillaris* foram notificados em diversas partes do mundo, tais como EUA (50), Japão (2), América do Sul e México (45), Austrália (8) e República Tcheca (1), sugerindo que esses números podem ser ainda maiores, considerando o desconhecimento da doença e a dificuldade do diagnóstico (Perez; Bush, 2007).

Em relação à profilaxia, pode-se afirmar que ainda não existem métodos capazes de prevenir a infecção do SNC provocada pela *B. mandrillaris* (Visvesvara, 2013; Koshy et al., 2015).

Sappinia e *Paravahlkampfia*

As AVL dos gêneros *Sappinia* e *Paravahlkampfia* (Quadros 19.5 e 19.6), apesar de serem menos comuns quando comparadas às discutidas anteriormente, também são capazes de infectar humanos, provocando danos no SNC.

O gênero *Sappinia*, representado pelas espécies *S. diploidea* e *S. pedata*, tem ampla distribuição mundial, com registros de sua presença em fezes de alces e búfalos, solo contaminado com fezes bovinas, lixo terrestre em decomposição e água fresca, especialmente em países da Europa e da América do Norte, Egito, Japão, Oriente Médio e Leste e Oeste da Índia (Visvesvara et al., 2007). Assim como outras amebas, o ciclo das espécies de *Sappinia* também consiste em duas etapas, trofozoítica e cística.

Há registro de um caso de encefalite amebiana devido à *S. pedata*, relatado em paciente imunocompetente, fazendeiro, trabalhador e com boa saúde. Após lesão hemorrágica necrótica do lobo temporal,

QUADRO 19.5 Classificação do gênero *Sappinia*.

Domínio	Eukaryota
Filo	Amoebozoa
Classe	Lobosa
Ordem	Longamoebia
Família	Thecamoebida
Gênero	Sappinia
Espécies	*Sappinia diploidea, Sappinia pedata, Sappinia platani*

Adaptado de NCBI, 2019; ITIS, 2019.

QUADRO 19.6 Classificação do gênero *Paravahlkampfia*.

Domínio	Eukaryota
Filo	Amoebozoa
Classe	Lobosa
Ordem	Amoebida
Família	Vahlkampfidae
Gênero	*Paravahlkampfia*
Espécies	*Paravahlkampfia francinae, Paravahlkampfia ustiana*

Adaptado de NCBI, 2019; ITIS, 2019.

foi isolado um grande trofozoíto (40 a 80 µm) com dois núcleos muito próximos. Em um primeiro momento, o protista foi divulgado como *S. diploidea*; porém, estudos utilizando ensaios de PCR, realizados posteriormente, identificaram *S. pedata* como o agente causal mais provável (Da Rocha-Azevedo et al., 2009; Qvarnstrom et al., 2009; Pitella, 2013).

Amebas do gênero *Paravahlkampfia* também foram identificadas como agentes etiológicos de enfermidades humanas, incluindo ceratite (Ozkoc et al., 2008) e neuroinfecções (Visvesvara et al., 2009). Nesta última situação, o protista foi isolado do líquido cerebrospinal de um paciente, e os sinais e sintomas descritos foram dor de cabeça, dor de garganta e vômitos, achados sugestivos de MAP por *Naegleria fowleri*, como já discutido neste capítulo. Por isso, é imprescindível a conscientização dos membros da comunidade científica para a investigação de novas amebas emergentes como agentes causais da doença (Visvesvara et al., 2007).

Considerações finais

Os processos infecciosos desencadeados por AVL são considerados raros, possivelmente devido a dificuldades no diagnóstico. Ainda assim, tem sido observado um aumento no número de casos relatados nos últimos anos, motivo de grande preocupação em termos clínicos e de saúde pública. Além dos vários sinais e sintomas e da semelhança dos mesmos com aqueles observados em doenças comuns e frequentes, o fato de esses parasitos acometerem o SNC com evolução rápida para doença grave, na ausência de tratamento precoce, inclusive com o desfecho para o óbito, são pontos que devem ser considerados e discutidos com cautela. Com efeito, é importante conscientizar a população sobre os modos de prevenção, bem como oferecer aos profissionais da área da saúde atualizações, clínica e epidemiológica, com treinamento adequado nos diagnósticos específicos, no reconhecimento dessas doenças e nos tratamentos farmacológicos apropriados, a fim de diminuir a gravidade e a letalidade dessas infecções no hospedeiro humano.

Referências bibliográficas

Adl SM, Simpson AGB, Farmer MA et al. The new higher level classification of eukaryotes with emphasis on the taxonomy of protists. J Eukaryot Microbiol 2005; 52:399-451.

Amaral Zettler LA, Nerad TA, O'Kelly CJ et al. A molecular reassessment of the Leptomyxid amoebae. Protist 2000; 151:275-82.

Ansbacher L, Benson R, Hutchison R et al. Cerebrospinal fluid centrifuge analysis in primary amebic meningoencephalitis due to Naegleria fowleri. Arch Path Laborat Med 1985; 109:668-71.

Anzil AP, Chandrakant R, Wrzolek AA. Amebic meningoencephalitis in a patient with AIDS caused by a newly recognized opportunistic pathogen. Arch Pathol Lab Med 1991; 115:21-5.

Barnett N, Kaplan A, Hopkin R et al. Primary amoebic meningoencephalitis with Naegleria fowleri. Ped Neuro 1996; 15:230-4.

Betanzos A, Bañuelos C, Orozco E. Host Invasion by Pathogenic Amoebae: Epithelial Disruption by Parasite Proteins. Genes 2019; 10(8). pii: E618.

Booton GC, Carmichael JR, Visvesvara GS et al. Genotyping of Balamuthia mandrillaris based on nuclear 18S and mitochondrial 16S rRNA genes. Am J Trop Med Hyg 2003a; 68:65-9.

Booton GC, Carmichael JR, Visvesvara GS et al. Identification of Balamuthia mandrillaris by PCR assay using the mitochondrial 16S rRNA gene as a target. J Clin Microbiol 2003b; 41:453-55.

Butt CG. Primary amebic meningoencephalitis. N Engl J Med 1966; 274: 1473-6.

Calixto PM, Trindade FR, Ballarini AJ et al. Aspectos biológicos das principais amebas de vida livre de importância médica. Periódicos 2014; 4(2):124-9.

Callicott JH Jr. Amebic meningoencephalitis due to free-living amebas of the Hartmannella (Acanthamoeba)-Naegleria group. Am J Clin Pathol 1968; 49:84-91.

Carlesso AM, Simonetti AB, Artuso GL et al. Isolamento e identificação de amebas de vida livre potencialmente patogênicas em amostras de ambientes de hospital público da cidade de Porto Alegre, RS. Rev Soc Bras Med Trop 2007;40:316-20.

Carter RF. Description of a Naegleria sp. isolated from cases of primary amoebic meningoencephalitis, and a experimental pathologic changes induced by it. J Pathol 1970; 100:217-44.

Castrillón JC, Orozco LP. Acanthamoeba spp. as opportunistic pathogens parasites. Rev Chilena Infectol 2013; 30:147-55.

Chatterjee A, Kwartz J, Ridgway AEA et al. Disposable soft contact lens ulcers: a study of 43 cases seen at Manchester Royal Eye Hospital. Cornea 1995; 14:138-41.

Clarke DW, Niederkorn JY. The immunobiology of Acanthamoeba keratitis. Microbes Infect 2006; 8:1400-5.

Da Rocha-Azevedo B, Tanowitz HB, Marciano-Cabral F. Diagnosis of infections caused by pathogenic free-living amoebae. Interdisc Perspec Infect Dis 2009; 1-14.

Deetz TR, Sawyer MH, Billman G et al. Successful treatment of Balamuthia amoebic encephalitis: presentation of two cases. Clin Infect Dis 2003; 37:1304-12.

Dunnebacke TH. The ameba Balamuthia mandrillaris feeds by entering into mammalian cells in culture. J Eukaryotic Microbiol 2007;54:452-64.

Foronda AS. Infecções por amebas de vida livre. In: Veronesi R, Focaccia R. Tratado de infectologia. v. 2. 3. ed. São Paulo: Atheneu; 2005.

Fowler M, Carter RF. Acute pyogenic meningitis probably due to Acanthamoeba sp. A preliminary report. BMJ 1965; 2:740-2.

ITIS – Integrated Taxonomic Information System Disponível em: https://www.itis.gov/servlet/SingleRpt/SingleRpt?search_topic=TSN&search_value=43901#null. Acesso em: nov. 2019.

Jarolim KL, McCosh JK, Howard MJ et al. A light microscopy study of the migration of Naegleria fowleri from the nasal submucosa to the central nervous system during the early stage of primary amebic meningoencephalitis in mice. J Parasitol 2000; 86:50-5.

Jayasekera S, Matin A, Sissons J et al. Balamuthia mandrillaris stimulates interleukin-6 release in primary human brain microvascular cells via a phosphotidylinositol 3-kinase-dependent pathway. Microbes Infect 2005; 7:1345-51.

Jonckheere JF. A century of research on the amoeboflagellate genus Naegleria. Acta Protozool 2002; 41:309-42.

Jonckheere JF. Molecular definition and the ubiquity of species in the genus Naegleria. Protist 2004; 155:89-103.

Jonckheere JF, Van Dijck P, Van De Voorde H. The effect of thermal pollution on the distribution of Naegleria fowleri. J Hygiene 1975; 75:7-13.

Jonckheere JF, Voorde, H. The distribution of Naegleria fowleri in man-made thermal waters. Am J Trop Med Hyg 1977;1(Suppl 26):10-5.

Jung S, Schelper RL, Visvesvara GS et al. Balamuthia mandrillaris meningoencephalitis in an immunocompetent patient: an unusual clinical course and a favourable outcome. Arch Pathol Lab Med 2003; 128:466-8.

Khan NA, Jarroll EL, Paget TA. Molecular and physiological differentiation between pathogenic and nonpathogenic Acanthamoeba. Curr Microbiol 2002; 3(Suppl 45):197-202.

Kim JH, Jung SY, Lee YJ et al. Effect of therapeutic chemical agents in vitro and on experimental meningoencephalitis due to Naegleria fowleri. Antimicrob Agents Chemother 2008; 52(11):4010-6.

Koshy AA, Blackburn BG, Singh U. Free-Living Amebae. In: Mandell LG, Bennett JE, Dolin R. Principles and practice of infectious diseases. 8. ed. New York: Elsevier; 2015.

Kum SJ, Lee HW, Jung HR et al. Amoebic encephalitis caused by Balamuthia mandrillaris. J Pathol Transl Med 2019; 53(5):327-331.

Kyle DE, Noblet GP. Vertical distribution of potentially pathogenic free-living amoebae in freshwater lakes. J Protozool 1985; 32:99-105.

Madarova L, Trnkova K, Feikova S, et al. A real-time PCR diagnostic method for detection of Naegleria fowleri. Exp Parasitol 2010; 126:37-41.

Marciano-Cabral F, Cabral GA. Acanthamoeba spp. as agents of disease in humans. Clin Microbiol Rev 2003; 16:273-307.

Marciano-Cabral F, Cabral GA. The immune response to Naegleria fowleri amebae and pathogenesis of infection. FEMS Immun Medical Microbiol 2007; 51:243-59.

Martinez AJ. Free-living Amoebae: natural history, prevention, diagnostic, pathology and treatment of disease. Boca Raton. Florida, USA: CRC Press; 1985.

Martinez AJ, Visvesvara GS. Free-living, amphizoic and opportunistic amebas. Brain Pathol 1997; 1(Suppl 7):583-98.

Massilamany C, Reddy J. Autoimmunity in the mediation of granulomatous amoebic encephalitis: implications for therapy, non-flavivirus encephalitis. Dr. Sergey Tkachev (Ed.), 2011. Disponível em: http://www.intechopen.com/books/non-flavivirus-encephalitis/autoimmunity-in-the-mediation-of-granulomatous-amoebic-encephalitis-implications-for-therapy. Acesso em 18/8/19.

Matin A, Stins S, Kim KS et al. Balamuthia mandrillaris exhibits metalloproteinase activity. FEMS Immunol Med Microbiol 2006; 47:83-91.

Montalbano Di Filippo M, Novelletto A, Di Cave D, Berrilli F. Identification and phylogenetic position of Naegleria spp. from geothermal springs in Italy. Exp Parasitol 2017; 183:143-149.

NCBI Taxonomy. Disponível em: https://www.ncbi.nlm.nih.gov/Taxonomy/Browser/wwwtax.cgi?mode=Info&id=5754&lvl=3&lin=f&keep=1&srchmode=1&unlock. Acesso em: nov. 2019.

Obeid WN, Araújo R, Vieira LA, Machado MAC. Ceratite bilateral por Acanthamoeba: relato de caso. Arq Bras Oftalmol 2003; 66 (6): 876-80.

Ondarza RN, Iturbe A, Hernández E. In vitro antiproliferative effects of neuroleptics, antimycotics and antibiotics on the human pathogens Acanthamoeba polyphaga and Naegleria fowleri. Arch Med Res 2006; 37(6):723-9.

Ozkoc S, Tuncay S, Delibas SB et al. Identification of Acanthamoeba genotype T4 and Paravahlkampfia sp. from two clinical samples. J Med Microbiol 2008;57(Pt 3):392-6.

Perez MT, Bush LM. Balamuthia mandrillaris amebic encephalitis. Current Infectious Disease Reports 2007; 9:323-8.

Pungnard C, Catala P, Drocourt J et al. Rapid detection and enumeration of Naegleria fowleri in surface waters by solid-phase cytometry. Applied and Environmental Microbiology 2002; 68:3102-7.

Qvarnstrom Y, da Silva AJ, Schuster FL, Gelman BB, Visvesvara GS. Molecular confirmation of Sappinia pedata as a causative agent of amoebic encephalitis. J Infect Dis 2009 15;199(8):1139-42.

Rodríguez R, Méndez O, Molina O et al. Infección del sistema nervioso central por amebas de vida libre: Comunicación de tres nuevos casos venezolanos. Rev Neurología 1998; 26:1005-8.

Rodríguez-Zaragoza S. Ecology of free-living amoebae. Cri Rev Microbiol 1994; 20:225-41.

Rojas-Hernández S, Jarillo-Luna A, Rodríguez-Monroy M et al. Immunohistochemical characterization of the initial stages of Naegleria fowleri meningoencephalitis in mice. Parasitol Res 2004; 94:31-6.

Sarica FB, Tufan K, Cekinmez M et al. A rare but fatal case of granulomatous amebic encephalitis with brain abscess: the first case reported from Turkey. Turk Neuros 2009; 19:256-9.

Schroeder JM, Booton GC, Hay J et al. Use of subgenic 18S ribosomal DNA PCR and sequencing for genus and genotype identification of acanthamoebae from humans with keratitis and from sewage sludge. J Clin Microbiol 2001;39(5):1903-11.

Schuster FL, Visvesvara GS. Free-living amebas present in the environment can cause meningoencephalitis in humans and other animals. Encyclopedia of Environmental Microbiology 3. 2002;1343-50.

Schuster FL, Visvesvara GS. Opportunistic Amoebae: challenges in prophylaxis and treatment. Drug Resist Updat 2004a;7:41-51.

Seas C; Bravo F. Free-living amebas and Prototheca. UpToDate. Dec 2019.

Shuster FL, Visvesvara GS. Free-living Amoebae as opportunistic and non-opportunistic pathogens of humans and animals. Int J Parasit 2004b; 34:1001-27.

Siddiqui R, Khan NA. Balamuthia amoebic encephalitis: an emerging disease with fatal consequences. Microbial Pathogenesis 2008; 44:89-97.

Siqueira Batista R, Gomes AP, Igreja RP et al. Medicina tropical: abordagem atual das doenças infecciosas e parasitárias. Rio de Janeiro: Cultura Médica; 2001.

Siqueira Batista R, Gomes AP, Oddó BD et al. Neuroinfecção por Naegleria fowleri: aspectos clínico-terapêuticos, epidemiológicos e ecológicos. Rev Neurocienc 2007; 15:310-6.

Siqueira-Batista R, Gomes AP, Santos SS et al. Manual de infectologia. Rio de Janeiro: Revinter; 2003.

Sparagano O, Drouet E, Brebant R et al. Use of monoclonal antibodies to distinguish pathogenic Naegleria fowleri (cysts, trophozoites, or flagellate forms) from other Naegleria species. J Clin Microbiol 1993; 31: 2758-63.

Stothard DR, Schroeder-Diedrich JM, Awwad MH et al. The evolutionary history of the genus Acanthamoeba and the identification of eight new 18S rRNA gene sequence types. J Eukaryot Microbiol 1998;45(1): 45–54.

Szenasi Z, Endo T, Yagita K et al. Isolation, identification and increasing importance of free-living amoebae causing human diseases. J Med Microbiol 1998; 47:5-16.

Tavares W. Antibióticos e quimioterápicos para o clínico. 3a ed. São Paulo: Atheneu, 2014.

Trabelsi H, Dendana F, Sellami A et al. Pathogenic free-living amoebae: epidemiology and clinical review. Pathol Biol (Paris) 2012;60:399-405.

Visvesvara GS. Infections with free-living amebae. Handb Clin Neurol 2013; 114:153-68.

Visvesvara GS, Maguire JH. Pathogenic and opportunistic free-living Amoebae: Acanthamoeba spp., Balamuthia mandrillaris, Naegleria fowleri, and Sappinia diploidea. Trop Infec Dis 2006;2:1114-25.

Visvesvara GS, Martinez AJ, Schuster FL et al. Leptomyxid ameba, a new agent of amoebic meningoencephalitis in humans and animals. J Clin Microbiol 1990; 28:2750-6.

Visvesvara GS, Moura H, Schuster FL. Pathogenic and opportunistic free-living amoebae: Acanthamoeba spp., Balamuthia mandrillaris, Naegleria fowleri, and Sappinia diploidea. FEMS Immunol Med Microbiol 2007; 50:1-26.

Visvesvara GS, Schuster FL, Martinez AJ. Balamuthia mandrillaris, N.G., N. Sp., agent of amoebic meningoencephalitis in humans and other animals. J Eukaryotic Microbiol 1993; 40:504-14.

Visvesvara GS, Sriram R, Qvarnstrom Y et al. Paravahlkampfia francinae n. sp. masquerading as an agent of primary amoebic meningoencephalitis. J Eukaryot Microbiol 2009; 56(4):357-66.

Vugia DJ, Richardson J, Tarro T et al. Notes from the field: atal Naegleria fowleri meningoencephalitis after swimming in hot spring water - California, 2018. MMWR Morb Mortal Wkly Rep 2019; 68(36):793-794.

Walochnik J, Picher O, Aspock C et al. Interacions of "Limax amoebae" and gram-negative bacteries: experimental studies and review of current problems. Tokai J Exp Clin Med 1999; 23:273-8.

Yaji S, Botoon GC, Visvesvara GS et al. Detection of Balamuthia mitochondrial 16S rRNA gene DNA clinical specimens. J Clin Microbiol 2005; 43:3192-317.

Yohannan B, Feldman M. Fatal Balamuthia mandrillaris Encephalitis. Case Rep Infect Dis 2019; 2019.

CAPÍTULO 20

Babesiose

Paulo Sérgio Balbino Miguel • Natan Soares Silveira • Paula Dias Bevilacqua • Sávio Silva Santos

Introdução

A babesiose é uma doença emergente, de origem infecciosa, cuja transmissão ocorre pela picada de carrapatos infectados por protozoários do gênero *Babesia*. É considerada moléstia ocupacional em humanos, e os animais selvagens e domésticos podem ser os reservatórios naturais do parasito (Gelfand; Vannier, 2015; Miguel et al., 2017). A doença recebeu esse nome em homenagem ao patologista romeno Viktor Babes, que, em 1888, observou e relatou a presença de microrganismos no interior dos eritrócitos (Vannier et al., 2008).

Comumente, a babesiose se apresenta como uma síndrome similar a uma gripe moderada em indivíduos jovens e saudáveis, podendo evoluir para uma forma grave semelhante à malária (ver Capítulo 28, *Malária*) em indivíduos asplênicos, imunocomprometidos e idosos. Esse fato reforça a importância do diagnóstico diferencial da doença em relação às infecções por protistas do gênero *Plasmodium* (Gelfand; Vannier, 2015; Longo et al., 2012; Vannier; Krause, 2017; Welc-Falęciak et al., 2015; Krause, 2019).

O primeiro caso de babesiose humana bem documentado foi relatado em 1957. O paciente era um fazendeiro de 33 anos esplenectomizado, e a criação de gado estava infestada por carrapatos em uma região próxima a Zagreb, Croácia. A infecção foi fulminante e fatal. Em 1969, foi descrito o primeiro caso em indivíduo com baço normal: um paciente de 59 anos, com febre e cefaleia, residente em Massachusetts, EUA (Gelfand; Vannier, 2015).

No Brasil, o primeiro caso foi descrito em 1983, em paciente do sexo masculino com idade de 42 anos, auxiliar de veterinária em uma fazenda de Pernambuco (Alecrim et al., 1983; Serra-Freire, 2014). Em 1995, na cidade do Rio de Janeiro, foi documentado o caso de uma mulher de 64 anos e esplenectomizada, aposentada, residente em uma área urbana na qual existiam cavalos e cabras (Serra-Freire, 2014). No estado de São Paulo, o primeiro registro ocorreu em 2003 (Yoshinari et al., 2003). Vale lembrar que a babesiose tem grande importância veterinária e econômica, devido ao acometimento, principalmente, dos rebanhos bovinos e, ocasionalmente, de trabalhadores que mantêm contato com animais (Batista, 2001; Tavares; Carneiro, 2015; Lopes, 2015).

Diante disso, no decorrer do capítulo, serão abordadas as principais características do diagnóstico e manejo dos pacientes infectados por protistas do gênero *Babesia* – humanos e não humanos –, enfatizando as eventuais complicações decorrentes da doença e medidas de prevenção.

Etiologia

A babesiose é a infecção intraeritrocitária causada por protozoários do gênero *Babesia* (Figuras 20.1 e 20.2). Em humanos, os principais agentes causais da doença variam de acordo com a região, como *Babesia divergens*, na Europa (principalmente França e Inglaterra), *Babesia microti* nos Estados Unidos (Yabsley; Barbara, 2013) e, mais recentemente, *Babesia venatorum*, na China (Jiang et al., 2015), também relatada anteriormente na Europa (Herwaldt et al., 2003). Nos EUA, casos de infecção por *Babesia duncani* foram registrados na Califórnia e no estado de Washington (Leiby, 2011).

As espécies de *Babesia* são em geral classificadas em duas: pequena e grande. As primeiras, representadas, por exemplo, por *Babesia microti*, *Babesia duncani*, *Babesia bovis* e *Babesia conradae*, variam entre 1 a 3 μm de diâmetro. Seus trofozoítos se dividem por duas fissões binárias sucessivas, resultando em quatro merozoítos, dispostos em uma tétrade

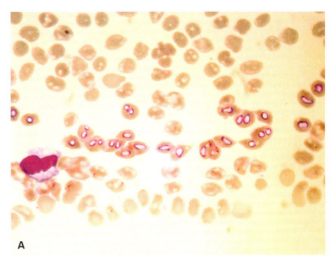

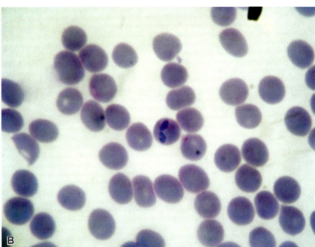

FIGURA 20.1 A. *Babesia* (1.000× de aumento). **B.** *Babesia* (1.000× de aumento). Fotos: Aécio Carlos de Oliveira (UFV).

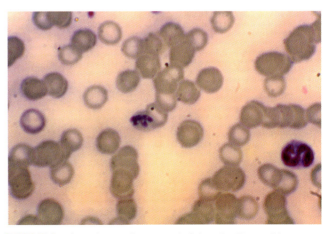

FIGURA 20.2. *Babesia* (1.000x de aumento). Coloração: Giemsa. Observa-se a tétrade no centro da lâmina. Reproduzida de CDC, 2016.

(Figura 20.1). As formas grandes incluem *Babesia canis* e *Babesia odocoilei*, com diâmetro variando entre 3 e 5 μm e a divisão ocorre em apenas dois pares de merozoítos ("forma pareada") (Gelfand; Vannier, 2015). Trata-se de uma protozoonose cujo patógeno é capaz de infectar mamíferos Eutéria e Metatéria (Serra-Freire, 2014), sendo os humanos considerados hospedeiros acidentais. A transmissão ocorre pela picada de carrapatos da família Ixodidae (ver Capítulo 93, *Os Artrópodes e a Transmissão das Enfermidades Parasitárias*) previamente contaminados pelos protozoários. Além disso, de acordo com Welc-Falęciak et al. (2015), há relatos de transmissão por via sanguínea (transfusão de sangue e hemoderivados) e vertical, ou por transplante de órgãos (Lux et al., 2003; Pantonowitz et al., 2002).

Babesia é observado, no interior do eritrócito, com formato oval ou arredondado, e seus merozoítos formam uma estrutura tétrade ("cruz de Malta") ou uma forma parecida. Eventualmente, apresenta-se como uma pera (piroplasma). Nesse contexto, a malária é um diagnóstico diferencial importante, já que, na microscopia, o *Plasmodium* também pode apresentar formação oval ou redonda dentro dos eritrócitos e anéis de sinete, além de quadro clínico semelhante (Tanyel et al., 2015).

A diferenciação microscópica entre *Babesia* e *Plasmodium* pode ser realizada pela presença de hemozoína (depósitos de pigmento marrom) e gametócito em forma de banana, estrutura exclusiva da malária falcípara (ver Capítulo 28, *Malária*). Além disso, em termos de tamanho, *Babesia* tem menor dimensão. Clinicamente, a babesiose difere por ter hemólise mais branda, paresitemia assincrônica e sintomas não periódicos (Tanyel et al., 2015; Vannier et al., 2015).

Taxonomia

Os protozoários do gênero *Babesia* pertencem ao filo Apicomplexa, classe Aconoidasida, ordem Piroplasmorida e família Babesiidae (Quadro 20.1). Atualmente, existem mais de 100 espécies descritas com capacidade de infectar vertebrados. Em humanos, têm sido relatados

QUADRO 20.1 Classificação taxonômica do gênero *Babesia*.

Domínio	Eukaryota
Filo	Apicomplexa
Classe	Aconoidasida
Ordem	Piroplasmida
Família	Babesiidae
Gênero	*Babesia*
Espécies	*Babesia annae, Babesia ardeae, Babesia behnkei, Babesia bennetti, Babesia bicornis, Babesia bigemina, Babesia bovis, Babesia caballi, Babesia canis, Babesia capreoli, Babesia conradae, Babesia crassa, Babesia divergens, Babesia duncani, Babesia felis, Babesia gibsoni, Babesia hongkongensis, Babesia kiwiensis, Babesia lengau, Babesia leo, Babesia lohae, Babesia mackerrasorum, Babesia major, Babesia microti, Babesia motasi, Babesia muratovi, Babesia occultans, Babesia odocoilei, Babesia orientalis, Babesia ovata, Babesia ovis, Babesia pecorum, Babesia peircei, Babesia poelea, Babesia rodhaini, Babesia ugwidiensis, Babesia uriae, Babesia vesperuginis, Babesia vitalii, Babesia vulpes*

Adaptado de NCBI Taxonomy, 2019; Encyclopedia of Life; 2019.

principalmente casos pelas espécies *Babesia microti, Babesia divergens* e *Babesia bovis* (Gelfand; Vannier, 2015; Quick et al., 1983; Spielman et al., 1981).

Ciclo biológico

Conforme o Centers for Disease Control and Prevention (CDC, 2016), o ciclo de vida do parasita *Babesia microti* (Figura 20.3) envolve dois hospedeiros, um vertebrado (em geral, roedor) e um invertebrado (carrapato da família Ixodidae). Durante o repasto sanguíneo, o carrapato infectado por *Babesia* introduz esporozoítos no hospedeiro vertebrado

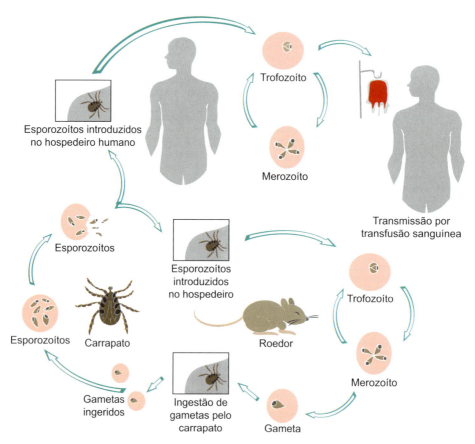

FIGURA 20.3 Ciclo biológico de protozoários da espécie *Babesia microti*.

(roedor). Os esporozoítos, na corrente sanguínea, encontram receptores nas membranas dos eritrócitos, penetrando-os diretamente e desenvolvendo-se para as formas trofozoítas, que se reproduzem de maneira assexuada, passando a merozoítos. Os merozoítos são liberados dos eritrócitos podendo continuar o ciclo (infectando novos eritrócitos) ou se diferenciando em gametas masculinos e femininos, os quais não podem ser diferenciados por microscopia óptica. Quando o animal vertebrado infectado é picado pelo carrapato, este ingere gametas, os quais se unem e formam o oocineto, que passa por um ciclo de esporogonia, gerando esporozoítos que ficam armazenados nas glândulas salivares do hospedeiro definitivo, o carrapato Ixodidae. Desse modo, completa-se o ciclo de vida do protozoário. A multiplicação dos parasitas na fase eritrocitária é responsável pelas manifestações clínicas da babesiose.

Os carrapatos do gênero *Ixodes*, em algumas regiões, também transmitem *Borrelia burgdorferi* (doença de Lyme) e *Anaplasma phagocytophilum*, *Borrelia miyamotoi*, *Ehrlichia muris* e vírus *Powassan* (Vannier et al., 2015). Portanto, coinfecções podem ocorrer (Boustani; Gelfand, 1996; Parveen; Bhanot, 2019).

A transmissão transovariana (também conhecida como vertical ou transmissão hereditária) tem sido documentada em algumas espécies de *Babesia*. Os seres humanos entram no ciclo quando picados por carrapatos infectados. Os esporozoítos entram nos eritrócitos e se replicam assexuadamente (brotamento). A multiplicação dos parasitas na fase sanguínea é responsável pelas manifestações clínicas da doença. Os humanos normalmente são hospedeiros finais. No entanto, a transmissão ser humano/ser humano é bem reconhecida e pode ocorrer por transfusões de sangue contaminado.

Imunologia e patologia

A replicação do protozoário no eritrócito promove um ambiente oxidativo, que ocasiona alterações estruturais na membrana eritrocitária, levando à lise dos eritrócitos e à consequente anemia hemolítica. Além disso, os eritrócitos infectados perdem a complacência e a capacidade de deformabilidade (Vannier et al., 2015; Arese et al., 2005). Esse processo resulta em aumento da adesão entre os eritrócitos e a parede dos vasos do leito venoso, o que justifica síndrome do desconforto respiratório agudo, insuficiência renal e choque. Além disso, induz a destruição esplênica de eritrócitos, que, em alguns indivíduos, leva a esplenomegalia. A esplenomegalia e a hepatomegalia também podem ser resultado da hematopoese extramedular que ocorre em anemias graves, a qual também desencadeia trombocitopenia, alterações linfocíticas e aumento da hematofagocitose (Arese et al., 2005; Miguel et al., 2017).

Vale ressaltar que as manifestações clínicas estão associadas à hemólise. No entanto, em geral, não causam hemólise maciça, devido à falta de sincronia na reprodução assexuada intraeritrocitária do protista. Tal característica repercute, clinicamente, em manifestações mais brandas, quando comparada à malária (Vannier et al., 2015; Arese et al., 2005).

Sabe-se que, na infecção primária, os esporozoítos que circulam na corrente sanguínea tendem a ser neutralizados por mecanismos da imunidade inata do indivíduo (ver Capítulo 2, *Interações entre Patógenos e Hospedeiros Humanos | O Sistema Imune e seus "Papéis" nas Enfermidades Parasitárias*), com ativação de anticorpos da classe imunoglobulina (Ig) G. Após a penetração no eritrócito, o controle da parasitemia é realizado por meio da produção de interferona gama (IFN-γ), de linfócitos *natural killer* (NK) e da síntese de fator de necrose tumoral alfa (TNF-α), óxido nítrico (NO) e O_2 reativo pelos macrófagos. Nesse processo, a imunidade celular também atua (Gelfand; Vannier, 2015; Tavares; Carneiro, 2015; Lopes, 2015).

Experimentos em ratos demonstraram que eritrócitos infectados e merozoítos livres são capazes de ativar linfócitos T CD4+ Th1. Após ativação de tal padrão de resposta, Th1, segue-se a produção de IFN-γ, a qual será parcialmente responsável pela queda da parasitemia, após a infecção primária. Desse modo, supõe-se que a depleção de tais células agravaria o quadro decorrente da infecção primária. Essa hipótese é reforçada pelo fato de a infecção por babesiose ser mais grave em portadores de HIV/AIDS (Gelfand; Vannier, 2015; Tavares; Carneiro, 2015; Lopes, 2015).

É provável que, na fisiopatogenia da anemia e das alterações endoteliais, ocorra também a formação de complexos antígenos-anticorpos mediados por IgM, que se acumulam na parede do vaso ou na membrana dos eritrócitos, contribuindo para as alterações vasculares (Tavares; Carneiro, 2015; Lopes, 2015).

Aspectos clínicos

Doença em humanos

As manifestações clínicas são bem variáveis e dependem da condição prévia do paciente (idade, condição esplênica e imunológica), da espécie de *Babesia* infectante e do grau de parasitemia (Gelfand; Vannier, 2015; Miguel et al., 2017).

Em pacientes jovens e saudáveis, a infecção pode ser assintomática e afeta igualitariamente homens e mulheres. Quando a sintomatologia é leve ou moderada, em geral, a infecção é causada por *B. microti*, cujo período de incubação médio é de 1 a 6 semanas nos casos de transmissão por carrapato, podendo chegar até 9 semanas quando a transmissão é por sangue e hemoderivados contaminados (Welc-Falęciak et al., 2015).

Os sintomas não são específicos e incluem, inicialmente, mal-estar geral e fadiga de instalação progressiva. Sequencialmente, surgem episódios de febre intermitente, podendo chegar a 41°C. O quadro febril pode vir acompanhado de um ou mais dos seguintes sintomas: calafrios, sudorese, mialgia, anorexia, tosse seca, artralgia, cefaleia e náuseas. Há relatos de manifestações como labilidade emocional, depressão, hiperestesia, odinofagia, dor abdominal, vômitos, hiperemia conjuntival, fotofobia e perda ponderal (Vannier et al., 2015).

Podem surgir também equimoses e petéquias, além de discreta esplenomegalia e ocasional hepatomegalia. Nos casos mais graves de infecção por *B. microti*, pode ocorrer anemia intensa. Esse desfecho, em geral, está associado a elevados níveis de parasitemia em pacientes com idade superior a 50 anos, imunossuprimidos e asplênicos. Nesses casos, o quadro clínico inclui mucosas hipocoradas ao exame físico e síndrome do desconforto respiratório agudo, que ocorre com frequência. Ademais, eventualmente, pode apresentar insuficiência renal, choque, coagulação intravascular disseminada (CIVD) e ruptura de baço (Gelfand; Vannier, 2015; Tavares; Carneiro, 2015; Lopes, 2015; Longo et al., 2012; Vannier; Krause, 2017; Dumic et al., 2018).

As infecções causadas por outras espécies de *Babesia*, como *B. bovis* e, principalmente, *B. divergens*, embora sejam mais raras e ocorram mais na Europa, costumam apresentar manifestações clínicas mais intensas. Além das que já foram descritas, podem causar, em algumas situações, anemia hemolítica intensa e altos graus de parasitemia de início súbito. Com maior frequência desencadeiam insuficiência renal. O desfecho renal correlaciona-se a prognóstico desfavorável e elevada taxa de letalidade (Tavares; Carneiro, 2015; Lopes, 2015).

O quadro clínico pode cursar com eritema crônico migratório, que é sugestivo de infecção por *Borrelia burgdorferi* (doença de Lyme), associado à infecção por *Babesia* (Longo et al., 2012; Vannier, Krauser, 2017; Tavares; Carneiro, 2015; Lopes, 2015).

Doença em animais não humanos

A babebiose é especialmente importante em animais domésticos, causando anemia e hemoglobinúria (Urquhart et al., 1998), febre, icterícia, mal-estar, letargia e anorexia, com a fase mais crônica em geral assintomática (Schnittger et al., 2012). Nas infecções causadas por *Babesia bovis* e *Babesia canis*, os eritrócitos podem acumular-se nos capilares cerebrais, resultando em sintomas nervosos de hiperexcitabilidade e perda de coordenação motora (Urquhart et al., 1998).

A infecção dos eritrócitos pode ocorrer em pares ou isoladamente e as espécies mais comuns são *Babesia bigemina*, *Babesia bovis*, *Babesia divergens* e *Babesia major* (em bovinos), *Babesia motasi* e *Babesia ovis* (em caprinos e ovinos), *Babesia caballi* e *Babesia equi* (em equinos), *Babesia perroncitoi* e *Babesia trautmanni* (em suínos) *Babesia canis* e *Babesia gibsoni* (em cães) (Urquhart et al., 1998) e *Babesia felis*, *Babesia leo*, *Babesia lengau* e *B. microti* (em gatos) (Bosman et al., 2019).

Em bovinos, a babesiose é com frequência associada a regiões tropicais e subtropicais; contudo, diferentes patógenos podem afetar o gado em todo o mundo, com vetores amplamente distintos (Kuttler, 2018). Nesses animais, a condição mórbida é responsável por inúmeras perdas econômicas relacionadas à letalidade, ao aborto e à diminuição da produção de carne e leite, resultando em restrições comerciais (Schnittger et al., 2012).

O diagnóstico da babesiose em animais é semelhante ao realizado em humanos, baseado na história e sintomatologia clínica e a confirmação por esfregaços sanguíneos corados geralmente com Giemsa (Urquhart et al., 1998; Jerram, Willshire 2019). O tratamento depende da espécie de patógeno e da disponibilidade de medicamentos em cada região. O fármaco de escolha para o tratamento da babesiose em bovinos, cães e equinos é o dipropionato de imidocarb, fenilureia que parece agir no parasito diretamente, alterando a sua morfologia. É efetiva no tratamento e na prevenção, e não interfere no desenvolvimento da imunidade (Taylor et al., 2017).

Diagnóstico laboratorial

O diagnóstico da babesiose deve ser considerado em pacientes que apresentem sintomas gripais e tenham viajado recentemente para área de risco e/ou realizado transfusão sanguínea (Longo et al., 2012; Vannier et al., 2015; Vannier; Krause, 2017). Em pessoas que apresentem sintomas compatíveis e tenham recebido o diagnóstico de doença de Lyme ou anaplasmose granulocitotrópica humana, o diagnóstico da babesiose deve ser aventado devido ao risco de coinfecção (Longo, 2012; Vannier; Krause, 2017).

O diagnóstico específico é realizado por pesquisa microscópica do parasito em esfregaço ou gota espessa de sangue periférico, corados por Giemsa. Na microscopia, pode-se visualizar o microrganismo da espécie de *Babesia* correspondente, com aspecto redondo, oval ou em forma de pera; além disso, a cromatina cora-se em vermelho, e o citoplasma, em azul. O aspecto morfológico típico de *Babesia* é a tétrade de merozoítos ("cruzes de Malta"), que reforça a presença de infecção por *B. microti* e auxilia na diferenciação de espécies do gênero *Plasmodium*, como citado anteriormente (Vannier et al., 2015; Tanyel et al., 2015).

Nos casos em que o parasito não for encontrado no exame microscópico, na presença de sintomas compatíveis com a babesiose, recomenda-se a amplificação do rRNA 18S ou da região ITS da *Babesia* por reação em cadeia da polimerase (PCR) (Springer et al., 2015), e a sorologia é validada para confirmação diagnóstica. É especialmente útil na triagem de doadores de sangue e na avaliação de indivíduos assintomáticos que vivem em áreas endêmicas, bem como na identificação de pessoas com poucas manifestações clínicas. As técnicas disponíveis para detecção de anticorpos específicos são: teste de imunofluorescência indireta e imunotransferência (Vannier et al., 2015; Tanyel et al., 2015).

A imunofluorescência indireta tem sido muito utilizada nas áreas endêmicas e é capaz de identificar anticorpos IgG-específicos. Pessoas com títulos superiores a 1:64 são consideradas soropositivas. Nas infecções agudas, os anticorpos alcançam títulos maiores que 1:1.024, sendo possível detectar o decrescimento após 8 a 12 meses. Nos pacientes com baixos títulos (< 1:64), quando ocorre aumento de 4 vezes em 2 a 4 semanas, pode-se confirmar a infecção, no contexto de uma área endêmica. A desvantagem do método recai sobre a incapacidade em diferenciar anticorpos IgG e IgM, além da possibilidade de reação cruzada

nos casos de malária. O teste não é útil nas infecções por *B. divergens*, já que o curso da doença, nesse caso, é rápido e fulminante (Vannier et al., 2015).

Em relação ao ELISA, diversos peptídios antigênicos foram identificados a partir de proteínas de superfície de merozoítos; porém, o melhor é o BmSA1, um antígeno secretor que é altamente sensível e específico (Moutailler et al., 2016).

Dentre as alterações laboratoriais não específicas, podem-se evidenciar, ao hemograma, anemia com aumento da contagem de reticulócitos, valores normais de leucócitos ou leucopenia discreta. Pode haver também predomínio de formas jovens de linfócitos, desvio à esquerda e trombocitopenia. Além disso, ocorre aumento da velocidade de hemossedimentação ou taxa de sedimentação de eritrócitos (VHS) e surgem níveis elevados de bilirrubinas, com predomínio da fração indireta, e teste de *Coombs* positivo. As enzimas aspartato aminotransferase (AST) e alanina aminotransferase (ALT) ficam pouco elevadas, assim como a desidrogenase láctica e a fosfatase alcalina; e os sedimentos da urina podem mostrar urobilinogênio, proteinúria e hemoglobinúria. Elevações de escórias nitrogenadas como ureia e creatinina sérica indicam acometimento renal (Gelfand; Vannier, 2015; Longo et al., 2012; Vannier; Krause, 2017; Tavares; Carneiro, 2015; Lopes, 2015).

Tratamento

Pacientes assintomáticos não devem ser tratados; no entanto, nos casos em que a espécie de *Babesia* for detectada no esfregaço de sangue periférico/gota espessa ou PCR por um período superior a 3 meses, o tratamento será indicado. Pacientes sintomáticos e que apresentarem detecção da *Babesia* deverão receber tratamento (Wormser et al., 2006; Vannier et al., 2015) (Quadro 20.2).

A terapêutica de escolha, para a *B. divergens*, é a combinação de clindamicina intravenosa, na dose de 300 a 600 mg, de 6/6 horas, ou 600 mg, de 8/8 horas, com o quinino por via oral, na dose de 650 mg,

QUADRO 20.2 Tratamento das infecções por *Babesia*.

Patógeno	Adultos	Crianças
*Babesia divergens**	Transfusão imediata de células sanguíneas vermelhas + clindamicina 600 mg, de 6/6 h ou 8/8h + quinino 650 mg, de 8/8h, VO	Transfusão imediata de células sanguíneas vermelhas + clindamicina 7 a 10 mg/kg, a cada 6 a 8 horas (dose máxima de 600 mg/dose) + quinino 8 mg/kg, 8/8 h (dose máxima 650 mg/dose), VO
*Babesia microti**	**Quadro leve a moderado*** Atovaquona 750 mg, de 12/12 h, VO + azitromicina 500 mg (1º dia) e 250 mg/dia, por 2 dias, VO	Atovaquona 20 mg/kg, 12/12 h (dose máxima de 750 mg/dose) + azitromicina 10 mg/kg, no 1º dia (dose máxima de 500 mg/dose) e 5 mg/kg/dia, por 2 dias (dose máxima de 250 mg/dose), VO
	Quadro grave***§** Clindamicina 300 a 600 mg, de 6/6 h, IV, *ou* 600 mg, de 8/8 h, VO + quinino 650 mg, 8/8 h, VO	Clindamicina 7 a 10 mg/kg, a cada 6 a 8 horas (dose máxima de 600 mg/dose), VO ou IV + quinino 8 mg/kg, 8/8 h (dose máxima de 650 mg/dose), VO

*O tratamento geralmente é de 7 a 10 dias, mas a duração pode variar. **Atovaquona (750 mg, 2 vezes/dia) combinada com doses mais altas de azitromicina (600 a 1000 mg / dia) tem sido utilizado em pacientes imunocomprometidos. Com esse esquema, usualmente, há resposta mais rápida no que concerne às manifestações clínicas e à parasitemia. ***Considere transfusão de hemácias parcial ou completa em casos de alto grau de parasitemia (≥10% de eritrócitos infectados), anemia grave (hemoglobina <10 g/dℓ) ou que apresentem grave lesão pulmonar, renal ou hepática. Mesmo quando a parasitemia é inferior a 10%, considere a troca transfusão, se houver síndrome do desconforto respiratório agudo ou se quadro compatível com sepse estiver presente. §Em indivíduos asplênicos e em pacientes imunocomprometidos, persistentes, a babesiose recidivante deve ser tratada por pelo menos 6 semanas, incluindo 2 semanas durante o qual os parasitos não são mais detectados. Adaptado de Gelfand; Vannier, 2015.

de 8/8 horas. A duração do tratamento é de 7 a 10 dias. Em indivíduos asplênicos e/ou imunocomprometidos, o tratamento deve prolongar-se por no mínimo 6 semanas, incluindo 2 semanas após os parasitos não serem mais encontrados no esfregaço de sangue periférico (Falagas; Klempner, 1996; Dorman et al., 2000; Sun et al., 2014; Vannier et al., 2015).

Em casos graves, a exsanguinotransfusão deve ser avaliada visando à diminuição da parasitemia e à melhora dos índices hematimétricos (Tanyel et al., 2015). Em caso de falha terapêutica do esquema padrão ou necessidade de suspensão do quinino, esquemas alternativos têm sido bem-sucedidos, preconizando-se a combinação de duas ou três substâncias, como azitromicina + quinino ou clindamicina + azitromicina + doxicilina (Vannier et al., 2015 e Sun et al., 2014).

Epidemiologia e ecologia

A babesiose é uma doença emergente, de ampla distribuição mundial, que afeta diversas espécies de vertebrados e que apresenta maior impacto em bovinos e humanos. Embora o *Homo sapiens* seja considerado hospedeiro acidental, as taxas de infecção têm aumentado ao longo dos anos. Devido à distribuição geográfica e ao número anual de casos, a babesiose causada por *B. microti* é atualmente considerada doença emergente, enquanto os casos envolvendo *B. divergens* e *B. duncani* são mais raros (Gelfand; Vannier, 2015).

A doença é endêmica nos EUA e na Europa; contudo, existem relatos oriundos de outras regiões da Ásia, África e Américas Central e do Sul, inclusive Brasil (Ord; Lobo, 2015). A descrição da babesiose em humanos no continente europeu inclui países como Noruega, Alemanha, Polônia, Áustria, Itália e, principalmente, França e Inglaterra. Esporadicamente, a doença também ocorre em países da Ásia como China, Coreia do Sul, Japão e Taiwan. Na África, espécies de *Babesia* ainda não caracterizadas foram descritas na África do Sul, no Egito e em Moçambique (Ord; Lobo, 2015). Na China, um estudo evidenciou 48 casos, cuja maioria ocorreu em mulheres com idade média de 45 anos e a infecção foi causada por *Babesia venatorum* (Jiang et al., 2015). *B. venatorum* também está associada a casos descritos na Alemanha, Áustria e Itália, embora os relatos no continente europeu estejam associados, principalmente, a *B. divergens*, nos pacientes que tiveram contato com gado infectado por carraptos (gênero *Ixodes*) (Gelfand; Vannier, 2015).

Atenção também deve ser dada aos casos de babesiose contraídos por viajantes, como aqueles envolvendo *B. microti*, descritos em pessoas que retornaram ao seu país de origem (Áustria, República Tcheca, Dinamarca, França e Países Baixos) após viagem ao nordeste dos Estados Unidos (Krause et al., 2019).

Ecoepidemiologia, profilaxia e controle

Não existe vacina para babesiose disponível para o *H. sapiens*, e não há indicação de antibioticoterapia profilática (Longo et al., 2012; Vannier; Krause, 2017). Sua prevenção consiste em evitar áreas endêmicas onde haja presença de carrapatos, principalmente nos casos de pacientes com fatores de risco para as formas graves da doença (imunocomprometidos, idosos e asplênicos). Havendo necessidade de frequentar tais áreas, orienta-se utilizar vestuário adequado e realizar aplicação de repelentes específicos (como DEET) para carrapatos nas roupas, além de restringir a atividade ao ar livre (Gelfand; Vannier, 2015; Vannier et al., 2015).

Após atividades ao ar livre, deve-se realizar uma inspeção minuciosa na pele, visando encontrar carrapatos aderidos; caso seja encontrado algum, é preciso realizar a correta remoção com pinças adequadas. Pacientes com babesiose prévia não podem doar sangue (Longo et al., 2012; Vannier; Krause, 2017). Ademais, deve-se lembrar da possibilidade de babesiose no diagnóstico diferencial das infecções transfusionais.

Referências bibliográficas

Alecrim I, Pinto B, Avila T et al. Registro do primeiro caso de infecção humana por Babesia spp. no Brasil. Rev Patol Trop 1983;12:11-29.

Arese P, Turrini F, Schwarzer E. Band 3/complement-mediated recognition and removal of normally senescent and phatological human erythrocytes. Cell Physiol Biochem 2005;16:133-46.

Bosman AM, Penzhorn BL, Brayton KA et al. A novel Babesia sp. associated with clinical signs of babesiosis in domestic cats in South Africa. Parasites & vectors 2019; 12(1), 138.

Boustani MR, Gelfand JA. Babesiosis. Clin Infect Dis 1996;22:611-5.

CDC. Centers for Disease Control and Prevention. Babesiosis. Biology [internet]. 2016. Disponível em: http://www.cdc.gov/parasites/babesiosis/biology.html. Acesso em: 25 mai 2016.

Dorman SE, Cannon ME, Telford SR et al. Fulminant babesiosis treated with clindamycin, quinine, and whole-blood exchange transfusion. Transf 2000; 40:375-80.

Dumic I, Patel J, Hart M et al. Splenic rupture as the first manifestation of Babesia microti infection: report of a case and review of literature. Am J Case Rep 2018; 19:335-41.

Encyclopedia of Life. Disponível em: https://eol.org./pages/2908720/names. Acesso em: out. 2019.

Falagas ME, Klempner MS. Babesiosis in patients with AIDS: a chronic infection presenting fever of unknown origin. Clin Infec Dis 1996;22: 809-12.

Gelfand JA, Vannier EG. Babesia Species In: Mandell GL, Bennett JE, Dolin R. Principles and practice of infectious diseases. 8. ed. Philadelphia: Churchill Livingstone/Elsevier, 2015.

Herwaldt BL, Cacció S, Gherlinzoni F et al. Molecular characterization of a non-Babesia divergens organism causing zoonotic babesiosis in Europe. Emerg Infect Dis 2003;9(8):942-8.

Jerram L, Willshire J. Babesiosis in the UK and approach to treatment. Livestock 2019; 24(1): 18-24.

Jiang JF, Zheng YC, Jiang RR et al. Epidemiological, clinical, and laboratory characteristics of 48 cases of Babesia venatorum infection in China: a descriptive study. Lancet Infec Dis 2015;15:196-203.

Krause PJ. Human babesiosis. Int J Parasitol 2019; 49(2):165-174.

Kuttler KL (2018) World-wide impact of babesiosis. In: Ristic M (ed). Babesiosis of domestic animals and man. CRC Press, Boca Raton, pp 1–22.

Leiby DA. Transfusion-transmitted Babesia spp.: bull's-eye on Babesia microti. Clinical Microb Rev 2011;24(1):14-28.

Longo DL, Kasper DL, Jameson JL et al. Harrison's principles of internal medicine. 118 ed. New York: McGraw-Hill; 2012.

Lopes PFA. Babesiose. In: Tavares W, Carneiro ML. Rotinas de diagnóstico e tratamento das doenças infecciosas e parasitárias. 4. ed. São Paulo: Atheneu; 2015.

Lux JZ et al. Transfusion associated babesiosis after heart transplant. Emerg Infect Dis 2003;9:116-9.

Miguel PSB, Gomes AP, Nogueira CI et al. Human Babesiosis and Travelers: Clinical and Public Health Issues. J Epidemiol Publ Health Rev 2017; 2:1.

Moutailler S, Valiente Moro C, Vaumourin E et al. Coinfection of ticks: the rule rather than the exception. PLoS Negl Trop Dis 2016;10(3):e0004539.

NCBI. National Center for Biotechnology Information. Taxonomy. Disponível em: https://www.ncbi.nlm.nih.gov/Taxonomy/Browser/wwwtax.cgi?id=5864. Acesso em: out. 2019.

Ord RL, Lobo CA. Human babesiosis: pathogens, prevalence, diagnosis, and treatment. Curr Clin Microbiol Rep 2015, 2(4), 173-81.

Pantonowitz L, Telford SR, Cannon ME. The impact of babesiosis on transfusion medicine. Transfus Med Rev 2002;16:131-43.

Parveen N, Bhanot P. Babesia microti-Borrelia Burgdorferi coinfection. Pathogens 2019; 8(3). pii: E117.

Quick RE, Herwaldt BL, Thomford JW. Babesiosis in Washington state: a new species of Babesia? Annals of Intern Med 1993;119:289-90.

Serra-Freire NM. Caso índice de babesiose humana no Rio de Janeiro, Brasil. Rev Uniabeu 2014; 7:15.

Spielman A, Etkind P, Piesman J. Reservoir hosts of human babesiosis on Nantucket Island. Americ J Trop Med Hyg 1981;30:560-5.

Kilbourn AM, Karesh WB, Wolfe ND et al. Health evaluation of free-ranging and semicaptive orangutans (Pongo pygmaeus pyhmaeus) in Sabah, Malasya. J Wildl Dis 2003;39:73-83.

Krascheninnikow S, Wenrich DH. Some observations on morphology and division of Balantidium coli and Balantidium caviae. J Protozool 1958;5:196-202.

Leuckart R. Ueber Paramecium (?) coli. Malmst Arch Naturgesch 1861; 27:81.

Levine ND. Protozoan parasites of domestic animals and of man Minneapolis. Burgess Publishing Co., MN: 1961.

Maldonade IR, Ginani VC, Riquette RFR et al. Good manufacturing practices of minimally processed vegetables reduce contamination with pathogenic microorganisms. Rev Inst Med Trop São Paulo 2019; 61:e14.

Malmsten PH. Infusorien als intestinal-thiere beim menschen. Arch Pathol Anat Physiol Klin Med 1857;12:302-9.

Moraes RG, Leite IC, Goulart EG. Parasitologia médica. São Paulo: Atheneu; 1971.

NCBI. National Center for Biotechnology Information. Taxonomy. Disponível em: https://www.ncbi.nlm.nih.gov/taxonomy. Acesso em: 15 nov 2017.

Neves DP. Parasitologia humana. 13. ed. São Paulo: Atheneu; 2016.

Owen LL. Parasitic zoonoses in Papua New Guinea. J Helminthol 2005;79:1-14.

Rees CW. Balantidia from pigs and guinea pigs: their viability, cyst production and cultivation. Science 1927;61:89-91.

Schuster FL, Ramirez-Avila L. Current world status of Balantidium coli. Clin Microbiol Rev 2008;21:626.

Stein F. Ueber Paramecium (?) coli Malmsten. Amtl Berl Dtsch Chem Ges 1863;37:165.

Templis CH, Lysenko MG. The production of hyaluronidase by Balantidium coli. Exp Parasitol 1957;6:31-6.

Thakur N, Suresh R, Chethan GE et al. Balantidiasis in an Asiatic elephant and its therapeutic management. J Parasit Dis 2019; 43(2):186-9.

The Medical Letter. Drugs for parasitic infections. 3. ed. New Rochelle, NY: The Medical Letter; 2013.

Walzer PD, Judson FN, Murphy KB et al. Balantidiasis outbreak in Treuk. Am J Trop Med Hyg 1973;22:33-41.

Zaman V. Balantidium coli. In: Kreier JP (ed.). Parasitic protozoa. v. 2. New York: Academic Press; 1978.

CAPÍTULO 22

Ciclosporíase

Luiz Alberto Santana • Sofia Alves Figueiredo Faustino •
Sávio Silva Santos

Introdução

A ciclosporíase é uma parasitose, causada pelo protozoário *Cyclospora cayetanensis* (coccídeo intestinal que afeta, particularmente, enfermos imunocomprometidos), cuja transmissão ocorre pela água e alimentos contaminados, sendo importante causa de diarreia tanto em crianças quanto em adultos (Almeria et al., 2019). Apesar de as doenças diarreicas serem responsáveis por mais de dois milhões de mortes de crianças, a cada ano, em todo o mundo, não se sabe a real participação da ciclosporíase nesse cenário, considerando a escassez de estudos epidemiológicos referentes à infecção por *Cyclospora* (Giangaspero; Gasser, 2019). Clinicamente, o quadro evolui com anorexia, náuseas e fadiga, podendo apresentar febre baixa, perda de peso e desidratação. É uma parasitose que afeta tanto países industrializados quanto em desenvolvimento (Chacín-Bonilla; Barrios, 2011; Ortega; Sanchez, 2010; Suh et al., 2015; Weller; Leder, 2015). O objetivo deste capítulo é apresentar informações sobre a morfologia e o ciclo biológico do *Cyclospora*, de modo articulado à discussão dos aspectos clínicos, diagnósticos, terapêuticos e profiláticos da ciclosporíase, proporcionando assim uma melhor compreensão do assunto.

Etiologia

Taxonomia

A classificação taxonômica dos protistas do gênero *Cyclospora* está apresentada no Quadro 22.1, explicitando as principais espécies descritas.

Aspectos morfológicos

Cyclospora cayetanensis é um parasito intracelular obrigatório, cujo ciclo apresenta estágios sexuado e assexuado. Ambas as fases, podem ser vistas no *Homo sapiens*, o que indica que este pode ser o único reservatório requerido para o estabelecimento do ciclo evolutivo (Weller; Leder, 2015). Seus oocistos têm morfologia esférica e tamanho de 8 a 10 μm. Apresentam uma parede dupla, e, em seu interior, há dois esporocistos, cada qual contendo dois esporozoítos (Ortega; Sanchez, 2010).

A transmissão do *Cyclospora cayetanensis* entre seres humanos se dá pela via fecal-oral. O oocisto imaturo é excretado junto às fezes, sendo necessário um período entre 7 e 15 dias para que ocorra esporulação e ele se torne infectante para outro hospedeiro (Ortega; Sanchez, 2010). Os oocistos são altamente resistentes a condições desfavoráveis e

podem sobreviver por períodos prolongados no ambiente, favorecendo o sucesso da transmissão. São resistentes a diversos desinfetantes, como o cloro, amplamente utilizado no tratamento da água (Rabold et al., 1994; Sterling; Ortega, 1999). Não se conhece a "dose" necessária para efetividade da infecção e adoecimento do hospedeiro; mas especula-se que o número de oocistos necessários seja muito baixo, entre 10 e 100 (Pieniazek; Herwaldt, 1997).

Ciclo biológico

O ciclo biológico do *Cyclospora cayetanensis* (Figura 22.1) é iniciado quando indivíduos infectados liberam oocistos não esporulados em suas fezes; sendo necessário um período entre 7 a 15 dias para a esporulação. O indivíduo suscetível, ao consumir alimento ou água contaminados, ingere o oocisto, que irá se romper, na parte inicial do intestino delgado, liberando os esporozoítos, os quais infectam as células epiteliais ali presentes. Inicia-se, então, a fase assexuada, com multiplicação dos parasitos por merogonia e formação dos merontes tipos I e II. Os merontes do tipo I liberam merozoítos, que infectam novas células, e assim, são responsáveis pelo sucesso da infecção, enquanto os merontes do tipo II diferenciam-se em gametócitos (microgametócito e macrogametócito), dando início à fase sexual do ciclo. A formação do zigoto ocorre quando o microgametócito fecunda o macrogametócito; assim, os oocistos não esporulados são produzidos e excretados nas fezes dos indivíduos infectados (Ortega; Sanchez, 2010).

Imunologia e patologia

O *C. cayetanensis* infecta as porções iniciais do intestino delgado, duodeno e jejuno. Na realização de uma endoscopia, pode ser observada lesão, marcada por áreas de inflamação crônica. Ao exame histopatológico, é encontrada inflamação na lâmina própria, assim como presença de neutrófilos. Também há alteração nas vilosidades, com atrofia, hiperplasia das criptas, perda das bordas em escova e modificação do epitélio colunar para cuboide (Connor et al., 1993).

A resposta do organismo humano é afetada tanto pela ação infecciosa do *C. cayetanensis* quanto por fatores de risco e condições do organismo. Vários estudos foram realizados, mas ainda não se sabe ao certo quais são as circunstâncias que determinam a virulência do *C. cayetanensis* (Chacín-Bonilla; Barrios., 2011).

Aspectos clínicos

Doença em humanos

■ *História natural*

Os sinais e sintomas da doença podem variar de acordo com a região em que o indivíduo vive. Infecção assintomática, por exemplo, foi observada em indígenas provenientes de países em desenvolvimento, o que pode sugerir que um contato prévio teria potencial de conferir certo grau de proteção imunológica. O período médio de incubação é de sete dias (podendo variar de 1 a 11 dias), seguido pelo aparecimento abrupto de manifestações clínicas (Almeria et al., 2019).

Assim como na criptosporidíase (ver Capítulo 23, *Criptosporidíase*), as manifestações clínicas incluem náuseas, anorexia, cólicas e, principalmente, diarreia aquosa. Esta última, contendo muco e/ou sangue, foi

QUADRO 22.1 Classificação taxonômica do gênero *Cyclospora*.

Domínio	Eukaryota
Filo	Apicomplexa
Classe	Conoidasida
Subclasse	Coccidia
Ordem	Eucoccidiorida
Subordem	Eimeriorina
Família	Eimeriidae
Gênero	*Cyclospora*
Espécies	*Cyclospora cayetanensis, Cyclospora cercopitheci, Cyclospora colobi, Cyclospora macacae, Cyclospora papionis*

Adaptado de NCBI – The Taxonomy Database 2019; Global Biotic Interactions, 2019.

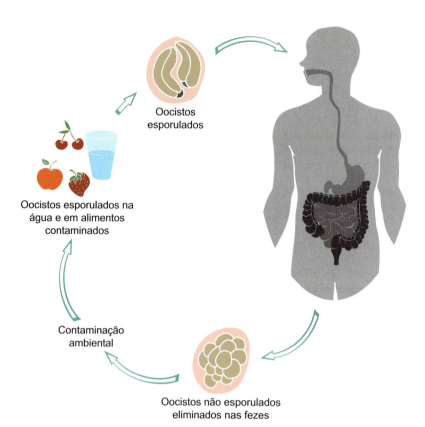

Oocistos
esporulados

Oocistos esporulados na
água e em alimentos
contaminados

Contaminação
ambiental

Oocistos não esporulados
eliminados nas fezes

FIGURA 22.1 Ciclo biológico dos protozoários da espécie *Cyclospora cayetanensis*.

observada em alguns casos. Fadiga, flatulência, febre leve e distensão abdominal também podem ser encontradas. A doença crônica pode levar o paciente à desidratação e perda de peso (Sánchez-Vega et al., 2014).

O estado sintomático geralmente é autolimitado em pessoas imunocompetentes; sendo que a diarreia mais grave e de maior duração ocorre, mais comumente, em pacientes imunodeprimidos, marcadamente aqueles com infecção pelo vírus da imunodeficiência humana/síndrome da imunodeficiência adquirida (HIV/AIDS). A infecção das crianças e idosos pode culminar na forma mais severa da doença. Complicações extraintestinais são bastante incomuns (Weller; Leder, 2015; Sánchez-Vega et al., 2014).

■ *Diagnóstico diferencial*

Os principais diagnósticos diferenciais a serem considerados são: colite, causada por *Escherichia coli*, *Shigella* e *Salmonella*; diarreia, causada por parasitos intestinais, como *Cryptosporidium* e *Giardia*; e colite amebiana (Sánchez-Vega et al., 2014; Suh et al., 2015) (ver Capítulos 18, *Amebíase* [Entamoeba] *e Infecções por* Urbanorum; 23, *Criptosporidíase*; e 24, *Giardíase*).

Doença em animais não humanos

Oocistos foram encontrados nas fezes de diversos animais em regiões de área endêmica. De fato, em concordância com os achados de Chacín-Bonilla (2010), organismos semelhantes a *Cylospora* foram identificados em gado leiteiro, frango selvagem e cães. Entretanto, experimentos induzindo a infecção com *Cyclospora* em animais não obtiveram sucesso (Eberhard et al., 2000), evidenciando que a infecção pelo *C. cayetanensis* ocorre, provavelmente, apenas em seres humanos.). A explicação para a presença de oocistos nas fezes desses animais poderia ser devido aos seus hábitos alimentares e, talvez, por coprofagia em alguns casos.

Fezes diarreicas de um cão foram examinadas em um laboratório de diagnóstico, usando a reação em cadeia da polimerase (PCR) Multiplex em tempo real contra 23 patógenos e a microscopia para identificação dos oocistos. Embora todos os testes laboratoriais tenham sido negativos para oito vírus, nove bactérias e cinco outros parasitos, a PCR Multiplex em tempo real mostrou uma reação positiva apenas para *C. cayetanensis*. Entretanto, após análise filogenética da sequência de 18S rRNA, o diagnóstico final deste caso foi confirmado como infecção por *Cystoisospora ohioensis* (Lee et al., 2018). Esse estudo demonstra a dificuldade de diagnosticar, de forma conclusiva, a infecção em animais, mesmo utilizando ferramentas moleculares.

Apesar de as pesquisas com animais não humanos não terem documentado o processo infeccioso de forma inequívoca, ainda não se pode excluí-los como possíveis hospedeiros e fontes de contaminação do ambiente.

Deve ser destacado, ainda, que alguns insetos também poderiam ser instrumentos de disseminação mecânica, fato que assemelharia o ciclo do *Cyclospora* ao de outros coccídeos, como *Cryptosporidium*, *Cystoisospora* (*Isospora*) e *Toxoplasma* (Ortega; Sanchez, 2010) (ver Capítulos 25, *Isosporíase* [Cistoisosporíase], e 32, *Toxoplasmose*).

Diagnóstico laboratorial

Nos casos suspeitos de ciclosporíase em que anamnese e exame físico foram realizados de maneira minuciosa, o diagnóstico é confirmado a partir do exame microscópico das fezes do paciente. Embora seja um exame com grande acessibilidade, o diagnóstico pode ser dificultado, visto que a liberação de oocistos nas fezes é pequena e intermitente. Dessa maneira, podem ser necessárias coletas múltiplas para um exame mais acurado (CDC, 2017). O estudo histopatológico de aspirados e a biopsia do jejuno também podem ser utilizados para o diagnóstico (Suh et al., 2015), e os oocistos eventualmente são identificados por meio da técnica de Ziehl-Neelsen, na qual os mesmos adquirem uma coloração rosa-clara, chegando a roxo-escura.

O diagnóstico realizado por PCR é mais sensível que os métodos tradicionais. De fato, em 2013, um total de 291 amostras de fezes de pacientes com diarreia, na área urbana de Xangai, foram analisadas, e oocistos de *C. cayetanensis* não foram detectados em nenhuma delas, pela microscopia. Entretanto, análises moleculares mostraram a positividade em cinco das amostras (1,72%, 5/291) (Jiang et al., 2018). Todavia, não é utilizado na rotina e requer mais estudos para seu emprego (Varma et al., 2003; Suh et al., 2015).

Tratamento

O fármaco de escolha para o tratamento da ciclosporíase é o sulfametoxazol-trimetoprima (cotrimoxazol), por via oral. Em adultos com função renal normal, a dose a ser utilizada é de 1 comprimido (160 mg de trimetoprima + 800 mg de sulfametoxazol) a cada 12 horas, por 7 dias. Em crianças, a dose é de 5 mg/kg a cada 12 horas, por 7 dias. Em pacientes infectados pelo HIV, a dose é a mesma, mas com duração de 7 a 10 dias (Hoge et al., 1995; Almeria et al., 2019). Nos casos em que a profilaxia secundária está indicada (infectados pelo HIV, por exemplo), a dose é a mesma, mas deve ser administrada 3 vezes/semana (Pape et al., 1994; Zimmer et al., 2007).

Outras opções terapêuticas são a nitazoxanida 500 mg, a cada 12 horas, por 7 dias (Pape et al., 1994; Fox; Saravolatz, 2005; Zimmer et al., 2007), e o ciprofloxacino, embora existam algumas evidências de falha no tratamento da ciclosporíase com esse último medicamento (Ortega; Sanchez, 2010).

Ecologia e epidemiologia

O *Cyclospora cayetanensis* tem ampla distribuição geográfica, podendo ser encontrado em países tanto desenvolvidos quanto em desenvolvimento. Ele é frequentemente relatado em nações da América Latina e da Ásia, e, com a globalização, foi viabilizado o aumento da importação de alimentos de áreas endêmicas, favorecendo a disseminação do parasito (Weller; Leder, 2015). A despeito dos estudos que vem sendo realizados, é provável que os números sobre essa enfermidade sejam subestimados (Giangaspero, Gasser; 2019).

Somente o ser humano é considerado hospedeiro natural de *C. cayetanensis*. Entretanto, não está bem estabelecido nem o papel de animais como reservatórios nem se a transmissão zoonótica ocorre (Chacín-Bonilla, 2010). No ambiente, ainda não foi possível identificar onde esse coccídeo sofre esporulação; porém, é sabido que a contaminação da água, de alimentos e do solo, assim como saneamento básico precário e baixo nível socioeconômico são fatores de risco associados à ocorrência da doença. Nos EUA, os surtos de ciclosporíase são sazonais, e normalmente ocorrem nos meses de primavera e verão. Entre 2011 e 2015, descreveram-se dez ocorrências dessa natureza. A prevenção da doença nos EUA é baseada na detecção e na investigação de surtos, identificação de veículos alimentares de infecção e suas fontes. Os casos recentemente identificados de ciclosporíase devem ser prontamente comunicados às autoridades estaduais ou municipais de saúde pública. Em 2017, o CDC de Atlanta emitiu alerta informando que o número de casos de ciclosporíase descrito em agosto de 2017 havia aumentado em relação ao mesmo período em 2016 (CDC, 2017). O *Cyclospora* é resistente a diversas substâncias químicas, incluindo desinfetantes utilizados no tratamento da água e dos alimentos (Weller; Leder, 2015; Ortega; Sanchez, 2010). Considera-se, inclusive, que ele seja relativamente resistente ao hipoclorito, uma vez que há descrição de surtos da infecção provenientes de fontes de água sabidamente tratadas com a substância, em quantidade suficiente para remoção de coliformes (Connor, 1997).

Profilaxia e controle

A melhor maneira de prevenir a infecção por *Cyclospora cayetanensis* é não ingerir alimentos e água possivelmente contaminados com oocistos. Como já se sabe, o oocisto é resistente ao tratamento com hipoclorito, e, até os dias atuais, não há vacina para a doença causada por esse protista (Weller; Leder, 2015; CDC, 2017).

Referências bibliográficas

Adl SM, Simpson AGB, Farmer MA et al. The new higher level classification of eukaryotes with emphasis on the taxonomy of protists. J Eukaryot Microbiol 2005;52:399-451.

Almeria S, Cinar HN, Dubey JP. Cyclospora cayetanensis and Cyclosporiasis: an update. Microorganisms 2019; 7(9). pii: E317.

Casillas SM, Hall RL, Herwaldt BL. Cyclosporiasis Surveillance – United States, 2011-2015. MMWR Surveill Summ 2019;68(3):1-16.

CDC. Centers for Disease Control and Prevention. Cyclosporiasis outbreak investigations United States. 2017. Disponível em: https://www.cdc.gov/parasites/cyclosporiasis/outbreaks/2017/index.html. Acesso em: 21 out 2017.

CDC. Centers for Disease Control and Prevention. Diagnosis of Cyclosporiasis. Disponível em:_http://www.cdc.gov/parasites/cyclosporiasis/health_professionals/dx.html. Acesso em: abr. 2019.

Chacín-Bonilla L. Epidemiology of Cyclospora cayetanensis: a review focusing in endemic areas. Acta Trop 2010;115:181-193

Chacín-Bonilla L, Barrios F. Cyclospora cayetanensis: biología, distribución ambiental y transferencia. Biomédica 2011;31:132-43.

Connor BA. Cyclospora infection: a review. Ann Acad Med Singapore 1997; 26:632.

Connor BA, Shlim DR, Scholes JV et al. Pathologic changes in the small bowel in nine patients with diarrhea associated with a coccidia-like body. Ann Intern Med 1993;119:377-82.

Eberhard ML, Ortega YR, Hanes DE et al. Arrowood. Attempts to establish experimental Cyclospora cayetanensis infection in laboratory animals. J Parasitol 2000;86:577-82.

Fox LM, Saravolatz LD. Nitazoxanide: a new thiazolide antiparasitic agent. Clin Infect Dis 2005;40:1173.

Giangaspero A, Gasser RB. Human cyclosporiasis. Lancet Infect Dis 2019 S1473-3099(18)30789-8.

Global Biotic Interactions. Disponível em: https://www.globalbioticinteractions.org/?interactionType=interactsWith&sourceTaxon=NCBI%3A88456. Acesso em out. 2019.

Hoge CW, Shlim DR, Ghimire M et al. Placebo-controlled trial of cotrimoxazole for Cyclospora infections among travellers and foreign residents in Nepal. Lancet 1995; 345:691.

Jiang Y, Yuan Z, Zang G et al. Cyclospora cayetanensis infections among diarrheal outpatients in Shanghai: a retrospective case study. Front Med 2018;12(1):98-103.

Lee S, Kim J, Cheon DS et al. Identification of Cystoisospora ohioensis in a Diarrheal Dog in Korea. Korean J Parasitol 2018;56(4):371-4.

NCBI. National Center for Biotechnology Information. Taxonomy. Disponível em: https://www.ncbi.nlm.nih.gov/Taxonomy/Browser/wwtax.cgi?id=88456. Acesso em out. 2019.

Ortega YR, Sanchez R. Update on Cyclospora cayetanensis, a food-borne and waterborne Parasite. Clin Microbiol Rev 2010;23(1):218-34.

Pape JW, Verdier RI, Boncy M et al. Cyclospora infection in adults infected with HIV: clinical manifestations, treatment, and prophylaxis. Ann Intern Med 1994; 121(9):657-7.

Pieniazek NJ, Herwaldt BL. Reevaluating the molecular taxonomy: is human-associated Cyclospora a mammalian Eimeria species? Emerg Infect Dis 1997;3:381.

Rabold G, Hoge CW, Shlim DR et al. Cyclospora outbreak associated with chlorinated drinking water. Lancet 1994;344:1360-1.

Sánchez-Vega JT, Cabrera-Fuentes HA, Romero-Olmedo AJ. Cyclospora cayetanensis: this emerging protozoan pathogen in Mexico. Am J Trop Med Hyg 2014; 90:351.

Sterling CR, Ortega YR. Cyclospora: an enigma worth unraveling. Emerg Infect Dis 1999;5:48-53.

Suh KN, Kozarsky P, Keystone JS. Cyclospora cayetanensis, Cystoisospora (Isospora) belli, Sarcocystis Species, Balantidium coli, and Blastocystis Species. In: Mandell LG, Bennett JE; Dolin R. Principles and practice of infectious diseases. 8 ed. New York: Elsevier; 2015..

Varma M, Hester JD, Schaefer FW 3rd et al. Detection of Cyclospora cayetanensis using a quantitative real-time PCR assay. J Microbiol Methods 2003;53:27.

Weller PF, Leder K. Cyclospora infection. UpToDate. 2015.

Zimmer SM, Schuetz AN, Franco-Paredes C. Efficacy of nitazoxanide for cyclosporiasis in patients with sulfa allergy. Clin Infect Dis 2007; 44:466.

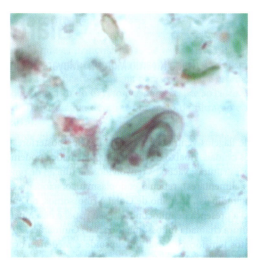

FIGURA 24.2 Cistos de *Giardia intestinalis*. São ovais ou elipsoides. Cistos maduros têm 4 núcleos, enquanto os imaturos têm dois. Núcleos e fibrilas são visíveis tanto em montagens úmidas coradas com iodo quanto em esfregaços manchados com tricrômio. Reproduzida de CDC, 2017, com permissão.

O processo de desencistamento inicia-se no estômago, devido ao estímulo do baixo pH; no entanto, esse processo se completa no duodeno e no jejuno, os quais serão colonizados pelos trofozoítos, que estão em constante multiplicação (por divisão binária). Posteriormente, ocorre outro processo, o de encistamento, que pode ter início no baixo íleo, embora considere-se que o principal sítio seja o ceco. Pode ter como estímulos: o pH intestinal, a presença de sais biliares e o destacamento do trofozoíto da mucosa; este último ocorre, certamente, pela resposta imune local. Depois disso, os trofozoítos são recobertos por membrana resistente, que seria secretada pelo parasito e que tem quitina em sua composição (Sogayar; Guimarães, 2011).

Os cistos são resistentes, o que faz com que possam sobreviver em ambientes hostis, como água fria e variações na temperatura. Além disso, são eliminados em grande quantidade pelas fezes, o que pode corroborar seu poder infectante (Santana et al., 2014; Vivancos et al., 2018).

Imunologia e patologia

A patogenia da doença envolve algumas características, dentre elas: o número de parasitos presentes no intestino delgado, o tipo de cepa do protozoário e a interação do protozoário com outros microrganismos,

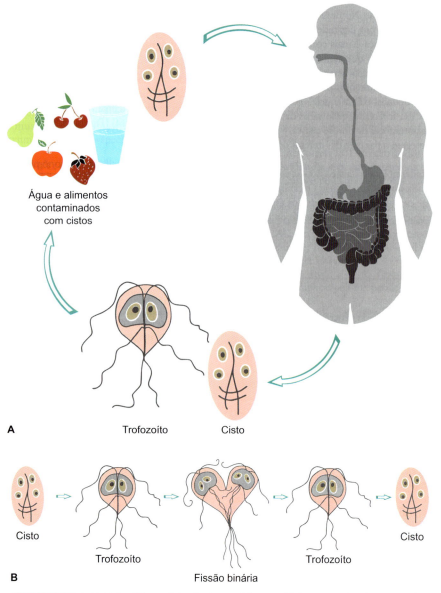

FIGURA 24.3 Ciclo biológico (**A**) e estágios de desenvolvimento (**B**) do protista *Giardia intestinalis*.

como fungos e bactérias, além de fatores do próprio hospedeiro relacionados principalmente com a capacidade de defesa imune (Santana et al., 2014).

Alguns mecanismos ligados à patogenicidade da giardíase ainda não são bem conhecidos, apesar de todas as investigações desenvolvidas até o presente. Durante a análise de estudos histopatológicos, verificam-se algumas mudanças, principalmente na arquitetura da mucosa, que pode encontrar-se normal ou apresentar-se com atrofia parcial ou total das vilosidades. Também é possível ocorrer hiperplasia das criptas, o que pode reduzir a superfície disponível para absorção dos nutrientes. Há várias explicações para a ocorrência de tal fato; porém, a mais disseminada afirma que essa alteração decorra dos processos inflamatórios provocados pelo protozoário, devido à defesa imune do hospedeiro (Sogayar; Guimarães, 2011).

A maioria dos estudos busca a explicação para algumas das manifestações clínicas, principalmente a síndrome de má absorção e a diarreia. Essas explicações têm como base a reação inflamatória provocada pelo parasito. Este, quando em contato com macrófagos da mucosa intestinal, desencadeia o processo de ativação dos linfócitos T, os quais ativam os linfócitos B, que produzem as imunoglobulinas IgA e IgE (ver Capítulo 2, *Interações entre Patógenos e Hospedeiros Humanos | O Sistema Imune e seus "Papéis" nas Enfermidades Parasitárias*). A IgE, por sua vez, amplifica esse processo, pois se conecta aos mastócitos (presentes na mucosa intestinal), dando início ao processo de degranulação de tais células e liberação de substâncias, como a histamina. Portanto, o conjunto dessas reações levam ao edema da mucosa e à contração dos músculos lisos, o que culmina no aumento da motilidade intestinal, que explicaria também o aumento da renovação dos enterócitos. Sendo assim, as vilosidades ficam compostas de células imaturas, causando dificuldades de absorção e diarreia (Sogayar; Guimarães, 2011).

Recentemente, acredita-se também que a prostaglandina possa estar envolvida no aparecimento da síndrome diarreica. Esse fato seria explicado pela liberação de prostaglandinas por mastócitos e monócitos ativados pela reação imune, aumentando diretamente a motilidade intestinal, ou por meio da ativação da adenilciclase presente na mucosa, levando ao aparecimento da diarreia (Sogayar; Guimarães, 2011).

Percebe-se, então, que não há uma única explicação para a sintomatologia e as consequências da giardíase, o que caracteriza um processo multifatorial, envolvendo desde características do próprio parasito até a resposta imune do hospedeiro.

Tem-se demonstrado o desenvolvimento de imunidade protetora em indivíduos infectados pela *Giardia*, fato relacionado com a detecção de anticorpos IgM, IgG e IgA anti-*Giardia* no soro de seres humanos infectados. Estudos demonstram uma participação importante do anticorpo IgA na imunidade local da mucosa intestinal. Ele seria responsável por menor adesão dos trofozoítos à superfície epitelial intestinal. Além disso, percebe-se maior suscetibilidade de adquirir doença em alguns indivíduos, principalmente aqueles imunocomprometidos, como HIV-positivos e portadores de hipogamaglobulinemia. Observa-se ainda que, em áreas endêmicas, a maioria das infecções sintomáticas que ocorrem em imunocompetentes acontece em crianças ou viajantes não imunes, vindos de áreas de baixa transmissão (Brum et al., 2013). No entanto, essa imunidade protetora é restrita devido à variação clonal antigênica da *Giardia*, possibilitando ao parasito mudar rapidamente suas glicoproteínas de superfície.

Aspectos clínicos

Doença em humanos

■ História natural

Após um período de incubação, que varia de 5 a 25 dias (média de 7 a 10 dias), a sintomatologia da doença pode surgir. Entretanto, na maioria dos casos, a giardíase é assintomática ou oligossintomática, podendo manifestar-se com amplo espectro clínico em populações infantis e em adultos jovens (Santana et al., 2014).

A sintomatologia pode surgir de maneira abrupta ou gradual e permanecer por um longo período de tempo, caracterizando doença crônica. Esta pode ocorrer em episódios contínuos ou periódicos, perpetuando-se por anos. A doença crônica está mais relacionada a complicações como a síndrome de má absorção que, ao afetar crianças, pode influenciar negativamente em seu processo de desenvolvimento, levando a graves deficiências nutricionais (Toledo-Monteverde et al., 2009).

O principal sintoma ligado a essa enfermidade é a diarreia, a qual pode ser aguda e autolimitante, com duração de poucos dias, ou ter caráter crônico, provocando piores consequências, como a síndrome de má absorção. Normalmente, a diarreia é do tipo aquoso, explosiva e com odor fétido, podendo ser acompanhada de gases e distensão abdominal. A forma disentérica, caracterizada pela presença de muco e sangue nas fezes, raramente acontece. A diarreia aguda da giardíase pode confundir-se com as diarreias bacterianas e virais; contudo, na giardíase, a doença tem maior duração, além de provocar perda de peso (Sogayar; Guimarães, 2011).

A enfermidade também pode apresentar outros sintomas menos comuns, dentre eles perda de peso, flatulência, náuseas, anorexia, fadiga, calafrios, esteatorreia, plenitude gástrica pós-prandial, eructações e anemia, além do surgimento de uma síndrome pseudoulcerosa caracterizada por epigastralgia ou pirose, que melhora com a ingestão de alimentos e reaparece com o jejum (Santana et al., 2014).

Em pacientes imunocomprometidos, como os infectados pelo HIV, pode ocorrer exacerbação da sintomatologia devido à proliferação intensa do protozoário. Nesses indivíduos, a doença costuma cursar com diarreia explosiva, presença de muco e sangue nas fezes, aumento na produção de gases e desnutrição calórico-proteica de maior intensidade (Brum et al., 2013). Essa variabilidade de sintomas parece ter caráter multifatorial, devido a fatores relacionados com o parasito (referentes ao tipo de cepa e à quantidade de cistos ingeridos) e o hospedeiro (estado nutricional e resposta imune) (Sogayar; Guimarães, 2011).

■ *Diagnóstico diferencial*

O diagnóstico diferencial deve ser feito com outras enterites causadas tanto por protozoários como por bactérias e outros agentes infecciosos. A distinção entre a síndrome diarreica bacteriana ou viral daquela causada pela *G. intestinalis* se faz, normalmente, pela maior duração da doença, no caso da giardíase, bem como pela importante perda ponderal (Medeiros, 2015).

Outros agentes infecciosos também podem ser considerados no diagnóstico diferencial, como: *Entamoeba histolytica*, *Dientamoeba fragilis*, *Cryptosporidium parvum*, *Cystoisospora belli* (*Isospora belli*) e *Strongyloides stercoralis* (ver Capítulos 18, *Amebíase* [Entamoeba] e *Infecções por* Urbanorum; 22, *Criptosporidíase*; 25, *Isosporíase* [Cistoisosporíase]; e 59, *Estrongiloidíase*), além de outras condições como síndrome de má absorção, síndrome do intestino irritável, doença inflamatória intestinal, hérnia hiatal, úlcera duodenal e doenças da vesícula biliar e do pâncreas. Deve-se atentar, porém, para as duas últimas, já que a infecção pelo protozoário *G. intestinalis* raramente pode cursar com colecistite, colangite e pancreatite, manifestando-se com dor abdominal crônica, em geral refratária ao tratamento (Formiga et al., 2014).

Doença em animais não humanos

Inicialmente, o gênero *Giardia* era separado em espécies de acordo com o animal infectado, dividindo-se, por exemplo, em: *G. caprae* (a partir de ovinos e caprinos), *Giardia bovis* (bovinos), *Giardia equi* (cavalos), *Giardia canis* (cães) e *Giardia felis* (gatos). Durante os primeiros 50 anos da descoberta da infecção de animais por esses agentes, sabia-se pouco dos efeitos causados pela doença, já que havia outros microrganismos coabitando esses seres, o que dificultava o conhecimento sobre a magnitude de tal condição mórbida (Carlin et al., 2006). Entretanto, alguns estudos realizados recentemente descrevem algumas espécies a partir do gênero *Giardia*: *Giardia agilis* (sapos e girinos), *Giardia muris* e *Giardia microti* (roedores), *Giardia ardeae* e *Giardia psittaci* (aves) e *duodenalis* (mamíferos, o que inclui cão, gato, coelho e ser humano) (Monis et al., 2009).

Em pesquisa realizada em Porto Alegre (RS), tentou-se estimar a frequência de infecções em cães atendidos por clínicas veterinárias da cidade. Tal estudo envolvia a análise de cistos em amostras fecais de cães por meio da técnica de Faust, que é um dos métodos de exame coprológico utilizados na pesquisa de cistos de protozoários e ovos de helmintos, por meio de centrífugo-flutuação. Foi constatado que, das 526 amostras analisadas, 38% (198) eram positivas para cistos do protozoário, sendo que 22% (116) foram encontrados em animais menores de 11 meses de idade, e 16% (82), em animais com 12 meses ou mais de idade. Percebeu-se, então, que os animais mais jovens (menores de 11 meses) apresentaram positividade 2 vezes maior para a doença que aqueles com idade superior (Bartmann; Araújo, 2004).

Diagnóstico laboratorial

Como a clínica da doença é inespecífica, alguns ensaios laboratoriais são utilizados para o diagnóstico de giardíase, tais como: pesquisa de cistos ou trofozoítos nas fezes; coleta do fluido duodenal e biopsia duodenal por meio de endoscopia; pesquisa de antígenos nas fezes por meio da técnica de ELISA; detecção do ácido desoxirribonucleico (DNA) em amostra de fezes pela técnica de reação em cadeia da polimerase (PCR); imunosseparação magnética acoplada à imunofluorescência (IMS-IFA); e outros métodos complementares.

Parasitológico (pesquisa de cistos ou trofozoítos nas fezes)

O exame parasitológico de fezes (EPF) apresenta baixa sensibilidade, o que pode ser explicado pela eliminação intermitente dos cistos nas fezes, chamada de "período negativo". Além disso, outros fatores podem influenciar o resultado, como carga parasitária reduzida e inexperiência dos técnicos de laboratório (Formiga et al., 2014; Medeiros, 2015).

Deve-se atentar para a característica das fezes, já que esse fator influencia na escolha da forma do protozoário a ser procurada, ou seja, cistos ou trofozoítos (ver Capítulo 5, *Métodos de Diagnóstico Parasitológico nas Enfermidades por Protozoários e Helmintos*):

- Fezes formadas: realiza-se a pesquisa de cistos por exame direto a fresco, corado com salina ou pelo lugol. Podem-se utilizar também os métodos de concentração, o método de Faust (centrífugo-flutuação), que geralmente é o de escolha, ou o de Hoffman, Pons e Janes, por sedimentação espontânea (Huggins; Medeiros, 2001)
- Fezes diarreicas: realiza-se a pesquisa de trofozoítos. Como eles perecem rapidamente nas fezes, é recomendável a coleta do material já em laboratório e seu exame imediato, ou a diluição das fezes em conservante, como o MIF. Utiliza-se o método direto ou corado por lugol ou hematoxilina sérica.

Para que esses exames tenham maior sensibilidade, recomenda-se que sejam coletadas três amostras em dias alternados (Sogayar; Guimarães, 2011).

Fluido e biopsia duodenal

Em casos de amostras de fezes sequencialmente negativas, como em pacientes com diarreia crônica ou com síndrome da imunodeficiência adquirida (AIDS), recomenda-se a realização da coleta do fluido duodenal e da biopsia duodenal por meio de endoscopia. Geralmente, utiliza-se uma amostra fresca, visualizando-se os trofozoítos em lâminas ou pelo método chamado *entero-test* (teste do barbante), no qual o muco obtido da amostra duodenal é examinado microscopicamente. A biopsia duodenal, por ser um método invasivo, fica reservada aos casos em que é necessário fazer o diagnóstico diferencial com outras doenças, o que possibilita a análise microscópica e detalhada do material retirado (Santana et al., 2014).

Pesquisa de antígenos nas fezes por meio da técnica de ELISA

Sua sensibilidade é maior que a do exame parasitológico de fezes, cerca de 85 a 90%, o que pode auxiliar na diminuição de resultados falso-negativos. Entretanto, uma desvantagem desse método é o fato de não identificar a presença de outros parasitos nas fezes (Medeiros, 2015).

Detecção do DNA

Essa técnica envolve a detecção de *probes* de DNA de *Giardia* em amostra de fezes por meio da técnica de PCR. Tem como vantagem altas sensibilidade e especificidade, mas ainda é pouco utilizada (Formiga et al., 2014).

Imunosseparação magnética acoplada à imunofluorescência (IMS-IFA)

Trata-se de outra técnica que pode ser utilizada atualmente, a qual possibilita a detecção de cistos de *G. intestinalis* em fezes. Ao que parece, essa técnica é mais sensível que o EPF por meio do método de Faust. O teste sorológico também pode ser feito, detectando-se imunoglobulinas (anticorpos IgA anti-*Giardia lamblia*) no soro do doente por meio da técnica ELISA ou imunofluorescência (Santana et al., 2014).

Avaliação por métodos complementares

Outros exames podem ser realizados com o intuito de elucidar um pouco mais a protozoonose, mas não são específicos para o diagnóstico. A radiografia de abdome com a utilização de bário pode evidenciar espessamento da mucosa duodenal em cerca de 20% dos pacientes. Enquanto isso, a ultrassonografia também pode mostrar espessamento da parede intestinal, além de lesões na mucosa duodenal e do cólon (Formiga et al., 2014).

Tratamento

É importante salientar que é aconselhável tratar todos os indivíduos portadores da infecção, mesmo aqueles assintomáticos (Toledo-Monteverde et al., 2009). Porém, deve-se reconhecer que, em áreas endêmicas, o tratamento pode ser desapontador, já que a taxa de reinfecção pode chegar a 90% (Medeiros, 2015).

O tratamento das infecções por protozoários intestinais se faz, na maioria das vezes, com o uso de nitroimidazólicos, entre eles: secnidazol, metronidazol e tinidazol (ver Capítulo 9, *Tratamento Farmacológico das Enfermidades Parasitárias*). O metronidazol é utilizado para giardíase desde a década de 1960. Quando ativado, liga-se ao DNA do protozoário, interrompendo sua cadeia respiratória, o que o leva à morte. Esse medicamento é rapidamente absorvido, distribuindo-se amplamente, sendo metabolizado pelo fígado e excretado pelos rins e vias biliares. Os principais esquemas terapêuticos recomendados estão descritos no Quadro 24.2. O metronidazol também pode ser utilizado de outras maneiras, como: 500 mg, 3 vezes/dia, ou 50 mg/kg ao dia, durante 5 a 10 dias (Medeiros, 2015).

O tinidazol, também descrito no quadro, apresenta elevada eficácia quando utilizado em dose única, o que auxilia para que o paciente tenha maior adesão ao tratamento. Além disso, tem sido relatado como uma boa opção para o grupo pediátrico por ser disponível sob a forma de suspensão oral, embora muitas crianças o rejeitem pelo sabor desagradável (Medeiros, 2015).

No ano de 2012, foram realizadas revisões bibliográficas a fim de avaliar a eficácia de alguns medicamentos utilizados para o tratamento da infecção por *G. intestinalis*, entre eles: tinidazol, metronidazol, albendazol e nitazoxanida. Uma das conclusões da revisão é que o albendazol tem eficácia semelhante à do metronidazol, além de

QUADRO 24.2 Fármacos empregáveis no tratamento da giardíase.

Fármaco	Crianças	Adultos	Efeitos adversos e observações	Eficácia	Uso na gestação
Secnidazol	30 mg/kg, VO, dose única após refeição	2 g, VO, dose única	Intolerância gastrintestinal Evitar durante a lactação	89 a 96%	Contraindicado
Metronidazol	5 mg/kg/dia, VO, 3 vezes/dia por 5 dias	250 mg, VO, 3 vezes/dia, por 5 dias	Cefaleia, náuseas, gosto metálico na boca e vertigem	80 a 95%	Somente a partir do 2º trimestre
Tinidazol	50 mg/kg, VO, dose única	2 g, VO, dose única	Semelhantes aos do metronidazol Ingerir após refeição	> 90%	Contraindicado
Albendazol	400 mg/dia, VO, por 5 dias	400 mg/dia, VO, por 5 dias	Cefaleia e epigastralgia Uso clínico recente	77 a 97%	Contraindicado
Furazolidona	7 mg/kg/dia, VO, 7 a 10 dias	100 mg, VO, 6/6 h, por 7 a 10 dias	Náuseas, vômitos e diarreia, hemólise em pacientes com deficiência de G6 PDH e em recém-nascidos	70 a 80%	Contraindicada
Paromomicina	25 a 30 mg/kg/dia, VO, 8/8 h, por 10 dias	500 mg, VO, 8/8 h, por 10 dias	Nefrotóxica e ototóxica	55 a 90%	Indicada

G6PDH: glicose 6-fosfato desidrogenase. Adaptado de Medeiros, 2015.

possivelmente apresentar menos efeitos colaterais e ter um regime posológico mais aceitável. Entretanto, necessita-se de mais estudos para melhor avaliação (Santana et al., 2014).

O uso de nitroimidazólicos durante o primeiro trimestre de gravidez é contraindicado, por atravessarem a barreira placentária. Também são contraindicados em nutrizes, por deixarem o leite materno com sabor amargo, provocando recusa dos lactentes (Medeiros, 2015). Deve-se, também, orientar os pacientes que estão em uso de nitroimidazólicos para que não façam uso de bebidas alcoólicas durante o tratamento, pelo risco de efeito dissulfiram-*like* (*antabuse*).

A nitazoxanida é uma nova substância antiparasitária aprovada para o tratamento de criptosporidíase e giardíase (Müller; Müller, 2019). Apresenta eficácia de 80%, mas provoca mais efeitos adversos comparados aos nitroimidazólicos. Seu principal efeito adverso é a dor abdominal, que pode ser recorrente; além disso, esse medicamento tem elevado custo e risco de menor adesão dos pacientes. Sua posologia para crianças maiores e adultos é de 500 mg, 2 vezes/dia, durante 3 dias (Medeiros, 2015).

Em alguns casos, quando há refratariedade ao tratamento, a terapia prolongada com o metronidazol (750 mg, 3 vezes/dia, por 21 dias) tem sido empregada, conquistando bons resultados (Weller, 2013).

Cuidados de enfermagem

Os principais cuidados estão relacionados com a sintomatologia e as complicações ligadas à doença. O principal sintoma é a diarreia; portanto, deve-se ter o cuidado de hidratar corretamente o paciente, além de fornecer informações sobre a dieta, já que que alguns alimentos podem aumentar o peristaltismo, como aqueles ricos em fibras, fato que intensifica o quadro diarreico.

Quando necessário, pode-se instituir medidas terapêuticas associadas a alguns sintomas apresentados, como analgésicos para pacientes com queixas álgicas e antieméticos para aqueles que evoluem com náuseas e vômitos.

Além disso, a equipe de enfermagem deve alertar os portadores de giardíase e seus familiares sobre os cuidados preventivos, a fim de se evitar uma reinfecção. Alguns deles são: lavagem adequada de alimentos, uso de água tratada ou fervida e intensificação dos hábitos higiênicos.

Ecologia e epidemiologia

A giardíase pode ser encontrada pelo mundo todo; entretanto, é uma doença mais prevalente em países subdesenvolvidos e de clima tropical e subtropical. Acomete desde crianças a adultos, mas tem como predomínio a faixa etária entre 8 meses e 10 a 12 anos. Esse fato pode ser explicado pela falta de hábitos higiênicos dos indivíduos dessa idade e também por conviverem em ambientes coletivos, como creches e escolas. Além disso, outro fator que pode contribuir para o predomínio da infecção em crianças é a resistência adquirida pelos adultos em áreas de alta endemicidade (Brasil, 2010).

No Brasil, a prevalência de tal enfermidade é de 4 a 30%, a depender da região a ser analisada, sendo maior em populações de baixo nível socioeconômico. Devem-se considerar alguns aspectos relacionados com a epidemiologia da doença, sendo importante salientar que essa infecção é adquirida principalmente pela ingestão de cistos provenientes de águas não tratadas ou apenas cloradas, já que o processo de cloração não elimina o protozoário. Outras formas de infecção estão ligadas à contaminação de alimentos ou ao contato direto entre pessoas, o que explica também a alta prevalência em ambientes aglomerados, como creches, enfermarias e asilos. Os animais domésticos também exercem papel importante como reservatórios da doença, sendo infectados a partir da ingestão de água e/ou alimentos contaminados com cistos de *Giardia* (Infectopedia, 2016).

Outro meio de transmissão é a relação sexual, provavelmente resultante da transmissão fecal-oral. Além disso, um fator importante e difícil de controlar é o tempo de sobrevivência dos cistos de *G. intestinalis* no meio ambiente, já que eles podem sobreviver por até 2 meses em locais com condições favoráveis de temperatura e umidade. Ademais, deve-se ressaltar a possibilidade de infecção por meio de alimentos contaminados com água de esgoto ou por manipulação destes por mãos contaminadas com fezes (Sogayar; Guimarães, 2011).

Profilaxia e controle

Um dos principais obstáculos para o controle da giardíase humana reside em seu potencial zoonótico. Visto que a transmissão da doença está intimamente ligada à contaminação de ambientes e alimentos, deve-se ter como medidas de controle e prevenção: saneamento básico adequado, com a utilização de água tratada ou fervida para que ocorra a eliminação de eventuais cistos de *G. intestinalis*; correta higiene pessoal, já que é possível a contaminação de pessoa a pessoa quando há grandes aglomerações; lavagem adequada de alimentos; e diagnóstico e tratamento precoces do paciente e de possíveis animais domésticos infectados, com o intuito de interromper a cadeia de transmissão (Sogayar; Guimarães, 2011).

Ressalta-se que, em casos de surtos da doença, a notificação imediata à vigilância epidemiológica é fundamental (Brasil, 2010), a fim de encontrar as fontes comuns e instituir as medidas preventivas necessárias.

Referências bibliográficas

Adl S, Simpson A, Farmer M et al. The new higher level classification of eukaryotes with emphasis on the taxonomy of protists. J Eukaryot Microbiol 2005;52(5):399-451.

Arctos – Collaborative Collection Management Solution. Disponível em: https://arctos.database.museum/taxonomy.cfm?taxon_term==Cryptosporidium%20parvum&term_type==species&source=Arctos. Acesso em jun. 2019.

Bartmann A, Araújo FAP. Frequência de Giardia lamblia em cães atendidos em clínicas veterinárias de Porto Alegre, RS, Brasil. Rev Ciênc Rural S Maria 2004; 34:1093-6.

Brasil. Ministério da Saúde. Guia de Vigilância em Saúde: volume único (recurso eletrônico). 3. ed. Brasília: Ministério da Saúde, 2019.

Brasil. Ministério da Saúde. Secretaria de Vigilância em Saúde. Departamento de Vigilância Epidemiológica. Doenças infecciosas e parasitárias: guia de bolso. 8. ed. Brasília; 2010.

Brum JW, Conceição AS, Gonçalves FV et al. Parasitoses oportunistas em pacientes com o vírus da imunodeficiência humana. Rev Bras Clin Med 2013; 11(3):280-8.

Carlin EP, Bowman DD, Scarlett JM. Prevalence of Giardia in symptomatic dogs and cats in the United States. Vet Ther 2006; 7(3):199-206.

CDC. Centers for Disease Control and Prevention. Giardiasis. Disponível em: http://www.cdc.gov/dpdx/giardiasis. Acesso em: abr. 2019.

Formiga CC, Cruz AO, Garcia LG et al. Revisão: giardíase. RBM. 2014; 71:317-22.

Hooshyar H, Rostamkhani P, Arbabi M et al. Giardia lamblia infection: review of current diagnostic strategies. Gastroenterol Hepatol Bed Bench 2019;12(1):3-12.

Huggins DW, Medeiros LB. Giardíase. In: Siqueira-Batista R, Gomes AP, Igreja RP et al. Medicina tropical: abordagem atual das doenças infecciosas e parasitárias. Rio de Janeiro: Cultura Médica; 2001.

Infectopedia. Uma enciclopédia de doenças infecciosas. Disponível em: http://infectopedia.com/protozorios/Giardia-lamblia. Acesso em: 15 mai 2016.

Medeiros IM. Giardíase. In: Tavares W, Marinho LAC. Rotinas de diagnóstico e tratamento das doenças infecciosas e parasitárias. 4. ed. São Paulo: Atheneu; 2015.

Monis PT, Caccio SM, Thompson RCA. Variation in Giardia: towards a taxonomic revision of the genus. Trend Parasitol 2009; 25(2):93-100.

Müller J, Müller N. Nitroreductases of bacterial origin in Giardia lamblia: Potential role in detoxification of xenobiotics. Microbiologyopen 2019;e904. doi: 10.1002/mbo3.904.

NCBI. National Center for Biotechnology Information. Taxonomy. Disponível em: https://www.ncbi.nlm.nih.gov/Taxonomy. Acesso em: 15 nov. 2017.

Santana LA, Vitorino RR, Esperidião-Antonio V et al. Atualidades sobre giardíase. J Bras Med 2014;102(1):7-10.

Sogayar MIT, Guimarães S. In: Neves DP. Parasitologia humana. 12. ed. São Paulo: Atheneu; 2011.

Toledo-Monteverde D, Moraes-Martins G, Andrade CA et al. Giardíase: aspectos gerais. Pediatria Moderna 2009; 45:12-17.

Vivancos V, González-Alvarez I, Bermejo M et al. Giardiasis: Characteristics, pathogenesis and new insights about treatment. Curr Top Med Chem 2018;18(15):1287-1303.

Weller PF. Infecções intestinais causadas por protozoários e tricomoníase. In: Loscalzo J, Fauci AS, Kasper DL et al. Harrison Medicina Interna. 18. ed. Porto Alegre: AMGH; 2013.

CAPÍTULO 25

Isosporíase (Cistoisosporíase)

Pedro Paulo Prado Junior • Pedro Henrique Marra Smolka •
Paulo Sérgio Balbino Miguel • Sávio Silva Santos

Introdução

A cistoisosporíase (anteriormente conhecida como isosporose ou isosporíase) é uma parasitose causada por *Cystoisospora belli* (*Isospora belli*) (CDC, 2019; Dubey et al., 2019). A doença, inicialmente descrita em 1915 (Mhaissen; Flynn, 2018; Suh et al., 2015) é mais comumente observada em regiões tropicais e subtropicais (CDC, 2019), sendo causa de infecção nos tratos intestinal e biliar de humanos, principalmente imunocomprometidos (Dubey et al., 2019).

A infecção ocorre em indivíduos imunocompetentes e imunodeprimidos, e com frequência é diagnosticada em infectados pelo vírus da imunodeficiência humana (HIV) (Jorge; Almeida, 2003; Neto; Botelho, 2015). Nos imunocompetentes, os sintomas são semelhantes aos de outras infecções intestinais não inflamatórias (Suh et al., 2015), com episódios de diarreia aguda. Nos imunodeprimidos pode ocorrer infecção crônica grave, diarreia prolongada, e outras manifestações infecciosas (Neira et al., 2010).

Até 1935 foram registrados 200 casos de infecção causada por cistoisosporíase humana em todo o mundo, porém, em estudo posterior, até 1960 eram cerca de 800 casos registrados no Ocidente (Neira et al., 2010). As formas grave e crônica da doença foram descritas com mais frequência a partir de 1980 entre os infectados pelo HIV (Shekhar et al., 1993). De fato, a infecção por *Cystoisospora* está entre as doenças causadas por protozoários intestinais mais prevalentes nesses indivíduos, principalmente em países em desenvolvimento (Wang et al., 2018). Neste capítulo serão abordados os principais aspectos da cistoisosporíase em humanos.

Etiologia

A espécie *Cystoisospora belli*, inicialmente descrita como *Isospora belli*, foi renomeada e incluída no gênero *Cystoisospora* (Mhaissen; Flynn, 2018; Suh et al., 2015). Essa reclassificação ocorreu após a caracterização morfológica e molecular, que resultou na separação de *Isospora* em dois grupos de protozoários: o gênero *Isospora*, incluído na família Eimeriidae, e o gênero *Cystoisospora*, na família Sarcocystidae (Bartha et al., 2005). Entretanto, não é incomum encontrá-la descrita na literatura como *Isospora belli*.

Cystoisospora é um gênero de protozoários intracelulares do filo Apicomplexa, que contém mais de 200 espécies identificadas (Suh et al., 2015). Pertence à classe Conoidasida, subclasse Coccidia (Quadro 25.1). Nesta subclasse ainda se incluem o *Cyclospora*, o *Criptosporidium* e o *Microsporidium*, os quais também são causadores de diarreia. Entre essas espécies, *C. belli* é a única que causa infecção em humanos. Acredita-se que as infecções humanas que foram atribuídas a *Cystoisospora hominis* tenham sido causadas por *C. belli* ou espécies incluídas em *Sarcocystis* (Suh et al., 2015).

A cistoisosporíase é uma doença cosmopolita, mas com maior prevalência em países em desenvolvimento, localizados em áreas tropicais e subtropicais (Lindsay et al., 1997; Klasse-Fischer, 2011). É endêmica em muitas partes da África, do Sudeste Asiático e da América do Sul, além de estar frequentemente relacionada com locais de pouca ou nenhuma higiene (Jorge; Almeida, 2003; Neira et al., 2010).

A transmissão se dá por via fecal-oral, podendo ocorrer a partir do contato interpessoal ou pelo consumo de água e alimentos contaminados por oocistos infectantes, que posteriormente se alojam no intestino delgado dos seres humanos (Jorge; Almeida, 2003; Neto; Botelho, 2015). Existem evidências, também, de que o *C. belli* pode ser transmitido pela prática sexual anal e oral (Zeibig, 2014).

Taxonomia

Cystoisospora é um gênero de protozoários parasitos do filo Apicomplexa, subclasse Coccidia (Quadro 25.1), que infectam mamíferos. Eles possuem oocistos que não incluem um corpo polar de *Stieda* em cada esporocisto (Barta et al., 2005). Entre os animais infectados incluem-se cães, gatos, porcos e humanos.

O termo "coccídio" já foi utilizado para se referir principalmente a membros dos gêneros *Eimeria* e *Cystoisospora*, mas agora é usado para incluir espécies de *Cryptosporidium*, *Toxoplasma gondii* e outras da subordem Eimeriorina. Os coccídios têm ciclos de vida complexos, e os membros do gênero *Cystoisospora* podem completar seu ciclo de vida inteiro em um único hospedeiro, mas alguns desenvolveram a capacidade de usar um hospedeiro de transporte em seu ciclo de desenvolvimento (Lindsay et al., 1997; Neto; Botelho, 2015).

Ciclo biológico

O ciclo biológico (Figura 25.1) do protozoário *C. belli* se dá no ser humano, a partir da ingestão de oocistos infectantes maduros, os quais contêm dois cistos, que ainda contêm dois esporozoítos – forma infectante de protozoário (Neto; Botelho, 2015).

A multiplicação do agente etiológico se dá por meio de dois processos reprodutivos. O primeiro é denominado assexuado ou esquizogonia, quando ocorre a maturação e a multiplicação dos esporozoítos, que, em seguida, se diferem e se transformam em merozoítos. Estes, por sua vez, invadem novas células do epitélio intestinal (duodeno e jejuno); assim, tem início o ciclo assexuado, responsável pela manutenção da infecção (Neto; Botelho, 2015; Weller, 2013). O ciclo biológico intestinal determina citólise, que leva ao surgimento dos sintomas (Murphy et al., 2011).

O segundo processo, denominado sexuado ou gametogênico, ocorre após, minimamente, 1 semana do desenvolvimento de gametócitos macho e fêmea.

QUADRO 25.1 Classificação taxonômica da espécie *Cystoisospora belli*.

Domínio	Eukaryota
Filo	Apicomplexa
Classe	Conoidasida
Subclasse	Coccidia
Ordem	Eucoccidiorida
Subordem	Eimeriorina
Família	Sarcocystidae
Gênero	*Cystoisospora*
Espécie	*Cystoisospora belli*

Adaptado de NCBI – The Taxonomy Database, 2017.

Cuidados de enfermagem

Os cuidados de enfermagem destinados aos pacientes infectados pelo *C. belli* estão relacionados com as alterações clínicas e as necessidades humanas básicas afetadas. Assim, cabe ao enfermeiro identificar os problemas, descrever os respectivos diagnósticos e, posteriormente, elaborar e implementar um plano de cuidado.

São possíveis diagnósticos de enfermagem relacionados com o paciente portador de cistoisosporíase:

- Diarreia relacionada a parasitos, caracterizada por ruídos intestinais hiperativos e por pelo menos três evacuações de fezes líquidas diárias
- Nutrição desequilibrada, menos do que as necessidades corporais, relacionada com a capacidade prejudicada de absorver alimentos, caracterizada por diarreia, cólicas abdominais e esteatorreia
- Risco de desequilíbrio hidreletrolítico relacionado à diarreia
- Risco de volumes de líquidos deficientes relacionado com perdas excessivas por vias normais (diarreia)
- Risco de motilidade gastrintestinal disfuncional relacionado à infecção
- Risco de integridade da pele prejudicada relacionado com excreções.

A partir do contato com o portador dessa enfermidade, o enfermeiro deverá implementar o processo de enfermagem, se possível com a participação do paciente/cliente no estabelecimento de metas, objetivando a promoção do autocuidado. Para cada diagnóstico de enfermagem identificado, o enfermeiro deverá prescrever os cuidados específicos, a fim de atender as necessidades humanas básicas afetadas.

Aspectos nutricionais

As infecções parasitárias intestinais são algumas das principais causas de morbidade e altamente preponderantes em pacientes de países subdesenvolvidos e em desenvolvimento, como a Etiópia. Nesse país, foi realizada uma pesquisa no hospital Butajia, localizado na região de Gurage, entre 2015 e 2016, objetivando determinar a prevalência de parasitos intestinais e fatores de risco associados aos pacientes portadores do HIV. Tal estudo referenciou que 1.110 pacientes com HIV foram registrados na clínica de tratamento de terapia antirretroviral (ART) no referido hospital, dos quais 450 estavam em tratamento pré-ART e 660 estavam recebendo terapia antirretroviral altamente ativa (HAART) (Gedle et al., 2017). O estudou classificou os pacientes da seguinte maneira:

- Desnutridos (com índice de massa corporal [IMC] inferior a 18,50 kg/m², com base na classificação da Organização Mundial da Saúde [OMS] para desnutrição usando IMC)
- Insegurança alimentar (medida de insegurança alimentar familiar dos sujeitos do estudo nas últimas 4 semanas). Foi calculada com base nas ferramentas padronizadas da Assistência Técnica de Alimentos e Nutrição. Então, classificou-se em Acesso Seguro a Alimentos, Insegurança Alimentar Leve, Insegurança Alimentar Moderada e Insegurança Alimentar Grave
- Diversidade alimentar doméstica (enquanto capacidade econômica do paciente de acessar uma diversidade de alimentos durante o último dia (24 horas)
- Estado de anemia (de acordo com o nível de concentração de hemoglobina em g/dℓ com base nas classificações da OMS). O nível de hemoglobina, que variou entre 12 e 16 g/dℓ e entre 13 e 17 g/dℓ, foi considerado normal para pacientes do sexo feminino e do sexo masculino, respectivamente)
- Estado de adesão à substância (estimado por porcentagem da dose perdida nos últimos 6 meses).

A pesquisa revelou a prevalência de parasitos intestinais e fatores de risco associados entre pacientes HIV/AIDS que receberam HAART no Hospital Butajira. Tal achado foi maior do que os estudos anteriores realizados em França, Brasil, Nepal, Congo, Camarões e Nigéria. Porém, foi menor do que um estudo realizado no Irã e em diferentes partes da Etiópia (Gedle et al., 2017; Pavie et al., 2012).

A pesquisa concluiu, também, que a presença de animais domésticos está associada à existência de parasitos intestinais. De outra maneira, em relação ao uso de água, o estudo constatou que os participantes que utilizavam a água do rio estavam mais predispostos à infecção por parasitos intestinais do que aqueles que utilizavam água de torneiras, ou seja, tratada. A maior parte dos parasitos intestinais transmitidos pela água e que induzem a diarreia são *Cryptosporidium, Giardia intestinalis* e *Entamoeba histolytica*. Importante registrar que tais infecções têm sido, também, comumente relatadas em pacientes imunocomprometidos, particularmente aqueles com infecção pelo HIV (Endeshaw; Mohammed; Woldemichael; 2004; Gedle et al., 2017).

Outro aspecto importante constatado na pesquisa refere-se a quanto a desnutrição está significativamente associada a parasitos intestinais (p = 0,004). Os participantes subnutridos apresentaram, segundo o estudo, 2,59 vezes mais probabilidades de serem infectados com parasitos intestinais do que aqueles nutridos. Desse modo, pode-se constatar que doenças infecciosas e desnutrição se interligam em um ciclo. Isso significa que os indivíduos malnutridos estão mais vulneráveis e predispostos a infecções por parasitos intestinais, em comparação com indivíduos mais bem alimentados, pois nos malnutridos há diminuição da função imune, acarretando não somente um aumento da invasão por parasitos intestinais, como também danos da mucosa intestinal. Além disso, a má absorção, a perda de apetite e a diarreia induzem a perdas de nutrientes e diferentes danos aos mecanismos de defesa (Endeshaw; Mohammed; Woldemichael, 2004; Hall et al., 2008; Katona; Katona-Apte, 2008).

Epidemiologia e ecologia

O *C. belli* tem distribuição mundial, mas é relativamente raro e, na maioria dos casos, existe em regiões tropicais e subtropicais (Klasse-Fischer et al., 2011), destacando-se a América Central, a América do Sul, a região do Caribe e a África (Lindsay et al., 1997). A preponderância de infecção por *C. belli* é notavelmente alta na África Subsaariana, onde a maior carga de casos de HIV também está concentrada (Bhutta et al., 2014; Murray et al., 2013), ou seja, na África, o *C. belli* é um dos principais protozoários encontrados em indivíduos com infecção pelo HIV (Sangaré et al., 2015). No Brasil também se pode observar a presença desse protozoário como um dos mais evidentes nesse público (Cardoso et al., 2011).

É importante ressaltar que a cistoisosporíase é uma doença parasitária/infecciosa oportunista para os pacientes imunodeprimidos e, como tal, é significativamente mais prevalente entre os infectados pelo HIV, com diarreia crônica e contagem de linfócitos CD4 de 200 células/mm³ (Feasey et al., 2011; Adamu et al., 2014).

As infecções parasitárias intestinais causadas por protozoários são muito difundidas nos países considerados em desenvolvimento e são uma relevante causa de morbidade e mortalidade (Harhay et al., 2010; Sangaré et al., 2015). Desse modo, conclui-se que infecções pelo HIV, clima tropical e subtropical, alta densidade populacional, pobreza, condições higiênicas muito baixas e educação em saúde são os principais fatores para a transmissão de parasitos intestinais (Sangaré et al., 2015).

Profilaxia e controle

As medidas para prevenir e controlar o *C. belli* abarcam higiene pessoal adequada e saneamento básico. Nesses aspectos encontram-se a necessidade de melhores medidas de higiene e controle sanitário, a melhora das condições socioeconômicas das populações de modo geral, assim como recomendações básicas, simples e úteis em relação à higiene para o consumo de alimentos, como frutas e legumes (Zeibig, 2014).

Nos últimos anos, com uma significativa melhora da terapêutica utilizada para os pacientes portadores do HIV e o advento da HAART, assim como em decorrência dos cuidados profiláticos da pneumocistose com TMP-SMX, tem ocorrido redução na quantidade de casos de cistoisosporíase (Jorge; Almeida, 2003; Neto; Botelho, 2015; Kaplan et al., 2009; Neira et al., 2010).

Nos pacientes com AIDS, ainda é recomendada a profilaxia secundária, objetivando minimizar o risco de recidiva da doença, com a utilização de TMP-SMX, 3 vezes/semana, ou sulfadoxina-pirimetamina, semanal.

Referências bibliográficas

Adamu H, Petros B, Zhang G et al. Distribuição e manifestações clínicas de espécies e subtipos de Cryptosporidium em pacientes com HIV/AIDS na Etiópia. PLoS Negl Trop Dis 2014; 8(4):e2831.

Arora DR, Arora B. AIDS: associated parasitic diarrhea. Indian J Med Microbiol 2009;27(3):185-90.

Barta JR, Schrenzel MD, Carreno R et al. The genus Atoxoplasma (Garnham 1950) as a junior objective synonym of the genus Isospora (Schneider 1881) species infecting birds and resurrection of Cystoisospora (Frenkel 1977) as the correct genus for Isospora species infecting mammals. J Parasit 2005;91(3):726-8.

Batista FS, Miranda LDS, Silva MBDO et al. Chronic Cystoisospora belli infection in an HIV/AIDS patient treated at the specialized assistance service in Porto Velho County-Rondônia. Rev Soc Brasil Med Trop 2019,52: e20180204.

Bhutta Z, Sommerfeld J, Lassi Z et al. Fardo, distribuição e intervenções globais para doenças infecciosas da pobreza. Infect Dis Poverty 2014; 3;21.

Cardoso LV, Galisteu KJ, Schiesari Júnior A et al. Enteroparasitas em pacientes infectados pelo HIV-1/AIDS em uma unidade de referência do noroeste paulista na era da terapia antirretroviral de alto impacto. Rev Soc Bras Med Trop 2011;44(6):665-9.

Corrêa MOA. Isosporose humana. In: Veronesi R, Foccacia R. Tratado de infectologia. 4. ed. v. 2. São Paulo: Atheneu; 2009.

Dubey JP, Evason KJ, Walther Z. Endogenous development of Cystoisospora belli in intestinal and biliary epithelium of humans. Parasitology 2019,1-8.

Endeshaw T, Mohammed H, Woldemichael T. Cryptosporidium parvum and other instestinal parasites among diarrhoeal patients referred to EHNRI in Ethiopia. Ethiop Med J 2004; 42(3):195-8.

Feasey N, Healey P, Gordon M. Artigo de revisão: a etiologia, investigação e manejo da diarreia no paciente HIV-positivo. Aliment Pharmacol Ther 2011;34(6):587-603.

Gedle D, Gemechu Kumera G, Eshete T et al. Intestinal parasitic infections and its association with undernutrition and CD4 T cell levels among HIV/AIDS patients on HAART in Butajira, Ethiopia. J Health Popul Nutr 2017;36:15.

Hall A, Hewitt G, Tuffrey V et al. Uma revisão e meta-análise do impacto de vermes intestinais sobre o crescimento e a nutrição da criança. Matern Child Nutr. 2008; 4(s1):118-236.

Harhay M, Horton J, Olliaro P. Epidemiologia e controle de parasitas gastrointestinais humanos em crianças. Expert Rev Anti Infect Ther 2010;8(2):219-34.

Jorge MFSM, Almeida LC. Isosporíase. In: Siqueira-Batista RS, Gomes AP, Santos SS et al. Manual de infectologia. Rio de Janeiro: Revinter; 2003.

Kaplan JE, Benson C Holmes KK et al. Centers for diseases control and prevention, Atlanta. Guidelines for preventio in HIV–Infect adults and adolescents. 2009. Disponível em: http//aidsinfo.nih.gov/contenfiles/Adult_OI_041009.pdf. Acesso em: abr 2016.

Katona P, Katona-Apte J. A interação entre nutrição e infecção. Clin Infect Dis 2008; 46(10):1582-8.

Klasse-Fischer MK, Neafie RC, Wear DJ et al. Topics on the pathology of protozoan and invasive arthropod diseases (e-book). Fairfax, Virginia, EUA: Inova Central Laboratory; 2011.

Lindsay DS, Dubey JP, Blagburn BL. Biology of Isospora spp. from humans, nonhuman primates, and domestic animals. Clinical Microbiology Reviews 1997;10(1):19-34.

Meamar AR, Rezaian M, Mirzaei AZ et al. Severe diarrhea due to Isospora belli in a patient with thymoma. J Microbiol Immunol Infect. 2009; 42:526-9.

Mhaissen MN, Flynn PM. Cystoisospora (Isospora) and Cyclospora Species. In Principles and Practice of Pediatric Infectious Diseases, Elsevier. 2018.

Murphy SC, Hoogestraat DR, Sengupta DJ et al. Molecular diagnosis of cytoisosporiasis using extended-rang PCR screening. J Mol Diag 2011; 13:359-62.

Murray C, Ortblad K, Guinovart C et al. Incidência, mortalidade e mortalidade mundial, regional e nacional para o HIV, a tuberculose e a malária durante a década de 1990 a 2013: uma análise sistemática do Estudo de Fumada Global de Doenças 2013. Lancet. 2013; 384(9947):1005-70.

NCBI. National Center for Biotechnology Information. Taxonomy. Disponível em: https://www.ncbi.nlm.nih.gov/Taxonomy/Browser/wwwtax.cgi?id=482538. Acesso em: 15 nov 2017.

Neira OP, Barthel ME, Wilson LG et al. Isospora belli infection in HIV positive patients: report of two cases and literature review. Rev Chilena Infectol 2010; 27:219-27.

Neto JLA, Botelho LA. Isosporíase. In: Tavares W, Marinho LAC. Rotinas de diagnóstico e tratamento das doenças infecciosas e parasitárias. 4-ed. Ampliada e Atualizada. São Paulo: Atheneu; 2015.

Pavie J, Menotti J, Porcher R et al. Prevalência de infecções parasitárias intestinais oportunistas entre pacientes infectados pelo HIV com baixa contagem de células CD4 na França na era de terapia antirretroviral combinada. Int J Infect Dis 2012; 16(9): e677-9.

Sangaré I, Bamba S, Cissé M et al. Prevalence of intestinal opportunistic parasites infections in the University hospital of Bobo-Dioulasso, Burkina Faso. Infect Dis Poverty 2015; 27(4):32.

Shekhar KC, Ng KP, Rokiah I. Human isosporiasis in an AIDS patient--report of first case in Malaysia. Med J Malaysia 1993 48(3):355-60.

Suh KN, Kozarsky P, Keystone JS. Cyclospora cayetanensis, Cystoisospora (Isospora) belli, Sarcocystis Species, Balantidium coli, and Blastocystis Species. In: Bennett JE, Dolin R, Blaser MJ. Mandell, Douglas, and Bennett's principles and practice of infectious diseases. 8. ed. Philadelphia: Elsevier Saunders, 2015.

Ten Hove RJ, Van Lieshout L, Brienen EA et al. Real-time polymerase chain reaction for detection of Isospora belli in stool samples. Diagn Microbiol Infect Dis 2008; 61:280-3.

Ud Din N, Torka P, Hutchison RE et al. Severe Isospora (Cystoisospora) Belli diarrhea preceding the diagnosis of human T-cell-leukemia-virus-1-associated T-cell lymphoma. Case Reports in Infectious Diseases 2012: 640104.

Ünal N, Güney AK, Bilgin K et al. Isosporiasis in an elderly patient with chronic diseases: case report. Turkiye Parazitoloji Dergisi 2013; 37(3):222-4.

Wang ZD, Liu Q, Liu HH et al. Prevalence of Cryptosporidium, microsporidia and Isospora infection in HIV-infected people: a global systematic review and meta-analysis. Parasites & Vectors, 2018;11(1), 28.

Weller PF. Infecções intestinais por protozoários e tricomoníase. In: Braunwald E, Fauci AS, Kasper DL et al. Harrison Medicina Interna. 18. ed. Rio de Janeiro: Mc Graw Hill; 2013.

Zeibig EA. Parasitologia clínica: uma abordagem clínico-laboratorial. Rio de Janeiro: Elsevier; 2014.

CAPÍTULO 26

Leishmaniose Tegumentar

Bruna Soares de Souza Lima Rodrigues • Andréia Patrícia Gomes • Vanessa Knauf Lopes • Paulo Sérgio Balbino Miguel • Eliziária Cardoso dos Santos • Rodrigo Siqueira-Batista

Introdução

A leishmaniose tegumentar (LT), também denominada úlcera de Bauru ou ferida brava, é uma doença infecciosa não contagiosa, com grande impacto à saúde pública (Brasil, 2017). É causada por protozoários flagelados do gênero *Leishmania*, parasito pertencente à família Trypanosomatidae, transmitido aos humanos pela picada das fêmeas de flebotomíneos do gênero *Lutzomyia* (Gontijo; Carvalho, 2003; Brasil, 2019), cujo nome popular é "mosquito-palha" ou "birigui". Estão incluídos nesse grupo a leishmaniose cutânea (LC), a mucocutânea (LMC) e a leishmaniose cutânea difusa (LCD). A LC é a forma de leishmaniose que resulta em lesões cutâneas limitadas, ulcerosas ou não. A LMC é aquela em que surgem lesões ulcerosas destrutivas nas mucosas do nariz, da boca e da faringe. A forma cutânea difusa (LCD), não-ulcerosa, manifesta-se em indivíduos anérgicos, ou surge mais tardiamente, naqueles que foram tratados de calazar (Rey, 2008). A LT tem ampla distribuição no continente americano, estendendo-se desde o sul dos EUA até o norte da Argentina. No Brasil, os casos de LT têm sido registrados em todos os estados da Federação, constituindo, portanto, uma das afecções dermatológicas de maior relevância para a saúde pública. Isso é decorrente da sua magnitude, do seu potencial, para causar deformidades na pele, além do envolvimento psicológico do paciente, com reflexos nos campos social e econômico, pois, em alguns casos, adquire feições de uma doença ocupacional (Brasil, 2017). Uma vez infectado, o indivíduo pode desenvolver desde manifestações cutâneas mais comuns, caracterizadas pela presença de úlceras indolores, únicas ou múltiplas, até comprometimento mais grave, com destruição das mucosas e cartilagens. As alterações mais graves, que incluem a leishmaniose mucocutânea, a leishmaniose cutânea difusa e a leishmaniose recidivante (Burza et al., 2018), podem progredir em cerca de 10% dos casos de LT, a depender da espécie do parasito.

Diante do exposto, e considerando o impacto da LT para a saúde pública, a abordagem deste capítulo será direcionada a: aprimorar o entendimento das diferentes espécies de *Leishmania* envolvidas nos díspares quadros clínicos da infecção, mapear a distribuição global das espécies de *Leishmania* e dos vetores relacionados com a transmissão da doença e abordar os aspectos clínico-epidemiológicos, as medidas de prevenção e os principais esquemas terapêuticos utilizados para o tratamento da doença.

Etiologia

A LT é a forma mais comum de leishmaniose, e é causada por diferentes espécies nos hemisférios oriental (Velho Mundo) e ocidental (Novo Mundo). *Leishmania tropica, Leishmania major* e *Leishmania aethiopica* são os principais agentes etiológicos da doença no Velho Mundo. No Novo Mundo, entretanto, destacam-se as espécies incluídas no complexo *Leishmania mexicana* (*Leishmania mexicana, Leishmania amazonensis* e *Leishmania venezuelensis*) ou no subgênero Viannia (*Leishmania* [*Viannia*] *braziliensis, Leishmania* [*Viannia*] *guyanensis, Leishmania* [*Viannia*] *panamensis* e *Leishmania* [*Viannia*] *peruviana*). *Leishmania infantum/Leishmania chagasi* e *Leishmania donovani* são responsáveis pela forma visceral da condição mórbida (ver Capítulo 27, *Leishmaniose Visceral* [*e Calazar-Símile*]) (CDC, 2018; Real et al.; 2013; Van der Auwera; Dujardin, 2015).

Taxonomia

Considerando o elevado número de espécies de *Leishmania* já descritas – causadoras da leishmaniose tegumentar em diferentes partes do mundo – a classificação taxonômica tem-se tornado complexa. De modo geral, o *Manual de Vigilância da Leishmaniose Tegumentar*, organizado pelo Ministério da Saúde (Brasil, 2017), realiza a classificação sumarizada na Figura 26.1, considerando as espécies já descritas para essa forma clínica da doença.

A divisão taxonômica, de acordo com o banco de dados taxonômicos de sequência pública do National Center for Biotechnology Information (NCBI), encontra-se no Quadro 26.1.

Ciclo biológico

Leishmania é um parasito de células do sistema fagocítico-mononuclear, principalmente dos macrófagos. Reproduzem-se por divisão binária e apresentam duas formas evolutivas principais: a amastigota, que é imóvel, esférica, localizada nos tecidos do hospedeiro vertebrado, no interior dos macrófagos; e a promastigota, que é infectante, móvel, flagelada e localizada no tubo digestivo do vetor (Torres-Guerrero et al., 2017).

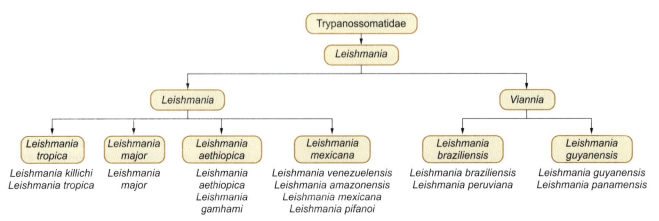

FIGURA 26.1 Divisão taxonômica do gênero *Leishmania*. Adaptada de Brasil, 2000, 2017.

QUADRO 26.1 Classificação taxonômica do gênero *Leishmania*.

Domínio	Eukaryota
Ordem	Kinetoplastida
Família	Trypanosomatidae
Subfamília	Leishmaniinae
Gênero	*Leishmania*
Subgêneros	*Leishmania, Viannia*
Espécies	*Leishmania adleri, Leishmania aethiopica, Leishmania amazonensis, Leishmania arabica, Leishmania aristidesi, Leishmania braziliensis, Leishmania chagasi, Leishmania colombiensis, Leishmania deanei, Leishmania enriettii, Leishmania equatorensis, Leishmania garnhami, Leishmania gerbilli, Leishmania guliki, Leishmania guyanensis, Leishmania gymnodactyli, Leishmania herreri, Leishmania hertigi, Leishmania hoogstraali, Leishmania infantum, Leishmania killicki, Leishmania lainsoni, Leishmania lindenbergi, Leishmania macropodum, Leishmania major, Leishmania martiniquensis, Leishmania mexicana, Leishmania naiffi, Leishmania orientalis, Leishmania panamensis, Leishmania peruviana, Leishmania pifanoi, Leishmania shawi, Leishmania tarentolae, Leishmania tropica, Leishmania turanica, Leishmania utingensis, Leishmania waltoni*

Adaptado de NCBI – The Taxonomy Database, 2017; Global Biotic Interactions, 2019.

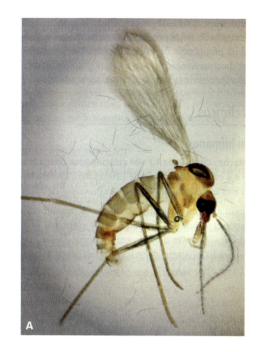

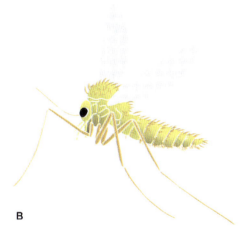

FIGURA 26.2 A. Artrópode do gênero *Lutzomya*, fêmea (40× de aumento). Acervo do Laboratório Multidisciplinar da Faculdade Dinâmica do Vale do Piranga (FADIP). Foto: Bruna Soares de Souza Lima (FADIP) e Flávia Neves Carneiro do Nascimento (FADIP). **B.** Representação esquemática do vetor (gênero *Lutzomya*). Ilustração de Rodrigo Siqueira-Batista (UFV e FADIP) e Ademir Nunes Ribeiro Júnior (FADIP).

O ciclo biológico da *Leishmania* é heteroxeno (digenético), com dois hospedeiros, um vertebrado e outro invertebrado. O hospedeiro invertebrado, a fêmea do flebotomíneo (Figura 26.2), durante o repasto sanguíneo em animal infectado, ingere sangue contendo macrófagos com as formas amastigotas (Figura 26.3). Durante a passagem pelo intestino do vetor, ocorre a diferenciação em promastigotas e a multiplicação por divisão binária. O processo de metaciclogênese culmina na formação das promastigotas metacíclicas, que representam a forma infectante do parasito.

Ao picar um hospedeiro suscetível, o vetor infectado poderá regurgitar os promastigotas metacíclicos, os quais, por fagocitose, são internalizados pelos macrófagos, reduzem de tamanho, perdem o flagelo e se transformam em amastigotas. Estes se multiplicam até o rompimento dos macrófagos, quando podem infectar outras células ou serem ingeridos pelo flebotomíneo, viabilizando a manutenção e o prosseguimento do ciclo. A Figura 26.4 ilustra o ciclo do *Leishmania*.

Imunologia e patologia

A infecção por diferentes espécies de *Leishmania* estimula um padrão de resposta imune que é diretamente dependente da virulência da cepa e dos fatores associados ao hospedeiro. Desse modo, os mecanismos de resposta imunológica ativados estão intrinsecamente relacionados ao processo patológico desencadeado no transcurso da infecção. Nesse sentido, a determinação do perfil de resposta imunológica torna-se bastante variável. O espectro imunológico observado em pacientes com leishmaniose varia de indivíduos que apresentam uma resposta de células Th_1 mais evidente, caracterizada pela hipersensibilidade do tipo tardia (DTH) associada a altas concentrações de interferona-gama (IFN-γ), para indivíduos que são incapazes de apresentar DTH, mas que respondem com elevadas concentrações de anticorpos e uma resposta polarizada do tipo Th_2 (ver Capítulo 2, *Interações entre Patógenos e Hospedeiros Humanos | O Sistema Imune e seus "Papéis" nas Enfermidades Parasitárias*). Geralmente, a DTH está associada ao baixo parasitismo nas lesões, uma vez que os parasitos são eliminados pelos macrófagos ativados por IFN-γ. Por outro lado, a resposta humoral é ineficiente para controlar a infecção, não havendo neutralização do parasito pelos anticorpos (Silveira et al., 2004).

Na ausência de uma resposta imune celular modulada, formas graves da doença podem ocorrer. Quando a resposta é polarizada para Th_2, a doença pode evoluir para a LCD, e uma resposta celular (Th_1) exacerbada pode culminar na evolução mucosa da doença. Para o maior

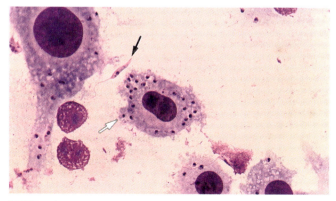

FIGURA 26.3 Protistas do gênero *Leishmania*, em cultura (1.000× de aumento). Observe a forma amastigota (seta branca) e a forma promastigota (seta preta). Acervo do Laboratório de Agentes Patogênicos da Universidade Federal de Viçosa. Foto: Igor Rodrigues Mendes (UFV) e Paulo Sérgio Balbino Miguel (UFV).

em eritema e infiltração discreta no septo nasal, que evolui para um processo ulcerativo, o qual, a princípio, acomete a mucosa nasal e, em seguida, progride para destruição do septo. A região nasal, nesse caso, é desfigurada e projetada para a frente ("nariz de anta" ou "nariz de tapir"), fato que compromete a respiração, a fonação e a alimentação do paciente. A cavidade oral também pode ser afetada com lesões infiltradas e ulcerovegetantes, que comprometem: lábios superior e inferior, palato, gengivas, língua, faringe e laringe. Outras regiões que podem ser acometidas, porém mais raramente, são as conjuntivas oculares, as mucosas de órgãos genitais e o ânus. Esse tipo de lesão, devido às alterações estéticas e de mau odor associado, pode resultar em mudanças comportamentais e psicológicas no paciente, deixando-o sujeito a vários estigmas sociais.

Quadros mais graves envolvem a obstrução das vias respiratórias superiores e óbito. Estima-se que cerca de 3 a 5% dos pacientes com LT evoluam para lesões mucosas. No Brasil, a *L. (V.) braziliensis* é o agente etiológico mais, comumente, associado a esta variante da leishmaniose, embora existam relatos de casos ocasionados por *L. (V.) amazonensis* e *L. (V.) guyanensis*.

Imunologicamente, a LMC está associada a mudanças mediadas por células T. Nessa situação, são observadas DTH, alta produção de IFN-γ (em resposta aos antígenos do parasito), proliferação de linfócitos e forte resposta Th_1 sistêmica. Histopatologicamente, as lesões crônicas são caracterizadas por infiltração mononuclear intensa com poucos parasitos, à semelhança do observado nas manifestações cutâneas ulceradas localizadas. O diagnóstico diferencial, portanto, deve considerar as formas clínicas das lesões mucosas, como destacado no Quadro 26.2.

- ### Coinfecção Leishmania / HIV

A caracterização clínica das infecções pelo gênero *Leishmania* é, usualmente, bem-definida. No entanto, a ocorrência do vírus da imunodeficiência humana (HIV), em áreas endêmicas das leishmanioses, pode alterar esse cenário. As lesões cutâneas costumam surgir nas infecções por espécies causadoras da LV (ver Capítulo 27, *Leishmaniose Visceral* [e *Calazar-símile*]), enquanto o acometimento sistêmico pode ocorrer nas infecções por agentes etiológicos normalmente relacionados à LT. A coinfecção do HIV com as espécies causadoras da LV é amplamente estudada, diferentemente, da infecção associada do vírus com as espécies causadoras da forma cutânea da doença, cujos dados são mais modestos (Lindoso et al., 2009; Guerra et al., 2011). Em geral, são relatadas lesões cutâneas disseminadas (nos braços, membros inferiores e pés) e lesões nasais, de orofaringe e da mucosa genital (Posada-Vergara et al., 2005). Nesse sentido, Gois e colaboradores (2015) relataram um caso de indivíduo infectado pelo HIV que desenvolveu leishmaniose mucocutânea associada à síndrome de reconstituição imune (SRI), 5 meses após a terapia antirretroviral altamente ativa (HAART). A SRI foi caracterizada pelos altos níveis de TNF-α e IL-6, redução de IFN-γ e uma proporção diminuída de IFN-γ/IL-10 em resposta aos antígenos de *Leishmania*. Com efeito, é de grande relevância que o diagnóstico dessa coinfecção seja efetivo, considerando as implicações na terapêutica da doença. Além disso, é essencial o acompanhamento clínico e laboratorial, após o término do tratamento, para avaliação da resposta terapêutica e detecção de possíveis recidivas (Brasil, 2015).

Doença em animais não humanos

Animais selvagens e domésticos podem ser infectados por várias espécies de *Leishmania* e são considerados reservatórios da leishmaniose. Até o momento, cerca de 70 espécies animais (WHO, 2019), entre elas macacos, roedores (Cervera; Narvaez, 2014), gambás (Marcondes; Day, 2018), cavalos, cães e burros (Reis; Gontijo, 2016), mostraram-se infectados por esses parasitos. No Brasil, o ciclo de transmissão da doença está associado, com frequência, ao contato humano com regiões florestais ou de vegetação, o que pode explicar a importância dos animais silvestres como reservatórios da *Leishmania* (Marcondes; Day, 2018). Na Região Amazônica, por exemplo, a *Leishmania amazonensis* parasita roedores e os principais vetores relacionados apresentam hábitos noturnos (Reis; Gontijo, 2016). Equídeos podem ser acometidos por infecções causadas por *L. braziliensis*, bem como por outras espécies do gênero *Leishmania* (Limeira et al., 2019).

A leishmaniose canina é bem documentada. Os animais sintomáticos podem apresentar múltiplos nódulos ou lesões ulcerativas no focinho e periorbitais (Sasani et al., 2016), nas orelhas, no escroto, na face e outras áreas da pele. Outros acometimentos descritos incluem lesões mucocutâneas erosivas na mucosa nasal e na boca, além de inflamação e despigmentação das narinas e linfadenomegalia (Marcondes; Day, 2018). Contudo, muitos cães mostram-se assintomáticos, com ausência de lesões cutâneas, mas com sorologia ou reação em cadeia da polimerase (PCR) positivos (Pittner et al., 2009; Lago et al., 2019), o que representa potencial de infecção para humanos.

Diagnóstico

As medidas para a realização do diagnóstico da LT envolvem a realização de uma anamnese detalhada e a inspeção clínica cuidadosa da lesão, associada aos aspectos epidemiológicos envolvidos na endemicidade da doença, e os exames laboratoriais específicos que possibilitem a realização do diagnóstico diferencial (Murback et al., 2011). Este último é fundamental, uma vez que diversas etiologias parasitárias podem levar a manifestações cutâneas ulcerativas que colocam em dúvida o diagnóstico da LT.

Durante o exame clínico da lesão, as ulcerações cutâneas, decorrentes da picada do mosquito-palha, com consequente transmissão da *Leishmania*, são caracteristicamente mais rasas, circulares, com bordas elevadas e bem definidas, e aspecto granulomatoso no assoalho. Estão presentes em áreas expostas, geralmente em pequeno número (aproximadamente de uma e três), e são refratárias a tratamentos com antimicrobianos. Diferentes métodos diagnósticos com variabilidade em relação ao grau de sensibilidade têm sido descritos para auxiliar o processo. Vale ressaltar que o diagnóstico é influenciado pelo período do surgimento das lesões e pela patogenicidade das diferentes espécies de *Leishmania* envolvidas no processo. Considera-se como caso suspeito de LT todo indivíduo que apresente lesões de pele com 3 ou mais semanas de evolução, ulceradas ou não, sendo residente ou estando exposto à área de transmissão; e de LMC os que residem ou estão expostos à área de transmissão com lesões mucosas de vias respiratórias superiores, principalmente em região nasal. A certeza do diagnóstico é confirmada por meio da presença da *Leishmania* nos tecidos ou fluidos biológicos do hospedeiro.

As Figuras 26.7 e 26.8 apresentam uma síntese direcionada à realização do diagnóstico laboratorial da LT.

QUADRO 26.2 Diagnóstico diferencial de acordo com o tipo de lesão observada na leishmaniose tegumentar.

Tipo	Diagnóstico diferencial
Ulcerada	Carcinoma espinocelular, pioderma gangrenoso, úlcera tropical, ectima, úlcera de estase, sífilis cutânea tardia, fase tardia resultante de acidentes com aranhas do gênero *Loxosceles*
Verrucosa	Esporotricose, cromomicose, tuberculose (variante verrocosa)
Mucosa	Carcinoma espinocelular, paracoccidioidomicose, histoplasmose, rinofina, rinoescleroma, sífilis terciária (goma sifilítica), tuberculose cutânea (lúpus vulgar), bouba e perfuração septal por uso de cocaína, sífilis cutânea tardia, granuloma mediofacial

Adaptado de Hissa-Elian; Joffe, 2003; Rivitti, 2014; Brasil, 2019.

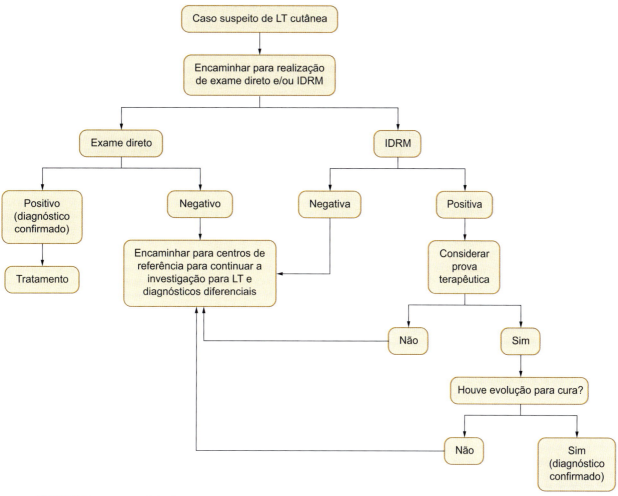

FIGURA 26.7 Diagnóstico da leishmaniose tegumentar (LT). IDRM: intradermorreação de Montenegro. Adaptada de Brasil, 2017.

Em geral, os métodos mais usados para realização do diagnóstico da leishmaniose, dos casos suspeitos tanto da manifestação cutânea quanto da mucosa, envolvem: pesquisa parasitológica, reação de Montenegro, sorologia e técnicas de biologia molecular.

Pesquisa parasitológica

Possibilita a detecção do parasito por exames direto e indireto. Devido a rapidez, baixo custo e fácil execução, em relação aos demais métodos, é a primeira escolha para o diagnóstico laboratorial da LT (Brasil, 2017). A pesquisa direta do parasito, em sua forma amastigota no interior dos macrófagos, é obtida após biopsia ou raspagem da borda da lesão, seguida de coloração de Giemsa (Mouttaki et al., 2014), Wright ou Leishman. A sensibilidade do método depende do tempo de evolução da lesão cutânea, sendo menor após 1 ano. O cultivo em meios adequados, como ágar-sangue de Novy e McNeal, modificado por Nicolle (NNN) e meio de Schneider, viabiliza a pesquisa indireta e é utilizado, principalmente, em centros de referência, quando se pretende identificar a espécie do parasito envolvida na infecção. Nesse método, serão observadas as formas promastigotas (Reis; Gontijo, 2016).

Intradermorreação de Montenegro

A intradermorreação de Montenegro (IDRM) detecta a presença de DTH do hospedeiro ao antígeno de *Leishmania*. Geralmente, a IDRM persiste positiva mesmo após o tratamento ou com a cicatrização das lesões cutâneas. O exame é realizado pela inoculação intradérmica de 0,1 mℓ do antígeno padronizado com a concentração de 40 mg de nitrogênio proteico por mℓ na face anterior do antebraço. A leitura é realizada

de 48 a 72 horas após o procedimento, e sua positividade ocorre quando se observa um halo de inoculação maior ou igual a 5 mm (Gontijo; Carvalho, 2003).

No entanto, apesar de ser um método sensível e específico, a reação de Montenegro não é capaz de diferenciar doença atual de pregressa, além de, em alguns casos, se tornar positiva apenas 4 meses após o surgimento das lesões cutâneas. No caso de indivíduos imunocomprometidos ou daqueles que apresentam a forma difusa da LT, o teste pode ser negativo, ou, ainda, apresentar uma resposta exacerbada em indivíduos com a forma mucocutânea da doença.

A IDRM apresenta grande relevância presuntiva no diagnóstico da LT, constituindo valioso recurso nos casos de parasitemia reduzida nas lesões, e nos inquéritos epidemiológicos em áreas endêmicas. Há uma estimativa de positividade do teste de 84 e 100% nas manifestações cutânea e mucocutânea, respectivamente, e resultados negativos na forma cutânea difusa.

Métodos sorológicos

O diagnóstico sorológico da LT pode ser realizado por reação de imunofluorescência indireta (RIFI) e por testes imunoenzimáticos (ELISA); contudo, este último é utilizado apenas em atividades de pesquisa, devido à inexistência, até o momento, de padronização do método para fins comerciais. A RIFI é o método mais utilizado, a despeito da reação cruzada que apresenta com doença de Chagas e com leishmaniose visceral, fato que dificulta o diagnóstico em áreas endêmicas (Rios; Gontijo, 2016). Sua sensibilidade varia entre 71% nas formas cutâneas e 100% nos quadros com envolvimento mucoso. A forma cutânea difusa, em contrapartida, é caracterizada pela incapacidade de produção de

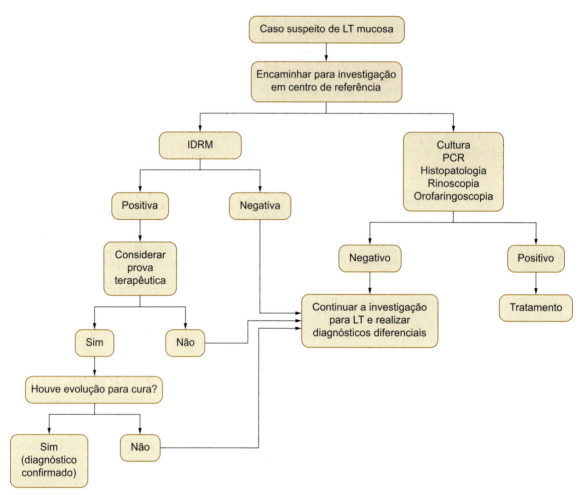

FIGURA 26.8 Diagnóstico da leishmaniose tegumentar mucosa. IDRM: intradermorreação de Montenegro; PCR: reação em cadeia da polimerase. Adaptada de Brasil, 2017.

IFN-γ, o que explica a intensa carga parasitária nos nódulos não ulcerados, e pelo aumento da expressão de IL-10, mostrando uma polarização da resposta para o perfil Th2 e, assim, um aumento dos títulos de anticorpos, o que explica a susceptibilidade da infecção e a anergia do hospedeiro vertebrado. Em caso de positividade, é comum que os títulos mais elevados estejam presentes nos pacientes que apresentam múltiplas lesões ou naqueles com envolvimento mucoso. Após o tratamento ou a cura clínica, os títulos de anticorpos podem negativar ou diminuir dentro de alguns meses (Gontijo; Carvalho, 2003). O *Western blotting*, por ser mais sensível que a RIFI, principalmente no diagnóstico da LT (Seyyedtabaei et al., 2017), podendo ser utilizado como método sorológico de contraprova. A citometria de fluxo vem se mostrando uma ferramenta útil para o diagnóstico da LT, utilizando anticorpos IgG. Nessa técnica é possível a detecção de anticorpos anti-*Leishmania* circulantes e, também, a identificação de pacientes com doença , permitindo assim o monitoramento do tratamento quimioterápico (Pereira et al., 2019).

Técnicas de biologia molecular

As técnicas de amplificação do DNA – como a PCR e suas variantes – possibilitam a identificação das espécies de parasitos em diferentes tipos de amostras, como as obtidas do fluido dérmico (Moutaki et al., 2014), ou por escarificação da lesão ou, ainda, sangue venoso para a obtenção de leucócitos. Esse método apresenta elevadas sensibilidade e especificidade, e permite a detecção do parasito em baixas concentrações nas amostras (Neitzke-Abreu et al., 2013). A utilização das regiões ITS (espaçador transcrito interno) e do minicírculo do DNA cinetoplástico (kDNA dos genes ribossômicos nucleares), tem-se mostrado

boa escolha para a confirmação do diagnóstico de LT, devido a alta sensibilidade (entre 98 e 100%) e especificidade de 100% (Mansueto et al., 2014). Todavia, têm custo mais elevado e necessitam de equipamentos mais específicos para a sua realização, bem como profissional técnico especializado, o que dificulta a sua utilização na rotina laboratorial para o diagnóstico da infecção.

Tratamento

Os esquemas terapêuticos para o tratamento da doença têm como objetivo acelerar a cicatrização das lesões cutâneas, reduzir a morbimortalidade decorrente da doença, impedir a disseminação das lesões cutâneas para a mucosa e, principalmente, evitar recidivas. Não existe quimioprofilaxia para a LT. Um resumo da terapêutica padrão utilizada para o tratamento da LC e da LMC está no Quadro 26.3. A abordagem terapêutica da coinfecção *Leishmania*/HIV é apresentada nos Quadros 26.4 e 26.5 (Brasil, 2019).

Outras abordagens terapêuticas, complementares à terapia padrão para o manejo clínico da LT, que podem ser usadas concomitantemente ao tratamento quimioterápico, de acordo com as manifestações clínicas específicas de cada grupo de pacientes, são: eletrocirurgia e criocirurgia (têm potencial para o tratamento das lesões verrucosas) (Rivitti, 2014); infiltração de estibogliconato de sódio BP 88® (*antimonial* pentavalente) diretamente no local da lesão (Brasil, 2017); uso de termoterapia e associação com preparações de paromomicina em formulação para uso tópico (Lima et al., 2007); cirurgia dermatológica corretiva para os casos em que há sequelas cicatriciais pós-tratamento medicamentoso (Rivitti, 2014).

QUADRO 26.3 Tratamento da leishmaniose tegumentar e da leishmaniose mucocutânea.

Fármaco	Via de administração	Esquemas terapêuticos	Efeitos adversos	Indicação	Cuidados específicos
Antimônio pentavalente (N-metil-glucamina ou meglumina)	Intravenosa ou intramuscular	*Lesões cutâneas:* 10 a 20 mg Sb^V/kg/dia, durante 20 dias *Lesões mucosas:* 20 a 30 mg Sb^V/kg/dia, durante 30 dias ou até a cura clínica	Náuseas; vômitos; tosse; artralgia; mialgia; elevação das aminotransferases, de ureia e creatinina; e alterações eletrocardiográficas	Indicado no tratamento das formas cutaneomucosas. É considerado fármaco de primeira escolha no tratamento da leishmaniose	Contraindicado para: cardiopatas, pacientes com doença de Chagas, hepatopatas, nefropatas, tuberculose pulmonar e gestantes
Isotionato de pentamidina	Intravenosa ou intramuscular	Administrar o medicamento em dias alternados: 4 doses de 3 mg/kg/ cada, ou 7 doses de 2 mg/kg cada.	Hipoglicemia	É empregado como alternativa entre o antimônio pentavalente e a anfotericina B. É o tratamento de primeira escolha em crianças	Administrar a medicação após as refeições
Anfotericina B	Intravenosa	0,5 a 1 mg/kg em dias alternados ou diariamente (dose total até 20 mg/kg)	Toxicidade renal e cardíaca (não deve ser utilizada em idosos, nefropatas e cardiopatas)	Indicada para formas resistentes à terapia antimonial ou no impedimento de seu uso. É a terapia de escolha para tratamento da LT com comprometimento mucoso em imunossuprimidos	Monitorar o hemograma e as funções hepática e renal

LT: leishmaniose tegumentar. Adaptado de Rivitti, 2014; Hissa-Elian; Joffe, 2003; Wolff et al., 2014; Brasil, 2019.

QUADRO 26.4 Tratamento e acompanhamento da forma mucocutânea localizada ou disseminada da leishmaniose tegumentar em pacientes com coinfecção *Leishmania*-HIV.

Fármaco	Dose	Via	Duração	Monitoramento durante tratamento	Acompanhamento após tratamento
1ª escolha					
Desoxicolato de anfotericina B	1 mg/kg/dia (dose máxima diária de 50 mg)	Endovenosa	Doses aplicadas em período variável; dependendo da tolerância Dose total acumulada de pelo menos 1,5 g	Diário	Mensal, por 3 meses
Alternativas					
Antimoniato N-metil glucamina	15 mg/kg/dia	Endovenosa ou intramuscular	20 dias	Semanal	Mensal, por 3 meses
Isotionato de pentamidina	4 mg/kg/dia, em dias alternados	Intramuscular ou endovenosa	3 a 10 aplicações[a]	Semanal (duas vezes)	
Anfotericina B lipossomal[b]	4 mg/kg/dia	Endovenosa	Diariamente até completar 1 a 1,5 g de dose total	Diário	

[a]Três aplicações para pacientes infectados por *L(V) guyanensis* e dez aplicações para pacientes infectados por *L(V) braziliensis* ou por *Leishmania (L) amazonensis*. [b]Esta droga está registrada na Agência Nacional de Vigilância Sanitária (Anvisa) para uso no tratamento da leishmaniose visceral (LV), mas não existe registro para uso na leishmaniose tegumentar sendo considerada uma droga *off label* para essa indicação, pois ainda não há eficácia comprovada por meio de ensaios clínicos controlados que possam respaldar seu uso rotineiro. O uso *off label* de qualquer medicamento pode ser realizado por conta e risco do médico que o prescreve. A recomendação está baseada em experiências relatadas na literatura que permitem indicar o uso da anfotericina B lipossomal para LT nos casos em que todas as demais opções terapêuticas tenham sido utilizadas sem sucesso ou contraindicadas. Reproduzido de Brasil, 2019.

QUADRO 26.5 Tratamento e acompanhamento da forma mucosa ou cutâneo-mucosa da leishmaniose tegumentar em pacientes com coinfecção pelo HIV.

Fármaco	Dose	Via	Duração	Monitoramento durante tratamento	Acompanhamento após tratamento
1ª escolha					
Desoxicolato de anfotericina B	1 mg/kg/dia (dose máxima diária de 50 mg)	Endovenosa	Doses aplicadas em período variável; dependendo da tolerância Dose total acumulada de pelo menos 1,5 g	Diário	Mensal, por 6 meses
Alternativas					
Antimoniato N-metil glucamina	20 mg/kg/dia de SB + 5	Endovenosa ou intramuscular	30 dias	Semanal	Mensal, por 6 meses
Isotionato de pentamidina	4 mg/kg/dia, em dias alternados	Intramuscular ou endovenosa	10 aplicações[a]		
Anfotericina B lipossomal[b]	1 a 4 mg/kg/dia	Endovenosa	3 g de dose total	Diário	Mensal, por 3 meses

[a]Dez aplicações para pacientes infectados por *L(V) braziliensis*. [b]Esta droga está registrada na Agência Nacional de Vigilância Sanitária (Anvisa) para uso no tratamento da leishmaniose visceral (LV), mas não existe registro para uso na leishmaniose tegumentar (LT), sendo considerada uma droga *off label* para essa indicação, pois não ainda há eficácia comprovada por meio de ensaios clínicos controlados que possam respaldar seu uso rotineiro. O uso *off label* de qualquer medicamento pode ser realizado por conta e risco do médico que o prescreve. A recomendação está baseada em experiências relatadas na literatura que permitem indicar o uso da anfotericina B lipossomal para LT nos casos em que todas as demais opções terapêuticas tenham sido utilizadas sem sucesso ou contraindicadas. Reproduzido de Brasil, 2019.

Critério de cura

O critério de cura é clínico. Nos casos de acometimento cutâneo, a cura poderá ser definida pela presença de reepitelização das lesões ulceradas ou não ulceradas e o retrocesso do infiltrado inflamatório regional e do eritema, por um período de no máximo 3 meses após a conclusão do esquema terapêutico. É recomendável acompanhamento do paciente por, no mínimo, 3 meses consecutivos após determinação da cura clínica, e até 1 ano após o término do tratamento quimioterápico, para reavaliação. Para a manifestação mucosa, no entanto, esse critério de cura é definido pela regressão de todos os sinais e comprovado pelo exame otorrinolaringológico até 6 meses após a conclusão do esquema terapêutico (Brasil, 2017). Atenção especial deve ser dada aos pacientes com desnutrição e infecções/doenças sistêmicas concomitantes, como o HIV (Quadros 26.4 e 26.5) e a tuberculose, ou infecção bacteriana secundária. A morbidade, a mortalidade e o risco de infecção são aumentados em indivíduos desnutridos, os quais não respondem bem ao tratamento.

Ecologia e epidemiologia

A LT apresenta ampla abrangência, podendo ser encontrada em mais de 90 países, nas regiões tropicais e subtropicais, distribuindo-se desde as florestas tropicais até os desertos (WHO, 2019) (Figura 26.9). A expansão geográfica dos vetores e, consequentemente, da leishmaniose é ainda potencializada pelas mudanças climáticas e ambientais ocorridas em todo o mundo. A OMS considera a leishmaniose uma das seis doenças infecciosas mais importantes do mundo. A doença é mais comumente encontrada em regiões rurais e nas periferias de áreas urbanas; no entanto, nas últimas décadas, tem-se disseminado por diferentes regiões dentro do perímetro urbano.

A doença é endêmica em vários locais em todo o mundo, com exceção da Austrália e da Antártida. A cada ano, são estimados cerca de 0,7 a 1,2 milhão de novos casos, 75% deles relatados nos seguintes países: Afeganistão, Argélia, Brasil, Colômbia, Costa Rica, Etiópia, Peru, República Islâmica do Irã, República Árabe da Síria e Sudão do Norte (Aronson et al., 2018). Nas Américas, a doença ocorre em 18 países, exclusive a Guiana Francesa, que reporta os dados à França. Entre 2001 e 2016, 892.846 casos novos foram notificados. Em 2016, foram relatados 48.915 casos em 17 países endêmicos, 25% no Brasil (OPAS, 2018). No Brasil, entre 1995 e 2014, a média anual de novos casos foi de 25.763 e coeficiente médio de detecção foi de 14,7 casos/100 mil habitantes (Brasil, 2017).

Existem aproximadamente 11 espécies dermotrópicas de *Leishmania* causadoras de doenças no *Homo sapiens* e outras 8 exclusivas de animais não humanos. No Brasil, até o momento, foram descritas sete espécies de *Leishmania,* capazes de infectar seres humanos, seis delas pertencentes ao subgênero *Viannia* e uma ao subgênero *Leishmania.* As principais espécies de *Leishmania* envolvidas na LT em território nacional estão sumarizadas no Quadro 26.6.

Os reservatórios naturais das diferentes espécies de *Leishmania* são representados por animais silvestres, como algumas espécies de roedores, marsupiais e canídeos, e por animais domésticos, sendo estes hospedeiros acidentais do parasito. Ao acometer animais domésticos, a LT apresenta-se como uma doença crônica com manifestações clínicas semelhantes àquelas apresentadas pelos humanos infectados. No Brasil, a LT possui três padrões epidemiológicos característicos, os quais estão sintetizadas no Quadro 26.7.

O padrão característico da infecção por *Leishmania* e a distribuição das diferentes espécies do parasito no Brasil estão representados na Figura 26.10. Essas informações são fundamentais para auxiliar o estabelecimento de uma vigilância epidemiológica efetiva.

Apesar de amplamente distribuídos, os casos de LT estão mais concentrados nas regiões Norte (especialmente Acre, Amapá e Rondônia) e Centro-Oeste (destaque para o Mato Grosso), enquanto as regiões Sul e Sudeste parecem ser menos afetadas. Essas análises são relevantes, uma vez que subsidiam a tomada de decisão referente às recomendações de prevenção e vigilância, as quais compreendem a coleta e a análise de dados dos casos diagnosticados no *H. sapiens*, a caracterização dos vetores e, especialmente, os fatores de risco e controle da LT, de modo a otimizar os recursos disponíveis e aumentar a sua efetividade. Nesse contexto, para operacionalização e otimização das ações de vigilância e controle da LT, de acordo com as estratégias estabelecidas

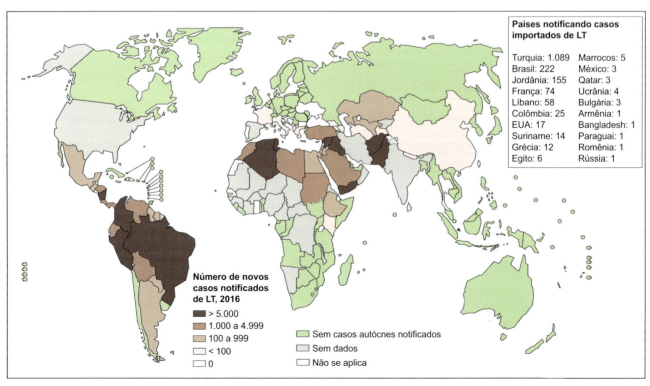

Países notificando casos importados de LT

Turquia: 1.089
Brasil: 222
Jordânia: 155
França: 74
Líbano: 58
Colômbia: 25
EUA: 17
Suriname: 14
Grécia: 12
Egito: 6
Marrocos: 5
México: 3
Qatar: 3
Ucrânia: 4
Bulgária: 3
Armênia: 1
Bangladesh: 1
Paraguai: 1
Romênia: 1
Rússia: 1

Número de novos casos notificados de LT, 2016
- > 5.000
- 1.000 a 4.999
- 100 a 999
- < 100
- 0
- Sem casos autócnes notificados
- Sem dados
- Não se aplica

FIGURA 26.9 Endemicidade da leishmaniose tegumentar no mundo, 2016. Adaptada de WHO, 2019.

QUADRO 26.6 Distribuição das principais espécies de *Leishmania* causadoras da leishmaniose tegumentar no Brasil.

Espécie	Localização
Leishmania (Leishmania) amazonensis	Agente etiológico da LT, e da manifestação anérgica ou cutânea difusa. É encontrada na região da Floresta Amazônica (Amazonas, Pará, Rondônia, Tocantins e sudoeste do Maranhão), além das regiões Nordeste (principalmente Bahia), Sudeste (Minas Gerais e São Paulo) e Centro-Oeste (Goiás). Seus reservatórios são roedores e marsupiais, e a *Lutzomyia flaviscutellata* e *Lutzomyia olmeca*, os principais vetores
Leishmania (Viannia) guyanensis	Comumente, é causadora, sobretudo, de lesões cutâneas. Limita-se ao norte da Bacia Amazônica (Amapá, Amazonas, Pará e Roraima) e na região das guianas, estando associada a edentados e marsupiais. As principais espécies de flebotomíneos envolvidas na transmissão são *Lutzomyia umbratilis, Lutzomyia anduzei* e *Lutzomyia whitmani*
Leishmania (Viannia) braziliensis	Espécie mais prevalente em causar a doença no homem e está envolvida tanto com a manifestação cutânea quanto com a mucosa. É encontrada em todas as zonas endêmicas do país e estende-se desde o sul do Pará até as regiões Nordeste, Centro-Sul e áreas da Amazônia Oriental. Geralmente está associada à presença de animais domésticos. É transmitida por diferentes espécies de flebotomíneos, como *Lutzomyia whitmani, Lutzomyia wellcomei* e *Lutzomyia intermedia*, dentre outras
Leishmania (Viannia) naiffi	Ocorre comumente na região Amazônica, nos estados do Pará e Amazonas, sendo responsável pelo aparecimento da leishmaniose tegumentar de evolução benigna. O tatu representa o reservatório natural dessa cepa, e seus principais vetores são *Lutzomyia squamiventris, Lutzomyia paraensis* e *Lutzomyia ayrozai*
Leishmania (Viannia) shawi	Responsável por casos esporádicos no Amazonas e no Pará; tem como reservatórios vários animais silvestres, como macacos, preguiças e procionídeos, e como vetor *Lutzomyia whitmani*
Leishmania (Viannia) lainsoni	Cepa registrada apenas na Amazônia, não comum em outras regiões do país. Tem a paca como animal suspeito de reservatório natural, e como vetor *Lutzomyia ubiquitalis*

Adaptado de Lainson; Shaw, 1987, 1975; Shaw, 1999; Brasil, 2019.

QUADRO 26.7 Padrões epidemiológicos característicos da transmissão da leishmaniose tegumentar no Brasil.

Áreas relacionadas à transmissibilidade da LT	Silvestre	Ocupacional e lazer	Rural e periurbano
Local de transmissão	Áreas de vegetação primária	Áreas de desmatamento, construção de estradas e usinas hidroelétricas, instalação de povoados, extrativismo vegetal, atividade agropecuária e ecoturismo	Áreas de colonizações mais antigas, relacionadas com o fluxo migratório de pessoas, ocupação de encostas e aglomerados em centros urbanos associados a vegetação secundária ou residual
Reservatórios	Animais silvestres	Animais silvestres	Animais domésticos e encontrados em peridomicílios: cães, equinos, gatos, marsupiais e roedores

Adaptado de Brasil, 2017.

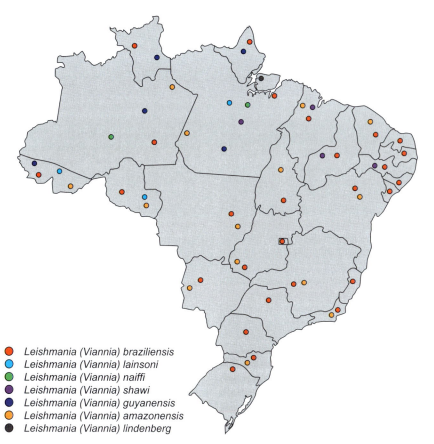

⬤ *Leishmania (Viannia) braziliensis*
⬤ *Leishmania (Viannia) lainsoni*
⬤ *Leishmania (Viannia) naiffi*
⬤ *Leishmania (Viannia) shawi*
⬤ *Leishmania (Viannia) guyanensis*
⬤ *Leishmania (Viannia) amazonensis*
⬤ *Leishmania (Viannia) lindenberg*

FIGURA 26.10 Distribuição das espécies de *Leishmania* responsáveis pela transmissão da leishmaniose tegumentar no Brasil. Adaptada de Brasil, 2007.

pelo Ministério da Saúde (Brasil, 2017), considera-se estratégico classificar os municípios segundo a situação epidemiológica da doença. Esse modelo de classificação epidemiológica para leishmaniose tegumentar nos municípios, sumarizados no Quadro 26.8, torna-se relevante para direcionar qualitativamente a magnitude e a incidência da doença, e, assim, priorizar e orientar as ações de vigilância e o controle.

Profilaxia e controle

As medidas profiláticas mais comumente usadas para a leishmaniose envolvem o uso de repelentes e de barreiras físicas (mosquiteiros, telas de proteção em janelas e roupas de mangas compridas). Além dessas medidas, são ainda relevantes: evitar a exposição em matas ao final da tarde e no período da noite (horário de maior atividade do vetor); evitar a construção de moradias em regiões próximas a matas e em áreas de desmatamento; e realizar limpeza domiciliar e urbana. Os animais

domésticos, quando diagnosticados com LT, devem ser tratados, impedindo que se tornem reservatórios do patógeno e, através do vetor, favoreçam a transmissão da doença a outros animais ou humanos.

A leishmaniose deve ser diagnosticada e tratada rápida e adequadamente. Por isso, a busca ativa dos pacientes, o envolvimento de equipes multiprofissionais e a educação em saúde da população são fundamentais no controle da enfermidade.

QUADRO 26.8 Modelo de classificação epidemiológica da leishmaniose tegumentar visando à operacionalização e à otimização das ações de vigilância e controle.

Vigilância epidemiológica de acordo com a vulnerabilidade do município	Características associadas ao potencial de transmissibilidade da leishmaniose tegumentar
Municípios sem transmissão ou silenciosos	Municípios sem registro de casos no *H. sapiens* autóctones nos últimos 3 anos. São classificados de acordo com a vulnerabilidade e a receptividade.
Municípios vulneráveis	Municípios nos quais não há transmissão ou municípios silenciosos, com biomas favoráveis à presença do vetor (flebotomíneo), por: • Serem contíguos às áreas com transmissão • Terem sofrido modificações ambientais, como desmatamentos, assentamentos e planos de desenvolvimento, dentre outras.
Municípios não vulneráveis	Municípios sem transmissão ou silenciosos que não preenchem os critérios de vulnerabilidade.
Municípios receptivos ou não receptivos	Municípios que podem representar algum grau de vulnerabilidade ou não vulnerabilidade associado a registro da presença (receptivo) ou ausência (não receptivo) do vetor. *Nota importante*: Para caracterizar um município como não receptivo, é necessário que tenha sido realizado um levantamento entomológico recente.
Municípios com transmissão	Municípios com histórico de registro de casos humanos autóctones de leishmaniose tegumentar, contínuos ou não, nos últimos 3 anos.
Ocorrência de surtos	Municípios com ocorrência de casos de leishmaniose tegumentar em uma área sem transmissão/silenciosa ou aumento de casos em relação ao número esperado em áreas com transmissão.
Ambiente silvestre modificado e não modificado	Ocorrência em território com vegetação densa, sem intervenção humana significativa do ambiente, ou, no caso de modificado, com ação antrópica significativa.
Ambiente rural	Território com vegetação de densidade média a baixa e baixa densidade populacional, usado para atividades agropecuárias, agroindustriais, extrativistas, entre outras.
Ambiente periurbano	Território com densidade populacional de baixa a média, localizada geralmente na periferia das cidades, porém sem alta densidade populacional, utilizado somente para atividades rurais de escala familiar.

Adaptado de Brasil, 2017.

Referências bibliográficas

Aronson N, Weller PF, Baron EL. Cutaneous leishmaniasis: Epidemiology and control. Uptodate. 2018.

Brasil. Ministério da Saúde. Guia de Vigilância em Saúde: volume único [recurso eletrônico]. – 3ª. ed. – Brasília : Ministério da Saúde, 2019.

Brasil. Ministério da Saúde. Secretaria de Vigilância em Saúde. Departamento de Vigilância das Doenças Transmissíveis. Manual de controle da leishmaniose tegumentar americana. Brasília: Ministério da Saúde; 2000.

Brasil. Ministério da Saúde. Secretaria de Vigilância em Saúde. Departamento de Vigilância das Doenças Transmissíveis. Manual de vigilância da leishmaniose tegumentar [recurso eletrônico]. Brasília: Ministério da Saúde; 2017.

Brasil. Ministério da Saúde. Secretaria de Vigilância em Saúde. Guia de Vigilância Epidemiológica. Brasília: Ministério da Saúde; 2007.

Burza, S. Croft SL, Boelaert M. Leishmaniasis. Lancet 2018; 392,15-21:951-70.

CDC. Centers for Disease Control and Prevention. Department of health and human services, Public Health Service. Resources for Health Professionals. Disponível em: https://www.cdc.gov/parasites/leishmaniasis/health_professionals/index.html. Acesso em: 22 abr 2019.

Cervera ENL, Narváez FJA. Animal models for the study of leishmaniasis immunology. Rev Ins Med Trop S Paulo 2014,56(1):1-11.

Global Biotic Interactions, 2019. Disponível em: https://www.globalbioticinteractions.org/?interactionType=interactsWith&sourceTaxon=NCBI%3A5658. Acesso em set. 2019.

Gois L, Badaró R, Schooley R et al. Immune response to Leishmania antigens in an AIDS patient with mucocutaneous leishmaniasis as a manifestation of immune reconstitution inflammatory syndrome (IRIS): a case report. BMC Infect Dis 2015; 15: 38.

Gontijo B, Carvalho MLR. Leishmaniose tegumentar americana. Rev Soc Bras Med Trop 2003; 36(1):71-80.

Guerra JA, Coelho LI, Pereira FR, et al. American tegumentary leishmaniasis and HIV-AIDS association in a tertiary care center in the Brazilian Amazon. Am J Trop Med Hyg 2011; 85(3):524–527.

Hissa-Elian A, Joffe RA. Leishmanionse tegumentar. In: Siqueira-Batista R, Gomes AP, Santos SS et al. Manual de infectologia. Rio de Janeiro: Revinter; 2003.

Lago J, Silva JA, Borja L et al. Clinical and histopathologic features of canine tegumentary leishmaniasis and the molecular characterization of Leishmania braziliensis in dogs. PLoS Negl Trop Dis 2019; 13(7):e0007532.

Lainson R, Shaw JJ. Evolution, classification and geographical distribution. In: The leishmaniasis. London: Peters W. & Killick Kendrick R; 1987.

Lainson R, Shaw JJ. Leishmaniasis in Brazil: Some observations on intradermal reactions to different trypanosomatid antigens of patients suffering from cutaneous and mucocutaneous leishmaniosis. Transactions of the Royal Society of Tropical Medicine and Hygiene 1975; 69: 323-35.

Lima EBD, Porto C, Motta JOCD et al. Tratamento da leishmaniose tegumentar americana. An Bras Dermatol 2007,82(2):111-24.

Lindoso JA, Barbosa RN, Posada-Vergara MP et al. Unusual manifestations of tegumentary leishmaniasis in AIDS patients from the new world. Br J Dermatol. 2009;160(2):311–318.

Mansueto P, Seidita A, Vitale G et al. Leishmaniasis in travelers: a literature review. Travel Medicine and Infectious Disease 2014; 12:563-81.

Marcondes M, Day MJ. Current status and management of canine leishmaniasis in Latin America. Res Vet Sci 2019,123:261-72.

Mouttaki T, Morales-Yuste M, Merino-Espinosa G et al. Molecular diagnosis of cutaneous leishmaniasis and identification of the causative Leishmania species in Morocco by using three PCR-based assays. Parasites Vectors 2014;7(1):420.

Murback NDN, Hans-Filho G, Nascimento RAF et al. Leishmaniose tegumentar americana: estudo clínico, epidemiológico e laboratorial realizado no Hospital Universitário de Campo Grande, Mato Grosso do Sul, Brasil. Anais Brasileiros de Dermatologia. 2011; 86(1):55-63.

NCBI. National Center for Biotechnology Information. Taxonomy. Disponível em: https://www.ncbi.nlm.nih.gov/taxonomy. Acesso em: 15 nov 2017.

Neitzke-Abreu HC, Venazzi MS, Bernal MVZ et al. Detection of DNA from Leishmania (Viannia): accuracy of polymerase chain reaction for the diagnosis of cutaneous leishmaniasis. PLoS One 2013;8(7): e62473.

OPAS. Organização Pan-Americana da Saúde. Leishmanioses: Informe Epidemiológico nas Américas: Washington: Organização Pan-Americana da Saúde; 2018. Disponível em: www.paho.org/leishmaniasis.

Pereira AM, Oliveira BC, Mendes AP et al. O uso da citometria de fluxo como critério de cura e aplicabilidade diagnóstica na leishmaniose tegumentar americana (LTA)/The use of flow cytometry as a criteria for healing and diagnostic applicability in american tegumentary leishmaniosis (LTA). Braz J Health Rev 2019,2(1):203-13.

Pittner E, Voltarelli E, Perles TF et al. Ocorrência de leishmaniose tegumentar em cães de área endêmica no Estado do Paraná. Arq Bras Med Vet Zootec 2009;6(3): 561-5.

Posada-Vergara MP, Lindoso JA, Tolezano JE et al. Tegumentary leishmaniasis as a manifestation of immune reconstitution inflammatory syndrome in 2 patients with AIDS. J Infect Dis. 2005;192(10):1819–1822.

Real F, Vidal RO, Carazzolle MF et al. The genome sequence of Leishmania (Leishmania) amazonensis: functional annotation and extended analysis of gene models. DNA Research 2013; 20:567-81.

Reis AB, Gontijo CMF. Leishmaniose Tegumentar Americana. In: Neves DP, Melo AL, Linardi PM et al. Parasitologia humana. 13. ed. São Paulo: Atheneu; 2016.

Rey L. Parasitologia: parasitos e doenças do homem nos trópicos ocidentais. 4. ed. Rio de Janeiro: Guanabara Koogan, 2008.

Rivitti EA. Manual de dermatologia clínica de Sampaio e Rivitti. São Paulo: Artes Médicas; 2014.

Sasani F, Javanbakht J, Samani R et al. Canine cutaneous leishmaniasis. J Parasit Dis 2016;40(1): 57-60.

Scott P, Novais FO. Cutaneous leishmaniasis: immune responses in protection and pathogenesis. Nat Rev Immunol. 2016; 16(9):581-92.

Shaw JJ. The relatonship of sand fly ecology to the transmission of leishmaniasis in South America with particular reference to Brasil. In: International JFB (eds.). Memoirs on entomology. Associated Publishers; 1999.

Silveira FT, Lainson R, Corbett CEP. Clinical and immunopathological spectrum of American cutaneous leishmaniasis with special reference to the disease in Amazonian Brazil – a review. Mem Inst Oswaldo Cruz 2004; 99(3).

Torres-Guerrero E, Quintanilla-Cedillo MR et al. Leishmaniasis: a review. F1000Res 2017;6:750.

Van der Auwera G, Dujardin JC. Species Typing in Dermal Leishmaniasis. Clin Microbiol Rev 2015; 28:265-94.

WHO. World Health Organization. Leishmaniasis. 2019. Disponível em: https://www.who.int/news-room/fact-sheets/detail/leishmaniasis. Acesso em 24 de abril de 2019

Wolff K, Johnson RA, Saavedra AP. Dermatologia de Fitzpatrick: atlas e texto. Porto Alegre: AMGH; 2014.

CAPÍTULO 27

Leishmaniose Visceral (e Calazar-Símile)

Andréia Patrícia Gomes • Luiz Alberto Santana • Paulo Sérgio Balbino Miguel • Romario Brunes Will • Bruna Soares de Souza Lima Rodrigues • Eliziária Cardoso dos Santos • Rodrigo Siqueira-Batista

Introdução

A Organização Mundial da Saúde (OMS) classifica as leishmanioses como pertencentes ao grupo de doenças tropicais negligenciadas (WHO, 2010; 2019), que têm, como agentes infecciosos, espécies de protozoários do gênero *Leishmania*, um parasito intracelular obrigatório que infecta humanos e outras espécies de mamíferos (Selvapandiyan et al., 2019; WHO, 2019). De acordo com Akhoundi et al. (2016), aproximadamente 53 espécies de *Leishmania* já foram descritas, das quais 31 são conhecidas por parasitarem mamíferos e 20 são patogênicas ao homem. Aquelas que infectam mamíferos apresentam distribuição mundial, podendo ser encontradas em áreas tropicais e subtropicais, incluindo Américas, Bacia do Mediterrâneo, Sudeste da Europa, Oriente Médio, Sudeste Asiático, subcontinente indiano, África e Austrália. Devido a essa variabilidade de espécies que mantêm relação com os mamíferos – incluindo o *Homo sapiens* –, as manifestações da doença apresentam, portanto, significativas diversidades clínica e epidemiológica associadas à multiplicidade de relações ecológicas, com o envolvimento de diferentes espécies de *Leishmania*, vetores flebotomíneos e hospedeiros, em ciclos zoonótico e antroponótico (Marzochi et al., 2009; WHO, 2010). A transmissão, em sua maioria, é classificada como zoonótica, com exceção do ciclo antroponótico da *Leishmania donovani*, no Sudeste Asiático e no Leste Africano. Alguns ciclos, outrora considerados exclusivamente zoonóticos, atualmente podem ser também antroponóticos e vice-versa, fenômeno que tem origem em alterações ambientais e epidemiológicas (Herwaldt, 2008; Dantas-Torres; Brandão-Filho, 2006; Dantas-Torres, 2006).

As duas formas de leishmaniose mais comumente abordadas na literatura com impacto sobre a saúde de animais (humanos ou não) são as formas visceral e tegumentar (ver Capítulo 26, *Leishmaniose Tegumentar*). A leishmaniose visceral (LV) ou calazar (do hindu *kala*, negro, e do persa *azar*, febre) (Badaró; Duarte, 2009) é uma doença infecciosa, não contagiosa, causada por protozoário da família Trypanosomatidae e gênero *Leishmania*. É transmitida pela picada, durante repasto sanguíneo, de fêmeas de flebotomíneos infectadas, do gênero *Pholebotomus* (Velho Mundo) ou *Lutzomyia* (Américas). Essa zoonose é também conhecida como febre *dundun* e esplenomegalia tropical, e seus principais reservatórios são cães, raposas e gambás (Goto; Prianti, 2009). A LV representa a forma mais grave da doença, decorrente de lesões viscerais no fígado, no baço e na medula óssea, que podem evoluir para óbito caso não sejam tratadas (Kevric et al., 2015).

Devido ao caráter sistêmico da LV, diferentes manifestações associadas aos sinais e sintomas clínicos podem ocorrer, e dentre essas podem ser destacadas: febre irregular de longa duração, perda ponderal, astenia, adinamia, anemia com notável palidez cutaneomucosa, esplenomegalia, hepatomegalia, leucopenia, trombocitopenia e complicações por infecções secundárias, geralmente bacterianas. A desnutrição é típica, notada pela caquexia à ectoscopia e pela hipoalbuminemia evidenciada laboratorialmente, associada à hipergamaglobulinemia (Badaró; Duarte, 2009; Brasil, 2010). Somada a uma multiplicidade de fatores antrópicos e de natureza ambiental, política, econômica e social, a LV deixou de ser uma afecção típica das zonas rurais isoladas, passando a ocupar também a zona urbana, mostrando um padrão de expansão geográfica (Marzochi; Marzochi, 1997; Brasil, 2006).

Diante do impacto da leishmaniose visceral – em termos individuais e de saúde pública –, o presente capítulo tem como objetivo apresentar os aspectos relevantes desta moléstia parasitária, enfocando particularmente os elementos etiológicos, patológicos, clínicos, diagnósticos, terapêuticos, ecoepidemiológicos e profiláticos. Ademais, inclui breve comentário relativo à doença calazar-símile (*visceral leishmaniasis-like disease*), recentemente descrita no Nordeste do Brasil (Maruyama et al., 2019) e que representa um genuíno desafio para a Parasitologia contemporânea.

Etiologia

Taxonomia

A literatura descreve duas espécies principais de *Leishmania* relacionadas com manifestações viscerais; no Oriente (*Leishmania donovani*) e nas Américas (*Leishmania infantum*). Esta última tem recebido diferentes nomenclaturas nas publicações nos últimos anos, as quais incluem *Leishmania infantum* (Costa et al., 2014), *Leishmania chagasi* (Martins et al., 2015), *Leishmania (infantum) chagasi* (Leal et al., 2015), *Leishmania infantum* (sin. *L. chagasi*) (Noli; Saridomichelakis, 2014) e *Leishmania infantum chagasi* (Torres et al., 2015), o que tem imposto um verdadeiro "dilema taxonômico". Associado a esse fato, Akhoundi et al. (2016), em uma recente revisão sobre o histórico de classificação, evolução e dispersão do parasito e dos seus vetores, ressaltaram que *Leishmania chagasi* aparece como sinônimo de *Leishmania infantum*. De acordo com Lainson and Shaw (1987), citados por Dantas-Torres (2006), essa divergência na nomenclatura reflete o surgimento de "populações locais do parasito geograficamente isoladas que apresentam algumas (geralmente pequenas) diferenças taxonômicas de outras populações geograficamente separadas da mesma espécie". No Quadro 27.1, segue a descrição taxonômica de acordo com o banco de dados taxonômicos de sequência pública do National Center for Biotechnology Information (NCBI).

Formas evolutivas e ciclo biológico

As espécies do gênero *Leishmania* apresentam ciclo de vida digenético (Figura 27.1), alternando entre duas formas evolutivas principais: promastigotas e amastigotas (Figura 27.2).

▶ **Formas promastigotas.** Têm formato alongado, são móveis, medem, aproximadamente, entre 10 e 15 μm de comprimento e possuem um único e longo flagelo, que, além de fornecer motilidade, possibilita que

QUADRO 27.1 Classificação taxonômica de *Leishmania donovani* e *Leishmania infantum*.

Domínio	Eukaryota
Ordem	Kinetoplastida
Família	Trypanosomatidae
Subfamília	Leishmaniinae
Gênero	*Leishmania*
Espécies	*Leishmania donovani* e *Leishmania infantum*

Adaptado de NCBI – The Taxonomy Database, 2017; Global Biotic Interactions, 2019.

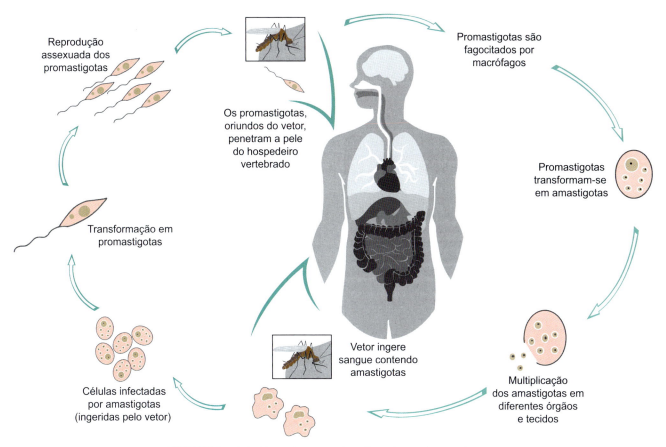

FIGURA 27.1 Ciclo biológico dos protozoários da espécie *Leishmania chagasi*.

o parasito se fixe no intestino dos flebotomíneos. Os promastigotas de *Leishmania* (Figura 27.2) são as formas responsáveis pelo estabelecimento da infecção nos insetos vetores, sendo predominantemente encontrados no intestino de pequenos artrópodes da ordem Diptera, família Psychodidae e gênero *Lutzomyia*, (Figura 27.3) (ver Capítulo 93, *Os Artrópodes e a Transmissão das Enfermidades Parasitárias*), e em meios de culturas formando aglomerados ou rosetas.

▶ **Formas amastigotas.** Diferentemente dos promastigotas, essas formas apresentam como característica: estrutura arredondada, com comprimento médio de aproximadamente 2 a 5 µm. Em sua ultraestrutura, o núcleo está localizado anteriormente ao cinetoplasto, e a mitocôndria única é rica em DNA mitocondrial (kDNA). As formas amastigotas contam ainda com um curto flagelo, não exteriorizado, sem motilidade aparente, mas que possivelmente desempenha um importante papel na organização e/ou na percepção celular. Essa forma do parasito é responsável pela propagação e manutenção da condição mórbida no hospedeiro mamífero, incluindo o ser humano, no qual se multiplicam multiplicam, obrigatoriamente, dentro das células do sistema mononuclear fagocitário (Gluenz et al., 2010; Freitas et al., 2012) (Figura 27.4).

FIGURA 27.2 Amastigotas de *Leishmania* no interior de células fagocíticas (setas), obtidas de biópsia da medula óssea. Coloração: Giemsa; aumento: 400×. Reproduzida de Giannitrapani et al., 2009, com permissão.

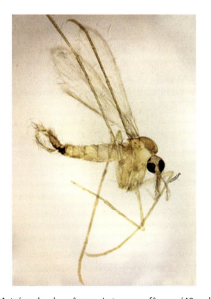

FIGURA 27.3 Artrópode do gênero *Lutzomya*, fêmea (40× de aumento). Acervo do Laboratório Multidisciplinar da Faculdade Dinâmica do Vale do Piranga (FADIP). Foto: Bruna Soares de Souza Lima Rodrigues (FADIP) e Flávia Neves Carneiro do Nascimento (FADIP)

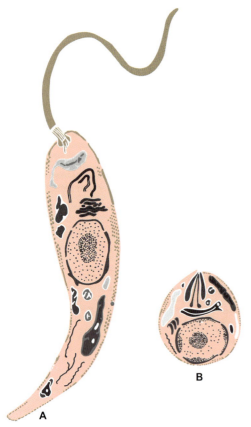

FIGURA 27.4 Representação morfológica dos protistas do gênero *Leishmania*. Desenho esquemático evidenciando a forma promastigota (**A**) e a forma amastigota (**B**). Adaptada de Rey, 2008.

Dentre as espécies de *Leishmania* relacionadas com manifestações viscerais – conforme anteriormente mencionado –, destacam-se: *Leishmania donovani*, comum na Índia e em outras regiões orientais, e a *Leishmania infantum*, ligada a regiões do mediterrâneo e Américas. O ciclo biológico heteroxeno das espécies de *Leishmania* alternam entre um hospedeiro vertebrado, que podem, ainda, atuar como reservatório do parasito, e um invertebrado, no qual a reprodução ocorre por divisão binária simples (Rey, 2010). A manutenção do ciclo de vida do parasito e a consequente disseminação da infecção, especialmente em áreas urbanas e periurbanas, são grandemente favorecidas pelo cão, que tem papel fundamental nesse processo, pelo fato de atuar como reservatório do protista e, por conseguinte, ser fonte de infecção para o inseto vetor, devido à alta carga parasitária subcutânea (Brasil, 2006; 2014). O ciclo de infecção no hospedeiro vertebrado e no invertebrado pode ser descrito conforme a seguir.

▪ *Hospedeiro invertebrado*

Durante o repasto sanguíneo, em animal infectado com *Leishmania*, o qual funciona como fonte de infecção, as fêmeas de flebotomíneos ingerem, juntamente com o sangue, as formas amastigotas do parasito, as quais podem estar internalizadas em fagócitos ou livres no sangue. As transformações morfológicas associadas ao desenvolvimento do protista flagelado são grandemente favorecidas por alterações ambientais, tais como diminuição da temperatura e aumento do pH, que ocorrem desde o hospedeiro vertebrado até o intestino médio do inseto vetor (Rey, 2008; Gomes et al., 2016). No trato intestinal do flebotomíneo, os amastigotas se transformam em promastigotas procíclicos, formas que apresentam um pequeno flagelo na extremidade anterior e pouca motilidade, dando início ao ciclo proliferativo do parasito. Após um período de aproximadamente 48 a 72 horas, a taxa de replicação começa a sofrer queda considerável, e inicia-se o processo de metaciclogênese,

no qual o parasito sofre uma série de transformações morfológicas e bioquímicas e adquire um perfil infectante, dando origem às conhecidas formas promastigotas metacíclicas (Rey, 2008). Nesse estágio, torna-se visível no protozoário um longo flagelo anterior, o qual contribui para obstruir a válvula estomadeal, facilitando o refluxo do mesmo no hospedeiro vertebrado suscetível, durante o próximo repasto sanguíneo do vetor (Prata; Silva, 2005; Dostálová; Volf, 2012).

▪ *Hospedeiro vertebrado*

Durante a picada das fêmeas de insetos flebotomíneos infectadas, as formas promastigotas metacíclicas são regurgitadas e introduzidas na epiderme do hospedeiro juntamente com a saliva do vetor, que apresenta moléculas que modulam a resposta inflamatória e imunológica do hospedeiro, determinando a persistência da infecção ou a proteção do parasito (Gomes et al., 2008; Collin et al., 2009). Na epiderme, essas formas são rapidamente fagocitadas por células do sistema mononuclear fagocitário, especialmente macrófagos. Uma vez dentro dos macrófagos, a temperatura interna elevada dos mamíferos e o baixo pH dentro do vacúolo parasitóforo favorecem a transformação dos promastigotas metacíclicos para as formas amastigotas, as quais passam a se multiplicar intensamente. Os macrófagos, apesar de serem células fagocitárias especializadas em responder aos agentes infecciosos (ver Capítulo 2, *Interações entre Patógenos e Hospedeiros Humanos | O Sistema Imune e seus "Papéis" nas Enfermidades Parasitárias*), não conseguem impedir a replicação do protozoário em seu interior e sofrem lise, liberando formas amastigotas na circulação sanguínea do hospedeiro. Uma vez livres, estas podem infectar novas células fagocitárias em um processo contínuo, propagando a infecção para outros tecidos ricos em células do sistema fagocitário mononuclear, como baço, fígado, medula óssea e demais estruturas linfoides (Nieto et al., 2011; Freitas et al., 2012; Dostálová; Volf, 2012).

Imunologia e patologia

No contexto da LV, um dos primeiros relatos do processo infeccioso por esse parasito foi descrito por Chagas et al. (1938), que descreveram a ativação das células imunes locais indicadas pelo afluxo de células fagocitárias, principalmente macrófagos, após a entrada do parasito nos tecidos do hospedeiro vertebrado. Segundo esses autores, muito provavelmente, a maioria desses parasitos, ao serem lançados na corrente sanguínea, é destruída pela atividade fagocitária de células circulantes como os neutrófilos. Por outro lado, eles ressaltaram que os macrófagos infectados estavam relacionados com a disseminação do protista pelo organismo, devido à sua alta capacidade migratória (Chagas et al., 1938). Considerando o processo de infecção da *Leishmania*, Manson-Bahr, já em 1961, propôs a existência de dois tipos de resposta imune contra esse patógeno: resposta imune inata e resposta imune celular adquirida.

Imunidade inata

A resposta imune inata representa a resposta primária contra o patógeno durante o curso da infecção. Esse padrão tem início com o desencadeamento de uma resposta inflamatória que ocorre devido ao dano local provocado pela picada dos flebotomíneos, na pele do hospedeiro. Com efeito, há o recrutamento efetivo de neutrófilos, células dendríticas (CD), plaquetas e componentes do sistema complemento. Este último, por sua vez, é constituído por diferentes proteínas plasmáticas inativadas, que, ao se ligarem na superfície do patógeno, são ativadas, formando uma reação em cascata que resulta em processos biológicos relacionados com quimiotaxia, opsonização, fagocitose e lise celular do patógeno, formando o complexo de ataque à membrana (MAC) (De Freitas et al., 2016). A efetividade desses eventos, com consequente reconhecimento do patógeno, está intimamente ligada à presença de receptores tipo Toll (TLRs, do inglês *Toll-like receptors*), devido à sua capacidade de reconhecer padrões moleculares associados a patógenos (PAMP). O reconhecimento dessas moléculas de *Leishmania* desencadeia a ativação de uma via de sinalização intracelular relevante para dar início à resposta inflamatória e controlar a proliferação do parasito (Sato et al., 2014; De Freitas et al., 2016). Esse tipo de resposta, além prevenir o crescimento e a propagação do protozoário no hospedeiro vertebrado, no início da infecção, também tem o potencial de atuar como fonte de citocinas, fortalecendo o padrão de resposta imune celular adaptativa. Convém destacar que díspares citocinas estão envolvidas na proteção e na patogênese da LV (Bhattacharya; Ali, 2013).

Imunidade adquirida ou adaptativa

O evento significativo, nessa esfera da resposta imune, é a ativação dos linfócitos T (imunidade celular) (Siqueira-Batista et al., 2008). Nesse sentido, a predominância de linfócitos do padrão de resposta de Th1 ou Th17 está relacionada a mecanismos de proteção com consequente resolução da infecção, enquanto o padrão Th2 está associado à suscetibilidade à doença (De Freitas et al., 2016). O estabelecimento da imunidade adquirida está atrelado à infecção de macrófagos, que, uma vez ativados, produzem interleucina (IL)-12. Esta, ao interagir com as células T imaturas (Th0), direciona a diferenciação das mesmas em células T $CD4^+$ efetoras, com subsequente ativação do padrão Th1, que resulta na produção de IL-2, interferona gama (IFN-γ), linfotoxina alfa (LTα) e fator de necrose tumoral alfa (TNF-α). Essas citocinas pró-inflamatórias, juntamente com o TNF-α, também produzido pelos macrófagos infectados, ativam as vias microbicidas nos vacúolos parasitóforos do macrófago, as quais incluem a produção de óxido nítrico (NO) pela ação da enzima NO sintetase induzível (iNOS) sobre o substrato L-arginina. A atividade leishmanicida do NO contribui para o controle da proliferação das formas amastigotas internalizadas nos macrófagos e, consequentemente, para a resolução da infecção (Faleiro et al., 2014; Rodrigues et al., 2016). Caso a infecção ocorra em células esplênicas, as CD respondem com a secreção de citocinas como a IL-6 e a IL-23, que promovem a diferenciação de células Th0 em células T $CD4^+$ efetoras com padrão Th17. Essas células produzem IL-17, que contribui para migração, recrutamento e ativação de neutrófilos para o local da infecção e a consequente destruição do patógeno (Rodrigues et al., 2016; Bhattacharya; Ali, 2013). Por outro lado, suscetibilidade à infecção com depressão da imunidade celular específica também pode ocorrer. Com base nesse fato, Carvalho et al. (1981) confirmaram tal padrão de resposta contra *L. donovani* nos pacientes com LV em estudos posteriores. As anormalidades que caracterizam a modulação da resposta imune para o padrão Th2 estão listadas a seguir:

- Depressão da atividade linfocitária diante de antígenos do parasito
- Ausência da produção de IL-2 e IFN-γ pelos linfócitos, quando estimulados com antígenos de *Leishmania*
- Ativação policlonal de linfócitos B e altos níveis plasmáticos de imunoglobulinas
- Presença de fator imunossupressor sérico (verificado quando se colocava o soro do paciente em cultura de células normais, e estas tinham sua proliferação inibida)
- Decréscimo do número de neutrófilos.

Todas essas alterações eram normalizadas após o tratamento específico adequado (Carvalho et al., 1981). Mais especificamente, constatou-se que as principais IL reguladoras desse comportamento do sistema imune (Th1 × Th2) eram a IL-10 e a IL-12, respectivamente. Sugeriu-se que a IL-10 seria o principal "fator imunossupressor" da resposta celular, e a IL-12, a responsável pela indução de produção de IFN-γ, que levaria ao restabelecimento dessa função (Bacellar et al., 2000).

A IL-4 é considerada como um marcador ativo da LV, devido ao seu papel na ativação do perfil Th2 (Faleiro et al., 2014). De fato, a citocina é responsável pela diferenciação e ativação dos linfócitos Th0 em linfócitos Th2 e, consequentemente, pelo direcionamento para esse padrão de resposta imune. Associado a isso, a IL-10, importante

citocina reguladora, exerce um papel fundamental na supressão imune, na persistência do parasito e na cronificação da doença. Durante a LV, a IL-10 pode ser produzida por vários tipos celulares, incluindo células T $CD4^+$ e $CD8^+$, macrófagos, células *natural killer* (NK) e CD. Essa citocina desativa as vias microbicidas dos macrófagos, diminui a expressão do complexo principal de histocompatibilidade (MHC) e de moléculas coestimuladoras, além de inibir a produção de IFN-γ (Rodrigues et al., 2016; De Freitas et al., 2016).

O estabelecimento do padrão de resposta imunológica do indivíduo pode ser influenciado por vários fatores, incluindo ambientais, nutricionais, genéticos e, principalmente, de acordo com o órgão acometido (Cerf et al., 1987; D'Oliveira et al., 1997; Marzochi et al., 1999; Anstead et al., 2001; Hailu et al., 2001). Contudo, esse direcionamento do padrão de resposta imune mais exacerbado aos fenótipos dos tipos Th1 ou Th2 é o que define as manifestações clínicas da LV.

O acometimento grave, progressivo, podendo levar a óbito, se não tratado, ocorre em pacientes nos quais a resposta imunológica predominante é do tipo Th2. Em tais casos, pode ser observada diminuição significativa na proliferação de linfócitos T citotóxicos, com decréscimo de IL-2 e IFN-γ, predominância de IL-4, IL-5, IL-6, IL-10 e ativação policlonal de linfócitos B. Essa ativação seria responsável pela grande produção de imunoglobulinas, que são incapazes de eliminar o parasito (Liew; O'Donnell, 1993; Kumar et al., 2017).

Por outro lado, pacientes com predomínio do padrão do tipo Th1, por favorecerem uma resposta celular efetiva, conseguem limitar a instalação da doença, levando ao abortamento da infecção, o que resultaria nas formas assintomáticas ou oligossintomáticas da LV (Costa et al., 1999). A essa atividade celular estariam associadas as linfocinas IL-2, IFN-γ e IL-12, bem como a ação dos linfócitos T $CD4^+$ e $CD8^+$ (Locksley et al., 1999; Goto; Lindoso, 2004). Vale ainda ressaltar que, devido à disseminação da *Leishmania* para diferentes órgãos, como fígado, baço, medula óssea e linfonodos, o padrão de resposta imune do hospedeiro torna-se específico, em decorrência das diferenças morfológicas e fisiológicas de cada um desses órgãos, podendo responder imunologicamente de maneira distinta.

Estudos têm apontado que, em humanos, há maior suscetibilidade à infecção por *Leishmania* no fígado, quando se compara à disseminação do parasito nos diferentes microdomínios esplênicos (polpa branca, polpa vermelha e região de transição entre ambas) (Faleiro et al., 2014; Rodrigues et al., 2016; De Freitas et al., 2016). A disseminação do parasito pelo fígado, ocasionando uma infecção aguda, está associada à rápida taxa de replicação parasitária nas primeiras 4 semanas, seguida por mecanismos de controle do crescimento do parasito, aproximadamente na 6ª a 8ª semana após o estabelecimento da infecção. Isso ocorre devido ao limitado perfil de imunidade inata das células de Kupffer (CK), macrófagos residentes do fígado, em eliminar o parasito, favorecendo a alta carga parasitária nas primeiras semanas. Após esse período, ocorre o recrutamento de monócitos, neutrófilos e células T, que se aglomeram em torno das CK infectadas, com produção de citocinas pró-inflamatórias que ativam os mecanismos leishmanicidas daquelas, controlando a infecção (Faleiro et al., 2014; Rodrigues et al., 2016). Em contrapartida, a carga parasitária no baço e na medula óssea somente começa a aumentar a partir da 4ª semana, após a infecção, o que favorece a cronificação do processo infeccioso, associada a um padrão diferencial de resposta imune.

Na polpa branca do baço, os macrófagos residentes estão estrategicamente posicionados para eliminar patógenos ou partículas exógenas que alcançam o órgão através da circulação sanguínea. Ao contrário das CK, as populações esplênicas de macrófagos têm uma excelente capacidade inata que favorece a eliminação do parasito intracelular. Estimativas apontam que já nas primeiras 24 horas após a infecção, aproximadamente 50% dos protistas são eliminados pelas populações de macrófagos residentes nesse órgão. Apesar dessa eficiência em eliminar o patógeno, a reação inflamatória, em decorrência da LV, favorece um intenso processo de remodelamento vascular no baço, que provoca o deslocamento e a perda de algumas populações de macrófagos, além de afetar a migração de células T e CD para as regiões de células T e folículos de células B.

Aproximadamente ao final da terceira semana após a infecção, a carga parasitária começa a aumentar lentamente, marcando o início da fase crônica (Nieto et al., 2011; Faleiro et al., 2014; Rodrigues et al., 2016; De Freitas et al., 2016). Essa fase pode ser caracterizada pela exaustão das células T, que passam a ter suas funções debilitadas, com perda da citotoxicidade, diminuição da produção de IL-2 e da proliferação. Em situações mais graves, essas células também se tornam incapazes de produzir TNF e IFN-γ, sendo eliminadas por apoptose (Rodrigues et al., 2016).

Aspectos clínicos

Doença em humanos

A LV apresenta um amplo espectro de manifestações clínicas, as quais estão relacionadas com suscetibilidade genética, idade e estado nutricional, bem como com a atividade do sistema imunológico do hospedeiro. Ademais, considerando o agente etiológico, o quadro clínico parece fortemente associado ao perfil de virulência da cepa envolvida na infecção (Pires et al., 2014). Variações em relação ao período de incubação também foram ressaltadas; sendo que de acordo com o Ministério da Saúde (Brasil, 2019), ocorre entre 10 dias e 24 meses. Os sintomas e sinais clínicos mais comuns incluem febre, náuseas, calafrios e perda de peso, com períodos em que a febre é intermitente. Durante o período em que ela cessa temporariamente e as demais manifestações clínicas do processo mórbido sofrem uma falsa melhora, muitos pacientes não procuram assistência médica de imediato; assim, quando é identificada a infecção, a doença apresenta-se em um estágio de evolução considerável. Considerando a sintomatologia e a consequente evolução da infecção por *Leishmania*, de acordo com Rey (2010), a manifestação visceral da doença pode ser classificada de diferentes maneiras, como sumarizadas a seguir:

▶ **Forma assintomática.** O indivíduo não apresenta qualquer sintomatologia clínica, apesar da confirmação da infecção pela reatividade ao parasito no teste intradérmico (demonstrando existência de resposta celular) e pela presença de antígenos de *Leishmania* no teste de reação em cadeia da polimerase (PCR).

▶ **Forma oligossintomática.** É apresentada sintomatologia inespecífica, como febre baixa, tosse seca, diarreia, adinamia, discreta hepatomegalia e baço palpável em raros casos. Aproximadamente 85% dos pacientes, os quais apresentaram tanto a forma assintomática quanto a oligossintomática 3 a 6 meses após a infecção, evoluem com cura parasitológica, mesmo sem tratamento. Outros 15% dos pacientes com ambas as formas evoluem para a manifestação clássica da doença, principalmente no caso de crianças desnutridas (Nascimento; Medeiros, 2007). Essa é a forma mais comum da doença em regiões endêmicas.

▶ **Forma aguda.** É caracterizada por febre alta, tosse, diarreia acentuada, ausência de hepatoesplenomegalia e alterações hematológicas importantes. A duração dessa fase é de aproximadamente 2 meses. A investigação de imunoglobulinas (Ig) sorológica é consistente com grande elevação da IgM e da IgG anti-*Leishmania* (considerados títulos positivos > 1:80) (Oliveira et al., 2010). Diagnósticos diferenciais com febre tifoide, malária, esquistossomose mansônica, toxoplasmose e doenças febris acompanhadas de hepatoesplenomegalia devem ser considerados (Badaró; Duarte, 2009).

▶ **Forma clínica clássica.** Caracterizada principalmente por sua evolução prolongada, desnutrição proteico-calórica, edema, cabelos quebradiços, alopecia e cílios alongados. A princípio, ocorre febre persistente ou intermitente, diarreia, astenia, adinamia, tosse seca, sonolência e emagrecimento progressivo. Subsequentemente, pode sobrevir anemia, possível alopecia, cabelos secos, quebradiços e com mais de uma coloração (sinal da bandeira) e cílios alongados. Variações frequentes incluem

esplenomegalia volumosa, hepatomegalia variável, distensão abdominal devido à hepatoesplenomegalia e algum grau de ascite (Oliveira et al., 2010). Manifestações hemorrágicas, tais como epistaxe, equimoses, petéquias e gengivorragia, ocorrem em cerca de um terço dos enfermos (Oliveira et al., 2010). Hipergamaglobulinemia, hipoalbuminemia, retardo da puberdade e atraso do crescimento ocorrem em crianças e jovens. Embora raros, há ainda relatos de envolvimento neurológico da LV, caracterizado clinicamente por tremores de extremidades, redução do volume cerebral, principalmente no lobo frontal (evidenciada pela tomografia computadorizada de crânio), atrofia na substância branca e aumento do terceiro ventrículo, evidenciado pela ressonância magnética. Envolvimento da ponte é também descrito (Sedaghattalab; Azizi, 2018). No calazar clássico, os pacientes podem ainda apresentar comprometimento respiratório consistente com dispneia aos mínimos esforços e pancitopenia acentuada, nos estágios mais avançados da condição mórbida. A associação com outras comorbidades, como infecções (principalmente bacterianas), desnutrição, sangramentos e estomatite gangrenosa pode tornar os casos mais graves e aumentar as chances de letalidade (Werneck et al., 2003; Mattos, 1998; Nascimento; Medeiros, 2015).

▶ **Forma cutânea pós-calazar.** Essa forma clínica é decorrente de infecção por *L. donovani* e sobrevém, usualmente, entre 1 e 3 anos após o desaparecimento das alterações viscerais, afetando um pequeno número de enfermos. As lesões surgem pelo próprio processo patológico da doença ou devido a efeitos colaterais do tratamento. Caracteriza-se por distúrbios cutâneos que podem se expressar, clinicamente, de três maneiras (Prata; Silva, 2005): (1) máculas hipocrômicas: são puntiformes e surgem em diferentes regiões do corpo de modo simultâneo, principalmente nos membros inferiores e superiores (exceto mãos e pés), no tórax e na face; (2) lesões eritematosas: surgem principalmente no nariz, na bochecha, no mento, nos lábios e na fronte; (3) nódulos: são lesões tardias que ocorrem, habitualmente, nos locais onde há eritema ou manchas hipocrômicas (mais detalhes da forma tegumentar da infecção por *Leishmania* estão descritos no Capítulo 26, *Leishmaniose Tegumentar*).

▶ **Infecção em pacientes imunodeprimidos/coinfecção HIV-*Leishmania*.** Indivíduos infectados pelo vírus da imunodeficiência humana (HIV) (ver Capítulo 3, *Enfermidades Parasitárias e Imunodepressão*) e que apresentam coinfecção pela LV manifestam características clínicas, resposta ao tratamento e achados laboratoriais diagnósticos peculiares (Brasil, 2015). Destaca-se a rápida evolução progressiva e algumas vezes fatal, tendo como fator prognóstico importante a contagem de células T CD4+ (Sucen-SES, 2007). Outros distúrbios frequentemente encontrados são hepatoesplenomegalia febril, pancitopenia e hipergamaglobulinemia (Nascimento; Medeiros, 2015). Manifestações digestivas, pulmonares e cutâneas ocorrem em alguns casos, nos quais a contagem de linfócitos T CD4+ está abaixo de 200 cel/mm³ (Paredes et al., 2003). Em áreas endêmicas para a LV, o risco de se infectar pela doença é cerca de 100 vezes maior em pacientes com HIV, uma vez que o protozoário se comporta como agente infeccioso oportunista. A coinfecção LV/HIV também compromete a resposta à terapêutica, além de aumentar as chances de recidivas pelo fato de suas condições concorrerem para a depleção do sistema imunológico (Brasil, 2015; 2019). Nesse grupo de enfermos, há ainda a possibilidade de visceralização da leishmaniose tegumentar, sendo crucial o estabelecimento de diagnóstico diferencial (David; Craft, 2009).

Um resumo das manifestações clínicas da LV, que podem estar associadas à condição de imunossupressão e são sugestivas de coinfecção com o HIV, é apresentado no Quadro 27.2. Caso o paciente apresente tal contexto clínico, obrigatoriamente, deve-se solicitar realização de teste sorológico para o HIV.

Doença em animais não humanos

A leishmaniose visceral canina (LVC) na América Latina é causada, principalmente, pela *L. infantum* (sin. *L. chagasi*), transmitida pela picada das fêmeas dos flebotomíneos infectados da espécie *Lutzomyia*

QUADRO 27.2 Condições que sugerem comportamento oportunista da LV em pessoas vivendo com HIV/AIDS.

- Qualquer forma clínica em paciente sem história de exposição recente (durante o último ano) a uma área de transmissão de leishmaniose sugere a reativação de uma infecção latente
- Forma clássica associada à ausência de anticorpos antileishmania
- Achado de formas amastigotas no sangue periférico
- Envolvimento de órgãos raramente acometidos pela LV*
- Falha terapêutica** ou recidiva*** após o uso de antimonial pentavalente
- Desenvolvimento de infecções sugestivas de imunodeficiência durante ou após o tratamento
- Isolamento de espécies de *Leishmania* dermotrópicas ou não descritas como causadoras de acometimento visceral

*Acometimento de trato respiratório, esôfago, estômago, duodeno e pele. **Ausência de cura clínica após duas tentativas de tratamento com antimoniato de meglumina (20 mg de SbV/kg/dia, por 30 dias). ***Reaparecimento da sintomatologia em até 12 meses após a cura clínica. Adaptado de Brasil, 2015.

longipalpis. O Guia de Vigilância em Saúde define como caso canino suspeito de leishmaniose

[...] todo cão proveniente de área endêmica ou onde esteja ocorrendo surto, com manifestações clínicas compatíveis com a leishmaniose visceral canina (LVC), como febre irregular, apatia, emagrecimento, descamação furfurácea e úlceras na pele – em geral no focinho, orelhas e extremidades –, conjuntivite, paresia do trem posterior, fezes sanguinolentas e crescimento exagerado das unhas." (Brasil, 2019, p. 517)

A LVC é frequentemente diagnosticada pela detecção de anticorpos contra *Leishmania*, usando o teste imunocromatográfico rápido (TR) – para a triagem de cães sorologicamente não reagentes – e o ELISA (ensaio imunoenzimático), empregado para a confirmação dos cães sorologicamente reagentes ao teste TR. Entretanto, testes sorológicos apresentam algumas limitações, como reação cruzada com outros tripanossomatídeos (falso-positivo) ou ainda reações falso-negativas, nos casos com baixos títulos de anticorpos (Ferreira et al., 2007; Porrozzi et al., 2007; Lopes et al., 2017). Os cães infectados são considerados um fator de risco significativo no estabelecimento da doença humana, de forma que a eutanásia dos animais com sorologia positiva é preconizada pelo Ministério da Saúde (Brasil, 2019, p. 520). Dessa forma, o controle da LV apresenta alguns desafios, dentre os quais é possível destacar: a dificuldade de identificar os cães assintomáticos, a eficácia limitada das vacinas caninas atualmente disponíveis e seu potencial de interferência nos testes sorológicos (usados para o diagnóstico da infecção) e o uso de coleiras impregnadas com inseticidas de forma pouco cuidadosa, expondo os animais, e consequentemente os humanos, ao parasito (Marcondes; Day, 2019).

Canídeos silvestres também têm sido diagnosticados com infecção por *L. infantum*, como se comentará adiante na seção "Ecologia e epidemiologia".

Diagnóstico laboratorial

Apesar de o diagnóstico de LV ser, em geral, pautado em parâmetros clínicos, epidemiológicos e sorológicos, a busca do protozoário – por métodos parasitológicos diretos (visualização do parasito, identificação de antígenos, ou ainda pela amplificação do DNA do parasito, por técnicas moleculares) – é definitiva para confirmação da infecção por *Leishmania* (Schwartz et al., 2006; Reithinger et al., 2007). O protocolo de investigação da doença deve ser realizado em indivíduos que tenham apresentado febre prolongada associada a hepatoesplenomegalia, além daqueles com procedência de áreas endêmicas ou viajantes que retornaram dessas regiões apresentando quadro febril prolongado (Prado et al., 2007). Os principais métodos diagnósticos estão descritos a seguir.

Métodos parasitológicos

Distensão do sangue periférico, corados com Giemsa, permitem a visualização das formas amastigotas de *Leishmania*; porém, a punção aspirativa do baço apresenta uma maior sensibilidade sensibilidade (90 a 95%) para detecção do protozoário (Reed; Davis, 2008), apesar de pouco recomendada, considerando a dificuldade e risco do procedimento. Pode-se obter, igualmente, aspirado da medula óssea – técnica considerada, por alguns autores, como padrão-ouro para a obtenção de material para a pesquisa do protista (Nascimento; Medeiros, 2015) –, cujo exame deverá ser procedido, de acordo com o Ministério da Saúde (Brasil, 2019), em conformidade ao seguinte protocolo:

- Exame direto: deve ser realizada distensão sanguínea; no mínimo, quatro lâminas. A visualização das formas amastigotas do parasito é possível utilizando as colorações Giemsa ou Wright, Leishman ou Panótico. As formas amastigotas evidenciadas por distensões coradas com ácido panótico em exame por luz microscópica sobre óleo de imersão têm formato elíptico ou arredondado, com 3 a 4 μm de diâmetro, como mostra a Figura 27.2
- Isolamento em meio de cultura (*in vitro*): deve ser utilizado meio de cultura especial, principalmente o Nicole, Novy, McNeal (NNN). A utilização de meio líquido sobre o NNN, como o meio LIT ou de Schneider, é importante por acelerar a positividade da cultura. Uma gota do material aspirado deve ser diluída em 0,5 mℓ de solução salina (PBS ou NaCl a 0,9%) na própria seringa. Em seguida, 0,1 mℓ dessa solução deve ser inoculado em condições estéreis, em dois tubos de cultivo. As culturas devem ser mantidas entre 24 e 26°C e observadas em microscopia óptica comum ou invertida, semanalmente, por até 4 semanas. Os tubos que apresentarem resultados positivos para *Leishmania* devem ser encaminhados a laboratórios de referência para subsequente identificação da espécie do parasito presente no material biológico usado na cultura (Brasil, 2019). Esse método não é realizado na rotina clínica para o diagnóstico da LV, sendo restrito a laboratórios de referência.

Testes sorológicos

Os testes mais utilizados são a reação da imunofluorescência indireta (RIFI), o ensaio imunoenzimático (ELISA) e o teste de aglutinação direta (DAT) (Mohebali et al., 2004; Silva et al., 2006). O ELISA apresenta as taxas de sensibilidade e especificidade dependentes do antígeno utilizado (Gradoni & Gramiccia, 2008). A técnica consiste na sensibilização de uma placa adequada com antígenos do parasito (brutos, recombinantes ou sintéticos). Posteriormente, é realizada a incubação com um soro, que, se positivo – com anticorpos anti-Leishmania –, será identificado por um segundo anticorpo anti-IgG humano, acoplado a uma enzima, e um substrato adequado. Embora vários antígenos venham sendo testados (Singh & Sivakumar, 2003), o antígeno total, derivado do lisado de promastigotas de Leishmania spp, é o mais usado. O RIFI, por sua vez, é realizado por meio de uma diluição seriada do soro do paciente, com posterior incubação dessas alíquotas com uma lâmina sensibilizada com as formas promastigotas do patógeno. A ligação, entre o parasito e o anticorpo (nos casos positivos), é identificada por um anti-anticorpo conjugado com molécula emissora de fluorescência (Gradoni & Gramiccia, 2008). O DAT também se baseia na reação antígeno-anticorpo, apresenta sensibilidade e especificidade satisfatórias e dispensa equipamentos sofisticados para sua execução; no entanto, consiste em um procedimento de longa duração (Bern et al., 2000). O teste imunocromatográfico apresenta valores de sensibilidade e especificidade variáveis (67 a 100% e de 59 a 100%, respectivamente) (Bern et al., 2000). O antígeno e o anticorpo anti-IgG humano são adsorvidos na membrana de nitrocelulose da fita imunocromatografia, formando – respectivamente – as linhas teste e controle. Em contato com o soro do paciente, o teste será considerado positivo quando for possível visualizar as duas linhas, teste e controle; e negativo, quando somente a linha controle for observada na membrana de nitrocelulose (Grimaldi et al., 2012).

Exames inespecíficos

Para auxiliar o diagnóstico, podem ser utilizados outros ensaios laboratoriais, com destaque para:

- Avaliação hematológica: o hemograma pode revelar anemia normocrômica intensa (menos de 3 milhões de eritrócitos/mm³ e hematócrito entre 25 e 30%), leucopenia (2.000 a 4.000 leucócitos/mm³) e plaquetopenia (plaquetas abaixo de 100.000/mm³); além disso, o fenômeno de Rouleaux é frequente e a eosinofilia é tipicamente inexistente, mesmo associada com outras parasitoses como a esquistossomose mansônica e a estrongiloidíase (Lima et al., 2012)
- Avaliação bioquímica do sangue: hipoalbuminemia com aumento de globulinas é revelado pelo proteinograma; as aminotransferases encontram-se normais ou levemente aumentadas em cerca de 3 vezes. Hiponatremia associada à síndrome de secreção inapropriada de hormônio antidiurético (ADH) pode ser observada (Verde et al., 2010; Oliveira et al., 2012)
- Exame de urina – elementos anormais e sedimentos (EAS): proteinúria, hematúria, piúria e cilindrúria podem ser encontradas, indicando glomerulonefrite subclínica causada por deposição de imunocomplexos (Gomes et al., 2012).

Avaliação por métodos complementares

Podem ser empregados para auxiliar o diagnóstico de leishmaniose, além de identificar possíveis complicações da doença; devem ser destacados os exames de imagem (radiografias de tórax e abdome e tomografia computadorizada do abdome) e o ecocardiograma:

- Radiografia de tórax: achados consistentes com condensação ou infiltrado intersticial, decorrente da própria LV (pneumonite leishmaniótica) ou causada por infecções superpostas – bacterianas ou virais (Nascimento; Medeiros, 2015; Amato-Neto et al., 1960)
- Radiografia do abdome: pode revelar, eventualmente, hepatoesplenomegalia, indicada pelo aumento de volume com aspecto hipotransparente em hipocôndrio direito e flexura hepática rechaçada, podendo estar presente líquido livre na cavidade peritoneal (Haddad; Al Awar, 2008)
- Tomografia computadorizada de abdome: pode revelar aumento difuso do fígado com impressões periportais hipoatenuantes após a administração de contraste venoso, o que indica inflamação ou edema. Revela, também, ascite, espessamento da parede vesicular e linfonodomegalias (Haddad; Al Awar, 2008). Ademais, o baço, costumeiramente, se mostra aumentado e com lesões nodulares hipodensas difusas, além de alterações vasculares, como dilatação da veia esplênica e da veia cava (Bükte et al., 2004)

- Ecocardiograma com Doppler: usado principalmente para avaliar a função cardíaca de pacientes submetidos à terapia com antimoniato de meglumina. O exame pode revelar a ocorrência de derrame pericárdico associado às altas cargas parasitárias (Shrivastava et al., 2007).

Além dos exames comentados, é relevante mencionar o eletrocardiograma (ECG), o qual deve ser realizado semanalmente, do início ao final do tratamento, para a detecção e o monitoramento de diferentes alterações, tais como (1) o alargamento do intervalo QT, (2) as arritmias e (3) o achatamento da onda T, dentre outras (Brasil, 2019).

Qualquer manifestação clínica que sinalize a evolução para situações de gravidade deve ser observada, pois em tais contextos poderá ocorrer evolução para formas mais graves da LV, incluindo o risco de morte.

Tratamento

Terapia antiparasitária

Esquemas terapêuticos com base no uso de antimonial pentavalente e anfotericina B são protocolos estabelecidos atualmente pelo Ministério da Saúde (Brasil, 2019). O antimonial pentavalente é a primeira escolha devido a sua eficácia terapêutica comprovada (Piarroux et al., 1994; Nascimento; Medeiros, 2015; Brasil, 2019). A anfotericina B ou a miltefosina (Magill, 2015; Brasil, 2019) podem ser utilizadas como segunda opção, em casos de falha terapêutica, gestação, infecção adquirida em áreas de resistência, contraindicação ou necessidade de suspensão dos antimoniais pentavalentes. É recomendável, ainda, a internação do paciente, para que seja garantida a utilização adequada da terapêutica parenteral específica. O Quadro 27.3 sumariza os principais esquemas terapêuticos utilizados para tratamento da LV e o Quadro 27.4 expõe as situações nas quais a anfotericina B lipossomal deverá ser considerada fármaco de escolha para o tratamento da enfermidade (Brasil, 2019; Faustino; Pinheiro, 2020).

Abordagem das alterações hematológicas

A anemia e a plaquetopenia poderão demandar o uso de hemoderivados. De um modo geral, os autores recomendam que o concentrado de hemácias seja administrado naqueles doentes com um nível de hemoglobina inferior a faixa de 6 a 7 g/dℓ (Brasil, 2006; Nascimento; Medeiros, 2015; Brasil, 2015b), e que a transfusão de plaquetas seja empregada nos casos de plaquetopenia inferior a 5.000/µℓ ou a 10.000/µℓ (neste último caso, na presença de alterações hemorrágicas) (Brasil, 2015b). Sem embargo, sugere-se que, idealmente, tais condutas sejam adotadas em comum acordo com a equipe de hematologia/hemoterapia.

QUADRO 27.3 Esquemas terapêuticos utilizados para o tratamento da leishmaniose visceral.

Fármaco	Dose recomendada	Via de administração	Efeitos colaterais	Recomendações
Antimoniato de meglumina	Para o antimônio pentavalente (Sb⁺⁵), a dose prescrita é de 20 mg/Sb⁺⁵/kg/dia, durante 20 a 40 dias *Obs.:* Limita-se o máximo de 3 ampolas ao dia	Intravenosa durante no mínimo 15 min, ou intramuscular. A dose poderá ser diluída em soro glicosado a 5% para facilitar a infusão	Artralgias, mialgias, inapetência, náuseas, vômitos, plenitude gástrica, epigastralgia, pirose, dor abdominal, dor no local da aplicação, febre, arritmia cardíaca, hepatotoxicidade, nefrotoxicidade e pancreatite	• Monitorar enzimas hepáticas, função renal, amilase e lipase séricas • Em pacientes com idade maior que 40 anos ou que tenham antecedentes familiares de cardiopatia, deve-se realizar eletrocardiograma no início, durante (semanalmente) e ao final do tratamento para monitorar o intervalo QT corrigido, arritmias e achatamento da onda T • Contraindicado em pacientes com insuficiência renal ou que foram submetidos a transplante renal e em gestantes

(continua)

QUADRO 27.3 Esquemas terapêuticos utilizados para o tratamento da leishmaniose visceral. (*Continuação*)

Fármaco	Dose recomendada	Via de administração	Efeitos colaterais	Recomendações
Desoxicolato de anfotericina B	Dose terapêutica de 1 mg/kg/dia durante 14 a 20 dias. Dose máxima diária de 50 mg	Infusão venosa. Reconstituir o pó em 10 mℓ de água destilada para injeção. Agitar o frasco até que a solução se torne límpida. Essa diluição inicial tem 5 mg de anfotericina B por mℓ e pode ser conservada à temperatura de 2 a 8°C e protegida da exposição luminosa por, no máximo, 1 semana, com perda mínima de potência e limpidez. Para preparar a solução para infusão, é necessária uma nova diluição. Diluir cada 1 mg (0,2 mℓ) de anfotericina B da solução anterior em 10 mℓ de soro glicosado a 5 %. A concentração final será 0,1 mg por mℓ de anfotericina B. O tempo de infusão é de 4 a 6 horas	Cefaleia, febre, calafrios, tremores, hiporexia, náuseas, vômitos, flebite, cianose, hipotensão arterial sistêmica, hipopotassemia, hipomagnesemia, comprometimento da função renal e distúrbios do comportamento	• Monitorar função renal, potássio e magnésio sérico • Repor o potássio quando indicado • Seguir as orientações quanto à diluição e ao tempo de infusão • Em caso de reações ou efeitos colaterais durante a infusão do medicamento, administrar antitérmico 1 hora antes • Na disfunção renal, com níveis de creatinina acima de 2 vezes o maior valor de referência, o tratamento deverá ser suspenso por 2 a 5 dias e reiniciado em dias alternados quando os níveis de creatinina reduzirem • Antes da reconstituição, o pó liofilizado da anfotericina B deve ser mantido sob refrigeração (temperatura 2 a 8°C) e protegido contra a exposição à luz
Anfotericina B lipossomal	3 mg/kg/dia, durante 7 dias, ou 4 mg/kg/dia, durante 5 dias, em dose única diária	Infusão venosa. Reconstituir o pó em 12 mℓ de água estéril para injeção, agitando vigorosamente o frasco por 15 s, a fim de dispersar completamente a anfotericina B lipossomal. Obtém-se uma solução contendo 4 mg/mℓ de anfotericina B lipossomal. Essa solução pode ser guardada por até 24 h, à temperatura de 2 a 8°C. Rediluir a dose calculada na proporção de 1 mℓ (4 mg) de anfotericina B lipossomal para 1 a 19 mℓ de soro glicosado a 5%. A concentração final será de 2 a 0,2 mg de anfotericina B lipossomal por mℓ. A infusão deverá ser iniciada em no máximo 6 h após a diluição em soro glicosado a 5 %. O tempo de infusão deverá ser de 30 a 60 min	Cefaleia, febre, calafrios, náuseas, vômitos, tremores e dor lombar	• Monitorar função renal e potássio sérico • Seguir as orientações quanto à diluição e ao tempo de infusão • Em caso de reações ou efeitos colaterais durante a infusão do medicamento, administrar antitérmico 1 h antes • Na disfunção renal, com níveis de creatinina acima de 2 vezes o maior valor de referência, o tratamento deverá ser suspenso por 2 a 5 dias e reiniciado em dias alternados quando os níveis de creatinina reduzirem • Antes da reconstituição, o pó liofilizado da anfotericina B lipossomal deve ser mantido sob refrigeração (temperatura 2 a 8°C) e protegido contra a exposição à luz.

Adaptado de Brasil, 2019; Siqueira-Batista; Gomes, 2010; Tavares, 2014.

QUADRO 27.4 Indicações para utilização da anfotericina B lipossomal como primeira escolha para o tratamento do calazar.

- Gestante
- Idade menor que 1 ano
- Idade maior que 50 anos
- Escore de gravidade: clínico > 4 ou clínico-laboratorial > 6*
- Insuficiência cardíaca
- Insuficiência hepática
- Insuficiência renal
- Intervalo QT corrigido maior que 450 ms
- Uso concomitante de medicamentos que alteram o intervalo QT
- Hipersensibilidade ao antimonial pentavalente ou a outros medicamentos utilizados para o tratamento do calazar
- Coinfecção pelo HIV
- Comorbidades que comprometam a imunidade**
- Uso de medicação imunossupressora**
- Falha terapêutica ao antimonial pentavalente ou a outros medicamentos utilizados para o tratamento da leishmaniose visceral.

*A abordagem do escore de gravidade poderá ser consultada no Guia de Vigilância em Saúde (Brasil, 2019, p. 505).**Ver Capítulo 3, *Enfermidades Parasitárias e Imunodepressão*. Adaptado de Brasil, 2019.

As infecções bacterianas no paciente com neutropenia febril – cujos critérios são os seguintes: temperatura axilar acima de 38,0°C e contagem de neutrófilos séricos < 500/mm^3 (Bow; Wingard, 2019) – merecem especial atenção, dada a possibilidade de evolução para sepse e choque séptico.

Os agentes etiológicos responsáveis mais comumente envolvidos são *Staphylococcus aureus*, *Pseudomonas aeruginosa* e *Escherichia coli*, entre outros patógenos (Bow, 2019). É prudente, em caso de febre sem foco identificado, seguir as recomendações atuais sobre o tratamento do paciente leucopênico febril como visto em Bow (2019), Bow; Wingard (2019) e Wingard (2018). Com efeito, em doentes neutropênicos é essencial a rápida e adequada identificação do quadro infeccioso. Assim, tão logo se formule a hipótese de infecção em enfermos com baixa contagem de neutrófilos, deve-se, imediatamente, iniciar a coleta de hemoculturas e a antibioticoterapia empírica, com base nos agentes presumíveis. O impacto do início precoce de antimicrobianos nesta população é o de redução do número de mortes; logo, é essencial seu início no tempo entre 30 e 60 minutos a partir da suposição diagnóstica, caracterizando-se tal situação clínica como uma emergência infecciosa. A cobertura inicial é direcionada para os microrganismos mais frequentes (mormente os bastonetes gram-negativos), em virtude de seu potencial comportamento em efetivar, rapidamente, manifestações como sepse e choque. Com efeito, pode-se utilizar a monoterapia com cefepima 2 g, por via intravenosa (IV), a cada 8 horas; ou piperacilina + tazobactam 4,5 g, IV, a cada 6 horas; ou meropeném 1 g, IV, a cada 8 horas; ou imipeném 500 mg, IV a cada 6 horas. Nos casos de sepse – suspeita ou estabelecida – ou se houver hipótese de infecção por bactérias gram-positivas – como pneumonia, infecção de pele ou mucosite – deverá ser iniciada, concomitantemente, vancomicina 1 g, IV, a cada 12 horas; ou linezolida 600 mg, IV, a cada 12 horas; ambos os antimicrobianos serão empregados com o objetivo de ampliar a cobertura para *Staphylococcus aureus*, *Staphylococcus epidermidis*, *Streptococcus pneumoniae* e *Enterococcus*. Os ajustes posológicos deverão ser realizados com base nos resultados do isolamento em cultura e do antibiograma. No caso de manutenção da febre após 4 a 7 dias de uso dos antimicrobianos, deve-se suspeitar de infecção fúngica e adicionar, à terapêutica, em utilização, antifúngicos, com destaque para a anfotericina B lipossomal, o acetato de caspofungina ou o voriconazol (Wingard, 2018).

Alguns pacientes com neutropenia grave se beneficiam da imunoterapia – com GM-CSF (fator estimulador de colônias de granulócitos e macrófagos) ou interferona gama (INF-γ) –, cabendo avaliação minuciosa, caso a caso, para a adoção de tal abordagem (Nascimento; Medeiros, 2015).

Terapêutica em situações especiais

Os medicamentos utilizados no tratamento da coinfecção LV/HIV são os mesmos empregados em pacientes imunocompetentes, sendo recomendados como fármacos de escolha os antimoniais pentavalentes. Pode-se também utilizar a anfotericina B e o isotionato de pentamidina como terapêutica alternativa (Brasil, 2004; Nascimento; Medeiros, 2015). No entanto, a miltefosina tem mostrado bons resultados no tratamento de pacientes coinfectados pelo HIV (Paredes et al., 2003). No caso de gestantes, o fármaco de escolha é a anfotericina B lipossomal, uma vez que os antimoniais são proscritos na gravidez (Tavares, 2014; Brasil, 2019). Para as manifestações dermatológicas associadas à leishmaniose visceral, o medicamento comumente utilizado, em pacientes que apresentam a forma cutânea pós-calazar, é o estibogliconato de sódio, 20 mg/kg/dia, durante 2 meses (Magill, 2015).

Acompanhamento da terapêutica e critérios de cura

A cessação da febre é, costumeiramente, a primeira evidência de boa resposta ao tratamento específico, sobrevindo do quinto ao sétimo dia de uso dos fármacos. A regressão da hepatoesplenomegalia, a melhora do estado geral e do apetite (observadas na primeira semana do tratamento), o ganho de peso, a normalização do volume urinário, a redução do tamanho dos linfonodos, a elevação da albumina e a queda dos níveis séricos de gamaglobulinas são critérios clínico-laboratoriais que sinalizam a cura do paciente. Após o fim do tratamento, a presença de eosinófilos no sangue periférico é um marcador de bom prognóstico (Brasil, 2006; 2019).

Ecologia e epidemiologia

A LV é uma zoonose típica de áreas tropicais. Geograficamente, a doença ocorre em diferentes regiões do mundo (Figuras 27.5 e 27.6), das quais se destacam Mediterrâneo, Índia, Bangladesh, Sudão, Quênia, Oriente Médio e países da América Latina, como Venezuela, Colômbia, El Salvador, Bolívia e Honduras (WHO, 2019).

A doença está incluída em um grupo de moléstias parasitárias que causam sérios problemas de saúde pública em mais de 80 países, representando uma das seis endemias prioritárias no mundo (Brasil, 2010; OPAS, 2019; WHO, 2019). Faz parte, ainda, de um grupo de entidades conhecidas como doenças tropicais negligenciadas, as quais têm a característica marcante de acometer, em sua maioria, populações mais vulneráveis, causando grande impacto devido aos índices de morbidade e mortalidade infantis e redução da produtividade dos indivíduos economicamente ativos (Werneck et al., 2011).

Estimativas apontam que aproximadamente 90% dos casos de LV nas Américas ocorram no Brasil. Maranhão, Rio Grande do Norte, Ceará e Bahia são os estados com maior número de casos notificados, grande parte em áreas rurais (Badaró; Duarte, 2009; Brasil, 2019). Dos indivíduos infectados, cerca de 58% são crianças abaixo de 10 anos e 61% do sexo masculino (Brasil, 2010). De acordo com o Guia de Vigilância em Saúde, no "[...] período de 2003 a 2012, a média anual de casos de LV foi de 3.565 casos, e a incidência de 1,9 caso/100.000 hab. No mesmo período, a letalidade média foi de 6,9%, atingindo os maiores percentuais nos anos de 2003 (8,5%) e 2004 (8,2%)" (Brasil, 2019,

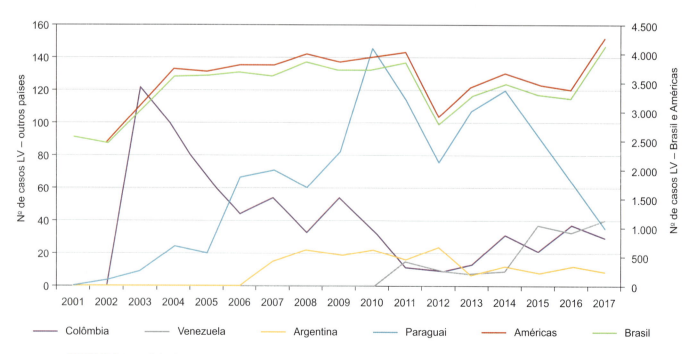

FIGURA 27.5 Casos de leishmaniose visceral nos países com maior número de casos, Américas, 2001-2017. Adaptada de OPAS, 2015.

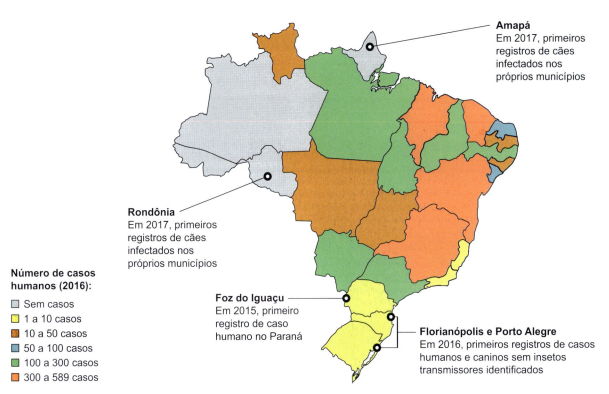

Amapá
Em 2017, primeiros registros de cães infectados nos próprios municípios

Rondônia
Em 2017, primeiros registros de cães infectados nos próprios municípios

Número de casos humanos (2016):

- ☐ Sem casos
- ☐ 1 a 10 casos
- ☐ 10 a 50 casos
- ☐ 50 a 100 casos
- ☐ 100 a 300 casos
- ☐ 300 a 589 casos

Foz do Iguaçu
Em 2015, primeiro registro de caso humano no Paraná

Florianópolis e Porto Alegre
Em 2016, primeiros registros de casos humanos e caninos sem insetos transmissores identificados

FIGURA 27.6 Mapa da distribuição geográfica da leishmaniose visceral, conforme dados consultados no site da Sociedade Brasileira de Medicina Tropical (SBMT, 2019).

p. 512). Atualmente, é observado no Brasil um processo de expansão e urbanização da LV, decorrentes da proximidade entre as habitações, da alta densidade populacional, da urbanização do vetor e da considerável suscetibilidade da população à parasitose (Gontijo; Melo, 2004).

São encontrados, no país, os flebotomíneos *Lutzomyia longipalpis* e *Lutzomyia cruzi*, vetores da LV cuja atividade é, principalmente, crepuscular noturna, sendo que o *L. longipalpis* é encontrado no peri e intradomicílio (Brasil, 2006a). Os hábitos de vida do *L. longipalpis*, principal vetor da LV, são, em parte, responsáveis pelo processo de expansão da doença, uma vez que ele se adapta ao ambiente doméstico, onde existem locais adequados para oviposição e desenvolvimento das larvas, além da presença do cão, que funciona como fonte de alimentação e reservatório, tornando possível o estabelecimento do ciclo biológico da doença (Sucen-SES, 2007; Brasil, 2019). Esses insetos são pequenos, medindo entre 1 e 3 cm de comprimento, cobertos por pelos de coloração clara, facilmente reconhecíveis pelo seu peculiar hábito de voar em pequenos saltos e pousar com as asas entreabertas (Santini et al., 2010).

Em áreas urbanas, o principal reservatório é o cão (*Canis familiaris*), o qual tem apresentado alta soroprevalência em alguns inquéritos epidemiológicos (Prado et al., 2011; Santos et al., 2010; SBMT, 2019). No ambiente silvestre, os reservatórios de *L. infatum* incluem a raposa (*Dusicyon vetulus* e *Cerdocyon thous*) e os marsupiais (*Didelphis albiventris*) (Courtenay et al., 2002). Investigação realizada no Brasil, utilizando a técnica de *polymerase chain reaction-restriction fragment length polymorphism* (PCR-RFLP), identificou espécimes de *C. thous* (raposa) e de *Spheotos venaticus* (cachorro-vinagre) infectadas pelo protista (Souza et al., 2010).

Profilaxia e controle

Apesar de não existir, até o momento, vacina ou fármacos de proteção com eficácia comprovada que possam ser utilizados na imuno ou quimioprofilaxia da LV em humanos, há medidas que diminuem, consideravelmente, o risco de infecção (Sucen-SES, 2007). Segundo o Ministério da Saúde (Brasil, 2006), as quais devem ser adotadas em relação às populações humana e canina e ao inseto vetor são (Nascimento; Medeiros, 2015; Brasil, 2019):

- População humana: medidas de proteção individual, como mosquiteiro com malha fina, telagem de portas e janelas, uso de repelentes e não exposição aos vetores, principalmente nos períodos de maior atividade dos flebótomos (crepúsculo e à noite)
- População canina: controle da população canina errante, doação de cães, aplicação de vacina antileishmaniose visceral canina, uso de tela em canis individuais ou coletivos e utilização de coleiras impregnadas com deltametrina 4%, respeitando seu prazo de validade.
- Vetor: limpeza urbana, eliminação dos resíduos sólidos orgânicos e destino adequado dos mesmos, eliminação de fonte de umidade e não permanência de animais domésticos no interior dos domicílios.

Além dessas medidas, diagnosticar e tratar pacientes com LV precocemente – e comunicar novos casos imediatamente ao serviço de saúde local – são ações que têm, igualmente, importância epidemiológica. A vigilância da LV faz parte do Programa de Controle da Leishmaniose Visceral (PCLV), que tem como objetivo principal a redução das taxas de morbidade e mortalidade da doença por meio de diagnóstico e tratamento precoces. O PCLV inclui a vigilância entomológica e a de casos humanos e caninos, como mostra o resumo do Quadro 27.5.

A vigilância epidemiológica apresentará sinais de ações e prevenções a serem adotadas em humanos. Incorporar regiões nas quais não há registro de nenhum caso desse agravo é o objetivo primário do PCLV.

Calazar-símile (*visceral leishmaniasis-like disease*)

A recente publicação de Maruyama e colaboradores, na revista *Emerging Infectious Diseases*, edição de novembro de 2019, abre novas perspectivas para a compreensão da leishmaniose visceral no Brasil (Maruyama et al., 2019). No artigo foi descrita a ocorrência de caso fatal de uma condição mórbida clínico-laboratorialmente bastante similar ao calazar – denominada, no momento, "*visceral leishmaniasis-like disease*"

QUADRO 27.5 Síntese das estratégias de vigilância epidemiológica da leishmaniose visceral (LV).

Estratégias	Objetivos	Metodologia
Vigilância entomológica	• Verificar a presença de *Lutzomyia longipalpis* e/ou *Lutzomyia cruzi* em municípios sem casos de LV em humanos ou em municípios silenciosos • Verificar a presença de *L. longipalpis* e/ou *L. cruzi* em municípios com transmissão esporádica, moderada ou intensa e onde não tenham sido realizadas investigações anteriores • Conhecer a dispersão do vetor no município, a fim de apontar, naqueles sem casos autóctones de LV, as áreas receptivas para a realização do inquérito amostral canino; nos municípios com transmissão da LV, orientar as ações de controle do vetor	• Coleta manual com a utilização de tubo do tipo Castro • Coleta manual, capturador monitorado • Coleta com armadilha adesiva • Coleta com armadilhas luminosas • Armadilhas com animais ou feromônios
Vigilância em humanos*	• Identificar se o caso é autóctone ou importado (caso seja importado, informar o serviço de vigilância epidemiológica estadual ou municipal do local provável de infecção) • Verificar se a área é endêmica ou se é um novo local de transmissão • Conhecer as características epidemiológicas do caso • Realizar busca ativa de casos novos e caracterizá-los clínica e laboratorialmente e a classificação da área.	• Detecção dos indivíduos que procuram espontaneamente os serviços de saúde • Busca ativa dos casos nos locais de transmissão • Visitas domiciliares dos profissionais da Estratégia da Saúde da Família • Encaminhamento dos casos suspeitos para os centros de referência
Vigilância no cão	• Realizar alerta ao serviço e à classe médica veterinária quanto ao risco da transmissão da leishmaniose visceral canina • Divulgar à população informações sobre a ocorrência da leishmaniose visceral canina na região e alertar sobre os sinais clínicos e os serviços para o diagnóstico, bem como as medidas preventivas para a eliminação dos prováveis criadouros do vetor • Para o poder público, desenvolver e implementar as ações de limpeza urbana em terrenos, praças públicas, jardins, logradouros, entre outros, destinando de maneira adequada a matéria orgânica recolhida • Na suspeita clínica de cão, delimitar a área para investigação do foco. Define-se como área para investigação aquela que, a partir do primeiro caso canino, estiver circunscrita em um raio de no mínimo 100 cães a serem examinados. Nessa área, deverão ser feitas as tarefas explicitadas ao lado	• Busca ativa de cães sintomáticos para exame parasitológico e confirmação da identificação da espécie de *Leishmania*. Uma vez confirmada a infecção por *L. infantum*, coletar material sorológico em todos os cães da área, a fim de avaliar a prevalência canina e aplicar as demais medidas

*A leishmaniose visceral humana constitui uma moléstia de notificação compulsória; portanto, qualquer caso suspeito deve ser notificado por meio da ficha padronizada pelo Sistema Nacional de Agravos de Notificação (SIVAN) e investigado pelos serviços de saúde competentes. Adaptado de Brasil, 2006; 2019.

(doença semelhante à leishmaniose visceral ou calazar-símile) (Figuras 27.7 e 27.8) – não relacionada a patógenos do gênero *Leishmania* (investigações genômicas foram realizadas descartando tal etiologia). Com efeito, a suspeição é de que a entidade nosológica seja causada por um novo parasito, relacionado a *Crithidia fasciculata* (Maruyama et al., 2019) (cuja classificação taxonômica está no Quadro 27.6). Deve ser ressaltado que protista desse gênero já foi isolado de enfermos com suspeita de leishmaniose cutânea, no Irã (Ghobakhloo et al., 2019).

Um dos principais problemas oriundos dessa nova enfermidade, emergente, é a ausência de resposta do protozoário aos medicamentos habitualmente utilizados para o tratamento da leishmaniose visceral, sobrevindo a morte do paciente (Maruyama et al., 2019). Novos estudos serão imprescindíveis para o melhor entendimento da moléstia – incluindo a identificação definitiva do agente, a compreensão da interação patógeno-hospedeiro e as relações ecoepidemiológicas existentes –, a fim de consubstanciar as investigações para o desenvolvimento da terapêutica apropriada, o dimensionamento de seu real impacto epidemiológico (especialmente em termos da diferenciação clínico-laboratorial dos quadros de calazar) e para a implementação de adequadas medidas de controle.

Agradecimentos

Os autores do presente capítulo são gratos aos pesquisadores: Sandra R. Maruyama; Nayore T. Takamiya; Talita Y. Takahashi; Luana A. Rogerio e Caio A. B. Oliveira (Universidade Federal de São Carlos, São Carlos, Brazil); Alynne K. M. de Santana; Amélia R. Jesus; Aline S. Barreto; Angela M. da Silva e Roque P. Almeida (Universidade Federal de Sergipe, Aracaju, Brazil); Cristiane M. Milanezi; Viviane A. Trombela e Angela K. Cruz (Universidade de São Paulo, Ribeirão Preto, Brazil); José M Ribeiro (National Institutes of Health, Rockville, Maryland, USA); e João S. Silva (Fundação Oswaldo Cruz Bi-institucional, Ribeirão Preto), por cederem gentilmente as Figuras 27.7 e 27.8. Também, são

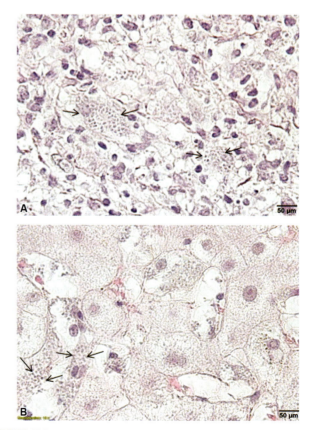

FIGURA 27.7 Doença semelhante à leishmaniose visceral. Em **A**, amastigotas (setas) obtidas da pele; em **B**, fígado do paciente infectado. Coloração: hematoxilina e eosina. (1.000× de aumento, sendo que a barra de escala representa 50 μm). Reproduzida, com autorização, de Maruyama et al., 2019.

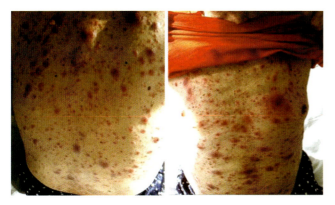

FIGURA 27.8 Caso fatal de doença semelhante à leishmaniose visceral (*visceral leishmaniasis-like illness*). Observam-se lesões cutâneas papulares e nodulares disseminadas, após 8 meses de tratamento com anfotericina B lipossomal. Reproduzida, com autorização dos autores e da família do paciente, de Maruyama et al., 2019.

QUADRO 27.6 Classificação taxonômica de protozoários do gênero *Crithidia*.

Super-reino	Eukaryota
Ordem	Kinetoplastida
Família	Trypanosomatidae
Subfamília	Leishmaniinae
Gênero	*Crithidia*
Espécies	*Crithidia abscondita, Crithidia acanthocephali, Crithidia bombi, Crithidia brachyflagelli, Crithidia brevicula, Crithidia confusa, Crithidia dedva, Crithidia expoeki, Crithidia fasciculata, Crithidia flexonema, Crithidia guilhermei, Crithidia hutneri, Crithidia insperata, Crithidia luciliae, Crithidia mellificae, Crithidia otongatchiensis, Crithidia permixta, Crithidia pragensis, Crithidia ricardoi, Crithidia thermophila*

Adaptado de NCBI, 2019; EOL, 2019.

especialmente agradecidos à família do enfermo, cujas imagens estão reproduzidas na Figura 27.8, pela autorização para a publicação. Por fim, agradecem, igualmente, aos pesquisadores L. Giannitrapani, M. Soresi, E. La Spada (Department of Clinical Medicine and Emerging Pathologies, University of Palermo); C. Tripodo (Department of Human Pathology, University of Palermo) e G. Montalto (Department of Clinical Medicine and Emerging Pathologies, University of Palermo), pela gentil cessão da Figura 27.2.

Referências bibliográficas

Akhoundi M, Kuhls K, Cannet A et al. A historical overview of the classification, evolution, and dispersion of Leishmania: parasites and Sandflies. PLoS Negl Trop Dis 2016; 10(3):e0004349.

Amato-Neto V, Queiroz R, Campos R et al. Pneumonite intersticial no calazar: estudo radiológico retrospectivo de dezessete casos da doença. Rev Inst Med Trop São Paulo 1960; 2(2):108-11.

Anstead GM, Chandrasekar B, Zhao W et al. Malnutrition alters the innate immune response and increases early visceralization following Leishmania donovani infection. Infect Immun 2001; 69:4709-18.

Aronson N, Herwaldt BL, Libman M et al. Diagnosis and treatment of leishmaniasis: Clinical Practice Guidelines by the Infectious Diseases Society of America (IDSA) and the American Society of Tropical Medicine and Hygiene (ASTMH). Clin Infect Dis 2016; 15,63(12): e202-64.

Bacellar O, D'Oliveira A, Jerônimo S et al. IL-10 and IL-12 are the main regulatory cytokines in visceral leishmaniasis. Cytokine 2000; 12:1228-31.

Badaró R, Duarte MJS. Leishmaniose visceral (calazar). In: Veronesi R, Focaccia R. Tratado de infectologia. 4. ed. São Paulo: Atheneu; 2009.

Bern C, Jha SN, Joshi AB et al. Use of the recombinant K39 dipstick test and the direct agglutination test in a setting endemic for visceral leishmaniasis in Nepal. Am J Trop Med Hyg 2000; 63:153-157.

Bhattacharya P, Ali N. Involvement and interactions of different immune cells and their cytokines in human visceral leishmaniasis. Rev Soc Bras Med Trop 2013; 46(2):128-34.

Bow E. Treatment and prevention of neutropenic fever syndromes in adult cancer patients at low risk for complications. Disponível em: https://www.uptodate.com/contents/treatment-and-prevention-of-neutropenic-fever-syndromes-in-adult-cancer-patients-at-low-risk-for-complications. Acesso: mar. 2019.

Bow E, Wingard JR. Overview of neutropenic fever syndromes. UpTo-Date, mar, 2019.

Brasil. Ministério da Saúde. Doenças infecciosas e parasitárias. Guia de bolso. 8. ed. Brasília: Ministério da Saúde; 2010.

Brasil. Ministério da Saúde. Guia de Vigilância em Saúde : volume único [recurso eletrônico]. 3. ed. – Brasília : Ministério da Saúde, 2019.

Brasil. Ministério da Saúde. Guia para uso de hemocomponentes. – 2. ed., 1. reimpr. – Brasília : Ministério da Saúde, 2015b.

Brasil. Ministério da Saúde. Leishmaniose visceral grave: normas e condutas. Brasília: Ministério da Saúde, 2006.

Brasil. Ministério da Saúde. Manual de recomendações para diagnóstico, tratamento e acompanhamento de pacientes com a coinfecção leishmania-HIV. – 1. ed., rev. e ampl. – Brasília : Ministério da Saúde, 2015a.

Brasil. Ministério da Saúde. Secretaria de Vigilância de vigilância e controle da leishmaniose visceral. 1. ed., 5. reimpr. – Brasília: Ministério da Saúde, 2014.

Bükte Y, Nazaroglu H, Mete A et al. Visceral leishmaniasis with multiple nodular lesions of the liver and spleen: CT and sonographic findings. Abdom Imaging 2004;29(1):82-4.

Carvalho EM, Barral A, Pedral-Sampaio D et al. Immunologic markers of clinical evolution in children recently infected with Leishmania donavani chagasi. J Infect Dis 1992a; 165:535-40.

Carvalho EM, Sampaio D, Bacellar O et al. Imunoregulation in American visceral leishmaniasis. Mem Inst Oswaldo Cruz 1992b; 83(Suppl. 1):368-71.

Carvalho EM, Teixeira RS, Johnson Jr WD. Cell-mediated immunity in American visceral leishmaniasis: reversible immunosuppression during acute infection. Infect Immun 1981;33:498-502.

Cerf BJ, Jones TC, Badaró R et al. Malnutrition as a risk factor for severe visceral leishmaniasis. J Infect Dis 1987; 156:1030-3.

Chagas E, Cunha AM, Ferreira LC et al. Leishmaniose visceral americana. Mem Inst Oswaldo Cruz 1938; 33:89-193.

Collin N, Gomes R, Teixeira C et al. Sand fly salivary proteins induce strong cellular immunity in a natural reservoir of visceral leishmaniasis with adverse consequences for Leishmania. PLoS Pathog 2009; 5(5):e1000441.

Costa LE, Goulart LR, Pereira NC et al. Mimotope-based vaccines of Leishmania infantum antigens and their protective efficacy against visceral leishmaniasis. PloS One 2014; 9(10):e110014.

Costa SR, D'Oliveira A, Bacellar O et al. T cell response of asymptomatic Leishmania chagasi infected subjects to recombinant leishmania antigens. Mem Inst Oswaldo Cruz 1999; 94:367-70.

Courtenay O, Quinnell RJ, Garcez LM et al. Infectiousness in a cohort of Brazilian dogs: why culling fails to control visceral leishmaniasis in areas of high transmission. Journal of Infectious Diseases 2002; 186:1314-20.

Dantas-Torres F. Final comments on an interesting taxonomic dilemma: Leishmania infantum versus Leishmania infantum chagasi. Mem Inst Oswaldo Cruz 2006;101(8):929-30.

Dantas-Torres F, Brandão-Filho SP. Visceral leishmaniose in Brazil: revisiting paradigms of epidemiology and control. Rev Inst Med Trop S Paulo 2006;48(3):151-6.

David CV, Craft N. Cutaneous and mucocutaneous leishmaniasis. Dermatol Ther 2009; 22(6):491-502.

De Freitas EO, Leoratti FMA, Freire-de-Lima CG et al. The contribution of immune evasive mechanisms to parasite persistence in visceral leishmaniasis. Frontiers in Immunology 2016; 7:1-7.

D'Oliveira Jr A, Costa SRM, Barbosa AB et al. Asimptomatic Leishmania chagasi infection in relatives and neighbors of patients with visceral leishmaniasis. Mem Inst Oswaldo Cruz 1997; 92:15-20.

Dostálová A, Volf P. Leishmania development in sand flies: parasite-vector interactions overview. Parasites & Vectors 2012; 5:276.

EOL – Encyclopedia of Life. Disponível em: https://eol.org/pages/2910547/names. Acesso em: set. 2019.

Faleiro R, Kumar R, Hafner LM et al. Immune regulation during chronic visceral leishmaniasis. PLoS Neglected Tropical Diseases 2014;8(7):e2914.

Faustino C, Pinheiro L. Lipid Systems for the Delivery of Amphotericin B in Antifungal Therapy. Pharmaceutics 2020;12(1)pii: E29.

Ferreira EDC, Lana M, Carneiro M et al. Comparison of serological assays for the diagnosis of canine visceral leishmaniasis in animals presenting diferent clinical manifestations, Vet Paras 2007, 146(3-4):235-41.

Figueiró Filho EA, Uehara SNO et al. Leishmaniose visceral e gestação: relato de caso. Rev Bras Ginecol Obstet. 2005; 27(2):92-7.

Freitas VC, Parreiras KP, Duarte AP et al. Development of Leishmania (Leishmania) infantum chagasi in its natural sandfly vector Lutzomyia longipalpis. Am J Trop Med Hyg. 2012; 86(4):606-12.

Ghobakhloo N, Motazedian MH, Naderi S et al. Isolation of Crithidia spp. from lesions of immunocompetent patients with suspected cutaneous leishmaniasis in Iran. Trop Med Int Health 2019; 24:116–26.

Giannitrapani L, Soresi M, La Spada E et al. Progressive visceral leishmaniasis misdiagnosed as cirrhosis of the liver: a case report. J Medical Case Reports 2009; 3(1):7265.

Global Biotic Interactions. Disponível em: https://www.globalbioticinteractions.org/?interactionType=interactsWith&sourceTaxon=NCBI%3A5658. Acesso em out. 2019.

Gluenz E, Ginger ML, Mckean PG. Flagellum assembly and function during the Leishmania life cycle. Curr Opin Microbio 2010; 13(4):473-9.

Gomes AP, Miguel PSB, Vitorino RR, et al. Visceral leishmaniasis: a brazilian perspective. J Trop Dis Publ Health 2016; 2006; 4:1000202.

Gomes AP, Vitorino RR, Vieira PAF et al. Avaliação laboratorial da urina. In: Calixto-Lima L, Reis NT. Interpretação de exames laboratoriais aplicados à nutrição clínica. Rio de Janeiro: Rubio; 2012.

Gomes R, Teixeira C, Teixeira MJ et al. Immunity to a salivary protein of a sand fly vector protects against the fatal outcome of visceral leishmaniasis in a hamster model. Proc Natl Acad Sci 2008;105(22):7845-50.

Gontijo CMF, Melo MN. Leishmaniose visceral no Brasil: quadro atual, desafios e perspectivas. Rev Bras Epidemiol 2004; 7(3):338-49.

Goto H, Lindoso JAL. Immunity and immunosuppression in visceral leishmaniasis. Braz J Med Biol Res 2004; 37: 615-23.

Goto H, Prianti MG. Immunoactivation and immunopathogeny during active visceral leishmaniasis. Rev Inst Med Trop S Paulo 2009; 51(5):241-6.

Gradoni L, Gramiccia M. Leishmaniosis. In: OIE Manual of Diagnostic Tests and Vaccines for Terrestrial Animals (mammals, birds and bees), Office International des Epizooties, Paris, 2008.

Grimaldi G Jr, Teva A, Ferreira AL et al. Evaluation of a novel chromatographic immunoassay based on Dual-Path Platform technology (DPP® CVL rapid test) for the serodiagnosis of canine visceral leishmaniasis. Trans R Soc Trop Med Hyg 2012; ;106(1):54-9.

Haddad MC, Al Awar GN. Imaging of parasitic disease of the hepatobiliary tract, pancreas, and spleen. In: Haddad MC, El Bagi MEA, Tamraz JC. Imaging of Parasitic Disease. Berlin: Springer; 2008.

Hailu A, Menon JN, Berhe N et al. Distinct immunity in patients with visceral leishmaniasis from that in subclinically infected and drug-cured people: implications for the mechanism underlying drug cure. J Infect Dis 2001; 184:112-5.

Herwaldt BL. Leishmaniose. In: Fauci AS, Braunwald E, Kasper DL et al. Harrison medicina interna. 17. ed. Rio de Janeiro: McGraw-Hill; 2008.

Kevric I, Cappel MA, Keeling J H. New world and old world Leishmania infections: a practical review. Dermatologic Clinics. 2015; 33(3):579-93.

Kumar R, Bhatia M, Pai K. Th1 Th2 role of cytokines in the pathogenesis of Visceral Leishmaniasis. Clin Lab 2017; 63(10):1549-1559.

Lainson R, Shaw JJ. Evolution, classification and geographical distribution. In: Killick-Kendric R, Peters W. The Leishmaniases in Biology and Medicine, Academic Press, London 1987.

Leal JM, Mosquini M, Covre LP et al. Intranasal vaccination with killed Leishmania amazonensis promastigotes antigen (LaAg) associated with CAF01 adjuvant induces partial protection in BALB/c mice challenged with Leishmania (infantum) chagasi. Parasitology 2015;142(13):1640-6.

Liew FY, O'Donnell CA. Immunology of leishmaniasis. Adv Parasitol 1993; 32:161-259.

Lima LM, Oliveira MR, Gomes AP et al. Avaliação hematológica do sangue. In: Calixto-Lima L, Reis NT. Interpretação de exames laboratoriais aplicados à nutrição clínica. Rio de Janeiro: Rubio; 2012.

Locksley RM, Pingel S, Lacy D et al. Susceptibility to infectious diseases: Leishmania as a paradigm. J Infect Dis 1999; 179(Supl. 2):305-8.

Lopes EG, Seva AP, Ferreira F et al. Serological and molecular diagnostic tests for canine visceral leishmaniasis in Brazilian endemic area: one out of fve seronegative dogs are infected, Epidem Infec 2017;145(12):1-9.

Magill AJ. Leishmania Species: Visceral (Kala-Azar), Cutaneous, and Mucosal Leishmaniasis. In: Mandell GL, Bennett JE, Dolin R. Mandell, Douglas, and Bennett's principle and practice of infectious disease. 8. ed. Philadelphia: Elsevier; 2015.

Manson-Bahr PE. Immunity in Kala-azar. Trans R Soc Trop Med Hyg 1961; 55:550-5.

Marcondes M, Day MJ. Current status and management of canine leishmaniasis in Latin America. Res Vet Sci. 2019,123:261-72.

Martins TV, de Carvalho TV, de Oliveira CV et al. Leishmania chagasi heparina-binding protein: cell localization and participation in L. chagasi infection. Molecular and Biochemical Parasitology 2015; 204(1): 34-43.

Maruyama SR, de Santana AKM, Takamiya NT et al. Non-Leishmania parasite in fatal visceral Leishmaniasis-Like Disease, Brazil. Emerg Infect Dis 2019; 25(11):2088-2092. Disponível em: https://wwwnc.cdc.gov/eid/article/25/11/18-1548_article. Acesso em: jan. 2020.

Marzochi KBF, Marzochi MCA, Schubach AO. Leishmaniose visceral: interação hospedeiro-parasito e determinismo das formas clínicas. Ver Soc Bras Med Trop 1999; 32(Supl. 2):59.

Marzochi MCA, Fagundes A, Andrade MV et al. Visceral leishmaniasis in Rio de Janeiro, Brazil: eco-epidemiological aspects and control. Rev Soc Bras Med Trop 2009; 42(5):570-80.

Marzochi MCA, Marzochi KBF. Leishmanioses em áreas urbanas. Rev Soc Bras Med Trop 1997; 30(supl 1):162-5.

Mattos MS. Calazar. In: Schechter M, Marangoni DV. Doenças infecciosas: conduta diagnóstica e terapêutica. 2. ed. Rio de Janeiro: Guanabara Koogan; 1998.

Mohebali M, Taran M, Zarei Z. Rapid detection of Leishmania infantum infection in dogs: comparative study using an immunochromatographic dipstick rK39 test and direct agglutination. Vet Parasit 2004; 121:239-45.

Nascimento ELT; Medeiros IM. Leishmaniose visceral (calazar). In: Tavares W, Marinho LAC. Rotinas de diagnóstico e tratamento das doenças infecciosas e parasitárias. São Paulo: Atheneu, 2015.

NCBI. National Center for Biotechnology Information. Taxonomy. Disponível em: https://www.ncbi.nlm.nih.gov/taxonomy. Acesso em: 15 nov 2017.

Nieto A, Domínguez-Bernal G, Orden JA et al. Mechanisms of resistance and susceptibility to experimental visceral leishmaniosis: BALB/c mouse versus syrian hamster model. Vet Res 2011; 23(42):39.

Noli C, Saridomichelakis MN. An update on the diagnosis and treatment of canine leishmaniosis caused by Leishmania infantum (syn. L. chagasi). Veterinary Journal. 2014; 202(3):425-35.

Oliveira JM, Fernandes AC, Dorval MEC et al. Mortalidade por leishmaniose visceral: aspectos clínicos e laboratoriais. Rev Soc Bras Med Trop 2010; 43(2):188-93.

Oliveira MR, Fontes GG, Lima LM et al. Avaliação bioquímica do sangue. In: Calixto-Lima L, Reis NT (eds.). Interpretação de exames laboratoriais aplicados à nutrição clínica. Rio de Janeiro: Rubio; 2012.

OPAS. Organização Panamericana de Saúde. Leishmanioses: Informe Epidemiológico das Américas. Março de 2019. Disponível em: http://iris.paho.org/xmlui/bitstream/handle/123456789/50505/2019-cde-leish-informe-epi-das-americas.pdf?sequence=2&isAllowed=y

Paredes R, Munhoz J, Dias I et al. Leishmaniasis in HIV infection. J Postgrad Med 2003; 49(1):39-49.

Piarroux R, Gambarelli F, Dumon H et al. Comparison of PCR with direct examination of bone marrow aspiration, myeloculture and serology for diagnosis of visceral leishmaniasis in immunocompromised patients. J Clin Microbiol 1994; 32:746-9.

Pires SF, Fialho LC Jr, Silva SO et al. Identification of virulence factors in Leishmania infantum strains by a proteomic approach. Proteome Res 2014; 13(4):1860-72.

Porrozzi R, Santos Da Costa MV, Teva A et al., Comparative evaluation of enzyme-linked immunosorbent assays based on crude and recombinant leishmanial antigens for serodiagnosis of symptomatic and asymptomatic Leishmania infantum visceral infections in dogs. Clin Vac Immun 2007; 14(5): 544-48.

Prado PF, Rocha MF, Sousa JF et al. Epidemiological aspects of human and canine visceral leishmaniasis in Montes Claros, State of Minas Gerais, Brazil, between 2007 and 2009. Rev Soc Bras Med Trop 2011; 44(5):561-6.

Prata A, Silva LA. Calazar. In: Coura JR. Dinâmica das doenças infecciosas e parasitárias. Rio de Janeiro: Guanabara Koogan; 2005.

Reed SL, Davis CE. Diagnóstico laboratorial das parasitoses. In: Fauci AS, Braunwald E, Kasper DL et al. Harrison medicina interna. 17. ed. Rio de Janeiro: McGraw-Hill; 2008.

Reithinger R, Dujardin JC, Louzir H et al. Cutaneous leishmaniasis. Lancet Infect Dis 2007; 7:581-96.

Rey L. Bases da parasitologia. 4. ed. Rio de Janeiro: Guanabara Koogan; 2008.

Rey L. Bases da parasitologia médica. 3. ed. Rio de Janeiro: Guanabara Koogan, 2010.

Rodrigues V, Cordeiro-da-Silva A, Laforge M et al. Regulation of immunity during visceral Leishmania infection. Parasites & Vectors 2016; 9(1):118.

Santini MS, Salomón OD, Acardi SA et al. Lutzomyia longipalpis behavior and control at an urban visceral leishmaniasis focus in Argentina. Rev Inst Med Trop 2010; 52(4):187-91.

Santos JML, Dantas-Torres F, Mattos MRF et al. Prevalência de anticorpos antiLeishmania spp. em cães de Garanhuns, Agreste de Pernambuco. Rev Soc Bras Med Trop 2010; 43(1):41-5.

Sato S, Bhaumik P, St-Pierre G et al. Role of galectin-3 in the initial control of leishmania infection. Crit Rev Immunol 2014; 34(2):147-75.

SBMT. Sociedade Brasileira de Medicina Tropical. Avança projeto de lei que torna obrigatória e gratuita vacina contra Leishmaniose Visceral Canina, 4 fev. 2019. Disponível em: https://www.sbmt.org.br/portal/bill-that-makes-canine-visceral-leishmaniasis-vaccination-free-and-obligatory-advances/

Schwartz E, Hatz C, Blum J. New world cutaneous leishmaniasis intravellers. Lancet Infect Dis 2006; 6:342-9.

Sedaghattalab M, Azizi A. Brain Parenchyma (pons) Involvement by Visceral Leishmaniasis: A Case Report. Iran J Parasitol 2018; 13(1):145-148.

Selvapandiyan A, Croft SL, Rijal S et al. Innovations for the elimination and control of visceral leishmaniasis. PLoS Negl Trop Dis 2019; 13(9):e0007616.

Shrivastava R, Sinha PR, Singh VP et al. Echocardiographic evaluation of cardiac status in Indian visceral leishmaniasis patients. Trans R Soc Trop Med Hyg 2007; 101(5):429-32.

Silva E, Van der Meide W, Schoone G et al. Diagnosis of canine leishmaniasis in the endemic area of Belo Horizonte, Minas Gerais, Brazil by parasite, antibody and DNA detection assays. Vet Res Commun 2006; 30:637-43.

Singh S, Sivakumar R. Recent advances in the diagnosis of leishmaniasis. J. Postgrad Med 2003; 49(1):55-60.

Siqueira-Batista R, Geller M, Gomes AP, et al O sistema imunológico: atualidades e perspectivas para a prática clínica. J Bras Med 2008; 95:28-34.

Siqueira-Batista R, Gomes AP. Antimicrobianos – guia prático. 2. ed. Rio de Janeiro: Rubio; 2010.

Souza NP, Almeida ABPF, Freitas TPT et al. Leishmania (Leishmania) infantum chagasi em canídeos silvestres mantidos em cativeiro. Rev Soc Bras Med Trop 2010; 43(3):333-5.

SUCEN. Superintendência de Controle de Endemias. Secretaria de Estado da Saúde de São Paulo (SES). Manejo integrado para prevenção da proliferação de vetores de dengue e leishmaniose e de escorpiões. Rev Saúde Pública 2007; 41(2):317-20.

Tavares W. Antibióticos e quimioterápicos para o clínico. 3. ed. São Paulo: Atheneu; 2014.

Torres MM, Almeida AB, Paula DA et al. Hemostatic assessment of dogs associated with hepatic parasite load of Leishmania infantum chagasi. Brazilian J Vet Parasit 2015;25(2):244-7.

Verde FA, Verde FA, Veronese FJ et al. Hyponatremia in visceral leishmaniasis. Rev Inst Med Trop 2010;52(5):253-8.

Werneck GL, Batista MS, Gomes JR et al. Prognostic factors for death from visceral leishmaniasis in Teresina, Brazil. Infection 2003; 31: 174-7.

Werneck GL, Hasselmann MH, Gouvêa TG. Panorama dos estudos sobre nutrição e doenças negligenciadas no Brasil. Ciênc Saúde Coletiva 2011;16(1):39-62.

Wingard, JR. Treatment of neutropenic fever syndromes in adults with hematologic malignancies and hematopoietic cell transplant recipients (high-risk patients). UpToDate, dec, 2018.

WHO. World Health Organization. Neglected tropical diseases: hidden successes, emerging opportunities. Geneva: World Health Organization; 2009.

WHO. World Health Organization. Leishmaniosis. Disponível em: http://www.who.int/topics/leishmaniasis/en/. Acesso em: set. 2019.

WHO. World Health Organization. Control of the leishmaniases. World Health Organization technical report series. 2010; 949:22-6.

a fecundação, são formados os oocinetos móveis, os quais atravessam a parede do intestino delgado, formando os oocistos. Estes se rompem, dando origem aos esporozoítos, que migram para as glândulas salivares do inseto, podendo infectar novo hospedeiro em repasto sanguíneo subsequente, concluindo o ciclo biológico do *Plasmodium*. O ciclo no vetor dura, em geral, de 7 a 21 dias.

Esse ciclo pode ser diferente em plasmódios das espécies *P. vivax* e *P. ovale*, nas quais os esporozoítos, ao invadirem os hepatócitos, podem ficar em estado de latência por um período de 1 mês a 2 anos, sendo chamados de hipnozoítos. Assim, o paciente pode apresentar recorrências da doença mesmo após tratamento inicial e ainda que não tenha revisitado áreas endêmicas de malária, devido à reativação dos hipnozoítos. Esse fenômeno é denominado recaída.

Imunologia e patologia

A malária por *P. falciparum* é a mais grave devido a dois fenômenos importantes: a citoaderência e a produção de rosetas. O primeiro fenômeno ocorre porque, à medida que o parasito amadurece no interior dos eritrócitos, envia proteínas para a superfície deles, as quais são incorporados à membrana celular. Consequentemente, o eritrócito passa a apresentar "botões" protuberantes, ou *knobs* (Subramani et al., 2015), com propensão particular a aderirem a moléculas do endotélio (citoaderência). Assim, esses botões começam a obstruir a circulação, principalmente a microcirculação nos capilares sanguíneos do cérebro, dos rins, pulmões e da placenta. Nesse processo de adesão celular, os *knobs* se conectam aos diferentes receptores endoteliais do hospedeiro, que podem ser molécula de adesão intercelular 1 (ICAM-1), molécula de adesão leucocitária ao endotélio 1 (ELAM-1) e molécula de adesão vascular 1 (VCAM-1); no cérebro, o principal ligante é o ICAM-1. Além disso, os glóbulos vermelhos infectados passam a aderir aos glóbulos vermelhos normais, formando aglomerados celulares, ou "rosetas". Esses dois fatores em conjunto podem causar a grave interrupção do fluxo sanguíneo, levando a hipoxia e efeitos metabólicos deletérios, como a acidose láctica e a hipoglicemia, ou a disfunções orgânicas graves, se o local afetado for o cérebro, o fígado ou os rins.

Em regiões endêmicas, com o avanço da idade e consequente aumento do número de episódios de infecção por *Plasmodium*, observa-se um fenômeno de proteção contra infecções associadas a manifestações mais graves; tal imunidade não é considerada completamente protetora e, ademais, pode ser perdida após alguns meses ou anos sem contato com o parasito. Sem embargo, um estudo mostrou que imigrantes africanos residentes na França foram capazes de manter essa imunidade contra *P. falciparum*, mesmo após vários anos sem exposição (Bouchaud et al., 2005). Em áreas endêmicas, os neonatos podem ser protegidos pela transferência de IgG através da placenta ou, ainda, pela presença de hemoglobina fetal nos eritrócitos (Deloron; Chougnet, 1992; Baird et al., 2003; Wichmann et al., 2003; Bouchaud et al., 2005).

A participação hepática na malária está relacionada ao próprio ciclo do protista, tendo em vista a invasão dos hepatócitos pelos esporozoítos, inoculados pelos vetores, fêmeas de anofelinos infectadas, nos primeiros momentos do processo infeccioso (ver Figura 28.1). Sem embargo, o acometimento do fígado propriamente dito está relacionado ao ciclo eritrocitário, principalmente naqueles indivíduos não imunes infectados por *P. falciparum*. De fato, a elevada parasitemia – com aumento de células infectadas nos sinusoides hepáticos, associada a hipertrofia e hiperplasia das células de Kuppfer – pode provocar retardo da circulação, hipoxia, degeneração celular e congestão do órgão.

O baço é comumente afetado nas infeções pelo parasito, e está relacionado à proteção e à gravidade da doença, considerando sua participação na resposta imune e, ainda, as observações de maior gravidade da moléstia nos pacientes esplectomizados. A malária cursa, normalmente, com esplenomegalia, e os resultados demonstram, fortemente, a relação da resposta inflamatória ocorrida nesse órgão e o controle da carga parasitária (ou seja, atua substantivamente no controle da parasitemia).

O baço pode apresentar-se hiperplásico e hipertrófico, sendo descritos, ainda, casos de aderência à parede abdominal e ao diafragma (Tosta; Muniz-Junqueira, 2017). Deve-se destacar que as variantes antigênicas de proteína de membrana do eritrócito 1 da *P. falciparum* (PfEMP-1) parecem induzir uma resposta imune específica, e os mecanismos relacionados incluem citotoxicidade celular, opsonização e eliminação por macrófagos esplênicos (Chotivanich et al., 2002; Buffet et al., 2006).

Os pulmões também podem ser acometidos na malária, com espectro clínico variável, sobrevindo desde hipoxia e hipocapnia de padrão restritivo, até bronquite, infiltrado intersticial e alveolar e derrame pleural. Nos casos mais graves há evolução para edema pulmonar, alteração que pode se expressar clinicamente como síndrome do desconforto respiratório agudo (SDRA) (Maknitikul et al., 2017; Tosta; Muniz-Junqueira, 2017).

Malária cerebral

A malária cerebral, umas das manifestações graves da infecção por *P. falciparum*, ocorre devido a dois principais eventos, que são a diminuição e a obstrução do fluxo sanguíneo sistêmico e as lesões teciduais/de parênquima cerebral decorrentes do desequilíbrio do funcionamento do sistema imunológico. Além disso, há desregulação da cascata de coagulação, com alteração da contagem de plaquetas e presença de partículas pró-coagulantes, o que pode levar ao surgimento de trombos e focos hemorrágicos (Gomes et al., 2011).

Algumas citocinas e quimiocinas têm sido associadas à gravidade da doença, e um grande aumento de mediadores inflamatórios contribui para o sequestro de leucócitos para a microcirculação cerebral, ampliando a reação inflamatória local. Esse processo provoca uma perda progressiva da uniformidade da barreira hematencefálica, que fica cada vez mais pérvia e suscetível à neuroinflamação, com possibilidade de desfecho fatal.

Recentes estudos revelaram um aumento significativo do risco de déficit cognitivo (na fala, linguagem e memória), de problemas comportamentais e de atenção, além de dificuldades de aprendizagem e raciocínio abstrato em pacientes pós-malária cerebral. Porém, esses resultados ainda não são conclusivos, haja vista a possibilidade de interferência dos medicamentos antipalúdicos no surgimento desses distúrbios psiquiátricos (Remington; Croft, 2016).

A total compreensão do processo fisiopatológico da malária cerebral permanece em aberto, destacando-se que as pesquisas atuais devem buscar marcos diagnósticos que evidenciem a progressão da doença, a fim de desenvolver melhores estratégias de tratamento conforme o quadro clínico do paciente.

Aspectos clínicos

Doença em humanos

- *Malária por* P. vivax, P. malariae *e* P. ovale

O período de incubação (entre a picada do mosquito e o aparecimento das primeiras manifestações) varia conforme a espécie do plasmódio: 14 dias para o *P. vivax*, 30 dias para o *P. malariae* e 12 dias para o *P. falciparum*. Os sinais e sintomas característicos da malária envolvem a tríade de febre, calafrios e sudorese; porém, no período sintomático inicial, o paciente informa mal-estar, náuseas, tonturas e dores musculares. Posteriormente, inicia o ataque paroxístico, com calafrios que podem durar até 1 hora, seguido por período de febre alta (por volta de 40°C). Duas a 6 horas após a febre, ocorrem sudorese intensa e fraqueza extrema. Em sequência, há um momento com ausência de queixas.

Depois dessa sintomatologia inicial, que pode durar alguns dias, a febre surge intermitentemente, conforme o tempo do ciclo eritrocítico de cada espécie de *Plasmodium*, visto que ela se correlaciona à ruptura dos eritrócitos e à liberação de merozoítas na corrente sanguínea.

Assim, ela aparece a cada 72 horas, no caso do *P. malariae*, perfazendo a malária quartã; e a cada 48 horas para o *P. vivax* e o *P. falciparum*, correspondendo, respectivamente, à malária terçã benigna e à malária terçã maligna. Entretanto, nem sempre há regularidade nesses picos febris, pois são necessários alguns ciclos para se chegar ao padrão relatado. Além disso, o paciente pode ter sido inoculado com esporozoítos em momentos distintos e, portanto, possuir parasitos em diferentes estágios evolutivos dentro do seu organismo.

A infecção por *P. vivax* ou *P. ovale* geralmente apresenta-se com contagem aumentada de reticulócitos, pois a hemólise estimula a eritropoiese e, considerando a invasão, principalmente dos eritrócitos jovens, por essas espécies, a parasitemia pode ser elevada, na faixa de 1 a 2%. Na infecção por *P. malariae*, espécie que invade eritrócitos velhos, a parasitemia é baixa e a sintomatologia é branda; entretanto, pode provocar quadro de glomerulopatia relacionado aos imunocomplexos, em um período variável de 3 a 6 meses após a doença.

Outras formas clínicas que são eventualmente observadas no adoecimento por malária são a colérica e a álgida. Na primeira, há diarreia com forte desidratação; e a segunda, cujo principal mecanismo fisiopatológico é a mediação do fator de necrose tumoral (TNF), apresenta-se com cianose periférica e pele fria.

Malária falcípara

A malária causada por *P. falciparum* é grave e deve ser considerada uma emergência médica, sendo imprescindível a internação em unidade de terapia intensiva (UTI) visando à minimização de danos advindos de complicações da infecção malárica grave. Os pacientes podem evoluir com achados clínicos compatíveis com sepse, com envolvimento de diferentes órgãos e sistemas (Singer et al., 2016; Siqueira-Batista et al., 2012; Gomes et al., 2011).

Nos indivíduos infectados por *P. falciparum*, a produção aumentada de anticorpos não interfere na reprodução de parasitos; além disso, como o protozoário invade tanto eritrócitos jovens quanto velhos, uma alteração laboratorial presente é a hiperparasitemia, podendo ter mais de 5% dos eritrócitos parasitados. As principais alterações clínicas estão descritas a seguir.

▸ **Malária cerebral | Acometimento do sistema nervoso central (SNC).** É uma das principais causas de óbito nos quadros clínicos de malária grave, com letalidade de 10 a 50%. Tem apresentação clínica com cefaleia, bruxismo, rebaixamento do nível de consciência, delírio, sonolência, torpor, convulsões e coma. Há duas teorias que buscam elucidar a imunopatologia da malária cerebral: a da inflamação e a mecânica. Esta discorre sobre o sequestro de eritrócitos e a obstrução do fluxo sanguíneo cerebral com consequente hipoxia, enquanto aquela baseia o acometimento do SNC na significativa resposta imune com liberação de citocinas (Luzolo; Ngoyi, 2019).

▸ **Anemia.** Costumeiramente presente no quadro inicial, progride com o aumento do sequestro eritrocitário e do parasitismo. Na anemia grave, a contagem de eritrócitos é menor que 15%, e a concentração de hemoglobina reduz-se a menos que 5 g/dℓ. Estudos indicam que polimorfismos na expressão de citocinas, bem como infecções virais e parasitárias, tornam o indivíduo mais suscetível a desenvolver anemia grave (White, 2018).

▸ **Disfunção hepática.** Na fase aguda, a principal lesão anatomopatológica é a hepatomegalia, que também é percebida na clínica do paciente, junto com icterícia e aumento discreto de aminotransferases. Podem ocorrer também modificações no funcionamento do órgão, tais como: diminuição na síntese de fatores de coagulação e mudança no processo da gliconeogênese, que pode levar a episódios de hipoglicemia e acidose láctica (Gomes et al., 2011). Na fase crônica, o comprometimento anatomopatológico é caracterizado por congestão hepática, colestase e dilatação sinusoidal.

▸ **Insuficiência renal.** Os danos renais decorrentes de infecção por *P. falciparum* podem ser leves ou graves, podendo ocasionar necrose tubular e insuficiência renal aguda (IRA). A IRA desenvolve-se a partir dos seguintes eventos: a citoaderência e os fenômenos embólicos provocam redução sistêmica do fluxo sanguíneo, causando hipoxia tecidual e isquemia renal (Silva et al., 2017). Além disso, a liberação de citocinas inflamatórias leva à vasoconstrição, agravando a isquemia renal, e à liberação de catecolaminas, que são tóxicas, culminando em lesões no parênquima renal.

▸ **Disfunção pulmonar.** Cursa com alta letalidade, cerca de 70%. Inicia-se com alteração na frequência respiratória, podendo evoluir para síndrome do desconforto respiratório agudo (SDRA), na qual há dano endotelial disseminado (Maknitikul et al., 2017). É necessário cuidado ao estabelecer terapia hídrica, a fim de não acarretar edema pulmonar no enfermo. Além disso, é preciso analisar a possibilidade de uso de assistência ventilatória mecânica.

▸ **Choque.** Pode ocorrer devido à redução na pressão arterial sistólica no ortostatismo combinada a acidose metabólica, sepse e/ou hemorragia. Pode ser classificado como choque hiperdinâmico, pois não há alteração na função cardíaca, e sim associação à queda na resistência vascular periférica. É uma situação rara, mas, quando presente, perfaz a síndrome malárica álgida.

Estudo que avaliou as alterações das propriedades topológicas e biomecânicas dos eritrócitos parasitados por *Plasmodium berghei* – protista que infecta roedores – mostrou mudança significativa da forma dessas células, o que, consequentemente, interfere na circulação das mesmas pelos vasos sanguíneos do hospedeiro (Kwon et al., 2019). Os eritrócitos infectados mostraram mudanças nas propriedades mecânicas e no citoesqueleto. A rigidez das células e o nível de actina F do citoesqueleto aumentaram, significativamente, em comparação com os eritrócitos controle. Observou-se ainda mudanças relevantes nas propriedades biomecânicas dos eritrócitos, que podem contribuir para sua destruição, e liberação de merozoítos no sangue, o que pode favorecer a manutenção do ciclo eritrocítico e da sintomatologia relacionada (Kwon et al., 2019).

▸ **Coagulação intravascular disseminada.** Ocorre devido à intensificação da cascata de coagulação e do sistema fibrinolítico.

▸ **Hipoglicemia.** Geralmente associa-se a hiperinsulinemia, pois fatores intrínsecos a *P. falciparum* intensificam a atividade das células betapancreáticas. A hipoglicemia é a principal disfunção metabólica dos pacientes com malária, ocorrendo, principalmente, em crianças e mulheres grávidas, eventualmente com curso fatal. Sua etiologia ainda não foi completamente compreendida, e é provável que seja multifatorial (Madrid et al., 2015). Essa disfunção bem como outras complicações graves da malária – insuficiência renal aguda, icterícia, acidose metabólica e sangramento espontâneo – foram observadas em pacientes infectados por *P. falciparum* ou *P. vivax*, cuja doença estava associada à trombocitopenia. Os resultados sugerem, ainda, uma possível relação entre as citocinas TNF-α, (IL)-6 e IL-10 e a perturbação da produção de plaquetas (Punnath et al., 2019).

Os sinais clínicos podem abranger ansiedade, sudorese, taquicardia, dispneia e diminuição do estado geral de consciência até o coma.

▸ **Acidose metabólica.** Ocorre devido a um conjunto de fatores que podem se dar concomitantemente: processo febril com consequente aumento de citocinas inflamatórias; redução e/ou congestão do fluxo sanguíneo hepático, ocasionando menor depuração do lactato; maior ação muscular em quadros convulsivos; hipoxia tecidual devido à anemia; e redução da cadeia de oxidação da glicose em eritrócitos parasitados. Em geral, a acidose está associada à resposta fisiológica de sua compensação utilizando padrão respiratório de Kussmaul (inspiração profunda, rápida e ruidosa, seguida de pausa e posterior expiração repentina), que promove alcalose respiratória. Na malária grave por *P. falciparum*, a acidose metabólica e a lesão renal aguda (LRA) são fatores predisponentes para um desfecho fatal, independentemente da faixa etária. Após análise da relação entre ácidos plasmáticos e urinários e função renal, as concentrações de ácido p-hidroxifenilático (pHPLA), no plasma e na urina, se correlacionam estreitamente com LRA em pacientes com malária grave (Sriboonvorakul et al., 2018).

A gravidade da malária está relacionada a algumas "condições de risco", com destaque para as seguintes: (1) primo-infecção ou viajante em retorno de área endêmica (independentemente de idade ou estado imunológico), (2) idade avançada, (3) gestação, (4) imunodepressão, (5) demora no diagnóstico e na instituição do tratamento, (6) gravidade da doença no momento da admissão hospitalar.

■ Diagnóstico diferencial

O diagnóstico diferencial da malária é realizado com outras doenças que cursam com processos febris, como febre tifoide, leptospirose, febre amarela e hepatites virais. No período inicial da malária, principalmente em crianças, pode ocorrer confusão diagnóstica com doenças virais ou bacterianas, dos sistemas respiratório, digestório e urinário. Já nas fases de febres intermitentes, é importante fazer diagnóstico diferencial com infecções urinárias, endocardite bacteriana e enterobacterioses septicêmicas, e, em casos de afecções neurológicas, deve-se investigar meningite e possíveis acometimentos do SNC, além de não ignorar a possibilidade da investigação de dengue ou chikungunya (Breman; Daily, 2017).

Doença em animais não humanos

O gênero *Plasmodium* spp. conta com uma grande variedade de espécies que infectam díspares animais, incluindo o *H. sapiens* e animais não humanos (desde os mamíferos até aves e répteis). Grande parte do conhecimento vigente a respeito da malária e da sua fisiopatologia foi obtida por meio de estudos em símios e roedores; portanto, informações sobre a infecção pelo protista em animais advêm, essencialmente, de pesquisas experimentais e em laboratório.

Tem-se registrada a existência de cerca de 29 espécies de *Plasmodium* que parasitam grandes símios (chimpanzés, gibões, gorilas e orangotangos), macacos e lêmures, e cinco espécies que infectam ratos-silvestres na África Central e no Egito, além daquelas cujos hospedeiros são capivara, porco-espinho africano, morcego e esquilo (Curotto et al., 2012).

Pesquisas em animais não humanos aumentam o conhecimento acerca do protozoário causador da malária, bem como apoiam estudos veterinários que abordam epidemiologia e os riscos de conservação de espécies. Em um estudo realizado em 2014, por exemplo, em um centro de reabilitação de pinguins de Magalhães em Florianópolis, foi descoberto que, apesar de a malária aviária ter patogenicidade limitada, a infecção por *Plasmodium cathemerium*, *Plasmodium nucleophilum* e *Plasmodium tejerai* nesses animais leva a alta mortalidade, podendo tornar-se uma ameaça à preservação da espécie.

Outro aspecto pertinente é a abordagem da malária como zoonose, pois estudos já identificaram sua transmissão para seres humanos (espécie *P. knowlesi*, parasito de macacos do Sudeste Asiático). Além disso, um surto de malária pelo *P. simium* foi relatado na Mata Atlântica do Rio de Janeiro, no período de 2015 a 2016. Entretanto, são necessários novos estudos e esclarecimentos nessa área, visto que a confirmação da malária como zoonose envolve o estabelecimento de um novo modo de transmissão do protista, o que tem grande relevância para a epidemiologia da doença.

Diagnóstico

Ao avaliar um paciente com processo febril, cabe ao médico suspeitar da possibilidade de malária e, desse modo, realizar investigação direcionada à doença, questionando sobre a história epidemiológica do enfermo, viagens a áreas endêmicas ou riscos de infecção por realização de recente transfusão sanguínea ou de hemoderivados, ou ocorrência de acidentes com objetos perfurocortantes.

Hematoscopia

A confirmação da suspeita diagnóstica de malária baseia-se na técnica padrão: o exame da gota espessa (alta sensibilidade), no qual é puncionado o dedo do paciente para se obter uma gota de sangue, que é colocada em uma lâmina para análise microscópica (Figuras 28.2 a 28.4). Trata-se de um método de exame rápido e simples, que possibilita a

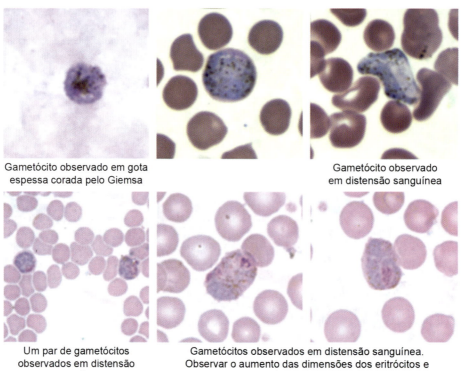

Gametócito observado em gota espessa corada pelo Giemsa

Gametócito observado em distensão sanguínea

Um par de gametócitos observados em distensão sanguínea

Gametócitos observados em distensão sanguínea. Observar o aumento das dimensões dos eritrócitos e o pigmento esparso

FIGURA 28.2 Gametócitos do *Plasmodium vivax* observados em distensão sanguínea e gota espessa. Reproduzida de CDC, 2017, com permissão

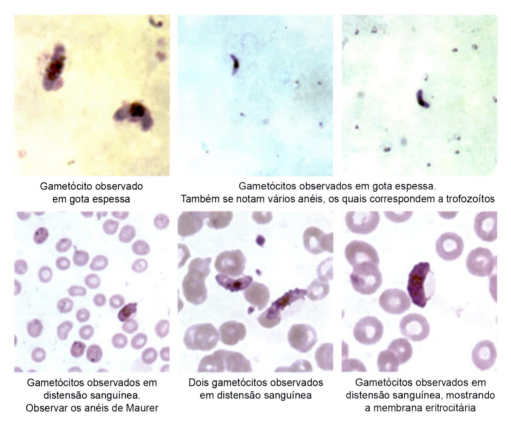

Gametócito observado em gota espessa

Gametócitos observados em gota espessa. Também se notam vários anéis, os quais correspondem a trofozoítos

Gametócitos observados em distensão sanguínea. Observar os anéis de Maurer

Dois gametócitos observados em distensão sanguínea

Gametócitos observados em distensão sanguínea, mostrando a membrana eritrocitária

FIGURA 28.3 Gametócitos do *Plasmodium falciparum* em distensão sanguínea e gota espessa. Reproduzida de CDC, 2017, com permissão.

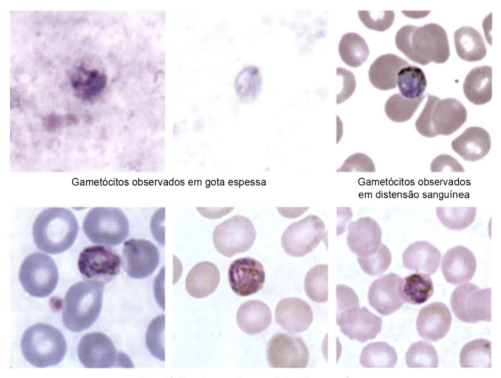

Gametócitos observados em gota espessa

Gametócitos observados em distensão sanguínea

Gametócitos observados em distensão sanguínea

FIGURA 28.4 Gametócitos do *Plasmodium malariae* em distensão sanguínea e gota espessa. Reproduzida de CDC, 2017, com permissão.

identificação de parasitos no sangue; porém, exige certa habilidade na leitura da lâmina, principalmente nos casos de baixa parasitemia e de infecções mistas. Para se obter maior segurança no resultado, aconselha-se o uso da distensão sanguínea (alta especificidade), que possibilita não apenas a detecção dos protozoários, mas também a identificação da espécie do *Plasmodium*, por meio da observação da morfologia do parasito e das alterações nos eritrócitos.

Testes rápidos

Testes rápidos imunocromatográficos detectam antígenos parasitários e são úteis na ausência de microscopistas treinados. Entretanto são de custo mais elevado e não dispensam a realização da hematoscopia, considerando a necessidade de identificação específica para conduta terapêutica adequada. Além disso, os testes imunocromatográficos podem manter resultados positivos, algum tempo após uso da medicação antimalárica, não sendo úteis como critério de cura. A realização dos controles, empregando as lâminas de verificação de cura – após o início do tratamento –, constitui-se a conduta adequada para avaliação dos enfermos com malária. O teste ParaSight, por exemplo, é usado para a identificação do *P. falciparum*, com base na detecção da HRP-II no sangue total, por meio da ligação com anticorpo monoclonal imobilizado na tira. A leitura é visual e de fácil interpretação, e o teste mostrou especificidade de 99% e sensibilidade 94%, em estudo realizado com 358 pacientes com malária (Uguen et al., 1995). No Brasil, deve-se priorizar o uso dos testes rápidos em situações e localidades nas quais o acesso ao diagnóstico microscópico seja de difícil execução devido a distância geográfica ou incapacidade local do serviço de saúde.

Técnicas moleculares

Atualmente, devido aos limites analíticos dos exames anteriormente citados, são utilizadas técnicas alternativas, cujo princípio é a identificação do parasito com uso dos métodos moleculares de reação em cadeia da polimerase (PCR) (ver Capítulo 7, *Técnicas de Biologia Molecular e Investigação das Enfermidades Parasitárias*), que são bastante sensíveis e específicas até em casos de baixa parasitemia. Os pontos negativos, porém, são o alto custo e a necessidade de mão de obra especializada. A PCR permite a detecção de infecções mistas (Arez et al., 2002) e a identificação, sensível e específica, de outras espécies relacionadas à doença, como o *P. malariae*, na região amazônica (Scopel et al., 2004). A PCR em tempo real associada à técnica de PCR convencional permite, em um único procedimento, amplificar, detectar e quantificar o material genético, otimizando os resultados. O artus Malaria RG PCR Kit é um sistema pronto para uso, para a detecção de DNA do *Plasmodium* por meio da técnica de PCR em tempo real e possui como alvo uma região do gene 18s-rDNA do DNA genômico (Palmeira, 2014).

Exames inespecíficos

Exames complementares podem ser usados para avaliação do enfermo com diagnóstico de malária, embora sejam inespecíficos. No hemograma costuma ser identificado um quadro de anemia, achado comum nos pacientes infectados com parasitos do gênero *Plasmodium*. O leucograma apresenta-se variado, e as alterações oscilam de acordo com a evolução da doença, assim como as alterações fisiopatológicas variam de acordo com o órgão acometido. Entre os achados pode-se citar: aumento das aminotransferases e da bilirrubina, principalmente a indireta, além de hipoalbuminemia nos casos graves. Alteração da função renal e presença de hemoglobinúria na urinálise também podem ser observadas em alguns casos. Infiltrado alveolar pode ser identificado em exames de imagem (p. ex., radiografia de tórax), na malária pulmonar.

Tratamento

A coordenação geral do Programa Nacional de Controle da Malária, com apoio da Organização Pan-Americana da Saúde (OPAS), lançou o *Guia Prático de Tratamento da Malária no Brasil* (Brasil, 2010), a fim de facilitar o acesso à informação sobre a doença, a vigilância epidemiológica e as recomendações de prescrição, dispensação de medicamentos e esquemas terapêuticos por espécie de plasmódio, idade do paciente e grupos especiais. Assim, todas as informações que se seguem pertencem a esse documento e ao *Guia de Vigilância em Saúde* (Brasil, 2019a). Cabe destacar que, em dezembro de 2019, o Ministério da Saúde disponibilizou, em sua versão preliminar, o *Guia de Tratamento da Malária no Brasil* (Brasil, 2019b). Até a finalização deste capítulo, não houve a publicação da versão definitiva do documento. Assim, os autores optaram por apresentar o tratamento com base nas referências já mencionadas (Brasil 2010; 2019a). Sugere-se, no entanto, que os conhecimentos aqui apresentados sejam complementados com a leitura do novo documento, em sua versão preliminar, cuja referência está disponibilizada ao final do capítulo (Brasil, 2019b).

O tratamento da malária objetiva inviabilizar a biologia do parasito, em pontos-chave do seu ciclo evolutivo. Os fármacos utilizados, portanto, podem agir em diferentes sítios. Como *primeiro objetivo* terapêutico, cabe destacar a interrupção da esquizogonia sanguínea, processo extremamente importante na patogenia, na evolução, nas manifestações clínicas e nas complicações da infecção. Para tal, utilizam-se os esquizonticidas sanguíneos. Outro elemento-chave do tratamento, *segundo objetivo*, diz respeito à destruição das formas latentes do parasito – em termos do ciclo tecidual (hipnozoítos) das espécies *P. vivax* e *P. ovale* –, evitando-se, assim, as recaídas. Para tal, utilizam-se fármacos hipnozoiticidas; finalmente, o *terceiro objetivo* – a erradicação das formas sexuadas dos parasitos, os gametócitos – é alcançado com medicamentos gametocidas

Esquemas para o tratamento de malária não complicada

■ *Tratamento das infecções por* P. vivax *ou* P. ovale

O tratamento deve ser realizado com a combinação de cloroquina e primaquina. Devido à sua ação hipnozoiticida (para *P. vivax* e *P. ovale*), a primaquina é efetiva em uma dose total de 3,0 a 3,5 mg/kg de peso, a ser alcançada durante um período mais longo de tempo (normalmente acima de uma semana). Desse modo, calcula-se uma dose diária de 0,25 mg de base/kg de peso, por um período de 14 dias (esquema longo, Quadro 28.2), ou, alternativamente, a dose de 0,50 mg de base/kg de peso por 1 semana, de acordo com o Quadro 28.3. A posologia curta, em 7 dias, com a dose dobrada, visa maximizar a adesão ao tratamento, visto que esquemas terapêuticos prolongados não apresentam boa aceitação entre os pacientes. Nos indivíduos com peso superior a 70 kg, a dose de primaquina pode ser corrigida, calculando-se a dose total de 3,2 mg/kg de peso a ser concluída em um intervalo maior de dias (Quadro 28.4). Em caso de segunda recorrência, deve-se usar a posologia de cloroquina semanal (Quadro 28.5), com atenção à adesão do enfermo ao esquema tradicional de cloroquina + primaquina (Quadros 28.2 ou 28.3). Gestantes e crianças com idade inferior a 6 meses não podem fazer uso da primaquina e, portanto, devem ser tratadas conforme o Quadro 28.6.

■ *Tratamento da malária por* P. falciparum

A malária por *P. falciparum* deve ser tratada da maneira mais rápida, sendo a hiperparasitemia um fator de risco relevante na piora do prognóstico da doença (Quadros 28.7 a 28.9).

QUADRO 28.2 Esquema longo: cloroquina por 3 dias associada à primaquina por 14 dias.

Idade/peso	Número de comprimidos por medicamento por dia						
	1º dia		2º dia		3º dia		4º ao 14º dias
	Cloroquina	Primaquina infantil	Cloroquina	Primaquina infantil	Cloroquina	Primaquina Infantil	Primaquina infantil
6 a 11 meses 5 a 9 kg	1/2	1/2	1/4	1/2	1/4	1/2	1/4
1 a 3 anos 10 a 14 kg	1	1	1/2	1/2	1/2	1/2	1/2
4 a 8 anos 15 a 24 kg	1	1	1	1	1	1	1
Idade/peso	**Cloroquina**	**Primaquina adulto**	**Cloroquina**	**Primaquina adulto**	**Cloroquina**	**Primaquina adulto**	**Primaquina adulto**
9 a 11 anos 25 a 34 kg	2	1/2	2	1/2	2	1/2	1/2
12 a 14 anos 35 a 49 kg	3	1	2	1	2	1	1/2
≥ 15 anos ≥ 50 kg	4	1	3	1	3	1	1

- Cloroquina: comprimidos de 150 mg; primaquina infantil: comprimidos de 5 mg; primaquina adulto: comprimidos de 15 mg
- Sempre dar preferência ao peso para a escolha da dose
- Todos os medicamentos devem ser administrados em dose única diária
- Administrar os medicamentos preferencialmente durante as refeições
- Não administrar primaquina para gestantes ou crianças menores de 6 meses (nesses casos, usar esquema do Quadro 28.6)
- Se surgir icterícia, suspender a primaquina
- Se o paciente tiver mais de 70 kg, ajustar a dose de primaquina (Quadro 28.4).

Reproduzido de Brasil, 2010; 2019a.

QUADRO 28.3 Esquema curto: cloroquina por 3 dias associada a primaquina por 7 dias.

Idade/peso	Número de comprimidos por medicamento por dia						
	1º dia		2º dia		3º dia		4º ao 7º dias
	Cloroquina	Primaquina infantil	Cloroquina	Primaquina infantil	Cloroquina	Primaquina infantil	Primaquina infantil
6 a 11 meses 5 a 9 kg	1/2	1	1/4	1	1/4	1	1/2
1 a 3 anos 10 a 14 kg	1	2	1/2	1	1/2	1	1
4 a 8 anos 15 a 24 kg	1	2	1	2	1	2	2
Idade/peso	**Cloroquina**	**Primaquina adulto**	**Cloroquina**	**Primaquina adulto**	**Cloroquina**	**Primaquina adulto**	**Primaquina adulto**
9 a 11 anos 25 a 34 kg	2	1	2	1	2	1	1
12 a 14 anos 35 a 49 kg	3	2	2	2	2	2	1
≥ 15 ≥ 50 kg	4	2	3	2	3	2	2

- Cloroquina: comprimidos de 150 mg; primaquina infantil: comprimidos de 5 mg; primaquina adulto: comprimidos de 15 mg
- Sempre dar preferência ao peso para a escolha da dose
- Todos os medicamentos devem ser administrados em dose única diária
- Administrar os medicamentos preferencialmente durante as refeições
- Não administrar primaquina para gestantes ou crianças menores de 6 meses (nesses casos, usar esquema do Quadro 28.6)
- Se surgir icterícia, suspender a primaquina
- Se o paciente tiver mais de 70 kg, ajustar a dose de primaquina (Quadro 28.4).

Reproduzido de Brasil, 2010 e 2019a.

QUADRO 28.4 Ajuste da dose e do tempo de administração de primaquina para pacientes com peso igual ou superior a 70 kg.

Faixa de peso (kg)	Dose total de primaquina (mg)	Tempo de administração (dias)	
		Esquema longo (15 mg/dia)	Esquema curto (30 mg/dia)
70 a 79	240	16	8
80 a 89	272	18	9
90 a 99	304	20	10
100 a 109	336	22	11
110 a 120	368	24	12

Reproduzido de Brasil, 2010; 2019a.

■ Tratamento da malária na gravidez e na criança menor de 6 meses

A associação quinina + clindamicina é considerada a terapêutica de escolha para o tratamento da malária por *P. falciparum* em gestantes – durante o primeiro trimestre – e em crianças (nos primeiros 6 meses de vida). As gestantes que estejam no segundo ou no terceiro trimestres da gestação devem ser tratadas com as combinações de (1) arteméter + lumefantrina ou de (2) artesunato + mefloquina, esquemas seguros para essa etapa do ciclo gravídico (ver Quadros 28.7 e 28.8); a doxiciclina

está contraindicada durante a gestação. Em relação aos derivados da artemisinina, recomenda-se seu uso no primeiro trimestre em caso de malária grave, se houver iminente risco de morte da mãe. A cloroquina está indicada para gestantes e infantes – com menos de 6 meses – que estejam com malária pelo *P. vivax* ou *P. ovale* (ver Quadro 28.6); nesses contextos, a primaquina não poderá ser empregada devido ao alto risco de hemólise. Se houver um segundo episódio de malária por *P. vivax* ou *P. ovale* – por exemplo, recaída –, a gestante deverá receber a terapêutica convencional com cloroquina (ver Quadro 28.6); ao finalizar o tratamento, deverá ser instituído esquema de cloroquina profilática,

QUADRO 28.5 Tratamento de prevenção de recorrências frequentes por *P. vivax* e *P. ovale*, com cloroquina semanal em 12 semanas.

Idade/peso	Número de comprimidos por semana
< 6 meses 1 a 4 kg	1/4
6 a 11 meses 5 a 9 kg	1/4
1 a 3 anos 10 a 14 kg	1/2
4 a 8 anos 15 a 24 kg	3/4
9 a 11 anos 25 a 34 kg	1
12 a 14 anos 35 a 49 kg	1 e 1/2
≥ 15 anos ≥ 50 kg	2

- Cloroquina: comprimidos de 150 mg
- Sempre dar preferência ao peso para a escolha da dose
- Para utilizar esse esquema, deve-se ter certeza de que o paciente aderiu corretamente ao tratamento convencional
- Recomendar ao paciente não se esquecer de tomar todas as doses.

Reproduzido de Brasil, 2010; 2019a.

QUADRO 28.6 Tratamento das infecções por *P. malariae* para todas as idades e das infecções por *P. vivax* e *P. ovale* em gestantes e crianças com menos de 6 meses de idade, com cloroquina em 3 dias.

Idade/peso	Número de comprimidos por dia		
	1º dia	2º dia	3º dia
< 6 meses 1 a 4 kg	1/4	1/4	1/4
6 a 11 meses 5 a 9 kg	1/2	1/4	1/4
1 a 3 anos 10 a 14 kg	1	1/2	1/2
4 a 8 anos 15 a 24 kg	1	1	1
9 a 11 anos 25 a 34 kg	2	2	2
12 a 14 anos 35 a 49 kg	3	2	2
≥ 15 anos ≥ 50 kg	4	3	3

- Cloroquina: comprimidos de 150 mg
- Sempre dar preferência ao peso para a escolha da dose
- Todos os medicamentos devem ser administrados em dose única diária
- Administrar os medicamentos preferencialmente durante as refeições
- Não administrar primaquina para gestantes ou crianças menores de 6 meses.

Reproduzido de Brasil, 2019a.

QUADRO 28.7 Tratamento das infecções por *P. falciparum* com a combinação fixa de arteméter + lumefantrina em 3 dias e primaquina em dose única.

Idade/peso	Número de comprimidos por medicamento por dose						
	1º dia			2º dia		3º dia	
	Manhã		Noite	Manhã	Noite	Manhã	Noite
	Arteméter + lumefantrina*	Primaquina*	Arteméter + lumefantrina*				
6 meses a 2 anos 5 a 14 kg	1	1/2	1	1	1	1	1
3 a 8 anos 15 a 24 kg	2	1	2	2	2	2	2
9 a 14 anos 25 a 34 kg	3	1 e 1/2	3	3	3	3	3
15 anos ou mais ≥ 35 kg	4	3	4	4	4	4	4

Cada tratamento vem em uma cartela individual, em 4 tipos de embalagem, de acordo com o peso ou a idade das pessoas. No primeiro dia, a segunda dose pode ser administrada em intervalo de 8 a 12 horas. Para crianças pequenas, esmagar o comprimido para facilitar a administração, podendo-se ingerir o comprimido com água ou leite. A dose de primaquina não é necessária quando o paciente não reside, ou permanece, em área de transmissão. *Comprimido: 20 mg de arteméter e 120 mg de lumefantrina; primaquina: comprimidos de 15 mg. Reproduzido de Brasil, 2019a.

QUADRO 28.8 Tratamento das infecções por *P. falciparum* com a combinação fixa de artesunato + mefloquina em 3 dias e primaquina em dose única.

Idade/peso	Número de comprimidos por medicamento por dia						
	1º dia			2º dia		3º dia	
	Artesunato + mefloquina*		Primaquina*				
	Infantil	Adulto		Infantil	Adulto	Infantil	Adulto
6 a 11 meses 5 a 8 kg	1	–	1/2	1	–	1	–
1 a 5 anos 9 a 17 kg	2	–	1	2	–	2	–
6 a 11 anos 18 a 29 kg	–	1	1 e 1/2	–	1	-	1
12 anos ou mais ≥ 30 kg	–	2	3	–	2	-	2

Cada tratamento vem em uma cartela individual, em 4 tipos de embalagem, de acordo com o peso ou a idade das pessoas. Para crianças pequenas, esmagar o comprimido para facilitar a administração, podendo-se ingerir o comprimido com água ou leite. A dose de primaquina não é necessária quando o paciente não reside, ou permanece, em área de transmissão. *Comprimido infantil: 25 mg de artesunato e 50 mg de mefloquina; comprimido adulto: 100 mg de artesunato e 200 mg de mefloquina; primaquina: comprimidos de 15 mg. Reproduzido de Brasil, 2019a.

QUADRO 28.9 Esquema de segunda escolha: tratamento das infecções por *P. falciparum* com quinina em 3 dias, doxiciclina em 5 dias e primaquina no 6º dia.

Idade/peso	Número de comprimidos por dia			
	1º, 2 º e 3º dias		4º e 5º dias	6º dia
	Quinina	Doxiciclina	Doxiciclina	Primaquina
8 a 10 anos **22 a 29 kg**	1 e 1/2	1	1	1
11 a 14 anos **30 a 49 kg**	2 e 1/2	1 e 1/2	1 e 1/2	2
≥ 15 anos **≥ 50 kg**	4	2	2	3

- Sulfato de quinina: comprimidos de 500 mg do sal; doxiciclina: comprimidos de 100 mg do sal; primaquina: comprimidos de 15 mg
- As doses diárias de quinina e de doxiciclina devem ser divididas em duas tomadas de 12/12 h
- Sempre dar preferência ao peso para a escolha da dose
- A doxiciclina não deve ser dada a gestantes ou crianças menores de 8 anos
- A primaquina não deve ser dada a gestantes ou crianças menores de 6 meses
- Não administrar a gestantes nem a crianças menores de 6 meses (nesses casos, usar esquema do Quadro 28.11).

Reproduzido de Brasil, 2010.

QUADRO 28.11 Esquema recomendado para tratamento das infecções não complicadas por *P. falciparum* no primeiro trimestre da gestação e crianças com menos de 6 meses, com quinina em 3 dias e clindamicina em 5 dias.

Idade/peso	Número de comprimidos ou dose por dia		
	1º, 2.º e 3º dias		4º e 5º dias
	Quinina	Clindamicina	Clindamicina
< 6 meses **1 a 4 kg**	1/4 (manhã) 1/4 (noite)	1/4 (manhã) 1/4 (noite)	1/4 (manhã) 1/4 (noite)
Gestantes 12 a 14 anos **30 a 49 kg**	1 e 1/2 (manhã) 1 (noite)	1/2 (6/6 horas)	1/2 (6/6 horas)
Gestantes ≥ 15 anos **≥ 50 kg**	2 (manhã) 2 (noite)	1 (6/6 horas)	1 (6/6 horas)

- A clindamicina não deve ser usada em crianças com menos de 1 mês. Nesse caso, administrar quinina na dose de 10 mg de sal/kg a cada 8 horas, até completar um tratamento de 7 dias.
- Sulfato de quinina: comprimidos de 500 mg do sal; clindamicina: comprimidos de 300 mg
- Sempre dar preferência ao peso para a escolha da dose.

Reproduzido de Brasil, 2010; 2019a.

QUADRO 28.10 Tratamento das infecções mistas por *P. falciparum* e *P. vivax* ou *P. ovale*.

Idade/peso	Esquema para *P. falciparum* 1º ao 3º dia	Número de comprimidos por dia			
		Primaquina			
		4º dia	5º dia	6º dia	7º ao 10º dia
		Infantil	Infantil	Infantil	Infantil
6 a 11 meses **5 a 9 kg**	Arteméter + lumefantrina (Quadro 28.7) ou Artesunato + mefloquina (Quadro 28.8)	1	1	1	1/2
1 a 3 anos **10 a 14 kg**		2	1	1	1
4 a 8 anos **15 a 24 kg**		2	2	2	2

Idade/peso		4º dia	5º dia	6º dia	7º ao 10º dia
		Adulto	Adulto	Adulto	Adulto
9 a 11 anos **25 a 34 kg**		1	1	1	1
12 a 14 anos **35 a 49 kg**		2	2	2	1
≥ 15 anos **≥ 50 kg**		2	2	2	2

- Se infecção mista for por *P. malariae*, administrar apenas o esquema para *P. falciparum*
- Primaquina infantil: comprimidos de 5 mg; primaquina adulto: comprimidos de 15 mg
- Sempre dar preferência ao peso para a escolha da dose
- Para crianças menores de 6 meses e gestantes no primeiro trimestre, tratar apenas a malária por *P. falciparum*, segundo o Quadro 28.11
- Não administrar primaquina para gestantes
- Administrar os medicamentos preferencialmente às refeições.
- Se surgir icterícia, suspender a primaquina
- Se o paciente tiver mais de 70 kg, ajustar a dose de primaquina (Quadro 28.4)

Reproduzido de Brasil, 2010; 2019a.

QUADRO 28.12 Medidas de suporte nos pacientes com malária grave.

Condição	Tratamento proposto
Choque/hipotensão arterial sistêmica	Reposição volêmica moderada, devido a risco de síndrome de angústia respiratória do adulto (SARA) e edema agudo pulmonar, iniciando-se aminas simpaticomiméticas como dopamina e/ou dobutamina para recuperação dos níveis tensionais. Se houver infecção bacteriana concomitante, cogitar início de antibioticoterapia de amplo espectro
Insuficiência renal aguda	Geralmente decorre de condições pré-renais ou por necrose tubular aguda. Realizar preferencialmente hemodiálise intermitente, visto que a lesão à microcirculação dificulta a diálise peritoneal contínua
Anemia	Hemotransfusão só deve ser realizada se houver risco à oxigenação cerebral. Manter o paciente em observação quanto às repercussões hemodinâmicas.
Hipoglicemia	Realização de controle glicêmico preciso associado ao uso de glicose intravenosa regular, conforme as necessidades aumentadas decorrentes da doença
Coagulação intravascular disseminada	É necessário que seja realizada reposição de plasma fresco e de fatores de coagulação
Insuficiência respiratória/ SARA	Usar ventilação mecânica protetora, manter pressão expiratória final positiva (PEEP) e estabelecer controle eficaz da administração de líquidos
Hemorragia digestiva	Realizar profilaxia com antagonistas de H_2 ou sucralfato ou bloqueadores da bomba de prótons. Iniciar precocemente dieta por via oral ou enteral por cateter, a fim de proteger a mucosa gástrica.

Adaptado de Gomes et al., 2011.

QUADRO 28.13 Esquemas recomendados para o tratamento de malária grave ou complicada por *P. falciparum* em todas as faixas etárias.

Artesunato:[1] 2,4 mg/kg (dose de ataque) por via intravenosa, seguida de 1,2 mg/kg administrado após 12 e 24 h da dose de ataque. Em seguida, manter uma dose diária de 1,2 mg/kg durante 6 dias. Se o paciente estiver em condições de deglutir, a dose diária pode ser administrada em comprimidos, por via oral. Não indicado para gestantes no primeiro trimestre	**Clindamicina:** 20 mg/kg/dia, divididos em 3 doses diárias, por 7 dias. Cada dose deverá ser diluída em solução glicosada a 5% (1,5 mℓ/kg de peso) e infundida gota a gota em 1 h. Se o paciente estiver em condições de deglutir, a dose diária pode ser administrada em comprimidos, por via oral, de acordo com o Quadro 28.11. Não indicado para gestantes no primeiro trimestre
OU	
Arteméter: 3,2 mg/kg (dose de ataque), por via intramuscular. Após 24 h, aplicar 1,6 mg/kg/dia, durante mais 4 dias (totalizando 5 dias de tratamento). Se o paciente estiver em condições de deglutir, a dose diária pode ser administrada em comprimidos, por via oral. Não indicado para gestantes no primeiro trimestre.	**Clindamicina:** 20 mg/kg/dia, divididos em 3 doses diárias, por 7 dias. Cada dose deverá ser diluída em solução glicosada a 5% (1,5 mℓ/kg de peso) e infundida gota a gota em 1 h. Se o paciente estiver em condições de deglutir, a dose diária pode ser administrada em comprimidos por via oral, de acordo com o Quadro 28.11. Não indicado para gestantes no primeiro trimestre
OU	
Quinina: administrar quinina intravenosa, na dose de 20 mg/kg de dicloridrato de quinina (dose de ataque),[2] diluída em 10 mℓ/kg de solução glicosada a 5% (máximo de 500 mℓ de solução glicosada a 5%), por infusão intravenosa, durante 4 h. Após 8 h do início da administração da dose de ataque, administrar uma dose de manutenção de quinina de 10 mg de sal/kg, diluídos em 10 mℓ de solução glicosada a 5%/kg, por infusão intravenosa (máximo de 500 mℓ de solução glicosada a 5%), durante 4 h. Essa dose de manutenção deve ser repetida a cada 8 h, contadas a partir do início da infusão anterior, até que o paciente possa deglutir; a partir desse momento, deve-se administrar comprimidos de quinina na dose de 10 mg de sal/kg a cada 8 h, até completar um tratamento de 7 dias.	**Clindamicina:** 20 mg/kg/dia, divididos em 3 doses diárias, por 7 dias. Cada dose deverá ser diluída em solução glicosada a 5% (1,5 mℓ/kg de peso) e infundida gota a gota em 1 h. Se o paciente estiver em condições de deglutir, a dose diária pode ser administrada em comprimidos, por via oral, de acordo com o Quadro 28.11. Esse esquema é indicado para gestantes de primeiro trimestre e crianças menores de 6 meses.[3]

[1]Dissolver o pó de artesunato (60 mg por ampola) em diluente próprio ou em uma solução de 0,6 mℓ de bicarbonato de sódio 5%. Essa solução deve ser diluída em 50 mℓ de solução glicosada a 5% e administrada por via intravenosa, em 1 h. [2]Outra possibilidade é administrar quinina em infusão intravenosa (ou bomba de infusão) em uma dose de ataque de 7 mg do sal/kg durante 30 min, seguida imediatamente de 10 mg do sal/kg diluídos em 10 mℓ/kg de solução glicosada a 5% (máximo de 500 mℓ), em infusão intravenosa durante 4 h. [3]A clindamicina não deve ser usada para crianças com menos de 1 mês. Nesse caso, administrar apenas quinina. Se *Plasmodium vivax*, iniciar primaquina após a recuperação da via oral, de acordo com os Quadros 28.3 (esquema curto) ou 28.2 (esquema longo).

Reproduzido de Brasil, 2010 e 2019a.

semanalmente (ver Quadro 28.5), nas 12 semanas subsequentes, para prevenção de novos adoecimentos. Encaminhamento similar deverá ser dado às crianças com idade inferior a 6 meses de vida. A instituição da primaquina ocorrerá após o parto (no caso das gestantes) ou após o infante completar o sexto mês. Para gestantes e crianças com menos de 6 meses que estejam com malária por *P. malariae* indica-se a terapêutica com cloroquina (ver Quadro 28.6).

■ *Tratamento das infecções mistas*

Em indivíduos com infecção mista por *P. falciparum* e *P. vivax* (ou *P. ovale*), o esquema medicamentoso deve incluir substância esquizonticida sanguínea eficaz para o *P. falciparum*, associada à primaquina (esquizonticida tecidual) (Quadro 28.10). Naquelas situações em que houver infecção mista – envolvendo *P. falciparum* e *P. malariae* – deverá ser instituída terapêutica apenas para o *P. falciparum*.

Tratamento da malária grave e complicada, causada pelo *P. falciparum*

Se o paciente apresentar sinais e sintomas indicativos de gravidade e tiver exame laboratorial positivo para malária falcípara, deve ser classificado como portador de malária grave e complicada, e encaminhado para atendimento em unidade hospitalar. Nesse caso, o foco da terapêutica medicamentosa é conter a multiplicação do agente e evitar o óbito; por isso, os fármacos utilizados são os mais potentes e de ação rápida, os quais serão administrados, concomitantemente, a medidas auxiliares de manutenção da vida (Quadro 28.12). A malária grave deve ser considerada uma emergência médica (Brasil, 2010 ; Brasil, 2019). Assim, é essencial o controle de permeabilidade das vias respiratórias e a presença de um acesso venoso, para melhor monitoramento dos parâmetros respiratórios e circulatórios (Quadro 28.13). Se for viável, pode-se estimar o peso do enfermo, a fim de ajustar corretamente a posologia dos medicamentos.

Os exames laboratoriais que devem ser solicitados são: determinação da parasitemia, hemograma, glicemia, gasometria arterial e provas de função hepática e renal. A avaliação do sistema neurológico tem que ser detalhada, com foco especial no nível de consciência, analisado com o uso da escala de coma de Glasgow.

Epidemiologia e ecologia

A partir do ano de 2007, foi instituído, pela Assembleia Mundial de Saúde, o Dia Mundial da Malária, em 25 de abril, a fim de monitorar os esforços dos países em erradicar a doença, bem como divulgar informações sobre prevenção, tratamento e estratégias nacionais de controle da parasitose, com o intuito de criar maior consciência global e adesão às mudanças em políticas públicas direcionadas ao seu fim.

Essa ação tem mostrado sua eficiência: de acordo com a Organização Mundial da Saúde (OMS), entre 2000 e 2015, 57 países alcançaram reduções de, pelo menos, 75% (WHO, 2016a) no número de novos casos de malária. Conforme o relatório de 2016 da OMS, houve uma redução global de 29% na taxa de morte por malária, conforme pode ser visto na Figura 28.5 (WHO, 2017a).

Com relação à situação epidemiológica específica do Brasil, conforme notícia veiculada no portal de saúde do Sistema Único de Saúde (SUS) (Brasil, Portal da saúde, 2016) no dia 25 de abril de 2016, Dia Mundial da Malária, houve uma redução de 89% no número de óbitos pela doença em relação ao ano de 2000 e uma diminuição significativa na notificação de novos casos nos últimos 35 anos.

A quantidade reduzida de estudos científicos a respeito da situação epidemiológica da malária fora das regiões endêmicas é relevante e merece atenção, visto que, nessas localidades, os casos são mais raros

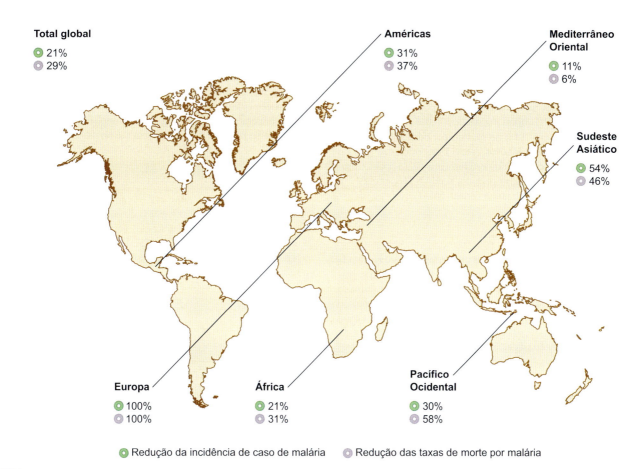

Total global
- 🟢 21%
- ⚪ 29%

Américas
- 🟢 31%
- ⚪ 37%

Mediterrâneo Oriental
- 🟢 11%
- ⚪ 6%

Sudeste Asiático
- 🟢 54%
- ⚪ 46%

Europa
- 🟢 100%
- ⚪ 100%

África
- 🟢 21%
- ⚪ 31%

Pacífico Ocidental
- 🟢 30%
- ⚪ 58%

🟢 Redução da incidência de caso de malária   ⚪ Redução das taxas de morte por malária

FIGURA 28.5 Progresso global e regional na luta contra a malária no período de 2010 a 2015. Relatório 2016 da OMS. Adaptada de WHO, 2017a.

e esparsos, enquanto as regiões endêmicas concentram os maiores esforços para erradicação ou redução dos casos da doença. A prova disso são os recentes surtos de malária no continente europeu (cinco casos autóctones de malária por *P. vivax* na Grécia; um caso fatal de malária falcípara em uma menina de 4 anos de idade na Itália; e dois casos na França) em setembro do ano de 2017 e a publicação de um estudo sobre casos de malária zoonótica no Rio de Janeiro, no período de 2015 a 2016, no qual 28 pessoas tiveram malária pelo *P. simium* (Brasil et al., 2017).

Relevante investigação – para melhoria da acurácia epidemiológica e compreensão das formas de infecção pelos agentes etiológicos da malária – foi realizada em 2014 por Pina-Costa e colaboradores (2018), junto ao Instituto Nacional de Infectologia Evandro Chagas. Nesse estudo, foram identificados casos de malária com evolução subaguda, provavelmente provocados por novas espécies do parasito pouco patogênicas para o ser humano. Ademais, foi demonstrada a transmissão da malária de modo acidental, ao se adentrar ou desmatar áreas da Floresta Amazônica, hábitat natural de primatas das famílias Cebidae e Atelidae e do vetor do gênero *Anopheles (Kerteszia) cruzii*, mostrando a infecção malárica na região pode adquirir as "feições epidemiológicas" de uma zoonose.

O vetor e a transmissão

O vetor da malária é um culicídeo do gênero *Anopheles*, cujos subgêneros são: *Anopheles*, *Cellia*, *Nyssorhyncus* e *Kerteszia*, sendo estes dois últimos os principais. Há mais de 400 espécies do mosquito, mas apenas 30 têm importância epidemiológica na transmissão da doença. No Brasil, as principais espécies são: *Anopheles Nyssorhyncus darlingi*, *Anopheles Nyssorhyncus albitarsis*, *Anopheles Nyssorhyncus deaneorum*, *Anopheles Nyssorhyncus aquasalis*, *Anopheles Kerteszia cruzii* e *Anopheles Kerteszia bellator* (Brasil, 2017).

O *Anopheles darlingi* é a espécie mais relevante na Região Amazônica, principalmente devido às seguintes características: antropofilia (preferência por sangue humano), endofagia (alimentação no interior das casas), endofilia (presença no interior das habitações) e vasta distribuição. A ocorrência do *Anopheles aquasalis* em águas salobras, da faixa litorânea do Amapá ao norte de São Paulo, e do *Anopheles Kerteszia*, do sul de São Paulo ao Rio Grande do Sul, é um problema de difícil controle pela presença dos criadouros nas águas paradas na base de bromélias.

A infecção do vetor – fêmea do mosquito do gênero *Anopheles* – ocorre no momento do repasto sanguíneo, pela ingestão de gametócitos no sangue de um indivíduo infectado. Há, porém, outros meios de transmissão de malária, dentre os quais podem ser destacados: transfusão de sangue e hemoderivados de indivíduos infectados assintomáticos ou com baixa parasitemia; mais raramente, uso compartilhado de materiais perfurocortantes contaminados; acidentes de trabalho; e de maneira congênita.

Distribuição

A malária, sério problema mundial de saúde pública, apresenta áreas endêmicas em mais de 91 países. A maioria dos casos e mortes ocorre na África Subsaariana; porém, a América Latina, o Oriente Médio e o Sudeste Asiático também se encontram em grande risco. Em âmbito global, mais de três bilhões de pessoas estão em risco de contrair malária. De acordo com a OMS, foram registrados 212 milhões de casos de malária no mundo durante o ano de 2015 e 429 mil mortes devido à doença (WHO, 2017b).

Países que não apresentaram novos casos de malária por, pelo menos, 3 anos consecutivos foram certificados pela OMS como nações que conseguiram erradicar a doença. Nos últimos anos, sete nomes entraram para essa lista: Emirados Árabes Unidos (2007), Marrocos (2010), Turcomenistão (2010), Armênia (2011), Maldivas (2015), Sri Lanka (2016) e Quirguistão (2016).

O Brasil concentra a maior quantidade de registros de malária na América Latina; em 2014, foram notificados 143.415 novos casos e 36 óbitos, sendo a doença de notificação obrigatória (WHO, 2016b). Entre janeiro e junho de 2017 foram registrados 70.018 mil casos novos da doença no Brasil, e, em 2018, no mesmo período, houve aumento de 26%, totalizando 88.565 novos casos. Esses números, quando desmembrados por espécie, mostraram aumento de 23% das infecções por *P. falciparum* no mesmo período, sendo 8.166, em 2017, e 10.039, em 2018, entre janeiro e junho (Brasil, 2018).

Profilaxia e controle

As medidas de proteção individual são as mais eficazes, visto que ainda não existe vacina para a malária e o principal intuito dessas estratégias é impossibilitar ou diminuir o contato entre mosquito e ser humano (Gomes et al., 2018). Encontra-se incluída na categoria de prevenção individual a profilaxia de indivíduos com viagens planejadas para áreas endêmicas de malária. É importante salientar que ter consciência do risco de infecção por malária e das complicações da doença é o primeiro passo para a prevenção, em termos individuais.

Medidas gerais

Recomenda-se uso de vestimenta que cubra a maior quantidade de superfície corporal possível, além da utilização concomitante de repelentes nas áreas descobertas e suscetíveis a alguma picada de mosquito. Preferencialmente, deve-se evitar comportamento de risco, como frequentar ou visitar locais que sejam criadouros naturais dos anofelinos, além de usar repelentes, cortinados e inseticidas em todo o ambiente doméstico, principalmente no local das portas, janelas e áreas de dormir. Se possível, deve-se utilizar técnicas de impregnação de cortinados e roupas com substâncias específicas do grupo das permetrinas, que são eficazes e seguras (Gomes et al., 2018).

Quimioprofilaxia

Outro tipo de prevenção contra malária é a quimioprofilaxia, que envolve o uso de medicamentos antimaláricos antes da exposição em áreas endêmicas ou com risco de infecção. No entanto, esse assunto é ainda controverso, devido aos efeitos colaterais dos antimaláricos e da possibilidade de não adesão ao esquema terapêutico estabelecido, aumentando a resistência dos protistas aos fármacos.

Com efeito, no Brasil, de acordo com o *Guia de Vigilância em Saúde* (2019a), a quimioprofilaxia "poderá ser, excepcionalmente, recomendada para viajantes que visitarão áreas de alto risco de transmissão de *P. falciparum* na região amazônica, que permanecerão na região por tempo maior que o período de incubação da doença (e com duração inferior a 6 meses) e em locais cujo acesso ao diagnóstico e tratamento de malária estejam distantes mais de 24 horas" (Brasil, 2019a, p. 548).

Entre os fármacos que poderão ser utilizados na quimioprofilaxia, citam-se: mefloquina, cloroquina, doxiciclina e a combinação atovaquona/proguanil. A mefloquina e a cloroquina são ótimas escolhas de esquizonticidas sanguíneos, enquanto a combinação atua como esquizonticida tanto sanguíneo quanto tecidual.

Vacinação

Atualmente, não há vacina contra malária em pleno uso para profilaxia e controle. Um projeto de pesquisa de uma vacina contra o *P. falciparum*, conhecido por RTS, S/AS01, é o estudo mais avançado nessa área. Em julho de 2015, a vacina foi avaliada em um grande teste clínico em sete países da África e recebeu *feedback* positivo da Agência Médica Europeia. Em outubro do mesmo ano, dois grupos de consultores da OMS recomendaram a implementação da RTS, S/AS01 em um número limitado de países africanos e mostraram grande apoio ao prosseguimento desse projeto-piloto. Em novembro de 2016, a OMS anunciou que a vacina RTS, S/AS01 será lançada como projeto-piloto em três países da África Subsaariana e que os fundos para a fase inicial do programa de vacinação estão assegurados e com início previsto para 2018. Esses projetos poderão abrir caminho para uma implantação mais ampla da vacina, se a segurança e a eficácia forem aceitáveis.

Perspectivas

Atualmente, as pesquisas sobre malária enfocam aspectos epidemiológicos, profiláticos, fisiopatológicos, diagnósticos e terapêuticos da doença. Além disso, têm sido utilizados novos recursos nas pesquisas, como a experimentação *in silico* a fim de reproduzir computacionalmente a interação de vetor e hospedeiro, cabendo destacar a aplicação do *software* AutoSimmune (ver Capítulo 4, *Abordagem Computacional no Estudo das Enfermidades Parasitárias*) para o estudo do processo de infecção e multiplicação do plasmódio no homem (Ribeiro-Junior et al., 2018; Gomes et al., 2016).

Além disso, e com um viés mais epidemiológico, a OMS, durante conferência em Genebra, 2014, redigiu um projeto de estratégia técnica mundial contra a malária (OMS, 2014), a ser aplicado no período de 2016 a 2030, com três pilares principais: garantir acesso universal a prevenção, diagnóstico e tratamento da malária; acelerar esforços na erradicação da doença; e transformar a estratégia de vigilância da malária em uma intervenção essencial.

As pesquisas atuais, cujo foco é a mitigação da malária em nível global, encontram-se firmemente fortalecidas pelo apoio de inovações tecnológicas, as quais facilitam o desenvolvimento de novas técnicas de diagnóstico, novas formulações químicas para melhorar a eficácia dos inseticidas, bem como a elaboração de medicamentos antimaláricos mais eficazes.

Em setembro de 2017, por exemplo, um grupo de pesquisadores da Universidade de Tulane, nos EUA, divulgou os resultados parciais de um ensaio clínico randomizado, no qual a substância em desenvolvimento, AQ-13, tem mostrado bom desempenho no tratamento de casos não graves de malária em um período menor do que 1 semana. Os resultados dessa pesquisa prometem grande impacto na saúde pública, visto que o *Plasmodium falciparum* apresenta resistência gradual aos tratamentos medicamentosos vigentes (Koita, 2017).

Ademais, inovações genéticas no controle vetorial têm mostrado boas perspectivas para o controle das doenças com transmissão por mosquitos. Conforme dados de setembro de 2017 do National Institute of Allergy and Infectious Diseases (NIAID), os cientistas da Universidade Johns Hopkins modificaram geneticamente os mosquitos do gênero *Anopheles* para que tenham uma microbiota supressora dos plasmódios da malária e consigam passar essa alteração genética para sua prole. Esse estudo (NIAID, 2017) tem sido conduzido até agora em laboratório, e os pesquisadores objetivam iniciar uma nova fase, na qual seja possível observar a reprodução dos resultados parciais em meio natural.

Referências bibliográficas

Arctos – Collaborative Collection Management Solution. Disponível em: https://arctos.database.museum/name/Plasmodium. Acesso em: ago. 2019.

Arez AP, Pinto J, Palsson K et al. Transmission of mixed Plasmodium species and Plasmodium falciparum genotypes. AAm J Trop Med Hyg 2002,48(2):161-8.

Bouchaud O, Cot M, Kony S et al. Do African immigrants living in France have long-term malarial immunity? Am J Trop Med Hyg 2005;72:21-25.

Brasil. Ministério da Saúde. Secretaria de Vigilância em Saúde. Departamento de Vigilância Epidemiológica. Guia prático de tratamento da malária no Brasil. Brasília: Ministério da Saúde; 2010. Disponível em: http://bvsms.saude.gov.br/bvs/publicacoes/guia_pratico_malaria. Acesso em: 14 mar 2019.

Brasil. Ministério da Saúde. Secretaria de Vigilância em Saúde. Departamento de Vigilância Epidemiológica. Guia de Vigilância em Saúde. Brasília: Ministério da Saúde; 2019a.

Brasil. Ministério da Saúde. Secretaria de Vigilância em Saúde. Departamento de Doenças Transmissíveis Coordenação Geral dos Programas Nacionais de Controle e Prevenção da Malária e Doenças Transmitidas pelo Aedes, 2018.

Brasil P, Zalis MG, Pina-Costa A et al. Outbreak of human malaria caused by Plasmodium simium in the atlantic Forest in Rio de Janeiro: a molecular epidemiological investigation. Lancet Global Health 2017; 5(10):e1038-46.

Breman JG, Daily J. Clinical manifestations of malaria in nonpregnant adults and children. UpToDate. 2017.

Buffet PA, Milon G, Brousse V et al. Ex vivo perfusion of human spleens maintains clearing and processing functions. Blood 2006;107:3745-3752. 277.

CDC. Centers for Diseases Control and Prevention. Malaria. Disponível em: https://www.cdc.gov/dpdx/malaria/index.html. Acesso em: out 2017.

Chotivanich K, Udomsangpetch R, McGready R et al. Central role of the spleen in malaria parasite clearance. J Infect Dis 2002;185:1538-1541.

Curotto SM, Silva TG, Basso FZ et al. Malária em mamíferos silvestres. Arq Ciênc Vet Zool UNIPAR 2012; 15(1):67-77.

De Korne CM, Lageschaar LT, van Oosterom MN, et al. Regulation of Plasmodium sporozoite motility by formulation components. Malar J 2019;18(1):155.

Deloron P, Chougnet C. Is immunity to malaria really short-lived? Parasitol Today 1992;8:375-378.

Gomes AP, Siqueira-Batista R, Dias JD et al. Plasmodium falciparum infection: in silico preliminary studies. Abakós 2016,5:63-83.

Gomes AP, Vitorino RR, Mendes TA et al. A infecção pelo gênero Plasmodium: epidemiologia, profilaxia e controle no Brasil. Vittalle – Rev Ciênc Saúde 2018, 30:47-58.

Gomes AP, Vitorino RR, Pina-Costa A et al. Malária grave por Plasmodium falciparum. Rev Bras Ter Int 2011;23:358-69.

Koita OA, Sangare L, Miller HD et al. AQ-13, an investigational antimalarial, versus artemether plus lumefantrine for the treatment of uncomplicated Plasmodium falciparum malaria: a randomised, phase 2, non-inferiority clinical trial. Lancet Infect Dis 2017;17(12):1266-1275.

Kwon S, Lee DH, Han SJ et al. Biomechanical properties of red blood cells infected by Plasmodium berghei ANKA. JJ Cell Physiol 2019;234(11):20546-20553.

Luzolo AL, Ngoyi DM. Cerebral malaria. Brain Res Bull 2019; 145:53-58.

Madrid L, Lanaspa M, Maculuve SA, Bassat Q. Malaria-associated hypoglycaemia in children. Expert Rev Anti Infect Ther. 2015;13(2):267-77.

Maier AG, Matuschewski K, Zhang M, Rug M. Plasmodium falciparum. Trends Parasitol 2019;35(6):481-82.

Maknitikul S, Luplertlop N, Grau GER, Ampawong S. Dysregulation of pulmonary endothelial protein C receptor and thrombomodulin in severe falciparum malaria-associated ARDS relevant to hemozoin. PLoS One 2017; 12(7):e0181674.

Moyes CL, Henry AJ, Golding N et al. Defining the geographical range of the Plasmodium knowlesi reservoir. PLoS Negl Trop Dis 2014; 8(3): e2780.

NCBI. National Center for Biotechnology Information. Taxonomy. http://https://www.ncbi.nlm.nih.gov/taxonomy. Acesso em: abr. 2019.

NIAID. National Institute of Allergy and Infectious Diseases. Disease resistance successfully spread from modified to wild mosquitoes: mating of genetically modified species. ScienceDaily. Disponível em: www.sciencedaily.com/releases/2017/09/170928145418.htm. Acesso em: out. 2017.

OMS. Organização Mundial da Saúde. Projeto de Estratégia Técnica Mundial para o Paludismo 2016-2030. Genebra: OMS; 2014. Disponível

em: http://www.who.int/malaria/areas/global_technical_strategy/draft-gts-portuguese.pdf. Acesso em: dez 2016.

Palmeira MK. Avaliação de testes laboratoriais para malária na triagem de doadores de sangue do centro de hemoterapia e hematologia do Pará oriundos de áreas endêmicas. Instituto de Ciências Biológicas, Universidade Federal do Pará, 2014.

Pina-Costa A et al. Malaria in Brazil: what happens outside the Amazonian endemic region. Mem Inst Oswaldo Cruz 2014; 109(5):618-33. Erratum in: Mem Inst Oswaldo Cruz 2018; 113(9):e140228ER.

Plewes K, Leopold SJ, Kingston HWF, Dondorp AM. Malaria: What's new in the management of malaria? Infect Dis Clin North Am 2019;33(1): 39-60.

Pongvongsa T, Culleton R, Ha H et al. Human infection with Plasmodium knowlesi on the Laos-Vietnam border. Trop Med Health 2018; 46:33.

Punnath K, Dayanand KK, Chandrashekar VN et al. Association between inflammatory cytokine levels and thrombocytopenia during Plasmodium falciparum and P. vivax infections in South-Western Coastal Region of India. Malar Res Treat 2019; art.4296523.

Ribeiro-Junior AN, Will RB, Pinto LBGF et al. Investigação in silico da malária falcípara: estado atual e perspectivas. Rev Atualidades Médicas 2018; 2:129-36.

Salina ND, Tang WK, Tolia NH. Blood-Stage Malaria Parasite Antigens: Structure, Function, and Vaccine Potential. J Mol Biol 2019; pii: S0022-2836(19)30287-6.

Scopel KKG, Fontes CJF, Nunes AC et al. High prevalence of Plasmodium malariae infections in a Brazilian Amazon endemic area (Apiacás – Mato Grosso State) as detected by polymerase chain reaction. Acta Tropica 2004; 90: 61-4.

Silva GBD JR, Pinto JR, Barros EJG et al. Kidney involvement in malaria: an update. Rev Inst Med Trop Sao Paulo 2017;59:e53.

Singer M, Deutschman CS, Seymour CW et al. The Third International Consensus Definitions for Sepsis and Septic Shock (Sepsis-3). JAMA 2016; 315(8):801-810.

Siqueira-Batista R, Gomes AP, Mendonça EG et al. Malária por Plasmodium falciparum: estudos proteômicos. Rev Bras Ter Intens 2012; 24: 394-400.

Sriboonvorakul N, Ghose A, Hassan MMU et al. Acidosis and acute kidney injury in severe malaria. Malar J 2018 Mar;17(1):128.

Subramani R, Quadt K, Jeppesen AE et al. Plasmodium falciparum-infected erythrocyte knob density is linked to the PfEMP1 variant expressed. MBio 2015; 6(5):e01456-15

Tosta CE, Muniz-Junqueira MI. Malária. In: Brasileiro Filho G. Bogliolo – Patologia. 9. ed. Rio de Janeiro: Guanabara Koogan; 2017.

Uguen C, Rabodonirina M, De Pina JJ, et al. ParaSight-F rapid manual diagnostic test of Plasmodium falciparum infection. Bull World Health Organ 1995;73(5):643-649.

White NJ. Anaemia and malaria. Malar J 2018;17(1):371.

WHO Global Malaria Programme World Malaria Report 2018. World Health Organization, 2018 Disponível em: http://www.who.int/malaria/publications/world-malaria-report-2018/report/en/ Acesso em: jul. de 2019.

Wichmann O, Loscher T, Jelinek T. Fatal malaria in a German couple returning from Burkina Faso. Infection. 2003;31:260-2.

WHO. World Health Organization. Malaria Prevention works: let's close the gap. 2017a. Disponível em: http://www.who.int/malaria/publications/atoz/malaria-prevention-works/en. Acesso em: out 2017.

WHO. World Health Organization. Malaria: fact sheet. 2017b. Disponível em: http://www.who.int/mediacentre/factsheets/fs094/en/. Acesso em: nov 2017.

WHO. World Health Organization.World Malaria Day. 2016a. Disponível em: http://www.who.int/campaigns/malaria-day/2016/en/. Acesso em: dez 2016.

WHO. World Health Organization. World malaria report 2015: regional and country profiles. 2016b. Disponível em: http://www.who.int/malaria/publications/world-malaria-report-2015/wmr2015-profiles.pdf?ua=1. Acesso em: dez 2016.

Na maioria das vezes, a microsporidiose acomete indivíduos gravemente imunodeprimidos, especialmente aqueles com AIDS e contagem de linfócitos T CD4+ inferior a 100 células/mm³. Isso sustenta o papel da imunidade celular na defesa contra esse patógeno, por meio da qual os linfócitos T CD4+ estimulam a fagocitose do agente infeccioso (Melhem; Almeida, 2005; Neto; Assef, 2005; Weiss, 2015).

Há relatos da enfermidade em pacientes com outros tipos de imunossupressão, como transplantados em uso crônico de imunossupressores (Amato; Amato, 2003).

Aspectos clínicos

Doença em humanos

■ História natural

Cada vez mais, a microsporidiose é considerada uma doença emergente, com um grande espectro de apresentação clínica que varia dependendo da interação de parasito e hospedeiro. A competência imunológica do indivíduo e a espécie de microsporídio são determinantes nesse processo (Melhem; Almeida, 2005; Cimerman; Cimerman, 2003).

A maior parte das infecções por esses patógenos é autolimitada e assintomática. Em indivíduos imunocompetentes, limita-se a um quadro de diarreia com duração de 2 a 3 semanas. Pacientes com AIDS podem apresentar os mais diversos quadros clínicos, desde infecções intestinais autolimitadas e ceratoconjuntivite até processos disseminados. A espécie mais frequentemente identificada é a *Enterocytozoon bieneusi*, responsável por quadro de acometimento intestinal com diarreia aquosa ou pastosa, com ou sem muco, sem sangue ou pus, com volume variável, que piora com a ingestão de alimentos. Cólicas, dor abdominal, anorexia, náuseas e vômitos são frequentes, mas a febre não costuma acompanhar o quadro. O número de evacuações diárias varia em torno de três a dez. A maioria dos casos acomete pacientes com contagem de linfócitos T CD4 entre 50 e 100 células/mm³. Nestes, diferentemente do tipo autolimitado que acomete indivíduos imunocompetentes, os quadros podem ser crônicos (meses) e intensos, levando o paciente à astenia e a emagrecimento importante, devido à má absorção da D-xilose e à redução da vitamina B$_{12}$. A prevalência dos microsporídios em quadros diarreicos nos infectados pelo HIV pode chegar até 70% dos casos (Neto; Assef, 2005; Gotti; Gagliani, 2011).

Pode ocorrer infecção extraintestinal pelo *Enterocytozoon bieneusi*, com acometimento das vias biliares, levando a quadros de colecistite alitiásica e colangite. A ocorrência de icterícia, porém, é incomum. Laboratorialmente, pode-se observar elevação da fosfatase alcalina, da gamaglutamiltransferase e das aminotransferases. Os exames de imagem podem apontar dilatação das vias biliares intra e extra-hepáticas, dilatação e espessamento da vesícula biliar, com ou sem lama biliar (Brasil et al., 1997; Amato; Amato, 2003; Neto; Assef, 2005).

Também é comum em pacientes com AIDS a ocorrência de ceratoconjuntivite pelas espécies do gênero *Encephalitozoon* (*E. intestinalis*, *E. hellem* e *E. cuniculi*). Clinicamente, os pacientes relatam xeroftalmia, sensação de corpo estranho, dor ocular, lacrimejamento, borramento de visão e fotofobia (Brasil et al., 1997; Neto; Assef, 2005; Gotti; Gagliani, 2011).

O Quadro 29.4 mostra a variedade de apresentações clínicas causadas pelas diferentes espécies de microsporídios.

■ Diagnóstico diferencial

O diagnóstico diferencial deve ser feito com outras infecções que comumente acometem indivíduos imunodeprimidos, como a isosporíase, a criptosporíase, a ciclosporíase (ver Capítulo 22, *Ciclosporíase*, Capítulo 23, *Criptosporidíase*, Capítulo 25, *Isosporíase* [*Cistoisosporíase*]) e outras parasitoses intestinais. Infecções por *Mycobacterium* spp. e por fungos podem causar quadros semelhantes aos observados nos pacientes infectados pelo HIV com microsporidiose (Weller, 2006).

QUADRO 29.4 Manifestações clínicas causadas pelas espécies de microsporídios.

Microsporídios	Manifestações clínicas principais
Enterocytozoon bieneusi	Enterite, colangite, colecistite, bronquite, pneumonia, rinite e sinusite
Encephalitozoon (Septata) intestinalis	Enterite, colangite, colecistite, nefrite, infecção do sistema urinário, bronquite, rinite, sinusite, ceratoconjuntivite e infecção disseminada
Encephalitozoon hellem	Nefrite, infecção do sistema urinário, bronquiolite, pneumonia, rinite, sinusite, ceratoconjuntivite e abscesso prostático
Encephalitozoon cuniculi	Hepatite, peritonite, encefalite, enterite, infecção do sistema urinário, ceratoconjuntivite, rinite, sinusite e infecção disseminada
Trachipleistophora hominis	Miosite, ceratoconjuntivite, sinusite, rinite
Trachipleistophora antropophtera	Miosite, encefalite e infecção disseminada
Pleistophora spp. e *Nosema* spp.	Miosite
Nosema ocularum	Ceratoconjuntivite
Nosema connori	Infecção disseminada
Vittaforma corneae	Ceratite
Microsporidium africanum e *Microsporidium ceylonensis*	Ulceração de córnea

Adaptado de Brasil et al., 1997; Weiss, 2015.

Doença em animais não humanos

Cães, coelhos, aves, suínos e bovinos são descritos como reservatórios (Udonsom et al., 2019). A única espécie que provoca uma doença considerada zoonose é a *E. cuniculli*; no entanto, não se sabe ainda se o encontro desse parasito expressa a infecção propriamente dita ou apenas a simples colonização (Neto; Assef, 2005; Melhem; Almeida, 2005; Leelayoova et al., 2006). Há descrição de infecção zoonótica por *E. bieneusi* em gatos, no Brasil (Prado et al., 2019).

Por outro lado, um estudo que investigava a ocorrência de *Giardia*, *Cryptosporidium* e microsporídios nas amostras fecais de 98 animais silvestres capturados em uma área de desmatamento para a construção das barragens de Paraitinga e Biritiba (localizadas nos municípios de Mogi das Cruzes, Salesópolis e Biritiba-Mirim, no estado de São Paulo) demonstrou a presença de esporos de microsporídios nas fezes de 12 animais, sendo seis roedores, três marsupiais e três morcegos. As técnicas de centrifugoflutuação com sulfato de zinco, de Kinyoun e de coloração com *gram-chromotrope* foram utilizadas, respectivamente, para a pesquisa de *Giardia*, de *Cryptosporidium* e de microsporídios. O total de animais parasitados por um dos protozoários investigados foi de 17,35% (17/98). Esse foi o primeiro relato de microsporidiose em animais silvestres no Brasil. A investigação enfatizou a importância de animais silvestres, particularmente pequenos mamíferos, como potenciais fontes de infecção desses protozoários para outras populações animais, incluindo o homem, em áreas de desmatamento (Lallo et al., 2009).

Foi ainda relatado um caso de ceratoconjuntivite por *Encephalitozoon hellem* em periquitos agapornis (*Agapornis* spp.) adultos, provenientes de um criatório comercial em Araçatuba, São Paulo. Cinco animais apresentaram sinais clínicos de ceratoconjuntivite, blefaroespasmo e blefaroedema bilateral, com presença de secreção seropurulenta. Amostras fecais foram coletadas, e exame coproparasitológico foi realizado, com resultado negativo. Dois animais foram necropsiados, sendo detectados, em impressões de raspado de conjuntiva ocular, esporos e outros estágios evolutivos de *Microsporidium*. A confirmação do diagnóstico foi feita por reação em cadeia da polimerase (PCR, do inglês *polymerase chain reaction*) e sequenciamento de fragmentos amplificados. Este último demonstrou 100% de similaridade com outras sequências de *E. hellem* publicadas no GenBank. Esse foi primeiro relato de infecção por *E. hellem* em aves no Brasil (Nakamura et al., 2010).

Diagnóstico laboratorial

O diagnóstico da microsporidiose depende da identificação do(s) patógeno(s) nas amostras clínicas de tecidos ou secreções (fezes, secreções biliar e duodenal, secreção conjuntival, urina, lavado broncoalveolar, escarro e secreção nasal), e várias técnicas de coloração podem ser utilizadas. Apesar disso, a detecção dos microsporídios é uma tarefa difícil (Neto; Assef, 2005; Gotti; Gagliani, 2011).

Originalmente, a microscopia eletrônica era necessária para definição do agente etiológico e ainda hoje é considerada o padrão-ouro para o diagnóstico. Entretanto, ela apresenta alto custo e necessita de muito tempo para realização. Além disso, com o desenvolvimento das técnicas de microscopia óptica, houve grande avanço etiológico do patógeno (Franzen; Müller, 2011; Neto; Assef, 2005).

Técnicas de PCR vêm apresentando bons resultados, com altas sensibilidade e especificidade; porém, ainda encontram dificuldades para padronização devido à ocorrência, por vezes, de inibição da amplificação completa do DNA por polissacarídios, lipídios, proteínas, enzimas proteinases ou DNAses presentes nas fezes (Valencakova et al., 2005; Gotti; Gagliani, 2011).

Testes sorológicos (imunofluorescência indireta, ELISA e *Western blotting*) têm sido utilizados para pesquisas epidemiológicas, demonstrando a presença de anticorpos IgM e IgG. No entanto, suas sensibilidade e especificidade ainda não são bem determinadas, principalmente em indivíduos imunodeficientes, pois alguns estudos demonstraram alto grau de reações cruzadas entre diferentes espécies de microsporídios (Amato; Amato, 2003; Gotti; Gagliani, 2011).

Na prática clínica, os exames mais comumente realizados são o de fezes, com o método do Chromotrope 2R (tricrômico modificado, Weber-verde), e o da secreção conjuntival e uretral com a coloração pelo Giemsa (Joseph et al., 2006a,b).

Avaliação por métodos complementares

Pode haver acometimento hepatobiliar por algumas espécies causadoras de microsporidiose (*Enterocytozoon bieneusi*, *Encephalitozoon intestinalis*). Laboratorialmente, pode-se observar elevação da fosfatase alcalina, da gamaglutamiltransferase e das aminotransferases. Pode também haver dilatação das vias biliares intra e extra-hepáticas, dilatação e espessamento da vesícula biliar, com ou sem lama biliar aos exames de imagem (Amato; Amato, 2003; Neto; Assef, 2005; Weiss, 2015).

Nos casos de infecções respiratórias pelos microsporídios, pode-se observar infiltrado intersticial difuso ao exame radiológico do tórax. Casos de miosite podem cursar com aumento de creatinofosfoquinase (CPK), aldolase, lactato desidrogenase (LDH) e eletromiografia demonstrando processo miopático difuso com denervação (Neto; Assef, 2005).

Tratamento

O sucesso terapêutico da microsporidiose nos pacientes imunocomprometidos ainda é bastante limitado; por isso, estão sendo desenvolvidas investigações de novos fármacos, porém com resultados não muito satisfatórios. Diversos medicamentos já foram testados para o tratamento da microsporidiose humana, com resultados variados.

O fármaco com melhor eficácia relatado na prática é o albendazol na dose de 400 mg por via oral, de 12/12 horas, por 3 a 4 semanas. Esse medicamento apresentou bons resultados no tratamento da infecção por *Encephalitozoon intestinalis* (Amato; Amato, 2003; Neto; Assef,

2005). Seu mecanismo de ação envolve ligação com a tubulina, inibindo sua polimerização em microtúbulos e não permitindo a captação de glicose e outros nutrientes pelo parasito, bem como sua divisão celular. O albendazol leva à degeneração dos estágios proliferativos do microsporídio, mas não elimina completamente o parasito, tendo um efeito mais parasitostático do que parasiticida (Brasil et al., 1997).

A nitazoxanida vêm sendo usada com boa eficácia no tratamento da infecção por *E. bieneusi* (Berger, 2019).

Nos casos de ceratoconjuntivite ocular por *Encephalitozoon hellem*, a aplicação tópica de fumagilina mostrou-se eficaz, com melhora das manifestações clínicas. (Amato; Amato, 2003). A fumagilina tem uma atividade antimicrosporidiana mais ampla do que o albendazol e é ativa contra ambas as *E. bieneusi* e *Encephalitozoon* (Han; Weiss, 2018).

Há relatos isolados de que o uso de octreotida na dose de 50 mg, 3 vezes/dia, por via subcutânea, mostrou-se útil no tratamento da diarreia crônica associada ao HIV e em indivíduos com diarreia por microsporídio refratária ao tratamento com outros medicamentos (Brasil et al., 1997). Há também a descrição de que outros fármacos, como 5-fluoracil, tiabendazol e esparfloxacino, inibem a replicação do *Encephalitozoon* em cultura celular (Neto; Assef, 2005).

Em enfermos infectados pelo HIV, a utilização concomitante de inibidores da protease na terapia antirretroviral está relacionada com a melhora da imunidade e a consequente remissão dos processos diarreicos (Amato; Amato, 2003).

Os microsporídios carecem de metionina aminopeptidase tipo 1 e são, portanto, dependentes de MetAP2, enquanto as células de mamíferos possuem ambas as enzimas. Portanto, MetAP2 é uma enzima essencial em microsporídios e novos inibidores desta via têm promessas significativas como agentes terapêuticos, incluindo triose-fosfato isomerase, tubulina, MetAP2, topoisomerase IV, quitina sintase e poliaminas (Han; Weiss, 2018).

Cuidados de enfermagem

A microsporidiose manifesta-se, na maioria das oportunidades, como uma enterite, causada pelo *Enterocytozoon bieneusi* e pelo *Encephalitozoon intestinalis*. Portanto, o principal cuidado de enfermagem consiste no controle da diarreia e da consequente desidratação que, muitas vezes, pode acompanhar o quadro. Com efeito dentre as medidas essenciais, estão a manutenção da reidratação oral ou parenteral e o controle do balanço hidreletrolítico (observação e registro de líquidos administrados, ingeridos e eliminados a cada 24 horas). Também é de grande utilidade o emprego de agentes antiperistalse.

O indivíduo com microsporidiose deve evitar alimentos que favoreçam a ocorrência de diarreia, como os ricos em fibras, derivados do leite e formadores de gases (feijão, lentilha, ervilha, frituras, pães, couve-flor, repolho).

Também é de grande importância a orientação para a enfermagem em relação às queixas oculares, especialmente em enfermos infectados pelo HIV. Relatos de xeroftalmia (secura ocular), sensação de corpo estranho, lacrimejamento, fotofobia e dor ocular são manifestações características da ceratoconjuntivite causada pelo *Encephalitozoon* e devem ser registradas e comunicadas à equipe médica.

Ecologia e epidemiologia

Infecções em seres humanos por *Microsporidia* têm sido relatadas em todas as partes do mundo, havendo, na maioria das vezes, relação com a infecção pelo HIV (Wesołowska et al., 2019; Hassan et al., 2018). Porém, até o momento, foram poucos os casos descritos e bem documentados de microsporidiose em indivíduos não infectados pelo HIV. Nesses casos, frequentemente, os indivíduos residiam em áreas tropicais ou subtropicais ou viajaram para essas regiões. Baseando-se nessas considerações, pode-se inferir que o aumento do número de viajantes, a globalização e a maior quantidade de indivíduos imunossuprimidos (infecção por HIV e transplantes de órgãos) têm possibilitado um aumento das infecções por protozoários intestinais como *Microsporidia, Cytoisospora belli (Isospora belli)* e *Cryptosporidium parvum* (Huston, 2001).

A prevalência da microsporidiose intestinal no mundo varia de 7 a 50% em indivíduos com AIDS. A doença provoca, frequentemente, quadros de diarreia crônica em enfermos com a contagem de linfócitos T CD4+ menor que 100 células/mm^3. Sua distribuição geográfica é extremamente ampla, com casos relatados em inúmeros países, como: Alemanha, Austrália, Brasil, Canadá, EUA, França, Inglaterra, Itália, Países Baixos, Porto Rico, Suíça e Zâmbia. Essas diferenças de prevalência podem refletir diversidade de exposição, emprego de diferentes técnicas diagnósticas ou variação geográfica (Brasil et al., 1997; Gotti; Gagliani, 2011).

Em países em desenvolvimento, ocorreu uma ascensão dos casos de microsporidiose devido ao aumento de pacientes com AIDS, ao passo que, em países desenvolvidos, as taxas da doença associadas à AIDS decresceram de modo significativo, em função do uso de terapia antirretroviral (Gotti; Gagliani, 2011; Weiss, 2015).

Os dados sobre as características epidemiológicas da microsporidiose estão aumentando rapidamente; no entanto, ainda há muitas questões a serem esclarecidas. Faltam estimativas mais confiáveis e precisas, uma vez que quase todos os estudos realizados não se baseiam em amostras aleatórias, mas em populações de pacientes altamente selecionados, como aqueles infectados pelo HIV com diarreia crônica.

Diferentes técnicas e abordagens diagnósticas e várias espécies com diversas manifestações clínicas distintas tornam muito difícil a compreensão do verdadeiro ônus da microsporidiose para as populações humanas.

Profilaxia e controle

Deve ser considerada a implantação de programas educativos e preventivos junto aos profissionais de saúde e à comunidade em geral, visando ao controle desse grupo de parasitos emergentes, principalmente nos portadores do HIV (Gotti; Gagliani, 2011; Weiss, 2015).

Medidas como promoção do saneamento básico, tratamento da água e cuidados com a higiene pessoal, como lavagem das mãos, e com o manuseio de líquidos corporais, associados à diminuição da ingestão de carnes malcozidas, podem diminuir a incidência da microsporidiose (Lescano; Amato Neto, 2005; Gotti; Gagliani, 2011).

À medida que as técnicas diagnósticas forem aperfeiçoadas, poderão ser impulsionados estudos epidemiológicos mais abrangentes; com isso, será possível elaborar estratégias preventivas e terapêuticas mais específicas.

Referências bibliográficas

Amato JGP, Amato VS. Microsporidiose. In: Cimerman S, Cimerman B. Medicina tropical. São Paulo: Atheneu; 2003.

Arctos – Collaborative Collection Management Solution. Disponível em: < https://arctos.database.museum >. Acesso em jun. 2019.

Berger S. Microsporidiosis: Global Status. Gideon: E-books Series, 2019.

Brasil P, Bonfim de Lima D, Moura H. Microsporidiose humana na síndrome da imunodeficiência adquirida. Rev Assoc Med Bras 1997; 43(3):254-64.

Capella-Gutierrez S, Marcet-Houben M, Gabaldon T. Phylogenomics supports microsporidia as the earliest diverging clade of sequenced fungi. BMC Biol 2012;10:47.

CDC. Centers for Disease Control and Prevention. Microsporidiosis. 2015. Disponível em: <www.cdc.gov/dpdx/microsporidiosis/index.html>.

Corsaro D, Michel R, Walochnik J et al. Molecular identification of Nucleophaga terricolae sp. nov. (Rozellomycota), and new insights on the origin of the Microsporidia. Parasitol Res 2016;115:3003-11.

Delrobaei M, Jamshidi S, Shayan P et al. Molecular Detection and Genotyping of Intestinal Microsporidia from Stray Dogs in Iran. Iran J Parasitol 2019; 14(1):159-66

Franzen C, Muller A. Microsporidiosis: human diseases and diagnosis. Microbes Infect 2001;3:389-400.

Gotti LSM, Gagliani LH. Microsporidiose humana: aspectos epidemiológicos e diagnósticos nos pacientes com AIDS. Rev UNILUS Ens Pesq 2011; 8(14).

Han B, Weiss LM. Therapeutic targets for the treatment of microsporidiosis in humans, 2018;22(11):903-15.

Hassan NA, Lim YAL, Mahmud R et al. Molecular Diagnosis of Microsporidia among Immunocompromised Patients in Kuala Lumpur, Malaysia. Am J Trop Med Hyg 2018;99(6):1562-6.

Huston CD, Petri WA Jr. Emerging and reemerging intestinal protozoa. Curr Opin Gastroenterol 2001;17(1):17-23.

James et al. Reconstructing the early evolution of Fungi using a six-gene phylogeny. Nature 2006; 443: 818–822.

Joseph J, Sharma S, Murthy SI et al. Microsporidial keratitis in India: 16S rRNA gene-based PCR assay for diagnosis and species identification of microsporidia in clinical samples. Invest Ophthalmol Vis Sci 2006a;47(10):4468-73.

Joseph J, Vemuganti GK, Garg P et al. Histopathological evaluation of ocular microsporidiosis by different stains. BMC Clin Pathol 2006b;6:6.

Lallo MA, Pereira A, Araújo R et al. Ocorrência de Giardia, Cryptosporidium e microsporídios em animais silvestres em área de desmatamento no Estado de São Paulo, Brasil. Cienc Rural 2009;39(5):1465-1470.

Lee SC, Corradi N, Byrnes EJ 3rd et al. Microsporidia evolved from ancestral sexual fungi. Curr Biol 2008; 18:1675-9.

Leelayoova S, Subrungruang I, Suputtamongkol Y et al. Identification of genotypes of Enterocytozoon bieneusi from stool samples from human immunodeficiency virus-infected patients in Thailand. J Clin Microbiol 2006;44(8):3001-4.

Lescano SZ, Amato Neto V. Microsporidiose. In: Coura JR. Dinâmica das doenças infecciosas e parasitárias. Rio de Janeiro: Guanabara Koogan; 2005.

Melhem MSC, Almeida TTC. Criptosporidiose e microsporidiose. In: Veronesi R, Focaccia R. Veronesi tratado de infectologia. 3. ed. São Paulo: Atheneu; 2005.

Nakamura AA, Homem CG, Garcia SD et al. Ceratoconjuntivite por Encephalitozoon hellem em periquitos agapornis (Agapornis spp.) no Brasil: relato de caso. Arq Bras Med Vet Zootec 2010;62(4):816-20.

NCBI. National Center for Biotechnology Information. Taxonomy. Disponível em: <https://www.ncbi.nlm.nih.gov/Taxonomy>. Acesso em: 15 nov 2017.

Neto JLA, Assef MCV. Microsporidiose. In: Tavares W, Marinho LAC. Rotinas de diagnóstico e tratamento das doenças infecciosas e parasitárias. São Paulo: Atheneu; 2005.

Neto JLA, Assef MCV. Microsporidiose. In: Tavares W, Marinho LAC. Rotinas de diagnóstico e tratamento das doenças infecciosas e parasitárias. 2. ed. São Paulo: Atheneu; 2007.

Prado JBF, Ramos CADN, Fiuza VRDS, Terra VJB. Occurrence of zoonotic Enterocytozoon bieneusi in cats in Brazil. Rev Bras Parasitol Vet 2019;28(1):80-90.

Sprague V. In: Systematics of the Microsporidia, vol. 2. Biology of the Microsporidia, Series: Comparative Biology. Bulla LA, Cheng TC, editors. Plenum Press; New York: 1977.

Sprague VV, Becnel JJ. Note on the name-author-date combination for the taxon Microsporidies Balbiani, 1882, when ranked as a phylum. J Invertebr Pathol 1998;71:91-4.

Stentiford GD, Bass D, Williams BAP. Ultimate opportunists. The emergent Enterocytozoon group Microsporidia. PLoS Pathog 2019;15(5):e1007668.

Udonsom R, Prasertbun R, Mahittikorn A, Chiabchalard R, Sutthikornchai C, Palasuwan A, Popruk S. Identification of Enterocytozoon bieneusi in goats and cattle in Thailand. BMC Vet Res 2019; 15(1):308.

Vossbrinck CF, Maddox JV, Friedman S et al. Ribosomal RNA sequence suggests microsporidia are extremely ancient eukaryotes. Nature 1987; 326(6111):411-14.

Weiss LM, Edlind TD, Vossbrinck CR et al. Microsporidian molecular phylogeny: the fungal connection. J Eukaryot Microbiol 1999;46:17S-18S.

Weiss LM. Microsporidiosis. In: Mandell LG, Bennett JE, Dolin R. Principles and practice of infectious diseases. 8. ed. New York: Elsevier; 2015.

Weller PF. Infecções intestinais por protozoários e tricomoníase. In: Braunwald E, Fauci AS, Kasper DL et al. Harrison Medicina Interna. 16. ed. Rio de Janeiro: McGraw Hill; 2006.

Wesołowska M, Szetela B, Kicia M et al. Dual infection of urinary tract with Enterocytozoon bieneusi and Encephalitozoon cuniculi in HIV/AIDS patients. Ann Parasitol 2019;65(1):77-81.

CAPÍTULO 30

Rinosporidiose

Kelen Rabelo Santana Bonin • André Leonel Valério

Introdução

As denominações "doença de Guillermo Seeber", "blastomicose rinosporidiótica", "psorospermose nasal" e "granuloma rinosporidiótico" convergem para a mesma enfermidade, conhecida como rinosporidiose (Lacaz et al., 2002; WHO, 2016; Izimukwiye et al., 2019; Singh; Sakthivel, 2019). Trata-se de uma infecção granulomatosa de evolução lenta, com um processo inflamatório crônico. O agente etiológico é o *Rhinosporidium seeberi*, protista que infecta peixes, anfíbios e seres humanos (Fredricks *et al.*, 2000; Tavares, 2015).

A doença cursa com o aparecimento de pólipos (sésseis ou vegetantes) em mucosas, sendo os locais mais acometidos as fossas nasais (70%) e a conjuntiva ocular (10%), embora faringe, laringe, brônquios, esôfago, genitália externa e pele possam ser atingidos, porém com menor frequência (Rivitti, 2014). Na maioria dos pacientes, a doença permanece localizada, e os sintomas principais são obstrução nasal e sangramento local devido à formação de pólipos. A forma disseminada da doença é rara.

Este capítulo tem o objetivo descrever os principais aspectos do protista bem como as principais características clínicas, diagnósticas, terapêuticas e ecoepidemiológicas da enfermidade parasitária.

Etiologia

A rinosporidiose é uma doença prevalente no sul da Índia e no Sri Lanka, mas ocorre também nas Américas, Europa, África e em outros países da Ásia (Fredricks et al., 2000).

A taxonomia do *R. seeberi* sempre foi controversa. A rinosporidiose foi citada pela primeira vez em 1896, por Malbran; porém, em 1900, foi descrita na Argentina por Guillermo Rodolpho Seeber, em tese de doutorado. O pesquisador descreveu o agente etiológico da doença como um esporozoário, o qual foi encontrado em dois casos de pacientes com pólipos nasais (Loh et al., 2001; Lacaz et al., 2002). Em 1923, Ashworth descreveu o ciclo de vida do agente etiológico e concluiu que se tratava de um fungo. A partir de então, denominou-o de *Rhinosporidium seeberi* (Prakash; Johnny, 2015).

No final do século XX, por meio da análise filogenética da subunidade menor do gene rRNA de parasitos aquáticos, foi identificado um grupo de agentes patogênicos nomeados *Dermocystidum* (agente de roseta), *Ichthyophonus* e *Psorospermium* ou DRIP (Ragan et al., 1996).

Taxonomia

A classificação taxonômica da espécie *Rhinosporidium seeberi* está descrita no Quadro 30.1.

QUADRO 30.1 Classificação taxonômica da espécie *Rhinosporidium seeberi*.

Domínio	Eukaryota
Classe	Ichthyosporea
Ordem	Dermocystida
Gênero	*Rhinosporidium*
Espécie	*Rhinosporidium seeberi*

Adaptado de NCBI – The Taxonomy Database, 2019.

Morfologia

O patógeno *R. seeberi* não se desenvolve em meios artificiais, de modo que as descrições morfológicas são totalmente fundamentadas no organismo tal como aparece no tecido infectado. O parasito apresenta-se como células esféricas isoladas, com 6 μm de diâmetro, que se desenvolvem e se tornam esporângios com até 300 μm de diâmetro (Lacaz et al., 2002). O esporângio é considerado a forma madura do organismo e contém, no seu interior, numerosos endósporos dispostos em uma conformação característica. O arranjo dos endósporos imaturos, em amadurecimento e completamente maduros permite sua diferenciação de outros organismos endosporuladores esféricos, auxiliando no diagnóstico da infecção por esse patógeno (Murray et al., 2016).

Os esporângios (pontos brancos) podem ser visualizados no sítio afetado, e tanto eles como os endósporos se coram com metenamina de prata de Gomori (GMS) e ácido periódico Schiff (PAS) (utilizados para corar fungos), bem como com a hematoxilina-eosina (H&E) (Das, 2011).

Ciclo biológico

Estudos demonstraram que o *R. seeberi* tem um ciclo de vida complexo (Figura 30.1). Durante imersão e contato com água contaminada, as mucosas nasais ou conjuntivais do hospedeiro, previamente traumatizadas, podem ser acometidas (Pezzin-Palheta et al., 2003). Após inoculado, o *R. seeberi* sofre sucessivas mitoses, originando os esporângios, os quais apresentam em seu interior endósporos em variados estágios de desenvolvimento, que são liberados após ruptura do esporângio ou através dos poros presentes no mesmo (Tavares, 2015).

As principais características do ciclo do *R. seeberi* observadas nas estruturas atingidas são: o rearranjo dos endósporos no interior dos esporângios maduros, a abertura de um poro apical na parede celular do *R. seeberi* e a liberação ativa dos endósporos. Outra observação apontada foi a estimulação de esporângios de *R. seeberi* pela água, sustentando estudos epidemiológicos que associaram a presença desse parasito a ambientes úmidos (Mendoza, 1999). Assim, acredita-se que uma das fases do ciclo evolutivo desse patógeno ocorra em água e areia contaminadas, mas ainda não há nenhuma teoria comprovada sobre seu ciclo evolutivo completo (Prakash; Johnny, 2015).

Imunologia e patologia

A rinosporidiose tem início com a inoculação do agente etiológico em mucosas nasal ou conjuntival traumatizadas durante contato com água ou solo contaminados (Tavares, 2015). O tecido acometido torna-se hiperplásico, com uma resposta inflamatória granulomatosa crônica e vascularização acentuada. O estroma, que é fibromixomatoso ou fibroso, preenche-se de células inflamatórias, que incluem linfócitos, macrófagos e células gigantes encontrados ao redor dos esporângios. Macrófagos ativos e neutrófilos podem ser vistos no interior dos esporângios, em torno dos endósporos, porém, devido à grande quantidade dessas estruturas, a sobrevivência do patógeno é garantida (Mendoza; Vilela, 2009; Capoor *et al.*, 2009). As recidivas podem ocorrer em função do derrame de endósporos no epitélio adjacente (Mohapatra; Banushree, 2014).

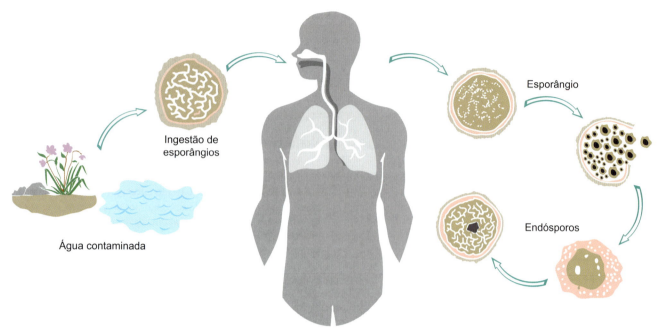

FIGURA 30.1 Ciclo biológico dos protistas do gênero *Rhinosporidium seeberi*.

Aspectos clínicos

Doença em humanos

A rinosporidiose apresenta evolução lenta, podendo os sintomas aparecerem, no indivíduo, meses ou anos após a infecção. A doença se manifesta como massa, polipoide ou vegetante, altamente vascularizada e friável (Tavares, 2015; Das et al., 2011). O sítio nasal e o nasofaríngeo são os mais acometidos, seguidos do envolvimento ocular (Capoor et al., 2009). A rinosporidiose nasal acomete especialmente homens na faixa etária de 20 a 40 anos; enquanto o acometimento ocular é mais prevalente nas mulheres (Madana et al., 2010). Com menor frequência, outros locais podem ser afetados, como lábios, úvula, palato, maxilar, epiglote, laringe, traqueia, brônquios, orelhas, couro cabeludo, vulva, vagina, pênis, reto e pele (Mohapatra; Banushree, 2014); porém, lesões ósseas e disseminação hematogênica são raras (Madana et al., 2010). Não há relatos de transmissão entre humanos e animais.

As manifestações clínicas variam de acordo com o sítio infectado. Quando ele é nasal, a lesão polipoide causa obstrução da narina acometida, rinorreia e epistaxe (Rivitti, 2014). No acometimento ocular, denominado também de oculosporidiose (Tavares, 2015), as principais queixas advindas da massa polipoide são sensação de corpo estranho, lacrimejamento e lágrimas com sangue. Este último sinal indica que o saco lacrimal foi afetado (Belliveau et al., 2012; Gichuhi et al., 2014).

As manifestações cutâneas e sistêmicas são raras; mas, quando presentes, geralmente se apresentam como papilomas friáveis, que se tornam pedunculados. Aparecem também como pápulas verrucosas ou nódulos esbranquiçados com crostas e sangramento na superfície (Kumari et al., 2009). A ocorrência de infecção bacteriana secundária, de recorrência e disseminação para sítios anatômicos adjacentes, configura uma complicação da condição mórbida (Capoor et al., 2009).

No Brasil, desde a década de 1970, existem mais de 50 casos relatados de rinosporidiose em animais, a maioria em equinos (Londero et al., 1977). Relatos em cães, gatos, bovinos e rãs também são encontrados (Lacaz et al., 2002).

Doença em animais não humanos

A rinosporidiose tem sido descrita em diferentes espécies animais – além do *Homo sapiens* –, com destaque para os bovinos, os búfalos, as cabras, os cães, os cavalos e os gatos (Hill et al., 2010; Sudasinghe et al.,

2011; Burgess et al., 2012). Espécies de *Rhinosporidium* – como *Rhinosporidium rwandae* – estão também implicadas no desenvolvimento de lesões em anfíbios do gênero *Hyperolius* (Scheid et al., 2015).

Diagnóstico diferencial

O diagnóstico diferencial deve considerar os diferentes sítios acometidos. São diagnósticos diferenciais relevantes: pólipos nasossinusais, papiloma invertido, nasoangiofibromas, epiteliomas, leishmaniose, granuloma piogênico, coccidioidomicose, paracoccidioidomicose, criptocose, aspergilose e rinoscleroma (Igreja et al., 2001; Pérez et al., 2012).

Em caso de oculosporidiose, o diagnóstico diferencial deve ser feito para papiloma escamoso conjuntival (Gichuhi et al., 2014). Lesões genitais devem ser diferenciadas de tumores malignos e condilomas; enquanto as retais e cutâneas devem ser diferenciadas de varizes hemorroidárias e verrugas vulgares, respectivamente (Pezzin-Palheta et al., 2003).

Diagnóstico laboratorial

O diagnóstico definitivo da rinosporidiose é fornecido pelo exame histopatológico. No tecido infectado, é encontrado um epitélio hiperplásico com numerosos cistos globulares de formatos variados, representando os esporângios em diferentes estágios de desenvolvimento, que é típico da rinosporidiose (Herr et al., 1999; Kumari et al., 2009).

Destaca-se que o *Rhinosporidium seeberi* não cresce em meio de cultura, e também não há evidência de sucesso da inoculação do mesmo em animais utilizados em experimentação (Pezzin-Palheta et al., 2003).

Avaliação por métodos complementares

Exames de imagem, como endoscopia nasal com fibra óptica (rígida ou flexível), tomografia computadorizada e/ou ressonância nuclear magnética de seios paranasais, orientam o diagnóstico, além de auxiliarem na decisão terapêutica (Pezzin-Palheta et al., 2003).

Na endoscopia nasal, as lesões têm características polipoides e granulares, friáveis, de cor avermelhada, evidenciando a abundante vascularização. A superfície das lesões é repleta de pequenos pontos brancos devido aos esporos sob o epitélio, dando a aparência de "morango" ou "framboesa" (Loh et al., 2001; Capoor et al., 2009; Das et al., 2011).

Tratamento

A remoção cirúrgica com eletrocoagulação da base das lesões é o tratamento de escolha, a fim de evitar ou minimizar os riscos de recorrência. Por haver risco de hemorragia e perfuração do septo nasal, a excisão cirúrgica deve estar combinada com terapias adjuvantes (Das et al., 2011).

A dapsona mostrou-se uma terapia adjuvante eficaz na prevenção de recidivas (Venkateswaran et al., 1997; Arseculeratne, 2002). Ela impede a maturação dos esporângios, acelera sua degeneração, aumenta a fibrose e interfere no metabolismo do ácido fólico no organismo infectante. Isso previne a recidiva em vários locais da infecção, bem como nos casos com ressecção cirúrgica inadequada (Capoor et al., 2009; Madke et al., 2011; Das et al., 2011; Almeida et al., 2016).

Ecologia e epidemiologia

A rinosporidiose é uma doença endêmica proveniente da Índia, do Paquistão e do Sri Lanka, embora haja relatos da doença em mais de 70 países (Prakash; Johnny, 2015). No Brasil, país de clima tropical, o maior número de casos foi registrado nos estados do Nordeste, como Maranhão, considerado endêmico para essa parasitose (Almeida et al., 2016).

Em virtude do aumento da incidência dessa infecção em agricultores de arroz, pessoas que se banham em águas estagnadas e que trabalham com areia, considera-se que a água e o solo são reservatórios do *R. seeberi* (Lacaz et al., 2002; Prasad et al., 2015; Almeida et al., 2016).

Profilaxia e controle

A prevenção da rinosporidiose pode ser feita, evitando-se o contato com água de rios e lagos em regiões epidemiologicamente favoráveis à ocorrência da enfermidade (Pezzin-Palheta et al., 2003; Vallarelli et al., 2011).

Referências bibliográficas

Almeida FA, Feitoza LM, Pinho JD et al. Rhinosporidiose: the largest case series in Brazil. Soc Bras Med Trop 2016;49(4):473-6.

Arseculeratne SN. Recent advances in rhinosporidiosis and Rhinosporidium seeberi. Indian J Med Microbiol 2002;20:119-31.

Belliveau MJ, Strube YN, Dexter DF et al. Bloody tears from lacrimal sac rhinosporidiosis. Can J Ophthalmol Can J Ophthalmol 2012;47(5):e23-e24.

Burgess HJ, Lockerbie BP, Czerwinski S et al. Equine laryngeal rhinosporidiosis in western Canada. J Vet Diagn Invest 2012; 24(4):777-80.

Capoor MR, Khanna G, Rajni et al. Rhinosporidiosis in Delhi, North India: case series from a non-endemic area and minirreview. Mycopathol 2009;168:89-94.

Das S, Kashyap B, Barua M et al. Nasal rhinosporidiosis in humans: new interpretations and a review of the literature of this enigmatic disease. Med Mycol 2011;49:311-5.

Fredricks DN, Jolley JA, Lepp PW et al. Rhinosporidium seeberi: a human pathogen from a novel group of aquatic protistan parasites. Emerg Infect Dis 2000;6:273-8.

Gichuhi S, Onyuma T, Macharia E et al. Ocular rhinosporidiosis mimicking conjunctival squamous papilloma in Kenya – a case report. BMC Ophthalmol 2014;14:45.

Herr RA, Ajello L, Taylor JW et al. Phylogenetic analysis of Rhinosporidium seeberi's 18S small-subunit ribosomal DNA groups this pathogen among members of the protistan mesomycetozoa clade. J Clin Microbiol 1999;37:2750-4.

Hill SA, Sharkey LC, Hardy RM et al. Nasal rhinosporidiosis in two dogs native to the upper Mississippi river valley region. J Am Anim Hosp Assoc 2010; 46(2):127-31.

Igreja RP, Siqueira-Batista R, Miranda LP. Rinosporidiose. In: Siqueira-Batista R, Gomes AP, Igreja RP et al. Medicina tropical: abordagem atual das doenças infecciosas e parasitárias. Rio de Janeiro: Cultura Médica; 2001.

Izimukwiye AI, Mbarushimana D, Ndayisaba MC et al. Cluster of Nasal Rhinosporidiosis, Eastern Province, Rwanda. Emerg Infect Dis 2019; 25(9):1727-1729.

Kumari R, Nath AK, Rajalakshmi R et al. Disseminated cutaneous rhinosporidiosis: varied morphological appearances on the skin. Indian J Dermatol Venereol Leprol 2009;75:68-71.

Lacaz CS, Porto E, Martins JEC et al. Rinosporidiose. In: Lacaz CS, Porto E, Martins JEC et al. (eds.). Tratado de micologia médica Lacaz. São Paulo: Sarvier; 2002.

Loh KS, Chong SM, Pang YT et al. Rhinosporidiosis: differential diagnosis of a large nasal mass. Otolaryngol Head Neck Surg 2001;124(1):121-2.

Londero AT, Santos MN, Freitas JB. Animal rhinosporidiosis in Brazil. Mycopathol 1977;60(3):171-3.

Madana J, Yolmo D, Gopalakrishnan S et al. Rhinosporidiosis of the upper airways and trachea. J Laryngol Otol 2010;124(10):1139-41.

Madke B, Mahajan S, Kharkar V et al. Disseminated cutaneous with nasopharyngeal rhinosporidiosis: light microscopy changes following dapsone therapy. Australas J Dermatol 2011;52:e4-6.

Mendoza L, Herr RA, Arseculeratne SN et al. In vitro studies on the mechanisms of endospore release by Rhinosporidium seeberi. Mycopathol 1999;148(1):9-15.

Mendoza L, Vilela R. Anomalous fungal and fungal-like infections: lacaziosis, pythiosis, and rhinosporidiosis. In: Anaissie EJ, McGinnis MR, Pfaller MA. Clinical Mycology. Sao Paulo: Elsevier; 2009.

Mohapatra M, Banushree CS. Two rare cases of rhinosporidiosis of parotid duct: Case reports and review of literature. Ann Maxillofac Surg 2014;4(2):234-6.

Murray PR, Rosenthal KS, Pfaller MA. Rhinosporidiosis. In: Murray PR, Rosenthal KS, Pfaller MA. Medical Microbiology. Philadelphia: Elsevier; 2016.

NCBI. National Center for Biotechnology Information. Taxonomy. Disponível em: https://www.ncbi.nlm.nih.gov/taxonomy. Acesso em: 15 nov 2017.

Pérez RIM, Vásquez CMC, Duncan CAV et al. Diagnóstico diferencial de la rinosporidiosis: a propósito de um caso. Iatreia 2012;25(3):272-6.

Pezzin-Palheta AC, Palheta-Neto FX, Feier CAK et al. Rinosporidiose. In: Siqueira-Batista R, Gomes AP, Silva Santos et al. Manual de infectologia. Rio de Janeiro: Revinter; 2003.

Prakash M, Johnny JC. Rhinosporidiosis and the pond. J Pharm Bioallied Sci 2015;7(Suppl 1):S59-S62.

Prasad V, Shenoy VS, Rao RA et al. Rhinosporidiosis: a chronic tropical disease in lateral pharyngeal wall. J Clin Diagn Res 2015;9(5):1-2.

Ragan MA, Goggin CL, Cawthorn RJ et al. A novel clade of protistan parasites near the animal-fungal divergence. Proc Natl Acad Sci USA 1996;93:11907-12.

Rivitti EA. Rinosporidiose. In: Rivitti EA. Manual de dermatologia clínica de Sampaio e Rivitti. São Paulo: Artes Médicas; 2014.

Scheid P, Balczun C, Dehling JM, Ammon A, Sinsch U. Rhinosporidiosis in African reed frogs Hyperolius spp. caused by a new species of Rhinosporidium. Dis Aquat Organ 2015; 115(2):111-20.

Singh CA, Sakthivel P. Rhinosporidiosis. N Engl J Med 2019; 380(14):1359.

Sudasinghe T, Rajapakse RP, Perera NA et al. The regional sero-epidemiology of rhinosporidiosis in Sri Lankan humans and animals. Acta Trop 2011; 120(1-2):72-81.

Tavares W. Rinosporidiose. In: Tavares W, Marinho LAC. Rotinas de diagnóstico e tratamento das doenças infecciosas e parasitárias. 4a ed. São Paulo: Atheneu; 2015.

Vallarelli AFA, Rosa SP, Souza EM. Rinosporidiose – manifestação cutânea. An Bras Dermatol 2011;86(4):795-6.

Venkateswaran S, Date A, Job A et al. Light and electron microscopic findings in rhinosporidiosis after Dapsone therapy. Trop Med Int Health 1997;2:1128-32.

WHO. World Health Organization. International Statistical Classification of Diseases and Related Health Problems. Disponível em: http://apps.who.int/classifications/apps/icd/icd10online2004/fr-icd.htm?gb35.htm. Acesso em: 4 jul 2016.

CAPÍTULO 31

Sarcosporidíase

Augusto Righetti Vieira Ferreira de Araújo • Paulo Sérgio Balbino Miguel •
Marcos José Marques

Introdução

A sarcosporidíase – também denominada sarcocistose ou sarcosporidiose – é a infecção causada por protozoários do gênero *Sarcocystis*. (Fayer et al., 2015), um grupo de coccídios que formam cistos nos tecidos animais, humanos ou não (Chhabra; Samantaray, 2013; Saeed et al., 2018; Robertson et al., 2019). Trata-se de uma zoonose com cerca de 150 espécies conhecidas (Harris et al., 2015), das quais *Sarcocystis bovihominis* e *Sarcocystis suihominis* estão associadas ao *Homo sapiens* (Fayer et al., 2015).

As espécies do gênero *Sarcocystis* geralmente desenvolvem um ciclo heteroxeno, no qual os animais herbívoros são os hospedeiros intermediários e os carnívoros são os definitivos. A infecção do hospedeiro carnívoro se dá após a ingestão de tecidos de animais herbívoros parasitados (Dubey, 2015).

Os nomes das espécies de *Sarcocystis* que infectam o homem, tornando-o hospedeiro definitivo, provêm da união dos nomes de seus hospedeiros envolvidos (intermediários e definitivo): *S. suihominis* para a espécie que infecta o binômio suínos e humanos e *S. bovihominis* para a espécie que infecta bovinos e humanos (Fayer et al., 2015).

O primeiro relato de infecção por *Sarcocystis* data de 1843, na Suíça. *Sarcocystis* é um agente encontrado em todo o mundo; porém, os casos envolvendo a doença começaram a receber maior atenção entre os pesquisadores após surtos recentes na Malásia (CDC, 2016; Lescano; Amato-Neto, 2013). A infecção em humanos geralmente ocorre em tecidos intestinais (sarcocistose intestinal) e musculares (sarcocistose extraintestinal) (Esposito et al., 2014).

A infecção gastrintestinal sintomática e a assintomática têm maior prevalência na Europa, embora haja relatos em países da Ásia, das Américas do Norte e do Sul, e na Austrália (Fayer, 2004; Dubey et al., 2016). Os pacientes infectados geralmente exibem sinais e/ou sintomas entre a primeira e a segunda semana após exposição ao agente. A manifestação ou ausência deles depende das espécies infectantes associadas à doença, do tamanho do inóculo, bem como das condições imunológicas do hospedeiro (Harris et al., 2015).

Neste capítulo serão abordadas as principais características do agente causal da sarcosporidíase, do diagnóstico e do manejo do paciente infectado, assim como eventuais complicações decorrentes da doença, tratamento e medidas de prevenção.

Etiologia

Sarcocystis abrange um gênero de protozoários intracelulares pertencentes ao filo Apicomplexa, classe Coccidia, família Sarcocystidae (Fayer et al., 2015; Lescano; Amato-Neto, 2013; Suh et al., 2015), distribuídos em mais de 150 espécies. Essas espécies parasitam vários animais, seja como hospedeiros intermediários (mamíferos herbívoros e humanos e outros primatas, algumas aves, répteis e peixes) ou como hospedeiros definitivos (carnívoros ou onívoros, incluindo humanos e alguns répteis e aves de rapina (Fayer et al., 2015). Entre as espécies conhecidas, duas são importantes causas de infecção em humanos: *Sarcocystis bovihominis* e *Sarcocystis suihominis*, as quais também parasitam bovinos e suínos, respectivamente (Lescano; Amato-Neto, 2013).

Taxonomia e aspectos morfológicos

A classificação taxonômica do *Sarcocystis* está descrita no Quadro 31.1.

QUADRO 31.1 Classificação taxonômica do gênero *Sarcocystis*.

Domínio	Eukaryota
Filo	Apicomplexa
Classe	Coccidia
Ordem	Eucoccidiorida
Família	Sarcocystidae
Gênero	*Sarcocystis*
Espécies	*Sarcocystis bovihominis, Sarcocystis suihominis, Sarcocystis nesbitti, Sarcocystis arieticanis, Sarcocystis bovicanis, Sarcocystis bovifelis, Sarcocystis campestris, Sarcocystis capracanis, Sarcocystis equicanis, Sarcocystis hircicanis, Sarcocystis leporum, Sarcocystis muris, Sarcocystis ovicanis, Sarcocystis ovifelis, Sarcocystis rileyi, Sarcocystis sceloporí, Sarcocystis suicanis, Sarcocystis utae*

Adaptado de NCBI – The Taxonomy Database, 201; Arctos – Collaborative Collection Management Solution, 2019.

O parasito desenvolve gametas e oocistos na lâmina própria do intestino dos hospedeiros definitivos (Chhabra; Samantaray, 2013).

Os esporocistos de *Sarcocystis* são indistinguíveis entre as espécies e variam ligeiramente em suas dimensões (Acha; Szyfres, 2001). A maioria das espécies mede aproximadamente 10×15 μm e contém quatro esporozoítos e um corpo residual granular. Com formato elíptico e de parede lisa, são infecciosos aos hospedeiros intermediários suscetíveis (Fayer, 2004). Especificamente, os esporocistos de *S. bovihominis* medem entre 13 e 17 μm por 10,8 μm, e os de *S. suihominis*, entre 11,6 e 13,9 μm por 10 a 10,8 μm (Acha; Szyfres, 2001).

Os sarcocistos são brancos, longos e cilíndricos (Fayer et al., 2015; Lescano; Amato-Neto, 2013); em humanos, a maioria localiza-se nos músculos esqueléticos e cardíacos, embora já tenham sido encontrados sarcocistos em músculos estriados de órgãos como a língua, o esôfago e o diafragma, bem como nos músculos cardíacos e, em menor proporção, nos músculos lisos (Fayer, 2004). Essas estruturas podem ser septadas ou não e separam os bradizoítos em dois compartimentos (Fayer et al., 2015; Lescano; Amato-Neto, 2013), podendo variar de tamanho - de microscópicos (50 μm) a visíveis a olho nu (5 cm) (Fayer et al., 2015; Suh et al., 2015).

Ciclo biológico

O *Sarcocystis* é um protozoário que se desenvolve em um ciclo heteroxeno. No hospedeiro definitivo, em geral animais carnívoros, os parasitos desenvolvem uma fase intestinal, da qual decorre a produção de vários oocistos. Nos hospedeiros intermediários, animais herbívoros, há o desenvolvimento da fase assexuada dos parasitos, e a infecção resulta em cistos nos tecidos musculares (sarcocistose). Humanos podem manifestar tanto a forma intestinal, como hospedeiro definitivo, quanto a muscular, como hospedeiro intermediário acidental do *S. nesbitti*, cujos répteis são hospedeiros definitivos (Fayer et al., 2015).

A infecção dos herbívoros resulta da ingestão de esporocistos liberados por hospedeiros definitivos. Cada um contém quatro esporozoítos, liberados após rompimento em resposta à ação química da bile e da tripsina. Os esporozoítos migram para as células endoteliais de pequenos vasos em todo o corpo do animal, resultando no primeiro ciclo reprodutivo assexuado (merogonia ou esquizogonia). À medida que os ciclos de reprodução se desenvolvem, os locais afetados se distanciam dos sítios primários (arteríolas, capilares e veias) até se desenvolverem no tecido muscular, formando cistos musculares (sarcocistos). No interior destes, os bradizoítos se desenvolvem, um processo relacionado com a maturação, o qual tem duração de 2 meses ou mais, a depender da espécie de parasito. Após a maturação, os cistos podem permanecer nos tecidos musculares por meses ou até anos (Fayer et al., 2015). O desenvolvimento da infecção nos hospedeiros definitivos se dá após o consumo de carne crua ou malcozida dos hospedeiros intermediários contendo sarcocistos maduros. Em humanos, especificamente, as espécies envolvidas na infecção são *Sarcocystis bovihominis* e *Sarcocystis suihominis*, os quais afetam bovinos e suínos, respectivamente (Lescano; Amato-Neto, 2013).

Durante a digestão da carne infectada, a ação das enzimas desencadeia o rompimento dos sarcocistos e a consequente liberação do *Sarcocystis* em sua forma bradizoíta, a qual migra rapidamente para células do intestino delgado. Nessas células, os bradizoítos se modificam, originando os microgametas (forma sexuada masculina) e os macrogametas (forma sexuada feminina), responsáveis pela reprodução sexuada do protozoário. Esse tipo de reprodução origina o oocisto, que contém dois esporocistos, cada um deles contendo quatro esporozoítos. A eliminação dos esporocistos pelas fezes dos hospedeiros definitivos, seguida pela eventual ingestão pelos hospedeiros intermediários, completa o ciclo evolutivo do protozoário (Fayer et al., 2015), representado na Figura 31.1.

Imunologia e patologia

A maturação de esquizontes e a liberação de merozoítos (e produtos liberados por estes) parecem estar relacionadas a alguns eventos, como picos febris e reação inflamatória mais intensa (segunda geração de esquizontes) (Fayer, 2015).

A necrose tecidual é passível de ocorrer, mas está ligada a diversos fatores, como a localização do *Sarcocystis* no hospedeiro, a espécie e o potencial de multiplicação da espécie. Ainda é citado que, em casos de infecções em animais pequenos, como pássaros e ratos veadeiros, os resultados sistêmicos dessa necrose tecidual podem ser fatais, enquanto animais maiores (bovinos, ovelhas, bodes e porcos) parecem não sofrer repercussões graves relacionadas à necrose tecidual. Apesar de a anemia ser um achado frequente na sarcosporidíase em animais como bovinos, ovelhas, bodes e porcos, ainda não está bem esclarecida sua patogênese (Dubey et al., 2016).

No que concerne à imunologia, pouco se sabe sobre as proteínas e os antígenos relacionados ao *Sarcocystis*. A manifestação intestinal da sarcocistose parece não causar o desenvolvimento de imunidade, o que foi relatado em um estudo no qual um voluntário se infectava recorrentemente com carne contendo cistos de *Sarcocystis* (Fayer, 2016).

Já a infecção pela forma muscular conferiu proteção após inoculação em animais (com produção de imunoglobulina M [IgM] e G [IgG], mas não IgA e IgG2), e é possível que isso ocorra em humanos também. Tal possibilidade foi evidenciada em um surto em 2012 na Malásia, em que estudantes nativos não foram infectados, ao contrário do que ocorreu com vários estrangeiros (Fayer et al., 2015; Dubey et al., 2016).

Uma das pesquisas que estudava a resposta imune ao *Sarcocystis* mostrou que a titulação de anticorpos foi maior quando a estimulação era feita com espécies homólogas, apesar de as espécies de *Sarcocystis* compartilharem alguns antígenos. No entanto, ainda não existe vacina desenvolvida (Dubey et al., 2016).

Aspectos clínicos

Doença em humanos

■ *História natural*

A infecção em seres humanos, como mencionado anteriormente, pode se dar em duas formas: intestinal e muscular. A primeira decorre da ingestão de carne não devidamente cozida contendo sarcocistos; e a segunda, quando uma pessoa ingere água ou alimento contaminado por esporocistos provenientes de hospedeiros definitivos (Fayer et al., 2015).

A sarcosporidíase pode cursar com náuseas, vômitos, desconforto abdominal e diarreia autolimitada; porém, os quadros intestinais da doença geralmente são leves ou até mesmo assintomáticos. Autores apontam a existência de correlação entre o número de sarcocistos ingeridos e o grau dos sintomas, sendo estes mais evidentes em casos de maior ingestão daqueles. Além disso, alguns casos apontam que as infecções causadas por *S. suihominis* parecem apresentar sinais mais pronunciados.

Os sintomas, quando presentes, têm início antes de 48 h após a infecção e podem durar algumas semanas, fato correlacionado, por alguns autores, à eliminação de cistos (Fayer et al., 2015; Lescano; Amato-Neto, 2013; Acha; Szyfres, 2003).

Os casos de infecção muscular geralmente são assintomáticos ou oligossintomáticos e, em muitos relatos, esse tipo foi detectado acidentalmente. Os sintomas presentes podem ser: febre, mialgia, sensibilidade muscular aumentada, fraqueza, broncospasmo e eosinofilia. Há quadros de miosite com início após 30 dias ou mais da exposição a áreas de risco, e a miocardite é considerada rara. Existe ainda relato de pacientes que, mesmo sem sintomas, apresentavam pelo menos alguns dos seguintes parâmetros laboratoriais: eosinofilia e aumento de enzimas hepáticas, de desidrogenase láctica (LDH) e de creatinofosfoquinase (Fayer et al., 2015; Suh et al., 2015).

■ *Diagnóstico diferencial*

O diagnóstico diferencial da sarcosporidíase deve considerar, em relação aos cistos musculares, a toxoplasmose e a doença de Chagas. Os cistos do *Toxoplasma gondii*, assim como os de *Sarcocystis* spp., são positivos ao ácido periódico de Schiff (PAS), enquanto o *Trypanosoma cruzi* é negativo, o que auxilia na diferenciação. *Sarcocystis* e *T. gondii* também podem ser diferenciados por reação em cadeia da polimerase (PCR) a partir do gene 18S rRNA. Outro parasito a se considerar no diagnóstico diferencial é o *Trichinella spiralis*, nematoide que também infecta humanos pela ingestão de carne crua ou malcozida infectada, causando náuseas e vômitos, diarreia e dor abdominal como sintomas (Lescano; Amato-Neto, 2013; Fayer et al., 2015; CDC, 2016).

Doença em animais não humanos

A infecção por *Sarcocystis* é uma zoonose de importância na pecuária devido à infecção que causa em diversas espécies de animais. A doença causa febre, prostração, inapetência, produção inadequada de leite, queda de pelos, abortos e até morte dos rebanhos (Fayer et al., 2015).

As espécies mais associadas à infecção em bovinos são *S. hominis* (ou *S. bovihominis*), *S. cruzi* (ou *S. bovicanis*) e *S. hirsuta* (ou *S. bovifelis*), causando especialmente a forma muscular da doença. Os hospedeiros definitivos de *S. bovicanis* e *S. bovifelis* são cães e gatos, respectivamente (Acha; Szyfres, 2003). Em suínos, essa manifestação da doença é ocasionada por *S. suihominis*, *S. miescheriana* (*S. suicanis*) e *S. porcifelis*. A prevalência da infecção muscular é alta tanto em bovinos quanto suínos (Acha; Szyfres, 2003).

Sarcocystis neurona é outra espécie comumente citada quando se aborda a sarcosporidíase. Ela é a responsável pela mieloencefalite protozoária equina (MPE), doença que pode afetar a coordenação

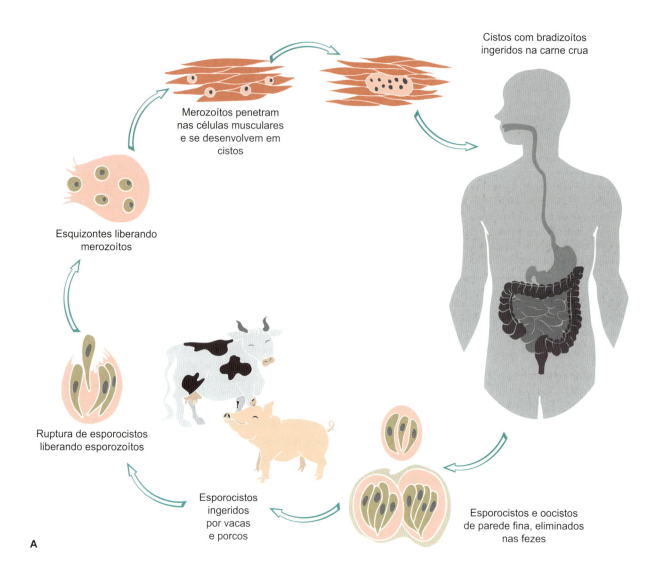

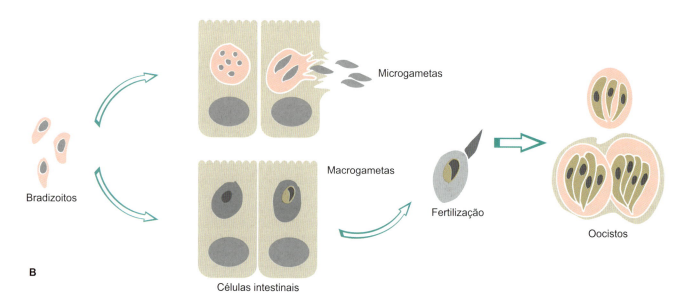

FIGURA 31.1 A. Ciclo biológico dos protozoários do gênero *Sarcocystis*. **B.** Rompimento dos sarcocistos e liberação de bradizoítos no intestino delgado humano.

motora do animal (ataxia) e comprometer a força muscular. Quando afetado pela MPE, o animal pode apresentar dificuldades para permanecer em pé, caminhar ou deglutir. Outros animais também podem ser acometidos, como a lontra-do-mar e os gambás da família Didelphidae, hospedeiros definitivos do agente (Dubey, 2015).

Diagnóstico laboratorial

A identificação dos cistos (esporocistos, sarcocistos e oocistos) tem sido utilizada para confirmação do diagnóstico da sarcosporidíase. Em casos de infecção intestinal, oocistos ou esporocistos podem ser encontrados em fezes de indivíduos infectados, sendo a presença deles a de maior dificuldade de visualização, devido à fragilidade de sua parede. Por isso, a centrífugo-flutuação utilizando sulfato de zinco (método de Faust) é recomendada para separar os cistos do restante do material (Franco; Fiuza, 2016). Ressalte-se que a identificação das espécies de *Sarcocystis* spp. apenas pela análise dos cistos não é possível em função da semelhança morfológica entre as espécies.

A identificação dos sarcocistos em tecido muscular nem sempre é possível devido à sua distribuição no tecido. Entretanto, a biopsia muscular pode ser um recurso utilizado a fim de se confirmar a infecção por *Sarcocystis*. Os cistos podem ser observados utilizando microscopia óptica, sendo a positividade ao PAS um fator que auxilia a identificação. A presença de células inflamatórias próximas aos cistos, apesar de possível, não é o habitual, já que não há evidências de que sarcocistos intactos causem inflamação (Fayer et al., 2015; Lescano; Amato-Neto, 2013).

A infecção por *Sarcocystis* pode alterar alguns parâmetros laboratoriais, como eosinofilia, proteína C reativa e velocidade de hemossedimentação; LDH e enzimas hepáticas podem mostrar-se elevadas (Fayer et al., 2015).

Avaliação por métodos complementares

Autores citam que alguns sarcocistos em tecido muscular podem ser evidenciados por tomografia computadorizada ou ressonância magnética de extremidades, caso sejam grandes o suficiente (Lescano; Amato-Neto, 2013). Em relação à biopsia de cistos musculares, a ressonância magnética foi aventada como método para guiar o exame; entretanto, Fayer et al. (2015) reiteraram que ainda não existe a comprovação de esse método ser mais eficiente que o exame físico local à procura por pontos com maior sensibilidade, edema ou calor.

Tratamento

Ainda não existe tratamento farmacológico direcionado às infecções intestinal e muscular causadas pelo *Sarcocystis*. Alguns esquemas terapêuticos têm sido relatados, mas ainda não há comprovação da eficácia de nenhum deles contra o parasito. Fayer et al. (2015) citam o curso autolimitado da doença como fator contribuinte para o fato de ainda não se ter uma associação fidedigna entre fármaco e melhora dos sintomas.

Em relação à sarcocistose muscular sintomática, corticosteroides como a prednisona parecem ser úteis para diminuir o processo inflamatório (Lescano; Amato-Neto, 2013).

Cuidados de enfermagem

A utilização de corticosteroides prescritos pelo médico deverá ter sua administração rigorosamente monitorizada. A temperatura axilar deve ser sempre verificada durante o monitoramento dos sinais vitais do enfermo, dada a possibilidade de ocorrência de febre (Lescano; Amato-Neto, 2013; Suh et al., 2015).

Ecologia e epidemiologia

Existem mais de 150 espécies de *Sarcocystis* relatadas e, em conjunto, são capazes de infectar uma ampla variedade de animais (silvestres e domésticos). *Sarcocystis* spp. são encontrados em praticamente todo o mundo, sendo considerado um agente de distribuição cosmopolita. Fayer et al. (2015) relatam que apenas na África e no Oriente Médio não existem relatos de sarcosporidíase intestinal, mas ressalta que é possível que exista nesses locais devido ao hábito de se consumir carne crua ou malcozida.

Por se tratar de uma doença cujo ciclo envolve eliminação de cistos junto às fezes, locais com recursos higiênicos precários tendem a ter incidência maior. Além disso, outro fator relacionado ao ciclo de vida do agente que aumenta o risco de infecção é o consumo de carne crua ou malcozida, que pode ser associado a questões sociais. Uma região comumente citada por autores como tendo alta prevalência é o Sudeste Asiático, mais precisamente a Malásia (Lescano; Amato-Neto, 2013).

Em relação ao Brasil, no ano de 2001, foi realizado um estudo analisando quibes crus de restaurantes árabes em São Paulo. Das 50 amostras obtidas em 25 restaurantes, todas continham *Sarcocystis*, inclusive de espécie capaz de infectar humanos (*S. hominis*) (Lescano; Amato-Neto, 2013).

Profilaxia e controle

Não existe vacina para a infecção por *Sarcocystis* até o momento. Entretanto, em estudos utilizando bezerros, bodes e carneiros, a profilaxia da forma muscular foi bem-sucedida utilizando substâncias anticoccidiais, como amprólio, salinomicina e halofuginona (Fayer et al., 2015).

Como já mencionado, um importante meio de transmissão para o homem é o consumo de carne contendo cistos de *Sarcocystis*. Entretanto, Fayer et al. (2015) relatam que, quando a carne é cozida ou até mesmo congelada, o risco de transmissão da doença diminui. Essa correlação foi observada em estudo utilizando voluntários que ingeriram carne contendo cistos de *S. suihominis*, espécie que utiliza suínos como hospedeiros definitivos. Em estudos com cães e a espécie *Sarcocystis meischeriana* também foi observada a proteção proporcionada pelo cozimento ou congelamento de carnes infectadas. Cozinhar o alimento a 70ºC por 20 minutos, ou 100ºC por 5 minutos parece ser o suficiente para a prevenção. Já o congelamento envolve maior tempo, devendo a carne ser congelada a – 4°C ou a – 20°C por 48 ou 24 horas, respectivamente.

Vale a pena lembrar dos outros modos de contaminação, que levam o homem a se tornar hospedeiro definitivo. Com isso, recomenda-se não ingerir água de fonte não confiável, além de, se possível, filtrá-la ou até mesmo fervê-la. O tratamento químico da água não é útil, pois os cistos são resistentes a agentes como o cloro, por exemplo (Fayer et al., 2015).

Referências bibliográficas

Acha PN, Szyfres B. Zoonoses and communicable diseases common to man and animals. Washington: Pan American Health Organization, Pan American Sanitary Bureau, Regional Office of the World Health Organization; 2001.

Arctos – Collaborative Collection Management Solution. Disponível em: https://arctos.database.museum/name/Sarcocystis

CDC. Centers for Disease Control and Prevention. Sarcocystosis. Disponível em: http://www.cdc.gov/dpdx/sarcocystosis/index.html. Acesso em: 16 nov 2016.

Chhabra MB, Samantaray S. Sarcocystis and sarcocystosis in India: status and emerging perspectives. J Parasit Dis 2013;37:1-10.

Dubey JP. Foodborne and waterborne zoonotic sarcocystosis. Food Waterborne Parasit 2015;1(1):2-11.

Dubey JP, Calero-Bernal R, Rosenthal BM et al. Sarcocystosis of animals and humans. 2nd ed. Boca Raton, FL: CRC Press Inc; 2016.

Esposito DH, Stich A, Epelboin L et al. Acute muscular sarcocystosis: an international investigation among ill travelers returning from Tioman Island, Malaysia, 2011-2012. Clin Infect Dis 2014;59(10):14011410.

Fayer R. Sarcocystis spp. in human infections. Clin Microb Rev 2004; 17(4):894-902.

Fayer R, Esposito DH, Dubey JP. Human infections with *Sarcocystis* species. Clin Microbiol Rev 2015;28:295-311.

Franco RMB, Fiuza VRS. Sarcocistis, Cystoisospora, Cryptosporidium e Cyclospora. In: Neves DP. Parasitologia humana. 13. ed. São Paulo: Atheneu; 2016.

Harris VC, van Vugt M, Aronica E et al. Human extraintestinal sarcocystosis: what we know, and what we don't know. Curr Infect Dis Rep 2015;17(8):495.

Lescano SZ, Amato-Neto V. Sarcosporidíase. In: Coura JR. Dinâmica das doenças infecciosas e parasitárias. 2. ed. Rio de Janeiro: Guanabara Koogan; 2013.

NCBI. National Center for Biotechnology Information. Taxonomy. Disponível em: https://www.ncbi.nlm.nih.gov/Taxonomy. Acesso em: 15 nov 2017.

Robertson LJ, Clark CG, Debenham JJ et al. Are molecular tools clarifying or confusing our understanding of the public health threat from zoonotic enteric protozoa in wildlife? Int J Parasitol Parasites Wildl 2019; 9:323-341.

Saeed MA, Vaughan JL, Jabbar A. An update on sarcocystosis in one-humped camels (Camelus dromedarius). Parasitology. 2018; 145(11): 1367-77.

Suh KN, Kozarsky P, Keystone JS. Cyclospora cayetanensis, Cystoisospora (Isospora) belli, Sarcocystis species, Balantidium coli, and Blastocystis species. In: Bennett JE, Dolin R, Blaser MJ. Principles and practice of infectious diseases, 8. ed. Philadelphia, PA: Elsevier Saunders; 2015.

CAPÍTULO 32

Toxoplasmose

Henrique Amaral Binato • Ana Cecília Finamore Bastida •
Izabela Bartholomeu Noguéres Terra • Marco Antônio de Souza Rodrigues da Cunha

Introdução

A toxoplasmose é uma enfermidade infecciosa de grande prevalência causada pelo parasito intracelular obrigatório *Toxoplasma gondii*. Em 1908, o protozoário foi descoberto, simultaneamente na África, por Nicolle e Manceaux, e no Brasil, por Splendore. Em 1923, o primeiro caso dessa moléstia parasitária foi descrito em humanos, por Janku, na Rússia (Frenkel, 2005).

A doença pode acometer diferentes animais – incluindo o *Homo sapiens* – e se distribui por todo o mundo. A entidade nosológica pode apresentar manifestações diversas: toxoplasmose no imunocompetente, toxoplasmose na gravidez, toxoplasmose neonatal, toxoplasmose ocular, e toxoplasmose em imunodeprimidos (Frenkel, 2005; Dalston et al., 2015; Aguirre et al., 2019; CDC, 2019).

Com base nesses apontamentos, o presente capítulo tem por objetivo descrever as principais características da interação entre *T. gondii* e seus hospedeiros – com ênfase nos seres humanos – ressaltando os aspectos clínicos, diagnósticos, terapêuticos, ecoepidemiológicos e profiláticos da toxoplasmose.

Etiologia

Taxonomia

O protista pertence à família Sarcocystidae e ao gênero *Toxoplasma* (Quadro 32.1). As infecções em animais, principalmente mamíferos e aves, são muito comuns. Seus hospedeiros definitivos são os gatos e outros felídeos; entretanto, o parasito pode ter como hospedeiros intermediários inúmeros animais, dentre eles o homem (Kawazoe, 2005; CDC, 2019).

Aspectos morfológicos

O agente etiológico *Toxoplasma gondii* possui linhagens genéticas diferentes, podendo ser dividido em três tipos: I, II e III. Eles têm diversidade genética considerada baixa, derivando, então, de linhagens clonais (Garcia et al., 2004).

O parasito pode alojar-se em células diferentes, de acordo com o animal infectado. Assim, quando os protozoários estão nos hospedeiros definitivos, alojam-se nas células epiteliais do intestino; todavia, quando a infecção ocorre nos hospedeiros intermediários, os parasitos podem ser encontrados nos mais diversos tipos de células do organismo, exceto nos eritrócitos (Neves, 2009).

QUADRO 32.1 Classificação taxonômica da espécie de *Toxoplasma gondii*.

Domínio	Eukaryota
Filo	Apicomplexa
Classe	Coccidia
Ordem	Eucoccidiorida
Família	Sarcocystidae
Gênero	*Toxoplasma*
Espécie	*Toxoplasma gondii*

Adaptado de NCBI – The Taxonomy Database, 2019; Arctos – Collaborative Collection Management Solution, 2019.

O protozoário pode ser encontrado em estágios diferentes de desenvolvimento: (1) oocistos, (2) taquizoítos e (3) bradizoítos (Rey, 2010; Kawazoe, 2011). Os *oocistos* se originam da fusão dos gametas – masculinos (microgametas, móveis) e femininos (macrogametas, imóveis) –, a qual ocorre nas células epiteliais do intestino do gato e de outros felídeos, desde que esses animais sejam não imunes. Tal estrutura representa uma forma de resistência, graças à presença de uma parede dupla que garante boa sobrevivência no meio ambiente. Os oocistos produzidos – e eliminados com as fezes dos felinos – são inicialmente imaturos. O processo de amadurecimento, esporogonia, ocorre no meio externo, e resultará na produção de oocistos maduros, os quais contêm dois esporocistos, os quais, por sua vez, albergam quatro esporozoítos. Desse modo, compreende-se que cada oocisto maduro possui oito esporozoítos (Rey, 2010; Montoya et al., 2015).

Os taquizoítos são encontrados na fase aguda da moléstia e se multiplicam rapidamente. Além disso, têm alta mobilidade e formato de meia-lua, assemelhando-se a um arco (Hinrichsen et al., 2005). Tal multiplicação ocorre dentro de vacúolos, por meio de um processo assexuado chamado de endodiogenia (Frenkel, 2005; Kasper, 2006). Nessa fase de intensa multiplicação, eles podem invadir diversas células do hospedeiro todavia, não têm a capacidade de penetrar os eritrócitos (Kasper, 2006; Hinrichsen et al., 2005).

Os bradizoítos são o último estágio do desenvolvimento (Tu et al., 2018). Estão presentes na fase crônica e podem se multiplicar dentro dos cistos, mas de maneira lenta, principalmente no tecido muscular – cardíaco e esquelético –, no cérebro e na retina (Frenkel, 2005; Montoya et al., 2015). Tais formas se encistam dentro de vacúolos, onde estão protegidos; podem assim permaner por anos, mantendo – contudo – a capacidade de reativar a doença (Hinrichsen et al., 2010). São altamente resistentes, principalmente a enzimas como a pepsina e a tripsina; assim, continuam intactos por muito tempo (Kawazoe, 2011). Outro fator importante é a não eficácia dos tratamentos sobre os cistos (Figura 32.1), em especial os que se encontram na retina e no sistema nervoso central (Diniz; Vaz, 2003).

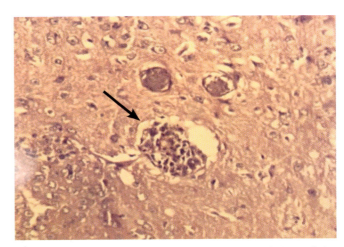

FIGURA 32.1 Cisto de *Toxoplasma gondii* (1.000× de aumento). Acervo do Laboratório Multidisciplinar da Faculdade Dinâmica do Vale do Piranga. Foto: Henrique Amaral Binato (FADIP), Ana Cecília Finamore Bastida (FADIP) e Flávia Neves Carneiro do Nascimento (FADIP).

Ciclo biológico

O ciclo biológico do parasito pode ser caracterizado como heteróxeno, já que tem uma fase de reprodução sexuada e uma assexuada (Kawazoe, 2005). Na fase sexuada, que ocorre somente no hospedeiro definitivo – gatos e outros felídeos –, os taquizoítos, bradizoítos e esporozoítos adentram o epitélio intestinal e lá se multiplicam por meio da endodiogenia, para então gerar formas denominadas merozoítas. Estas poderão romper a célula de origem e infectar outras ao seu redor. Ademais, se diferenciam em gametas masculinos (microgametas) e femininos (macrogametas), caracterizando a reprodução sexuada. Estes são fecundados por aqueles, originando o zigoto, o qual evolui para oocisto, forma evolutiva, por fim, liberada nas fezes do felino (Dubey, 2010).

A outra fase de reprodução, assexuada, ocorre nos hospedeiros intermediários, dentre os quais se incluem aves e mamíferos (Rey, 2010). Nessa fase, o hospedeiro intermediário adquire o protista através de uma de suas formas infectantes – esporozoíto (no interior do oocisto), bradizoíto ou taquizoíto. Dentro do organismo, o parasito desenvolve-se a partir da endogenia, originando taquizoítos, os quais serão responsáveis por infectar órgãos do hospedeiro (Figura 32.2) (Kawazoe, 2005; Montoya et al., 2015).

Imunologia e patologia

A entrada do parasito no organismo gera uma resposta imunológica em termos, principalmente, dos mecanismos da imunidade celular e humoral (ver Capítulo 2, *Interações entre Patógenos e Hospedeiros Humanos | O Sistema Imune e seus "Papéis" nas Enfermidades Parasitárias*). Após a infecção o organismo inicia intensa formação de anticorpos específicos como resposta a grande multiplicação do protozoário. Ocorre também a destruição de taquizoítos extracelulares por meio de mecanismos de imunidade celular (Kawazoe, 2005; Melchior; Ewald, 2019).

Imunidade humoral

A primeira classe de imunoglobulinas (Ig) que surge no organismo nos casos de infecção por *T. gondii* é a IgM, sendo seguida pela formação da IgG, que pode ser detectada a partir do oitavo dia de infecção (Neves, 2009). A produção de IgA, geralmente, está relacionada com a aquisição do patógeno por via oral, e essa Ig não é capaz de atravessar a placenta; por isso, quando é detectada no soro do feto, significa que o mesmo a produziu (Kawazoe, 2005; Neves, 2009). Tais Ig não conferem imunidade totalmente eficaz, pois agem somente nas formas livres do protista (Neves, 2009).

Imunidade celular

Ao alcançarem o interior das células, os taquizoítos se multiplicam. Ato contínuo, os macrófagos são estimulados a produzirem interleucina (IL)-12 citocina que ativará células T e células *natural killer* (NK), elevando a produção de interferona gama (IFN-γ) (Kawazoe, 2005; Montoya et al., 2015). Ademais, o fator de necrose tumoral alfa (TNF-α) age juntamente com a IFN-γ, ativando os macrófagos, os quais passam a realizar sua ação de proteção. Outra função da IFN-γ é participar do processo de indução da transformação dos taquizoítos em bradizoítos, em decorrência da inibição dos processos de nutrição do protista. Ademais, a citocina ajuda na manutenção dos cistos em estado de latência, ao incrementar o afluxo de células do sistema imune, como os macrófagos, para as áreas de ocorrência do processo infeccioso (Neves, 2009). Quando atuam conjuntamente, tais componentes do sistema imune estimulam a produção de grande quantidade de oxido nítrico (NO), o qual participa dos processos que levam à lise do parasito. Nesse contexto, cabe também ressaltar o papel dos linfócitos contenção da infecção pelo *T. gondii*, principalmente os T CD8+, que são os maiores responsáveis pela resposta ao patógeno (Kawazoe, 2011, 2005; Montoya et al., 2015).

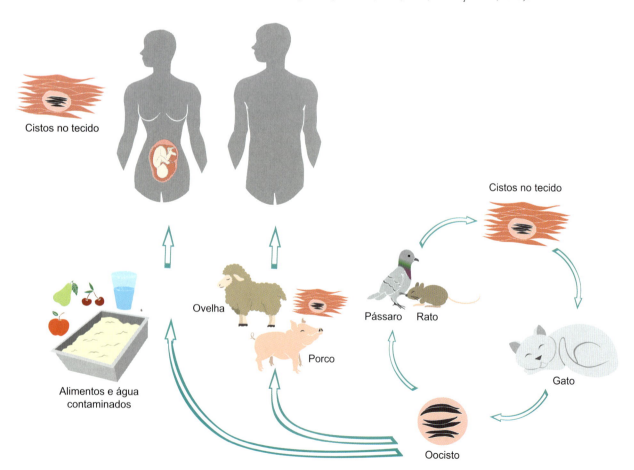

FIGURA 32.2 Ciclo biológico de *Toxoplasma gondii*.

Aspectos clínicos

Doença em humanos

■ História natural

A toxoplasmose pode manifestar-se de diversas maneiras, variando de acordo com a idade, a resposta imunológica, a presença de outra enfermidade e o estado em que o indivíduo se encontra, entre outros motivos. Tal protozoose pode ter diferentes apresentações: assintomática, oligossintomática, síndrome de mononucleose ou outras com maior gravidade, como a pneumonite, a retinite e a infecção do sistema nervoso central (Brasil, 2010).

A doença é clinicamente mais exuberante e mais grave quando acomete pacientes imunodeprimidos (ver Capítulo 3, *Enfermidades Parasitárias e Imunodepressão*), transplantados e gestantes, podendo – neste último caso (infecção no período gravídico) – afetar gravemente o feto (Neves, 2009; Souza; Cardozo, 2011). Tais manifestações serão comentadas a seguir.

○ Toxoplasmose em pacientes imunocompetentes

Também chamada de toxoplasmose febril aguda, normalmente é assintomática. Todavia, em certos casos, quando os sintomas ocorrem, pode ser verificada, ao exame clínico, a presença de síndrome febril associada à síndrome adenomegálica generalizada, caracterizando a síndrome de mononucleose. Pode também causar miocardite, pneumonia difusa, miosites, mialgias, encefalite, hepatite e hepatoesplenomegalia (Hinrichsen et al., 2005). As lesões ocorrem devido a rápida proliferação do protozoário nas células do hospedeiro (Frenkel, 2005; Rey, 2010).

○ Toxoplasmose em imunodeficientes

Esse tipo de manifestação pode acontecer devido à reativação da condição mórbida ou na sequência da primeira infecção. A reativação decorre do desencistamento dos bradizoítos, que antes se encontravam no interior dos cistos em estado de latência. O quadro sobrevém, frequentemente, em pacientes imunodeprimidos, mormente nos quadros de síndrome de imunodeficiência adquirida (AIDS) e no contexto do uso de fármacos imunossupressores; ademais, é significativa naqueles enfermos que receberam transplantes (Burratini, 2004; Tu et al., 2018).

As manifestações mais frequentes nesses casos são as neurológicas (Hinrichsen et al., 2005; Siqueira-Batista et al., 2012). O quadro clínico é geralmente subagudo (2 a 3 semanas), mas até 10% dos casos podem apresentar-se como distúrbios encefálicos de instalação aguda. As alterações clínicas dependem principalmente da topografia e do número de lesões e, em geral, incluem cefaleia, febre, alterações neurológicas focais, convulsões, confusão mental, ataxia, letargia, alterações de nervos cranianos e visuais. Também podem ser observadas mudanças da fala, síndrome cerebelar, síndrome demencial, síndrome de hipertensão intracraniana, alterações de comportamento e movimentos involuntários (Bertolucci et al., 2011). De modo menos frequente, ocorre a pneumonia intersticial, que pode manifestar um quadro clínico de tosse, febre, dispneia, lesões na retina, como a coriorretinite, e lesões no miocárdio, causando miocardite (Hinrichsen et al., 2005).

○ Toxoplasmose ocular

Acontece principalmente em pacientes com a forma congênita da infecção, sendo uma das lesões mais comuns (Hinrichsen et al., 2005). Costumam ocorrer tipos variados de lesões na retina, como as retinites aguda e crônica, que podem levar a cegueira (Brasil, 2010). Tal manifestação tem como alteração mais comum a retinocoroidite focal, necrosante e granulomatosa, com tamanho e forma variáveis, coloração branca ou amarelada e bordas difíceis de serem definidas à fundoscopia (exame do fundo de olho). Esse tipo de lesão cicatriza, podendo ser

observada a atrofia da retina. Os sinais e sintomas mais comuns são hiperemia, dor, inflamação, fotofobia, opacidade e diminuição da visão (Neto; Marchii, 2010).

○ Toxoplasmose na gravidez

A infecção pelo *T. gondii* no período gestacional poderá desencadear uma série de repercussões clínicas – negativas – para o concepto (Dalston et al., 2015). Se a transmissão ocorrer no primeiro trimestre de gestação, a infecção poderá causar aborto "espontâneo" (Frenkel, 2005); no segundo trimestre, poderá provocar aborto e parto prematuro; e no terceiro trimestre, tenderá a causar o comprometimento de determinadas funções do organismo da criança (Santos et al., 2018). No primeiro trimestre de gravidez, o risco de transmissão é o mais baixo, de 6 a 14%; no segundo trimestre, essa porcentagem aumenta, de 29 a 40%; e no último trimestre, eleva-se ainda mais, de 59 a 72% (Hinrichsen et al., 2005). Devido a esse alto risco de transmissão ao feto e a fim de evitar maiores consequências, é recomendada a realização de testes sorológicos durante a gestação para a detecção da entidade nosológica e para o tratamento adequado (Brasil, 2010).

Gestantes imunocompetentes que possuem somente IgG positiva não têm risco alto de transmitirem a protozoonose ao feto, salvo em situações excepcionais (Elbez-Rubinstein et al., 2009). Todavia se ocorrer uma reativação da doença, como no caso de pacientes imunossuprimidas, o protozoário poderá atingir o feto (Figueiró-Filho et al., 2005). Com base nesses dados, recomenda-se que a mulher não engravide até 6 meses após a infecção, documentada sorologicamente, por *T. gondii* (Hinrichsen et al., 2005).

○ Toxoplasmose congênita

Na manifestação congênita, também chamada de pré-natal, o feto é infectado por meio da passagem do protozoário pela placenta, o que pode causar grave comprometimento do sistema nervoso central e de outras estruturas orgânicas (Silva et al., 2019). A probabilidade de haver envolvimento do feto vai depender do trimestre de gravidez em que a mulher se encontra, sendo muito mais frequente nos últimos 3 meses da gestação (Hinrichsen et al., 2005).

De fato, quando a infecção ocorre no último trimestre, o feto pode nascer assintomático e só manifestar sinais e sintomas semanas ou meses depois do nascimento. As alterações mais comuns são baixo peso, linfadenopatia generalizada, edemas, lesões oculares, lesões no sistema nervoso central, hepatoesplenomegalia, anemia, icterícia, *rash* cutâneo, petéquias, encefalite, retardo mental, pneumonia, miocardite, diarreia, plaquetopenia, dentre outras manifestações (Hinrichsen et al., 2005; Neves, 2009; Dalston et al., 2015). Já quando o acometimento se dá no segundo trimestre, pode ocorrer a tétrade de Sabin, constituída por: micro ou macrocefalia, coriorretinite, retardo mental e calcificações cerebrais, além do risco de morte e prematuridade (Neves, 2009). A transmissão mãe-filho – do protista – no primeiro trimestre é rara e, quando sobrevém, usualmente leva a morte fetal e abortamento "espontâneo" (Dalston et al., 2015). Ainda no contexto do adoecimento dos fetos e neonatos, existem alguns estudos e testes que investigam a transmissão da doença através do leite materno, nos casos de mulheres que estão na fase aguda da enfermidade (Neto et al., 2013).

○ Toxoplasmose e doença mental

Estudos recentes têm apontado uma estreita relação entre infecção por *T. gondii* e transtornos mentais (Chaudhury; Ramana, 2019; Nayeri Chegeni et al., 2019). Acredita-se que tais observações devam-se ao neurotropismo do parasito, o que concorre para o seu "alojamento" no sistema nervoso central (SNC) e para a produção de mudanças comportamentais e de sintomas psicóticos (Chegeni et al., 2019). Muitas dessas alterações podem estar associadas ao fato de o protozoário causar mudanças nas respostas imunológicas e na produção dos neurotransmissores, como a dopamina, gerando aumento da atividade dopaminérgica. De fato, foi apontado que altos níveis de IgG para *T. gondii* se associam a sintomas mais graves nas psicoses e que, em alguns exames de ressonância magnética, se revela menor densidade da massa cinzenta desses pacientes em relação aos não infectados (Burgdorf et al., 2019; Tyebji et al., 2019; Xiao et al., 2018). Na fase latente da doença, em roedores, podem ser encontrados cistos com alta produção dessa substância, a qual se acumula e gera alterações semelhantes àquelas da esquizofrenia, por exemplo. De fato, há investigações que apontam para a possibilidade de a toxoplasmose ser considerada um fator causal para tal transtorno. Essa doença mental é gerada pela associação entre fatores ambientais e genéticos, sendo a protozoose apenas mais um contribuinte. Ademais, assinala-se que a toxoplasmose interfere na resposta ao tratamento dos pacientes esquizofrênicos e se associa à maior gravidade dos sintomas. Por fim, há o relato de que infecções na infância podem gerar maior risco de quadros psicóticos e de alterações cognitivas (Chegeni et al., 2019). Deve ser destacado, no entanto, que a eventual correlação entre toxoplasmose e esquizofrenia precisa ser melhor investigada (Fuglewicz et al., 2017; Xiao et al., 2018).

Um dos distúrbios que têm sido relacionados à toxoplasmose é o transtorno obsessivo compulsivo (TOC), o qual pode estar associado a distúrbios hormonais, mudanças na resposta imunológica, disfunção neuroimune, alterações no eixo hipotálamo-hipófise-adrenal e transtorno na função da serotonina; todavia, ainda são necessárias novas pesquisas para explicar melhor tal correlação (Burgdorf et al., 2019; Nayeri et al., 2019).

Em pacientes idosos, com quadros demenciais, têm sido encontrados altos títulos de anticorpos relacionados a infecção pelo *Toxoplasma*. Tal circunstância não é comum, pois, geralmente, os títulos vão decaindo ao longo da vida, e esse achado pode estar relacionado a um frequente estímulo do SNC; entretanto, ainda não existem comprovações que associem tal transtorno à protozoose (Bouscaren et al., 2018).

■ Diagnóstico diferencial

A toxoplasmose não apresenta sintomas específicos; por isso, há necessidade de uma investigação do quadro clínico para a confirmação do diagnóstico.

Em pacientes imunocompetentes deve ocorrer a diferenciação das etiologias em relação a: síndrome da mononucleose, doença de Chagas, linfomas e citomegalovírus. Já os pacientes enquadrados na toxoplasmose ocular devem ter o diagnóstico diferencial para tuberculose, sífilis, neurocisticercose e infecção citomegálica (Hinrichsen et al., 2005).

No quadro de toxoplasmose congênita, deve haver a diferenciação de outras infecções como rubéola, sífilis, herpes simples, citomegalovírus e malformações congênitas. Na neurotoxoplasmose, devem ser investigadas infecções como leucoencefalopatia multifocal progressiva (LMP), criptococose, herpes, linfoma primário e tuberculose (Hinrichsen et. al., 2005). Nos casos em que a toxoplasmose afeta os pulmões, deve ser afastada a presença de outras enfermidades como a citomegalovirose e o acometimento pelo *Pneumocistis jiroveci* (Costa et al., 2010).

Doença em animais não humanos

O parasito pode infectar aves e mamíferos, como caprinos, ovelhas e suínos. Todavia, os hospedeiros finais são os gatos (Rey, 2010), que tendem a adquirir o protista, principalmente, por meio da alimentação, ao comerem ratos ou aves que estejam infectados. Podem também adquirir a infecção através da lambedura da pele ou de pelos que contenham os oocistos ou pelo contato com a terra (Lima et al., 2019).

Estudos realizados no Brasil apontaram que 90,8% dos bovinos, 87,7% dos ovinos e 54,3% dos suínos apresentavam sorologia positiva para infecção por *T. gondii* (Dahroug, 2014). Outro estudo realizou a inoculação do protozoário em algumas espécies de animais, que apresentaram sintomas como taquicardia, febre, prostração, rinorreia, conjuntivite, diarreia e outros (Oliveira et al., 2001).

Diagnóstico laboratorial

O diagnóstico da toxoplasmose é feito a partir da combinação entre o quadro clínico e os dados obtidos laboratorialmente. As técnicas passíveis de utilização são o isolamento do agente, principalmente em animais de laboratório; o histopatológico, que mostra lesões associadas ao *Toxoplasma*; e os testes sorológicos (Santos et al., 2018).

Como as técnicas parasitológicas têm inúmeras limitações, os métodos mais usados são os sorológicos: reação Sabin-Feldman ou teste do corante (IgG e IgM), reação de imunofluorescência indireta, reação de fixação do complemento, reação de aglutinação de látex, reação de hematoaglutinação indireta e técnica ELISA. Esta última é mais frequentemente solicitada em virtude de sua sensibilidade e especificidade, além do custo-benefício (Rey, 2010). Já a detecção direta do agente é feita por reação em cadeia da polimerase (PCR), cultura de tecidos, histopatologia com imunoperoxidase coloração e, menos comumente, por inoculação em rato (Montoya et al., 2015).

Quando procede-se a avaliação sorológica, deve-se lembrar que os anticorpos do tipo IgM surgem no início da infecção e têm seu ápice por volta de 1 mês após. Podem ser detectados pelo ELISA, pela imunofluorescência indireta e por outros ensaios. Os anticorpos IgG aparecem cerca de 2 semanas depois da infecção e podem ser detectados por reação Sabin-Feldman, teste de hemaglutinação indireta, reação de fixação do complemento, teste de imunofluorescência indireta e técnica ELISA (Rey, 2010).

O anticorpo IgA pode ser identificado pela técnica ELISA e é muito útil no diagnóstico dos casos em que já ocorreu queda na quantidade de IgM e elevação lenta da IgG (Hinrichsen et al., 2005). A dosagem de IgA e IgE pode, nestes casos, elucidar se a infecção se deu recentemente.

A IgM, a fim de facilitar o diagnóstico fetal, tem sido procurada no líquido amniótico, e através da cordocentese (Hinrichsen et al., 2005).

Na sorologia realizada em gestantes, o método mais usado é o teste da imunofluorescência indireta, a fim de detectar IgM específica. A PCR tem sido muito usada no diagnóstico durante a gravidez, pois não é um método invasivo, embora só identifique os protozoários presentes no sangue (Kompalic-Cristo; Britto; Fernandes, 2005; Rey, 2010). É importante comentar que, pela gravidade existente nos quadros oriundos de transmissão mãe-filho, muitas vezes se torna imperiosa a investigação acerca da ocorrência da infecção (1) no momento presente da gestação ou (2) no passado, ainda que recente. Quando se está diante desta situação, na qual a pesquisa de IgM e de IgG são reativas, torna-se necessário discriminar se há infecção recente ou atual. Nessas circunstâncias, a dosagem da avidez da IgG pode ser uma estratégia eficiente para o esclarecimento do dilema diagnóstico. Quanto maior a avidez mais antiga é a infecção, o que dificulta a transmissão transplacentária e a ocorrência da infecção congênita (Couto; Leite, 2004; Hinrichsen et al., 2005).

Quando é necessário verificar se houve infecção fetal através da passagem do protozoário pela placenta materna, deve-se utilizar – para a coleta de material com vistas à realização do PCR –, o líquido amniótico, através da amniocentese, ou o sangue do cordão umbilical, através da cordocentese. O primeiro exame é considerado mais seguro e confiável. A amniocentese é a retirada de uma pequena amostra de líquido amniótico por meio de punção transabdominal, procedimento que, geralmente, é realizado entre 16 e 18 semanas de gestação e é fundamental para o diagnóstico da infecção fetal (Corrêa et al., 2011; Dalston et al., 2015). Após a amniocentese, o líquido obtido é estudado a partir da PCR; assim, é um exame seguro, rápido, sensível e específico, além de possibilitar o diagnóstico precoce da doença. Todavia, a infecção fetal pode ocorrer após a realização desses procedimentos; portanto, a gestante deve ser acompanhada e avaliada durante toda a gravidez (Remington et al., 2001).

Existem três diferentes situações de diagnóstico durante a gestação (Amendoeira et al., 2010; Dalston et al., 2015; Montoya et al., 2015), descritas a seguir.

Primeira situação

A IgM e a IgG estão negativas, significando que a paciente nunca teve toxoplasmose. Por isso, deve haver um cuidado redobrado durante a gestação, a fim de evitar que a mulher contraia a doença nesse período, dada sua condição de suscetível. Além das medidas profiláticas básicas, essas pacientes devem realizar a sorologia para toxoplasmose periodicamente como prevenção (Corrêa et al., 2011).

Segunda situação

A IgM está negativa e a IgG está positiva. Isso significa que a paciente foi sensibilizada pelo protozoário no passado, mas não houve manifestação clínica, ou que ela teve a infecção assintomática, anteriormente. Nesse caso, as mulheres que são imunocompetentes têm risco quase nulo de iniciar um novo ciclo da doença e transmiti-la ao feto, evento considerado extremamente raro (Elbez-Rubinstein et al., 2019; Montoya et al., 2015); entretanto, as mulheres imunodeficientes devem ser avaliadas com cautela, já que a doença pode ser reativada (Corrêa et al., 2011).

Terceira situação

Tanto IgG quanto IgM se encontram positivas, o que remete ao quadro agudo da doença, exigindo tratamento imediato. A gestante deve ser acompanhada durante toda a gestação a fim de evitar a transmissão vertical ao feto.

Avaliação por métodos complementares

Atualmente, existem diferentes métodos, além dos citados anteriormente, que facilitam o diagnóstico de toxoplasmose. Um deles é a ultrassonografia, realizada nas mães de fetos que possivelmente possam estar infectados. Nesse exame, pode-se avaliar a placenta e o desenvolvimento do concepto, sendo possível perceber alterações como calcificações hepáticas e periventriculares, dilatação biventricular e poli-hidrâmnio.

No caso dos imunodeprimidos, as lesões mais comuns ocorrem no sistema nervoso central (caracteristicamente uma lesão encefálica com efeito de massa, que provoca edema ao seu redor). Assim, exames como a ressonância nuclear magnética (RNM) e a tomografia computadorizada (TC) têm sido fundamentais no diagnóstico desses pacientes, uma vez que conseguem revelar lesões causadas pela doença (Rey, 2010). A RNM é mais sensível que a TC, mas essa, com dupla dose de contraste, pode ser uma boa alternativa para avaliar pacientes com sinais e sintomas focais (Neto; Takanyangui, 2013). Geralmente, observam-se duas ou mais lesões que captam contraste e apresentam edema perilesional (Bertolucci et al., 2011).

Nos casos de toxoplasmose ocular, além dos testes imunológicos, outro método usado para o diagnóstico é o exame de fundoscopia, o qual possibilita avaliar a presença de lesões (Neves, 2009). Nesse caso, é importante que o paciente seja encaminhado para avaliação do oftalmologista (Montoya et al., 2015).

Tratamento

O tratamento da toxoplasmose estará indicado, basicamente, nas seguintes situações: (1) nas gestantes, (2) nos recém-nascidos, (3) no imunodeprimido e (4) na doença ocular. Os imunocompetentes, em geral, não devem receber tratamento, dada a benignidade habitual da infecção pelo T. gondii nessa população (Dalston et al., 2015).

Nos casos em que o diagnóstico é toxoplasmose ocular, o tratamento quase sempre é recomendado de maneira imediata. No entanto, nas situações em que o risco de cegueira eminente é baixo e as lesões são muito pequenas ou periféricas, o tratamento pode não ser indicado. Na toxoplasmose que acomete imunocompetentes, o tratamento

sempre deve existir nos casos em que a moléstia foi adquirida devido a acidente laboratorial, nas transfusões sanguíneas e nos casos de síndrome de mononucleose que perdura por mais de 1 mês (Dalston et al., 2007).

Os Quadros 32.2 e 32.3 apresentam os principais tratamentos da toxoplasmose, com os medicamentos mais usados e as alternativas. Ambos devem ser mantidos em uso por cerca de 4 a 6 semanas.

O tratamento realizado em gestantes pode reduzir o risco de transmissão, mas não elimina a chance de infecção do feto. Os medicamentos mais receitados durante todo o período gestacional são a clindamicina (300 a 600 mg, via oral, de 8/8 horas) e a espiramicina (500 a 1.000 mg, via oral, de 6/6 horas ou de 8/8 horas) (Hinrichsen et al., 2005). A espiramicina é muito eficaz em diminuir a infecção placentária, pois apresenta altas concentrações na placenta (Corrêa et al., 2011). Orientações para o tratamento das gestantes com diagnóstico de toxoplasmose são apresentadas no Quadro 32.4.

O uso da pirimetamina e da sulfadiazina, quando em dosagens muito altas, pode causar alguns efeitos colaterais, como depressão da medula óssea, distúrbios gastrintestinais e até mesmo a morte do indivíduo. Assim, a fim de diminuir alguns efeitos hematológicos, o ácido folínico é utilizado (Neves, 2009). A sulfadiazina também pode causar *rash* cutâneo, leucopenia e anemia; nesses casos, deve ser substituída por outro medicamento (Montoya; Remington, 2000).

Novos estudos apontam que já existe certa resistência do protozoário a sulfonamidas, clindamicinas, espiramicina, azitromicina, atovaquona e dinitroanilinas. Tal mecanismo de resistência pode ser evidenciado em alterações na síntese de folato, ATP dependentes de cálcio, enzima TgDHODH, alterações no gene rRNA do genoma 35 kb, proteína quinase ativada por mitose, dentre outras mutações (Montazeri et al., 2018).

No tratamento de infectados com HIV/AIDS são empregados os esquemas apresentados no Quadros 32.2 a 32.4 (Diniz; Vaz, 2003; Tavares; Marinho, 2015). Para tratar a neurotoxoplasmose, a escolha consiste na associação de pirimetamina (200 mg no primeiro dia, seguida de 50 mg/dia) + sulfadiazina (1 a 1,5 g, de 6/6 horas) + ácido folínico (15 mg/dia, durante 6 semanas). Esquemas alternativos incluem: pirimetamina 200 mg no primeiro dia, seguida de 50 mg dia

QUADRO 32.2 Medicamentos mais comumente escolhidos para o tratamento da toxoplasmose.

Medicamentos	Doses
Sulfadiazina	1 a 1,5 g, VO, de 6/6 h
Pirimetamina	50 a 75 mg/dia, VO
Ácido folínico	10 a 20 mg/dia, VO
Clindamicina	600 mg, VO, de 6/6 h
Pirimetamina	50 a 75 mg/dia, VO
Ácido folínico	10 a 20 mg/dia, VO

Adaptado de Dalston et al., 2015.

QUADRO 32.3 Medicamentos alternativos para o tratamento da toxoplasmose.

Medicamentos	Doses
Pirimetamina	50 a 75 mg/dia, VO
Ácido folínico	10 a 20 mg/dia, VO
Claritromicina	1 g, VO ou IV, de 12/12 h
Pirimetamina	50 a 75 mg/dia, VO
Ácido folínico	1.200 a 1.500 mg/dia, VO
Atovaquona	50 a 75 mg/dia, VO
Pirimetamina	50 a 75 mg/dia, VO
Ácido folínico	10 a 20 mg/dia, VO
Dapsona	100 mg/dia, VO

Adaptado de Dalston et al., 2015.

+ clindamicina (600 a 900 mg, de 6/6 horas), + ácido folínico (15 mg/dia, durante 6 semanas), ou trimetoprima/sulfametoxazol (5/25 mg/kg, de 12/12 horas) durante 6 semanas. Os anticonvulsivantes devem ser prescritos após a ocorrência de crises convulsivas.

Os corticosteroides são muito empregados nos casos de toxoplasmose ocular (ver Quadro 32.4). A dose indicada, geralmente, é de 40 mg/dia de prednisona, durante 1 semana; depois, utiliza-se 20 mg/dia, durante mais 7 semanas. Esses medicamentos são empregados no intuito de diminuir a inflamação, a necrose e as possíveis cicatrizes, mas podem causar uma queda na imunidade e, por isso, são usados juntamente com sulfadiazina e pirimetamina (Frenkel, 2005).

Cuidados de enfermagem

É de extrema importância que os pacientes com toxoplasmose recebam a devida atenção dos profissionais da área da saúde de acordo com a manifestação clínica da doença. Os enfermos que se encontram confinados no leito, seja por coma ou por paresias, devem receber cuidados especiais, principalmente dos profissionais da área de enfermagem, que devem sempre procurar movimentá-los, a fim de evitar lesões cutâneas. A integridade da pele deve ser sempre observada, em especial nas partes do corpo em que o atrito e a pressão recebida são maiores. A mobilidade realizada deve ser diária e de maneira passiva e cuidadosa, sendo evitados movimentos bruscos (Passos; Sadigusky; 2011).

Os pacientes que sofreram lesões cerebrais devido à neurotoxoplasmose devem ser acompanhados de modo integral, com avaliação da sua capacidade de responder a perguntas e de realizar atividades simples, como escovar os dentes (Alfredo, 2000).

Durante o pré-natal das gestantes com toxoplasmose, o papel do enfermeiro é fundamental a fim de acompanhar o desenvolvimento do feto e seus sinais vitais, bem como detectar possíveis complicações (Silva; Okazaki, 2012).

A acuidade visual desses pacientes deve ser sempre avaliada, já que as lesões na retina são comuns. Os imunocompetentes, quando manifestam sintomas, devem ter a temperatura aferida diariamente (Hinrichsen et al., 2001).

Ecologia e epidemiologia

A toxoplasmose se distribui geograficamente por todo o mundo, podendo ser encontrada em diversos países, adaptando-se a climas e condições ambientais e sociais diversos (Kawazoe, 2011; CDC, 2019). Todavia, nações que apresentam clima árido e quente geralmente têm uma incidência menor da doença (Kasper, 2006; Frenkel, 2005; Souza; Cardozo, 2011).

A infecção humana está presente em grupos populacionais bem variados, em diversas faixas etárias, nas zonas rurais e urbanas, em indivíduos que ingerem muita ou pouca carne, ou seja, ocorre nos mais díspares costumes, condições ambientais e sociais (Neto; Marchii, 2010). Segundo estudos realizados no Mato Grosso, cerca de 91,6% das gestantes da região tinham IgG reagente e IgM não reagente, mostrando que, durante a vida, um grande número de mulheres tem contato prévio com protista antes de engravidarem (Figueiró-Filho et al., 2005).

A transmissão do *T. gondii* aos seres humanos ocorre principalmente por:

- Ingestão de carne malcozida ou crua, principalmente de porco ou carneiro, contendo cistos (bradizoítos) do parasito (Kawazoe, 2011)
- Ingestão de água ou alimentos contaminados com oocistos. A ingestão e o contato com locais que contenham os oocistos, como caixas de areia e jardins, também podem causar a infecção (Kawazoe, 2005)
- Infecção do feto através da placenta de mulheres que apresentam a fase aguda da doença na gravidez (Neto; Marchii, 2010).

Outros modos menos frequentes de se adquirir a moléstia são por acidentes laboratoriais, transfusões de sangue, transplantes de órgãos, contato com asaliva de animais em função da lambedura e ato sexual (pela presença de taquizoítos no esperma) (Kawazoe, 2005; Neves, 2009).

QUADRO 32.4 Abordagem terapêutica da toxoplasmose.

Situação clínica	Esquema terapêutico	Comentários
Toxoplasmose na gestante (diagnosticada no 1º trimestre)	Espiramicina	Manter até a 18ª semana, com o objetivo de evitar a transmissão do protozoário. Neste momento, o concepto deve ser avaliado, com relação à infecção. Caso esteja infectado, deve ser tratado. No caso de não infectado, deve-se manter a espiramicina até o parto.
Toxoplasmose na gestante com feto *não* infectado (a partir da 18ª semana)	Espiramicina	Manter durante toda a gestação.
Toxoplasmose na gestante com feto infectado (a partir da 18ª semana)	Sulfadiazina Pirimetamina Ácido folínico	Manter até o início do terceiro trimestre, momento no qual a sulfadiazina deverá ser substituída pela clindamicina (dado o risco de *kernicterus* no recém-nato).
Toxoplasmose congênita	Sulfadiazina Pirimetamina Ácido folínico	Indicada nos infantes com lesão manifesta ou subclínica. O tratamento deverá ser mantido por um ano.
Toxoplasmose ocular (retinocoroidite toxoplásmica)	Sulfadiazina Pirimetamina Ácido folínico	Associar corticosteroide (usualmente prednisona). Os esquemas (i) clindamicina + pirimetamina + ácido folínico ou (ii) o sulfametoxazol/trmetoprima são boas alternativas.
Toxoplasmose no imunodeprimido	Sulfadiazina Pirimetamina Ácido folínico	Os esquemas (i) clindamicina + pirimetamina + ácido folínico ou (ii) claritromicina + pirimetamina + ácido folínico ou (iii) azitromicina + pirimetamina + ácido folínico são boas alternativas.
Toxoplasmose adquirida aguda do imunocompetente	Não tratar	Em geral, o tratamento só deverá ser indicado nos casos em que houver comprometimento visceral (miocardite, hepatite ou pneumonite, por exemplo). Se necessário, utilizar (i) sulfadiazina + pirimetamina + ácido folínico ou (ii) o sulfametoxazol/trmetoprima ou (i) clindamicina + pirimetamina + ácido folínico.

Adaptado de Dalston et al., 2015; Montoya et al., 2015.

Profilaxia e controle

Os grupos com maior chance de se infectarem com o protista são as crianças, as gestantes e a parte da população que não apresenta sorologia positiva para a protozoose (Rey, 2010). Assim, algumas medidas preventivas para se evitar a infecção podem ser tomadas:

- Não ingerir carnes malcozidas ou cruas, já que podem estar contaminadas (Neves, 2009)
- Cuidar da alimentação dos gatos domésticos, dando-lhes alimentos secos ou enlatados, mantendo acompanhamento regular com médico-veterinário; ademais, deve se evitar que os felinos cacem ou comam outros mamíferos ou aves mortas (Rey, 2010)
- Eliminar as fezes dos gatos domésticos diariamente e tomar cuidado em relação às caixas de areia e aos jardins, mantendo-os limpos e evitando a entrada dos felinos (Rey, 2010)
- Realizar acompanhamento pré-natal de todas as gestantes, com a oferta de exames sorológicos, além de orientá-las a fazerem uso de luvas ao entrarem em contato com fezes ou solo possivelmente contaminados (Frenkel, 2005; Rey, 2010)
- Usar luvas e promover higienização sistemática das mãos, o que torna o risco de contaminação menor (Frenkel, 2005).

Já existe uma vacina para gatos, a qual pode ter grande impacto na prevenção da zoonose (Frenkel, 2005; Kawazoe, 2011).

Para a profilaxia secundária, mormente nos casos de AIDS, a medida de escolha é a administração de pirimetamina (25 a 50 mg/dia) + sulfadiazina (500 mg, de 6/6 horas) + ácido folínico (15 mg/dia) (Bertolucci et al., 2011); porém alternativas são pirimetamina (25 a 50 mg/dia) + clindamicina (300 mg, de 6/6 horas) + ácido folínico (15 mg/dia), ou pirimetamina (50 mg/dia) + dapsona (100 mg/dia) + ácido folínico (15 mg/dia). Deve-se descontinuar a profilaxia secundária quando CD4 for maior que 200 células por mm^3, durante 6 meses ou mais, na vigência de uso regular da terapia antirretroviral de alta eficácia (HAART) e, de preferência, com carga viral indetectável. Porém, ela deve ser reiniciada se CD4 voltar a cair (Bertolucci et al., 2011).

Referências bibliográficas

Aguirre AA, Longcore T, Barbieri M, Dabritz H et al. The One Health approach to toxoplasmosis: epidemiology, control, and prevention strategies. Ecohealth 2019; 16(2):378-390.

Alfredo ML. Toxoplasmose. In: Souza M. Assistência de enfermagem em infectologia. São Paulo: Atheneu; 2000.

Amendoeira MRR, Camillo-Coura LF. Uma breve revisão sobre toxoplasmose na gestação. Scient Med 2010;20(1):113-9.

Arctos – Collaborative Collection Management Solution. Disponível em: https://arctos.database.museum/taxonomy. Acesso em jun. 2019.

Bertolucci PHF. Doenças neurológicas oportunistas em pacientes infectados pelo HIV-1. In: Oliveira ACP, Bermúdez JEV. Guias de medicina ambulatorial e hospitalar da UNIFESP-EPM – neurologia. São Paulo: Manole; 2011.

Bouscaren N, Pilleron S, Dartigues JF et al. Prevalence of toxoplasmosis and its association with dementia in older adults in Central Africa: a result from the EPIDEMCA programme. Trop Med Int Health 2018;23(12):1304-13.

Brasil. Ministério da Saúde. Secretaria de Vigilância em Saúde. Departamento de Vigilância Epidemiológica. Toxoplasmose. In: Brasil. Ministério da Saúde. Secretaria de Vigilância em Saúde. Departamento de Vigilância Epidemiológica. Doenças infecciosas e parasitárias: guia de bolso. 8. ed. Brasília: Ministério da Saúde; 2010.

Burgdorf KS et al. Large-scale study of Toxoplasma and Cytomegalovirus shows an association between infection and serious psychiatric disorders. Brain Behavior Immunity, 2019. Disponível em: http://dx.doi.org/10.1016/j.bbi.2019.01.026. Acesso em: ago. 2019.

Burratini MN. Toxoplasmose. In: Salomão R, Pignatari ACC. Guia de medicina laboratorial e hospitalar – infectologia. São Paulo: Manole; 2004.

CDC. Centers for Disease Control and Prevention. Parasites - Toxoplasmosis (Toxoplasma infection). Disponível em: https://www.cdc.gov/parasites/toxoplasmosis/index.html. Acesso em: ago. 2019.

Chaudhury A, Ramana BV. Schizophrenia and bipolar disorders: The Toxoplasma connection. Trop Parasitol. 2019;9(2):71-76.

Corrêa MD, Junior MDC, Aguiar RALP et al. Noções práticas de obstetrícia. 14. ed. Belo Horizonte: Coopmed; 2011.

Corrêa RB, Rosso ALZ, Fonseca BA. Manifestações neurológicas da AIDS. In: Siqueira-Batista R, Gomes AP, Igreja RP et al. Medicina tropical. Abordagem atual das doenças infecciosas e parasitárias. Rio de Janeiro: Cultura Médica; 2001.

Costa CH et al. Infecções pulmonares na aids. Rev Hosp Univers Pedro Ernesto: UERJ, 2010.

Couto JCF, Leite JM. Sinais ultra-sonográficos em fetos portadores de toxoplasmose congênita. Rev Bras Ginecol Obstet 2004; 26(5)377-82.

Dahroug MAA. Estudo clínico, laboratorial e epidemiológico da infecção por Toxoplasma gondii em animais silvestres, bovinos, suínos e comunidades rurais da região de Nhecolândia, Pantanal, Brasil. Tese (Doutorado em Pesquisas Clínicas de Doenças Infecciosas) – Instituto de Pesquisa Clínica Evandro Chagas. Rio de Janeiro; 2014.

Dalston MO, Neves ES, Tavares W. Toxoplasmose. In: Tavares W, Marinho LAC. Rotinas de diagnóstico e tratamento das doenças infecciosas e parasitárias. 4. ed. São Paulo: Atheneu; 2015.

Diniz EMA, Vaz FAC. Qual é a recomendação atual para o tratamento da toxoplasmose congênita? Rev Assoc Med Bras 2003; 49(1):1-23.

Dubey JP. Toxoplasmoses of animals and humans. 2 ed. Boca Raton: CRC Press; 2010.

Elbez-Rubinstein A, Ajzenberg D, Darde ML, et al. Congenital toxoplasmosis and reinfection during pregnancy: case report, strain characterization, experimental model of reinfection, and review. J Infect Dis 2009; 199:280-285.

Figueiró-Filho EA, Lopes AHA, Senefonte FRA et al. Toxoplasmose aguda: estudo da frequência, taxa de transmissão vertical e relação entre os testes diagnósticos materno-fetais em gestantes em estado da região Centro-Oeste do Brasil. Rev Bras Ginecol Obstet 2005;27(8):442-9.

Frenkel JK. Toxoplasmose. In: Veronesi R, Focaccia R. Tratado de infectologia. 3. ed. São Paulo: Atheneu; 2005.

Fuglewicz AJ, Piotrowski P, Stodolak A. Relationship between toxoplasmosis and schizophrenia: a review. Adv Clin Exp Med 2017;6(26):1033-38.

Garcia JL, Genarri SM, Navarro IT. Toxoplasma gondii: isolation of tachyzoites rhoptries and incorporation into Iscom. Experimental Parasitology 2004; 108:40-6.

Hinrichsen SL, Tavares Neto JI, Pinheiro MRS et al. Toxoplasmose. In: Siqueira-Batista R, Gomes AP, Igreja RP et al. Medicina tropical: abordagem atual das doenças infecciosas e parasitárias. Rio de Janeiro: Cultura Médica; 2001.

Hinrichsen SL, Valente A. Toxoplasmose. In: Doenças infecciosas e parasitárias. Rio de Janeiro: Guanabara Koogan; 2005.

Kasper LH. Infecção por Toxoplasma. In: Braunwald E, Fauci AS, Kasper DL et al. Harrison medicina interna. 16. ed. Rio de Janeiro: Mc Graw Hill; 2006.

Kawazoe U. Toxoplasma gondii. In: Neves DP. Parasitologia humana. 12. ed. São Paulo: Atheneu; 2011.

Kompalic-Cristo A, Britto C, Fernandes O. Diagnostico molecular da toxoplasmose: revisão. Bras Patol Med Lab 2005;41(4):229-235.

Lima TS et al. Toxoplasmose sistêmica em filhotes de gatos. Acta Sc Veter, Rio Grande do Sul; 2019; 47.

Melchor SJ, Ewald SE. Disease Tolerance in Toxoplasma Infection. Front Cell Infect Microbiol 2019; 9:185.

Montazeri M et al. Drug resistance in Toxoplasma gondii. Front Microbiol 2018 out; 9:2587.

Montoya JG, Boothroyd JC, Kovacs JA. Toxoplasma gondii. In: Mandell LG, Bennett JE, Dolin R. Principles and practice of infectious diseases. 8. ed. New York: Elsevier; 2015.

Montoya JG, Remington JS. Toxoplasma gondii. In: Mandell G, Bennet JE, Dolin R. Principles and practice of infetious diseases. 5. ed. Philadelphia: Churchill Livingstone; 2000.

NCBI. National Center for Biotechnology Information. Taxonomy. 2017. Disponível em: https://www.ncbi.nlm.nih.gov/Taxonomy.

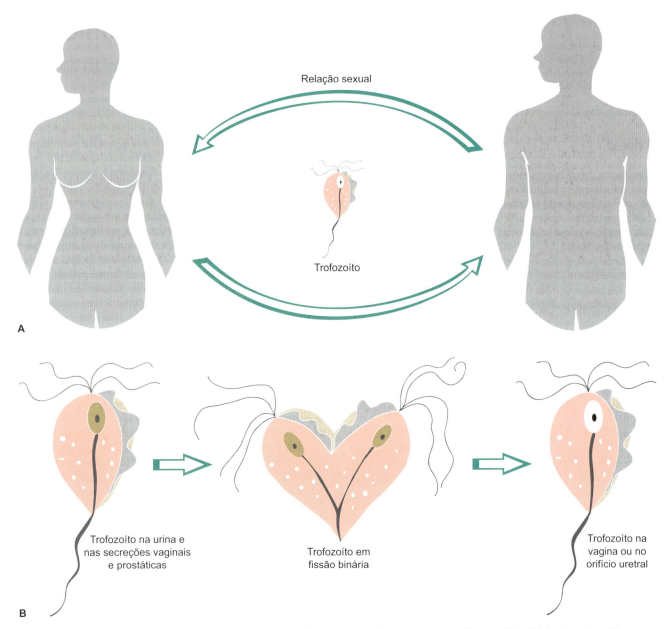

FIGURA 33.1 Ciclo biológico dos protozoários da espécie *Trichomonas vaginalis*: transmissão inter-humana (**A**) e divisão do protista (**B**).

vaginal e uretral. O protozoário causa lesões no epitélio vaginal e intenso processo inflamatório agudo local. Pelo menos três mecanismos patogênicos são responsáveis pela destruição das células epiteliais pelo *T. vaginalis*: citoaderência (contato-dependente), citotoxicidade e citofagocitose (Krieger et al.; 1985; Nemati et al., 2018).

A adesão do parasito às células epiteliais do hospedeiro tem papel essencial na colonização, persistência e patogênese do *T. vaginalis*. Diversas adesinas (moléculas de adesão) presentes na superfície do parasito se concentram do lado oposto à membrana ondulante do microrganismo e permanecem em constante contato com as células epiteliais; sendo, então, responsáveis pelo processo de citoaderência (Engbring; Alderete, 1998). Quatro adesinas são identificadas como principais mediadoras: AP23, AP33, AP51 e AP65 (Alderete; Garza, 1988).

Alguns estudos *in vitro* demonstraram a ocorrência de *up regulation* na síntese de adesinas do parasito ao entrar em contato com células de mamíferos e moléculas de ferro, sugerindo a existência de um complexo sistema de transdução de sinal que regularia a expressão das adesinas, motivado pela ligação tanto às células epiteliais quanto ao ferro (Garcia et al., 2003; Schwebke, 2015).

Pouco se conhece sobre os receptores da célula do hospedeiro aos quais as adesinas se ligam, mas evidências na literatura sugerem que o alvo delas seria a glicoproteína laminina (Silva-Filho et al., 2002). Destacado o importante papel da citoaderência, um mecanismo contato-dependente, na patogênese da tricomoníase, deve também ser considerada a possibilidade de lesão às células do hospedeiro por meio de mecanismo citotóxico contato-independente. Em meios de cultura, produtos secretados pelo *T. vaginalis*, como glicosidades e *cell-detaching factor* (CDF), mostram-se altamente tóxicos às células epiteliais, o que teria implicação na patogênese da doença. Um ensaio *in vitro* mostrou que uma amostra de cultura de *T. vaginalis*, quando aplicada a uma camada única de células, causava a separação destas; efeito análogo à descamação de células epiteliais vaginais durante infecções agudas. O mesmo estudo observou que a atividade do CDF sofre influência do pH do meio, tendo seu pico em pH 6,5 e inatividade em pH abaixo de 4,5. Deve-se lembrar que o pH vaginal normal é de 4,5, mas durante a tricomoníase é maior que 5, sugerindo que o aumento do pH vaginal pode ser crucial na patogênese da doença (Garber et al., 1989).

O CDF também sofre influência da concentração de estrogênio na mucosa vaginal, sendo observada diminuição da sua atividade na presença de β-estradiol. Esse achado é de relevância clínica, uma vez que pode explicar o motivo pelo qual os sintomas são mais intensos durante o período menstrual, quando há maior liberação de estrogênio, e, assim, corroborar a hipótese de que essas moléculas teriam papel efetivo na patogênese da tricomoníase (Garber et al., 1991; Schwebke, 2015).

Outra classe de moléculas, as cisteíno-proteinases (CP), exercem funções em diferentes mecanismos patogênicos. Parecem ser necessárias para que ocorra uma adesão eficiente, além de serem consideradas fatores líticos para eritrócitos e possuírem efeitos citotóxicos, capazes de degradar moléculas de imunoglobulina (Ig) G, IgM e IgA presentes na vagina (López et al., 2000).

Como nos CDF, a atividade das CP também é influenciada pelo ferro. Assim, durante o período menstrual, os sintomas são exacerbados devido ao aumento da disponibilidade do mineral na mucosa (Petrin et al., 1998).

O ferro tem notável papel nas infecções e é também utilizado como nutriente direto por *T. vaginalis*. Eritrócitos são fagocitados para aquisição da hemoglobina e assim, do ferro, e ainda de ácidos graxos necessários ao parasito, que é incapaz de sintetizar lipídios (Lehker et al., 1990). A hemólise ocorre com a inserção de poros na membrana do eritrócito ou pela interação de receptores da hemácia com adesinas do *Trichomonas*, que provoca a aderência entre as células e a eritrofagocitose pelo protozoário (Fiori et al., 1993; Rosset et al., 2002).

O mecanismo de fagocitose também é alterado pelo *T. vaginalis*, que, ao entrar em contato com leucócitos, é capaz de formar pseudópodes, que promovem internalização e degradação dessas células nos vacúolos fagocíticos do parasito (Neves et al., 2011).

Aspectos clínicos

Doença em humanos

O protozoário infecta principalmente o epitélio escamoso do trato genital, podendo ser encontrado na exocérvice uterina e, mais raramente, na endocérvice. A tricomoníase é tipicamente uma doença que se manifesta em idade reprodutiva. O período de incubação é de 4 a 28 dias, e os sintomas se relacionam com a resposta inflamatória do hospedeiro e os aspectos do parasito, podendo variar com os níveis hormonais, a microbiota bacteriana vaginal, a virulência do protozoário e a concentração de organismos no meio. Sendo assim, mulheres infectadas podem apresentar um amplo espectro clínico, desde quadros assintomáticos até exuberante inflamação (vaginite). Costumeiramente, os quadros são classificados em: assintomático, agudo e crônico. Até 50% das mulheres são assintomáticas, têm pH (3,8 a 4,2) e microbiota vaginal normais, mas até metade dessa porcentagem pode desenvolver sintomas em até 6 meses.

A forma aguda apresenta como principal manifestação clínica corrimento vaginal, devido à grande infiltração leucocitária. A consistência, o odor e o volume do corrimento variam, e o típico corrimento da tricomoníase – bolhoso, fluido, abundante, de coloração amarelo-esverdeada e com odor fétido – ocorre apenas em 20% das mulheres sintomáticas. A vaginite pode ser acompanhada por irritação e desconforto vaginal, prurido vulvar, dispareunia, disúria, poliúria e dor no baixo-ventre. A sintomatologia é cíclica, com exacerbação no período menstrual, e costuma ser mais intensa entre gestantes e mulheres que fazem uso de anticoncepcionais orais.

No exame especular, é possível visualizar sinais de inflamação com edema e eritema na vagina e na cérvice uterina, além de erosão e pontos hemorrágicos, dilatação capilar na mucosa vaginal e parede cervical, a *colpitis macularis* ou colpite multifocal, também conhecida como cérvice em aspecto de morango, com teste de Schiller positivo (aspecto tigroide ou onçoide).

Esse achado, altamente sugestivo de tricomoníase, está presente em apenas 2 a 5% das mulheres infectadas no exame macroscópico e em até 90% na colposcopia. Na infecção crônica, os sintomas são mais brandos, com prurido, dispareunia e corrimento escasso. Porém, essa forma da doença merece atenção, pois esses indivíduos constituem a principal fonte de transmissão do *T. vaginalis*.

Embora a tricomoníase seja essencialmente uma doença de mulheres, também ocorre em homens, considerados "vetores" do parasito, o qual pode colonizar a uretra, a próstata ou ainda a bexiga e a vesícula seminal. A doença no homem é frequentemente assintomática, podendo variar de autolimitada a 10 dias de infecção, provavelmente devido à eliminação mecânica dos microrganismos que se encontram na uretra durante a micção e à ação tricomonicida de secreções prostáticas (Mandell et al., 1995; Schwebke, 2015). Os homens sintomáticos podem apresentar uretrite com fluxo mucopurulento escasso, disúria, prurido na uretra e sensação de queimação após ato sexual. Se não tratada, a tricomoníase pode levar ao desenvolvimento de complicações irreversíveis – tais como a esterilidade – em homens e mulheres (Johnston; Mabey, 2008; Tsevat et al., 2017).

Doença em animais não humanos

A infecção pelo parasito *T. gallinae* é frequentemente relatada em aves, principalmente em pombos, principais vetores da doença entre as aves. Outros grupos de aves que desenvolvem a doença são: rapinantes (águias, falcões e corujas), passeiriformes (comumente chamados de passarinhos), psitacídeos (papagaios, cacatuas) e galiformes (galos e perus) (Friend, Franson, 1999). Na evolução da doença, desenvolvem-se placas pustulosas nos tratos digestório e respiratório superior desses animais, com consequente oclusão das vias, disfagia e morte (Samour, 2006). Na Inglaterra, a tricomoníase pode representar um problema ecológico. Nos últimos anos, foi identificada elevada mortalidade de aves selvagens da espécie rola-comum ou rolinha, possivelmente como consequência do elevado número de novos casos de infecção pelo *T. gallinae*.

Outras espécies de *Trichomonas*, como *T. tenax* e *T. canistomae*, são encontradas na cavidade oral e no sistema digestório de cães e gatos, onde os parasitos podem causar periodontite e estomatite. Admite-se que a prevalência de tricomoníase em cães seja de 15 a 25% (Szczepaniak et al., 2016).

Diagnóstico laboratorial

O sinal clínico de corrimento amarelo-esverdeado, bolhoso, volumoso e fétido associado à elevação do pH vaginal e ao achado de *colpitis macularis* são altamente sugestivos de infecção por *T. vaginalis*. Porém, os sinais e sintomas clássicos da tricomoníase podem ser facilmente confundidos com outras IST, além de não estarem presentes em grande parte das mulheres infectadas, o que torna necessária a investigação laboratorial para o diagnóstico de certeza (Figura 33.2). Essa análise é de essencial importância para identificar a doença de maneira precisa, principalmente nos pacientes assintomáticos, e indicar o tratamento adequado, limitando, assim, a propagação da infecção (Brasil, 2019).

Quatro classes de exames laboratoriais utilizadas para o diagnóstico da tricomoníase se destacam atualmente: microscopia a fresco, cultura, reação em cadeia da polimerase (PCR) e detecção de antígenos.

A *microscopia a fresco* é a técnica mais amplamente utilizada por ser bastante acessível, rápida e de baixo custo. Consiste em análise microscópica de amostra de secreção vaginal, cervical ou uretral diluída em solução salina. A técnica permite a visualização de *T. vaginalis* móveis ou o batimento de seus flagelos em esfregaço, tipicamente rico em elementos polimorfonucleares e células epiteliais, proporcionando o diagnóstico definitivo de tricomoníase, quando positivo. Entretanto, falsos-negativos podem ocorrer, uma vez que o parasito é sensível à temperatura e perde sua capacidade de movimentação em 10 minutos após a coleta.

O protozoário apresenta tamanho similar ao dos leucócitos, podendo ser confundido ou omitido por essas células; além disso, a quantidade de parasitos pode ser insuficiente para a detecção por microscopia.

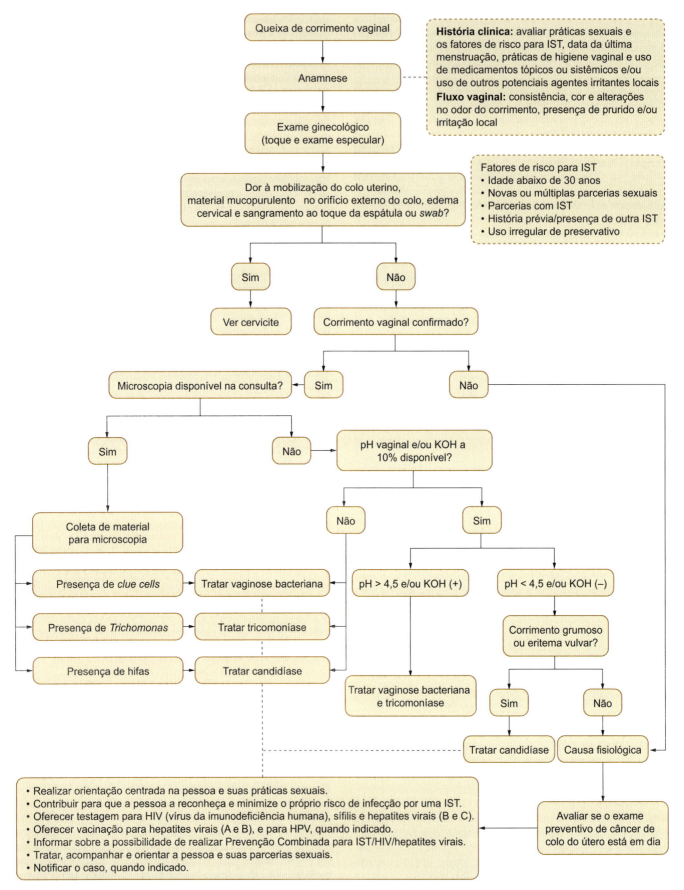

FIGURA 33.2 Manejo de corrimento vaginal e cervicite. IST: infecção sexualmente transmissível. Adaptada de Brasil, 2019.

Sendo assim, a técnica a fresco apresenta baixa sensibilidade em amostras vaginais (51 a 65%) e ainda menor em amostras uretrais; assim, quando o resultado for negativo, deve-se prosseguir com a investigação diagnóstica por meio de outros métodos (CDC, 2015).

A *cultura* é o exame mais sensível (75 a 96%) e específico (até 100%) quando realizado em amostras vaginais (Val et al., 2015). Amostras uretrais, de sedimento urinário e sêmen apresentam menores taxas de sensibilidade. A cultura apresenta, como principal desvantagem, o tempo para conclusão, de 5 a 7 dias. Em geral, é executada em meio de Diamond modificado, mas o sistema de cultura InPouch®TV, técnica mais atual e de mesma eficiência, tem se mostrado como uma alternativa de menor custo.

Técnicas de amplificação da sequência de DNA pela PCR têm sido cada vez mais utilizadas para o diagnóstico de doenças infecciosas, dada suas elevadas sensibilidade e especificidade. Porém, esse método para diagnóstico de tricomoníase não demonstrou vantagem diagnóstica sobre a cultura; deste modo, não é utilizado na rotina clínica, considerando seu elevado custo. Contudo, a técnica de PCR pode ser superior à cultura para análise de amostras masculinas (uretrais, sedimento urinário e sêmen), para as quais a cultura apresenta menor sensibilidade.

Nos EUA, estão disponíveis e são comercializados testes rápidos para a detecção de antígenos do *T. vaginalis*. O OSOM® Trichomonas Rapid Test consiste em um *stick* com tecnologia de imunocromatografia. Quando mergulhado em solução líquida contaminada pelo *T. vaginalis*, ocorre uma reação entre os antígenos do parasito e os anticorpos presentes no *stick*; e após reação com outros anticorpos imobilizados na fita e enzimas a eles acoplados, alteram a cor, indicando a infecção. O teste fica pronto em 10 minutos, tem sensibilidade de 90% e pode ser útil em locais de alta prevalência para tricomoníase e baixa disponibilidade de microscopia e cultura (Sekisui Diagnostics, 2013).

Embora a presença de *T. vaginalis* seja um achado frequente nos exames de Papanicolaou, este não é considerado um teste diagnóstico pela possível ocorrência de falsos-positivos e negativos (CDC, 2015).

Tratamento

A terapêutica adequada elimina os sinais e sintomas causados pela infecção, a transmissão do parasito e as possíveis complicações. Para evitar a reinfecção, que pode chegar a 17% em 3 meses, é de essencial importância que o parceiro também seja tratado.

O metronidazol é o fármaco mais amplamente utilizado no tratamento da tricomoníase, com taxas de cura entre 84 e 98% (CDC, 2015; Brasil, 2019). Isso porque os nitroimidazóis, sendo metronidazol o principal, são prontamente absorvidos e alcançam os tecidos por simples difusão. Nos hidrogenossomos do *T. vaginalis*, o fármaco tem seu grupo nitro reduzido, com formação de produtos quimicamente reativos, responsáveis pela atividade antimicrobiana do metronidazol mediante ação sobre o DNA e outras biomoléculas vitais do parasito (Katzung, 2010).

O regime de tratamento mais utilizado e recomendado pelo Ministério da Saúde se faz com o uso oral de 2 g de metronidazol em dose única. Alternativamente, em caso de intolerância, o uso do fármaco pode ser feito em 7 dias, com posologia de 400 a 500 mg, 2 vezes/dia. Da mesma maneira, é preconizado o tratamento em gestantes após o primeiro trimestre e durante a amamentação, com a opção de metronidazol 250 mg, 3 vezes/dia, por 7 dias. Outras opções terapêuticas incluem os medicamentos de mesma classe, como o secnidazol e o tinidazol. O uso de creme ou gel tópicos não mostrou eficácia no tratamento contra *T. vaginalis*, portanto, não é indicado (Brasil, 2015; 2019).

É recomendada abstinência sexual até o desaparecimento dos sintomas e abstinência alcoólica até 24 horas após o término do tratamento, devido ao potencial efeito dissulfiram ou *antabuse* (CDC, 2015).

Estudos indicam crescentes taxas de resistência microbiana ao metronidazol (4 a 10%) e ao tinidazol (1%). Esses são dados preocupantes, levando em conta as mínimas opções terapêuticas para os casos de resistência. Nos casos de falha terapêutica com uso de metronidazol em dose única, e excluída a possibilidade de reinfecção ou não adesão ao tratamento, é recomendado metronidazol 400 a 500 mg por via oral, 2 vezes/dia, por 7 dias. Se esse regime também falhar, deverá ser considerado o tratamento com metronidazol ou tinidazol 2 g, via oral, por 7 dias. Quando houver falha de tratamento nesses casos, é indicado o teste de suscetibilidade microbiana em isolados de *T. vaginalis* (Quadro 33.2) (CDC, 2015; Brasil, 2019; WHO, 2019).

Um estudo randomizado com 60 voluntárias avaliou a eficácia terapêutica do fitoterápico *Mentha crispa* no tratamento da tricomoníase e obteve animadores resultados, com negativação da infecção em 90% das mulheres do grupo tratado com o fitoterápico. Assim, o medicamento apresenta-se como alternativa terapêutica para o tratamento de pacientes com tricomoníase (Cavalcanti, 2010).

Ecologia e epidemiologia

A tricomoníase é a mais comum IST não viral do mundo, tendo nas Américas os maiores índices de prevalência e incidência. Estudo comparativo entre 2005 e 2008 evidenciou um aumento de 11% da incidência global da doença (WHO, 2019).

Vários fatores têm influência sobre a incidência da infecção, destacando-se atividade sexual, idade, fase do ciclo menstrual, número de parceiros, outras IST concomitantes e condições socioeconômicas. O pico de incidência da doença ocorre mais tarde do que na maioria das IST, na faixa etária entre 40 e 50 anos, enquanto infecções por clamídia e gonococo são mais prevalentes entre 15 e 25 anos (CDC, 2015; Brasil, 2019; WHO, 2019).

A diferença de distribuição de gênero é significativa, com uma taxa de infecção de quatro mulheres para um homem. Os fatores que justificam essa discrepância incluem a transitoriedade da infecção no homem, a escassez de sintomas e a carência de exames de triagem no sexo masculino.

Profilaxia e controle

A infecção por *T. vaginalis* está associada a 2 a 3 vezes maior risco de aquisição do HIV, parto prematuro e outras consequências adversas da gravidez, sendo essenciais a identificação e o tratamento adequado, assim como a prevenção de novos casos (Crosby RA et al., 2012). A tricomoníase é uma IST; logo, a prevenção deve ser feita pelo uso correto de preservativos durante o ato sexual (CDC, 2015).

O Ministério da Saúde recomenda a realização de testes diagnósticos para *T. vaginalis* em mulheres que procuram cuidados com queixa de corrimento vaginal (Brasil, 2019). O CDC (2015) ainda propõe o rastreio de rotina para *T. vaginalis* em mulheres assintomáticas com

QUADRO 33.2 Tratamento da tricomoníase.

Primeira opção (incluindo gestantes e lactantes)	Metronidazol 400 mg, 5 comprimidos, VO, dose única (dose total de tratamento: 2 g)
	ou
	Metronidazol 250 mg, 2 comprimidos, VO, 2 vezes/dia (12/12 h), por 7 dias

O tratamento pode aliviar os sintomas de corrimento vaginal em gestantes, além de prevenir infecção respiratória ou genital no recém-nascido. Para as puérperas, recomenda-se o mesmo tratamento das gestantes. Durante o tratamento, devem-se suspender as relações sexuais. Manter o tratamento durante a menstruação. Durante o tratamento com metronidazol, deve-se evitar a ingestão de álcool, em decorrência do efeito *antabuse* (devido à interação de derivados imidazólicos com álcool, caracterizado por mal-estar, náuseas, tonturas e "gosto metálico na boca"). As parcerias sexuais devem ser tratadas com o mesmo esquema terapêutico. O tratamento da(s) parceria(s) sexual(is) deve ser realizado de forma preferencialmente presencial, com a devida orientação, solicitação de exames de outras infecções sexualmente transmissíveis (HIV, hepatites B e C, sífilis) e identificação, captação e tratamento de outas parcerias sexuais, buscando a cadeia de transmissão. Adaptado de Brasil, 2019.

infecção pelo HIV, embora o Ministério da Saúde não faça tal recomendação. A triagem pode ser considerada para pessoas assintomáticas com alto risco de infecção (com múltiplos parceiros sexuais, que trocam sexo por pagamento, em uso de drogas ilícitas ou com história de infecção sexualmente transmissível [IST]).

Referências bibliográficas

Alderete JF, Garza GE. Identification and properties of Trichomonas vaginalis proteins involved in cytoadherence. Infect Immun 1988 Jan;56(1):28-33.

Brasil. Ministério da Saúde. Protocolo Clínico e Diretrizes Terapêuticas para Atenção Integral às Pessoas com Infecções Sexualmente Transmissíveis (IST). Brasília : Ministério da Saúde, 2019.

Cavalcanti PP. Estudo comparativo, randomizado para avaliar a eficácia terapêutica da Mentha crispa e do secnidazol no tratamento da tricomoníase. Tese (Doutorado em Farmacologia) Fortaleza: Universidade Federal do Ceará; 2010.

CDC. Centers for Disease Control and Prevention. Sexually Transmitted Diseases Treatment Guidelines. 2015. Disponível em: https://www.cdc.gov/std/tg2015/default.htm. Consultada em: 8 dez 2019.

Crosby RA, Charnigo RA, Weathers C et al. Condom effectiveness against non-viral sexually transmitted infections: a prospective study using electronic daily diaries. Sex Transm Infect 2012;88:484-9.

Dyer B. Phylum Zoomastigina class Parabasalia. In: Margulis L, Corliss JO, Melkonian M et al. Handbook of protoctista. Boston: Jones and Bartlett; 1990.

Engbring J, Alderete JF. Characterization of Trichomonas vaginalis AP33 adhesin and cell surface interactive domains. Microbiology 1998;144(Pt11):3011-8.

Fiori PL, Rappelli P, Rocchigiani AM, Cappuccinelli P. Trichomonas vaginalis haemolysis: evidence of functional pores formation on red cell membranes. FEMS Microbiol Lett 1993;109(1):13-8.

Fouts AC, Kraus SJ. Trichomonas vaginalis: re-evaluation of its clinical presentation and laboratory diagnosis. J Infect Dis 1980;141(2):137-43.

Friend M, Franson JC. Field Manual of Wildlife Diseases: General Field Procedures and Diseases of Birds. The USGS National Wildlife Health Center, Federal Govermment Series, 1999.

Garber GE, Lemchuk-Favel LT, Bowie WR. Isolation of a cell-detaching factor of Trichomonas vaginalis. J Clin Microbiol 1989; 27:1548-53.

Garber GE, Lemchuk-Favel LT, Rousseau G. Effect of betaestradiol on production of the cell-detaching factor of Trichomonas vaginalis. J Clin Microbiol 1991;29:1847-9.

Garcia AF, Chang TH, Benchimol M et al. Iron and contact with host cells induce expression of adhesins on surface of Trichomonas vaginalis. Mol Microbiol 2003;47:1207-24.

Johnston VJ, Mabey DC. Global epidemiology and control of Trichomonas vaginalis. Cur Op Infec Dis 2008;21(1):56-64.

Katzung BG. Farmacologia básica e clínica. 10. ed. Rio de Janeiro: Guanabara Koogan; 2010.

Krieger JN, Ravdin JI, Rein MF. Contact-dependent cytopathogenic mechanisms of Trichomonas vaginalis. Infec Immun 1985;50(3):778-86.

Lehker MW, Alderete JF. Biology of trichomonosis. Curr Opin Infect Dis 2000;13:37-45.

Lehker MW, Chang TH, Dailey DC et al. Specific erythrocyte binding is an additional nutrient acquisition system for Trichomonas vaginalis. J Exp Med 1990;171:2165-70.

Leitsch D. Recent advances in the Trichomonas vaginalis field. F1000Res 2016; 5. pii: F1000 Faculty Rev-162.

López LB, Braga MB, López JO et al. Strategies by which some pathogenic trichomonas integrate diverse signals in the decision-making process. An Acad Bras Cienc 2000;72(2):173-86.

NCBI. National Center for Biotechnology Information. Taxonomy. Disponível em: https://www.ncbi.nlm.nih.gov/taxonomy. Acesso em: 20 mar 2019.

Nemati M, Malla N, Yadav M et al. Humoral and T cell-mediated immune response against trichomoniasis. Parasite Immunol 2018; 40(3): doi: 10.1111/pim.12510.

Neves DP, Melo AL, Linardi PM. Parasitologia humana. 12. ed. Rio de Janeiro: Atheneu, 2011.

Niccolai L, Kopicko JJ, Kassie A et al. Incidence and predictors of reinfection with Trichomonas vaginalis in HIV-infected women. Sex Transm Dis 2000;27(5):284-8.

Petrin DL, Delgaty K, Bhatt R et al. Clinical and microbiological aspects of Trichomonas vaginalis. Department of Medicine, University of Ottawa, Ontario, Canada. 1998; 11(2):300-17.

Rey L. Bases da parasitologia médica. 3. ed. Rio de Janeiro: Guanabara Koogan; 2010.

Rosset I et al. Scanning electron microscopy in the investigation on the in vitro hemolytic activity of Trichomonas vaginalis. Parasitol Res 2002; 88(4):356-9.

Samour J. Avian medicine. Philadelphia: Mosby; 2006.

Schwebke JR. Trichomonas vaginalis. In: Mandell LG, Bennett JE, Dolin R. Principles and practice of infectious diseases. 8. ed. New York: Elsevier; 2015.

Silva-Filho F, Kasai S, Nomizu M et al. How laminin-1 can be recognized by the protozoan parasite Tritrichomonas foetus: possible role played by the extracellular matrix glycoprotein in both cytoadhesion and cytotoxicity exerted by the parasite. Parasitol Int 2002; 51:305-7.

Sekisui Diagnostics. Disponível em: http://www.sekisuidiagnostics.com/writable/product_documents/files/osom_trich_181_pi.pdf. Acesso em: 2013.

Szczepaniak K, Łojszczyk-Szczepaniak A, Tomczuk K. Canine Trichomonas tenax mandibular gland infestation. Acta Vet Scand 2016, 58:15.

Trintis J, Epie N, Boss R et al. Neonatal Trichomonas vaginalis infection: a case report and review of literature. International journal of STD and AIDS 2010; 21:606-7.

Tsevat DG, Wiesenfeld HC, Parks C, Peipert JF. Sexually transmitted diseases and infertility. Am J Obstet Gynecol 2017; 216(1):1-9.

Val ICC, Almeida Filho GL, Silveira FA. Vulvovaginites. in: Tavares W, Marinho LAC. Rotinas de diagnostico e tratamento das doenças infecciosas e parasitárias. 4. ed. Sao Paulo: Atheneu, 2015.

Van Gerwen OT, Muzny CA. Recent advances in the epidemiology, diagnosis, and management of Trichomonas vaginalis infection. F1000Res 2019; 8. pii: F1000 Faculty Rev-1666.

WHO. World Health Organization. Sexual and reproductive health. Geneva: World Health Organization, 2019. Disponível em: https://www.who.int/reproductivehealth/topics/rtis/en/

CAPÍTULO 34

Tripanossomíase Americana/Doença de Chagas

Rodrigo Siqueira-Batista • Layla Maria de Almeida Oliveira Gleich • Eliziária Cardoso dos Santos • Luiz Alberto Santana

Introdução

A tripanossomíase americana – também conhecida como doença de Chagas ou moléstia de Chagas – foi descrita em 1909 pelo médico e cientista brasileiro Carlos Chagas, após sua estadia em Lassance, no norte de Minas Gerais. O professor Chagas havia recebido a tarefa de controlar a malária na região, onde se encontravam os trabalhadores da Estrada de Ferro Central do Brasil; entretanto, teve sua curiosidade despertada pela presença de um inseto, comum na área, que picava os indivíduos durante as horas de sono e que podia ser encontrado nas frestas das casas cujas paredes eram, em sua maioria, de pau a pique (Chagas Filho, 1993). Devido a esse fato e a frequente sintomatologia cardíaca e gastrintestinal, que ainda não estava elucidada entre os habitantes locais naquela época, Chagas iniciou uma pesquisa envolvendo o inseto e os residentes na cidade, com o propósito de desvendar possíveis associações entre tais ocorrências (Bestetti et al., 2016). Como consequência de sua pesquisa, descobriu um novo protista, o qual denominou *Trypanosoma cruzi*, e demonstrou seu potencial de infectar animais não humanos domésticos e de laboratório, bem como o *Homo sapiens* (Fiocruz, 2016). Associando suas novas observações e partindo da hipótese de que aquele parasito poderia ser a causa das queixas cardíacas e gastrintestinais, ainda inexplicáveis naquela população, no mês de abril de 1909, o cientista conseguiu comprovar as ligações envolvidas no trinômio *protistas → insetos → humanos*, ao encontrar o *Trypanosoma* no sangue de uma menina de 3 anos de idade (Corrêa et al., 2007). Mais de um século após a descoberta de Carlos Chagas, que o tornou um dos principais nomes da história da ciência, a enfermidade ainda permanece como um grave problema de saúde pública, sendo considerada, na atualidade, uma doença tropical negligenciada e sem tratamento efetivo.

Neste capítulo, serão abordados os díspares aspectos da doença de Chagas – da etiologia à ecoepidemiologia e ao controle, enfocando igualmente a patologia, a clínica, o diagnóstico e o tratamento –, combinando os resultados de investigação científica e as ferramentas disponíveis para o desenvolvimento das ações de cuidado à mulher e ao homem que padecem dessa enfermidade.

Etiologia

Taxonomia e aspectos morfológicos

Trypanosoma cruzi é um protozoário flagelado pertencente ao filo Euglenozoa (Quadro 34.1). Seu principal modo de transmissão é o vetorial, o qual se associa ao contato das fezes do triatomíneo infectado pelo patógeno com a mucosa ou as lesões da pele do hospedeiro vertebrado (Echeverria; Morillo, 2019; Rey, 2008).

Existem variações morfológicas dentro da espécie de *T. cruzi*, as quais estão associadas ao perfil de infectividade e patogenicidade do protista. Isso resultou na classificação desses protozoários nos seguintes grupos (Rey, 2008):

- Grupo 1: nesse grupo estão incluídos os protistas de animais silvestres, notadamente encontrados na Região Amazônica, responsáveis por causar infecções eventuais e assintomáticas no homem
- Grupo 2: representa o grupo de maior importância médica, em que estão os flagelados que causam os tipos graves e sintomáticos da doença. Estes são encontrados nas áreas endêmicas, e o *Triatoma infestans* é o principal vetor

QUADRO 34.1 Classificação taxonômica do *Trypanosoma cruzi*.

Domínio	Eukaryota
Filo	Euglenozoa
Ordem	Kinetoplastida
Família	Trypanosomatidae
Gênero	*Trypanosoma*
Subgênero	*Schizotrifenol*
Espécie	*Trypanosoma cruzi*

Adaptado de NCBI – The Taxonomy Database, 2019; Arctos – Collaborative Collection Management Solution, 2019.

- Grupo 3: engloba os protozoários relacionados com a infecção de animais silvestres e que raramente causam infecção humana.

Durante seu ciclo evolutivo, o *T. cruzi* apresenta características morfológicas que variam e que podem ser identificadas, entre outros aspectos, de acordo com a posição do flagelo e a posição do cinetoplasto, uma mitocôndria única rica em DNA mitocondrial (Gonçalves et al., 2018). O Quadro 34.2 aponta essas características de acordo com a morfologia, a posição do flagelo e do cinetoplasto, o hospedeiro e o hábitat das formas evolutivas do *T. cruzi* (Martins et al., 2012).

Ciclo biológico

O ciclo de vida do *T. cruzi* (Figura 34.1) é bastante complexo e passa por variações morfológicas de acordo com a fase em que o parasito se encontra. Na região posterior do intestino médio do triatomíneo existem, permanentemente, as formas epimastigotas do parasito, as quais são reprodutivas (capazes de se multiplicar) e incapazes de invadir as células do hospedeiro. A replicação das formas epimastigotas ocorre por divisão binária, e quando estas alcançam o intestino posterior do inseto, sofrem metamorfose, transformando-se na forma infectante, os tripomastigotas metacíclicos (Amorim et al., 2017; Gonçalves et al., 2018; Rey, 2008). Uma vez que o triatomíneo e o *H. sapiens* estejam presentes em um mesmo ambiente, o inseto suga quantidade suficiente de sangue; tal fluido biológico, ao adentrar o tubo digestivo do vetor, produz um "sinal" para que ocorra a defecação. A picada do artrópode e a presença de fezes constituem-se em importante estímulo para o ato de coçar o local da ferida, o que pomove a entrada das formas infectantes de *T. cruzi* no organismo do hospedeiro. Desse modo, fezes contendo tripomastigotas metacíclicos, quando em contato com mucosas, ou soluções de continuidade da pele de indivíduos sadios, propiciam que o parasito alcance a corrente sanguínea do hospedeiro vertebrado de maneira ativa, iniciando-se, assim, o processo infectivo (ver Figura 34.1).

Durante a invasão celular, o parasito deve deslocar-se pela matriz extracelular para aderir à superfície da célula hospedeira. Assim, a interação do protista com diversos ligantes da membrana basal associada à clivagem de alguns desses ligantes é essencial ao seu deslocamento, possibilitando a penetração na célula-alvo (Yoshida, 2006).

Tem sido descrito que o *T. cruzi* interage avidamente com a laminina (Giordano et al., 1999; Marroquin-Quelopana et al., 2004), o colágeno tipo IV (Calvet et al., 2004), as proteoglicanas e as fibronectinas (Ouaissi et al., 1986), componentes da membrana basal que atuam

QUADRO 34.2 Características das formas evolutivas do *Trypanosoma cruzi*.

Morfologia	Flagelo	Cinetoplasto	Hospedeiro	Hábitat
Epimastigota	Livre e bem desenvolvido	Anterior ao núcleo	Invertebrado (triatomíneo)	Parte posterior do intestino médio
Tripomastigota metacíclico	Livre e curto	Extremidade posterior	Invertebrado (triatomíneo)	Intestino posterior ou túbulos de Malpighi
Amastigota	Ausente	Próximo ao núcleo	Vertebrado (homem)	Intracelular
Tripomastigota sanguíneo (ou sanguícola)	Livre e curto	Extremidade posterior	Vertebrado (homem)	Livre no sangue

Adaptado de Rey, 2008; Martins et al., 2012.

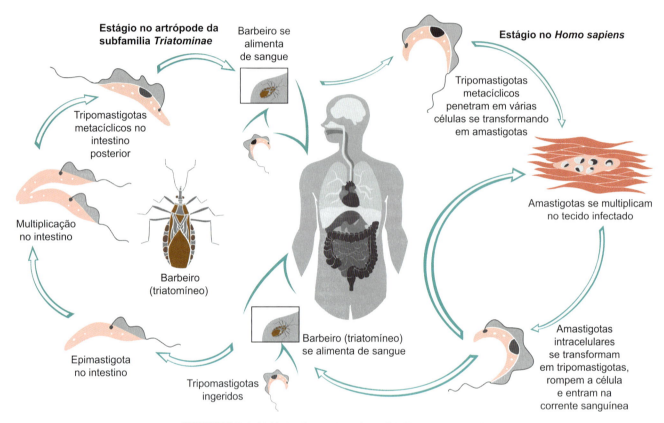

FIGURA 34.1 Ciclo biológico dos protistas da espécie *Trypanosoma cruzi*.

como ligantes envolvidos no parasitismo celular (Quelopana, 2003). Após atravessar a membrana basal, o protozoário interage com a membrana plasmática da célula hospedeira. Nesse momento, são desencadeados eventos de adesão, sinalização, internalização, diferenciação e multiplicação do agente etiológico. Uma vez que *T. cruzi* se estabeleceu em diferentes órgãos e sistemas, é capaz de subverter o sistema imunológico do hospedeiro vertebrado por meio de díspares estratégias (Alves; Colli, 2007; Alves; Mortara, 2009; Quelopana, 2003; Villalta et al., 2009).

Um dos mecanismos mais relevantes é a presença de glicoconjugados (glicoproteínas e glicolipídios) em sua membrana externa, como o ácido siálico (AS), um monossacarídeo de carga negativa. Reconhecidamente, o AS atua como receptor para diversos patógenos. As formas tripomastigotas metacíclicas apresentam a enzima trans-sialidase (TS), que é capaz de transferir esse monossacarídeo de um glicoconjugado com AS para um aceptor ß-galactose presente em sua superfície. O fato de conseguir agregar AS em sua membrana faz com que o protozoário adquira uma carga negativa e estabeleça um processo de variação antigênica que o mascara frente a alguns componentes séricos de resposta do hospedeiro. Além disso, dada a participação dessa mesma enzima, o *T. cruzi* é capaz de transferir AS entre os glicoconjugados das células hospedeiras e afetar a resposta imune por meio de dois processos: elevação clonal de células B, que produzem anticorpos de baixa afinidade;

e eliminação clonal de linfócitos T (Nardy et al., 2016). Após se ligar e internalizar a célula hospedeira, o parasito, temporariamente dentro do vacúolo parasitóforo, cuja membrana interna é revestida por AS, realiza a transferência desse monossacarídeo para sua superfície, o que favorece o distúrbio da membrana do vacúolo e a consequente liberação de *T. cruzi* no citoplasma da célula hospedeira. Outro importante mecanismo infectivo usado por *T. cruzi* é a presença da atividade da proteinase *cruzipain*, responsável pelo processo de internalização do protista em células não fagocíticas, como as estriadas cardíacas e esqueléticas. Esse fato ocorre devido à liberação de bradicininas, polipeptídio plasmático que auxilia o processo de mobilização de cálcio, de seus depósitos intracelulares, o qual é primordial para internalização do parasito na célula hospedeira (Costa et al., 2016).

Uma vez no citoplasma da célula, ocorre nova diferenciação da forma tripomastigota para a amastigota (Figura 34.2), uma conformação capaz de se multiplicar por divisão binária a cada 12 horas por cerca de 5 dias (Farago et al., 2016). São realizados em torno de nove ciclos de divisão em aproximadamente 12 h. Antes de levarem ao rompimento da célula e se tornarem livres na circulação, as formas amastigotas se transformam novamente em tripomastigotas (Figura 34.3), agora do tipo sanguíneo. Alguns desses parasitos ficarão livres no sangue e outros infectarão novas células (Bern, 2011; Martins et al., 2012; Rey, 2008; Sykes; Avery, 2015).

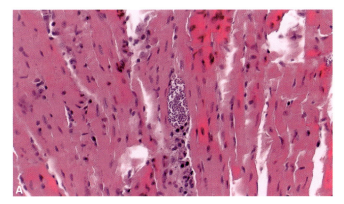

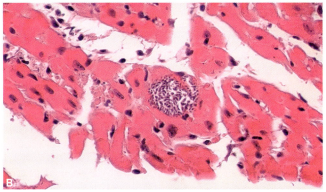

FIGURA 34.2 A. Ninhos de amastigota de *Trypanosoma cruzi*, no tecido muscular cardíaco (1000× de aumento). **B.** Observe os ninhos em maior detalhe. Acervo do Laboratório de Agentes Patogênicos da Universidade Federal de Viçosa. Foto: Igor Rodrigues Mendes (UFV) e Rodrigo Siqueira-Batista (UFV e FADIP).

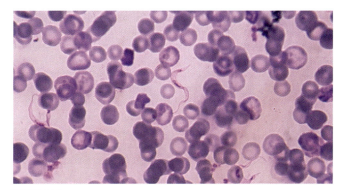

FIGURA 34.3 Forma tripomastigota sanguínea de *Trypanosoma cruzi* (1000× de aumento). Acervo do Laboratório de Agentes Patogênicos da Universidade Federal de Viçosa. Foto: Rodrigo Siqueira-Batista (UFV e FADIP) e Igor Rodrigues Mendes (UFV).

Imunologia e patologia

O conhecimento dos aspectos imunológicos e patológicos da doença de Chagas está alicerçado, em grande medida, nos dados obtidos em modelos experimentais da enfermidade (Fonseca-Berzal et al., 2018; Nagajyothi et al., 2012; Siqueira-Batista et al., 2007a; Teixeira et al., 2011; Williams et al., 2020). A resposta imune dirigida ao protista e as alterações estruturais descritas nos tecidos e órgãos do hospedeiro variam na dependência da própria evolução bifásica da moléstia, fase aguda e fase crônica; merecem destaque, igualmente, os distúrbios relacionados com a transmissão congênita do *T. cruzi*, reconhecendo-se que, apesar de "a doença de Chagas congênita [ser] considerada aguda" no Brasil (Dias et al., 2016, p.22), a apresentação do tema será realizada como um item à parte.

Fase aguda

Após a infecção por *T. cruzi*, há o reconhecimento do agente etiológico pelo sistema imune e a ocorrência de uma série de fenômenos que levam ao surgimento da doença (Brasil, 2010; Rassi et al., 2010). Uma vez parasitada, a célula produz citocinas e quimiocinas que dão início à resposta inflamatória (ver Capítulo 2, *Interações entre Patógenos e Hospedeiros Humanos | O Sistema Imune e seus "Papéis nas Doenças Parasitárias*). A interferona-gama (IFN-γ) produzida sinaliza a ativação das células fagocíticas na tentativa de destruir o patógeno intracelular via produção de fator de necrose tumoral alfa (TNF-α), óxido nítrico (NO) e radicais livres (Paiva et al., 2018; Santos et al., 2015). Entretanto, dependendo da intensidade da produção desses mediadores inflamatórios, para o controle da parasitemia, lesões teciduais que causam dano ao hospedeiro podem surgir (Novaes et al., 2016; Pinho et al., 2014). Esse fato ocorre devido à elevada produção de espécies reativas de oxigênio (ERO) e de nitrogênio (ERN), primariamente mediada pela explosão respiratória nos leucócitos ativados, na tentativa de destruir parasitos circulantes e células anormais parasitadas (Novaes et al., 2016; Santos et al., 2015). Com o intento de aumentar os mecanismos de resposta do hospedeiro, a síntese de óxido nítrico (NO) – uma molécula fundamental contra o *T. cruzi* – é reforçada pela regulação positiva de imunomediadores de NO-sintase indutível (iNOS), ativando processos nitrosativos contra *T. cruzi* e, consequentemente, contra os tecidos do hospedeiro (Novaes et al., 2016).

A resposta imune ao protista na fase aguda da doença, caracterizada por significativa parasitemia, é marcada pela ocorrência dos seguintes eventos principais (Andrade et al., 2014; Cardoso et al., 2016; Quintas et al., 1997): ativação policlonal de linfócitos associada a hipergamaglobulinemia e imunossupressão em níveis celular e humoral.

A ativação policlonal, advinda do processo infeccioso protagonizado pelo *T. cruzi*, refere-se à indução de todas as classes de linfócitos (células T α/βCD4+, α/βCD8+, γ/δCD8+, γ/δCD8−, CD4−, células B convencionais, CD5+) e hipergamaglobulinemia oriunda da diferenciação dos linfócitos B em plasmócitos produtores de anticorpos (Dutra et al., 1994; Minoprio, 2001). Como ocorre ativação de distintos clones de células B, são secretadas imunoglobulinas específicas e inespecíficas aos antígenos do *T. cruzi* e, igualmente, anticorpos capazes de reagir aos epítopos do hospedeiro vertebrado (autoanticorpos) (Quintas et al., 1997). Tem sido proposto que a maior parte dos linfócitos B ativados não responde especificamente ao protozoário (Lu et al., 2010; Minoprio, 2001; Vilela et al., 2017).

A imunossupressão é um evento igualmente relevante no processo de resposta imune ao protista, ocorrendo, em geral, a partir da segunda semana da doença aguda (Siqueira-Batista et al., 2007a). Tal circunstância tem participação na disseminação do *T. cruzi*, facilitando a invasão de novas células, o que contribui para o incremento do parasitismo pelo patógeno, achado típico dessa fase da doença. A imunossupressão é descrita em termos da atuação das células B e T, além das células do sistema mononuclear fagocitário (SMF) (Ouaissi et al., 2001). Deve-se destacar que um dos principais componentes que se encontram suprimidos na infecção aguda pelo *T. cruzi* é a produção de interleucina (IL)-2, bem como a expressão de seu receptor (IL-2R) nas células-alvo. A IL-2 é produzida especialmente por subgrupos de células T CD4+ (Th1) e por células T CD8+ do tipo 1, além das células *natural killer* (NK), cujas funções abrangem a promoção do crescimento dos linfócitos T ativados, a geração de células apresentadoras de antígenos (APC), e a ativação e proliferação das células NK (Quintas et al., 1997; Stempin et al., 2017) (ver Capítulo 2, *Interações entre Patógenos e Hospedeiros Humanos | O Sistema Imune e seus "Papéis" nas Doenças Parasitárias*).

Outros elementos de destaque atinentes à imunossupressão, e que merecem comentário, incluem: a significativa atrofia do timo, decorrente da apoptose maciça de células duplamente positivas (linfócitos T CD4+ CD8+), e o "escape" anormal de células imaturas e potencialmente autorreativas do timo (Pérez et al., 2018). Descreve-se, também, relevante perda de células T regulatórias de origem tímica (tTreg), evento que parece estar relacionado parcialmente à desregulação imunológica, em geral descrita na fase crônica da doença (González et al., 2016).

Em termos patológicos, merecem descrição (Carneiro et al., 2017; Silva et al., 2018; Siqueira-Batista et al., 2007b): (1) *as lesões de porta de entrada* (sinal de Romaña e chagoma de inoculação), as quais apresentam características compatíveis com a reação de hipersensibilidade mediada por células; (2) *as alterações cardíacas/miocardite aguda*, cujo aspecto macroscópico exibe focos de congestão e microfocos hemorrágicos (envolvendo endocárdio e pericárdio), muitas vezes com dilatação das câmaras cardíacas, descrevendo-se como alteração histopatológica principal a presença de ninhos de amastigotas no interior dos macrófagos ou das fibras miocárdicas (ver Figura 34.2), com eventual infiltração predominantemente mononuclear (em caso de ruptura dos referidos ninhos); (3) *as lesões do tubo gastrintestinal*, com envolvimento mais frequente da musculatura (miosite focal) e dos plexos mioentéricos, com a presença de amastigotas no interior das células de Schwann, de fibroblastos das bainhas dos feixes nervosos extraganglionares e nos histiócitos adjacentes aos gânglios, além de significativos fenômenos degenerativos dos neurônios; e (4) *alterações neurais/meningoencefalite aguda*, identificando-se, na macroscopia, achados como edema, congestão e hemorragia petequial, e na microscopia, inúmeros nódulos microgliais, formados por células da glia e mononucleares, com a presença de protistas em meio aos nódulos ou no interior das células da glia. Outros achados da tripanossomíase americana aguda são apresentados no Quadro 34.3.

As respostas humoral e celular que se instituem após o período de inflamação são capazes de minimizar a presença do patógeno na corrente sanguínea, o que caracteriza a fase crônica da doença (Bern et al., 2017; Pinho et al., 2014).

Fase crônica

A consistente diminuição da parasitemia por *T. cruzi* é, provavelmente, um dos achados mais marcantes da fase crônica da doença de Chagas (Echeverria; Morillo, 2019; Rey, 2008). Neste momento da história natural da doença, a resposta imune tende a ser mais efetiva, possibilitando, por exemplo, o desenvolvimento de resistência a nova infecção. De fato, modelos experimentais cronicamente infectados com dada cepa do protista resistem ao adoecimento agudo após a introdução de uma nova cepa; no entanto, ambas as cepas passam a causar infecção no animal (Quintas et al., 1997). A reativação (genuína "reagudização") da infecção por *T. cruzi* em contextos de imunodepressão (infecção pelo vírus

QUADRO 34.3 Órgãos que menos comumente apresentam lesões na fase aguda da doença de Chagas.

Estruturas	Lesões encontradas
Baço	Esplenomegalia congestiva com hiperplasia folicular
Fígado	Hepatomegalia congestiva com esteatose, microfocos de necrose e formação de granulomas
Músculo esquelético	Lesões focais; podem ser observados parasitos no interior das fibras musculares esqueléticas
Pulmão	Sem alterações específicas; pode haver congestão, edema e pneumonia bacteriana (esses distúrbios são descritos mormente nas infecções congênitas)
Pâncreas	Invasão parasitária transitória, habitualmente sem maior repercussão
Testículos	Orquite
Tireoide	Invasão parasitária transitória associada a pequeno e fugaz aumento de tamanho do órgão mas, habitualmente, sem maior repercussão

Adaptado de Andrade, 2000; Rey, 2008; Siqueira-Batista, 1996; Siqueira-Batista et al., 2007b.

da imunodeficiência humana (HIV) e síndrome da imunodeficiência adquirida (AIDS), quimioterapia antineoplásica e imunossupressão nos transplantes de órgãos – ver Capítulo 3, *Enfermidades Parasitárias e Imunodepressão*), com incremento da parasitemia e emergência de lesões típicas da fase aguda da doença, são ocorrências que ratificam esse certo "controle imune" da "proliferação" do protista na enfermidade crônica (Lattes; Lasala, 2014; Martinez-Perez et al., 2014; Stauffert et al., 2017).

Os mecanismos autoimunes também colaboram para a imunopatogênese da infecção crônica pelo *T. cruzi*; porém, sua participação ainda precisa ser mais bem entendida (Bonney; Engman, 2015; De Bona et al., 2018; Kierszenbaum, 2005). Tem sido proposto que o perene estímulo imunológico produzido pela persistência do protozoário, no organismo vertebrado, pode causar díspares modalidades de resposta inflamatória as quais concorrem para dano tissular; ademais, o mimetismo entre moléculas do patógeno e do hospedeiro mamífero pode desencadear reações cruzadas com estruturas próprias (*self*), descrevendo-se o aparecimento de autoanticorpos e de células autorreativas, evento típico das condições autoimunes (De Bona et al., 2018). De fato, foram identificados diferentes anticorpos com especificidade para constituintes do hospedeiro, com destaque para os seguintes: "complexo" endotélio-vaso-interstício (EVI), coração, laminina, músculo esquelético, nervos periféricos, proteínas ribossômicas, receptores beta-adrenérgicos, receptores muscarínicos, retículo sarcoplasmático, sarcolema e tubulina (Arce-Fonseca et al., 2005; Cunha-Neto et al., 2011; Jiménez et al., 2017; Labovsky et al., 2007; Siqueira-Batista et al., 2007b). A despeito desses achados, não está clara a participação dos eventos de autoimunidade na doença de Chagas crônica, tema que permanece controverso.

Um aspecto importante na resposta imune à infecção crônica pelo *T. cruzi* é o papel da resposta imune celular. Merece destaque a centralidade dos linfócitos T CD4+, uma vez que tais células têm salutar participação no auxílio (ou controle) das respostas efetoras, dependentes ou não de anticorpos, a partir da produção de citocinas que atuam sobre células B, macrófagos e os próprios linfócitos T. De fato, recente estudo demonstrou a existência de uma resposta proliferativa diminuída relacionada à elevada expressão de células T CD4+ CD62L– em enfermos com cardiopatia chagásica crônica (CCC), em comparação com pacientes com a forma indeterminada (Chaves et al., 2016). Nessa mesma investigação foi detectado que os dois grupos de enfermos exibiram um significativo incremento de subgrupos de células T CD4+ e CD8+ em apoptose após estimulação com antígenos do *T. cruzi* em um ensaio *in vitro* (Chaves et al., 2016). Quanto aos linfócitos TCD8+ (Egui et al., 2019; Lasso et al., 2019), definiu-se que são células capazes de reconhecer antígenos do protista, secretando IFN-γ na dependência da molécula coestimulatória CD28 (Siqueira-Batista; Geller, 2008). Há também participação dos linfócitos TCD8+ de memória na resposta imune típica da fase crônica (Mateus et al., 2015).

Investigação recém-publicada demonstrou que células CD4 + CD25 + FoxP3 +, CD4 + CD25(*high*) FoxP3 +, CD4 + IL-17 + IFN-γ e CD4 + IL-17 + IFN-γ + são mais encontradas em enfermos com CCC grave, havendo correlação desse achado com pior função cardíaca global (Almeida et al., 2018). Vem sendo igualmente estudado o papel das células T CD4+ CD8+ periféricas, as quais compreendem linfócitos T maduros que, uma vez ativados, podem migrar para áreas inflamadas na infecção pelo *T. cruzi* (Giraldo et al., 2011), descrevendo-se a ocorrência de melhora da função dos linfócitos T CD4+ CD8+ específicas para antígenos do *T. cruzi* em enfermos tratados com benznidazol (Pérez-Antón et al., 2018).

Os processos patológicos mais marcantes da doença de Chagas estão atrelados ao remodelamento cardíaco. Nesse caso, as metaloproteinases da matriz (MMP) cumprem importante papel. MMP são endopeptidases dependentes de Zn^{2+} e Ca^{2+} que se encontram entre os componentes proteicos da matriz extracelular (MEC) e estão relacionadas ao remodelamento tecidual e à inflamação crônica. Por serem capazes de degradar componentes proteicos da MEC, participam de processos fisiológicos de remodelamento de tecido conjuntivo, angiogênese, cicatrização, morfogênese, crescimento, reprodução, reparação tecidual e mobilização de células-tronco e são produzidas por diversos tipos de células. Além disso, são capazes de modular a atividade de quimiocinas e citocinas (Pinho et al., 2014). Dentre as MMP, destacam-se a MMP-2 e a MMP-9, que estão relacionadas ao tecido muscular cardíaco. Essas MMP são reguladas por citocinas, tais como IFN-γ, IL-4 e IL-10, que inibem sua produção, e TNF-α, IL-1β e IL-10, que a aumentam. A maior produção de citocinas que controlam positivamente a MMP-2 e a MMP-9 no coração pode levar ao remodelamento cardíaco e consequente processo de dilatação ventricular progressiva, o que caracterizará a cardiopatia chagásica crônica.

Estudos em animais de experimentação demonstraram que uma inibição dessas MMP é capaz de reduzir a inflamação cardíaca e aumentar a sobrevida do animal (Pinho et al., 2014). Em investigação recente realizada por Guedes et al. (2016), foi demonstrado que o processo inflamatório na tripanossomíase americana aumenta os riscos de morte devido à produção de IFN-γ, citocina que induz a produção de TNF-α e promove um incremento da expressão de moléculas de adesão na superfície celular. Isso acarreta maiores chances de formação de trombos.

Os principais achados patológicos na doença de Chagas crônica estão descritos adiante (Andrade, 2000; Carneiro et al., 2017; De Andrade et al., 2018; Matsuda et al., 2009; Py, 2011; Siqueira-Batista et al., 2007b).

▶ **Envolvimento cardíaco/CCC.** Tipicamente uma miocardite crônica progressiva, com intensa distensão da massa muscular miocárdica, às vezes alcançando valor superior a 1.000 g. Leva o coração a adquirir um aspecto globoide, que se expressa microscopicamente com fibrose, alterações granulomatosas e dos cardiomiócitos (acúmulo de grânulos de lipofucsina, degeneração hialina, desestruturação das miofibrilas, edema intracelular e vacuolização). Um dos achados patológicos básicos é a paulatina fibrose, caracterizada pela deposição sequencial de fibronectina, colágeno e laminina no interstício. Isso promove distensão da matriz extracelular, possivelmente resultante da resposta imune induzida pelo *T. cruzi* (Carneiro et al. 2016; McAdam; Sharpe, 2010); raramente se observam ninhos de amastigotas. Devem ser mencionadas, igualmente, as lesões do sistema nervoso autônomo cardíaco, as alterações do sistema de condução, os aneurismas ventriculares e a trombose intracardíaca, distúrbios que compõem o rol patogênico da CCC.

▶ **Distúrbios digestivos/"megas".** Com alterações principalmente no esôfago e no cólon, caracterizam-se por desnervação parassimpática intramural, com focos de fibrose, diminuição do número de neurônios e infiltrado linfoplasmocitário e histiocitário; as lesões inflamatórias descritas nas camadas musculares dos órgãos envolvidos – megaesôfago e megacólon – são focais, com infiltrado mononuclear (principalmente), relacionadas à destruição de fibras. Vale comentar que a mucosa do esôfago exibe, em algumas circunstâncias, modificações como acantose, paraqueratose e queratinização.

▶ **Outras alterações.** Incluem-se as lesões do sistema nervoso central, motivando a discussão sobre a existência ou não de uma "forma neural" da doença de Chagas crônica; seus achados incluem, principalmente: alterações circunscritas na substância cinzenta (prováveis sequelas da meningoencefalite aguda) e complicações cerebrovasculares (que emergem em enfermos com arritmias cardíacas e/ou com insuficiência cardíaca grave); e lesões hepáticas (esteatose grave, fibrose hepática e necrose central), biliares (atrofia, colelitíase ou megavesícula), pancreáticas (pancreatite aguda hemorrágica), esplênicas (infartos esplênicos), pulmonares (broncopneumonia, bronquiectasia, enfisema, pleuris, tromboembolismo e infartos) e renais (angioesclerose, infartos, glomerulopatia crônica e necrose tubular aguda). Conjectura-se que esse conjunto de alterações seja consequente à congestão passiva crônica, aos fenômenos tromboembólicos e, eventualmente, à ocorrência simultânea de outras condições mórbidas.

Enfermidade congênita

A transmissão mãe-filho do *T. cruzi* pode implicar o acometimento placentário e o envolvimento do feto (Carlier; Truyens, 2015; Siqueira-Batista et al., 2007b), na dependência de díspares elementos, tais como: imunidade materna, resposta imune fetal/neonatal, fatores placentários e virulência da cepa do protista (Medina et al., 2018).

A doença da placenta caracteriza-se, macroscopicamente, por aumento do volume (e do peso), e, microscopicamente, pela presença de focos inflamatórios agudos e crônicos, áreas de necrose, granulomas com células gigantes e infecção das células trofoblásticas e dos macrófagos, definindo quadros de vilosites e intervilosites; ninhos placentários de amastigotas não são costumeiramente identificados.

A enfermidade fetal cursa, frequentemente, com significativas lesões poliviscerais – baço (hepatoesplenomegalia), coração, encéfalo (meningoencefalite), esôfago (discinesia, estase e dilatação), fígado, intestinos, músculos esqueléticos, pele, pulmões e olhos. Elas podem levar ao surgimento de sequelas e/ou evolução para o óbito, caracteristicamente provocado por cardite, meningoencefalite ou infecções intercorrentes.

Aspectos clínicos

Doença em humanos

▪ *História natural*

A doença de Chagas pode ser dividida em aguda ou crônica, de acordo com a sua evolução temporal e clinicopatológica. A Figura 34.4 traz uma representação esquemática dessa divisão.

○ Doença de Chagas aguda

Inicia-se logo após a entrada do parasito no hospedeiro por infecção primária ou por reativação do processo infeccioso durante a fase crônica da doença. Apresenta um período de incubação que varia de acordo com o modo de transmissão (Brasil, 2017; Dias et al., 2015; Ferreira et al., 2004; Rey, 2008): transmissão por insetos vetores, 4 a 15 dias; transmissão por via oral, de 3 a 22 dias; transmissão por hemotransfusão, 30 a 40 dias ou mais; transmissão por acidentes de laboratório, até 20 dias após exposição. Frequentemente é assintomática e nem sempre é diagnosticada, embora tripomastigotas sanguíneos possam ser microscopicamente detectadas no sangue. Nessa fase, tais formas circulam nos vasos sanguíneos, se distribuem pelo organismo e proliferam nas células do hospedeiro vertebrado, principalmente naquelas

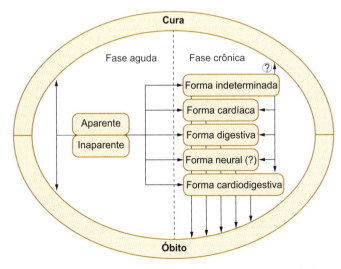

FIGURA 34.4 Representação esquemática das fases aguda e crônica da doença de Chagas. Adaptado a partir de original publicado em Siqueira-Batista et al., 1996.

que integram o SMF, e se diferenciam em amastigotas. Essas formas do *T. cruzi* se alojam em vários órgãos e provocam destruição celular associada a processos imunoinflamatórios. Tem sido demonstrado que os níveis de lesão tecidual são intensos e evidentes nessa fase, com declínio progressivo e recuperação parcial dos tecidos parasitados entre a quarta e a oitava semana após a infecção (Bern et al., 2017; Marin-Neto et al., 2015; Rassi, 2010).

Quando sintomática, a parasitemia é muito elevada, com sinais de hipoxemia. Além disso, o hospedeiro doente pode apresentar manifestações cutâneas, como os chagomas, se a inoculação for através da pele, ou o sinal de Romaña (edema bipalpebral unilateral, de consistência elástica e indolor), se a inoculação for na conjuntiva. É comum o surgimento de linfadenomegalia satélite concomitante, originando os complexos cutaneolinfonodal e oftalmolinfonodal, respectivamente.

O quadro clínico nessa fase pode ser bastante variado (Carneiro et al., 2016; Dias et al., 2015; Ferreira et al., 2004; Rey, 2008). Outras manifestações que podem surgir são febre prolongada (superior a 39°C) e recorrente, anorexia, astenia, cefaleia, edema de face ou membros, mialgia, ascite, hepatoesplenomegalia, *rash* cutâneo e linfadenomegalia generalizada. Em casos graves, podem ocorrer miocardite e/ou meningoencefalite, sendo mais comum em imunodeprimidos e crianças de até 10 anos de idade. Nessas situações, os enfermos se apresentam com pulso fino e rápido, taquicárdicos e, muitas vezes, com hipotensão arterial sistêmica (Carneiro et al., 2016; Dias et al., 2015; Ferreira et al., 2004; Rey, 2008). As manifestações cardíacas dessa fase são resultado da invasão direta do protozoário na célula cardíaca (Echeverria; Morillo, 2019; McAdam et al., 2010).

Em casos de transmissão oral, por ingestão de alimentos contaminados, podem ocorrer manifestações digestivas como diarreia, vômito e epigastralgia intensa (Brasil, 2009).

A infecção congênita geralmente é assintomática, e a suspeição diagnóstica surge em função de as mães desses pacientes serem residentes em regiões endêmicas, ou terem habitado por algum tempo essas regiões. A doença é fator de risco para baixo peso ao nascer, hepatoesplenomegalia e anemia no recém-nascido. Meningoencefalite e insuficiência respiratória podem surgir, apesar de raras, mas causam grave morbidade (Bern et al., 2017). Pacientes sintomáticos não tratados podem evoluir com melhora dos sintomas assim que entram na fase crônica indeterminada da doença.

◦ Doença de Chagas crônica

A fase crônica é a grande responsável pela morbimortalidade relacionada à doença de Chagas, pois, nesse momento, o hospedeiro pode permanecer assintomático durante anos. É caracterizada por baixa parasitemia e pode ser dividida classicamente nas formas indeterminada, cardíaca e digestiva (Coura; Pereira, 2011; Echeverria; Morillo, 2019).

A *forma indeterminada* é aquela na qual os pacientes se encontram assintomáticos ou oligossintomáticos, com sorologia positiva, mas exames radiográficos de coração, esôfago e cólon e eletrocardiograma (ECG) convencional sem anormalidades. Os enfermos nessa fase podem permanecer assintomáticos durante anos ou evoluir para as fases crônicas típicas (Rey, 2008). A maioria dos indivíduos infectadas pelo *T. cruzi* apresentam essa forma da doença entre a primeira e a terceira década da fase crônica, e cerca de um terço até metade dos portadores desenvolvem a forma cardíaca em 5 a 30 anos de evolução (Bern et al., 2017; Marin-Neto et al., 2015).

A *forma cardíaca*, também denominada cardiopatia chagásica crônica (CCC), é a mais importante e comum da doença (Vieira et al., 2019). Pode ser assintomática, manifestar-se com distúrbios de condução do coração (arritmias, extrassístole ventricular ou atrial, bloqueios ou hemibloqueios de ramos, bloqueio atrioventricular e fibrilação atrial), fenômenos tromboembólicos por má função cardíaca (cursando com acidente vascular encefálico ou dor anginosa por isquemia secundária a danos da microcirculação cardíaca) e com sinais e sintomas de insuficiência cardíaca congestiva, tanto por danos às células

miocárdicas quanto às vias de condução (McAdam et al., 2010). Ademais, é comum o aparecimento de aneurisma apical, especialmente no ventrículo esquerdo, que ocorre devido a isquemia, inflamação ou necrose próprias do processo fisiopatológico protagonizado pelo *T. cruzi* ou a antígenos do parasito entre as fibras miocárdicas (Machado et al., 2012). Evento de morte súbita também pode ser a primeira manifestação da CCC (Ferreira et al., 2004; Marin-Neto et al., 2015; Rey, 2008). Atualmente, com o uso de medicamentos antiarrítmicos ou marca-passos, a insuficiência cardíaca tem se revelado mais importante como causa de morte do que a morte súbita (Cucunubá et al., 2016; Vieira et al., 2019).

A *forma digestiva* ocorre devido às lesões nos plexos intramurais e mioentéricos, causando alteração morfofuncional do esôfago ou cólon. É comum a formação de "megas", ou seja, dilatações permanentes das vísceras ocas (Ferreira et al., 2004). A esofagopatia chagásica ocorre de maneira progressiva, e seu primeiro sintoma é a disfagia. Costumam ocorrer regurgitação, epigastralgia, tosse, odinofagia, hipertrofia das glândulas parótidas, salivação, soluço, emagrecimento, aspiração broncopulmonar (principalmente durante o sono) e pneumonia por broncoaspiração. O adenocarcinoma esofágico pode aparecer em consequência ao megaesôfago (Ferreira et al., 2004; Melo, 2014).

Na colopatia chagásica, as alterações encontram-se principalmente nas porções mais distais do intestino (sigmoide e reto), e os sintomas geralmente abrangem constipação intestinal, meteorismo, distensão e dor abdominais, anorexia e halitose. A formação de fecalomas, torções e vólvulos pode ocorrer nos casos mais graves (Dias et al., 2015; Kirchhoff, 2015), sendo possível, ainda, haver uma "sobreposição" das formas cardíaca e digestiva, caracterizando a *forma cardiodigestiva*.

Apesar das manifestações clássicas descritas para as formas cardíaca e digestiva, a relação de *T. cruzi* com alterações neurológicas associada à fase crônica da doença ainda é controversa, conforme já mencionado. Por outro lado, na fase aguda ou em casos de reativação parasitária, pode ocorrer polineurite sensorimotora, que se manifesta com hipoestesia, parestesia e redução ou abolição dos reflexos tendinosos. Ainda pode ser caracterizada a presença de lesões do sistema nervoso central e do periférico (Carneiro et al. 2016; Dias et al., 2015; Siqueira-Batista et al., 2008).

◦ Doença de Chagas e imunodepressão

A ocorrência de enfermidade de Chagas em pacientes imunodeprimidos pode originar contextos de sintomatologia variada (ver Capítulo 3, *Enfermidades Parasitárias e Imunodepressão*). Nesses casos, pode haver a reativação da doença, que passa a se apresentar como aguda grave e com parasitemia presente (Dias et al., 2015; 2016).

Em indivíduos transplantados, os sintomas podem surgir entre 1 e 10 meses após o aparecimento da doença e, costumeiramente, são bastante inespecíficos. Manifestações de rejeição de órgão, febre, mal-estar, hepatoesplenomegalia, miocardite e sintomas dermatológicos podem estar presentes. Já as alterações neurológicas são menos comuns do que em pessoas com AIDS (Bern et al., 2017).

Em indivíduos infectados pelo HIV com contagem de linfócitos T CD4 menor do que 200 células/microlitro, a tripanossomíase americana costuma ser muito grave, podendo levar à morte. Nos casos de AIDS, a manifestação clínica mais comum é a meningoencefalite ou o abscesso cerebral por *T. cruzi*, comumente visualizável na tomografia computadorizada de crânio como imagens únicas ou múltiplas de áreas hipodensas, que podem ser confundidos com uma massa tumoral. O diagnóstico diferencial deve ser estabelecido, principalmente, com a neurotoxoplasmose (ver Capítulo 32, *Toxoplasmose*). Nesses pacientes, a segunda manifestação mais comum é a miocardite aguda, que pode iniciar com um novo quadro de arritmia, progressão rápida de cardiopatia, tamponamento cardíaco ou mesmo descompensação cardíaca aguda. É possível ainda que as duas formas clínicas ocorram simultaneamente.

Outras manifestações possíveis são eritema nodoso, lesões da pele ou invasão parasitária para regiões do sistema digestório, como intestino e estômago, ou mesmo peritônio. Entretanto, neste grupo de indivíduos infectados pelo HIV, é incomum que ocorra reativação da doença caso sejam mantidos os valores ideais de CD4 com a terapia antirretroviral potente (Bern et al., 2017). Em janeiro de 2004, o Ministério da Saúde do Brasil incluiu a reativação da doença de Chagas (miocardite e/ou meningoencefalite) como indicativa de AIDS (Dias et al., 2016).

Diagnóstico diferencial

O diagnóstico diferencial na fase aguda deve ser estabelecido com miocardites virais, febre tifoide, esquistossomose mansônica aguda, conjuntivite, leishmaniose visceral, hantavirose, tuberculose, leucemias agudas, leptospirose, meningoencefalites de outras etiologias, brucelose, mononucleose infecciosa, infecção aguda pelo HIV e celulite préseptal. Esta última deve ser diferenciada do sinal de Romaña (Bern et al., 2017; Brasil, 2010). Para o caso da forma congênita, deve-se fazer o diagnóstico diferencial com as chamadas TORCHS (infecção neonatal por um dos seguintes agentes: *Toxoplasma gondii*, vírus da rubéola, citomegalovírus, herpes-vírus, zika vírus e *Treponema pallidum*, entre outros) (Campos et al., 2015; Dias et al., 2015). Na fase crônica, o diagnóstico diferencial deve considerar alterações cardíacas ou do sistema digestório de outras origens (Brasil, 2010; Dias et al., 2016).

Doença em animais não humanos

O *T. cruzi* pode infectar diferentes mamíferos, os quais, em geral, funcionam na natureza como reservatórios do protozoário (Jansen et al., 2018; Siqueira-Batista et al., 2007c). De fato, animais silvestres, incluindo Marsupialia (*Didelphis* spp.), Carnivora (*Cerdocyon thous*, *Eira barbara*, *Nasua nasua*), Chiroptera (*Carollia perspicillata*, *Desmodus rotundus*, *Glossophaga soricina*, *Phyllostomus hastatus*), Edentata (*Dasypus novemcintus*), Rodentia (*Akodon* spp., *Coendu* spp., *Dasyprocta* spp., *Sciurus* spp.) e inúmeras espécies de primatas, e domésticos (domiciliares e peridomiciliares) – cachorro (*Canis familiaris*), gato (*Felis cattus*), cabra (*Capra hyrcus*), cobaia (*Cavia porcellus*), coelho (*Oryctolagus cuniculis*), ovelha (*Ovis aries*) e rato (*Rattus norvegicus*) – já foram identificados com infecção pelo protista (Esch; Petersen, 2013; Jansen et al., 2018; Moreira et al., 2000; Siqueira-Batista et al., 2007c) (ver discussão adiante, na seção Ecologia e epidemiologia). O adoecimento de cães é um dos mais estudados. A enfermidade é usualmente adquirida no peridomicílio (Mendes et al., 2013), sendo caracterizada pelo desenvolvimento de uma cardiomiopatia, consequente à infecção pelo protista e aos processos imunes e inflamatórios típicos da doença. Clinicamente, se assemelha à enfermidade humana, em termos da evolução, com duas fases, aguda – com miocardite e/ou meningoencefalite em animais jovens – e crônica, tipicamente com cardiomiopatia dilatada (Nelson; Couto, 2006; Tilley; Smith, 2003).

Na Mata Atlântica verificou-se um distinto cenário em que o mico-leão-dourado (*Leontopithecus rosalia*) foi a espécie mais infectada pelo *T. cruzi* em comparação com marsupiais e roedores (Jansen et al., 1999). Apesar de os primatas serem importantes reservatórios para o *T. cruzi*, Almeida et al. (1992) demonstraram que, até a data de seu estudo, direcionando a investigação epidemiológica para infecção por esse parasito, especificamente em macacos *Cebus apella*, nenhuma alteração miocárdica e eletrocardiográfica pertinente, ambas características da fase crônica da doença de Chagas, foi encontrada. Nessa mesma perspectiva de investigação, Zetun et al. (2014) fizeram um levantamento direcionado à investigação de infecção por *T. cruzi* em animais de zoológico. Esses autores detectaram a presença do parasito na circulação sistêmica de cachorros-do-mato (*Cerdocyon thous*), demonstrando que, mesmo em cativeiro, esses animais podem "funcionar" como reservatórios para o protista.

Corroborando esse achado, Sólis-Franco et al. (1997), ao realizarem uma triagem na busca do parasito no sangue de animais de diferentes espécies, investigaram 141 mamíferos em um parque ecológico

mexicano, sendo 118 roedores, 19 gambás e quatro morcegos. Desses animais, 13 apresentaram sorologia positiva para *T. cruzi*, sendo apenas três espécies representativas: duas de roedores (*Peromyscus mexicanus* e *Heteromys desmaretianus*) e uma de gambá (*Didelphis virginiana*).

Embora esses relatos evidenciem forte relação da infecção de animais não humanos por *T. cruzi*, a literatura é muito escassa em termos de confirmação da doença nesses seres. Há que se ressaltar que existe grande deficiência na quantidade de estudos direcionados às comorbidades causadas pelo agente etiológico em animais domiciliares e silvestres. O destaque maior ocorre devido à relevância dos roedores – como reservatórios silvestres –, os quais também ganham destaque perante a infecção por diversos outros microrganismos, tais como vírus e bactérias. Isso ocorre principalmente porque esses animais: (a) são frequentemente apontados como hospedeiros de diversos parasitos de caráter zoonótico; (b) compreendem o grupo de mamíferos com maior biomassa em qualquer ecótopo silvestre; (c) são os principais alvos de predação na natureza, possibilitando uma via alternativa para dispersão de várias espécies de parasitos, incluindo *T. cruzi;* (d) embora silvestres, muitos são de espécies que frequentemente se aproximam das habitações humanas, favorecendo a formação de um gradiente contínuo de transmissão de agentes infeccioso, entre os ambientes silvestre e doméstico.

Diagnóstico laboratorial

Uma vez que o portador da doença de Chagas comumente se encontra na *forma indeterminada* da doença, o exame laboratorial é um dos instrumentos mais importantes do qual o médico poderá dispor para ratificar sua hipótese diagnóstica. A anamnese deve ser realizada cuidadosamente para identificar possíveis fatores de risco, e o exame físico deve ser minucioso. Algumas indicações para investigação laboratorial da tripanossomíase americana são (Dias et al., 2016; Geller et al., 2007; Rey, 2008): suspeita de infecção aguda (presença de chagomas ou sinal de Romaña positivo; febre e/ou hepatoesplenomegalia, história de hemotransfusão recente e paciente morador de área endêmica); doadores de sangue; gestante com histórico de hemotransfusão ou moradora de área endêmica; filho de mãe com diagnóstico de tripanossomíase americana; indivíduos com alterações cardíacas ou digestivas que evoquem a possibilidade de infecção por *T. cruzi*; doadores e receptores de órgãos; pacientes imunodeprimidos com histórico de hemotransfusões ou apresentando sinais ou sintomas como miocardite, lesões cutâneas, alterações do sistema nervoso central, que vivem ou estiveram em regiões endêmicas; pessoas com antecedentes epidemiológicos e que relatem sintomas inespecíficos ou neurológicos, ou ainda alguma disfunção do sistema nervoso autônomo. A abordagem do diagnóstico laboratorial de acordo com as díspares modalidades de testes é comentada a seguir.

Métodos parasitológicos

Com base na investigação do patógeno nos fluidos e nos tecidos do hospedeiro, esses métodos são particularmente úteis para o diagnóstico da doença aguda, dada sua elevada parasitemia. Para tal, poderão ser realizados exames parasitológicos diretos ou indiretos.

▶ **Ensaios parasitológicos diretos.** Dentre esses, se incluem exame de sangue a fresco por meio de microscopia de luz; análise de distensões sanguíneas com coloração por Giemsa; exame do sedimento resultante após a centrifugação do soro ou do liquor (este último para os casos suspeitos de meningoencefalite chagásica); e biopsia do linfonodo ou do chagoma de inoculação (com a realização do histopatológico, para pesquisa das formas amastigotas). Para a investigação da doença de Chagas congênita (Figura 34.5), uma das técnicas mais indicadas é o micro-hematócrito, no qual o sangue do cordão umbilical é analisado para pesquisa do protista. A sensibilidade é de aproximadamente 30%; no entanto, pode apresentar maior precisão caso mais de uma amostra seja testada (Bern et al., 2017).

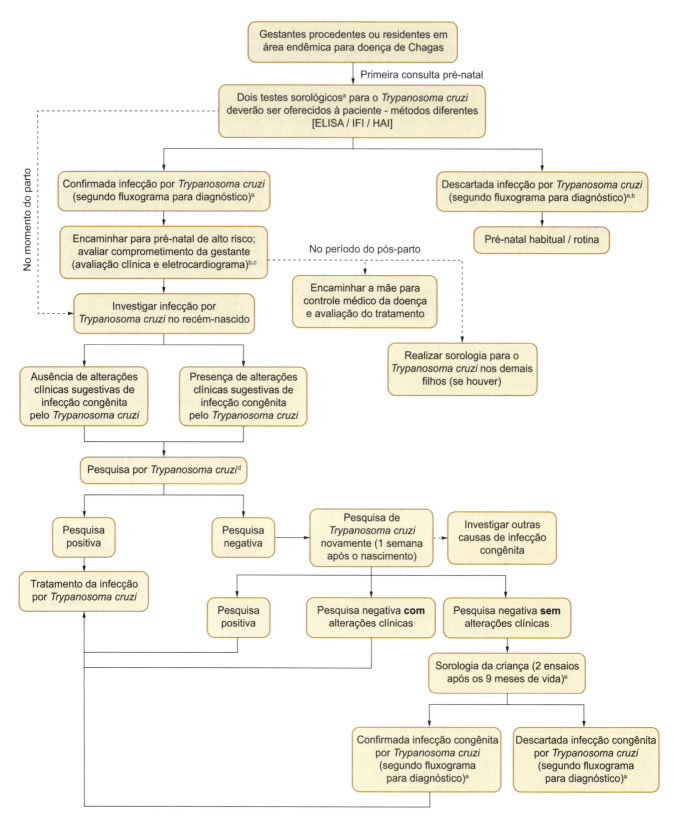

FIGURA 34.5 Abordagem da infecção por *Trypanosoma cruzi* no binômio mãe/filho. [a]Seguir fluxo para confirmação do diagnóstico da infecção por *T. cruzi*; [b]Caso os resultados dos exames complementares não evidenciem alterações, o pré-natal pode ser realizado dentro da rotina da Unidade de Atenção Primária à Saúde. Diante de manifestações clínicas indicativas de doença de Chagas, deve-se continuar o pré-natal em unidade assistencial de referência para gestação de alto risco; [c]Avaliação do feto por meio de ultrassonografia obstétrica, devendo-se buscar sinais de crescimento intrauterino restrito e outros sinais comuns ao grupo TORCHS (infecção neonatal por um dos seguintes agentes: *Toxoplasma gondii*, vírus da rubéola, citomegalovírus, herpes vírus, zika vírus e *Treponema pallidum*, entre outros); [d]Testes parasitológicos estão recomendados nos primeiros dias de vida da criança; [e]Após o 9º mês de vida, utilizar testes sorológicos para o diagnóstico da infecção. IFI: imunofluorescência indireta; HAI: hemaglutinação indireta. Adaptada de Dias et al., 2016.

▶ **Ensaios parasitológicos indiretos.** Estes abrangem a hemocultura, realizada com o meio *liver infusion tryptose* (LIT), e o xenodiagnóstico, ensaio no qual triatomíneos sabidamente não infectados se alimentam do sangue do paciente sob investigação para a doença de Chagas. Nos casos de xenodiagnóstico positivo, o inseto eliminará fezes contendo o parasito 30 a 40 dias após o repasto sanguíneo (Rey, 2008); tanto a hemocultura quanto o xenodiagnóstico têm por desvantagem a demora do resultado (Bern et al., 2017).

Métodos sorológicos

Tais exames são extremamente relevantes para o diagnóstico da fase crônica (Figura 34.6), uma vez que a parasitemia é baixa ou é considerada inexistente, destacando-se que sua utilidade na fase aguda é apenas complementar. Os métodos mais utilizados são a hemaglutinação indireta (HAI), a imunofluorescência indireta (IFI) e o método imunoenzimático (ELISA). Detectam-se, em geral, anticorpos anti-*T. cruzi* da classe IgG (duas coletas com intervalo mínimo de 15 dias entre uma e outra) e anticorpos anti-*T. cruzi* da classe IgM, sendo que estes últimos podem apresentar resultados falso-reativos em várias doenças febris. De fato, a investigação de anticorpos IgM anti-*T. cruzi* possui baixa sensibilidade, com dificuldades para a padronização dos ensaios e para o estabelecimento dos controles (Dias et al., 2016). O uso dos testes sorológicos para investigação da doença de Chagas congênita é limitado, pois, até o nono mês de vida, os anticorpos detectados podem ser oriundos da transmissão transplacentária do IgG materno. Após esse período, caso a criança não seja diagnosticada, a dosagem de imunoglobulinas pode ser realizada (Bern et al., 2017).

A confirmação da doença de Chagas crônica deverá ser realizada com a identificação de reatividade sorológica em pelo menos duas das técnicas citadas ou de pelo menos dois tipos de antígenos diferentes do *T. cruzi* (Marin-Neto et al., 2015; Rey, 2008). Se restar dúvida, o exame poderá ser repetido após 1 semana. Atualmente, existem três *kits* ELISA (Ortho ELISA, Wiener Chagatest ELISA Recombinante 3.0, Hemagen ELISA), que detectam antígenos do parasito e são usados para triagem (Marin-Neto et al., 2016).

Métodos moleculares

A reação em cadeia da polimerase (PCR) com hibridização (ver Capítulo 7, *Técnicas de Biologia Molecular e Investigação das Enfermidades Parasitárias*) tem se mostrado um ensaio um promissor para a investigação na fase aguda; porém, em função da ausência de protocolos definidos, ele não pode ser considerado um ensaio diagnóstico isolado para confirmar ou descartar a tripanossomíase americana aguda (Dias et al., 2016). O problema se apresenta de modo similar na fase crônica, dada a carência de padronização dos métodos. Entretanto, em laboratórios de referência em pesquisa na área de doença de Chagas, a PCR pode ser útil (Alonso-Padilla et al., 2017; D'Ávila et al., 2018), mormente naquelas situações em que os ensaios sorológicos são inconclusivos.

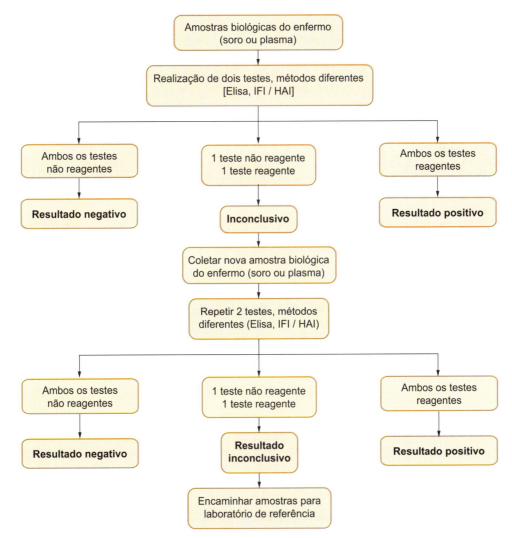

FIGURA 34.6 Etapas do diagnóstico laboratorial da infecção por *Trypanosoma cruzi* na fase crônica em casos suspeitos de doença de Chagas crônica. IFI: imunofluorescência indireta; HAI: hemaglutinação indireta. Adaptada de Dias et al., 2016.

Avaliação por métodos complementares

Após a confirmação do diagnóstico da doença de Chagas, deve-se realizar uma avaliação mais detalhada do paciente, a fim de buscar informações que possam ser úteis ao prognóstico. Para tanto, anamnese e exame físico detalhados devem ser revisados em busca de elementos que possam não ter sido adequadamente valorizados em avaliação prévia.

Durante a análise dos dados do paciente, deve-se averiguar o grau de acometimento dos órgãos mais afetados pela doença; atenção especial deverá ser dada à presença de arritmias cardíacas, insuficiência cardíaca congestiva, tromboembolismo e doença gastrintestinal (Bern et al., 2017). O ECG convencional (Figura 34.7) está sempre indicado a partir do momento em que o diagnóstico é estabelecido, representando um bom preditor de acometimento do miocárdico, embora um resultado normal não exclua a possibilidade de doença (Brito; Ribeiro, 2018). Deve-se atentar principalmente para a ocorrência de taquicardia sinusal, estreitamento do complexo QRS, alterações do seguimento ST ou da onda T, extrassístoles atriais ou ventriculares, taquicardia paroxística atrial ou ventricular, transitória ou sustentada, bloqueios de condução atrioventriculares e bloqueios de ramo (Figura 34.8) (Carneiro et al., 2016; Dias et al., 2016). Nos casos em que o ECG for inconclusivo, uma boa opção é o eletrocardiograma de longa duração, ou "Holter", que monitora por 24 horas a atividade elétrica cardíaca (Bern et al., 2017).

A ecocardiografia (Figura 34.8) tem grande relevância para definir a gravidade do acometimento cardíaco por meio da medida da fração de ejeção do ventrículo esquerdo. Uma alteração na função desse ventrículo relaciona-se com um pior prognóstico, sendo possível a ocorrência de díspares eventos mórbidos, como o acidente vascular encefálico (AVE) ou mesmo a morte súbita. Pelo ecocardiograma também é possível identificar o aneurisma de ponta, que ocorre principalmente no ventrículo esquerdo, e a existência de trombos. A disfunção ventricular direita também é comum na CCC e pode ser precocemente detectada por ecocardiograma com Doppler ou angiografia contrastada (Machado et al., 2012; Ribeiro et al., 2012). A dosagem do peptídio natriurético tipo B (BNP) deve ser realizada em associação ao ecocardiograma, para maior acurácia. A produção de BNP pelos ventrículos é estabelecida quando ocorre distensão da parede cardíaca, em função de pré-carga aumentada decorrente de acréscimo de

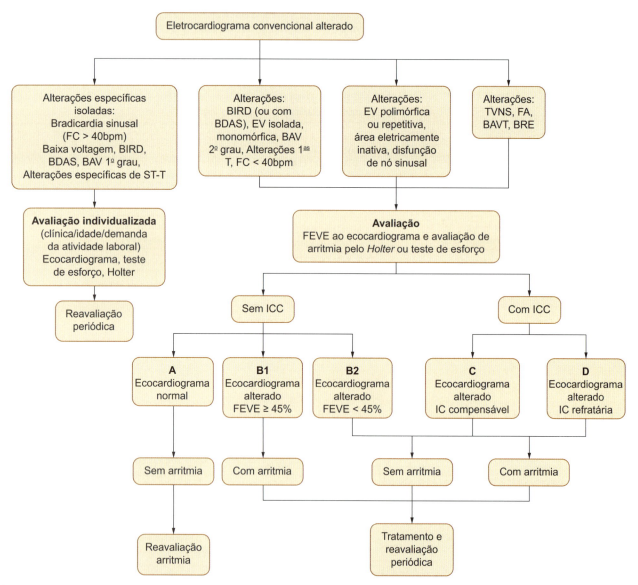

FIGURA 34.7 Algoritmo para avaliação da pessoa com doença de Chagas a partir do eletrocardiograma (ECG) convencional. BIRD: bloqueio incompleto de ramo direito; BDAS: bloqueio divisional anterossuperior; BAV: bloqueio atrioventricular; ST-T: segmento ST-T; EV: extrassístole ventricular; T: onda T; FC: frequência cardíaca; TVNS: taquicardia ventricular não sustentada; FA: fibrilação atrial; BAVT: bloqueio atrioventricular total; BRE: bloqueio de ramo esquerdo; FEVE: fração de ejeção de ventrículo esquerdo; ICC: insuficiência cardíaca congestiva; IC: insuficiência cardíaca. Adaptada de Dias et al., 2016.

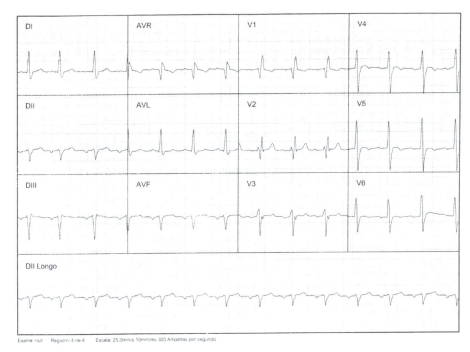

FIGURA 34.8 Bloqueio de ramo direito (QRS com duração de 120 ms, R' alargada em V1 e V2 -padrão rsR', onda S empastada em V6 e D1) e bloqueio divisional anterossuperior esquerdo (eixo elétrico desviado para esquerda e para cima, além de – 30º; padrão rS em DII, DIII e AVF, com SDIII>SDII). Foto: Juliana Akeme Toitio (FADIP), gentilmente cedida.

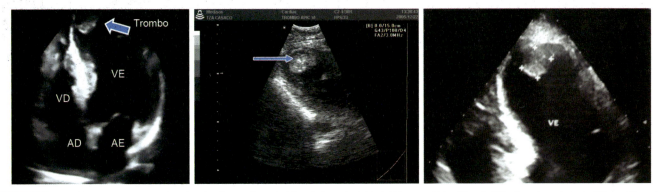

FIGURA 34.9 Ecocardiograma corte apical evidenciando trombo apical (seta). Foto: André Luiz Vaitsman Chiga (Hospital São Francisco de Assis, SP), gentilmente cedida.

pressão na câmara ventricular. A dosagem de BNP é um importante biomarcador de disfunção ventricular esquerda em pacientes com tripanossomíase americana e é também um preditor de risco de AVE ou de morte (Okamoto et al., 2014; Ribeiro et al., 2012).

A radiografia de tórax deve ser solicitada; todavia, cabe comentar que nem sempre apresentará alteração. Em casos mais avançados da cardiopatia dilatada, entretanto, o aumento do coração pode ser percebido por ocasião da avaliação da área cardíaca (ver Capítulo 8, *Métodos de Diagnóstico Radiológico nas Enfermidades Parasitárias*) (Ribeiro et al., 2012). A ressonância magnética cardíaca representa um exame de imagem alternativo e eficaz (Moreira et al., 2017), pois as imagens fornecidas por ela podem detectar precocemente o envolvimento cardíaco na doença de Chagas, devido ao seu potencial para demonstrar alterações morfofuncionais cardíacas. Além disso, oferece vantagens de não ser um método invasivo (Rochitte et al., 2007).

Outros exames que devem ser solicitados são hemograma, urina de rotina, provas de função hepática e ensaios para a avaliação da coagulação (tempo de tromboplastina parcial ativado – TTPA). Deve-se também atentar para a realização de endoscopias e radiografias do tubo gastrintestinal, caso o paciente apresente queixas digestivas.

Tratamento

Tratamento específico

O tratamento antimicrobiano dirigido ao *T. cruzi* tem como objetivos curar a infecção, prevenir lesões orgânicas ou sua evolução e diminuir a possibilidade de transmissão do protozoário. Essa modalidade terapêutica tem resultados adequados na maioria dos casos agudos e congênitos e, também, em casos crônicos recentes. Desse modo, de acordo com o II Consenso Brasileiro de Doença de Chagas (Dias et al., 2016, p. 61-62), estão propostas as seguintes orientações para o tratamento antiparasitário:

(1) "Devem ser tratadas todas as crianças com idade igual ou inferior a 12 anos portadoras da doença de Chagas em sua fase crônica (classe I, nível de evidência A)" [...]

(2) "Para adolescentes com idade entre 13 e 18 anos e adultos com infecção crônica, quando se consegue estabelecer que a fase aguda ocorreu até 12 anos antes (considerado como infecção recente), é usualmente recomendado o tratamento antiparasitário, embora faltem evidências consistentes a partir de estudos randomizados justificando tal conduta (classe IIa, nível de evidência C)." [...]

(3) "Para os indivíduos com doença de Chagas na faixa etária de 19 a 50 anos sem infecção recente documentada, o tratamento antiparasitário deve ser considerado de forma individualizada, seja na forma crônica indeterminada (classe IIa, nível de evidência B), seja na forma crônica determinada sem cardiopatia avançada (classe IIb, nível de evidência C)" [...]

(4) "Para indivíduos com idade superior a 50 anos, sem cardiopatia avançada, não há estudos justificando o tratamento antiparasitário" [...]

(5) "O tratamento antiparasitário não deve ser realizado em indivíduos na fase crônica da doença de Chagas com a forma cardíaca grave, uma vez que não há evidências de benefícios clínicos na evolução desses pacientes (classe III, nível de evidência C)."

Situações relevantes (para as quais se recomenda consultar o II Consenso Brasileiro de Doença de Chagas [Dias et al., 2016]), em que deverá ser considerada a terapêutica antimicrobiana para o *T. cruzi*, incluem o tratamento dos enfermos com imunossupressão (transplantes, infecção por HIV/AIDS) e da transmissão acidental (contato com fluidos biológicos de pacientes com doença de Chagas, sinistros laboratoriais, entre outros).

O fármaco de escolha disponível para o tratamento específico da doença de Chagas no Brasil é o benznidazol (Brasil, 2017; 2019), que é comercializado sob a forma de comprimidos de 100 mg. Sua administração é feita por via oral, sendo rápida a absorção com concentrações máximas após 2 a 4 horas. Tem meia-vida de cerca de 12 horas e metabolização conduzida pelo fígado e eliminação pela urina; uma pequena parcela não absorvida é eliminada nas fezes.

O tratamento deve ser realizado pelo período de 60 dias, nas doses de 5 mg/kg/dia para adultos e de 10 mg/kg/dia para crianças, por via oral, sempre em duas a três tomadas diárias (12/12 horas ou 8/8 horas). A dose máxima recomendada do fármaco é de 300 mg/dia (Dias et al., 2016). Apesar da toxicidade sistêmica e da baixa tolerabilidade orgânica associada aos efeitos colaterais marcantes com o uso de benznidazol, estudos clínicos relataram que não há medicamentos disponíveis com eficiência terapêutica superior à do benznidazol, o que torna esse fármaco o único para o tratamento clínico da doença de Chagas no Brasil (Guedes et al., 2011; Maya et al., 2010; Urbina, 2010).

Devido ao efeito do benznidazol sobre os parasitos circulantes, a eficácia envolvendo esse fármaco tem sido relatada durante a fase aguda da infecção, podendo levar, inclusive, à cura parasitológica. Isso reflete o efeito tripanocida dos metabólitos reativos de oxigênio (ROS) e nitrogênio (RNS) produzidos pelo benznidazol, bem como aqueles provenientes do metabolismo aeróbio do protista e por meio da resposta imunológica do hospedeiro, efeitos que contribuem para amplificar a exposição do *T. cruzi* aos mediadores tóxicos potencialmente prejudiciais à sua sobrevivência. Esses metabólitos interagem com a membrana celular do parasito, levando à inativação das principais enzimas (Gupta et al., 2009; Urbina, 2003).

Tem sido descrito que o metabolismo redox do *T. cruzi* é insuficiente para manter os mecanismos de defesa do agente etiológico, tornando-o suscetível à ação de espécies reativas (Fairlamb, 2003; Maya et al., 2007; Urbina, 2010). Na infância, a cura é alcançada em cerca de 90% das crianças com infecção congênita e que iniciaram o tratamento no tempo certo. Em todos os casos, o tempo necessário para que haja negativação dos exames sorológicos é proporcional à idade em que a pessoa adquiriu a doença, ou seja, quanto mais tarde ocorrer a aquisição do protozoário, mais tempo será preciso até que se alcancem os resultados esperados (Bern et al., 2017; Marin-Neto et al., 2015).

Nos casos em que houver intolerância ao benznidazol ou falha, poderá ser indicado o nifurtimox como opção terapêutica nos seguintes esquemas (Dias et al., 2016), os quais deverão ser mantidos por 60 dias: (1) adultos: 10 mg/kg/dia (comprimidos de 120 mg), por via oral, 3 vezes/dia; (2) crianças: 15 mg/kg/dia (comprimidos de 30 mg), por via oral, 3 vezes/dia. Os principais efeitos adversos do fármaco são similares aos descritos para o benznidazol. Há descrição de resistência cruzada do *T. cruzi* aos medicamentos.

Considerando a toxicidade evidente do benznidazol (para detalhes, ver Capítulo 9, *Tratamento Farmacológico das Enfermidades Parasitárias*), ao longo dos anos, vários alvos terapêuticos têm sido investigados *in vitro* e *in vivo*, na tentativa de desenvolver uma abordagem quimioterápica segura e eficiente para o tratamento da doença de Chagas (Coura; Castro, 2002; Maya et al., 2007; 2010).

Rycker et al. (2016) pesquisaram fármacos que tivessem como alvo a protease *cruzipain* e a enzima citocromo p450 (CYP51), que participa da via de formação do ergosterol (um dos esteróis de membrana produzidos pelo *T. cruzi*). Dos medicamentos testados para esse fim, os que se mostraram promissores foram azelastina, clemastina, clofibrato, ifenprodil e ziprasidona. Entretanto, esses inibidores da CYP51 resultaram em morte lenta do parasito, o que fez com que, ao final, permanecessem muitas células infectadas.

Outro estudo, com oito inibidores da enzima N-miristoil transferase (NMT) – que é relacionada com a transferência de miristato a proteínas específicas, por modificação do ácido graxo, a qual promove aumento de lipofilia de proteínas, possibilitando que ocorra maior facilidade da ligação destas com a membrana –, mostrou que três deles apresentam grande potencial como possível substância a ser utilizada na doença de Chagas. Contudo, ainda são necessários novos estudos objetivando o desenvolvimento de inibidores específicos da NMT do *T. cruzi* que causariam menos ou nenhum dano às células mamíferas (Herrera et al., 2016).

Outros estudos têm apontado a relevância da combinação de fármacos como a suramina (um derivado polissulfonado simétrico da ureia usado no tratamento de tripanossomíase africana – ver Capítulo 35, *Tripanossomíase Humana Africana/Doença do Sono*) associada a diferentes doses do benznidazol (Santos et al., 2015). A curcumina, composto bioativo extraído de rizomas de *C. longa*, também foi estudada em associação a diferentes doses de benznidazol (Novaes et al., 2016), *in vitro* e *in vivo*, na tentativa de minimizar o parasitismo, a exacerbação da resposta imunológica do hospedeiro e o consequente dano cardíaco ligado à infecção por *T. cruzi*. Apesar das tentativas descritas para controle da doença, ela permanece negligenciada e continua sendo um grave problema de saúde pública.

Tratamento sintomático

O tratamento das principais manifestações da doença deve ser realizado de acordo com as diretrizes para cada um dos quadros específicos. Na fase aguda, deve ser feito repouso, e podem ser usadas medicações antitérmicas, anticonvulsivantes e diuréticas, além de digitálicos e outros fármacos para o tratamento do quadro de miocardite aguda.

Na fase crônica (para a CCC), recomendam-se dieta e repouso como terapias não medicamentosas, mas podem ser usados inibidores da enzima conversora de angiotensina (IECA), betabloqueadores seletivos, digitálicos e diuréticos, conforme a necessidade de cada paciente (Figura 34.10). Para a revisão do tratamento da insuficiência cardíaca, recomenda-se a consulta à *Diretriz Brasileira de Insuficiência Cardíaca Crônica e Aguda*, recentemente publicada pela Sociedade Brasileira de Cardiologia (SBC, 2018). Em casos de arritmias, amiodarona pode ser instituída em diversos esquemas terapêuticos, ou pode haver necessidade de implante de marca-passo ou de outras abordagens terapêuticas (Figura 34.11). Fenômenos tromboembólicos devem ser tratados com anticoagulantes, e o ácido acetilsalicílico pode ser usado para fins profiláticos, com o intuito de minimizar tais ocorrências. Em casos graves, o transplante cardíaco pode ser a única alternativa viável, embora seja de difícil acesso e ainda haja a possibilidade de recorrência da doença devido às formas infectantes presentes em outros tecidos do receptor do órgão (Dias et al., 2015).

Para o megaesôfago, o uso de medicamentos, como nitratos e bloqueadores de canais de Ca^{2+}, e a injeção de toxina botulínica podem ser empregados. Além dessas abordagens, a medida terapêutica que apresenta melhores resultados é a cirurgia, que, embora não trate a causa básica da doença, pode proporcionar melhoras na qualidade de vida do

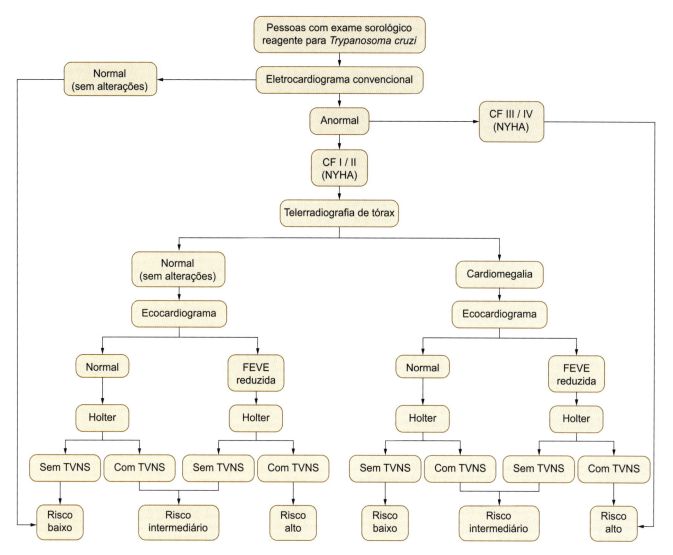

FIGURA 34.10 Algoritmo para estratificação do risco na cardiopatia chagásica crônica. CF: classe funcional; NYHA: New York Heart Association; FEVE: fração de ejeção de ventrículo esquerdo; TVNS: taquicardia ventricular não sustentada. Adaptada de Dias et al., 2016.

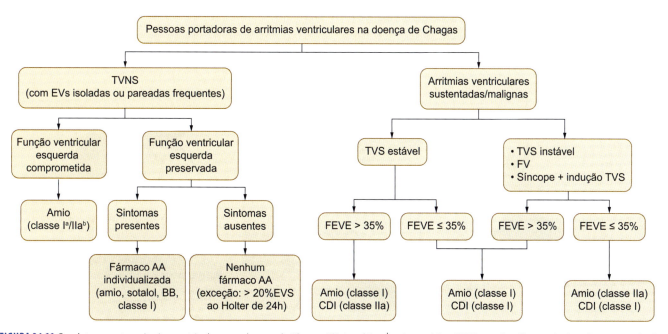

FIGURA 34.11 Conduta perante arritmias ventriculares na doença de Chagas. [a]Sintomático; [b]assintomático. TVNS: taquicardia ventricular não sustentada; EV: extrassístole ventricular; FEVE: fração de ejeção de ventrículo esquerdo; TVS: taquicardia ventricular sustentada; amio: amiodarona; AA: antiarrítmicos; CDI: cardioversores-desfibriladores implantáveis; BB: betabloqueadores adrenérgicos. Adaptada de Dias et al., 2016.

paciente. Nesse contexto, a cardiomiotomia com fundoplicatura parcial é uma das técnicas mais utilizadas (ver Capítulo 10, *Tratamento Cirúrgico das Enfermidades Parasitárias*).

A abordagem pode ser feita por laparotomia, por via videolaparoscópica (cirurgia padrão) ou utilizando robôs. A cirurgia robótica diminui o risco de perfuração do esôfago, uma vez que os movimentos são programados e bastante precisos; porém, o alto custo e a dificuldade da técnica impedem que seja usada rotineiramente (Afaneh et al., 2015; Rebecchi et al., 2017). Por outro lado, a cirurgia endoscópica, conhecida como *per-oral endoscopic myotomy* (POEM), é um procedimento mais seguro e, portanto, uma boa alternativa para o tratamento da acalasia por megaesôfago (Dias et al., 2015; 2016).

No caso do megacólon, quando há vólvulos, grandes dilatações do sigmoide, recorrência de fecalomas ou dificuldade para aplicar enemas em domicílio, o uso de laxantes osmóticos e a realização de limpeza intestinal programada ou cirurgia estão indicados. Em geral, a cirurgia é eletiva, salvo complicações como sangramentos, perfuração ou obstrução. Como ocorre com o megaesôfago, a cirurgia é paliativa. A técnica padrão para restaurar o trânsito intestinal é a cirurgia de DuHamel por videolaparoscopia. Cabe ressaltar que medidas dietéticas são indicadas em ambos os casos de "mega" (Dias et al., 2015; 2016).

Cuidados de enfermagem

Pacientes portadores da doença de Chagas devem ter uma alimentação mais saudável e com acompanhamento nutricional específico. Para isso, a equipe de enfermagem deve obter informações sobre a dieta do enfermo, reforçando, juntamente com o nutricionista, a necessidade de adesão às orientações sobre a alimentação. É importante buscar queixas gastrintestinais, como disfagia, odinofagia e regurgitação (compatíveis com megaesôfago), ou constipação intestinal e formação de fecalomas, que são alterações indicativas de megacólon. Um paciente com queixa de palpitação ou que apresente precordial deverá receber monitoramento cardíaco. Ajudar na adesão do enfermo ao tratamento – esclarecendo a conduta terapêutica e os efeitos adversos dos fármacos – e na administração do medicamento são medidas fundamentais para o desenvolvimento das ações de cuidado.

Prognóstico

O risco de morte relacionado com a doença de Chagas está intimamente ligado à função cardíaca, pois o êxito letal na CCC se associa à insuficiência cardíaca progressiva (maioria dos casos) e ao AVE, dada a maior chance de ocorrência de arritmias e tromboembolismo (Marin-Neto et al., 2016).

Uma nova *ferramenta*, o "escore de Rassi", foi recentemente criado a fim de antever o risco de morte dos pacientes com CCC. Com tal ferramenta poderão ser avaliados seis preditores independentes de mortalidade, sendo o mais importante deles a função ventricular esquerda prejudicada. O escore totaliza 20 pontos, e a pontuação se relaciona com a probabilidade de morte em 10 anos (Marin-Neto et al., 2016).

Ecologia e epidemiologia

A doença de Chagas permanece como um importante problema de saúde pública na atualidade. De fato, dados epidemiológicos apontam para a existência de aproximadamente 13 milhões de pessoas infectadas na América Latina e no Caribe. Na América do Norte, existem cerca de 1 milhão de casos notificados, e na Europa Ocidental, o número é superior a 40.000 (Hotez et al., 2012). Além disso, cerca de 90 milhões de pessoas estão em risco de adquirir a condição mórbida.

A doença ocorre desde o sul dos EUA até o norte da Argentina (Bern, 2015; Pérez-Molina; Molina, 2018; WHO, 2016). No Brasil, a maioria das pessoas infectadas se encontra na fase crônica da doença, dadas as medidas de controle do vetor e dos bancos de sangue. Os estados com maior prevalência são Bahia, Goiás, Minas Gerais, Pernambuco, Paraíba e Rio Grande do Sul, mas ela também é encontrada na Amazônia Legal (Dias et al., 2015).

Um dos aspectos de interesse no cenário atual da tripanossomíase americana é o número crescente de indivíduos infectados em áreas onde a enfermidade não é endêmica. Esse fenômeno é reflexo, principalmente, dos fluxos de viajantes e dos movimentos de migração. Nos indivíduos que desenvolvem a doença, a manifestação clínica mais grave é a cardiomiopatia chagásica, que se desenvolve em 30 a 40% dos pacientes infectados, além de representar uma das causas mais comuns de cardiomiopatia não isquêmica em todo o mundo (Hotez et al., 2012; Tanowitz et al., 2011; WHO, 2010).

O principal meio de transmissão é aquele relacionado ao repasto sanguíneo de insetos hematófagos pertencentes à família Reduviidae e à subfamília Triatominae, popularmente denominados "barbeiros" ou "chupões" (ver Capítulo 93, *Os Artrópodes e a Transmissão das Enfermidades Parasitárias*). Nessa ocasião, há liberação de fezes contaminadas na região da picada, o que facilita a penetração do protista.

Há diferentes espécies de triatomíneos hematófagos (hospedeiro invertebrado) que podem participar da transmissão da tripanossomíase americana. No Brasil, as mais relevantes são *Triatoma infestans*, *Triatoma brasiliensis*, *Triatoma pseudomaculata* e *Panstrongylus megistrus*, todas adaptadas ao ambiente peridomiciliar (Dias et al., 2015) (Figura 34.12).

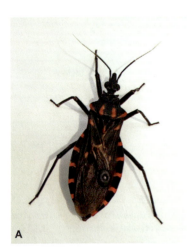
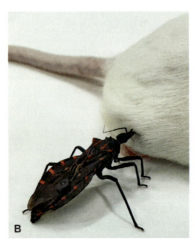
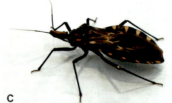
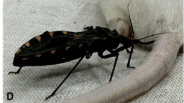

FIGURA 34.12 Vetores da doença de Chagas. **A.** *Panstrongylus megistus* (fêmea). **B.** *Panstrongylus megistus* alimentando-se em camundongo. **C.** *Triatoma vitticeps* (fêmea). **D.** *Triatoma vitticeps* alimentando-se em camundongo. Foto: Silvia E. Barbosa Lima (Centro de Pesquisas René Rachou, Fiocruz), gentilmente cedida.

De uma perspectiva ecoepidemiológica, podem ser delimitados diferentes ciclos de transmissão da doença de Chagas, com destaque para os ecótopos domiciliares e peridomiciliares, e os ecótopos silvestres. Em relação aos primeiros, domicílio e peridomicílio, destaca-se a relevância de vetores como *Panstrongylus geniculatus, Panstrongylus lutzi, Panstrongylus megistus, Rhodnius nasutus, Rhodnius neglectus, Rhodnius robustus, Rhodnius pictipes, Triatoma infestans, Triatoma maculata, Triatoma rubrovaria, Triatoma rubrofasciata, Triatoma sordida* e *Triatoma vitticeps* (Dias et al., 2015). Os insetos vivem nas residências e nas construções adjacentes, incluindo chiqueiros, estábulos, galinheiros e outras. O ciclo silvestre representa um importante meio de manutenção da zoonose, uma vez que muitos mamíferos podem se infectar pelo *T. cruzi* e se tornar reservatórios. Dentre os animais silvestres, os principais reservatórios são marsupiais, roedores, macacos e morcegos. É bastante comum que tais animais se infectem com o protista por via oral, já que muitos são carnívoros (podem adquirir o patógeno por ingestão de outro animal infectado) ou insetívoros (contaminando-se pela ingestão de triatomíneos infectados). Diferentes espécies de triatomíneos são encontradas como partícipes do ciclo silvestre. Dentre elas: *Belminus* spp., *Cavernicola* spp., *Dipetalogaster maximus, Hermanlentia matsunoi, Mepraia* spp., *Microtriatoma* spp., *Panstrongylus diasi, Panstrongylus geniculatus, Panstrongylus lutzi, Paratriatoma hirsuta, Psammolestes* spp., *Triatoma arthurneivai, Triatoma nitida, Triatoma platensis* e outras. Deve ser comentado que, apesar de o perfil da doença estar mudando, em muitas regiões endêmicas ela continua sendo de caráter predominantemente rural (Kirchhoff, 2015).

Além da via vetorial, a doença de Chagas pode ser transmitida por via transplacentária, por transfusão sanguínea, por transplante de órgãos, por consumo de bebidas ou alimentos contaminados com as fezes do barbeiro, por transmissão acidental em laboratórios, durante o manuseio de materiais contaminados com o agente causador, ou ainda por transplantes de órgãos e de medula óssea (Bern et al., 2017; Rassi et al., 2010). No Brasil, o modo de transmissão oral tem recebido destaque, principalmente, na Região Amazônica, onde relatos de infecção têm sido frequentes. Entre os anos de 2005 e 2013, foram descritos pelo Ministério da Saúde 112 surtos no território nacional, abrangendo 35 municípios amazônicos. A provável fonte foi a ingestão de alimentos contaminados com *T. cruzi*, dentre eles: açaí, bacaba, jaci (coquinho), caldo de cana e palmito de babaçu. A maioria desses surtos foi relatada nos estados do Amapá, Amazonas, Pará e Tocantins, descrevendo-se ocorrências também na Bahia (Brasil, 2015). Existem relatos de casos, principalmente de crianças, nos quais a doença foi transmitida por ingestão acidental de triatomíneo e/ou contato direto com as excretas do inseto infectado pelo *T. cruzi* (Brasil, 2017). Pode também ocorrer transmissão através do leite materno de pacientes com doença de Chagas aguda ou em casos de mães com coinfecção *T. cruzi*-HIV em fase avançada de AIDS ou com reativação documentada da tripanossomíase americana, ou em situações de sangramento por fissuras (Dias et al., 2016).

Profilaxia e controle

A primeira linha de controle da doença de Chagas em regiões endêmicas consiste no controle do vetor, o qual, tradicionalmente, foi procedido com o uso de inseticidas no domicílio e no peridomicílio. A Organização Mundial da Saúde (OMS) preconiza a melhoria das habitações como importante passo na prevenção da enfermidade, de modo a evitar a infestação domiciliar pelo triatomíneo. Outras medidas pessoais que podem ser tomadas são o uso de redes nas camas e de repelentes em áreas endêmicas do barbeiro (Brasil, 2010; OPAS, 2018).

O controle da transmissão transfusional é estabelecido com o manejo rigoroso do sangue dos doadores. No Brasil, tal perspectiva é amplamente difundida; porém, em outras localidades, essa via permanece com importância na transmissão da doença. De acordo com o II Consenso Brasileiro de Doença de Chagas, gestantes provenientes ou que vivem em áreas endêmicas devem ser testadas quanto à presença do *T. cruzi*, se possível durante a primeira consulta do pré-natal (Dias et al., 2016). Recomenda-se que seja feito o teste sorológico para pesquisa de anticorpos anti-*T. cruzi* IgG no Programa de Triagem Neonatal, principalmente nas regiões endêmicas. No caso de transplante de órgãos, é importante testar o doador ou o tecido a ser transplantado, assim como o receptor (OMS, 2018).

Para a transmissão oral, deve-se ter critério em relação ao preparo, transporte e armazenamento de alimentos que tenham possibilidade de entrar em contato com o vetor ou com suas fezes. Deve ser comentado que o *T. cruzi* se classifica como do grupo de risco biológico 2, ou seja, os laboratórios que trabalham com o protozoário devem utilizar o equipamento de proteção individual adequado. Ainda assim, em caso de infecção acidental, faz-se a quimioprofilaxia com o benzonidazol por 10 dias (Ferreira et al., 2004; Kirchhoff, 2015;)

A identificação de indivíduos infectados é fundamental para o controle da doença, assim como o monitoramento para avaliar sua progressão. É importante que essas pessoas sejam observadas quanto aos distúrbios do ritmo cardíaco e aos gastrintestinais, com o intuito de instituir tratamento precoce. A notificação da doença de Chagas somente é feita durante a fase aguda (Dias et al., 2015; Brasil, 2019).

Nos casos de indivíduo com quadro de HIV/AIDS, o mais importante é que a terapia antirretroviral seja feita de maneira correta. O uso dos antirretrovirais tem por fim manter os níveis de CD4 e, consequentemente, evitar que haja reativação da tripanossomíase americana (Bern et al., 2017). Em indivíduos transplantados que já têm a doença ou que estão recebendo um órgão de doador infectado, deve ser feito o acompanhamento sorológico por cerca de 9 meses (Marin-Neto et al., 2015).

Até o momento, não existe uma vacina dirigida ao parasito da doença de Chagas; todavia, um ensaio feito por Ersching et al. (2016) demonstrou a importância das subunidades imunoproteassômicas β1i, β2i e β5i na resistência que o hospedeiro apresenta. Elas são produzidas em células diversas após estímulo pelas citocinas inflamatórias IFN-γ, IFN-β e TNF, e são constitutivas de algumas células hematopoéticas. Essas subunidades representam a porção catalítica das respectivas proteínas citosólicas β1, β2, e β5, que estão relacionadas com a degradação de proteínas e a consequente exposição do antígeno na superfície da célula por meio de moléculas de complexo de histocompatibilidade (MHC) I com posterior apresentação do antígeno ao linfócito TCD8$^+$. O estudo mostrou que ratos que não possuíam nenhuma das três subunidades apresentaram menor número de células TCD8+ e ficaram mais suscetíveis à infecção primária pelo *T. cruzi*, mesmo após receberem uma vacina contendo um vetor adenoviral expressando o antígeno imunodominante ASP-2 do protozoário. Isso demonstrou a relevância das subunidades β1i, β2i e β5i, tanto para a proteção do organismo parasitado quanto para a produção futura de vacinas eficientes.

Cabe ressaltar que não só medidas governamentais para controle da doença são importantes; afinal, a participação comunitária tem grande relevância na manutenção da vigilância epidemiológica, devendo ser contínua e permanente. Desde 1980, existe o Programa de Controle da Doença de Chagas (PCDCh), que, em seus primórdios, teve como uma das suas bases de estruturação campanhas de educação populacional. O objetivo era que os moradores de áreas endêmicas (rurais ou urbanas) fossem capazes de identificar o triatomíneo e, feito seu reconhecimento, levassem-no aos serviços de referência para ser feita (1) a busca pelo patógeno no exemplar em questão e (2) o encaminhamento dos agentes de combate, ao imóvel notificante, para o uso de inseticidas na residência. No entanto, com a emergência de doenças com maior visibilidade nas mídias, campanhas populacionais sobre a doença de Chagas têm ficado em segundo plano; por isso, tem havido subnotificação de situações envolvendo triatomíneos por falta de informação adequada sobre os riscos que essa situação representa e sobre quais medidas devem ser providenciadas em respeito a tais ocorrências (Falavigna-Guilherme et al., 2002). Divulgar informações sobre a tripanossomíase americana – no que os profissionais da saúde devem manter participação ativa – é elemento essencial para a profilaxia e o controle da doença.

Moreira HT, Volpe GJ, Marin-Neto JA et al. Evaluation of right ventricular systolic function in Chagas disease using cardiac magnetic resonance imaging. Circ Cardiovasc Imaging 2017;10(3):e005571.

Nagajyothi F, Machado FS, Burleigh BA et al. Mechanisms of Trypanosoma cruzi persistence in Chagas disease. Cell Microbiol 2012;14(5):634-43.

Nardy AFFR, Freire-de-Lima CG, Pérez AR et al. Role of Trypanosoma cruzi trans-sialidase on the escape from host immune surveillance. Front Microbiol 2016;7:348.

Nelson RW, Couto CG. Tripanossomíase americana. Medicina Interna de Pequenos Animais. 3. ed. Rio de Janeiro: Elsevier; 2006.

Novaes RD, Sartini MV, Rodrigues JP et al. Curcumin enhances the anti-Trypanosoma cruzi activity of benzonidazol-based chemotherapy in acute experimental Chagas disease. Antimicrob Agents Chemother 2016;60(6):3355-64.

Okamoto EE, Sherbuk JE, Clark EH et al. Biomarkers in Trypanosoma cruzi-infected and uninfected individuals with varying severity of cardiomyopathy in Santa Cruz, Bolivia. PLoS Negl Trop Dis 2014;8:10.

OMS. Organização Mundial da Saúde. Chagas disease: american trypanosomiasis. 2010. Disponível em: http://www.who.int. Acesso em: 1 mai 2018.

OPAS. Organización Panamericana de la Salud. VII Reunión de la iniciativa intergubernamental de vigilancia y prevención de la enfermedad de Chagas em la Amazonia (AMCHA). 2014. http://www.paho.org. Acesso em: 2 mai 2018.

Ouaissi A, Da Silva AC, Guevara AG et al. Trypanosoma cruzi-induced host immune system dysfunction: a rationale for parasite immunosuppressive factor(s) encoding gene targeting. J Biomed Biotechnol 2001;1(1):11-7.

Ouaissi MA, Cornette J, Afchain D et al. Trypanosoma cruzi infection inhibited by peptides modeled from a fibronectin cell attachment domain. Science 1986;234(4776):603-7.

Paiva CN, Medei E, Bozza MT. ROS and Trypanosoma cruzi: fuel to infection, poison to the heart. PLoS Pathog. 2018; 14(4):e1006928.

Pérez AR, Morrot A, Carvalho VF et al. Role of hormonal circuitry upon T cell development in Chagas disease: possible implications on T cell dysfunctions. Front Endocrinol. 2018;9:334.

Pérez-Antón E, Egui A, Thomas MC et al. Impact of benznidazole treatment on the functional response of Trypanosoma cruzi antigen-specific CD4+ CD8+ T cells in chronic Chagas disease patients. PLoS Negl Trop Dis. 2018; 12(5):e0006480.

Pérez-Molina JA, Molina I. Chagas disease. Lancet 2018;391:82.

Pinho RT, Silva WS, Côrtes LMC et al. Production of MMP-9 and inflammatory cytokines by Trypanosoma cruzi-infected macrophages. Exper Parasit 2014;147:72-80.

Py MO. Neurologic manifestations of Chagas disease. Curr Neurol Neurosci Rep 2011;11(6):536-42.

Quelopana MM. Trypanosoma cruzi e a interação com a matriz extracelular: modelagem da proteína tc85-11 e determinação do sítio de ligação a laminina. Tese (Doutorado) – Universidade de São Paulo; 2003.

Quintas LEM, Siqueira-Batista R, Corrêa AD. Aspectos imunológicos da infecção aguda pelo Trypanosoma cruzi. Rev Goiana de Med 1997;42(1):27-33.

Rassi Jr A, Rassi A, Marin-Neto JA. Chagas disease. Lancet 2010; 375(9723):1388-402.

Rebecchi F, Allaix ME, Morino M. Robotic technological aids in esophageal surgery. J Vis Surg 2017;3:7.

Rey L. Parasitologia. Rio de Janeiro: Guanabara Koogan; 2008.

Ribeiro AL, Nunes MP, Teixeira MM et al. Diagnosis and management of Chagas disease and cardiomyopathy. Nat Rev Cardiol 2012;9:576-89.

Rochitte CE, Nacif MS, De Oliveira Júnior AC et al. Cardiac magnetic resonance in Chagas disease. Artificial Organs 2007;31: 259-67.

Rycker M, Thomas J, Riley J et al. Identification of trypanocidal activity for known clinical compounds using a new Trypanosoma cruzi hit-discovery screening cascade. PLoS Negl Trop Dis 2016;10:4.

Santos EC, Novaes RD, Cupertino MC et al. Concomitant benznidazol and suramina chemotherapy in mice infected with a virulent strain of Trypanosoma cruzi. Antimicrob Agents Chemot 2015; 59(10):5999-6006.

SBC. Sociedade Brasileira de Cardiologia. Diretriz Brasileira de Insuficiência Cardíaca Crônica e Aguda. Disponível em: http://publicacoes.

cardiol.br/2014/diretrizes/2018/04_diretriz_ic_cronica_e_aguda.asp. Consultado em 1º out. 2019.

Silva AD, Bottari NB, do Carmo GM et al. Chagas disease: modulation of the inflammatory response by acetylcholinesterase in hematological cells and brain tissue. Mol Cell Biochem 2018;438(1-2):59-65.

Siqueira-Batista R. Patologia. In: Siqueira-Batista R, Corrêa AD, Hugins DW. Moléstia de Chagas. Rio de Janeiro: Cultura Médica; 1996.

Siqueira-Batista R, Geller M. Role of TCD4+ and TCD8+ lymphocytes in the immune response to Trypanosoma cruzi. Rev Bras Med 2008; 65:219-22.

Siqueira-Batista R, Geller M, Quintas LEM. Imunologia. In: Siqueira-Batista, Corrêa AD, Gomes AP et al. Moléstia de Chagas. 2. ed. Rio de Janeiro: Rubio; 2007a.

Siqueira-Batista R, Rubião ECN, Cotta RMM et al. Epidemiologia e ecologia. In: Siqueira-Batista R, Corrêa AD, Gomes AP et al. Moléstia de Chagas. 2. ed. Rio de Janeiro: Rubio; 2007c.

Siqueira-Batista R, Moares HP, Hanh MD. Patogenia e patologia. In: Siqueira-Batista R, Corrêa AD, Gomes AP et al. Moléstia de Chagas. 2. ed. Rio de Janeiro: Rubio; 2007b.

Siqueira-Batista R, Gomes AP, Toledo-Monteverde D et al. Neuroinfecção humana por Trypanosoma cruzi. Rev Neuroc 2008;16:310-5.

Sólis-Franco R, Romo-Zapata JA, Martínez-Ibarra JA. Wild reservoirs infected by Trypanosoma cruzi in the Ecological Park "El Zapotal", Tuxtla Gutiérrez, Chiapas, México. Mem Inst Osw Cruz 1997;92:163-4.

Stauffert D, Silveira MF, Mesenburg MA et al. Prevalence of Trypanosoma cruzi/HIV coinfection in southern Brazil. Braz J Infect Dis 2017;21(2):180-4.

Stempin CC, Rojas Marquez JD, Ana Y et al. GRAIL and otubain-1 are related to T cell hyporesponsiveness during Trypanosoma cruzi infection. PLoS Negl Trop Dis 2017; 11(1):e0005307.

Sykes ML, Avery VM. Development and application of a sensitive, phenotypic, high-throughput image-based assay to identify compound activity against Trypanosoma cruzi amastigotes. Int J Parasit: Drugs and Drug resistance 2015;5:215-28.

Tanowitz HB, Weiss LM, Montgomery SP. Chagas disease has now gone global. PLoS Negl Trop Dis 2011;5:4.

Teixeira AR, Hecht MM, Guimaro MC et al. Pathogenesis of Chagas disease: parasite persistence and autoimmunity. Clin Microbiol Rev 2011;24(3):592-630.

Tilley LP, Smith FWK. Doença de Chagas (tripanossomíase americana). Consulta veterinária em 5 minutos – espécies canina e felina. 2. ed. Barueri, São Paulo: Manole, 2003.

Urbina JA. New chemotherapeutic approaches for the treatment of Chagas disease (american trypanosomiasis). Expert Op Ther Pat 2003;13: 661-9.

Urbina JA. Specific chemotherapy of Chagas disease: relevance, current limitations and new approaches. Acta Trop 2010;115:55-68.

Vieira JL, Távora FRF, Sobral MGV et al. Chagas cardiomyopathy in Latin America review. Curr Cardiol Rep 2019; 21(2):8.

Vilela EM, Bettencourt-Silva R, da Costa JT et al. Anti-cardiac troponin antibodies in clinical human disease: a systematic review. Ann Transl Med 2017;5(15):307.

Villalta F, Scharfstein J, Ashton AW et al. Perspectives on the Trypanosoma cruzi-host cell receptor interactions. Parasit Res 2009;104:1251-60.

WHO. World Health Organization. Working to overcome the global impact of neglected tropical diseases: first WHO report on neglected tropical diseases. Geneva, Switzerland; 2010.

WHO. World Health Organization. Health statistics and information systems: estimates for 2000-2012. Disponível em: http://www.who.int/healthinfo/global_burden_disease/estimates/en/index2.html. Acesso em: 21 set. 2016.

Williams T, Guerrero-Ros I, Ma Y et al. Induction of effective immunity against Trypanosoma cruzi. Infect Immun 2020; pii: IAI.00908-19.

Yoshida N. Molecular basis of mammalian cell invasion by Trypanosoma cruzi. Anais da Academia Brasileira de Ciências 2006;78:87-111.

Zetun CB, Lucheis SB, Troncarelli MZ et al. Infecção por Trypanosoma cruzi em animais silvestres procedentes de zoológicos do Estado de São Paulo. Vet Zootec 2014;21(1):139-47.

Tripanossomíase Humana Africana/Doença do Sono

Rodrigo Siqueira-Batista • Lucas Borges Gomes Ferreira Pinto • Bruno Grillo Monteiro •
Marli do Carmo Cupertino • Márcio Silveira da Fonseca

Introdução

A tripanossomíase humana africana (THA), ou doença do sono, é uma moléstia infecciosa que afeta 36 países da África Subsaariana, distribuindo-se do oeste ao leste do continente. Trata-se de uma condição mórbida causada pelo protozoário extracelular hemoflagelado *Trypanosoma brucei*, o qual é transmitido à espécie *Homo sapiens* por insetos do gênero *Glossina*, vulgarmente chamados de mosca tsé-tsé (Radwanska et al., 2018; Bottieau et al., 2019).

As tripanossomíases são reconhecidas há mais de um século. De fato, Dutton, em 1902, comprovou a primeira infecção humana por um protista do gênero *Trypanosoma*, microrganismo que até então somente era identificado em mamíferos de grande porte, originando doenças como nagana e surra (ver Capítulo 36, *Tripanossomíases Humanas Atípicas*), implicadas em significativos problemas econômicos e sociais por dizimar grandes quantidades desses animais domésticos (Goulart; Costa Leite, 1978; Pereira et al., 2017; Rey, 2008; Siqueira-Batista et al., 2003; WHO, 2017).

Apesar de ser uma enfermidade que acomete milhares de pessoas anualmente – e com elevada letalidade, caso não tratada –, o diagnóstico, o tratamento e a prevenção permanecem carentes de recursos. O atual número estimado de casos é de aproximadamente 20.000, e a população em risco é da ordem de 65 milhões de pessoas. Tal negligência se deve ao fato de que as pessoas mais expostas à mosca tsé-tsé – e, portanto, à doença – vivem em áreas rurais e dependem da agricultura, pesca, pecuária ou caça, tratando-se de uma endemia essencialmente rural que acomete países subdesenvolvidos e, nesses, as camadas paupérrimas da sociedade (WHO, 2019; de Gier et al., 2020). Somado a isso, instabilidade política e conflitos contribuem para a falta de assistência e invisibilidade dos afetados. Entretanto, os esforços para controle têm reduzido o impacto da condição mórbida. Em 2009, o número notificado foi inferior a 10.000 casos, pela primeira vez em 50 anos, e em 2015, foram registrados 2.804 casos.

Em termos comparativos, a doença do sono está para a África assim como a doença de Chagas está para a América, na medida em que ambas são enfermidades produzidas por patógenos do gênero *Trypanosoma* e se caracterizam como entidades nosológicas com menor investimento em termos de pesquisa e de controle, ou seja, são reconhecidamente doenças tropicais negligenciadas (Rey, 2008; WHO, 2015). A identificação de enfermos com THA fora do continente africano – casos "importados" – têm sido reportada na literatura, inclusive no Brasil, país no qual já se diagnosticou um paciente com a enfermidade, em 1998, no Rio de Janeiro, cujo acompanhamento foi levado a cabo por Igreja e colaboradores (1998).

Com base nessas considerações, o escopo deste capítulo é a apresentação dos principais aspectos etiológicos, patogênicos, clínicos, diagnósticos, terapêuticos e de saúde pública da infecção por *Trypanosoma brucei*, enfatizando a manifestação em humanos.

Aspectos etiológicos

Os dois protozoários da espécie *Trypanosoma brucei* (Figura 35.1) capazes de deflagrar a doença nos seres humanos são o *Trypanosoma brucei gambiense* e *Trypanosoma brucei rhodesiense* (Quadro 35.1). Embora a mosca tsé-tsé (Figura 35.2) seja responsável pela transmissão de ambas

as subespécies de microrganismos, *T. brucei gambiense* responde por mais de 98% dos casos notificados (Kennedy, 2013; Sudarshi; Brown, 2015). Outros três patógenos – *Trypanosoma brucei brucei*, *Trypanosoma equiperdum* e *Trypanosoma evansi* – infectam apenas animais (ver Capítulo 36, *Tripanossomíases Humanas Atípicas*), com marcante repercussão socioeconômica sobre as populações que vivem nas áreas de endemias (Rey, 2008; WHO, 2015).

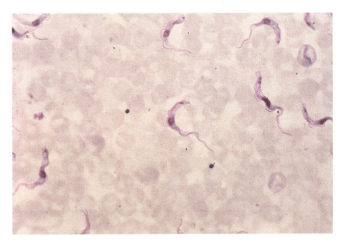

FIGURA 35.1 *Trypanosoma brucei*. Coloração Giemsa (1.000×). Reproduzida de CDC, 2019, com permissão.

QUADRO 35.1 Classificação taxonômica das subespécies de *Trypanosoma brucei*.

Domínio	Eukaryota
Filo	Euglenozoa
Ordem	Kinetoplastida
Família	Trypanosomatidae
Gênero	*Trypanosoma*
Espécie	*Trypanosoma brucei*
Subespécies	*Trypanosoma brucei brucei*, *Trypanosoma brucei gambiense*, *Trypanosoma brucei rhodesiense*

Adaptado de NCBI – The Taxonomy Database, 2019; Arctos – Collaborative Collection Management Solution, 2019.

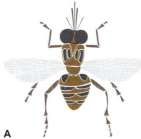
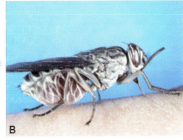

FIGURA 35.2 Artrópode do gênero *Glossina* (mosca-tsé-tsé). **A.** Representação esquemática. Ilustração: Ademir Nunes Ribeiro Júnior (FADIP). **B.** Foto, em vista lateral. Reproduzida de CDC, 2019, com permissão.

Ciclo biológico

No que diz respeito ao ciclo hospedeiro-vetor, o protista sofre modificações morfológicas, caracterizando suas formas evolutivas. A mosca do gênero *Glossina* (Quadro 35.2), que tem hábitos hematófagos (tanto os machos quanto as fêmeas), ao se alimentar do sangue do *H. sapiens* infectado, adquire o *Trypanosoma brucei* em sua forma tripomastigota, permanecendo infectada para o resto da vida. Quando o agente infectante consegue alcançar o sistema digestivo do vetor, inicia-se uma fase de "alongamento" e de divisão, dando origem ao tripomastigota procíclico. Este inicia sua migração para as glândulas salivares, adelgaçando-se durante o percurso e progredindo para a forma mesocíclica. Ao alcançar as glândulas, o protozoário se fixa e continua a se multiplicar, transformando-se em um parasito grosso, o epimastigota, não infectante ao homem. No fim do ciclo evolutivo, o *T. brucei* se modifica

para a forma tripomastigota metacíclica, infectante ao homem quando picado. Todo esse percurso dura de 3 a 7 semanas. Esse ciclo é exemplificado na Figura 35.3 (CDC, 2016; Coura; Simarro, 2015; Rey, 2008; Siqueira-Batista et al., 2001).

Imunologia e patogênese

A mosca tsé-tsé infectada, ao picar o *H. sapiens* para se alimentar, inocula, simultaneamente, diferentes formas do *Trypanosoma brucei* (epimastigotas, tripomastigotas proventriculares e tripomastigotas metacíclicos), as quais são, em geral, encontradas na glândula salivar da *Glossina*. Apenas os tripomastigotas metacíclicos são capazes de infectar o hospedeiro humano, pois, as outras formas do patógeno sofrem lise rapidamente (Coura; Simarro, 2015; Rey, 2008).

No local da picada, em alguns pacientes, forma-se um cancro de inoculação endurecido e doloroso, no qual o protozoário se reproduz inicialmente antes de alcançar a corrente sanguínea. Esse nódulo cutâneo se manifesta com edema, inflamação, infiltrado mononuclear e dano tissular nos primeiros 9 dias. A partir desse momento, o flagelado alcança a linfa, de modo que, através do ducto torácico, atinja corrente sanguínea.

O *T. brucei* é capaz de se multiplicar sem infectar células – distintamente do *T. cruzi* (ver Capítulo 34, *Tripanossomíase americana/Doença de Chagas*) – ou seja, proliferar livremente em fluidos corporais como sangue, linfa e líquido cerebrospinal (Silva et al., 2015). A replicação do agente na corrente sanguínea pode desencadear quadros de anemia hemolítica devido a maior ativação do sistema fagocitário, mecanismos imunológicos e aumento da aderência das hemácias à parede dos vasos. É também através das vias hematogênica e linfática que o protista consegue alcançar tecidos e órgãos, como: baço, coração, fígado, linfonodos, medula óssea e, principalmente, sistema nervoso central (SNC). Na fase de inoculação e formação do cancro, resultados de alguns estudos em animais sugerem que, durante os primeiros dias, predomina um

QUADRO 35.2 Classificação taxonômica das espécies do gênero *Glossina*.

Domínio	Eukaryota
Filo	Arthropoda
Classe	Insecta
Ordem	Diptera
Subordem	Brachycera
Família	Glossinidae
Gênero	*Glossina*
Espécies	*Glossina austeni, Glossina brevipalpis, Glossina caliginea, Glossina fuscipes, Glossina longipennis, Glossina medicorum, Glossina morsitans, Glossina pallicera, Glossina pallidipes, Glossina palpalis, Glossina swynnertoni, Glossina tabaniformis, Glossina tachinoides*

Adaptado de Globi, 2019; NCBI – The Taxonomy Database, 2019.

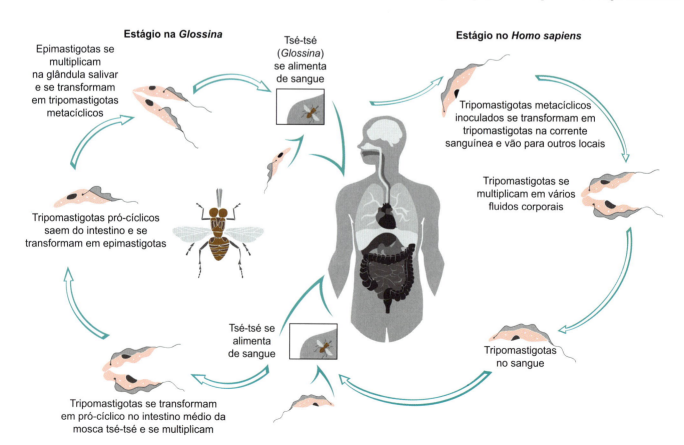

FIGURA 35.3 Ciclo biológico dos protozoários da espécie *Trypanosoma brucei*.

infiltrado de neutrófilos na lesão e, posteriormente, pelo quinto ao sétimo dia após a inoculação, há incremento células T CD8+. Apesar dos esforços do sistema imunológico do hospedeiro, sua eficácia é limitada, visto que o parasito tem grande versatilidade genética, dificultando sua eliminação (Coura; Simarro, 2015; Ponte-Sucre, 2016; Siqueira-Batista et al., 2001).

Ao afetar o SNC por penetração no líquido cerebrospinal, o microrganismo produz um quadro de meningoencefalite, o qual se caracteriza por infiltrado de plasmócitos e linfócitos, aumento do volume liquórico e ocorrência de zonas de hemorragias e necrose isquêmica. Essas lesões ocorrem, principalmente, nas áreas do mesencéfalo e diencéfalo. Patologicamente, sobrevêm desmielinização e destruição neuronal com hiperproliferação de astrócitos e micróglia, alterações que, associadas ao aumento dos níveis de prostaglandinas no SNC, levam às lesões típicas da doença do sono (Masocha; Kristensson, 2019; Rey, 2008; Silva et al., 2015; Tesoriero et al., 2019).

O mecanismo de produção da lesão, no contexto da interação entre patógeno e hospedeiro humano, relaciona-se com os seguintes elementos: (1) a atividade metabólica do protista, na qual há consumo de altos níveis de glicose; e (2) a resposta imunológica do hospedeiro, sendo por reações de hipersensibilidade ou por complexo antígeno-anticorpo (ver Capítulo 2, *Interações entre Patógenos e Hospedeiros Humanos | O Sistema Imune e seus "Papéis" nas Enfermidades Parasitárias*). Não foi comprovado que o *T. brucei* apresente metabólitos nocivos; apesar disso, o flagelado é capaz de "driblar" a resposta imune do hospedeiro de diversas maneiras – os "mecanismos de escape" –, modificando seu revestimento glicoproteico (Rey, 2008; Coura; Simarro, 2015; Masocha; Kristensson, 2019; Tesoriero et al., 2019). Isso explica sua sobrevivência por longos períodos, cerca de quatro meses para *T. b. rhodesiense* e de dois a três anos no *T. b. gambiense*, destacando-se que para esse último agente são descritos períodos assintomáticos ainda mais prolongados.

O mecanismo pelo qual o *Trypanosoma* escapa da constante resposta do sistema imune do hospedeiro e mantém sua permanência na corrente sanguínea se baseia na variação antigênica em sua superfície celular. As glicoproteínas variantes de superfície (VSG do inglês, *Variant Surface Glycoproteins*) são o principal antígeno de superfície implicado nesse processo, altamente imunogênico e abundante nas formas do protozoário presente na corrente sanguínea humana – metacíclica, delgada e condensada. Deve haver, de certa maneira, um equilíbrio na parasitemia durante a infecção, para que a transmissão do protozoário a outros organismos seja garantida sem que seu hospedeiro seja destruído. Isso se concretiza com a variação das formas do protista concomitante à variação antigênica do VSG (Aresta-Branco et al., 2019; Hall et al., 2013; Kirchhoff, 2015).

À medida que a forma delgada, altamente proliferativa, se multiplica e alcança o pico de parasitemia, o sistema imunológico organiza a resposta a partir da identificação do antígeno VSG em sua superfície. Entretanto, ele é constantemente alterado em cada ciclo de transmissão; desse modo, restam parasitos que sobrevivem à imunidade do organismo, aptos a se multiplicarem novamente. Durante esse processo, os parasitos delgados se diferenciam para as formas condensadas e não proliferativas, mas passíveis prosseguirem o ciclo de transmissão do protozoário. Dessa maneira, sabe-se que o controle dos níveis de microrganismos presentes na corrente sanguínea se efetua por meio de um sistema de sinalização parasito-parasito dependente de sua densidade, mas ainda não muito bem elucidado (Ponte-Sucre, 2016).

Devido ao modo eficiente que o parasito tem para lidar com o sistema imune do organismo hospedeiro, a efetividade das respostas que são desencadeadas é limitada. Em geral, a imunidade é mediada por células T, comumente T CD8+, sendo a ativação do complemento um evento pouco útil. O perfil de citocinas pró-inflamatórias é Th1 e inclui como produtos: fator de necrose tumoral alfa (TNF-α), interleucina (IL)-6, óxido nítrico (NO) e, provavelmente, IL-1 e IL-12 (Ponte-Sucre, 2016). Além disso, os humanos contam com a resposta imune inata na forma de proteínas tripanolítcas presentes no soro, como apolipoproteínas, proteína relacionada a haptoglobina e outros fatores líticos. Entretanto, algumas cepas de *T. brucei* desenvolveram mecanismos de resistência (Kennedy, 2019).

Aspectos clínicos

Doença em humanos

A infecção por *Trypanosoma brucei* tem evolução clínica bastante pleomórfica, dependendo da subespécie implicada, conforme apresentado no Quadro 35.3. Há importantes variações não só entre as duas subespécies mas também entre indivíduos infectados pela mesma subespécie, em diferentes localidades, assim como entre residentes ou turistas e/ou migrantes. Não há evidência forte de que a coinfecção pelo HIV modifique significativamente o curso da doença (WHO, 2019).

QUADRO 35.3 Comparação entre as tripanossomíases africanas oriental e ocidental.

Aspecto de diferenciação	Tripanossomíase africana ocidental	Tripanossomíase africana oriental
Etiologia	*Trypanosoma brucei gambiense*	*Trypanosoma brucei rhodesiense*
População envolvida	Principalmente moradores da área rural	Principalmente moradores da área rural e, eventualmente, turistas
Principais vetores	*Glossina* do grupo *palpalis*: *Glossina fuscipes, Glossina palpalis, Glossina tachinoides*	*Glossina* do grupo *morsitans*: *Glossina morsitans, Glossina pallipides*
Período de incubação	Curso mais lento desde a inoculação até a manifestação da doença, podendo ser assintomático. Geralmente o período de incubação dura várias semanas a meses, podendo levar anos	Evolução rápida desde a inoculação até a manifestação de sintomas, com pequeno período de incubação, de dias a poucas semanas, especialmente em turistas
Virulência e níveis de parasitemia	Baixa virulência, com parasitemia baixa e sazonal em função do período da doença	Alta virulência, com parasitemia elevada e constante
Alterações patológicas	Predominam lesões no sistema nervoso central	Lesões mais graves, principalmente no sistema nervoso central, podendo apresentar miocardite e polisserosite
História natural	Curso lento e gradual (podendo chegar a anos). Possui clara diferenciação das duas fases clínicas da doença, hemolinfática e neurológica. Apresenta linfadenomegalia, principalmente em região cervical	Curso rápido e agressivo (chegando ao pico em semanas a meses). Diferenciação difícil das duas fases clínicas, com sinais peculiares da fase hemolinfática e rápida progressão para a fase neurológica, muitas vezes se sobrepondo as duas fases. Linfadenomegalia é pouco frequente.
Terapêutica	O tratamento tem, em geral, melhores resultados, dada a maior gama de opções antiparasitárias	O tratamento é mais desafiante, com menos opções de substâncias

Adaptado de Kirchhoff, 2015; Silva et al., 2015; Siqueira-Batista et al., 2003.

A THA apresenta diferenças marcantes em relação à evolução clínica, quando o quadro é produzido por *T. b. gambiense* (doença ocidental) ou *T. b. rhodesiense* (doença oriental). A primeira tem curso clínico mais brando (ou até mesmo assintomático), duas fases bem distintas e período de incubação de meses a anos; entretanto, a forma encefálica tem alta letalidade se não tratada. A doença oriental se manifesta de maneira mais agressiva (podendo às vezes ser confundida com sepse bacteriana), com período de incubação de dias a semanas e fases pouco distinguíveis, levando à morte mais rapidamente, caso não seja adequadamente tratada. Em algumas situações, o paciente infectado, em geral pela tripanossomíase ocidental, não apresenta manifestações clínicas, dado epidemiológico considerado potencialmente importante, com receio de que esse indivíduo acabe se tornando um reservatório, temor amplificado pela recente descoberta de tripanossomas residentes na pele de indivíduos aparasitêmicos (Kennedy, 2019). Essa comparação é exemplificada no Quadro 35.3 (Rey, 2008; CDC, 2016).

Ao ser picado pela *Glossina*, o paciente poderá desenvolver um *cancro de inoculação*, mais característico do *T. b. rhodesiense* (cepa Busoga), lesão que também pode ser denominada tripanoma. Esse cancro se apresenta com elevação eritematosa no local da picada, dor e intensa reação inflamatória e está costumeiramente associado à linfadenomegalia regional. Habitualmente, permanece por cerca de 2 a 3 semanas; porém, após esse período, uma marca hiperpigmentada pode persistir por anos. Com o desenvolver da doença, duas fases clínicas são distinguíveis: a hemolinfática, ou primeiro período, e a nervosa, ou segundo período (Siqueira-Batista et al., 2001; Kirchhoff, 2015; CDC, 2016).

■ Etapa hemolinfática

É caracterizada por replicação intensa do protista – no subcutâneo, no sangue e na linfa do hospedeiro – cuja maior proeminência é observada durante o primeiro pico febril. Novos surtos febris surgirão intermitentemente, relacionados à alta quantidade de protozoários no sangue, o que torna o quadro similar às manifestações clínicas de entidades nosológicas, como influenza ou malária. Outros sinais e sintomas tipicamente relatados por pacientes nessa primeira fase, que pode perdurar por até cerca de um ano, no caso de *T. brucei gambiense*, são: astenia, cefaleia, mal-estar geral, perda de peso e anorexia, além de erupções cutâneas, predominantemente no dorso e no abdome, denominadas tripânides. Uma manifestação clínica presente nos pacientes infectados por *T. b. gambiense* (e não na forma oriental da doença) é o sinal de Winterbottom, no qual há linfadenomegalia cervical posterior. Alguns achados menos comuns serão didaticamente divididos em sistemas, conforme o Quadro 35.4. Essas manifestações clínicas decorrentes da multiplicação do patógeno na corrente sanguínea e linfática também provocam alterações que podem ser vistas em exames laboratoriais inespecíficos, incluindo anemia, trombocitopenia, aumento da velocidade de hemossedimentação e hipoalbuminemia associada a hipergamaglobulinemia (CDC, 2016; Rey, 2008; Siqueira-Batista et al., 2003a; WHO, 2017).

O diagnóstico diferencial é abrangente e inclui várias doenças endêmicas, especialmente malária (a detecção do protozoário flagelado pode ser um achado durante investigação da malária por microscopia; pode haver coinfecção) e outras, como febre amarela, febre tifoide, esquistossomose aguda, leptospirose, doenças virais como chikungunya, dengue, influenza, infecção pelo vírus da imunodeficiência humana (HIV), febres hemorrágicas e outras. É importante notar que a intensa ativação linfocitária policlonal pode levar a resultados falso positivos em diversas sorologias (CDC, 2016; WHO, 2017).

■ Etapa "nervosa"

Após a fase inicial da moléstia, alguns protozoários acabam por transpor a barreira hematencefálica, alcançando o líquido cerebrospinal, quando se tornam capazes de promover alterações neurológicas. Na

QUADRO 35.4 Achados clínicos menos comuns da tripanossomíase humana africana divididos em sistemas orgânicos.

Sistema	Achados clínicos
Cardiovascular	Os pacientes infectados pelo *T. b. rhodesiense* podem desenvolver quadros de miocardite e pericardite com derrame pericárdico, chegando a pancardite em casos mais graves
Digestivo	Diarreia pode estar presente nos dois subtipos, mas a icterícia de alguns pacientes está ligada à doença causada pela tripanossomíase africana oriental em turistas
Endócrino e genital	Orquite, impotência, ginecomastia, alterações menstruais e caquexia em fase avançada são as mais relatadas
Oftalmológico	Conjuntivite, coriorretinite e ceratite são mais frequentemente encontradas naqueles com tripanossomíase rhodesiense

Adaptado de CDC, 2016; Coura; Simarro, 2015; Rey, 2008; Siqueira-Batista et al., 2003.

tripanossomíase oriental, esse período ocorre mais precocemente, e às vezes não há uma distinção clara em relação à primeira fase (hemolinfática). Já nas infecções por *T. b. gambiense*, o curso é gradual, com uma separação bem mais nítida entre as duas etapas da doença (Rey, 2008; Siqueira-Batista et al., 2003; CDC, 2016).

Esse segundo período é tipificado por alterações clínicas características, em que o quadro inicial do paciente é marcado por cefaleia, insônia e alterações do humor, podendo evoluir até mesmo com achados característicos de meningoencefalite subaguda. Esta última síndrome abrange sinais e sintomas como: hipertonia muscular, marcha arrastada, movimentos coreoatetósicos, reflexos tendinosos e cutâneos anormais, tremores e sinal de Kerandel, no qual o paciente apresenta hiperestesia profunda com dor à palpação e percussão do tecido afetado, com um *delay* entre o estímulo e a sensação de dor. Além disso, outros distúrbios neurológicos são identificados, tais como: agitação, agressividade, distúrbios maníacos e paranoicos, confusão mental, depressão e apatia (CDC, 2016; Coura; Simarro, 2015; Rey, 2008; Siqueira-Batista et al., 2001).

A manifestação pela qual a doença é conhecida – e carrega sua popular alcunha – é a hipersonia, a qual tem diferentes citocinas (IL-1, TNF e prostaglandina D2) envolvidas na fisiopatologia. O quadro inicia-se com a inversão dos horários de sono – a qual pode estar associada a insônia –, ou seja, alguns enfermos trocam o dia pela noite. Há progressão para um estágio de sonolência constante e cada vez mais intenso. Tal contexto clínico é mais característico da doença por *T. b. gambiense*, até porque muitas vezes o subtipo oriental leva o indivíduo à morte antes que a doença do sono, expressa em todos os seus comemorativos clínicos, manifeste-se. Ainda assim, com a sua progressão, pode haver adinamia, síndrome caquética, demência, coma (avaliável pela escala de Glasgow) e, em último estágio, no caso das doenças não tratadas, a morte (CDC, 2016; Rey, 2008; Siqueira-Batista et al., 2003).

Os principais diagnósticos diferenciais incluem infecções de sistema nervoso central, como meningites subagudas e bacterianas agudas para os casos mais graves de evolução rápida, malária cerebral, outras infecções oportunistas do sistema nervoso central relacionadas ao HIV, febre tifoide, neurossífilis e outras doenças psiquiátricas ou neurológicas (como linfomas ou vasculites de SNC).

Doença em animais não humanos

Espécies e subespécies do gênero *Trypanosoma* podem ser patogênicas para animais não humanos (ver Capítulo 36, *Tripanossomíases Humanas Atípicas*) e causar tripanossomíases em vertebrados selvagens e domésticos, os quais podem hospedar os parasitos patogênicos humanos e funcionar como importantes reservatórios do protozoário; algumas espécies adoecem, gerando grandes perdas na pecuária. Estudos têm demonstrado a presença dessas duas subespécies, também, em animais silvestres: *T. b. rhodesiense* na gazela-pintada (*Tragelaphus scriptus*) e *T. b. gambiense* em primatas, roedores, artiodátilos e carnívoros, além de animais domésticos como os porcos (Njiokou et al., 2006; Heisch et al., 1958; Simo et al., 2006). Apesar do reservatório animal (selvático e domiciliar) ser reconhecidamente importante para a manutenção do ciclo de transmissão da forma oriental, a real relevância epidemiológica da infecção de animais domésticos e silvestres pela forma ocidental ainda não está bem elucidada (Meisner et al., 2019).

Em animais não humanos, as tripanossomíases incluem uma variedade de doenças, causadas principalmente pelas espécies: *Trypanosoma vivax*, subgênero *Duttonella*; *Trypanosoma congolense*, subgênero *Nannomonas*; e *T. brucei* spp., subgênero *Trypanozoon*. Todas pertencem ao grupo *Salivaria*, assim chamado porque a transmissão ao hospedeiro vertebrado ocorre principalmente por meio da saliva infectada de insetos hematófagos. Os rebanhos domésticos de maior interesse econômico (bovinos, ovinos, caprinos, equídeos, camelídeos e suínos) são suscetíveis à infecção por uma ou mais dessas espécies. Em bovinos, a doença se chama nagana (*Trypanosoma brucei brucei*, *Trypanosoma congolense*, *Trypanosoma vivax*) e, em equinos, surra (*Trypanosoma evansi*) e durina (*Trypanosoma equiperdum*), que é a única espécie conhecida do gênero *Trypanosoma*, salivariana, cujo ciclo não necessita de vetores invertebrados, sendo transmitido entre cavalos e outros equídeos durante o acasalamento, além da transmissão vertical.

Em animais silvestres, destaca-se o *Trypanosoma lewisi*, espécie cosmopolita originalmente encontrada em *Rattus* spp., sendo patogênica e transmitida pelas pulgas que infestam esses animais.

Tais infecções, na ausência de tratamento, de maneira aguda ou crônica, podem causar alta morbidade. Ao afetar a criação de animais, as tripanossomíases têm um alto impacto econômico e social em vastas áreas tropicais e subtropicais onde a transmissão ocorre.

Vale ressaltar, no que concerne às infecções de animais não humanos pelo gênero *Trypanosoma*, que – historicamente – a África sofreu o maior impacto, mas os efeitos negativos também têm aumentado na América do Sul e no Sudeste Asiático, onde a circulação irrestrita de animais favorece a propagação de algumas espécies do gênero *Trypanosoma* (Steverding, 2008; Ahmed et al., 2016; Giordani et al., 2016; Desquesnes et al., 2013).

Diagnóstico laboratorial

A abordagem diagnóstica deve ser sempre realizada para confirmação da suspeita clínica. Entretanto, o diagnóstico e o tratamento da doença são complexos e idealmente devem ser supervisionados por pessoal especificamente qualificado. Quando infectado pelo *Trypanosoma brucei*, o enfermo pode apresentar quadro passível de suspeita, do ponto de vista clínico (sinais e sintomas) e epidemiológico, caso habite ou tenha passado por áreas endêmicas da moléstia (mesmo anos antes, na forma ocidental). O motivo pelo qual o diagnóstico obrigatoriamente deve ser confirmado pelo exame laboratorial é o alto índice de efeitos adversos dos fármacos utilizados para o tratamento dessa entidade nosológica, os quais eventualmente podem ser de difícil obtenção (no caso do Brasil). Além disso, a diferenciação do tipo *gambiense* para o *rhodesiense* também deve ser realizada, uma vez que há distinções na abordagem terapêutica. Apesar de o repertório terapêutico e os métodos diagnósticos apresentarem limitações, tem-se trabalhado regularmente para se obterem novos ensaios de rastreio.

Recomenda-se que o diagnóstico seja feito o mais brevemente possível – a fim de evitar a evolução da doença para a fase neurológica –, o que aumenta as chances de cura (Rey, 2008; Siqueira-Batista et al., 2003; Coura; Simarro, 2015; Pereira et al., 2017; Baker; Welburn, 2018; WHO, 2019; CDC, 2016).

Assim como em outras enfermidades parasitárias, o diagnóstico laboratorial da THA é tradicionalmente dividido em métodos parasitológicos (que confirmam a infecção) e ensaios sorológicos.

Ensaios sorológicos

Envolvem métodos que detectam indiretamente a presença do protozoário da forma ocidental no organismo, sem a sua visualização direta, como a pesquisa de anticorpos específicos ou a investigação de antígeno circulante. Por isso, apenas com esses tipos de teste não se pode iniciar o tratamento do paciente. Deve-se, então, após o resultado sorológico positivo, realizar um exame parasitológico, o qual é confirmatório (Rey, 2008; Siqueira-Batista et al., 2003; Silva et al., 2015).

Existem vários procedimentos de investigação para a forma ocidental, os quais podem ser utilizados para essa primeira abordagem do caso, sendo a aglutinação em cartão (CATT, do inglês *card agglutination test for trypanosomiasis*) o mais utilizado. Nesse ensaio – aglutinação em cartão (CATT/*T. b. gambiense*) – mistura-se sangue do hospedeiro com solução contendo anticorpos fixados e corados, o que resulta em uma reação de aglutinação visível a olho nu, quando positiva; é o teste mais comumente usado, especialmente no campo, mas com a desvantagem de, ao contrário das RDTs (*rapid diagnostic test*, comentado adiante), necessitar de eletricidade. Outros métodos de diagnóstico sorológico são brevemente comentados a seguir:

- Teste rápido (*rapid diagnostic test*, RDT): ensaio imunocromatográfico de fluxo lateral para detecção de anticorpos. Fácil de usar e de armazenar, além de barato. Apresenta alta sensibilidade, de acordo com estudos iniciais
- Imunofluorescência indireta: por meio da coleta do sangue do enfermo, consideram-se positivo títulos acima de 1:20 ou 1:40.
- Hemaglutinação: pode ser utilizada em campo, realizada com placa ou tubo, tendo sempre o antígeno resfriado
- ELISA: capaz de identificar anticorpos por meio de imunoadsorvente ligado a uma enzima
- Aglutinação do látex: apresentam bons resultados para pesquisa de IgM no líquido cerebrospinal, quando a doença já alcançou a fase neurológica
- *Antiparasite enzyme specific antibody assay*: apresenta problemas com reações cruzadas com *Leishmania* spp., ou seja, baixa sensibilidade.

Durante décadas, a CATT foi amplamente utilizada para rastreamento por ter disponibilidade, acessibilidade e boa sensibilidade para *T. b. gambiense* nas áreas endêmicas da THA. Entretanto, a utilização de RDT para o rastreio ativo ou passivo tem sido adotada, haja vista sua maior sensibilidade em comparação à CATT, demonstrada em estudos recentes. Não existe um método equivalente à CATT para a forma oriental da THA, sendo mais utilizada para a detecção de anticorpos na infecção por *T. b. rhodesiense* a imunofluorescência e, em alguns casos, o ELISA (Rey, 2008; Siqueira-Batista et al., 2003; WHO 2013a; Lumbala et al., 2018).

Diagnóstico parasitológico

Neste âmbito, a pesquisa é feita em materiais corporais do enfermo com suspeita da doença, tornando-se possível encontrar o parasito no sangue, no linfonodo (por meio de aspirado), na medula óssea e no líquido cerebrospinal (LCR). No sangue, o *T. brucei* pode ser pesquisado em gota espessa ou estendida (distensão sanguínea), sendo muito mais comumente encontrado na forma inicial, febril, da *T. b. rhodesiense* do que na *T. b. gambiense*, dada a baixa e intermitente parasitemia na segunda. As técnicas englobam desde a pesquisa do parasito flagelado em movimento à microscopia no momento da coleta do sangue a fresco, até métodos de concentração visando aumentar a sensibilidade como a centrifugação sanguínea com o intuito de pesquisar o protozoário no creme leucocitário, centrifugação de micro-hematócrito e minicoluna de troca aniônica. Além desses, outros métodos ainda em desenvolvimento são: a pesquisa por antígeno, o método de cultura do material coletado e o xenodiagnóstico, que se baseia na presença do protista a partir da avaliação do vetor previamente exposto ao indivíduo provavelmente infectado, sendo utilizado mais para fins de pesquisa (Rey, 2008; Siqueira-Batista et al., 2003). Técnicas de PCR estão em desenvolvimento, com o potencial para alta sensibilidade incluindo diagnóstico de indivíduos assintomáticos, o que pode ser importante para controle da doença.

O exame do LCR é muito útil no período crônico da doença, para determinar se há fase encefalítica (etapa "nervosa") e necessidade de tratamento com fármacos específicos. Assim como no sangue, a sensibilidade da apreciação liquórica é maior para a tripanossomíase oriental. A pesquisa é feita também microscopicamente, a fresco, com o intento de encontrar o protozoário flagelado se movimentando; no entanto, esse método apresenta baixa sensibilidade, a qual pode ser aumentada pela centrifugação do material. Mesmo que não se encontre o parasito no líquido cerebrospinal, algumas alterações podem ser listadas como diagnóstico da fase nervosa, como: (1) celularidade aumentada, com mais de 5 células/mm^3; (2) proteinorraquia elevada, com mais de 37 mg/dℓ; e (3) IgM elevada (a alteração inespecífica mais comumente encontrada) (Rey, 2008; Lejon; Büscher, 2005 ; Silva et al., 2015). Mesmo quando testes parasitológicos são negativos, de acordo com a Organização Mundial de Saúde é critério inespecífico principal para confirmar fase encefalítica o aumento de celularidade conforme exposto anteriormente (embora alguns especialistas prefiram utilizar o limite de 20 ou mais células/mm^3 pela maior especificidade e, no caso de resultados entre 5 e 20, repetir o exame liquórico). Níveis elevados de neopterina também são bastante sugestivos e sensíveis, embora o teste seja pouco disponível em laboratórios de rotina (WHO, 2019).

Nenhum dos testes parasitológicos, tanto no sangue quanto no LCR, oferece sensibilidade de 100%, nem mesmo para a tripanossomíase oriental, que tem o diagnóstico feito com maior facilidade devido a sua maior parasitemia. Desse modo, em circunstâncias especiais, pode-se instituir o tratamento de alguns casos baseando-se apenas na apresentação clínica, na história epidemiológica, na CATT (ou RDT) reativo e aumento de celularidade no líquor, o que deverá ser analisado por profissional experiente, caso a caso.

Avaliação por métodos complementares

Algumas alterações neurológicas, quando mais avançadas, podem ser identificadas na tomografia computadorizada ou na ressonância magnética, apresentando-se como lesões desmielinizantes subcorticais, sem efeito de massa e com alguma captação meníngea (Patel et al., 2018). Resultados em imagens na ressonânica magnética em T2 demonstram um hipersinal na região frontal da substânica branca cortical e periventricular, podendo evidenciar envolvimento dos núcleos da base e do cerebelo em alguns casos. O eletroencefalograma, apresenta alteração na frequência de ritmo cerebral e polimorfismo da onda delta. No entanto, esses achados são inespecíficos (Chimelli; Scaravilli, 1997; Coura; Simarro, 2015; Kager et al., 2009).

Tratamento

O tratamento da doença do sono somente deverá ser instituído após o estabelecimento do diagnóstico de certeza, dado o alto índice de toxicidade dos medicamentos. Os esquemas terapêuticos de administração podem ser complexos e sem nenhuma garantia de cura, especialmente em estágios avançados da entidade nosológica (Avery, 2013; Kennedy; Rodgers, 2019; Giordani et al., 2016; Goupil; McKerrow, 2014; Kennedy, 2013; WHO, 2019) (ver Capítulo 9, *Tratamento Farmacológico das Enfermidades Parasitárias*). Desse modo, o paciente deve ser mantido internado por um período inicial para ser acompanhado.

Por esse índice elevado de reações adversas, novos medicamentos estão sendo estudados. Os principais fármacos serão descritos adiante (Bottieau; Clerinx, 2019; Büscher et al., 2017; Baker; Welburn, 2018; WHO, 2013a; 2019), cujo acesso pode ser complexo, dada a inexistência de comercialização no Brasil de alguns medicamentos essenciais (é preciso contatar o Ministério da Saúde e/ou a OMS).

Eflornitina

A DL-alfadifluorometilornitina (DFMO), fármaco que inibe a ezima ornitina-descarboxilase, tem indicação para ser utilizada nas duas fases clínicas – hemolinfática (segunda escolha) e neurológica ("nervosa") – da doença causada por *T. b. gambiense*. No entanto, ela não é efetiva quando utilizada na tripanossomíase oriental. Recomenda-se esquema combinado com nifurtimox (NECT, do inglês *nifurtimox-eflornithine combination therapy*), o tratamento de escolha para a forma encefalítica ocidental, na dose de 200 mg/kg, intravenosa, de 12/12 horas, por 7 dias (em infusão diluída por 2 horas), associado ao nifurtimox em doses de 5 mg/kg, de 8/8 horas, durante 10 dias. O tratamento combinado, além de ter efetividade semelhante à monoterapia (e, talvez, menor índice de recaídas), permite hospitalização mais curta, o que é importante nos sistemas de saúde tipicamente precários das áreas endêmicas. Além disso, e muito importante, acredita-se que o tratamento combinado possa prevenir a emergência de resistência antimicrobiana. Se utilizado em monoterapia, recomenda-se a dosagem de 400 mg/kg/dia, administrado por via intravenosa, de 6/6 horas, durante 14 dias. Não se utiliza administração oral, dados os baixos níveis liquóricos e a baixa efetividade. Os efeitos adversos mais frequentes são diarreia, anemia, citopenias, alopecia e, menos comumente, convulsões. O fato de a substância ter preço mais elevado em relação ao melasorprol e ser administrada por via intravenosa durante 2 semanas dificulta o tratamento, uma vez que as áreas endêmicas possuem, em geral, situação precária. Mesmo assim, a eflornitina é o fármaco de escolha na fase nervosa da THA ocidental e o tratamento é fornecido sem custo aos países endêmicos pela OMS, numa parceria com indústria farmacêutica e ONGs (Bottieau; Clerinx, 2019).

Melarsoprol

É composto por arsenical trivalente, óxido de melársen e dimercaprol. Trata-se de um potente tripanossomicida mesmo com capacidade reduzida de transpor a barreira hematencefálica, sendo o medicamento classicamente utilizado na fase nervosa durante décadas e, no caso da forma encefalítica oriental, ainda a única opção terapêutica. É administrado por via intravenosa, em doses de 2,2 mg/kg/dia, por 10 dias, esquema mais simples mas de efetividade e toxicidade semelhantes ao esquema tradicional mais prolongado, de 3 séries de 3 doses diárias (3,6 mg/kg), no intervalo de 1 semana entre as séries, além de doses menores na primeira semana (2 mg/kg até 3,6 mg/kg).

Seu principal efeito adverso é a encefalopatia reativa, atingindo de 5 a 10% dos pacientes, a qual se manifesta com agitação, sonolência, tremores e dificuldade de fala, que pode progredir de modo bastante grave, com convulsões, coma e morte em até 50% dos casos. A patogênese ainda não é perfeitamente compreendida, mas, tem possível contribuição da toxicidade do arsenical na reação autoimune e/ou na própria destruição do parasito. O tratamento para essas reações se inicia com a retirada do medicamento, a administração de corticosteroides e o controle do edema e das convulsões; porém, a maneira mais utilizada para tentar diminuir a incidência desse efeito adverso é a utilização de predinisolona profilática, iniciada 1 ou 2 dias antes do tratamento e mantida até o fim do curso de melarsoprol. Alguns consideram administrar pentamidina ou suramina antes de iniciar a infusão de melarsoprol, com o intuito de diminuir a carga parasitária, mas há dúvidas quanto à real efetividade de tal medida, a qual, hoje em dia, é pouco utilizada. Além disso, o enfermo pode apresentar reação no local da aplicação do medicamento, com dor e edema (pelo extravasamento do fármaco, com flebite grave), diarreia, reação do tipo Jarisch-Herxheimer, lesões oculares, neurite óptica ou neuropatia periférica, dermatite esfoliativa e hiperpigmentação cutânea. Por isso, o melarsoprol é indicado como primeira linha de tratamento para o segundo estágio da THA oriental e como alternativa para o segundo estágio da doença ocidental, especialmente em caso de falha terapêutica a NECT. As taxas de cura para a forma ocidental diminuíram consideravelmente nos últimos anos em vários focos, devido à resistência antimicrobiana.

Nifurtimox

É um dos fármacos mais recentemente adicionados ao tratamento da THA (originalmente usado para a terapêutica da doença de Chagas). Derivado do nitrofurano, tem mecanismo de ação ainda sujeito à controvérsia, mas reconhece-se que sua atuação depende da formação de ânions superóxido e outros radicais livres de oxigênio, os quais são capazes de interagir com macromoléculas do parasito, causando danos ao DNA e aos lipídios. É utilizado na dose de 5 mg/kg, via oral, de 8/8 horas por 10 dias, em conjunto com a eflornitina (200 mg/kg, via intravenosa, de 12/12 horas, por 7 dias), o tratamento de escolha da fase nervosa da doença causada por *T. b. gambiense*. Efeitos adversos incluem reações cutâneas, efeitos neurológicos e intolerância digestiva (Rey, 2008; Tavares, 2014).

Pentamidina

É uma diamidina aromática que possui duas composições, etanolsufato e metanosulfato. Apesar de não ultrapassar a barreira hematencefálica, ela é considerada um bom fármaco tripanossomicida para a forma hemolinfática ocidental, sendo o tratamento de escolha, pois obtém efeitos satisfatórios sobre ambas as tripanossomíases, embora a suramina seja mais efetiva em casos da doença oriental. É administrada na dose de 4 mg/kg/dia, geralmente por via intramuscular (no campo) ou intravenosa, por 7 dias. Pode manifestar efeitos adversos como anorexia, arritmias, alterações da glicemia (sobretudo hipoglicemia), diarreia, dores abdominais, distúrbios cardiovasculares, hipotensão arterial sistêmica (especialmente durante a infusão, se a administração for intravenosa), náuseas e vômitos (Tavares, 2014).

Suramina

É um derivado da ureia. Por não ultrapassar a barreira hematencefálica, somente é utilizada na primeira fase, a hemolinfática, da forma oriental (apesar de ativa contra a forma ocidental, é considerada de terceira escolha). A princípio, é administrada uma dose-teste de 100 mg, por via intravenosa, para avaliar a tolerância do paciente, pois existem relatos de reações alérgicas graves. Se não ocorrer nenhuma reação, deve-se administrar, após 3 dias, doses de 15 a 20 mg/kg (até no máximo 1 g), diluídas em 10 mℓ de água destilada estéril, semanalmente, com o intuito de alcançar a dose acumulada de 5 a 7 g, que é o máximo para o tratamento contra o *T. b. rhodesiense* em esquema de 5 doses nos dias 1, 3, 7, 14 e 21. Efeitos adversos incluem alterações urinárias (mormente proteinúria e cilindrúria, que deve ser monitorada), artralgias, conjuntivites, diarreia, dor plantar, erupções cutâneas (descamação), estomatite, hematúria, hiperestesias (envolvendo extremidades), náuseas e vômitos. Os distúrbios renais podem comprometer o andamento do tratamento, visto que a insuficiência renal, mesmo que prévia, é uma contraindicação para a utilização do fármaco. Em áreas nas quais há oncocercose concomitante, deve-se evitar suramina devido ao risco de reações graves; porém, caso seja utilizada, deve-se proceder, inicialmente, com o tratamento da oncocercose, utilizando-se ivermectina (ver Capítulo 78, *Oncocercose*).

Abordagem terapêutica

A instituição do tratamento é pautada nos estudos realizados pela Organização Mundial da Saúde (OMS) e parceiros e levam em consideração a subespécie de *Trypanosoma* encontrada, além do período da doença. É impreterível a realização da pesquisa no LCR para averiguar o comprometimento do SNC e para indicar o esquema terapêutico adequado (WHO, 2013b; 2015).

No caso do *Trypanosoma brucei gambiense*, na ausência de alterações neurológicas, deverá ser empregada preferencialmente a pentamina (Rey, 2008); caso contrário, utiliza-se o esquema terapêutico eflornitina e nifurtimox (NECT), tendo como segunda opção a essa combinação o uso de eflornitina em monoterapia e melarsoprol em casos de recaída após o NECT (Rey, 2008). Para o *Trypanosoma brucei rhodesiense*, na ausência de alterações neurológicas, utiliza-se a sumarina (Rey, 2008); caso contrário, é utilizado o melarsoprol (Rey, 2008).

Feito o tratamento, o acompanhamento do indivíduo deve ser procedido para o controle da cura. Ele é realizado com punções lombares semestrais, durante 1 a 2 anos, ou quando ocorrer distúrbio neurológico no paciente nesse mesmo período. Caso haja alteração em alguma dessas análises do LCR, considera-se falha no tratamento, sendo indicado o retratamento (CDC, 2016).

Apesar do tradicional *status* de doença tropical negligenciada e de importantes barreiras para realização de ensaios clínicos nas áreas endêmicas, relevantes avanços em pesquisa de novas opções terapêuticas deram-se nos últimos anos, resultados de parcerias da OMS com acadêmicos, organizações não governamentais (ONGs) e a indústria farmacêutica. O mais promissor é o fexinidazol, nitroimidazol oral que pode ser utilizado em ambas as fases da doença ocidental, simplificando enormemente a busca ativa e a investigação de casos, assim como o manejo dos pacientes, e abrindo a possibilidade de tratamento de indivíduos assintomáticos para fins de controle da doença (Bayão et al., 2019; Pelfrene et al., 2019; WHO, 2019). A eficácia foi demonstrada em recente ensaio clínico randomizado de fase 2/3 para forma encefálica ocidental em esquema de dose única diária por 10 dias, sendo então a substância recentemente aprovada pelas autoridades regulatórias farmacêuticas da Europa (Deeks, 2019; Mesu et al., 2018; Pollastri, 2018). Há potencial para uso na forma oriental, dada ação *in vitro*, o que ainda necessita de estudo em ensaios clínicos. Outro medicamento em estudo para a fase ocidental é o acoziborol, em dose única oral (Meyer et al., 2019).

Epidemiologia e ecologia

Ao longo do século XX, o continente africano foi palco de grandes epidemias da doença do sono, a mais recente iniciada nos anos 1960 e 1970, após importantes avanços no controle da moléstia nas décadas anteriores. A OMS e ministérios da saúde, em parceria com ONGs, realizaram programas para diminuir a incidência da THA envolvendo busca ativa, tratamento de casos e controle de vetores e, no início do século XXI, obtiveram resultados satisfatórios em termos de diminuição na incidência: 2009 foi o primeiro ano em que o número global de casos notificados foi menor que 10.000. A intenção seria de que ainda nas primeiras décadas do século XXI essa doença tropical negligenciada fosse eliminada (WHO, 2015), mas atingir tal objetivo nesse período é improvável.

Ainda hoje, a THA ameaça milhões de pessoas de 36 países diferentes da África Subsaariana, com a maioria dos casos em zonas rurais. Isso dificulta a coleta de dados epidemiológicos fidedignos da doença, além do suporte adequado desses pacientes. De todos os países envolvidos, a República Democrática do Congo apresentou cerca de 85% dos casos no ano de 2014 (forma ocidental) e, no mesmo ano, foram notificados cerca de 3.796 casos; em 2015, foram registrados 2.804 casos, o número mais baixo na curva desde o início da coleta de dados (CDC, 2016; Holanda-Freitas et al., 2018; WHO, 2015).

A distribuição geográfica da THA (Figuras 35.4 e 35.5) se sobrepõe à área de hábitat da *Glossina*, a qual é delimitada por dois paralelos, ao norte 15° e ao sul 29°. As moscas tsé-tsé são encontradas apenas na África Subsaariana, embora somente certas espécies transmitam a doença. Por motivos até agora inexplicados, em muitas regiões onde as moscas tsé-tsé são descritas, a doença do sono não é relatada. As áreas de ocorrência de infecção são predominantemente rurais, o que produz substantivas "descontinuidades" na área de transmissão. Apesar de a entidade nosológica limitar-se entre esses dois paralelos, as localizações desses agentes etiológicos principais – *T. b. gambiense* e *T. b. rhodesiense* – são distintas. Tal distribuição geográfica está relacionada à fauna, à flora e às condições climáticas do local.

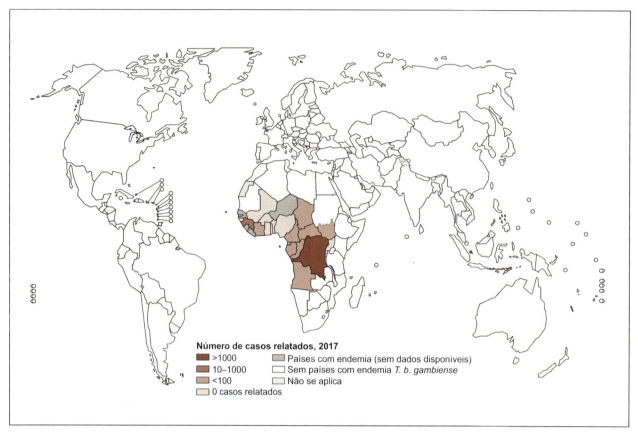

FIGURA 35.4 Distribuição geográfica da tripanossomíase humana africana por *Trypanosoma brucei gambiense*, em 2017. Adaptada de WHO, 2019.

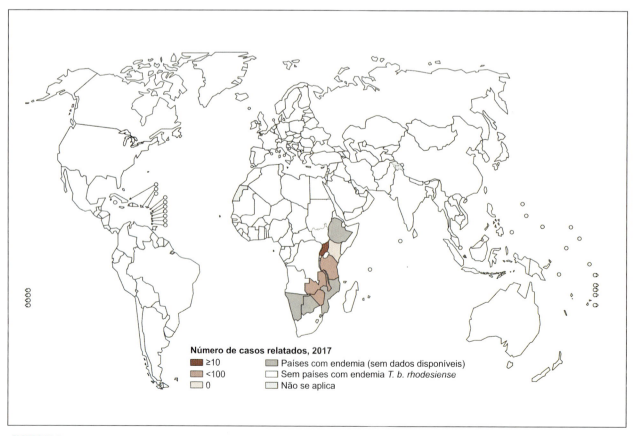

FIGURA 35.5 Distribuição geográfica da tripanossomíase humana africana por *Trypanosoma brucei rhodesiense,* em 2017. Adaptada de WHO, 2019.

A doença se desenvolve em áreas que variam de uma única aldeia até uma região inteira. Dentro de uma localidade afetada, a intensidade pode variar de uma aldeia para outra (Rey, 2008; Siqueira-Batista et al., 2003; WHO, 2015; 2017).

Em 24 países do Centro-Oeste africano, a endemia é causada pelo *T. b. gambiense*, transmitido por insetos do gênero *Glossina*, grupo *palpalis*, espécies que vivem nas margens dos rios, infectando seres humanos que ali realizam suas atividades. Esse subtipo da doença do sono (THA ocidental) é uma antroponose, ou seja, tem o *H. sapiens* como hospedeiro definitivo e reservatório (apesar de persistente dúvida quanto ao papel de outros animais, incluindo os domésticos, na manutenção do ciclo de transmissão). O flagelado *T. b. gambiense* é o maior responsável pela situação endêmica na África, com cerca de 98% dos casos provocados por essa espécie, os quais estão quase totalmente nos seguintes países: Angola, Chade, República Centro-Africana, República Democrática do Congo (principal local), Sudão e norte de Uganda (Rey, 2001; CDC, 2016; WHO, 2015; 2017). Já no Leste e no Sul Africano, em 13 países encontra-se o *T. b. rhodesiense* como causador da condição mórbida (em geral denominada THA oriental), transmitida pelo grupo *morsitans* da *Glossina*, o qual habita principalmente nas regiões de savanas. A doença por esse agente etiológico tem caráter de zoonose, e animais silvestres que se encontram nesses mesmos ecótopos são reservatórios para o protista, sendo o *H. sapiens* um hospedeiro acidental e, portanto, não essencial para o ciclo evolutivo dessa modalidade da THA; isso torna a eliminação da doença extremamente difícil. Ademais, muitos autores consideram-na uma enfermidade ocupacional para trabalhadores da área da pesca e da caça. Mais de 95% de seus casos encontram-se em países como Maláui, Tanzânia, Uganda e Zâmbia. Essa forma é a mais comum em turistas. Observa-se que Uganda é o único país com as duas formas da THA, mas em localizações diferentes do seu território (CDC, 2016; Rey, 2008; WHO, 2015; WHO, 2019).

Em países não endêmicos, a doença é rara; por isso, o diagnóstico costuma ser tardio, o que leva a consequências potencialmente fatais. A doença causada por *T. b. rhodesiense* se apresenta de forma aguda em turistas que visitaram recentemente parques de safári na África Oriental e do Sul, principalmente Tanzânia, sendo descritos múltiplos casos em indivíduos que estiveram na mesma área. Já a doença causada por *T. b. gambiense* tem um curso clínico mais indolente, em indivíduos da África Ocidental ou Central, sendo os principais grupos de risco migrantes ou viajantes a longo prazo (Sudarshi; Brown, 2015).

O vetor da enfermidade pertence à família *Glossinidae* (ver Quadro 35.2) e habita, principalmente, locais de umidade elevada, com sombras e temperaturas não tão altas. Por esses caracteres, sua população aumenta nas estações chuvosas do ano, com incremento da condição mórbida nesses períodos. A propagação do patógeno é feita tanto pelo macho quanto pela fêmea de *Glossina*, pois os dois são hematófagos, ambos em maior atividade durante o período vespertino das 11 às 16 horas. Outra particularidade da mosca tsé-tsé é sua longevidade: uma vez infectada, ela carrega consigo o *Trypanosoma* até a morte, sendo, então, um inseto capaz de transmitir a condição mórbida para várias pessoas.

A doença é transmitida principalmente pela picada de uma mosca tsé-tsé infectada, mas, existem outras maneiras pelas quais as pessoas adquirem o patógeno. De fato, outras formas de infecção pelo *Trypanosoma* já foram documentadas, mas são de difícil análise do ponto de vista epidemiológico. Alguns exemplos são: transmissão vertical, acidentes em laboratórios com o *T. b. gambiense* e transmissão mecânica através de outros insetos hematófagos. Restam possíveis mecanismos de transmissão ainda não comprovados cientificamente, incluindo a hemotransfusão de sangue contaminado e o contato sexual, que, mesmo sendo possível, é de difícil avaliação quanto ao seu impacto em termos de saúde pública (Rey, 2008; WHO, 2015; 2019).

Profilaxia e controle

Atualmente, não existe nenhuma vacina ou perspectiva de desenvolvimento de imunoprofilaxia em um futuro próximo. Por se tratar de uma doença principalmente rural que afeta países pobres, o manejo em termos de prevenção e controle da THA se torna difícil. As estratégias utilizadas pelas frentes governamentais ou não serão sucintamente comentadas a seguir (CDC, 2016; Rey, 2008; WHO, 2015; 2019).

Busca ativa de casos e tratamento precoce

Com o tratamento precoce é possível interromper o ciclo natural da doença para a forma ocidental. A estratégia para isso é o *screening* dos pacientes epidemiologicamente passíveis de contrair a doença, mas que ainda se encontram assintomáticos ou pouco sintomáticos. Esse rastreio é feito por meio do CATT ou de testes rápidos (CDC, 2016; Rey, 2008).

Controle do vetor

Para o controle em larga escala, o método utilizado atualmente se baseia na implantação de armadilhas (conhecidas como *tiny targets*) contra a mosca e alocadas em seu hábitat (Shaw et al., 2015). Outras medidas capazes de diminuir a população da *Glossina* são pulverização de inseticida, manipulação genética e liberação de machos estéreis no hábitat. Proteção individual parcial pode ser conferida por redes mosquiteiras impregnadas.

Em temos de saúde dos viajantes, vale ressaltar que turistas que se dirigem para áreas endêmicas da THA devem ser alertados para tomarem as devidas precauções, como: (1) utilizar roupas de cores neutras que cobrem grande área do corpo; (2) evitar arbustos, onde se encontra a mosca; e (3) vistoriar os veículos ao entrar, pois os artrópodes do gênero *Glossina* são atraídos por veículos em movimento (Siqueira-Batista et al., 2001; WHO, 2019). O emprego de repelentes, apesar de útil contra outros tipos de insetos, tem reduzida serventia para afastar o vetor da THA. Alguns autores propõem a quimioprofilaxia – com suramina ou pentamidina – para os viajantes que se dirigem a áreas de transmissão da moléstia, mas a toxicidade dos esquemas empregados tem contraindicado o uso (Kirchhoff, 2015). Desse modo, ressalta-se a importância de dar atenção às orientações disponíveis em serviços de Medicina de Viagem para evitar a doença (CDC, 2016).

O plano de profilaxia e controle da THA não é simples, pois envolve fatores de conjuntura política, social e econômica dos países endêmicos, muitos dos quais seguem afetados por guerras e instabilidades. Mesmo assim, a diminuição da incidência da protozoonose já é uma realidade. Para uma melhora ainda mais significativa nesses números – e objetivando a eliminação da doença –, algumas medidas ainda devem ser adotadas, como desenvolvimento de novos fármacos – cujo exemplo, na atualidade, é o fexinidazol, recentemente aprovado para o tratamento, por via oral, da doença do sono por *T. b. gambiense* (Bayão et al., 2019; Pelfrene et al., 2019; WHO, 2019) –, com menos efeitos adversos e utilização por via oral para todas as formas da doença.

Referências bibliográficas

Ahmed SK, Rahman AH, Hassan MA et al. An atlas of tsetse and bovine trypanosomosis in Sudan. Parasites & Vectors 2016; 9:194.

Aksoy SBuscher P, Lehane M et al. Human African trypanosomiasis control: Achievements and challenges. PLoS Negl Trop Dis 2017 Apr 20;11(4):e0005454.

Arctos – Collaborative Collection Management Solution. Disponível em: https://arctos.database.museum/name/Trypanosoma%20brucei. Acesso em jun. 2019.

Aresta-Branco F, Erben E, Papavasiliou FN, Stebbins CE. Mechanistic Similarities between Antigenic Variation and Antibody Diversification during Trypanosoma brucei Infection. Trends Parasitol 2019; 35(4):302-315.

Avery V. Ask the experts: drug discovery for the treatment of leishmaniasis, African sleeping sickness and Chagas disease. Fut Med Chem 2013;5(15):1709-18.

Baker CH, Welburn SC. The Long Wait for a New Drug for Human African Trypanosomiasis. Trends Parasitol 2018;34(10):818-827.

Bayão TS, Cupertino MC, Gomes AP et al. Fexinidazole and Human African Trypanosomiasis: good news for the important neglected tropical disease. Rev Soc Bras Med Trop 2019; 52: e20190176.

Bottieau E, Clerinx J. Human African Trypanosomiasis: Progress and Stagnation. Infect Dis Clin North Am 2019;33(1):61-77.

Büscher P et al. Human African trypanosomiasis. Lancet 2017 Nov, 25;390(10110):2397-2409.

CDC. Centers for Disease Control and Prevention. Parasites – African trypanosomiasis (also known as sleeping sickness). Disponível em: http://www.cdc.gov/parasites/sleepingsickness/. Acesso em: maio de 2016.

Chimelli L, Scaravilli F. Trypanosomiasis. Brain Pathol 1997; 7(1):599-611.

Coura JR, Simarro PP. Tripanossomíase africana. In: Coura JR. Dinâmica das doenças parasitárias. 2. ed. Rio de Janeiro: Gunabara Koogan; 2015.

Deeks ED. Fexinidazole: First global approval. Drugs 2019;79(2):215-220.

de Gier J, Cecchi G, Paone M et al. The continental Atlas of tsetse and African animal trypanosomosis in Nigeria. Acta Trop 2020; 2: 105328.

Desquesnes M, Dargantes A, Lai DH et al. Trypanosoma evansi and surra: a review and perspectives on transmission, epidemiology and control, impact, and zoonotic aspects. Biomed Res Int; 2013:321237.

Giordani F, Morrison LJ, Rowan TG et al. The animal trypanosomiases and their chemotherapy: a review. Parasitology 2016;143(14):1862-89.

Globi – Global Biotic Interactions. Disponível em: https://www.globalbioticinteractions.org/?interactionType=interactsWith&sourceTaxon=NCBI%3A7393. Acesso em: set. 2019.

Goulart GG, Costa Leite IM. Parasitologia e micologia humana. 2. ed. Rio de Janeiro: Cultura Médica; 1978.

Goupil LS, McKerrow JH. Introduction: drug discovery and development for neglected diseases. Chem Rev 2014;114(22):11131-7.

Hall JP, Wang H, Barry JD. Mosaic VSGs and the scale of Trypanosoma brucei antigenic variation. PLoS Pathog 2013; 9:e1003502.

Heisch RB, McMahon JP et al. The isolation of Trypanosoma rhodesiense from a bushbuck. Br Med J 1958;2(5106):1203-4.

Holanda-Freitas IT, Bayao TS, Cupertino MC et al. The human African trypanosomiasis control perspectives in the world: advances and challenges. In: XXXIV Annual Meeting of the Brazilian Society of Protozoology / XLV Annual Meeting on Basic Research in Chagas Disease, 2018, Caxambu. Proceedings of XXXIV Annual Meeting of the Brazilian Society of Protozoology / XLV Annual Meeting on Basic Research in Chagas Disease, 2018. v. 1. p. 99.

Igreja RP, Fonseca MS, Castiñeiras TMPP et al. Tripanossomíase humana africana. Anais do XXXIV Congresso da Sociedade Brasileira de Medicina Tropical 1998.

Kennedy PGE. Clinical features, diagnosis, and treatment of human african trypanosomiasis (sleeping sickness). Lancet Neuro 2013; 12(2):186-94.

Kager PA, Schipper HG, Stam J et al. Magnetic resonance imaging findings in human african trypanosomiasis: a four-year follow-up study in a patient and review of the literature. Am J Trop Med Hyg 2009;80(6):947-52.

Kennedy PGE et al. Clinical and Neuropathogenetic Aspects of Human African Trypanosomiasis. Front Immunol 2019;10:39.

Kennedy PGE, Rodgers J. Clinical and neuropathogenetic aspects of Human African Trypanosomiasis. Front Immunol 2019;10:39.

Kirchhoff LV. Agents of african trypanosomiasis (sleeping sickness). In: Bennett JE, Dolin R, Blaser MJ. Mandell, Douglas, and Bennett's principles and practice of infectious diseases. 8. ed. Philadelphia: Elsevier Saunders;2015.

Lejon V, Büscher P. Review article: cerebrospinal fluid in human african trypanosomiasis: a key to diagnosis, therapeutic decision and post-treatment follow-up. Trop Med Int Health 2005;10(5):395-403.

Lumbala C, Biéler S, Kayembe S et al. Prospective evaluation of a rapid diagnostic test for Trypanosoma brucei gambiense infection developed using recombinant antigens. PLoS Negl Trop Dis 2018;12(3):e0006386.

Masocha W, Kristensson K. Human African trypanosomiasis: How do the parasites enter and cause dysfunctions of the nervous system in murine models? Brain Res Bull 2019;145:18-29.

Meisner J, Barnabas RV, Rabinowitz PM. A mathematical model for evaluating the role of trypanocide treatment of cattle in the epidemiology and control of trypanosoma brucei rhodesiense and T. b. gambiense sleeping sickness in Uganda. Parasite Epidemiology and Control 2019; doi:10.1016/j.parepi.2019.e00106

Meyer KJ, Meyers DJ, Shapiro TA. Optimal kinetic exposures for classic and candidate antitrypanosomals. J Antimicrob Chemother 2019; 74(8):2303-2310.

Mesu VKBK et al. Oral fexinidazole for late-stage African Trypanosoma brucei gambiense trypanosomiasis: a pivotal multicentre, randomised, non-inferiority trial. Lancet 2018;391(10116):144-54

NCBI. National Center for Biotechnology Information. Taxonomy. Disponível em: https://www.ncbi.nlm.nih.gov/Taxonomy. Acesso em 2017.

Njiokou F, Laveissière C, Simo G et al. Wild fauna as a probable animal reservoir for Trypanosoma brucei gambiense in Cameroon. Infect Genet Evol 2006;6(2):147-53.

Oliveira DMP, Pereira CU, Freitas ZMP. Escalas para avaliação do nível de consciência em trauma cranioencefálico e sua relevância para a prática de enfermagem em neurocirurgia. Arq Bras Neurocir 2014;33(1): 22-32.

Patel NK, Clegg A, Brown M, Hyare H. MRI findings of the brain in human African trypanosomiasis: a case series and review of the literature. BJR Case Rep 2018;4(4):20180039

Pelfrene E, Harvey Allchurch M, Ntamabyaliro N et al. The European Medicines Agency's scientific opinion on oral fexinidazole for human African trypanosomiasis. PLoS Negl Trop Dis 2019; 13(6):e0007381.

Pereira RM, Greco GMZ, Moreira AM et al. Applicability of plant-based products in the treatment of Trypanosoma cruzi and Trypanosoma brucei infections: a systematic review of preclinical in vivo evidence. Parasitology 2017;144(10):1275-87.

Pollastri MP. Fexinidazole: A new drug for african sleeping sickness on the horizon. Trends Parasitol 2018;34(3):178-179.

Ponte-Sucre A. An overview of trypanosoma brucei infections: an intense host-parasite interaction. Front Microbiol 2016;7:21-6.

Radwanska M, Vereecke N, Deleeuw V et al. Salivarian Trypanosomosis: A Review of Parasites Involved, Their Global Distribution and Their Interaction With the Innate and Adaptive Mammalian Host Immune System. Front Immunol 2018; 9:2253.

Rey L. Parasitologia. 4. ed. Rio de Janeiro: Guanabara Koogan; 2008.

Shaw APM, Tirados I, Mangwiro CTN, et al. Costs of using "Tiny Targets" to control Glossina fuscipes fuscipes, a vector of Gambiense Sleeping Sickness in Arua District of Uganda. PLoS Negl Trop Dis 2015; 9(3): e0003624.

Silva IQ, Quintas E, Tavares W. Tripanossomíase africana. In: Tavares W, Marinho LAC. Rotinas de diagnóstico e tratamento das doenças infecciosas e parasitária. 4. ed. São Paulo: Atheneu; 2015.

Simo G, Asonganyi T, Nkinin SW et al. High prevalence of Trypanosoma brucei gambiense group 1 in pigs from the Fontem sleeping sickness focus in Cameroon. Vet Parasitol 2006;139(1-3):57-66.

Siqueira-Batista R, Igreja RP, Albajar I Viñas P. Doença do sono (tripanossomíase humana africana). In: Siqueira-Batista R, Gomes AP, Silva Santos S et al. Manual de infectologia. Rio de Janeiro: Revinter; 2003.

Siqueira-Batista R, Igreja RP, Albajar I Viñas P. Doença do Sono. In: Rodrigo Siqueira-Batista R, Gomes AP, Igreja RP, Huggins DW. Medicina Tropical: Abordagem Atual das Doenças Infecciosas e Parasitárias. Rio de Janeiro: Editora Cultura Médica, 2001.

Steverding D. The history of african trypanosomiasis. Parasit & Vect 2008;1:3.

Sudarshi D, Brown M. Human african trypanosomiasis in non-endemic countries. Clinical Medicine 2015;15(1):70-3.

Tavares W. Antibióticos e quimioterápicos para o clínico. 3. ed. São Paulo: Atheneu, 2014.

Teasdale G, Jennett BTB. Assessment of coma and impaired consciousness: a practical scale. Lancet 1974;2:81-4.

Tesoriero C, Del Gallo F, Bentivoglio M. Sleep and brain infections. Brain Res Bull 2019;145:59-74.

WHO. World Health Organization. Control and surveillance of human african trypanosomiasis. Technical Report Series 984. Geneva, Switzerland: WHO; 2013a.

WHO. World Health Organization. Sustaining the drive to overcome the global impact of neglected tropical diseases: second WHO report on neglected tropical diseases. 2013b.

WHO. World Health Organization. Trypanosomiasis, human african (sleeping sickness). 2015. Disponível em: http://www.who.int/mediacentre/factsheets/fs259/en/.

WHO. World Health Organization. Trypanosomiasis, human african (sleeping sickness). Disponível em: https://www.who.int/en/newsroom/fact-sheets/detail/trypanosomiasis-human-african-(sleeping-sickness). Acesso em: jan 2019.

CAPÍTULO 36

Tripanossomíases Humanas Atípicas

Marli do Carmo Cupertino • Taciana de Souza Bayão • Rodrigo Siqueira-Batista

Introdução

As tripanossomíases – condições mórbidas causadas por protozoários do gênero *Trypanosoma* (ordem Kinetoplastida, família Trypanosomatidae) – têm grande importância nas medicinas humana e veterinária, com ocorrência, principalmente, nas áreas tropicais do mundo (Martins et al., 2012; Odeniran et al., 2018; Büscher et al., 2019; Makhani et al., 2019). Os agentes etiológicos são protistas unicelulares flagelados e parasitos bem-sucedidos no estabelecimento do processo infeccioso, com a potencialidade para afetar uma ampla gama de hospedeiros, dentre os quais se incluem os seres humanos, acometidos amiúde pela doença de Chagas (*Trypanosoma cruzi* – ver Capítulo 34, *Tripanossomíase Americana/Doença de Chagas*) e pela doença do sono (*Trypanosoma brucei gambiense* e *Trypanosoma brucei rhodesiense* – ver Capítulo 35, *Tripanossomíase Humana Africana/Doença do Sono*). Em animais domésticos, provocam diversas doenças devastadoras, as quais, particularmente em bovinos, constituem um obstáculo importante para o desenvolvimento econômico das áreas rurais afetadas.

Dentre as tripanossomíases animais, destacam-se: a nagana, em bovinos (*Trypanosoma brucei brucei, Trypanosoma brucei rhodesiense, Trypanosoma congolense, Trypanosoma vivax*) e porcos (*Trypanosoma simiae*); a surra (*Trypanosoma evansi*) e a durina (*Trypanosoma brucei equiperdum*), em equinos. Em animais silvestres, destaca-se o *Trypanosoma lewisi*, que é uma espécie cosmopolita originalmente encontrada em *Rattus* spp. e transmitida pelas pulgas dos ratos. O protista *T. lewisi* normalmente não é patogênico para seu hospedeiro natural, mas, já foram descritas infecções fatais em ratos causadas por esse parasito (Brown, 1914; FAO, 2017; Magez; Cooper et al., 2017; Parra-Gimenez; Reyna-Bello, 2019; Radwanska 2014; WHO, 2019).

Infecções em animais domésticos causam grandes perdas socioeconômicas pelo mundo. Além disso, os animais domésticos e silvestres podem funcionar como reservatório dos parasitos para o *Homo sapiens*. Em países em que grande parte da população reside em áreas rurais e participa na produção animal, principalmente em pequena escala, ocorre facilitação da transferência de patógenos de animais para humanos (transmissão zoonótica). Surge, então, um novo problema de saúde pública, no qual os protozoários animais do gênero *Trypanosoma* infectam atipicamente humanos, causando quadros denominados tripanossomíases humanas atípicas (THa) (Joshi, 2013; Nguyen et al., 2016; Rabaa et al., 2015; Truc et al., 2013; Vanhamme et al., 2003).

Na última década, houve um aumento no número de casos notificados e publicados de THa e, como enfatizado por Truc et al. (2013), embora exista um aumento da detecção devido à melhora das técnicas de diagnóstico moleculares, os casos da entidade nosológica ainda parecem muito subestimados. Dezenas deles foram notificados em regiões dos continentes africano e asiático, caracterizando-se como um problema em populações de países pobres e em desenvolvimento. Alguns desses registros foram de quadros transitórios, mas, dois pacientes morreram.

A subnotificação e a dificuldade de diagnóstico nas áreas onde ocorrem as THa requerem uma ênfase na descrição e nos estudos dessas condições mórbidas, a fim de oferecer subsídio para prevenção e tratamento de possíveis infectados, além de responder a questões como se tais realidades sinalizam para um novo grupo de zoonoses emergentes ou se representam apenas um "acidente biológico" (Desquesnes et al., 2013; Joshi, 2013; Pumhom 2015; Truc et al., 2013). Abordar essas questões, enfatizando as principais espécies do gênero *Trypanosoma* implicadas na THa, é o escopo do presente capítulo.

Etiologia

Taxonomia

Os protozoários do gênero *Trypanosoma* causadores de doenças em mamíferos, incluindo seres humanos, são agrupados em dois grupos: *Stercoraria*, que se desenvolvem na parte posterior do sistema digestório, sendo o *T. cruzi* (agente etiológico da doença de Chagas, ou tripanossomíase americana) o principal exemplo; e *Salivaria*, que se desenvolvem na parte anterior do sistema digestório do inseto, como os principais tripanossomas patogênicos africanos, incluindo os agentes da doença do sono (Quadro 36.1), moléstia também denominada tripanossomíase humana africana. Todos os agentes relevantes da THa pertencem ao grupo *Salivaria*, já que a transmissão ao hospedeiro vertebrado ocorre principalmente através da saliva infectada de insetos hematófagos (Desquesnes et al., 2013; Nguyen et al., 2016; Fong, 2017).

Conforme mencionado, a nagana é uma doença causada por *Trypanosoma brucei brucei, Trypanosoma brucei rhodesiense, Trypanosoma congolense* e *Trypanosoma vivax* (em bovinos) e pelo *Trypanosoma simiae* (em porcos) (Figura 36.1). O *Trypanosoma evansi* causa a surra, uma doença de camelos, cavalos, bovinos e búfalos. A durina é causada pelo *Trypanosoma brucei equiperdum*, único tripanossoma salivariano, cujo ciclo de transmissão não necessita de vetores invertebrados, sendo transmitido entre cavalos e outros equídeos durante o acasalamento, além da transmissão vertical (Cooper et al., 2017).

Os protozoários do gênero *Trypanosoma* se desenvolvem na corrente sanguínea e nos tecidos de uma ampla gama de hospedeiros mamíferos. Embora os seres humanos tenham uma proteção natural contra a maioria das espécies de protozoários do gênero *Trypanosoma*, 21 casos de THa, causados por *T. vivax, T. b. brucei, T. evansi, T. congolense* e *T. lewisi*, foram registrados até 2018 (Quadro 36.2). Alguns autores observaram que as infecções zoonóticas ocorrem muito frequentemente em locais rurais, porém não desencadeiam transmissão de humano para humano e, na maioria das vezes, não são diagnosticadas. Isso porque se trata de regiões pobres, onde a possibilidade de diagnóstico é limitada (Bharodiya et al., 2018; Joshi, 2013, Truc et al., 2013; Vanhamme et al., 2003).

QUADRO 36.1 Classificação taxonômica das principais espécies pertencentes ao gênero *Trypanosoma*.

Domínio	Eukaryota
Filo	Euglenozoa
Ordem	Kinetoplastida
Família	Trypanosomatidae
Gênero	*Trypanosoma*
Espécies	*Trypanosoma blanchardi, Trypanosoma brucei, Trypanosoma congolense, Trypanosoma cruzi, Trypanosoma dionisii, Trypanosoma erneyi, Trypanosoma lewisi, Trypanosoma noyesi, Trypanosoma rabinowitschae, Trypanosoma rangeli, Trypanosoma teixeirae, Trypanosoma vespertilionis, Trypanosoma vivax, Trypanosoma wauwau*

Adaptado de NCBI – The Taxonomy Database, 2019; Arctos – Collaborative Collection Management Solution, 2019.

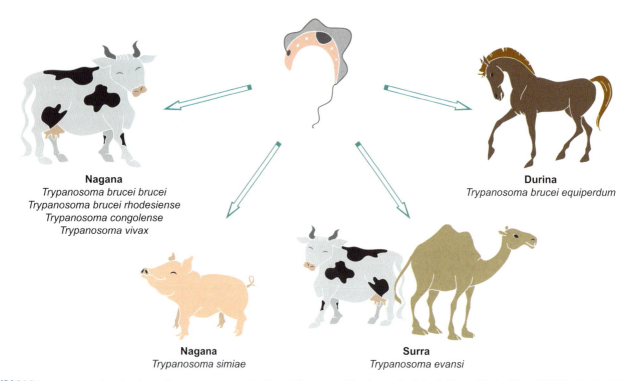

FIGURA 36.1 Doenças animais pelo gênero *Trypanosoma* e principais espécies acometidas. Ilustração: Ademir Nunes Ribeiro Júnior (FADIP) e Rodrigo Siqueira-Batista (UFV e FADIP).

QUADRO 36.2 Casos de tripanossomíases humanas atípicas notificados entre 1917 e 2018.

Nome da doença em animais	Surra	Nagana	Tripanossomíase de ratos
Agente etiológico	*T. evansi*	*T. b. brucei, T. b. rhodesiense, T. congolense, T. vivax*	*T. lewisi* ou *T. lewisi-like*
Número de casos em humanos	6	*T. congolense*: 1 *T. vivax*: 1 *T. b. brucei*: 4	9
Transmissão	Picada de moscas	Picada de moscas	Pulgas de ratos
Principais animais suscetíveis	Camelos, equídeos, ruminantes, domésticos, cães e gatos	Bovinos, pequenos ruminantes, porcos, cavalos e cães	Roedores
Febre	Sim	Sim	Sim
Continente de ocorrência dos casos em humanos	África e Ásia	África	África e Ásia

Adaptado de Vanhamme et al., 2003; Joshi, 2013; Truc et al., 2013; Bharodiya et al., 2018.

Dois casos de THa causados por *T. evansi* com confirmação molecular das espécies infectantes ocorreram no continente asiático, sendo um na Índia, em 2005 (Joshi et al., 2005), e outro no sul do Vietnã, em 2015 (Van Vinh Chau et al., 2016). No primeiro caso, o paciente apresentava uma deficiência de apolipoproteína L1 (APOL1), um componente do soro humano com atividade tripanocida (Vanhamme et al., 2003); entretanto, no segundo caso, o indivíduo não tinha deficiência de APOL1. Outros quatro casos prováveis foram relatados, sendo três no continente asiático (dois na Índia e um em Sri Lanka) e um no continente africano (Egito). O diagnóstico foi pautado apenas em características morfológicas do parasito, sem análise molecular (Van Vinh Chau et al., 2016).

Dos agentes etiológicos causadores da nagana em bovinos, *T. vivax* e *T. congolense* houve apenas dois casos humanos descritos na literatura até o ano de 2018, ambos no continente africano. Um deles ocorreu em 1917, na região de Gana, cujo agente etiológico foi identificado por exame morfológico como sendo o *T. vivax*; o outro foi na Costa do Marfim, causado pelo *T. congolense*, mas com o indivíduo coinfectado com *T. brucei* spp. Quatro casos de THa causados por *T. b. brucei* foram descritos, mas o diagnóstico molecular foi feito em apenas um. Em estudo com sete voluntários sendo picados por moscas tsé-tsé infectadas com *T. b. brucei*, apenas um teve infecção, por um período de 3 semanas (Van Hoff et al., 1948; Truc et al., 2013; Fong, 2017).

O *T. lewisi* é uma espécie cosmopolita originalmente encontrada em *Rattus* spp. e transmitida pelas pulgas desses animais. Inicialmente, foi descrita como um protista não patogênico para seus hospedeiros naturais (ratos) e para humanos; porém, essa visão mudou quando, a partir de 1933, foram descritas infecções em *H. sapiens*, que culminaram com uma infecção fatal em um lactente, em 2007. O maior número de THa diagnosticadas tem como agente etiológico *T. lewisi* ou *T. lewisi-like*; até 2018, nove casos foram descritos, oito desses na região do continente asiático e um no continente africano. Com esses relatos, evidencia-se a capacidade de *T. lewisi* apresentar resistência à lise pelos componentes do soro humano normal, podendo ser considerado como um parasito humano negligenciado. Isso é particularmente importante em países em desenvolvimento, onde as crianças têm contato direto com pulgas de ratos infectadas com *T. lewisi*. Assim, é uma necessidade investigar o papel de roedores como reservatórios desse protista.

Já foram descritas 44 espécies do gênero *Trypanosoma* em 144 tipos de roedores, incluindo o *T. evansi*. No entanto, a maioria é pertencente ao grupo *Stercoraria*. No Brasil, essa espécie foi registrada recentemente em *Rattus norvegicus* e em macacos em cativeiro. O *T. lewisi* é transmitido aos roedores através da ingestão de pulgas ou suas fezes contendo o estágio infeccioso, a tripomastigota metacíclica. Em 2018, estudo realizado em Durban, África do Sul, investigou a relação entre *Trypanosoma lewisi* e *Rattus norvegicus* no ambiente urbanizado. Os autores destacaram a associação entre a insalubridade dos centros urbanos, que oferece abrigo e disponibilidade de alimentos aos ratos, sendo uma área propícia para proliferação dos vetores, pulgas da espécie *Xenopsylla cheopis*, um vetor biológico, e piolhos da espécie *Polyplax spinulosa*, um possível vetor mecânico de *T. lewisi*. O estudo revelou associação negativa entre ratos com piolhos e tripanossomas e associação positiva entre ratos e pulgas e a presença do protozoário no sangue dos ratos, evidenciando o risco potencial à saúde pública (Archer et al., 2018; Linardi; Botelho, 2002; Milocco et al., 2012; Pumhom et al., 2015; Truc et al., 2013).

Imunologia e patologia

A tripanossomíase nos animais geralmente envolve febre e letargia, levando à anemia, que pode ser fatal se não for tratada. A anemia após a infecção é normalmente diagnosticada pela existência de um baixo número de eritrócitos, podendo ser induzida pela resposta imune inata, causando hemólise, ou a partir das hemolisinas liberadas pelos protozoários. A anemia ocorre no estágio inicial da infecção, quando a parasitemia está em seu auge. Em casos de nagana, acompanha uma infecção crônica, independentemente da detecção dos parasitos ocorrerem nos esfregaços sanguíneos. No entanto, a anemia é curada quando os animais infectados são tratados com substâncias tripanocidas (Birhanu et al., 2015; Cooper et al., 2017).

Algumas espécies do gênero *Trypanosoma* apresentam características peculiares. Enquanto a maioria se diferencia no intestino dos invertebrados, *T. evansi* pode ser transmitido mecanicamente, não sofrendo diferenciação no organismo do animal. O flagelado *T. equiperdum* tem um mecanismo de infecção incomum, já que é transmitido sexualmente e não envolve um vetor invertebrado. No entanto, a maior parte dos protistas patogênicos para humanos e animais difere dos patógenos mencionados e sofre diferenciação no hospedeiro invertebrado, sendo transmitido pela picada desses insetos (Birhanu et al., 2015; Ahmed et al., 2016).

Os parasitos do gênero *Trypanosoma* são capazes de ativar, no hospedeiro, tanto a resposta imune celular quanto a resposta imune humoral (ver Capítulo 2, *Interações entre Patógenos e Hospedeiros Humanos | O Sistema Imune e seus "Papéis" nas Enfermidades Parasitárias*). Por meio de uma interação eficiente com o vetor e o hospedeiro mamífero, eles desenvolveram – evolutivamente – mecanismos de escape imunológico eficientes, tornando possível que esses parasitos sobrevivam tempo suficientemente longo no vetor e no hospedeiro mamífero, a fim de completar seu ciclo de vida (Vanhamme et al., 2003).

Os três mecanismos mais reconhecidos no desenvolvimento da anemia nos casos de tripanossomíases são: (1) hemocaterese maciça no baço e no fígado em todos os estágios da infecção, (2) hemólise intravascular no estágio agudo e (3) resposta inadequada da medula óssea no estágio crônico. A hemocaterese esplênica ocorre devido à eritrofagocitose por macrófagos ativados que são induzidos por glicolípidos derivados de parasitos, para se tornarem hiperativos contra protistas e glóbulos vermelhos. Na fase crônica, a produção de eritrócitos pela medula óssea é reduzida, fato atribuído ao aumento do sequestro de ferro (como hemossiderina) em macrófagos (Constable et al., 2017).

O T. congolense vive nos vasos sanguíneos do hospedeiro mamífero, de onde formas infectantes são ingeridas por moscas tsé-tsé durante o repasto sanguíneo. Formas pró-cíclicas se diferenciam no intestino médio do inseto e migram para a probóscide, onde se fixam como formas epimastigotas e, finalmente, diferenciam-se em formas metacíclicas infectantes, as quais são transmitidas a um novo hospedeiro mamífero durante o repasto sanguíneo seguinte. Ruminantes, cães e suínos são os principais hospedeiros dessa espécie. Em 1998, foi registrado um caso humano na região da Costa do Marfim, no continente africano (Peacock et al., 2012; Truc et al., 2013).

Na nagana, os tripanossomas metacíclicos são inoculados intradermicamente à medida que o inseto hematófago se alimenta, multiplicando-se até provocar uma reação cutânea local, variando a gravidade de acordo com o hospedeiro e a espécie do gênero *Trypanossoma*. Na intimidade da cútis, os parasitos metacíclicos mudam para a forma tripomastigota e penetram na corrente sanguínea recorrente ou através dos vasos linfáticos, iniciando parasitemias recorrentes associadas à febre intermitente. O comportamento dos parasitos, em seguida, depende, em grande parte, das espécies de tripanossoma transmitidas e do hospedeiro. Na fase aguda, *T. vivax* geralmente se multiplica rapidamente no sangue de bovinos, ovelhas e cabras, e está uniformemente disperso em todo o sistema cardiovascular, enquanto *T. congolense* tende a ficar agregado em pequenos vasos sanguíneos e capilares do coração, cérebro e músculo esquelético. As parasitemias de *T. congolense* em ruminantes geralmente não são tão altas quanto aquelas observadas em *T. vivax*, embora a anemia possa ser mais marcada. Ambas as espécies exercem seu efeito principalmente causando anemia grave e dano de órgãos leve a moderado na forma de degeneração celular e infiltração celular mononuclear perivascular. Infecções muito agudas com *T. vivax* em bovinos ou com *T. simiae* em porcos resultam em parasitemia fulminante e coagulação intravascular disseminada, com hemorragias que levam rapidamente à morte. Tais síndromes se assemelham a sepse, destacando-se, em tais casos, que muitas vezes a anemia pode não ser grave (Constable et al., 2017).

Trypanosoma brucei brucei e, menos frequentemente, *T. vivax* têm a capacidade adicional de escapar dos capilares para as estruturas intersticiais e cavidades serosas, onde continuam a se multiplicar. Tais infecções resultam em dano orgânico mais grave em cavalos, ovelhas e cabras. Além da anemia, o líquido cefalorraquidiano e o parênquima cerebral podem ser invadidos pelos parasitos, resultando em meningoencefalite e encefalomalacia. Os protistas no líquido cefalorraquidiano não sofrem ação de alguns medicamentos e podem ser uma fonte de infecção recorrente quando afetam a circulação sanguínea. Além disso, animais gestantes podem abortar, e as infecções transplacentárias do feto ocasionalmente ocorrem (Constable et al., 2017).

Aspectos clínicos

Trypanosoma lewisi

Nas ocorrências de infecção em humanos por este agente, os tripanossomas podem ser observados em esfregaços de sangue periférico e clinicamente os pacientes apresentam um quadro de anemia, tosse, anorexia e, eventualmente, convulsões. Em todos os nove casos relatados na literatura, os pacientes apresentaram febre e, em um deles, houve evolução para a morte (Truc et al., 2013).

Trypanosoma vivax

Na infecção em humanos causada por tal protozoário (Figura 36.2), não há dados sobre quadro febril. Em animais domésticos, além do sangue, *T. vivax* já foi identificado no sistema nervoso central (SNC), no humor vítreo e no miocárdio.

Trypanosoma congolense

No caso da doença por este protista, o paciente humano também apresentava quadro febril. A nagana, na maioria das espécies de animais domésticos, tem caráter progressivo, mas nem sempre fatal, e as principais características são anemia e imunossupressão. Os infectados podem desenvolver infecções bacterianas, virais e outras protozooses concomitantes e até mesmo fatais como resultado da imunossupressão, devido a apoptose de células B induzida pelo *Trypanosoma*. Isso ocasiona perda de respostas protetoras através de anticorpos e perda das respostas de memória (Truc et al., 2013; Van Vinh Chau et al., 2016; Constable et al., 2017).

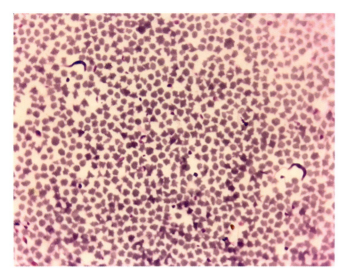

FIGURA 36.2 *Trypanosoma vivax*, tripomastigota (1.000× de aumento). Lâmina pertencente ao acervo do Laboratório Multidisciplinar da Faculdade Dinâmica do Vale do Piranga, obtida junto ao Departamento de Parasitologia, Instituto de Ciências Biológicas, Universidade Federal de Minas Gerais. Foto: Marli do Carmo Cupertino (FADIP) e Flávia Neves Carneiro do Nascimento (FADIP).

Trypanosoma evansi

Nas descrições de infecções humanas por *T. evansi*, relatadas na literatura, os pacientes apresentaram quadro febril, com uma evolução para a morte. No caso confirmado em 2015, a paciente de 38 anos apresentou febre, dor de cabeça e artralgia. Os animais não humanos infectados por tal agente – ou seja, com surra – costumam morrer dentro de semanas ou poucos meses; no entanto, eventualmente ocorrem infecções crônicas com evolução da doença por meses. A doença pode ser fatal na ausência de tratamento e apresenta sinais clínicos inespecíficos, como anemia, perda de peso e aborto. Os sinais são variáveis de acordo com o hospedeiro e a região; no entanto, há efeitos imunossupressores interferindo com doenças intercorrentes ou campanhas de vacinação. *Trypanosoma evansi* em camelos, equinos e cães muitas vezes pode produzir quadros fatais na ausência de tratamento, além de levar o animal a um rápido estado de emagrecimento e anemia. As demais manifestações são febre, estado progressivo de letargia (animais ficam deitados por muito tempo) e lacrimejamento, entre outros. Ocorre também emagrecimento (apesar do apetite voraz), letargia, incoordenação e instabilidade dos membros pélvicos, atrofia das grandes massas musculares dos membros pélvicos, fraqueza muscular e palidez das mucosas. Alguns equinos desenvolveram um quadro neurológico encefálico caracterizado por andar em círculos, ataxia, cegueira, hiperexcitabilidade, quedas, embotamento, déficits proprioceptivos e desvio da cabeça. Em necropsias pode haver esplenomegalia, linfadenomegalia, hiperplasia linfoide no baço e nos linfonodos, atrofia das grandes massas musculares dos membros pélvicos, edema e malacia nas substâncias branca e cinzenta do encéfalo. Histologicamente, pode ser observada uma panencefalite devastadora e caracterizada por marcado edema, desmielinização, necrose e infiltrado perivascular, afetando tanto a substância branca quanto a cinzenta e muitos plasmócitos do infiltrado inflamatório (Rodrigues et al., 2005).

Diagnóstico laboratorial

A investigação da doença requer ferramentas de diagnóstico sensíveis. Para isso, são sugeridos estudos morfológicos dos parasitos, teste de sensibilidade à lise pelo complemento humano, teste de aglutinação com lectina germe de trigo, imunofluorescência indireta com anticorpos monoclonais, perfil de isoenzimas e reação em cadeia da polimerase (PCR). O imunodiagnóstico com base na detecção de antígeno é preferível, pois a detecção do anticorpo não pode diferenciar infecção ativa e cura. Em casos de infecção humana, *T. lewisi* pode ser observado no esfregaço de sangue periférico. Nas situações descritas na literatura, quatro diagnósticos foram feitos com base em características morfológicas, dois com uso de PCR e dois identificados por sequenciamento. O caso de *T. vivax* foi identificado por características morfológicas. Quatro dos cinco relatos de infecção por *T. evansi* foram identificados por características morfológicas e um por PCR. Na infecção de *T. congolense*, o diagnóstico foi feito por meio de PCR. Não é possível distinguir *T. b. brucei* de *T. b. gambiense* e *T. b. rhodesiense*, que são as formas clássicas que causam a doença do sono, com exame morfológico a partir de esfregaço sanguíneo (Hamilton et al., 2011; Van Vinh Chau et al., 2016; Truc et al., 2013).

Destaque merece ser dado ao *Trypanosoma rangeli*, um parasito frequente do sangue humano nas regiões das Américas do Sul e Central, o qual pode infectar uma grande variedade de mamíferos silvestres e domésticos, sendo transmitido por numerosas espécies de triatomíneos, principalmente do gênero *Rhodnius* (Siqueira-Batista et al., 1998; Espinosa-Álvarez et al., 2018; Ferreira et al., 2018). Apesar de não causar quadro clínico no *H. sapiens*, frequentemente é encontrado no sangue humano – associado ou não ao *T. cruzi* –, dificultando o diagnóstico diferencial. É transmitido pela picada do vetor e pouco se sabe sobre o desenvolvimento do *T. rangeli* no hospedeiro vertebrado, uma vez que a parasitemia é baixa e de curta duração. *T. cruzi* e *T. rangeli* possuem sobreposições significativas no hospedeiro e na distribuição geográfica. Atualmente, recomenda-se a utilização de diversos métodos laboratoriais para identificar e caracterizar os isolados primários de *T. rangeli*, bem como para diferenciá-lo do *T. cruzi*, já que podem ocorrer reações sorológicas cruzadas. Por não ser uma espécie patogênica para o ser humano, a importância médica do *T. rangeli* se limita, basicamente, às dúvidas geradas em relação ao diagnóstico de infecção por *T. cruzi*. Uma variedade de técnicas à base de PCR foi desenvolvida para diferenciar tais espécies e atribuir os seus isolados em linhagens (Ferreira et al., 2014; Vallejo et al., 1999). No entanto, a existência de diferentes linhagens de *T. cruzi* e de *T. rangeli* torna a identificação de toda a gama de isolados uma operação difícil e demorada.

A genotipagem também tem sido uma técnica importante para o diagnóstico. Como *T. lewisi* pode compartilhar hospedeiros vertebrados, inclusive humanos, ambos com *T. cruzi* e *T. rangeli*, alguns marcadores para o diagnóstico diferencial dessas espécies são usados baseando-se em características morfológicas na fase inicial da infecção, como eletroforese da isoenzima no *locus* MDH, e PCR para DNA cinetoplástico (Hamilton et al., 2011; Magez, 2014).

Tratamento

Dos pacientes com quadro de THa já descritos na literatura, seis foram tratados com tripanossomicidas: dois com suramina, dois com pentamidina, um com melarsoprol e um com atoxyl. Um caso foi tratado com o antibiótico gentamicina (aminoglicosídeo). Destaca-se que um dos casos de infecção por *T. lewisi* tratado com suramina evoluiu para morte (Truc et al., 2013).

Estudos de novas substâncias são necessários, já que as doenças tropicais negligenciadas afetam aproximadamente um bilhão de pessoas no mundo, sendo que a maioria dos medicamentos disponíveis tem uma eficácia limitada e causa efeitos adversos graves. De fato, investigações já realizadas mostraram que medicamentos tripanocidas foram incapazes de curar ratas infectadas por *T. lewisi*. Nos infectados por *T. lewisi* e *T. evansi*, o tratamento com fexinidazol curou *T. evansi*, apenas. Até agora, nenhum fármaco tripanocida utilizado no *H. sapiens* provou ser eficiente contra *T. lewisi* em ratos, sendo necessárias outras investigações para identificar medicamentos eficientes para o controle de *T. lewisi* em seres humanos (Desquesnes et al., 2016; Giordani et al., 2016).

Em um relato de caso publicado em janeiro de 2018, sobre um lactente de 2 meses infectado por *T. lewisi*, foi descrito o tratamento clínico com anfotericina B lipossomal, ceftriaxona e amicacina, dadas as possibilidades de associação entre sepse (bacteriana ou fúngica, presumidas) e tripanossomíase A ausência de substâncias com ação sobre protistas do gênero *Trypanosoma* na terapêutica foi justificada pela falta de pentamidina e suramina na unidade de tratamento, dado o diagnóstico pouco comum e incidental da doença na região (Índia). O paciente obteve melhora clínica e redução dos níveis de parasitemia após 5 dias. O seguimento instituído por 2 meses não evidenciou reaparecimento da doença (Bharodiya et al., 2018).

Ecologia e epidemiologia

Os animais domésticos e selvagens podem atuar como reservatórios para os parasitos humanos, especialmente *T. b. rhodesiense* e, em menor escala, *T. b. gambiense* (ver Capítulo 35, *Tripanossomíase Humana Africana/Doença do Sono*); porém, o papel epidemiológico preciso do reservatório animal na forma gambiense da doença ainda não é totalmente elucidado (WHO, 2019). Um estudo realizado na Tanzânia mostrou que os porcos domésticos podem atuar como reservatório significativo para a tripanossomíase animal e consequente THa, incluindo os patógenos *T. vivax*, *T. congolense* e *T. simiae*, além de *T. b. rhodesiense*, o agente causador da doença do sono (Hamill et al., 2013). Os relatos de casos humanos atípicos por *T. lewisi* ou infecções por *T. evansi* aumentaram no Sudeste Asiático, estimulando investigações que revelaram alta prevalência de infecção por *T. lewisi* e *T. evansi* em roedores que vivem perto de áreas de moradia de humanos. Isso sugere que esses roedores silvestres atuam como reservatório e possível fonte de infecção humana atípica por tripanossomas animais (Pumhom et al., 2015).

As criações domésticas mais valiosas (bovinos, ovinos, caprinos, equídeos, camelídeos e suínos) são suscetíveis à infecção por uma ou mais espécies de *Trypanosoma*. Isso pode levar a manifestações agudas ou crônicas da doença, causando altas mortalidade e infertilidade na ausência de tratamento. Ao afetar a produção agrícola e a criação de animais, as tripanossomíases animais têm um alto impacto econômico e social em vastas áreas onde a transmissão ocorre. A África sempre sofreu o maior fardo, mas os efeitos também estão aumentando na América do Sul e no Sudeste Asiático, onde os movimentos de animais não têm restrições, favorecendo a propagação de algumas espécies de tripanossomas (Giordani et al., 2016).

O *T. vivax* infecta originalmente bovinos e pequenos ruminantes, e a transmissão é feita por moscas do gênero *Glossina* (tsé-tsé) nas formas tripomastigota e epimastigota. Na América, onde não existe esse gênero de moscas, acredita-se que a transmissão (forma tripomastigota) ocorra de maneira mecânica por tabanídeos ou outros dípteros hematófagos. Antílopes funcionam como reservatórios silvestres na África; nas Américas, sugere-se que cervídeos cumpram esse papel. Cães e suínos são considerados refratários à infecção (Truc et al., 2013; Ahmed et al., 2016).

O *T. evansi* é o agente da surra originária na África, derivado do *T. brucei* por deleção do material genético necessário para o desenvolvimento cíclico em moscas. É transmitido ao hospedeiro vertebrado por moscas tsé-tsé e vetores mecânicos dos gêneros *Tabanus*, *Stomoxys*, *Haematopota*, *Chrysops* e *Lyperosia*. A doença é endêmica do Norte da África até o Oriente Médio, nas regiões da Turquia, Índia, Rússia, em todo o Sudeste Asiático, Indonésia e Filipinas. Na América Latina, *T. evansi* foi introduzido pelos conquistadores. Na região do Pantanal brasileiro, esse parasito tem sido registrado em capivaras, quatis e guaxinins, animais classificados como reservatórios do patógeno. Em equinos, o *T. evansi* pode ser transmitido mecanicamente por insetos hematófagos das famílias *Tabanidae* e *Stomoxidae*, bem como por morcegos hematófagos (*Desmodus rotundus*). Dentre os hospedeiros, estão incluídos camelídeos, equinos, bovinos, búfalos, ovelhas, cabras, porcos, cães, veados, gazelas e elefantes. Pesquisa publicada em 2018

apontou a possibilidade de virulência na região específica do *Trypanosoma evansi*, sugerindo que o fenótipo circulante do protozoário deve ser considerado no manejo da surra (Desquesnes et al., 2013; Truc et al., 2013; Van Vinh Chau et al., 2016; Kamidi et al., 2018).

Os tripanossomas de animais domésticos na África estão ameaçando 48 milhões de animais não humanos em uma área de 10 milhões de quilômetros quadrados em 37 países africanos; por isso, atualmente, é uma restrição permanente para o gado na África, Ásia e América Latina, e uma das maiores preocupações é que a sua distribuição geográfica ainda está se expandindo (Desquesnes et al., 2013).

Sobre os tripanossomas que infectam animais silvestres, alguns aspectos da biologia são relevantes na tripanossomíase animal. A maioria dos protistas do gênero *Trypanosoma* de vida selvagem é considerada benigna no hospedeiro vertebrado e provoca a baixa parasitemia. Por exemplo, os morcegos e os marsupiais são tidos como reservatórios para tais protistas, mas, geralmente apresentam resistência as espécies que causam doenças em seres humanos ou animais domésticos. Além disso, a infecção experimental com espécies isoladas de animais selvagens, *in vivo*, não causou infecção. No entanto, a literatura possui dados limitados disponíveis sobre os tripanossomas de vida selvagem, e poucos tripanossomas isolados de animais selvagens foram estudados além de sua caracterização inicial (Cooper et al., 2017).

Profilaxia e controle

Até agora, não existem vacinas capazes de prevenir as tripanossomíases humanas (doença do sono, doença de Chagas e infecções atípicas). Por isso, orientações para minimizar o risco de infecção, especialmente dirigidas às populações que vivem nas regiões sob risco e, igualmente, aos viajantes, são relevantes a fim de minimizar o risco de aquisição de protistas do gênero *Trypanosoma*.

Em 1997, foi estabelecido o Programa contra a Tripanossomose Africana (PAAT), a fim de controlar a tripanossomíase animal e os consequentes casos de THa. Trata-se de uma aliança internacional que combina, dentre outras, as forças da FAO, a Organização Mundial da Saúde (OMS), a Organização das Nações Unidas (ONU) e o Fundo Internacional de Desenvolvimento Agrícola (FIDA). O setor privado colabora com o PAAT por meio da Federação Internacional de Saúde Animal (IFAH). Desde a sua criação, o PAAT tem atuado como a principal aliança que aborda a tripanossomíase com planejamentos e ações internacionais, incentivando pesquisas por meio de investimentos. Ele realiza também intervenções focadas e controle integrado de vetores e doenças, com participação das comunidades locais (FAO, 2017).

Referências bibliográficas

Ahmed SK, Rahman AH, Hassan MA et al. An atlas of tsetse and bovine trypanosomosis in Sudan. Parasit Vectors 2016;9:194.

Archer CE, Schoeman MC, Appleton CC et al. Predictors of Trypanosoma lewisi in Rattus norvegicus from Durban, South Africa. The J Parasit 2018;104(3):187-95.

Arctos – Collaborative Collection Management Solution. Disponível em: <https://arctos.database.museum/name/Trypanosoma>. Acesso em jun. 2019.

Birhanu H, Fikru R, Saïd M et al. Epidemiology of Trypanosoma evansi and Trypanosoma vivax in domestic animals from selected districts of Tigray and Afar regions, Northern Ethiopia. Parasit Vectors 2015;8:212.

Brown WH. A note on the pathogenicity of Trypanosoma lewisi. J Exp Med 1914;19:406-10.

Büscher P, Gonzatti MI, Hébert L et al. Equine trypanosomosis: enigmas and diagnostic challenges. Parasit Vectors 2019; 12(1):234.

Cassan C, Diagne CA, Tatard C et al. Leishmania major and Trypanosoma lewisi infection in invasive and native rodents in senegal. PLoS Neglected Trop Dis 2018;12(6).

Constable PD, Hinchcliff KW, Done SH et al. Systemic and multi-organ diseases. In: Veterinary medicine. 11. ed. Elsevier; 2017.

Cooper C, Clode PL, Peacock C et al. Host-parasite relationships and life histories of trypanosomes in Australia. Adv Parasitol 2017;97:47-109.

Desquesnes M, Holzmuller P, Lai DH et al. Trypanosoma evansi and Surra: a review and perspectives on origin, history, distribution, taxonomy, morphology, hosts, and pathogenic effects. BioMed Res Int 2013;194176.

Desquesnes M, Yangtara S. Zoonotic trypanosomes in South East Asia: Attempts to control Trypanosoma lewisi using human and animal trypanocidal drugs. Infect Genet Evol 2016;44:514-521.

Espinosa-Álvarez O, Ortiz PA, Lima L et al. Trypanosoma rangeli is phylogenetically closer to Old World trypanosomes than to Trypanosoma cruzi. Int J Parasitol 2018;48(7):569-84.

FAO. Food and Agriculture Organization of the United Nations. Disponível em: http://www.who.int/trypanosomiasis_african/parasite/en/. Acesso em: nov 2017.

Ferreira KAM, Fajardo EF, Baptista RP et al. Species-specific markers for the differential diagnosis of Trypanosoma cruzi and Trypanosoma rangeli and polymorphisms detection in Trypanosoma rangeli. Parasitol Res 2014;113(6):2199-207.

Ferreira RC, Teixeira CF, de Sousa VFA et al. Effect of temperature and vector nutrition on the development and multiplication of Trypanosoma rangeli in Rhodnius prolixus. Parasitol Res 2018;117(6):1737-44.

Fong IW. Emerging zoonoses: a worldwide perspective. Springer International Publishing. 2017.

Giordani F, Morrison LJ, Rowan TG et al. The animal trypanosomiases and their chemotherapy: a review. Parasitol 2016;143(14):1862-89.

Hamill LC, Kaare MT, Welburn SC et al. Domestic pigs as potential reservoirs of human and animal trypanosomiasis in Northern Tanzani. Parasit Vect 2013;6:32.

Hamilton PB, Lewis MD, Cruickshank C et al. Identification and lineage genotyping of South American trypanosomes using fluorescent fragment length barcoding. Infect Genet Evol 2011;11(1):44-51.

Isoun TT. The pathology of Trypanosoma simiae infection in pigs. Ann Trop Med Parasitol 1968;62(2):188-192.

Joshi PP. Human trypanosomiasis in India: is it an emerging new zoonosis? In: Joshi PP. Medicine update. The Association of Physicians of India 2013;23.

Joshi PP, Shegokar VR, Powar RM et al. Human trypanosomiasis caused by Trypanosoma evansi in India: the first case report. Am J Trop Med Hyg 2005;73:491-5.

Kamidi CM, Auma J, Mireji PO et al. Differential virulence of camel Trypanosoma evansi isolates in mice. Parasitol 2018;1-8.

Bharodiya D, Singhal T, Kasodariya GS et al. Trypanosomiasis in a young infant from rural Gujarat, India. Indian Pediatrics 2018;55(1):69-70.

Linardi PM, Botelho JR. Prevalence of Trypanosoma lewisi in Rattus norvegicus from Belo Horizonte, state of Minas Gerais, Brazil. Memórias do Instituto Osw Cruz 2002;97(3):411-4.

Magez S, Radwanska M. Trypanosomes and trypanosomiasis. Springer-Verlag; 2014.

Makhani L, Khatib A, Corbeil A et al. 2018 in review: five hot topics in tropical medicine. Trop Dis Travel Med Vaccines. 2019;15:5.

Martins AV, Gomes AP, Mendonça EG, et al. Biology of Trypanosoma cruzi: An update. Infectio 2012: 16:45-58.

Milocco C, Kamyingkird K, Desquesnes M et al. Molecular demonstration of Trypanosoma evansi and Trypanosoma lewisi DNA in wild rodents from Cambodia, Lao PDR and Thailand. Transboundary Emerg Dis 2012;60:17-26.

NCBI. National Center for Biotechnology Information. Taxonomy. Disponível em: https://www.ncbi.nlm.nih.gov/taxonomy. Acesso em: 15 nov 2019.

Nguyen VVC, Le Buu C, Marc D et al. A clinical and epidemiological investigation of the first reported human infection with the zoonotic parasite Trypanosoma evansi in Southeast Asia. Clin Infec Dis 2016;62(8):1002-8.

Odeniran PO, Ademola IO, Macleod ET et al. Bovine and small ruminant African animal trypanosomiasis in Nigeria - A review. Vet Parasitol Reg Stud Reports 2018; 13:5-13.

Parra-Gimenez N, Reyna-Bello A. Parasitological, Hematological, and Immunological Response of Experimentally Infected Sheep with Venezuelan Isolates of Trypanosoma evansi, Trypanosoma equiperdum, and Trypanosomavivax. J Parasitol Res;2019:8528430.

Peacock L, Cook S, Ferris V et al. The life cycle of Trypanosoma (Nannomonas) congolense in the tsetse fly. Parasit Vectors 2012;5:109.

Pumhom P, Morand S, Tran A et al. Trypanosoma from rodents as potential source of infection in human-shaped landscapes of South-East Asia. Vet Parasitol 2015;208(3-4):174-80.

Rabaa MA, Tue NT, Phuc TM et al. The Vietnam initiative on zoonotic infections (VIZIONS): a strategic approach to studying emerging zoonotic infectious diseases. Ecohealth 2015;12:726-35.

Rodrigues A, Fighera RA, Souza TM et al. Outbreaks of trypanosomiasis in horses by Trypanosoma evansi in the state of Rio Grande do Sul, Brazil: epidemiological, clinical, hematological, and pathological aspects. Pesq Vet Bras 2005;25(4):239-49.

Singh V, Maharana BR. Insight into trypanosomosis (surra) of indian livestock: Recent updates. Indian J Anim Scienc 2018; 88(10):1101-1111

Siqueira-Batista R, Vahia-Loureiro AM, Quintas LEM et al. Trypanosoma rangeli. Rev Bras Med 1998,55:423-26.

Truc P, Buscher P, Cuny G et al. Atypical human infections by animal trypanosomes. PLos Negl Trop Dis 2013;3:7-e2256.

Vallejo GA. Trypanosoma rangeli: un protozoo infectivo y no patógeno para el humano que contribuye al entendimiento de la transmisión vectorial y la infección por Trypanosoma cruzi, agente causal de la enfermedad de Chagas. Rev Acad Colomb 2015:9-150.

Van Hoff L, Henrad C, Pweel E. Observations sur le Trypanosome brucei produissant des infections naturelles dans une region infeste de Glossina palpalis en absence de G. morsitans. Liber Jubilaris J. Rodhain: Societe Belge de Medecine Tropicale Brussels. 1948.

Van Vinh Chau N, Buu Chau L, Desquesnes M et al. Clinical and epidemiological investigation of the first reported human infection with the zoonotic parasite Trypanosoma evansi in Southeast Asia. Clin Infect Dis 2016;62(8):1002-8.

Vanhamme L, Paturiaux-Hanocq F, Poelvoorde P et al. Apolipoprotein L-I is the trypanosome lytic factor of human serum. Nature 2003;422:83-7.

WHO. World Health Organization. Trypanosomiasis, human african (sleeping sickness). Disponível em: http://www.who.int/mediacentre/factsheets/fs259/en/. Acesso em: jan 2019.

Doenças Causadas por Helmintos

CAPÍTULO 37

Introdução à Helmintologia

Bruna Soares de Souza Lima Rodrigues • Talita de Souza Negri Machado • Thayná Gomes de Aguiar •
Thays Caroline Adriano do Nascimento • Érica Munhoz de Mello • Rodrigo Siqueira-Batista

Introdução

O vocábulo helmintologia é derivado do grego – helminto: ἕλμινς, -ινθος hélmins, -inthos, 'verme'; logos: λόγος, estudo – referindo-se ao estudo dos vermes (Pozzobon, 2011; Villela et al., 2015; RAE, 2019). O termo verme refere-se, genericamente, a um grupo de metazoários com corpo alongado – achatados (platelmintos) ou cilíndricos (nematelmintos) –, capazes de existir em diferentes ambientes, tanto em vida livre – espaços aquáticos e/ou terrestres – quanto em vida parasitária (em díspares tipos de organismos, tais como plantas e animais) (Neher, 2010; Alessandra; Rossi, 2019; Bolek et al., 2019). Os ciclos biológicos dos helmintos capazes de parasitar animais – humanos e não humanos – costumam ser bastante complexos, destacando-se o desenvolvimento de estágios evolutivos sequenciais, dentro e fora dos hospedeiros; estes últimos incluem – muitas vezes – organismos vertebrados e invertebrados. Destaca-se que a interação helmito/hospedeiro(s) alberga distintas possibilidades de desenlace, desde situações nas quais não se produz doença (clinicamente manifesta) até contextos nos quais sobrevém a morte, como consequência de diferentes complicações.

No presente manuscrito será apresentada uma breve revisão dos filos Platyhelminthes (helmintos achatados – trematódeos e cestoides) e Nematoda (vermes cilíndricos – nematoides), como ensaio introdutório aos 51 capítulos seguintes, dedicados à abordagem das helmintíases.

Filo Platyhelminthes

O filo Platyhelminthes, ou vermes achatados, reúne mais de 29.000 espécies descritas em todo o mundo, apresentando formas parasitárias ou de vida livre (Zhang, 2011). Esses invertebrados têm corpo achatado ventrodorsalmente, são segmentados ou não, têm simetria bilateral, ausência de cavidades internas (acelomados), órgãos fixadores na extremidade anterior ou posterior do corpo, ausência de sistema circulatório e sistema digestivo incompleto ou ausente. Do ponto de vista evolutivo, os platelmintos são importantes para compreender a transição entre os metazoários radiais e bilaterais (Martín-Durán; Egger, 2012). Além da simetria bilateral, eles apresentam maior concentração de gânglios nervosos na região anterior do corpo, iniciando um processo de cefalização, e são os primeiros animais triblásticos verdadeiros.

Historicamente, os platelmintos são divididos em quatro classes – Turbellaria, Trematoda, Monogenea, e Cestoda –, mas, com os avanços da biologia molecular, outros grupos, como Catenulida, foram reclassificados como platelmintos, mesmo que a maioria dos autores ainda não considere. No entanto, essa classificação não é adequada do ponto de vista filogenético, embora didática, uma vez que é considerada artificial devido à existência de grupos não monofiléticos. Diversos estudos moleculares e morfológicos demonstram que o filo é dividido em dois lados monofiléticos: Catenulida e Rhabditophora. As classes Trematoda, Monogenea e Cestoda são classificadas em um agrupamento monofilético denominado Neodermata, que está incluso no clado Rhabditophora. Turbellaria tem sido erroneamente classificada como uma classe do filo Platyhelminthes, uma vez que é um grupo polifilético, sendo desmembrada e distribuída em várias outras classificações do filo (Boll et al., 2013).

Os neodermatas são parasitos obrigatórios, sendo os trematódeos e cestoides endoparasitos e encontrados em todos os grupos de vertebrados; e os monogêneos são ectoparasitos de animais aquáticos. A antiga classe Turbellaria compreende os animais de vida livre conhecidos como planárias, que são encontrados em ambientes dulcícolas e marinhos ou em solos úmidos.

Etiologia

Taxonomia

A taxonomia do filo Platyhelminthes, com as principais classes que o compõem, é apresentada no Quadro 37.1.

Morfologia

Os trematódeos apresentam corpo foliáceo não segmentado e duas ventosas, uma anterior (boca) e uma ventral (acetábulo). Os cestoides ou tênias têm corpo alongado e segmentado em forma de fita dividido em três partes: escólex (cabeça com estruturas diversas para a fixação), colo (pescoço curto e produtor de novos segmentos denominados proglotes) e estróbilo (conjunto de proglotes que constituem o corpo). Os monogêneos apresentam corpo não segmentado e estruturas de fixação localizadas geralmente na extremidade posterior do corpo (haptor). As planárias têm corpo foliáceo ou laminar não segmentado, tegumento ciliado, ocelos na porção anterior do corpo e boca ventral.

Digestão e excreção

Nos trematódeos, monogêneos e planárias, o sistema digestivo é incompleto, isto é, a boca é a única abertura para o exterior, e o ânus é ausente. Nos cestoides, o sistema digestivo é ausente; logo, esses helmintos absorvem os nutrientes diretamente do intestino dos hospedeiros, por difusão. Devido à ausência de sistema circulatório, a distribuição interna dos nutrientes nos platelmintos é realizada pelo mesmo processo, e a digestão pode ser intra ou extracelular.

O sistema excretor está presente e é do tipo protonefridial. É formado por um emaranhado de túbulos com células especializadas localizadas nas extremidades do corpo do animal, denominadas solenócitos ou células-flama. Estas apresentam cílios e/ou flagelos, que promovem a movimentação dos fluidos, possibilitando a filtração. Os resíduos são removidos pelos ductos excretores e através do nefridióporo, poros que se abrem na superfície corporal dos platelmintos.

Sistema respiratório

Os platelmintos não têm sistema respiratório. As espécies parasitas são anaeróbicas, enquanto as de vida livre realizam trocas gasosas por difusão simples por meio da respiração tegumentar.

Sistema nervoso

O sistema nervoso é do tipo ganglionar e consiste em dois gânglios situados na porção anterior do corpo, os quais estão ligados a dois cordões nervosos longitudinais que se estendem até a porção posterior do corpo. Os cordões podem conter ramificações transversais (comissuras), interconectando os cordões. Nos cestoides, os gânglios cerebrais são encontrados somente no escólex. As planárias também têm ocelos na porção anterior do corpo, que possuem a função de percepção da luminosidade.

QUADRO 37.1 Classificação taxonômica do filo Platyhelminthes.

Filo	Classe	Subclasse	Ordem	Família	Gênero
Platyhelminthes	Catenulida			Catenulidae Stenostomidae	
	Cestoda	Cestodaria	Amphilinidea	Amphilinidae Schizochoeridae	
			Gyrocotylidea	Gyrocotylidae	
		Eucestoda	Bothriocephalidea	Bothriocephalidae Echinophallidae Triaenophoridae	
			Caryophyllidea	Balanotaeniidae Capingentidae Caryophyllaeidae Caryophyllidae Lytocestidae	
			Cathetocephalidea	Cathetocephalidae	
			Cyclophyllidea	Anoplocephalidae	*Bertiella*
				Davaineidae	*Raillietina*
				Dipylidiidae	*Dipylidium*
				Hymenolepididae	*Hymenolepis*
				Mesocestoididae	*Mesocestoides*
				Taeniidae	*Taenia* *Echinococcus*
				Amabiliidae Catenotaeniidae Dilepididae Dioecocestidae Gryporhynchidae Linstowiidae Metadilepididae Nematotaeniidae Paruterinidae Schistotaeniidae	
			Diphyllidea	Echinobothriidae	
			Diphyllobothriidea	Diphyllobothriidae	*Diphyllobothrium* *Sparganum*
			Haplobothriidea	Haplobothriidae	
			Lecanicephalidea	Aberrapecidae Adelobothriidae Anteroporidae Cephalobothriidae Lecanicephalidae Polypocephalidae Tetragonocephalidae Zanobatocestidae	
			Litobothriidea	Litobothriidae	
			Nippotaeniidea	Nippotaeniidae	
			Onchoproteocephalidea		
			Phyllobothriidea	Chimaerocestidae Phyllobothriidae	
			Proteocephalidea	Monticelliidae Proteocephalidae	
			Pseudophyllidea	Cephalochlamydidae Parabothriocephalidae	
			Rhinebothriidea	Anthocephaliidae Echeneibothriidae Escherbothriidae Rhinebothriidae	
			Spathebothriidea	Acrobothriidae Spathebothriidae	
			Tetrabothriidea	Tetrabothriidae	

(continua)

Ciclo de vida e reprodução

A maioria das espécies de platelmintos é monoica, isto é, hermafrodita. Poucas são as espécies dioicas, e, em geral, elas apresentam acentuado dimorfismo sexual, como é o caso de espécies do gênero *Schistosoma* (Trematoda). A reprodução pode ser sexuada ou assexuada.

Os trematódeos apresentam ciclo monoxeno (sem hospedeiros intermediários) ou heteroxeno (envolvendo um ou dois hospedeiros intermediários, além do hospedeiro definitivo), que podem ser muito complexos, envolvendo até cinco estágios larvais (miracídios, esporocistos, rédias, cercárias e metacercárias). Os ovos podem ser liberados para o ambiente embrionados ou não. Espécies dioicas realizam a fecundação cruzada, enquanto as monoicas, em geral, realizam a autofecundação. Estágios larvais de algumas espécies podem se reproduzir assexuadamente por pedogênese.

Os monogêneos apresentam ciclo monoxeno e três estágios: ovo, oncomiracídio e adulto. Os ovos podem ser liberados para o ambiente embrionados ou não. Embora hermafroditas, a autofecundação é incomum, sendo a fecundação cruzada o principal modo de reprodução.

Os cestoides têm ciclo monoxeno ou heteroxeno. Sete formas larvais são conhecidas: procercoide, plerocercoide, cisticercoide, cisticerco, policerco, cenuro e hidátide. Os ovos podem conter embriões hexacantos. Esses organismos podem realizar a autofecundação ou a fecundação cruzada (entre indivíduos diferentes ou entre proglotes diferentes do próprio estróbilo). As proglotes grávidas são eliminadas com as fezes do hospedeiro.

As planárias são animais de vida livre e realizam fecundação cruzada: durante o acasalamento, os animais se entrelaçam e inserem reciprocamente o pênis nos poros genitais um do outro, cruzando os espermatozoides; os ovos fecundados são liberados no ambiente. Esses animais também podem se reproduzir assexuadamente por fissão transversal: ao sofrer rupturas, ocorre a regeneração corporal das áreas ausentes.

Filo Nematoda

O filo Nematoda, ou vermes cilíndricos, reúne mais de 24.000 espécies descritas em todo o mundo, apresentando formas parasitárias ou de vida livre (Hodda, 2011). As classificações mais tradicionais dos nematoides dividem o filo em duas classes – Adenophorea e Secernentea – com base apenas na morfologia dos animais. No entanto, essa classificação não é adequada do ponto de vista filogenético, uma vez que não considera o monofiletismo. Mais recentemente, uma nova proposta dividiu o filo nas classes Enoplea e Chromadorea, com base na análise da subunidade 16S do DNA ribossômico com ênfase no monofiletismo do grupo (De Ley; Blaxter, 2002). Essa proposta também alterou consideravelmente as classificações das categorias de ordem e família. No entanto, ainda não há dados moleculares suficientes para todos os grupos. Assim, muitas chaves de identificação recentes ainda consideram as classificações das classes Adenophorea e Secernentea por motivos didáticos, ainda que não seja o adequado. A classificação do filo Nematoda, de acordo com o NCBI Taxonomy, é apresentada no Quadro 37.2.

Os nematoides de vida livre podem ser encontrados em todos os tipos de ambientes (terrestres, marinhos e dulcícolas), e as formas parasitárias encontram-se na maior parte do reino animal (especialmente vertebrados) e em plantas.

Morfologia

Os nematoides apresentam corpo cilíndrico e não segmentado, simetria bilateral, cavidades internas preenchidas por líquido com função de esqueleto hidrostático (pseudocelomados), ausência de sistema circulatório e de ventosas, e presença de sistema digestivo completo. Ao longo de todo o corpo, possuem fibras musculares dispostas longitudinalmente, permitindo ao animal fazer movimentos somente de flexão. Todo o corpo é revestido por uma camada acelular (cutícula) lisa (sem cílios) secretada pela hipoderme subjacente, o que lhe confere maior resistência corporal ao ambiente.

Digestão e excreção

O hábito alimentar varia de acordo com a espécie e o ambiente: nematoides de vida livre podem se alimentar de matéria orgânica e microrganismos, como fungos e bactérias, enquanto nematoides de hábito parasitário se alimentam de substâncias do hospedeiro, como componentes do sistema circulatório (em animais) e seiva ou tecido vegetal (em plantas). Os nematoides apresentam sistema digestivo completo (boca, esôfago, intestino e ânus). A digestão é inicialmente extracelular (no lúmen intestinal) e, posteriormente, intracelular.

O sistema excretor pode estar presente ou ausente. Quando presente, é constituído por uma ou mais glândulas excretoras em forma de H (células renetes), que se comunicam com o poro excretor ventral ao nível do esôfago. Algumas espécies podem excretar resíduos nitrogenados (amônia).

Sistema respiratório

Os nematoides não apresentam sistema respiratório. As trocas gasosas ocorrem por difusão simples por meio da respiração cutânea.

Sistema nervoso

Os nematoides contam com um gânglio nervoso em forma de anel ao redor do esôfago, de onde se estendem nervos até as estruturas de função sensorial, geralmente localizadas nas extremidades anterior e posterior do animal (papilas, anfídeos, deirídeos, fasmídeos e cílios). Algumas espécies de vida livre podem ter ocelos para percepção da luminosidade.

Ciclo biológico e reprodução

A maioria das espécies são dioicas e com dimorfismo sexual, sendo os machos geralmente menores do que as fêmeas. Algumas espécies são hermafroditas. Os machos também podem apresentar cauda recurvada ventralmente, bolsa copulatória ou expansões aladas da cutícula com presença ou ausência de papilas. A reprodução pode ser sexuada (maioria das espécies) ou assexuada (por partenogênese).

O ciclo de vida dos nematoides pode ser monoxeno ou heteroxeno. Espécies dioicas realizam a fecundação interna por meio da cópula, quando os machos introduzem os espículos (estruturas reprodutoras análogas ao pênis e que saem da cloaca) na vulva das fêmeas e depositam os espermatozoides ameboides, que fecundam os ovócitos. O desenvolvimento embrionário dos ovos pode ocorrer no ambiente externo ou dentro da fêmea. As larvas de algumas espécies podem eclodir ainda no útero da fêmea. O desenvolvimento pós-embrionário é caracterizado pelas trocas de cutículas, sendo observado cinco estágios larvais (L1, L2, L3, L4 e L5), além do adulto.

Resposta imunológica às infecções por helmintos

Os mecanismos de resposta imune nas infecções por helmintos são extremamente variados por se tratar de um grupo de seres vivos cuja diversidade metabólica é grande e muito complexa. A resposta imune inata – incluindo o sistema complemento – auxilia na resposta às infecções helmínticas; entretanto, é a resposta imune adquirida, caracterizada pela produção de anticorpos e ativação das células T, que parece ser mais efetiva contra a infecção (Abbas et al., 2015).

QUADRO 37.2 Classificação taxonômica do filo Nematoda.

Filo	Classe	Ordem	Família	Gênero
Nematoda	Chromadorea	Araeolaimida	Axonolaimidae Comesomatidae Diplopeltidae	
		Chromadorida	Choanolaimidae Chromadoridae Cyatholaimidae Neotonchidae Selachinematidae	
		Desmodorida	Desmodoridae Draconematidae Epsilonematidae Microlaimidae Monoposthiidae	
		Desmoscolecida	Desmoscolecidae	
		Monhysterida	Linhomoeidae Monhysteridae Siphonolaimidae Sphaerolaimidae Xyalidae	
		Plectida	Aphanolaimidae Aulolaimidae Camacolaimidae Ceramonematidae Creagrocercidae Diplopeltoididae Haliplectidae Leptolaimidae Ohridiidae Paramicrolaimidae Plectidae Tarvaiidae Tubolaimoididae	
		Rhabditida	Anisakidae	*Anisakis*
			Ascarididae	*Ascaris* *Lagochilascaris*
			Onchocercidae	*Dirofilaria* *Wuchereria* *Loa* *Mansonella* *Oncocerca*
			Oxyuridae	*Enterobius*
			Strongyloididae	*Strongyloides*
			Dracunculidae	*Dracunculus*
			Gnathostomatidae	*Gnathostoma*
			Toxocaridae	*Toxocara*
			Thelaziidae	*Thelazia*
			Acanthocheilidae Agfidae Anguillicolidae Daniconematidae Heterocheilidae Myolaimidae Philometridae Quimperiidae Raphidascarididae Skrjabillanidae	
		Strongylida	Ancylostomatidae	*Ancylostoma* *Necator*
			Syngamidae	*Syngamus*
			Trichostrongylidae	*Trichostrongylus*
			Angiostrongylidae	*Angiostrongylus*

(continua)

QUADRO 37.2 Classificação taxonômica do filo Nematoda. (*Continuação*)

Filo	Classe	Ordem	Família	Gênero
Nematoda	Chromadorea	Strongylida	Amidostomatidae Amphibiophilidae Chabertiidae Cooperiidae Crenosomatidae Deletrocephalidae Diaphanocephalidae Dictyocaulidae Filaroididae Haemonchidae Heligmonellidae Heligmosomatidae Heligmosomidae Herpetostrongylidae Heterorhabditidae Mackerrastrongylidae Metastrongylidae Molineidae Nicollinidae Ollulanidae Protostrongylidae Pseudaliidae Stephanuridae Strongylacanthidae Strongylidae	
	Enoplea	Dioctophymatida	Dioctophymatidae Soboliphymatidae	*Dioctophyma*
		Dorylaimida	Actinolaimidae Aetholaimidae Aporcelaimidae Belondiridae Carcharolaimidae Diphterophoridae Dorylaimidae Leptonchidae Longidoridae Mydonomidae Nordiidae Nygolaimidae Pararhyssocolpidae Qudsianematidae Tylencholaimellidae Tylencholaimidae	
		Enoplida	Alaimidae Anoplostomatidae Anticomidae Campydoridae Enchelidiidae Enoplidae Ironidae Lauratonematidae Leptosomatidae Oncholaimidae Oxystominidae Phanodermatidae Rhabdolaimidae Thoracostomopsidae Trefusiidae Tripyloididae Trischistomatidae	
		Isolaimida	Isolaimiidae	
		Mermithida	Mermithidae	
		Mononchida	Anatonchidae Bathyodontidae Cryptonchidae Mononchidae Mylonchulidae	

(continua)

QUADRO 37.2 Classificação taxonômica do filo Nematoda. (*Continuação*)

Filo	Classe	Ordem	Família	Gênero
Nematoda	Enoplea	Muspiceida	Muspiceidae Robertdollfusidae	
		Trichinellida	Capillariidae	*Capillaria*
			Trichinellidae	*Trichinella*
			Trichuridae	*Trichuris*
			Anatrichosomatidae	
			Trichosomoididae	
		Triplonchida	Bastianiidae Diphtherophoridae Odontolaimidae Prismatolaimidae Trichodoridae Tripylidae	

Adaptado de NCBI – The Taxonomy Database, 2019.

As células T CD4+, produtoras de citocinas como interleucina (IL)-4, IL-5 e IL-13, promovem a maturação e o recrutamento de eosinófilos, basófilos e mastócitos, bem como a ativação de células B e a secreção de imunoglobulina (Ig) E (ver Capítulo 2, *Interações entre Patógenos e Hospedeiros Humanos | O Sistema Imunológico e seus "Papéis" nas Enfermidades Parasitárias*). Além disso, ocorre ainda um aumento da secreção de mediadores inflamatórios, elevando a produção e secreção de material mucoide, e também da contração da musculatura intestinal. Esses são componentes imprescindíveis no combate aos helmintos. As moléculas de IgE se ligam aos mastócitos ou aos basófilos circulantes e induzem a liberação de mediadores responsáveis pela hipersensibilidade, como a histamina. Estes, quando liberados, levam à destruição dos helmintos (Abbas et al., 2015; Machado, 2017).

Uma característica marcante de infecções helmínticas é a eosinofilia, diretamente associada à presença ou à migração dos vermes. Todavia, essa manifestação clínica não ocorre em todas as infecções por helmintos, como naqueles causadas pelos agentes localizados em estruturas císticas (Maguire, 2015). Contudo, a existência de eosinófilos parece desempenhar um papel de extrema importância no desenvolvimento de uma resistência anti-helmíntica por parte do hospedeiro.

Considerações finais

A apresentação dos helmintos, enfatizando os aspectos importantes para o campo da Parasitologia, foi mote do presente capítulo. Os textos vindouros desta Parte 3, *Doenças Causadas por Helmintos*, discutirão de modo mais aprofundado os processos de adoecimento pelos mais importantes platelmintos e nematelmintos capazes de infectar os animais – humanos e não humanos.

Referências bibliográficas

Abbas AK et al. Imunologia celular e molecular. 8. ed. Rio de Janeiro: Elsevier; 2015.

Alessandra S, Rossi L. Planarian stem cell heterogeneity. Adv Exp Med Biol 2019; 1123:39-54.

Bolek MG, Detwiler JT, Stigge HA. Selected wildlife trematodes. Adv Exp Med Biol 2019; 1154:321-355.

Boll PK, Rossi I, Amaral SV et al. Platyhelminthes ou apenas semelhantes a Platyhelminthes? Relações filogenéticas dos principais grupos de turbelários. Neotrop Biol Conserv 2013;8(1):41-52.

De Ley P, Blaxter ML. Systematic position and phylogeny. In: Lee D. The biology of Nematodes. London: Taylor e Francis; 2002.

Hodda M. Phylum Nematoda Cobb, 1932. In: Zhang ZQ. Animal biodiversity: an outline of higher-level classification and survey of taxonomic richness. Zootaxa 2011;3148:63-95.

Machado PRL. Mecanismos de resposta imune às infecções. Educação Médica Continuada. 2004. p. 647-64. Disponível em: http://www.scielo.br/pdf/abd/v79n6/a02v79n6.pdf. Acesso em: 6 nov 2017.

Maguire JH. Introduction to Helminth Infections. In: Mandell GL, Bennett JE, Dolin R. Principles and practice of infectious diseases. 8 ed. Philadelphia, Elsevier. 2015.

Martín-Durán JM, Egger B. Developmental diversity in free-living flatworms. Evodevo 2012;19(3):7.

NCBI. National Center for Biotechnology Information. The Taxonomy Database, 2019. Disponível em: <https://www.ncbi.nlm.nih.gov/taxonomy>

Neher DA. Ecology of plant and free-living nematodes in natural and agricultural soil. Annu Rev Phytopathol 2010; 48:371-94.

Pozzobon A. Etimologia e abreviatura de termos médicos: um guia para estudantes, professores, autores e editores em medicina e ciências. Lajeado: Ed. Univates, 2011.

RAE. Real Academia Española. Entrada "helminto". Del gr. ἕλμινς, -ινθος hélmins, -inthos 'gusano'. Disponível em: https://dle.rae.es/srv/search?m=30&w=helminto. Acesso em 15 set 2019.

Villela MM, Vieira JN, Villela AA et al. Linguagem biomédica: a etimologia no estudo das doenças infectoparasitárias. Rev Patol Trop 2015; 43:507-515.

Zhang ZQ. Animal biodiversity: an outline of higher-level classification and survey of taxonomic richness. Zootaxa 2011;3148:7-12.

CAPÍTULO 38

Acantocefalíase

Rodrigo Siqueira-Batista • Alice Mendes Moura • Paulo Sérgio Balbino Miguel • Luiz Alberto Santana

Introdução

Acantocefalíase – também denominada acantocefalose ou moniliformíase – é uma doença causada por endoparasitos obrigatórios do filo Acanthocephala. Esses helmintos são caracterizados pela presença de uma probóscide oral revestida por espinhos, estrutura que possibilita a fixação ao intestino do hospedeiro, eventualmente, perfurando-o (Uzal et al., 2016). Os hospedeiros definitivos mais comuns dos helmintos desse filo são roedores (de áreas urbanas e rurais), cães, raposas, gatos, suínos, javalis e, com menor frequência, bovinos (PAHO, 2003; Shimalov, 2018; Coomansingh-Springer et al., 2019). Besouros (em geral da família Scarabaeidae), baratas e crustáceos são hospedeiros intermediários, que abrigam a larva infectante, o cistacanto. Primatas, incluindo humanos, são hospedeiros acidentais (PAHO, 2003; WHO, 2016). Os gêneros mais comumente descritos nos casos de acantocefalíase humana são *Moniliformis* e *Macracanthorhyncus*. A infecção do *Homo sapiens*, por este patógeno, não é muito comum e, quando ocorre, costuma geralmente ser assintomática ou pouco sintomática (Blanchard; Russell-Lodrigue, 2012). No entanto, são descritos na literatura, alguns casos caracterizados pela ocorrência de complicações intestinais mais graves, em humanos como perfuração e peritonite (Mathison et al., 2016).

Este capítulo propõe-se ao estudo da acantocefalíase, apresentando os principais aspectos da etiopatogenia, da abordagem e do manejo clínico dessa enfermidade parasitária, com enfoque nos gêneros que causam a doença no *H. sapiens*, em especial as espécies *Moniliformis moniliformis* e *Macracanthorhynchus hirudinaceus*.

Etiologia

Taxonomia

O filo Acanthocephala é bastante amplo e diversificado. Espécies de dois gêneros acometem mais amiúde a espécie humana: *Moniliformis* e *Macracanthorhynchus*. A classificação taxonômica dos agentes implicados na helmintíase é apresentada na Figura 38.1, de acordo com o Integrated Taxonomic Information System (ITIS), de 2013, e nos Quadros 38.1 e 38.2, de acordo com National Center for Biotechnology Information (NCBI) e Arctos. Outras espécies relacionadas à doença em humanos, mas de forma rara, são *Acanthocephalus rauschi*, *Acanthocephalus bufonis* (*Acanthocephalus sinensis*), *Corynosoma strumosum* e *Bolsoma* sp. (PAHO, 2003).

Morfologia

Os acantocéfalos são ovoides, de cor clara, que varia de esbranquiçada a levemente rosadas e com a região central acastanhada. Apresentam simetria bilateral, corpo cilíndrico, musculatura sincicial e probóscide oral retrátil com a presença de espinhos (Herlyn; Taraschewski, 2017), os quais, com disposição em espiral, têm formato característico e número variável de acordo com a espécie (Figuras 38.2 e 38.3). São heteroxenos, dioicos e com sistemas digestório e circulatório e celoma ausentes e dimorfismo sexual acentuado (PAHO, 2003).

Macracanthorhynchus hirudinaceus e *Moniliformis moniliformis* – entre outras características – mostram dimensões dos ovos e do corpo distintas (Quadro 38.3).

Os parasitos habitam o intestino delgado dos hospedeiros definitivos, geralmente suínos (*Macracanthorhynchus hirudinaceus*) e roedores (*Moniliformis moniliformis*) (CDC, 2019). Nos hospedeiros, os acantocéfalos prendem-se à parede intestinal utilizando a probóscide oral e realizam a cópula e a oviposição (esta, no lúmen). O aparelho genital do macho é constituído por testículos, canais deferentes, canal ejaculador, pênis, bolsa copuladora e glândulas prostáticas. Os órgãos genitais femininos são formados por vagina, campainha e núcleos ovígeros (sacos conjuntivos "ovário-úteros" que se abrem na bolsa muscular que constitui a campainha) (PAHO, 2003).

Ciclo biológico

O ciclo de vida dos acantocéfalos é heteróxeno. Os parasitos excretam ovos contendo a larva, *acanthor*, juntamente com as fezes do hospedeiro definitivo, geralmente roedores e suínos. Os ovos larvados são ingeridos por insetos coprofágicos, que funcionam como hospedeiros intermediários. No intestino dos insetos, a larva é liberada, alcança o hemoceloma e transforma-se em outra larva (*acanthella*). Após 6 a 12 semanas, o verme chega ao estágio infeccioso, denominado *cistacanto*, uma forma encistada. A infecção humana resulta da ingestão de insetos contendo os *cystacanthos* infectantes. As larvas eliminam o envelope cístico e prendem-se à parede do intestino delgado (Figura 38.5), onde se tornam adultas, copulam e iniciam a oviposição entre 8 e 12 semanas. Cada fêmea do verme pode produzir mais de 250 mil ovos por dia, por cerca de 10 meses. Os ovos são resistentes e podem sobreviver no solo durante anos. O desenvolvimento dos vermes em espécimes adultos e a produção de ovos em humanos – os quais são hospedeiros acidentais – é rara (CDC, 2019; PAHO, 2003). O ciclo evolutivo do parasito está representado na Figura 38.4.

Imunologia e patologia

Por se tratar de uma doença pouco frequente na espécie *H. sapiens*, mas de acentuada importância em medicina veterinária, a resposta imunopatológica tem sido melhor investigada em animais não humanos. Em ratos e suínos, por exemplo, observam-se distensão do intestino delgado e ocupação do lúmen intestinal pelos parasitos (em número maior ou menor, a depender da intensidade da infecção). Esse agregado de vermes é muitas vezes visível através da membrana serosa.

Microscopicamente, devido à pressão exercida pelos parasitos, a mucosa intestinal pode revelar mudanças atróficas, caracterizadas por encurtamento das vilosidades, minimização da profundidade das criptas, redução da espessura da mucosa e aumento na população de células caliciformes – e, consequentemente, maior quantidade de secreção. Pode-se observar, também, infiltrado linfocítico e eosinofílico. Outras alterações são destacamento de células epiteliais, debris celulares e afinamento das camadas musculares, tudo isso resultando em disfunção intestinal (Teimoori et al., 2011).

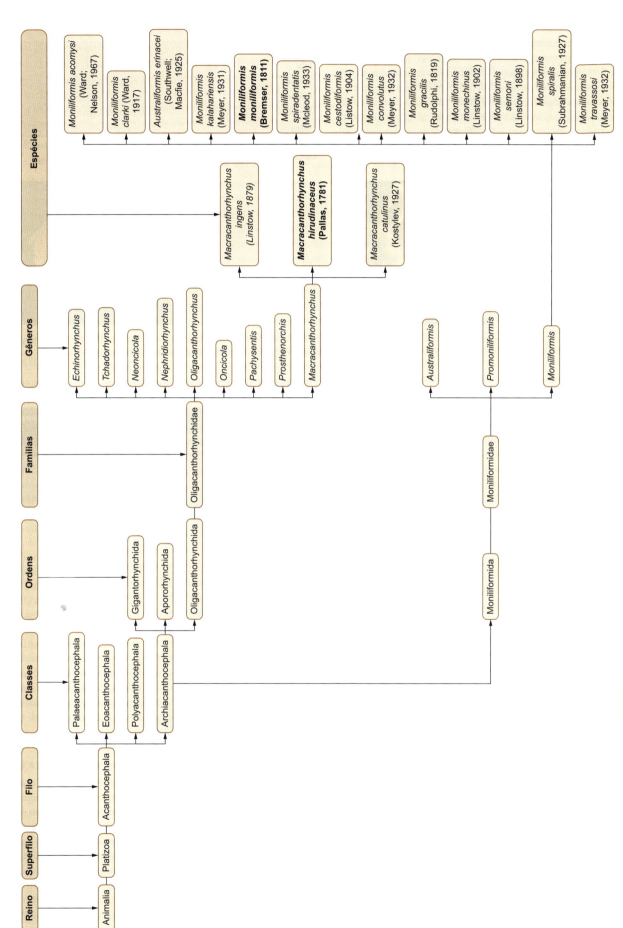

FIGURA 38.1 Classificação taxonômica do filo Acanthocephala. Reproduzida de ITIS, Catálogo da Vida – 2013.

QUADRO 38.4 Tratamento preferencial da moniliformíase ou acantocefalíase.

Fármaco	Doses	Tempo de tratamento	Efeitos adversos
Pamoato de pirantel	3 doses de 11 mg/kg/dose	Intervalo de 2 semanas entre cada dose	Efeitos pouco frequentes e geralmente de pequena gravidade. Anorexia, vômito, náusea, diarreia, dor abdominal, tenesmo, aumento das transaminases, exantema, cefaleia, tonteira, sonolência, insônia, fraqueza muscular. Contraindicações: gravidez, lactação, insuficiência hepática, menores de 2 anos.

Adaptado de Pickering et al., 2011; Oliveira, 2005; Oliveira; Pedroso, 2014; Tavares, 2014; Mathison et al., 2016.

A infecção em humanos é rara porque exige a ingestão acidental ou deliberada de insetos (besouros e baratas) e, ainda assim, no *H. sapiens*, as larvas dificilmente completam seu ciclo; ou completam, mas raramente produzem ovos (CDC, 2019).

Em vista disso, a maioria dos processos infecciosos se concentra em regiões onde a prática de ingerir insetos é difundida para fins alimentares ou medicinais (CDC, 2019), como é o caso de países da Península Indochinesa, incluindo Camboja, China, Índia, Laos e Tailândia (Chaisiri et al., 2012). A faixa etária mais acometida é a de bebês, que levam objetos indiscriminadamente à boca, e de crianças, que costumam brincar com insetos, em especial aquelas moradoras de áreas rurais e/ou de localidades com condições precárias de higiene (Simões et al., 2016). No sul da China, há uma crença difundida entre camponeses de que a ingestão de coleópteros (dentre eles, besouros) seria eficiente contra noctúria em crianças, o que contribui para o parasitismo nessas áreas rurais (Leng et al., 1983).

Desde 1970, a infecção por estes parasitas, em humanos, na China, foi causa de intervenção cirúrgica em quatro províncias, com a realização de mais de 200 atos operatórios em crianças, devido à perfuração intestinal (Leng et al., 1983). Na Tailândia, o nono (e, até então, último) caso de perfuração intestinal por *Macracanthorhynchus hirudinaceus* foi descrito em 1989, em uma mulher de 30 anos, a qual foi submetida à laparotomia (Radomyos et al., 1989). Dois casos recentes envolvendo infecção em crianças foram descritos na Flórida, EUA, uma com 23 meses de vida e outra com 15 meses. Ambas, segundo relatos dos pais, foram vistas colocando baratas e outros insetos na boca quando deixadas no chão para brincar (Messina et al., 2011).

Profilaxia e controle

A infecção em humanos pode ser prevenida evitando-se a ingestão de insetos (PAHO, 2003; CDC, 2019), especialmente de besouros e baratas. Deve-se atentar especialmente às crianças menores e aos pacientes com transtornos mentais, que muitas vezes não têm plena consciência do que levam à boca e/ou ingerem.

Em relação aos animais, especialmente domésticos (cães, gatos) e suínos, deve-se atentar para as condições de higiene e provê-los de abundante oferta de alimentos, a fim de desencorajar a ingestão de coleópteros (PAHO, 2003). Também são importantes as medidas de higiene para evitar a proliferação de ratos (Owen, 2005). Desse modo, deve-se manter a residência e os arredores em condições apropriadas de limpeza; armazenar o lixo em recipientes plásticos e depositá-lo em locais elevados do solo; eliminar entulhos, materiais de construção, galhos; e não despejar dejetos em terrenos baldios, margens de córregos, bueiros, ruas e galerias de esgoto. Além disso, a fim de impedir a proliferação das baratas, deve-se evitar a exposição de alimentos por tempo prolongado, tanto os ingeridos por seres humanos quanto os de animais domésticos, e o acúmulo de lixo e entulhos; quando houver necessidade, proceder à dedetização.

Referências bibliográficas

Anosike JC, Njoku AJ, Nwoke BEB et al. Human infections with Moniliformis moniliformis (Bremser 1811) Travassos 1915 in south-eastern Nigeria. Ann Trop Med Parasitol 2000; 94:837-8.

Arctos – Collaborative Collection Management Solution. Disponível em: https://arctos.database.museum/name/Macracanthorhynchus. Acesso em jun. 2019a.

Arctos – Collaborative Collection Management Solution. Disponível em: https://arctos.database.museum/name/Moniliformis. Acesso em jun. 2019b.

Berenji F, Fata A, Hosseininejad Z. A case of Moniliformis moniliformis (Acanthocephala) infection in Iran. Korean J Parasitol 2007; 45(2): 145-8.

Blanchard JL, Russell-Lodrigue KE. Biosafety in Laboratories using Non-human Primates. In: Abee CR, Mansfield K, Tardif SD, Morris T. (Eds.). Nonhuman primates in biomedical research: biology and management. Academic Press, v. 1. 2012.

Cantó GJ, Guerrero RI, Olvera-Ramírez AM et al. Prevalence of fleas and gastrointestinal parasites in free-roaming cats in central Mexico. PLoS One 2013; 8(4):e60744.

CDC. Centers for Disease and Control and Prevention. DPDx – Acanthocephaliasis. 2019. Disponível em: http://www.cdc.gov/dpdx/acanthocephaliasis/index.html. Acesso em: jun 2019.

Chaisiri K, Chaeychomsri W, Siruntawineti J et al. Diversity of gastrointestinal helminths among murid rodents from northern and northeastern Thailand. Southeast Asian J Trop Med Public Health 2012; 43(1):21-8.

Chaisiari K, Siribat P, Ribas A et al. Potentially zoonotic helminthiases of murid rodents from the Indo-Chinese Peninsula: impact of habitat and the risk of human infection. Vector Borne Zoonotic Dis 2015;15(1): 73-85.

Coomansingh-Springer C, Vishakha V, Acuna AM et al. Internal parasitic burdens in brown rats (Rattus norvegicus) from Grenada, West Indies. Heliyon 2019; 5(8):e02382

EOL. Encyclopedia of Life. Moniliformis moniliformis – overview. Disponível em: http://eol.org/pages/481468/overview. Acesso em: jun 2016.

Hartnett EA, Léveillé AN, French SK et al. Prevalence, distribution, and risk factors associated with Macracanthorhynchus ingens infections in raccoons from Ontario, Canada. J Parasitol 2018;104(5):457-64.

Herlyn H, Taraschewski H. Evolutionary anatomy of the muscular apparatus involved in the anchoring of Acanthocephala to the intestinal wall of their vertebrate hosts. Parasitol Res 2017; 116(4):1207-25.

ITIS. Integrated Taxonomic Information System. Disponível em: <https://www.itis.gov/>. Acesso em: nov. 2019.

Kouam MK, Ngueguim FD, Kantzoura V. Internal Parasites of Pigs and Worm Control Practices in Bamboutos, Western Highlands of Cameroon. J Parasitol Res 2018; 2018: 8242486.

Lahmar S, Boufana B, Ben Boubaker S et al. Intestinal helminths of golden jackals and red foxes from Tunisia. Vet Parasitol 2014;204(3-4):297-303.

Leng YJ, Huang WD, Liang PN. Human infection with Macracanthorhynchus hirudinaceus Travassos, 1916 in Guangdong Province, with notes on its prevalence in China. Ann Trop Med Parasitol 1983;77(1):107-9.

Mathison BA, Bishop HS, Sanborn CR et al. Macracanthorhynchus ingens infection in an 18-Month-Old Child in Florida: A case report and review of Acanthocephaliasis in humans. Clin Infect Dis 2016; 63(10):1357-1359.

Messina AF, Wehle FJ, Intravichit S et al. Moniliformis moniliformis infection in two Florida toddlers. Pediatric Infec Dis J 2011; 30(8):726-7.

Moayedi B, Izadi M, Maleki M et al. Human infection with Moniliformis moniliformis (Bremser, 1811) Travassos, 1915 (syn. Moniliformis dubius). Report of a case in Isfahan, Iran. Am J Trop Med Hyg 1971; 20(3):445-8.

Oliveira RG. Blackbook pediatria. Belo Horizonte: Blackbook; 2005.

Oliveira RG, Pedroso ERG. Blackbook clínica médica. Belo Horizonte: Blackbook; 2014.

Owen I. Parasitic zoonoses in Papua New Guinea. J Helminthol 2005; 79(1):1-14.

PAHO. Pan American Health Organization. Zoonoses and communicable diseases common to man and animals. Library Cataloguing-in-Publication Pan American Health Organization. 3. ed. Washington: PAHO; 2003.

Panayotova-Pencheva M, Todorova K, Dakova V. Pathomorphological studies on wild boars infected with Metastrongylus Spp., Ascarops strongylina, and Macracanthorhynchus hirudinaceus. J Vet Res 2019;63(2):191-5.

Prociv P, Walker J, Crompton LJ et al. First record of human acanthocephalan infections in Australia. Med J Aust 1990; 152(4):215-6.

Mathison BA, Bishop HS, Sanborn CR et al. Macracanthorhynchus ingens infection in an 18-month-old child in Florida: A case report and review of acanthocephaliasis in humans. Clin Infect Disease 2016,63(10): 1357-9.

NCBI. National Center for Biotechnology Information. Taxonomy. Disponível em: <https://www.ncbi.nlm.nih.gov/taxonomy>. Acesso em: mar. 2019.

Pickering LK, Baker CJ, Kimberlin DW et al. Red Book 2009: relatório do Comitê de Doenças Infecciosas. 28. ed. Itapevi, SP: American Academy of Pediatrics; 2011.

Radomyos P, Chobchuanchom A, Tungtrongchitr A. Intestinal perforation due to Macracanthorhynchus hirudinaceus infection in Thailand. Trop Med Parasitol 1989; 40(4):476-7.

Richardson DJ, Brink CD. Effectiveness of various anthelmintics in the treatment of Moniliformiasis in experimentally infected wistar rats. Vector-Borne Zoonot Diseas 2011; 11(8):1151-6.

Sahar MM, Madani TA, Al Mohsen IZ et al. A child with an acanthocephalan infection. Ann Saudi Med 2006; 26(4):321-4.

Salehabadi A, Mowlavi G, Sadjjadi SM. Human infection with Moniliformis moniliformis (Bremser 1811) (Travassos 1915) in Iran: another case report after three decades. Vector Borne Zoonotic Dis 2008; 8(1): 101-3.

Shimalov VV. The first finding of Moniliformis moniliformis (Acanthocephala, Moniliformidae) in Belarus. J Parasit Dis 2018; 42(2):327-328.

Simões RO, Luque JL, Gentile R et al. Biotic and abiotic effects on the intestinal helminth community of the brown rat Rattus norvegicus from Rio de Janeiro, Brazil. J Helminthol 2016;90(1):21-7.

Tavares W. Antibióticos e quimioterápicos para o clínico. 3. ed. São Paulo: Atheneu; 2014.

Teimoori S, Gharaguzlu M, Makki M et al. Heavy worm burden of Moniliformis moniliformis in urban rats with histopathological description. Iran J Parasitol 2011;6(3):107-12.

Uzal FA, Plattner BL, Hostetter JM. Alimentary System. In: Maxie, G. Jubb, Kennedy & Palmer's pathology of domestic animals: 3-volume, 2015.

WHO. World Health Organization. Neglected Tropical Diseases. Disponível em: http://www.who.int/neglected_diseases/diseases/en. Acesso em: jun 2016.

CAPÍTULO 39

Ancilostomíase

Rodrigo Siqueira-Batista • Carolina Machado Poleze •
Graziela Almeida Cupertino • André Vianna Martins

Introdução

A ancilostomíase é uma doença causada por parasitos das espécies *Ancylostoma duodenale* e *Necator americanus*, cujo hábitat, no ser humano, é o instestino delgado. Também conhecida por "amarelão", "opilação", "uncinaríase", "cloroso", "mal dos mineiros", "mal dos agricultores", "doença de Perroncito", "caquexia africana", "clorose do Egito", "anemia tropical" e "mal do coração e do estômago da África" (Paes, 1921), a ancilostomíase é considerada a segunda helmintíase mais comum no mundo (CDC, 2019) e é mais prevalente em áreas tropicais e subtropicais, bem como em regiões rurais e em populações menos abastadas (Hotez et al., 2004). Cerca de um quarto da população mundial está atualmente sob o risco de infecção por esses agentes etiológicos, os quais são transmitidos através do solo (Jourdan et al., 2018).

A enfermidade é documentada desde o século III a.C., quando ficou conhecida por causar problemas intestinais e provocar a tendência de os enfermos comerem terra. Contudo, apenas em 1838, observações concretas foram realizadas por Dubini durante uma necropsia. A doença, a partir de então, foi descrita no Egito, na região dos Alpes e no Brasil, primeiramente. Hoje, sabe-se que ela é característica de regiões tropicais e ocorre em diversos países nessa condição (Pineda; Yang, 2009; WHO, 2019). De fato, a ancilostomíase tem se mostrado como um problema de saúde pública desde o ano de 1901, quando 12 mil pessoas morreram durante uma epidemia na Costa Rica (Brooker et al., 2004). Entre 1916 e 1923, a fundação estadunidense Rockefeller promoveu acordos e financiou programas para o controle da ancilostomíase em diversos países, dentre eles o Brasil, cujas ações foram realizadas em muitos estados, como Rio de Janeiro, Espírito Santo e Pernambuco (Korndörfer, 2014).

Com base nessas preliminares considerações, o presente capítulo tem como objetivo abordar aspectos etiológicos, imunológicos, patológicos, clínicos, diagnósticos, terapêuticos, epidemiológicos e profiláticos da ancilostomíase.

Etiologia

Taxonomia

A ancilostomíase é causada por parasitos do super-reino Eukaryota – espécies *Ancylostoma duodenale* e *Necator americanus* – conforme apresentado nos Quadros 39.1 e 39.2.

QUADRO 39.1 Classificação taxonômica do *Ancylostoma duodenale*.

Reino	Animalia
Filo	Nematoda
Classe	Secernentea
Subclasse	Rhabditia
Ordem	Strongylida
Família	Ancylostomatidae
Gênero	*Ancylostoma*
Espécie	*Ancylostoma duodenale*

Adaptado de NCBI – The Taxonomy Database, 2019; Arctos – Collaborative Collection Management Solution, 2019a.

QUADRO 39.2 Classificação taxonômica do *Necator americanus*.

Reino	Animalia
Filo	Nematoda
Classe	Secernentea
Subclasse	Rhabditia
Ordem	Strongylida
Família	Ancylostomatidae
Gênero	*Necator*
Espécie	*Necator americanus*

Adaptado de NCBI – The Taxonomy Database, 2019; Arctos – Collaborative Collection Management Solution, 2019b.

Aspectos morfológicos

Os agentes etiológicos da ancilostomíase pertencem à ordem Strongylida. Os principais gêneros que afetam humanos são *Ancylostoma* e *Necator*, ambos com estruturas na cápsula bucal, usadas para fixação do parasito ao hospedeiro. Essa característica serve para diferenciar os patógenos em questão (Brooker, 2004):

- As espécies pertencentes ao gênero *Ancylostoma* (*Ancylostoma duodenale*, *Ancylostoma braziliense*, *Ancylostoma caninum*) são providas de dentes na cápsula bucal
- A espécie incluída no gênero *Necator* (*Necator americanus*) possui lâminas ou placas cortantes na cápsula bucal.

▪ *Ancylostoma duodenale*

É adquirido a partir da penetração cutânea. Além disso, estudos realizados na Ásia e na África mostram ocorrência de casos de ancilostomíase neonatal, devido à migração do helminto para as glândulas mamárias das lactantes (Brooker, 2004). Costumeiramente, é encontrado no Oriente Médio, norte da África e sul da Europa (CDC, 2013).

Quando adulto, o parasito é cilindriforme, com cor branco-rosada e um par de dentes ventrais. A fêmea é maior que o macho, medindo entre 10 e 18 mm de comprimento por 600 μm de largura. O macho mede entre 8 e 11 mm de comprimento e 400 μm de largura, com bolsa copuladora desenvolvida. Ambos têm a extremidade curvada (Figura 39.1).

Espécies como *Ancylostoma braziliense* e *Ancylostoma caninum* são parasitos de caninos e felinos e, quando infectam hospedeiros humanos, causam quadros de larva *migrans* cutânea (Iowa State University, 2013) (ver Capítulo 70, *Larva Migrans Cutânea*).

▪ *Necator americanus*

A aquisição do *N. americanus* só ocorre através de penetração cutânea (Brooker, 2004), pois o parasito, para se desenvolver, necessita realizar o ciclo transpulmonar. É mais prevalente em regiões tropicais e subtropicais (OMS, 2010), como no continente americano e na Austrália (CDC, 2013). Quando adulto, o nematódeo é cilíndrico e tem a extremidade dorsal curvada. Na cápsula bucal, estão presentes dois pares de lâminas cortantes.

Essa espécie é mais fina do que a *Ancylostoma duodenale*, medindo cerca de 300 μm de largura; ademais, não apresenta significativa desproporção quanto ao tamanho da fêmea e do macho, comparando-se as larguras. A primeira tem entre 9 e 11 mm de comprimento, e o segundo, de 5 a 9 mm (Iowa State University, 2013).

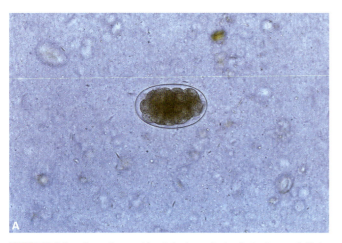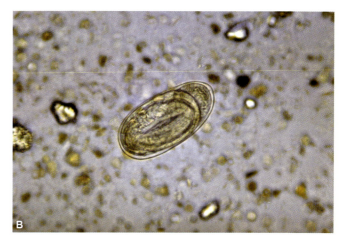

FIGURA 39.1 Ovo de ancilostomídeo (não é possível a distinção, morfológica, entre os gêneros *Ancylostoma* ou *Necator*). **A.** Ovo no interior do qual é possível observar a massa embrionária. **B.** Ovo embrionado, no qual é possível identificar a larva em formação. Reproduzida de CDC, 2019, com permissão.

Ciclo biológico

Os ovos (Figura 39.1) presentes nas fezes contaminadas e sob condições favoráveis (umidade, calor, sombra) eclodem um a dois dias após serem lançados no ambiente. As larvas rabditoides crescem nas fezes e/ou no solo e, depois de cinco a dez dias, tornam-se larvas filarioides, que são infectantes, as quais podem sobreviver de três semanas a seis meses em condições ambientais corretas. Ao entrar em contato com o hospedeiro humano, seja pela cútis ou por ingestão, as larvas penetram e são transportadas através dos vasos linfáticos, ganhando a corrente sanguínea, chegando ao coração e depois aos pulmões, onde alcançam os alvéolos pulmonares, ascendem pelos brônquios para a faringe e são engolidas. As larvas, então, alcançam o intestino delgado, onde habitam e amadurecem, tornando-se vermes adultos, os quais vivem no lúmen do intestino delgado (comumente no duodeno, mas podem fixar-se no jejuno e, mais raramente, no íleo), aderidos à parede do órgão. Embora haja o estágio pulmonar no ciclo, a espécie *Ancylostoma duodenale* é capaz de se desenvolver no intestino sem que ocorra a migração, ao contrário da espécie *Necator americanus*, que requer uma fase de migração transpulmonar (CDC, 2013) (Figura 39.2).

Imunologia e patologia

Devido ao ciclo biológico do metazoário, que conta com diversas fases de desenvolvimento e interação com o hospedeiro, a resposta imunológica varia de localizada a sistêmica, dependendo da evolução da condição mórbida.

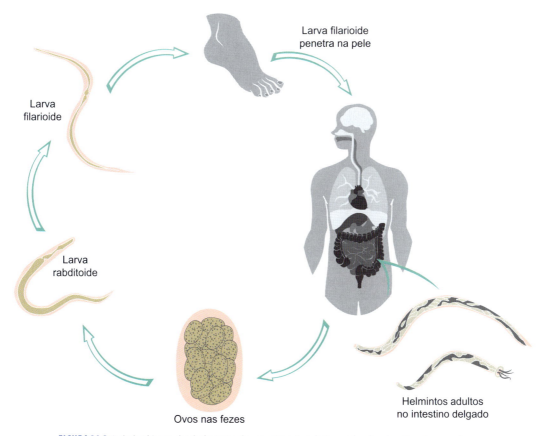

FIGURA 39.2 Ciclo biológico dos helmintos das espécies *Ancylostoma duodenale* e *Necator americanus*.

Primeiramente, o parasito utiliza suas bainhas cuticulares externas para penetrar a pele do *Homo sapiens*, secretando enzimas que facilitam sua migração para os tecidos, o que causa um prurido local característico da ancilostomíase. Após ganhar a corrente sanguínea, a resposta aos antígenos é aumentada; entretanto, o parasito permanece por pouco tempo nesse local, migrando para os pulmões e causando alterações clínicas advindas da inflamação do tecido e de microtraumas.

Nesse momento, o helminto se modifica para seguir o curso do ciclo, migrando para o intestino, local em que a resposta eosinofílica é mais prevalente. Alterações intestinais são produtos da inflamação causada pela fixação do parasito na mucosa entérica por meio de seus dentes e pela secreção de enzimas anticoagulantes (Loukas; Prociv, 2001). Isso explica a perda de sangue e a hipoproteinemia, a qual contribui para que o hospedeiro torne-se mais suscetível a infecções (Brasil, 2010). De fato, o processo infeccioso está associado à grande quantidade de perda sanguínea pelo intestino.

Estudos realizados em outros mamíferos revelam que os nematoides adquirem novas propriedades antigênicas imunomoduladoras, o que explica a ausência de sintomas em alguns casos de infecção (Eichenberger et al., 2018; Navarro et al., 2013). Pesquisa desenvolvida na Papua-Nova Guiné mostrou que, em infecções por *N. americanus*, há produção de respostas de anticorpos para todas as classes de imunoglobulina (Ig) humana; todavia, a produção de IgE é baixa, dado conflitante ao usualmente esperado para infecções por helmintos (Loukas; Prociv, 2001). A coinfecção envolvendo espécies da ordem Strongylida e bactérias – mormente *Mycobacterium tuberculosis* – vem sendo investigada (Brooker, 2004; O'Shea et al., 2018; Mhimbira et al., 2017; Alemu; Mama, 2017; Hasanain et al., 2015).

Aspectos clínicos

Doença em humanos

■ História natural

A ancilostomíase é uma doença característica das regiões tropicais e subtropicais. É mais comum em populações que não têm acesso à rede sanitária, como em áreas rurais e em locais com poucos recursos financeiros. Acomete, principalmente, crianças e adolescentes, mas uma parcela significativa de adultos já contraiu ou está sob risco de adquirir a doença (Brooker, 2004).

A morbidade relacionada à ancilostomíase varia de leve, moderada a grave, dependendo da carga parasitária. Trata-se de uma enfermidade que pode influenciar diretamente no crescimento, na aprendizagem e na produtividade do indivíduo, quando não tratada (Brooker, 2004; Loukas et al., 2016).

○ Doença aguda

Ao penetrar a pele do hospedeiro, o parasito causa prurido local, eritema e *rash* papuloso, sintomas conhecidos como "coceira do solo" (*ground itch*). A larva migra pelos tecidos durante seu desenvolvimento – conforme anteriormente descrito no ciclo biológico – causando, em algumas oportunidades, náuseas, vômitos, irritação da faringe, tosse, dispneia e rouquidão (Hotez et al., 2004). A continuidade e a gravidade dos sinais e sintomas estão relacionadas à intensidade da infecção, abrangendo de alterações sistêmicas imperceptíveis a manifestações graves, o que torna as possibilidades de diagnóstico diferencial bastante amplas (Loukas et al., 2016).

A passagem pulmonar do helminto – migração das larvas pela árvore respiratória – pode se apresentar, clinicamente, com quadro de síndrome de Löeffler, caracterizada por tosse não produtiva, febre baixa, dor torácica discreta, dispneia leve, astenia e, em alguns casos, náuseas e vômitos. Nessas situações costumam ser observadas hipereosinofilia e alterações na telerradiografia de tórax (infiltrado pulmonar fugaz e transitório). Caso a intensidade da infecção seja significativa, poderão sobrevir manifestações compatíveis com pneumonia, com febre elevada, astenia, cefaleia, mal-estar geral, dor torácica e tosse produtiva com escarro amarelo-esverdeado.

○ Doença crônica

A perda paulatina de sangue, em decorrência das necessidades de consumo do helminto, é uma das principais características da doença crônica. Ela ocorre tanto por lesões traumáticas (fixação na mucosa intestinal por meio de dentes ou lâminas cortantes) quanto por respostas imunológicas à produção de substâncias imunomoduladoras e enzimas anticoagulantes. Em decorrência da perda sanguínea, é possível observar anemia acompanhada da deficiência de ferro e hipoalbuminemia como manifestações clínicas de maior importância. Podem ocorrer, também, edema da face e dos membros inferiores e ascite (eventualmente, anasarca), associados à hipoproteinemia (Kao et al., 2019). Além disso, a pele adquire textura cérea e coloração amarelada, e pode sobrevir hipotermia (Hotez et al., 2004).

Em pacientes cuja carga parasitária é baixa, normalmente os sinais e sintomas não aparecem; todavia, quando a quantidade de helmintos é elevada, pode haver obstrução no lúmen intestinal, e sintomas como dor epigástrica, náuseas, dispneia de esforço, dor nas extremidades inferiores, palpitações, dor torácica, cefaleia, fadiga e impotência podem ocorrer. O desejo de comer terra e giz ("pica") se deve à deficiência de ferro e cálcio no organismo, respectivamente, elementos que se encontram em quantidades muito abaixo do normal nos pacientes acometidos pela parasitose (Hotez et al., 2004; Pinto et al., 2007).

■ Diagnóstico diferencial

O diagnóstico diferencial deve ser estabelecido, principalmente, com outras parasitoses, como ascaridíase, estrongiloidíase e giardíase (Fernandes, 2005). Os quadros de anemia deverão ser investigados, tendo em vista outras possibilidades diagnósticas (Brasil, 2019). A síndrome de Löeffler tem um amplo diagnóstico diferencial, destacando-se as infecções por outros helmintos, como os nematoides – por exemplo, *Ancylostoma braziliense*, *Ascaris lumbricoides*, *Strongyloides stercoralis* e *Toxocara* – e os trematódeos – por exemplo, os do gênero *Schistosoma* (Gao; Liu, 2019; Gobbi et al., 2019; Ramamoorthy, 2015; Al Hadidi et al., 2018).

Doença em animais não humanos

A espécie *Ancylostoma caninum* é a principal causadora da ancilostomíase em cães e em canídeos silvestres (coiote, lobo, raposa, entre outros) na maioria das áreas tropicais e subtropicais do mundo, podendo, ocasionalmente, infectar gatos e humanos. O *Ancylostoma tubaeforme* acomete gatos, com uma distribuição similar, porém com casos mais esparsos. Já o *Ancylostoma braziliense* ocasiona a doença em cães e em gatos, sendo encontrado em toda a América Central e do Sul, África e sul dos EUA. Outra espécie de ancilostomídeo, *Ancylostoma ceylanicum*, acomete cães, gatos e também humanos, sendo amplamente distribuída por toda a Ásia, Oriente Médio e partes da América do Sul (O'Connell et al., 2018). *Uncinaria stenocephala* é importante ancilóstomo canino em regiões mais frias, predominando no Canadá e no norte dos EUA, locais nos quais é principalmente um parasito da raposa (Urquhart et al., 1996; Myšková et al., 2019).

Os vermes adultos machos de *Ancylostoma caninum* (ver também o Capítulo 70, *Larva* Migrans *Cutânea*) têm em torno de 12 mm de comprimento, enquanto as fêmeas têm aproximadamente 15 mm; as outras espécies são um pouco menores. O ciclo biológico nos animais é muito semelhante ao ciclo no *H. sapiens*; quando o animal não humano é infectado, os sinais e sintomas são similares aos observados nas infecções humanas, podendo estar presente ferida advinda do prurido ocasionado pela dermatite no local de penetração do parasito. Os pulmões e o intestino também podem ser acometidos, assim como um quadro de anemia pode estar presente (Bowman et al., 2010).

Por se tratar de parasitos próprios de animais, raros são os casos de infecção no *H. sapiens*. Na literatura, são descritos sintomas intestinais semelhantes aos das infecções causadas por *A. duodenale e N. americanus* em hospedeiros humanos, mas esses casos são incomuns (PAHO, 2003). Entretanto, muitos ancilostomídeos que infectam animais podem parasitar seres humanos (*A. ceylanicum*) ou podem penetrar na pele humana (causando quadros de larva *migrans* cutânea), mas não completam seu desenvolvimento (*A. braziliense, A. caninum, U. stenocephala*). Ocasionalmente, as larvas de *A. caninum* podem migrar para o intestino humano, causando enterite eosinofílica; elas também têm sido implicadas como uma causa de neurorretinite subaguda unilateral difusa (Bowman et al., 2010).

Ancylostoma ceylanicum é a única espécie de ancilóstomo canino e felino que pode se desenvolver, em forma adulta, no trato intestinal humano. Parasito preferencial de gatos e cães, o nematoide pode infectar o *H. sapiens* como uma zoonose, em algumas regiões da Ásia, mas não tem sido associado a perda de sangue nos humanos e, portanto, não tem sido considerado um importante patógeno dessa espécie (Li et al., 2014).

A larva *migrans* cutânea, também conhecida como "bicho geográfico", é uma infecção zoonótica causada por espécies de ancilostomídeos que não utilizam mulheres e homens como hospedeiro específico, sendo as mais comuns *A. braziliense* e *A. caninum* (ver Capítulo 70, *Larva* Migrans *Cutânea*). Os humanos também podem ser infectados quando as larvas filariformes penetram na pele. Contudo, como nesse caso elas não podem amadurecer no *H. sapiens*, migram sem rumo dentro da epiderme, algumas vezes até vários centímetros por dia (CDC, 2019).

Diagnóstico laboratorial

Deve ser estabelecido com a pesquisa coproparasitológica, na qual são analisados ovos ou, em casos especiais, larvas. Em relação aos ovos, pela sua pequena densidade, as técnicas mais sensíveis são as de flutuação, em que se destacam: método de Willis, que é a flutuação por solução saturada de cloreto de sódio; método de Faust, que consiste em centrífugo-flutuação utilizando-se solução de sulfato de zinco com densidade de 1.180 a 1.200 (ver Capítulo 5, *Métodos de Diagnóstico Parasitológico nas Enfermidades por Protozoários e Helmintos*). Pode-se realizar, também, a contagem de ovos pelo método Kato-Katz. Caso as fezes analisadas estejam envelhecidas, os ovos de ancilostomídeos já terão eclodido, liberando larvas rabditoides que passam a filarioides e devem ser distinguidas das larvas de *Strongyloides stercoralis*. Nessa condição, são utilizados métodos de concentração, que se baseiam no termo hidrotropismo larvar, principalmente o de Baermann-Moraes ou o de Rugai (Rey, 2010).

Os ovos são incolores, elipsoides e com casca fina e transparente, medindo 60 a 70 μm por 35 a 40 μm (ver Figura 39.1). Apesar de a análise microscópica identificar a presença de ovos nas fezes, ela não é suficiente para diferenciar os ovos de *A. duodenale* e *N. americanus* (CDC, 2019); no entanto, estudos envolvendo ensaios de reação em cadeia da polimerase (PCR) para especificação do diagnóstico já existem, bem como pesquisas que envolvem DNA para diagnóstico de infecção e variabilidade genética entre as espécies causadoras da doença (Pineda; Yang, 2009).

A proposta inicial de investigação da anemia – que pode acompanhar a ancilostomíase – está sumarizada no Quadro 39.3 (Adamson; Longo, 2017).

Avaliação por métodos complementares

A radiografia de tórax poderá ser útil para a avaliação dos pacientes que apresentam quadros compatíveis com a síndrome de Löeffler, na qual poderão ser evidenciados infiltrados pulmonares (Chitkara; Krishna, 2006; Lal et al., 2013; Iclal et al., 2015).

QUADRO 39.3 Investigação da anemia.*

Hemograma
- Estudo dos eritrócitos
  - Hematócrito
  - Hemoglobina
  - Contagem de reticulócitos
- Estudo dos índices hematimétricos
  - Volume corpuscular médio (VCM)
  - Hemoglobina corpuscular média (HCM)
  - Concentração de hemoglobina corpuscular média (CHCM)
  - Índice de anisocitose (RDW)
- Estudo dos leucócitos
  - Contagem total
  - Contagem diferencial
  - Avaliação da segmentação nuclear dos neutrófilos
- Estudo das plaquetas
  - Contagem total
- Estudo da morfologia celular
  - Tamanho da célula
  - Conteúdo de hemoglobina
  - Anisocitose
  - Poiquilocitose
  - Policromasia
- Identificação de outras alterações: eritrócitos nucleados, corpúsculos de Howell-Jolly, células em alvo e células falciformes

Investigação do suprimento de ferro
- Ferro sérico
- Ferritina sérica
- Capacidade total de ligação ao ferro (TIBC)

Investigação do suprimento de vitamina B_{12} e de folato
- Vitamina B_{12} (cobalamina sérica)
- Folato
- Ácido metilmalônico
- Homocisteína

*Sugere-se a leitura do excelente capítulo "Anemia e policitemia" (Adamson, Longo, 2017), do clássico *Medicina interna de Harrison*, para o aprofundamento dos conhecimentos acerca da investigação das anemias. Adaptado de Adamson; Longo, 2017.

Tratamento

O tratamento da ancilostomíase baseia-se na terapia antiparasitária (ver Capítulo 9, *Tratamento Farmacológico das Enfermidades Parasitárias*) e na abordagem da anemia (quando presente). Além disso, faz-se necessária a inclusão de medidas de educação e melhoria das condições sanitárias, a fim de minimizar as taxas de reinfecção e, por conseguinte, diminuir os níveis de transmissibilidade dessa helmintíase (Braz et al., 2015; Maguire, 2015).

Atualmente, há vários fármacos que podem ser empregados na terapêutica da ancilostomíase, quase todos com o índice de cura próximo de 100%. A escolha por determinado medicamento baseia-se tanto no custo – principalmente quando se almeja um tratamento em massa – como também nos efeitos colaterais que a utilização do medicamento pode provocar no paciente. No Quadro 39.4, encontram-se os principais fármacos empregados na terapia da parasitose, juntamente com o mecanismo de ação, a posologia indicada e a eficácia (Valente, 2013; Cimerman, 2014; Braz et al., 2015).

Nos casos de poliparasitismo, recomenda-se instituir terapia de amplo espectro. Nesse sentido, observa-se, na contemporaneidade, certa preferência pela nitazoxanida, dados os seus níveis de sucesso entre 75 e 95%, e sua ótima tolerabilidade (Andrade et al., 2010; Valente, 2013; Maguire, 2015).

Com relação às gestantes, de acordo com a Organização Mundial da Saúde (OMS), o tratamento da ancilostomíase deve ser realizado com albendazol e mebendazol. Entretanto, tais medicamentos devem ser evitados no primeiro trimestre da gravidez devido ao seu potencial embriotóxico, conforme observação realizada em estudos com animais (OMS, 2010; Andrade et al., 2010; Cimerman, 2014).

QUADRO 39.4 Medicamentos utilizados no tratamento da ancilostomíase.

Medicamento	Dosagem	Mecanismo de ação	Eficácia
Albendazol	Crianças acima de 2 anos e adultos: dose única de 400 mg, via oral	Impede a divisão celular, ou inibe a captação de glicose	Níveis de cura acima de 95%
Mebendazol	Crianças e adultos: 100 mg, via oral, 2 vezes/dia, durante 3 dias	Bloqueia a captação de glicose e aminoácidos pelo helminto	Níveis de cura entre 95 e 98%
Pamoato de pirantel	Crianças e adultos: 11 mg/kg/dia (máximo de 1g), via oral, durante 3 dias	Produz uma paralisia espástica do helminto	Níveis de cura acima de 80%
Nitazoxanida	Crianças acima de 12 anos e adultos: 1 comprimido de 500 mg a cada 12 h durante 3 dias Crianças acima de 1 ano: pó para suspensão oral, 0,375 mℓ (7,5 mg) por kg, a cada 12 h, durante 3 dias	Inibe a polimerização da tubulina no parasito e o metabolismo energético anaeróbio	Níveis de cura entre 71 e 100%

Adaptado de Andrade et al., 2010; Siqueira-Batista; Gomes, 2010; Fernandes et al., 2012; Braz et al., 2015; Maguire, 2015.

QUADRO 39.5 Tratamento da anemia ferropriva.

Tratamento por via oral	
Fármacos	**Esquema de administração**
• Sulfato ferroso: 40 mg de ferro elementar por comprimido • Sulfato ferroso: 25 mg/mℓ de ferro elementar em solução oral • Sulfato ferroso: 5 mg/mℓ de ferro elementar em xarope	• Crianças: 3 a 6 mg/kg/dia de ferro elementar, sem ultrapassar 60 mg/dia • Gestantes: 60 a 200 mg/dia de ferro elementar associadas a 400 mcg/dia de ácido fólico • Adultos: 120 mg/dia de ferro elementar • Idosos: 15 mg/dia de ferro elementar
Tratamento por via intravenosa	
Fármacos	**Esquema de administração**
• Sacarato de hidróxido férrico 100 mg de ferro injetável, frasco-ampola de 5 mℓ	Fórmula para cálculo da dose total IV de ferro a ser administrada: • Ferro (mg) = (Hb desejada conforme sexo e idade do paciente – Hb atual em g/dℓ) × peso corporal (kg) x 2,4 + 500 mg A dose deve ser administrada em hospital, em infusão IV lenta, por 30 min, de 1 a 3 vezes/semana, com intervalos mínimos de 48 h e não ultrapassando 300 mg em cada dose Para as gestantes o peso corporal deve ser o de antes da gestação

Adaptado de Brasil, 2014; SBP, 2018.

No tratamento da anemia, indica-se a suplementação com sais de ferro e a inclusão de uma alimentação rica em proteínas e vitaminas, a fim de se potencializar a resposta à ferroterapia. Para melhor absorção dos sais de ferro, recomenda-se que sua ingestão seja associada à vitamina C, encontrada, por exemplo, nos sucos de laranja, limão, acerola e em outras frutas cítricas. Um medicamento amplamente utilizado, efetivo e barato na terapia antianêmica é o sulfato ferroso. Geralmente, administra-se o fármaco 3 vezes/dia, por aproximadamente 3 meses, podendo prolongar-se seu uso até que os níveis de hemoglobina ultrapassem 12 g/100 mℓ (ver esquema posológico no Quadro 39.5). Em caso de intolerância gastrintestinal, orienta-se que o emprego desses medicamentos seja feito, preferencialmente, após as refeições (Andrade et al., 2010; Rey, 2010; Valente, 2013).

Aspectos nutricionais

A ancilostomíase, em geral, pode afetar o equilíbrio nutricional do indivíduo parasitado, na medida em que provoca diminuição do apetite, interfere na absorção de nutrientes e induz sangramentos intestinais. Desse modo, faz-se necessária a implementação de cuidados que assegurem a correção desses desequilíbrios desencadeados por essa enteroparasitose (Castiñeiras; Martins, 2003; Pineda; Yang, 2009).

Desde esta perspectiva, a adequação alimentar é de grande relevância para os pacientes acometidos por *A. duodenale* e *N. americanus*. Por isso, a adoção de uma dieta rica em vitaminas, principalmente A e C, associada a refeições de maior aporte calórico e proteico, é indicada para melhorar as condições de saúde do hospedeiro que vive em competição com o parasito pelos nutrientes. Além disso, nos casos de anemia ferropriva, como já dito anteriormente, é fundamental a suplementação com sais de ferro (Andrade et al., 2010; Maguire, 2015).

As crianças e as gestantes merecem cuidado mais atento para essa condição nutricional, pois, as situações de desnutrição provocadas pela ação parasitária dos helmintos podem desencadear falhas no desenvolvimento adequado do feto, como também na estatura e nos aspectos cognitivos da população infante. Esses fatores contribuem para um baixo rendimento nas atividades escolares e o maior gasto com assistência médica (OMS, 2010; Cimerman, 2014). Estudos realizados com crianças e gestantes infectadas por helmintos intestinais identificaram deficiência de zinco (Braz et al., 2015; Arinola et al., 2015). Tal alteração vem sendo associada a maior probabilidade de reinfecção pelo parasito, já que o zinco tem ações expressivas na resposta imune do organismo humano (Andrade et al., 2010; Neves, 2016; Braz et al., 2015).

Com relação às manifestações digestivas – como diarreia, vômitos, náuseas e dor abdominal –, recomendam-se alguns cuidados específicos. Nos pacientes que apresentam diarreia e vômitos, a hidratação é um fator de notável relevância; por isso, indica-se a generosa ingesta de líquido, destacando-se que, em alguns casos, é preciso instituir a reidratação oral. Outro aspecto que merece ser evidenciado é a necessidade de evitarem-se alimentos que contribuem para a persistência da diarreia, tais como: laticínios e cereais ricos em fibras. Nas situações de náuseas e desconfortos intestinais, indica-se uma alimentação mais leve e fracionada, a qual, geralmente, é capaz de minimizar essas queixas (Castiñeiras; Martins, 2003; Pineda; Yang, 2009; Rey, 2010).

Ecologia e epidemiologia

A ancilostomíase é uma doença infecciosa de ampla distribuição geográfica (Quadro 39.6). Estima-se que, em média, 740 milhões de indivíduos estejam infectados atualmente, dos quais a maioria reside em áreas pobres e com más condições de saneamento básico (OMS, 2010; Wiria et al., 2015).

A extensa distribuição dessa parasitose cosmopolita está diretamente ligada às condições de vida que o ambiente oferece ao helminto. Acerca de tais fatores, destacam-se umidade acima de 85% e temperaturas elevadas (uma média de 27°C para *A. duodenale* e 33°C para *N. americanus*). Além disso, a natureza do solo também influencia no desenvolvimento dos ovos e das larvas dos nematoides; nesse aspecto, os terrenos arenosos oferecem melhores condições de sobrevivência. Outrossim,

QUADRO 39.6 Número (em milhões) estimado de pessoas infectadas por ancilostomídeos no mundo, dividido por faixa etária.

Região (OMS)	0 a 4 anos	5 a 9 anos	10 a 14 anos	(≥ 15 anos)	Total (em milhões)
África	9	18	29	142	198
Américas	1	3	5	41	50
Leste do Mediterrâneo	0	1	1	8	10
Sudeste Asiático	4	10	16	100	130
Oeste do Pacífico	7	18	34	293	352
Total	21	50	85	584	740

Adaptado de OMS, 2010.

pesquisas recentes têm apontado a contaminação de poços e nascentes com ovos e larvas desses metazoários. O fator determinante para isso são solos contaminados, o que define o papel fundamental desse elemento na disseminação de tais parasitos intestinais, cujo conhecimento é particularmente importante para a adoção dos devidos cuidados eco-epidemiológicos para minimizar a aquisição da parasitose (Mackowiak, 2011; Valente, 2013; CDC, 2013; Aghaindum; Atud; Nadège, 2019).

Outro fator que merece atenção especial na relação de distribuição mundial da helmintíase é a relação do hospedeiro com a disseminação da doença. Anteriormente, sustentava-se a premissa de que a ocorrência de *A. duodenale* era exclusiva de regiões temperadas e de que a de *N. americanus* se destacava nas regiões tropicais. Sabe-se que, ainda hoje, uma espécie se sobrepõe à outra no que concerne à prevalência de um ou outro verme em uma mesma localidade; entretanto, graças ao constante processo de migração que ocorre em todo o mundo, essas divisões de prevalência têm sido desmistificadas, e a difusão dessas espécies nos diferentes continentes do planeta vem se tornando um registro cada vez mais comum (Pineda; Yang, 2009; Neves, 2016; Valente, 2013).

A ancilostomíase tem distribuição bem heterogênea; sobre isso, estudos epidemiológicos identificaram a *N. americanus* como a principal espécie para essa parasitose (ver Quadro 39.7). Embora ocorra de maneira potencialmente mais grave em crianças e adolescentes, a faixa etária de maior prevalência para a moléstia concentra-se entre 30 e 44 anos de idade, ou acima de 50 anos (Pineda; Yang, 2009; OMS, 2010; Rey, 2010). Aproximadamente 300 milhões de indivíduos estejam gravemente afetados com altas cargas parasitárias. Esse índice contribui para a manutenção da ancilostomíase na lista da OMS como uma das doenças tropicais negligenciadas, hoje, como também alerta para a necessidade de programar medidas de saúde mais eficazes (Castiñeiras; Martins, 2003; OMS, 2010; Maguire, 2015).

No Brasil, a ancilostomíase representa um dos grandes problemas de saúde pública a ser enfrentado, estando diretamente associada com medidas sociais, econômicas, culturais e ambientais. Nas regiões endêmicas, o trabalho no campo, os hábitos de defecar no solo, de andar

QUADRO 39.7 Taxas de prevalência em regiões endêmicas com ancilostomíase.

Localidade	Taxa de infecção	Helminto
Darjeeling – Hooghly District (India)	42,8%	*N. americanus*
Xiulongkan Village – Província de Hainan (China)	60,0%	*N. americanus*
Hoa Binh – Northwest (Vietnam)	52,0%	*N. americanus*
Minas Gerais (Brasil)	62,8%	*N. americanus*
KwaZulu-Natal (África do Sul)	Zonas do interior: 9,3% Áreas de planície: 62,5%	*N. americanus*

Adaptado de Pineda; Yang, 2009.

descalço, de tomar banho em lagos e cachoeiras e de não fazer a correta higienização das mãos e dos alimentos configuram focos elementares que, além de propiciarem sucessivas taxas de infecção, asseguram a reinfecção dos habitantes em todos os períodos favoráveis do ano (Andrade et al., 2010; Brasil, 2010; Valente, 2013).

A presença de ancilostomídeos é descrita em toda a extensão territorial brasileira; entretanto, os maiores registros ocorrem na região Nordeste, seguida do Sudeste, Centro-Oeste, Norte e Sul. (Brasil, 2010; Neves; 2016; Valente, 2013).

Profilaxia e controle

A profilaxia da ancilostomíase baseia-se em medidas que visem à melhoria dos aspectos sanitário-ambientais, socioculturais e de educação em saúde da população (Rey, 2001; Pinto et al., 2007; Zeng et al., 2019). Uma das principais medidas a ser viabilizada constitui o correto destino do material fecal, o qual deve ser realizado por meio de saneamento básico, com a construção de rede de água e esgoto. Nas comunidades em que esse procedimento não é possível, a orientação é que se preconize o uso de latrinas e fossas secas para o depósito dos dejetos humanos, evitando, assim, a contaminação do solo nas regiões peridomiciliares (Brasil, 2010; OMS, 2010; CDC, 2013; 2019).

Além disso, pode-se também promover o tratamento do solo diminuindo a poluição fecal, a partir da introdução de espécies vegetais as quais produzem substâncias que são capazes de destruir as larvas dos helmintos. Dentre elas, as mais indicadas são: *Vetiveria zizanioides* (capim-vetiver), *Mentha spicata* (hortelã-verde), *Chrysanthemum* (crisântemo) e *Cymbopogon citratus* (capim-limão) (Neves, 2016). Nas situações em que o material fecal é utilizado como adubo em cultivos de hortaliças e frutas, a desinfecção das fezes por meio de processos de estocagem pode ser uma ótima alternativa. Entretanto, esse método requer supervisão no seu processo de execução para que este seja seguro e alcance sua eficácia (Andrade et al., 2010; Neves, 2016; Rey, 2010).

A implementação de atividades educativas que preconizem a incorporação de hábitos mais saudáveis de higiene é provavelmente a ação mais importante para o controle da helmintíase. De fato o uso de calçados, a higienização das mãos antes das refeições e após o uso do sanitário, e o cuidado na preparação dos alimentos, bem como no seu armazenamento, são condições importantes para a prevenção da ancilostomíase, principalmente nas áreas endêmicas onde há muita ocorrência de reinfecção (Andrade et al., 2010; Valente, 2013).

O próprio tratamento da helmintíase também é uma importante medida profilática. O uso de anti-helmínticos interrompe o ciclo de evolução do parasito, minimizando a morbidade da doença e a possibilidade de contaminação ambiental, já que a deposição dos ovos do helminto nas fezes estará erradicada ou diminuída. Atualmente, a OMS tem preconizado a quimioterapia preventiva a partir da administração, em dose única, de anti-helmínticos – como mebendazol e albendazol – nas populações de alto risco e sem diagnóstico prévio. Tal prática vem obtendo sucesso, mas, deve-se manter a atenção à possibilidade de desenvolvimento de resistência aos fármacos. Como alternativa a esse possível problema, estudos recentes propõem o uso de terapia combinada, utilizando-se dois ou mais medicamentos com mecanismos de ação diferentes. Essa proposta corrobora não só na diminuição de resistência, como também o aumento da eficácia do tratamento, especialmente quando comparada à monoterapia (Moser; Schindler; Keiser, 2019). Vale lembrar que, para evitar novos casos e reincidências, como parte da abordagem da infecção por ancilostomídeos, é fundamental a orientação dos pacientes para a adoção de medidas socioeducativas em saúde. Ademais, a ferroterapia é de grande relevância para a recuperação clínica do hospedeiro parasitado (naqueles casos em que ocorrer anemia ferropriva) (Pineda; Yang, 2009; OMS, 2010; CDC, 2013; 2019), pois contribui de maneira significativa para diminuir os riscos de a doença se agravar.

Referências bibliográficas

Adamson JW, Longo DL. Anemia e policitemia. In: Braunwald E, Kasper DL, Fauci AS et al. Medicina interna de Harrison. 19. ed. Porto Alegre: Amgh, 2017.

Aghaindum AG, Atud AQ, Nadège OAT. Implications of soils around domestic water points in the spread of intestinal parasites in the city of Yaounde (Cameroon). J Water Health 2019;17(2):318-328.

Al Hadidi M, Shaaban H, Jumean KH et al. Loeffler's syndrome secondary to hyperinfection by Strongyloides stercoralis associated with methotrexate in a patient with rheumatoid arthritis. J Glob Infect Dis 2018;10(1):29-30.

Alemu G, Mama M. Intestinal helminth co-infection and associated factors among tuberculosis patients in Arba Minch, Ethiopia. BMC Infect Dis 2017; 17(1):68.

Andrade EC et al. Parasitoses intestinais: uma revisão sobre seus aspectos sociais, epidemiológicos, clínicos e terapêuticos. Revista APS 2010; 13(2).

Arctos – Collaborative Collection Management Solution. Disponível em: https://arctos.database.museum/name/Ancylostoma%20duodenale. Acesso em ago. 2019a.

Arctos – Collaborative Collection Management Solution. Disponível em: https://arctos.database.museum/name/Necator%20americanus. Acesso em ago. 2019b.

Arinola GO, Morenikeji OA, Akinwande KS, et al. Serum micronutrients in helminth-infected pregnant women and children: suggestions for differential supplementation during anti-helminthic treatment. Ann Glob Health 2015; 81(5):705-10.

Bowman DD, Montgomery SP, Zajac AM et al. Hookworms of dogs and cats as agents of cutaneous larva migrans. Trends Parasitol 2010; 26(4):162-7.

Brasil. Anemia por deficiência de ferro. Protocolo Clínico e Diretrizes Terapêuticas. Portaria SAS/MS nº 1.247, de 10 de novembro de 2014. Disponível em: http://portalarquivos.saude.gov.br/images/pdf/2014/dezembro/15/Anemia-por-Defici--ncia-de-Ferro.pdf . Consultado em 1 nov. 2019.

Brasil. Ministério da Saúde. Secretaria de Vigilância em Saúde/Departamento de Vigilância Epidemiológica. Doenças infecciosas e parasitárias: guia de bolso. 8. ed. Brasília; 2010.

Braz AS. Recomendações da Sociedade Brasileira de Reumatologia sobre diagnóstico e tratamento das parasitoses intestinais em pacientes com doenças reumáticas autoimunes. Rev Bras Reumat 2015; 55(4):368-80.

Brooker S, Bethony J, Hotez PJ. Human hookworm infection in the 21st century. PMC Adv Parasitol 2004; 58:197-288.

Castiñeiras TMPP, Martins FSV. Infecções por helmintos e enteroprotozoários. CIVES Centro de Informação em Saúde para Viajantes. 2003. Disponível em: http://www.cives.ufrj.br/informes/helmintos/hel-0ya.pdf. Acesso em: ago. 2019.

CDC. Centers for Disease Control and Prevention. Parasites – Hookworm. 2013. Disponível em: http://www.cdc.gov/parasites/hookworm/.

CDC. Centers for Disease Control and Prevention. Hookworm. Disponível em: http://www.cdc.gov/dpdx/hookworm/index.html. Acesso em: 26 jul 2019.

Chitkara RK; Krishna G. Parasitic pulmonary eosinophilia. In: Semin Respir Crit Care Med. 2006; 27(2):171-84.

Cimerman S. Tratamento das parasitoses intestinais: o que conhecemos e o que precisamos fazer. Rev Bras Med 2014; 71(4):95-7.

Eichenberger RM, Ryan S, Jones L et al. Hookworm secreted extracellular vesicles interact with host cells and prevent inducible colitis in mice. Front Immunol 2018; 9:850.

Fernandes FO. Ancilostomíase. In: Veronesi FR. Tratado de infectologia. 3. ed. São Paulo: Atheneu; 2005.

Fernandes S et al. Protocolo de parasitoses intestinais. Acta Pediátrica Portuguesa 2012:43(1):35-41.

Gao YL, Liu ZH. Cutaneous larva migrans with Löeffler's syndrome. Am J Trop Med Hyg 100(3):487-8.

Gobbi F, Buonfrate D, Angheben A et al. Restaging Pulmonary Schistosomiasis. Am J Trop Med Hyg 2019;100(5):1049-51.

Hasanain AF, Zayed AA, Mahdy RE et al. Hookworm infection among patients with pulmonary tuberculosis: Impact of co-infection on the therapeutic failure of pulmonary tuberculosis. Int J Mycobacteriol 2015; 4(4):318-22.

Hotez PJ, Brooker S, Phil D et al. Hookworm infection. N Engl J Med 2004;351(8):799-807.

Iclal BG. Eosinophilic leukemoid reaction in a male adolescent with Löeffler syndrome. Lung India 2015; 32(5):495-6.

Iowa State University. The Center for Food Security & Public Health. Zoonotic Hookworms. 2013.

Jourdan PM, Lamberton PHL, Fenwick A et al. Soil-transmitted helminth infections. Lancet 2018; 391(10117):252-65

Kao J, Mutuku F, Martin S et al. Early Childhood Anemia in a Birth Cohort in Coastal Kenya: Links to Infection and Nutrition. Am J Trop Med Hyg 2019; 101(1):242-52.

Korndörfer AP. Para além do combate à ancilostomíase: o diário do médico norte-americano Alan Gregg. História, Ciências, Saúde – Manguinhos 2014; 21(4):1457-66.

Lal C et al. Parasitic diseases of the pleura. Am J Med Sci. 2013; 345(5):385-9.

Liu Y, Zheng G, Alsarakibi M, et al. The zoonotic risk of Ancylostoma ceylanicum isolated from stray dogs and cats in Guangzhou, South China. Biomed Res Int 2014; 2014:208759.

Loukas A, Hotez PJ, Diemert D et al. Hookworm infection. Nat Rev Dis Primers 2016; 2:16088.

Loukas A, Prociv P. Immune responses in hookworm infections. Clin Microbiol Rev 2001; 689-703.

Mackowiak PA. A rash and cough in a traveler. Clinical Infectious Diseases – Oxford Journals. 2011; 15,53(2):167,205-6.

Maguire JH. Intestinal nematodes (roundworms). In: Mandell D; Bennett's. Principles and practice of infectious diseases. 8. ed. Philadelphia: Elsevier Saunders; 2015.

Mhimbira F, Hella J, Said K et al. Prevalence and clinical relevance of helminth co-infections among tuberculosis patients in urban Tanzania. PLoS Negl Trop Dis 2017; 11(2):e0005342.

Moser W, Schindler C, Keiser J. Drug combinations against soil-transmitted helminth infections. Adv Parasitol 2019;103:91-115.

Myšková E, Brož M, Fuglei E et al. Gastrointestinal parasites of arctic foxes (Vulpes lagopus) and sibling voles (Microtus levis) in Spitsbergen, Svalbard. Parasitol Res 2019; 118(12):3409-3418.

National Institute of Allergy and Infectious. Necatoriasis: treatment and developmental therapeutics. Vassil St Georgiev 2005; 1065-78.

Navarro S, Ferreira I, Loukas A. The hookworm pharmacopoeia for inflammatory diseases. Int J Parasitol 2013; 43(3-4):225-31.

NCBI. National Center for Biotechnology Information. Taxonomy. Disponível em: <https://www.ncbi.nlm.nih.gov/taxonomy>. Acesso em: mar. 2019.

Neves DP. Parasitologia humana. 13. ed. São Paulo: Atheneu; 2016.

O'Connell EM, Mitchell T, Papaiakovou M et al. Ancylostoma ceylanicum hookworm in Myanmar refugees, Thailand, 2012-2015. Emerg Infect Dis 2018; 24(8), doi: 10.3201/eid2408.180280.

OMS. Organização Mundial da Saúde. Trabalhando para superar o impacto global de doenças tropicais negligenciadas: primeiro relatório da OMS sobre doenças tropicais negligenciadas. 2010. Disponível em: http://www.who.int/eportuguese/publications/pt/. Acesso em: ago. 2019.

O'Shea MK, Fletcher TE, Muller J et al. Human hookworm infection enhances mycobacterial growth inhibition and associates with reduced risk of tuberculosis infection. Front Immunol 2018; 9:2893.

Paes AAGS. Ancilostomíase (quatro casos clínicos). Faculdade de Medicina do Porto, 1921.

PAHO. Pan American Health Organization. Zoonoses and communicable diseases common to man and animals. Parasitoses. 3. ed. Washington, D.C: PAHO; 2003.

Pineda N, Yang E. Hookworm: Ancylostoma duodenale and Necator americanus. Humbio 153 parasites and pestilence, 2009. Disponível em: https://web.stanford.edu/group/parasites/ParaSites2009/PinedaANDYang_Hookworm/PinedaANDYang_Hookworm.htm. Acesso em: ago. 2019.

Pinto RCT, Viana LEO, Gomes AP et al. Ancilostomíase. J Bras Med 2007; 92:42-53.

Ramamoorthy KG. Anaesthesia and Ascaris pneumonia (Loeffler's syndrome). Indian J Anaesth 2015; 59(2):125-6.

Rey L. Bases da parasitologia médica. 3. ed. Rio de Janeiro: Guanabara Koogan; 2010.

Rey L. Um século de experiência no controle da ancilostomíase. Rev Soc Brasil de Med Trop 2001;34(1):61-7.

SBP. Sociedade Brasileira de Pediatria. Consenso sobre anemia ferropriva: mais que uma doença, uma urgência médica! Disponível em: https://www.sbp.com.br/fileadmin/user_upload/21019f-Diretrizes_Consenso_sobre_anemia_ferropriva-ok.pdf . Consultado em 1 nov. 2019.

Shinkar RM, Stocks R, Thomas E. Cutaneous larva migrans, creeping eruption, sand worm. Arch Dis Child 2005; 90(10):998.

Siqueira-Batista R, Gomes AP. Antimicrobianos: guia prático. 2. ed. Rio de Janeiro: Rubio, 2010.

Urquhart GM, Armour J, Duncan JL et al. Parasitologia veterinária. 2. ed. Rio de Janeiro: Guanabara Koogan; 1996.

Valente VF. Dinâmica da infecção e reinfecção por ancilostomídeos seguida ao tratamento anti-helmíntico em crianças residentes em seis comunidades dos municípios de Novo Oriente de Minas e Caraí, na região Nordeste de Minas Gerais, Brasil. Belo Horizonte; 2013. 56 p. Dissertação de Mestrado em Ciências. Concentração de Doenças Infecciosas e Parasitárias. Fundação Oswaldo Cruz. Centro de Pesquisas René Rachou, 2013. Disponível em: http://www.arca.fiocruz.br/handle/icict/7292. Acesso em: set. 2019.

Wiria AE, Hamid F, Wammes LJ, et al. Infection with soil-transmitted helminths is associated with increased insulin sensitivity. PLoS One 2015; 10(6):e0127746.

Zeng XJ, Jiang WS, Xie SY et al. Effect of integrated control intervention on soil-transmitted helminth infections in Jiangxi province in southeast China. Acta Trop 2019; 194:148-54.

CAPÍTULO 40

Angiostrongilíase

Andréia Patrícia Gomes • Mariana Moreira Neves •
Bruna Soares de Souza Lima Rodrigues • Rodrigo Siqueira-Batista

Introdução

A angiostrongilíase é uma doença parasitária causada por helmintos do gênero *Angiostrongylus*, cujo ciclo biológico é mantido por roedores, sendo o homem um hospedeiro acidental. Duas espécies guardam importância médica, *Angiostrongylus cantonensis* e *Angiostrongylus costaricensis*, que provocam meningite eosinofílica e angiostrongilíase abdominal, respectivamente (Rey, 2008 CDC, 2019; Solórzano-Alava et al., 2019). Devido (1) ao aumento da distribuição mundial ao longo dos anos e (2) à capacidade desses parasitos causarem doenças graves em humanos, representando genuínos problemas de saúde pública em muitas regiões tropicais e subtropicais, ganha importância a ampliação do conhecimento acerca da helmintíase (Morera, 1988).

O objetivo deste capítulo é abordar os aspectos etiológicos, patológicos, clínicos, diagnósticos, terapêuticos e profiláticos da angiostrongilíase, enfatizando sua relevância como zoonose emergente.

Etiologia

Taxonomia

Angiostrongylus cantonensis e *Angiostrongylus costaricensis* são espécies de helmintos pertencentes à classe Nematoda, superfamília Metastrongyloidea, família Angiostrongylidae e gênero *Angiostrongylus*. Outras espécies do gênero são mostradas no Quadro 40.1. Apresentam corpos cilíndricos não segmentados e, na região oral, lábios com órgãos sensoriais. O macho mede cerca de 20 cm de comprimento e possui bolsa copuladora com dois espículos e um gubernáculo. A fêmea é um pouco maior, com cerca de 33 cm e tem, em sua região posterior, vulva e ânus com um espinho em sua cauda (Rey, 2008).

Os hospedeiros intermediários de *A. cantonensis* são moluscos de diversas espécies (mais de 40), dentre eles: *Bradybaena similares* e *Achantina fulica*, sendo este último o de maior importância, devido a sua ampla distribuição geográfica (Morassutti, 2014). *Angiostrongylus costaricensis* tem como hospedeiros intermediários lesmas da família Veronicellidae e moluscos dos gêneros *Megalobulimus* e *Meghimatium*

QUADRO 40.1 Classificação taxonômica dos helmintos do gênero *Angiostrongylus*.

Domínio	Eukaryota
Filo	Nematoda
Classe	Chromadorea
Ordem	Strongylida
Superfamília	Metastrongyloidea
Família	Angiostrongylidae
Gênero	*Angiostrongylus*
Espécies	*Angiostrongylus cantonensis, Angiostrongylus chabaudi, Angiostrongylus costaricensis, Angiostrongylus daskalovi, Angiostrongylus dujardini, Angiostrongylus mackerrasae, Angiostrongylus malaysiensis, Angiostrongylus vasorum*

Adaptado de NCBI – The Taxonomy Database, 2019; EOL, 2019.

e da espécie *Biomphalaria glabrata* (Monera, 1988; Osório, 2017; Rodriguez et al., 2018) (ver Capítulo 94, *Os Moluscos e a Transmissão das Enfermidades Parasitárias*).

O ciclo de vida de ambas as espécies é heteroxênico (Figura 40.1), e os roedores silvestres são os hospedeiros definitivos. A angiostrongilíase acomete o *Homo sapiens* de modo acidental, e não há transmissão interpessoal.

Larvas em estádio L1 de *A. cantonensis* são eliminadas nas fezes dos ratos infectados e penetram nos moluscos presentes no ambiente, por meio da ingestão ou por via percutânea. Aproximadamente 20 dias depois, larvas L1 sofrem duas mudas, alcançando o estádio L3 (Figura 40.2A). As larvas L3 presentes nos moluscos ou em alimentos contaminados pelo muco secretado por eles são ingeridas por animais vertebrados, como ratos ou, acidentalmente, pelo homem e outros mamíferos. Nos roedores, as larvas L3 penetram na corrente sanguínea, migram para o sistema nervoso central, onde ocorre o desenvolvimento até o estádio L5. Os parasitos adultos retornam ao sistema venoso, indo até as artérias pulmonares, onde se tornam sexualmente maduros. Fêmeas adultas (Figura 40.2B) fazem a postura de ovos, que eclodem como larvas L1 nos ramos terminais das artérias pulmonares. Larvas L1 deslocam-se até os alvéolos, chegam até a faringe e podem, então, ser deglutidas e alcançar o sistema digestório, sendo eliminadas nas fezes do hospedeiro, completando o ciclo. Cabe ressaltar que as larvas L3 que infectam os seres humanos não se desenvolvem até o estádio L5 no cérebro, mas morrem após chegarem ao tecido nervoso, causando meningite eosinofílica (CDC, 2019).

O ciclo de vida de *A. costaricensis* é semelhante ao de *A. cantonensis*. A diferença é que, no hospedeiro vertebrado, as larvas L3 migram pelo sistema linfático abdominal, onde se desenvolvem em parasitos adultos. Posteriormente, as formas larvares chegam à corrente sanguínea, através da circulação pulmonar; então alcançam os ramos ileocecais da artéria mesentérica superior, onde residem. Larvas L3 também podem penetrar nos vasos sanguíneos da mucosa intestinal e chegar até o fígado, onde então se transformam em vermes adultos, podendo migrar para as veias mesentéricas. Após a oviposição, muitos ovos são retidos em nível intestinal, não sendo possível a observação deles nas fezes (CDC, 2019).

Imunologia e patologia

O período de incubação de *A. cantonesis* é, em média, de 1 a 3 semanas, e o curso da doença tem duração de 2 a 8 semanas, podendo esse período ser prolongado. A maioria das infecções por *A. cantonensis* tem resolução espontânea, sem tratamento específico. No entanto, complicações graves podem ocorrer, levando a disfunção neurológica ou morte (Graeff-Teixeira et al., 2018). A presença do parasito no cérebro provoca reação inflamatória com infiltração de eosinófilos e formação de necrose supurativa e granulomatosa, causando aumento da pressão intracraniana e reação inflamatória generalizada das meninges, o que pode levar à paralisia de nervos cranianos (Rey, 2008; Aekphachaisawat et al., 2019; Chotmongkol et al., 2019; CDC, 2019).

Angiostrongylus costaricensis tem um período de incubação que pode variar de semanas a vários meses. A existência de ovos no intestino pode provocar uma resposta imune com grande participação de

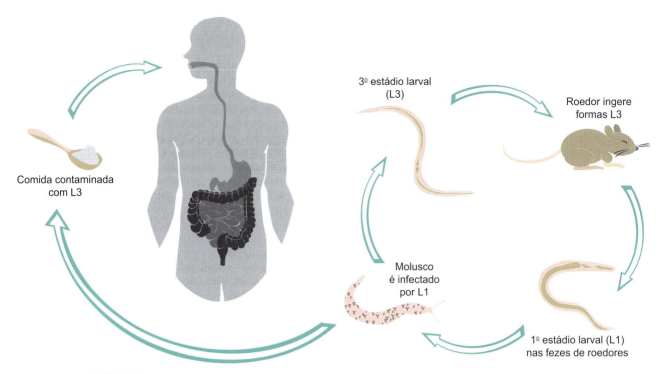

FIGURA 40.1 Ciclo evolutivo dos helmintos das espécies *Angiostrongylus costaricensis* e *Angiostrongylus cantonesis*.

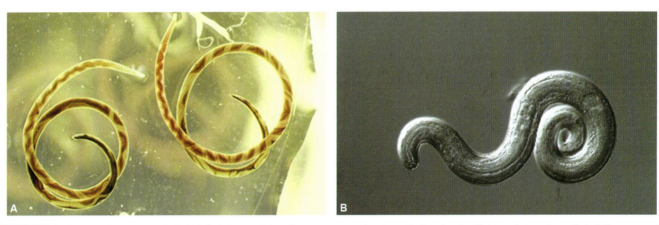

FIGURA 40.2 *Angiostrongylus cantonensis*. **A.** Dois helmintos adultos, fêmeas, recuperados dos pulmões de ratos. **B.** Larva de terceiro estágio (L3), recuperada de uma lesma (imagem capturada sob microscopia de contraste de interferência diferencial). Reproduzida de CDC, 2019, com permissão.

eosinófilos, ocasionando enterocolite eosinofílica ou reação inflamatória granulomatosa na parede do órgão, o que pode levar à retenção dos ovos nesse local. Em casos raros, as larvas entram nas artérias mesentéricas, amadurecem em adultos e causam arterite eosinofílica, infarto, trombose e hemorragia gastrintestinal. Desse modo, as lesões anatômicas dependem da localização dos parasitos (Rey, 2008; Vasconcelos et al., 2017). Os ovos eliminados pelos parasitos adultos causam reação inflamatória intensa na parede dos capilares. Áreas de necrose e ulceração podem levar à perfuração intestinal. A obstrução intestinal parcial ou completa, quando presente, ocorre pelo espessamento intestinal e aumento de linfonodos adjacentes. Na avaliação histológica, é possível identificar alterações das arteríolas, dentre as quais podem-se destacar a proliferação de células endoteliais e a vacuolização e hipertrofia de células musculares. O infiltrado inflamatório com predominância de eosinófilos pode ser visualizado em todas as camadas intestinais. A hipertrofia das células musculares e a hiperplasia endotelial são responsáveis pelo aspecto granulomatoso em cortes transversais (Graeff-Teixeira et al., 1991).

A migração dos parasitos para outros locais pode causar necrose testicular – pela oclusão mecânica nas artérias do cordão espermático – e lesões hepáticas, quando ocorre migração pela veia porta (Quirós et al., 2011). O apêndice, o intestino delgado distal ou o cólon direito também podem estar envolvidos; no entanto, a maioria dos episódios se resolve espontaneamente, sem necessidade de intervenção (Weller, 2017).

Aspectos clínicos

Doença em humanos

As manifestações neurológicas da meningite eosinofílica têm início entre dois e 35 dias após a infecção. A cefaleia intensa (frontal, occipital ou bitemporal) é o sintoma mais comum, presente em 90% dos pacientes, em geral aliviada por punção lombar do líquido cerebrospinal (líquido cefalorraquidiano – LCR) (Chau, 2003). Outros sinais e sintomas – como náuseas, vômitos, rigidez de nuca e parestesias – também podem estar presentes, assim como o acometimento ocular, que se manifesta como alteração unilateral da visão (Nash, 2015). Devido a sua apresentação clínica semelhante à da meningite bacteriana, o adequado estabelecimento do diagnostico diferencial é essencial (Chotmongkol; Sawanyawisuth, 2002).

Na angiostrongilíase abdominal, a maior parte das infecções é assintomática. As manifestações clínicas são inespecíficas, com: febre baixa (38 a 38,5°C), dor abdominal, anorexia, vômitos, emagrecimento, constipação intestinal ou diarreia. Na maioria das vezes, a sintomatologia é essencialmente abdominal, com queixas de dor difusa ou localizada na fossa ilíaca direita ou no flanco direito (Rey, 2008). Ao exame físico, a presença de massa na fossa ilíaca direita, juntamente com aspectos epidemiológicos e achados laboratoriais, sugerem a doença. Muitos pacientes são submetidos à apendicectomia em função da semelhança clínica com os quadros de apendicite aguda, devido ao acometimento da região ileocecal (Ayala et al., 1982; Graeff-Teixeira, 2001).

A doença também pode apresentar-se de maneira arrastada, com dor abdominal recorrente ao longo de vários meses. Nos pacientes com envolvimento hepático, o fígado encontra-se aumentado e doloroso. Em quadros mais complicados, podem ocorrer obstrução intestinal, isquemia mesentérica, perfuração intestinal e peritonite (Loría-Cortés; Lobo-Sanahuja, 1980).

Doença em animais não humanos

A infecção de animais não humanos por *A. cantonensis* pode afetar diferentes espécies, tanto roedores – *Bandicota indica*, *Diplothrix legata*, *Melomys burtoni*, *Melomys cervinipes*, *Podomys floridanus*, *Rattus rattus* e *Rattus norvegicus* – quanto não roedores – *Canis lupus familiaris*, *Didelphis virginiana*, *Equus caballus*, *Pteropus poliocephalus*, *Pteropus alecto*, *Suncus murinus* e *Varecia variegata* (Robles et al., 2016). Rãs e sapos de díspares espécies – *Eleutherodactylus coqui*, *Eleutherodactylus planirostris* e *Rhinella marina* – já foram, também, identificados com *A. cantonensis* no Havaí, Estados Unidos (Niebuhr et al., 2020). Há descrição de animais infectados pelo *A. costaricensis*, por exemplo, o cão (Alfaro-Alarcón et al., 2015) e o quati-de-nariz-branco (*Nasua narica*), discutindo-se – inclusive – a possibilidade de esse mamífero atuar como reservatório do helminto (Santoro et al., 2016).

Animais não humanos também podem ser infectados por outras espécies de nematoides do gênero *Angiostrongylus*, com destaque para as seguintes situações: (1) *Angiostrongylus vasorum*, patógeno que causa doença cardiorrespiratória em cães, os quais se tornam infectados a partir da ingestão de moluscos contendo o helminto (Penagos-Tabares et al., 2018; Schnyder et al., 2017); (2) *Angiostrongylus chabaudi*, o qual infecta felinos (Giannelli et al., 2016); (3) *Angiostrongylus daskalovi*, encontrado em texugos na Romênia (Gherman et al., 2016); (4) *Angiostrongylus dujardini*, helminto que produz infecções graves em macacos e suricatos (Eleni et al., 2016); (5) *Angiostrongylus mackerrasae*, agente que já foi descrito como parasito de raposas voadoras (Mackie et al., 2013); e (6) *Angiostrongylus malaysiensis*, o qual infecta díspares espécies de ratos (Yong et al., 2016).

Diagnóstico laboratorial

A apresentação clínica da meningite eosinofílica causada por *A. cantonensis* – como mencionado anteriormente – é similar à da meningoencefalite causada por bactérias (Siqueira-Batista et al., 2017), sendo esta muitas vezes a hipótese diagnóstica inicial, devido a sua prevalência. Diante disso, a investigação do quadro requer a análise do LCR (Molina-Durán, 2006). A contagem de leucócitos é geralmente entre 150 e 2.000 células/mm^3, e o percentual de eosinófilos excede 10% em cerca de 95% dos casos. Usualmente, a concentração de proteínas está elevada, e a glicose está normal ou com mínima redução (Rey, 2008). O diagnóstico, habitualmente, não depende da identificação do agente causador, porque, na maioria das vezes, a detecção das larvas de *A. cantonensis* é

realizada por meio de biopsias de peças cirúrgicas (pós-morte), quando, então, é possível realizar a confirmação diagnóstica (de fato, estruturas larvares são raramente detectadas no LCR dos enfermos) (Brummaier *et al.*, 2019). Com efeito, o diagnóstico será, normalmente estabelecido pela articulação entre (1) os achados clínico-laboratoriais – compatíveis com meningite eosinofílica – e (2) a oportunidade de infecção (dados epidemiológicos compatíveis). Ensaios enzimáticos (ELISA) podem ser úteis na confirmação do diagnóstico, mas não são utilizados de forma rotineira, devido à indisponibilidade em muitos serviços (Weller, 1993; Weller, 2017). O exame parasitológico de fezes (EPF) não é recomendado, considerando que os parasitos, em sua maioria, não se desenvolvem até a fase adulta, morrendo nas meninges.

Na angiostrongilíase abdominal, o exame parasitológico de fezes (EPF) não é indicado para o diagnóstico, uma vez que ovos e larvas não aparecem nas fezes devido à retenção dos primeiros na parede intestinal. No entanto, o EPF é útil para excluir outras moléstias parasitárias. No sangue periférico, são observadas leucocitose e eosinofilia (Weller, 2017). Testes imunológicos – como ELISA e aglutinação em partículas de látex – têm baixas sensibilidade e especificidade, além de, frequentemente, não serem disponíveis na prática clínica cotidiana. Portanto, o diagnóstico é confirmado por meio do exame histopatológico, com a detecção de vermes adultos intra-arteriais em peças cirúrgicas (Weller, 1993; Nash, 2015).

Avaliação por métodos complementares

A tomografia computadorizada (TC) e a ressonância magnética (RM) são úteis – na meningite eosinofílica – para o acompanhamento da doença e suas possíveis complicações. A ausência de lesões focais na TC ajuda a diferenciar a meningite eosinofílica consequente à infecção por *A. cantonensis* da neurocisticercose e da gnatostomíase (Weller, 1993; Weller, 2017). Na angiostrongilíase abdominal, a ultrassonografia do abdome detecta nódulos hepáticos e intestinais, quando presentes (Rey, 2008).

Tratamento

Não há tratamento específico (Nash, 2015; Weller, 2017). Na maioria das vezes, o curso da doença é autolimitado e deve ser acompanhado, empregando-se terapia de suporte, visando garantir a estabilidade hemodinâmica do paciente (Weller, 1993; Nash, 2015). Antiparasitários não provaram ser eficazes em ensaios clínicos e, por isso, devem ser evitados, se o diagnóstico for claro, devido ao risco de migração irregular dos parasitos pelo uso desses medicamentos, o que poderia agravar o quadro clínico (Graeff-Teixeira, 2001).

Dependendo da evolução da angiostrongilíase abdominal, o tratamento cirúrgico, para remover parte do intestino comprometido, pode ser necessário (Weller, 1993).

Cuidados de enfermagem

Os cuidados de suporte preconizados pela equipe de atendimento ao paciente serão diversificados para dar melhor sustentabilidade à sua recuperação, haja vista (1) a variabilidade dos achados clínicos da enfermidade e (2) a inexistência de tratamento antiparasitário efetivo. Os fármacos "sintomáticos" deverão ser instituídos – nos casos de dor, náuseas e vômitos –, assim como deverá ser avaliada a manutenção ou não da dieta por via oral nas situações agudas, bem como sua reintrodução. Em quadros de diarreia e desidratação, a reposição volêmica e a alimentação apropriada poderão ser necessárias. Alguns pacientes apresentam febre, sendo necessário o monitoramento da temperatura corporal e a avaliação do uso de antitérmicos.

No âmbito da Atenção Primária à Saúde, os profissionais de enfermagem podem fornecer informações sobre a transmissão da doença e sobre como realizar medidas de prevenção e promoção da saúde, como a higienização adequada das mãos antes das refeições e após o uso sanitário, além da utilização de calçados e do destino adequado das fezes, sobretudo nas áreas rurais.

Ecologia e epidemiologia

Nas áreas onde as infecções por helmintos do gênero *Angiostrongylus* são endêmicas, um diagnóstico presuntivo pode, normalmente, ser feito com base nos hábitos alimentares, nas manifestações clínicas e nos exames laboratoriais. O parasito *A. cantonensis* foi descrito pela primeira vez como causador da meningite eosinofílica na década de 1940, encontrado principalmente na região Indo-Pacífica, no Norte da Austrália e no Japão. Nos últimos anos, também foram descritos casos nas regiões Sul, Sudeste e Nordeste do Brasil (Morassutti et al., 2014), e, desde o primeiro relato, o parasito já foi encontrado em mais de 30 países. O parasito *A. costaricensis*, em contrapartida, foi descrito pela primeira vez em 1971 e apresenta ampla distribuição no continente americano (Rebello, 2012). Howe et al. (2019) demonstraram o potencial de contaminação da água com larvas de *A. cantonensis* pelo *Parmarion martensi*, um hospedeiro intermediário altamente eficiente, recentemente introduzido no Havaí. Os dados mostraram ainda que essas larvas podem sobreviver na água por várias semanas e são capazes de atravessar filtros de sedimentos de polipropileno de 20, 10, 5 e 1 μm, contrapondo a utilização dos filtros de sedimentos de 20 μm, tidos como eficientes no bloqueio das formas infectantes.

Profilaxia e controle

As medidas profiláticas consideradas mais eficazes são: higienizar corretamente frutas e legumes – usando substâncias com ação deletéria sobre as larvas – e evitar a ingesta de moluscos malcozidos. A higienização das mãos é fundamental, principalmente após atividades de jardinagem. A implementação de políticas de educação que promovam o conhecimento da doença e do seu modo de transmissão para a população também deve ser encorajada (Zanini; Graeff-Teixeira, 1995; Graeff-Teixeira, 2001; CDC, 2019), além da notificação e investigação epidemiológica, que são fundamentais.

Referências bibliográficas

Aekphachaisawat N, Sawanyawisuth K, Khamsai S et al. An ecological study of eosinophilic meningitis caused by the nematode, Angiostrongylus cantonensis (Chen, 1935) (Nematoda: Metastrongylidae). Parasitol Int 2019;72:101944.

Alfaro-Alarcón A, Veneziano V, Galiero G et al. First report of a naturally patent infection of Angiostrongylus costaricensis in a dog. Vet Parasitol 2015; 212(3-4):431-4.

Ayala MAR. Abdominal angiostrongyloidiasis: report of a case. Mem Inst Osw Cruz 1982;77(2):189-93.

Brummaier T, Bertschy S, Arn K et al. A blind passenger: a rare case of documented seroconversion in an Angiostrongylus cantonensis induced eosinophilic meningitis in a traveler visiting friends and relatives. Trop Dis Travel Med Vaccines. 2019;5:6.

CDC. Centers for Disease Control and Prevention. Angiostrongyliasis. 2015.

Chau TT, Thwaites GE, Chuong LV et al. Headache and confusion: the dangers of a raw snail supper. Lancet 2003;361:1866.

Chotmongkol V, Khamsai S. A lesion in the corpus callosum due to eosinophilic meningitis caused by Angiostrongylus cantonensis. Am J Trop Med Hyg 2019;100(6):1297-8.

Chotmongkol V, Sawanjawisuth K. Clinical manifestations and outcome of patients with severe eosinophilic meningoencephalitis presumably caused by Angiostrongylus cantonensis. Southeast Asian J Trop Med Public Health 2002; 33:231.

Eleni C, Di Cesare A, Cavicchio P, et al. Fatal Angiostrongylus dujardini infection in callitrichid monkeys and suricates in an Italian zoological garden. Parasitol Int 2016; 65(4):333-5.

EOL. Encyclopedia of life. Disponível em: <https://eol.org/pages/462572>. Acesso em jun. 2019.

Gherman CM, Deak G, Matei IA et al. A rare cardiopulmonary parasite of the European badger, Meles meles: first description of the larvae, ultrastructure, pathological changes and molecular identification of Angiostrongylus daskalovi Janchev & Genov 1988. Parasit Vectors 2016; 9(1):423.

Giannelli A, Kirkova Z, Abramo F et al. Angiostrongylus chabaudi in felids: New findings and a review of the literature. Vet Parasitol 2016; 228:188-192.

Graeff-Teixeira C. Angiostrongilíase abdominal. In: Siqueira-Batista R, Gomes AP, Igreja RP, Huggins DW. Medicina Tropical. Abordagem atual das doenças infecciosas e parasitárias. Rio de Janeiro: Cultura Médica, 2001.

Graeff-Teixeira C, Camillo-Coura L, Lenzi HL. Angiostrongilíase abdominal: nova parasitose no sul do Brasil. Rev AMRIGS 1991;35(2):91-8.

Graeff-Teixeira C, Morassutti AL, Jones MK. Diagnosing and understanding angiostrongyliasis, a zoonotic cause of meningitis. ACS Chem Neurosci 2018; 9(3):393-394.

Howe K, Kaluna L, Lozano A et al. Water transmission potential of Angiostrongylus cantonensis: Larval viability and effectiveness of rainwater catchment sediment filters. Plos One 2019; 14(4):e0209813.

Hughes PA, Magnet AD, Fishbain JT. Eosinophilic meningitis: a case series report and review of the literature. Mil Med 2003;168:817.

Loría-Cortés R, Lobo-Sanahuja JF. Clinical abdominal angiostrongylosis: a study of 116 children with intestinal eosinophilic granuloma caused by Angiostrongylus costaricensis. The Amer J Trop Med Hyg 1980;29(4):538-44.

Mackie JT, Lacasse C, Spratt DM. Patent Angiostrongylus mackerrasae infection in a black flying fox (Pteropus alecto). Aust Vet J 2013; 91(9):366-7.

Molina-Durán A. Angiostrongiliasis: report of a case. Rev Costarricense Cienc Médicas 2006; 27(3,4):135-9.

Morassutti AL, Thiengo SC, Fernandez M et al. Eosinophilic meningitis caused by Angiostrongylus cantonensis: an emergent disease in Brazil. Mem Inst Oswaldo Cruz 2014: 109(4): 399-407.

Morera P. Angiostrongilíase abdominal: um problema de saúde pública? Rev Socied Bras Med Trop 1988;21(2):81-3.

Nash TE. Visceral Larva Migrans and other uncommon helminth infections. In: Mandell GL, Bennett JE, Dolin R. Principles and practice of infectious diseases. 8. ed. Philadelphia: Churchill Livingstone/Elsevier, 2015.

NCBI. National Center for Biotechnology Information. Taxonomy. Disponível em: https://www.ncbi.nlm.nih.gov/taxonomy. Acesso em: 25 mar 2019.

Niebuhr CN, Jarvi SI, Kaluna L et al. Occurrence of rat lungworm (Angiostrongylus cantonensis) in invasive coqui frogs (Eleutherodactylus coqui) and other hosts in Hawaii. J Wildl Dis 2020; 56(1): 1-5.

Osório JB. Interação entre Angiostrongylus cantonensis e Angiostrongylus costaricensis (Nematoda; Metastrongyloidea) com moluscos hospedeiros intermediários e pesquisa de biomarcadores de infecção. Porto Alegre, 2017.

Quirós JL, Jimenéz E, Bonilla R et al. Abdominal angiostrongyliasis with involvement of liver histopathologically confirmed: a case report. Rev Inst Med Trop São Paulo. 2011;53:219.

Penagos-Tabares F, Lange MK, Chaparro-Gutiérrez JJ, et al. Angiostrongylus vasorum and Aelurostrongylus abstrusus: Neglected and underestimated parasites in South America. Parasit Vectors 2018; 11(1):208.

Rebello KM. Detalhamento morfológico e análise da expressão proteica do nematoide Angiostrongylus costaricensis em suas diferentes fases evolutivas. 2012. 131f. Tese (Doutorado em Biologia Celular e Molecular) – Fundação Oswaldo Cruz, Instituto Oswaldo Cruz, Rio de Janeiro, RJ, 2012.

Rey L. Parasitologia: parasitos e doenças parasitárias do homem nos trópicos ocidentais. 4. ed. Rio de Janeiro: Guanabara Koogan, 2008.

Robles MR, Kinsella JM, Galliari C et al. New host, geographic records, and histopathologic studies of Angiostrongylus spp (Nematoda: Angiostrongylidae) in rodents from Argentina with updated summary of

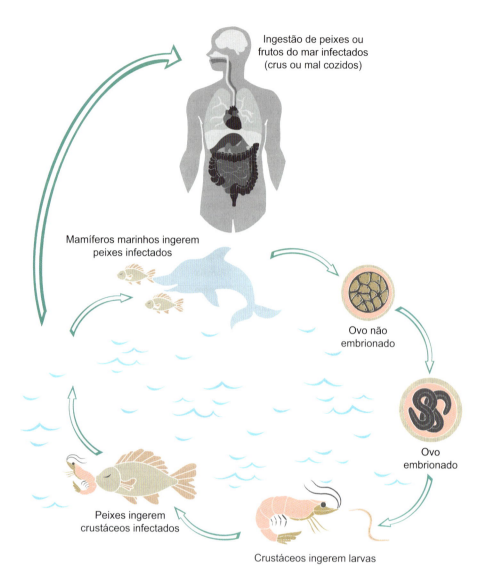

FIGURA 41.1 Ciclo biológico dos helmintos da espécie *Anisakis simplex*.

Aspectos clínicos

Anisaquíase gástrica aguda se manifesta com início súbito de dor epigástrica acompanhada de náuseas ou vômitos, alguns minutos a horas após ingestão de frutos do mar crus. Os sintomas da doença aguda também podem imitar a dor semelhante a angina (García; Romero, 2004). Anisaquíase gástrica crônica, que geralmente ocorre devido à resposta inflamatória do hospedeiro à morte das larvas, pode mimetizar os sinais e sintomas da úlcera péptica e da gastrite crônica, podendo apresentar perfuração gástrica e pneumoperitônio (Carmo et al., 2017; Hochberg; Hamer, 2010).

Anisaquíase intestinal ocorre com mais frequência na Europa e é menos comum no Japão, onde mais de 97% dos casos envolvem o estômago (Montalto et al., 2005). O íleo terminal está envolvido na maioria deles (Repiso et al., 2003), embora a válvula ileocecal também possa estar implicada. As manifestações clínicas incluem dor abdominal – intermitente ou constante –, febre, vômitos e diarreia, as quais costumeiramente iniciam de cinco a sete dias após a ingestão dos frutos do mar (Hochberg; Hamer, 2010). Devido à natureza não específica desses sinais e sintomas, a anisaquíase intestinal tem sido frequentemente diagnosticada como apendicite aguda, doença de Crohn ou câncer de cólon, por vezes resultando em laparotomia desnecessária e ressecção intestinal. Nos quadros de anisaquíase intestinal crônica, a formação

de granulomas eosinofílicos em torno das larvas pode expressar-se, clinicamente, como obstrução intestinal ou tumor (Ishii et al., 2009), obstrução do intestino delgado, intussuscepção ou perfuração intestinal apresentando-se como abdome agudo (Lock et al., 2008; Kang et al., 2010). A anisaquíase intestinal também pode se externar como gastroenterite eosinofílica (Montalto et al., 2005).

A forma ectópica é muito menos comum do que as gástricas e as intestinais (Nawa et al., 2005) e ocorre quando as larvas dos anisaquídeos atravessam a parede intestinal e alcançam a cavidade peritoneal. O envolvimento peritoneal pode resultar em ascites hemorrágicas (Akbar; Ghosh, 2005), e a partir da cavidade peritoneal as larvas podem alcançar órgãos adjacentes e induzir resposta granulomatosa eosinofílica. Apresentações da doença ectópica incluem massa mesentérica, nódulos do omento e envolvimento dos linfonodos mesocólicos e do baço (Takekawa et al., 2004). As larvas de anisaquídeos também podem entrar na cavidade pleural a partir da cavidade peritoneal, penetrando a membrana e provocando derrame pleural eosinofílico (Saito et al., 2005). Finalmente, casos de anisaquíase tonsilar e de laringe também foram descritos, e nesses, as larvas migraram de volta até o esôfago e para dentro das amígdalas ou da laringe (Kwak; Yoon, 2012).

Manifestações alérgicas agudas – abrangendo, por exemplo, as distintas modalidades de anafilaxia – podem ocorrer com ou sem a presença de queixas gastrintestinais. A frequência de sinais alérgicos em conexão com a ingestão de peixe levou ao conceito de anisaquíase gastroalérgica, uma reação aguda generalizada IgE-mediada (Audicana; Kennedy, 2008; Patiño; Oliveira, 2019). Alergia ocupacional, que inclui asma, conjuntivite e dermatite de contato, tem sido observada em trabalhadores de processamento de peixe (Nieuwenhuizen et al., 2006). Na maioria dos casos de anisaquíase alérgica observaram-se níveis elevados de IgE específica para *A. simplex*, mas a sensibilização para os demais produtos derivados de peixe é incomum (Caballero; Moneo, 2002; Moneo et al., 2017). Portanto, pode ser prudente para avaliar pacientes com alergia a peixes presumir sensibilização com *A. simplex*. Raramente, reações e hipersensibilidade podem manifestar-se como gengivoestomatite alérgica, prurido crônico intratável, síndrome nefrótica, pancreatite autoimune ou manifestações reumáticas (Gallo et al., 2012). Sensibilização por anisaquídeos em trabalhadores de processamento de peixe tem sido associada a hiper-reatividade brônquica e dermatite (Nieuwenhuizen et al., 2006; Uña-Gorospe et al., 2018).

Diagnóstico laboratorial

A abordagem diagnóstica deve considerar os hábitos alimentares do paciente, enfatizando a exposição a frutos do mar crus ou malcozidos. Estudo histopatológico dos constituintes gástrico ou intestinal também pode ser útil para determinar a presença de vermes (Audicana et al., 2002). Devido aos sinais e sintomas inespecíficos, a anisaquíase é comumente diagnosticada como apendicite ou doença de Crohn (Montalto et al., 2005); nos casos crônicos, adjuvantes ao diagnóstico são: história clínica (início dos sintomas abdominais após o consumo de frutos do mar crus), histopatologia, exames de imagem e sorologia.

A hipersensibilidade é indicada por um aumento rápido nos níveis de IgE nos primeiros dias após o consumo de peixes contendo o helminto. Os critérios para o diagnóstico de alergia ao *A. simplex* são: história compatível e medição dos anticorpos para anisaquídeos, usando antígenos comercialmente disponíveis para imunoensaios como ELISA (do inglês, *enzyme-linked immunosorbent assay*) ou *Western blotting*. Reatividade cruzada com outros nematoides, insetos (baratas) ou crustáceos (camarão) tem sido relatada e pode causar resultados falso-positivos. Métodos moleculares de identificação de anisaquídeos em peixes e em seres humanos também têm sido desenvolvidos, mas não estão amplamente disponíveis (Cavallero et al., 2012).

A identificação dos agentes etiológicos da anisaquíase em nível de espécie é um desafio, devido à semelhança morfológica dos parasitos. Nesse cenário, a biologia molecular é fundamental para o conhecimento epidemiológico da doença e a avaliação da possível associação entre as espécies. Os testes disponíveis abrangem a amplificação e o sequenciamento do gene citocromo oxidase subunidade II (COX2), os quais possibilitam a distinção entre o *Anisakis pegreffii* (adesão número KU926959) e o *A. simplex*, e entre anticorpos IgE e *Anisakis* (35,7 kUA/ℓ IgE-AS1) (Yera et al., 2016). Nesse âmbito, Kim et al. (2019) demonstraram a identificação das espécies de *Anisakis* por meio do sistema de reação de amplificação refratária (ARMS, do inglês *amplification-refractory mutation system*). A técnica referida se mostrou mais rápida e eficiente que o método de polimorfismo de comprimento de fragmentos (RFLP, do inglês *restriction fragment length polymorphism*).

Avaliação por métodos complementares

Um diagnóstico definitivo é estabelecido com a obtenção e visualização direta de vermes por meio de endoscopia, peça cirúrgica ressecada ou exame morfológico dos vermes eliminados pelo paciente (Furuya et al., 2018). A anisaquíase gástrica é facilmente diagnosticada por endoscopia, embora o nematoide possa estar entre pregas gástricas, dificultando a sua visualização; ademais, pode ser confundido com muco gástrico (Zullo et al., 2010).

Nos casos crônicos, o diagnóstico, muitas vezes, é difícil devido à natureza não específica das alterações clínicas e à dificuldade na visualização das larvas à endoscopia digestiva, pois frequentemente, essas penetram profundamente nos tecidos, nessa fase (Hernandez-Prera; Polydorides, 2012).

Os estudos de imagens como tomografia computadorizada (TC) e ressonância nuclear magnética (RNM) podem mostrar edema da mucosa, espessamento irregular da parede do intestino, linfadenopatia, massa focal ou ascite (Hochberg; Hamer, 2010). Por isso, o foco de estudos recentes é melhorar, por intermédio da imaginologia, a diferenciação de massas tumorais e de granulomas formados na anisaquíase. Em trabalho realizado por Nogami et al. (2016), a *positron emission tomography-computed tomography* (PET-CT) conseguiu distinguir as duas condições, associando a 18 fluoro-deoxiglucose (FDG) ao exame.

Tratamento

Na maioria dos casos nenhum tratamento é necessário. Endoscopia e cirurgia servem para confirmar o diagnóstico e para fornecer tratamento, e a remoção de larvas por endoscopia é curativa para anisaquíase gástrica aguda (Nash, 2015). A suspeita da forma intestinal, por outro lado, pode ser controlada de maneira conservadora, considerando que as larvas morrem depois de alguns dias. Ocasionalmente, a cirurgia é necessária para o tratamento de infecções intestinais ou extraintestinais, especialmente se houver complicações, como apendicite, obstrução intestinal, perfuração ou peritonite.

O tratamento com albendazol, 400 mg, via oral, 2 vezes/dia, durante 21 dias, foi utilizado com sucesso (Pacios et al., 2005), embora seus benefícios sejam desconhecidos. Para pacientes com alergia, a modificação da dieta a fim de restringir peixes tem mostrado eficácia no controle dos sintomas (Audicana; Kennedy, 2008).

Ecologia e epidemiologia

A anisaquíase tem sido relatada em todo o mundo, com maior incidência em áreas onde peixes crus são largamente consumidos, como Alemanha, Espanha, Estados Unidos (California), França, Holanda e Japão. Cerca de 14.000 casos foram relatados desde 2000. Dado o amplo consumo de peixe cru na forma de sushi e sashimi, o Japão é o país com a maior prevalência de anisaquíase gástrica; porém, muitas infecções também foram relatadas na Holanda a partir do consumo de arenque em conserva. Mais de 150 casos de reação alérgica a anisaquídeos foram relatados e investigados na Espanha (Ventura et al., 2008). Os consumidores de frutos do mar crus têm grande risco de contrair anisaquíase gástrica e alérgica, e pescadores ou trabalhadores de processamento de peixes – conforme já mencionado – têm chances de desenvolver alergia a *Anisakis* (Nieuwenhuizen et al., 2006; Uña-Gorospe et al., 2018).

Estudo realizado no Brasil, cidade de Niterói, RJ, dirigido à investigação da sororreatividade a espécies do gênero *Anisakis* em mulheres no período perinatal, revelou que 21,2% das gestantes apresentaram sorologia reativa para antígenos do helminto (Santos et al., 2017). Nesse mesmo trabalho, foi coletado sangue do cordão umbilical, documentando-se a passagem de anticorpos dirigidos ao metazoário por via transplacentária (Santos et al., 2017).

As larvas desses parasitos são encontradas com maior frequência na carne de arenque, salmão, hadoque e bacalhau. No Brasil, as larvas de anisaquídeos já foram identificadas em peixe-espada (*Trichiurus lepturus*), anchovas (*Pomatomus saltatriz*), pargos (*Pagrus pagrus*) e peixe-porco (*Aluterus monoceros*) (Dias et al., 2010); e alta prevalência (77,35%) foi observada em jundiás (*Rhamdia quelen*), no Rio Grande do Sul (Rue et al., 2010). Entre os anos de 2002 e 2005, foram avaliados bacalhaus comercializados na cidade de Ribeirão Preto (SP), utilizando amostras de bacalhau Porto e Zarbo eviscerados, secos e salgados. Das

11 amostras avaliadas, 64% estavam em desacordo com as normas sanitárias por apresentarem larvas de nematoides da família Anisakidae, demonstrando inadequação para o consumo (Prado; Capuano, 2006).

Profilaxia e controle

A anisaquíase pode ser facilmente evitada com o cozimento adequado a temperaturas superiores a 60°C ou congelamento dos alimentos de origem marinha, além da salga e da marinada, técnicas que, comprovadamente, matam os parasitos.

Os anisaquídeos representam um risco para a indústria da pesca, pois a larva pode persistir em peixes que não foram congelados imediatamente após a captura (Kleter et al., 2009). Assim, regulamentos europeus em vigor para frutos do mar requerem um exame visual dos peixes, a extração de parasitos visíveis e a remoção de peixes parasitados do mercado. A ordem para congelar o arenque nos Países Baixos praticamente eliminou a moléstia em humanos. A prevenção da moléstia é realizada seguindo as orientações apresentadas pela Food and Drug Administration (FDA). A instituição recomenda cozinhar frutos do mar a temperaturas acima de 63°C (145°F), enquanto os peixes destinados ao consumo cru devem ser congelados a –4°F (–20°C) ou *flash*-congelado a –31°F (–35°C) ou menos, durante pelo menos 15 horas. As larvas infectantes são induzidas a entrar em hipometabolismo quando submetidas a temperaturas frias, e acredita-se que açúcares, como trealose e glicogênio, sejam essenciais na sobrevivência desses organismos em condições de estresse ambiental (Łopieńska-Biernat et al., 2019; Furuya et al., 2018).

Os consumidores, pacientes e indivíduos que preparam peixe para consumo devem ser educados sobre os riscos da ingestão de frutos do mar crus. Pescadores devem eviscerar os peixes imediatamente após capturá-los, para evitar a migração pós-morte das larvas do intestino para a musculatura do animal. No entanto, não se deve jogar os produtos eviscerados de volta ao mar (Chai et al., 2005), pois isso pode aumentar a taxa de infecção em vida marinha local.

Referências bibliográficas

Aibinu IE, Smooker PM, Lopata AL. Anisakis Nematodes in Fish and Shellfish- from infection to allergies. Int J Parasitol Parasites Wildl 2019; 9:384-393.

Akbar A, Ghosh S. Anisakiasis: a neglected diagnosis in the West. Dig Liver Dis. 2005;37(1):7-9.

Arctos – Collaborative Collection Management Solution. Disponível em: <https://arctos.database.museum/name/Anisakis>. Acesso em jun. 2019.

Audicana MT, Ansotegui IJ, de Corres LF et al. Anisakis simplex: dangerous - dead and alive? Trends Parasitol 2002;18(1):20-5.

Audicana MT, Kennedy MW. Anisakis simplex: from obscure infectious worm to inducer of immune hypersensitivity. Clin Microbiol Rev 2008;21(2):360-79.

Caballero ML, Moneo I. Specific IgE determination to Ani s 1, a major allergen from Anisakis simplex, is a useful tool for diagnosis. Ann Allergy Asthma Immunol 2002;89(1):74-7.

Carmo J, Marques S, Bispo M et al. Anisakiasis: a growing cause of abdominal pain! BMJ Case Rep 2017;pii: bcr2016218857

Cavallero S, Ligas A, Bruschi F et al. Molecular identification of Anisakis spp. from fishes collected in the Tyrrhenian Sea (NW Mediterranean). Vet Parasitol 2012;187(3-4):563-6.

CDC. Center for Disease and Control and Prevention. Parasites – Anisakiasis. Disponível em: https://www.cdc.gov/parasites/anisakiasis/index.html. Consultado em 30 out 2019.

Chai JY, Darwin Murrell K, Lymbery AJ. Fish-borne parasitic zoonoses: status and issues. Int J Parasitol 2005;35(11-12):1233-54.

Dias FJE, Clemente SCS, Knoff M. Nematoides anisaquídeos e cestódeos Trypanorhincha de importância em saúde pública em Aluterus

monoceros (Linnaeus,1758) no Estado do Rio de Janeiro, Brasil. Rev Bras Parasit Vet 2010;19:94-7.

Furuya K, Nakajima H, Sasaki Y, Urita Y. Anisakiasis: The risks of seafood consumption. Niger J Clin Pract 2018; 21(11):1492-1494.

Gallo R, Cecchi F, Parodi A. Intractable chronic pruritus as the only manifestation of IgE hypersensitivity to Anisakis. J Am Acad Dermatol 2012;67(6):e261.

García GJM, Romero AMJ. Angina-like chest pain due to gastric anisakiasis. An Med Interna 2004;21(4):185-6.

Hernandez-Prera JC, Polydorides AD. Anisakidosis of the sigmoid colon disguising as metastatic carcinoma: a case report and review of the literature. Pathol Res Pract 2012;208(7):433-5.

Hochberg NS, Hamer DH. Anisakidosis: perils of the deep. Clin Infect Dis 2010;51(7):806-12.

Ishii N, Matsuda M, Setoyama T et al. Anisakiasis and vanishing tumor of the cecum. Endoscopy 2009; 41(Suppl 2):E226-7.

Kang DB, Oh JT, Park WC et al. Small bowel obstruction caused by acute invasive enteric anisakiasis. Korean J Gastroenterol 2010;56(3):192-5.

Kapral C, Haditsch M, Wewalka F et al. The first case of anisakiasis acquired in Austria. Z Gastroenterol 2009;47(10):1059-61.

Kim H, Baek KW, Park MK, Jeon KY, Ko EJ, Cha HJ, Ock MS. Establishment and validation of ARMS (amplification-refractory mutation system) for identification of Anisakis species collected from Korean waters. Gene 2019 5;691:125-31.

Kleter GA, Prandini A, Filippi L et al. Identification of potentially emerging food safety issues by analysis of reports published by the European Community's Rapid Alert System for Food and Feed (RASFF) during a four-year period. Food Chem Toxicol 2009;47(5):932-50.

Kwak SY, Yoon YH. Laryngeal anisakiasis: an unusual cause of foreign-body sensation in the throat. Otolaryngol Head Neck Surg 2012; 147(3):588-9.

Lock G, Ehresmann J, Jöntvedt E. Severe segmental colitis due to anisakiasis: unusual manifestation of a rare infection in Germany. Dtsch Med Wochenschr 2008;133(36):1779-82.

Łopieńska-Biernat E, Stryiński R, Dmitryjuk M, Wasilewska B. Infective larvae of Anisakis simplex (Nematoda) accumulate trehalose and glycogen in response to starvation and temperature stress. Biol Open 2019;8(3):pii bio040014.

Moneo I, Carballeda-Sangiao N, González-Muñoz M. New Perspectives on the Diagnosis of Allergy to Anisakis spp. Curr Allergy Asthma Rep 2017;17(5):27.

Montalto M, Miele L, Marcheggiano A et al. Anisakis infestation: a case of acute abdome mimicking Crohn's disease and eosinophilic gastroenteritis. Dig Liver Dis 2005; 37(1):62-4.

Nash TE. Visceral Larva Migrans and other uncommon helminth infections. In: Mandell GL, Bennett JE, Dolin R. Principles and practice of infectious diseases. 8. ed. Philadelphia: Churchill Livingstone/Elsevier, 2015.

Nawa Y, Hatz C, Blum J. Sushi delights and parasites: the risk of fish-borne and foodborne parasitic zoonoses in Asia. Clin Infect Dis 2005;41(9):1297-303.

NCBI. National Center for Biotechnology Information. Taxonomy. Disponível em: https://www.ncbi.nlm.nih.gov/taxonomy. Acesso em: 15 nov 2017.

Nieuwenhuizen N, Lopata AL, Jeebhay MF et al. Exposure to the fish parasite Anisakis causes allergic airway hyperreactivity and dermatitis. J Allergy Clin Immunol 2006;117(5):1098-105.

Nogami Y, Fujii-Nishimura Y, Banno K et al. Anisakiasis mimics cancer recurrence: two cases of extragastrintestinal anisakiasis suspected to be recurrence of gynecological cancer on PET-CT and molecular biological investigation. BMC Med Imaging 2016;16:31.

Pacios E, Arias-Diaz J, Zuloaga J et al. Albendazol for the treatment of anisakiasis ileus. Clin Infect Dis 2005;41(12):1825-6.

Patiño JA, Olivera MJ. Gastro-allergic anisakiasis: The first case reported in Colombia and a literature review. Biomedica 2019; 39(2):241-246.

Prado SPT, Capuano DM. Relato de nematoides da família Anisakidae em bacalhau comercializado em Ribeirão Preto, SP. Rev Soc Brasil Med Trop 2006;39:580-1.

Pravettoni V, Primavesi L, Piantanida M. Anisakis simplex: current knowledge. Eur Ann Allergy Clin Immunol 2012;44(4):150-6.

Repiso OA, Alcántara TM, González FC et al. Gastrintestinal anisakiasis: study of a series of 25 patients. Gastroenterol Hepatol. 2003;26(6):341-6.

Rue ML, Ceolin LV, Gabriel CC et al. Risco de zoonose por parasitos do trato digestores de jundiás (Rhamdia quellen) coletados em reservatórios de água da região central do Rio Grande do Sul. Rev Saúde 2010;36:79-81.

Santos L, Vericimo M, Teixeira G, Clemente SS, Figueiredo I Jr. Seroreactivity to Anisakis spp. in the perinatal period. Obstet Med 2017; 10(2):96-98.

Saito W, Kawakami K, Kuroki R et al. Pulmonary anisakiasis presenting as eosinophilic pleural effusion. Respirology 2005;10(2):261-2.

Shimamura Y, Ishii N, Ego M et al. Multiple acute infection by Anisakis: a case series. Intern Med 2016;55(8):907-10.

Sugimachi K, Inokuchi K, Ooiwa T et al. Acute gastric anisakiasis: analysis of 178 cases. JAMA 1985;253(7):1012-3.

Takekawa Y, Kimura M, Sakakibara M et al. Two cases of parasitic granuloma found incidentally in surgical specimens. Rinsho Byori 2004;52(1):28-31.

Uña-Gorospe M, Herrera-Mozo I, Canals ML, et al. Occupational disease due to Anisakis simplex in fish handlers. Int Marit Health 2018; 69(4):264-269.

Ventura MT, Tummolo RA, Di Leo E et al. Immediate and cell-mediated reactions in parasitic infections by Anisakis simplex. J Investig Allergol Clin Immunol 2008;18(4):253-9.

WHO. World Health Organization. Foodborne disease outbreaks: guidelines for investigation and control. Geneva; 2008.

Yera H, Fréalle E, Dupouy-Camet J. Molecular confirmation of Anisakis pegreffii as a causative agent of anisakidosis in France. Dig Liver Dis 2016.

Zullo A, Hassan C, Scaccianoce G et al. Gastric anisakiasis: do not forget the clinical history! J Gastrointestin Liver Dis 2010;19(4):359.

CAPÍTULO 42

Ascaridíase

Graziela Almeida Cupertino • Alessandro Lisboa da Silva •
Maria Sônia Lopes Duarte • Rodrigo Siqueira-Batista

Introdução

A ascaridíase – também conhecida por ascaridiose, ascaríase ou ascariose – é uma enfermidade provocada pelo helminto *Ascaris lumbricoides*, pertencente ao filo Nematoda, a qual acomete o intestino delgado humano, sendo considerada um grande problema de saúde pública. De acordo com a Organização mundial da Saúde (OMS), estima-se que mais de um bilhão de pessoas estejam infectadas pelo *A. lumbricoides* (Brasil, 2018; Maguire, 2015; OMS, 2010; Lai et al., 2019).

No Brasil, essa parasitose está presente em todas as regiões e é frequente em crianças, especialmente naquelas de idade escolar, sejam elas de origem urbana ou rural. Este alto índice está intimamente ligado a fatores socioeconômicos, sanitário-ambientais e de educação e pode produzir consequências prejudiciais no que tange ao desenvolvimento físico e cognitivo desses infantes (Santos; Lima, 2018).

Em geral, a ascaridíase é assintomática ou oligossintomática, com evolução benigna. Porém, pode evoluir para casos mais graves e com complicações, como naquelas situações nas quais ocorre obstrução intestinal ou biliar. Clinicamente, as queixas mais descritas são dor abdominal, diarreia e náuseas (Hinrichsen, 2009; Neves, 2009; 2013).

O termo *ascaris*, etimologicamente, vem do grego Ασκαρις e significa "certo verme intestinal". Popularmente, o helminto também é conhecido como "lombriga" ou "bicha". Na família Ascarididae, na qual o *A. lumbricoides* está incluído, também são encontradas espécies de importância veterinária, como o *Ascaris suum* (Nwafor et al., 2019), que infecta o intestino delgado de suínos, e o *Ascaris ovis*, o qual acomete ovinos (Iberfauna, 2008). Há uma grande controvérsia na literatura científica se a ascaridíase seria ou não uma zoonose, haja vista a existência de relatos de casos de infestação humana pelo *A. suum* (Camillo-Coura; Carvalho, 2010; Betson; Stothard, 2016).

Com base nessas considerações preliminares, este capítulo tem como objetivo a apresentação da ascaridíase – enfocando seus diferentes elementos –, contemplando aspectos que vão desde a etiologia até a ecopidemiologia e o controle.

Etiologia

Taxonomia

A ascaridíase é causada por parasitos do gênero *Ascaris* e espécie *Ascaris lumbricoides* (Quadro 42.1). A classificação sistemática do nematoide *A. lumbricoides* foi descrita por Linnaeus em 1758; antes, porém, outros estudiosos, como Tyson (1683), já haviam pesquisado acerca de tal metazoário e elaborado relatos que se aprimoraram, posteriormente, com os avanços da ciência (Camillo-Coura; Carvalho, 2010; Rey, 2008; Neto, 2008).

Aspectos morfológicos

As principais características que definem esse helminto são: corpo alongado, cilíndrico, fino e com extremidades afiladas; cobertura de cutícula lisa, brilhante e que contém duas linhas claras distribuídas longitudinalmente; ausência de segmentação e de ventosas; coloração que geralmente admite um branco-marfim ou um leve rosado, quando localizado no lúmen intestinal do hospedeiro; e duas extremidades, uma anterior e outra posterior (Hinrichsen, 2009; Maguire, 2015; Neves, 2009).

QUADRO 42.1 Classificação taxonômica do *Ascaris lumbricoides*.

Reino	Animalia
Filo	Nematoda
Classe	Secernentea
Ordem	Ascaridida
Família	Ascarididae
Subfamília	Ascarinae
Gênero	*Ascaris*
Espécies	*Ascaris lumbricoides, Ascaris ovis, Ascaris suum*

Adaptado de NCBI – The Taxonomy Database, 2019; Arctos – Collaborative Collection Management Solution, 2019.

Na extremidade anterior, encontra-se a boca, uma estrutura central com três grandes lábios que estão dispostos da seguinte maneira: um dorsalmente e dois lateroventralmente. Eles são fortes e dotados de serrilha com dentículos e papilas sensoriais. Em seguida, observa-se o esôfago, com formato cilíndrico e musculoso, o intestino (achatado e retilíneo) e, por último, o reto, que se abre próximo da extremidade posterior (Hinrichsen, 2009; Neto, 2008; Neves, 2013).

Em geral, o patógeno tem um comprimento que varia de 20 a 40 cm. A fêmea, que mede 35 a 40 cm, apresenta-se ligeiramente maior e mais robusta que o macho (que mede 20 a 30 cm), o que faz do *A. lumbricoides* um dos maiores nematoides que parasitam o homem. Sem embargo, esse desenvolvimento está diretamente relacionado com a quantidade de vermes presentes no hospedeiro e com seu estado nutricional. Ademais, há dismorfismo sexual na espécie, com a fêmea exibindo sua extremidade posterior cônica e retilínea e o macho apresentando-a um pouco mais afunilada e encurvada para a superfície ventral (Gryschek et al., 2015; Neto, 2008; Maguire, 2015).

O aparelho reprodutor da fêmea é composto de ovário, útero, vagina e vulva. A vagina se bifurca em dois tubos uterinos com notória capacidade de oviposição. Alguns relatos chegam a quantificar mais de 200.000 ovos por dia. O aparelho genital da fêmea do *A. lumbricoides* pode chegar a conter aproximadamente 26 milhões de óvulos. Já o aparelho genital do macho localiza-se na cauda encurvada, sendo composto por um testículo filiforme e alongado, um canal deferente e um canal ejaculador que se abre na cloaca. Esta apresenta papilas pré-cloacais e duas espículas curvas de espessura considerável, que funcionam como órgãos acessórios no momento da cópula (Gryschek et al., 2015; Maguire, 2015; Neves, 2009).

Os ovos imediatamente expelidos são brancos. Entretanto, tais estruturas absorvem pigmentos biliares das fezes e adquirem logo uma coloração marrom-acastanhada, podendo ser férteis ou inférteis (Huggins; Medeiros, 2001; Rey, 2008). Ambos são lançados envoltos por uma membrana composta por três camadas: uma interna e mais delgada, impermeável, que lhes proporciona resistência aos ambientes inóspitos; uma média, composta do polissacarídeo quitina e outras proteínas; e, por último, uma camada externa formada por uma substância pegajosa composta de mucopolissacarídeos secretados pela parede uterina. Esta última confere ao ovo um aspecto mamilonar, pelo qual ele pode ser reconhecido (CDC, 2018).

Os ovos férteis são postos com o envoltório mais espesso, apresentam formato ovoide e são relativamente menores que os inférteis, que apresentam formato mais alongado (Hinrichsen, 2009; Neves, 2013; Neto, 2008; Rey, 2008). Os ovos inférteis são observados quando ocorre a infecção do hospedeiro apenas por fêmeas, quando fêmeas jovens que não passaram pelo processo de fecundação iniciam a oviposição e quando o número de fêmeas na população parasitária é significativamente maior que o número de machos (Neves, 2009; 2013; Rey, 2008).

O hábitat preferencial do *A. lumbricoides* é o lúmen do intestino delgado. Apesar de se concentrarem no jejuno e no íleo, os metazoários também podem ser encontrados, em menor quantidade, no duodeno e no estômago. Entretanto, em infecções intensas, todo o intestino delgado pode estar acometido. Nessas circunstâncias, a ocupação pelo helminto também pode ocorrer em lugares menos comuns, como: vias biliares, ducto pancreático, apêndice cecal, vias do trato urinário, laringe, traqueia e aparelho lacrimal. Desse modo, pode acontecer a eliminação do metazoário pelos olhos, pelo nariz, pela boca e pelo ânus. O *A. lumbricoides* pode permanecer fixo, aderido à mucosa graças aos seus fortes lábios, causando a espoliação do hospedeiro, ou pode se movimentar livremente por toda a extensão do intestino, migrando de um local para outro (Brasil, 2018; Gryschek et al., 2015; Rey, 2008).

O patógeno se alimenta dos macronutrientes (carboidratos, proteínas e lipídios) já digeridos em sua forma monomérica no lúmen intestinal do hospedeiro; mas, igualmente possuem, caso necessário, as enzimas específicas para a digestão dessas substâncias. Outrossim, eles também se nutrem de vitaminas, principalmente A e C (Neves, 2009; Arinola et al., 2015).

Ciclo biológico

O ciclo evolutivo do *A. lumbricoides* (Figura 42.1) é monoxênico, isto é, envolve apenas um hospedeiro. A fecundação dos milhares de óvulos produzidos diariamente pela fêmea ocorre por meio da cópula com o verme masculino. Os ovos, ainda não embrionados, são liberados através das fezes para o ambiente, onde se tornam embrionados caso este ofereça condições favoráveis, como: temperaturas em torno de 27°C, com variações de aproximadamente 3°C para cima ou para baixo; umidade e presença de oxigênio. Os ovos embrionados dão origem ao primeiro estágio larval (L1) em cerca de 15 dias; após mais 7 dias, acontece a evolução para o segundo estágio larval (L2). Nessas duas primeiras etapas, as larvas são rabditoides e ainda não são infectantes. Somente após a evolução para o terceiro estágio (L3), que é filarioide, as estruturas larvares tornam-se infectantes, podendo permanecer no solo por até sete anos. Para que isso aconteça, a larva, ainda no interior do ovo, reduz significativamente seu metabolismo e somente completa o seu ciclo quando deglutida (Neto, 2008; CDC, 2018; Hinrichsen, 2009).

Após a ingestão, os ovos (Figura 42.2) atravessam o tubo gastrintestinal, para eclodir ao chegarem no intestino delgado. O rompimento do ovo ocorre devido às condições ambientais encontradas no local. Sobre isso, pode-se citar o papel das substâncias contidas na bile, da temperatura, do pH e, principalmente, da concentração de dióxido de carbono. As larvas L_3, após saírem do ovo, migram para o intestino grosso e alcançam as correntes linfática e sanguínea após atravessarem a parede intestinal na altura do ceco. Em seguida, migram na direção dos pulmões, ao passarem, sequencialmente, pela circulação porta, pelo fígado, pela veia cava inferior, pelo coração e pela artéria pulmonar. Nos pulmões, essas larvas sofrem nova mudança e evoluem para L_4, estágio

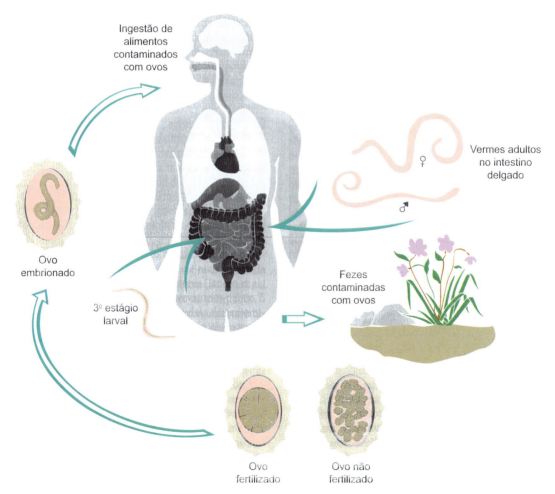

FIGURA 42.1 Ciclo biológico do helminto *Ascaris lumbricoides*.

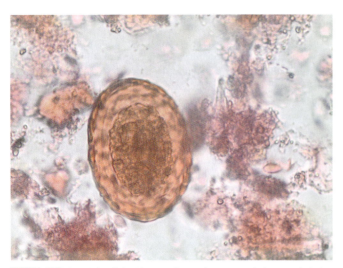

FIGURA 42.2 *Ascaris lumbricoides,* ovo (400× de aumento). Acervo do Laboratório de Agentes Patogênicos da Universidade Federal de Viçosa (UFV). Foto: Paulo Sérgio Balbino Miguel (UFV e FADIP) e Rodrigo Siqueira-Batista (UFV e FADIP).

que é alcançado em média cerca de 8 dias após a ingestão dos ovos. As larvas L$_4$ então rompem os capilares pulmonares, ganhando acesso aos alvéolos, local onde elas amadurecem de L$_4$ para L$_5$. Dos alvéolos, as larvas L$_5$ migram, sequencialmente, em direção à faringe, passando pela árvore brônquica, traqueia e laringe. Nesse ponto, elas são envolvidas pelo muco ali existente, o que lhes confere resistência ao ambiente ácido do estômago. Podem, então, ser expelidas do hospedeiro, a partir do reflexo da tosse, ou deglutidas. Nesse caso, quando chegam ao intestino delgado, se fixam e amadurecem dando lugar às formas adultas, concluindo seu ciclo biológico (CDC, 2018; Neto, 2008; Neves, 2009; 2013; Hinrichsen, 2009).

Da ingestão dos ovos até o desenvolvimento do *A. lumbricoides* em sua forma adulta, o hiato de tempo necessário é de aproximadamente 60 dias. A longevidade observada desse helminto varia de 1 a 2 anos, a depender da interferência do ambiente (Neto, 2008; Rey, 2008; Gryschek et al., 2015).

Imunologia e patologia

A ascaridíase apresenta mecanismo de infecção relacionado com as fases evolutivas do helminto, que pode se desenvolver, na maioria dos casos, sem provocar manifestações clínicas no hospedeiro. Sua fisiopatologia envolve os danos teciduais, a resposta imunológica desencadeada pelo hospedeiro e a obstrução mecânica provocada pelo parasito (León et al., 2012; Andrade et al., 2010; Gryschek et al., 2015).

A migração das larvas descrita no ciclo evolutivo do *A. lumbricoides* pode provocar lesões teciduais. Isso porque, quando o número de larvas não é muito grande e o hospedeiro é imunocompetente, a reação imunológica permanece restrita ao sítio de ação, e muitas larvas são destruídas pela ação de macrófagos e eosinófilos. Porém, se o enfermo está imunodeprimido ou a infestação tem maior magnitude, lesões mais graves podem ser observadas nos locais de passagem e instalação do metazoário. Nesse contexto, são destacadas micro-hemorragias e reações de hipersensibilidade do tipo I, desencadeadas pelo sistema imune em resposta à presença do helminto no organismo (ver Capítulo 2, *Interações entre Patógenos e Hospedeiros Humanos | O Sistema Imune e seus "Papéis" nas Enfermidades Parasitárias*). Além disso, pode-se observar hepatomegalia, que, em geral, regride em poucos dias nos casos com passagem de grande número de larvas pelo fígado (Guadalupe et al., 2009; Guimarães, 2014; Pitrez et al., 2015; Shalaby; Shalaby, 2016).

Os danos teciduais no pulmão – causados pela migração larval – ativam as respostas imunológicas inata, celular e humoral. Nesse processo, um intenso processo inflamatório eosinofílico se desenvolve no local da migração. A degranulação dessas células, com a liberação de mediadores inflamatórios e com a consequente reação inflamatória, caracteriza uma pneumonite no hospedeiro, expressa clinicamente como síndrome de Löffler (Guimarães, 2014; Sanchez et al., 2015; Shalaby; Shalaby, 2016; Andrade et al., 2010; León et al., 2016; Gazzinelli-Guimaraes et al., 2019).

O *Ascaris lumbricoides* adulto, ao se fixar à mucosa da parede intestinal, pode causar úlceras ou erosões, que justificam a espoliação por meio de perda de sangue e de proteínas. Também acontece a liberação de substâncias antigênicas no trato intestinal, mas estas são mais toleradas pelo sistema imunológico do hospedeiro. A resposta imunológica dirigida ao *A. lumbricoides* adulto, à semelhança do que ocorre nas fases larvárias, também envolve reação eosinofílica, periférica e tecidual, além de mediações por células Th1 (Sanchez et al., 2015; Guimarães, 2014; Coelho, 2013; Andrade et al., 2010; León et al., 2012).

As alterações patológicas mais características da ascaridíase relacionam-se com a capacidade de o helminto migrar para outros locais, causando a obstrução mecânica total ou parcial no intestino delgado, nas vias biliares e no ducto pancreático principal. Também são descritos, com menor frequência, geralmente em infecções maciças, casos de obstrução nos ouvidos, no nariz e nos canais lacrimais. Além disso, já foram relatados raríssimos casos de invasão renal por vermes adultos e de abscesso cerebral pela migração de larvas (Coelho, 2013; Maguire, 2015; Sundriyal et al., 2015; Neto, 2008, Andrade et al., 2010).

Aspectos clínicos

Doença em humanos

A existência ou não de sinais e sintomas da helmintíase no *Homo sapiens* reflete, em alguma medida, a intensidade da carga parasitária. A maioria dos pacientes imunocompetentes não apresenta sintomas, visto que tem cargas parasitárias menos elevadas. A descrição dos sinais e sintomas compatíveis com a helmintíase (Quadro 42.2) está apresentada conforme as fases larvária (infecção aguda) e adulta (infecção crônica) do verme no hospedeiro (Andrade et al., 2010; Neto, 2008; Neves, 2010; Gryschek et al., 2015).

A migração do *Ascaris* para sítios não habituais pode ser desencadeada pela administração de medicamentos anti-helmínticos. São descritos casos de pancreatite aguda (relacionados com a migração do verme para o ducto de Wirsung), colecistite aguda e colangite aguda (relacionados com a migração para o canal colédoco) (Shalaby; Shalaby, 2016; Sundriyal et al., 2015; Neves, 2009; Andrade et al., 2010; Klimovskij et al., 2015).

A ação tóxica proveniente das reações antígenos-anticorpos no hospedeiro pode desencadear urticária e edema. Outras manifestações clínicas, como sono intranquilo, ranger de dentes e quadros de mudança comportamental (irritação), também foram relatadas em infestações por helmintos do gênero *Ascaris* (Shalaby; Shalaby, 2016; Sundriyal et al., 2015; Neto, 2008; Gryschek et al., 2015). Em crianças, é comum a apresentação de alterações cutâneas como manchas esbranquiçadas e circulares no corpo, conhecidas popularmente como "pano branco" (deve-se destacar que há outras enfermidades, como a ptiríase versicolor, que também são conhecidas popularmente pela denominação "pano branco"). Embora haja controvérsia quanto ao aparecimento desses sinais, tal despigmentação parece estar associada ao consumo das vitaminas A e C pelo parasito. Desse modo, com o devido tratamento e a consequente eliminação do helminto, tais sinais cutâneos tendem a desaparecer (Camillo-Coura; Carvalho, 2010; Neves, 2013; Rey, 2008).

QUADRO 42.2 Principais manifestações clínicas da ascaridíase.

Órgão acometido	Manifestações clínicas
Fígado e vias biliares	• Hepatomegalia, hiperglobulinemia, mal-estar geral, febre • Abscesso hepático: febre, dor no hipocôndrio direito, icterícia. Leucocitose, geralmente com desvio para a esquerda. Elevação variável de AST e ALT. Coleção intra-hepática visualizada à US • Hepatite: pródromo de febre, mal-estar, hiporexia, mialgias, náuseas. Dor leve no hipocôndrio direito, associada a hepatomegalia, icterícia, colúria, hipocolia. Elevação de AST e ALT, mais importantes que FA e GGT • Colangite: icterícia, febre e dor no hipocôndrio direito. Hipotensão arterial sistêmica e rebaixamento do nível de consciência em situações de maior gravidade. Elevação de FA e GGT mais importante que de AST e ALT. US pode mostrar dilatação de via biliar principal
Pulmão	• Síndrome de Löffler: febre, tosse (escarro com cristais de Charcot-Leyden), broncospasmo, dispneia, sibilos, dor retroesternal, hemoptise, edema pulmonar, opacidades "migratórias" à radiografia de tórax e, em alguns casos, insuficiência respiratória • Pneumonia: febre alta, mal-estar, tosse produtiva, dor pleurítica, taquipneia, fadiga
Intestino	• Abdome proeminente, dor abdominal em cólica, diarreia, náuseas, vômitos, anorexia, desnutrição • Obstrução mecânica: distensão abdominal, parada de eliminação de flatos e fezes, peristalse de luta, vômitos fecaloides, intensa dor abdominal, isquemia intestinal, perfuração intestinal com peritonite fecal, intussuscepção, vólvulo • Apendicite aguda: dor difusa ou periumbilical, que posteriormente se localiza no quadrante inferior direito do abdome, progressiva, associada a febre, náuseas, vômito. Peritonite fecal em caso de supuração.

AST: aspartato aminotransferase; ALT: alanina aminotransferase; US: ultrassonografia; FA: fosfatase alcalina; GGT: gama glutamiltransferase. Adaptado de Maguire, 2015; Sangenis, 2015.

Doença em animais não humanos

A ascaridíase em outros animais é causada principalmente pelo *A. suum*, que infecta, principalmente, o intestino delgado de suínos. Embora, em grande parte, essa doença parasitária se desenvolva de maneira subclínica, ela é uma das helmintíases de maior relevância na suinocultura, tanto por sua elevada prevalência quanto pelos impactos substanciais que pode provocar na economia (Fausto et al., 2015; Vlaminck et al., 2014; Gomes et al., 2005). Apesar de serem de espécies distintas, os helmintos *A. lumbricoides* e *A. suum* têm sido descritos na literatura com morfologia semelhante, diferindo apenas em sua fase adulta pela margem serrilhada nos lábios que envolve a boca. De acordo com Sprent (1952), citado por Barbosa (2015), a espécie *A. lumbricoides* apresenta dentículos côncavos, enquanto no *A. suum* os dentículos são triangulares e com as bordas retas. Contudo, só é possível observar essa diferença ao microscópio, e ainda assim, muitos autores questionam essa afirmação pela elevada identidade genética entre essas espécies.

O ciclo de vida do *A. suum* é similar ao do *A. lumbricoides*; desse modo, os suínos também são infectados por via fecal-oral por meio da ingesta de alimentos contendo os ovos do helminto em seu estágio infectante (L3). Ao chegarem ao intestino delgado, os ovos liberam as larvas (L3), que rapidamente penetram na mucosa do ceco e no cólon, migrando para o fígado. Neste órgão, as larvas provocam lesões

no parênquima, que são conhecidas como *milk spot*, ou manchas de leite. Essas lesões inviabilizam a utilização desse órgão para o consumo alimentício, provocando prejuízos consideráveis na economia da suinocultura. Além disso, os helmintos competem pelos nutrientes do animal parasitado, prejudicando o desenvolvimento ponderal do rebanho infectado, o que contribui para uma diminuição acentuada da produção (Barbosa, 2015; Fausto, 2015; Fausto et al., 2015).

Na passagem do *A. suum* pelo pulmão – assim como ocorre com a espécie *A. lumbricoides* nos humanos – podem ocorrer lesões alveolares capazes de desencadear quadros de pneumonias, os quais se agravam quando associados a outros microrganismos bacterianos oportunistas. Quanto a isso, vale ressaltar que o parasito tem ação imunogênica com potencial para modular a resposta imune do hospedeiro. Assim, a literatura científica tem descrito uma redução da eficácia vacinal contra patógenos que acometem os suínos, entre eles o *Mycoplasma hyopneumoniae* (Silva; Müller, 2013; Barbosa, 2015).

O diagnóstico da ascaridíase nos suínos pode ser feito por meio do exame parasitológico de fezes, a partir da observação dos ovos do helminto. Ademais, também é possível diagnosticar a infecção por intermédio da inspeção dos suínos no momento do abate, procurando pelas *milk spot* no fígado do animal. Essa é uma prática comum e utilizada, inclusive, como programa de controle e prevenção da infecção por *A. suum*. O tratamento costuma ser realizado com substâncias anti-helmínticas à base de fembendazol, ivermectina e abamectina por via oral; entretanto, além do alto custo que pode ter o tratamento de um rebanho, esses fármacos podem apresentar toxicidade tanto para os suínos quanto para os humanos. Logo, o melhor recurso terapêutico é a prevenção, a qual pode ser viabilizada por melhores condições sanitárias nas instalações onde os animais são criados (Vlaminck et al., 2014; Barbosa, 2015, Fausto, 2015; Silva; Müller, 2013).

Outra espécie do gênero *Ascaris* que é descrita em animais não humanos é *Ascaris ovis*, a qual pode infectar ruminantes de pequeno porte, como ovinos (Goodey et al., 1926; Cano Expósito; Hervas Rodríguez, 1991).

Diagnóstico laboratorial

A ascaridíase geralmente se desenvolve de modo assintomático; por essa razão, o diagnóstico ao exame clínico é muitas vezes de difícil estabelecimento. Além disso, quando existem sintomas, eles são inespecíficos e não possibilitam a caracterização apenas em bases clínicas. O mesmo ocorre com as manifestações obstrutivas da doença – obstrução intestinal, pancreatite aguda, colangite aguda –, que ocorrem de maneira semelhante às outras etiologias dessas alterações. Desse modo, o diagnóstico da ascaridíase é obtido encontrando-se ovos do helminto no exame parasitológico de fezes, o que é relativamente fácil de executar qualquer que seja a técnica de exame empregada, devido à grande capacidade de oviposição da fêmea do *A. lumbridoides*, de cerca de 200.000 ovos por dia (Maguire, 2015; Carli, 2007; Heudorf, 2016).

As técnicas empregadas para análise do material fecal compreendem métodos qualitativos e quantitativos (ver Capítulo 5, *Métodos de Diagnóstico Parasitológico nas Enfermidades por Protozoários e Helmintos*). Os quantitativos oferecem uma pesquisa mais precisa, pois é possível correlacionar a produção de ovos à carga parasitária. Os ensaios qualitativos mais utilizados são: método do esfregaço espesso de celofane, desenvolvido por Kato e Miurae, e as técnicas de Lutz ou de Hoffman, Pons e Janer. Para a análise quantitativa, destacam-se as técnicas desenvolvidas por Stoll e Hausheer, Barbosa e Kato-Katz (Vlaminck et al., 2016; Hinrichsen, 2009).

O método Kato-Katz é o procedimento que a OMS recomenda tanto para diagnóstico individual como para a quantificação do parasito e a produção de dados epidemiológicos, por se tratar de um exame simples e eficiente na detecção dos ovos no material fecal. Nos casos de infecção do hospedeiro apenas por *A. lumbricoides* macho, ou no período larval desse helminto, não haverá presença de ovos nas fezes, e o exame parasitológico será sempre negativo. As técnicas de sorologia não são indicadas para o diagnóstico de *Ascaris*, pois esses testes ainda são pouco sensíveis para essa parasitose (Vlaminck et al., 2016; Gryschek et al., 2015; Camillo-Coura; Carvalho, 2010; Carli, 2007; Neves, 2009; Hinrichsen, 2009).

No hemograma, é possível detectar eosinofilia, principalmente na fase larvária da doença, em geral não ultrapassando 20% na contagem diferencial. Esse é um traço comum das parasitoses que têm em seu ciclo evolutivo a fase pulmonar (Gryschek et al., 2015; Camillo-Coura; Carvalho, 2010; Rey, 2008).

Avaliação por métodos complementares

A radiografia abdominal – simples ou contrastada – pode detectar a presença do *A. lumbricoides* em sua fase adulta no hospedeiro, principalmente nos casos de obstrução intestinal. Nas infecções unissexuadas (macho), ela é uma alternativa para o diagnóstico dessa helmintíase. Na imagem, é possível perceber o "novelo" de parasitos nas alças intestinais, por vezes repletas de gás. Em alguns casos, em imagem obtida pelo contraste, verifica-se até mesmo a anatomia característica desse helminto. No entanto, a sensibilidade desse método no diagnóstico da ascaridíase é baixa (Andrade et al., 2010; Sundriyal et al., 2015; Neto, 2008; Maguire, 2015).

Outros métodos de diagnóstico por imagem (ultrassonografia, tomografia computadorizada) também podem ser empregados para a suspeição da ascaridíase. Os sinais apresentados são os mesmos observados na radiografia convencional; porém, em alguns casos, consegue-se melhor definição da anatomia do verme aprimorando a especificidade e sensibilidade dos métodos.

Para a identificação do parasito na árvore biliopancreática, há necessidade de colangiografia, na qual o verme é percebido com uma falha de enchimento de formato alongado ou cilíndrico. A ressonância magnética, complementada com reconstrução das imagens para colangiografia, fornece praticamente a mesma imagem das colangiografias diretas (colangiografia endoscópica retrógrada e colangiografia percutânea), mas é preferida nas situações em que apenas o diagnóstico é necessário (Ding et al., 2011). A colangiopancreatografia endoscópica retrógrada (CPRE) fica, então, reservada para as situações em que medidas terapêuticas, como a remoção do verme, são indicadas (Andrade et al., 2010; Sundriyal et al., 2015; Neto, 2008; Maguire, 2015).

Ocasionalmente, em infestações maciças, o verme adulto pode ser encontrado no lúmen intestinal em estudos endoscópicos, como colonoscopias e enteroscopias (*push-enteroscopy* e enteroscopias assistidas por balão).

Tratamento

O tratamento da ascaridíase deve incluir, além dos medicamentos anti-helmínticos, medidas de educação e melhoria das condições de acesso à saúde, sem as quais as taxas de reinfecção permanecerão elevadas, anulando a médio prazo os efeitos do tratamento farmacológico.

Há, no mercado, muitos fármacos capazes de tratar a infecção por *A. lumbricoides*, com índices de sucesso próximos de 100%. A escolha do medicamento deve considerar principalmente o perfil de efeitos colaterais e o custo, especialmente em situações em que se planeja tratamento de massa em determinada população. Todos os pacientes diagnosticados devem ser tratados, mesmo os assintomáticos e aqueles com carga parasitária baixa (Moser et al., 2019). No Quadro 42.3 estão listados os medicamentos disponíveis para o tratamento da ascaridíase intestinal (Andrade et al., 2010; Maguire, 2015, Neto, 2008; Rey, 2008; Neves, 2009; 2013; OMS, 2010; Camillo-Coura; Carvalho, 2010).

De acordo com a OMS, as gestantes poderão, eventualmente, ser tratadas com albendazol e mebendazol, mas esses medicamentos devem ser evitados durante o primeiro trimestre, haja vista o potencial embriotóxico, demonstrado em estudos com animais. Há autores, no entanto que contraindicam o uso do fármaco (Tavares, 2014). O pamoato de pirantel parece ser uma opção mais interessante para a gestação, mas, não há estudos conclusivos sobre sua segurança nesse contexto (Andrade et al., 2010; OMS, 2010; Elliott et al., 2011; Maguire, 2015).

Para a obstrução intestinal por *A. lumbricoides*, deve-se inicialmente tentar o tratamento conservador com as seguintes medidas: (1) dieta suspensa; (2) passagem de cateter nasogástrico (CNG) seguida de administração de piperazina (100 mg/kg/dia), antiespasmódico e óleo mineral (40 a 60 m*l*/dia). Concomitantemente a esses procedimentos, realiza-se a reposição hidreletrolítica necessária para a situação clínica. Em caso de insucesso, está indicada a laparotomia exploradora com enterotomia para retirada mecânica do bolo de *A. lumbricoides*.

QUADRO 42.3 Medicamentos para o tratamento da ascaridíase intestinal, com dosagem, mecanismo de ação e eficácia.

Medicamento	Dosagem	Mecanismo de ação	Eficácia
Albendazol	Crianças acima de 2 anos e adultos: 400 mg, via oral, dose única Crianças abaixo de 2 anos: 200 mg, via oral, dose única	Impede a divisão celular e inibe a captação de glicose pelo parasito	Níveis de cura e redução de ovos superiores a 95%
Mebendazol	Crianças e adultos: 100 mg 2 vezes/dia, via oral, durante 3 dias, ou 500 mg, em dose única	Bloqueia a captação de glicose e aminoácidos pelos helmintos	Níveis de cura e redução de ovos entre 94 e 98%
Levamisol	Crianças: 80 mg, via oral, dose única Adultos: 150 mg, via oral, dose única	Promove contração espástica seguida de paralisia muscular	Níveis de cura próximos a 93%
Pamoato de pirantel	Crianças e adultos: 10 mg/kg, via oral, dose única	Causa a paralisia espástica do helminto	Níveis de cura e redução de ovos próximos a 100%
Ivermectina	Crianças e adultos: 0,1 a 0,2 mg/kg, via oral, em dose única	Inibe a transmissão de impulsos nervosos no verme, provocando paralisia	Pouco investigada para a ascaridíase; porém, há registros de sua eficácia em vários estágios do ciclo evolutivo
Piperazina	Crianças e adultos: 75 mg/kg por dia, via oral (máximo de 3 g para crianças e 4 g para adulto), em um período de 2 dias	Provoca paralisia flácida do parasito	Níveis de cura em torno de 90%
Nitazoxanida	Crianças acima de 12 anos e adultos: 1 comprimido 500 mg, via oral, 12/12 h, durante 3 dias Crianças acima de 1 ano: pó para suspensão oral, 0,375 m*l* (7,5 mg) por kg, 12/12 h, durante 3 dias	Inibe a polimerização da tubulina no parasito e o metabolismo energético anaeróbio	Níveis de cura em torno de 71 a 100%

Brasil, 2018; Maguire, 2015; Sangenis, 2015; Tavares, 2014.

A ascaridíase hepatobiliar pode manifestar-se com dor tipo biliar, colecistite aguda ou colangite aguda. Ainda que os casos de dor biliar e de colecistite aguda possam ser conduzidos inicialmente de maneira conservadora, com uso de anti-helmínticos de ação paralisante, como a piperazina, e aguardando a eliminação espontânea dos vermes presentes na via biliar, os pacientes com colangite aguda necessitam de uma abordagem mais invasiva, na medida em que estes – frequentemente – estarão ictéricos, com leucocitose e dor em hipocôndrio direito, não sendo rara a evolução para sepse. Acerca desse ponto, é importante destacar os novos critérios adotados para o diagnóstico de sepse no paciente adulto, instituídos no último consenso internacional de 2016 (Quadro 42.4).

Além de antibióticos de largo espectro (incluindo, pelo menos, cobertura para gram-negativos entéricos e anaeróbios) e infusão de volume até restauração de parâmetros hemodinâmicos normais, a drenagem biliar por CPRE com remoção mecânica dos vermes localizados no interior da árvore biliar deve ser realizada em caráter de urgência. Durante esse procedimento, deve-se evitar a execução da papilotomia endoscópica, dando-se preferência à dilatação da papila de Vater por meio de balão hidrostático. Esse cuidado, ao manter a integridade anatômica do aparelho esfincteriano biliar, é importante para diminuir a possibilidade de migração futura do helminto para as vias biliares, evitando, desse modo, a recorrência do problema (Sundriyal et al., 2015; Andrade et al., 2010; Maguire, 2015; Neto, 2008).

Aspectos nutricionais

Por ser causada por um parasito que vive no lúmen intestinal do *H. sapiens* e que se alimenta dos nutrientes que chegam a esse local, a ascaridíase configura-se em um estado de verdadeira competição entre parasito e hospedeiro. Com efeito, em muitos casos, a suplementação alimentar (com uma dieta rica em vitaminas A e C e refeições de maior conteúdo calórico e proteico) pode ser necessária para o enfermo infectado com o nematoide, especialmente se a carga parasitária for alta e o hospedeiro já estiver desnutrido (Arinola et al., 2015; Gryschek et al., 2015) (a abordagem da anemia ferropriva poderá ser consultada no Capítulo 39, *Ancilostomíase*).

Vale ressaltar que, nesses casos de desnutrição, a falta de substâncias necessárias para a sobrevivência do helminto faz com que ele se alimente da própria parede intestinal do hospedeiro, ocasionando sangramento com baixa velocidade, o qual causa anemia ferropriva. Nessa situação, possivelmente, a suplementação de ferro pode ser necessária (Arinola et al., 2015; León et al., 2012; Neves, 2009; Gryschek et al., 2015) (a abordagem da anemia ferropriva poderá ser consultada no Capítulo 39, *Ancilostomíase*).

As gestantes e as crianças merecem atenção especial, pois, *A. lumbricoides* compete pelo alimento e lesa o epitélio intestinal, o que diminui a absorção de nutrientes essenciais, podendo ocasionar falhas no desenvolvimento adequado dos fetos e dos pré-escolares. Ademais, estudos em gestantes e crianças pequenas com ascaridíase demonstram prevalência aumentada de deficiência de ferro e zinco, esta última

associada a maior probabilidade de reinfecção pelo parasito, por diminuir a resposta imunológica do paciente (Andrade et al., 2010; Arinola et al., 2015; Neves, 2009; Gryschek et al., 2015).

Os indivíduos com diarreia devem observar cuidados com a hidratação oral, mantendo ingesta hídrica suficiente. Aqueles que se apresentam desidratados devem receber, prioritariamente, soro de reidratação oral com a fórmula preconizada pela OMS, ficando os fluidos parenterais reservados para os casos de maior gravidade, com ineficácia do tratamento oral ou intolerância a ele. Fracionar a alimentação do dia em mais horários ajuda a minimizar náuseas e os desconfortos epigástricos pós-prandiais (Arinola et al., 2015; León et al., 2012; Neves, 2009; Gryschek et al., 2015).

Ecologia e epidemiologia

A ascaridíase – entidade nosológica cosmopolita de distribuição geográfica mundial (Quadro 42.5) – concentra-se principalmente em regiões tropicais e subtropicais, onde o clima quente e úmido confere melhores condições de sobrevivência no ambiente para o ovo do helminto. As condições de higiene da população também são importantes para propagação dessa helmintíase. Nessa lógica, os locais que têm saneamento básico ineficiente apresentam maior facilidade de transmissão do metazoário, já que a fonte de infecção é o próprio ser humano, que deposita os ovos larvados no ambiente por meio da defecação (Soares et al., 2018; Heudorf, 2016; Neves, 2009; Rey, 2008; OMS, 2010).

Um aspecto cultural que contribui para a disseminação dessa helmintíase é a utilização de fezes humanas como fertilizante no cultivo de hortaliças e frutas. Esse costume, associado à incorreta higienização dos alimentos, é um dos principais fatores de propagação dessa verminose em longas distâncias, inclusive para locais de saneamento adequado. A grande resistência do ovo de *A. lumbricoides* às intempéries do ambiente favorece a manutenção dessa helmintíase como uma das mais frequentes do mundo. Embora o solo, úmido e sombreado seja o local "preferido" para sua evolução, o aspecto membranoso característico dos ovos dessa espécie possibilita a sobrevivência – e, até mesmo, o seu embrionamento – em locais de insolação direta (Camillo-Coura; Carvalho, 2010; Gryschek et al., 2015; Hinrichsen, 2009; Neto, 2008; Neves, 2013).

Além de alimentos contaminados, como frutas, verduras e legumes, os ovos desse parasito também podem ser transmitidos por chuva, vento, partículas de poeira, insetos e até mesmo mãos mal higienizadas. As crianças na fase oral do desenvolvimento, que levam a mão à boca frequentemente e que, muitas vezes, brincam no chão, são particularmente vulneráveis a essa parasitose, às vezes com cargas parasitárias bastante expressivas (Gryschek et al., 2015; Neto, 2008; Neves, 2010; Rey, 2008).

A transmissão peridomiciliar e a alta capacidade de oviposição do *A. lumbricoides* são características fundamentais para a manutenção dessa endemia. Nos países subdesenvolvidos, em locais onde não há condições adequadas de saneamento, os indivíduos defecam diretamente no solo. Assim, as redondezas de sua habitação se tornam um

QUADRO 42.4 Critérios atuais para o reconhecimento rápido da sepse em pacientes adultos (q-SOFA = *quick Sequential [Sepsis-related] Organ Failure Assessment*).

Critério*	Observação
Avaliação do estado mental	Alteração mental – Glasgow < 15
Arterial Sistólica (PAS)	PAS ≤ 100 mmHg
Frequência respiratória (FR)	FR ≥ 22 irpm

Irpm = incursões respiratória por minuto. *O paciente deve apresentar pelo menos dois critérios. Adaptado de Singer et al., 2016.

QUADRO 42.5 Estimativa global de casos (em milhões) de infecção de *A. lumbricoides* por região (da OMS) e faixa etária.

Região (OMS)	0 a 4 anos	5 a 9 anos	10 a 14 anos	≥ 15 anos	Total (milhões)
África	28	28	25	92	173
Américas	8	10	10	56	84
Leste do Mediterrâneo	3	3	3	14	23
Sudeste Asiático	28	33	30	145	237
Oeste do Pacífico	55	69	76	505	705
Total	122	143	144	812	1.222

Adaptado de OMS, 2010.

foco de disseminação da ascaridíase em função da oportunidade de completude do ciclo evolutivo em um mesmo local. Isso é particularmente importante para a compreensão do processo de infecções recorrentes (Gryschek et al., 2015; Neto, 2008; Camillo-Coura; Carvalho, 2010, Rey, 2008; Huggins; Medeiros, 2001).

Embora a ascaridíase seja simples de ser tratada, ela é descrita como uma doença tropical negligenciada. Por essa razão, estima-se que aproximadamente 300 milhões de pessoas sejam intensamente infectadas, com a mortalidade aproximando-se de 60.000 óbitos por ano, cifra mais expressiva do que aquela observada em moléstias como as leishmanioses e a doença do sono (OMS, 2010; Neves, 2009; 2010; Rey, 2008).

No Brasil, a infecção por *A. lumbricoides* é um dos grandes problemas de saúde e está diretamente relacionada com fatores sociais, econômicos, culturais e ambientais. Há notificações de pessoas infectadas por toda a extensão territorial do país, com maior prevalência no Norte e no Centro-Oeste, seguidos pelo Nordeste, pelo Sudeste e pelo Sul, nessa ordem (Brasil, 2018; Gryschek et al., 2015; Neves, 2010).

Profilaxia e controle

A prevenção da ascaridíase depende de medidas de cuidado à saúde e de educação, reconhecendo-se a grande relevância dos aspectos culturais nesse processo. Assim, a destinação apropriada dos resíduos fecais, viabilizada por meio da construção de rede de água e esgoto, é fundamental. Quando isso não é possível, faz-se imperativo o uso de latrinas e fossas secas para o depósito dos dejetos humanos de maneira adequada (Rey, 2008; CDC, 2018; Neves, 2013; Hinrichsen, 2009; Camillo-Coura; Carvalho, 2010).

O tratamento do solo com substâncias químicas, notadamente nas áreas peridomiciliares, pode ser implementado para reduzir a contaminação do mesmo pelos ovos do helminto. Contudo, medidas como essas somente apresentam eficácia significativa quando associadas a ações educativas que promovam hábitos de higiene mais saudáveis (Maguire, 2015; Neves, 2009; Gryschek et al., 2015).

O conhecimento e a difusão das ações de educação em saúde potencializam o controle e a prevenção da ascaridíase. Desse modo, incorporar hábitos mais saudáveis – como lavar as mãos antes das refeições e higienizar, manusear e armazenar adequadamente os alimentos –, é uma ação que precisa ser amplamente trabalhada por meio de campanhas midiáticas e dos trabalhos escolares, sobretudo com crianças em idade escolar, a fim de possibilitar a conscientização das pessoas sobre tais medidas simples, as quais contribuem de maneira bastante eficaz para diminuir o número de infecções e a disseminação da doença (OMS, 2010; Rey, 2008).

Por último, o tratamento dos pacientes com ascaridíase é uma das maneiras mais significativas de controle e profilaxia. Interromper o ciclo de evolução do helminto é de grande valor para reduzir a prevalência dessa condição mórbida, bem como para minimizar a gravidade das infecções que acontecerem (OMS, 2010; Neto, 2008; Neves, 2013). No entanto, essa medida deve sempre ser associada às ações ambientais, de educação e de saúde já descritas.

Referências bibliográficas

Andrade EC, Leite ICG, Rodrigues VO et al. Parasitoses intestinais: uma revisão sobre seus aspectos sociais, epidemiológicos, clínico e terapêuticos. Revista APS 2010;13(2).

Arctos – Collaborative Collection Management Solution. Disponível em: https://arctos.database.museum/name/Ascaris%20lumbricoides. Acesso em ago. 2019.

Arinola GO, Morenikeji OA, Akinwande KS et al. Serum micronutrients in helminth-infected pregnant women and children: suggestions for differential supplementation during anti-helminthic treatment. Annals of Global Health 2015; 81(5):705-10.

Barbosa FS. Potencial zoonótico da ascaridiose humana e suína: aspectos moleculares, morfológicos e filogenéticos das espécies Ascaris lumbricoides e Ascaris suum. Tese (Doutorado em Ciências Biológicas). Universidade Federal de Minas Gerais, 2015.

Betson M, Stothard JR. Ascaris lumbricoides or Ascaris suum: what's in a name? The J Infect Diseases 2016; 213(8):1355-6.

Brasil. Ministério da Saúde. Secretaria de Vigilância em Saúde. Departamento de Vigilância das Doenças Transmissíveis. Guia Prático para o Controle das Geo-helmintíases. Ministério da Saúde, Secretaria de Vigilância em Saúde, Departamento de Vigilância das Doenças Transmissíveis. Brasília: Ministério da Saúde, 2018. 33 p. Disponível em: http://bvsms.saude.gov.br/bvs/publicacoes/guia_pratico_controle_geo-helmintiases.pdf. Acesso em: set. 2019.

Camillo-Coura L, Carvalho HT. Ascaridíase. In: Cimerman B, Cimerman S. Parasitologia humana e seus fundamentos gerais. 2. ed. São Paulo: Atheneu; 2010.

Cano Expósito T, Hervas Rodríguez J. Agrupaciones de defensa sanitaria para la Provincia de Jaén. In: Actas de las XIV Jornadas Científicas de la Sociedad Española de Ovinotecnia y Caprinotecnia. Diputación Provincial. Patronato de Promoción Provincial y Turismo, DL 1991.

Carli GA. Parasitologia clínica: seleção de métodos e técnica de laboratório para o diagnóstico de parasitoses humanas. 2. ed. São Paulo: Atheneu; 2007.

CDC. Centers for Disease Control and Prevention. Parasites: ascariasis. 2018. Disponível em: http://www.cdc.gov/parasites/ascariasis. Acesso em: set. 2019.

Coelho SSC. Estudo longitudinal do efeito do tratamento, com drogas anti-helmínticas, sobre os níveis de anticorpos Ig-E anti-Dermatophagoides pteronyssios (Derp-1) e antiantígeno bruto de Ascaris lumbricoides, em indivíduos portadores de infecções por helmintos. 2013. Disponível em: http://www.cpqrr.fiocruz.br/texto-completo/T_75.pdf. Acesso em: ago. 2019.

Ding ZX, Yuan JH, Chong V, Zhao DJ, Chen FH, Li YM. 3 T MR cholangiopancreatography appearances of biliary ascariasis. Clin Radiol 2011; 66(3):275-7.

Elliott AM, Ndibazza J, Mpairwe H, Muhangi L et al. Entebbe Mother and Baby Study Team. Treatment with anthelmintics during pregnancy: what gains and what risks for the mother and child? Parasitology 2011;138: 1499-1507.

Fausto MC, Oliveira IC, Fausto GC, et al. Ascaris suum in pigs of the Zona da Mata, Minas Gerais state, Brazil. Rev Bras Parasitol Vet 2015; 24(3):375-8.

Fausto MC. Ascaris suum: diagnóstico, controle alternativo e levantamento na microrregião de Ponte Nova – Minas Gerais. 2015. Disponível em: http://www.locus.ufv.br/bitstream/handle/123456789/6528/texto%20completo.pdf?sequence=1.

Gazzinelli-Guimaraes PH, Queiroz Prado R, Ricciardi A et al. Allergen presensitization drives an eosinophil-dependent arrest in lung-specific helminth development. J Clin Invest 2019; 130:3686-3701.

Gomes RA, Bonuti MR, Almeida KS, et al. Infecções por helmintos em javalis (Sus scrofa scrofa) criados em cativeiro na região noroeste do estado de São Paulo, Brasil. Ciência Rural 2005; 35(3):625-8.

Goodey T. On the Ascaris from sheep. J Helminthol 1926;4(1):1-6.

Gryschek BCR, Chieffi PP, Lescano ZAS. Ascaridíase. In: Veronesi R, Focaccia R. Tratado de infectologia. 2. ed. São Paulo: Atheneu; 2015.

Guadalupe I, Mitre E, Benitez S et al. Evidence for in utero sesitization to Ascaris lumbricoides in newborns of mothers with ascariasis. J Infect Dis 2009; 199(12):1846-50.

Guimarães PHG. Novas abordagens sobre a imunobiologia da ascaridíase larval. 2014. Disponível em: http://www.parasitologia.icb.ufmg.br/defesas/437D.pdf. Acesso em: ago. 2019.

Heudorf U, Karathana M, Krackhardt B et al. Surveillance for parasites in unaccompanied minor refugees migrating to Germany in 2015. GMS Hyg Infect Control 2016;11:Doc05.

Hinrichsen SL. DIP: doenças infecciosas e parasitárias. Rio de Janeiro: Guanabara Koogan, 2009.

Huggins DW, Medeiros LB. Ascaridíase. In: Siqueira-Batista R, Gomes AP, Igreja RP et al. Medicina tropical. Abordagem atual das doenças infecciosas e parasitárias. Rio de Janeiro: Cultura Médica, 2001.

Iberfauna. 2008. Species Ascaris ovis. Rudolphi, 1819. En: Iberfauna. El Banco de Datos de la Fauna Ibérica. Museo Nacional de Ciencias

Naturales (CSIC). Disponível em: http://iberfauna.mncn.csic.es/show-ficha.aspx?rank=T&idtax=2280. Acesso em: set. 2018.

Klimovskij M, Dulskas A, Kraulyte Z, Mikalauskas S. Ascariasis of the pancreatic duct. BMJ Case Rep 2015; pii: bcr2014207936

Lai YS, Biedermann P, Shrestha A et al. Risk profiling of soil-transmitted helminth infection and estimated number of infected people in South Asia: A systematic review and Bayesian geostatistical Analysis. PLoS Negl Trop Dis 2019; 13(8):e0007580.

León PP, Racca L, Menéndez M et al. Acción de Ascaris lumbricoides sobre la carga aniónica de eritrocitos y eritrocitos desialisados. Acta Bioquímica Clínica Latinoamericana 2012; 46(2):247-256.

Maguire JH. Intestinal nematodes (roundworms). In: Mandell D; Bennett's. Principles and practice of infectious diseases. 8. ed. Philadelphia: Elsevier Saunders; 2015.

Moser W, Schindler C, Keiser J. Drug Combinations Against Soil-Transmitted Helminth Infections. Adv Parasitol 2019; 103:91-115.

NCBI. National Center for Biotechnology Information. Taxonomy. Disponível em: <https://www.ncbi.nlm.nih.gov/taxonomy>. Acesso em: mar. 2019.

Neto VA. Parasitologia: uma abordagem clínica. Rio de Janeiro: Elsevier, 2008.

Neves D. Parasitologia Humana. 13. ed. Rio de Janeiro: Atheneu, 2016.

Neves DP. Parasitologia dinâmica. 3. ed. São Paulo: Atheneu, 2009.

Nwafor IC, Roberts H, Fourie P. Prevalence of gastrointestinal helminths and parasites in smallholder pigs reared in the central Free State Province. Onderstepoort J Vet Res 2019; 86(1):e1-e8.

OMS. Organização Mundial da Saúde. Trabalhando para superar o impacto global de doenças tropicais negligenciadas: primeiro relatório da OMS sobre doenças tropicais negligenciadas. 2010. Disponível em: http://www.who.int/eportuguese/publications/pt. Acesso em: set. 2019.

Pitrez PM et al. Effect of different helminth extracts on the development of asthma in mice: the influence of early-life exposure and the role of IL-10 response. Exp Parasitol 2015; 156:95-103.

Rey L. Bases da parasitologia médica. 3. ed. Rio de Janeiro: Guanabara Koogan; 2008.

Sanchez AL, Mahoney DL, Gabrie JA. Interleukin-10 and soil-transmitted helminth infections in Honduran children. BMC Research Notes. 2015. Disponível em: http://www.ncbi.nlm.nih.gov/pmc/articles/PMC4347577. Acesso em: set. 2019.

Sangenis LHC. Ascaridíase. In: Tavares W, Marinho LAC. Rotinas de diagnóstico e tratamento das doenças infecciosas e parasitárias. 4. ed. São Paulo: Atheneu, 2015.

Santos DM, Lima EP. Ascaris lumbricoides e a relação com doenças intestinais. In: Conexão Fametro 2018 – Fortaleza/CE, 2018. Disponível em: <https://www.doity.com.br/anais/conexaofametro2018/trabalho/70864>. Acesso em: set. 2019.

Shalaby NM, Shalaby NM. Effect of Ascaris lumbricoides infection on T helper cell type 2 in rural egyptian children. Browse J – Therapeutics and Clinical Risk Management 2016. Disponível em: https://www.dovepress.com/effect-of-ascaris-lumbricoides-infection-on-t-helper-cell-type-2-in-ru-peer-reviewed-article-tcrm. Acesso em: set. 2019.

Silva DS, Müller G. Parasitic helminths of the digestive system of wild boars bred in captivity. Rev Bras Parasitol Vet 2013;22(3):433-6.

Singer M, Deutschman CS, Seymour CW et al. The third international consensus definitions for sepsis and septic shock (sepsis-3). The JAMA Network 2016; 315(8):801-10.

Soares AL, Neves EAO, Souza IFAC. A importância da educação sanitária no controle e prevenção ao Ascaris lumbricoides na infância. Ciências Biológicas e de Saúde Unit: Cadernos de Graduação 2018; 3(3):23-32.

Sundriyal D et al. Biliary ascariasis: radiological clue to diagnosis. Oxford Medical Case Reports. 2015. Disponível em: http://www.ncbi.nlm.nih.gov/pmc/articles/PMC4664850. Acesso em: set. 2019.

Tavares W. Antibióticos e quimioterápicos para o clínico. 3 ed. São Paulo: Atheneu, 2014.

Vlaminck J et al. Advances in the diagnosis of Ascaris suum infectious in pigs and their possible applications in humans. J Parasitol 2014; 141(14): 1904-11.

Vlaminck J et al. Community rates of IgG 4 antibodies to Ascaris haemoglobin reflect changes is community egg loads following mass drug administration. J Plos Neglected Trop Dis 2016; 10(3): e0004532.

CAPÍTULO 43

Bertieliose

Paulo Sérgio Balbino Miguel • Rosângela do Nascimento Elisiário Bento • Tiago Ricardo Moreira • Ademir Nunes Ribeiro Júnior • Luiz Alberto Santana

Introdução

A bertieliose – também denominada bertielíase – é uma infecção rara causada por helmintos do gênero *Bertiella*, classe Cestoda, família Anoplocephalidae (Silva et al., 2011; Arctos, 2019). Os primatas não humanos são, em geral, os hospedeiros definitivos do parasito; entretanto, membros da espécie *Homo sapiens* podem ser infectados após a ingestão acidental de ácaros oribatídeos infectados por larvas cisticercoides de *Bertiella*. Desse modo, espécimes adultos de *Bertiella*, ao parasitarem o intestino humano, causam infecção assintomática ou distúrbios gastrintestinais variados (Silva et al., 2011; Galán-Puchades et al., 2000).

Este capítulo tem como objetivo descrever a etiologia, os aspectos clínicos, o diagnóstico, o tratamento, a epidemiologia e o controle da bertieliose.

Etiologia

Espécimes do gênero *Bertiella* constituem os únicos representantes da família Anoplocephalidae com relatos de infecção em humanos. Das aproximadamente 29 espécies descritas, *Bertiella studeri* (encontrada no Oriente) e *Bertiella mucronata* (comum no Ocidente) são conhecidas por parasitar humanos (Lopes et al., 2015). A localização distinta dessas espécies é descrita por muitos autores como critério diagnóstico para a doença (Furtado et al., 2012).

Taxonomia

A classificação taxonômica das espécies *Bertiella mucronata* e *Bertiella studeri* está descrita no Quadro 43.1.

Aspectos morfológicos

A classificação morfológica dos cestoides em geral é realizada com base na presença de escólex, colo e estróbilo. O escólex é o órgão responsável pela fixação do helminto na parede intestinal do hospedeiro; o colo ou pescoço suporta o escólex e o liga ao estróbilo, maior estrutura dos cestoides, com vários segmentos, as proglotes. Cada proglote é hermafrodita, por desenvolver em seu interior um conjunto completo de órgãos reprodutores masculino e feminino. As proglotes são classificadas como jovens, maduras ou grávidas, dependendo da maturação dos órgãos reprodutores (Rey, 2008).

QUADRO 43.1 Classificação taxonômica das espécies *Bertiella mucronata* e *Bertiella studeri*.

Domínio	Eukaryota
Filo	Platyhelminthes
Classe	Cestoda
Ordem	Cyclophyllidea
Família	Anoplocephalidae
Gênero	*Bertiella*
Espécies	*Bertiella mucronata* e *Bertiella studeri*

Adaptado de NCBI – The Taxonomy Database, 2019; Arctos – Collaborative Collection Management Solution, 2019.

O metazoário *Bertiella*, à semelhança de outros Anoplocephalidae, é caracterizado por ventosas pequenas, colo curto e proglotes mais largas que longas. As larvas são do tipo cisticercoide (Furtado et al., 2012). Os ovos do parasito são esféricos e com casca fina (Figura 43.1), e o embrião hexacanto é envolto em uma cápsula ou aparelho piriforme com duas pontas embotadas. Os ovos de *B. studeri* variam entre 49 e 60 μm de comprimento por 40 a 46 μm de largura; e os de *B. mucronata*, entre 40 e 46 μm de comprimento por 36 a 40 μm de largura (Furtado et al., 2012; PAHO, 2003, Sharma et al., 2018). Os adultos medem de 10 a 30 cm de comprimento por 1 cm de largura (PAHO, 2003).

Ciclo biológico, hábitat e nutrição

O ciclo de *Bertiella* (Figura 43.2) é heteróxeno (digenético), com dois hospedeiros, um vertebrado e definitivo (primatas não humanos) e outro invertebrado e intermediário (ácaros oribatídeos) (Denegri; Perez-Serrano, 1997).

Os ácaros oribatídeos medem cerca de 0,5 mm de comprimento, vivem no solo ou húmus e se alimentam de matéria orgânica. Primatas infectados liberam fezes contendo proglotes e ovos de *Bertiella* no solo, os quais são ingeridos pelos ácaros (PAHO, 2003). Nestes, o embrião é liberado e se desenvolve em larvas cisticercoides, que contaminam água e alimentos, podendo ser ingeridas por primatas e se desenvolver em cestoides adultos no intestino do hospedeiro (PAHO, 2003). O parasitismo em humanos é acidental e ocorre devido à ingestão de alimentos contaminados (Paço et al., 2003).

A nutrição de metazoários do gênero *Bertiella* se dá por absorção através do tegumento, por pinocitose, difusão ou transporte ativo, já que o sistema digestório é inexistente nos cestoides (Rey, 2008).

Aspectos clínicos

Doença em humanos

A infecção no homem, em geral, é assintomática; contudo, podem ocorrer distúrbios gastrintestinais, tais como diarreia, dor abdominal, anorexia, perda de peso, vômitos e constipação intestinal (Sharma et al., 2018).

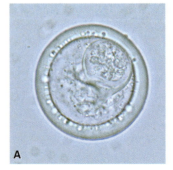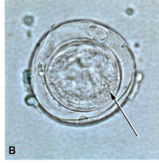

FIGURA 43.1 Ovos (**A** e **B**) de *Bertiella* liberados das proglotes grávidas do verme adulto. A seta em **B** aponta os ganchos. Reproduzida de CDC, 2019, com permissão.

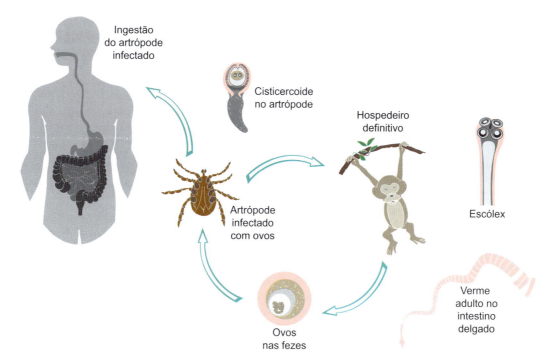

FIGURA 43.2 Ciclo biológico dos helmintos do gênero *Bertiella*.

Em casos raros, o paciente pode queixar-se de dor abdominal intensa e recorrente. Em crianças, os principais sintomas são dor abdominal, perda de apetite e diarreia intermitente (Sharma et al., 2018). Todas essas manifestações clínicas tendem a desaparecer com tratamento adequado (Denegri; Perez-Serrano, 1997).

■ *Diagnóstico diferencial*

Tendo em vista que a doença pode manifestar-se com sintomas inespecíficos, o diagnóstico diferencial – considerando outras parasitoses gastrintestinais, principalmente as infecções por cestoides, como teníase e cisticercose – necessita ser adequadamente realizado (Sharma et al., 2018; Rey, 2008).

Por se tratar de uma zoonose rara, a bertieliose deve ser mantida no diagnóstico diferencial naqueles casos em que há relato, do paciente, de eliminação recorrente de vermes nas fezes (Sharma et al., 2018).

Doença em animais não humanos

O gênero *Bertiella* provoca infecção em primatas, roedores e marsupiais australianos (Lopes et al., 2015). Em um estudo-piloto – realizado em uma população de chimpanzés altamente infectada com vírus selvagem da imunodeficiência símia (SIV), no sudeste de Camarões –, a prevalência de *Bertiella* foi de 4,6% nos chimpanzés SIV-positivos e de 1,4% nos chimpanzés SIV-negativos. A prevalência geral (SIV-positivos e negativos) de *Bertiella* foi de 2,7%, o que pode representar um fardo adicional em uma população com alta taxa de vírus SIV em circulação (Drakulovski et al., 2014). A prevalência de *Bertiella lemuriformis* foi de 16,7% em uma investigação que realizou avaliação biomédica de primatas do gênero *Propithecus verreauxi* em Madagascar (Rasambainarivo et al., 2014). Nos chimpanzés selvagens (*Pan troglodytes schweinfurthii*) de Uganda, a prevalência de *Bertiella* foi de 0,7% em um estudo que analisou a ocorrência de infecções parasitárias nessa população (McLennan et al., 2017).

Diagnóstico laboratorial

O diagnóstico de bertieliose humana é realizado essencialmente por meio do exame parasitológico das fezes do enfermo, o qual se baseia na identificação de proglotes grávidas e na morfologia dos ovos.

As proglotes grávidas são eliminadas nas fezes em grupos de cerca de duas dúzias de cada vez. As evacuações intermitentes de segmentos do verme podem fazer com que os pacientes procurem atendimento médico (Denegri; Perez-Serrano, 1997).

Vale destacar que estudos de biologia molecular – em amostras dos pacientes – podem ser empregados para o diagnóstico complementar, naquelas situações em que as análises morfológicas não são conclusivas, por exemplo, quando ocorre a fragmentação das estruturas do parasito (Furtado et al., 2012).

Tratamento

Os agentes anti-helmínticos utilizados no tratamento das infecções por *Bertiella*, apontados na literatura, são quinacrina, niclosamida, praziquantel e albendazol (Paço et al., 2003). O tratamento para cestoides é tradicionalmente feito com praziquantel, fármaco que usualmente é bem tolerado e tem boa eficácia (ver Capítulo 9, *Tratamento Farmacológico das Enfermidades Parasitárias*). Em termos do mecanismo de ação, descreve-se o incremento da permeabilidade da membrana, ao sódio e ao potássio, o que leva a paralisia espástica do metazoário; ademais, o helminto tem a captação da glicose inibida (Tavares, 2014; Siqueira-Batista; Gomes, 2010). A resolução completa dos sintomas pode ser obtida com praziquantel em uma dose de 20 mg/kg/dia, durante 2 dias sucessivos (Sharma et al., 2018).

Outra substância utilizada no tratamento de bertieliose é a niclosamida, comprimidos de 500 mg, os quais precisam ser mastigados. A dose recomendada é de quatro comprimidos, em dose única (2 g) para adultos (Shafaghi et al., 2015).

O Quadro 43.2 relaciona os fármacos eficazes para a terapêutica da doença provocada por *Bertiella*.

Epidemiologia e ecologia

O primeiro caso de bertieliose em humanos foi descrito em 1913, nas Ilhas Maurício; desde então, foram registrados aproximadamente 56 casos em todo o mundo, sendo 45 destes causados por uma, espécie comum do Oriente, com casos na África, no Gabão, na Índia,

QUADRO 43.2 Relação dos fármacos recomendados no tratamento de bertieliose.

Medicamento	Dose	Tempo de tratamento	Efeitos adversos
Quinacrina (não comercializada no Brasil)	• Adultos e adolescentes acima de 14 anos: 800 mg, VO • Crianças e adolescentes de 11 a 14 anos: 600 mg, VO • Crianças de 5 a 10 anos: 400 mg, VO	Dose única	Cefaleia, náuseas, vômitos, psicose tóxica transitória induzida, entre outros
Niclosamida	1 a 2 g, VO	Dose única	Náuseas, vômitos, cólicas, diarreia e cefaleia
Praziquantel	10 a 25 mg/kg, dose única, VO ou 20 mg/kg/dia por 2 dias, VO	Dose única 2 dias	Dor abdominal, náuseas, diarreia, vômitos, tonturas, sonolência, cefaleia e sudorese
Albendazol	400 mg/dia, VO	5 dias	Desconforto gastrintestinal, náuseas e vômitos, diarreia, constipação intestinal, cefaleia, secura da boca e prurido cutâneo

Adaptado de Denegri; Perez-Serrano, 1997; Sharma et al., 2018; Shafaghi et al., 2015.

Indonésia, nas Ilhas Maurício, Filipinas, na Rússia, em Antilhas, Cingapura, Espanha, Tailândia, EUA e Iêmen). Outros sete registros foram protagonizados por *Bertiella mucronata*, comum no Ocidente (casos na Argentina, no Brasil, em Cuba e no Paraguai), e outras quatro descrições são inespecíficas, ou seja, referem-se a patógenos do gênero *Bertiella* não caracterizados (Congo, Grã-Bretanha, Índia e Arábia Saudita) (PAHO, 2003). No Brasil, há cinco casos escritos até o momento (Lopes et al., 2015).

Profilaxia e controle

O controle e a prevenção da bertieliose são difíceis, uma vez que os hospedeiros intermediários (ácaros oribatídeos) são componentes naturais da fauna e amplamente distribuídos em todo o mundo. O contato próximo entre humanos e macacos em áreas de ocorrência da moléstia é considerado uma das principais causas de disseminação de *Bertiella*. Desse modo, previne-se a parasitose reduzindo o contato entre esses seres vivos (Denegri; Perez-Serrano, 1997). Outra medida importante é a correta higienização dos alimentos e o consumo de água filtrada ou fervida, evitando-se, assim, a ingestão das larvas cisticercoides do parasito (Paço et al., 2003).

Referências bibliográficas

Arctos – Collaborative Collection Management Solution. Disponível em: <https://arctos.database.museum/name/Bertiella%20studeri#Arctos>. Acesso em jun. 2019.

CDC. Centers for Disease Control and Prevention. DPDx - Laboratory Identification of Parasites of Public Health Concern. Bertiella Infection. 2019. Disponível em: https://www.cdc.gov/dpdx/bertiella/index.html. Acesso em 02 out 2019.

Denegri GM, Perez-Serrano J. Bertiellosis in man: a review of cases. Rev Inst Med Trop São Paulo 1997;39(2):123-8.

Drakulovski P, Bertout S, Locatelli S et al. Assessment of gastrointestinal parasites in wild chimpanzees (Pan troglodytes troglodytes) in southeast Cameroon. Parasitol Res 2014;113(7):2541-50.

Furtado AP, Batista Ede J, Gonçalves EC. Human Bertielliasis in Amazonia: case report and challenging diagnosis. PLoS Negl Trop Dis 2012; 6(6):e1580.

Galán-Puchades MT, Fuentes MV, Mas-Coma S. Morphology of Bertiella studeri (Blanchard, 1891) sensu Stunkard (1940) (Cestoda: Anoplocephalidae) of human origin and a proposal of criteria for the specific diagnosis of bertiellosis. Folia Parasitol (Praha) 2000; 47(1):23-8.

Lopes VV, dos Santos HA, Silva AV et al. First case of human infection by Bertiella studeri (Blanchard, 1891) Stunkard, 1949 (Cestoda; Anoplocephalidae) in Brazil. Rev Inst Med Trop São Paulo 2015; 57(5):447-50.

McLennan MR, Hasegawa H, Bardi M et al. Gastrointestinal parasite infections and self-medication in wild chimpanzees surviving in degraded forest fragments within an agricultural landscape mosaic in Uganda. PLoS ONE 2017;12(7):e0180431.

NCBI. National Center for Biotechnology Information. Taxonomy. Disponível em: https://www.ncbi.nlm.nih.gov/taxonomy. Acesso em: 15 nov 2017.

Paço JM, Campos DMB, Araújo JLB. Human Bertiellosis in Goiás, Brazil: a case report on human infection by Bertiella sp. (Cestoda: Anoplocephalidae). Rev Inst Med Trop São Paulo 2003; 45(3):159-61.

PAHO. Pan American Health Organization. Zoonoses and communicable diseases common to man and animals: parasitoses. 3. ed. Washington, DC: PAHO; 2003.

Rasambainarivo FT, Junge RE, Lewis RJ. Biomedical evaluation of verreaux's sifaka (Propithecus verreauxi) from Kirindy Mitea National Park in Madagascar. J Zoo Wildl Med 2014;45(2):247-55.

Rey L. Parasitologia. Parasitos e doenças parasitárias do homem nos trópicos ocidentais. 4. ed. Guanabara Koogan; 2008.

Shafaghi A, Rezayat KA, Mansour-Ghanaei F et al. Taenia: an uninvited. Am J Case Rep 2015;16;501.

Sharma S, Menon J, Lal S et al. Bertiella studeri infection – a rare cause of chronic abdominal pain in a child from North India. J Trop Pediatr 2018; 64(4):348-51.

Silva AVM, Arruda FCS, Costa GA et al. Bertieliose humana: segundo relato em Minas Gerais, Brasil. Rev Patol Trop 2011;40(2):185-90.

Siqueira-Batista R, Gomes AP. Antimicrobianos: guia prático. Rio de Janeiro: Rubio, 2010.

Tavares W. Antibióticos e quimioterápicos para o clínico. 3. ed. São Paulo: Atheneu, 2014.

CAPÍTULO 44

Capilaríase

Alessandro Lisboa da Silva • Julia Torres Amaro •
Rodrigo Siqueira-Batista

Introdução

O gênero *Capillaria* alberga nematelmintos da família *Trichuridae*, os quais têm como características comuns os esticócitos e as bandas bacilares, que possibilitam sua identificação ao exame microscópico. As bandas constituem-se de células secretoras, e os esticócitos são células glandulares que circundam o esôfago. Há muitas espécies conhecidas, mas apenas três são capazes de provocar doenças em humanos: *Capillaria philippinensis*, *Capillaria hepatica* e *Capillaria aerophila* (Lalosević et al, 2008; CDC, 2019; Sadaow et al., 2018; Wang et al., 2019).

A capilaríase intestinal é uma doença provocada por *Capillaria philippinensis*, patógeno que tem o *Homo sapiens* como hospedeiro acidental. É endêmica na Tailândia e nas Filipinas, países com o maior número de casos registrados e nos quais a moléstia foi descrita pela primeira vez em 1963. Casos esporádicos foram registrados no Egito, nos Emirados Árabes, na Índia, no Irã e em Taiwan, e, igualmente, em alguns países europeus, como Itália, Reino Unido e Espanha (Li-Hua et al., 2006). É transmitida ao homem pela ingestão de carne de peixe crua ou malcozida e pode provocar síndrome de má absorção intestinal, o que a torna importante no diagnóstico diferencial de quadros crônicos de diarreia aquosa, perda de peso e hipoalbuminemia. No contexto brasileiro, a capilaríase intestinal tem importância na atenção à saúde do viajante, principalmente naquelas situações nas quais o destino são países orientais.

A capilaríase hepática é uma doença cosmopolita, provocada pela *Capillaria hepatica*, que tem o rato como principal reservatório. É rara, com apenas 72 casos registrados em todo o mundo, dos quais cinco ocorreram no Brasil. Apresenta importância pela sua potencial gravidade e, se não tratada precocemente, pode desencadear fibrose hepática inerente à reação inflamatória dirigida aos ovos ou larvas do parasito (Wang et al., 2019).

A capilaríase pulmonar é ainda mais rara, com reduzido número de casos registrados no mundo. Seu agente etiológico é *Capillaria aerophila*, patógeno que provoca doença respiratória que se assemelha a um quadro atípico de pneumonia ou de carcinoma broncogênico (Lalosević et al., 2008).

Com base nesses preliminares apontamentos, este capítulo tem como objetivo apresentar as três doenças infecciosas, descrevendo seu agente etiológico, sinais e sintomas, estratégias diagnósticas, tratamento e epidemiologia.

Taxonomia

A capilaríase é causada por um parasito do reino Animalia, filo Nematoda, classe Adenophorea, ordem Trichocephalida, família Trichuridea, gênero *Capillaria* e algumas espécies como *Capillaria philippinensis*, *Capillaria hepatica* e *Capillaria aerophila* (Quadro 44.1).

Capilaríase intestinal

Etiologia

Capillaria philippinensis é um nematelminto zoonótico. O hospedeiro intermediário, que abriga a forma larvária, é um peixe de água doce (*Acanthogobius flavimanus*), e os hospedeiros definitivos, que abrigam o verme adulto, são pássaros que se alimentam desses peixes. Os vermes

QUADRO 44.1 Classificação taxonômica de helmintos do gênero *Capillaria*.

Reino	Animalia
Filo	Nematoda
Classe	Adenophorea
Subclasse	Enoplia
Ordem	Trichocephalida
Subordem	Trichocephalatina
Família	Trichuridae
Gênero	*Capillaria*
Espécies	*Capillaria aerophila*, *Capillaria hepatica*, *Capillaria philippinensis*

Adaptado de NCBI – The Taxonomy Database, 2019; Arctos – Collaborative Collection Management Solution, 2019.

adultos são cilíndricos e medem cerca de 4 a 5 mm; os machos são ligeiramente menores que as fêmeas. As larvas, morfologicamente semelhantes aos adultos, são menores e habitam, normalmente, o tecido muscular dos peixes. Os ovos (Figura 44.1) são parecidos com os do helminto *Trichuris trichiura* (ver Capítulo 87, *Tricuríase*), mas não possuem as protuberâncias nas extremidades e apresentam formato semelhante a amendoim (Bundy et al., 2013).

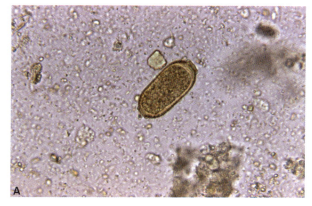

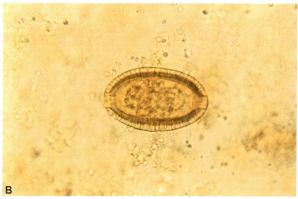

FIGURA 44.1 Ovo de *Capillaria philippinensis*. Observam-se detalhes da estrutura em **A** e **B** (500× de aumento). Reproduzida de CDC, 2019, com permissão.

Pássaros, ao se alimentarem dos peixes infectados, adquirem larvas que passam para a fase adulta no intestino da ave, após cerca de 14 dias do contato. Lá elas se reproduzem sexuadamente e produzem ovos não embrionados, que são liberados nas fezes. Os ovos tornam-se embrionados em contato com a água, e, ao serem ingeridos por peixes, completa-se o ciclo (Figura 44.2).

Essas informações são importantes para o entendimento da clínica. De fato, em um estudo desenvolvido na Tailândia, 50% dos indivíduos infectados com *C. philippinensis* tinham história de consumo de peixe cru ou mal cozido (Saichua et al., 2008). O ser humano se infecta pela ingestão de peixe contaminado com larvas do helminto; de modo semelhante ao que ocorre com aves, essas larvas se transformam em vermes adultos e liberam ovos. Ao contrário da maioria dos metazoários, no *H. sapiens*, a capilária é capaz de se reproduzir, já que no intestino dessa espécie os ovos podem se tornar embrionados. Esse processo de autoinfecção contribui para o aumento do número de parasitos no lúmen e na mucosa, aumentando a gravidade da má absorção (Wanke, 2015).

Imunologia e patologia

Em exames de necropsia, observou-se que o órgão mais acometido pela capilaríase intestinal é o intestino delgado, especialmente o jejuno, onde são encontrados parasitos em todos os estágios (ovos, larvas e adultos). Houve acometimento tanto do lúmen intestinal quanto da estrutura mucosa. À histopatologia, constatou-se que as criptas intestinais

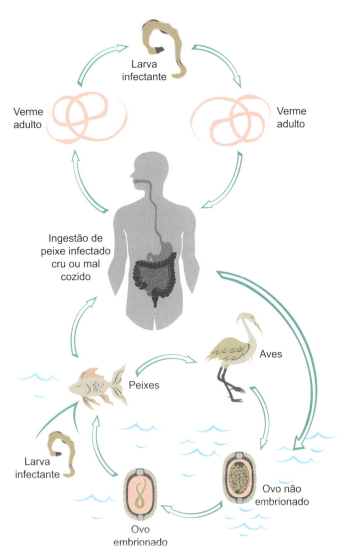

encontravam-se atrofiadas, e as vilosidades, reduzidas, o que justifica a síndrome de má absorção. Além disso, infiltrado inflamatório é identificado na lâmina própria (Cross, 1992). A presença de vermes e a resposta inflamatória do hospedeiro são causas da enteropatia perdedora de proteínas, complicação frequente na capilaríase intestinal (Jung et al., 2012).

Além das lesões intestinais, foram encontradas alterações patológicas em outros órgãos, decorrentes, principalmente, da congestão nos pulmões, além da presença de líquido livre nas cavidades peritoneal e pleural.

Aspectos clínicos

■ *Doença em humanos*

A capilaríase intestinal – sem tratamento adequado – pode levar ao óbito, principalmente por causar distúrbios hidreletrolíticos e desnutrição. O período de latência clínica é variável; porém, antes do surgimento das manifestações da condição mórbida, o indivíduo já é capaz de contaminar o ambiente, pois libera ovos nas fezes. Os sinais e sintomas clínicos principiam quando há aumento do número de metazoários no intestino (Sadaow et al., 2018).

Diarreia aquosa volumosa e intermitente, acompanhada ou não de dor abdominal crônica, e perda de peso significativa são as principais queixas da capilaríase intestinal. Ainda que, na maioria dos casos, o aspecto das fezes seja aquoso, alguns pacientes apresentam esteatorreia. Anemia acontece em 50% dos pacientes (Limsrivilai et al., 2014) e hipoalbuminemia, em 100%; em 85% deles a albuminemia era inferior a 2,0 g/dℓ. À hipoalbuminemia grave se associam edema generalizado, ascite e derrame pleural.

O intervalo entre o início dos sintomas e o diagnóstico é normalmente longo, com uma mediana de 5,5 meses em uma série de casos tailandesa (Limsrivilai et al., 2014). Isso talvez seja explicado pelo desconhecimento da doença pelos médicos (em especial nos países onde ela não é endêmica), pela existência de apresentações pouco típicas e pela baixa sensibilidade do exame parasitológico de fezes para a detecção do helminto.

■ *Doença em animais não humanos*

Não se sabe ao certo se *C. philippinensis* provoca doença clínica em aves e peixes, seus hospedeiros naturais. Estudos experimentais com primatas demonstraram que esses animais, quando infectados com larvas, não manifestam a moléstia, apesar de ocorrer o processo de autoinfecção, com aumento do número de parasitos. Em ratos, observou-se tanto infecção transitória quanto mortes por maciço desenvolvimento do helminto nos animais (Cross, 1992).

Diagnóstico laboratorial

A pesquisa de ovos ou larvas nas fezes apresenta baixa sensibilidade, pois a liberação de tais formas evolutivas do helminto é intermitente, tornando a coleta seriada de material necessária para aumentar a sensibilidade. Conforme já mencionado, os ovos são semelhantes aos do *T. trichiura* (Bundy et al., 2013); entretanto, a especificidade do exame parasitológico de fezes é muito alta quando o teste é realizado por examinadores experientes. Trata-se, portanto, do método propedêutico com melhor risco-benefício. Todavia, há casos nos quais o diagnóstico de capilaríase intestinal foi firmado pela identificação dos vermes adultos na análise histopatológica de biopsias coletadas durante procedimentos endoscópicos, especialmente em pacientes com exames parasitológicos de fezes com seguidas amostras negativas (Limsrivilai et al., 2014; Ha et al., 2013).

A detecção do *C. philippinensis* nas fezes por técnicas de biologia molecular – *nested*-PCR – apresentou boa sensibilidade e boa especificidade em estudos preliminares (El-Dib et al., 2015), mas, ainda deve ser objeto de mais estudos antes de sua efetiva incorporação na prática clínica.

Larva infectante

Verme adulto

Verme adulto

Ingestão de peixe infectado cru ou mal cozido

Aves

Peixes

Larva infectante

Ovo não embrionado

Ovo embrionado

FIGURA 44.2 Ciclo biológico do helminto *Capillaria philippinensis.*

No hemograma, podem ser identificadas anemia e leucocitose, mas, raramente eosinofilia. Hipoalbuminemia é muito frequente em decorrência da enteropatia perdedora de proteínas (Limsrivilai et al., 2014).

Avaliação por métodos complementares

As alterações observadas nos exames endoscópicos não são exclusivas da capilaríase intestinal (acontecem, por exemplo, na doença celíaca e na síndrome de supercrescimento bacteriano no intestino delgado) e incluem enantema, às vezes com rarefação das vilosidades e presença de pregas circulares de aspecto serrilhado. Elas são mais importantes no jejuno e no íleo, habitualmente fora do alcance da endoscopia digestiva alta e da colonoscopia, o que compromete a sensibilidade desses métodos de investigação na helmintíase. Sensibilidades melhores são observadas com a enteroscopia por cápsula e as enteroscopias assistidas por balão, as quais avaliam especificamente o jejuno e o íleo.

Em uma série de casos tailandesa (Limsrivilai et al., 2014), a sensibilidade da *push enteroscopy* foi de 60% para a detecção das anormalidades mencionadas anteriormente. A *push enteroscopy* e as enteroscopias assistidas por balão são mais invasivas do que a enteroscopia por cápsula, mas, ao contrário desta, possibilitam a coleta de biopsias nas quais o verme ou seus ovos podem ser identificados.

A tomografia computadorizada abdominal pode evidenciar espessamento de parede intestinal, geralmente do jejuno e do íleo, acompanhado de linfadenomegalia mesentérica, achados que são inespecíficos. O trânsito intestinal pode demonstrar apagamento do pregueado mucoso e estreitamento do lúmen, que afetam longos segmentos de jejuno e íleo, às vezes conferindo-lhes um aspecto em fita (Ha et al., 2013).

Tratamento

O tratamento de escolha é o mebendazol 200 mg, 2 vezes/dia, durante 20 a 30 dias. Albendazol 400 a 800 mg, 1 vez/dia, durante 10 a 45 dias, também é eficaz contra ovos, larvas e adultos. Também são descritas abordagens terapêuticas com ivermectina, 12 mg por dia, durante 3 a 10 dias. Além disso, deve ser instituída terapia de suporte, com correção de distúrbios hidreletrolíticos e cuidados nutricionais adequados (Belizario et al., 2010; Limsrivilai et al., 2014).

Ecologia e epidemiologia

A capilaríase intestinal foi identificada pela primeira vez em 1963, nas Filipinas. Entre 1967 e 1969, mais de 1.000 casos foram diagnosticados na região, com a descrição de aproximadamente 100 óbitos. Filipinas e Tailândia são países considerados endêmicos para a moléstia, com mais de 2.000 casos registrados, segundo dados de 2003. Situações de adoecimento esporádicas foram registradas também na Coreia, no Egito, no Japão, na Índia, no Irã e em Taiwan – e também em países europeus como Espanha, Itália e Reino Unido, relacionados principalmente com imigração ou viagens internacionais.

Profilaxia e controle

A medida profilática básica para prevenir as infecções por *Capillaria philippinensis* é o bom cozimento dos peixes, além de educação dirigida à saúde e ao destino correto de dejetos humanos.

Capilaríase hepática

Etiologia

A capilaríase hepática é provocada pelo helminto *Capillaria hepatica* e tem o *H. sapiens* com hospedeiro acidental. Os hospedeiros naturais são principalmente roedores, mas porcos, cães, cavalos, gatos, primatas e coelhos também podem participar do ciclo (Sharma et al., 2015; Ochi et al., 2017).

O helminto apresenta formato fino e cilíndrico, com 24 mm (machos) a 78 mm (fêmeas). Como outros helmintos da família Trichuridae, possuem o esôfago esticossomo, com células glandulares características. Seus ovos também se assemelham àqueles do *Trichura*, com formato elíptico e dupla camada de cápsula com estriações radiais, mas diferem no tamanho e podem apresentar poros. A forma adulta vive no parênquima hepático, onde deposita os ovos.

Os ovos podem ser liberados no ambiente de duas maneiras: decomposição do hospedeiro que possui ovos no fígado ou liberação nas fezes de animais que se alimentaram de outros infectados (Yadav et al., 2016). Animais que apresentam a forma hepática da doença não liberam ovos nas fezes, e a predação desses animais não causa infecção, pois os ovos presentes no parênquima hepático não são embrionados (ou seja, são não infecciosos). Os ovos tornam-se embrionados no ambiente, com oxigênio e temperatura adequada, de onde são ingeridos pelo hospedeiro. No intestino, eles eclodem e liberam as larvas, as quais migram via sistema porta para o fígado e se tornam vermes adultos, liberando ovos no parênquima após 4 semanas. Novamente, o ciclo se perpetua se o homem ou outro animal ingere alimentos contaminados com os ovos embrionados (Figura 44.3).

Imunologia e patologia

Ovos e larvas provocam reação inflamatória no parênquima hepático, com formação de granulomas. À histopatologia, observa-se infiltrado inflamatório rico em eosinófilos, macrófagos e células gigantes multinucleadas ao redor dos parasitos e dos ovos. Ocorre, igualmente, calcificação dos parasitos, com fibrose extensa do parênquima hepático, mas com preservação da arquitetura lobular. A fisiopatologia da fibrose não é completamente compreendida, mas se supõe que ocorra por estímulo de macrófagos hepáticos (células de Küpffer) a partir dos fragmentos de vermes adultos já mortos (Yadav et al., 2016).

Aspectos clínicos
■ Doença em humanos

Os sinais e sintomas mais característicos incluem a tríade clássica da capilaríase hepática: hepatomegalia, febre alta persistente e eosinofilia. Dor abdominal subaguda e progressiva, principalmente no hipocôndrio direito, também pode estar presente. Além disso, anorexia, diarreia ou constipação intestinal, distensão abdominal, esplenomegalia, edema, vômitos e alterações respiratórias também podem ocorrer, estas últimas podendo ser tanto devido à passagem das larvas pelos pulmões quanto por pneumonia secundária. A doença sem tratamento adequado pode evoluir para o óbito em função da extensa lesão hepática (Li et al., 2010).

A ingestão de fígado cru ou mal cozido de animal infectado não provoca capilaríase hepática; porém, é possível identificar ovos do parasito no exame de fezes, sem que isso tenha repercussão clínica.

■ Diagnóstico diferencial

Os principais diagnósticos diferenciais são a toxocaríase (ver Capítulo 71, *Larva* Migrans *Visceral*) e a estrongiloidíase disseminada (ver Capítulo 59, *Estrongiloidíase*), condições que, usualmente, causam eosinofilia importante. Também devem ser considerados os abscessos hepáticos – piogênico e amebiano (ver Capítulo 18, *Amebíase (*Entamoeba*) e Infecções por* Urbanorum) –, a ascaridíase (ver Capítulo 42, *Ascaridíase*) – com migração de vermes para a árvore biliar – e a fasciolíase (ver Capítulo 60, *Fasciolíase Hepática*).

■ Doença em animais não humanos

Estudos identificaram prevalência de 50% de *Capillaria hepatica* em roedores, nos quais pode provocar desde infecção subclínica até necrose hepática, na dependência da quantidade de parasitos (Simões

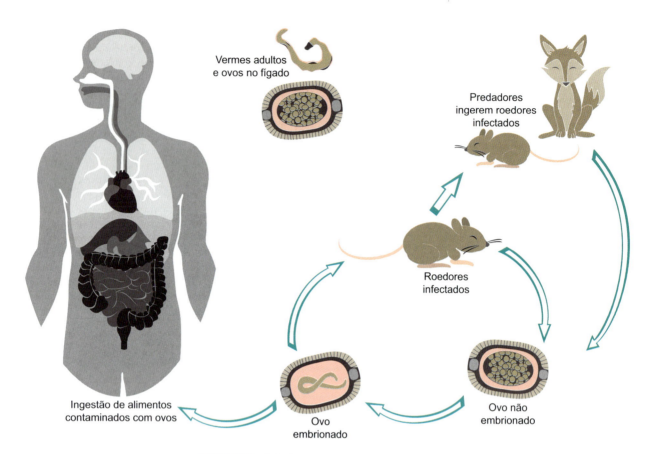

FIGURA 44.3 Ciclo biológico do helminto *Capillaria hepatica.*

et al., 2014). Em casos sintomáticos, as manifestações clínicas são semelhantes ao que ocorre no *H. sapiens*, havendo ascite, hepatite, esplenomegalia e eosinofilia. Também foram encontrados parasitos em outros mamíferos, como cães e gatos.

Diagnóstico laboratorial

Ao contrário do que ocorre na maioria das helmintíases, ovos não são liberados nas fezes de enfermos vitimados por capilaríase hepática, tornando o exame parasitológico de fezes sem utilidade para definir o diagnóstico. A presença de ovos do metozoário nas fezes não é indicativa da doença, mas de ingestão de fígado de animal infectado. Nessa situação, a capilaríase hepática não se desenvolve, porque os ovos contidos no parênquima hepático não são infectantes (Sharma et al., 2015).

Testes sorológicos de alta sensibilidade e especificidade, como ELISA e imunofluorescência indireta, foram desenvolvidos e têm a vantagem de serem pouco invasivos; porém, a identificação do verme e dos ovos no parênquima hepático pelo estudo histopatológico ainda é o padrão-ouro para a confirmação da moléstia.

O método diagnóstico mais conclusivo é a biopsia hepática, em que a identificação de larvas ou vermes adultos no parênquima confirma a infecção. Estes podem ser identificados pela presença de esôfago esticossomo, que é formado por células glandulares típicas, os esticócitos. Granuloma eosinofílico ao redor dos ovos e dos parasitos, fibrose e necrose também são observados, além de leucocitose com eosinofilia, hipergamaglobulinemia, anemia e elevação de aminotransferases.

Avaliação por métodos complementares

A tomografia computadorizada pode evidenciar lesões hipodensas no fígado, além de linfadenomegalias regionais, o que pode levar à confusão diagnóstica com linfoma (Sharma et al., 2015).

Tratamento

Não há consenso acerca do tempo de tratamento, mas o uso de albendazol por 3 meses mostrou-se efetivo (Yadav et al., 2016). Em um relato de caso, associou-se corticosteroide com o intuito de reduzir a reação inflamatória granulomatosa (Sharma et al., 2015). O uso de mebendazol ou ivermectina também parece ser efetivo, ao evitar o desenvolvimento da larva em verme adulto, diminuindo a oviposição e, consequentemente, a reação inflamatória (Dubey et al., 2018).

Ecologia e epidemiologia

Como o principal reservatório são ratos, a doença é cosmopolita e está presente em todos os continentes, exceto a Oceania. No mundo inteiro, foram diagnosticados 72 casos humanos, com maior prevalência na Alemanha, no Brasil, no Canadá, na Coreia, nos EUA, na Índia, na Itália, no Japão e na antiga Tchecoslováquia (Li, 2010). Cinco casos foram diagnosticados no Brasil até 2010, dos quais três ocorreram no estado de São Paulo (Sawamura et al., 1999). Indivíduos infectados tinham entre 14 meses e 78 anos, e a prevalência foi maior entre as crianças menores de cinco anos, provavelmente devido ao contato da mão contaminada com a boca.

Em um estudo realizado em Porto Velho (RO, Brasil), em 2015, foi identificada uma prevalência de 1,8% de indivíduos expostos a ovos de *Capillaria hepatica*, fato demonstrado pela sorologia positiva (título 1:150). Infecção verdadeira (título 1:400) foi observada em 0,8% dos indivíduos (Rocha et al., 2015).

Profilaxia e controle

A doença pode ser prevenida pela adoção de medidas de higiene e educação sanitária, como a lavagem de alimentos e a higienização das mãos.

Capilaríase pulmonar

Etiologia

Capillaria aerophila é um nematelminto que habita o sistema respiratório de mamíferos, principalmente raposas, cães, gatos e outros animais selvagens (Karamon et al., 2018). Infecção em humanos é raríssima, com apenas 11 casos descritos até 2008. Tem de 1 a 3 cm de comprimento e, pela extremidade anterior, se fixa nas mucosas do aparelho respiratório.

O ciclo é monóxeno, e a infecção ocorre por ingestão de ovos embrionados. As larvas migram para o aparelho respiratório, supostamente por via sanguínea ou linfática, e se fixam na traqueia e nos brônquios. Fêmeas adultas liberam ovos, que se depositam nos pulmões e, por tosse e deglutição, passam para o sistema digestório e são eliminados nas fezes. No solo, em 6 semanas os ovos tornam-se embrionados e permanecem infectantes por mais de 1 ano (Aftandelians et al., 1977).

Imunologia e patologia

A biopsia pulmonar evidencia necrose do parênquima, com lesões granulomatosas, ricas em plasmócitos, linfócitos e células epitelioides ao redor do parasito e dos seus ovos. Além disso, pode ser observada grande quantidade de eosinófilos e cristais de Charcot-Leyden, estruturas formadas a partir da lise de eosinófilos (Lalošević et al., 2008).

Aspectos clínicos

A capilaríase pulmonar é caracterizada por quadro arrastado de tosse produtiva, com ou sem hemoptise, febre e dispneia. Crises com broncospasmo também podem sobrevir. Tais sinais e sintomas podem levar ao erro diagnóstico, pela semelhança com quadros como pneumonia, tuberculose e carcinoma brônquico. Larva *migrans* visceral (causada por helmintos do gênero *Toxocara*) com apresentação atípica pode ser um diagnóstico diferencial. As infecções por *Paragonimus* (ver Capítulo 80, *Paragonimíase*) também cursam com quadro similar ao observado na capilaríase pulmonar. A eosinofilia, a ausência de resolução do quadro com antibióticos usuais para pneumonia e a pesquisa negativa de bacilos álcool-acido resistentes pela técnica de Ziehl-Neelsen no escarro podem levantar a suspeita para a infecção por *C. aerophila*.

Em animais (em especial raposas), a infecção pode causar rinite, traqueíte e bronquite, podendo cursar com pneumonia bacteriana secundária (Di Cesare; Castagna; Otranto, 2012). Em cães e gatos, a infecção é considerada subclínica, mas pode apresentar-se como bronquite crônica.

Diagnóstico laboratorial

O diagnóstico é confirmado pela observação de ovos de *Capillaria aerophila* no escarro, nas fezes ou em material obtido por broncoscopia. Os ovos têm formato de limão, com tamanho de 64 × 29 μm e estriações na cápsula. Métodos moleculares e sorológicos não foram desenvolvidos. Porém, em um relato de caso, soro da paciente foi colocado em contato com a traqueia de gato sabidamente infectado por *C. aerophila* e, por imunofluorescência indireta, confirmou-se a suspeita de capilaríase pulmonar (Lalošević et al., 2008). No hemograma, há leucocitose com eosinofilia.

Avaliação por métodos complementares

Exames de imagem, como a telerradiografia e a tomografia computadorizada, são inespecíficos e podem exibir alterações similares a díspares doenças pulmonares, como tuberculose e carcinoma broncogênico. Em um relato de caso (Lalošević et al., 2008), a tomografia computadorizada mostra lesões nodulares confluentes e infiltrativas, com lifadenopatia hilar. À broncoscopia, observou-se uma tumoração que obstruía a porção inferior do brônquio direito. Em outro estudo de caso (Aftandelians et al., 1977), foram observados hiperinsuflação moderada, padrão reticular difuso e infiltrado peri-hilar.

Tratamento

O tratamento instituído para a condução de um dos casos relatados foi mebendazol (5 mg/kg/dia, durante 6 dias) e albendazol (15 mg/kg/dia, durante 20 dias), o que resultou em melhora clínica e laboratorial (Lalošević et al., 2008).

Ecologia e epidemiologia

A doença foi identificada em animais da América do Norte, do Chile, da Europa, da antiga União Soviética, da Austrália e do Uruguai (Lalošević et al., 2008; Traversa et al., 2019). Em humanos, diagnósticos foram estabelecidos na França, no Irã, no Marrocos, na Rússia e na Ucrânia.

Profilaxia e controle

Como a transmissão é fecal-oral, as estratégias de prevenção indicadas incluem a ampliação do acesso à água potável e a implementação de medidas educativas voltadas para a higiene das mãos e para o adequado manuseio dos alimentos.

Referências bibliográficas

Aftandelians R, Raafat F, Taffazoli M et al. Beaver pulmonary capillariasis in a child in Iran. Am J Trop Med Hyg 1977; 26:64-71.

Belizario VY, Totañes FIG, de Leon WU et al. Intestinal capillariasis, Western Mindanao, the Philippines. Emer Infec Dis 2010; 16(4):736-8.

Bundy DAP, Cooper ES, Brooker S. Hunter's tropical medicine and emerging infectious disease. 9. ed. 2013.

CDC. Centers fos Diseases Control and Prevention. Parasites – Capillariasis (also known as Capillaria Infection). 2019. Disponível em: https://www.cdc.gov/parasites/capillaria/index.html. Acesso em: nov. 2019.

Cross JH. Intestinal capillariasis. Clin Microbiol Rev 1992; 5(2):120-9.

Di Cesare A, Castagna G, Otranto D et al. Molecular detection of Capillaria aerophila, an agent of canine and feline pulmonary capillariosis. J Clin Microbiol 2012;50(6):1958-63.

Dubey A, Bagchi A, Sharma D, Dey A, Nandy K, Sharma R. Hepatic capillariasis – drug targets. Infect Disord Drug Targets 2018;18(1):3-10.

El-Dib NA, El-Badry AA, Ta-Tang T-HH et al. Molecular detection of Capillaria philippinensis: an emerging zoonosis in Egypt. Exp Parasitol 2015; 154:127-33.

Ha M, Jun DH, Kim JH et al. Intestinal capillariasis diagnosed by endoscopic biopsy. Clinical Endoscopy 2013;46(6):675-8.

Jung WT, Kim HJ, Min HJ et al. An indigenous case of intestinal capillariasis with protein losing enteropathy in Korea. The Korean J Parasitol 2012; 50(4):333-7.

Karamon J, Dąbrowska J, Kochanowski M et al. Prevalence of intestinal helminths of red foxes (Vulpes vulpes) in central Europe (Poland): a significant zoonotic threat. Parasit Vectors 2018; 11(1):436.

Lalošević D, Lalošević V, Klem I et al. Pulmonary Capillariasis miming bronchial carcinoma. Am J Trop Med Hyg 2008; 78:14-6.

Li CD, Yang HL, Wang Y. Capillaria hepatica in China. World J Gastroent 2010; 16(6):698-702.

Li-Hua L, Mau-Roug L, Wai-Mau C et al. Human intestinal capillariasis (Capillaria philippinensis) in Taiwan. Am J Trop Med Hyg 2006; 74:810-3.

Limsrivilai J, Pongprasobchai S, Apisarnthanarak P et al. Intestinal capillariasis in the 21st century: clinical presentations and role of endoscopy and imaging. BMC Gastroenterology. World J Gastroenterol 2010;16(6):698-702.

Ochi A, Hifumi T, Ueno T, Katayama Y. Capillaria hepatica (Calodium hepaticum) infection in a horse: a case report. BMC Vet Res 2017;13(1):384.

Rocha EJG, Basano SA, Souza MM et al. Study of the prevalence of Capillaria hepatica in humans and rodents in na urban area of the city of

Porto Velho, Rondônia, Brazil. Rev Inst Med Trop S Paulo 2015;57(1): 39-46.

Sadaow L, Sanpool O, Intapan PM et al. A hospital-based study of intestinal capillariasis in Thailand: clinical features, potential clues for diagnosis, and epidemiological characteristics of 85 patients. Am J Trop Med Hyg 2018;98(1):27-31.

Saichua P, Nithikathkul C, Kaewpitoon N. Human intestinal capillariasis in Thailand. World J Gastroenterol 2008; 14(4):506-10.

Sawamura R, Fernandes MIM, Peres LC et al. Hepatic capillariasis in children: report of 3 cases in Brazil. Am J Trop Med Hyg 1999; 61(4):642-7.

Sharma R, Dey KA, Mittal K et al. Capillaria hepatica infection: a rare differential for peripheral eosinophilia and an imaging dilemma for abdominal lymphadenopathy. Ann Parasitol 2015; 61(1):61-4.

Simões RO, Luque JL, Faro MJ, Motta E, Maldonado A. Prevalence of Calodium hepaticum (SYN. Capillaria hepatica) in Rattus norvegicus in the urban area of Rio de Janeiro, Brazil. Rev Inst Med Trop Sao Paulo 2014;56(5):455-7.

Traversa D, Morelli S, Cassini R et al. Occurrence of canine and feline extra-intestinal nematodes in key endemic regions of Italy. Acta Trop 2019; 193:227-35.

Wang L, Zhang Y, Deng Y et al. Clinical and laboratory characterizations of hepatic capillariasis. Acta Trop 2019;193:206-210.

Wanke CA. Tropical sprue: enteropathy. In: Mandell GL, Mandell D. Bennett's principles and practice of infectious diseases. 8. ed. Elsevier; 2015.

Yadav SC, Sathe PA, Ghodke RK. Hepatic capillariasis: a rare parasitic infection. Indian J Pathol Microbiol 2016; 59:124-5.

CAPÍTULO 45

Cenurose

Lorena Souza e Silva • Lucas Alves Bessa Cardoso •
Cristiana Pessoa de Queiroz Faria Góes • Sávio Silva Santos

Introdução

A cenurose é uma infecção cosmopolita que normalmente afeta pequenos ruminantes, com formações císticas especialmente no sistema nervoso central (SNC). Ocorre devido à ingestão de água e alimentos contaminados com ovos do parasito. A doença é causada pelas larvas dos cestoides *Taenia multiceps*, *Taenia serialis* e *Taenia brauni*, conhecidos anteriormente como *Coenurus cerebralis*, *Coenurus serialis* e *Coenurus brauni*, respectivamente (Lescano; Zunt, 2013; CDC, 2019). Apesar de o termo *Coenurus* não identificar a espécie do parasito, por vezes é usado na literatura para denominá-la, devido ao desconhecimento da relação das larvas cestoides com suas formas adultas. Alguns autores definem esse grupo de parasitos no subgênero *Multiceps*, em função de a comum característica do seu estágio larval ser o cenuro, apesar de essa evidência não existir quando se comparam os cestoides adultos, tornando-os indistinguíveis de outros do gênero *Taenia*. A forma adulta do verme é encontrada nos intestinos de animais carnívoros, mais comumente nos caninos, enquanto a forma larval é encontrada nos herbívoros que ingeriram ovos ou proglotes da *Taenia* (Ibechukwu; Onwukeme, 1991).

Como a doença tem incidência muito rara em humanos – "[...] em torno de uma centena de casos humanos já foi descrita na literatura" (Scala et al., 2007) –, não existem reais áreas de endemia, embora haja alguns locais com mais registros da infecção. Cerca de 65% dos casos foram relatados na Europa e na África (Acha; Szyfres, 2003).

A cenurose constitui, como outros metacestoides conhecidos, uma importante doença parasitária que pode causar perdas importantes em criações de ovinos e um risco zoonótico não negligenciável para a saúde humana. A presença dos cistos geralmente leva a sintomas neurológicos que, na maioria dos casos, resultam na morte do animal depois de algumas semanas. Em fazendas de ovelhas, a doença pode causar perdas elevadas, uma vez que afeta animais jovens que agricultores utilizam como substitutos dos mais velhos. Adicionalmente, nos últimos anos, a popularidade da cenurose tem aumentado em criações de ovinos devido à necessidade de se realizar um diagnóstico diferencial em relação a outra enfermidade neurológica, o tremor epizoótico (*scrapie*) – uma doença causada por príons –, particularmente em casos atípicos de cenurose que ocorrem em ovinos adultos (dois a três anos de idade) (Scala; Varcasia, 2006).

O objetivo deste capítulo é apresentar a história natural da cenurose incluindo sua fisiopatologia, seus aspectos clínicos, seu tratamento e sua ecoepidemiologia e controle, para o melhor conhecimento da condição mórbida que, apesar de pouco prevalente em humanos, pode ser um importante diagnóstico diferencial de outras moléstias mais comuns.

Etiologia

Taxonomia

A taxonomia de tênias pertencentes à família Taeniidae (Quadro 45.1) tem sido controversa por causa da escassez de caracteres fenotípicos adultos e da grande plasticidade das larvas em hospedeiros intermediários. A família consiste de dois gêneros medicamente importantes, *Echinococcus* e *Taenia*, que estão intimamente relacionados entre si. As abordagens cladísticas que utilizam dados moleculares de DNA e dados numéricos dos caracteres morfológicos estão esclarecendo as relações filogenéticas entre as espécies desses gêneros. Os dados dos

QUADRO 45.1 Classificação taxonômica das espécies do gênero *Taenia*.

Domínio	Eukaryota
Filo	Platyhelminthes
Classe	Cestoda
Subclasse	Eucestoda
Ordem	Cyclophyllidea
Família	Taeniidae
Subfamília	Taeniinae
Gênero	*Taenia*
Espécies	*Taenia arctos, Taenia asiatica, Taenia crassiceps, Taenia crocutae, Taenia hydatigena, Taenia krabbei, Taenia laticollis, Taenia lynciscapreoli, Taenia madoquae, Taenia martis, Taenia multiceps, Taenia omissa, Taenia ovis, Taenia pisiformis, Taenia polyacantha, Taenia regis, Taenia saginata, Taenia serialis, Taenia solium, Taenia twitchelli*

Adaptado de NCBI – The Taxonomy Database, 2019; Arctos – Collaborative Collection Management Solution, 2019.

nucleotídeos de parasitas tenioides mundiais acumulados em bases de dados públicas de DNA podem fornecer uma base para o desenvolvimento de ferramentas de diagnóstico molecular e possibilitam identificar os parasitas, pelo menos os patógenos do gênero *Taenia* por não morfologistas (Nakao, et al., 2010).

Aspectos morfológicos

As espécies são pertencentes à ordem Cyclophyllidea, classe Cestoda, família Taeniidae (Hoberg et al., 2000). Por esse motivo, sua morfologia é comum aos outros exemplares do grupo, sendo, portanto, endoparasitos de vertebrados. O corpo é dividido em três regiões: escólex, colo ou pescoço e estróbilo; além disso, apresentam tegumento aciliado e são heteróxenos, com aparelho digestivo ausente. Por ser um verme de menor prevalência, sua morfologia será comparada à da *Taenia solium* (ver Capítulo 85, *Teníase*), com o simples intuito de propiciar melhor compreensão.

O cestoide adulto tem até 100 cm de comprimento, pequeno em comparação ao *T. solium*, que mede de 200 a 300 cm, com alguns casos chegando até a 12 m (Urquhart et al., 1996). De acordo com Fortes (2004), o escólex é piriforme, com 800 μm de diâmetro, também distinto do globoso da *T. solium*. O rosto é provido de uma coroa dupla de 22 a 32 dentes quitinosos, seu colo longo é mais estreito que o escólex, e o estróbilo é constituído por proglotes cuja morfologia se difere de acordo com seu grau de maturação. As proglotes do terço anterior são retas, enquanto as dos terços médio e posterior têm a margem posterior com ângulos salientes; as papilas genitais são irregularmente alternadas, e as massas testiculares são em número de 200 em cada proglote. O útero grávido tem de 9 a 26 ramificações dendríticas laterais, e os embrióforos medem de 31 a 36 μm de diâmetro (Fortes, 2004).

A larva do cenuro, *Coenurus cerebralis*, ao término de sua evolução, mede aproximadamente 4 a 6 cm de diâmetro. A parede é delgada e translúcida e encerra um líquido límpido e incolor (Borchert, 1981). A vesícula apresenta sua superfície com pequeninos pontos esbranquiçados, irregularmente distribuídos, que correspondem aos escóleces invaginados, cujo número é variado, apresentando-se também em diversos níveis de evolução. Já foram contados até 500 escóleces em um cenuro (Urquhart et al., 1996).

Ciclo biológico

O ciclo de vida do parasito é, geralmente, relativo ao ambiente rural, e a via cão-ovelha parece ser a transmissão dinâmica mais importante (Scala; Varcasia, 2006). O metazoário desenvolve sua fase adulta no intestino delgado de canídeos domésticos e selvagens, como cachorros, coiotes e raposas, que são os hospedeiros definitivos (Ing et al., 1998; Scala; Varcasia, 2006). O período pré-patente de *T. multiceps* é de aproximadamente 40 dias; após esse tempo, o cão começa a disseminar diariamente três a quatro proglotes, as quais podem conter quase 37.000 ovos cada. Os ovos contendo as oncosferas são liberados nas fezes do hospedeiro definitivo infestado e podem resistir no ambiente por 15 dias sob condições secas, ou 30 dias em altos níveis de umidade (Scala; Varcasia, 2006).

Roedores, coelhos, cavalos, ovelhas e cabras podem servir como hospedeiros intermediários quando ingerem alimentos ou água contaminados com proglotes gravídicas ou ovos que têm a oncosfera do verme. Os ovos eclodem nos intestinos, liberando a oncosfera (embrião), que se fixa e penetra em sua parede, ganhando a circulação sanguínea ou linfática. As larvas migram através do corpo até alcançarem tecidos viáveis, como: músculos esqueléticos, olhos, tecido subcutâneo e SNC. No local onde a larva se alojou, desenvolve-se em aproximadamente 3 meses o cenuro, um cisto líquido com múltiplas protoescóleces. O cenuro cresce lentamente e, dentro de 6 a 8 meses alcança maturidade, que somente ocorre no SNC. Nesse período, começam também os sintomas, que dependem da região em que ocorreu o encistamento, sendo por vezes fatais (CDC, 2019).

Quando um hospedeiro definitivo ingere a carne infectada de algum dos hospedeiros intermediários, o cenuro é parcialmente digerido, liberando as escólex, que se prendem às paredes do intestino delgado e começam seu desenvolvimento para a forma adulta entre três e quatro semanas, quando formam proglotes que eliminam ovos pelas fezes, recomeçando, assim, o ciclo (Fortes, 2004; Rissi et al., 2008) (Figura 45.1).

A doença afeta os humanos quando eles se tornam hospedeiros intermediários acidentais, ao ingerirem água e alimentos contaminados com os ovos do helminto (Acha; Szyfres, 2003). Apesar desse "acidente" durante o ciclo, as larvas aparentemente mantêm a sua afinidade pelo tecido nervoso, apesar de relatos de casos com afecções dos olhos, do tecido subcutâneo ou do intramuscular (Ing et al., 1998).

Imunologia e patologia

Em animais, principalmente ovinos, a cenurose é uma causa comum de doença neurológica, apresentando-se como uma lesão focal progressiva. Como a localização e a profundidade de cistos de *T. multiceps* são bastante variáveis, não há sinais clínicos específicos (Varcasia et al., 2009). As alterações observadas são dependentes do número de cenuros infectando o hospedeiro intermediário; assim, quando em pequeno número (de um a cinco), os animais evoluem com alterações como estrabismo, convergente ou divergente, vertigem e queda. Quando há o amadurecimento das estruturas parasitárias, podendo formar um grande cisto fluido com até 5 cm de diâmetro, os sinais clínicos são reflexo da necrose e do efeito de massa, podendo levar a aumento da pressão

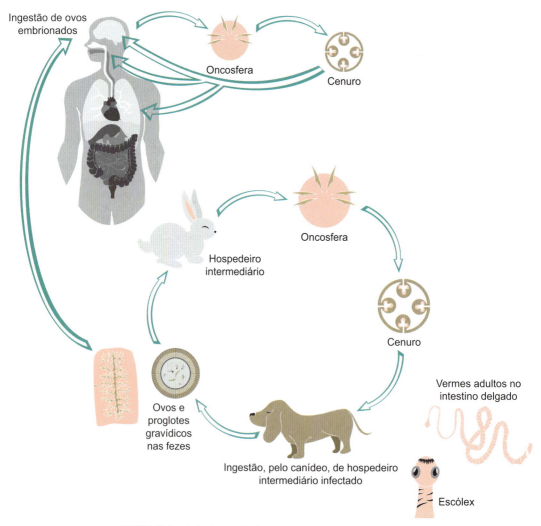

FIGURA 45.1 Ciclo biológico dos helmintos da espécie *Taenia multiceps*.

intracraniana, defeitos visuais, alterações na marcha, hiperestesia e paraplegia. As lesões císticas são habitualmente únicas, sendo capazes de promover atrofia no SNC e meningoencefalite não purulenta (King; Fairley, 2015). Ozmen et al., 2005).

Têm sido descritas formas agudas e crônicas da cenurose, sendo a crônica a mais prontamente identificada e mais frequentemente relatada. Os sinais clínicos da manifestação aguda em rebanhos de ovelhas que foram introduzidos em pastagens contaminadas por fezes de cães aparecem em 10 dias e variam de leve a grave, com a morte ocorrendo dentro de 3 a 5 dias após o início do comprometimento no sistema nervoso central. Além disso, quadros de cenurose aguda também foram relatados em cordeiros de 6 a 8 semanas, nos quais os sinais clínicos variavam de pirexia, apatia até convulsões e morte dentro de 4 a 5 dias (Scott, 2012).

A cenurose crônica é observada mais comumente nos ovinos com idades compreendidas entre 6 e 18 meses e, em geral, se apresenta como uma lesão cerebral focal lentamente progressiva, tipicamente envolvendo um hemisfério. Raramente a doença foi relatada em ovinos com mais de 3 anos. O período de incubação das larvas, a migração para o cérebro e a evidência de disfunção neurológica varia entre 2 e 6 meses (Scott, 2012).

As características comuns das lesões histopatológicas são congestão, neuronofagia, hemorragias focais, desmielinização, necrose liquefativa perivascular e gliose, com formação de nódulos de micróglia (Gogoi et al., 1991; Tafty et al., 1997; Sharma et al., 1998). Na fase aguda, folhetos amarelados pálidos são visíveis tanto na superfície do cérebro quanto em secções do tronco encefálico e cerebelo. Sob o exame microscópico, observa-se que esses folhetos são constituídos por material necrótico, com a presença de eritrócitos e leucócitos. Eosinófilos e células gigantes predominam na reação inflamatória em torno deles (Scott, 2012; CDC, 2019).

Na cenurose crônica, a pressão intracraniana aumentada do cisto comprime o tecido circundante no cérebro e pode resultar em amaciamento de uma área do crânio; porém, tais alterações não ocorrem no osso sobrejacente imediatamente ao cisto. Hidrocefalia pode resultar de um cisto de cenuro em um ventrículo ou no aqueduto cerebral. O aumento da pressão intracraniana pode causar herniação do verme do cerebelo através do forame magno, ou o cérebro pode tornar-se herniado sob o tentório (Scott, 2012).

Em biopsias realizadas em encéfalos de ovinos do Rio Grande do Sul, foram observados achatamentos nas circunvoluções do telencéfalo, herniação subtentorial ou cerebelar (Figura 45.2A) com atrofia do parênquima adjacente e hidrocefalia nos ventrículos laterais (Figura 45.2B). Os cistos apresentavam variações entre 2 e 9 cm de diâmetro e eram revestidos por fina camada transparente. Ao corte, eles eram repletos por líquido translúcido e apresentavam numerosas estruturas brancas levemente alongadas de aproximadamente 1 mm (escólices) aderidas à face interna da cápsula (Figura 45.2C) (Rissi et al., 2008).

Batista et al., em 2010, estudaram o primeiro caso relatado de cenurose em ovinos no Mato Grosso do Sul, Brasil, e um achado importante da necropsia foi que o cisto de cenuro foi encontrado na porção telencefálica do lobo frontal direito, o mesmo relato na maioria dos casos estudados por Achenef et al. (1999). Esse local comum de ocorrência do cisto causa as deficiências visuais, comportamentais e de postura, que são as principais manifestações clínicas da cenurose (Sharma; Chauhan, 2006).

Os sinais clínicos e a gravidade da forma aguda da cenurose estão estritamente relacionados ao número de ovos viáveis ingeridos, à intensidade das respostas imunes e inflamatórias e à localização do parasito. Se o metacestoide for destruído pela resposta imune do hospedeiro, a recuperação clínica será completa. Nesse caso, somente pequenas lesões caseosas serão encontradas durante a necropsia (Scala et al., 2007). A *T. multiceps* apresenta marcada capacidade de afetar o comportamento dos macrófagos linfoides. Isso envolve três mecanismos conhecidos: (1) modulação de células acessórias, (2) modulação da resposta dos linfócitos e (3) mitogênese dos linfócitos (Rakha et al., 1991).

Estudos feitos por Rakha et al. (1991) sugerem que a *T. multiceps* é capaz de modular as interações macrófago-linfócito a partir de fatores produzidos pelo parasito. As modificações parecem estar associadas com a alteração da capacidade de os macrófagos estimularem a sensibilidade e a multiplicação de linfócitos, com aumento da taxa mitótica na presença de fatores estimulantes. Com o intuito de separar os fatores responsáveis pela modificação da atividade imunológica em macrófagos e células T, os autores realizaram, por meio da cromatografia líquida de alta eficiência, o fracionamento do líquido presente no cenuro e obtiveram 26 frações (F1-F26). Os testes demonstraram a existência de um "fator de atividade mitótica linfocitária", o fator F7, o qual foi descrito como um fator mitogênico para as células T L3T4+ murinas, atuando também em linfócitos, de modo a intensificar a ação inibitória de células acessórias modificadas. Além do fator F7, foi observado um fator de "atividade macrofágica", o fator F24, o qual estava relacionado com a modificação da atividade acessória dos macrófagos.

Aspectos clínicos

Doença em humanos

A cenurose humana foi descrita pela primeira vez por Brumpt, em 1913, e continua a ser uma doença rara, com a maioria dos casos sendo relatada na África. O primeiro caso norte-americano foi relatado em 1950; desde então, apenas mais quatro casos foram descritos nos EUA pela literatura (Ing et al.,1998).

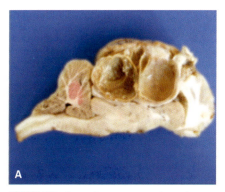
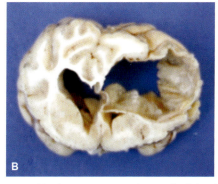
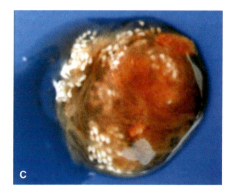

FIGURA 45.2 Efeitos de massa causados pelo cenuro em encéfalo de ovinos. **A.** Corte longitudinal do telencéfalo, indicando acentuada herniação cerebelar e compressão do tronco encefálico, do diencéfalo e dos núcleos basais. **B.** Corte transversal do encéfalo na altura dos núcleos basais, indicando assimetria acentuada causada por cisto de cenuro que distende o hemisfério telencefálico esquerdo. Observam-se atrofia da corona radiata, desvio lateral do septo pelúcido, redução do lúmen do ventrículo lateral esquerdo e hidrocefalia no ventrículo lateral direito. **C.** Cisto parasitário composto por líquido translúcido envolto por uma fina membrana na qual estão aderidos numerosos escólices. Reproduzida de Rissi et al., 2008, com permissão.

O quadro clínico em humanos depende do local de encistamento dos parasitos; a doença afeta principalmente o SNC e é menos comum na musculatura esquelética e no tecido subcutâneo, sendo rara nos olhos e no peritônio (Ing et al.,1998). O acometimento subcutâneo se assemelha muito com cistos sebáceos ou lipomas e pode clinicamente imitar linfomas, pseudotumores ou neurofibromas. O acometimento cerebral apresenta grande semelhança com os casos nervosos da cisticercose e da hidatidose (Acha; Szyfres, 2003) (ver Capítulo 46, *Cisticercose*; e, também, Capítulo 66, *Hidatidoses*).

Cenurose na pele ou no tecido subcutâneo apresenta-se como um nódulo indolor, macio e flutuante, que geralmente afeta o tronco, o pescoço, a cabeça, os ombros e membros. O acometimento do pescoço pode levar a dificuldades de movimentação da região ou de deglutição devido ao tamanho do nódulo. O acometimento do olho pode resultar tanto de uma infecção intraocular como periorbitária, causando variados graus de distúrbios visuais; se não tratado, pode evoluir com importante dor local, glaucoma e, eventualmente, cegueira (CDC, 2016).

A manifestação mais comum no *Homo sapiens* é também a mais grave, envolvendo a infecção do SNC, podendo levar anos entre a infecção e o aparecimento dos sintomas. Geralmente, os sinais estão relacionados com a região do encéfalo na qual está o cisto, sendo o cérebro acometido em 96% dos casos e o cerebelo em 4% (Ozmen et al., 2005; Abo-Shehada et al., 2002; Achenef et al., 1999). Os sintomas mais comuns são aqueles da hipertensão intracraniana, que incluem cefaleia, vômitos, hipertensão arterial sistêmica, bradicardia, arritmia respiratória e papiledema. Outros podem incluir: hemiplegia, afasia, convulsões, paralisia de nervos cranianos, paquimeningite e hidrocefalia (Acha; Szyfres, 2003; CDC, 2019).

Ing et al. (1998), em um estudo sobre os casos de cenurose, relataram que eles foram causados por *Taenia serialis*, a qual é enzoótica na região, e que, em todas as situações, os indivíduos acometidos tiveram significativa exposição prévia a cães. Segundo os autores, as vias do líquido cerebrospinal estão frequentemente envolvidas, causando aracnoidite e ependimite, também podendo ocorrer lesões intraparenquimatosas do cérebro e da medula espinal. Adicionalmente, leptomeningite basilar, que levou a arterite e hemiparesia transitória, foi relatada. O espectro do envolvimento do SNC assemelha-se ao da infecção mais comum, a neurocisticercose, causada por larvas de *Taenia solium*: em ambos os casos podem ocorrer convulsões, hidrocefalia e meningite em ambas as infecções.

Doença em animais não humanos

A cenurose, em animais não humanos, é uma doença do sistema nervoso, destacando-se que a síndrome clínica depende da espécie do animal, da localização e do tamanho do cisto *Coenurus* no cérebro. No caso do gado, a cenurose está associada à incoordenação e à visão prejudicada e, mais especificamente, ataxia, movimentos descontrolados, paralisia de membros, movimentos circulares ocasionais, exaustão e morte. Os principais sinais clínicos em caprinos e ovinos incluem dor, movimentos em círculos, torcicolo, perda de apetite, frequente emissão de sons (balidos), resposta com dor à pressão sobre a área cística e, às vezes, cegueira parcial unilateral. Na infecção subcutânea e muscular em cabras, claudicação e nódulos de tamanhos variados estavam presentes sob a pele e em diferentes partes do corpo (Sharma; Chauhan, 2006).

As tênias adultas *T. multiceps*, *T. serialis* e *T. crassiceps* são, em geral, acometem o sistema digestório de canídeos, com prevalência estimada em 0,02% (Jones; Walters, 1992a; Scala; Varcasia, 2006;). Duas investigações, no Peru e na Inglaterra, mostraram que 0,2 e 0,46% das raposas apresentava infecção no sistema digestório (Jones; Walters, 1992b; Moro et al., 1998). No cão, os sinais da *T. multiceps* são semelhantes aos das outras teníases: diarreia, dor abdominal, vômito e perda de apetite (Fortes, 2004).

Um estudo com objetivo de analisar a prevalência de cenurose cerebral em ovelhas foi realizado, obtendo-se uma frequência de 0,35%, sendo as lesões encontradas especialmente no córtex cerebral (Scala et al., 2007). Outra investigação mostrou uma prevalência de 3% de ovelhas infectadas (Abo-Shehada et al., 2002).

O acometimento cerebral ocorre principalmente em ovinos, mas pode ser observado nos outros hospedeiros intermediários. Em ovelhas, a fase aguda da doença está associada à invasão e à migração das larvas, e a fase crônica, à ocupação e ao desenvolvimento do cisto parasítico. A primeira fase, com início até 1 mês após a invasão, é causada pela migração das larvas imaturas, e não é observada frequentemente, ocorrendo principalmente em animais jovens. As alterações observadas normalmente são aquelas de meningoencefalite, podendo desencadear ataxia, tremores musculares, hipertermia e decúbito dos animais, por vezes levando-os ao óbito. A gravidade dessa fase é relacionada com o número de ovos viáveis ingeridos, com a intensidade da resposta imune e com a região afetada (Achenef et al., 1999).

A forma crônica, que ocorre até 4 meses após a infecção, é a mais comumente observada e começa após o cenuro desenvolver tamanho suficiente para exercer pressão no tecido nervoso. Os sintomas variam de acordo com o local de infecção e podem levar a incoordenação, movimentos circulares, desvio da cabeça, convulsões, paralisia e prostração. A ovelha afetada costuma também desenvolver algum tipo de isolamento do restante do rebanho (Tirgari et al., 1987; Achenef et al.,1999; Ozmen et al., 2005). A maioria dos animais infectados evolui para o óbito depois de várias semanas devido à desnutrição (Herbert et al., 1984).

O comportamento compulsivo de andar em círculos é comumente observado em ovinos com cenurose crônica. Círculos de diâmetro estreito (1 a 2 m) sugerem envolvimento dos núcleos da base em um local profundo do prosencéfalo, enquanto círculos largos são sugestivos de uma localização mais superficial do cisto cerebral. É digno de nota que há uma tendência das ovelhas a assumirem direção do movimento circular para o lado dos cistos superficiais.

Além de todos esses sinais, depressão e comportamento de pressionamento da cabeça ocorrem com cistos envolvendo o lobo frontal do cérebro. A suavização do osso frontal como consequência de um aumento generalizado da pressão intracraniana na cenurose pode ser palpável, mas não é um guia confiável para a localização precisa do cisto. O amaciamento ósseo pode ser ipsilateral ou contralateral à posição do cisto; em alguns casos, há amolecimento em ambos os lados mesmo quando existe apenas um cisto unilateral. A presença de cisto em um hemisfério cerebral causa a perda da resposta no olho contralateral; assim, cegueira no olho direito indica que a lesão está no hemisfério esquerdo. Os déficits proprioceptivos unilaterais sugerem um cisto cerebral contralateral, enquanto os déficits bilaterais indicam mais provavelmente um cisto cerebelar (Scott, 2012).

■ *Diagnóstico diferencial*

Listeriose, sarcocistose e polioencefalomalácia podem ser consideradas na formulação do diagnóstico diferencial da cenurose aguda. O abscesso cerebral também deve ser incluído, mas os sinais clínicos tendem a permanecer relativamente estáticos e não se deteriorar, como ocorre na cenurose crônica (Scott, 2012).

Em um estudo realizado na Sardenha, os exames histopatológicos e bacteriológicos realizados em 178 cérebros de ovinos com sinais neurológicos revelaram *scrapie* em 57 casos, polioencefalomalácia em 28, suspeita de intoxicação por cistos em 25, cenurose em 11, infecção por *Listeria monocytogenes* em 8 e encefalomalácia simétrica em 6 casos. *Scrapie* geralmente afeta ovelhas com mais de 3 anos; polioencefalomalácia causa sinais cerebrais bilaterais difusos; listeriose resulta em múltiplos déficits unilaterais dos nervos cranianos, enquanto encefalomalácia focal simétrica resulta em morte rápida. Um exame neurológico completo deve possibilitar, portanto, um diagnóstico preciso da cenurose (Scott, 2012).

Diagnóstico laboratorial

Diagnóstico da doença em humanos

A investigação da cenurose humana é, muitas vezes, um genuíno desafio, uma vez que não há padronização definida para a caracterização da moléstia. O exame histopatológico da lesão – usualmente extraída por procedimento neurocirúrgico – permite o diagnóstico definitivo da condição mórbida.

Diagnóstico da doença em animais não humanos

Os sinais e sintomas associados à cenurose, em ovinos, são pouco específicos e podem ser confundidos com traumatismo cranioencefálico, abscesso cerebral e listeriose (Herbert et al., 1984; Scott, 2012). Por isso, o diagnóstico somente é feito com base nos dados epidemiológicos e na avaliação clínica; porém, devido à não especificidade dos achados, a necropsia e o estudo anatomopatológico das lesões são necessários para a confirmação (Rissi et al., 2008).

Na literatura veterinária, não existe uma relação clara entre o aumento de eosinófilos no líquido cerebrospinal e a presença do cenuro no SNC (Doherty et al., 1989; Lunn; Hinchliff, 1989; Schweizer et al., 2006; Tschuor et al., 2006). Esse achado é mais sensível em doenças com acometimento meníngeo mais relevantes, como listeriose e (mormente de origem parasitária) (Scott, 2012). No hemograma, pode-se encontrar aumento na série branca, especialmente na contagem de monócitos e linfócitos. As enzimas musculares também podem encontrar-se elevadas (Ozmen et al., 2005).

Alterações no líquido cerebrospinal, como o aumento significativo de seu volume e de seus níveis de proteínas, foram descritas por Altintas et al. (1997) em infecções experimentais, além de elevações da monoaminoxidase (MAO) e do ácido úrico. Ghosh et al. (1998) relatou uma baixa contagem de eritrócitos, de hemoglobina e do hematócrito, e um aumento de eosinófilos, que retornavam aos valores normais após a remoção cirúrgica do cisto. Kumar et al. (2002) não encontraram alterações hematológicas ou bioquímicas de glicose, proteína total, cálcio e fósforo no líquido cerebrospinal e no soro de cabras afetadas com cenurose; no entanto, outro estudo sorológico semelhante demonstrou diminuição das proteínas plasmáticas e aumento de: aspartato aminotransferase (AST), creatina fosfoquinase, lipoproteína de baixa densidade (LDL), lipoproteína de alta densidade (HDL), lipoproteína de densidade muito baixa (VLDL) e colesterol total (Toos; Adib, 2004). As divergências entre os resultados foram atribuídas às diferenças geográficas, à espécie infectante e a outros fatores que podem alterar o curso natural da doença (Sharma; Chauhan, 2006).

O diagnóstico no hospedeiro definitivo pode ser sugerido por meio do exame de sedimentação. A identificação do parasito pode ser uma tarefa difícil, pois tanto as proglotes quanto os ovos eliminados são indistinguíveis dos de outras espécies do gênero *Taenia* (Acha; Szyfres, 2003).

Avaliação por métodos complementares

A cenurose normalmente só é considerada como uma possibilidade diagnóstica a partir da recuperação e identificação do parasito no material biopsiado (Doherty et al., 1989). Desse modo, a excisão cirúrgica da lesão e a análise por biopsia são os únicos modos de diferenciação de outras lesões, principalmente em relação aos cisticercos de *T. solium* (King; Fairley, 2015). Na avaliação pela histopatologia, as características de escólices acelomados enquadram os parasitos nas classes Cestoda e Trematoda, e a diferenciação entre essas classes é realizada com base na ausência de trato digestivo e presença de corpos calcários no parênquima, achado característico dos cestoides. Adicionalmente, a diferenciação entre os cistos de cenuro e outros é realizada com base na localização e na presença de múltiplos escólices, característicos das larvas de *T. multiceps* (Rissi et al., 2008).

O aumento sérico de isoenzimas da creatinoquinase também é descrito em casos de cenurose cerebral e pode auxiliar no diagnóstico, principalmente se já houver alta suspeita da doença (Paltrinieri et al., 2010).

Tratamento

O único tratamento efetivo da cenurose é a remoção cirúrgica das lesões (King; Fairley, 2015; White Jr; Weller, 2017). No entanto, apesar da falta de comprovação observada no uso de substâncias anti-helmínticas (White Jr; Weller, 2017), estas, juntamente com os glicocorticoides, são por vezes utilizadas no tratamento da cenurose. Os fármacos normalmente empregados são os anti-helmínticos, como o praziquantel, que deixa as membranas do parasito permeáveis ao cálcio, levando à sua paralisia e morte. A niclosamida causa a morte das células do escólex e o consequente desprendimento do verme do tecido onde está fixado, provocando sua evacuação nas fezes. O albendazol bloqueia a produção de trifosfato de adenosina (ATP) do verme e causa eventual morte. Os glicocorticoides normalmente são utilizados para alívio de sintomas de pacientes com elevada pressão intracraniana (Garcia et al., 2011).

Em ovinos, a excisão cirúrgica obtém sucesso de 85% após a localização precisa da lesão. Entretanto, apesar da boa taxa de recuperação após a remoção de um cisto cerebral, o mau estado clínico das ovelhas por ocasião do diagnóstico e o baixo valor financeiro do animal em relação ao custo da anestesia geral e da cirurgia levam a maioria dos agricultores, por motivos econômicos, a sacrificarem-nas (Scott, 2002). Fármacos como albendazol, praziquantel e febendazole tiveram efeitos antiparasitários contra *C. cerebralis* em ovinos infectados experimentalmente; no entanto, alguns autores afirmam que o tratamento não é eficiente em casos em que já houve a formação dos cistos. Um aspecto importante da cenurose é a existência de ovinos que desenvolvem cistos pequenos e não apresentam sinais clínicos; nesses casos, os animais podem desempenhar importante papel epidemiológico por não serem detectados como infestados e atuarem no fechamento do ciclo parasitário.

Nos caninos, o uso de fármacos à base de praziquantel, pamoato de pirantel, pamoato de oxantel, febendazole ou nitroscanato é o melhor modo de tratamento da *Taenia*. Entretanto, a eficácia dos anti-helmínticos em animais é discutível, pois varia muito conforme a espécie ou o local da infecção (Rissi et al., 2008).

Ecologia e epidemiologia

A cenurose já foi documentada em focos espalhados por todo o mundo, incluindo as Américas e partes da Europa e África, sendo mais frequente em regiões de clima temperado, tais como a bacia mediterrânea e a ilha de Sardenha (Varcasia et al., 2009).

Na Europa, essa parasitose foi relatada na Irlanda, na França e no País de Gales, onde parece ser a neuroinfecção mais disseminada em ovinos. Os metacestoides também foram relatados em outros países como Etiópia, Jordânia, Turquia, Rússia e Índia. As prevalências da cenurose são altamente variáveis e podem ser influenciadas por fatores climáticos, bioecológicos e sociológicos (Scala; Varcasia, 2006). Apesar disso, a enfermidade ocorre durante todo o ano, não havendo variações sazonais significativas. Descreve-se o maior acometimento em ovelhas fêmeas do que em machos (Sharma; Chauhan, 2006).

A prevalência da cenurose internacionalmente é verificada por alguns estudos realizados em díspares países. Na Etiópia, foi observado que 100% das ovelhas com suspeita clínica de cenurose tinham o parasito, enquanto 2,7% dos animais aparentemente saudáveis estavam infectados com larvas de *T. multiceps*. Um estudo retrospectivo constatou que a prevalência de cenurose em ovelhas desse país africano era de 2,3 a 4,5%, e que a infecção alcançava 47% de necropsias de cachorros de rua (Achenef et al., 1999).

No Irã, 9,8% das ovelhas estavam infectados com larvas de *T. multiceps* (Oryan et al., 1994). No Reino Unido, 0,5% dos cães Foxhound (usados para caçar raposas) estava infectado com *T. multiceps*, enquanto 0,6% estava com *T. serialis*. Em cães de áreas rurais, *T. multiceps* estava presente em 1,7%, e *T. serialis*, em 0,3% (Jones; Walter, 1992a, b). Na Alemanha, *T. multiceps* infectava 3,3% das raposas (Ballek et al., 1992), e no Peru, o parasito foi encontrado em 20% delas (Moro et al., 1998).

No Brasil, os relatos da doença são escassos. Rissi e colaboradores (2008) registraram 16 casos em nove propriedades rurais do Rio Grande do Sul; Souza e colaboradores (2008) relataram a cenurose em um ovino no estado de Santa Catarina; e Batista e colaboradores (2010) constataram o primeiro caso de cenurose no estado de Mato Grosso do Sul.

Profilaxia e controle

Em áreas endêmicas, interrompe-se o ciclo do parasito com o não fornecimento de vísceras de ovinos ao hospedeiro definitivo e com o tratamento periódico de cães residentes em áreas rurais (Embrapa, 2008). Deve-se, também, evitar a presença de cães nas áreas de pastejo do rebanho, para não contaminar o pasto com as fezes contendo o parasito, e manter todos os cães da propriedade, especialmente os de serviço, sempre tratados com anti-helmínticos preventivos a cada 3 meses, sem lhes oferecer carne ou vísceras malcozidas/cruas nem lhes permitir acesso às carcaças dos animais que morrerem no campo. O tratamento da água deve ser realizado e os alimentos precisam ser mantidos longe de possíveis vetores, não se esquecendo de os examinar antes da ingestão. Pode ser realizado congelamento a – 18°C ou cozimento acima de 50°C, com objetivo de eliminar os cistos do helminto (King; Fairley, 2015).

Pesquisas recentes sobre novos métodos para o controle de cenurose e outras infecções de cestoides, como hidatidose, realizadas por Varcasia e colaboradores (2009), identificaram a vacinação como uma nova ferramenta potencialmente valiosa. Os autores realizaram testes de campo preliminares de uma vacina contra a cenurose causada por *T. multiceps*. A pesquisa sorológica de 60 animais vacinados revelou que todos, com exceção de um, responderam à imunização, com a produção de anticorpos específicos no soro. Esses resultados foram considerados como um alto grau de eficácia alcançado, podendo ser um prelúdio para a aplicação de rotina no campo em situações de risco particular.

Referências bibliográficas

Abo-Shehada M, Jebreen E, Arab B et al. Prevalence of Taenia multiceps in sheep in northern Jordan. Prevent Vet Med 2002;55(3):201-7.

Acha PN, Szyfres B. Zoonoses and communicable diseases common to man and animals: parasitic zoonoses. Washington DC: PAHO; 2003.

Achenef M, Markos T, Feseha G et al. Coenurus cerebralis infection in Ethiopian highland sheep: incidence and observations on pathogenesis and clinical signs. Trop Anim Health Prod 1999; 31(1):15-24.

Altintas A, Celik S, Fidanci UR et al. MAO, total protein, uric acid and orotic acid values of the serum and CSF samples and CSF pressure in the lambs infected with Coenurus cerebralis. Turk J Vet Anim Sci 1997;21:47-52.

Ballek D, Takla M, Ising-Volmer S et al. The helminth fauna of red foxes (Vulpes vulpes Linnaeus 1758) in north Hesse and east Westphalia: Cestodes. Dtsch Tierarztl Wochenschr 1992;99:362-5.

Batista FA, Pizzigatti D, Martins CF et al. Primeiro relato de cenurose em ovinos no estado de Mato Grosso do Sul, Brasil. Rev Bras Parasitol Vet 2010;19(4):265-7.

Borchert A. Parasitologia veterinária. Espanha: Acribia; 1981.

Brumpt E. Précis de Parasitologie. Paris: Masson and Co. 2. ed. 1913.

CDC. Centers for Diseases Control and Prevention. Coenurosis. 2019. Disponível em: https://www.cdc.gov/dpdx/coenurosis/index.html. Consultado em 30 nov 2019.

Doherty ML, Bassett HF, Breathnach R et al. Outbreak of acute coenuriasis in adult sheep in Ireland. Vet Rec 1989;125:185-6.

Embrapa. Ovinos: como prevenir surtos de cenurose no rebanho. 2008. Disponível em: https://www.embrapa.br/pecuaria-sul/busca-de-solucoes-tecnologicas/-/produto-servico/1404/como-prevenir-surtos-de-cenurose-no-rebanho-ovino. Acesso em: 23 abr 2016.

Fortes E. Parasitologia veterinária. 4. ed. São Paulo: Cone; 2004.

Garcia H, Gonzalez A, Gilman R. Cysticercosis of the central nervous system. Curr Opin Infect Dis 2011;24(5):423-7.

Ghosh P, Hossain M, Rahman M. Further observation on clinico-pathological changes due to coenurosis in goats. Bangl Veter 1998;15(1-2):33-6.

Gogoi D, Lahon D, Bhattacharya M et al. Histopathological studies on coenurosis in goat. Indian J Sci 1991;61:283-85.

Herbert I, Edwards G, Willis J. Some host factors which influence the epidemiology of Taenia multiceps infections in sheep. Ann Trop Med Parasitol 1984;78(3):243-8.

Hoberg EP, Jones A, Rausch RL et al. A phylogenetic hypothesis for species of the genus Taenia (Eucestoda: Taeniidae). J Parasitol 2000;86(1):89-98.

Ibechukwu BI, Onwukeme KE. Intraocular coenurosis: a case report. Brit J Ophthalmol 1991; 75(7):430-31.

Ing M, Schantz P, Turner J. Human coenurosis in North America: case reports and review. Clin Infect Diseas 1998;27(3):519-23.

Jones A, Walters T. A survey of taeniid cestodes in farm dogs in mid-Wales. Ann Trop Med Parasit 1992a;86(2):137-42.

Jones A, Walters T. The cestodes of foxhounds and foxes in powys, mid-Wales. Ann Trop Med Parasit 1992b;86(2):143-50.

King CH, Fairley JK. Cestodes (Tapeworms). In: Mandell GL, Bennett JE, Dolin R. Principles and practice of infectious diseases. 8. ed. New York: Churchill Livingstone; 2015.

Kumar A, Rana R, Vihan VS et al. Cerebrospinal fluid analysis and serum biochemistry in Coenurosis in goats for clinical apprisal. In: Proceedings of the V National Seminar on Strength Challenges and Opportunities. Small Ruminants Diseases in New Millennium. 2002.

Lescano AG, Zunt J. Other cestodes: sparganosis, coenurosis and Taenia crassiceps cysticercosis. Handb Clin Neurol 2013; 114:335-45.

Lunn DP, Hinchcliff KW. Cerebrospinal fluid eosinophilia and ataxia in five llamas. Vet Rec 1989;124:302-5.

Moro P, Ballarta J, Gilman R et al. Intestinal parasites of the grey fox (Pseudalopex culpaeus) in the central Peruvian Andes. J Helmint 1998;72(01):87.

Nakao M, Yanagida T, Okamoto M et al. State-of-the-art Echinococcus and Taenia: Phylogenetic taxonomy of human-pathogenic tapeworms and its application to molecular diagnosis. Infect Gen Evolut 2010;10:444-52.

NCBI. National Center for Biotechnology Information. Taxonomy. Disponível em: https://www.ncbi.nlm.nih.gov/taxonomy. Acesso em: 15 nov 2017.

Oryan A, Moghaddar N, Gaur SN. Metacestodes of sheep with special reference to their epidemiological status, pathogenesis and economic implications in Fars Province. Iran Vet Parasit 1994;55(4):347.

Ozmen O, Sahinduran S, Haligur M et al. Clinicopathologic observations on Coenurus cerebralis in naturally infected sheep. Schweiz Arch Tierh 2005;147(3):129-34.

Paltrinieri S, Varcasia A, Cazzaniga S et al. Brain creatine kinase isoenzyme (CK-BB) as a possible biomarker for the diagnosis in vivo of ovine coenurosis in a naturally infected flock. Small Rumin Res 2010;94(1-3):180-4.

Rakha N, Dixon J, Jenkins P et al. Modification of cellular immunity by Taenia multiceps (Cestoda): accessory macrophages and CD4+ lymphocytes are affected by two different coenurus factors. Parasit 1991;103(01):139-47.

Rissi D, Rech R, Pierezan F et al. Cenurose em ovinos no sul do Brasil: 16 casos. Cienc Rural. 2008; 38(4):1044-49.

Scala A, Cancedda G, Varcasia A et al. A survey of Taenia multiceps coenurosis in Sardinian sheep. Vet Parasit 2007;143(3-4):294-98.

Scala A, Varcasia A. Updates on morphobiology, epidemiology and molecular characterization of coenurosis in sheep. Parasit 2006;61-3.

Scott PR. Diagnosis and treatment of coenurosis in sheep. Vet Parasit 2012;189:75-8.

Schweizer G, Grünenfelder F, Sydler T et al. Imported coenurosis in sheep. Schweiz Archiv Tierheilk 2006; 148:490-9.

Sharma DK, Chauhan, PPS. Coenurosis status in afro-asian region: a review. Small Ruminant Research 2006; 64:197-202.

Sharma DK, Singh N, Tiwari HA. Prevalence and pathology of coenurosis in organized goat farms. J Vet Parasitol 1998;12:30-2.

Souza AP, Gava A, Bellato V et al. Cenurose em um ovino no estado de Santa Catarina, Brasil. Rev Bras Parasit Vet 2008;17(1):163-5.

Tafty AK, Oryan, A, Maleki M. Pathological changes due to coenurosis in a wild ewe in Iran. J Vet Parasitol 1997;11(1):65-8.

Tirgari M, Howard B, Boargob A. Clinical and radiographical diagnosis of coenurosis cerebralis in sheep and its surgical treatment. Vet Record 1987;120(8A):173-8.

Toos AR, Adib E. Some biochemical studies on serum of sheep affected with Coenurus cerebralis [Taenia multiceps]. Vet Med J Giza 2004;52:61-8.

Tschuor AC, Sydler T, Rauch S et al. Ovine cerebrospinal nematodosis in Switzerland. Schweiz. Archiv Tierheilk 2006; 148:609-19.

Urquhart GM, Amou J, Duncan JL. Parasitologia veterinária. 2. ed. São Paulo: Guanabara Koogan; 1996. p. 109.

Varcasia A, Tosciri G, Coccone G et al. Preliminary field trial of a vaccine against coenurosis caused by Taenia multiceps. Vet Parasit 2009;162(3-4):285-89.

White Jr AC, Weller PF. Infecções por cestódeos. In: Braunwald E, Kasper DL, Fauci AS et al. Medicina interna de Harrison. 19. ed. Porto Alegre: Amgh Editora, 2017.

CAPÍTULO 46

Cisticercose

Mario Castro Alvarez Perez • Patrícia Amado Alvarez

Introdução

Cisticercose é o termo aplicado à doença provocada pela forma larvária (denominada *Cysticercus cellulosae* – termo sem valor taxonômico) de uma das tênias patogênicas para o ser humano, a *Taenia solium*, embora persistam dúvidas sobre a possibilidade de outra espécie de tênia, a *Taenia asiatica* (em princípio, inexistente no Brasil), também ser capaz de causar a condição (CDC, 2019; WHO, 2019).

Um erro comumente cometido é considerar a infecção pelo cisticerco como decorrente da ingestão de carne suína. Em verdade, a infecção pelo cisticerco é contraída a partir da ingestão acidental de ovos do verme adulto que foram eliminados no meio ambiente por seres humanos contaminados com o patógeno. Conforme abordagem mais aprofundada no Capítulo 85, *Teníase*, cumpre destacar que o *Homo sapiens* é o hospedeiro definitivo dessa espécie de tênia, sendo o porco (*Sus scrofa domesticus*) o hospedeiro intermediário.

No interior do organismo humano, a forma larvária (*C. cellulosae*) alcança órgãos e tecidos extraintestinais, principalmente músculos esqueléticos, olhos e sistema nervoso central (SNC). Isso pode causar diversas manifestações, ocasionando variadas apresentações da cisticercose, desde casos assintomáticos (com achados ao exame físico ou em métodos complementares) até tipos graves da doença. A grande preocupação é o comprometimento do SNC, sendo as crises convulsivas a principal manifestação quando cistos se desenvolvem no cérebro. A cada ano, cerca de 50.000 pessoas morrem devido à neurocisticercose (NCC) no mundo inteiro (Alsina et al., 2002).

Com base nessas considerações, o objetivo deste capítulo é a apresentação dos principais aspectos etiológicos, patogênicos, clínicos, diagnósticos, terapêuticos e de saúde pública da cisticercose, enfatizando as manifestações em seres humanos.

Etiologia

A cisticercose decorre da ingestão exclusiva ou quase exclusiva de ovos de *T. solium*. Entretanto, embora a Organização Mundial da Saúde (OMS) sustente que outra espécie de tênia pode afetar o ser humano, a *T. asiatica* não causa cisticercose em humanos (Amaral et al., 2005). Os cisticercos da *T. asiatica* revelam um claro tropismo pelo fígado dos porcos, o que indica que essa espécie de tênia pode vir a ser demonstrada como capaz de causar cisticercose hepática em seres humanos (Baird et al., 2013; Braae et al., 2018). Em verdade, como ainda não estão disponíveis métodos imunodiagnósticos específicos para *T. asiatica* (mesmo nas regiões onde é endêmica, essa espécie de tênia não é incluída na avaliação de rotina do tipo específico de infecção por tênia/cisticerco), a capacidade de essa espécie causar cisticercose permanece em aberto, provavelmente transformando-a no mais negligenciado agente de teníase/cisticercose humana (Galán-Puchades; Fuentes, 2013).

Taxonomia e ciclo biológico

A classificação taxonômica dos helmintos do gênero *Taenia* – incluindo *Taenia solium* e *Taenia asiatica* – está explicitada no Quadro 46.1.

O ciclo biológico (Figura 46.1) da cisticercose transcorre da seguinte maneira: o verme adulto da tênia presente no intestino delgado do *H. sapiens* libera proglotes repletas de ovos, que são liberadas nas fezes humanas. Dentro dos ovos, estão os embriões. Cada ovo (Figura 46.2) é esférico, mede cerca de 30 μm de diâmetro e apresenta seis pequenos

QUADRO 46.1 Classificação taxonômica das espécies do gênero *Taenia*.

Domínio	Eukaryota
Filo	Platyhelminthes
Classe	Cestoda
Subclasse	Eucestoda
Ordem	Cyclophyllidea
Família	Taeniidae
Subfamília	Taeniinae
Gênero	*Taenia*
Espécies	*Taenia arctos, Taenia asiatica, Taenia crassiceps, Taenia crocutae, Taenia hydatigena, Taenia krabbei, Taenia laticollis, Taenia lynciscapreoli, Taenia madoquae, Taenia martis, Taenia multiceps, Taenia omissa, Taenia ovis, Taenia pisiformis, Taenia polyacantha, Taenia regis, Taenia saginata, Taenia serialis, Taenia solium, Taenia twitchelli*

Adaptado de NCBI – The Taxonomy Database, 2019; Arctos – Collaborative Collection Management Solution, 2019.

ganchos, sendo conhecido como oncosfera. As oncosferas espalham-se pelo meio, podendo ser ingeridas pelo hospedeiro intermediário (porco). Quando ingeridas por este, acabam sendo liberados os embriões, graças à ação do suco gástrico e da bile sobre a parede das oncosferas. O embrião, então, através de acúleos, penetra na mucosa intestinal e segue pela corrente sanguínea, distribuindo-se por diferentes partes do organismo, com preferência por locais com alta concentração de oxigênio, como SNC, olhos e musculatura esquelética; em menor frequência, pode ocorrer o acometimento de nervos periféricos, cavidade oral, língua, coração, pulmões, pleura e peritônio (Gomes et al., 2001; Rey, 2008).

Nos tecidos do hospedeiro intermediário, o embrião se transforma em sua forma larvária, o cisticerco (Figura 46.3), que se desenvolve em uma ou mais topografias ao longo de 3 a 8 semanas. A ingestão acidental, por parte do homem, da carne de porco malcozida ou crua contendo cisticercos leva ao desenvolvimento do escólex e, então, da teníase. Já a contaminação humana com os ovos de *T. solium*, exatamente a etiopatogenia responsável pela cisticercose, pode ocorrer de diferentes maneiras, como pela ingestão de alimentos contaminados (heteroinfecção) ou pela autoinfecção por parte dos próprios pacientes portadores de teníase (por meio das mãos contaminadas). Outros modos menos comuns de contágio mencionados em algumas fontes incluem a via inalatória (pelo ar), a coprofagia e a disseminação por insetos (mosca).

Imunologia e patologia

Alguns fatores interferem nos eventos patológicos associados à cisticercose humana, como o número de formas larvares envolvidas, sua localização, o tipo morfológico e a idade do paciente, bem como a natureza e intensidade das reações imunológicas desenvolvidas pelo paciente, segundo a resposta particular de cada indivíduo. Quanto à morfologia, o cisticerco pode ser classificado como cístico simples (vesícula com escólex no interior) ou racemoso (vesículas sem escólex). Este último se constitui em um termo antigo, sendo a identificação de sua existência difícil de ser reconhecida clínica e radiologicamente.

No *H. sapiens*, a principal região acometida pela cisticercose é o SNC, caracterizando a NCC, daí decorrendo as principais manifestações relacionadas à condição. Entretanto, existem acometimentos extraneurais (fígado, olhos, musculatura esquelética, coração, entre outros).

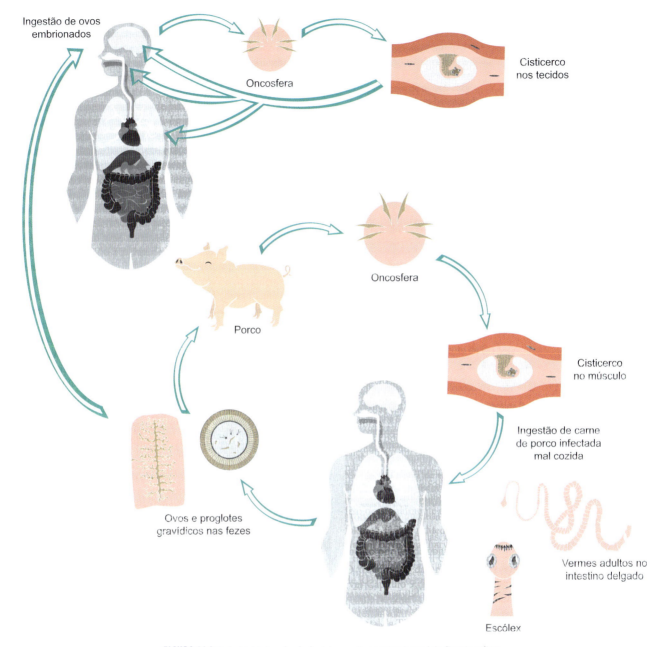

Ingestão de ovos embrionados

Oncosfera

Cisticerco nos tecidos

Oncosfera

Porco

Cisticerco no músculo

Ingestão de carne de porco infectada mal cozida

Vermes adultos no intestino delgado

Ovos e proglotes gravídicos nas fezes

Escólex

FIGURA 46.1 Ciclo biológico dos helmintos pertencentes à espécie *Taenia solium*.

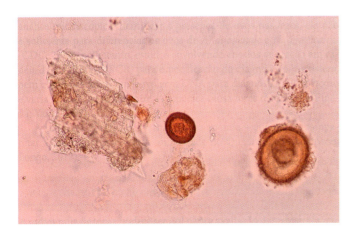

FIGURA 46.2 Ovo de *Taenia*. Acervo do Laboratório de Agentes Patogênicos da Universidade Federal de Viçosa. Foto: Igor Rodrigues Mendes (UFV) e Paulo Sérgio Balbino Miguel (UFV e FADIP), gentilmente cedida.

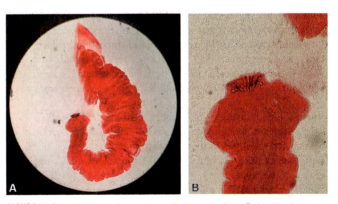

FIGURA 46.3 A. Cisticerco, forma larvar da *Taenia solium*. **B.** Mesma imagem, em detalhe (observar escólex, com ganchos). Acervo do Laboratório de Agentes Patogênicos da Universidade Federal de Viçosa. Foto: Igor Rodrigues Mendes (UFV) e Rodrigo Siqueira-Batista (UFV e FADIP), gentilmente cedida.

Durante a fase inicial, os cisticercos teciduais não causam um processo inflamatório significativo, o que parece ser devido à existência de mecanismos desenvolvidos pelas espécies de tênia para escaparem da destruição imunologicamente mediada pelo hospedeiro. Diversas hipóteses foram postuladas para justificar essa tolerância imune; por exemplo, moléculas secretadas pelo patógeno podem interferir na função das células apresentadoras de antígeno e na proliferação de linfócitos, inibindo a resposta imune celular normal (Del Brutto, 2006).

Entretanto, depois de alguns anos, os cistos degeneram, perdendo a sua capacidade de modular a resposta imunológica do hospedeiro. A partir desse momento, o sistema imune do paciente passa a atacar os cisticercos, o que leva ao aparecimento de edema e, posteriormente, ao controle da infecção local, seja com a resolução completa das lesões císticas, seja com a formação de um granuloma calcificado. O processo de reação imune ao cisticerco promove o desenvolvimento das manifestações clínicas, como as crises convulsivas vistas na NCC (Del Brutto, 2012). Nesse contexto, embora o mecanismo exato responsável pelas convulsões associadas às lesões cerebrais calcificadas não esteja totalmente esclarecido, algumas moléculas do hospedeiro, estimuladas intermitentemente pela liberação ocasional de antígenos do cisticerco, podem estar envolvidas, havendo particulares indícios de importância etiopatogênica associada à substância P e às metaloproteases de matriz (especialmente, na vigência de lesões cicatriciais calcificadas) (Dorny et al., 2005, Fleury et al., 2010). De maneira alternativa, modificações na neuroplasticidade e cicatrização cerebral (esclerose hipocampal, por exemplo) podem estar associadas ao desenvolvimento de focos epilépticos (Galán-Puchades; Fuentes, 2000).

Além dos efeitos neurológicos provocados pelas lesões intraparenquimatosas, pode haver complicações decorrentes do acometimento intracraniano extraparenquimatoso. Hidrocefalia também pode ocorrer, seja em decorrência do entupimento de foramens ou aquedutos (hidrocefalia obstrutiva), provocado pela reação inflamatória dirigida contra os patógenos localizados no sistema ventricular intracraniano, seja por aracnoidite crônica, decorrente do acometimento do espaço subaracnoide (hidrocefalia comunicante). Neste último caso, podem estar associados sinais de meningite.

Especialmente quando localizados ao nível da fissura lateral de Sylvius, onde não há uma pressão tecidual (cerebral) significativa, restritiva ao crescimento das lesões císticas, cisticercos que se desenvolvem no espaço subaracnoide podem chegar a alcançar grandes dimensões (dez ou mais centímetros, os chamados cisticercos gigantes), causando efeito de massa (Galán-Puchades; Fuentes, 2013). Além disso, em termos neurológicos, podem ocorrer quadros de vasculite do SNC e até acidentes cerebrovasculares (Del Brutto et al., 2006; Garcia et al., 2005).

Pacientes com múltiplos cistos frequentemente os apresentam em diferentes locais e mesmo em diferentes estágios, não sendo incomum a coexistência de lesões viáveis, lesões inflamadas e lesões cicatriciais calcificadas no mesmo paciente.

Aspectos clínicos

As manifestações clínicas associadas à cisticercose dependem principalmente do número e da localização das lesões presentes no organismo. Como já assinalado, o quadro clínico é dominado, em geral, pelas manifestações neurológicas; portanto, nesta seção, serão discutidas as manifestações clínicas relacionadas com a NCC e aquelas associadas aos acometimentos extraneurais. É importante, também, ressaltar que febre geralmente não está presente nos pacientes afetados pela doença.

Neurocisticercose

As manifestações clínicas dependem, mais uma vez, da localização das lesões, mas podem ser grosseiramente divididas em relacionadas com o acometimento parenquimatoso, extraparenquimatoso ou misto.

Em termos topográficos, a NCC pode ainda ser subdividida nas formas encefálica, espinal e subaracnoide, cabendo ainda destacar que o acometimento ocular sub-retiniano também é classificado entre os tipos da doença.

Os pacientes com lesões císticas intraparenquimatosas – a forma mais comum de NCC, presente em mais de 60% dos pacientes admitidos para avaliação e tratamento hospitalar – geralmente apresentam cefaleia e convulsões, enquanto os indivíduos portadores de lesões císticas localizadas fora do parênquima encefálico têm mais sintomas relacionados com o aumento da pressão intracraniana (cefaleia, náuseas e vômitos), podendo desenvolver alterações do nível de consciência. Outras manifestações neurológicas menos comuns incluem efeito de massa, distúrbios visuais, déficits neurológicos focais (por vasculite ou evento vascular isquêmico associado) e meningite.

O pico de incidência das primeiras manifestações da NCC gira em torno de 3 a 5 anos após o contágio, mas o período de incubação pode durar até mais de 30 anos, sendo, nesses casos, as manifestações relacionadas com a presença de granulomas calcificados (Garcia et al., 2002). O diagnóstico diferencial da NCC inclui vasculites que afetam o SNC, hidatidose (ver Capítulo 66, *Hidatidoses*), neurotoxoplasmose (especialmente em pacientes com a síndrome da imunodeficiência adquirida [AIDS]) (ver Capítulo 32, *Toxoplasmose*), infecções fúngicas e micobacterianas, neoplasias e abscessos cerebrais.

Segundo a localização das lesões, as manifestações clínicas da NCC serão abordadas conforme descrito a seguir.

■ *Neurocisticercose intraparenquimatosa*

As manifestações clínicas ligadas a esse tipo de NCC dependem da localização, do número das lesões císticas e, conforme já discutido, da natureza da resposta inflamatória associada. Embora os pacientes possam ser assintomáticos, convulsões são a manifestação clínica mais comum da NCC parenquimatosa, sendo geralmente focais, mas com possível generalização secundária (Gomes et al., 2001; Garcia et al., 2007). Em muitos países em que a NCC é endêmica, ela é a causa mais comum de convulsões com início na vida adulta (Garcia et al., 2016).

Em casos mais graves, no contexto de um número grande de cistos intraparenquimatosos, uma resposta imunológica intensa pode provocar um quadro clínico similar ao de uma encefalite, com cefaleia, náuseas, vômitos, convulsões, redução da acuidade visual e outros sinais de hipertensão intracraniana, como a tríade de Cushing (hipertensão arterial sistêmica, bradicardia e irregularidade respiratória) e rebaixamento do nível de consciência, podendo ocasionalmente haver febre. Essa apresentação, que é mais comum em crianças e mulheres jovens, pode ocorrer espontaneamente ou ser precipitada pelo tratamento, ao ser ocasionada a degeneração simultânea de um grande número de cistos, com grande edema inflamatório local.

■ *Neurocisticercose extraparenquimatosa*

As lesões da NCC extraparenquimatosa podem ocorrer no sistema ventricular ou no espaço subaracnoide. Como já assinalado, hidrocefalia pode ocorrer, sendo mais comum em pacientes adultos, posto que as crianças tendem a ter mais a doença parenquimatosa (Garcia et al., 2016).

No sistema ventricular, os cisticercos podem se desenvolver como cistos de livre flutuação ou ficar aderidos ao plexo coroide, sendo detectados em 10 a 20% dos pacientes avaliados por suposta NCC. Os cistos podem causar sintomas quando obstruem os foramens (de Luschka e/ou Magendie) ou aquedutos de drenagem (de Monroe ou Sylvius), ocasionando hidrocefalia obstrutiva e aumento da pressão intracraniana.

Nesse contexto, pode haver cefaleia, náuseas, vômitos, borramento visual (papiledema) e rebaixamento de consciência, podendo também estar presentes, embora em menor frequência, convulsões e déficits neurológicos focais. Um quadro curioso relacionado com esse tipo de NCC é a síndrome de Bruns, em que cistos móveis presentes no 3º ou no 4º ventrículo podem causar intermitentemente obstrução liquórica, levando a episódios de perda súbita de consciência associados a certos movimentos da cabeça (Garcia et al., 2014).

Os cisticercos localizados no espaço subaracnoide das fissuras ou cisternas basais podem chegar a alcançar grandes dimensões e exercer efeitos compressivos locais, podendo também ocasionar uma aracnoidite crônica, cuja resposta inflamatória vigente pode levar à instalação de hidrocefalia, meningite, acidente vascular isquêmico e vasculite (Del Brutto et al., 2006; Garcia et al., 2002, 2005; Gonzalez et al., 2005). Nos casos com acometimento do espaço subaracnoide localizado na base do crânio, pode haver extensão da NCC para o espaço subaracnoide espinal, podendo causar inflamação e alterações desmielinizantes nas raízes nervosas espinais; tais pacientes comumente se apresentam com dores neuropáticas típicas das radiculopatias, parestesias e/ou alterações esfincterianas. De modo menos comum, o acometimento da medula pode se dar no interior do parênquima (NCC espinal intramedular), ocasionando quadro de mielite transversa, com consequentes paraparesia de membros inferiores, transtornos sensitivos e alterações esfincterianas (incontinência ou retenção urinária e/ou fecal) (Gravori et al., 2002). Como um todo, o acometimento da medula espinal é visto em cerca de 1% dos casos, sendo as manifestações neurológicas dependentes da topografia da lesão (Gravori et al., 2002).

A oclusão dos orifícios naturais de drenagem liquórica do 4º ventrículo para o espaço subaracnoide (foramens de Luschka e Magendie) pode levar à instalação de hidrocefalia obstrutiva. A ocorrência de meningite e espessamento leptomeníngeo na base do crânio pode causar defeitos no campo visual e paralisias de pares cranianos (efeito compressivo do nervo/quiasma óptico e dos nervos cranianos oriundos do tronco encefálico, como a síndrome do ângulo olivopontocerebelar). De maneira análoga, a extensão e o envolvimento vascular local podem provocar eventos encefálicos isquêmicos (angiite e compressão extrínseca), causando déficits neurológicos focais.

Finalmente, a NCC pode ocasionar transtornos psiquiátricos e déficits cognitivos. Assim, diante da variedade e gravidade das manifestações neurológicas apresentadas nesse contexto, pode-se afirmar que as formas extraparenquimatosas da NCC são ainda mais graves do que as intraparenquimatosas.

Cisticercose extraneural

A cisticercose extraneural pode envolver diversos outros órgãos e tecidos; porém, é mais comum nos olhos, nos músculos esqueléticos e no tecido subcutâneo. O acometimento ocular é observado em 1 a 3% dos enfermos com cisticercose, podendo afetar o espaço sub-retiniano, o humor vítreo, a câmara anterior, a conjuntiva e/ou os músculos extraoculares (Hernández et al., 2014). Embora muitos pacientes sejam assintomáticos, a apresentação clínica mais vista nos pacientes afetados por esse tipo de cisticercose é a redução da acuidade visual (focal ou generalizada), podendo ou não ocorrer complicações relacionadas com a existência de inflamação local adjacente aos cisticercos em degeneração (irite, sinéquias pupilares, ciclite, iridociclite, retinocoroidite, pan-oftalmite, vasculite retiniana, descolamento da retina e/ou hemorragia do vítreo).

Pelo risco de agravamento dos transtornos oculares em resposta à destruição de cisticercos locais provocada pela instituição da terapêutica específica, a presença de cisticercose ocular deve ser afastada, com a realização da fundoscopia, antes de ser iniciado o tratamento de NCC. Nesse sentido, é importante destacar que a forma sub-retiniana da doença é encarada como um tipo de NCC, em razão da estreita relação entre a retina e o encéfalo.

A cisticercose pode afetar também músculos, particularmente os estriados, sendo, em geral, assintomática. Quando há sintomas, eles são relacionados com miosite (mialgias, edema, febre e eosinofilia), que é mais provável de ocorrer quando o envolvimento muscular é extenso. De outro modo, o acometimento muscular pode ser detectado acidentalmente, durante a avaliação de estudos radiográficos solicitados por outros motivos e fins, sendo observadas as chamadas "calcificações em forma de cigarro". Embora incomum, o acometimento cardíaco pela cisticercose tem sido observado, podendo, na dependência do local afetado, ser inteiramente assintomático ou resultar em arritmias e/ou distúrbios de condução elétrica.

A cisticercose pode, igualmente, desencadear a formação de nódulos calcificados no tecido subcutâneo, que são geralmente assintomáticos e têm dimensões entre 5 mm e 2 cm. Embora a apresentação habitual do tipo subcutâneo seja como pequenas formações ovoides endurecidas e indolores, pode haver desconforto local quando ocorre inflamação.

Diagnóstico laboratorial

A maioria dos pacientes com cisticercose não tem qualquer achado diagnóstico específico nos exames laboratoriais de rotina, em geral não havendo nem mesmo eosinofilia no hemograma. Quanto ao exame parasitológico de fezes, trata-se de uma análise pouco sensível para o diagnóstico da doença, uma vez que a maior parte dos pacientes com cisticercose não apresenta, à época do diagnóstico, vermes adultos viáveis que estejam eliminando ovos e/ou proglotes em seus intestinos. Desse modo, o diagnóstico da cisticercose deve pautar-se em outros métodos complementares.

Embora mais utilizados para fins de inventário epidemiológico, testes sorológicos podem ser utilizados para a detecção de anticorpos séricos nos pacientes afetados pela doença. O teste sorológico de escolha para a detecção de anticorpos contra o *C. cellulosae* é o *enzyme-linked immunoelectrotransfer blot* (EITB), um método de *blotting* imunoenzimático desenvolvido pelo CDC (2019). O ensaio EITB pode ser realizado no sangue ou no liquor, embora a sensibilidade geralmente seja maior no soro (Hernández et al., 2014). Ele apresenta bom rendimento diagnóstico (sensibilidade e especificidade) nos casos com múltiplos cisticercos ativos, embora seja importante ressaltar que um resultado positivo não indica necessariamente a presença de parasitos vivos e/ou doença ativa, uma vez que os anticorpos relacionados podem persistir por vários anos após a morte dos cisticercos. Nesse contexto, diante da dúvida quanto à existência de doença ativa, a aplicação de testes dirigidos à detecção sérica de antígenos pode solucionar o impasse.

Outros testes sorológicos que podem ser aplicados para o reconhecimento da cisticercose incluem as reações de imunofluorescência, fixação do complemento, hemaglutinação e ELISA.

O líquido cerebrospinal (LCS) dos pacientes acometidos pela NCC, em geral, é claro, com aumento da pressão à raquimanometria, e apresenta pleocitose, hipoglicorraquia e eosinofilorraquia. Algumas técnicas imunológicas podem ser aplicadas à análise do LCS desses pacientes; porém, nesse material, dá-se preferência ao ELISA (frente ao EITB).

Avaliação por métodos de neuroimagem

Quanto à avaliação por neuroimagem, os melhores exames para o diagnóstico da NCC são a tomografia computadorizada (TC) e a ressonância magnética (RM), devendo todos os pacientes com suspeita da doença ser avaliados por, pelo menos, uma destas técnicas (ver Capítulo 8, *Métodos de Diagnóstico Radiológico nas Enfermidades Parasitárias*).

De modo geral, não entrando em particularidades diagnósticas quanto à fase da infecção e à reatividade imune à presença do cisticerco, pode-se afirmar que a TC é melhor para a identificação de lesões calcificadas e suficientemente eficiente para o reconhecimento dos cisticercos intraparenquimatosos, enquanto a RM oferece resultados superiores na detecção de lesões císticas relativamente pequenas (mais bem identificadas utilizando-se a sequência *fluid-attenuated inversion recovery* (FLAIR) e de cistos extra-axiais (subaracnoides ou ventriculares), especialmente com as novas sequências tridimensionais, como *fast imaging employing steady-state acquisition* (FIESTA) e *three-dimensional constructive interference in steady state* (3D CISS). Isso decorre do fato de as densidades do conteúdo líquido cístico e do liquor serem muito próximas, tornando extremamente difícil a sua discriminação através da TC de crânio (Lescano et al., 2009; Medina et al., 2005; Mitre et al., 2007). Nos pacientes com NCC subaracnoide localizada na base do crânio, o estudo de imagem deve estender-se ao canal medular, sendo também a RM superior para esse fim e a mielografia, possivelmente útil.

Os achados nos exames de neuroimagem dependem da localização e do estágio das lesões, sendo este último dependente da natureza e intensidade da resposta imune desenvolvida pelo hospedeiro. Os cistos viáveis (as lesões iniciais) se apresentam como lesões hipodensas arredondadas, não captantes de contraste, que geralmente têm entre 5 e 20 mm de diâmetro. À medida que os cistos começam a degenerar-se, as densidades de sua parede e, posteriormente, de seu conteúdo começam a aumentar, além de surgir edema local, intensificando-se as lesões pelo contraste – reforço em anel (ao redor do cisto) ou homogêneo. Esse processo de degeneração dos cistos é melhor reconhecido pela RM. Finalmente, com o colapso do cisto, o cisticerco transforma-se em um granuloma calcificado residual, geralmente identificado como uma lesão nodular sólida, calcificada, com diâmetro entre 1 e 10 mm (em média, 2 a 4 mm). Lesões císticas e calcificadas podem ser detectadas simultaneamente no mesmo paciente.

A identificação do escólex em uma lesão cística é o único achado radiográfico considerado patognomônico da condição, sendo mais frequentemente observado nas formas ativas da infecção. Os escóleces são reconhecidos como nódulos hiperintensos arredondados ou alongados, de 2 a 4 mm de diâmetro, localizados no interior de uma cavidade cística. Geralmente, não são identificados nas lesões calcificadas, mas podem ser detectados ocasionalmente na RM. Apesar de sua importância para o reconhecimento e diagnóstico específico da NCC, a identificação de escóleces não é comum. Em verdade, a presença de lesões císticas intraparenquimatosas, com ou sem intensificação pelo contraste, representa o aspecto radiológico mais comum da NCC, presente em mais de 60% dos pacientes hospitalizados em função da doença. Em crianças com convulsões decorrentes da doença, o achado mais típico é a existência de uma única lesão captante de contraste, padrão que também é muito comum em adultos (Garcia et al., 2002; 2016).

As lesões intraparenquimatosas da NCC tendem a acometer mais o córtex e o tronco encefálico, sendo raro que produzam efeito de massa, com desvio das estruturas da linha média. Achados menos comuns dessa forma da doença incluem o envolvimento cerebelar ou dos núcleos da base, edema cerebral difuso, infarto cerebral, lesões císticas gigantes (maiores que 20 cm) e aglomerados de cistos em número superior a 50. Em alguns casos, a TC de crânio pode revelar a presença de múltiplas lesões intraparenquimatosas com reforço anelar ou homogêneo, envolvidas por edema cerebral difuso, padrão descrito por alguns como encefalite cisticercótica.

Como mencionado anteriormente, o acometimento extraparenquimatoso da NCC é mais bem explorado e documentado por meio da RM.

Além das lesões císticas, achados compatíveis com esse tipo de NCC incluem hidrocefalia e intensificação leptomeníngea, podendo ainda ser observadas falhas de enchimento quando aplicada a mielografia.

Alguns especialistas têm denominado a NCC como ativa, quando são detectadas lesões viáveis (ou em processo de degeneração), ou inativa, quando granulomas calcificados são observados nos exames de imagem. Ambas podem estar presentes simultaneamente no mesmo paciente; contudo, como não há boa correlação entre o padrão das lesões observadas e a existência de manifestações clínicas, esses termos não devem ser utilizados.

Diagnóstico da neurocisticercose

O diagnóstico da NCC é, em grande parte, pautado na apresentação clínica e nos achados dos exames de neuroimagem, sendo a pesquisa de anticorpos séricos útil, mas nem sempre necessária. Eventualmente, a análise do LCS pode ser procedida, mas a realização de procedimentos mais invasivos, como a biopsia cerebral, é raramente indicada. Em verdade, a extensão da investigação diagnóstica depende da probabilidade do diagnóstico (Moyano et al., 2014). Assim, por exemplo, em um paciente proveniente de área endêmica de cisticercose, a ocorrência de crises convulsivas associadas à existência de uma lesão isolada típica em exame de neuroimagem torna dispensável a realização de outros procedimentos diagnósticos, até mesmo a pesquisa de anticorpos por EITB, posto que a probabilidade do diagnóstico de NCC é muito elevada.

Os critérios diagnósticos propostos por Del Brutto et al. em 2001 (Quadro 46.2) tornaram-se uma ferramenta amplamente utilizada e altamente útil para o diagnóstico da NCC nos mais diversos cenários clínicos (pacientes hospitalizados ou ambulatoriais, residentes em áreas endêmicas ou em países não endêmicos), evitando subnotificação ou excessiva notificação de casos. Os critérios utilizados se baseiam em dados clínicos objetivos, resultados de exames de imagem, estudos imunológicos e dados epidemiológicos.

Considerando o impacto de cada um dos critérios desse sistema diagnóstico de NCC, quatro categorias são fundamentadas: critérios absolutos, que se constituem na única maneira de dar o diagnóstico de NCC com 100% de confiança utilizando apenas um critério; critérios maiores, os quais sugerem fortemente o diagnóstico da condição, mas que devem ser sempre avaliados à luz de outros critérios para confirmar ou descartar a NCC; critérios menores, que representam manifestações frequentes, mas inespecíficas da NCC, não tendo força diagnóstica suficiente para ser encarados como critérios maiores; e critérios epidemiológicos, que devem ser considerados apenas como evidências circunstanciais que favorecem o diagnóstico da NCC.

A aplicação dos critérios diagnósticos de NCC possibilita um diagnóstico definitivo ou provável, nos seguintes termos:

- Diagnóstico definitivo de NCC:
  - Presença de um critério absoluto ou
  - Presença de dois critérios maiores associados a um critério menor e um critério epidemiológico

QUADRO 46.2 Critérios diagnósticos de neurocisticercose (NCC).

Absolutos	Maiores	Menores	Epidemiológicos
• Demonstração histológica do parasito em biopsia de lesão cerebral ou da medula • Lesões císticas demonstrando o escólex na TC ou RM de crânio • Visualização direta de parasitos sub-retinianos no exame de fundo de olho	• Lesões altamente sugestivas de NCC nos exames de neuroimagem • Teste EITB positivo para anticorpos antiglicoproteínas da *T. solium* • Resolução espontânea de pequenas e isoladas lesões captantes de contraste • Resolução de lesões císticas intracranianas após terapia farmacológica cisticida	• Lesões compatíveis com NCC nos exames de neuroimagem • Manifestações clínicas sugestivas de NCC • Teste ELISA positivo no liquor para anticorpos anticisticerco ou para antígenos do *C. cellulosae* • Detecção de cisticercose fora do SNC*	• Existência de um contato domiciliar portador de infecção por *T. solium* • Ser residente ou imigrante de área onde a cisticercose é endêmica • História de viagens frequentes para áreas endêmicas da doença

*Para ser encarado como critério diagnóstico menor de NCC, a ocorrência de acometimento extraneural da cisticercose requer pelo menos um dos seguintes parâmetros: demonstração histológica do parasito na biopsia de um nódulo subcutâneo; radiografias simples ou TC demonstrando a presença de "calcificações em forma de cigarro" nos músculos da coxa ou panturrilha; ou visualização direta do cisticerco na câmara anterior do olho. TC: tomografia computadorizada; RM: ressonância magnética; EITB: *enzyme-linked immunoelectrotransfer blot*; SNC: sistema nervoso central. Adaptado de Del Brutto et al., 2001.

- Diagnóstico provável de NCC:
  - Presença de um critério maior associado a dois critérios menores ou
  - Presença de um critério maior associado a um critério menor e um epidemiológico ou
  - Presença de três critérios menores associados a um critério epidemiológico.

Em uma revisão clássica sobre a aplicabilidade clínica de seus critérios diagnósticos, Del Brutto (2012) concluiu que cerca de 10 anos após sua publicação original e depois de centenas de referências em periódicos e livros-textos dedicados ao assunto, a ferramenta diagnóstica desenvolvida continua amplamente aceita. Apesar dos recentes avanços nos exames de neuroimagem, com a consequente elevação da precisão diagnóstica de alguns critérios relacionados, sua classificação em termos de impacto diagnóstico (a categoria específica do parâmetro – absoluto, maior, entre outros) não se modificou. Todavia, o autor considerou a possibilidade de novos testes imunodiagnósticos (altamente sensíveis e específicos) se juntarem ao EITB como critério diagnóstico maior.

De maneira prática, diante da suspeita de NCC, uma abordagem diagnóstica razoável é iniciar a investigação com a solicitação de uma TC de crânio e a pesquisa sorológica por meio do teste EITB. A RM é mais indicada diante da suspeita de pequenas lesões intraparenquimatosas ou de lesões císticas extraparenquimatosas (intraventriculares ou localizadas no espaço subaracnoide) e para a visualização do escólex (Lescano et al., 2009).

Diagnóstico das formas extraneurais

Para o diagnóstico das formas extraneurais da cisticercose, outras ferramentas diagnósticas são recomendadas. No caso da suspeita de cisticercose ocular, o exame utilizado para o diagnóstico é o do fundo de olho, enquanto, na investigação de suposto acometimento muscular, estudos radiográficos ("calcificações em forma de cigarro") e/ou biopsia local são indicados; estes últimos também podem ser prescritos quando se considera necessário confirmar a etiologia de um suposto acometimento subcutâneo.

Tratamento

O tratamento da cisticercose inclui o uso de fármacos antiparasitários, corticosteroide, anticonvulsivante e aplicação de medidas invasivas (endoscópicas ou cirúrgicas), dependendo de múltiplos fatores, especialmente do tipo da doença (NCC versus cisticercose extraneural; NCC intraparenquimatosa versus NCC extraparenquimatosa) e do tipo (cistos viáveis versus lesões calcificadas residuais) e número das lesões císticas. Apesar de certas incertezas e possíveis variações de conduta segundo certas particularidades, alguns princípios gerais são seguidos e estabelecidos para situações específicas, sendo a seguir apresentados. O Quadro 46.3 resume as condutas terapêuticas atualmente aceitas para o tratamento da cisticercose.

O fármaco antiparasitário de escolha para o tratamento dos cistos viáveis da cisticercose é o albendazol, na dose de 15 mg/kg/dia (geralmente, 800 mg 12/12 h), administrado por via oral junto às principais refeições (pois aumenta a biodisponibilidade do agente) por período variável, conforme a forma da doença (Nash et al., 2006). Como alternativa ao albendazol ou em associação a ele (no caso de NCC com mais de duas lesões viáveis), pode-se lançar mão do praziquantel (50 mg/kg/dia, em dose dividida a cada 8 h); se este último for empregado em tratamento substitutivo ao fármaco de primeira linha, faz-se necessário um tempo de tratamento maior.

Ensaios clínicos randomizados demonstraram que os pacientes tratados com fármacos antiparasitários ficam sob risco de crises convulsivas por um menor período de tempo, tendo também evolução mais rápida para a resolução radiológica de suas lesões, especialmente quando

QUADRO 46.3 Conduta terapêutica recomendada para as diferentes formas de cisticercose.

Tipo de lesão	Tratamento indicado
NCC com lesão intraparenquimatosa cística única, captante de contraste	Antiparasitário* + corticosteroide
NCC com múltiplas lesões císticas intraparenquimatosas	Antiparasitário* + corticosteroide
NCC com mais de dois cisticercos viáveis	Tratamento antiparasitário combinado** + corticosteroide
NCC com edema cerebral difuso associado a múltiplos cistos inflamados (encefalite cisticercótica)	No início, apenas corticosteroide, sendo o tratamento antiparasitário (contraindicado no início) reavaliado a posteriori
NCC com granulomas calcificados residuais (sem lesões viáveis associadas)	Não utilizar fármaco antiparasitário, que é ineficaz nesse contexto
NCC com cistos subaracnoides	Antiparasitário + corticosteroide com ou sem derivação liquórica (no caso de hidrocefalia)
NCC com cistos intraventriculares ou no canal medular	Ressecção endoscópica dos cistos (em sítios acessíveis)*** ou antiparasitário* + corticosteroide com ou sem ressecção cirúrgica
Acometimento do nervo óptico ou de músculos extraoculares	Antiparasitário + costicosteroide
Cisticercose ocular com acometimento intraocular	Ressecção cirúrgica do cisto***
Cisticercose com lesões musculares ou subcutâneas sintomáticas	Anti-inflamatório não esteroide com ou sem ressecção cirúrgica de lesões solitárias

*Albendazol como primeira escolha, sendo o praziquantel a alternativa. **Albendazol + praziquantel. ***Fármacos antiparasitários e corticosteroides não são necessários na maioria dos casos após a remoção cirúrgica ou endoscópica de cistos, a menos que haja doença parenquimatosa coexistente. Adaptado de White Jr., 2016.

o tratamento antiparasitário realizado é procedido com a combinação de ambos os fármacos indicados na cisticercose (albendazol + praziquantel) (Ndimubanzi et al., 2010; Otte et al., 2013; Palheta-Neto et al., 2003; Rangel-Castilla et al., 2009; Rath et al., 2010). É importante destacar, contudo, que o uso de fármacos antiparasitários não é benéfico em todos os pacientes; portanto, a sua indicação deve ser avaliada em cada caso. Seu uso está indicado, por exemplo, nos pacientes sintomáticos, com múltiplos cistos viáveis em região intraparenquimatosa, ou no caso de provas imunológicas positivas no LCS, sendo, por outro lado, totalmente ineficaz para os granulomas residuais.

O tempo de duração do tratamento antiparasitário depende da forma da doença e do número de lesões císticas presentes (Romo et al., 2014; Sáenz et al., 2006; Schantz et al., 1992). Para os pacientes com apenas uma lesão captante de contraste, a terapia pode ser conduzida em apenas 7 dias, ao passo que, caso existam múltiplas lesões císticas, ela deve ser mantida por 10 a 14 dias, podendo o prazo de tratamento ser ainda estendido para um mínimo de 4 semanas no caso de um tratamento de NCC com acometimento subaracnoide.

Uma vez indicado o tratamento antiparasitário, recomenda-se a coadministração de corticosteroides (grau de evidência 1A) em doses altas (1 mg/kg/dia de prednisona ou prednisolona, ou 0,1 mg/kg/dia de dexametasona) por 5 a 10 dias, seguida por rápido descalonamento da dose administrada. Nos raros casos em que o tratamento com corticosteroide tiver que ser mantido por tempo prolongado, o metotrexato pode ser adicionado ao esquema como agente poupador da dose de tal classe farmacológica (Schantz et al., 1992).

O uso racional conjunto de corticosteroides justifica-se pelo fato de que, com a destruição dos cisticercos induzida pelo fármaco antiparasitário, pode ocorrer ou exacerbar-se uma reação inflamatória local, com subsequente agravamento dos transtornos clínicos associados (particularmente dos transtornos neurológicos ligados à NCC), processo que pode e deve ser controlado com o uso de corticosteroides (Sáenz et al., 2006; Serpa et al., 2011). Todavia, antes de ser iniciado o tratamento com corticosteroides, devem ser afastadas as hipóteses de cisticercose ocular, tuberculose latente e estrongiloidíase, em razão dos riscos da ocorrência de, respectivamente, agravamento de transtornos visuais, tuberculose disseminada e estrongiloidíase (ver Capítulo 59, *Estrongiloidíase*), em disseminada (com sepse por bactérias Gram-negativas entéricas).

Como a principal manifestação clínica da NCC são as crises convulsivas, o tratamento da doença frequentemente inclui o uso de medicamentos anticonvulsivantes, como benzodiazepínicos. Outros, como fenitoína e carbamazepina, podem reduzir significativamente as concentrações plasmáticas dos agentes antiparasitários utilizados (albendazol e praziquantel). Embora a relevância clínica dessa interação farmacológica permaneça ainda incerta, é possível supor que reduções nos níveis séricos de tais fármacos contribuam para eventuais falhas terapêuticas (Singhi et al., 2003).

Na vigência de crises convulsivas, um paciente com diagnóstico suspeito ou confirmado de NCC deve ser hospitalizado para tratamento e observação clínica, sendo inquestionável nesses casos a indicação de terapia anticonvulsivante, pensando no controle e prevenção da recidiva das crises. Mesmo naqueles pacientes com NCC que nunca apresentaram crises convulsivas, esses fármacos podem ser indicados quando estiverem sob alto risco de sua ocorrência, como nos casos com múltiplas lesões parenquimatosas (particularmente em degeneração e circundadas por edema inflamatório). Pacientes assintomáticos, sem passado de crises convulsivas, com granulomas calcificados, descobertos ao acaso em exames de neuroimagem, não têm indicação de uso profilático de anticonvulsivantes, apesar de tais lesões serem inquestionáveis focos epilépticos.

A definição do tempo de manutenção da terapia anticonvulsivante deve ser feita individualmente; porém, tem-se considerado o prolongamento do seu uso até o desaparecimento das lesões ativas nos exames de imagem. Comumente, o tratamento anticonvulsivante é mantido por 6 a 12 meses após a resolução radiográfica da infecção ativa. Com a eliminação do(s) cisto(s) e estando o paciente cerca de 2 anos sem crises, o tratamento pode ser interrompido, mas deve ser prontamente reintroduzido caso voltem a ocorrer convulsões.

Quanto ao tratamento invasivo, está indicada a derivação do LCS na hidrocefalia consequente à NCC (p. ex., na síndrome de Bruns), seja com a realização de ventriculostomia ou de *shunt* ventriculoperitoneal. O procedimento escolhido deve ser realizado em caráter de emergência caso haja rebaixamento do nível de consciência e/ou iminente herniação intracraniana (Garcia et al., 2005). Cistos intraventriculares associados à formação de hidrocefalia devem ser abordados com ressecção endoscópica, quando possível; nesses casos, fármacos antiparasitários não devem ser administrados previamente à cirurgia, já que podem causar problemas técnicos para a remoção dos cisticercos (p. ex., fragmentação durante o procedimento ou aderências à parede ventricular) (Singhi et al., 2004; Takayanagui; Martinez, 2015; Thussu et al., 2008). No caso de cistos gigantes, causando efeito de massa, ou localizados em topografias inacessíveis à endoscopia flexível, como nos casos de cisticercose ocular ou do canal medular, pode ser realizada a remoção cirúrgica aberta.

Prognóstico

O prognóstico dos pacientes afetados pela cisticercose depende da forma da doença, do número de cisticercos e do grau de inflamação (White, 2009). A NCC extraparenquimatosa tende a conferir, em geral, um pior prognóstico que a parenquimatosa. Entre os enfermos afetados por esta última, aqueles com lesões únicas e captantes de contraste apresentam um melhor prognóstico do que os portadores de múltiplos cisticercos viáveis, sendo ainda pior quando há encefalite cisticercótica. Por se tratar de extensão do SNC, pacientes com acometimento ocular subretiniano têm prognóstico relacionado com a gravidade da NCC, mas também com os danos associados aos transtornos da visão. O acometimento muscular e o subcutâneo não conferem gravidade à cisticercose.

Ecoepidemiologia

A cisticercose é um significativo problema de saúde pública na Ásia, especificamente na Índia, na África Subsaariana e na América Latina, principalmente em países com economias de média e baixa rendas, devido à precariedade das condições sanitárias locais e ao baixo nível socioeconômico e cultural (CDC, 2019; WHO, 2019) (Figura 46.4). Os relatos de casos na Europa ocidental são raros, mas é possível antever que os movimentos migratórios de massa observados atualmente (a partir da África e da Ásia) possam levar a uma mudança futura nesse panorama. Em termos globais, estima-se que aproximadamente 50 milhões de pessoas estejam infectadas com cisticercos, embora essa estimativa de prevalência seja provavelmente inferior à real, uma vez que muitas infecções são subclínicas e existem relativamente poucos estudos epidemiológicos sobre a condição (Alsina et al., 2002). Dentro dos países mais afetados, a prevalência da cisticercose varia, sendo frequentemente maior em áreas rurais e periurbanas, onde os porcos são criados e as condições sanitárias não são as mais adequadas (Bustos et al., 2006).

Segundo recentes dados oficiais (Datasus, 2014), a maior parte dos casos relatados de cisticercose foi registrada nas regiões Sudeste e Nordeste, afetando principalmente o sexo masculino e a faixa etária entre 40 e 60 anos. Em outras fontes, todavia, é assinalado que a faixa etária mais acometida seria a das crianças, por levarem com frequência as mãos à boca, e se infectarem por ovos da tênia envolvida (Callacondo et al., 2012). É importante assinalar que o predomínio de casos em certas regiões pode não ser decorrente de supostas baixas condições socioeconômicas locais, mas devido à existência de melhores recursos diagnósticos (Carpio; Hauser, 2002).

Segundo dados clássicos veiculados pelo Centers for Disease Control and Prevention (CDC), os aproximadamente 50 milhões de casos mundiais com acometimento do SNC provocam cerca de 50 mil mortes por ano (Alsina et al., 2002). Em algumas regiões do mundo, a prevalência de epilepsia chega a 3% da população, sendo que 25 a 40% desses casos têm evidências de cisticercose (Carrillo et al., 2015).

Há que se destacar ainda que mesmo indivíduos que não residem, frequentam ou viajam para regiões geográficas em que haja criação de suínos podem desenvolver cisticercose. De modo relevante, em uma clássica série de quatro casos provenientes de uma comunidade judaica ortodoxa de Nova York, EUA (em que naturalmente se considera bastante improvável o diagnóstico de qualquer condição veiculada por porcos, uma vez que o consumo de carne suína é proibido), a contaminação se deu a partir de trabalhadores domésticos que haviam imigrado de países da América Latina (CDC, 1992). É absolutamente certa a propensão ao aglomerado domiciliar de casos de cisticercose, de modo que contatos caseiros de pacientes afetados por NCC têm uma razão de chances três vezes maior de apresentar sorologia positiva para cisticercose do que controles não relacionados (Das et al., 2007).

Assim, as evidências epidemiológicas vigentes sustentam que a fonte mais comum de ovos infectantes de *T. solium* é um contato domiciliar com portador assintomático de teníase; portanto, a cisticercose deve ser considerada uma doença transmissível entre seres humanos, sendo o hospedeiro intermediário (porco) encarado como perpetuador da espécie na comunidade (Del Brutto et al., 2001).

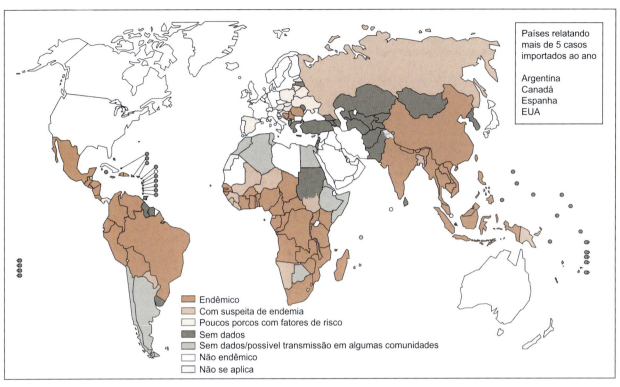

FIGURA 46.4 Endemicidade da espécie *Taenia solium*, 2015. Adaptada de WHO, 2019.

Profilaxia e controle

Considerando o ciclo de vida de *T. solium*, a prevenção da cisticercose pode ser dirigida a várias etapas da transmissão da doença, mais especificamente à prevenção da teníase humana, da infecção dos porcos e da transmissão de ovos do helminto entre seres humanos. Um programa de erradicação eficaz requer a implementação conjunta dessas três medidas estratégicas (Torres-Corzo et al., 2006; Vedantam et al., 2016).

A prevenção da teníase humana é importante para a redução da carga de portadores de ovos da *T. solium*, devendo ser conduzida com a eliminação do consumo de carne suína contaminada com cisticercos viáveis por parte do ser humano. Para tanto, deve haver rigorosa inspeção da carne de porco quanto à possível presença de cisticercos, etapa frequentemente negligenciada em países com escassos recursos, em que as consequências econômicas da condenação da carne suína podem ser graves (Viana et al., 2014). Além disso, é necessário seu adequado tratamento em termos de congelamento e cozimento: a exposição à temperatura de 56°C por 5 minutos destrói o cisticerco (Carpio et al., 2002); porém, o simples salgamento da carne e a administração de agentes antiparasitários ao gado suíno (como quimioterapia em massa) não se constituem em técnicas suficientemente adequadas e confiáveis.

A prevenção da infecção dos porcos pode ser obtida com a eliminação do acesso deles a fezes humanas. Para tanto, é importante melhorar as condições de saneamento básico da população (sistemas de esgoto ou uso de latrinas) e confinar os porcos à circulação em áreas onde não haja o risco de contato com excretas do *H. sapiens*. Embora ainda não esteja disponível, acredita-se que o desenvolvimento de uma vacina porcina contra *T. solium* seja possível (existe uma vacina efetiva contra *T. saginata* para uso no gado bovino), propiciando resultados iniciais promissores (Viola et al., 2011).

No sentido da redução ou interrupção da transmissão de ovos de *T. solium* entre seres humanos, as seguintes estratégias são indicadas: educação em saúde, difundindo conhecimento acerca das vias de transmissão da doença; aplicação de boas práticas individuais de higiene e lavagem das mãos antes do preparo de alimentos; e tratamento dirigido dos portadores humanos de teníase, seja identificado pela anamnese (eliminação de proglotes nas fezes), seja pela aplicação de programas comunitários anti-helmínticos de massa. Para esse fim, a niclosamida é o fármaco de primeira linha, e o praziquantel, uma alternativa, sendo ambos administrados em dose única (ver Capítulo 85, *Teníase*, para mais informações).

Ainda não existe uma vacina eficaz para a proteção do ser humano contra *T. solium* (Viola et al., 2011); porém, como já mencionado, acredita-se ser possível o desenvolvimento de uma vacina efetiva para a proteção dos porcos.

Referências bibliográficas

Alsina GA, Johnson JP, McBride DQ et al. Spinal neurocysticercosis. Neurosurg Focus 2002; 12:e8.

Amaral LL, Ferreira RM, da Rocha AJ et al. Neurocysticercosis: evaluation with advanced magnetic resonance techniques and atypical forms. Top Magn Reson Imaging 2005;16(2):127-44.

Arctos – Collaborative Collection Management Solution. Disponível em: https://arctos.database.museum/name/Taenia. Acesso em ago. 2019.

Baird RA, Wiebe S, Zunt JR et al. Evidence-based guideline: treatment of parenchymal neurocysticercosis: report of the Guideline Development Subcommittee of the American Academy of Neurology. Neurology 2013;80:1424-9.

Bianchin MM, Velasco TR, Wichert-Ana L et al. Characteristics of mesial temporal lobe epilepsy associated with hippocampal sclerosis plus neurocysticercosis. Epilepsy Res 2014; 108:1889-95.

Braae UC, Hung NM, Satrija F, et al. Porcine cysticercosis (Taenia solium and Taenia asiatica): mapping occurrence and areas potentially at risk in East and Southeast Asia. Parasit Vectors 2018; 11(1):613.

Bustos JA, Pretell EJ, Llanos-Zavalaga F et al. Efficacy of a 3-day course of albendazol treatment in patients with a single neurocysticercosis cyst. Clin Neurol Neurosurg 2006;108:193-4.

Callacondo D, Garcia HH, Gonzales I et al. High frequency of spinal involvement in patients with basal subarachnoid neurocysticercosis. Neurology 2012;78:1394-400.

Carpio A, Hauser WA. Prognosis for seizure recurrence in patients with newly diagnosed neurocysticercosis. Neurology 2002;59:1730-4.

Carrillo MR, García LJ, Arroyo M et al. Relevance of 3D magnetic resonance imaging sequences in diagnosing basal subarachnoid neurocysticercosis. Acta Trop 2015;152:60-5.

CDC. Centers for Diseases Control and Prevention. Parasites – Cysticercosis. 2019. Disponível em: https://www.cdc.gov/parasites/cysticercosis/index.html. Acesso em: jul 2019.

CDC. Centers for Disease Control and Prevention. Update: international task force for disease eradication. MMWR 1992;41:691-8.

Das K, Mondal GP, Banerjee M et al. Role of antiparasitic therapy for seizures and resolution of lesions in neurocysticercosis patients: an 8 year randomised study. J Clin Neurosci 2007;14:1172-7.

Del Brutto OH. Diagnostic criteria for neurocysticercosis, revisited. Pathog Glob Health 2012;106(5):299-304.

Del Brutto OH, Rajshekhar V, White AC et al. Proposed diagnostic criteria for neurocysticercosis. Neurology 2001;57:177-83.

Del Brutto OH, Roos KL, Coffey CS et al. Meta-analysis: Cysticidal drugs for neurocysticercosis: albendazol and praziquantel. Ann Intern Med 2006;145(1):43-51.

Dorny P, Brandt J, Geerts S et al. WHO/FAO/OIE guidelines for the surveillance, prevention and control of taeniosis/cysticercosis. Paris: OIE, WHO, FAO; 2005. p. 45-55.

Fleury A, Escobar A, Fragoso G et al. Clinical heterogeneity of human neurocysticercosis results from complex interactions among parasite, host and environmental factors. Trans R Soc Trop Med Hyg 2010;104:243-50.

Galán-Puchades MT, Fuentes MV. Human cysticercosis and larval tropism of Taenia asiatica. Parasitol Today 2000;16:174.

Galán-Puchades MT, Fuentes MV. Taenia asiatica: the most neglected human taenia and the possibility of cysticercosis. Korean J Parasitol 2013;51(1):51-64.

Garcia HH, Del Brutto OH, Nash TE et al. New concepts in the diagnosis and management of neurocysticercosis (Taenia solium). Am J Trop Med Hyg 2005;72:3-9.

Garcia HH, Evans CA, Nash TE et al. Current consensus guidelines for treatment of neurocysticercosis. Clin Microbiol Rev 2002;15:747-56.

Garcia HH, González AE, Del Brutto OH et al. Strategies for the elimination of taeniasis/cysticercosis. J Neurol Sci 2007;262:153-7.

Garcia HH, Gonzalez AE, Tsang VC et al. Elimination of Taenia solium transmission in Northern Peru. N Engl J Med 2016a;374(24):2335-44.

Garcia HH, Lescano AG, Gonzales I et al. Cysticidal efficacy of combined treatment with praziquantel and albendazol for parenchymal brain cysticercosis. Clin Infect Dis 2016b; 62:1375-9.

Garcia HH, Nash TE, Del Brutto OH. Clinical symptoms, diagnosis, and treatment of neurocysticercosis. Lancet Neurol 2014; 13:1202-15.

Gomes AP, Nunes ER, Felippe KC, et al. Teníase e cisticercose: breve revisão dos aspectos gerais. Pediatr Mod 2008; 44(4):151-6.

Gomes AP, Siqueira-Batista R, Engel DC et al. Cisticercose humana. In: Siqueira-Batista R, Gomes AP, Igreja RP, Huggins DW. Medicina Tropical. Abordagem Atual das Doenças Infecciosas e Parasitárias. Rio de Janeiro: Cultura Médica, 2001.

Gonzalez AE, Gauci CG, Barber D et al. Vaccination of pigs to control human neurocysticercosis. Am J Trop Med Hyg 2005;72:837-9.

Goodman KA, Ballagh SA, Carpio A. Case-control study of seropositivity for cysticercosis in Cuenca, Ecuador. Am J Trop Med Hyg 1999;60:70-4.

Gravori T, Steineke T, Bergsneider M. Endoscopic removal of cisternal neurocysticercal cysts. Technical Note Neurosurg Focus 2002;12(6):e7.

Gupta RK, Awasthi R, Rathore RK et al. Understanding epileptogenesis in calcified neurocysticercosis with perfusion MRI. Neurology 2012;78:618-25.

Hernández RD, Durán BB, Lujambio PS. Magnetic resonance imaging in neurocysticercosis. Top Magn Reson Imaging 2014;23:191-8.

Lescano AG, Garcia HH, Gilman RH et al. Taenia solium cysticercosis hotspots surrounding tapeworm carriers: clustering on human seroprevalence but not on seizures. PLoS Negl Trop Dis 2009;3:e371.

Medina MT, Durón RM, Martínez L et al. Prevalence, incidence, and etiology of epilepsies in rural Honduras: the Salamá Study. Epilepsia 2005;46:124-31.

Mitre E, Talaat KR, Sperling MR et al. Methotrexate as a corticosteroid-sparing agent in complicated neurocysticercosis. Clin Infect Dis 2007;44(4):549-53.

Moyano LM, Saito M, Montano SM et al. Neurocysticercosis as a cause of epilepsy and seizures in two community-based studies in a cysticercosis-endemic region in Peru. PLoS Negl Trop Dis 2014; 8:e2692.

Nash TE, Pretell EJ, Lescano AG et al. Perilesional brain oedema and seizure activity in patients with calcified neurocysticercosis: a prospective cohort and nested case-control study. Lancet Neurol 2008;7:1099-105.

Nash TE, Singh G, White AC et al. Treatment of neurocysticercosis: current status and future research needs. Neurology 2006;67:1120-7.

NCBI. National Center for Biotechnology Information. Taxonomy. Disponível em: <https://www.ncbi.nlm.nih.gov/taxonomy>. Acesso em: mar. 2019.

Ndimubanzi PC, Carabin H, Budke CM et al. A systematic review of the frequency of neurocyticercosis with a focus on people with epilepsy. PLoS Negl Trop Dis 2010; 4:e870.

Otte WM, Singla M, Sander JW et al. Drug therapy for solitary cysticercus granuloma: a systematic review and meta-analysis. Neurology 2013; 80(2):152-62.

Palheta-Neto FX, Pezzin-Palheta AC, Feier CAK et al. Cisticercose humana. In: Siqueira-Batista R, Gomes AP, Santos SS et al. Manual de infectologia. Rio de Janeiro: Revinter; 2003.

Rangel-Castilla L, Serpa JA, Gopinath SP et al. Contemporary neurosurgical approaches to neurocysticercosis. Am J Trop Med Hyg 2009;80: 373-8.

Rath S, Honavar SG, Naik M et al. Orbital cysticercosis: clinical manifestations, diagnosis, management, and outcome. Ophthalmology 2010;117:600-5.

Rey L. Parasitologia. 4a ed. Rio de Janeiro: Guanabara Koogan, 2008.

Robinson P, Garza A, Weinstock J et al. Substance P causes seizures in neurocysticercosis. PLoS Pathog 2012; 8:e1002489.

Romo ML, Carpio A, Kelvin EA. Routine drug and food interactions during antihelminthic treatment of neurocysticercosis: a reason for the variable efficacy of albendazol and praziquantel? J Clin Pharmacol 2014; 54:361-7.

Sáenz B, Ruíz-Garcia M, Jiménez E et al. Neurocysticercosis: clinical, radiologic, and inflammatory differences between children and adults. Pediatr Infect Dis J 2006; 25:801-3.

Schantz PM, Moore AC, Muñoz JL et al. Neurocysticercosis in an orthodox jewish community in New York City. N Engl J Med 1992;327: 692-5.

Serpa JA, Graviss EA, Kass JS et al. Neurocysticercosis in Houston, Texas: an update. Medicine (Baltimore) 2011; 90:81-6.

Singhi P, Dayal D, Khandelwal N. One week versus four weeks of albendazol therapy for neurocysticercosis in children: a randomized, placebo-controlled double blind trial. Pediatr Infect Dis J 2003; 22:268.

Singhi P, Jain V, Khandelwal N. Corticosteroids versus albendazol for treatment of single small enhancing computed tomographic lesions in children with neurocysticercosis. J Child Neurol 2004;19:323-7.

Takayanagui OM, Martinez R. Cisticercose. In: Tavares W, Marinho LAC. Rotinas de diagnóstico e tratamento das doenças infecciosas e parasitárias. 4. ed. São Paulo: Ateneu; 2015.

Thussu A, Chattopadhyay A, Sawhney IM et al. Albendazol therapy for single small enhancing CT lesions (SSECTL) in the brain in epilepsy. J Neurol Neurosurg Psychiatry 2008;79:272-5.

Torres-Corzo J, Rodriguez-della VR, Rangel-Castilla L. Bruns syndrome caused by intraventricular neurocysticercosis treated using flexible endoscopy. J Neurosurg 2006; 104:746-8.

Vedantam A, Daniels B, Lam S. Intraventricular cyst causing acute obstructive hydrocephalus: neurocysticercosis managed with neuroendoscopy. Pediatr Neurol 2016; 55:71-3.

Viana FJC, Franklin FLAA, Pereira CFC et al. Abate clandestino de suínos e pequenos ruminantes na cidade de Teresina, Piauí: implicações na saúde ocupacional. Rev Inderd Ciên Saúde 2014; 1(1):38-47.

Viola GM, White AC Jr, Serpa JA. Hemorrhagic cerebrovascular events and neurocysticercosis: a case report and review of the literature. Am J Trop Med Hyg 2011; 84:402-5.

White Jr. AC. New developments in the management of neurocysticercosis. J Infect Dis 2009;199:1261-2.

White Jr. AC. Treatment of cysticercosis. UpToDate, 2016.

WHO. World Health Organization. Taeniasis/cysticercosis. 2019. Disponível em: https://www.who.int/news-room/fact-sheets/detail/taeniasis-cysticercosis. Acesso em: jul 2019.

CAPÍTULO 47

Clonorquíase

Luciano Coelho de Souza • Jéssica Gomes Muniz •
Igor Rodrigues Mendes • Lorena Souza e Silva

Introdução

A clonorquíase é uma doença adquirida pela ingestão de peixe cru contendo trematódeos da espécie *Clonorchis sinensis* (na forma de metacercária). Acomete principalmente os ductos biliares intra-hepáticos e a vesícula biliar, mas também os ductos biliares extra-hepáticos e pancreáticos, podendo evoluir para complicações como colangite e colangiocarcinoma (De-Maria-Moreira et al., 2004; Lun et al., 2005; CDC, 2019; WHO, 2019).

Trata-se de um grave problema de saúde pública na região leste do continente asiático, sendo encontrado, principalmente, na China (incluindo Hong Kong e Taiwan), nas Coreias, no Vietnã, na Rússia, na Tailândia e na Malásia, por estar relacionado com os hábitos alimentares presentes nesses países. A doença pode ocorrer em outras regiões onde há imigrantes dessas áreas endêmicas. No Brasil, por exemplo, há casos de imigrantes portadores dessa enfermidade, mas não há relato de desenvolvimento da verminose em águas brasileiras (Qian et al., 2012).

Com base nesses apontamentos preliminares, o objetivo deste capítulo é a apresentação dos principais aspectos etiológicos, patogênicos, clínicos, diagnósticos, terapêuticos e ecoepidemiológicos da clonorquíase.

Etiologia

Taxonomia

A classificação taxonômica do *Clonorchis sinensis* está descrita no Quadro 47.1.

O verme *C. sinensis* adulto tem uma morfologia foliácea e alongada (Figura 47.1), mede cerca de 1 a 2,5 cm de comprimento por 0,3 a 0,5 cm de largura. Apresenta uma ventosa oral anterior, uma ventosa ventral de localização central e um poro uterino. Sua principal característica é a presença de testículo na terça parte posterior do corpo, seguido de um pequeno ovário. O adulto pode viver até 25 anos, sendo a causa da clonorquíase crônica prolongada. O ovo do parasito (Figura 47.2) contém o miracídeo (larva completamente formada) desenvolvido, que tem, em média, 30 μm de comprimento e 15 μm de largura, e apresenta algumas características que o diferenciam do adulto, como um opérculo na extremidade anterior e o ombro, que circunda essa estrutura (Lun et al., 2005).

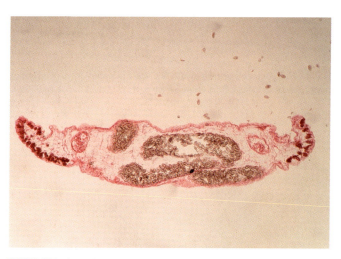

FIGURA 47.1 *Clonorchis sinensis* (verme adulto); observam-se os ovos no interior do helminto. Acervo do Laboratório de Agentes Patogênicos da Universidade Federal de Viçosa. Foto: Igor Rodrigues Mendes (UFV) e Rodrigo Siqueira-Batista (UFV e FADIP).

QUADRO 47.1 Classificação taxonômica do *Clonorchis sinensis*.

Domínio	Eukaryota
Filo	Platyhelminthes
Classe	Trematoda
Ordem	Opisthorchiida
Família	Opisthirchiidae
Gênero	*Clonorchis*
Espécie	*Clonorchis sinensis*

Adaptado de NCBI – The Taxonomy Database, 2019; Arctos – Collaborative Collection Management Solution, 2019.

O agente é um hermafrodita com mecanismo de reprodução assexuada (no caramujo) e sexuada (no homem e em outros hospedeiros definitivos), predominantemente de água doce. Seu ciclo de vida se inicia quando o doente libera suas fezes em locais nos quais terão contato com a água doce de rios e lagos que abrigam certos tipos de moluscos. O paciente portador dessa enfermidade contém uma grande quantidade de ovos do verme *C. sinensis* em suas fezes.

O primeiro hospedeiro intermediário é o caramujo, sendo as espécies mais comuns os dos gêneros *Parafossarulus* e *Bithynia*. Esses caramujos ingerem o ovo liberado pelo doente, que eclode e libera os miracídeos já desenvolvidos que armazenavam. Estes, dentro do sistema digestório do caramujo, se transformam em esporocistos e se reproduzem assexuadamente até que, após uma média de 4 a 5 semanas, são liberados na água novamente, porém na forma de cercária (Figura 47.3).

As cercárias são formas livres que circulam pela água-doce até encontrar o segundo hospedeiro intermediário, que são os peixes, em geral da família Cyprinidae. Nesse hospedeiro, as cercárias penetram através das escamas e se alojam no músculo ou debaixo da pele, onde ocorre o processo de encistação até a formação da metacercária.

O homem e alguns mamíferos (cachorros, gatos, ratos, texugos e doninhas) que ingerem peixes são hospedeiros acidentais do parasito, e isso acontece quando há ingestão da carne de peixes crus ou malcozidos. No homem, as metacercárias eclodem no intestino delgado e percorrem até o ducto biliar, pela ampola hepatopancreática (ampola de Vater), onde se desenvolvem e chegam à sua fase adulta. O helminto adulto começa a produzir seus ovos aproximadamente depois de 4 semanas após a ingestão da metacercária. Então, elimina os ovos pelo poro uterino, que são levados de volta ao intestino pela bile e, assim, liberados com as fezes, iniciando um novo ciclo de vida do parasito, se não houver ações profiláticas (Choi et al., 2004).

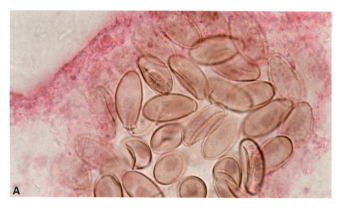
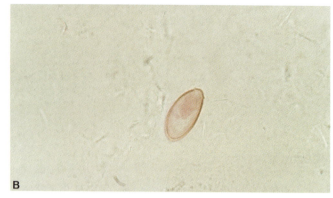

FIGURA 47.2 *Clonorchis sinensis* (ovos). **A.** Ovos agrupados (interior da fêmea). **B.** Ovo em detalhe. Acervo do Laboratório de Agentes Patogênicos da Universidade Federal de Viçosa. Foto: Paulo Sérgio Balbino Miguel (UFV e FADIP) e Igor Rodrigues Mendes (UFV).

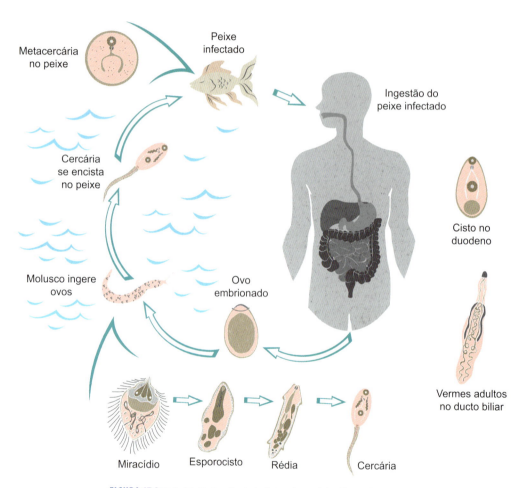

FIGURA 47.3 Ciclo biológico dos helmintos da espécie *Clonorchis sinensis*.

Imunologia e patologia

A clonorquíase é caracterizada por hiperplasia do epitélio do ducto biliar intra-hepático e metaplasia das células produtoras de muco na mucosa (quadro descrito como hiperplasia adenomatosa), acompanhadas de fibrose periductal. A gravidade dessas alterações está associada a intensidade e duração da infecção, além da suscetibilidade do hospedeiro (Lun et al., 2005; Siqueira-Batista et al., 2001; CDC, 2019).

A patogênese da clonorquíase é multifatorial, destacando-se a obstrução mecânica dos ductos biliares pelos parasitos, a lesão mecânica da mucosa dos ductos biliares induzida pelas atividades de alimentação dos vermes, a inflamação associada à infecção, incluindo infecções bacterianas secundárias, e o efeito tóxico de produtos de excreção e secreção dos vermes (Qian et al., 2016). Além disso, o estreitamento dos ductos biliares pela hiperplasia adenomatosa (com produção aumentada de mucina pelas células, induzida pelo parasito, levando a um maior conteúdo de mucina na bile), a fibrose periductal e o acúmulo dos vermes resultam em obstrução biliar (Maguire, 2015).

As complicações da condição mórbida são decorrentes da obstrução biliar. A estagnação biliar favorece a deposição de pigmento biliar, que pode favorecer a formação de cálculos nos ductos biliares, servindo os ovos e vermes adultos como núcleo para a sua formação. A colestase favorece também a infecção bacteriana secundária, principalmente pela *Escherichia coli*, podendo resultar em colangite piogênica, abscesso hepático e hepatite (Siqueira-Batista et al., 2001; Choi et al., 2004). A presença do parasito e dos seus ovos na vesícula biliar também pode levar a colecistite e colelitíase (Siqueira-Batista et. al., 2001; Qian et al., 2016).

Existem evidências epidemiológicas, experimentais e histopatológicas associando a infecção pelo *C. sinensis* e o colangiocarcinoma (Siqueira-Batista et al., 2001; Maguire, 2015). O mecanismo envolvido na carcinogênese ainda não é completamente conhecido, parecendo ser multifatorial. Nesse sentido, destaca-se a hiperplasia dos ductos biliares, que poderia evoluir para um estágio de displasia. Esse epitélio biliar proliferativo pode ser sensível à presença de vários carcinógenos, incluindo sustâncias produzidas pelo próprio parasito. O *C. sinensis*, além de estimular mecanicamente o epitélio biliar, possui componentes que desencadeiam alterações patológicas nesse epitélio, o que está relacionado à produção de moléculas que estimulam a inflamação local e de radicais biorreativos endógenos nas células epiteliais. Esses últimos componentes têm potencial para lesar o DNA celular e inibir o seu reparo, podendo promover, desse modo, mutações que, conjectura-se, estão associadas ao incremento do risco de desenvolvimento de câncer. (Kim et al., 2009).

Aspectos clínicos

A clonorquíase é uma doença hepática de caráter nutricional, que se restringe às pessoas com mais costume de comer carne crua de peixes, em regiões com proliferação do caramujo hospedeiro.

A presença de manifestações clínicas depende da quantidade de verme ingerida, da frequência de infecção e da imunidade do hospedeiro. Geralmente, a clonorquíase leve é a modalidade mais comum, caracterizada por praticamente não cursar com sinais e sintomas; contudo, em alguns casos, costuma haver manifestação de desconforto epigástrico, anorexia e dispepsia.

Em casos mais graves, pode aparecer dor abdominal, principalmente no quadrante superior direito, além de febre, fadiga, diarreia, anorexia, náuseas, cefaleia, tontura e perda de peso. A infecção crônica pode resultar em comprometimento da árvore biliar e do fígado, levando a complicações como colelitíase, colangite, colecistite, pancreatite e colangiocarcinoma. Em alguns casos mais raros, surgem cirrose hepática, hipertensão portal e ascite (Marcos et al., 2008; Choi et al., 2004).

Os sinais que podem ser percebidos pelo médico no exame físico do paciente infectado usualmente abrangem leve icterícia e aumento do tamanho e da sensibilidade na palpação do fígado. É importante ressaltar que os sinais e sintomas da clonorquíase são igualmente descritos em várias doenças, podendo tornar o diagnóstico mais difícil sem o auxílio de exames complementares.

Diagnóstico diferencial

O diagnóstico diferencial da helmintíase inclui hepatites agudas e crônicas de díspares etiologias, câncer do sistema biliar, hepatocoledocolitíase com colangite piogênica, colangite esclerosante e doença de Caroli, opistorquíase (ver Capítulo 79, *Opistorquíase*) – e outras moléstias parasitárias – entre muitas outras possibilidades.

Diagnóstico laboratorial

O diagnóstico da clonorquíase é feito principalmente por meio da detecção dos ovos do *C. sinensis* nas fezes. Tais estruturas também podem ser demonstradas no aspirado duodenal ou na bile, mas é um procedimento pouco utilizado por ser invasivo, trabalhoso e com alto risco. O melhor método de exame parasitológico das fezes é o Kato-Katz, que possibilita quantificar a intensidade da infecção, é de simples execução e baixo custo.

A coleta de mais de uma amostra de fezes aumenta a acurácia do exame. Em casos de obstrução biliar, infecções mais leves ou de excreção intermitente de ovos, o exame pode não revelar a doença. Os ovos do *C. sinensis* podem ser confundidos à microscopia com os de outros parasitos intestinais pequenos e de vermes hepáticos, como *Opisthorchis viverrini* e *Opisthorchis felineus* (Qian et al., 2013a; Marcos et al., 2008; CDC, 2019) (ver Capítulo 79, *Opistorquíase*).

Os testes sorológicos são métodos diagnósticos alternativos ou complementares. Os testes cutâneos (intradérmicos) e sorológicos (ELISA é o mais utilizado) podem ser úteis, mas não distinguem entre infecção recente ou passada. O teste intradérmico é um exame pouco específico, e o sorológico tem sensibilidade e especificidade moderadas, mas pode apresentar reação cruzada com outros parasitos (Choi; Hong, 2007).

Recentemente, testes de reação em cadeia da polimerase (PCR) para a detecção de ovos do *C. sinensis* nas fezes têm sido utilizados para o diagnóstico da clonorquíase. Entre suas vantagens, destacam-se sensibilidade maior, principalmente para aquelas infecções com baixa carga parasitária, especificidade mais elevada e maior facilidade de diferenciação entre vários parasitos que têm ovos com características morfológicas semelhantes. Entretanto, os exames com PCR são de custo elevado e ainda pouco disponíveis na prática clínica cotidiana (Qian et al., 2013b).

Avaliação por métodos complementares

Os parasitos da clonorquíase geralmente costumam ficar nos pequenos ductos biliares intra-hepáticos periféricos. Assim, o principal achado radiológico e de imagem da doença é a dilatação dos ductos biliares intra-hepáticos periféricos, que são percebidos nos exames de ultrassonografia, tomografia computadorizada e ressonância magnética. Geralmente, os ductos biliares intra-hepáticos maiores e os ductos biliares extra-hepáticos estão normais ou minimamente dilatados (Choi et al., 2004).

Outros achados ultrassonográficos que podem estar presentes são o espessamento e a hiperecogenicidade da parede dos ductos biliares intra-hepáticos periféricos, decorrentes da hiperplasia mucosa e da fibrose periductal. Tais achados também podem ser visibilizados na tomografia computadorizada com contraste dinâmico e na ressonância magnética. Ocasionalmente, vermes ou agregados de ovos podem ser vistos como focos ou cilindros ecogênicos sem sombra acústica dentro dos ductos biliares, ou flutuando no interior da vesícula biliar.

A acurácia diagnóstica da ultrassonografia é dependente da intensidade da infecção, e os seus achados, na maioria dos casos, não permitem diferenciar entre uma infecção atual ou passada.

A colangiografia e a colangiorressonância também revelam a dilatação dos ductos biliares intra-hepáticos periféricos. A imagem, nesses casos, mostra mais ductos biliares quando comparada com o exame de indivíduos normais. Em alguns casos, os vermes podem ser visualizados na colangiografia como defeitos de enchimento dentro dos ductos biliares intra-hepáticos periféricos (Choi et al., 2007).

Tratamento

O fármaco de escolha para o tratamento da clonorquíase é o praziquantel. A dose recomendada geralmente é de 25 mg/kg, 3 vezes/dia, durante 1 ou 2 dias consecutivos. Uma dose total de 150 mg/kg resulta em uma taxa de cura de mais de 90% e em redução da quantidade de ovos em quase 100% dos casos (Qian et al., 2016).

O praziquantel apresenta absorção intestinal rápida e tempo de meia-vida curto, motivo pelo qual se preconiza o tratamento em três doses diárias. Acredita-se que polimorfismos genéticos do complexo enzimático microssomal hepático (citocromo P450) que metaboliza o praziquantel sejam responsáveis pela variação da sua farmacocinética e de sua concentração sanguínea entre os indivíduos. Assim, a eficácia do medicamento depende do esquema de tratamento e da intensidade da infecção. Os efeitos colaterais mais comuns do praziquantel são náuseas, vômitos, vertigem, tontura, dor epigástrica e diarreia (Kim et al., 2011).

Outras opções de tratamento são o albendazol (56 a 84 mg/kg/dia, durante 7 dias) e um medicamento chinês denomimado tribendimidine (400 mg/dia, durante 1 a 3 dias).

Ecologia e epidemiologia

O trematódeo *C. sinensis* é um parasito que se desenvolve – e vive – principalmente no ambiente aquático. Seu ciclo tem início com a deposição das fezes do doente (alguns mamíferos, incluindo o homem) em locais inapropriados que mantêm contato com a água. Na água, o verme se desenvolve a partir da ingestão de seus ovos pelo caramujo, a posterior liberação das larvas e penetração no músculo de alguns peixes. O contágio ocorre quando a carne desses peixes infectados é consumida sem o devido preparo. A tradição alimentar de ingerir peixes crus e malcozidos torna a população resistente à mudança de hábito.

É essencial destacar que as fezes infestadas do doente são o único meio de propagação da doença; sendo assim, a falta de saneamento básico e de higiene são aspectos importantes que contribuem para a proliferação do agente etiológico. Ademais, a aquacultura vem crescendo nesses países e é um dos fatores, além dos citados, responsáveis pelo aumento da prevalência da clonorquíase na região. Muitas vezes, os rios, lagos e reservatórios de água são utilizados para o aumento do cultivo de peixes (Qian et al., 2016).

A clonorquíase é uma doença endêmica no leste da Ásia, em especial na China, na Rússia, no Vietnã, nas Coreias, em Taiwan, Tailândia e Malásia (Figura 47.4). Estima-se, de modo conservador, que cerca de 15 milhões de pessoas estejam infectadas no mundo, com 85% delas distribuídas na China. O Japão conseguiu controlar a doença, havendo, atualmente, apenas o registro de casos esporádicos. O diagnóstico da clonorquíase em outros países geralmente se deve à presença do verme em imigrantes dessas áreas consideradas endêmicas ou de viajantes que estiveram nessas regiões e consumiram o peixe contendo o parasito (Qian et al., 2012).

A infecção pelo *C. sinensis* tem maior prevalência em indivíduos do sexo masculino e na faixa etária de 50 a 59 anos. Isso porque os homens costumam ingerir mais os peixes contaminados do que as mulheres e as crianças. Além disso, o verme costuma viver por 20 a 25 anos, contribuindo para reinfecções ao longo da vida e para a presença maior nessa faixa de idade (Choi et al., 2004).

Profilaxia e controle

Os casos diagnosticados de clonorquíase têm aumentado nas últimas décadas. Dentre as medidas para controlar a doença, podem ser citados o tratamento adequado dos pacientes infectados, o aprimoramento do saneamento básico e das condições de higiene e a implantação de campanhas educativas.

As campanhas governamentais de realização de exames parasitológicos periódicos das fezes para diagnóstico e tratamento em massa da população têm mostrado redução da prevalência da infecção, da reinfecção e do número de ovos nas fezes nas regiões endêmicas (Choi et al., 2010).

A melhoria do saneamento básico com fornecimento de rede de esgoto e seu tratamento e a proteção dos reservatórios de peixes contra a contaminação fecal são importantes para evitar a infecção dos caramujos e dos peixes; afinal, o controle da população desses hospedeiros é mais oneroso e difícil.

As campanhas educativas devem buscar a conscientização da população sobre a enfermidade, os seus meios de transmissão e o risco de desenvolvimento de colangiocarcinoma, procurando mostrar a importância do preparo adequado dos alimentos, uma medida simples e efetiva para evitar a transmissão da doença.

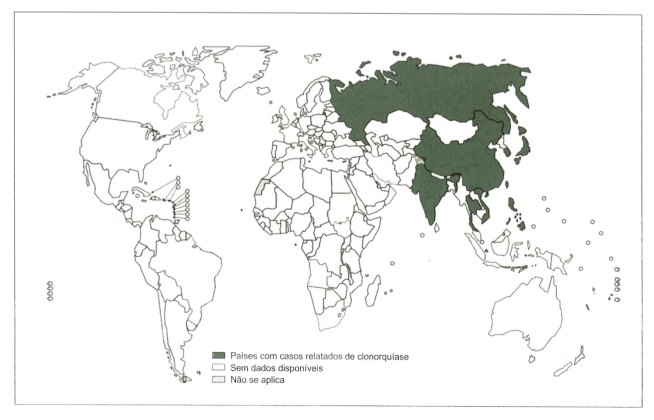

FIGURA 47.4 Distribuição da clonorquíase no mundo, 2015. Adaptada de WHO, 2015.

Referências bibliográficas

Aparicio-Ugarriza R, Palacios G, Alder M, González-Gross M. A review of the cut-off points for the diagnosis of vitamin B12 deficiency in the general population. Clin Chem Lab Med 2015; 53(8):1149-59.

Arctos – Collaborative Collection Management Solution. Disponível em: https://arctos.database.museum/name/Dibothriocephalus%20latus. Acesso em: set. 209.

Arendt JFB, Nexo E. Unexpected high plasma cobalamin. Clin Chem Lab Med 2013;51(3):489-96.

Bazsalovicsová E, Koleničová A, Králová-Hromadová I et al. Development of microsatellite loci in zoonotic tapeworm Dibothriocephalus latus (Linnaeus, 1758), Lühe, 1899 (syn. Diphyllobothrium latum) using microsatellite library screening. Mol Biochem Parasitol 2018; 225:1-3.

Brasil. Anvisa. Agência Nacional de Vigilância Sanitária. Alerta e recomendações referentes a casos de difilobotríase no município de São Paulo. 2005. Disponível em: http://www.anvisa.gov.br/alimentos/informes/peixe_cru.pdf. Acesso em: 25 mai. 2016.

Carmel R. How I treat cobalamin (vitamin B12) deficiency. Blood. 200815;112(6):2214-21.

CDC. Centers for Disease Control and Prevention. Diphyllobothriasis. DPDx – Laboratory Identification of Parasites of Public Health Concern. 2019. Disponível em: https://www.cdc.gov/dpdx/diphyllobothriasis/index.html. Acesso em: abr. 2019.

CDC. Centers for Disease Control and Prevention. Parasites – Clonorchiasis. 2019. Disponível em: https://www.cdc.gov/dpdx/clonorchiasis/index.html. Acesso em: 1 jul 2019.

Choi BI, Han JK, Hong ST et al. Clonorchiasis and cholangiocarcinoma: etiologic relationship and imaging diagnosis. Clin Microb Rev 2004;540-52.

Choi D, Hong ST. Imaging diagnosis of clonorchiasis. Korean J Parasitol 2007;2:77-85.

Choi MH, Park SK, Li Z et al. Effect of control strategies on prevalence, incidence and re-infection of clonorchiasis in endemic areas of China. PLoS Negl Trop Dis 2010.

De-Maria-Moreira NL, Amorim DS, Siqueira-Batista R et al. Enfermidades hepáticas por helmintos: diagnóstico e tratamento. J Bras Med 2004; 87(2):23-36.

Devalia V, Hamilton MS, Molloy AM. Guidelines for the diagnosis and treatment of cobalamin and folate disorders. British J Haematol 2014;166:496-513.

Durrani MI, Basit H, Blazar E. Diphyllobothrium latum (Diphyllobothriasis). StatPearls, 2019.

Eduardo MBP, Sampaio JLM, Gonçalves EMN et al. Diphyllobothrium spp.: um parasito emergente em São Paulo, associado ao consumo de peixe cru – sushis e sashimis. Boletim Epidemiológico Paulista 2005. Disponível em: http://www.cve.saude.sp.gov.br/agencia/bepa15_diphy.htm. Acesso em: 25 mai. 2016.

Emmel VE, Inamine E, Secchi C et al. Diphyllobothrium latum: relato de caso no Brasil. Rev Soc Bras Med Trop 2006; 39(1):82-4.

Herrmann W, Geisel J. Vegetarian lifestyle and monitoring of vitamin B-12 status. Clin Chim Acta 2002;326:47-59.

Kim CH, Lee JK, Chung BS et al. Influencing factors for cure of Clonorchiasis by praziquantel therapy: infection burden and CYP3A5 gene polymorphism. Korean J Parasitol 2011;49(1):45-9.

Kim TI, Na BK, Hong SJ. Functional genes and proteins of Clonorchis sinensis. Korean J Parasitol 2009;47 Suppl:S59-68.

King CH, Fairley JK. Tapeworms (Cestodes) In: Mandell GL, Bennett JE, Dolin R (eds.). Mandell, Douglas, and Bennett's principles and practice of infectious diseases. 8. ed. Philadelphia: Churchill Livingstone; 2015.

Kuchta R, Radačovská A, Bazsalovicsová E, et al. Host Switching of Zoonotic Broad Fish Tapeworm (Dibothriocephalus latus) to Salmonids, Patagonia. Emerg Infect Dis 2019; 25(11):2156-2158.

Kumar S, Sundararaj P, Kumara HN, et al. Prevalence of gastrointestinal parasites in bonnet macaque and possible consequences of their unmanaged relocations. PLoS One 2018; 13(11):e0207495.

Kuzminski AM, Del Giacco EJ, Allen RH, Stabler SP, Lindenbaum J. Effective treatment of cobalamin deficiency with oral cobalamin. Blood 1998;92(4):1191-8.

Le Bailly M, Bouchet F. Diphyllobothrium in the past: Review and new records. Int J Paleopathol 2013; 3(3):182-7.

Leite OHM, Higaki Y, Serpentini SIP et al. Infecção por Clonorchis sinensis em imigrantes asiáticos no Brasil. Tratamento com praziquantel. Rev Inst Med Trop São Paulo 1989,31(6):416-22.

Lun ZR, Gasser BR, Lai DH et al. Clonorchiasis: a key foodborne zoonosis in China. Lancet Infect Dis 2005;5:31-41.

Maguire JH. Trematodes (Schistosomes and Liver, Intestinal, and Lung Flukes). In: Mandell GL, Bennett JE, Dolin R. Principles and practice of infectious diseases. 8. ed. Philadelphia: Elsevier, 2015.

Marcos L, Terashima A, Gotuzzo E. Update on hepatobiliary flukes: fascioliasis, opisthorchiasis and clonorchiasis. Cur Opin Infect Dis 2008; 21:523-30.

Markell EK, John DT, Krotoski WA. Medical Parasitology, 8nd edition. Philadelphia: Saunders 1999;235-8.

Marquardt WC, Demaree RS, Grieve RB, et al. Parasitology and Vector Biology, 2nd edition. London: Academic Press: 2000.

NCBI. National Center for Biotechnology Information. Taxonomy. Disponível em: https://www.ncbi.nlm.nih.gov/taxonomy. Acesso em: 16 abr. 2019.

Pawlak R, Lester SE, Babatunde T. The prevalence of cobalamin deficiency among vegetarians assessed by serum vitamin B12: a review of literature. Eur J Clin Nutr 2014;68:541-8.

Perri AR, Power RC, Stuijts I et al. Detecting hidden diets and disease: Zoonotic parasites and fish consumption in Mesolithic Ireland. J Archaeol Science 2018;97:137-46.

Qian MB, Yap P, Yang YC et al. Efficacy and safety of tribendimidine against Clonorchis sinensis. Clin Infect Dis 2013a;56(7):e76-82.

Qian MB, Yap P, Yang YC et al. Accuracy of the Kato-Katz method and formalin-ether concentration technique for the diagnosis of Clonorchis sinensis, and implication for assessing drug efficacy. US National Library of Medicine National Institutes of Health 2013b;6:314.

Qian MB, Utzinger J, Keiser J et al. Clonorchiasis. Lancet. 2016;387(10020): 800-10.

Qian MB, Chen YD, Liang S et al. The global epidemiology of clonorchiasis and its relation with cholangiocarcinoma. Infect Dis Pov 2012,1:4.

Rey L. Parasitologia: parasitos e doenças parasitárias do homem nos trópicos ocidentais. 4. ed. Rio de Janeiro: Guanabara Koogan, 2008.

Santos FLN, Faro LB de. The first confirmed case of Diphyllobothrium latum in Brazil. Mem Inst Oswaldo Cruz 2005; 100(6):585-6.

Scholz T, Garcia HH, Kuchta R et al. Update on the human broad tapeworm (Genus Diphyllobothrium), including clinical relevance. Clin Microbiol Rev 2009;22(1):146-160.

Sharabi A, Cohen E, Sulkes J et al. Replacement therapy for vitamin B12 deficiency: comparison between the sublingual and oral route. Br J Clin Pharmacol 2003; 56:635-8.

Sharma K, Wijarnpreecha K, Merrell N. Diphyllobothrium latum Mimicking Subacute Appendicitis. Gastroenterology Res 2018;11(3):235-7.

Smith AD, Refsum H. Do we need to reconsider the desirable blood level of vitamin B12? J Internal Med 2011; 271:179-182.

Siqueira-Batista R, Huggins DW, Igreja RP. Clonorquíase. In: Siqueira-Batista R, Gomes AP, Igreja RP et al. Medicina tropical. Abordagem atual das doenças infecciosas e parasitárias. Rio de Janeiro: Cultura Médica, 2001.

USP. Universidade de São Paulo. Food Research Center (FoRC). Tabela Brasileira de Composição de Alimentos (TBCA). Versão 7.0. São Paulo, 2019. Disponível em: http://www.fcf.usp.br/tbca. Acesso em: 3 set. 2019.

WHO. World Health Organization. Foodborne trematode infections Clonorchiasis 2019. Disponível em: https://www.who.int/foodborne_trematode_infections/clonorchiasis/en/. Acesso em: 1 set 2019.

WHO. World Health Organization. Investing to overcome the global impact of neglected tropical diseases: third WHO report on neglected diseases 2015. Disponível em: https://apps.who.int/iris/bitstream/handle/10665/152781/9789241564861_eng.pdf?sequence=1. Acesso em: 1 set 2019.

Zeibig EA. Parasitologia clínica: uma abordagem clínico-laboratorial. 2. ed. Rio de Janeiro: Elsevier; 2014.

CAPÍTULO 48

Difilobotríase

Bruna Soares de Souza Lima Rodrigues • Fernanda Almeida Lima Cardim •
Maria Sônia Lopes Duarte • Andréia Patrícia Gomes

Introdução

A difilobotríase é uma parasitose intestinal causada por cestódeos do gênero *Dibothriocephalus* (sinonímia *Diphyllobothrium*), conhecidos também como "tênia do peixe". Trata-se de uma doença de transmissão fecal-oral, adquirida por meio da ingestão de carne crua – ou malcozida – de peixe infectado. Ocorre mais frequentemente no hemisfério Norte (América do Norte, Europa, Ásia), e os casos relatados na América do Sul estão, geralmente, restritos a Chile, Peru e Argentina. Entretanto, a ampla difusão desses alimentos na dieta e a popularização da culinária japonesa no Brasil propiciaram, em 2004, o primeiro registro confirmado de difilobotríase no país (Emmel et al., 2006) e, 1 ano depois, um surto de casos autóctones ocorridos em São Paulo (King; Fairley, 2015). Esse acontecimento fez com que, em 2005, um alerta contendo recomendações acerca da doença fosse publicado pela Agência Nacional de Vigilância Sanitária (Anvisa) (Rey, 2008). A infecção pelo *Dibothriocephalus* começou a atrair maior atenção devido a um aumento recente nos casos humanos, mas os relatos de difilobotríase datam do período pré-histórico (Le Bailly; Bouchet, 2013; Durrani; Basit; Blazar, 2019).

Com base nessas breves considerações, o objetivo do presente capítulo é a apresentação dos principais aspectos etiológicos, patogênicos, clínicos, diagnósticos, terapêuticos e ecoepidemiológicos da difilobotríase.

Etiologia

O *Dibothriocephalus latus* (*Diphyllobothrium latum*) é a mais importante das espécies causadoras de difilobotríase, embora não seja a única. Adoecimento por *Dibothriocephalus nihonkaiensis* tem sido descrito na Europa (Autier et al., 2019; Santos; Faro, 2005; King; Fairley, 2015).Os platelmintos são originários do continente europeu, mas propagaram-se para a América do Norte e a Ásia, chegando à América do Sul após a introdução de peixes europeus nas regiões andinas (CDC, 2019).

Taxonomia

A classificação taxonômica do *Dibothriocephalus latus* (*Diphyllobothrium latum*) se encontra no Quadro 48.1.

QUADRO 48.1 Classificação taxonômica dos helmintos do gênero *Dibothriocephalus*.

Domínio	Eukaryota
Filo	Platyhelminthes
Classe	Cestoda
Subclasse	Eucestoda
Ordem	Diphyllobothriidea
Família	Diphyllobothriidae
Subfamília	Diphyllobothriinae
Gênero	*Dibothriocephalus*
Espécies	*Dibothriocephalus latus*, *Dibothriocephalus nihonkaiensis*

Adaptado de NCBI – The Taxonomy Database, 2019; Arctos – Collaborative Collection Management Solution, 2019.

Aspectos morfológicos

O *D. latus* é a maior das tênias capazes de infectar o ser humano e pode alcançar até 25 m de comprimento, e possui cerca de 3 a 4 mil proglotes (Brasil, 2005).

O escólex, ou cabeça, é a região do parasito que se mantém fixada, por meio de duas pseudobotrídeas (dispositivo em formato de fenda), à parede intestinal do hospedeiro humano. O colo localiza-se logo após o escólex e é uma região de crescimento que se segmenta à medida que se alonga, dando origem às proglotes jovens. Estas, por sua vez, amadurecem e, em seguida, transformam-se em proglotes grávidas. Cada uma delas mede entre 45 e 65 μm e produz, por dia, cerca de 1 milhão de ovos (Figura 48.1), que são eliminados juntamente com as fezes do indivíduo infectado (CDC, 2019).

Ciclo biológico

Em contato com água e sob condições adequadas, ocorre a diferenciação do embrião (dentro do ovo) em larva ciliada, o *coracídio*, que é liberada e nada até ser ingerida por pequenos crustáceos dos gêneros *Cyclops* e *Diaptomus*, transformando-se em larva procercoide. Esses crustáceos (primeiros hospedeiros intermediários) são ingeridos por pequenos peixes, nos quais a larva procercoide evolui, em 3 meses, para uma larva plerocercoide, ou espargano, estágio infectante para o ser humano.

O espargano tem um escólex invaginado e aloja-se nos tecidos dos peixes, que servem como hospedeiros intermediários secundários. Cada vez que um peixe infectado é ingerido por outro, o espargano migra para os tecidos do predador, de modo que os peixes maiores acumulam as larvas dos menores ao longo dos anos. Quando um peixe infectado com espargano é consumido cru pelo homem ou outro mamífero, a larva evolui para verme adulto e, no homem, fixa-se preferencialmente no jejuno (CDC, 2019) (Figura 48.2).

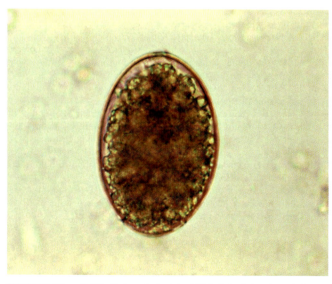

FIGURA 48.1 Ovo de *Dibothriocephalus latus* (*Diphyllobothrium latum*). Reproduzida de CDC, 2019, com permissão.

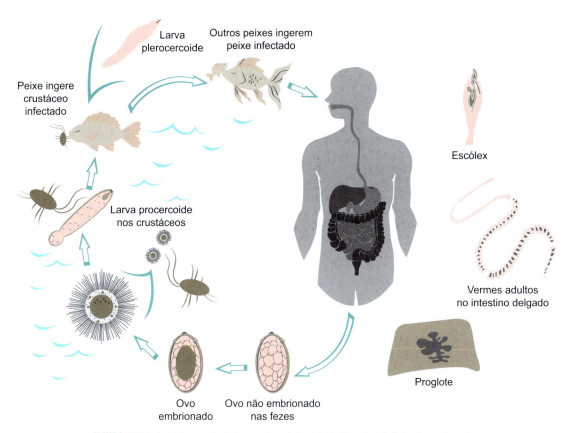

Larva plerocercoide

Outros peixes ingerem peixe infectado

Peixe ingere crustáceo infectado

Larva procercoide nos crustáceos

Ovo embrionado

Ovo não embrionado nas fezes

Proglote

Escólex

Vermes adultos no intestino delgado

FIGURA 48.2 Ciclo biológico do helminto *Dibothriocephalus latus* (*Diphyllobothrium latum*).

Imunologia e patologia

As maiores repercussões no sistema digestório devem-se diretamente à presença de um ou mais parasitos, que vivem entre 10 e 30 anos (CDC, 2019). A anemia megaloblástica ou perniciosa pode ocorrer, principalmente, em pacientes com infecções duradouras por *Dibothriocephalus*. Tal fato ocorre pela diminuição da possibilidade de absorção de vitamina B_{12} pelo organismo humano, em decorrência dos seguintes fatores: (1) dissociação desse nutriente do seu fator intrínseco (uma glicoproteína indispensável para a absorção da vitamina B_{12} pelo intestino do hospedeiro); e (2) grande absorção desse componente por parte do helminto. A deficiência de ácido fólico também pode ocorrer, embora mais raramente, agravando o quadro de anemia.

Aspectos clínicos

Doença em humanos

A maioria das infecções é assintomática, e, quando os sinais e sintomas aparecem, geralmente são inespecíficos. Dentre eles, podem ser citados: dores abdominais, fraqueza e tontura, prostração, diarreia, náuseas e vômitos. As principais complicações envolvem a deficiência de vitamina B_{12}, com repercussões no sistema nervoso central, e na produção de sangue (Brasil, 2005; CDC, 2019). Ademais, a colangite e a colecistite (causadas pela migração de proglotes para essas regiões) podem ocorrer (Scholz, 2009). Sharma et al. (2018) relataram um caso de paciente com dor abdominal crônica, sem manifestações particulares, cujas imagens colonoscópicas revelaram uma tênia segmentada com mobilidade contrátil, no orifício apendicular.

Doença em animais não humanos

Mamíferos que se alimentam de peixes, como ursos, lobos, raposas – entre outros – podem servir como hospedeiros definitivos do helminto

(Rey, 2008). Há documentação da infecção de símios (*Macaca radiata*) por cestódeos do gênero *Diphyllobothrium* (sinonímia *Dibothriocephalus*) (Kumar et al., 2018).

Diagnóstico laboratorial

O diagnóstico é realizado pela identificação das proglotes e/ou pela detecção dos ovos operculados de helmintos do gênero *Dibothriocephalus* no exame parasitológico de fezes (Brasil, 2005; CDC, 2019).

Tratamento

O tratamento é feito com 5 a 10 mg/kg de praziquantel, por via oral, em dose única, tanto para adultos quanto para crianças (Eduardo et al., 2005; Thomé-de-Carvalho et al., 2008; CDC, 2019). Particular atenção deverá ser dada à possibilidade de carência de vitamina B_{12}, como se abordará no tópico a seguir.

Aspectos nutricionais

A possibilidade de deficiência de vitamina B_{12} (Marquardt et al., 2000; Markell et al., 1999; Perria et al., 2018) – em razão da redução de sua absorção no contexto da parasitose – torna conveniente a intervenção nutricional com aumento da ingestão de alimentos-fonte, como carnes, ovos, leite e derivados (TBCA, 2019). A suplementação preventiva da vitamina B_{12} também deve ser considerada para otimizar a absorção e corrigir a concentração sérica, a qual, possivelmente, estará reduzida. Neste aspecto, vale considerar a importância da vitamina B_{12}, a qual participa como cofator de duas enzimas essenciais para o metabolismo celular: (1) metionina sintase e (2) metilmalonil CoA mutase; assim, sua deficiência poderá resultar em alterações metabólicas, sendo as hematológicas e neurológicas as mais estudadas (Aparício-Ugarriza et al., 2015; Rendt; Nexo, 2013; Devalia et al., 2014).

A vitamina B_{12} poderá ser administrada por via oral, sublingual (Sharabi et al., 2003) ou intramuscular, sendo as primeiras mais efetivas (Kuzminski et al., 1998). A concentração sérica deverá estar acima ou igual a 490 pg/ℓ para garantir que não ocorra alteração neurológica, a qual é usualmente anterior à anemia megaloblástica (Herrmann, Geisel, 2002; Smith, Refsum, 2011). Se essa concentração não for considerada, a dosagem de ácido metilmalônico, marcador da deficiência de B_{12} (Devalia et al., 2014; Pawlak et al., 2014) deverá ser feita. A administração em altas doses (> de 1.000 mcg) deve ser indicada para garantir a absorção passiva, 1%, como medida mais segura, visto que a absorção por transporte ativo pode estar comprometida (Carmel, 2008). A metilcobalamina é mais indicada, em comparação à cianocobalamina por ser uma forma ativa, ter utilização bioquímica mais eficiente e apresentar menor excreção e maior retenção hepática e tecidual. A fim de aumentar a absorção, a administração deve ser feita em jejum.

Ecologia e epidemiologia

A difilobotríase tem grande relevância na Sibéria, na Europa, na América do Norte, no Japão e no Chile, regiões em que sua prevalência pode alcançar até 2% da população (Brasil, 2005; CDC, 2019; Kuchta et al., 2019). O descarte do esgoto sem tratamento costuma propiciar a ocorrência do ciclo biológico do metazoário nos ambientes urbanos (CDC, 2019), enquanto os hospedeiros definitivos não humanos são importantes focos de disseminação do parasito em áreas rurais (Brasil, 2005). O *Dibothriocephalus latus* apresenta importância médica, ampla distribuição geográfica e origem desconhecida na Europa e na América do Norte, constituindo um modelo interessante para o estudo de genética de populações. De fato, após a análise dos microssatélites e dos fragmentos de reação em cadeia da polimerase (PCR), seis *loci* mostraram-se polimórficos e foram testados quanto à heterozigosidade observada (Ho) e esperada (He), e desvios do equilíbrio de Hardy-Weinberg (HWE). A aplicação dessa ferramenta pode ser extremamente relevante em estudos sobre inter-relações genéticas, origem e rotas migratórias desta organismo.

Profilaxia e controle

Para prevenir a doença, especialmente em locais em que sua prevalência é alta, recomenda-se evitar a ingestão de peixes crus, malcozidos ou defumados.

O Centers for Disease Control and Prevention (CDC) e a Agência Nacional de Vigilância Sanitária (Anvisa) sugerem alguns cuidados no armazenamento e na preparação do peixe para diminuir os riscos de transmissão da difilobotríase:

- Manter a carne do peixe congelada a – 20°C ou menos por 7 dias
- Manter a carne do peixe congelada a – 35°C ou menos por 15 horas
- Congelar a carne do peixe a – 35°C ou menos e, depois, mantê-la por mais 24 horas em temperatura igual ou inferior a – 20°C.

Tais medidas poderão ser úteis para minimizar o risco de exposição ao patógeno e – por conseguinte – de aquisição da difilobotríase.

Referências bibliográficas

Aparicio-Ugarriza R, Palacios G, Alder M, González-Gross M. A review of the cut-off points for the diagnosis of vitamin B12 deficiency in the general population. Clin Chem Lab Med 2015; 53(8):1149-59.

Arctos – Collaborative Collection Management Solution. Disponível em: https://arctos.database.museum/name/Dibothriocephalus%20latus. Acesso em: set. 209.

Arendt JFB, Nexo E. Unexpected high plasma cobalamin. Clin Chem Lab Med 2013;51(3):489-96.

Autier B, Belaz S, Degeilh B et al. Dibothriocephalus nihonkaiensis: an emerging foodborne parasite in Brittany (France)? Parasit Vectors 2019; 12(1):267.

Bazsalovicsová E, Koleničová A, Králová-Hromadová I et al. Development of microsatellite loci in zoonotic tapeworm Dibothriocephalus latus (Linnaeus, 1758), Lühe, 1899 (syn. Diphyllobothrium latum) using microsatellite library screening. Mol Biochem Parasitol 2018; 225:1-3.

Brasil. Anvisa. Agência Nacional de Vigilância Sanitária. Alerta e recomendações referentes a casos de difilobotríase no município de São Paulo. 2005. Disponível em: http://www.anvisa.gov.br/alimentos/informes/peixe_cru.pdf. Acesso em: 25 mai. 2016.

Carmel R. How I treat cobalamin (vitamin B12) deficiency. Blood. 200815;112(6):2214-21.

CDC. Centers for Disease Control and Prevention. Diphyllobothriasis. DPDx – Laboratory Identification of Parasites of Public Health Concern. 2019. Disponível em: https://www.cdc.gov/dpdx/diphyllobothriasis/index.html. Acesso em: abr. 2019.

Devalia V, Hamilton MS, Molloy AM. Guidelines for the diagnosis and treatment of cobalamin and folate disorders. British J Haematol 2014;166:496-513.

Durrani MI, Basit H, Blazar E. Diphyllobothrium latum (Diphyllobothriasis). StatPearls, 2019.

Eduardo MBP, Sampaio JLM, Gonçalves EMN et al. Diphyllobothrium spp.: um parasito emergente em São Paulo, associado ao consumo de peixe cru – sushis e sashimis. Boletim Epidemiológico Paulista 2005. Disponível em: http://www.cve.saude.sp.gov.br/agencia/bepa15_diphy.htm. Acesso em: 25 mai. 2016.

Emmel VE, Inamine E, Secchi C et al. Diphyllobothrium latum: relato de caso no Brasil. Rev Soc Bras Med Trop 2006; 39(1):82-4.

Herrmann W, Geisel J. Vegetarian lifestyle and monitoring of vitamin B-12 status. Clin Chim Acta 2002;326:47-59.

King CH, Fairley JK. Tapeworms (Cestodes) In: Mandell GL, Bennett JE, Dolin R. Mandell, Douglas, and Bennett's principles and practice of infectious diseases. 8. ed. Philadelphia: Churchill Livingstone; 2015.

Kuchta R, Radačovská A, Bazsalovicsová E, et al. Host Switching of Zoonotic Broad Fish Tapeworm (Dibothriocephalus latus) to Salmonids, Patagonia. Emerg Infect Dis 2019; 25(11):2156-2158.

Kumar S, Sundararaj P, Kumara HN, et al. Prevalence of gastrointestinal parasites in bonnet macaque and possible consequences of their unmanaged relocations. PLoS One 2018; 13(11):e0207495.

Kuzminski AM, Del Giacco EJ, Allen RH et al. Effective treatment of cobalamin deficiency with oral cobalamin. Blood 1998;92(4):1191-8.

Le Bailly M, Bouchet F. Diphyllobothrium in the past: Review and new records. Int J Paleopathol 2013; 3(3):182-7.

Markell EK, John DT, Krotoski WA. Medical Parasitology, 8nd edition. Philadelphia: Saunders 1999;235-8.

Marquardt WC, Demaree RS, Grieve RB, et al. Parasitology and Vector Biology, 2nd edition. London: Academic Press: 2000. p. 306-23.

NCBI. National Center for Biotechnology Information. Taxonomy. Disponível em: https://www.ncbi.nlm.nih.gov/taxonomy. Acesso em: 16 abr. 2019.

Pawlak R, Lester SE, Babatunde T. The prevalence of cobalamin deficiency among vegetarians assessed by serum vitamin B12: a review of literature. Eur J Clin Nutr 2014;68:541-8.

Perria AR. Detecting hidden diets and disease: Zoonotic parasites and fish consumption in Mesolithic Ireland. J Archaeol Science 2018;97:137-46.

Rey L. Parasitologia: parasitos e doenças parasitárias do homem nos trópicos ocidentais. 4. ed. Rio de Janeiro: Guanabara Koogan, 2008.

Santos FLN, Faro LB. The first confirmed case of Diphyllobothrium latum in Brazil. Mem Inst Oswaldo Cruz 2005; 100(6):585-6.

Scholz T. Update on the human broad tapeworm (Genus Diphyllobothrium), including clinical relevance. Clin Microbiol Rev, Washington, DC, 22(1):146-60, 2009.

Sharabi A, Cohen E, Sulkes J et al. Replacement therapy for vitamin B12 deficiency: comparison between the sublingual and oral route. Br J Clin Pharmacol 2003; 56:635-8.

Sharma K, Wijarnpreecha K, Merrell N. Diphyllobothrium latum Mimicking Subacute Appendicitis. Gastroenterology Res 2018 Jun;11(3):235-7.

Smith AD, Refsum H. Do we need to reconsider the desirable blood level of vitamin B12? J Internal Med 2011; 271:179-182.

Thomé-de-Carvalho M, Silva Santos S, Gomes AP et al. Difilobotríase: estudo clínico. J Bras Med 2008; 95:22-4.

CAPÍTULO 49

Dioctofimose

André Vianna Martins • Mirela Mirna Dias Melquíades • Bransildes Barcellos Terra •
Paulo Sérgio Balbino Miguel • Rodrigo Siqueira-Batista

Introdução

As doenças causadas por nematoides são variadas – dada a abundância desses organismos no mundo –, com destaque para moléstias como a oxiuríase, as filaríases, a ascaridíase e a ancilostomíase. Há, no entanto, nematelmintos menos prevalentes em humanos, os quais devem ser conhecidos pelos profissionais da saúde, para a adequada abordagem clínica, diagnóstica e terapêutica. Tal é o caso dos metazoários da família Dioctophymatidae, os quais se dividem em três gêneros. Os *Eustronylides* e os *Hystrichis* encontram-se em tumores de parede abdominal de aves piscívoras. O *Dioctophyma renale* compartilha muitas características morfológicas e semelhanças no ciclo de vida com o *Eustrongylides*.

O *Dioctophyma renale*, ou verme gigante renal (Braga et al., 2010), ocorre nos rins de canídeos (como lobos, raposas e cães) e mustelídeos (p. ex., doninhas, lontras, texugos), estando presente em oligoquetas, peixes e rãs durante seu ciclo (Eberhard; Ruiz-Tiben, 2014). Estes, se ingeridos pelo ser humano, poderão dar origem à dioctofimose (outras denominações para essa doença poderiam ser dioctofimatose ou dioctofimiíase), uma rara condição mórbida que geralmente envolve os rins, com cerca de 20 casos humanos descritos na literatura por todo o mundo. Sua importância consiste justamente na possibilidade de diagnóstico diferencial com várias doenças renais, como câncer (Gu et al., 2012) e cistos renais (Yang et al., 2016). Dessa maneira, o paciente poderá ser diagnosticado de modo precoce, evitando procedimentos desnecessários (Pilsczek, 2010).

Este capítulo tem como principal finalidade discutir os tópicos mais relevantes da dioctofimose, abordando aspectos necessários para a compreensão e a identificação dessa moléstia pouco comum no *Homo sapiens*. Até o presente momento, não há relatos de casos humanos no Brasil. A despeito disso, é uma enfermidade amplamente descrita em canídeos no país e pode, eventualmente, manifestar-se em humanos. A entidade nosológica também merece destaque no âmbito da saúde dos viajantes, os quais devem ser orientados quanto ao consumo de alimentos não corretamente higienizados, aspecto essencial para oportunizar a infecção pelo metazoário.

Etiologia

Taxonomia

A classificação taxonômica da espécie *Dioctophyma renale* se encontra no Quadro 49.1.

QUADRO 49.1 Classificação taxonômica da espécie *Dioctophyma renale*.

Domínio	Eukaryota
Filo	Nematoda
Classe	Enoplea
Subclasse	Dorylaimia
Ordem	Dioctophymatida
Família	Dioctophymatidae
Gênero	*Dioctophyma*
Espécie	*Dioctophyma renale*

Adaptado de NCBI – The Taxonomy Database, 2019; Arctos – Collaborative Collection Management Solution, 2019.

A diferenciação do *D. renale* – em relação a outros gêneros da família *Dioctophymatidae* – é um passo importante para a caracterização da doença. Nesse sentido, destaca-se que o *Hystrichis* apresenta uma extremidade cefálica dilatada, a qual anteriormente, contém espículas dispostas de maneira uniforme. Tais características diferem-no do *Eustrongylides* e do *D. renale*. O *Eustrongylides* – helminto que habitualmente se encontra em aves –, por sua vez, tem uma abertura anterior na extremidade da vulva, próximo do esôfago. No entanto, existe relato de caso no *H. sapiens*, com infecção e aparecimento de vermes dessa espécie na pele (Eberhard; Ruiz-Tiben, 2014).

Aspectos morfológicos

O *D. renale* tem forma de cilindro, de cor vermelha ou marrom-avermelhada, com cutícula externa. Os machos têm comprimento de cerca de 35 centímetros e diâmetro de 3 a 5 milímetros. Enquanto isso, as fêmeas são maiores, podendo chegar a 1 metro de comprimento e 5 a 12 mm de largura. O *D. renale* tem uma abertura vulvar próxima ao ânus (Eberhard; Ruiz-Tiben, 2014). O macho tem um órgão copulatório, o qual nos nematoides chama-se bursa, em forma de sino (Chauan et al., 2016).

Ciclo biológico

O ciclo de vida do helminto inicia-se quando os ovos são liberados na água, pela urina de algum hospedeiro definitivo, que pode ser um canídeo (lobo, cachorro), um felino (guepardo, gato), um mustelídeo (marmota, vison, doninha) ou outro mamífero carnívoro (Gu et al., 2012). Os ovos liberados na água são anembrionados, marrons, com cascas grossas, em forma elíptica ou de barril (Fugassa et al., 2013). A casca grossa do ovo é importante em seu ciclo de vida, dado seu aspecto ondulado, o qual aumenta a superfície de contato e provê mais oxigênio em locais pouco oxigenados (Figura 49.1). Além disso, o ovo contém

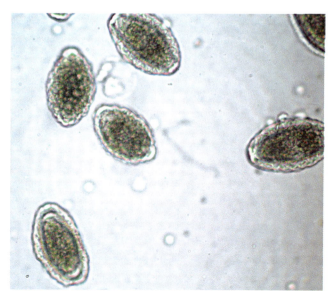

FIGURA 49.1 Ovo de *Dioctophyma renale*. Foto: Silvia Gonzalez Monteiro, Universidade Federal de Santa Maria (UFSM), gentilmente cedida.

espículas e projeções, as quais fazem com que ele fique preso em plantas e animais. Assim, pequenos invertebrados e crustáceos que fazem parte da alimentação dos oligoquetas poderão reter os ovos em sua superfície. Além disso, ao ingerirem seu alimento habitual, os oligoquetas acabam por ingerir também os ovos do helminto. Dessa maneira, o ciclo continua (Pedrassani et al., 2009a).

Em contato com a água, os ovos passam pelo primeiro momento de seu desenvolvimento. Após 1 mês, no interior das formas evolutivas, a larva de primeiro estágio desenvolve-se. Os ovos são ingeridos pelo oligoqueta anelídeo *Lumbriculus variegatus* (Pedrassani et al., 2009a), que é o hospedeiro intermediário invertebrado do nematelminto. Em seu sistema digestório – a partir dos ovos – são liberadas larvas de terceiro estágio, as quais foram maturadas após duas mudas. Em seguida, o oligoqueta poderá ser deglutido por hospedeiros paratênicos (transportadores do verme) – peixes ou anfíbios. Há vários peixes que servem como hospedeiros paratênicos, com destaque para o *Hypostomus punctatus* (cascudo), o *Pimelodus maculatus* (mandi), os do gênero *Rhamdia* (bagre), o *Prochilodus lineatus* (curimba) os pertencentes ao gênero *Astyanax* (lambari, traíra, acará-branco). Os anfíbios mais infectados são os anuros, como *Chaunus ictericus* e o *C. schneideri* (Pedrassani et al., 2009a). Nesses animais, o *D. renale* não evolui, permanecendo encistado e viável até que o hospedeiro definitivo se alimente do hospedeiro paratênico (ou, até mesmo, do intermediário). Em cães abandonados, a infecção é muito comum, dada a busca de alimentos, ocasião na qual acabam ingerindo hospedeiros paratênicos (Cottar et al., 2012).

O *H. sapiens* infecta-se da mesma maneira que os canídeos, quando consome carne crua de hospedeiro paratênico, como peixe ou rã, contendo a larva. Desse modo, o ser humano funciona como um hospedeiro definitivo acidental (CDC, 2019). Após a infecção no ser humano, a larva pode seguir alguns caminhos. Um deles é tornar-se apenas um nódulo subcutâneo e permanecer inócuo (CDC, 2019). Outro é ser deglutida e, após passar pelo estômago, penetrar no duodeno e daí migrar, na maioria dos casos, diretamente para o rim direito, onde fica contida em um cisto renal (Katafigiotis et al., 2013). Para chegar a seu destino final, as larvas libertam-se no estômago, seguem para o duodeno, passam à cavidade abdominal e podem alcançar o fígado, ficando por cerca de 50 dias no parênquima hepático, em processo de amadurecimento, até se estabelecer nos rins, órgãos nos quais tais estruturas sofrem outro processo de maturação (Venkatrajaiah, 2014). É importante ressaltar que, para que o ciclo do helminto continue, este precisa estar abrigado na pelve renal e ser liberado na urina (Tropical Medicine Central Resource, 2016). Durante a micção do paciente infectado, são liberados ovos do helminto na urina, os quais podem infectar outras pessoas ou outros animais – assim, o ciclo do metazoário (Figura 49.2) continua (Venkatrajaiah, 2014).

Imunologia e patologia

Após ser ingerido, o verme costuma causar dano em locais distintos. De fato, o processo infeccioso pode manifestar-se como uma massa retroperitoneal (Pilsczek, 2010) ou, mais comumente, como uma massa

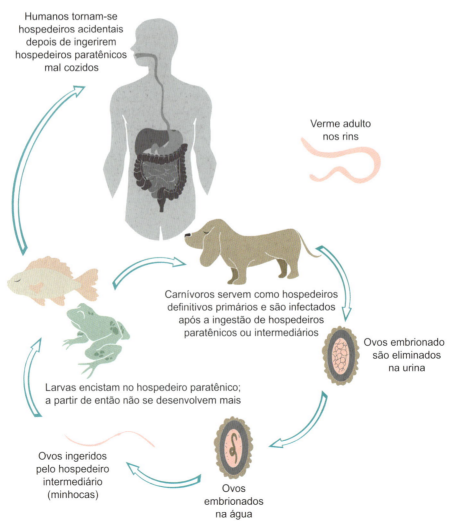

FIGURA 49.2 Ciclo biológico dos helmintos do gênero *Dioctophyma renale*.

no rim direito, um tropismo muito relatado em cachorros e que ocorre de modo similar em seres humanos (Katafigiotis et al., 2013). A escolha pelo rim direito, provavelmente, relaciona-se com a migração direta do helminto do estômago para o duodeno, e, finalmente, para o rim direito, pela localização próxima desses órgãos (Li et al., 2010).

Na intimidade do rim, o parasito dá início a uma resposta imune intensa, caracterizada pela ocorrência de infiltrado inflamatório com células brancas (neutrófilos e poucos eosinófilos). Tais células podem localizar-se entre as células do epitélio renal ou entre estas e a membrana basal. Um infiltrado extenso compromete de maneira significativa a filtração glomerular (Oliveira et al., 2000). A expressão patológica desse processo é uma nefrite intersticial linfoplasmocítica, que gera dano progressivo, com fibrose do interstício renal e, até mesmo, necrose, culminando em uma insuficiência renal irreversível.

Se a infecção evolui e atinge o rim contralateral, o paciente acaba com uma insuficiência renal crônica de origem infecciosa (Li et al., 2010). O aspecto é descrito, na literatura, como um cisto renal hemorrágico com paredes fibrosas e de camada única. Dentro do cisto, encontram-se restos necróticos anelares (Katafigiotis et al., 2013). Com o prosseguimento do processo patológico, o parênquima renal fica destruído (Venkatrajaiah, 2014).

Nos estágios iniciais da infecção, algumas complicações podem surgir em decorrência da presença do verme no rim, como cisto renal, cálculos renais e pielonefrite. A infecção acaba por destruir o parênquima renal viável, uma vez que a fibrose recorrente e a inflamação contínua levam à insuficiência renal. Se o dano for bilateral, o paciente poderá evoluir para doença renal terminal (Li et al., 2010).

Aspectos clínicos

Doença em humanos

A história clínica do paciente apresenta, geralmente, dados como ingestão de peixe cru (Li et al., 2010) ou ingestão de água contaminada com urina de humanos e/ou animais (Venkatrajaiah, 2014). A profissão (Yang et al., 2016; Tropical Medicine Central Resource, 2016) e a condição socioeconômica (Chauan et al., 2016) do paciente podem influenciar quanto ao risco de aquisição da infecção. A clínica do enfermo varia desde quadros assintomáticos até situações clínicas mais sérias (Li et al., 2010), caracterizadas por cólicas renais e dores lombares (sintomas iniciais). A queixa de um "caroço" na pele também pode ocorrer nos casos em que o verme se localiza encistado na parede abdominal ou no dorso (Tropical Medicine Central Resource, 2016). A dor lombar pode ser apenas em um flanco, geralmente o direito (Katafigiotis et al., 2013; Gu et al., 2012).

O paciente pode apresentar febre – a qual eventualmente será elevada –, por vezes antecedendo a eliminação dos ovos e dos vermes na urina (Gu et al., 2012). Outros enfermos podem apresentar retenção de urina, pela presença das larvas no rim, além de palidez e taquicardia. A queixa mais comum – que aparece em vários relatos de caso – é a observação de vermes grandes e cilíndricos na urina. Também se relata hematúria macroscópica (Chauan et al., 2015). Idosos podem ter alteração de sensório e piora de alguma comorbidade, como o diabetes melito (Venkatrajaiah, 2014).

■ *Diagnóstico diferencial*

A dioctofimose deve ser distinguida de várias moléstias renais. De fato, a helmintíase pode mimetizar tuberculose dos rins, neoplasia retroperitoneal, câncer renal e, até mesmo, pielonefrite xantogranulomatosa (Li et al., 2010; Pilsczek et al., 2010). Em um caso específico, um paciente idoso foi diagnosticado com estado hiperosmolar hiperglicêmico (ou estado hiperosmolar não cetótico) pela alteração do nível de consciência e pela hiperglicemia, quadro ao qual se associou a eliminação de vermes na urina e hematúria (Venkatrajaiah, 2014). Outro caso na literatura foi confundido com colecistite (Li et al., 2010).

Doença em animais não humanos

A doença é descrita em várias espécies de animais não humanos, tais como: ratazanas no Japão (Tokiwa et al., 2011); martas e lontras no Canadá (Klenavic et al., 2008); e raposas-vermelhas, no Irã (Hajialilo et al., 2015). De fato, distribui-se pelo mundo, infectando mamíferos carnívoros selvagens ou domesticados, como cães e mustelídeos (Rappeti et al., 2017; Flórez et al., 2018). No Brasil, a doença tem sido descrita em cães (Mesquita et al., 2014; Ferreira et al. 2010), gatos (Pedrassani et al., 2014; Verocai et al., 2009), cachorros-do-mato (Ribeiro et al., 2009), macacos (Ishizaki et al., 2010) e tartarugas (Mascarenhas; Muller , 2015).

A alta incidência da enfermidade em cachorros de rua associa-se ao fato de esses animais comerem em locais contaminados. O cachorro pode apresentar disúria, hematúria, apatia, latido rouco, marcha cambaleante, transtornos neurológicos, emagrecimento e anorexia. Ao examinar os cães, podem-se encontrar mucosas hipocoradas, desidratação e febre. É muito comum infecção no rim direito (Figura 49.3) com nefropatia crônica, descompensação e hipertrofia do rim contralateral, visualizadas ao ultrassom (Cottar et al., 2012; Mesquita et al., 2014). Animais de região rural também são muito afetados, onde os cães errantes são suscetíveis a ingerir hospedeiros intermediários e paratênicos. A infecção é identificada pela presença de ovos na urina (Cottar et al., 2012).

Além de causarem danos renais, lesam também o intestino e podem interferir no aporte calórico dos animais infectados (Northrop-Clewes et al., 2001). A infecção pelo *D. renale* traz importante risco para os animais selvagens, principalmente naqueles sob risco de extinção, os quais ficam debilitados e podem acabar morrendo (Dietz, 1984).

Se o hospedeiro ingere presas contaminadas – ou simplesmente vive no entorno de lagos contaminados – já é considerado suscetível à infecção por *D. renale* (Braga et al., 2010). Existem relatos na literatura de uma fruta chamada de "lobeira" – *Solanum lycocarpum* – no Cerrado, a qual está provavelmente associada à inibição do desenvolvimento do helminto e de outros parasitos em determinados animais. Ela é o principal alimento consumido pelo lobo-guará, embora tal associação não tenha sido amplamente estudada (Braga et al., 2010).

Diagnóstico laboratorial

O único método comprovado é a análise da urina, considerado padrão-ouro. Nesse exame, visualizam-se diretamente o próprio helminto, os ovos, e, eventualmente, é descrita piúria (Chauan et al., 2016). A identificação dos ovos no líquido ascítico também é possível, assim como na histopatologia das peças retiradas cirurgicamente dos pacientes (Tropical Medicine Central Resource, 2016).

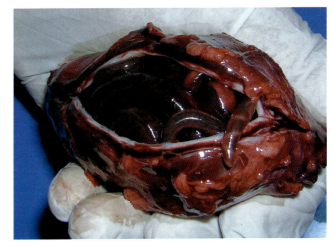

FIGURA 49.3 Adulto de *Dioctophyma renale* no rim de um cão. Foto: Silvia Gonzalez Monteiro, Universidade Federal de Santa Maria (UFSM), gentilmente cedida.

Na atualidade, não existem métodos imunológicos comprovados usados comumente no diagnóstico da doença, embora Pedrassani et al. (2015) tenham descrito um possível uso do ELISA para detectar anticorpos contra o parasito em cães (Pedrassani et al., 2015). Ademais, não há relatos de técnicas de biologia molecular que possam auxiliar a detectar a doença em humanos.

Avaliação por métodos complementares

Os casos humanos descritos na literatura foram submetidos a vários exames de imagem que auxiliaram no diagnóstico. À ultrassonografia, observam-se: hidronefrose bilateral (Chauan et al., 2016); hidroureteronefrose; aumento da ecogenicidade dos dois rins; presença de detritos na bexiga (Venkatrajaiah, 2014); lesão hiperecoica predominantemente no rim direito (Li et al., 2010); massa cística e complexa composta por elementos sólidos na pelve renal (Katafigiotis et al., 2013); e cistos preenchidos por estruturas em formato de fio que se movem contra a gravidade (Yang et al., 2016).

Na tomografia computadorizada, os achados foram os seguintes: lesão complexa hipodensa com captação parcialmente periférica de estruturas multisseptadas, a qual foi confundida com cisto de Bosniak III (Yang et al., 2016); massa bem definida com captação de contraste periférica e centralmente hipodensa; o mesmo paciente tinha massa composta por vermes (verificada posteriormente) que invadia retroperitônio (Gu et al., 2012); e lesão hipodensa renal com margens regulares, com pequena captação de contraste considerada como cisto de Bosniak IV (Katafigiotis et al., 2013). A maioria das lesões foi encontrada no rim direito. Deve ser destacado que a classificação de cistos de Bosniak (Quadro 49.2) serve para separar os cistos renais em quatro tipos, sendo que, quanto maior o grau, maior a possibilidade de malignidade (Warren; McFarlaine, 2005). A lesão renal causada pelo *D. renale* pode ser classificada como III (cistos septados de forma irregular, calcificados e que captam contraste) ou IV (cistos grosseiros, compostos por estruturas sólidas que captam contraste) (Muglia; Westphalen et al., 2014).

Categoria	Descrição
I	Cistos simples benigno com fina parede sem septos, calcificações ou componentes sólidos. Têm densidade da água e não realçam ao contraste.
II	Cistos com septos finos, calcificações finas ou discretamente espessadas da parede ou septo. Lesões de até 3 cm, com atenuação uniforme (cisto de alta densidade), que sejam bem marginadas e não realcem contraste incluem-se neste grupo.
IIF	Cistos com múltiplos septos finos ou mínimo espessamento da parede ou dos septos. Pode ocorrer realce não mensurável da parede ou dos septos. A parede ou os septos podem conter calcificações espessas ou nodulares, porém sem realce mensurável. As lesões são bem circunscritas. Lesões totalmente renais, maiores de 3 cm com alta atenuação e sem realce também são incluídas nesta categoria. Requerem acompanhamento.
III	Massas císticas indeterminadas que apresentam parede ou septos espessos irregulares nos quais há realce mensurável. Têm indicação cirúrgica, embora algumas lesões sejam benignas (cistos hemorrágicos, cistos crônicos infectados, nefroma cístico multiloculado). Outras são malignas, como carcinoma de células renais e carcinoma de células renais cístico multiloculado.
IV	Massas malignas com todos os critérios da categoria III, mas também com realce de componentes de partes moles adjacentes, independentemente dos septos ou da parede. Estas lesões contemplam os carcinomas císticos e requerem remoção cirúrgica.

Adaptado de Israel; Bosniak, 2005.

Em um caso específico, foi possível estudar a história natural da doença, já que a paciente apresentava uma massa hiperdensa com pequena captação de contraste no rim direito, além de uma massa retroperitoneal. Após um ano, a massa renal cresceu e perdeu densidade, enquanto o cisto retroperitoneal tornou-se sólido e surgiu outro cisto no rim esquerdo. As paredes dos cistos eventualmente evoluem para calcificação (Li et al., 2010).

A angiografia seletiva do rim pode mostrar defeitos de vascularização renal (Li et al., 2010). À ressonância magnética, podem ser encontrados os parasitos na pelve renal, além de defeitos de enchimento na pelve renal.

Tratamento

O único tratamento da dioctofimose deve ser realizado com fármaco anti-helmíntico e posterior nefrectomia, já que a história natural da doença culmina em destruição total do parênquima renal. A nefrectomia deve ser realizada, preferencialmente, antes de o helminto causar grande alteração do parênquima e de as complicações ocorrerem (Gu et al., 2012; Venkatrajaiah, 2014; Chauan et al., 2016). Podem ser usados o albendazol (Yang et al., 2016) ou dois cursos de ivermectina antes da nefrectomia, conforme Quadro 49.3 (Gu et al., 2012).

Ecologia e epidemiologia

A dioctofimose é uma doença rara, embora não seja recente. Encontraram-se coprólitos de canídeos com *D. renale* datados de 6540 ± 110 anos antes do tempo presente, na Argentina (Fugassa et al., 2013). Além disso, foram achados ovos em coprólitos humanos na Suíça, de cerca de 3384 a 3370 a.C. (Bailly et al., 2003). O *D. renale* distribui-se por todo o mundo (Tropical Medicine Central Resource, 2016), embora na literatura tenha sido descrito que o parasito prefira lugares frios em regiões de lagoas, para que o desenvolvimento desses vermes seja maior. Outros fatores também contribuem para a predileção do *D. renale* por baixas temperaturas, como presença de hospedeiros e nível de salinidade da água e do pH (Pedrassani et al., 2009b).

No âmbito ecológico, a infecção pelo *D. renale* é nociva aos animais silvestres, principalmente aqueles em extinção, como o lobo-guará, pois pode causar a morte deles (Braga et al., 2010). Também se mostra muito perigosa para animais domésticos, que podem ser contaminados e acabar contaminando o ambiente por fezes ou urina (Ferreira et al., 2010).

Não há como estimar os elementos ecoepidemiológicos da enfermidade, já que existem cerca de 20 casos em toda literatura mundial; de fato, trata-se de uma doença rara no *H. sapiens*, mas comum em animais não humanos (Venkatrajaiah, 2014).

Profilaxia e controle

A principal forma de profilaxia da doença consiste em não ingerir carne de peixe ou rã crua, nem água contaminada (Yang et al., 2019). Ademais é importante a conscientização através da educação pública, mostrando a gravidade dessa parasitose e a importância da adoção de hábitos alimentares saudáveis.

Fármaco	Posologia	Tempo de tratamento	Efeitos adversos
Albendazol	400 mg/dia, VO	Dois cursos de 3 dias cada, com intervalo de 15 dias entre os dois	Desconforto gastrintestinal
Ivermectina	Dose única de 200 mcg/kg, VO	Dose única repetida com 10 dias de intervalo	Prurido, mialgia, artralgia, edema.

Adaptado de Tavares, 2014.

Referências bibliográficas

Arctos – Collaborative Collection Management Solution. Disponível em: <https://arctos.database.museum/name/Dioctophyma%20renale>. Acesso em jun. 2019.

Bailly ML, Leuzinger U, Bouchet F. Dioctophymidae eggs in coprolites from neolithic site of Arbon-Bleiche 3 (Switzerland). J Parasitol 2003;89(5):1073-1076.

Braga RT, Vynne C, Corrêa MCR et al. New record of Dyoctophyma renale in the maned wolf (Chrysocyon brachyrus) in the State of Goiás, Brazil. Bioikos 2010; 24(1):43-47.

CDC. Centers for Disease Control and Prevention. Dioctophymiasis. Disponível em: http://www.cdc.gov/dpdx/dioctophymiasis/index.html. Acesso em: 31 maio de 2019.

Chauan S, Kaval S, Tewari S. Dioctophymiasis: a rare case report. J Clin Diagn Res 2016;10(2): DD01-DD02.

Cottar BH, Dittrich G, Ferreira AA et al. Achados ultrassonográficos de cães parasitados por Dioctophyma renale – estudo retrospectivo. Vet Zootec 2012; 19(1 Supl 1):8-11.

Dietz JM. Ecology and social organization of the maned wolf (Chrysocyon brachyurus). Smithsonian Contrib Zool 1984;392:1-51.

Eberhard ML, Ruiz-Tiben E. Case report: cutaneous emergence of Eustrongylides in Two Persons from South Sudan. Am J Trop Med Hyg 2014;90(2),315-17.

Ferreira VL, Medeiros FP, July JR et al. Dioctophyma renale in a dog: clinical diagnosis and surgical treatment. Vet Parasitol. 2010;168(1-2):151-5.

Flórez ÁA, Russos J, Uribe N. Primer reporte de Dioctophyma renale (Nematoda, Dioctophymatidae) en Colombia. Biomed 2018;38(0):13-18.

Fugassa MH, Gonzalez EAO, Petrigh RS. First Palaeoparasitological record of a dioctophymtid egg in an archaeological sample from Patagonia. Acta Trop. 2013; 128(1):175-7.

Gu Y, Li G, Zhang J, Zhang Y. Dioctophyma renale infection masquerading as a malignancy. Kidney Int 2012; 82(12):1342.

Hajialilo E, Mobedi I, Masoud J et al. Dioctophyme renale in Vulpes vulpes from the Caspian Sea littoral of Iran. Iran J Public Health 2015; 44(5):698-700.

Ishizaki MN, Imbeloni AA, Muniz JA et al. Dioctophyma renale (Goeze, 1782) in the abdominal cavity of a capuchin monkey (Cebus apella), Brazil. Vet Parasitol 2010;173(3-4):340-3.

Israel G, Bosniak MA. An update of the Bosniak renal cyst classification system. Urol 2005;66(3):484-488.

Katafigiotis I, Fragkiadis E, Pournaras C et al. A rare case of a 39 year old male with a parasite called Dioctophyma renale mimicking renal cancer at the computed tomography of the right kidney. A case report. Parasitol In 2013; 62(5):459-60.

Klenavic K, Champoux L, Mike O et al. Mercury concentrations in wild mink (Mustela vison) and river otters (Lontra canadensis) collected from eastern and Atlantic Canada: relationship to age and parasitism. Environ Pollut 2008;156(2):359-66.

Li G, Liu C, Li F et al. Fatal bilateral dioctophymatosis. J Parasit 2010;96(6): 1152-4.

Mascarenhas CS, Muller G. Third-stage larvae of the enoplid nematode Dioctophyma renale (Goeze, 1782) in the freshwater turtle Trachemys dorbini from southern Brazil. J Heminthol 2015;89(5):630-5.

Mesquita LR, Rahal SC, Faria LG et al. Pre- and post-operative evaluations of eight dogs following right nephrectomy due to Dioctophyma renale. Vet Q 2014;34(3):167-71.

Muglia VF, Westphalen AC. Classificação de Bosniak para cistos renais complexos: histórico e análise crítica. Rad Brasil 2014;47(6):368-73.

Northrop-Clewes CA, Rousham EK, Mascie-Taylor CN et al. Anthelmintic treatment of rural Bangladeshi children: effect on host physiology, growth, and biochemical status. The American J Clin Nutr 2001;73(1);53-60.

Oliveira MDC, Neto MC, Santos OFP. Atualização em insuficiência renal aguda: Nefrite tubulo-intersticial aguda. J Bras Nefrol 2000;22(4): 260-76.

NCBI. National Center for Biotechnology Information. Taxonomy. Disponível em: https://www.ncbi.nlm.nih.gov/taxonomy. Acesso em: abr 2019.

Pedrassani D, do Nascimento AA, André MR et al. Improvement of an enzyme immunosorbent assay for detecting antibodies against Dioctophyma renale. Vet Parasitol 2015;212(3-4):435-8.

Pedrassani D, Hoppe EGL, Tebaldi JH et al. Chaunus ictericus (Spix, 1824) as paratenic host of the giant kidney worm Dioctophyma renale (Goeze, 1782) (Nematoda: Enoplida) in São Cristóvão district, Três Barras county, Santa Catarina state, Brazil. Vet Parasitol 2009a;165(1-2): 74-7.

Pedrassani D, Lux HEG, Avancini N et al. Morphology of eggs of Dioctophyme renale Goeze, 1782 (Nematoda: Dioctophymatidae) and influences of temperature on development of first-stage larvae in the eggs. Rev Bras Parasitol Vet 2009b;18(1):15-9.

Pedrassani D, Wendt H, Rennau EA et al. Dioctophyme renale Goeze, 1782 in a cat with a supernumerary kidney. Rev Bras Parasitol Vet 2014;23(1):109-11.

Pilsczek FH. Helminthic infections mimicking malignancy: a review of published case reports. J Infect Dev Ctries 2010;4(7):425-29.

Rappeti JCDS, Mascarenhas CS, Perera SC et al. Dioctophyme renale (Nematoda: Enoplida) in domestic dogs and cats in the extreme south of Brazil. Rev Bras Parasit Vet 2017;26(1):119-21.

Ribeiro CT, Verocai GG, Tavares LE. Dioctophyma renale (Nematoda, Dioctophymatidae) infection in the crab-eating fox (Cerdocyon thous) from Brazil. J Wildl Dis 2009;45(1):248-50.

Tavares W. Antibióticos e quimioterápicos para o clínico. Rio de Janeiro: Atheneu, 2014.

Tokiwa T, Harunari T, Tanikawa T et al. Dioctophyma renale (Nematoda: Dioctophymatoidea) in the abdominal cavity of Rattus norvegicus in Japan. Parasitol Int 2011;60(3):324-6.

Tropical Medicine Central Resource. Kidney Worm: Dioctophymiasis and Eustrongylidiasis. Disponível em: http://www.isradiology.org/tropical_deseases/tmcr/chapter46/kidney.htm. Acesso em: maio 2016.

Venkatrajaiah N, Kalbande SH, Rao GVN et al. Dioctophymatosis renalis in humans: first case report from India. J Assoc Physicians India. 2014; 62:70.

Verocai GG, Measures LN, Azevedo FD et al. Dioctophyme renale (Goeze, 1782) in the abdominal cavity of a domestic cat from Brazil. Vet Parasitol 2009;161(3-4):342-4.

Warren KS, McFarlane J. The Bosniak classification of renal cystic masses. BJU Int 2005;95:939-42.

Yang J, Li P, Su C, Zhang J, Gu M. Worms expelled with the urine from a Bosniak Cyst III of the left kidney. Nanjing: Elsevier, 2016.

Yang F, Zhang W, Gong B et al. A human case of Dioctophyma renale (giant kidney worm) accompanied by renal cancer and a retrospective study of dioctophymiasis. Parasite, 2019;26:1-8.

CAPÍTULO 50

Dipilidíase

Luiz Alberto Santana • Alexandre Magno Saez •
Alcimar de Melo Rosa

Introdução

A dipilidíase é uma doença de baixa incidência mundial causada pelo helminto *Dipylidium caninum*. Tem forte relação com cães – e com gatos – e, em decorrência desse fato, o parasito também é conhecido como tênia canina (Tavares; Silva, 2015; Raza et al., 2018). Acomete, principalmente, crianças (90% dos casos). Isso sugere que os adultos podem ser mais resistentes a esse parasito ou que os hábitos de higiene das crianças facilitem o processo infeccioso.

O presente capítulo – com base nessas preliminares considerações – tem como proposta abordar a biologia do helminto, sua interação com os hospedeiros e os aspectos clínicos, diagnósticos, terapêuticos e profiláticos da dipilidíase.

Etiologia

Taxonomia

O *Dipylidium caninum* pertence ao filo dos platelmintos (Platyhelminthes), à classe Cestoda, à ordem Cyclophyllidea e à família Dipylidiidae (Quadro 50.1).

Aspectos morfológicos

Dipylidium caninum é um cestoide que tem, em média, 30 a 50 cm, podendo chegar até os 70 cm em sua forma adulta (Rey, 2008). Ele apresenta um escólex romboide bem característico (Figura 50.1), com cerca de 130 a 150 acúleos retráteis e quatro orifícios de sucção. O restante de sua estrutura é formado por volta de até 170 proglotes (quando adulto) (Figura 50.2), proximalmente imaturas e distalmente gravídicas. As proglotes (Figura 50.3) são hermafroditas e compostas por testículos e sacos de ovos; quando eliminadas pelo hospedeiro, sofrem desidratação e liberam os sacos de ovos (Figura 50.4), que são responsáveis pela infecção.

Ciclo biológico

O ciclo de vida deste cestoide (Figura 50.5) é composto por hospedeiros intermediários (pulgas de cães e gatos – *Ctenocephalides canis*, *Ctenocephalides felis* e *Pulex irritans*) e definitivos (homens, cães ou gatos). As larvas das pulgas ingerem os ovos liberados da desidratação das proglotes eliminadas inteiras. Conforme a pulga se desenvolve, a oncosfera que a infectou também sofre transformações e se torna a forma infectante.

Essa forma é ingerida junto com a pulga pelo hospedeiro definitivo e desenvolve-se no verme adulto no intestino delgado. O verme adulto libera proglotes gravídicas, que serão eliminadas nas fezes pelo hospedeiro e repetirão o ciclo. Essas proglotes são comumente confundidas com sementes de pepino, melão ou arroz pelos pacientes. O verme tem um período de desenvolvimento de, aproximadamente, 30 dias no hospedeiro definitivo.

Imunologia e patologia

Imunologia

Os helmintos são parasitos que estimulam o desenvolvimento de respostas imunorreguladoras no hospedeiro humano (*Homo sapiens*), provocando uma infecção assintomática na maioria dos indivíduos, o que possibilita sua permanência no sistema digestório. Os mecanismos de resposta ao metazoário em razão de sua complexidade estrutural e antigênica incluem, além da imunidade inata – sistema complemento e outros mecanismos –, a ativação da resposta imunológica específica.

Os principais tipos celulares nas respostas imunes durante as infecções por helmintos são os linfócitos T CD4+, que, quando ativados, podem se diferenciar – principalmente – nas linhagens do tipo 1 (Th1), do tipo 2 (Th2) e do tipo 17 (Th17). O parasito no lúmen intestinal

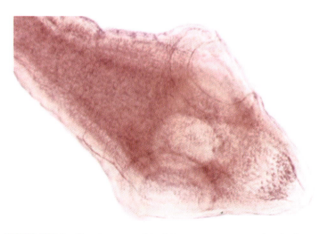

FIGURA 50.1 Escólex do verme *Dipylidium caninum*. Reproduzida de CDC, 2019, com permissão.

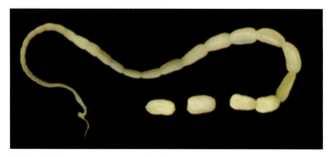

FIGURA 50.2 Verme adulto de *Dipylidium caninum*. Reproduzida de CDC, 2019.

QUADRO 50.1 Classificação taxonômica do *Dipylidium caninum*.

Domínio	Eukaryota
Filo	Platyhelminthes
Classe	Cestoda
Subclasse	Eucestoda
Ordem	Cyclophyllidea
Família	Dipylidiidae
Gênero	*Dipylidium*
Espécie	*Dipylidium caninum*

Adaptado de NCBI – The Taxonomy Database, 2019; Arctos – Collaborative Collection Management Solution, 2019.

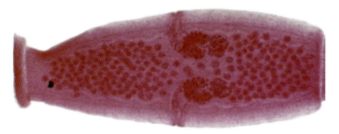

FIGURA 50.3 Proglote gravídica do *Dipylidium caninum*. Reproduzida de CDC, 2019, com permissão.

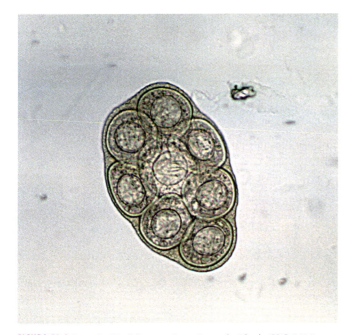

FIGURA 50.4 Ovos do *Dipylidium caninum*. Reproduzida de CDC, 2019, com permissão

induz polarização para resposta tipo 2 (ver Capítulo 2, *Interações entre Patógenos e Hospedeiros Humanos | O Sistema Imune e seus "Papéis" nas Enfermidades Parasitárias*). Este tipo de resposta provoca a ativação e o recrutamento de eosinófilos, basófilos e mastócitos (células da resposta imune inata) e linfócitos T CD4+. Tais células produzem interleucinas (IL), as quais apresentam papel fundamental nesta resposta, como IL-4, IL-5, IL-9, IL-10, IL-13, IL-25 e IL-33, bem como um conjunto de citocinas que levam a mudanças fisiológicas nos órgãos afetados, como o intestino. Essa cascata de interleucinas, comum às infecções helmínticas, está associada a uma grande produção de IgE policlonal pelas células B, com consequente liberação de histamina, importante fator de resposta à infecção helmíntica.

Patologia

Como na maioria das helmintíases, ocorre uma reação inflamatória inespecífica na parede intestinal, com infiltrado eosinofílico e mononuclear na lâmina própria com edema na mucosa (Rey, 2008). A infecção também pode cursar com fenômenos tóxicos alérgicos, por meio da excreção de substâncias antigênicas e, assim como em outras parasitoses da classe Cestoda, causar destruição do epitélio e produção de hipo ou hipersecreção do muco intestinal.

Aspectos clínicos

Doença em humanos

A infecção costuma ser assintomática em humanos adultos. Entretanto, em crianças, pode cursar com agitação psicomotora, prurido anal, diarreia, dor abdominal, redução do apetite ou reações urticariformes (Jiang et al., 2017; Narasimham et al., 2013). Em pacientes imunossuprimidos, como transplantados renais, tal helminto já foi descrito como causa de diarreia prolongada e dor abdominal (Sahin et al., 2005). Em geral, as proglotes são encontradas nas roupas íntimas dos pacientes, achado comum que pode ser observado – eventualmente – durante a consulta.

A história de contato com animais de companhia, como cães ou gatos, e de picadas de pulgas pode ser boa "pista epidemiológica" para

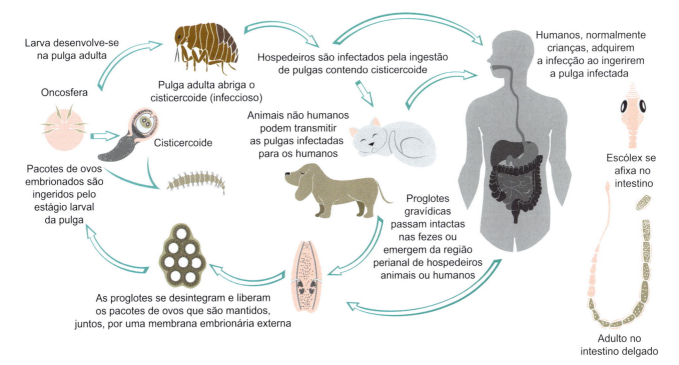

Larva desenvolve-se na pulga adulta

Oncosfera

Pulga adulta abriga o cisticercoide (infeccioso)

Cisticercoide

Hospedeiros são infectados pela ingestão de pulgas contendo cisticercoide

Animais não humanos podem transmitir as pulgas infectadas para os humanos

Humanos, normalmente crianças, adquirem a infecção ao ingerirem a pulga infectada

Pacotes de ovos embrionados são ingeridos pelo estágio larval da pulga

Proglotes gravídicas passam intactas nas fezes ou emergem da região perianal de hospedeiros animais ou humanos

Escólex se afixa no intestino

As proglotes se desintegram e liberam os pacotes de ovos que são mantidos, juntos, por uma membrana embrionária externa

Adulto no intestino delgado

FIGURA 50.5 Ciclo biológico dos helmintos da espécie *Dipylidium caninum*.

o diagnóstico da infecção por *D. caninum*. Os diagnósticos diferenciais incluem aquelas condições que cursam com clínica semelhante, com destaque para tricuríase e enterobíase (Neira et al., 2008; Samkari et al., 2008).

Doença em animais não humanos

Em cães e gatos, a infecção geralmente ocorre apenas em presença maciça de parasitos e cursa com alterações comportamentais. É uma doença extremamente subdiagnosticada nesses animais, principalmente em cães, em razão da grande população urbana dessa espécie (Felsmann et al., 2017; Dantas-Torres; Otranto, 2014). A prevalência varia, e seu conhecimento mostra-se escasso em todo mundo: estudos realizados utilizando amostras de fezes de cachorros recolhidas em locais públicos no norte da Europa apresentaram uma prevalência de até 5,3% da população animal estudada. Por outro lado, estudos realizados na China demonstraram que o *D. caninum* é o endoparasito mais comum em cães e gatos na região, com uma prevalência de 72,5%. Outros estudos estimam uma prevalência superior a 30% de *D. caninum* em cães e 3% em gatos de rua necropsiados.

Diagnóstico laboratorial

O diagnóstico costuma ser realizado por meio da observação de proglotes nas vestes dos pacientes, as quais se assemelham muito a grãos de arroz ou a sementes de melão ou pepino, conforme previamente mencionado (Tavares; Silva, 2015). Em laboratório, pode-se visualizá-las mediante microscópio ou por técnicas que privilegiem a pesquisa dos ovos do parasito. Elas são consideradas as mais eficazes quanto a custo-benefício. Vale ressaltar que o diagnóstico sorológico é pouco empregado e muito dispendioso, sendo mais utilizado em ambientes de pesquisa. No hemograma, a eosinofilia é um achado comum. O diagnóstico laboratorial pode ser dificultado por técnicos com pouca ou nenhuma experiência com o parasito. Não há propedêutica adicional com exames de imagem ou demais métodos diagnósticos.

Tratamento

O tratamento de escolha é feito com praziquantel 5 a 10 mg/kg. A niclosamida constitui a segunda opção terapêutica. Ambas são empregadas em dose única (Quadro 50.2).

Os animais domésticos infectados – infestados por pulgas – também devem ser tratados.

QUADRO 50.2 Tratamento farmacológico e posologia.

Fármaco indicado	Doses	Observações
Praziquantel	5 a 10 mg/kg, VO, dose única	É preciso atenção para pacientes com insuficiência hepática, e seus efeitos adversos são comuns, porém brandos, como tontura, lassidão dor e desconforto abdominal.
Niclosamida	2 g, dose única, VO	Fármaco bem tolerado em pacientes com insuficiência hepática e renal. Baixos efeitos colaterais, mais relacionados ao sistema digestório

VO: via oral. Adaptado de Tavares; Silva, 2015.

Ecologia e epidemiologia

A dipilidíase encontra-se intimamente ligada ao contato direto com outros animais não humanos (Felsmann et al., 2017). O hábito de levar animais não humanos – especialmente os cães – para passear em espaços públicos – por exemplo, parques e praias – é um dos mecanismos de perpetuação da dipilidíase. De fato, nesse contexto, os animais podem se infectar (em virtude do contato com pulgas), de modo a perpetuar o ciclo do helminto. Deve ser destacado, igualmente, que ovos e larvas desses parasitos constituem um risco para o adoecimento humano.

Até hoje, estima-se em 350 o número de casos registrados ou publicados sobre a infecção em humanos por *D. caninum*, com mais de 100 na Itália; 86, nos EUA; 30, na China; e dois, no Brasil.

Profilaxia e controle

A baixa prevalência da doença limita muito a profilaxia no que tange a políticas púbicas. Apesar disso, é possível salientar os cuidados sanitários no contato humano com os reservatórios e a vigilância veterinária, além do tratamento dos animais infestados por pulgas.

Referências bibliográficas

Arctos – Collaborative Collection Management Solution. Disponível em: https://arctos.database.museum/name/Dipylidium%20caninum>. Acesso em jun. 2019.

CDC. Centers for Disease Control and Prevention. Dipylidium caninum. Disponível em: https://www.cdc.gov/dpdx/dipylidium/index.html. Acesso em: 1º abr. 2019.

Dantas-Torres F, Otranto D. Dogs, cats, parasites, and humans in Brazil: opening the black box. Parasit Vect 2014;7(1):22.

Felsmann MZ, Michalski MM, Felsmann M et al. Invasive forms of canine endoparasites as a potential threat to public health – a review and own studies. Ann Agric Environ Med 2017;24(2):245-9.

Jiang P, Zhang X, Liu RD et al. A human case of zoonotic dog tapeworm, Dipylidium caninum (Eucestoda: Dilepidiidae), in China. Korean J Parasitol 2017;55(1):61-64.

NCBI. National Center for Biotechnology Information. Taxonomy. Disponível em: https://www.ncbi.nlm.nih.gov/taxonomy. Acesso em: abr 2019.

Narasimham MV, Panda P, Mohanty I et al. Dipylidium caninum infection in a child: a rare case report. Indian J Med Microbiol 2013;(1):82-4.

Neira PO, Jofre LM, Munos NS. Infección por Dipylidium caninum em um preescolar: presentación del caso y revisión de la literatura. Rev Chil Infectol 2008;25(6):465-71.

Rey L. Parasitologia: parasitos e doenças parasitárias do homem nos trópicos ocidentais. 4. ed. Rio de Janeiro: Guanabara Koogan, 2008.

Raza A, Rand J, Qamar AG, Jabbar A, Kopp S. Gastrointestinal Parasites in Shelter Dogs: Occurrence, Pathology, Treatment and Risk to Shelter Workers. Animals (Basel) 2018;8(7):E108.

Sacks CA, Hogan CA, Schwenk H. Dipylidium caninum infection. N Engl J Med 2019; 380(21):e39.

Sahin I, Köz S, Atambay M et al. A rare cause of diarrhea in a kidney transplant recipient: Dipylidium caninum. Transplantat Proc 2005;47(7):2243-4.

Samkari A, Kiska DL, Riddell SW et al. Dipylidium caninum mimicking recurrent Enterobius vermicularis (pinworm) infection. Clin Pediatr (Phila) 2008;47(4):397-9.

Tavares W, Silva RGN. Helmintíases de importação e helmintíases raras no Brasil. In: Tavares W, Marinho LAC. Rotinas de diagnóstico e tratamento das doenças infecciosas e parasitárias. 4. ed. Rio de Janeiro: Atheneu, 2015.

CAPÍTULO 51

Dirofilaríase

Tiago Ricardo Moreira • Gabriel Felipe Neves de Lima •
André Vianna Martins

Introdução

A dirofilaríase é uma zoonose rara causada pelos nematoides do gênero *Dirofilaria* e transmitida por mosquitos hematófagos *Culex, Anopheles, Aedes, Mansonia* e *Psorophora* (Fernandes et al., 1999; Serrão et al., 2001, CDC, 2019; Tasić-Otašević et al., 2015). A infecção ocorre, principalmente, em cães e, em menor escala, em humanos e gatos.

O clima e a presença dos vetores favorecem a ocorrência da doença no Brasil. Os primeiros relatos da infecção no *Homo sapiens*, em território brasileiro, são de 1878, por Silva-Araújo, na Bahia, e por Magalhães, em 1887, no Rio de Janeiro.

A infecção em humanos produz achados similares aos encontrados em neoplasias de pulmão, com comprometimento do parênquima pulmonar; ademais, pode se apresentar na forma de nódulos subcutâneos. Já nos cães, predominantemente a doença é de acometimento endotelial e ventricular direita. Enquanto isso, os gatos tendem a ser mais resistentes à infecção, embora possam ser parasitados (Silva; Langoni, 2009).

O presente capítulo abordará os principais aspectos da dirofilaríase, enfatizando – especialmente – os elementos etiológicos, patológicos, clínicos, diagnósticos, terapêuticos, epidemiológicos e profiláticos – na expectativa de oferecer, ao leitor, informações atualizadas sobre o assunto.

Etiologia

Taxonomia

Cerca de quarenta espécies de *Dirofilaria* foram descritas até o momento, e seis delas podem infectar e causar doenças em humanos (Spadigam et al., 2018): *Dirofilaria immitis, Dirofilaria repens, Diroflaria striata, Diroflaria tenuis, Diroflaria ursi* e *Diroflaria spectans*. A dirofilaríase é causada por nematoides pertencentes ao reino Animalia, e ao filo Nematoda que se localizam, preferencialmente, no tecido subcutâneo de mamíferos (Simón et al., 2012; Dantas-Torres et al., 2013; Siqueira-Batista et al., 2001).

Os dados taxonômicos dos helmintos do gênero *Dirofilaria* estão relacionados no Quadro 51.1.

Aspectos morfológicos

A larva de *D. immitis* mede, em média, 308 µm de comprimento e 7 µm de diâmetro, possui extremidade cefálica afilada e caudal estendida e não tem corpo retrátil. Já na fase adulta, os machos podem chegar até 20 cm de comprimento e as fêmeas, de 25 a 31 cm. Enquanto os machos possuem cauda em espiral, as fêmeas têm cauda arredondada. São parasitos de aspecto filiforme, longos e esbranquiçados (Cicarino, 2009).

Ciclo biológico

O ciclo do gênero *Dirofilaria* (Figura 51.1) compreende uma fase em hospedeiro definitivo e outra em invertebrados. Os vermes são mais bem adaptados a infectarem cães quando comparados com os humanos e os gatos. Os vetores são fêmeas da família Culicidae.

O desenvolvimento no hospedeiro definitivo começa quando o mosquito deposita, ao picar o hospedeiro, hemolinfa contendo a forma infectante L3. A mudança para o estágio L4 ocorre de 3 a 12 dias após a infecção e a transformação para as larvas pré-adultas no período de 70 a 85 dias pós-infecção. A primeira larva pré-adulta chega à artéria

QUADRO 51.1 Classificação taxonômica dos helmintos do gênero *Dirofilaria*.

Domínio	Eukaryota
Filo	Nematoda
Classe	Secernentea
Ordem	Spirurida
Superfamília	Filarioidea
Família	Onchocercidae
Gênero	*Dirofilaria*
Espécies	*Dirofilaria acutiuscula, Dirofilaria freitasi, Dirofilaria incrassata, Dirofilaria immitis, Dirofilaria magalhaesi, Dirofilaria repens, Dirofilaria spectans, Dirofilaria striata.*

Adaptado de NCBI – The Taxonomy Database, 2019; Arctos – Collaborative Collection Management Solution, 2019.

pulmonar entre 70 e 85 dias após o contato inicial e alcança a maturidade sexual no 120º dia. Após essa etapa, as fêmeas iniciam a a reprodução sexuada, a partir da qual serão originadas as microfilárias (Cicariano, 2009) (Figura 51.2), o que ocorre por volta da sexta à nona semana. Os vermes adultos podem viver até 7 anos, ao passo que as microfilárias, até 2 anos. Vermes imaturos de *D. immitis* podem chegar a um ramo da artéria pulmonar, onde morrem, ocasionando uma resposta inflamatória e a posterior formação de granulomas que se manifestam como nódulos pulmonares. Já a *D. repens* pode provocar o aparecimento de nódulos subcutâneos e atingir a região ocular de humanos (Capelli et al., 2018). Ambas as espécies podem se localizar em outras regiões corporais, além das descritas, porém apenas incidentalmente.

Os nematoides são ingeridos pelos mosquitos durante o repasto de sangue do hospedeiro infectado. As microfilárias tornam-se formas larvais L2 no sistema digestório do vetor e, após 3 dias, L3. As larvas migram para a probóscide – ou peça bucal – do mosquito e esperam até a próxima picada do vetor, quando serão inoculadas no hospedeiro (Simón et al., 2012).

Patologia e imunologia

A imunidade do hospedeiro responde pela formação das lesões, as quais se apresentam como nódulos de 1 a 3 cm de diâmetro, circundados por parênquima pulmonar normal. Microscopicamente, existe uma lesão necrótica central, envolta por alteração granulomatosa formada por linfócitos, plasmócitos e células epiteliais. Toda essa estrutura é delimitada por um tecido fibroso. Fora da lesão propriamente dita, estão linfócitos, macrófagos e eosinófilos. Assim, é notável a ação da imunidade celular no processo (Rodrigues-Silva et al., 1995; Nash, 2015).

Aspectos clínicos

Doença em humanos

O ser humano infectado pode permanecer assintomático, em mais da metade dos casos, ou apresentar sintomas gerais como febre, sudorese, síncope, fadiga e emagrecimento. O acometimento pulmonar pode levar a tosse, dor torácica, dispneia e surgimento de múltiplos nódulos pulmonares com derrame pleural (Silva; Langoni, 2009), tomando

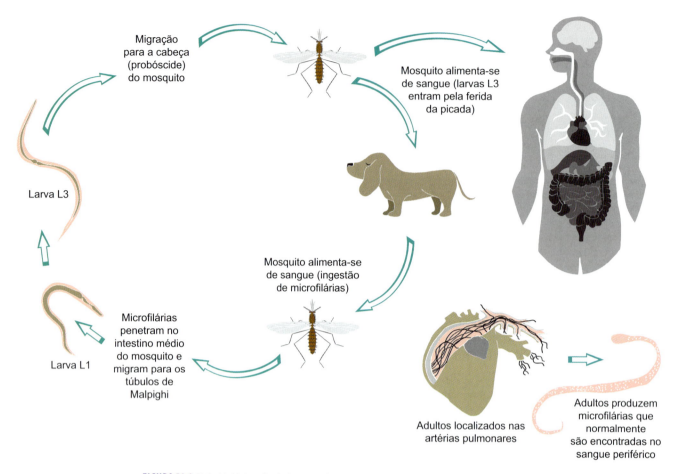

FIGURA 51.1 Ciclo biológico dos helmintos das espécies *Dirofilaria repens* e *Dirofilaria immitis*.

o câncer de pulmão – de uma perspectiva clínico-radiológica – talvez o principal diagnóstico diferencial da dirofilaríase no *H. sapiens*. (Silva; Langoni, 2009). *Dirofilaria* pode acometer os olhos (Figura 51.3) e causar edema na córnea e hiperemia episcleral, baixa acuidade visual e pressão intraocular (Otranto et al., 2011).

Doença em animais não humanos

O helminto *D. immitis* costuma formar um enorme enovelado de parasitos na artéria pulmonar e ventrículo direito do cão, dificultando o fluxo sanguíneo. Com o tempo, tal alteração leva à insuficiência ventricular direita, a qual pode ser assintomática ou se apresentar como tosse, dispneia, presença de alterações estetoacústicas cardíacas e pulmonares, hepatomegalia, síncope, perda de vitalidade e, até mesmo, ascite, congestão aguda hepática e renal, hemoglobinúria e morte (Silva et al., 2009).

Os gatos apresentam sinais de fase aguda e crônica. Na primeira, os mais comuns são dispneia, convulsões, taquicardia, diarreia e vômitos. Na fase crônica, nota-se tosse, perda de peso, letargia, vômitos, dispneia e, em alguns casos, quilotórax.

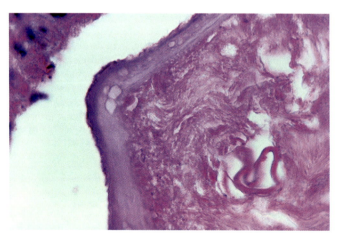

FIGURA 51.2 *Dirofilaria* observada em biopsia ocular de um paciente infectado. Coloração: hematoxilina-eosina (H&E). Reproduzida de CDC, 2019, com permissão.

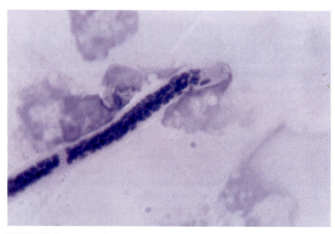

FIGURA 51.3 Porção cefálica da microfilária de *Dirofilaria immitis*. Coloração: Giemsa (1.125× de aumento). Reproduzida de CDC, 2019, com permissão.

Diagnóstico

Os achados da radiografia de tórax – mormente (1) a dilatação das artérias pulmonares e (2) as lesões em forma de moedas – permitem que se formule a hipótese de dirofilaríase, em situações clínicas sugestivas. Nesses casos, poderá ser realizada a biopsia da lesão, método considerado conclusivo para o estabelecimento do diagnóstico no *H. sapiens*.

Nos animais não humanos, o achado da microfilária no sangue por meio de coloração de Giemsa, concentração de Knott ou utilização de filtros Millipore® sugerem a existência de doença causada pela dirofilária. A amostra de sangue deve ser, preferencialmente, coletada no período noturno, quando há maior concentração de microfilárias no sangue (Silva et al., 2009).

Tratamento

O tratamento da dirofilaríase em seres humanos consiste na retirada do nódulo pulmonar, a fim de fazer a diferenciação com tumores e estabelecer a cura do paciente. Não há necessidade de tratamento específico para a infecção na espécie *H. sapiens* (Nash, 2015).

O fármaco de escolha para os cães é a melarsomina, administrada na dose de 2,5 mg/kg, dividida em duas vezes em 24 horas, para infecções leves e moderadas. Em casos graves, a dose é a mesma, porém administrada apenas uma vez e repetida após 30 dias (Sabūnas et al., 2019).

Não existem medicamentos aprovados para gatos. A recomendação é administrar doses pequenas e crescentes de prednisona nos felinos com doença pulmonar (Silva et al., 2009; Venco et al., 2015).

Ecologia e epidemiologia

A distribuição da doença é mundial, com destaque para o comportamento endêmico em áreas de clima tropical, subtropical e temperado, sobretudo nas regiões litorâneas e que tenham condições favoráveis ao desenvolvimento do mosquito. Outros fatores diretamente implicados na prevalência da doença são densidade populacional canina e de vetores, níveis socioeconômicos e fatores sazonais. Em regiões endêmicas, a prevalência da infecção pode chegar a 70% dos cães e 4% dos gatos. Os países com maior número de diagnósticos em humanos são: Espanha, França, Grécia e Itália.

No Brasil, embora haja condições favoráveis à doença, foram registrados apenas 17 casos em humanos, com prevalência em cães reduzida de 7,9% em 1988 para 2% em 2001. Provavelmente, esse pequeno número de casos em humanos decorre da desinformação quanto ao reconhecimento do acometimento pulmonar e à possibilidade de a *D. immitis* se alojar em outras áreas corporais e não apenas no pulmão. Ademais, no país observa-se que o maior número de cães infectados está nas áreas litorâneas. A região brasileira com maior percentual desses casos de microfilaremia é a Sudeste (17,2%) e a com menor é a Centro-Oeste (5,8%), o que corrobora a ideia de que a infecção é mais frequente no litoral (Silva et al., 2009).

Profilaxia e controle

A redução do risco de infecção em seres humanos depende da diminuição do contato com os mosquitos vetores. Além disso, a prevenção da infecção em cães e gatos diminui a circulação do metazoário, *Dirofilaria*, e, consequentemente, a possibilidade de adoecimento do *H. sapiens* (Nash, 2015).

A American Heartworm Society recomenda que a prevenção seja disponibilizada a todos os cães em áreas com grande variação de temperatura ao longo do ano (AHS, 2019). Os fármacos mais utilizados para tal fim são a dietilcarbamazina e a lactona macrocíclica. Os cães com mais de 6 meses devem fazer testes antes de iniciarem a profilaxia, a fim de confirmar a ausência de microfilaremia. Já os cães com menos de 6 meses devem ser examinados após 6 meses a 1 ano da terapia profilática para averiguar a existência do antígeno ou da microfilária no sangue.

Os gatos de áreas endêmicas devem receber medicação profilática por toda a vida, 4 a 6 semanas após nascerem. Os fármacos recomendados são a milbemicina ou a ivermectina, administrados mensalmente após a testagem para antígenos e anticorpos da infecção pela *D. immitis*.

Referências bibliográficas

AHS. American Heartworm Society. Disponível em: https://www.heartwormsociety.org/. Acesso em: 15 set. 2019.

Arctos – Collaborative Collection Management Solution. Disponível em: <https:// /name/Dirofilaria>. Acesso em jun. 2019.

Capelli G, Genchi C, Baneth G et al. Recent advances on Dirofilaria repens in dogs and humans in Europe. Parasit Vectors 2018; 11(1):663.

CDC. Centers for Disease Control and Prevention. Dirofilariasis. 2019. Disponível em: https://www.cdc.gov/parasites/dirofilariasis/index.html. Acesso em: 1 set. 2019.

Cicarino C. Dirofilariose canina. Centro Universitário das Faculdades Metropolitanas Unidas. Monografia. São Paulo, 2009.

Dantas-Torres F, Otranto D. Dirofilariosis in the Americas: a more virulent Dirofilaria immitis? Parasit Vect 2013; 6:288.

Fernandes CGN, Moura ST, Dias AR et al. Ocorrência de dirofilariose canina na região da Grande Cuiabá, Estado de Mato Grosso – Brasil. Braz J Vet Res Anim Sci 1999;36(5).

Nash TE. Visceral Larva Migrans and other uncommon helminth infections. In: Mandell GL, Bennett JE, Dolin R. Principles and practice of infectious diseases. 8. ed. Philadelphia: Churchill Livingstone/Elsevier, 2015.

NCBI. National Center for Biotechnology Information. Taxonomy. Disponível em: https://www.ncbi.nlm.nih.gov/Taxonomy/Browser/wwtax.cgi?mode=Info&id=6286&lvl=3&lin=f&keep=1&srchmode=1&unlock. Acesso em: 9 de abril de 2019.

Otranto D, Diniz DG, Dantas-Torres F et al. Human intraocular filariasis caused by Dirofilaria sp. nematode, Brazil. Emerg Infect Dis, 2011.

Rodrigues-Silva R, Moura H, Dreyer G, Rey L. Human pulmonary dirofilariosis: a review. Rev Inst Med Trop 1995;37(6):523-30.

Sabūnas V, Radzijevskaja J, Sakalauskas P et al. First report of heartworm (Dirofilaria Immitis) infection in an imported dog in Lithuania. Helminthologia 2019; 56(1):57-61.

Serrão ML, Labarthe N, Lourenço-de-Oliveira R. Vectorial competence of Aedes aegypti (Linnaeus 1762) Rio de Janeiro Strain, to Dirofilaria immitis (Leidy 1856). Mem Inst Osw Cruz 2001;96(5):593-8.

Silva RC, Langoni H. Dirofilariose: zoonose emergente negligenciada. Cienc Rural 2009; 39(5):1615-24.

Simón F, Siles-Lucas M, Morchón R et al. Human and animal dirofilariasis: the emergence of a zoonotic mosaic. Clin Microbiol Rev 2012;25(3):507-44.

Siqueira-Batista R, Gomes AP, Igreja RP. Outras filaríases. In: Siqueira-Batista R, Gomes AP, Igreja RP et al. Medicina tropical: abordagem atual das doenças infecciosas e parasitárias. Rio de Janeiro: Cultura Médica, 2001.

Spadigam A, Dhupar A, Syed S et al. Human oral dirofilariasis. Trop Parasitol 2018;8:110-3.

Venco L, Marchesotti F, Manzocchi S. Feline heartworm disease: a 'Rubik's-cube-like' diagnostic and therapeutic challenge. J Vet Cardiol 2015; 17 Suppl 1:S190-201.

CAPÍTULO 52

Dracunatíase

Fernanda da Silva Boroni • Flávia Neves Carneiro do Nascimento •
Jaqueline Machado da Fonseca • Rodrigo Siqueira-Batista

Introdução

A dracunculíase – ou dracunculose – é uma enfermidade tropical causada pelo nematoide *Dracunculus medinensis*, parasito conhecido desde o antigo Egito, sendo identificado em múmias com mais de 3.000 anos. Foi relatada em passagens bíblicas como "serpente de fogo" e pelo médico persa Avicena, de modo que o helminto passou a ser popularmente conhecido como "fio de Avicena". Outras denominações como "dragon", "verme da Guiné" e "verme da Medina" foram usadas por diferentes povos ao longo da história para se referir a esse metazoário (Visser, 2012; Biswas et al., 2013; Kim, 2016).

Curiosamente, uma das parasitoses mais antigas do mundo pode ser a primeira a ser erradicada, graças à implantação do Programa de Erradicação da Dracunculíase na década de 1980 – o qual se encontra ativo até os dias atuais. Este abrange 20 países africanos nos quais a doença era endêmica, além de alguns países asiáticos, como Índia, Pérsia e Arábia Saudita (Ejima et al., 2013; CDC, 2019). A divulgação de informações à população sobre o ciclo de vida do parasito, bem como das medidas necessárias para prevenir a doença, fez com que o número de casos registrados reduzisse consideravelmente, passando de cerca de 3,5 milhões de casos no início do programa para somente 22 em 2015, restritos a quatro países africanos (Chade, Etiópia, Mali e, principalmente, Sudão). Trata-se de uma redução de mais de 99% na incidência da doença (Hopkins, 2013; OMS, 2016).

A dracunculíase é uma moléstia que atinge as populações mais carentes do mundo e apresenta baixo índice de mortalidade, mas elevada morbidade. Desse modo, quando disseminada em uma localidade, parte considerável da população torna-se incapacitada de desempenhar atividades agrícolas, e nos casos das crianças, de frequentar escolas (Hopkins et al., 2014). A incapacidade temporária provocada pela doença deu a ela o nome popular de "doença do celeiro vazio", pelo significativo impacto na economia e no desenvolvimento escolar da região onde se instala (Amadi et al., 2006; Biswas et al, 2013).

Este capítulo objetiva abordar os aspectos etiológicos, imunológicos, patológicos, clínicos, diagnósticos e terapêuticos da dracunculíase. Além disso, serão destacadas a epidemiologia e a situação atual quanto à erradicação da parasitose.

Etiologia

Taxonomia

A classificação taxonômica do helminto *D. medinensis* – e de outras espécies do mesmo gênero – se encontra no Quadro 52.1.

O *D. medinensis* é um metazoário pertencente ao filo Nematoda, de classe Secernentea, ordem Camallanida e família Dracunculidae (Yussuf, 2011; NCBI Taxonomy, 2019). Durante muito tempo, o gênero *Dracunculus* foi incluído na superfamília Filarioidea, mas a diferença de comprimento entre o verme macho e sua fêmea e as características referentes ao ciclo de vida deram a esse parasito uma nova classificação, que passou a pertencer à família Dracunculidae. Das 12 espécies pertencentes ao gênero *Dracunculus*, somente uma, a *D. medinensis*, é patogênica ao homem (Mishra; Gomase, 2016). Deve ser comentado que a espécie *Dracunculus insignis* pode causar doença em animais não humanos (Williams et al., 2018) – ainda que não acometa o *Homo sapiens* –, conforme será descrito adiante.

QUADRO 52.1 Classificação dos helmintos do gênero *Dracunculus*.

Reino	Animalia
Filo	Nematoda
Classe	Secernentea
Subclasse	Spiruria
Ordem	Camallanida
Família	Dracunculidae
Genêro	*Dracunculus*
Espécie	*Dracunculus insignis, Dracunculus lutrae, Dracunculus medinensis, Dracunculus oesophageus*

Adaptado de NCBI – The Taxonomy Database, 2019; Arctos – Collaborative Collection Management Solution, 2019.

Aspectos morfológicos

Caracterizado principalmente por sua forma cilíndrica, esse nematelminto é considerado o maior parasito capaz de invadir tecidos humanos. A fêmea pode alcançar até 1 m de comprimento e apenas 1 a 2 mm de espessura (Greenway, 2004; WHO, 2016). Sua vulva localiza-se ao longo da metade posterior do corpo, e o útero consegue armazenar até 3 milhões de larvas. Já os machos, bem menores que as fêmeas, medem de 1,5 a 4 cm e apresentam cerca de 4 mm de espessura (Cairncross et al., 2002).

A larva do parasito, mede de 500 a 700 micrômetros de comprimento por 23 micrômetros de espessura, além de apresentar intestino completamente formado – embora não se alimente – e uma cutícula estriada transversalmente (Cairncross et al., 2012). Tem por hábitat poços artesianos, lagoas e locais com água fresca e, de preferência, estagnada. Na água, as larvas são absorvidas pelo hospedeiro intermediário, um copépode de água doce denominado ciclope (Figura 52.1).

Ciclo biológico

Os pequenos crustáceos são praticamente imperceptíveis a olho nu e podem ser facilmente ingeridos por humanos, iniciando o processo de infecção. Após a ingestão de água contaminada, o suco gástrico realiza a digestão dos ciclopes, e as larvas infectantes são liberadas no organismo permeando a parede intestinal e migrando para o tecido conectivo do abdome e do tórax (Mullner et al., 2011). Os machos, com poucos centímetros de comprimento, desaparecem rapidamente após a fertilização da fêmea, que ocorre cerca de 100 dias após a penetração no hospedeiro (Kelly; Pereira, 2006).

Ao final da maturação, cerca de 1 ano após a ingestão da água contaminada, a fêmea migra para o tecido subcutâneo em direção à superfície da pele, formando uma bolha, que rapidamente se romperá, originando uma úlcera (Awofeso, 2013). Na quase totalidade dos casos, a lesão ocorre nos membros inferiores, mas há registros de lesões em outros locais do corpo, como cabeça, tronco, extremidades superiores, nádegas e genitália (Kim, 2014; Mishra; Gomase, 2016).

Como maneira de aliviar o desconforto local – caracterizado por dor intensa e queimação – o paciente tende a mergulhar a ferida na água. Nesse momento, ocorre a ruptura da parede uterina do verme que libera milhares de larvas. Tal fenômeno se repetirá a cada contato com a água até que o útero esteja completamente vazio, tendo em seguida a morte *in situ* do parasito. Um novo ciclo (Figura 52.2) se inicia com a ingestão das larvas pelos ciclopes.

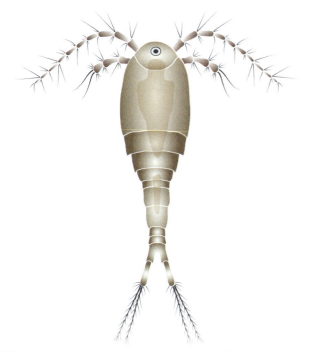

FIGURA 52.1 Representação esquemática do ciclope, tipo de crustáceo que atua como hospedeiro intermediário do *D. medinensis*. Ilustração: Ademir Nunes Ribeiro Júnior (FADIP).

Patologia e imunologia

A infecção causada por *D. medinensi*s, à semelhança do que ocorre em outros helmintos intravasculares, causa supressão e desvio das respostas de citocinas celulares Th1 e Th2 e compromete a resposta imune do hospedeiro, fato que favorece a maturação do patógeno e que pode impedir os processos inflamatórios induzidos pelo parasito no hospedeiro (Knopp et al., 2007). Contudo, as proteínas antigênicas de *D. medinensis* podem induzir o sistema imunológico a proteger o hospedeiro da infecção. Os MHCs classes I e II podem se ligar de forma específica a seus respectivos epítopos. Assim, no hospedeiro, as respostas imunes dessas proteínas de superfície (MHC) participam ativamente contra quase todos os antígenos, podendo proteger o hospedeiro da infecção (Mishra et al., 2016).

Alterações patológicas geralmente não são verificadas no estágio inicial da infecção, e os sintomas surgem após a fêmea estar fertilizada e apta para liberar as larvas. Nesta etapa, aparecem lesões avermelhadas papulares nos braços e pernas, que resultam em reações alérgicas, coceira, febre, vertigem e urticária. O ato de coçar a pele repetida e intensamente ou o contato com água rompe as bolhas, e consequentemente um líquido leitoso é liberado, juntamente com larvas, podendo acarretar em processos infecciosos secundários. Edema nas articulações e artrite podem ocorrer como resultado do processo migratório dos vermes adultos para outras partes do corpo do hospedeiro humano (Sharma et al., 1997).

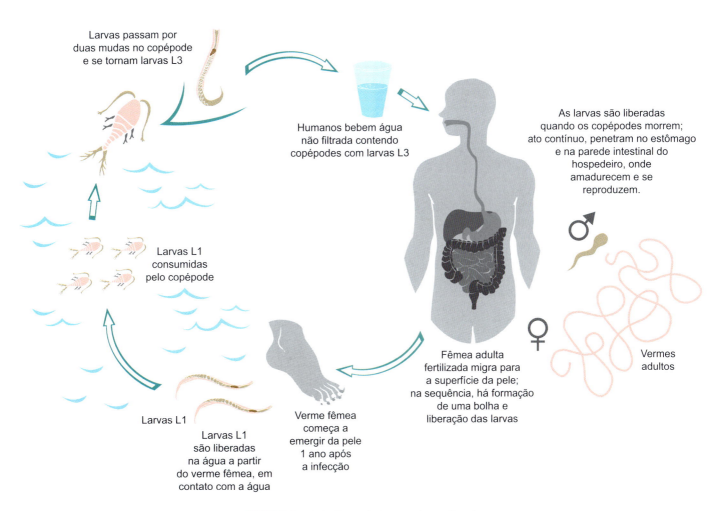

Larvas passam por duas mudas no copépode e se tornam larvas L3

Humanos bebem água não filtrada contendo copépodes com larvas L3

As larvas são liberadas quando os copépodes morrem; ato contínuo, penetram no estômago e na parede intestinal do hospedeiro, onde amadurecem e se reproduzem.

Larvas L1 consumidas pelo copépode

Vermes adultos

Larvas L1

Larvas L1 são liberadas na água a partir do verme fêmea, em contato com a água

Verme fêmea começa a emergir da pele 1 ano após a infecção

Fêmea adulta fertilizada migra para a superfície da pele; na sequência, há formação de uma bolha e liberação das larvas

FIGURA 52.2 Ciclo biológico do *Dracunculus medinensis*.

Aspectos clínicos

Doença em humanos

O período compreendido entre a ingestão da água contaminada e a maturação do verme fêmea dura cerca de 1 ano, sem sintomas. Durante essa fase, o verme pode morrer antes de alcançar a derme, calcificando-se sem causar qualquer problema ao indivíduo infectado. Nesses casos, a presença do helminto calcificado pode ser detectada por meio de radiografias (Yussuf, 2011; Ejima et al, 2013). No entanto, na maioria dos casos, o processo de maturação da fêmea é concluído, culminando na perfuração do tecido subcutâneo e da pele. A instalação do verme na derme leva à formação de uma bolha e desencadeia um processo inflamatório caracterizado por um exsudato rico em neutrófilos polimorfonucleares, macrófagos, linfócitos e eosinófilos. Clinicamente, o quadro é caracterizado por dor intensa, ardor, edema e prurido cutâneo (WHO, 2019; Müllner et al., 2011).

A úlcera formada a partir do rompimento da bolha mede de 5 a 10 mm e, em geral, vem acompanhada de vômito, diarreia e tontura. Eventualmente, pode sobrevir quadro febril. Tal ferimento atua como porta de entrada para bactérias piogênicas, desencadeando infecções secundárias (Ramakrishna et al., 2006); destaca-se, também, o risco de tétano (Ramakrishna et al., 2006).

É comum a emersão de dois ou mais vermes simultaneamente, a maioria deles – mais de 90% – na região abaixo do joelho. No entanto, há registros da ruptura de até 20 vermes de uma só vez em um mesmo indivíduo (Kim, 2016). Ocasionalmente, a fêmea pode migrar para o pâncreas, os pulmões, as estruturas periorbitais, o pericárdio e a medula espinal, o que resulta na formação de um grande abscesso purulento (Greenway, 2004; Siqueira-Batista et al., 2001). Além disso, fêmeas inférteis e machos podem causar uma ligeira reação inflamatória em nível tissular com posterior calcificação (Cairncross et al., 2002). Estudo realizado por Hours e Cairncross (1994), em Gana, revelou que 28% dos pacientes analisados apresentaram dor persistente durante 12 a 18 meses após a eclosão do verme fêmea.

Nos casos em que o metazoário emerge no joelho ou no cotovelo, há 1% de chance de ocorrer paralisia permanente, com evolução similar à paralisia infantil (Kim, 2016). Além disso, é importante ressaltar que, caso o helminto não seja totalmente extraído após sua ruptura na pele, pode ocorrer um processo inflamatório intenso, caracterizado por ulceração e fibrose (Ramakrishna et al., 2006).

Doença em animais não humanos

A dracunculíase já foi descrita em cães e em babuínos que vivem nas áreas endêmicas da moléstia (WHO, 2019). A confirmação da infecção por *D. medinensis* em animais não humanos é realizada por meio de exames microscópico e molecular. Deve ser destacado, igualmente, que investigações recentes têm documentado a ocorrência de infecções por helmintos do gênero *Dracunculus* – *Dracunculus insignis* – em cães, gatos e guaxinins (*Procyon lotor*), no Canadá e nos Estados Unidos (Lucio-Forster et al. 2014; Williams et al., 2018). De fato, o trabalho de Williams e colaboradores (2018) demonstrou que o nematódeo é difundido em todo o leste dos EUA e no Canadá e que o processo infeccioso em cães, por *Dracunculus*, é mais usual do que o habitualmente descrito (Williams et al., 2018).

Diagnóstico

Como os sintomas da doença se manifestam a partir da formação da bolha acompanhada de dor, urticária e consequente emersão – com o verme sobre a pele –, o diagnóstico nessa fase de desenvolvimento da doença é feito por meio do exame clínico. Além disso, os dados epidemiológicos auxiliam consideravelmente no estabelecimento do diagnóstico (Mishra; Gomase, 2016; Kim, 2016).

Apesar de pouco comum, a análise microscópica do fluido presente na bolha formada sobre a pele é capaz de detectar a presença de larvas. A existência de anticorpos em indivíduos infectados pode ser investigada até 6 meses antes da eclosão, por meio de ensaios de imunoabsorção enzimática que empregam antígenos retirados de vermes inteiros (Cairncross et al., 2002; Mishra; Gomase, 2016).

Tratamento

Em relação ao tratamento, pode-se afirmar que a extração manual do verme com uma haste (Figura 52.3) é empregada desde a Antiguidade até os dias atuais. Trata-se de um método doloroso no qual alguns centímetros do verme são enrolados diariamente em uma haste de madeira, podendo demorar semanas, visto que a fêmea mede cerca de 1 metro de comprimento. A dor pode ser aliviada aplicando-se compressas na região e administrando-se analgésicos por via oral. Além disso, o uso de curativos e pomadas antimicrobianas é útil para o tratamento de infecções bacterianas secundárias, quando estas ocorrem (Greenaway, 2004).

Não há registro de qualquer medicamento capaz de agir diretamente sobre *D. medinensis*, tampouco foi desenvolvida uma vacina contra tal; todavia, alguns benzimidazóis têm sido usados, devido à ação anti-inflamatória (Magnussen; Yakubu, 1994; Cairncross et al., 2002; Kim, 2014). O emprego do niridazol, por exemplo, facilita a remoção do parasito, porém o surgimento de efeitos adversos, como náuseas, vômito e dor abdominal, sobrepõe-se – muitas vezes – aos seus benefícios (Mullner, 2011).

Ecologia e epidemiologia

A larva do *D. medinensis* habita locais de água parada, como cisternas e lagoas rasas, sendo pouco comum em poços profundos e locais de água corrente (Greenaway, 2004; CDC, 2012; CDC, 2019; WHO, 2019). Consoante ao já comentado, a infecção ocorre nos indivíduos a partir da ingestão de água contendo microcrustáceos infectados (copépodes); há evidências, também, de participação de rãs no processo de infecção pelo helminto, no continente africano, ainda que tal contexto siga em investigação (Cleveland et al., 2019). Os microcrustáceos, em seguida, liberam suas larvas, que penetram na superfície do intestino e transformam-se em parasitos adultos em 1 ano, aproximadamente. Depois da cópula, há a morte do macho, e a fêmea grávida migra pelos tecidos subcutâneos da vítima, geralmente para as extremidades inferiores distais, causando dor intensa, especialmente quando ocorre nas articulações. Às vezes o parasito emerge – dos pés, na maioria dos casos – e, em contato com água, uma alça uterina sofre prolapso na pele, liberando larvas móveis. Parasitos que não conseguem alcançar a pele morrem,

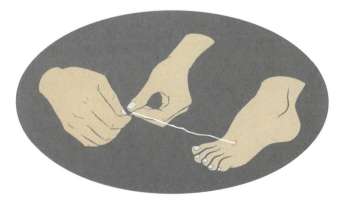

FIGURA 52.3 Representação esquemática da extração manual do *Dracunculus medinensis*. Adaptada de CDC, 2019. Ilustração: Ademir Nunes Ribeiro Júnior (FADIP).

desintegrando-se ou sofrendo calcificação. Na maioria das áreas endêmicas, a transmissão é sazonal, e cada episódio infeccioso dura, aproximadamente, 1 ano.

A maioria dos pacientes infectados provém de países ou regiões pobres, sem acesso a saneamento básico (Taheh; Cairncross, 2007; Ejima et al., 2013). Em locais de clima árido, a transmissão da dracunculíase é maior durante o período chuvoso, pois, se emprega a água da chuva acumulada em poços rasos para consumo humano. Por outro lado, em regiões úmidas, a transmissão da doença é mais intensa no período de estiagem, quando os recursos de água potável tornam-se limitados, o que leva a comunidade local a buscar outras fontes hídricas, muitas vezes contaminadas pela larva do parasito (Greenaway, 2004; Amadi et al., 2006).

A dracunculíase apresenta baixa taxa de letalidade – em torno de 0,1% – geralmente decorrente de infecções secundárias, como tétano e sepse (Chippaux; Massougbodji, 1991). Também é capaz de provocar impactos econômicos expressivos nas regiões onde se instala, tanto pela fácil disseminação quanto pelo elevado potencial de debilitar os infectados por longos períodos (Kelly; Pereira, 2006). Um estudo realizado em uma região da Nigéria apontou que cerca de 60% dos pacientes infectados por *D. medinensis*, a maioria apresentando entre 15 e 49 anos, permaneceram incapacitados de realizar atividades laborais por cerca de 12,7 semanas (Smith et al., 1989). Diante disso, o Banco Mundial estima uma taxa de retorno de 29% por ano nas áreas endêmicas, caso a doença seja erradicada (Hopkins, 1998; Hopkins et al., 2018).

Além do impacto econômico, é comum o fechamento de escolas durante um mês a cada ano. Isso porque muitas crianças tornam-se debilitadas e não conseguem caminhar até a instituição de ensino, ou porque parentes próximos estão incapacitados para realizar atividades rurais, sendo necessário substituí-los. Tal fato impacta consideravelmente a frequência escolar (CDC, 2012).

Apesar de apresentar uma taxa de prevalência de 15 a 70% nas comunidades endêmicas, a dracunculíase está a um passo de ser erradicada no mundo. A inexistência de um reservatório animal para o parasito,

aliada à distribuição geográfica limitada, às características clínicas específicas da doença e à existência de medidas preventivas efetivas e de baixo custo, foi – e ainda é – considerada determinante para alcançar a erradicação (Cairncross et al., 2002). Em contrapartida, a inexistência de um fármaco capaz de tratar a infecção, de uma vacina que a previna e de um teste diagnóstico para detectar a presença do verme, ainda no período anterior à exteriorização clínica, desafia a concretização de tal processo (Richards et al., 2011).

O processo de erradicação teve início em 1980 a partir de uma iniciativa do Centro para Controle e Prevenção de Doenças (CDC) – uma agência do departamento de saúde e serviços humanos dos EUA – como parte de uma ação mundial criada pela Organização das Nações Unidas (ONU), intitulada "Década da Água Potável" (Kelly; Pereira, 2006). Seis anos após o início da campanha de erradicação, foram registrados 3,5 milhões de casos da doença distribuídos entre países asiáticos, como Arábia Saudita, Índia, antigas Pérsia e União Soviética, e diversos países do norte, do leste e do oeste da África (Breman; Arita, 2011). Diante de tal situação, em 1986, o Centro Carter (organização sem fins lucrativos fundado pelo ex-presidente dos EUA Jimmy Carter) firmou uma parceria com líderes de regiões endêmicas – inclusive países sul-africanos, como Mali e Nigéria –, iniciando uma nova campanha que reduziu consideravelmente o número de casos da doença. Para se ter uma ideia, ao final de 2008, a dracunculíase estava totalmente erradicada no continente asiático, e o número de países africanos considerados endêmicos caiu de 20 para apenas seis. Comparando-se o número de casos registrados no início da campanha com aqueles registrados em 2015, detectou-se uma redução de 99% dos indivíduos infectados pelo parasito (Kim, 2014; WHO, 2016; 2019).

Nos últimos anos os casos remanescentes de dracunculíase são relatados em apenas quatro países africanos: Sudão do Sul, Etiópia, Mali e Chade (WHO, 2019; Lancet, 2019) (Figuras 52.4 e 52.5). O último relatório emitido pela OMS revelou que, de janeiro a junho de 2019, foram registrados somente 19 casos em 12 vilas, uma em Angola e as demais no Chade (WHO, 2019).

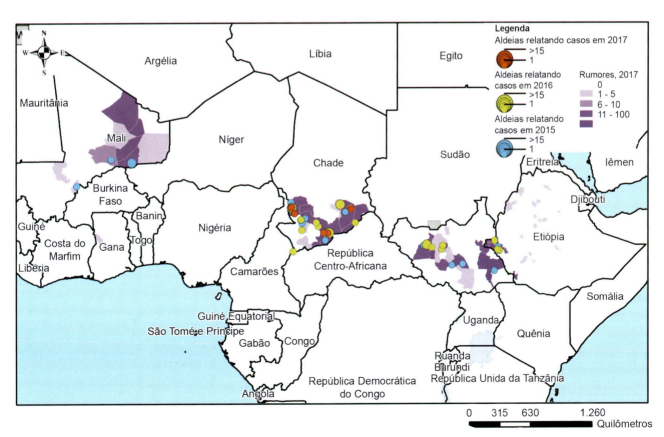

FIGURA 52.4 Países com casos confirmados de dracunculíase, 2015-2017. Adaptada de WHO, 2019.

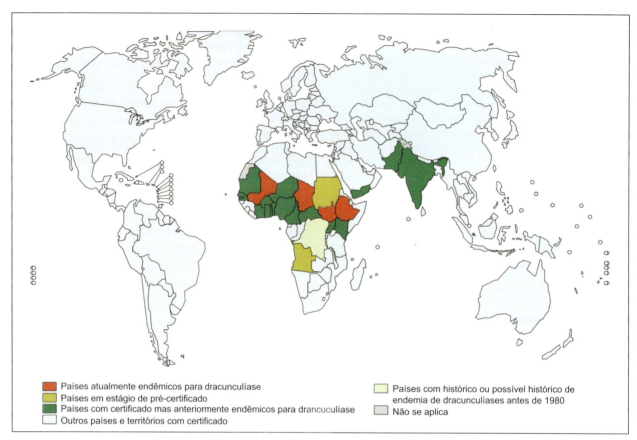

Países atualmente endêmicos para dracunculíase
Países em estágio de pré-certificado
Países com certificado mas anteriormente endêmicos para drancuculíase
Outros países e territórios com certificado

Países com histórico ou possível histórico de endemia de dracunculíases antes de 1980
Não se aplica

FIGURA 52.5 Certificado de erradicação da dracunculíase no mundo (janeiro, 2019). Adaptada de WHO, 2019.

Profilaxia e controle

O "Comitê Diretor Interinstitucional para Ação Cooperativa para a Década Internacional do Abastecimento de Água Potável e Saneamento" teve a erradicação da dracunculíase como uma das principais metas da durante o período, a partir do ano de 1981 (WHO, 2009).

A estratégia de erradicação da helmintíase, recomendada pela OMS, baseia-se na combinação de três fatores: monitoramento regular de novos casos da doença em comunidades endêmicas pelas equipes de apoio ali instaladas, provimento de acesso a fontes de água limpa e implementação contínua de programas de educação e conscientização da população local acerca da doença (WHO, 2009; 2019). Assim, instruir os habitantes de áreas endêmicas a não entrar em contato com fontes de água potável durante o período em que o verme está emergindo da pele é o primeiro grande passo para a não transmissão da doença. O emprego de larvicidas em reservas de água potável previne a proliferação do agente etiológico que, porventura, possa ter contaminado o ambiente. Somada a essas duas ações, a filtração da água potável nos domicílios – por meio de filtros de tecido distribuídos gratuitamente – é capaz de remover os ciclopes, impedindo sua ingestão por humanos (Cairncross, 2002; CDC, 2019; WHO, 2019). Apesar de serem consideradas medidas simples, convencer os moradores locais de que a presença do verme em seu organismo se mostra como uma consequência da água contaminada ingerida 1 ano atrás é tarefa difícil, especialmente porque essas comunidades têm suas próprias crenças (Kim, 2016).

Muitos países comprometeram-se com o programa de erradicação da dracunculíase e, hoje, já são considerados livres da transmissão dessa moléstia (WHO, 2019). No fim do ano de 2017, foram descritos no mundo apenas 30 novos casos de dracunculíase em seres humanos. A erradicação da dracunculíase é uma possibilidade cada vez mais real. Teoricamente, a qualquer momento poderá ser registrado o caso da última pessoa infectada por essa moléstia. Todavia, é mais difícil saber quando tal marco será alcançado por mais de 1 ano após esse último caso. Nos países sob risco de infecção, como Sudão do Sul e Mali, a vigilância mostra-se imperfeita, mas o apoio político de lideres com capacidade técnica foi e ainda é importante para vencer os obstáculos impostos pela complexa epidemiologia e pela deficiente infraestrutura desses locais (Hopkins et al., 2018).

A maior dificuldade enfrentada para a erradicação da dracunculíase é o significativo número de cães infectados no Chade. Neste país tais mamíferos têm grande probabilidade de participar de possíveis infecções em humanos (Hopkins et al., 2018). Então, para superar os desafios, é importante que os países com casos da moléstia parasitária fortaleçam as medidas de controle, além de firmar o compromisso ético-político de aprimorar as condições de vida das pessoas.

Referências bibliográficas

Adroher FJ. La lucha contra el gusano de Guinea o la recompensa del esfuerzo solidario. Ars Pharm 2016;57 (4):153-65.

Amadi ANC, Anosike JC, Iwuala MOE. Studies on the epidemiology in Ikwo local government area of Ebonyi State, Nigéria. J Appl Sci Environ Manag 2006;10(2):67-73.

Arctos – Collaborative Collection Management Solution. Disponível em: <https://arctos.database.museum/name/Dracunculus>. Acesso em: jul. 2019.

Awofeso N. Towards global Guinea worm eradication in 2015: the experience of South Sudan. Int J Infect Dis 2013;17(8):e577-82.

Biswas G, Sankara DP, Agua-Agum J et al. Dracunculiasis (Guinea worm disease): eradication without a drug or a vaccine. Phil Trans R Soc B 2013;24;368(1623):20120146.

Breman JG, Arita I. The certification of smallpox eradication and implications for guinea worm, poliomyelitis, and other diseases: confirming and maintaining a negative. Vaccine 2011; 29(Suppl 4):D41-8.

Cairncross S, Muller R, Zagaria N. Dracunculiasis (Guinea worm disease) and the eradication initiative. Clin Microbiol Rev 2002;15(2):223-46.

Cairncross S, Tayeh A, Korkor AS. Why is dracunculiasis eradication taking so long? Trends in Parasitol 2012;28(6):225-30.

CDC. Centers for Disease Control and Prevention. Dracunculiasis. Disponível em: https://www.cdc.gov/dpdx/dracunculiasis/index.html. Acesso em: 1 set. 2019.

CDC. Centers for Disease Control and Prevention. Public Health Image Library. Disponível em: https://phil.cdc.gov/phil/home.asp. Acesso em: 1 abr. 2019.

CDC. Centers for Disease Control and Prevention. Progress toward global erradication of dracunculiasis, Jan. 2011-June 2012. MMWR Morb Mortal Wkly Rep 2012;61(42):854-57.

Chippaux JP, Massougbodji A. Évaluation Clinique et épidémiologique de la dracunculose au Bénin. Med Trop 1991;51(3):269-74.

Cleveland CA, Eberhard ML, Thompson AT et al. A search for tiny dragons (Dracunculus medinensis third-stage larvae) in aquatic animals in Chad, Africa. Sci Rep 2019; 9(1):375.

Ejima IAA, Okolo IM, Johnson C et al. Dracunculus medinensis: infection among households in Idah and Ibaji local government areas, Koji State, Nigeria. Int J Mol Med Adv Sci 2013;9(2-6):14-18.

Greenaway C. Dracunculiasis (Guinea worm disease). Can Med Assoc J 2004;170(4): 495-500.

Hopkins DR, Ruiz-Tiben E, Eberhard ML et al. Progress toward Global eradication of dracunculiasis. Jan 2013-June 2014. MMWR Morb Mortal Wkly Rep 2014;63(46):1050-54.

Hopkins DR, Ruiz-Tiben E, Weiss A et al. Dracunculiasis eradication: and now, South Sudan. Am J Trop Med Hyg 2013;89(1):5-10.

Hopkins DR, Ruiz-Tiben E, Weiss AJ et al. Progress Toward Global Eradication of Dracunculiasis – January 2017-June 2018. MMWR Morb Mortal Wkly Rep 2018; 67(45):1265-1270.

Hopkins DR. The Guinea worm eradication effort: lessons for the future. Emerg Infect Dis 1998;4 (3):414-5.

Hours M, Cairncross S. Long-term disability due to guinea worm disease. Trans R Soc Trop Med Hyg 1994;88(5):559-60.

Kelly JK, Pereira G. The problem of water contamination with Dracunculus medinensis in Southern Sudan. J Rural Trop Publ Health 2006; 5:49-58.

Kim SM. Dracunculiasis in oral and maxillofacial surgery. J Korean Assoc Oral Maxillofac Surg 2016;42(2):67-76.

Lucio-Forster A, Eberhard ML, Cama VA et al. First report of Dracunculus insignis in two naturally infected cats from the northeastern USA. J Feline Med Surg 2014; 16(2):194-7.

Magnussen P, Yakubu A, Bloch P. The effect of antibiotic and hudrocortisone containg ointments in preventing secundary infection in guinea worm disease. Am J Trop Hyg 1994; 51(6):797-9.

Mishra S, Gomase VS. Review. "A little dragon-dracunculus medinensis": a surprise in the microbial world. Int J Adv Technol Engineering Sci 2016;4(1):101-15.

Müllner A, Helfer A, Kotlyar D et al. Chemistry and pharmacology of neglected helminthic disease. Curr Med Chem 2011;18(5): 767-89.

NCBI. National Center for Biotechnology Information. Dracunculus. Disponívelem:https://www.ncbi.nlm.nih.gov/Taxonomy/Browser/wwwtax.cgi?mode=Info&id=318478&lvl=3&lin=f&keep=1&srchmode=1&unlock. Acesso em: 1 abr. 2019.

Ramakrishna J, Brieger WR, Adeniyi JD et al. Ilness behavior in Guinea worm disease. Int Q Cummunity Health Educ 2006;26(2):127-40.

Richards FO, Ruiz-Tiben E, Hopkins DR. Dracunculiasis eradication and the legacy of the small pox campaign: what's new and innovative? What's old and principled? Vaccine. 2011;29(Suppl4): D86-D90.

Smith GS, Blum D, Huttly SRA et al. Disability from dracunculiasis: effect on mobility. Ann Trop Med Parasitol 1989; 83(2):151-58.

Siqueira-Batista R, Gomes AP, Igreja RP. Outras filaríases. In: Siqueira-Batista R, Gomes AP, Igreja RP et al. Medicina tropical. Abordagem atual das doenças infecciosas e parasitárias. Rio de Janeiro: Cultura Médica, 2001.

Tayeh A, Cairncross S. Dracunculiasis eradication by 2009: will endemic countries meet the target? Trop Med Int. Health 2007;12(12): 1403-8.

The Lancet. Guinea worm disease eradication: a moving target. Lancet 2019; 393(10178):1261.

Visser BJ. Dracunculiasis eradication – finishing the job before surprises arise. Asian Pac J Trop Med 2012; 5(7):505-10.

Yusuf FA. End the of horror worm: Dracunculus medinensis. Dar Es Salaam Med Stud J 2011;18(1):9-12.

Williams BM, Cleveland CA, Verocai GG et al. Dracunculus infections in domestic dogs and cats in North America; an under-recognized parasite? Vet Parasitol Reg Stud Reports 2018; 13:148-155.

WHO. World Health Organization. Dracunculiasis eradication. The global eradication campaign. Disponível em: https://www.who.int/dracunculiasis/eradication/en/. Acesso em: 1 set 2019.

WHO. World Health Organization. 2016. Dracunculiasis. The worm in different stages. Disponível em: http://www.who.int/dracunculiasis/disease/cycle/en/. Acesso em: 9 abr. 2019.

CAPÍTULO 53

Enterobíase

Tassiana Elena de Souza (*in memoriam*) •
Sandra de Oliveira Pereira • Lilian Fernandes Arial Ayres

Introdução

A enterobíase – também conhecida como oxiuríase – é uma enfermidade parasitária causada pelo nematoide *Enterobius vermicularis* e tem ocorrência comum em crianças na faixa etária de 5 a 10 anos, mas raramente acomete infantes antes do segundo ano de vida (Knopp et al., 2012; CDC, 2019). O ser humano é o único hospedeiro natural e a infecção pelo patógeno ocorre em todas as classes socioeconômicas (Leder; Weller, 2020). Essa parasitose apresenta alta incidência em países de clima temperado, inclusive naqueles com ampla cobertura de saneamento básico (Knopp et al., 2012; Rey, 2008). O agente etiológico, um parasito monóxeno, costuma habitar o lúmen intestinal humano, e a infecção, quando sintomática, é responsável por causar prurido anal de caráter intenso e produzir complicações locais e/ou em sítios ectópicos (Araújo Bina, 2009; Vitorino et al., 2015).

O objetivo deste capítulo é discorrer a respeito da enterobíase em seus seguintes aspectos: etiologia, imunologia, patologia, aspectos clínicos, diagnóstico laboratorial, avaliação por métodos complementares, tratamento, aspectos nutricionais, ecologia e epidemiologia, profilaxia e controle.

Etiologia

Taxonomia

No Quadro 53.1, encontra-se a classificação taxonômica do *Enterobius vermicularis*.

A espécie causadora da parasitose, o *E. vermicularis*, pertence ao filo Nematoda, à classe Secernentea, à ordem Ascaridida, à família Oxyuridae e ao gênero *Enterobius* (De Ley; Blaxter, 2002; Vitorino et al., 2015; Arctos, 2019).

Aspectos morfológicos

Os parasitos adultos são encontrados aderidos à mucosa ou livre e comumente na região cecal, no íleo e no cólon. Alimentam-se de microrganismos e materiais existentes nestes locais. A fêmea do nematoide migra para o ânus do hospedeiro, geralmente no período noturno, para depositar seus ovos (Arkoulis et al., 2012).

O esôfago, composto de válvulas em suas paredes posterior e média ou na junção com o intestino, garante um peristaltismo adequado que funciona como uma bomba, o que facilita a nutrição dos parasitos (Rey, 2008).

Em geral, os parasitos são meromiários, de coloração branca, filiformes e pequenos, porém com diferenças de tamanho entre macho e fêmea, assim como todas as espécies entre os nematoides (CDC, 2019). A cutícula protege contra ações externas e auxilia a locomoção, apresentando-se brilhante e estriada (Rey, 2008).

Os machos adultos (Figura 53.1) medem de 3 mm a 5 mm e têm forte enrolamento ventral no extremo posterior, o que auxilia no momento da cópula. Ademais, seu aparelho genital é composto por somente um testículo, um canal deferente e um canal ejaculador. Acredita-se que a duração de vida do verme macho esteja limitada a apenas um coito com a fêmea (Rey, 2008; CDC, 2019).

As fêmeas têm tamanho superior ao do macho; medem cerca de 1 cm de comprimento, são fusiformes, e apresentam expansões vesiculares em sua cutícula, localizadas lateralmente à boca na extremidade anterior, denominadas "asas cefálicas". Em seu aparelho genital, há a vulva, a vagina, os dois úteros longos e grossos e os ovidutos. O intestino retilíneo da fêmea abre-se para o exterior por meio do orifício anal, que se localiza em sua cauda de forma alongada (Rey, 2008; CDC, 2019).

As fêmeas, quando são fecundadas, reúnem cerca 11.000 ovos em seus úteros (Figura 53.1). Estes se tornam distendidos por toda a massa ovular, ocupando a região bulbar esofágica até o início da cauda. Quando estão grávidas, elas se deslocam para o reto do hospedeiro, principalmente no período noturno – devido à temperatura mais baixa, nesse local, durante a noite – lançando seus ovos na região perianal. Sua longevidade está relacionada com sua oviposição, com duração de 35 a 50 dias, quando o ciclo de vida do nematoide se completa. Em algumas situações, as fêmeas morrem ao chegarem ao períneo, porém liberam seus ovos da mesma maneira, e estes dão continuidade a seu desenvolvimento (Rey, 2008; Maguire, 2015).

Os ovos (Figura 53.2) apresentam uma superfície viscosa que facilita sua aderência. Eles são compostos por três camadas incolores: a mais externa é de natureza albuminosa; a média, quitinosa; e a mais interna, lipoide e delgada. No interior do ovo, há uma larva formada,

QUADRO 53.1 Classificação taxonômica do helminto *Enterobius vermicularis*.

Domínio	Eukaryota
Filo	Nematoda
Classe	Secernentea
Ordem	Ascaridida
Família	Oxyuridae
Gênero	*Enterobius*
Espécie	*Enterobius vermicularis*

Adaptado de NCBI – The Taxonomy Database, 2019; Arctos – Collaborative Collection Management Solution, 2019.

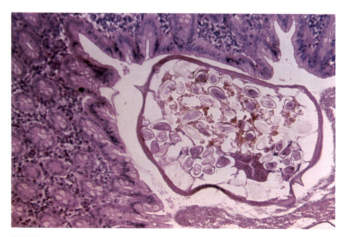

FIGURA 53.1 Fêmea de *Enterobius vermicularis*, localizada no apêndice, em corte transversal. Notam-se os ovos intrauterinos. Reproduzida de CDC, 2019, com permissão.

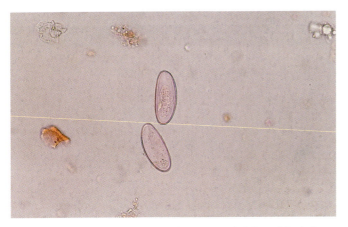

FIGURA 53.2 Ovo de *Enterobius vermicularis*. Acervo do Laboratório de Agentes Patogênicos da Universidade Federal de Viçosa (UFV). Foto: Paulo Sérgio Balbino Miguel (FADIP e UFV) e Igor Rodrigues Mendes (UFV), gentilmente cedida.

embrionária, que se desenvolve até o segundo estágio em anaerobiose. Entretanto, necessita de oxigênio para dar continuidade a seu desenvolvimento ao terceiro, ao quarto e ao quinto estádios. Este último é a forma infectante ao ser humano (Rey, 2008; Vitorino et al., 2015).

Ciclo biológico

O metazoário *E. vermicularis* apresenta ciclo biológico monoxênico, e seu único hospedeiro, conforme já comentado, é o *Homo sapiens* (Figura 53.3). Quando grávidas, as fêmeas liberam seus ovos na região perianal do hospedeiro. Estes são maturados em 4 a 6 horas, na temperatura da superfície do corpo (cerca de 30°C). O intenso prurido perianal causado faz com que o paciente coce a região, facilitando a transferência dos ovos infectantes para a boca, através das mãos contaminadas (autoinfecção). Um indivíduo suscetível que tenha as mãos contaminadas por ovos de um indivíduo infectado – por exemplo, por ocasião de um cumprimento – e que as leve a boca, poderá adquirir o patógeno e desenvolver a enterobíase. Ao serem ingeridos, os ovos eclodem no intestino delgado, liberando larvas que irão se desenvolver até a forma adulta, enquanto se movem para o ceco. Por fim, os vermes copulam e dão início a um novo ciclo (CDC, 2019; Rey, 2008).

É importante ressaltar que os ovos podem ficam aderidos no ambiente, como nas roupas de cama da pessoa infectada. Tal fato promove uma intensa disseminação do helminto e a possibilidade de novas infecções (CDC, 2019; Rey, 2008; Weller; Nutman, 2008).

Imunologia e patologia

Os parasitos aderem à mucosa intestinal, causando um leve processo inflamatório, do tipo catarral, com possíveis pontos hemorrágicos. Geralmente, não há lesão anatômica, uma vez que não há penetração do verme na mucosa (Rey, 2008; Maguire, 2015). A infecção pelos enteroparasitos, normalmente, gera uma resposta imunológica complexa e múltipla, apesar de a maioria dos humanos ter um sistema imunológico capaz de combater a infecção. Quando essa ocorre, pode provocar eosinofilia. Tal condição deve-se à resposta imunológica Th2 provocada, na qual a interleucina-4 (IL-4) e a interleucina-5 (IL-5) são produzidas, estimulando também a produção de imunoglobulina E (IgE) pelos linfócitos B (Kashyap et al., 2014; Vasconcelos et al., 2011; Vieira Silva et al., 2012).

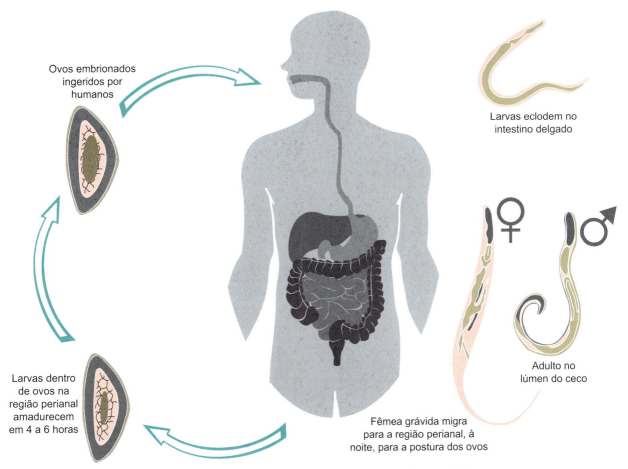

Ovos embrionados ingeridos por humanos

Larvas eclodem no intestino delgado

Larvas dentro de ovos na região perianal amadurecem em 4 a 6 horas

Adulto no lúmen do ceco

Fêmea grávida migra para a região perianal, à noite, para a postura dos ovos

FIGURA 53.3 Ciclo biológico dos helmintos da espécie *Enterobius vermicularis*.

Aspectos clínicos

A infecção por *E. vermicularis* costuma ser assintomática, tendo como sintoma mais comum o prurido na região perianal com periodicidade regular, que pode se tornar muito intenso, principalmente durante a noite – o que pode originar significativa dificuldade para dormir –, devido à migração dos parasitos fêmeas (Leder; Weller, 2020). Tal situação pode levar a uma irritação na região anal com proctite e vulvovaginite, pelo deslocamento das larvas para a região genital feminina, o que ocasiona prurido vulvar, desconforto vaginal e granulomas no útero, nos ovários e nas tubas uterinas. Pode ocorrer corrimento vaginal com características semelhantes a nata, além de os lábios se apresentarem eritematosos e edemaciados (CDC, 2019; Knopp et al., 2012; Weller; Nutman, 2008).

A região anal pode tornar-se recoberta de muco, pelo processo inflamatório provocado, às vezes sanguinolento, causando pontos hemorrágicos também no reto. Em consequência, principalmente, do prurido anal, poderá haver perturbações no sono e irritabilidade (Rey, 2008). Além disso, em caso de higienização perineal inadequada, o parasito pode ser responsável pela ocorrência de infecção do sistema urinário, pela condução do *E. vermicularis* para a região genital (CDC, 2019). Pode ocorrer colite crônica, a qual causa fezes amolecidas ou diarreicas, emagrecimento e alterações do apetite (Rey, 2008). A participação do helminto em distúrbios do apêndice – apendicite e cólicas apendiculares – tem sido descrita mais recentemente (Habashi; Lisi, 2019; Spitale et al., 2017; Sosin et al., 2019). Infecções extraintestinais, como no sistema reprodutor feminino, nos pulmões, no fígado, no baço, no apêndice e na próstata, já foram identificadas em alguns estudos, apesar de serem incomuns (Gazvani; Emery, 1996; Gialamas et al., 2012; Nutting; Murphy; Inglis, 1980).

A reinfecção pode ser a explicação para a ocorrência do parasitismo crônico e a alta frequência da doença em muitos locais, uma vez que o metazoário adulto apresenta uma longevidade curta (Rey, 2008; Rosário et al., 2007). O diagnóstico diferencial da enfermidade abrange as vulvovaginites e as doenças do aparelho digestivo, incluindo outras infecções por protozoários e helmintos (Patel; Kazura, 2005; Chou et al., 2018).

Diagnóstico

O exame de rotina de fezes não se mostra eficaz, em muitas situações, para a investigação da enterobíase (Brasil, 2010). O diagnóstico é clínico, para a maioria dos casos, considerando o prurido anal como principal manifestação da enfermidade (quando esta é sintomática). Entretanto, o diagnóstico laboratorial pode ser realizado pelo método da fita transparente, ou celofane, conhecido também como método de Graham (ver Capítulo 5, *Métodos de Diagnóstico Parasitológico nas Enfermidades por Protozoários e Helmintos*), sendo este o mais recomendado (Rey, 2008). O método de Graham deve ser realizado durante a manhã, antes da higiene na região anal. Quando presentes, os ovos irão aderir-se à fita gomada. Depois de descolada da pele, a fita será preparada em uma lâmina para análise microscópica (Brasil, 2010; Vitorino et al., 2015).

Além da abordagem laboratorial, pode-se também realizar: a inspeção (1) do introito anal, a fim de identificar os vermes móveis – as fêmeas são finas e brancas, semelhantes a pedaços de fios de algodão –, ou ainda (2) das roupas íntimas e de cama, nas quais os helmintos móveis às vezes são visíveis (Leder; Weller, 2020).

Tratamento

Os anti-helmínticos utilizados para o tratamento da enterobíase são apresentados no Quadro 53.2.

QUADRO 53.2 Fármacos utilizados no tratamento da enterobíase.

Fármaco	Posolgia	Efeitos adversos	Eficácia
Pamoato de pirvínio	5 a 10 mg/kg, VO, dose única	Excelente tolerância. Apresenta como inconvenientes corar as roupas, a boca e as fezes.	90 a 100%
Pamoato de pirantel	10 mg/kg (máximo 1 g), VO, dose única; repetir o esquema terapêutico em 2 semanas	Pouco frequentes. Vômitos, tonturas, diarreias e náuseas.	80 a 100%
Mebendazol	100 mg, VO, 2 vezes/dia, durante 3 dias; repetir o esquema terapêutico em 2 semanas	Boa tolerância. Raramente causa desconforto abdominal, tonturas e náuseas.	90 a 100%
Albendazol	10 mg/kg, VO, dose única; repetir o esquema terapêutico em 2 semanas	Vômitos, epigastralgia, náuseas, diarreia e cefaleias.	Aproximadamente 100%

Adaptado de Araújo Bina; 2009; Brasil, 2010; Rey, 2008; WHO, 2010; Leder; Weller, 2020.

Recomenda-se o tratamento daqueles que cohabitam a residência, quando houver algum indivíduo doente, dada a possibilidade de que outros moradores estejam infectados. Em instituições, lares e orfanatos, é recomendado tratar todos os indivíduos quando ocorrerem repetidas infecções (Knopp et al., 2012). Vale ressaltar que os fármacos utilizados para a terapêutica da moléstia são contraindicados para gestantes (Brasil, 2010).

Ecologia e epidemiologia

Estima-se que aproximadamente 208 milhões de pessoas estejam infectadas pelo *E. vermicularis* (Young et al., 2010). A doença tem altas taxas de prevalência em locais com significativa aglomeração de crianças, especialmente em faixa etária escolar, como em creches, orfanatos e instituições de ensino (Rey, 2008). A prevalência global infantil aumenta em 50% quando está associada a fatores socioculturais e ambientais (Kucik et al., 2004; Vitorino et al., 2015).

A doença é mais frequente em climas temperados e frios, em comparação com os climas quentes. Tal fator pode estar relacionado com fatores culturais, como banhos e trocas de roupas íntimas menos frequentes (Araújo Bina, 2009).

Profilaxia e controle

As principais medidas de controle de higiene pessoal e ambiental devem acompanhar o tratamento recomendado para interromper a transmissão e a autoinfecção do *E. vermicularis*. Tais medidas de prevenção são as seguintes (Araújo Bina, 2009; Rey, 2008; 2019):

- Adotar a prática de banhar-se, diariamente, no período da manhã
- Mudar e lavar, frequentemente, as roupas de cama e as roupas de uso pessoal (mormente as roupas íntimas)
- Promover o arejamento dos locais
- Higienizar as mãos, pelo menos, antes e após as refeições ou após utilizar o banheiro
- Manter as unhas curtas e limpas
- Evitar coçar a região perianal (em crianças, colocar roupas que dificultem a ação)

- Promover tratamento das pessoas que convivem em mesmo domicílio ou instituição
- Promover a educação em saúde
- Limpar o ambiente sem varrer, se possível utilizando aspiradores de pó.

Tais condutas podem colaborar, decisivamente, para a redução do impacto da enterobíase nas regiões onde a enfermidade ocorre.

Referências bibliográficas

Araújo Bina JC. Enterobíse. In: Veronesi R. Tratado de infectologia. 3 ed. Rio de Janeiro: Atheneu; 2009.

Arctos – Collaborative Collection Management Solution. Disponível em: <https://arctos.database.museum/name/Enterobius%20vermicularis>. Acesso em jun. 2019.

Arkoulis N, Zerbinis H, Simatos G et al. Enterobius vermicularis (pinworm) infection of the liver mimicking malignancy: Presentation of a new case and review of current literature. Int J Surg Case Rep 2012;3(1):6-9.

Brasil. Ministério da Saúde. Doenças infecciosas e parasitárias. Guia de bolso. 8. ed. Brasília: Ministério da Saúde, 2010.

CDC. Centers for Disease Control and Prevention. Enterobius. 2019. Disponível em: https://www.cdc.gov/dpdx/enterobiasis/index.html. Acesso em: 30 set 2019.

Chou YH, Chiang SC, Wei PF et al. Enterobius vermicularis infection mimicking strongyloidiasis: A case report. J Microbiol Immunol Infect 2018;51(6):858-9.

De Ley P, Blaxter M. Systematic position and phylogeny. In: Lee DL. The biology of nematodes. London: Taylor & Francis, 2002.

Gazvani MR, Emery SJ. Intraperitoneal Enterobius vermicularis infection: a case report. Infect Dis Obstet Gynecol 1996;4(1):28-30.

Gialamas E, Papavramidis T, Michalopoulos N et al. Enterobius vermicularis: a rare cause of appendicitis. Turk Parazitol Derg 2012;36(1):37-40.

Habashi R, Lisi MP. Acute appendicitis and Enterobius vermicularis infestation. CMAJ 2019;29;191(17):E477.

Kashyap B, Samantray JC, Kumar S et al. Recurrent paediatric pinworm infection of the vagina as a potential reservoir for Enterobius vermicularis. J Helminthol. 2014;88(3):381-3.

Knopp S, Steinmann P, Keiser J, Utzinger J. Nematode infections: soil-transmitted helminths and Trichinella. Infect Dis Clin N Am 2012;26(2):341-58.

Kucik CJ, Martin GL, Sortor BV. Common intestinal parasites. Am Fam Phys 2004;69(5):1161-8.

Leder K, Weller PF. Enterobiasis (pinworm) and trichuriasis (whipworm). Up to date. Acesso em 23 de janeiro de 2020.

Maguire JH. Intestinal nematodes (roundworms). In: Mandell LG, Bennett JE, Dolin R. Principles and practice of infectious diseases. 8. ed. New York: Elsevier; 2015.

NCBI. National Center for Biotechnology Information. Taxonomy. Disponível em: <https://www.ncbi.nlm.nih.gov/taxonomy>. Acesso em: 25 de março de 2019.

Nutting SA, Murphy F, Inglis FG. Abdominal pain due to Enterobius vermicularis. Can J Surg 1980; 23(3):286-7.

Patel SS, Kazura JW. Enterobíase. In: Behrman RE, Kliedman RM, Jenson HB et al. Tratado de pediatria.17. ed. Rio de Janeiro: Elsevier, 2005.

Rey L. Parasitologia. 4 . ed. Rio de Janeiro: Guanabara Koogan, 2008.

Rosário NA, Carneiro MF, Ferreira E, Baranski MC. Níveis de IgE total no soro, eosinófilos em crianças com enteroparasitoses: efeito do tratamento anti-helmíntico. J Pediatri 2007;52(4):209-15.

Sosin M, Kent JR, Chahine AA. Enterobius vermicularis appendiceal colic. J Laparoendosc Adv Surg Tech A 2019. doi: 10.1089/lap.2018.0693.

Spitale LS, Pizzi RD, Tomas A et al. Rol del enteroparásito Enterobius vermicularis en la apendicitis cecal. Rev Fac Cien Med Univ Nac Cordoba 2017;74(3):277-80.

Vasconcelos IAB, Oliveira JW, Cabral RF et al. Prevalência de parasitoses intestinais entre crianças de 4-12 anos no Crato, Estado do Ceará: um problema recorrente de saúde pública. Health Sci 2011;22(1):35-41.

Vieira Silva CC, Ribeiro RNF, Fornari JV et al. Epidemiological analysis of eosinophilia and elevation of immunoglobulin E as a predictable and relative risk of enteroparasitosis. Rev Cubana Med Trop 2012;64(1):22-6.

Vitorino RR, Gomes AP, Freitas RB et al. Enterobíase: aspectos atuais. Pediat Mod 2015;51(1):25-9.

Weller PF, Nutman TB. Nematódeos intestinais. In: Fauci AS, Braunwald E, Kasper DL et al. Medicina interna. 17. ed. Rio de Janeiro: McGraw-Hill, 2008.

Young C, Tataryn I, Kinga T et al. Enterobius vermicularis infection of the fallopian tube in an infertile female. Pathol Res Pract 2010;206(6):405-7.

WHO. World Health Organization. Working to overcome the global impact of neglected tropical diseases: first WHO report on neglected tropical diseases, 2010. Disponível em: <https://apps.who.int/iris/bitstream/handle/10665/44440/9789241564090_eng.pdf;jsessionid=E06D8119A45F6EEA74E45625DF00E2D1?sequence=1>. Acesso em: 10 abr 2019.

CAPÍTULO 54

Equinostomíase

Luiz Alberto Santana • Julio Anibal Tablada •
Ademir Nunes Ribeiro Júnior • Adriano Simões Barbosa Castro

Introdução

A equinostomíase é uma enfermidade parasitária causada por *Echinostoma*, metazoário pertencente ao gênero de organismos trematódeos, primariamente parasitos intestinais de aves e mamíferos (CDC, 2019). A doença ocorre devido à ingestão de peixes ou moluscos crus, infectados pelo helminto, que apresenta ciclo de vida envolvendo hospedeiros intermediários e definitivos (ou seja, trata-se de um parasito heteroxeno) (Laidemitt et al., 2019). A enfermidade mostra-se com sintomas inespecíficos e comuns a outras moléstias parasitárias.

Este capítulo apresenta breve revisão sobre a condição mórbida, enfocando – especialmente – os principais aspectos etiológicos, fisiopatológicos, clínicos, diagnósticos, terapêuticos, ecoepidemiológicos e profiláticos.

Etiologia

Taxonomia

Os dados taxonômicos do *Echinostoma* estão relacionados no Quadro 54.1.

O agente etiológico da equinostomíase pertence ao filo Platyhelminthes e à família Echinostomidae. Entre as espécies encontradas, figuram, principalmente, as seguintes: *Echinostoma angustitestis, Echinostoma cinetorchis, Echinostoma echinatum, Echinostoma hortense, Echinostoma ilocanum, Echinostoma macrorchis* e *Echinostoma revolutum* (Toledo; Esteban, 2016; Ataev; Tokmakova, 2018; Mohanta et al., 2019). Até o momento, já foram relacionadas mais de 25 espécies que podem causar infecção incidental em humanos. As espécies de *Echinostoma* são, sobretudo, parasitos intestinais de aves e mamíferos. É importante notar que, com relação a esses trematódeos, existem inúmeras dúvidas quanto à sua taxonomia, sendo esta um elemento de constante debate e modificação (Toledo; Esteban, 2016; NCBI, 2019; Heneberg, 2020).

Aspectos morfológicos

Morfologicamente, as espécies pertencentes à família Echinostomatidae têm inúmeras características em comum. A mais marcante de todas e, talvez, mais importante, é a presença de um colar de espinhos envolvendo seu polo cefálico, mais especificamente o orifício oral ("boca") utilizado para sugar e obter seus nutrientes. Próximo a esse orifício, há outro de formato semelhante, com função de fixação. Seu tegumento é recoberto por espinhos que ocupam tanto o ventre quanto o dorso. Seu tamanho é variável: entre 5 a 10 mm de comprimento na fase adulta. Quanto à reprodução, esses trematódeos são hermafroditas. Seus dois testículos localizam-se posteriormente aos ovários. Já o útero apresenta uma terminação intercecal, sendo muitas vezes pré-ovariano.

Ciclo biológico

Os parasitos necessitam infectar outros seres vivos para manter a nutrição e a sobrevivência. De modo geral, se ligam à mucosa do intestino – mas podem invadir os ductos biliares – utilizando sua ventosa ventral. Nesse contexto, os patógenos geram um processo de esfoliação da região acometida, com o intuito de drenar o sangue do hospedeiro (Rondelaud; Vignoles; Dreyfuss, 2015; Chantima; Chai; Wongsawad, 2013).

Assim como outros trematódeos, helmintos do gênero *Echinostoma* necessitam de um hospedeiro intermediário para completar o ciclo evolutivo (Figura 54.1). Nesse caso, há necessidade de dois hospedeiros intermediários diferentes. Seu ciclo começa quando os ovos são depositados em água doce, dada sua eliminação junto às fezes humanas. Após um período de tempo variável (2 a 3 semanas), os ovos eclodem e dão origem a miracídios que irão infectar moluscos. No molusco, os miracídios convertem-se em esporocistos no coração e, em seguida, transformam-se em uma rédia-mãe e, após uma reprodução assexuada, em uma rédia-filha. Esta última sai dos moluscos, infectando o segundo hospedeiro intermediário, que pode ser um crustáceo, um peixe, um bivalve ou um anfíbio. No interior dos hospedeiros, ocorre a transformação de cercárias em metacercárias. Estas são ingeridas pelo ser humano quando este se alimenta desses hospedeiros sem o preparo adequado (por meio da cocção), o que leva à infecção. Após a ingestão, as metacercárias saem da forma de cistos e tornam-se adultas no hospedeiro definitivo, no qual migram e estabelecem-se no intestino delgado. Neste local, reproduzem-se, dando origem a ovos que, ao serem eliminados para o meio externo com as fezes, contaminarão o ambiente e reiniciarão o ciclo (CDC, 2019; Rondelaud et al., 2015; Chantima et al., 2013).

Imunologia e patologia

A equinostomíase envolve alterações funcionais e morfológicas das áreas do sistema digestivo afetadas pelo parasito, mais especificamente estômago e o duodeno. Após sua ingestão, quando o *Echinostoma* chega ao sistema digestório, ele eclode e assume sua forma adulta. Nesse momento, utiliza-se de seus orifícios bucal e ventral para fixar-se na mucosa do hospedeiro. Em consequência, há um processo de esfoliação que leva à ulceração e à erosão da mucosa, o que acarreta sangramento na região e processo inflamatório local (Toledo; Esteban, 2016). Microscopicamente, no local de parasitismo podem ocorrer dois processos, mais especificamente nas criptas de Lieberkuhn: maior proliferação das células com aumento de tamanho (hiperplasia) ou uma elevada migração de células para a região de criptas dessas glândulas, porém

QUADRO 54.1 Classificação dos helmintos do gênero *Echinostoma*.

Domínio	Eukaryota
Filo	Platyhelminthes
Classe	Trematoda
Subclasse	Digenea
Ordem	Echinostomida
Família	Echinostomatidae
Gênero	*Echinostoma*
Espécies	*Echinostoma angustitestis, Echinostoma cinetorchis, Echinostoma echinatum, Echinostoma hortense, Echinostoma ilocanum, Echinostoma macrorchis, Echinostoma revolutum.*

Adaptado de NCBI – The Taxonomy Database, 2019; Arctos – Collaborative Collection Management Solution, 2019.

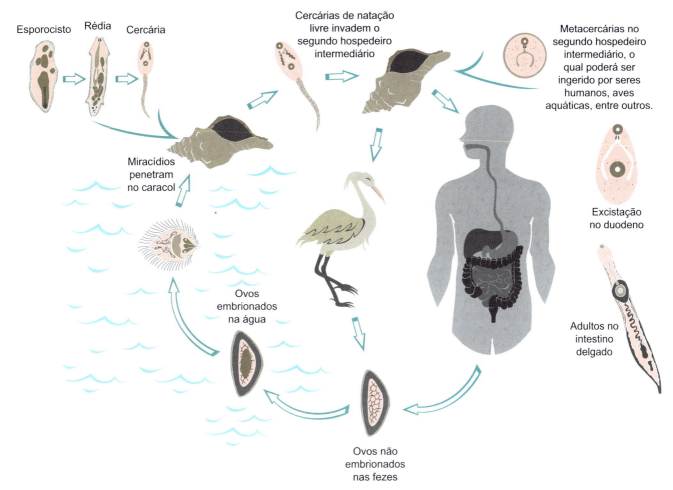

FIGURA 54.1 Ciclo biológico de helmintos do gênero *Echinostoma*.

sem modificar a estrutura do tecido. Tais alterações são proporcionais à capacidade que o organismo tem de reagir ao parasito. Ou seja, quanto mais intensa for a resposta imune do hospedeiro, maiores serão as mudanças teciduais (Cortés et al., 2015; 2016). A resposta imune do hospedeiro ocorrerá pela modificação da região gastrintestinal acometida, tendo como um de seus principais mecanismos uma elevação na secreção de substâncias da mucosa. Além do incremento secretivo há também a atuação de mastócitos, eosinófilos e imunoglobulinas do tipo IgE. Todos esses processos são coordenados pelas células CD4+ do tipo Th2 (ver Capítulo 2, *Interações entre Patógenos e Hospedeiros Humanos | O Sistema Imune e seus "Papéis" nas Enfermidades Parasitárias*). Algumas citocinas implicadas nesse processo são a IL-4 e a IL-5 (Abbas et al., 2015; Sotillo et al., 2014). São poucos os estudos que buscam em detalhes os aspectos patológicos dessa infecção. Por isso, são necessárias mais pesquisas para melhor compreensão da doença.

Aspectos clínicos

Os sintomas da equinostomíase dependem, principalmente, da carga de parasitos que infectam o ser humano hospedeiro e da suscetibilidade deste à infecção. Sua apresentação pode ser assintomática ou com sintomas que se assemelham às infecções por outros trematódeos, podendo, em alguns casos ter curso clínico grave. De modo geral, a apresentação clínica envolve o sistema digestório. São comuns sintomas inespecíficos, como dor nas regiões gástrica e epigástrica, fadiga, diarreia e perda de peso. Os sintomas indicativos de infecção mais complicada são: vômito, sangramento gastrintestinal e incontinência urinária, que podem estar acompanhados de sinais de anemia, edema ou anasarca

por desnutrição devido a má absorção intestinal e, muito raramente, infecção de sítios ectópicos (Khanna et al., 2019). A lesão sistêmica e contínua da mucosa intestinal leva a uma gastrite crônica, tendo sido relatados casos com formação de úlceras de caráter pré-maligno, mais especificamente em estágios IIc III que, à biopsia, se revelaram com características de adenocarcinoma (Furst et al., 2012; Toledo; Esteban, 2016).

Diagnóstico diferencial

Em razão de sintomas inespecíficos, o diagnóstico diferencial deve incluir tanto parasitoses que tenham um curso clínico semelhante quanto afecções do trato intestinal que apresentem esses mesmos sintomas. Primeiramente, deve-se suspeitar de outras helmintíases causadas por trematódeos intestinais, como *Fasciolopsis buski* e *Heterophyes heterophyes*. O *Schistosoma mansoni*, o *Clonorchis sinensis* e a *Fasciola hepatica* são espécies pertencentes à classe Trematoda, e devem ser incluídos na lista de diagnósticos diferenciais, devido ao modo de contágio e ao ciclo de vida semelhantes ao do *Echinostoma*. Ao mesmo tempo, algumas afecções do sistema digestório com evolução semelhante, embora não tenham como agentes etiológicos os trematódeos, devem ser incluídas no diagnóstico diferencial. Entre essas, incluem-se infecções por *Giardia*, intolerância a laticínios, efeitos colaterais de medicamentos, insuficiências enzimáticas (pancreática), doenças inflamatórias intestinais (doença de Crohn), malignidades intestinais, síndromes de má absorção, uso de compostos laxativos, infecções por bactérias ou vírus, transtornos de alimentação e síndrome de Münchhausen (Toledo; Esteban, 2016; O'Connell; Nutman, 2015).

Diagnóstico laboratorial

O diagnóstico laboratorial da equinostomíase deve ser feito por meio de três exames principais: parasitológico direto, imunológico e molecular. O exame parasitológico de fezes (EPF) consiste na visualização direta dos ovos de *Echinostoma* presentes nas fezes, procedimento muito comum na identificação de outras parasitoses. O ovo da espécie em questão apresenta como características gerais: formato oval; tamanho variável, com proporções máximas de 130 × 80 μm; e coloração amarela, marrom-escura ou prateada (Toledo; Esteban, 2016) (Figura 54.2). O EPF é mais utilizado, por seu baixo custo, em comparação com outros métodos e sua fácil realização. Entre os métodos utilizados nessa modalidade diagnóstica, estão o método de Kato-Katz, a diluição de Stoll para contagem de ovos, as técnicas de sedimentação e a técnica do acetato de etila-formalina. Por mais que todas essas técnicas tenham um custo-benefício considerável, alguns desafios e limitações são encontrados. Em primeiro lugar, há enormes semelhanças entre o ovo de diferentes espécies, o que acaba dificultando o diagnóstico diferencial. Outro ponto de destaque é que, nas infecções consideradas brandas, muitas vezes assintomáticas, há uma eliminação muito pequena de ovos nas fezes, o que pode inviabilizar sua detecção, visto a necessidade de inúmeras amostras e repetições. Por fim, mas não menos importante, algumas condições do indivíduo que não estejam necessariamente associadas à equinostomíase, como obstrução intestinal ou constipação intestinal prolongada, inviabilizam a excreção de ovos, o que, mais uma vez, impede sua detecção (Utzinger et al., 2012; Furst et al., 2012).

Quanto aos métodos imunológicos, não há ainda uma técnica específica para a detecção da equinostomíase. Atualmente, o teste indireto de fluorescência para detecção de anticorpos, os ensaios de hemaglutinação indireta e o método ELISA têm sido utilizados. Sabe-se que tais métodos não detectam uma molécula ou uma proteína específica do parasito, mas se ligam a anticorpos antiparasitários. Logo, é consideravelmente provável a ocorrência de ligações cruzadas, o que acaba gerando falso-positivos ou falso-negativos, sendo esse fato um argumento contra seu uso. As outras duas características que se contrapõem à sua indicação são alto custo e falta de disponibilidade no meio rural, principal área acometida por essa enfermidade.

Há também o método molecular. Esse se baseia na detecção do DNA do *Echinostoma* pelo uso da reação em cadeia da polimerase (PCR, do inglês *polymerase chain reaction*). Por ser altamente específico, apresenta altíssimas sensibilidade e especificidade, sendo capaz de determinar com precisão, quando os outros métodos se mostram falhos, qual o agente etiológico (ver Capítulo 7, *Técnicas de Biologia Molecular e Investigação das Enfermidades Parasitárias*). Por se tratar de um procedimento de alta tecnologia, sua disponibilidade é, usualmente, baixa (Toledo; Esteban, 2016).

Avaliação por métodos complementares

A avaliação de uma parasitose – no caso, a equinostomíase – por um método de imagem ou, até mesmo, por métodos considerados invasivos foram decorrentes, muitas vezes, de achados involuntários. Assim, não há uma formal indicação para seu uso. Outro argumento contra o uso dessas técnicas é o fato de que seu elevado custo impossibilita que países em desenvolvimento e áreas mais carentes em capital e tecnologia possam utilizá-los de modo rotineiro. Entretanto, por mais que não haja um protocolo que inclua tais técnicas em uma escala de prioridade para diagnósticos, seu uso pode proporcionar um resultado mais preciso. A endoscopia digestiva e a colonoscopia possibilitam, eventualmente, o diagnóstico de helmintíase. Muitas vezes utilizadas com o intuito de investigar sintomas gastrintestinais, mostram formas adultas do parasito aderidas à mucosa intestinal (Jung et al., 2014). A ultrassonografia, a tomografia computadorizada (TC) e a ressonância magnética (RM) são métodos que tornam possível a detecção de lesões no tecido hospedeiro doente. Entretanto, pelos altos custos e pela escassez nas regiões endêmicas, não há indicações formais para seu uso.

Tratamento

A base do tratamento – independentemente de suas manifestações clínicas – consiste na eliminação do parasito pelo uso de antimicrobianos. Atualmente, o fármaco de primeira escolha para o tratamento da equinostomíase é o praziquantel (ver Capítulo 9, *Tratamento Farmacológico das Enfermidades Parasitárias*). Este é um derivado da pirazinoisoquinolina, que apresenta alta tolerância quando administrada por via oral (80% absorvida pela mucosa gástrica). Apresenta distribuição considerável em vários órgãos e tecidos, sendo eficiente no tratamento de infecções parasitárias do sangue, do fígado, dos pulmões, do cérebro e do sistema digestório. Sua excreção dá-se, principalmente, pelos rins. O praziquantel altera a contratilidade muscular do parasito de modo a paralisá-lo (Brunton; Chabner; Knollmann, 2011; Chai, 2013). Não existem estudos randomizados sobre o uso do praziquantel no tratamento da equinostomíase. A dose preconizada é 25 mg/kg em dose única, embora haja evidências de que 10 a 20 mg/kg sejam suficientes (Toledo; Esteban, 2016; WHO, 2017). O mebendazol, na dose de 400 a 800 mg, administrado em dose única diária ou dividida de 12/12h, durante 10 dias, pode ser utilizado com boas chances de cura. O Quadro 54.2 mostra um resumo com as doses, o tempo de tratamento e os efeitos colaterais dos fármacos de escolha (Toledo; Esteban, 2016).

Aspectos nutricionais

A deficiência nutricional pode contribuir para o surgimento de infecções parasitárias de maior gravidade. De modo mais específico, a desnutrição causada por parasitos intestinais, como a equinostomíase, deve-se à competição pelos nutrientes que chegam à mucosa, às lesões na região (as quais dificultam a absorção de nutrientes pelo indivíduo parasitado) e ao aumento no trânsito intestinal, que pode levar à diarreia (Amare et al., 2015).

Ecologia e epidemiologia

As infecções parasitárias são doenças que apresentam estreitas relações com o meio ambiente. A equinostomíase é contraída pelo *Homo sapiens* por meio da ingestão de alimentos contaminados malcozidos ou crus, mais especificamente peixes e crustáceos (Chai; Jung, 2020).

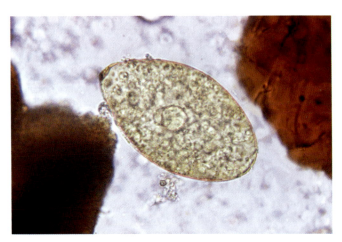

FIGURA 54.2 Ovo de helminto do gênero *Echinostoma* (500× de aumento). Reproduzida de CDC, 2019, com permissão.

QUADRO 54.2 Tratamento farmacológico da equinostomíase.

Fármaco	Dose	Tempo de tratamento	Efeitos adversos
Praziquantel	10 a 20 mg/kg	Dose única	Mais comuns: dor abdominal, dor de cabeça, tonteiras, náuseas, vômitos e diarreia.
	25 mg/kg	Dose única ou 3 vezes em 1 dia	Mais raros: *rash* cutâneo, hipotensão arterial sistêmica e reações de hipersensibilidade.
Mebendazol	400 a 800 mg	Dose única diária ou dividida de 12/12h, durante 10 dias	Mais comuns: diarreia, náuseas, vômitos, cefaleia, tonturas e sonolências. Mais raros: reações alérgicas (febre, erupções cutâneas) Não utilizar em grávidas e crianças menores de 2 anos de idade.

Adaptado de Toledo; Esteban, 2016.

É importante destacar que o ser humano atua como modificador do ambiente, podendo diminuir ou intensificar, muitas vezes involuntariamente, a transmissão de doenças. No ciclo biológico do gênero *Echinostoma*, embora se destaque a fase de contágio, é fundamental ter em mente que os períodos de desenvolvimento do patógeno são também importantes. Chantima e colaboradores (2013) e Rondelaud e colaboradores (2015) chamam a atenção para a importância das fases intermediárias de vida deste parasito, visto que, em diferentes continentes, ele se encontra presente graças a seus hospedeiros intermediários. A falta de saneamento básico ou o hábito de defecar próximo a cursos de água ou na proximidade destes fazem com que os ovos presentes nas fezes de pessoas contaminadas retornem ao meio ambiente, o que reinicia o ciclo. Ou seja, perpetua a transmissão da doença (MacPherson, 2005).

Outro ponto interessante diz respeito à participação de demais mamíferos como hospedeiros definitivos, mais especificamente cães e gatos domésticos. Quando tais animais se alimentam de peixes contaminados com o parasito, eles desempenham o papel antes realizado pelo ser humano na cadeia de transmissão. Desse modo, acabam por contribuir tanto para a proliferação da equinostomíase quanto para o contágio do ser humano.

A equinostomíase é altamente endêmica no Sudoeste Asiático e no extremo Oriente, tendo considerável prevalência na Tailândia, na China e na Coreia do Sul. Há relatos de casos ectópicos em outras partes do mundo. A distribuição de suas espécies é altamente variável, pela multiplicidade de seres que compõem o gênero *Echinostoma*. Entre os países onde a doença ocorre, estão Índia, Tailândia, China, Japão, Coreia, Laos, Indonésia, Taiwan, Egito, Rússia, EUA, Camboja, Malásia, Cingapura, Colômbia, Itália e Dinamarca. É importante notar que, em todas essas nações, há presença de hospedeiros intermediários – necessários para completar o ciclo biológico do *Echinostoma* (Toledo; Esteban, 2016; Torgerson et al., 2014). Por se tratar de uma infecção com curso clínico muitas vezes assintomático, o verdadeiro número de casos de equinostomíase pode estar subestimado.

No Brasil, não há dados epidemiológicos sobre a distribuição dessa parasitose. É possível que, pela semelhança entre os sintomas da equinostomíase e os de outras parasitoses mais comuns no país, a doença ocorra sem ser devidamente diagnosticada e notificada. Lima et al. (2014) relataram um caso de equinostomíase em um cão no estado de Sergipe. Isso sugere que a enfermidade pode estar presente no Brasil. Por meio de métodos de diagnóstico paleomolecular, pesquisadores conseguiram identificar genes compatíveis com o DNA do *Echinostoma* em populações pré-colombianas que habitaram o Brasil. Tal fato pode ser mais um indício de que esse parasito esteja presente no país (Lima et al., 2014; Leles et al., 2014).

Profilaxia e controle

Uma questão comum a grande parte das doenças parasitárias é seu duplo ciclo de desenvolvimento, com uma fase realizada em ambiente selvagem e outra no hospedeiro humano. Por essa razão, os métodos profiláticos são voltados para medidas que dificultem a manutenção desse ciclo. O *Echinostoma*, antes de infectar o *H. sapiens*, tem como hospedeiros intermediários animais aquáticos, como polvos e peixes, os quais são comumente encontrados na culinária. Por essa razão, a principal medida profilática é evitar a ingestão de alimentos nas formas crua ou malcozida. Há certa resistência contra essa medida em algumas áreas endêmicas, pelo fato de a ingestão de alimentos crus ser habitualmente uma prática cultural. Toledo e Esteban (2016) sugerem que o congelamento e a refrigeração de formas marinadas com cloreto de sódio (NaCl) ou ácido acético aumentariam o tempo necessário para que as metacercárias deixassem de ser viáveis. Outro aspecto a ser considerado é o retorno do parasito ao meio ambiente. Evitar a defecação em locais próximos a rios ou lençóis freáticos é uma medida extremamente útil para a profilaxia da doença. Medidas de saneamento básico são fundamentais (Furst et al., 2012; Torgerson et al., 2014).

Por se tratar de uma doença que atinge, em grande parte, localidades em desenvolvimento, é possível traçar um paralelo entre o nível de educação sanitária, as condições econômicas e a prevalência da infecção. Medidas sanitárias utilizadas nos países desenvolvidos para a prevenção de doenças parasitárias, quando extrapoladas, o quanto possível, para países endêmicos podem apresentar-se como eventual solução. Entre essas, destacam-se a fiscalização rígida de mercados que vendem possíveis hospedeiros intermediários, as melhorias no saneamento público, o combate às formas larvais intermediárias no ambiente pela introdução de predadores e as políticas envolvendo a vermifugação de cães e gatos domésticos (Schär et al., 2014).

Referências bibliográficas

Abbas AK, Lichtman, Andrew H, Pillai S. Imunologia celular e molecular. 8. ed. Rio de Janeiro: Elsevier, 2015.

Amare B, Moges B, Mulu A et al. Quadruple burden of HIV/AIDS, Tuberculosis, chronic intestinal parasitoses, and multiple micronutrient deficiency in Ethiopia: a summary of available findings. Biomed Res Int 2015;2015:598605.

Arctos – Collaborative Collection Management Solution. Disponível em: <https:// arctos.database.museum/name/Echinostoma>. Acesso em jun. 2019.

Ataev GL, Tokmakova AS. Reproduction of Echinostoma caproni mother sporocysts (Trematoda). Parasitol Res 2018;117(8):2419-26.

Brunton LL, Chabner BA, Knollmann BC. Goodman & Gilman's pharmacological basis of therapeutics. 12. ed. New York: Mc Graw Hill, 2011.

CDC. Echinostomiasis. 2019. Disponível em: <http://www.cdc.gov/dpdx/ echinostomiasis/index.html>. Acesso em: 29 nov. 2019.

Chai J-Y, Jung BK. Foodborne intestinal flukes: A brief review of epidemiology and geographical distribution. Acta Trop 2020; 201:105210.

Chai J-Y. Praziquantel treatment in trematode and cestode infections: an update. Infect Chemother 2013;45(1):32-43.

Chai J-Y, Partk Y-J, Park J-H et al. Mucosal immune responses of mice experimentally infected with Pygidiopsis summa (Trematoda: Heterophyidae). Korean J Parasitol 2014;52(1):27-33.

Chantima K, Chai J, Wongsawad C. Echinostoma revolutum: freshwater snails as the second intermediate hosts in Chiang Mai, Thailand. Korean J Parasitol 2013;51(2):183-9.

Cortés A, Muñoz-Antoli C, Martín-Grau C et al. Differential alterations in the small intestine epithelial cell turnover during acute and chronic infection with Echinostoma caproni (Trematoda). Parasit Vect 2015;8(1):334.

Cortés A, Sotillo J, Muñoz-Antolí C et al. Resistance against Echinostoma caproni (Trematoda) secondary infections in mice is not dependent on the ileal protein production. J Proteom 2016;140:37-47.

Furst T, Sayasone S, Odermatt P et al. Manifestation, diagnosis, and management of foodborne trematodiasis. BMJ 2012;344:e4093.

Heneberg P. Taxonomic comments on the validity of Echinostoma miyagawai Ischii, 1932 (Trematoda: Echinostomatidae). Parasitol Int 2020; 74:101931.

Jung WT, Lee KJ, Kim HJ et al. A case of Echinostoma cinetorchis (Trematoda: Echinostomatidae) infection diagnosed by colonoscopy. Korean J Parasitol 2014;52(3):287-90.

Khanna V, Ashraf AA, Khanna R. Echinostomiasis in a child with severe anemia. Trop Parasitol 2019;9(1):54-6.

Laidemitt MR, Brant SV, Mutuku MW et al. The diverse echinostomes from East Africa: with a focus on species that use Biomphalaria and Bulinus as intermediate hosts. Acta Trop 2019;193:38-49.

Leles D, Cascardo P, Freire AS et al. Insights about echinostomiasis by paleomolecular diagnosis. Parasitol Int 2014;63:646-9.

Lima VFS, Santana AD, Andrade RLFS et al. Echinostomíase canina – relato de caso. Enciclopédia Biosfera: Centro Científico Conhecer (Goiânia), 2014;10(19):789-94.

MacPherson CN. Human behaviour and the epidemiology of parasitic zoonoses. Int J Parasitol 2005;35(11-12):1319-31.

Mohanta UK, Watanabe T, Anisuzzaman et al. Characterization of Echinostoma revolutum and Echinostoma robustum from ducks in Bangladesh based on morphology, nuclear ribosomal ITS2 and mitochondrial nad1 sequences. Parasitol Int 2019;69:1-7.

NCBI. National Center for Biotechnology Information. Taxonomy. Disponível em: <https://www.ncbi.nlm.nih.gov/taxonomy>. Acesso em: 25 de março de 2019.

O'Connell EM, Nutman TB. Eosinophilia in infectious diseases. Immunol Allergy Clin North America 2015;35(3):493-522.

Rondelaud D, Vignoles P, Dreyfuss G. Larval trematode infections in Lymnaea glabra populations living in the Brenne Regional Natural Park, central France. Parasite 2015;22:38.

Schär F, Inpankaew T, Traub RJ et al. The prevalence and diversity of intestinal parasitic infections in humans and domestic animals in a rural Cambodian village. Parasitol Int 2014;63(4):597-603.

Sotillo J, Cortés A, Muñoz-Antoli C et al. The effect of glycosylation of antigens on the antibody responses against Echinostoma caproni (Trematoda: Echinostomatidae). Parasit 2014;141(10):1333-40.

Toledo R, Esteban JG. An update on human echinostomiasis. Trans R Soc Trop Med Hyg 2016;110(1):37-45.

Torgerson PR, de Silva NR, Fèvre EM et al. The global burden of foodborne parasitic diseases: an update. Trends in Parasitol 2014;30(1):20-6.

Utzinger J, Becker SL, Knopp S et al. Neglected tropical diseases: diagnosis, clinical management, treatment and control. Swiss Med Wkly 2012;142:w13727.

WHO. World Health Organization. Model Prescribing Information: Drugs used in parasitic diseases. 2. ed. Helminths. Disponível em: http://apps.who.int/medicinedocs/es/d/Jh2922e/3.8.1.html#Jh2922e.3.8.1. Acesso em: 10 out. 2017.

CAPÍTULO 55

Esparganose

Rodrigo Siqueira-Batista • Carolina Machado Poleze •
Leonardo Brandão Barreto • Mauro Geller

Introdução

A esparganose é uma condição mórbida causada por larvas de cestoides pertencentes ao reino Animalia, ao filo Platyhelminthes, à classe Cestoda, subclasse Eucestoda, de ordem Diphyllobothriidea, família Diphyllobotriidae e gênero *Spirometra* (Muñoz, 2015; NCBI, 2019), incluindo as seguintes espécies de importância: *Spirometra decipiens, Spirometra erinaceieuropaei, Spirometra folium, Spirometra mansonoides, Spirometra ranarum* (NCBI, 2019). Este o último é o principal agente etiológico (Tavares, 2014; Kwon; Kim, 2004; CDC, 2017). A moléstia foi descrita na China, em 1882, porém sua identificação no *Homo sapiens* só ocorreu em 1908, nos EUA (Muñoz, 2015).

Trata-se de uma parasitose que afeta comumente populações do Sudeste Asiático, especialmente em países como China, Coréia, Japão e Tailândia e, eventualmente, indivíduos em alguns países africanos e do hemisfério ocidental, sobretudo na América do Sul (Czyzewska et al., 2019). Foram identificados casos na Argentina, no Brasil, na Colômbia, no Equador e no Paraguai (Muñoz, 2015). A esparganose humana raramente é documentada em nações europeias, sendo o primeiro caso datado de 1953, na Itália. Atualmente, apenas onze casos foram reportados na Europa: seis na Itália, dois na França, um na República Tcheca, um na Alemanha e, mais recentemente, um na Polônia (CDC, 2017; Czyzewska et al., 2019). Entretanto, a maioria dos pacientes era de imigrantes vindos de regiões endêmicas vivendo na Europa ou com história de viagem a esses países (Czyzewska et al., 2019).

A doença costuma acometer vários órgãos do sistema gastrintestinal (p. ex., o intestino delgado), bem como pulmões, músculos, cérebro, olhos e outros tecidos (Tavares, 2014; King; Fairley, 2015; CDC, 2017). Pode-se, portanto, perceber a importância da referida entidade nosológica quanto aos danos morfológicos e funcionais que eventualmente são produzidos nos animais suscetíveis, pois, em muitas oportunidades há envolvimento de órgãos vitais, causando alterações na homeostasia do hospedeiro.

Este capítulo objetiva abordar os aspectos etiológicos, imunológicos, patológicos, clínicos, diagnósticos, terapêuticos, ecoepidemiológicos e profiláticos da esparganose.

Etiologia

Taxonomia

No Quadro 55.1, encontra-se a classificação taxonômica dos helmintos do gênero *Spirometra*.

Aspectos morfológicos

O agente etiológico da esparganose tem cinco estágios de desenvolvimento, nos quais sua morfologia é alterada: (1) *ovos*; (2) *coracídeos*, uma das formas infecciosas, a qual infecta hospedeiros primários; (3) *procercoide*, a qual acomete hospedeiros secundários (p. ex., répteis, anfíbios e mamíferos); (4) *plerocercoide* ou *espargano*, que atinge os hospedeiros definitivos como cães e gatos; e (5) *verme adulto*.

Quando está no estágio de espargano, o verme é branco, plano e em forma de fita (Procop; Pritt, 2014) e apresenta uma cabeça grande,

QUADRO 55.1 Classificação taxonômica dos helmintos do gênero *Spirometra*.

Reino	Animalia
Filo	Platyhelminthes
Classe	Cestoda
Subclasse	Eucestoda
Ordem	Diphyllobothriidea
Família	Diphyllobothriidae
Gênero	*Spirometra*
Espécies	*Spirometra decipiens, Spirometra erinaceieuropaei, Spirometra folium, Spirometra mansonoides, Spirometra ranarum*

Adaptada de NCBI – The Taxonomy Database, 2019; Arctos – Collaborative Collection Management Solution, 2019.

com uma depressão pouco desenvolvida no escólex, além de um corpo alongado e delgado contendo sulcos (Figura 55.1). Não contém órgãos sexuais em seus segmentos (Kavana et al., 2015). As formas plerocercoides que acometem humanos não têm função reprodutiva e são incapazes de proliferarem (Chiba et al., 2012).

Ciclo biológico

As formas adultas do gênero *Spirometra* vivem no intestino de cães e de gatos (Figura 55.2). Os ovos são eliminados nas fezes, alcançando o ambiente e eclodindo na água. Assim, liberam o coracídio, que é ingerida por copépodes – crustáceos de água doce do gênero *Cyclops*. Há, também, participação dos gêneros *Calanoida* e *Harpacticoida* no ciclo biológico do helminto. Os copépodes compõem a subclasse mais variada entre os crustáceos e mais numerosa entre os metazoários. São fundamentais na cadeia trófica e no funcionamento dos ecossistemas aquáticos, além de significativa importância ecológica (Rosa; Silva, 2017). O coracídio desenvolve-se em larva procercoide no copépode, um hospedeiro intermediário primário. São hospedeiros intermediários secundários os peixes, os répteis, os anfíbios, os pássaros, os pequenos roedores, os porcos e o ser humano (Mentz et al., 2011). Estes animais ingerem o copépode infectado e adquirem a larva procercoide. A larva desenvolve-se em plerocercoide – ou espargano – dentro do hospedeiro intermediário secundário. O ciclo completa-se quando o predador – cão ou gato – alimenta-se de um hospedeiro intermediário secundário infectado.

Os humanos não são hospedeiros definitivos para helmintos do gênero *Spirometra*, mas, servem como hospedeiros intermediários secundários, desenvolvendo esparganose. Ao fazer contato com hospedeiros intermediários secundários ou com água contaminada, o indivíduo adquire a infecção e o parasito passa a migrar lentamente pelas estruturas, em especial a pele e a musculatura. O espargano pode viver até 20 anos nos tecidos do *H. sapiens* (Pampiglione et al., 2003; Tavares, 2014; Tung et al., 2005).

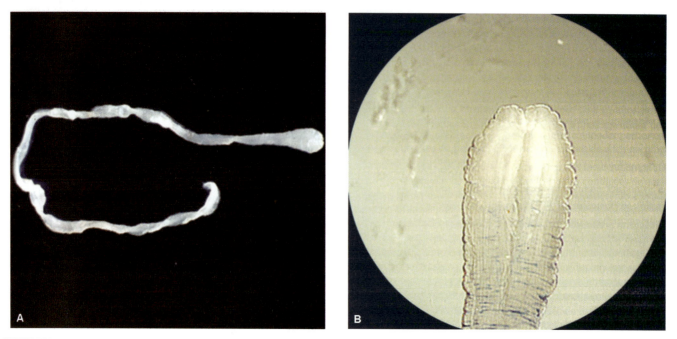

FIGURA 55.1 A. Espargano removido da conjuntiva de um paciente. **B.** Parte anterior de um espargano mostrando uma fissura característica. Reproduzida de CDC, 2017, com permissão.

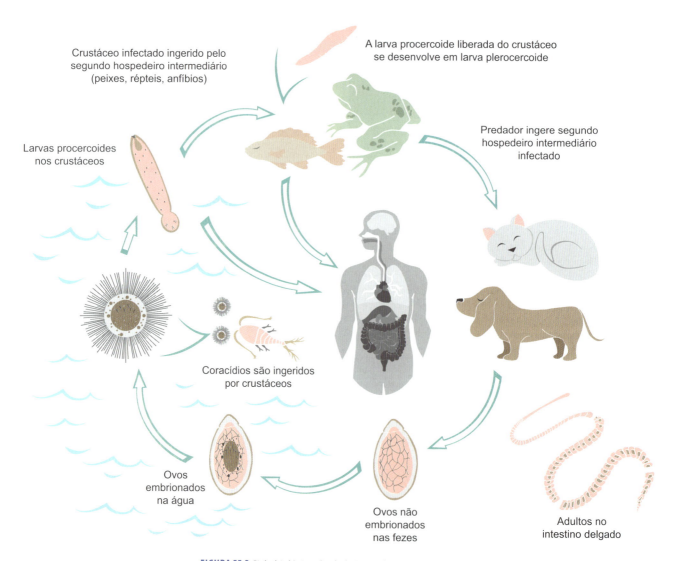

FIGURA 55.2 Ciclo biológico dos helmintos do gênero *Spirometra*.

Imunologia e patologia

A resposta imune ao espargano, em humanos, é significativa, e se estabelece por meio de uma reação inflamatória no local onde se encontra o helminto; sem embargo, muitas vezes, o processo é malsucedido em eliminar o agente etiológico, causando a infiltração de neutrófilos e eosinófilos, seguida por fibrose local (King; Fairley, 2015). À análise histológica, o verme apresenta-se em meio a células de tegumento e subtegumental eosinofílicas, com presença – também – de corpúsculos calcários, ductos excretores e fibras musculares (Chiba et al., 2012), dependendo do local infectado.

Estudos mostram que a ação de citocinas, como fator de necrose tumoral alfa (TNF-α), interleucina (IL)-1b (Yang, 2011), IL-4 e IL-10, é significativamente maior durante a infecção (Chung et al., 2012). Em contrapartida, a resposta protetora da interferona gama (IFN-γ) (Garcia et al., 2013), IL-2 e IL-17A é prejudicada pela presença do parasito. Provavelmente, o estímulo e a inibição dessas citocinas estão ligados às excreções e às secreções liberadas pelo helminto (Chung et al., 2012). Além disso, investigações dirigidas a casos de esparganose cerebral apontam que a citocina Th2 está associada às fases crônicas da condição mórbida e às complicações clínicas e secundárias locais (Garcia et al., 2013). Por conseguinte, a resposta imune ao espargano é, primeiramente, mediada por macrófagos e por células apresentadoras de antígenos, sobretudo as células dendríticas que, ao apresentarem o antígeno às células T, desencadearão a resposta imune adaptativa. Esta resultará, ato contínuo, na liberação das citocinas citadas.

Aspectos clínicos

Doença em humanos

■ História natural

O período de incubação da esparganose dura de 10 dias a 14 meses no organismo humano. O espargano pode localizar-se em diversos tecidos e órgãos, como cérebro, coluna vertebral, rins, testículos, olhos, cavidade abdominal e tecido subcutâneo, com a manifestação de nódulos cutâneos sendo a mais comum. O prurido circundante no local de formação do nódulo subcutâneo é o sintoma mais recorrente, havendo dor em casos de inflamação e/ou quando a larva muda de local (OPAS, 2003).

Quando o espargano não consegue realizar a migração intramural no sistema digestório, comumente permanece no intestino delgado, podendo causar obstrução. Sinais e sintomas como náuseas, vômitos e hematoquezia são comuns nesses casos (Cho et al., 1987). O acometimento hepático é raro e, quando ocorre, pode causar febre alta, vômitos (não biliares), anorexia e irritabilidade.

Na esparganose urogenital, o sinal mais comum é a presença de nódulo subcutâneo palpável na virilha (Figura 55.3), nos grandes e pequenos lábios ou no escroto, podendo também se apresentar como um tumor no epidídimo ou no testículo. A hidrocele de cordão espermático é uma condição rara, porém já observada em alguns pacientes (Lim et al., 2007). A esparganose vesical, apesar de incomum, pode ocasionar nódulos na bexiga; deve ser comentado que presença do agente etiológico já foi detectada na urina de pacientes infectados (Trupti et al., 2018).

No acometimento dos olhos, o quadro álgico ocular e o edema palpebral são frequentes, podendo também causar prurido e lacrimejamento. Caso não haja tratamento adequado, poderá sobrevir amaurose.

○ Neuroesparganose

O envolvimento do sistema nervoso central (SNC) na esparganose representa a forma mais grave da enfermidade, pois, quando não rapidamente identificada e tratada, pode ser fatal (Hong et al., 2016). Representa, ainda, uma rara localização de acometimento pelo espargano,

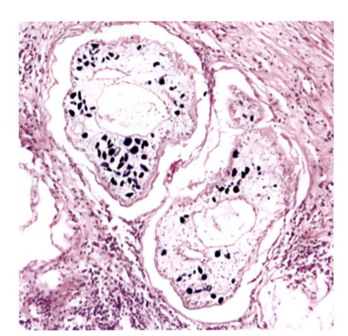

FIGURA 55.3 Proliferação de espargano nos tecidos que compõem a região da virilha de um paciente, corados com hematoxilina e eosina. Reproduzida de CDC, 2017, com permissão.

correspondendo a cerca de 2,5% de todos os casos publicados. Muitas vezes, a neuroesparganose apresenta sinais e sintomas inespecíficos, que dificultam o diagnóstico correto (Jones et al., 2013).

A instalação do parasito no SNC ainda não é totalmente esclarecida. Acredita-se que, depois de ser ingerido, o espargano chegue à cavidade abdominal, penetre o diafragma e o mediastino e, ao instalar-se na região cervical, adentre os espaços perivasculares, ascendendo até o parênquima cerebral, após passar pelos forames occipital, oval e jugular. Os lobos cerebrais comumente acometidos são os parietais, o occipital e o frontal, além dos gânglios da base (Jones et al., 2013). Os sinais e sintomas do neuroacometimento abrangem as convulsões, os déficits motores – como hemiparesia –, a cefaleia (OPAS, 2003), o rebaixamento do nível de consciência, as alterações visuais – redução da acuidade ou alterações de campo –, a astenia e os vômitos (Finsterer; Auer, 2013; Jones et al., 2013).

■ Diagnóstico diferencial

A abordagem diagnóstica deverá ser proposta a partir da história epidemiológica do paciente, das manifestações clínicas – sinais e sintomas –, dos exames de imagem e da sorologia, cabendo à análise histopatológica a confirmação do quadro (Muñoz, 2015). O diagnóstico diferencial da esparganose implica a distinção da enfermidade em relação a doenças causadas por parasitos, nas quais os sinais e os sintomas sejam similares. No caso da apresentação com nódulos cutâneos, a diferenciação deverá ser estabelecida com gnatostomíase (ver Capítulo 64, *Gnatostomíase*), paragonimíase (ver Capítulo 80, *Paragonimíase*), loíase (ver Capítulo 72, *Loíase*) e dracunculíase (ver Capítulo 52, *Dracunculíase*). Quando as lesões apresentam-se como varizes, conjectura-se que o processo infeccioso tem longa data. Infecções e neoplasias que cursam com tumor subcutâneo também devem ser excluídas para um diagnóstico adequado, haja vista que a esparganose pode mimetizar essas condições mórbidas, no que se refere às manifestações clínicas e aos achados radiológicos (Hwang et al., 2019).

Nos casos de esparganose cerebral, o diagnóstico diferencial deve ser estabelecido com tumores cerebrais e outros processos expansivos (Procop; Pritt, 2014). Nesse contexto, deve-se também excluir parasitoses causadas por *Taenia solium*, *Echinococcus granulosus*, *Echinococcus multilocularis* (cestoides), agentes etiológicos, respectivamente, de neurocisticercose, equinococose e equinococose cerebral alveolar. Entre os nematoides cuja infecção pode acometer o SNC, estão *Toxocara canis* e *Toxocara cati* (neurotoxocaríase), *Trichinella spiralis* (neurotriquíase), *Angiostrongylus cantonensis* ou *Angiostrongylus costaricensis* (neuroangiostrongilíase) e *Gnathostoma spinigerum* (neurognatostomíase). *Schistosoma mansoni* (causador de esquistossomose, a qual poderá cursar com envolvimento encefálico) e *Paragonimus westermani* (agente etiológico da neuroparagonimíase) são trematódeos que também podem estar associados a acometimento cerebral. As moléstias causadas por protozoários são, também, importantes na diferenciação de afecções do SNC. São eles: *Toxoplasma gondii* (neurotoxoplasmose), *Acanthamoeba* spp. ou *Balamuthia mandrillaris* (encefalite amebiana granulomatosa), *Naegleria fowleri* (encefalite amebiana primária), *Entamoeba histolytica* (abscesso amebiano cerebral), *Plasmodium falciparum* (malária cerebral), *Trypanosoma brucei gambiense/rhodesiense* (doença do sono) e *Trypanosoma cruzi* (doença de Chagas, com envolvimento do SNC) (Finsterer; Auer, 2013). Infecções por bactérias – abscesso cerebral e neurotuberculose – e por fungos – por exemplo, *Cryptococcus* – também devem ser investigadas (Khurana et al., 2012; Jones et al., 2013).

Doença em animais não humanos

O verme adulto tem como hospedeiros definitivos animais como cães, gatos, linces (*Lynx lynx*) e lobos (*Canis lupus*) (Kołodziej-Sobocińska et al., 2016). Dadas as relações hospedeiro-parasito, normalmente o agente etiológico não causa manifestações em seu hospedeiro definitivo, exceto quando presente em grande quantidade. Os sintomas mais comuns são perda ponderal, mas com apetite exacerbado e irritabilidade (OPAS, 2003). Em estudo recente, realizado em Guangzhou, na China, comprovaram-se números expressivos de cães e gatos infectados por espargano, com prevalência mais significativa em felinos (Hong et al., 2016). Entretanto, em investigações anteriores nos EUA e no Japão, notou-se maior acometimento de cães. Presume-se, portanto, que esses animais sejam parasitados consideravelmente em regiões endêmicas (Hong et al., 2016). Além disso, realizaram-se análises fecais de cães e gatos na Tailândia, nas quais a prevalência de fezes contaminadas por *Spirometra* foi superior entre os demais helmintos encontrados. Houve, ainda, maior prevalência de coinfecção de *Spirometra* e outros helmintos em felinos (Pumidonming et al., 2016), provavelmente devido aos hábitos carnívoros serem maiores nesses animais do que em cães (Hong et al., 2016).

Em répteis, como as cobras (*Philodryas aestiva*) e os lagartos, e em anfíbios, como os sapos (*Rathouisia tigrina rugulosa*, *Rathouisia catesbeiana* e *Rathouisia guentheri*) (Hong et al., 2016) – bem como em outros hospedeiros intermediários secundários –, a infecção pelas formas larvais geralmente é assintomática (OPAS, 2003). Um estudo realizado no Brasil e no Uruguai revelou considerável prevalência de répteis e anfíbios parasitados por espargano, devido aos seus hábitos aquáticos, o que possibilita o contato com copépodes infectados. O sinal característico mais encontrado nesses animais infectados foi a tumefação subcutânea. A musculatura e alguns órgãos também foram acometidos, porém com menor predominância (Oda et al., 2016).

Quando os mamíferos são infectados, é possível perceber um crescimento mais acelerado nesses animais. Em ratos, por exemplo, a larva na forma plerocercoide produz um fator de crescimento semelhante ao hormônio de crescimento de mamíferos (OPAS, 2003). No estudo de Kołodziej-Sobocińska e colaboradores (2016), foram relatados casos de infecção em javalis (*Sus scrofa*), fato que, provavelmente, justifica o aumento de casos de esparganose no *H. sapiens* no continente europeu, pois, culturalmente, há o hábito de alimentar-se da carne desses animais em diversos países do Velho Mundo.

Diagnóstico laboratorial

A presença de infecção por espargano pode ser confirmada por meio do exame histopatológico do(s) órgão(s) ou do(s) tecido(s) atingido(s), quando procedida a remoção cirúrgica. O exame sorológico, pela medição de anticorpos IgG específicos no sangue periférico, e no líquido cerebrospinal (por técnica ELISA, *immunoblotting* e *immunoblotting* bidimensional, entre outros [Yamasaki et al., 2014]), poderá ser útil para o diagnóstico e para o acompanhamento pós-cirúrgico. Isso porque os níveis de anticorpos ainda permanecem altos quando o verme não foi retirado completamente ou quando a infecção ocorreu por mais de um parasito (Chiba et al., 2012). De acordo com o descrito por Yamasaki et al. (2014), um *kit* de diagnóstico rápido usando um dispositivo imunocromatográfico foi desenvolvido para substituir o imunodiagnóstico, método mais demorado e que requer equipamentos sofisticados. Além disso, esse kit oferece um resultado mais específico, por se tratar de um ensaio bastante sensível para a detecção do patógeno.

Entre os exames complementares inespecíficos, deve-se ressaltar que o hemograma revela, frequentemente, leucocitose com predomínio de células polimorfonucleares e aumento do número de eosinófilos.

Avaliação por métodos complementares

Por meio dos métodos complementares de imagem – como ressonância magnética e tomografia computadorizada –, é possível visualizar calcificações no interior do espargano. Achados de imagem demonstram o desenvolvimento do helminto e sua migração pelos tecidos, pois há presença de lesões nos locais em que se instalou anteriormente. Quando aparecem essas sequências de lesões, recomenda-se a remoção cirúrgica do helminto – principalmente em casos de esparganose cerebral. Isso porque sinalizam que ele está vivo e pode causar danos ao hospedeiro humano (Procop; Pritt, 2014).

Tratamento

O tratamento realizado unicamente com fármacos anti-helmínticos (como mebendazol, albendazol e praziquantel – ver Capítulo 9, *Tratamento Farmacológico das Enfermidades Parasitárias*) não é suficiente. De fato, a remoção cirúrgica do parasito é a terapia definitiva da helmintíase. Em casos de esparganose proliferativa, o uso desses medicamentos – associado à cirurgia – mostra-se eficiente (CDC, 2017). A aplicação de injeção de etanol, junto à ressecção cirúrgica, também se mostrou efetiva (King; Fairley, 2015). Quando o sistema nervoso central ou os olhos são afetados pelo espargano, podem ocorrer sequelas como hemiparesias e amaurose, respectivamente (Procop; Pritt, 2014). Por se tratar de afecção rara, a comunidade médica tem experiência limitada no manejo dos pacientes que apresentam sinais e sintomas de esparganose, já relatados neste capítulo. Portanto, tal enfermidade parasitária deve ser considerada nos diagnósticos diferenciais de nódulos subcutâneos e testes sorológicos específicos são recomendados antes da remoção cirúrgica (Hwang et al., 2019).

Ecologia e epidemiologia

Relata-se a maioria dos casos de esparganose humana em países orientais, como Coreia, Japão e Tailândia. Contudo, a doença já foi identificada nos continentes africano e sul-americano, territórios onde há uso de compressas e cataplasmas produzidos com produtos de origem animal, o que possibilita a infecção por contato (OPAS, 2013).

A esparganose ocular é um tipo raro da doença, com apenas 43 casos registrados no mundo, sendo 19 desses relatados no Vietnã; 17 casos na Tailândia; dois na Índia; três na Coreia; um no Equador e um no Brasil, no estado de Santa Catarina (Mentz et al., 2011).

No Brasil e em alguns países da América do Sul, foram identificados dois tipos de larvas, relativas às espécies *Spirometra erinaceieuropaei* e *Spirometra proliferum* (Oda et al., 2016). Em um estudo mais antigo, de Rego e Schaffer (1992), as espécies *S. mansonoides* e *S. mansoni* foram identificadas nessa mesma região.

Profilaxia e controle

A esparganose é prevenida por meio de cuidados com a alimentação e com os hábitos de higiene, inclusive a não ingestão de água que não tenha sido fervida ou filtrada –, pois poderão estar presentes copépodes contaminados larva (CDC, 2019). A doença também pode ser evitada mediante o não consumo de carnes cruas e de procedência incerta, principalmente de répteis, anfíbios e de alguns mamíferos; e a não utilização de compressas e cataplasmas, elaborados com produtos de origem animal, os quais são comuns em algumas culturas (OPAS, 2003).

Referências bibliográficas

Arctos – Collaborative Collection Management Solution. Disponível em: <https://arctos.database.museum/name/Spirometra>. Acesso em jun. 2019.

CDC. Centers of Disease Control and Prevention. Sparganosis. 2017. Disponível em: http://www.cdc.gov/dpdx/sparganosis/. Acesso em: 14 maio 2019.

Chiba T, Yasukochi Y, Moroi Y et al. A case of Sparganosis mansoni in the thigh: serological validation of cure following surgery. Iranian J Parasitol 2012;7(3):103-6.

Cho KJ, Lee HS, Chi JG. Intramural Saparganosis manifested as intestinal obstruction. J Korean Med Sci 1987;2(2):137-9.

Chung SW, Kim YH, Lee EJ et al. Two cases of pulmonary and pleural sparganosis confirmed by tissue biopsy and immunoserology. Brazil J Infect Diseases 2012;16(2):200-3.

Czyzewska J, Namiot A, Koziolkiewicz K et al. The first case of human sparganosis in Poland and a review of the cases in Europe. Parasit Internat 2019;70:89-91.

Finsterer J, Auer H. Parasitoses of the human central nervous system. J Helmint 2013;87(3):257-270.

Garcia HH, Tanowitz HB, Del Brutto OH. Handbook of clinical neurology. v. 114. 3rd series. Amsterdam: Elsevier, 2013.

Hong Q, Feng J, Liu H et al. Prevalence of Spirometra mansoni in dogs, cats, and frogs and its medical relevance in Guangzhou, China. Int J Infectious Dis 2016;53:41-45.

Hwang JM, Hwang DS, Kang C et al. Subcutaneous sparganosis mimicking soft tissue tumor: a case report. Int Med Case Rep J 2019;19; 12:47-50.

Jones MC, Agosti MR, D'Augustini M et al. Esparganosis cerebral. Presentación de un caso pediátrico. Arch Argent Pediatr 2013;111(1):e1-e4.

Kavana NJ, Lim LHS, Ambu S. The morphological characteristics of the sparganum stage of the Malaysian Spirometra species. IeJSME 2015;9(2):22-24.

Khurana S, Appannanavar S, Bhatti HS et al. Sparganosis of liver: a rare entity and review of literature. BMJ Case Reports 2012; pii: bcr2012006790.

King CH, Fairley JK. Tapeworms (Cestodes). In: Bennett JE, Dolin R, Blaser MJ (ed.). Mandell, Douglas, and Bennett's principles and practice of infectious diseases. 8. ed. Philadelphia: Elsevier Saunders, 2015.

Kołodziej-Sobocińska M, Miniuk M, Ruczyńska I et al. Sparganosis in wild boar (Susscrofa) – Implications for veterinarians, hunters, and consumers. Vet Parasit 2016;227:115-7.

Kwon JH, Kim JS. Sparganosis presenting as a conus medullaris lesion: case report and literature review of the spinal sparganosis. Arch Neurol 2004;61(7):1126-8.

Lim DH, Kim CS, Kim SI. Sparganosis presenting as spermatic cord hydrocele in six-year-old boy. Urology 2007;70(6):1223.e1-2.

Mentz MB, Procianoy F, Maestri MK, Rott MB. Case report human ocular sparganosis in southern Brazil. Rev Inst Med Trop São Paulo 2011;53(1):51-3.

Muñoz, P. Esparganosis. Rev Chilena Infectol 2015;32(4):457.

NCBI. National Center for Biotechnology Information. Taxonomy. Disponível em: https://www.ncbi.nlm.nih.gov/taxonomy. Acesso em: 19 maio 2019.

Oda FH, Borteiro C, Graça RJ et al. Parasitism by larval tapeworms genus Spirometra in South American amphibians and reptiles: new records from Brazil and Uruguay, and a review of current knowledge in the region. Acta Tropica 2016;164:150-64.

PAHO. Pan American Health Organization. Zoonoses and communicable diseases common to man and animals. Parasitoses. 3. ed. Washington, D.C.: Opas/Paho, 2003. p. 210-3.

Pampiglione S, Fioravanti ML, Rivasi F. Human sparganosis in Italy. Case report and review of the European cases. APMIS 2003;111(2):349-54.

Procop GW, Pritt BS. Pathology of infectious diseases. Philadelphia: Elsevier Saunders, 2014.

Pumidonming W, Salman D, Gronsang D et al. Prevalence of gastrointestinal helminth parasites of zoonotic significance in dogs and cats in lower Northern Thailand. J Vet Med Sci 2016;78(12):1779-84.

Rego AA, Schaffer GV. Sparganum in some Brazilian vertebrates: problems in the identification of species of Luheella (Spirometra). Mem Inst Osw Cruz 1992;87(Suppl 1).

Rosa FR, Silva WM. Checklist dos Copepoda (Crustacea) de vida livre do estado de Mato Grosso do Sul. Iheringia. Série Zoologia 2017;107(Supl.): e2017112.

Tavares W. Helmintíases de importação e helmintíases raras no Brasil. In: Tavares W, Marinho LAC. Rotinas de diagnóstico e tratamento das doenças infecciosas e parasitárias. 1. ed. São Paulo: Atheneu, 2014.

Trupti B, Shirish N, Maneesha P et al. An unusual case of urinary sparganosis in the Indian subcontinent. Indian J Urol 2018;34(2): 158-160.

Tung CC, Lin JW, Chou FF. Sparganosis in male breast. J Formos Med Assoc 2005;104(2):127-8.

Yamasaki H, Nakamura T, Intapan PM et al. Development of a rapid diagnostic kit that uses an immunochromatographic device to detect antibodies in human sparganosis. Clin Vaccine Immunol 2014;21(9)1360-3.

CAPÍTULO 56

Esquistossomoses Humanas

Rodrigo Siqueira-Batista • Lívia de Castro Sant'Anna •
Marcos José Marques • Luiz Alberto Santana

Introdução

As esquistossomoses humanas abrangem um rol de enfermidades parasitárias causadas por trematódeos do gênero *Schistosoma*. Neste capítulo, serão enfatizadas as infecções por três espécies capazes de infectar o *Homo sapiens*: *Schistosoma japonicum* (Leste Asiático), *Schistosoma intercalatum* (África Ocidental e África do Sul) e *Schistosoma mekongi* (Laos, Camboja). Os helmintos *Schistosoma haematobium* (África e Oriente Médio) e *Schistosoma mansoni* (África e América do Sul) serão comentados em capítulos posteriores (ver Capítulo 57, *Esquistossomose Mansônica*, e Capítulo 58, *Esquistossomose Hematóbia*). As espécies *S. japonicum*, *S. mekongi* e *S. intercalatum* são, sobretudo, zoonóticas, e com competência para infectar um amplo espectro de mamíferos (Rudge et al., 2013). Os metazoários *Schistosoma bovis*, *Schistosoma curassoni*, *Schistosoma malayensis*, *Schistosoma mattheei*, *Schistosoma rodhaini* e *Schistosoma spindale* são ocasionalmente descritos como parasitos do *H. sapiens*, embora infectem, preferencialmente, animais não humanos (Wong et al., 2008; Léger et al., 2016; Yihunie et al., 2019; Schols et al., 2019).

Apesar da semelhança entre os ciclos de vida das díspares espécies de *Schistosoma* (Quadro 56.1), há variações quanto aos hospedeiros intermediários e em relação à localização definitiva dos helmintos adultos no sistema circulatório. O *S. mansoni* é encontrado, principalmente, nas veias mesentéricas, em especial nos ramos sigmoides, enquanto o *S. japonicum* aloja-se nas vênulas mesentéricas do intestino delgado, o *S. intercalatum* e *S. mekongi* nas veias porta e mesentéricas e o *S. mattheei*, no intestino grosso e no fígado (Clerinx; Soentjens, 2017; CDC, 2019; Dai et al., 2020).

Esses agentes estão associados à doença nos continentes americano, africano e asiático, sendo responsáveis por infecções de diferentes padrões de acometimento histopatológico e variáveis taxas de mortalidade (Hu et al., 2004). Estima-se que, em todo o mundo, mais de 200 milhões de pessoas estejam infectadas, sendo a maior prevalência da enfermidade encontrada na África Subsaariana, e que ela possa causar até 200 mil mortes anualmente (Clerinx; Soentjens, 2017). Quanto ao território brasileiro, há relato, somente, da infecção por *S. mansoni*, o que se deve, principalmente, à inexistência dos hospedeiros intermediários para as demais espécies, considerando a essencialidade dos mesmos para o estabelecimento do ciclo biológico do gênero *Schistosoma* (Corachan, 2002). Devido à distribuição dos casos em ampla área geográfica, torna-se importante o estudo acerca destes trematódeos, para que haja possibilidade de suspeição diagnóstica, considerando as manifestações clínicas e o padrão endêmico de cada espécie. Com efeito, este capítulo busca apresentar os principais aspectos clínicos e epidemiológicos das infecções causadas por helmintos do gênero *Schistosoma*, enfatizando as esquistossomoses não mansônica e não hematóbia.

Etiologia

Taxonomia do gênero *Schistosoma*

A classificação taxonômica do gênero *Schistosoma* se encontra descrita no Quadro 56.2.

Schistosoma japonicum

Introdução

O *S. japonicum* é o agente etiológico da esquistossomose japônica, também conhecida como doença de Katayama. A infecção ocorre ao longo da bacia do rio Yangtzé, na China, nas ilhas do sul e do leste das Filipinas e no centro de Sulawesi, na Indonésia (Clerinx; Soentjens, 2017) e foi responsável pela morte de milhões de chineses na década de 1950 (Chen; Feng, 1999). A apresentação entérica é a forma mais comum da doença.

QUADRO 56.1 Espécies do gênero *Schistosoma*.

Schistosoma bovis
Schistosoma curassoni
Schistosoma edwardiense
Schistosoma guineensis
Schistosoma haematobium
Schistosoma haematobium/mattheei (híbrida)
Schistosoma hippopotami
Schistosoma incognitum
Schistosoma indicum
Schistosoma intercalatum
Schistosoma japonicum
Schistosoma kisumuensis
Schistosoma leiperi
Schistosoma malayensis
Schistosoma mansoni
Schistosoma margrebowiei
Schistosoma mattheei
Schistosoma mekongi
Schistosoma nasale
Schistosoma ovuncatum
Schistosoma rodhaini
Schistosoma sinensium
Schistosoma spindale
Schistosoma turkestanicum

Adaptado de NCBI – The Taxonomy Database, 2019.

QUADRO 56.2 Classificação dos helmintos do gênero *Schistosoma* (enfatizando as espécies já descritas em seres humanos).

Reino	Animalia
Filo	Platyhelminthes
Classe	Trematoda
Subclasse	Digenea
Ordem	Strigeidida
Superfamília	Schistosomatoidea
Família	Schistosomatidae
Gênero	*Schistosoma*
Espécies	*Schistosoma japonicum, Schistosoma intercalatum, Schistosoma mekongi, Schistosoma bovis, Schistosoma curassoni, Schistosoma mattheei, Schistosoma rodhaini, Schistosoma malayensis, Schistosoma spindale*

Adaptado de NCBI – The Taxonomy Database, 2019; Arctos – Collaborative Collection Management Solution, 2019.

■ Etiologia

Os parasitos da espécie *S. japonicum* medem cerca de 1 a 2 cm de comprimento; os machos são um pouco mais curtos que as fêmeas e possuem bordas encurvadas na direção anterior para a formação do canal ginecóforo (Maguire, 2015). As fêmeas depositam cerca de 1.000 a 3.500 ovos por dia, os quais são esféricos ou ovoides e com 10 a 100 μm de tamanho. A presença de espinhos rudimentares é uma das características importantes dos ovos dessa espécie (Figura 56.1).

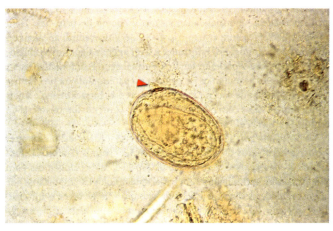

FIGURA 56.1 Ovo de *Schistosoma japonicum* observado em montagem líquida. A ponta de seta aponta para a discreta espícula. Reproduzida de CDC, 2019, com permissão.

Ciclo biológico

O ciclo biológico (Figura 56.2) envolve miracídios, esporocistos, cercárias, esquistossômulos e vermes adultos. A forma infectante para o *H. sapiens* é a cercária móvel, de cauda bifurcada, que mede de 0,1 a 0,2 mm de comprimento, e o verme adulto é desprovido de papilas no tegumento.

Os hospedeiros intermediários são os moluscos do gênero *Oncomelania* (Chen; Feng, 1999; Qian et al., 2018), caramujos capazes de sobreviver vários meses em ambientes relativamente secos, mantendo vivas as larvas do parasito (OPAS, 2003).

De forma semelhante ao *S. mansoni*, o ciclo biológico do *S. japonicum* também está relacionado com a deposição de ovos em água doce. Após a eliminação, juntamente com as fezes, os ovos eclodem na água e liberam os miracídios, os quais se desenvolvem nos moluscos (hospedeiro intermediário específico) (Clerinx; Soentjens, 2017). Depois da penetração, os miracídios transformam-se em esporocistos e, dentro de 4 a 6 semanas, podem originar centenas de cercárias – as quais costumam sobreviver até 2 dias na água, – cuja capacidade infectante é maior nas primeiras horas pós-liberação (Gryseels et al., 2006). Tais formas evolutivas penetram na pele humana, perdem as caudas e tornam-se esquistossômulos, que migrarão até os pulmões e, posteriormente, para o sistema portovascular. Em cerca de 6 semanas, passam à forma adulta, quando começam a migrar contra o fluxo sanguíneo portal para as vênulas mesentéricas dos intestinos delgado e grosso. Após o acasalamento, a fêmea grávida deposita ovos no espaço intravascular de pequenos vasos tributários. Por meio das secreções enzimáticas liberadas por miniporos da casca dos ovos, eles conseguem atravessar a parede venosa e alcançar o lúmen do tubo intestinal. Metade dos ovos

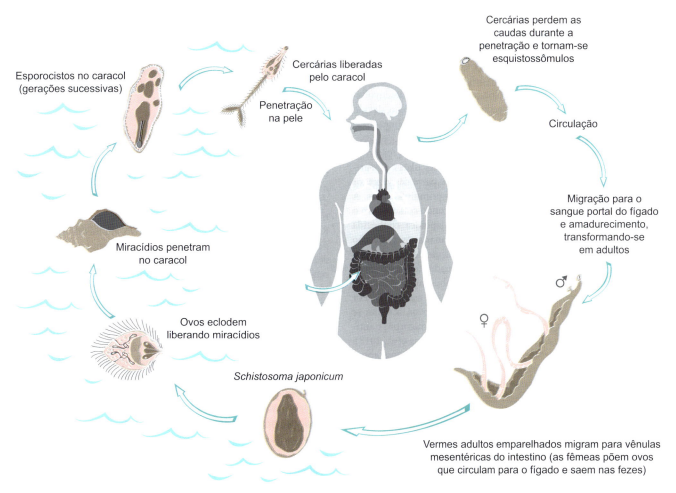

FIGURA 56.2 Ciclo biológico dos helmintos da espécie *Schistosoma japonicum*.

Aspectos clínicos

O *S. intercalatum* é um parasito de animais – causa doença em ovelhas, cabras e ratos –, com capacidade para, eventualmente, infectar o *H. sapiens*. Como são encontrados em infecções mistas com o *S. mansoni* ou o *S. haematobium*, a verdadeira importância dessa espécie para a saúde humana não é clara (OPAS, 2003; CDC, 2019).

As infecções causadas por *S. intercalatum* costumam ser leves (Santana et al., 2013). Ocorrem, principalmente, em jovens e tornam-se menos incidentes em grupos etários constituídos por pessoas de mais idade, de acordo com a resistência adquirida ao parasito.

Cerca de 90% dos pacientes infectados queixam de distúrbios intestinais, devido à fibrose que acomete o reto e o sigmoide. As principais manifestações envolvem dor abdominal, cólica, diarreia ou constipação intestinal e fezes sanguinolentas são descritas em 70% dos casos. A disenteria é a manifestação intestinal mais comum (Siqueira-Batista et al., 2001). O acometimento retal pode causar tenesmo (King; Mahmoud, 2017; Conceição; Silva, 2015). Há fibrose hepática – em alguns pacientes – a qual, combinada à inflamação crônica, leva à hipertensão portal, aumentando o risco de morte por hemorragia das varizes gastrintestinais (King, 2009). Retite grave ou salpingite, as quais podem levar a esterilidade secundária, são outras complicações.

Diagnóstico

O diagnóstico depende, principalmente, da suspeita clínica, com base nos sinais, nos sintomas e na epidemiologia da doença. O paciente sempre deve ser questionado a respeito de viagens para áreas endêmicas e possível exposição à água doce.

A identificação de ovos de *S. intercalatum* em amostras de fezes ou de urina, por meio da microscopia, e o padrão-ouro para o diagnóstico da esquistossomose *intercalata*. Tal método também pode ser utilizado para a identificação da espécie, embora os ovos de *S. intercalatum* e S. *haematobium* apresentem morfologia semelhante devido à similaridade dos seus espículos (Soentjens; Clerinx, 2016).

O exame parasitológico das fezes – pelo método Kato-Katz modificado – é utilizado para diagnóstico laboratorial, por ser uma ferramenta simples e sensível. Como os ovos também podem estar presentes na urina, esta também deve ser examinada (Conceição; Silva, 2013).

Na esquistossomose intestinal, o exame histopatológico de biopsia retal superficial é mais sensível do que a investigação microscópica de amostras de fezes, de modo que a demonstração de ovos pode ser realizada mesmo quando as amostras de fezes forem repetidamente negativas. A biopsia hepática tem utilidade apenas em casos especiais (Soentjens; Clerinx, 2016).

Alguns exames complementares que podem ser utilizados são: intradermorreação, fixação do complemento, ELISA, reações de imunofluorescência indireta (RIFI) e em cadeia da polimerase (PCR) (King; Mahmoud, 2017).

Tratamento

Realiza-se o tratamento da helmintíase com praziquantel, em 2 doses de 20 mg, em apenas 1 dia (Richter, 2003). O fármaco é de escolha em todas as esquistossomoses, com efeitos adversos leves, que não costumam causar prejuízos à terapêutica (Heng, 2009).

Ecologia e epidemiologia

O *S. intercalatum* distribui-se pelos territórios da África ocidental e da África do Sul. As infecções nesses locais diferenciam-se quanto às peculiaridades do ovo, dos hospedeiros intermediários, do tempo de permanência do helminto nos hospedeiros definitivos e intermediários e das características de cada cercária, considerando as duas cepas geograficamente isoladas de *S. intercalatum* nesse continente (Jourdane et al., 2001). Há focos limitados no Congo, no Gabão, em Camarões e em São Tomé e Príncipe (Clerinx; Sotjens, 2017; Chu et al., 2012). Foram identificados casos na Europa, mas estudos comprovaram importação africana da doença (Grobush et al., 2003).

A zona de distribuição restrita da esquistossomose *intercalata* pode estar relacionada, de acordo com estudos recentes, à competição interespecífica entre S. *haematobium*, S. *mansoni* e S. *intercalatum*, e processos de intercâmbio genético entre S. *haematobium* e S. *intercalatum* (Jourdane et al, 2001; Conceição; Silva, 2015).

Profilaxia e controle

Em áreas endêmicas, o controle da doença inclui programas de saneamento, desenvolvimento de vacinas e utilização de água potável. Além disso, as ações de educação popular podem contribuir para a minimização do contato das pessoas com coleções de água doce. O controle dos hospedeiros intermediários costuma ser uma opção para minimizar a transmissão da doença, embora o repovoamento possa ocorrer rapidamente (Steinmann et al., 2006).

Em programas de profilaxia em massa, emprega-se a quimioterapia com praziquantel na dose de 40 mg/kg em crianças e adultos, 1 vez/ano (Soentjens; Clerinx, 2017).

Schistosoma mekongi

Trata-se de um trematódeo que causa doença na bacia do rio Mekong e em seus afluentes no Laos e no Camboja (Khieu et al., 2019). Cães podem ser infectados pelo helminto, mas seu papel na infecção do *H. sapiens* ainda não está perfeitamente esclarecido (OPAS, 2003; Matsumoto et al., 2002; CDC, 2019). Seu ciclo biológico é similar ao das demais espécies de *Schistosoma*, destacando-se o gastrópode *Neotricula aperta* como hospedeiro intermediário da espécie (Attwood et al., 2019). As manifestações clínicas da doença em humanos são semelhantes àquelas descritas para a esquistossomose japônica, de modo que pode cursar com hipertensão portal e possível óbito por rompimento de varizes gastroesofágicas (Biays et al., 1999). Também é diagnosticada pelo método de Kato-Katz modificado (Attwood, 2003) e tratada com praziquantel, na dose de 20 mg/kg (fracionadas em 3 tomadas, ao longo de 1 dia) (King; Mahmoud, 2017).

Schistosoma bovis

O *S. bovis* é um metazoário cujos ovos têm sido encontrados nas fezes de pacientes no Oriente Médio, na África e no Mediterrâneo; acredita-se, contudo, que a infecção seja rara e transitória. Ocorre em áreas nas quais existe, igualmente, o *S. haematobium*, sendo descrita a hibridização entre os agentes (Sene-Wade et al., 2018). De um modo geral, o trematódeo está relacionado, no *H. sapiens*, à ocorrência de dermatite cercariana. Em ruminantes e equídeos é, comumente, encontrado no sistema portamesentérico (Webster et al., 2006). É diferenciado do *S. haematobium* por meio de testes moleculares (Webster et al., 2010). Os moluscos do gênero *Bulinus* (*B. africanus* e *B. truncatus*) atuam como hospedeiros intermediários.

Schistosoma curassoni

O *S. curassoni* causa infecção em humanos no oeste da Ásia, e já foram descritas infecções por híbridos de *S. curassoni* e *S. bovis* (Rollinson et al., 1990). Também foram encontrados em fezes de ruminantes na Nigéria e no Senegal (Vercruysse, 1990; Léger et al., 2016). Primordialmente, não havia como distingui-lo de *S. bovis*, *S. mattheei* e *S. haematobium*, mas estudos provaram se tratar de uma espécie distinta (Albaret et al., 1985). Os moluscos do gênero *Bulinus* são seus hospedeiros intermediários.

Schistosoma mattheei

O *S. matthei* é um metazoário que vive no sistema porta de bovinos, ovinos, caprinos, equinos, roedores e babuínos (OPAS, 2003; Weyher et al., 2010). Assim como o *S. spindale*, é considerado menos patogênico do que as demais espécies zoonóticas, sendo eliminado espontaneamente com o tempo em algumas infecções animais. O *S. mattheei* somente é encontrado em pessoas infectadas simultaneamente por *S. mansoni* e *S. haematobium*, o que torna obscura sua importância na saúde humana (OPAS, 2003). Seus hospedeiros intermediários são os moluscos do gênero *Bulinus*. Os ovos do helminto podem ser encontrados tanto nas fezes quanto na urina (De Bont; Shaw, Vercruysse, 2002).

Schistosoma rodhaini

O *S. rodhaini* é um agente zoonótico descrito na África em roedores silvestres, que pode causar infecção em cães e gatos experimentalmente. Há estudos que comprovam a possibilidade de hibridização com *S. mansoni*. Híbridos dessas espécies ocorrem na natureza e são férteis (Morgan et al., 2002), além de já existirem relatos de infecções em humanos no Zimbábue e na República Democrática do Congo (Conceição; Silva, 2015). Os moluscos da espécie *Biomphalaria* são os hospedeiros intermediários, no ciclo biológico (Santana et al., 2013).

Schistosoma malayensis

Espécie de trematódeo descrito na Malásia, particularmente em populações aborígenes. Os hospedeiros intermediários são caramujos do gênero *Robertsiella*, e os hospedeiros mamíferos habituais abrangem roedores das espécies *Rattus muelleri* e *Rattus tiomanicus* (Latif et al., 2013). O diagnóstico é realizado pelo exame de fezes (Chuah et al., 2019).

Schistosoma spindale

O *S. spindale* é um verme encontrado comumente no intestino, no fígado e no sistema venoso dos ruminantes (Jeyathilakan et al., 2008; De Bont et al., 1991). O trematódeo já foi descrito na Índia, na Indonésia, no Laos, na Malásia, no Sri Lanka, na Tailândia e no Vietnã (Santana et al., 2013). Os moluscos da espécie *Indoplanorbis exustus* atuam como hospedeiros intermediários. Ainda não há relatos de doença em humanos, exceto casos de dermatite cercariana na Índia e na Tailândia (Kullavanijaya; Wongwaisayawan, 1993; Narain et al., 1998).

Infecções humanas produzidas por outros helmintos do gênero *Schistosoma*

Há raras descrições de infecções humanas por outras espécies de *Schistosoma* – prováveis ou confirmadas –, podendo-se mencionar *Schistosoma margrebowiei* (Giboda et al., 1988; Pitchford et al., 1959) e *Schistosoma guineensis* (Coron et al., 2016; Murinello et al., 2006).

Referências bibliográficas

Albaret JL, Picot H, Diaw OT et al. Survey on Schistosomes of man and livestock in Senegal using specific identification given by chetotaxy of cercaria. I. New arguments for the validation of S. curassoni Brumpt, 1931, parasite of man and domestic Bovidae. Ann Parasitol Hum Comp 1985; 60(4):417-34.

Arctos – Collaborative Collection Management Solution. Disponível em: < https://arctos.database.museum/name/Schistosoma>. Acesso em: ago. 2019.

Attwood SW, Liu L, Huo GN. Population genetic structure and geographical variation in Neotricula aperta (Gastropoda: Pomatiopsidae), the snail intermediate host of Schistosoma mekongi (Digenea: Schistosomatidae). PLoS Negl Trop Dis 2019; 13(1):e0007061.

Attwood SW. Schistosomiasis in the Mekong region: epidemiology and pylogeography. Adv Parasitol 2003;50:88-152.

Barsoum RS, Esmat G, El-Baz T. Human schistosomiasis: clinical perspective: review. J Adv Res 2013; 4(5):433-44.

Bezerra AS, D'Ippolito G, Caldana RP et al. Chronic hepatosplenic Schistosomiasis mansoni: magnetic resonance imaging and magnetic resonance angiography findings. Acta Radiol 2007;48:125.

Biays S, Stich AH, Odermatt P et al. A foci of Schistosomiasis mekongi rediscovered in Northeast Cambodia: cultural perception of the illness; description and clinical observation of 20 severe cases. Trop Med Int Health 1999; 4(10):662-73.

CDC. Centers for Disease Control and Prevention. Schistomiasis. 2019. Disponível em: https://www.cdc.gov/parasites/schistosomiasis/Acesso em: 2 out 2019.

Cen L, Viana LG, Melo G TC et al. The serological differentiation of acute and chronic schistosomiasis japonica using IgA antibody to egg antigen. Mem Inst Oswaldo Cruz 1996; 91(6):751-4.

Chen MG, Feng Z. Schistosomiasis control in China. Parasitol Int 1999; 48(1):11-9.

Chen D, Zhao Y, Feng Y, Jin C, Yang Q, Qiu H, Xie H, Xie S, Zhou Y, Huang J. Expression of TLR2, TLR3, TLR4, and TLR7 on pulmonary lymphocytes of Schistosoma japonicum-infected C57BL/6 mice. Innate Immun 2019;25(4):224-234.

Chu T, Liao C, Huang Y, Chang Y, Costa A, Ji D, Nara T, Tsubouchi A, Chang PW, Chiu W, Fan C. Prevalence of Schistosoma intercalatum and S. haematobium infection among primary schoolchildren in capital areas of Democratic Republic Of São Tomé and Príncipe, West Africa. Iran J Parasitol 2012; 7(1):67-72.

Chuah C, Gobert GN, Latif B et al. Schistosomiasis in Malaysia: A review. Acta Trop 2019; 190:137-143.

Clerinx J, Soentjens P. Epidemiology, pathogenesis, and clinical manifestations of schistosomiasis. UpToDate, 22 Mar, 2017.

Conceição MJ, Silva IM. Esquistossomíase hematóbica e outras esquistossomíases humanas não-prevalentes no Brasil. In: Tavares W, Marinho LAC. Rotinas de diagnóstico e tratamento das doenças infecciosas e parasitárias. 4. ed. São Paulo: Atheneu, 2015.

Conceição MJ, Silva IM. Esquistossomíases humanas não incidentes no Brasil. In: Coura JR. Dinâmica das doenças infecciosas e parasitárias. 2. ed. Rio de Janeiro: Guanabara Koogan, 2013.

Corachan M. Schistosomiasis and international travel. Travel Med 2002; 35(4):446-50.

Coron N, Le Govic Y, Kettani S et al. Early detection of schistosoma egg-induced pulmonary granulomas in a returning traveler. Am J Trop Med Hyg 2016; 94(3):611-4.

Dai SM, Guan Z, Zhang LJ et al. Imported Schistosomiasis, China, 2010-2018. Emerg Infect Dis 2020; 26(1):179-180.

De Bont J, Shaw DJ, Vercruysse J. The relationship between faecal egg counts, worm burden and tissue egg counts in early Schistosoma mattheei infections in cattle. Acta Trop 2002;81(1):63-76

De Bont J, Vercruysse J, Van Aken D et al. Studies of the relationships between Schistosoma nasale and S. spindale and their snail host Indoplanorbis exustus. J Helminthol 1991;65(1):1-7.

Ferrari TCA Correa-Oliveira R, Xavier MA et al. Estimation of the local synthesis of immunoglobulin G (IgG) in the central nervous system of patients with spinal cord schistosomiasis by the IgG index. Trans R Soc Trop Med Hyg 1999;93:558-559.

Gabbi C, Bertolotti M, Iori R et al. Acute abdome associated with schistosomiasis of the appendix. Dig Dis Sci 2006;51(1):215-7.

Giboda M, Ditrich O, Stěrba J. Schistosoma margrebowiei human patent zoonotic schistosomiasis imported from Zambia. Bull Soc Pathol Exot Filiales 1988;81(4):749-51.

Grandière-Pérez L, Ansart S, Paris L et al. Efficacy of praziquantel during the incubation and invasive phase of Schistosoma haematobium schistosomiasis in 18 travelers. Am J Trop Med Hyg 2006;74(5):814-8.

Grobush MP, Mühlberger N, Jelinek T et al. Imported Schistosomiasis in Europe. J Travel Med 2003;10(3):164-9.

Gryseels B, Polman K, Clerinx J et al. Human schistosomiasis. Lancet 2006; 368(9541):1106-18.

King CH, Mahmoud AAF. Esquistossomose e outras infecções por trematódeos. In: Kasper DL, Hauser SL, Fishman RA et al. Medicina Interna de Harrison. 19. ed. Porto Alegre: AMGH, 2017.

Heng W, Ding L, Qing M. Cerebellar Schistosomiasis: a case report with clinical analysis Korean J Parasitol 2009;47(1):53-6.

Hu W, Brindley PJ, McManus DP et al. Schistosome transcriptomes: new insights into the parasite and schistosomiasis. Trends Mol Med 2004;10(5):217-25.

Jaureguiberry S, Ansart S, Perez L et al. Acute neuroschistosomiasis: two cases associated with cerebral vasculitis. Am J Trop Med Hyg 2007;76(5):964-6.

Jeyathilakan N, Latha BR, Basith SA. Seasonal prevalence of Schistosoma spindale in ruminants at Chennai. Tamilnadu J. Vet Anim Sci 2008;4(4):135-8.

Johansen MV, Bogh HO, Nansen P et al. Schistosoma japonicum infection in the pig as a model for human Schistosomiasis japonica. Acta Trop 2000;76(2):85-99.

Jourdane J, Southgate VR, Pagès JR et al. Recent studies on Schistosoma intercalatum: taxonomic status, puzzling distribution and transmission foci revisited. Mem Inst Oswaldo Cruz 2001;96(Suppl.):45-8.

Khieu V, Sayasone S, Muth S et al. Elimination of schistosomiasis mekongi from endemic areas in Cambodia and the Lao people's democratic republic: current status and plans. Trop Med Infect Dis 2019; 4(1). pii: E30.

King CH. Toward the elimination of Schistosomiasis. N Engl J Med 2009; 360(2):106-9

Kullavanijaya P, Wongwaisayawan H. Outbreak of cercarial dermatitis in Thailand. Int J Dermatol 1993; 32(2):113-5.

Latif B, Heo CC, Razuin R et al. Autochthonous human schistosomiasis, Malaysia. Emerg Infect Dis 2013; 19(8):1340-1.

Lapa M, Dias B, Jardim C et al. Cardiopulmonary manifestations of hepatosplenic schistosomiasis. Circulation 2009;119(111):1518-1523.

Léger E, Garba A, Hamidou AA et al. Introgressed animal schistosomes Schistosoma curassoni and S. bovis naturally infecting humans. Emerg Infect Dis 2016; 22(12):2212-2214.

Lee YK, Choi TY, Jin SY et al. Imported CNS schistosomiasis: a case report. J Korean Med Sci 1995;10(1):57-61.

Maguire JH. Trematodes (Schistosomes and Liver, Intestinal, and Lung Flukes). In: Mandell GL, Bennett JE, Dolin R. Principles and practice of infectious diseases. 6. ed. Philadelphia: Elsevier, 2015.

Matsumoto J, Muth S, Socheat D et al. The first reported cases of canine schistosomiasis mekongi in Cambodia. Southeast Asian J Trop Med Public Health 2002; 33(3):458-61

McManus D, Loukas A. Current status of vaccines for Schistosomiasis. Clin Microbiol Rev 2008;21(1):225-42.

Morgan JAT, DeJong RJ, Jung Y et al. A phylogeny of planorbid snails, with implications for the evolution of Schistosoma parasites. Mol Phylogenet Evol 2002;25(3):477-88.

Murinello A, Germano N, Mendonça P et al. Liver disease due to Schistosoma guineensis – a review. J Port Gastrenterol 2006;13: 97-104.

Narain K, Rajguru SK, Mahanta J. Incrimination of Schistosoma spindale as a causative agent of farmer's dermatitis in Assam with a note on liver pathology in mice. J Commun Dis 1998; 30(1):1-6.

NCBI. National Center for Biotechnology Information. Taxonomy. Disponível em: https://www.ncbi.nlm.nih.gov/taxonomy. Acesso em: 25 mar. 2019.

OPAS. Organização Pan-Americana da Saúde/PAHO. Pan American Health Organization. Zoonoses and communicable diseases common to man and animals, 3rd ed. Washington, D.C.: Opas, 2003.

Pagès JR, Durand P, Southgate VR et al. Molecular arguments for splitting of Schistosoma intercalatum, into two distinct species. Parasitol Res 2001;87(1):57-62.

Pearce EJ. Priming of the immune response by schistosome eggs. Parasite Immunol 2005;27(7-8):265-70.

Pitchford RJ. Cattle schistosomiasis in man in the Eastern Transvaal. Transactions of the Royal Society of Trop Med Hyg 1959; 53: 285-290

Pittella JEH. Neuroschistosomiasis. Brain Pathology, 1997:7: 649-62.

Qian C, Zhang Y, Zhang X et al. Effectiveness of the new integrated strategy to control the transmission of Schistosoma japonicum in China: a systematic review and meta-analysis. Parasite 2018; 25:54.

Richter J. Evolution of schistosomiasis-induced pathology after therapy and interruption of exposure to schistosomes: a review of ultrasonographic studies. Acta Trop 2000;77(1):111-31.

Richter J. The impact of chemotherapy on morbidity due to schistosomiasis. Acta Trop 2003;86(2-3):161-83.

Rollinson D, Southgate VR, Vercruysse J et al. Observations on natural and experimental interactions between Schistosoma bovis and S. curassoni from West Africa. Acta Trop 1990; 47:101-14.

Ross AG, McManus DP, Farrar J et al. Neuroschistosomiasis. J Neurol 2012; 259(1):22-32.

Ross AGP, Bartley PB, Sleigh AC et al. Schistosomiasis: current concepts. N Engl J Med 2002;346(16):1212-20.

Rudge JW, Webster JP, Lu DB et al. Identifying host species driving transmission of Schistosomiasis japonica, a multihost parasite system, in China. Proc Natl Acad Sci USA 2013;110(28):11457-62.

Schils J, Hermanus N, Flament-Durant J et al. Cerebral schistosomiasis. AJNR Am J Neuroradiol 1985;6(5):840-1.

Schols R, Carolus H, Hammoud C et al. A rapid diagnostic multiplex PCR approach for xenomonitoring of human and animal schistosomiasis in a 'One Health' context. Trans R Soc Trop Med Hyg; 2019; pii: trz067.

Sene-Wade M, Marchand B, Rollinson D et al. Urogenital schistosomiasis and hybridization between Schistosoma haematobium and Schistosoma bovis in adults living in Richard-Toll, Senegal. Parasitology 2018; 145(13):1723-1726.

Siqueira-Batista R, Gomes AP, Quintas LEM et al. Esquistossomoses humanas. In: Siqueira-Batista R, Gomes AP, Igreja RP et al. Medicina tropical: abordagem atual das doenças infecciosas e parasitárias. Rio de Janeiro: Cultura Médica, 2001.

Santana LA, Aquino DM, Gurgel CN et al. Esquistossomoses humanas causadas por outros helmintos do gênero Schistosoma. In: Siqueira-Batista R, Ramos Júnior AN, Gomes AP, Medeiros LB, Bezerra FSM. Esquistossomoses humanas. Rio de Janeiro: Rubio, 2013.

Soentjens P, Clerinx J. Diagnosis of schistosomiasis. UpToDate, Dec 02, 2016.

Soentjens P, Clerinx J. Treatment and prevention of schistosomiasis. UpToDate, Sep 22, 2015.

Soulsby EJL. Helminths, arthropods and protozoa of domestic animals. 7. ed. London: The English Language Book Society and Bailliere and Tindall, 1982.

Steinmann P, Keiser J, Bos R et al. Schistosomiasis and water resources development: systematic review, meta-analysis, and estimates of people at risk. Lancet Infect Dis 2006;6:411.

Stothard JR, Sousa-Figueiredo JC, Betson M et al. Schistosomiasis in African infants and preschool children: let them now be treated! Trends Parasitol 2013; 29:197.

Tebeje BM, Harvie M, You H et al. T cell-mediated immunity in CBA mice during Schistosoma japonicum infection. Exp Parasitol 2019; 204:107725.

Van Wyk JA. The importance of animals in human schistosomiasis in South Africa. S Afr Med J 1983; 63(6):201-3.

Vercruysse J. Schistosoma species in Senegal with special reference to the biology, epidemiology and pathology of Schistosoma curassoni Brumpt, 1931. Verh K Acad Geneeskd Belg 1990;52(1):31-68.

Wang LD, Chen HG, Guo JG et al. A strategy to control transmission of Schistosoma japonicum in China. N Engl J Med 2009; 360:121.

Webster BL, Rollinson D, Stothard JR et al. Rapid diagnostic multiplex PCR (RD-PCR) to discriminate Schistosoma haematobium and S. bovis. J Helminthol 2010; 84(1):107-14.

Webster BL, Southgate VR, Littlewood DT. A revision of the interrelationships of Schistosoma including the recently described Schistosoma guineensis. Int J Parasitol 2006; 36(8):947-55.

Weyher AH, Phillips-Conroy JE, Fischer K et al. Molecular identification of Schistosoma mattheei from feces of Kinda (Papio cynocephalus kindae) and grayfoot baboons (Papio ursinus griseipes) in Zambia. J Parasitol 2010; 96(1):184-90.

Wong MTC, Goh L, Chia KH. Intestinal schistosomiasis manifesting as colonic intussusception arising from a mucocele of the appendix: repost of a case. Surg Today 2008;38(7):664-7.

Yihunie A, Urga B, Alebie G. Prevalence and risk factors of bovine schistosomiasis in Northwestern Ethiopia. BMC Vet Res 2019; 15(1):12.

CAPÍTULO 57

Esquistossomose Mansônica*

Sávio Silva Santos • Pedro Henrique Martins de Oliveira •
Ademir Nunes Ribeiro Júnior • Rodrigo Siqueira-Batista

Introdução

As esquistossomoses são moléstias parasitárias causadas por helmintos pertencentes ao filo Platyhelminthes, classe Trematoda, subclasse Digenea e família Schistosomatidae, adquiridos por meio de contato com água doce contaminada, onde habitam moluscos – por exemplo, do gênero *Biomphalaria* – os quais atuam como hospedeiros intermediários (McManus et al., 2018; Stensgaard et al., 2019). Há diversas espécies do gênero *Schistosoma* que produzem infecção no *Homo sapiens*. No Brasil, descreve-se o adoecimento por *Schistosoma mansoni*, mote do presente capítulo (Milan; Suassuna, 2015; Brasil, 2019).

A infecção por *Schistosoma* costuma ser assintomática ou oligossintomática na maioria dos pacientes. Todavia, é responsável por importante morbimortalidade, alterando o desenvolvimento dos enfermos jovens, bem como, algumas vezes, reduzindo a capacidade de trabalho dos adultos, representando, por conseguinte um grave problema de saúde pública (Rey, 2008; Clerinx, 2017).

As esquistossomoses são doenças crônicas que afetam, aproximadamente, 200 milhões de pessoas em todo o mundo, sobretudo nos países endêmicos, localizados na África, no Sudeste Asiático e na América Latina. No Brasil, existem cerca de seis milhões de portadores desta helmintíase. Por ter relação com estados de vulnerabilidade social e com situações de más condições sanitárias, são moléstias que fazem parte do grupo das doenças tropicais negligenciadas. Assim, torna-se um grande desafio a ser enfrentado coletivamente (Mutapi, 2015; Katz, 2003).

A apresentação das características gerais e do impacto ecoepidemiológico da esquistossomose mansônica (EM) constitui o escopo deste texto.

Etiologia

A seguir estão apresentados os aspectos biológicos do *S. mansoni*, com destaque para a taxonomia, a morfologia e o ciclo biológico.

Taxonomia e aspectos morfológicos

A classificação taxonômica do *Schistosoma mansoni* se encontra no Quadro 57.1.

QUADRO 57.1 Classificação taxonômica do helminto *Schistosoma mansoni*.

Reino	Animalia
Filo	Platyhelminthes
Classe	Trematoda
Subclasse	Digenea
Ordem	Strigeidida
Superfamília	Schistosomatoidea
Família	Schistosomatidae
Gênero	*Schistosoma*
Espécie	*Schistosoma mansoni*

Adaptado de NCBI – The Taxonomy Database, 2019; Arctos – Collaborative Collection Management Solution, 2019.

*Dedicamos este capítulo ao Professor Carlos Alberto Argento, *in memoriam*.

As esquistossomoses são causadas por cinco espécies principais, as quais parasitam o homem (ver Capítulo 56, *Esquistossomoses Humanas*, e Capítulo 58, *Esquistossomose Hematóbia*): *Schistosoma mansoni*, *Schistosoma intercalatum*, *Schistosoma haematobium*, *Schistosoma japonicum* e *Schistosoma mekongi* (Santana et al., 2013a; CDC, 2019). Os trematódeos passam por diferentes etapas de evolução, desde o hospedeiro invertebrado até o vertebrado (vermes adultos, ovos, miracídios, esporocistos, cercárias e esquistossômulos). Os metazoários adultos habitam o sistema porta hepático, com destaque para a veia mesentérica inferior. A fêmea, em fase adulta, tem característica mais alongada e pode ser encontrada em uma fenda do corpo do macho, denominada canal ginecóforo. Sua longevidade é, em geral, de três a cinco anos, podendo chegar a 25 anos.

O gênero *Schistosoma* abrange helmintos trematódeos, com sexos separados (dioicos). O tegumento de um helminto adulto é constituído por uma camada sincicial de células anucleadas, recoberta por uma espessa citomembrana heptalamelar, renovada constantemente. Os patógenos alimentam-se de sangue, consumindo diariamente uma quantidade significativa de hemácias. Os produtos não aproveitados na digestão são eliminados através da boca, pois este invertebrado não tem ânus (de fato, apresenta um tubo digestório incompleto). Os solenócitos são células especializadas na excreção. Trematódeos do gênero *Schistosoma* também não apresentam sistema circulatório (Rey, 2008; Souza et al., 2011).

Ciclo biológico

O ciclo biológico do *S. mansoni* (Figura 57.1) é complexo, sendo composto por duas fases parasitárias: uma no hospedeiro definitivo (vertebrado/humano) e outra no intermediário (invertebrado/caramujo). Em condições favoráveis se completa em torno de 80 dias. Há, ainda, duas passagens de larvas de vida livre no meio aquático, que se alternam com as fases parasitárias. No *H. sapiens*, o ciclo mostra-se sexuado, e o período decorrido entre a penetração das cercárias e o encontro de ovos nas fezes é de cerca de 40 dias. No molusco, o ciclo é assexuado e também dura, aproximadamente, 40 dias (Siqueira-Batista et al., 2003; Souza, 2011).

Os vermes adultos vivem nos vasos do sistema porta hepático do hospedeiro vertebrado. A cópula resulta da justaposição dos orifícios genitais masculino e feminino, quando a fêmea está alojada no canal ginecóforo (fenda longitudinal, no macho, para albergar a fêmea e fecundá-la). Uma fêmea coloca cerca de 300 ovos por dia, que só amadurecem uma semana depois, quando conterão, em seu interior, o miracídio formado. Alguns ovos alcançam a corrente sanguínea, enquanto outros chegam ao lúmen intestinal através da submucosa. De fato, após a postura, cerca da metade destes ovos é eliminada pelas fezes, a partir de um processo de ulceração dos tecidos do hospedeiro definitivo, com vistas a alcançar o lúmen intestinal. A outra metade tem uma parte retida na parede do intestino e outra que retorna para a circulação sanguínea e aloja-se em diferentes tecidos, em especial no fígado. Tal processo pode gerar efeitos locais ou sistêmicos. Ao entrar em contato com a água, os ovos maduros "incham", eclodem e liberam larvas ciliadas, denominadas miracídios (Siqueira-Batista et al., 2014; Katz, 2003).

O miracídio de formato oval e revestido por numerosos cílios é o primeiro estágio de vida livre do *Schistosoma*. Eles ocorrem em locais onde não há rede de esgotos tratados e as fezes contaminadas são lançadas indevidamente em rios e lagos, tendo a chance de nadar ao

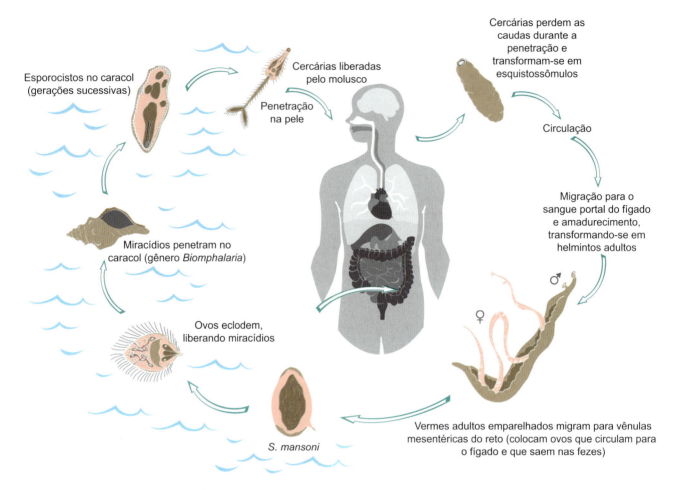

FIGURA 57.1 Ciclo biológico dos helmintos da espécie *Schistosoma mansoni*.

encontro do hospedeiro intermediário, o caramujo (gênero *Biomphalaria*, no caso do *S. mansoni*). Essa forma apresenta grande capacidade de locomoção e afinidade quimiotática para moluscos, sendo que sua garantia de sobrevida depende diretamente do encontro com o hospedeiro intermediário. Assim, dá continuidade ao ciclo evolutivo do parasito. Ao penetrar nas partes moles do molusco, o miracídio perde parte de suas estruturas. As células remanescentes reorganizam-se e, em 48 horas, transformam-se em um saco alongado repleto de células germinativas. Esse saco é o esporocisto. Os esporocistos primários geram os secundários ou esporocistos-filhos e as células germinativas, destes últimos, são transformadas em cercárias (Siqueira-Batista et al., 2003; Souza et al., 2011).

A cercária, segunda fase de vida livre do helminto, atravessa a parede do esporocisto, migrando para as partes moles mais externas do caramujo. Essa larva tem corpo e cauda, e é adaptada à vida aquática. Os hospedeiros intermediários começam a eliminá-las após 4 a 7 semanas da infecção pelos miracídios, situação que se mantém por toda a vida (aproximadamente, um ano). As cercárias são atraídas pelo calor do corpo e pelos lipídios da pele humana; a penetração na cútis é consumada entre os folículos pilosos, com o auxílio das secreções histolíticas das glândulas de penetração e pela ação mecânica devido aos movimentos intensos da larva. Esta se acopla à pele por meio de suas duas ventosas. Nesse processo, que pode durar até 15 minutos, a cercária perde sua cauda, e após atravessar a pele do hospedeiro se transforma em esquistossômulo (Rey, 2008; Souza et al., 2011).

Os esquistossômulos aclimatam-se às características orgânicas do meio interno humano, passando pelo tecido subcutâneo. Ao entrarem em um vaso, grande parte deles é alcançada pelo sistema imunológico do hospedeiro. Aqueles que conseguem escapar são transportados de

maneira passiva até o coração direito, os pulmões, as veias pulmonares, o coração esquerdo, o sistema porta e as veias mesentéricas, até chegarem às alças intestinais, principalmente do sigmoide e do reto. Os esquistossômulos alcançam o sistema porta, seja por via sanguínea seja por meio transtissular. Uma vez aí alojados, são nutridos e desenvolvem-se, evoluindo para formas unissexuadas, machos e fêmeas, 28 a 30 dias após a penetração. Em seguida, migram, acasalados, pelo sistema porta, até a área de abrangência da artéria mesentérica inferior, local onde farão a oviposição. Quarenta dias após a infecção do hospedeiro, em média, os ovos podem ser notados no material fecal. Assim, completa-se o ciclo evolutivo do helminto (Katz, 2003). As formas evolutivas do *S. mansoni* podem ser observadas na Figura 57.2.

Imunologia e patologia

A etiopatogenia da esquistossomose mansônica depende da interação entre *H. sapiens* e helminto. Com relação ao *S. mansoni*, algumas características são determinantes, como a cepa, a fase de evolução, a intensidade e o número de infecções. No que diz respeito ao hospedeiro, destacam-se os seguintes quesitos: (1) a constituição genômica, (2) o órgão predominantemente lesado, (3) o padrão alimentar, (4) a etnia, (5) a sensibilização prévia, (6) as infecções associadas (HIV, HTLV-I, vírus das hepatites B e C, entre outras), (7) o tratamento específico e (8) o padrão imunológico do indivíduo (Rey, 2008; Mazigo et al., 2017; 2019). Como tal moléstia tem um tempo extenso de evolução, possíveis alterações de padrões da resposta imune do hospedeiro vão ter importância determinante na história natural da doença (Siqueira-Batista et al., 2014; Souza et al., 2011).

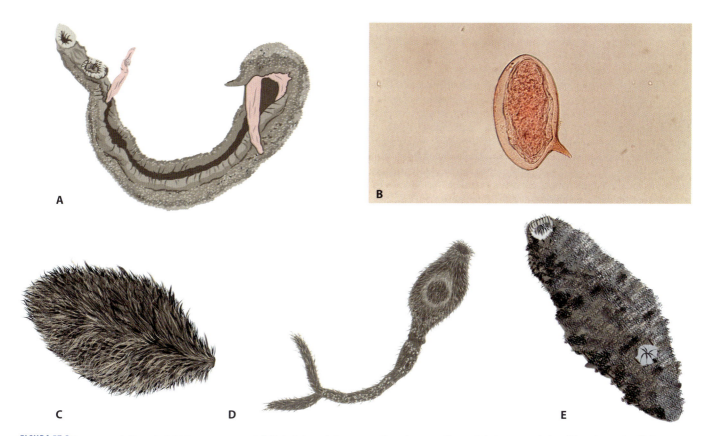

FIGURA 57.2 Formas evolutivas do *Schistosoma mansoni*. **A.** Helmintos adultos, na qual se observa a fêmea alojada no canal ginecóforo do macho. **B.** Ovo, com destaque para a espícula lateral. **C.** Miracídio. **D.** Cercária. **E.** Esquistossômulo. As ilustrações (A, C, D e E) foram elaboradas por Ademir Nunes Ribeiro Júnior (FADIP); a microfotografia (B) foi obtida por Igor Ribeiro Mendes (UFV) e Rodrigo Siqueira-Batista (UFV e FADIP), a partir de material pertencente ao acervo do Laboratório de Agentes Patogênicos da Universidade Federal de Viçosa.

O ciclo do *S. mansoni* apresenta características distintas em diferentes órgãos e tecidos. As mudanças de etapas "funcionam" como uma maneira do helminto "burlar" o sistema imune do hospedeiro, exigindo deste último díspares respostas para as distintas fases do ciclo (Cavalcanti et al., 2013; Souza et al., 2011).

A penetração ativa da pele ou da mucosa, executada pelas cercárias, independentemente da integridade dessas estruturas, pode desencadear variadas alterações locais. Do ponto de vista imunológico, a resposta do hospedeiro é ativada, com a consequente inflamação, por vezes significativa, caracterizada por um aumento da produção de citocinas pró-inflamatórias, como fator de necrose tumoral alfa (TNF-α), interleucina-1 (IL-1) e interferona gama (IFN-γ), o que expressa um tipo de resposta Th1 ao helminto (Egesa et al., 2018) (ver Capítulo 2, *Interações entre Patógenos e Hospedeiros Humanos | O Sistema Imune e seus "Papéis" nas Enfermidades Parasitárias*). A resposta imunológica a partir dessa reação inflamatória é capaz de destruir uma quantidade significativa de cercárias e esquistossômulos na pele, produzindo microscopicamente um infiltrado inflamatório agudo discreto, predominantemente composto por granulócitos, inclusive eosinófilos. Assim, muitos pacientes apresentam lesões de urticária e prurido nas partes do corpo que entram em contato com a água contendo cercárias (Siqueira-Batista et al., 2014; Souza et al., 2011).

No que diz respeito à regulação da resposta imune inata ao esquistossômulo na pele, um aspecto importante é a produção local de citocinas – interleucinas 6, 10 e 12 (IL-6, IL-10 e IL-12) – e de quimiocinas CCL3, CCL4 e CCL11. O período pré-patente, ainda na fase aguda, completa-se com a produção de ovos – isto é, a oviposição. Mais tarde, acontece a migração dos ovos para diferentes tecidos, o que resulta em reações de hipersensibilidade de tipo IV, caracterizada pela formação do granuloma esquistossomótico. Este último desempenha um duplo papel na resposta imune aos helmintos – por apresentar função de proteção, mas também por suas implicações na patogênese da EM – cuja característica importante é a substituição do predomínio da resposta do tipo Th1, típica do período pré-patente. Além disso, é altamente contrarregulada por IL-10. A capacidade proliferativa dos linfócitos e o tamanho do granuloma diminuem, levando a menos danos nos tecidos pela resposta imune (Siqueira-Batista et al., 2014; Souza et al., 2011).

O "ciclo fisiopatológico" da esquistossomose continua com a transformação de cercárias em esquistossômulos, que ocorre dentro de, aproximadamente, 40 horas após a infecção. Os esquistossômulos permanecem na pele durante 48 a 72 horas, enquanto alguns são destruídos pela resposta do hospedeiro. As manifestações cutâneas provocadas pelo esquistossômulo são, principalmente, fenômenos de hipersensibilidade tipo III (Cavalcanti et al., 2013; Souza et al., 2011).

Os esquistossômulos que sobrevivem à resposta imune inata à penetração cutânea, eventualmente, podem atingir os vasos linfáticos, provocando sua obstrução, além de ruptura e infiltração eosinofílica transitória. Depois de atingir o lado direito do coração – o que ocorre, como já comentado, por via sanguínea –, tais formas evolutivas são, então, transportados para os pulmões, onde podem ser encontrados cerca de 4 ou 5 dias após a penetração cercarial da pele, persistindo até o 22º dia da infecção. Os sinais e sintomas apareceram 3 a 6 semanas após a exposição e consistem em tosse seca, dispneia e febre (Rey, 2008).

Deixando os pulmões, os esquistossômulos atingem o fígado através da corrente sanguínea ou por contiguidade por via transdiafragmática. A fase de maturação dos helmintos estende-se, aproximadamente, do 8º ao 26º dia. Nos seres humanos, biopsias realizadas entre o dia 20 e o dia 22 de evolução mostraram pequenos focos de neutrófilos e infiltração de linfócitos, bem como ocasional presença de células plasmáticas, sem relação espacial com o esquistossômulo, dentro dos lóbulos e espaço portal. Uma vez no fígado, tal forma evolutiva demora cerca de 20 dias para alcançar a idade adulta, conquistando sua maturidade sexual.

Observa-se o acasalamento nos vasos sanguíneos do sistema portal durante o 27º dia, e os ovos começam a ser postos por volta do 30º dia. Assim, os ovos já são detectáveis nas fezes do quadragésimo dia após o contato com a cercária (Rey, 2008; Siqueira-Batista et al., 2014).

A maturação dos helmintos nos ramos intra-hepáticos da veia porta possibilita-lhes alcançar os ramos mesentéricos, movendo-se contra o fluxo de sangue, em especial no domínio da veia mesentérica inferior. Em tal região, eles podem viver durante anos, mantendo-se a salvo da resposta imune do hospedeiro, sem produzir dano clinicamente significativo. No entanto, as enzimas líticas derivadas dos helmintos podem provocar necrose dos tecidos das paredes vasculares e adjacências, seguida por uma inflamação local, por vezes extensa e intensa, com exsudação de eosinófilos, neutrófilos e células mononucleares (Rey, 2008; Souza et al., 2011).

Os ovos – postos entre o 27º e o 48º dia de infecção – podem seguir caminhos diferentes no organismo humano. Além disso, são capazes de (Rey, 2008; Siqueira-Batista et al., 2014; Souza et al., 2011):

- Alcançar o lúmen intestinal, com posterior eliminação com as fezes. É importante notar que, ao deixarem os vasos, os ovos podem causar pequenas soluções de continuidade no endotélio, produzindo sangramento facilmente reparável
- Atingir a corrente sanguínea e/ou circulação linfática (fenômeno de embolização particularmente evidente na forma toxêmica aguda), sendo levados para vários tecidos e órgãos
- Permanecer na parede intestinal, provocando lesões granulomatosas típicas da infecção pelo helminto.

A fase aguda da EM tem por característica a disseminação intensa de ovos, a qual pode resultar em uma quantidade significativa de granulomas nas seguintes estruturas: fígado, intestinos grosso e delgado, peritônio visceral, pulmões, pleura, pâncreas e, menos frequentemente, outros órgãos. A reação granulomatosa acontece mediante um processo dinâmico. Assim, os granulomas tendem a possuir características diferentes dos encontrados em outras fases do ciclo evolutivo da helmintíase, pois todos se encontram na mesma fase de desenvolvimento e, por serem mais volumosos, podem apresentar uma zona necrótica muito mais extensa, que se encontra disseminada principalmente por fígado, intestino, peritônio visceral, pâncreas e pulmões. Em um momento inicial, os granulomas são grandes, ricos em macrófagos, linfócitos e eosinófilos em torno do ovo. Com o desenvolvimento dos granulomas, há uma redução do exsudado, gradativamente transformando-se em tecido conjuntivo até ser caracterizado como um nódulo fibrótico. Por continuar a produzir ovos, a formação de granulomas é perpetuada pelo helminto. Isso justifica o fato de tais granulomas e ovos também serem encontrados na mesma fase de desenvolvimento no sistema nervoso, nos órgãos linfoides e em outras regiões do corpo (Siqueira-Batista et al., 2014; Souza et al., 2011; CDC, 2019).

A fase crônica da esquistossomose mansônica caracteriza-se por lesões que podem ser graves, afetando a qualidade de vida do enfermo. A esquistossomose hepática crônica afeta os adultos jovens e de meia-idade predispostos ao desenvolvimento de tal quadro. A gravidade da condição está correlacionada com a intensidade da infecção. Os hepatócitos são poupados, e a arquitetura lobular é preservada. A lesão fibrótica torna os tratos portais espessados, podendo aparecer como "tubo de hastes" no exame histopatológico, assim como a aparência ultrassonográfica. Eventualmente, o fígado diminui, com a típica hipertensão pré-sinusoidal portal, que se manifesta por esplenomegalia, emergência de ramos portossistêmicos colaterais e, eventualmente, ascite (Barsoum et al., 2013).

As alterações vasculares pulmonares relacionadas à esquistossomose mansônica caracterizam-se por achados clássicos de remodelação vascular associados a outras formas de hipertensão pulmonar, como hipertensão arterial pulmonar idiopática. Isso inclui as modalidades de remodelação endotelial concêntrica, excêntrica, dilatada (ou angiomatoide) e plexiforme, bem como o espessamento da adventícia. Um infiltrado inflamatório perivascular também é proeminente, caracterizado por linfócitos T, mastócitos e células dendríticas, sendo descrita a participação da resposta Th2 (Mickael; Graham, 2019). A densidade de células dendríticas é maior do que a observada em outras formas de hipertensão arterial pulmonar. Apesar de ainda não haver explicações concretas para as alterações vasculares pulmonares, a hipertensão portal devido às doenças hepáticas pode contribuir para a hipertensão arterial pulmonar associada à parasitose, de modo semelhante ao descrito para os pacientes com cirrose hepática que desenvolvem hipertensão portopulmonar. O *shunt* portossistêmico é um provável e importante mecanismo patogênico para o desenvolvimento da hipertensão arterial pulmonar associada à helmintíase, pois possibilita o fornecimento dos antígenos para o pulmão e a consequente inflamação granulomatosa (Graham, 2014).

Quanto ao acometimento renal nas formas crônicas da helmintíase, descreve-se a ocorrência da nefropatia esquistossomótica – especialmente observada nas formas graves da moléstia –, cujo substrato fisiopatológico é a deposição de imunocomplexos (e não a formação de granulomas consequente à disseminação dos ovos, típica de outras modalidades de acometimento da EM). Os complexos antígeno-anticorpo induzem resposta inflamatória em nível renal (glomerular), produzindo distúrbios como a glomerulonefrite difusa membranoproliferativa (alteração mais frequente) e a glomerulonefrite mesangioproliferativa.

Aspectos clínicos

Doença em humanos

■ *História natural*

A esquistossomose mansônica apresenta amplo leque de formas clínicas, desde a ocorrência de quadros benignos – na maioria dos pacientes –, até o desenvolvimento de manifestações graves, com hipertensão portal e sérias lesões vasculopulmonares (Figura 57.3). O período de incubação estende-se de 1 a 2 "meses após a infecção, o que corresponde à fase de penetração das cercárias, seu desenvolvimento, até a instalação dos vermes adultos no interior do hospedeiro definitivo" (Brasil, 2019, p. 554). Por motivos didáticos e pelo interesse que uma classificação dos casos possa ter para trabalhos epidemiológicos, são descritas as fases aguda e crônica. Com relação a esta última, será procedida a apresentação das diversas formas clínicas.

○ **Esquistossomose mansônica aguda**

A infecção, nos indivíduos que habitam áreas endêmicas, costuma ocorrer na infância e manifestar-se de maneira oligossintomática ou inaparente. Já nos indivíduos jovens ou adultos que visitam as regiões endêmicas, observa-se a apresentação típica da esquistossomíase aguda ou toxêmica. Prurido e pápulas eritematosas podem seguir-se à penetração das cercárias, em consequência da reação urticariforme local, que não é frequente na população de área endêmica (Milan; Suassuna, 2015; Rey, 2008). As manifestações agudas coincidem com as fases do ciclo de vida do metazoário, como a invasão e a migração, durante as quais a resposta imunitária é inicialmente inata, coincidindo alguns dias depois com uma resposta adaptativa Th1 dominante. A maioria dos casos apresenta um quadro infeccioso brando. No entanto, uma superinfecção em indivíduos anteriormente infectados também pode levar a manifestações agudas pulmonares ou sistêmicas. Existe um quadro geral de enfermidade aguda, que pode ser ou não precedido por quatro outras apresentações reconhecidas (Milan; Suassuna, 2015; Rey, 2008; Barsoum et al., 2013).

QUADRO GERAL AGUDO

Coincidindo com a oviposição (fase postural), 2 a 6 semanas após a infecção, surge, abruptamente, febre elevada que pode chegar a 40°C, de característica irregular e remitente, acompanhada de calafrios e suorese profusa, mal-estar geral, lassidão, astenia, queixas respiratórias – tosse não produtiva (eventualmente com crise asmatiforme), broncospasmo e raramente dispneia –, anorexia, náuseas e vômitos (que podem ser

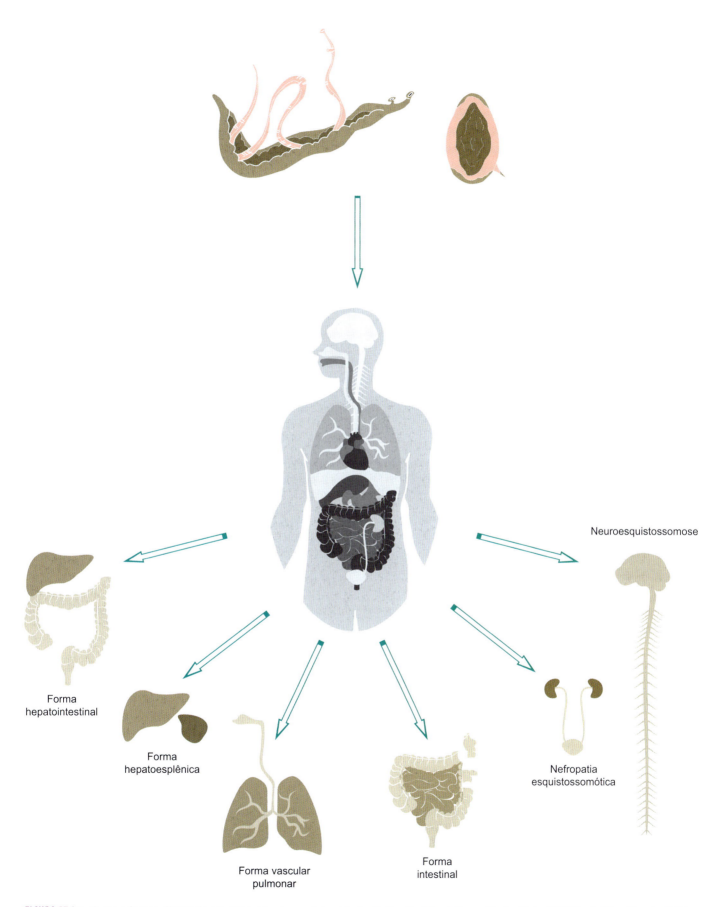

Neuroesquistossomose

Forma
hepatointestinal

Forma
hepatoesplênica

Forma vascular
pulmonar

Forma
intestinal

Nefropatia
esquistossomótica

FIGURA 57.3 Evolução e formas clínicas da esquistossomose mansônica crônica. Ilustração: Ademir Nunes Ribeiro Júnior (FADIP) e Rodrigo Siqueira-Batista (UFV e FADIP).

intensos), mialgias e cefaleia. Ao lado desses sinais e sintomas, costuma sobrevir diarreia, precedida de cólicas, com numerosas evacuações, que podem conter muco. Podem ser encontrados fenômenos alérgicos como urticária e edema de Quinck. Ao exame físico, notam-se emagrecimento, desidratação, abdome distendido e doloroso à palpação, hepatoesplenomegalia dolorosa, linfonodomegalia, taquicardia e hipotensão arterial sistêmica. Em geral, a icterícia aparece, somente, nas formas clínicas mais graves. Na maioria dos pacientes, a forma aguda dura, em média, 4 a 8 semanas, podendo a hepatoesplenomegalia persistir por 2 a 3 anos após a terapêutica específica, mesmo que esta tenha sido bem sucedida. Leucocitose com eosinofilia intensa e discreta elevação de aminotranferases e de bilirrubinas podem ser observadas nos exames laboratoriais. Os principais diagnósticos diferenciais são calazar, doença de Chagas aguda, febre tifoide, mononucleose infecciosa, brucelose, leucemias, malária, hepatite viral e enterobacteriose septicêmica prolongada – a qual pode ocorrer na esquistossomose crônica, pela existência de enterobactérias no sistema digestório do helminto, principalmente do gênero *Salmonella* (Milan; Suassuna, 2015; Rey, 2008; Medeiros et al., 2013; Hsiao et al., 2016).

COCEIRA DO NADADOR

Esta é uma reação inflamatória local, dificilmente visível na área de penetração cercarial, composta de edema e capilares dilatados, atribuída à liberação local de citocinas. A duração e a gravidade desta reação dependem da duração da "estadia" esquistossomular na derme. Uma reação de hipersensibilidade tipo III na pele foi descrita em expatriados, ao contraírem a infecção em áreas endêmicas (Barsoum et al., 2013). Diferentes espécies de trematódeos podem desencadear a "coceira do nadador" (De Liberato et al., 2019; Caron et al., 2017).

DERMATITE CERCARIAL

A erupção cutânea maculopapular pruriginosa temporária, de discretas dimensões, entre 1 e 3 cm, de apresentação maculoeritematosa, é consequente à penetração cutânea das cercárias. Embora patogeneticamente semelhante à coceira do nadador, esta reação visível desenvolve-se, de maneira mais branda, em pessoas sensibilizadas quando elas são reinfectadas por espécies esquistossomóticas não patogênicas para o ser humano (Barsoum et al., 2013; Gray, 2011).

SÍNDROME DE KATAYAMA

Esta é uma ocorrência tardia que pode surgir 4 a 8 semanas após a infecção, coincidindo com o amadurecimento do verme (Langenberg et al., 2019). O perfil de resposta imune superveniente é Th1 dominante. A síndrome caracteriza-se por febre, artralgia e vasculite cutânea. Eosinofilia e presença de IgM, em consideráveis concentrações no soro, são típicas. Ocasionalmente, foi descrita crioglobulinemia. A maioria dos enfermos costuma recuperar-se espontaneamente após 2 a 10 semanas, mas alguns desenvolvem doença persistente e mais grave com perda de peso, dispneia e diarreia, dor abdominal difusa, toxemia, hepatoesplenomegalia e erupções cutâneas generalizadas. Ela pode evoluir rapidamente para fibrose hepática, esplenomegalia e hipertensão portal (Barsoum et al., 2013; Gray 2011).

BRONCOPNEUMONIA

Pode ocorrer hiper-reatividade brônquica – com infiltrados pulmonares radiologicamente demonstráveis – durante a migração de esquistossômulos através dos capilares pulmonares. É atribuída, especialmente, às citocinas do padrão Th1. Descreve-se sua ocorrência em casos de superinfecção, em pessoas previamente infectadas (Gray, 2011; Graham, 2014).

○ Esquistossomose mansônica crônica

Findada a fase aguda, o quadro clínico regride, permanecendo a maioria dos pacientes assintomáticos. As manifestações clínicas podem retornar futuramente, sobretudo (1) em razão de repetidas exposições do indivíduo a reinfecções – nos focos endêmicos, com aumento da carga parasitária – e (2) da história natural da doença, a qual pode progredir para quadros de evolução crônica (Rey, 2008; CDC, 2019; WHO, 2019).

FORMAS INTESTINAL E HEPATOINTESTINAL

São consideradas formas brandas e são estudadas em conjunto, pois a hepatointestinal é caracterizada pela intestinal, acrescida de hepatomegalia. Deve-se destacar que a observação da forma intestinal isolada é evento raro (Medeiros et al., 2013; Milan; Suassuna, 2015). Entre as várias formas e tipos de esquistossomoses, na EM crônica encontra-se com maior frequência a forma hepatointestinal. Tais contextos clínicos são amiúde vistos em crianças e adultos jovens, fase em que banhos e contato com águas contaminadas por cercárias são mais comuns. Com maior frequência, podem ser encontrados sintomas dispépticos, caracterizados por anorexia, sensação de plenitude gástrica, náuseas, vômitos, pirose e flatulência. A apresentação clínica geral pode associar-se a dor abdominal em cólica, difusa ou localizada na fossa ilíaca direita, acompanhada por pontuais episódios diarreicos – fezes líquidas ou pastosas, frequentemente de três a cinco evacuações por dia, ou disentéricas (fezes líquidas, com a presença de muco e sangue) – associados a tenesmo. As cólicas abdominais têm por característica, precederem a defecação e depois desaparecerem. Ao exame físico, podem ser encontrados alguns achados, como emagrecimento e hepatomegalia, com o fígado palpável de 2 a 6 cm abaixo do rebordo costal direito e a alguns centímetros abaixo do apêndice xifoide, tipicamente indolor e com superfície irregular, em que é possível palpar uma borda fina e de consistência aumentada muito característica (Medeiros et al., 2013). O baço não é percutível e, tampouco, palpável. A palpação abdominal costuma, ainda, permitir a identificação de alterações na fossa ilíaca esquerda, com dor e "endurecimento" do sigmoide, achado semiológico denominado "corda cólica sigmoidiana". Nos indivíduos com polipose intestinal esquistossomótica, as alterações intestinais são mais proeminentes, com diarreia, enterorragia, síndrome de enteropatia perdedora de proteínas, edema, hipoalbuminemia, emagrecimento e anemia. As manifestações clínicas são complexas, enquanto há sinais e sintomas gerais, que podem ser atribuídos a outras moléstias, tornando desafiadora a atribuição desta apresentação clínica a uma etiologia esquistossomótica (Rey, 2008).

FORMA HEPATOESPLÊNICA

Caracteriza-se pelo envolvimento do fígado e do baço no processo patológico, bem como pela existência de sinais de hipertensão porta. Costuma ocorrer em pacientes crônicos e com cargas parasitárias importantes, a partir da segunda ou da terceira década de vida. A progressão da forma intestinal ou hepaointestinal para a hepatoesplênica depende da ocorrência de algumas características, relacionadas tanto com o ser humano quanto com o trematódeo, tais como (Rey, 2008; Medeiros et al., 2013; Nelwan, 2019): (1) infecções recorrentes; (2) carga de infecção pelo trematódeo; (3) etnia (os afrodescendentes apresentam menor propensão a evoluir com tal forma); (4) estado imunológico do hospedeiro; (5) etilismo crônico; (6) qualidade do hospedeiro intermediário; (7) estado nutricional (mormente no que se refere ao conteúdo proteico); (8) coinfecções, com destaque para hepatites virais, sobretudo hepatite B; e (9) uso de terapêutica específica.

Os pacientes podem manter-se estáveis, oligossintomáticos, apresentando – contudo – algum grau de disfunção orgânica, quando submetidos a determinados fatores desencadeantes, tais como esforços físicos extenuantes, excessos alimentares ou trabalhos exaustivos. A forma hepatoesplênica pode ser classificada como compensada ou descompensada (Brasil, 2019).

Na *forma hepatoesplênica compensada*, junto dos sintomas digestivos e gerais já relatados nas formas intestinal e hepatointestinal – como sensação de plenitude gástrica pós-prandial, azia, dor abdominal vaga e difusa – associam-se a hipertensão portal e a esplenomegalia, podendo evoluir com fenômenos hemorrágicos, como hematêmese e melena, sem manifestação de doença hepatocelular e, portanto, sem a presença de lesão significativa do parênquima hepático. Na *forma hepatoesplênica descompensada*, também denominada avançada, encontra-se o quadro correspondente à falência hepática crônica grave – como "hálito hepático", volumosa ascite, edema dos membros inferiores, icterícia, telangiectasias (aranhas vasculares), eritema palmar, ginecomastia e queda de pelos (sobretudo torácicos, axilares e pubianos) – e esplenomegalia mais acentuada que hepatomegalia, com baço palpável, que pode ser percebido ao nível da cicatriz umbilical ou ultrapassá-la (Thijs et al., 2018). A encefalopatia hepática pode estar presente após surtos hemorrágicos, tratamento abusivo com diuréticos, ingestão proteica aumentada e constipação intestinal, caracterizando-se por alterações de personalidade (irritabilidade, agressividade ou comportamento cômico), insônia (e, especialmente, alteração do padrão sono-vigília), tremores musculares, clônus, hálito hepático, *flapping*, torpor e coma. A anemia, esperada nessa fase, é agravada pelas hemorragias e pelo "hiperesplenismo", o qual pode levar também a pancitopenia, com leucopenia e plaquetopenia associadas. Tal cenário contribui para os fenômenos hemorrágicos decorrentes da discrasia sanguínea da insuficiência hepática crônica, que inclui atividade fibrinolítica aumentada e tempo de protrombina anormal. Observa-se mais nas cirroses e na fase avançada da helmintíase, mormente quando esta última se associa à hepatite B, à hepatite C e ao consumo do álcool. Em algumas ocasiões, a esquistossomose hepatoesplênica associa-se a glomerulopatia (15% dos casos), pancreatites, hepatite crônica, infecções por enterobactérias (enterobacteriose septicêmica prolongada, febre de evolução prolongada superposto à hepatoesplenomegalia esquistossomótica) e distúrbios hematológicos como o linfoma (Siqueira-Batista et al.; 2003; Milan; Suassuna, 2015; Rey, 2008; Souza et al., 2011).

FORMA VASCULAR PULMONAR

O acometimento pulmonar na EM apresenta frequência surpreendente (Clerinx, 2017). Estudos em necropsias têm relatado uma prevalência de 20 a 30% de comprometimento pulmonar, mesmo em indivíduos assintomáticos. O acometimento está associado à forma hepatoesplênica da parasitose. Acredita-se que, pela hipertensão portal encontrada nesta última forma, um desvio portossistêmico permita a entrada de ovos do helminto na circulação pulmonar, o que resulta em inflamação granulomatosa (Mickael; Graham, 2019). A partir deste processo, instaurado por antígenos esquistossômicos, uma cascata iniciada pelas interleucinas IL-4 e IL-13, que produzem fator de transformação do crescimento beta (TGF-β), contribua para um remodelamento da vasculatura pulmonar (Graham, 2014).

Clinicamente, são encontradas duas principais formas de apresentação da doença vascular pulmonar: a hipertensiva e a cianótica (Medeiros et al., 2013). A hipertensiva, a mais prevalente, manifesta-se por dispneia associada aos esforços, bem como tosse seca, ou com secreção viscosa, por vezes com hemoptoicos. No entanto, em outros casos pode apresentar-se com dor torácica constritiva, febre, sinais de bronquite ou broncopneumonia. Manifestações alérgicas com crises asmatiformes podem estar presentes. Além disso, astenia ou fadiga extrema, rápida perda ponderal, anorexia e sinais de insuficiência cardíaca podem ser observados. Ao exame físico, encontra-se um comprometimento do estado geral, dedos em baqueta de tambor, turgência jugular, congestão hepática e pulmonar, hepatomegalia dolorosa, ausculta respiratória com roncos, sibilos e frêmito toracovocal aumentado e áreas de submacicez, além de edema de membros inferiores, ausculta cardíaca com hiperfonese e desdobramento de B2. A dilatação da artéria pulmonar pode propiciar o aparecimento de sopro diastólico. A evolução dos casos segue um curso usual até a progressão para o *cor pulmonale*. Também há casos sem sintomas de localização pulmonar, evoluindo silenciosamente, até que se instale um quadro súbito de insuficiência circulatória com dispneia, a qual se torna progressivamente mais grave, associada a palpitações, tonturas e tosse com escarros hemoptoicos. A forma cianótica é mais observada em indivíduos do sexo feminino

(proporção de 2:1) e em portadores de esplenomegalias ou pacientes já esplenectomizados. Apresenta-se com cianose geralmente discreta – atribuída a microfístulas arteriovenosas –, sobretudo nas extremidades, e dedos em baqueta de tambor (Rey, 2008; Milan; Suassuna, 2015; Siqueira-Batista et al., 2003).

FORMA PSEUDONEOPLÁSICA

A forma tumoral, ou pseudoneoplásica, é bastante rara, podendo simular adenocarcinoma de cólon, por apresentar-se como pólipos únicos ou múltiplos, estenoses ou vegetações de origem tumoral, as quais crescem para o lúmen intestinal (Raso et al., 2012). As manifestações clínicas, nesses casos, abrangem a anorexia, a dor abdominal, intensa e difusa (forma polipoide) e a enterorragia, além de obstrução intestinal, emagrecimento progressivo, tumoração palpável e distensão abdominal. A colonoscopia com biopsia pode esclarecer o diagnóstico (Siqueira-Batista et al., 2003; Medeiros et al., 2013).

NEFROPATIA ESQUISTOSSOMÓTICA

O envolvimento renal na EM é mais frequente na forma hepatoesplênica da helmintíase. De fato, cerca de 12 a 15% das pessoas dos indivíduos infectados por *S. mansoni* que apresentam esta forma desenvolvem a nefropatia esquistossomótica. Tal condição afeta ambos os sexos, com maior prevalência em adultos jovens na terceira década de vida, sendo a expressão clínica mais importante, do acometimento renal, a síndrome nefrótica (Barsoum et al., 2017). Os enfermos podem apresentar distintas alterações clínicas e laboratoriais, tais como proteinúria, hematúria, cilindrúria e, em algumas circunstâncias, hipertensão arterial sistêmica e insuficiência renal crônica (Medeiros et al., 2013; Souza et al., 2011).

FORMAS ECTÓPICAS

São consideradas ectópicas aquelas nas quais o elemento parasitário – ovos ou vermes adultos – está localizado fora do sistema portocava, o hábitat natural do helminto. Adquire relevância, nesse contexto, a neuroesquistossomose, podendo, entretanto, haver outras localizações para o helminto (Rey, 2008).

A *neuroesquistossomose* advém da resposta inflamatória aos ovos que alcançam o sistema nervoso central (SNC), provavelmente por quatro mecanismos (Vitorino et al., 2012.; Medeiros et al., 2013): (1) embolização de ovos através da rede arterial, decorrente de anastomoses arteriovenosas prévias; (2) passagem de ovos pelo forame oval patente; (3) migração de ovos por anastomoses entre os sistemas venosos portal e de Batson; (4) oviposição *in situ*, após a migração anômala dos helmintos.

Tal forma clínica inclui sinais e sintomas de aumento da pressão intracraniana, mielopatia e radiculopatia. As lesões podem evoluir para cicatrizes gliais irreversíveis, se não tratadas.

Ao contrário da neuroesquistossomose mansônica cerebral, que costuma ser assintomática – mas que, eventualmente, produz quadros compatíveis com lesões focais do SNC, com ocorrência de cefaleia, deficiência visual, delírio, convulsões, déficit motor e ataxia (Boursom, 2013; Rose et al., 2014; Suthiphosuwan et al., 2018) –, a neuroesquistossomose mansônica da medula espinal é mais frequentemente sintomática. Anteriormente vista como uma condição rara, o acometimento medular tem sido cada vez mais diagnosticado em pacientes de áreas endêmicas da EM. É certamente subestimada, devido à falta de reconhecimento clínico e às dificuldades de diagnóstico. O acometimento medular compromete mais frequentemente adultos jovens do sexo masculino, que têm esquistossomose intestinal ou hepatointestinal. Quando o quadro não é nem diagnosticado cedo nem tratado adequadamente, muito provavelmente os pacientes irão desenvolver complicações irreversíveis, que levam a desarranjos no âmbito pessoal, familiar, bem como danos sociais e à força de trabalho. A intensidade, a gravidade e as características clínicas de sinais e sintomas do acometimento medular irão depender da quantidade de ovos na região comprometida da medula espinal, da intensidade da reação inflamatória em torno dos ovos e da localização na medula espinal. O espectro clínico varia de leve a formas muito graves e, até mesmo, as subclínicas ou assintomáticas (Medeiros et al., 2013; Silva et al., 2019). Tanto a intensidade quanto a gravidade dos sinais e dos sintomas podem variar em um mesmo enfermo durante a evolução da doença. De acordo com as manifestações clínicas, a neuroesquistossomose mansônica medular pode ser classificada em três modalidades distintas: síndrome equina espinal, mielorradiculopatia e cone-caudal. Na forma equina espinal, a medula espinal é predominantemente comprometida, sendo a mais grave entre as três e com o pior prognóstico. São sintomas da coluna a dor lombar, a dor radicular nos membros, a fraqueza muscular, a perda sensorial e a disfunção da bexiga (Carvalho, 2013).

Outras localizações

Mostram-se bastante raras e clinicamente não suspeitadas, sendo seu diagnóstico, geralmente, achado de biopsia ou de necropsia. A maioria dos casos é de pouco interesse clínico, com exceção da neuroesquistossomose, já comentada, a qual se reveste de grande importância médica. São exemplos de ectopia na esquistossomose mansônica a apendicular, a vesicular, a pancreática, a peritoneal, a geniturinária, a miocárdica, a cutânea, a esofágica, a gástrica, a tireoidiana e a suprarrenal (Siqueira-Batista et al., 2003; Souza et al., 2011).

ESQUISTOSSOMOSE MANSÔNICA CRÔNICA E NEOPLASIAS

A esquistossomose tem sido relacionada ao desenvolvimento de malignidade colorretal e do tecido linfoide. Além disso, a associação da forma hepatoesplênica com hepatite B, ou com a infecção por vírus C, aumenta o risco de neoplasia hepática (carcinoma hepatocelular) e linfoma não Hodgkin (Ferraz et al., 2006; Filgueira et al., 2018). Presume-se que o predominante cenário de resposta Th2 ao final da esquistossomose seja, em grande parte, responsável pelo aumento da suscetibilidade às neoplasias (Barsoum et al., 2013).

○ Esquistossomose mansônica e infecção pelo vírus da imunodeficiência humana (HIV)

A presença de coinfecção *S. mansoni*/HIV pode resultar em agravamento das duas condições. De fato, há evidência de que o HIV produza uma menor excreção dos ovos do helminto, gerando maior acúmulo dessas estruturas nos tecidos do hospedeiro; ademais, a formação de granulomas é pouco frequente, ainda que uma reação imunológica *circum-ova* seja descrita nos enfermos coinfectados pelo HIV (Siqueira-Batista et al., 2013a). De outro modo, há indícios de que a presença do trematódeo associe-se a um incremento da carga viral do retrovírus, acelerando a progressão da síndrome de imunodeficiência adquirida (AIDS); ademais, tem sido descrita a participação de antígenos do helminto na *modulação* da infecção pelo HIV (Mouser et al., 2019).

■ Diagnóstico diferencial

A esquistossomose mansônica deve ser diferenciada de diversas outras condições. Por ter uma história natural heterogênea, cada fase dessa moléstia apresenta diferentes diagnósticos diferenciais.

Na EM aguda, quando surge a dermatite cercariana, deve ser diferenciada por outras dermatites helmínticas (*Ancylostoma duodenalis*, *Necator americanus*, *Strongyloides stercoralis*, *Ancilostoma brasiliensis* [larva *migrans* cutânea], *Toxocara canis* e *Toxocara cati* [larva *migrans* visceral] – ver os seguintes capítulos: 39, *Ancilostomíase*; 59, *Estrongiloidíase*; 70, *Larva* Migrans *Cutânea*; 71, *Larva* Migrans *Visceral | Infecções pelo Gênero* Toxocara) e por produtos químicos lançados em coleções hídricas, ou, ainda, cercárias de trematódeos de aves (Rey, 2008). Em seu quadro geral agudo, há outros diagnósticos diferenciais, como calazar (ver Capítulo 27, *Leishmaniose Visceral* [e *Calazar-Símile*]), febre tifoide, doença de Chagas aguda (ver Capítulo 34, *Tripanossomíase Americana/Doença de Chagas*), mononucleose

infecciosa, brucelose, leucoses, malária (ver Capítulo 28, *Malária*), hepatite viral e enterobacteriose septicêmica prolongada – a qual pode ocorrer na EM crônica, pela existência de enterobactérias no sistema digestório do helminto, principalmente do gênero *Salmonella* (Rey, 2008; Boursom, 2013; Milan; Suassuna, 2015).

Nas formas intestinal e hepatointestinal, devem ser nomeadas – em termos do diagnóstico diferencial – as doenças inflamatórias intestinais (retocolite ulcerativa, doença de Crohn), as colites parasitárias – amebíase, balantidíase e isosporíase [ver os seguintes capítulos: 18, *Amebíase (*Entamoeba*) e Infecções por* Urbanorum; 21, *Balantidíase*; e 25, Isosporíase (*Citoisosporíase*)*; entre outras –, as micoses (paracocidioidomicose e candidíase, entre outras), a shiguelose, a síndrome do cólon irritável, a diverticulite e a polipose intestinal. Todas estas entidades clínicas devem ser lembradas e pesquisadas, dada a disponibilidade de colonoscopia, método que pode fornecer material – oriundo de biopsia do colon – para avaliação histopatológica (Rey, 2008; Souza, 2011).

No diagnóstico diferencial da forma hepatoesplênica, deve-se considerar necessariamente a cirrose hepática, condição mais esperada em uma idade mais avançada, após a quarta década de vida. Enquanto isso, a EM hepatoesplênica é mais comumente encontrada entre indivíduos adultos (especialmente dos 16 aos 30 anos). A cirrose hepática tem uma marcadamente insidiosa, com astenia e dispepsia, de modo similar ao observado na EM hepatoesplênica. Todavia, as aranhas vasculares, a icterícia, o eritema palmar, a ascite e a hipotrofia muscular são menos comuns na parasitose, surgindo apenas em casos muito avançados da doença. Enfermos com cirrose hepática não toleram bem os sangramentos digestivos; de fato, muitos falecem, comumente, no primeiro episódio hemorrágico, o que não ocorre com os esquistossomóticos, os quais costumam apresentar repetidos episódios de hematêmese e melena (Siqueira-Batista et al.; 2003; Milan; Suassuna, 2015; Rey, 2008; Souza et al., 2011).

As diferentes causas de hipertensão arterial pulmonar podem ser elencadas no diagnóstico diferencial das formas vasculopulmonares. Em relação à nefropatia esquistossomótica, é fundamental a diferenciação com outras condições que cursam com glomerulopatias, marcadamente as hepatites B e C, infecções responsáveis pelo desenvolvimento de enfermidade hepática crônica com possível dano glomerular associado. Diferentes distúrbios medulares devem ser distinguidos da neuroesquistossomose, e, em relação às formas pseudoneoplásicas, os tumores são os principais diagnósticos diferenciais.

Doença em animais não humanos

As cercárias podem encontrar um segundo hospedeiro, o que possibilita o encistamento de metacercárias em primatas, marsupiais (gambá), ruminantes, roedores e lagomorfos (lebres e coelhos), considerados hospedeiros permissivos ou reservatórios, representando potencial infeccioso para humanos. No entanto, não está clara a participação na dinâmica de transmissão da doença, apesar da capacidade de alguns vertebrados eliminarem ovos nas fezes (Katz, 2003). Recente investigação demonstrou a infecção natural de símios da espécie *Chlorocebus aethiops* (macacos *vervet*) por *S. mansoni*, o que – por conseguinte – evoca a possibilidade de participação desses animais na perpetuação do helminto em determinadas regiões do planeta (Teklemariam et al., 2018).

Diagnóstico laboratorial

A suspeita diagnóstica de EM deve surgir a partir de dados epidemiológicos e clínicos. Por ter apresentações clínicas heterogêneas, muitas vezes com sintomatologia vaga, os exames laboratoriais são fundamentais para confirmação diagnóstica dos casos da moléstia (Brasil, 2010; Brasil, 2019). Uma síntese dos principais aspectos do diagnóstico laboratorial da EM está apresentada no Quadro 57.2.

QUADRO 57.2 Diagnóstico laboratorial da esquistossomose mansônica.

Tipo de diagnóstico	Tipo de material	Quantidade da amostra	Método/exame	Recipiente	Armazenamento/ conservação	Transporte
Parasitológico	Fezes sem conservantes	10 g	• Kato-Katz/quantitativo • Hoffman, Pons e Janer (HPJ)/ Lutz qualitativo	Recipiente plástico com tampa	Recipiente plástico sem conservante em geladeira	Caixa de transporte de amostra biológica em gelo seco ou reciclável
Sorológico	Soro sanguíneo	1 mℓ	IFI com pesquisa de IgM, ensaio imunoenzimático (ELISA)	Tubo com tampa do tipo Eppendorf	Deve ser mantido à temperatura de –20°C	

Adaptado de Brasil, 2019, p. 556. IFI: imunofluorescência indireta.

Exames parasitológicos

O diagnóstico laboratorial básico consiste na realização de exames coproscópicos diretos, preferencialmente com o uso de técnicas quantitativas de sedimentação, a partir da coleta de várias amostras de fezes, para otimizar a sensibilidade do exame (ver Capítulo 5, *Métodos de Diagnóstico Parasitológico nas Enfermidades por Protozoários e Helmintos*). Entre elas, a mais utilizada é a técnica de Kato-Katz, a qual possibilita a visualização e a contagem dos ovos por grama de fezes, fornecendo um indicador quantitativo que permite avaliar a intensidade da infecção e a eficácia do tratamento (Gomes et al., 2012.). Há também a técnica de Lutz ou Hoffman, Pons e Janer (HPJ), que usa métodos de sedimentação espontânea. Em geral, observam-se ovos contendo miracídios bem formados e viáveis. Os ovos dos helmintos começam a ser eliminados nas fezes a partir da sexta semana após a infecção, ou seja, a partir de 40 dias após a entrada da cercária no organismo humano (Brasil, 2010; Milan; Suassuna, 2015). O Kato-Katz é o método escolhido para os inquéritos coproscópicos de rotina nas áreas endêmicas e em investigações epidemiológicas (Siqueira-Batista et al., 2012; Brasil, 2019).

A biopsia retal só é empregada em situações especiais. Utilizando-se um retossigmoidoscópio, retiram-se, com pinça de biopsia, fragmentos da mucosa intestinal em diferentes pontos das válvulas de Houston. Ao exame microscópico, é possível avaliar – perfeitamente – os ovos imaturos ou maduros, vivos ou mortos, e eventualmente a reação granulomatosa que os envolve, o que possibilita a classificação e a contagem dos ovos. Na forma crônica, sem hipertensão portal, apresenta 80% de positividade, contra 50% do exame parasitológico de fezes, mas, quando há hipertensão portal, tal exame apresenta rendimento inferior ao parasitológico de fezes. As biopsias tissulares (intestino, fígado) também fornecem o diagnóstico na avaliação histopatológica (Rey, 2008; Milan; Suassuna, 2015).

Métodos imunológicos

O ovo, a cercária, o esquistossômulo e os vermes adultos evocam significativa resposta imune no hospedeiro humano, o qual produz uma série de anticorpos dirigidos aos constituintes do trematódeo. As reações imunológicas são mais empregadas na fase crônica da doença (mostram-se positivas a partir do 25º dia). Sua importância aumenta com a progressão (cronicidade) da entidade nosológica. Os principais ensaios são: (1) a *intradermorreação* (apropriada para inquéritos epidemiológicos e para o diagnóstico dos doentes não oriundos de área endêmica, com quadro sugestivo de estarem apresentando alterações relacionadas à fase pré-postural), (2) as reações de fixação do complemento, (3) a imunofluorescência indireta, (4) a técnica imunoenzimática (*enzyme-linked immunosorbent assay* – ELISA) e (5) o ELISA de captura. No âmbito do Sistema Único de Saúde (SUS) "estão disponíveis a Imunofluorescência Indireta (IFI) com pesquisa de IgM e o Ensaio imunoenzimático (ELISA)" (Brasil, 2019, p. 556).

Os testes sorológicos apresentam sensibilidade e especificidade suficientes e revelam-se úteis, principalmente, em áreas de baixa prevalência da doença, ou em pacientes com baixa parasitemia e imunodeprimidos – mormente os portadores do HIV. No entanto, não apresentam praticidade na rotina diária (Rey, 2008; Brasil, 2010).

A detecção de anticorpos pode ser útil em algumas circunstâncias específicas, mas sua aplicação é limitada. Um teste sorológico reativo pode corroborar o diagnóstico em pacientes que não estão excretando ovos, como aqueles com síndrome de Katayama. Ademais, tais ensaios podem ser úteis em estudos de campo para a definição de regiões de reduzida endemicidade, onde os pacientes apresentam baixas cargas de ovos. Também podem ser utilizados para determinar se a infecção ressurgiu em uma região depois de um programa de controle aparentemente bem-sucedido (Soentjens; Clerinx, 2019a). Além disso, é importante para o diagnóstico em viajantes. Os *kits* comerciais de imunodiagnóstico disponíveis são menos sensíveis e menos específicos que vários exames fecais, devido à reatividade cruzada do anticorpo com antígenos de outros helmintos (Milan; Suassuna, 2015; Rey, 2008).

Pesquisa de antígenos

A detecção da circulação antigênica oriunda dos vermes adultos ou dos ovos, com anticorpos monoclonais marcados ou anticorpos policlonais, no soro, na urina ou no escarro de indivíduos infectados, é outra técnica promissora que pode, eventualmente, suplantar os métodos tradicionais de diagnóstico. Já foram desenvolvidos testes para a detecção, por meio de ensaios imunoenzimáticos, de antígenos presentes no intestino do trematódeo adulto (díspares espécies), com destaque para (1) o antígeno anódico circulante (CAA, do inglês *circulating anodic antigen*) e para (2) o antígeno catódico circulante (CCA, do inglês *circulating catodic antigen*). Ambos estão presentes no curso da infecção, desaparecendo após o tratamento efetivo, sendo – portanto – úteis para a avaliação de cura (Milan; Suassuna, 2015; Viana et al., 2019; Sousa et al., 2019).

Métodos moleculares

A reação em cadeia de polimerase (PCR) (ver Capítulo 7, *Técnicas de Biologia Molecular e Investigação das Enfermidades Parasitárias*) pode ser empregada para a identificação do ácido nucleico do trematódeo em diferentes espécimes biológicos – fezes e sangue –, demonstrando-se boa sensibilidade e boa especificidade (Ten Hove et al., 2008; Wichmann et al., 2013). Todavia, seu emprego ainda é pouco frequente – com uso, especialmente, nos estudos de vigilância e nos inquéritos epidemiológicos, para a triagem das infecções por *S. mansoni* em animais humanos ou não (Peralta et al., 2009; Gray, 2011; He, 2016; Schols et al., 2019) – dado seu alto custo e a necessidade de pessoal especializado e infraestrutura laboratorial.

Investigação laboratorial da neuroesquistossomose | Avaliação do líquido cerebrospinal

O exame do líquido cerebrospinal tem utilidade para a detecção dos quadros de neuroesquistossomose, mormente as formas mielítica e mielorradiculítica (Matas, 2001; Medeiros et al, 2013). Observam-se, frequentemente, pleocitose com significativa eosinofilorraquia e elevação da proteinorraquia. Os testes imunológicos são reativos para o helminto, com uma variação da sensibilidade, de aproximadamente 85% (hemaglutinação indireta e reação de imunofluorescência indireta) até 95% (ELISA). A reação de imunofluorescência indireta é também bastante útil. Mais recentemente, vem sendo investigado o emprego do *nested PCR* para a investigação da EM medular, com resultados promissores (Bruscky et al., 2016).

Avaliação inespecífica

No hemograma, observam-se tanto leucopenia quanto leucocitose e eosinofilia discreta a moderada – mas que pode alcançar níveis entre 25 e 50% –, além de plaquetopenia. Há hipoalbuminemia leve na forma hepatoesplênica compensada e na forma descompensada, com elevação da gamaglobulinemia. As provas de função hepática, na fase compensada da forma hepatoesplênica, são normais, exceto fosfatase alcalina e gama-GT, as quais se encontram aumentadas. Já na fase descompensada, verificamos discretas elevações das aminotransferases (de 100 a 200 UI) e das bilirrubinas (de 2 a 5 mg/dℓ) e diminuição da atividade de protrombina. As provas de função renal, como dosagem de ureia e creatinina, encontram-se, em geral, dentro dos valores de referência, salvo nos casos de nefropatia esquistossomótica avançada (Siqueira-Batista, 2003; Soentjens; Clerinx, 2019a).

Avaliação por métodos complementares

Por ter uma evolução clínica com diversas nuanças, a EM deverá ser diferenciada de várias outras condições mórbidas, principalmente no caso de suas múltiplas complicações. Por exemplo, pode-se lançar mão da telerradiografia de tórax na avaliação de possível pneumonia; do eletrocardiograma (ECG) e do ecocardiograma com Doppler para investigação do acometimento vascular pulmonar; da ultrassonografia abdominal e da endoscopia digestiva alta (EDA), para a avaliação da forma hepatoesplênica (no caso da EDA, para a detecção de varizes esofágicas); da colonoscopia com biopsia, na avaliação das formas hepatoesplênica e pseudoneoplásica; da laparoscopia e da ressonância magnética, que é um exame radiológico de grande importância no diagnóstico em diferentes apresentações clínicas da moléstia, como a mielorradiculopatia esquistossomótica (Medeiros et al., 2013; Rey, 2008; Brasil, 2007; Soentjens; Clerinx, 2019a).

Tratamento

Apesar dos poucos fármacos disponíveis para o tratamento da EM, a terapêutica caracteriza-se por alta eficácia e reduzido risco de efeitos adversos (Rey, 2008; Siqueira et al., 2017). O tratamento quimioterápico da moléstia por meio de medicamentos de baixa toxicidade, como o praziquantel e a oxamniquina (ver Capítulo 9, *Tratamento Farmacológico das Enfermidades Parasitárias*), deve ser preconizado para a maioria dos pacientes com presença de ovos viáveis nas fezes ou na mucosa retal (Brasil, 2007; Brasil, 2019). Por ser uma doença de curso crônico e evolução lenta, não impondo urgência para a instituição da terapêutica, recomenda-se aguardar até o pós-parto para iniciar o tratamento das gestantes (Rey, 2008; Siqueira et al., 2017).

A *oxamniquina* consiste em um derivado das tetraidroquinoleínas e encontra-se à venda sob o nome Mansil®, em cápsulas de 250 mg ou em xarope de 50 mg/mℓ. É administrada por via oral e absorvida prontamente, agindo sobre as formas adultas do parasito. Nas Américas, é prescrita em dose única de 15 mg/kg. Contudo, em crianças com menos de 30 quilos, recomendam-se 20 mg/kg, em duas doses de 10 mg/kg cada, tomadas em um intervalo de 4 a 6 horas (Rey, 2008; Brasil, 2007; Milan; Suassuna, 2015).

As estirpes africanas de *S. mansoni* requerem doses totais de 40 a 60 mg/kg, divididas em duas a três tomadas, de 20 mg/kg, cada. Mesmo os pacientes que não alcançaram a cura apresentam uma redução de ovos, nas fezes, com importância de 80 a 90%. O tratamento com oxamniquina pode selecionar linhagens de *S. mansoni* resistentes a tal fármaco (Soentjens; Clerinx, 2019b). Por isso, em doentes que fizeram

o esquema terapêutico correto e não se curaram, é prudente refazer o tratamento, usando praziquantel (Rey, 2008; Milan; Suassuna, 2015). A terapêutica costuma ser bem tolerada na maioria dos casos; no entanto, efeitos adversos gerais e passageiros podem advir, como sonolência e cefaleia, motivo pelo qual é recomendado tomar o medicamento à noite, ao dormir, e após a refeição, para diminuir a intolerância digestiva ocasional, manifestada por náuseas e vômitos. Pode ocorrer, também, alteração da coloração da urina para tons alaranjados, pelo fato de o rim ser o órgão que metaboliza e excreta o fármaco. Nos pacientes com antecedentes neurológicos, raramente pode haver excitação mental, além de alucinações ou convulsões que regridem usualmente em até seis horas (Rey, 2008; Tavares et al., 2013).

A terapêutica com oxamniquina tem exibido bons resultados, mesmo nos casos avançados da doença com hepatoesplenomegalia e naquelas situações nas quais há polipose de cólon. O fármaco é ineficaz para o tratamento de outras espécies de *Schistosoma*, como o *S. haematobium* e o *S. japonicum*. Depois do tratamento, pode haver eosinofilia, principalmente entre o 7º e 10º dia, devido à destruição parasitária e à grande liberação de substâncias antigênicas (Rey, 2008; Brasil, 2007).

Ensaios clínicos randomizados têm mostrado que o *praziquantel* – um derivado pirazinoisoquinolina – é um fármaco oral seguro e eficaz contra todas as espécies do gênero *Schistosoma*. O medicamento é bem absorvido, mas sofre um extenso efeito de primeira passagem por depuração hepática. É secretado no leite materno e metabolizado pelo fígado, e seus metabólitos, que se mostram inativos, são excretados na urina. O medicamento age dentro de uma hora após a ingestão, não se conhecendo os detalhes de sua atuação sobre os vermes adultos (Thomas; Timson, 2018). Os estudos de laboratório revelaram que o composto provoca contrações tetânicas e vacuolizações tegumentares, que causam a separação dos vermes das paredes das veias, resultando em sua morte. Canais de íons cálcio foram indiretamente identificados como o alvo molecular do praziquantel. Em modelos animais, a presença de anticorpos do hospedeiro é determinante para sua eficácia (Gray, 2011).

Ensaios clínicos randomizados têm demonstrado que a dosagem eficaz de praziquantel é de 60 mg/kg, por via oral, em doses divididas ao longo de 1 dia (três tomadas de 20 mg/kg, cada), para o *S. japonicum* e o *S. mekongi*, e de 40 mg/kg por via oral, em doses divididas durante 1 dia (2 tomadas de 20 mg/kg, cada) para o *S. mansoni*, o *S. haematobium* e o *S. intercalatum*. Atualmente, a dose recomendada no Brasil é de 50 mg/kg, por via oral, preferencialmente em dose única, para adultos; e de 60 mg/kg, por via oral, se possível em dose única, para crianças (Brasil, 2019). A eficácia de 95 a 100% pode ser alcançada com a repetição do tratamento após 4 a 6 semanas. Esta segunda dose é aconselhável, especialmente se a eosinofilia e um título elevado de anticorpos persistirem após o primeiro tratamento. O praziquantel pode desencadear reações adversas, como náuseas, tonturas, exantema e prurido, provavelmente associados à morte dos parasitos, e não a efeitos colaterais do próprio fármaco. Não deve ser usado no tratamento de crianças abaixo de 4 anos e de gestantes durante o primeiro trimestre de gestação. A amamentação deve ser descontinuada no dia do tratamento e durante as próximas 72 h. Em pacientes com esquistossomose mansônica – concomitante com *Taenia solium* e cisticercose –, o praziquantel pode causar lesões oculares irreparáveis, decorrentes da morte de parasitos no olho e também induzir convulsões e/ou infarto cerebral, devidos a reações inflamatórias intensas, que podem ser provocadas pela destruição dos cistos da tênia (Gray, 2011). Estudos sobre a resistência do *Schistosoma* ao praziquantel têm sido desenvolvidos – dada a descrição de resistência de espécimes do helminto menos responsivos ao fármaco (Couto, 2014) –, com o intuito de esclarecer seus mecanismos e sua relevância epidemiológica (Abou-El-Naga et al., 2019; Sanchez et al., 2019).

Outros antiparasitários podem ser empregados no tratamento específico da EM, como os derivados da artemisinina – que são conhecidos pela sua ação antimalárica, cujas propriedades anti-*Schistosoma* foram descritas na década de 1980. Ao contrário do praziquantel e da oxamniquina, a artemisinina atua muito bem contra as formas hepáticas e age contra todas as espécies de *Schistosoma* que acometem o ser humano. Fêmeas adultas são os principais alvos desse fármaco, em oposição ao efeito da oxamniquina, que age principalmente nos machos. A terapia combinada utilizando-se praziquantel + oxamniquina ou praziquantel + artemisinina tem sido avaliada em alguns estudos, realizados na África (Milan; Suassuna, 2015). Os resultados da segunda combinação têm sido promissores, mas é necessária cautela com seu uso em locais onde EM e malária coexistem, em função do risco do desenvolvimento de resistência por parte dos protozoários do gênero *Plasmodium*. Por isso, são necessários mais ensaios clínicos randomizados em regiões com situações epidemiológicas diferentes (Milan; Suassuna, 2015).

Além do tratamento específico, particularidades devem ser consideradas na terapêutica dos diferentes estágios evolutivos da esquistossomose mansônica. Na fase aguda, trata-se a dermatite cercariana com anti-histamínicos locais e corticosteroides tópicos. Os quadros de febre toxêmica podem requerer internação hospitalar, devendo-se indicar repouso, hidratação adequada, uso de antitérmicos, analgésicos e antiespasmódicos. Na fase crônica, nas formas intestinal, hepatointestinal e hepatoesplênica, devem ser contempladas medidas para minorar o eventual quadro diarreico e os fenômenos dispépticos. Na forma hepatoesplênica, condutas para redução do risco de hemorragias digestivas, como a escleroterapia de varizes de esôfago e o uso de betabloqueadores, também são relevantes (Siqueira-Batista, 2003; Tavares et al., 2013; Milan; Suassuna, 2015).

Tratamento do "hiperesplenismo"

A pancitopenia estaria ligada – principalmente – à estase sanguínea esplênica e não à alteração funcional do baço. Os pacientes não são mais suscetíveis à infecção do que os indivíduos normais e, em caso de infecção grave, mostram-se capazes de responder com leucocitose. Também não apresentam mais eventos hemorrágicos que possam ser atribuídos à plaquetopenia, mesmo com contagens abaixo de 8.000 plaquetas. Essas informações contrastam com os verdadeiros casos de hiperesplenismo, nos quais há maior suscetibilidade às infecções e às hemorragias (Petroianu et al., 2004). Com base nesse conceito, a conduta mais adequada no tratamento do hiperesplenismo consiste apenas em redução da massa esplênica, e não na esplenectomia total com todos os seus inconvenientes (Azevedo, 1983; Martins, 2010).

Cuidados de enfermagem

Por ser uma enfermidade com história natural muito heterogênea, os cuidados de enfermagem devem ser direcionados às principais manifestações clínicas. Convém destacar as alterações intestinais: devem-se investigar as evacuações, o aspecto e a frequência das eliminações, considerando que a diarreia é um importante achado clínico na evolução da moléstia. Além disso, deve-se notar o surgimento de possíveis complicações, como hepatoesplenomegalia, ascite, circulação colateral e hematêmese. Assim, tornam-se imprescindíveis a atenção e o cuidado do profissional de enfermagem. Outra atribuição importante aos enfermeiros é a aferição dos sinais vitais e do peso. A enfermagem deve orientar os pacientes em uso de oxamniquina ou praziquantel, fármacos que podem causar efeitos adversos (já relacionados anteriormente), sobretudo nas primeiras 24 horas após a administração. Para a avaliação da cura parasitológica, devem ser realizados três exames de fezes no quarto mês após o tratamento. A biopsia retal negativa para ovos vivos entre o quarto e o sexto mês após o tratamento também se revela confiável na confirmação da cura parasitológica. Outra competência da enfermagem abrange as atividades de educação em saúde, voltadas para os pacientes, familiares e comunidades, tendo em vista o baixo conhecimento destes sobre a condição, bem como a efetividade do programa de educação em esquistossomoses, conforme já comentado neste capítulo (Siqueira-Batista et al., 2003; Kubo et al., 2003; Brasil, 2007).

Ecologia e epidemiologia

A esquistossomose mansônica é uma doença de ocorrência tropical, registrada em 54 países, principalmente na África, ao leste do Mediterrâneo e nas Américas (Figura 57.4). Na América do Sul, destacam-se a região do Caribe, a Venezuela e o Brasil. Na África e ao leste do Mediterrâneo, atinge as regiões do Delta do Nilo, além de países como Egito e Sudão. No Brasil, é uma endemia que afeta 19 unidades federativas. Cerca de 99% dos casos estão concentrados nas regiões Nordeste e Sudeste. Está presente, de modo endêmico, do Maranhão até Minas Gerais, com focos no Pará, no Piauí, no Rio de Janeiro, em São Paulo, no Paraná, em Santa Catarina, em Goiás, no Distrito Federal e no Rio Grande do Sul. Apresenta baixa letalidade, e as principais causas de óbito estão relacionadas às formas clínicas graves. Entre 2002 e 2011, registraram-se, em média, cerca de 500 mortes anuais pela doença no país (Brasil, 2010; 2019).

São considerados fatores importantes para que a doença se torne endêmica (Rey, 2008; Siqueira-Batista et al., 2013b):

- Presença de indivíduo suscetível (*Homo sapiens*)
- Existência do hospedeiro intermediário (planorbídeos, do gênero *Biomphalaria*)
- Ampla distribuição e importante resistência do hospedeiro intermediário (molusco) aos períodos de estiagem
- Presença de bolsões d'água que propiciem o desenvolvimento de hospedeiros intermediários, em que exista o hábito da população em banhar-se ou lavar utensílios domésticos e roupas no local
- Despejo de esgotos domésticos nas coleções d'água ou próximo a elas.

QUADRO 57.3 Tratamento farmacológico da esquistossomose mansônica.

Fármaco	Espectro	Dose
Praziquantel	Atuação contra: • Espécies do gênero *Schistosoma* que parasitam o homem • *Taenia solium* e *Taenia saginata* • Outras espécies, como: *Hymenolepis nana, Diphyllobothrium latum, Opisthorchis viverrini, Paragominus westermani, Dipylidium caninum, Fasciolopsis buski, Heterophyes heterophyes, Metagonimus yokogawai, Nanophyetus salmincola* e *Clonorchis sinensis*. O uso para infecções por *Fasciola hepatica* encontra-se em estudo.	• Adultos: 50 mg/kg, VO, preferencialmente em dose única. • Crianças: 60 mg/kg, VO, preferencialmente em dose única.
Oxamniquina	Atividade estrita sobre o *S. mansoni*	• Adultos: 15 mg/kg, VO, em tomada única; • Crianças: 20 mg/kg, VO, dose total dividida em duas tomadas, administradas em um intervalo de 4 a 6 horas, em um único dia

Adaptado de Tavares, 2014; Tavares et al., 2013.

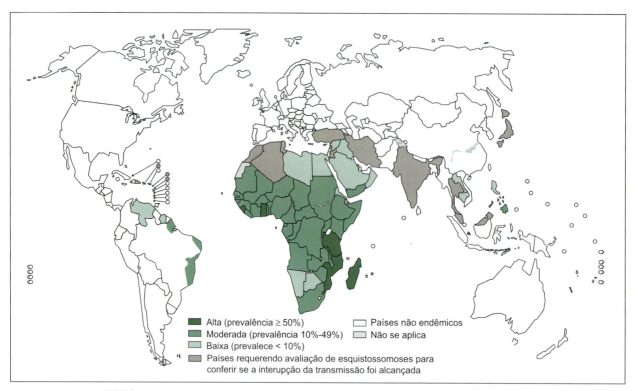

FIGURA 57.4 Distribuição das esquistossomoses humanas no mundo, 2012. Adaptada de WHO, 2019.

Os hospedeiros intermediários do *S. mansoni* são invertebrados do gênero *Biomphalaria* (Quadro 57.4). A espécie mais importante, por sua distribuição e por suas características biológicas favoráveis ao desenvolvimento do helminto, é a *Biomphalaria glabrata*. A *Biomphalaria tenagophila* e a *Biomphalaria straminea* são também relevantes, sendo a primeira espécie encontrada principalmente no Sul do país, em São Paulo e no sul da Bahia. Já a segunda é encontrada em quase todas as bacias hidrográficas brasileiras (Siqueira-Batista et al., 2013b).

Os indivíduos infectam-se com o *S. mansoni* quando entram em contato com a água contaminada. A infectividade de fontes de água doce é demonstrada pela presença patente do caramujo, hospedeiro intermediário do helminto. A exposição à água contaminada costuma ser medida pela quantificação do tipo, da frequência e da duração dos contatos com as coleções hídricas. Os estudos de campo demonstraram que as crianças fazem uma significativa exposição passiva à água (em termos recreativos) em poços contaminados. Nos anos 1990, utilizou-se análise sorológica quantitativa para estudar a exposição a infecções em estágios adultos de *Schistosoma* em crianças pequenas. Tais estudos indicaram que 79% dos infantes com idade entre 4 meses e 6 anos, mostraram indícios de exposição à infecção esquistossomótica (Brasil, 2010). Em estudos recentes, o mais jovem paciente que se mostrou positivo para a infecção por *Schistosoma*, com base na excreção de ovos do parasito, foi de 6 meses de idade (Mutapi, 2015; Grimes, 2014). Outros pesquisadores também demonstraram que as crianças em vários países africanos – como Costa do Marfim, Mali, Nigéria, Quênia, Uganda e Zimbábue – estão infectados com trematódeos do gênero *Schistosoma*. Além disso, em algumas áreas, os níveis de infecção são tão elevados quanto os de seus cuidadores. Tais cuidadores, no entanto, eram elegíveis para o tratamento, enquanto as crianças infectadas permaneciam sem tratamento durante vários anos. Além disso, as investigações estão descrevendo e quantificando a morbidade nessa faixa etária e têm demonstrado que tais infecções em crianças pequenas são clinicamente significativas, com características epidemiológicas específicas e alarmantes para essas populações (Mutapi, 2015; Grimes, 2014).

QUADRO 57.4 Classificação dos hospedeiros intermediários do *Schistosoma mansoni*.

Reino	Animalia
Filo	Mollusca
Classe	Gastropoda
Ordem	Basommatophora
Família	Planorbidae
Subfamília	Planorbinaae
Gênero	*Biomphalaria*
Espécies	*Biomphalaria glabrata*, *Biomphalaria straminea*, *Biomphalaria tenagophila*

Adaptado de NCBI – The Taxonomy Database, 2019; Arctos – Collaborative Collection Management Solution, 2019.

A faixa etária com maiores taxas de infecção abrange dos 15 aos 20 anos, uma vez que tais indivíduos acumulam contínuas (re)infecções desde a infância. Nesse período, também há maior eliminação de ovos nas fezes. A carga parasitária tende a baixar a partir dos 20 anos, devido ao envelhecimento e à morte natural dos metazoários. Tal fato pode ser atribuído também ao aumento da resistência dos indivíduos no decorrer dessas reinfecções (Siqueira-Batista et al., 2003; Brasil, 2019).

Profilaxia e controle

O programa de controle da EM geralmente inclui duas abordagens principais: (1) a redução da morbidade, visando à minimização do número de formas graves da doença; e (2) o controle da transmissão, interrompendo o ciclo evolutivo do trematódeo. Isso inclui adequada abordagem à qualidade da água e ao tratamento de esgoto, bem como limitar o acesso à água doce contaminada e o fornecimento de abastecimento de água potável. Programas voltados para a erradicação de espécies do caracol têm sido tentados, ainda que eles sejam alvo de críticas. Em geral, a abordagem não resulta na erradicação completa e é difícil de sustentar-se, pois, o repovoamento por caramujos pode ocorrer muito rapidamente. Programas educacionais também têm um papel importante para o enfrentamento da helmintíase. Adolescentes foram o foco principal nesses programas, por serem a faixa etária com a maior intensidade de infecção. No entanto, existem certas desvantagens das estratégias de tratamento em massa, como questões logísticas e financeiras, possível desenvolvimento de resistência ao fármaco, falta de resistência à reinfecção e provável aumento do risco de doença hepática com o tratamento interrompido. Por isso, continua a busca por uma vacina eficaz, apesar das repetidas decepções com as diversas tentativas (Barsoum et al., 2013; Rozemberg, 1994).

Os dados de estudos de vacinação dos animais produziram importantes informações relativas às estratégias de desenvolvimento da vacina para humanos. Um dos pontos centrais diz respeito à compreensão das íntimas relações entre os padrões das respostas Th1 e Th2 na infecção pelo *S. mansoni*. Mais de dez antígenos, com forte potencial para o desenvolvimento de vacinas, já foram identificados. A maioria dos elegíveis consiste em componentes da membrana do tegumento esquistossomular. Uma abordagem estratégica potencial envolveria vários antígenos em conjunto. Estudos proteômicos, genômicos e de bioinformática estão em andamento para integrar tais antígenos em um só, na esperança de aumentar a eficácia da vacinação sobre a atual taxa de sucesso de 70%. Os principais trematódeos sob investigação são o *S. haematobium* e o *S. mansoni*, em relação ao quais os testes encontram-se em diferentes fases (Barsoum et al., 2013; Merrifield, 2016; Tebeje et al., 2016).

No Brasil, em 1975, foi criado, um programa com o objetivo de controlar a esquistossomose mansônica: o Programa Especial de Controle da Esquistossomose (PECE). A partir dessa data, mais de 12 milhões de tratamentos foram realizados em todo o país, principalmente na região Nordeste. Todavia, diversos fatores que envolvem a transmissão dificultam o sucesso destas medidas. A prevalência da EM tem diminuído em algumas áreas e aumentado em outras, com o aparecimento de casos periurbanos. O enfrentamento desta endemia, no país, constitui um dos mais importantes desafios de saúde pública, o qual exige a articulação estratégica de métodos mais eficazes e múltiplos na obtenção de resultados duradouros no controle de tal enfermidade (Barsoum et al., 2013; Brasil, 2019).

Algumas ações devem ser implementadas – junto ao programa de controle da doença –, as quais devem ser empreendidas em estreita articulação com a vigilância da enfermidade (Figura 57.5) (Katz, 2003; Rey, 2008; Brasil, 2019):

- Abordagem dos hospedeiros invertebrados, pelo uso de moluscicidas ou outros métodos biológicos
- Melhora das condições sanitárias, com coleta e tratamento de dejetos; seguramente, as obras de engenharia sanitária estão entre as principais medidas a serem tomadas para interromper a transmissão da EM, pois, evitam a eliminação inadequada dos dejetos e, dessa maneira, impedem a propagação da endemia por meio de esgotos a céu aberto, córregos e rios poluídos. No Brasil, o abastecimento de água nas cidades alcança 90% da população, mas esse índice é muito menor nas zonas rurais. (Rezende, 2008; IBGE, 2010)
- Educação para a saúde das pessoas que vivem em áreas endêmicas, com o intuito de promover genuína mudança de comportamento nas comunidades; destaca-se a importância de (1) evitar o contato com a água de rios e córregos e (2) abolir o lançamento das fezes em locais inadequados, hábitos que precisam ser incorporados por todas as pessoas
- Tratamento dos indivíduos infectados, começando pela identificação em áreas de suspeição epidemiológica, por meio de rastreios coproscópicos e aplicação de quimioterapia específica, evitando-se o surgimento de formas mais graves
- Proteção individual contra cercárias.

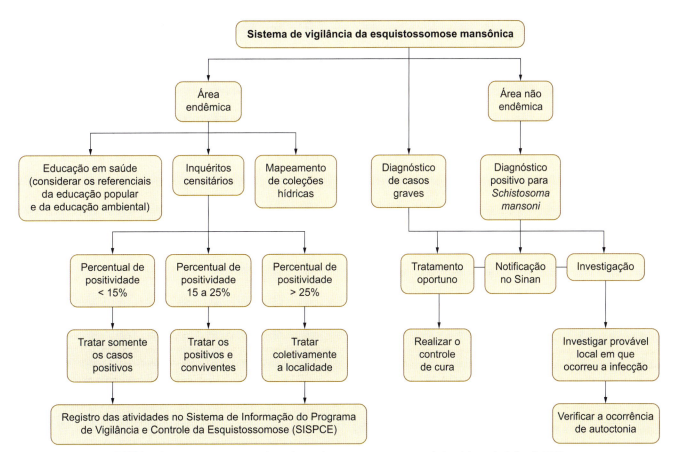

FIGURA 57.5 Algoritmo do Sistema de vigilância da esquistossomose mansônica. Adaptada de Brasil, 2019.

Cada vez fica mais evidente a importância dos programas educacionais para a profilaxia e o controle das esquistossomoses. No Brasil, existem experiências bem-sucedidas, com a produção de material educativo – como cartilhas e cartazes – para conscientizar as pessoas que residem em áreas endêmicas. As ações empreendidas têm obtido êxito, principalmente quando inscritas nos referenciais da educação popular e da educação ambiental, com implementação articulada à atuação da Estratégia Saúde da Família (Santos et al., 2013). Todas as medidas dirigidas à redução do alcance da moléstia são extremamente importantes, porém, educar as pessoas sobre os riscos da helmintíase – potencializando a compreensão acerca da necessidade de modificação de hábitos rotineiros, os quais impactam decisivamente na perpetuação do ciclo biológico do parasito (Souza, 2009; Quites, 2016; Massara, 2016) – torna-se provavelmente a "pedra de toque" para minimizar os impactos da condição mórbida. Trata-se, pois, de reconhecer que, para o controle da esquistossomose mansônica, a educação, libertadora, permanece como a melhor *aposta*.

Referências bibliográficas

Abou-El-Naga IF, Amer EI, Boulos LM, El-Faham MH, Abou Seada NM, Younis SS. Biological and proteomic studies of Schistosoma mansoni with decreased sensitivity to praziquantel. Comp Immunol Microbiol Infect Dis 2019; 66:101341.

Arctos – Collaborative Collection Management Solution. Disponível em: https://arctos.database.museum/name/Schistosoma. Acesso em ago. 2019a.

Arctos – Collaborative Collection Management Solution. Disponível em: https://arctos.database.museum/name/Biomphalaria. Acesso em ago. 2019b.

Azevedo FS, Penas ME, Pinheiro RS. Embolização esplênica parcial. Radiol Bras 1983;16(2):95-9.

Barsoum RS, Esmat G, El-Baz T. Human schistosomiasis: clinical perspective: review. J Adv Res 2013;4(5):433-44.

Barsoum RS, Glossock RJ, Rovin BH, Lam AQ. Schistosomiasis and glomerular disease. UpToDate, 2017.

Brasil. Ministério da Saúde. Secretaria de Atenção à Saúde. Departamento de Atenção Básica. Cadernos de Atenção Básica n. 21. Brasília, 2007.

Brasil. Ministério da Saúde. Secretaria de Vigilância em Saúde. Departamento de Vigilância Epidemiológica. Doenças infecciosas e parasitárias: Guia de Bolso. 8. ed. Brasília; 2010.

Brasil. Ministério da Saúde. Secretaria de Vigilância em Saúde. Guia de Vigilância em Saúde: volume único [recurso eletrônico]/Ministério da Saúde, Secretaria de Vigilância em Saúde, Coordenação-Geral de Desenvolvimento da Epidemiologia em Serviços. 3. ed. Brasília: Ministério da Saúde, 2019.

Bruscky IS, de Melo FL, de Medeiros ZM et al. Nested polymerase chain reaction in cerebrospinal fluid for diagnosing spinal cord schistosomiasis: A promising method. J Neurol Sci 2016; 366:87-90.

Caron Y, Cabaraux A, Marechal F, Losson B. Swimmer's Itch in Belgium: First Recorded Outbreaks, Molecular Identification of the Parasite Species and Intermediate Hosts. Vector Borne Zoonotic Dis 2017; 17(3):190-4.

Carvalho OAM. Mansonic neuroschistosomiasis. Arq Neuro-Psiquiatr 2013;71(9):714-6.

Cavalcanti MG, Mesquita JS, Queiroz LF et al. Imunologia. In: Siqueira-Batista R, Ramos Júnior AN, Gomes AP, Medeiros LB, Bezerra FSM. Esquistossomoses humanas. Rio de Janeiro: Rubio, 2013.

CDC. Centers for Disease Control and Prevention. Schistosomiasis 2019. Disponível em: https://www.cdc.gov/parasites/schistosomiasis/. Acesso em: 2 out 2019.

Clerinx J, Soentjens P, Weller PF, Baron EL. Epidemiology, pathogenesis, and clinical manifestations of schistosomiasis. UpToDate, 2017.

Couto FFB. Estudo da resistência do Schistosoma mansoni Sambon, 1907 ao praziquantel. Tese (Doutorado em Ciências). Programa de Pós-Graduação em Ciências da Saúde, Centro de Pesquisas René Rachou, Fundação Oswaldo Cruz, Belo Horizonte, 2014.

De Liberato C, Berrilli F, Bossù T et al. Outbreak of swimmer's itch in Central Italy: Description, causative agent and preventive measures. Zoonoses Public Health 2019; 66(4):377-381.

Egesa M, Lubyayi L, Tukahebwa EM et al. Schistosoma mansoni schistosomula antigens induce Th1/Pro-inflammatory cytokine responses. Parasite Immunol 2018; 40(12):e12592.

Ferraz AA, de Sá VC, Lopes EP et al. Linfomas em pacientes com a forma hepatoesplênica da esquistossomose mansônica. Arq Gastroenterol 2006; 43(2):85-8.

Filgueira NA, Saraiva CMA, Jucá NT et al. Schistosomal liver fibrosis and hepatocellular carcinoma – case series of patients submitted to liver transplantation. Braz J Infect Dis 2018; 22(4):352-4.

Gomes AP, Bazzolli D, Fontes GG et al. Laboratório aplicado a clínica: guia prático. Viçosa: Editora UFV, 2012.

Graham BB, Kumar R. Schistosomiasis and the pulmonary vasculature. Pulm Circ 2014;4(3): 353-62.

Gray DJ, Ross AG, Li YS et al. Diagnosis and management of schistosomiasis. BMJ 2011;342:d2651.

Grimes JET, Croll D, Harrison WE. The relationship between water, sanitation and schistosomiasis: a systematic review and meta-analysis. PLoS Negl Trop Dis 2014;8(12):e3296.

He P, Song LG, Xie H et al. Nucleic acid detection in the diagnosis and prevention of schistosomiasis. Infect Dis Poverty 2016;5:25.

Hsiao A, Toy T, Seo HJ, Marks F. Interaction between Salmonella and Schistosomiasis: a Review. PLoS Pathog 2016; 12(12):e1005928.

IBGE. Instituto Brasileiro de Geografia e Estatística. Pesquisa nacional de saneamento básico: 2008. Ano da publicação: 2010. Disponível em: https://biblioteca.ibge.gov.br/index.php/biblioteca-catalogo?view=detalhes&id=283636. Acesso em 30 nov 2019.

Katz N, Almeida K. Esquistossomose, xistosa, barriga d'água. Cienc Cult 2003;55(1):38-43.

Kubo CH, Ribeiro PJ, Aguiar LAK et al. Construção e implementação de ações de enfermagem em ambulatório de gastroenterologia. Rev Latino-Am Enferm 2003;11(6):816-22.

Langenberg MCC, Hoogerwerf MA, Janse JJ et al.; CoHSI clinical trial team. Katayama Syndrome without Schistosoma mansoni eggs. Ann Intern Med 2019;170(10):732-3.

Martins RN, Cleva R, Gouveia EM et al. Correlação entre esplenomegalia e plaquetopenia na forma hepatoesplênica da esquistossomose mansônica. Arq Bras Cir Dig 2010; 23(4):254-8.

Massara CL, Murta FLG, Enk MJ et al. Caracterização de materiais educativos impressos sobre esquistossomose, utilizados para educação em saúde em áreas endêmicas no Brasil. Epidemiol Serv Saúde 2016;25(3): 575-584.

Matas SLA. Neuroesquistossomose. Rev Neurociências 2001;9(1):27-31

Mazigo HD, Kepha S, Kaatano GM, Kinung'hi SM. Co-infection of Schistosoma mansoni/hepatitis C virus and their associated factors among adult individuals living in fishing villages, North-Western Tanzania. BMC Infect Dis 2017;17(1):668.

Mazigo HD, Kirway L, Ambrose EA. Prevalence and intensity of Schistosoma mansoni infection in pediatric populations on antiretroviral therapy in north-western Tanzania: a cross-sectional study. BMJ Open 2019; 9(7):e029749.

McManus DP, Dunne DW, Sacko M et al. Schistosomiasis. Nat Rev Dis Primers 2018;4(1):13.

Medeiros LB, Perez MCA, Assis JEA et al. Aspectos clínicos. In: Siqueira-Batista R, Ramos Júnior AN, Gomes AP et al. Esquistossomoses humanas. Rio de Janeiro: Rubio, 2013, p. 57-76.

Merrifield M, Hotez PJ, Beaumier CM, Gillespie P, Strych U, Hayward T, Bottazzi ME. Advancing a vaccine to prevent human schistosomiasis. Vaccine 2016;34(26):2988-91.

Mickael CS, Graham BB. The Role of Type 2 Inflammation in Schistosoma-Induced Pulmonary Hypertension. Front Immunol 2019; 10:27.

Milan EP, Suassuna FAB. Esquistossomose mansônica. In: Tavares W, Marinho LAC. Rotinas de diagnósticas e tratamento das doenças infecciosas e parasitárias. 4. ed. Rio de Janeiro: Atheneu, 2015.

Mouser EE, Pollakis G, Smits HH et al. Schistosoma mansoni soluble egg antigen (SEA) and recombinant Omega-1 modulate induced CD4+ T-lymphocyte responses and HIV-1 infection in vitro. PLoS Pathog 2019; 15(9):e1007924.

Mutapi F. Changing policy and practice in the control of pediatric Schistosomiasis. Am Coll Pediatr 2015;135(3):536-44.

NCBI. National Center for Biotechnology Information. Taxonomy. Disponível em: https://www.ncbi.nlm.nih.gov/taxonomy. Acesso em: 25 mar. 2019.

Nelwan ML. Schistosomiasis: life cycle, diagnosis, and control. Curr Ther Res Clin Exp 2019; 91:5-9.

Peralta RH, Melo DG, Gonçalves MM et al. Serological studies in Nectomys squamipes demonstrate the low sensitivity of coprological exams for the diagnosis of Schistosomiasis. J Parasitol 2009; 95:764-6.

Petroianu A, Oliveira AE, Alberti LR. "Hiperesplenismo" em hipertensão portal por esquistossomose mansônica. Rev Bras Hematol Hemoter 2004; 26(3):195-201.

Povinske LF, Prestes AFRO. Esquistossomose no Vale do Ribeira-SP: incidência e prevenção – levantamento literário. Rev Saúde em Foco. 2013;6:26-35.

Quites HFO et al. Avaliação das ações de controle da esquistossomose na Estratégia de Saúde da Família em municípios do Vale do Jequitinhonha em Minas Gerais. Rev Bras Epidemiol 2016;19(2):375-89.

Raso P, Raso LA, Melo FA et al. Schistosoma mansoni granuloma in late evolutive phase, in a case of tumoral form in man. Rev Soc Bras Med Trop 2012; 45(5):627-32.

Rey L, Schistosoma mansoni e esquistossomíase: a doença In: Rey L. Parasitologia. Rio de Janeiro: Guanabara Koogan, 2008.

Rezende SC, Heller L. O saneamento no Brasil: políticas e interfaces. Belo Horizonte: UFMG; 2008.

Rose MF, Zimmerman EE, Hsu L, Golby AJ, Saleh E, Folkerth RD, Santagata SS, Milner DA Jr, Ramkissoon SH. Atypical presentation of cerebral schistosomiasis four years after exposure to Schistosoma mansoni. Epilepsy Behav Case Rep 2014; 2:80-5.

Rozemberg B. Representação social de eventos somáticos ligados à esquistossomose. Cad Saúde Públ 1994;10(1):30-46.

Sanchez MC, Cupit PM, Bu L, Cunningham C. Transcriptomic analysis of reduced sensitivity to praziquantel in Schistosoma mansoni. Mol Biochem Parasitol 2019; 228:6-15.

Santana LA, Aquino DM, Gurgel CN et al. Esquistossomoses humanas causadas por outros helmintos do gênero Schistosoma. In: Siqueira-Batista R, Ramos Júnior AN, Gomes AP et al. Esquistossomoses humanas. Rio de Janeiro: Rubio, 2013, p. 203-26.

Santos GO, Mello MGS, Barbosa AC, Guimarães FT, Bonfim AM. Esquistossomose Mansônica e Educação Ambiental. In: Siqueira-Batista R, Ramos Júnior AN, Gomes AP et al. Esquistossomoses humanas. Rio de Janeiro: Rubio, 2013.

Schols R, Carolus H, Hammoud C et al. A rapid diagnostic multiplex PCR approach for xenomonitoring of human and animal schistosomiasis in a 'One Health' context. Trans R Soc Trop Med Hyg 2019; pii: trz067.

Silva MAD, Nai GA, Tashima NT et al. Schistosomal myeloradiculopathy – a case report. Rev Soc Bras Med Trop 2019;52:e20180335.

Siqueira LDP, Fontes DAF, Aguilera CSB et al. Schistosomiasis: Drugs used and treatment strategies. Acta Trop 2017;176:179-87.

Siqueira-Batista R, Gomes AP, Duarte Mendes P et al. Coinfecção por Schistosoma e HIV: o Fio de Ariadne. In: Siqueira-Batista R, Ramos Júnior AN, Gomes AP et al. Esquistossomoses humanas. Rio de Janeiro: Rubio, 2013a.

Siqueira-Batista R, De-Pina-Costa A, Bandarra PA et al. Esquistossomose: Epidemiologia e Ecologia. In: In: Siqueira-Batista R, Ramos Júnior AN, Gomes AP et al. Esquistossomoses humanas. Rio de Janeiro: Rubio, 2013b.

Siqueira-Batista R, Gomes AP, Argento CA et al. Esquistossomoses humanas. In: Siqueira-Batista R, Gomes AP, Silva Santos S, et al. Manual de Infectologia. Rio de Janeiro: Revinter, 2003.

Siqueira-Batista R, Gomes AP, Santana LA et al. Acute Schistosomiasis mansoni: the pathophysiological cycle of the Schistosoma mansoni and the granulomas as egg of Columbus. Rev Bras Med 2014; 71(4): 90-94.

Siqueira-Batista R, Vieira PAF, Fontes GG et al. Avaliação laboratorial das fezes. In: Calixto-Lima L, Reis NT. Interpretação de exames laboratoriais aplicados à nutrição clínica. 1ed. Rio de Janeiro: Rubio, 2012.

Soentjens P, Clerinx J. Diagnosis of schistosomiasis. Official reprint from UpToDate, 2019a.

Soentjens P, Clerinx J. Treatment and prevention of schistosomiasis. Official reprint from UpToDate, 2019b.

Sousa MS, Dam GJ, Pinheiro MCC et al. Performance of an ultra-sensitive assay targeting the circulating anodic antigen (CAA) for detection of Schistosoma mansoni infection in a low endemic area in Brazil. Front Immunol 2019; 10:682.

Souza FPC, Vitorino RR, Costa AP et al. Esquistossomose mansônica: aspectos gerais, imunologia, patogênese e história natural. Rev Bras Clin Med. 2011;9(4):300-7.

Souza MRC. Esquistossomose no Brasil: ensinar versus educar. Rev Bras Educ Med 2009;33(): 144-7.

Stensgaard AS, Vounatsou P, Sengupta ME et al. Schistosomes, snails and climate change: Current trends and future expectations. Acta Trop 2019; 190:257-68.

Suthiphosuwan S, Lin A, Gao AF et al. Delayed presentation of cerebral schistosomiasis presenting as a tumor-like brain lesion. Neuroradiol J 2018; 31(4):395-398.

Tavares W. Antibióticos e quimioterápicos para o clínico. 3. ed. São Paulo: Atheneu, 2014.

Tavares W, Esperidião-Antonio V, Zorron R et al. Tratamento das esquistossomoses humanas. In: Siqueira-Batista R, Ramos Júnior AN, Gomes AP et al. Esquistossomoses humanas. Rio de Janeiro: Rubio, 2013.

Tebeje BM, Harvie M, You H et al. Schistosomiasis vaccines: where do we stand? Parasit Vectors 2016;9(1):528.

Teklemariam D, Legesse M, Degarege A et al. Schistosoma mansoni and other intestinal parasitic infections in schoolchildren and vervet monkeys in Lake Ziway area, Ethiopia. BMC Res Notes 2018;11(1):146.

Ten Hove RJ, Verweij JJ, Vereecken K, et al. Multiplex realtime PCR for the detection and quantification of Schistosoma mansoni and S. haematobium infection in stool samples collected in northern Senegal. Trans R Soc Trop Med Hyg 2008;102:179-85.

Thijs L, Messiaen P, van der Hilst J et al. Hepatic schistosomiasis with massive splenomegaly: a case report and literature review. Acta Gastroenterol Belg 2018; 81(1):93-6.

Thomas CM, Timson DJ. The mechanism of action of praziquantel: six hypotheses. Curr Top Med Chem 2018;18(18):1575-84.

Viana AG, Gazzinelli-Guimarães PH, Castro VN et al. Discrepancy between batches and impact on the sensitivity of point-of-care circulating cathodic antigen tests for Schistosoma mansoni infection. Acta Trop 2019; 197:105049.

Vitorino RR, Souza FPC, De-Pina-Costa A et al. Esquistossomose mansônica: diagnóstico, tratamento, epidemiologia, profilaxia e controle. Rev Soc Bras Clin Med 2012; 10:39-45.

WHO. World Health Organization. Schistosomiasis. 2019. Disponível em: https://www.who.int/schistosomiasis/en/. Acesso em: 1 dez. 2019.

Wichmann D, Poppert S, Von Thien H, et al. Prospective European-wide multicentre study on a blood-based realtime PCR for the diagnosis of acute schistosomiasis. BMC Infect Dis 2013;13:55.

CAPÍTULO 58

Esquistossomose Hematóbia

Luiz Alberto Santana • Lívia de Castro Sant'Anna •
Ademir Nunes Ribeiro Júnior • Marcio Luiz Fortuna Esmeraldo

Introdução

O *Schistosoma haematobium* figura como uma das cinco principais espécies capazes de infectar o *Homo sapiens*, juntamente com *Schistosoma mansoni* (ver Capítulo 57, *Esquistossomose Mansônica*), *Schistosoma japonicum*, *Schistosoma intercalatum* e *Schistosoma mekongi* (ver Capítulo 56, *Esquistossomoses Humanas*). O patógeno é o causador da esquistossomose hematóbia ou bilharziose – assim chamada após Theodor Bilharz ter identificado o parasito pela primeira vez em 1852 (Santana et al., 2013; Maguire, 2015; CDC, 2019) – enfermidade que ocorre em focos na África e no Oriente Médio (Clerinx; Soentjens, 2017).

O metazoário tem o homem como hospedeiro definitivo e o molusco do gênero *Bulinus* – ainda não encontrado no Brasil –, como hospedeiro intermediário (McManus; Loukas, 2008). A doença consiste, primordialmente, em alterações do aparelho geniturinário ocasionadas por lesões em veias do plexo vesical, que levam comumente a obstrução de ureteres e uretra, podendo chegar à fibrose total da bexiga. Também há possibilidade de lesão hepática, menos grave do que a observada em infecções por *S. mansoni* (PAHO, 2003).

Com base nessas considerações preliminares, o objetivo deste capítulo é a apresentação dos principais aspectos etiológicos, patogênicos, clínicos, diagnósticos, terapêuticos e ecoepidemiológicos da esquistossomose hematóbia, helmintíase que tem significativa importância – no mundo – em termos de saúde pública.

Etiologia

Taxonomia

A classificação taxonômica de *Schistosoma haematobium* está descrita no Quadro 58.1.

Aspectos morfológicos

Em termos gerais, os parasitos da espécie *S. haematobium* são maiores do que os da *S. mansoni*. O macho mede de 1,0 a 1,5 cm de comprimento e 0,75 a 1,0 mm de espessura (diâmetro), tem cerca de cinco testículos e apresenta o tegumento coberto por discretos tubérculos. Sua porção terminal do intestino inicia-se no meio do corpo. As fêmeas são longas e finas, medindo de 1,6 a 2,6 cm e 0,25 cm de diâmetro. Têm ovários únicos no terço médio do corpo, os quais podem armazenar até 60 ovos de 80 a 180 μm de comprimento cada (Siqueira-Batista et al., 2001).

QUADRO 58.1 Classificação do helminto *Schistosoma haematobium*.

Domínio	Eukaryota
Filo	Platyhelminthes
Classe	Trematoda
Ordem	Strigeidida
Superfamília	Schistosomatoidea
Família	Schistosomatidae
Gênero	*Schistosoma*
Espécie	*Schistosoma haematobium*

Adaptado de NCBI – The Taxonomy Database, 2019; Arctos – Collaborative Collection Management Solution, 2019.

Ciclo biológico

O início do ciclo evolutivo (Figura 58.1) ocorre a partir da semeadura de ovos na água doce por meio da urina e, menos comumente, fezes de humanos ou reservatórios animais infectados. Os ovos intumescem e rompem quando entram em contato com meios hipotônicos, o que resulta na liberação de miracídios ciliados em coleções hídricas. Eles irão se deslocar para as regiões mais profundas em busca de seus hospedeiros intermediários, os caramujos do gênero *Bulinus*. (Conceição; Silva, 2015). A seguir, penetram nos moluscos e iniciam o processo de transformação de miracídios em esporocistos, o qual dura, em média, cerca de 5 semanas. Após tal processo, são liberadas cerca de 500 cercárias por dia, que representam a forma infectante para o hospedeiro vertebrado. São especialmente infectantes nas primeiras 8 horas pós-liberação. Há produção de enzimas proteolíticas pelas glândulas de penetração das cercarias, o que possibilita a perfuração da epiderme humana intacta pela larva (Siqueira-Batista et al., 2001; Rey, 2008).

No tecido subcutâneo humano, as cercárias perdem as caudas e transformam-se em esquistossômulos que, em cerca de 2 a 4 dias, migram pelos vasos (venosos ou linfáticos), chegando aos pulmões e ao parênquima hepático, onde amadurecem e se tornam adultos em 2 a 4 semanas. Os vermes adultos migram para o plexo venoso vesical e, depois de 1 a 3 meses, ocorre oviposição no sistema perivesical (Clerinx; Soentjens, 2017). Os vermes adultos costumam sobreviver por 5 a 7 anos, podendo chegar até 30 anos (Arnon, 1990). Quando os vermes também se localizam nas ramificações das veias mesentéricas, poderão ser encontrados ovos nas fezes do indivíduo infectado (McManus; Loukas, 2008).

Imunologia e patologia

O processo saúde-doença está relacionado a vários fatores. Pessoas já expostas ao *S. haematobium* apresentam memória imunológica, o que leva à produção de anticorpos (IgG e IgE) específicos e letais aos parasitos. O curso infeccioso depende da idade da exposição primária, da continuidade da exposição, da imunidade adquirida e da suscetibilidade genética do indivíduo (Gryseels, 2006). Assim, a infecção é de intensidade maior nas duas primeiras décadas de vida e regride a níveis muito mais baixos em adultos, devido à imunidade adquirida (Butterworth, 1998; Maguire et al., 2015). Por motivo semelhante, os moradores de áreas endêmicas podem não apresentar sinais clínicos de infecção, por terem sensibilidade intrauterina gerada pela infecção materna (Maguire, 2015; Rey, 2008).

As primeiras manifestações da doença decorrem da penetração das cercárias na pele e consequente lesão tecidual, a qual resulta no aparecimento de dermatite papular local. Alguns parasitos morrem durante esse processo, desencadeando edema e infiltração celular na derme e na epiderme. Após o primeiro contato, o aparecimento de manifestações agudas da esquistossomose pode demorar de 2 a 8 semanas até anos, (Maguire, 2015; CDC, 2019).

A resposta imune é organizada contra a larva e, principalmente, os ovos, os quais suscitam resposta imunológica celular e humoral fraca, de modo a contribuir para as manifestações clínicas da doença (Neal, 2004). O excesso de antígenos gerados pode formar imunocomplexos, os quais se depositam em vários tecidos e são responsáveis por grande parte das manifestações clínicas (Sobh, 1991; Maguire, 2015). Pode

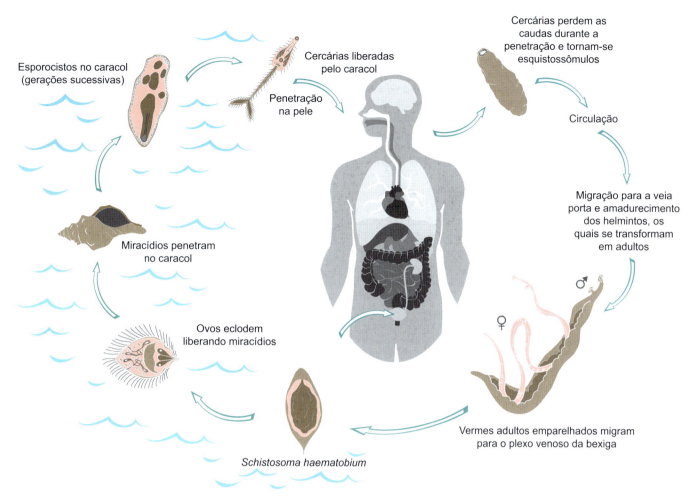

Esporocistos no caracol
(gerações sucessivas)

Cercárias liberadas
pelo caracol

Penetração
na pele

Cercárias perdem as
caudas durante a
penetração e tornam-se
esquistossômulos

Circulação

Migração para a veia
porta e amadurecimento
dos helmintos, os
quais se transformam
em adultos

Miracídios penetram
no caracol

Ovos eclodem
liberando miracídios

♂

♀

Vermes adultos emparelhados migram
para o plexo venoso da bexiga

Schistosoma haematobium

FIGURA 58.1 Ciclo biológico dos helmintos da espécie *Schistosoma haematobium*.

haver febre no início do quadro, em resposta aos imunocomplexos que circulam pelo organismo em conjunto com a variada gama de citocinas pró-inflamatórias produzidas (Gryseels et al., 2006).

Há acúmulo de ovos na bexiga, pois os vermes habitam e desovam no plexo vesical, responsável por drená-la. Os ovos ficam alojados na mucosa e na submucosa, o que gera importantes consequências, caso permaneçam retidos e se calcifiquem (Gryseels et al., 2006). Há também formação de granulomas em volta dos ovos, inicialmente compostos de neutrófilos, eosinófilos e células mononucleadas e, posteriormente, por macrófagos, fibroblastos, linfócitos e células mononucleadas gigantes (Butterworth, 1998). Ocorrem inflamação granulomatosa, ulcerações e desenvolvimento de pseudopólipos na parede da bexiga e da uretra, o que pode mimetizar lesões malignas. Processos inflamatórios crônicos secundários à esquistossomose hematóbia já foram associados a câncer de bexiga (Silva et al., 2006). A resposta inflamatória tem início pelos linfócitos TCD4+ e é regulada pelas respostas balanceadas Th1 e Th2, além de apresentar alta produção de citocinas locais e sistêmicas (Pearce, 2005). Os ovos secretam proteínas e carboidratos que irão induzir resposta imune Th2 do hospedeiro, desencadeando reação granulomatosa eosinofílica (Coutinho et al., 2007).

Na fase crônica, os ovos são capazes de suscitar resposta imunológica em diferentes partes do organismo hospedeiro. Eles são transportados pelo sistema venoso e migram pelos tecidos, cursando com inflamação e fibrose posterior (Gryseels et al., 2006; Rey, 2008). Os miracídios secretam enzimas histolíticas por meio da casca do ovo, as quais facilitam sua passagem através de vasos sanguíneos e tecidos que levam ao sistema urinário. De um terço à metade dos ovos conseguem completar o percurso, enquanto o restante se perde. Uma parcela destas

formas evolutivas causa fenômenos embólicos em lugares distantes e a outra fica presa nos tecidos (Maguire, 2015; CDC, 2019).

Ocorre obstrução do fluxo urinário devido à fibrose e à calcificação das extremidades inferiores dos ureteres e da bexiga, o que pode ocasionar hidronefrose ou hidroureter. A alteração da superfície mucosa em associação à estase renal já estabelecida faz com que haja formação de cálculos urinários, ocasionando complicações como proteinúria, hematúria e pielonefrite (Brouwer, 2003; Santana et al., 2013). O sistema genital masculino pode ser sede de lesões ectópicas, com presença de ovos na vesícula seminal, na bexiga, na próstata e nos ductos deferentes. No sexo feminino, é comum o desenvolvimento de cervicites, ulcerações e pólipos, que acometem, sobretudo, vagina, vulva e colo uterino, podendo gerar, menos frequentemente, envolvimento ovariano e das tubas uterinas (Siqueira-Batista et al., 2001).

Pode haver repentina formação de granulomas perivasculares no pulmão, o que diminui o fluxo da microcirculação e gera *shunts* arteriovenosos pré-capilares. Como consequência, há redução da oxigenação sanguínea. As demais alterações cardiopulmonares são semelhantes às presentes na esquistossomose mansônica (Siqueira-Batista et al., 2001).

A deposição de ovos afeta, principalmente, pele, mucosas (em especial a mucosa intestinal), pênis e escroto. Pode cursar com lesões cutâneas variadas, na maior parte das vezes assintomática (Conceição; Silva, 2015). Caso os ovos sejam transportados pela circulação até o encéfalo ou medula espinal, ocasionando a formação de granulomas e/ou tumorações compressivas, o paciente pode apresentar mielite transversa, sintomática, com envolvimento dos segmentos lombares e sacrais (Maguire, 2015; CDC, 2019).

Aspectos clínicos

Doença em humanos

A primeira manifestação da esquistossomose hematóbia caracteriza-se por prurido cutâneo, eritema e erupção papular ao redor da área de penetração das cercárias, tipicamente nos pés ou nas pernas (Clerinx; Soentjens, 2017). Tal manifestação é mais comum em reinfecções. Precocemente, aparecem sintomas inespecíficos, como febre, mialgia, cefaleia, mal-estar e anorexia, podendo haver náuseas, vômitos, tosse e diarreia, hepatoesplenomegalia, em geral dolorosa à palpação, e frequentemente eosinofilia ao hemograma (Barlow; Meleney, 1949; Santana et al., 2013). Na maior parte das vezes, não há muitas manifestações, sendo perceptível apenas hematúria terminal, indolor e recorrente. Nos casos mais graves, a hematúria pode ocorrer durante toda a micção, acompanhada ou precedida de ardência miccional, dor suprapúbica e polaciúria (Gryseels et al., 2006). Em homens, pode haver hemospermia. Após 3 meses da penetração, iniciam-se os sintomas da fase crônica. Inicialmente, ocorrem hematúria e proteinúria, sem alterações plasmáticas (Conceição; Silva, 2015). Polaciúria e disúria tornam-se cada vez mais frequentes, devido à redução de distensibilidade da bexiga causada por fibrose, pregas papilomatosas e pseudoabscessos que cursam com inflamação e lesão na mucosa e submucosa vesical e ureteral, provocando dor (PAHO, 2003). Na maior parte das situações, as referidas lesões são reversíveis com o tratamento antes do início do processo de fibrose e calcificação (Clerinx; Soentjens, 2017). As hepatopatias são menos graves do que as encontradas em esquistossomoses mansônicas.

Como complicação, pode-se observar piúria, uma vez que há abundância de eosinófilos envolvendo os ovos nos tecidos inflamados, o que leva a seu aparecimento na urina. Também pode haver formação de cálculos no cálice renal, na bexiga e nos ureteres, com apresentação de dor lombar intensa, pielonefrite e estenose do colo vesical com hidronefrose. A cistite crônica por ação contínua dos ovos de *S. haematobium*, tem sido associada ao câncer de bexiga, especialmente se combinada a outras exposições potencialmente cancerígenas, como o tabaco. Além disso, a inflamação granulomatosa, os pseudopólipos e as ulcerações nas paredes vesical e ureteral simulam neoplasias, em muitas oportunidades (Clerinx; Soentjens, 2017).

Pode haver doença pulmonar ectópica, desenvolvida por meio de hipertensão portal pré-sinusoidal com consequente formação de vasos colaterais, os quais criam uma rota para embolização de ovos para a circulação pulmonar. Os ovos depositam-se nas arteríolas e produzem endarterite obliterante, evoluindo para hipertensão pulmonar e *cor pulmonale*. A manifestação mais frequente é a dispneia, acompanhada, ou não, de tosse e febre. A radiografia de tórax evidencia nódulos miliares finos (Clerinx; Soentjens, 2017). A neuroesquistossomose pode ocorrer em infecções por *S. haematobium* e, embora seja importante, é menos comum que a doença pulmonar. Pode envolver a medula espinal ou o cérebro, sendo a mielopatia aguda mais comum que a doença cerebral. Os vermes adultos embolizados para a medula espinal ou para a microcirculação no cérebro podem liberar ovos nesses locais. Assim, provocam reação inflamatória granulomatosa, com destruição do tecido local e extensa cicatrização (Scrimgeour; Gajdusek, 1985). Em mulheres, a presença de granulomas nas tubas uterinas e nos ovários contribui para maior risco de gestação ectópica, infertilidade e aumento do risco de transmissão de HIV (Kjetland et al., 2006). Nos homens, as manifestações genitais podem envolver testículos, epidídimo, cordão espermático e/ou próstata. Uma vez instituído o tratamento, as lesões genitais podem ser parcialmente reversíveis.

Os pacientes podem apresentar diversos sintomas, os quais costumam gerar dúvida para o diagnóstico. Realiza-se o diagnóstico diferencial pela avaliação laboratorial, com o achado do parasito nas fezes e/ou na urina, ou, ainda, por meio de testes sorológicos e exames de imagens (Clerinx; Soentjens, 2017).

Doença em animais não humanos

O *S. haematobium*, assim como o *S. mansoni*, é considerado espécie infectante estritamente de seres humanos. Apesar disso, já se observou o parasito em macacos (PAHO, 2003; CDC, 2019).

Diagnóstico laboratorial

Os sintomas sugestivos de esquistossomose hematóbia e os aspectos epidemiológicos – especialmente aqueles relacionados com as atividades praticadas pelo paciente, como trabalho e lazer – devem ser investigados (Siqueira-Batista et al., 2001; CDC, 2019).

Para sistematizar a avaliação, os pacientes deverão ser divididos em dois grupos: aqueles que residem e aqueles que retornam de áreas endêmicas. Entre os viajantes, a sorologia é o teste mais utilizado, uma vez que a carga parasitária costuma ser baixa, o que torna a detecção de anticorpos mais sensível do que a demonstração de ovos nas fezes ou na urina para o diagnóstico da infecção. Para moradores da área endêmica, embora a sorologia possa ser útil, muitas vezes não está disponível e pode não definir o estado atual da infecção. Levando em consideração a importância de diferenciação de *S. haematobium* das outras espécies do gênero *Schistosoma*, pode ser usada microscopia para determinação da espécie infectante e para quantificação da carga infecciosa (Soentjens; Clerinx, 2016). Com o mesmo objetivo, têm sido desenvolvidos métodos moleculares, como reação em cadeia da polimerase (PCR), polimorfismo de fragmentos de restrição (RFLP) e *Southern blotting* (Abbasi et al., 2007), embora ainda não sejam utilizados como métodos diagnósticos de rotina (Soentjens; Clerinx, 2016).

Podemos classificar os métodos diagnósticos em: (1) diretos, com visualização de ovos de *S. haematobium* na urina ou nas fezes por meio de microscopia e detecção do antígeno ou DNA do parasito em sangue, urina e fezes; e (2) indiretos, os quais se referem à sorologia para detecção de anticorpos específicos. Realiza-se o diagnóstico da espécie por meio da identificação do ovo (Figura 58.2), levando em consideração a forma peculiar que cada uma apresenta (Soentjens; Clerinx, 2016).

Para a detecção de ovos de *S. haematobium* na urina, recomenda-se a coleta do fluido biológico em três ou mais amostras do material em dias diferentes, considerando a irregularidade de eliminação deles. A filtração ou a sedimentação da urina podem melhorar a chance diagnóstica. A filtração é o melhor método quantitativo, por ser simples, rápida, de baixo custo e com boa reprodutibilidade. A sedimentação pode ser considerada para o teste de eclosão dos miracídios, por ser uma técnica simples, econômica e sensível (Rey, 2008). Há maior sensibilidade em microscopia de amostras coletadas entre 10 e 14 horas (Peters; Kazura, 1987).

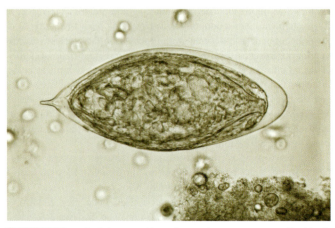

FIGURA 58.2 Ovo do *S. haematobium* observado em montagem líquida de urina concentrada, evidenciando espícula lateral característica. Reproduzida de CDC, 2019, com permissão.

Cistoscopia, biopsia e histopatologia são exames que possibilitam a demonstração de ulcerações, tumorações, pólipos e lesões granulomatosas no parênquima vesical. São considerados exames diretos quando a biopsia precede o exame histopatológico, para a avaliação microscópica e a identificação de ovos do parasito. Isso torna o exame muito importante na fase crônica da doença, quando poucos ovos são eliminados. A cistoscopia é útil para identificar hematúria, sendo indicada como critério de complicação e cura da doença (Conceição; Silva, 2015). A biopsia dos pólipos no sistema urinário pode identificar ovos com granulomas e eosinofilia circundantes (Soentjens; Clerinx, 2016). A cistoscopia com biopsia não é realizada de rotina e está indicada quando os ovos não são encontrados na urina, em pacientes com suspeita da doença (Lucey; Maguire, 1993).

Utiliza-se a colposcopia para coleta de material do colo uterino, com vistas à identificação das lesões. Caso existam ovos na mucosa retal, eles podem ser observados por meio da biopsia, sendo esta também importante para obter material histopatológico de ectopias na pele, além de auxiliar na suspeita diagnóstica de lesões em períneo, vagina e cérvice (Conceição; Silva, 2015).

A anamnese bem-feita e o exame físico detalhado, associados à solicitação de exames laboratoriais e de imagem, são elementos fundamentais para o diagnóstico. Conforme já comentado, os testes sorológicos são importantes especialmente em viajantes que retornam de áreas endêmicas. Como os anticorpos costumam ser detectáveis antes dos ovos, a sorologia usualmente se torna positiva em menor tempo, entre 6 e 12 semanas (Jones et al., 1992; Santana et al., 2013), embora, na maior parte dos casos, seja negativa na infecção aguda. Os ensaios disponíveis são: ELISA, radioimunoensaio, imunofluorescência indireta, soroaglutinação lenta, imunoprecipitação em ágar gel, *Western blotting* e fixação do complemento (Sulahian et al., 2005). Vários antígenos do *S. haematobium* são utilizados, podendo estes ser oriundos do verme adulto, das cercárias ou dos ovos (Siqueira-Batista et al., 2001; Santana et al., 2013; CDC, 2019).

Avaliação por métodos complementares

A enfermidade cursa com marcante acometimento do sistema geniturinário, de modo que vários métodos de imagem podem ser utilizados para verificar e quantificar os danos aos órgãos. Observa-se, em alguns pacientes, calcificação vesical, com a utilização da radiografia de abdome e pielografia intravenosa. Já a urografia excretora é um método útil para a investigação da uropatia obstrutiva (López et al., 2007). A ultrassonografia dos rins e das vias urinárias tem boa correlação com lesões associadas à esquistossomose do sistema urinário, evidenciando irregularidades da parede vesical secundária a granulomas, pólipos, hidronefrose e tumores (King, 2002; Santana et al., 2013).

Quando a doença se estende ao encéfalo, podem ser utilizadas a tomografia computadorizada e a ressonância magnética. Tais métodos geralmente mostrarão infiltrados inespecíficos sugerindo tumores. Na coluna vertebral, a RM pode evidenciar lesões extradurais ou intramielínicas. Os achados são inespecíficos e podem incluir aumento do volume de cone medular, espessamento radicular linear ou aparência nodular. Em caso de acometimento medular, a mielografia é o exame de escolha (Soentjens; Clerinx, 2016; Ferrari et al., 2011; Braga et al., 2003).

Diagnóstico diferencial

Existem diversos diagnósticos diferenciais, dada a variada sintomatologia apresentada pelos enfermos. Os principais achados a serem considerados no diagnóstico diferencial da esquistossomose urinária – além das enfermidades por outras espécies de *Schistosoma* – são (Clerinx; Soentjens, 2016; Maguire, 2015; Siqueira-Batista et al., 2001):

- Doença febril aguda: deve-se pensar em malária, febre tifoide, brucelose, leptospirose, apendicite e gastrenterite, entre outras

- Eosinofilia: isoladamente, pode ocorrer em casos de estrongiloidíase, infecções por *Ancylostoma* ou *Necator* e ascariadíse, e em outras helmintíases
- Eosinofilia e febre: podem ocorrer em díspares verminoses, com destaque para a clonorquíase, a opistorquíse, a fasciolíase, a eosinofilia tropical, a larva *migrans* visceral, a triquinose e as infecções por *Paragonimus*
- Hepatoesplenomegalia: apesar de ser mais característica da esquistossomose mansônica, também pode ocorrer na hematóbia; nesse caso, o diagnóstico diferencial inclui malária, leishmaniose visceral, síndromes mieloproliferativas, talassemia e leucemia crônica
- Hemoglobinúria: também está presente nas infecções do sistema urinário de etiologia bacteriana, nefrolitíases, glomerulonefrites, tuberculose renal e câncer urogenital
- Erupção cutânea pruriginosa: algumas entidades dermatológicas são capazes de cursar com o mesmo quadro, como foliculite, larva *migrans* cutânea, varicela e dermatite de contato, entre outras

Tratamento

O tratamento da esquistossomose hematóbia depende da apresentação clínica e do estágio de evolução da doença. Deve ser comentado que a instituição da terapêutica previne complicações oriundas da infecção crônica e pode evitar o desenvolvimento de neuroesquistossomose. A redução da carga parasitária diminui a produção de ovos, reduzindo a morbidade e a mortalidade, independentemente da erradicação completa do verme (Soentjens; Clerinx, 2016). A quimioterapia atua interrompendo a oviposição e auxilia na eliminação do agente causal e na prevenção de danos aos órgãos acometidos pela enfermidade.

As lesões costumam regredir após o tratamento. O fármaco de escolha é o praziquantel, utilizado após as refeições, por via oral e em dose única de 40 mg/kg (Kabatereine et al., 2007). O medicamento pertence ao grupo das pirazinoisoquinoleínas e atua alterando a estrutura do tegumento de vermes adultos, o que gera um aumento da permeabilidade aos íons cálcio. Estes acumulam-se no citosol, levando a contrações musculares descoordenadas e consequente paralisia (ver Capítulo 9, *Tratamento Farmacológico das Enfermidades Parasitárias*). Além disso, o dano à membrana induz resposta imune aos antígenos do parasito (Brindley; Sher, 1990; Santana et al., 2013), o que faz com que a eficácia do tratamento esteja relacionada não só com a carga parasitária, mas também com a resposta imune do hospedeiro à infecção (Van Lieshout et al., 1999; Maguire, 2015).

O praziquantel apresenta rápida e boa absorção oral quando administrado junto com alimentos. Há efeitos adversos leves em apenas um terço dos pacientes, como tontura, vômitos, náuseas, dor abdominal, diarreia, dor de cabeça e prurido. Tais efeitos são observados, principalmente, em pacientes com alta carga parasitária (Stelma et al., 1995; Tavares, 2014).

Há relatos de que o praziquantel possa produzir sintomas da fase aguda alguns dias após o início da terapia, sendo então administrado de 4 a 6 semanas após a exposição, quando os vermes se tornaram adultos e os sintomas agudos já cessaram (Grandière-Pérez et al., 2006). No entanto, a administração tardia da medicação, igual ou superior a 12 semanas após a exposição, pode aumentar o risco de desenvolvimento de neuroesquistossomose. Quando ainda existem ovos viáveis de 6 a 12 semanas após o início da terapia com praziquantel, há a necessidade de repetir o tratamento, na mesma dose (Utzinger et al., 2000; Santana et al., 2013). A associação de praziquantel ao arteméter, também usado como antimalárico, tem demonstrado redução em cerca de 99% dos ovos do helminto na urina (Utzinger et al., 2003). Além disso, pode também eliminar formas jovens do *S. haematobium* nas duas a três primeiras semanas de infecção (Sissoko et al., 2013). Com relação a gestantes, considera-se o praziquantel fármaco da categoria B, de acordo com a classificação de uso de drogas na gravidez (FDA, 2015). Outra opção famacológica é o metrifonato, composto organofosforado que pode ser utilizado no tratamento da esquistossomose hematóbia, embora tenha efeitos terapêuticos inferiores aos do praziquantel, diversas contraindicações e vários efeitos adversos (Conceição; Silva, 2015).

Ecologia e epidemiologia

Até o presente momento, não há casos registrados de esquistossomose hematóbia em território brasileiro (WHO, 2002). As primeiras descrições foram realizadas no Egito e na região da Mesopotâmia (Conceição; Silva, 2015). Atualmente, a enfermidade é endêmica em 54 países distribuídos pelos continentes africano e asiático, bem como Oriente Médio, Madagascar, Península Arábica do Sudoeste e ao longo dos rios Tigre e Eufrates (PAHO, 2003; CDC, 2019). Já foi relatado um surto entre banhistas no rio Cavu, na Córsega, França (Berry et al., 2014).

O hospedeiro intermediário pertence ao gênero *Bulinus*, o qual abrange caracóis aquáticos que habitam canais de irrigação, lagoas, rios, remansos e pequenas piscinas naturais, preferencialmente onde a profundidade seja menor que 2 metros e em locais com baixo fluxo de água. Podem sobreviver na lama mesmo depois de a água ter secado (Paho, 2003). Não há descrição dos moluscos nas Américas, sendo encontrados apenas em áreas endêmicas da Ásia e da África. Eles pertencem à subclasse Pulmonata, de ordem Basommatophora, família Planorbidae, subfamília Bulinae, gênero *Bulinus* e espécies *B. africanus*, *B. globosus*, *B. truncatus* e *B. forskalli* (Clerinx; Soentjens, 2017).

A infecção e sua transmissibilidade estão relacionadas com fatores socioeconômicos e ambientais da população local, incluindo desde questões básicas passíveis de intervenção – como falta de tratamento hídrico, saneamento básico ineficaz e hábito de urinar e/ou defecar próximo a coleções hídricas – a aspectos naturais, físicos e químicos. São exemplos destes últimos o clima e a existência de hospedeiros intermediários em determinada região, que interferem direta ou indiretamente no desenvolvimento do parasito e, portanto, na ocorrência da enfermidade (PAHO, 2003; CDC, 2019).

Profilaxia e controle

O controle das esquistossomoses envolve programas de saneamento básico e tratamento em massa da população infectada, com o fito de diminuir a contaminação da água. Também é importante conscientizar a comunidade sobre a importância de usar roupas e calçados protetores durante o contato com coleções de água doce em regiões endêmicas (Steinmann et al., 2006), além de informar, a quem viaja para tais localidades, os riscos de se banhar em águas suspeitas. Recomenda-se consulta médica após o retorno ao país não endêmico de origem (Grandière-Pérez et al., 2006).

Não há vacina eficaz contra a esquistossomose hematóbia (Lebens et al., 2004), embora seu desenvolvimento pareça possível, com base em recentes estudos experimentais (Maguire, 2015; CDC, 2019). Assim, há otimismo quanto ao uso vacinal para o controle da doença futuramente (Caprol et al., 2005).

Atualmente, a profilaxia em massa da população consiste na administração anual de praziquantel em crianças e adolescentes residentes em áreas endêmicas, com o objetivo de reduzir a prevalência e a morbidade da infecção (Cleland et al., 2014), além de suprimir a carga de parasitos na comunidade (Talaat; Miller, 1998). Em locais de elevada endemicidade, medidas de controle complementar devem ser empregadas em conjunto com a medicação profilática.

Referências bibliográficas

Abbasi I, King CH, Sturrock RF et al. Differentiation of Schistosoma haematobium from related schistosomes by PCR amplifying an interrepeat sequence. Am J Trop Med Hyg 2007;76(5):950-5.

Arctos – Collaborative Collection Management Solution. Disponível em: <https://arctos.database.museum/name/Schistosoma%20haematobium>. Acesso em jun. 2019.

Arnon R. Life span of parasite in schistosomiasis patients. Isr J Med Sci 1990;26(7):404-5.

Barlow CH, Meleney HE. A voluntary infection with Schistosoma haematobium. Am J Trop Med 1949;29(1):79-87.

Berry A, Moné H, Iriart X et al. Schistosomiasis haematobium, Corsica, France. Emerg Infect Dis 2014;20(9):1595.

Braga BP, da Costa Junior LB, Lambertucci JR. Magnetic resonance imaging of cerebellar Schistosomiasis mansoni. Rev Soc Bras Med Trop 2003;36:635-636.

Brindley PJ, Sher A. Immunological involvement in the efficacy of praziquantel. Exp Parasitol 1990;71:245.

Brouwer KC, Ndhlovu PD, Wagatsuma Y et al. Urinary tract pathology attributed to Schistosoma haematobium: does parasite genetics play a role? Am J Trop Med Hyg 2003;68(4):456-62.

Butterworth AE. Immunological aspects of human schistosomiasis. Br Med Bull 1998;54(2):357-68.

Capron A, Riveau G, Capron M, Trottein F. Schistosomes: the road from host–parasite interactions to vaccines in clinical trials. Trends Parasitol 2005; 21(3):143-9.

CDC. Centers for Disease Control and Prevention. Schistosomiasis. Disponível em: <https://www.cdc.gov/parasites/schistosomiasis>/. Acesso em: 19 set. 2019.

Cleland CR, Tukahebwa EM, Fenwick A et al. Mass drug administration with praziquantel reduces the prevalence of Schistosoma mansoni and improves liver morbidity in untreated preschool children. Trans R Soc Trop Med Hyg 2014;108:575.

Clerinx J, Soentjens P. Epidemiology, pathogenesis, and clinical manifestations of schistosomiasis. UpToDate, 2017.

Conceição MJ, Silva IM. Esquistossomíase hematóbia e esquistossomíases humanas não prevalentes no Brasil. In: Tavares W, Marinho LAC. Rotinas de diagnóstico e tratamento das doenças infecciosas e parasitárias. 4. ed. São Paulo: Atheneu, 2015.

Coutinho HM, Acosta LP, Wu HW et al. Th2 cytokines are associated with persistent hepatic fibrosis in human Schistosoma japonicum infection. J Infect Dis 2007;195(2):288-95.

Ferrari TC, Moreira PR. Neuroschistosomiasis: clinical symptoms and pathogenesis. Lancet Neurol 2011;10(9):853-64.

FDA/CDER SBIA Chronicles. Drugs in pregnancy and lactation: improved benefit-risk information. 2015, Jan. Disponível em: <http://www.fda.gov/downloads/Drugs/DevelopmentApprovalProcess/SmallBusinessAssistance/UCM431132.pdf> Acesso em: jun. 2019.

Grandière-Pérez L, Ansart S, Paris L et al. Efficacy of praziquantel during the incubation and invasive phase of Schistosoma haematobium schistosomiasis in 18 travelers. Am J Trop Med Hyg 2006;74(5):814-8.

Gryseels B, Polman K, Clerinx J et al. Human schistosomiasis. Lancet 2006;368(9541):1106-18.

Jones ME, Mitchell RG, Leen CL. Long seronegative window in Schistosoma infection. Lancet 1992;340:1549.

Kabatereine NB, Brooker S, Koukounari A et al. Impact of a national helminth control programme on infection and morbidity in Ugandan schoolchildren. Bull World Health Organ 2007;85(2):91-9.

King CH. Ultrasound monitoring of structural urinary tract disease in Schistosoma haematobium infection. Mem Inst Oswaldo Cruz 2002;97(Suppl 1):149.

Kjetland EF, Ndhlovu PD, Gomo E et al. Association between genital schistosomiasis and HIV in rural Zimbabwean women. AIDS 2006;20(4):593-600.

Lebens M, Sun JB, Czerkinsky C et al. Current status and future prospects for a vaccine against schistosomiasis. Expert Rev Vaccines 2004;3(3):315-8.

López LAI, Avellaneda CE, Prieto González A et al. Esquistosomiasis: una parasitosis urinaria cada vez más frecuente. Actas Urol Esp 2007;31(8):915-8.

Lucey DR, Maguire JH. Schistosomiasis. Infect Dis Clin North Am 1993;7(3):635-53.

Maguire JH. Trematodes (Schistosomes and Liver, Intestinal, and Lung Flukes). In: Mandell GL, Bennett JE, Dolin R. Principles and practice of infectious diseases. 6. ed. Philadelphia: Elsevier, 2015.

McManus D, Loukas A. Current status of vaccines for schistosomiasis. Clin Microbiol Rev. 2008;21(1):225-42.

NCBI. National Center for Biotechnology Information. Taxonomy. Disponível em: <https://www.ncbi.nlm.nih.gov/taxonomy>. Acesso em: 25 mar. 2019.

Neal PM. Schistosomiasis – an unusual cause of ureteral obstruction a case history and perspective Clin Med Res 2004;2(4):216-27.

PAHO. Pan American Health Organization. Zoonoses and communicable diseases common to man and animals, 3rd ed. Washington, D.C.: PAHO, 2003.

Pearce EJ. Priming of the immune response by schistosome eggs. Parasite Immunol 2005;27(7-8):265-70.

Peters PAS, Kazura JW. Update on diagnostic methods for schistosomiasis. Baillieres Clin Trop Med Commun Dis 1987;2:419.

Rey L. Parasitologia. 4. ed. Rio de Janeiro: Guanabara Koogan, 2008.

Santana LA, Aquino DM, Gurgel CN, et al. Esquistossomoses humanas causadas por outros helmintos do gênero Schistosoma. In: Siqueira-Batista R, Ramos Júnior AN, Gomes AP et al. Esquistossomoses humanas. Rio de Janeiro: Rubio, 2013.

Scrimgeour EM, Gajdusek DC. Involvement of the central nervous system in Schistosoma mansoni and S. haematobium infection. A review. Brain. 1985;108 (Pt 4):1023.

Silva IM, Thiengo R, Conceição MJ et al. Cystoscopy in the diagnosis and follow-up of urinary schistosomiasis in Brazilian soldiers returning from Mozambique, Africa. Rev Inst Med Trop São Paulo 2006;48(1):39-42.

Siqueira-Batista R, Gomes AP, Quintas LEM et al. Esquistossomoses humans. In: Siqueira-Batista R, Gomes AP et al. Medicina tropical: abordagem atual das doenças infecciosas e parasitárias. Rio de Janeiro: Cultura Médica, 2001.

Sobh MA, Moustafa FE, Ramzy RM et al. Schistosoma haematobium-induced glomerular disease: an experimental study in the golden hamster. Nephron 1991;57(2):216-24.

Soentjens P, Clerinx J. Diagnosis of schistosomiasis. UpToDate, 2016.

Steinmann P, Keiser J, Bos R et al. Schistosomiasis and water resources development: systematic review, meta-analysis, and estimates of people at risk. Lancet Infect Dis 2006;6(7):411-25.

Stelma FF, Talla I, Sow S et al. Efficacy and side effects of praziquantel in an epidemic focus of Schistosoma mansoni. Am J Trop Med Hyg 1995;53(2):167-70.

Sulahian A, Garin YJ, Izri A et al. Development and evaluation of a Western blot kit for diagnosis of schistosomiasis. Clin Diagn Lab Immunol 2005;12:548.

Talaat M, Miller FD. A mass chemotherapy trial of praziquantel on Schistosoma haematobium endemicity in Upper Egypt. Am J Trop Med Hyg 1998;59(4):546-50.

Tavares W. Antibióticos e quimioterápicos para o clínico. 3. ed. São Paulo: Atheneu, 2014.

Utzinger J, Keiser J, Shuhua X et al. Combination chemotherapy of schistosomiasis in laboratory studies and clinical trials. Antimicrob Agents Chemother 2003;47(5):1487-95.

Utzinger J, N'Goran EK, N'Dri A et al. Efficacy of praziquantel against Schistosoma mansoni with particular consideration for intensity of infection. Trop Med Int Health 2000;5(11):771-8.

Van Lieshout L, Stelma FF, Guissé F et al. The contribution of host-related factors to low cure rates of praziquantel for the treatment of Schistosoma mansoni in Senegal. Am J Trop Med Hyg 1999;61:760.

WHO. World Health Organization. Prevention and control of schistosomiasis and soil-transmitted helminthiasis: report of a WHO expert committee. Geneva: World Health Organ Tech Rep Ser, 2002.

CAPÍTULO 59

Estrongiloidíase

Clayton Israel Nogueira • Andréia Patrícia Gomes • Maria Eliza de Castro Moreira • Leonardo Soares Pereira • Sávio Silva Santos • Paulo Sérgio Balbino Miguel

Introdução

A estrongiloidíase é a infecção causada pelo nematoide *Strongyloides stercoralis*, uma doença tropical negligenciada, de ocorrência mundial (Barroso et al., 2019). Ela afeta de 30 a 100 milhões de pessoas em todo o mundo, boa parte das quais assintomáticas (Krolewiecki; Nutman, 2019). Embora endêmica em regiões tropicais e subtropicais e esporádica nas áreas temperadas, a suspeita clínica da doença deve ser considerada em indivíduos com manifestações clínicas e que possam ter sido expostos ao parasito (Krolewiecki, Nutman, 2019).

Os humanos infectados podem manifestar quadros agudos ou assintomáticos crônicos da estrongiloidíase (Krolewiecki; Nutman, 2019). Nos agudos, os pacientes podem apresentar dermatite leve transitória, pruriginosa e eritematosa, seguida de tosse, dores de garganta e abdominais. A doença crônica, por sua vez, é com frequência subclínica, indetectável e persistente por anos. As manifestações mais complexas ocorrem em idosos e em enfermos imunocomprometidos, marcadamente naqueles pacientes que fazem uso de imunossupressores (Procop; Neafie, 2018).

Neste capítulo serão abordados os principais aspectos relacionados à estrongiloidíase, com ênfase na etiologia, no ciclo biológico, nos aspectos clínicos, no diagnóstico, no tratamento, na ecoepidemiologia e no controle.

Etiologia

Taxonomia

Strongyloides stercoralis é um helminto do filo Nematoda, cuja transmissão se dá pelo contato com o solo. Das mais de 50 espécies descritas do gênero *Strongyloides*, a maioria não infecta o *Homo sapiens* (Mora Carpio; Meseeha, 2019). No Quadro 59.1, encontra-se a classificação taxonômica do *S. stercoralis*.

Aspectos morfológicos

O ciclo de vida do *S. stercoralis* é bastante complexo, abrangendo as existências livre e parasitária. O helminto apresenta diferentes estágios: fêmeas partenogenéticas (parasitárias), ovos, larvas em diferentes fases e adultos machos e fêmeas de vida livre (Tefé-Silva et al., 2012).

QUADRO 59.1 Classificação taxonômica do helminto *Strongyloides stercoralis*.

Domínio	Eukaryota
Filo	Nematoda
Classe	Secernentea
Ordem	Rhabditida
Família	Strongyloididae
Gênero	*Strongyloides*
Espécie	*Strongyloides stercoralis*

Adaptado de NCBI – The Taxonomy Database, 2019; Arctos – Collaborative Collection Management Solution, 2019.

A fêmea intestinal (parasitária) é ovípara, mede entre 1,7 e 2,5 mm de comprimento e apresenta coloração que varia de transparente a branca. Tal forma evolutiva amadurece no intestino delgado, onde realiza a oviposição. Os ovos costumeiramente não são vistos nas fezes (Huggins; Medeiros, 2001; Rey, 2008). A fêmea de vida livre é menor que a parasitária, medindo 1 a 1,5 mm. Cada fêmea libera cerca de 30 ovos por dia. Os machos de vida livre são pequenos e medem cerca de 0,6 a 0,7 mm. As larvas rabditoides têm de 200 a 300 μm, e as filarioides infectantes, 500 μm (Rey, 2008; Maguire, 2015).

Ciclo biológico

O ciclo biológico do *S. stercoralis* é mais complexo quando comparado ao da maioria dos nematoides (Figura 59.1). Apresenta alternância entre estilos de vida livre (que ocorre no solo) e parasitário (que ocorre no hospedeiro), e potencial para autoinfecção e multiplicação no interior do hospedeiro (CDC, 2019). As fêmeas ficam aderidas à mucosa do intestino delgado do hospedeiro, onde depositam seus ovos não fecundados, desenvolvidos após partenogênese, uma vez que não existem machos adultos parasitários. Os vermes adultos podem viver por até 5 anos no intestino e desencadear inflamação crônica, com edema e fibrose, e diminuir a superfície absortiva intestinal (Lambertucci; Teixeira, 2015). Dos ovos emergem larvas rabditoides (rabditiformes) não infectantes, no lúmen intestinal, que são excretadas pelas fezes. No solo, quando em temperatura e umidade adequados, transformam-se entre 24 a 30 horas, em larvas filariformes (filarioides) infectantes, ou em adultos, machos e fêmeas de vida livre, os quais podem produzir larvas rabditoides, sexuadamente, que podem se transformar diretamente em filarioides infectantes. A infecção ocorre por penetração ativa das larvas, que posteriormente alcançam os capilares sanguíneos, os pulmões, os alvéolos, as vias respiratórias e a faringe, são deglutidas e chegam ao intestino delgado, cerca de 18 a 28 dias pós penetração cutânea (Maguire, 2015; Gryschek; Siciliano, 2015).

Um aspecto importante na biologia do parasito é que um número pequeno de larvas rabditoides transforma-se em filarioides dentro do intestino (endoinfecção), penetrando na mucosa colorretal (autoinfecção interna) ou na pele perianal (autoinfecção externa) e completam o ciclo sem deixar o hospedeiro. Tal processo de autoinfecção explica como o parasito aumenta em número na ausência de reinfecção exógena, persistindo a infecção por longos períodos. Geralmente essa forma de autoinfecção está associada a fatores como imunossupressão, acloridria, constipação intestinal e outras condições que possam reduzir a motilidade intestinal (Maguire, 2015; Gryschek; Siciliano, 2015; CDC, 2019).

Patologia e imunologia

As lesões cutâneas consistem em placas eritematosas ou urticariformes que surgem próximas ao local de penetração da larva filarioide. Durante a passagem pulmonar (ciclo de Loss), são produzidas pequenas hemorragias parenquimatosas e pneumonite difusa, predominantemente eosinofílica, o que se caracteriza na síndrome de Löeffler, por vezes com presença de larvas no escarro (Rey, 2008).

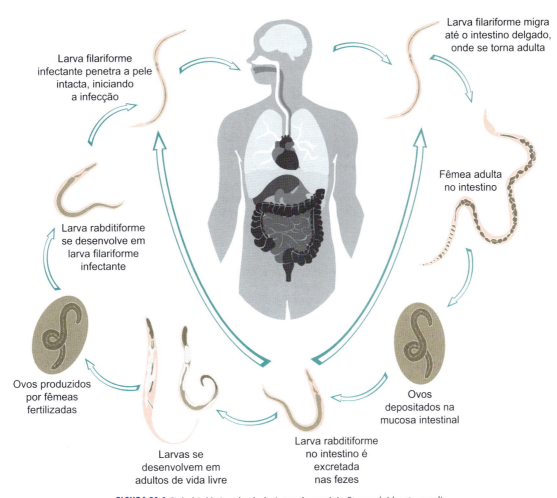

FIGURA 59.1 Ciclo biológico dos helmintos da espécie *Strongyloides stercoralis*.

As alterações patológicas intestinais podem ser divididas em (Moraes et al., 2008):

- Enterite catarral: associada a infecções brandas, congestão da mucosa, presença de muco, pontos hemorrágicos e infiltrado submucoso inflamatório mononuclear
- Enterite edematosa: vista em infecções mais abundantes, caracteriza-se por edema submucoso, achatamento das vilosidades intestinais e presença de formas parasitárias na lâmina própria
- Enterite ulcerativa: observada nas hiperinfecções, a inflamação crônica leva a atrofia e fibrose da parede intestinal. Visualizam-se erosões e ulcerações na mucosa, por vezes associada a conteúdo hemorrágico.

Imunologicamente, as respostas Th1 e Th2 atuam contra a infecção. Na primeira, há síntese de interferona gama (IFN-γ), ativação macrofágica e de células T citotóxicas e produção de IgG2a. Já na resposta Th2, há produção de interleucinas (IL-4, 5, 10, 13) e IgA, IgE e IgG1 e ativação de eosinófilos e mastócitos. Em indivíduos normais, ocorre maior ação da resposta Th2. Em indivíduos imunocomprometidos, ou em uso de corticosteroides sistêmicos, há inativação da resposta Th2, com exacerbação dos sintomas. Além disso, a resposta inata, sobretudo desencadeada por macrófagos, neutrófilos e células dendríticas, é ativada inicialmente, e acredita-se que a resposta imune mediada por linfócitos B seja importante durante a infecção (Marcos et al., 2011).

A síndrome de hiperinfecção é uma condição clínica caracterizada por autoinfecção exacerbada e proliferação exagerada helmíntica, que leva bactérias entéricas (família *Enterobacteriaceae*) para a corrente sanguínea durante seu ciclo biológico, desencadeando sepse e/ou meningoencefalite. Tal síndrome está associada à imunossupressão de

diversas etiologias, sobretudo com o uso de corticosteroides sistêmicos. Essa classe de fármacos leva à diminuição das células inflamatórias, incluindo eosinófilos e mastócitos, à supressão da síntese de diversas citocinas e à apoptose de linfócitos Th2, além de seu efeito direto sobre a cutícula do *S. stercoralis*, tornando-a mais resistente. Outra alteração descrita é a diferenciação mais rápida de larvas rabditoides em filarioides. O resultado é uma superproliferação larval, o que aumenta o risco de autoinfecção, levando à maior disseminação larval e aumentando as chances de hiperinfecção (Tefé-Silva et al., 2012; Maguire, 2015).

Aspectos clínicos

Doença em humanos

- #### *História natural*

O longo período entre a infecção e o início dos primeiros sintomas, bem como o grande pleomorfismo clínico da condição mórbida, levam ao subdiagnóstico da doença e à perpetuação de sua endemicidade em várias regiões do mundo (Lambertucci; Teixeira, 2015).

A estrongiloidíase costuma ser assintomática. Quando presentes, os sintomas podem ser, de acordo com o ciclo evolutivo do parasito, cutâneos, pulmonares e intestinais; ou, nas formas mais graves, sistêmicos. Nas infecções agudas, pode ocorrer *rash* cutâneo eritematoso papular ou hemorrágico, localizado e pruriginoso após a penetração larval. Raramente os sintomas são intensos o suficiente para o paciente procurar atendimento médico (Lambertucci; Teixeira, 2015). As manifestações pulmonares, junto de eosinofilia, podem surgir alguns dias depois, como tosse seca, irritação traqueal discreta e, mais raramente, hemoptise e broncospasmo. Há diarreia com dor abdominal, ou constipação intestinal, após semanas, antes da eliminação fecal das larvas. Mais de 50% dos indivíduos cronicamente infectados podem ser assintomáticos. Algumas pessoas, como sintomatologia crônica, desenvolvem *rash* cutâneo maculopapular perianal e glúteo recorrente ou *rash* urticário (cutâneo) serpiginoso característico, migrante e de evolução rápida (*larva currens*). Os vermes adultos no intestino delgado causam duodenite, e a infecção está associada a dor epigástrica, semelhante à doença ulcerosa péptica. Também podem apresentar náuseas, vômitos, diarreia, hiporexia e perda de peso. Nos casos de infecção com alta carga parasitária, podem ocorrer enterocolite crônica, obstrução intestinal, íleo paralítico e síndrome de má absorção. Cronicamente, ainda podem ser observadas, embora raramente, doença pulmonar obstrutiva crônica, indução de asma brônquica e pneumonite com sintomatologia semelhante à pneumonia bacteriana (Tefé-Silva et al., 2012; Maguire, 2015; Lambertucci; Teixeira, 2015). Duas situações clínicas graves estão associadas à infecção por *S. stercoralis*: síndromes de hiperinfecção e de estrongiloidíase disseminada. Estas duas condições ocorrem quando há superpopulação das formas larvais filarioides e diminuição da função imunoprotetora do indivíduo. São complicações graves, sobretudo a síndrome de hiperinfecção, e ela está associada a elevada letalidade. O principal fator de risco é o uso prolongado de corticosteroides sistêmicos em doses altas; todavia, outras condições são também consideradas fatores predisponentes, tais como o emprego de antagonistas de TNF-α ou outros imunossupressores, além de neoplasias malignas, transplantes de órgãos, motilidade intestinal diminuída, hipocloridria, diabetes e outras doenças crônicas debilitantes e pacientes infectados pelos vírus HIV e HTLV-1 (Marcos et al., 2011; Maguire, 2015;).

○ Síndrome de hiperinfecção

A síndrome de hiperinfecção (SH) ocorre quando um paciente cronicamente infectado se torna imunossuprimido (indivíduo com doença autoimune ou com quadro de neoplasia por exemplo) ou quando uma pessoa imunossuprimida desenvolve estrongiloidíase aguda. Caracteriza-se por alta carga parasitária, migração acentuada de larvas e aceleração do ciclo de autoinfecção. A autoinfecção não controlada do parasito em indivíduos imunocomprometidos pode levar à SH. Dois dos maiores fatores de risco são o uso do corticosteroide e a infecção pelo HTLV. Ocorre a acentuação dos sintomas dos principais órgãos acometidos, principalmente do sistema digestório e pulmão, devido à alta carga parasitária. A fase pulmonar da SH devido à migração parasitária leva à síndrome de Löeffler, com tosse, sintomas semelhantes à asma, pneumonia, hemoptise, dispneia e até síndrome da angústia respiratória aguda, com insuficiência respiratória. A infecção intestinal cursa com diarreia, náuseas, vômito, dor abdominal epigástrica e perda ponderal. A bacteremia é uma complicação comum na SH e ocorre quando a larva filarioide carreia bactérias entéricas junto de sua migração do intestino até os vasos sanguíneos. Entre as bactérias envolvidas na bacteremia e na sepse, podem-se citar a *Escherichia coli*, a *Klebsiella pneumoniae*, a *Enterobacter cloacae*, a *Bacteroides fragilis* e a *Streptococcus bovis* (Kassalik; Mönkemüller, 2011; Tefé-Silva, 2012; Maguire, 2015). Entre as complicações vistas na SH, podem ser citadas: febre, derrame pleural, pericardite e miocardite, granulomas hepáticos, colecistite, púrpura, lesões ulcerosas gastrintestinais, íleo paralítico, peritonite, meningite, choque séptico (bactérias intestinais gram-negativas) e morte (Gryschek; Siciliano, 2015). A letalidade nos casos de infecção bacteriana associada pode chegar a 90% (Tefé-Silva et al., 2012; Greaves et al. 2013).

○ Estrongiloidíase disseminada

A estrongiloidíase disseminada ocorre quando são observadas larvas em locais que não fazem parte do ciclo habitual do parasito (pele, sistema digestório e pulmões). Nessa situação, podem-se observar larvas filarioides em qualquer outro órgão manifestando-se com disfunção do órgão afetado. A disseminação ocorre após a migração larval para órgãos adjacentes durante sua fase pulmonar. Na infecção disseminada, é comum acometimento do sistema nervoso central manifestando-se com meningite e/ou encefalite. As alterações do liquor são similares àquelas encontradas na meningite asséptica, descrevendo-se pleocitose, hiperproteinorraquia e glicorraquia normal. Pode haver meningite polimicrobiana por enterobactérias – (causada por translocação bacteriana facilitada pela migração das larvas) –, com alteração liquórica de meningite bacteriana. Já foram relatados casos de abscessos cerebrais e cerebelares com conteúdo de larvas do parasito. Outros órgãos para os quais pode haver disseminação de larvas são linfonodos mesentéricos, coração, pâncreas, fígado, bexiga, rins, ovários e musculatura esquelética. Petéquias, púrpuras, colecistite, pancreatite, íleo paralítico, perfuração ou obstrução intestinal, peritonite, cefaleia, crises convulsivas focais, alteração do estado mental, coma e sepse estão entre as alterações identificadas na síndrome de estrongiloidíase disseminada (Tefé-Silva et al., 2012; Lambertucci; Teixeira, 2015).

■ Diagnóstico diferencial

Diversas doenças podem compor o diagnóstico diferencial de estrongiloidíase, dependendo da fase da doença. Outras geo-helmintíases ou protozooses, como ascaridíase, ancilostomíase e giardíase, ou enfermidades de distinta natureza, como pneumonia, urticária, colecistite, pancreatite e eosinofilia pulmonar tropical, devem ser consideradas (Brasil, 2010; Lambertucci; Teixeira, 2015).

Doença em animais não humanos

A estrongiloidíase nos animais é transitória, ocorrendo – particularmente – em cães e gatos. Quando tais animais são sintomáticos – o que usualmente ocorre em filhotes – alterações intestinais leves, como diarreia e perda de apetite, fraqueza e desidratação, podem surgir (Dillard et al., 2007).

Diagnóstico laboratorial

A maioria dos casos de estrongiloidíase é assintomática e, em alguns casos, é indicada apenas pela elevação da contagem sanguínea de eosinófilos. A infecção pode persistir por décadas, o que torna o diagnóstico importante. Em pacientes imunossuprimidos, o risco de hiperinfecção é alto, e podem ocorrer complicações que ameaçam a vida (Greaves et al., 2013). Por isso, sempre que houver eosinofilia não explicada por outras causas, é conveniente considerar a estrongiloidíase para o diagnóstico, principalmente em indivíduos sob tratamento imunossupressor corticoterápico (Rey, 2008).

A estrongiloidíase não complicada pode ser diagnosticada por exame parasitológico de fezes (Método HPJ), coprocultura (Harada-Mori) e extração de larvas (métodos de enriquecimento, como Baermann-Moraes e Rugai, Mattos & Brisola). O método de Baermann-Moraes é o mais comumente utilizado, dada a maior sensibilidade e por se aproveitar do termoidrotropismo das larvas. Tal técnica pode ser realizado a partir de amostras de escarro, de material obtido de lavado gástrico, de lavado broncoalveolar e de aspirado traqueal, para verificar a presença das larvas do parasito (Rey, 2008; Maguire, 2015). A utilização de métodos de concentração adequados para pesquisa de larvas é recomendada, já que cerca de 25% dos pacientes infectados podem apresentar resultados negativos em outros métodos, mesmo com amostras obtidas de coleta seriada (Lambertucci; Teixeira, 2015). É necessária uma avaliação cuidadosa do material fecal, a fim de não confundir as larvas rabditoides de *Strongyloides* com as de ancilostomídeos. Ao microscópio observa-se a cavidade bucal curta e o primórdio genital mais proeminente das rabditoides de *Strongyloides* e a cauda entalhada nas filarioides, além do esôfago mais longo (Zeibig, 2014). O diagnóstico laboratorial por Baerman-Moraes visa à identificação das rabditoides em fezes frescas e sem conservantes. Eventualmente, podem ser encontradas larvas filarioides em fezes envelhecidas ou em indivíduos hiperinfectados ou com ritmo intestinal lento. Exames seriados podem ser necessários, devido à baixa sensibilidade (baixa eliminação fecal de larvas) (Rey, 2008).

Exames laboratoriais não são muito úteis para o diagnóstico das formas disseminadas, já que o leucograma se encontra normal ou apresenta discreta eosinofilia. Os testes sorológicos não são realizados rotineiramente, exceto nos casos de microscopias e pesquisas parasitárias negativas, pois falso-positivos podem ocorrer em áreas endêmicas. Além disso, pacientes imunossuprimidos, devido à diminuição da resposta imune, podem mostrar resultados falso-negativos nos testes. Deve-se salientar que a detecção de anticorpos não diferencia a infecção antiga da atual, porém reafirma a necessidade para se obter um diagnóstico parasitológico nos casos suspeitos. Um aspecto útil dos testes sorológicos, entretanto, seria o monitoramento para o acompanhamento da terapêutica de pacientes imunodeprimidos, já que os títulos de anticorpos diminuem acentuadamente em 6 meses de terapia eficaz (Luna et al., 2007; Tefé-Silva et al., 2012). Exames como ELISA (cujas sensibilidade e especificidade não são tão altas, devido à reação cruzada com outros helmintos), hemaglutinação direta e cultura em ágar não são utilizados rotineiramente. São mais utilizados em pacientes imunodeprimidos cujos outros testes foram negativos (Huggins; Medeiros, 2001; Luna et al., 2007; Tefé-Silva et al., 2012; Norsyahida et al., 2012; Lambertucci; Teixeira, 2015). Numerosas técnicas têm sido desenvolvidas para melhorar a sensibilidade e a especificidade dos testes sorológicos aliados aos outros testes (Norsyahida et al., 2012), sobretudo devido aos altos índices de reação cruzada com filaríases e outras helmintíases (Norsyahida et al., 2012; Lambertucci; Teixeira, 2015).

A biopsia das lesões cutâneas pode ser positiva em alguns pacientes, evidenciando formas larvais no tecido conjuntivo ou dentro de capilares sanguíneos, associadas a infiltrado eosinofílico (Luna et al., 2007; Kassalik; Mönkemüller, 2011). Já os testes moleculares, embora pouco solicitados, podem ser realizados nas fezes de pacientes para detecção de material genético parasitário, por reação em cadeia da polimerase (PCR) convencional ou PCR em tempo real, com bons resultados no auxílio diagnóstico (Paula et al., 2015).

Avaliação por métodos complementares

Métodos como lavado broncoalveolar, cultura de escarro, aspirado de fluido intestinal, biopsia intestinal, dentre outros, podem ser necessários para identificar o parasito em casos de infecção disseminada (Luna et al., 2007; Tefé-Silva et al., 2012). A endoscopia pode mostrar achados inespecíficos, como áreas de mucosa mais eritematosas, úlceras e exsudato catarral. A biopsia endoscópica é capaz de confirmar inflamação e presença de formas larvais parasitárias (Kassalik; Mönkemüller, 2011).

Os métodos radiológicos auxiliam no diagnóstico, apesar dos achados inespecíficos. O exame radiográfico contrastado intestinal pode evidenciar alterações do relevo mucoso, processos estenosantes e alterações sugestivas de má absorção, mas não definem a etiologia. A telerradiografia do tórax auxilia no diagnóstico da síndrome de Löeffler, mostrando infiltrados difusos ou edema (Tefé-Silva et al., 2012).

Tratamento

A identificação precoce da doença e o uso de anti-helmínticos apropriados resultam em melhor prognóstico e reduzem a letalidade. Outro aspecto importante é que o *S. stercoralis* se mostra resistente a vários fármacos, sendo capaz de replicar e aumentar a carga parasitária rapidamente (Tefé-Silva et al., 2012).

O tratamento deve ser instituído sempre que diagnosticada a infecção pelo parasito, mesmo nos pacientes assintomáticos, devido à importância epidemiológica destes em manter a doença por meio da eliminação constante de ovos e larvas no ambiente, além do risco de autoinfecção e possibilidade de reversão clínica (Maguire, 2015).

De maneira geral, para o tratamento, o tiabendazol, o albendazol e o mebendazol são bastante efetivos, sobretudo o primeiro. O albendazol apresenta eficácia terapêutica variável, mas tem sido utilizado em casos de hiperinfecção. Estudos recentes apontam o uso da ivermectina como primeira escolha, principalmente nos casos de hiperinfecção, devido à sua eficácia e à menor incidência de efeitos adversos. A ivermectina mostrou-se superior ao albendazol na erradicação do parasito e, quando comparada com o tiabendazol, apresentou taxas de cura similares e menos efeitos colaterais que o tiabendazol (Tefé-Silva et al., 2012; Lambertucci; Teixeira, 2015; Henriquez et al., 2016). A estrongiloidíase não complicada pode ser tratada com (Maguire, 2015; Marcos et al., 2011):

- Ivermectina, por via oral, na dose de 200 μg/kg, 1 vez/dia, por 2 dias seguidos
- Tiabendazol, por via oral, na dose de 25 mg/kg, 2 vezes/dia, por 3 dias
- Albendazol, por via oral, na dose de 400 mg, 2 vezes/dia, por 10 a 14 dias.

As formas graves e a hiperinfecção devem ser tratadas com ivermectina diária, por 7 dias ou até que o parasito não seja mais detectado nos exames diagnósticos. Nos casos de impossibilidade da administração por via oral (em casos refratários à via oral e/ou na presença de síndrome de má absorção e íleo paralítico que impeçam a correta absorção da medicação por via oral), a formulação da ivermectina por via subcutânea, não aprovada pelos órgãos de saúde em humanos, mas de uso veterinário, pode ser escolhida, bem como a via retal. Casos de tremores, sonolência e até coma (encefalopatia) já foram relatados com o uso da ivermectina (Moura et al., 2012; Maguire, 2015; Barrett et al., 2016; Van Westerloo et al., 2014). Alternativamente, para casos de síndrome de hiperinfecção ou estrongiloidíase disseminada, pode-se usar a ivermectina na dose de 200 μg/kg, 1 vez ao dia, por 2 dias seguidos, repetida após 2 e 4 semanas; ou ainda tiabendazol 2 g/dia, por 3 dias, seguido de 1 g/dia, durante mais 30 dias. Efeitos colaterais, como cefaleia, tontura, desorientação, epigastralgia e astenia, relacionados com o tiabendazol, têm sido relatados (Marcos et al., 2011).

Nos casos de hiperinfecção, recomenda-se também a diminuição ou a cessação do uso do imunossupressor e o tratamento da infecção bacteriana e da sepse com antibiótico de amplo espectro, sobretudo com boa ação contra enterobactérias. A associação de ivermectina e albendazol nos casos graves e refratários de síndrome de hiperinfecção também tem sido usada (Marcos et al., 2011; Pornsuriyasak et al., 2004).

O sucesso do tratamento depende de diversos fatores – mormente aqueles que poderão diminuir a eficácia terapêutica – como a imunodeficiência, o uso de corticosteroides ou a coinfecção com HTLV-1 e a presença ou não de íleo paralítico e síndrome de má absorção. Pode ser necessário tratamento prolongado ou repetido em tais pacientes. Além disso, recomenda-se a redução da dose dos fármacos imunossupressores e o tratamento de infecções bacterianas associadas (Montes et al., 2009).

Cuidados de enfermagem

Como as manifestações clínicas da estrongiloidíase são variadas, os cuidados preconizados pela equipe de atendimento ao paciente serão diversificados. De acordo com as manifestações gastrintestinais, o profissional deve estar atento quanto ao quadro de náuseas, vômitos e dor abdominal, além de instituir terapia adequada para não acarretar diminuição no apetite do paciente. Geralmente, não se recomendam alterações quanto à alimentação e à nutrição, exceto em casos de anemia, carências nutricionais ou emagrecimento acentuado. Em casos de diarreia e desidratação, reposição volêmica e alimentação apropriada poderão ser necessárias. Alguns pacientes podem apresentar febre, sobretudo aqueles portadores de hiperinfecção – daí a importância do monitoramento constante da temperatura corporal do paciente.

Para prevenção de potencial infecção da equipe de saúde com as larvas filariformes, cuidados adicionais com objetos, secreções nasogástricas ou respiratórias devem ser considerados. Não é necessário o isolamento do paciente, já que a possibilidade de transmissão é pequena (Marcos et al., 2011). A precaução-contato deve ser adotada também para a equipe de laboratório que realiza os exames, por estar trabalhando com material biológico potencialmente contaminante (Boggild et al., 2016). Na atenção primária à saúde, os profissionais de enfermagem podem atuar decisivamente no fornecimento de informações sobre a transmissão da doença e realizar medidas de prevenção e promoção da saúde, como a higienização adequada das mãos antes das refeições e após o uso do sanitário, além da utilização de calçados e destino adequado das fezes, sobretudo nas áreas rurais.

Aspectos nutricionais

A estrongiloidíase humana é uma parasitose intestinal negligenciada com ampla distribuição mundial, podendo acarretar cronificação e hiperinfecção, caso não seja diagnosticada precocemente. As alterações patológicas e a sintomatologia da estrongiloidíase não estão associadas somente à carga parasitária, mas também a fatores como a diminuição da resistência orgânica, o equilíbrio imunológico do hospedeiro e o estado de nutrição do paciente (Montes et al., 2009). Os parasitos intestinais são fatores agravantes da desnutrição, seja pela diarreia crônica, seja pela competição pelo alimento ingerido (Moraes et al., 2008) ou por meio de lesão da mucosa (Braz et al., 2015). Os pacientes com estrongiloidíase crônica podem ter déficits nutricionais, com maior comprometimento gastrintestinal (Procop; Neafie, 2018), como dor abdominal, náuseas, diarreia, vômitos, desnutrição (Braz et al., 2015).

A ingestão inadequada de alimentos, associada à presença de helmintíases intestinais, é um fator relevante na fisiopatologia da anemia e na desnutrição calórico-proteica (comentários sobre a anemia relacionada às helmintíase intestinais poderão ser lidos no Capítulo 39, *Ancilostomíase*). A baixa estatura em crianças portadoras de estrongiloidíase foi relatada por Forrer et al. (2017) King e Mascie-Taylor (2004) relataram que infantes de Papua-Nova Guiné com má nutrição apresentavam maior intensidade de infecção por estrongiloides, com associação significativa entre carga parasitária e peso/idade e peso/altura. Uma das alternativas de explicação para esta observação é a seguinte: indivíduos com estrongiloidíases podem ter secreção de leptina diminuída e aumento da secreção de adiponectina. Tal fato pode afetar a absorção de alguns nutrientes e causar anorexia e alteração do índice de massa corporal (Yahya et al., 2018). Além disso, a presença de parasitos intestinais correlaciona-se intensamente com o estado nutricional, pois uma elevada carga parasitária no intestino pode ocasionar redução na entrada de nutrientes e absorção intestinal, aumento do catabolismo e sequestro de nutrientes requeridos para a síntese e o crescimento tecidual (Forrer et al., 2017).

O acompanhamento da situação nutricional no paciente com estrongiloidíase é essencial para a melhora das condições de saúde. A avaliação nutricional do portador desta helmintíase inclui a caracterização antropométrica e bioquímica, as quais irão indicar a conduta a ser tomada para a melhora do estado nutricional.

Ecologia e epidemiologia

A estrongiloidíase é uma doença mais frequente em regiões tropicais e subtropicais, geralmente associada a áreas quentes e úmidas e a condições sanitárias precárias (Mora Carpio; Meseeha, 2019). Contudo, existem diversos casos registrados em países temperados, sobretudo associados a imigrantes vindos das áreas endêmicas (Buonfrate et al., 2015). Nas nações desenvolvidas, é mais comum entre os agricultores e os mineradores, além de imigrantes, turistas e militares que visitaram áreas endêmicas (Mora Carpio; Meseeha, 2019).

A ecoepidemiologia da infecção por *S. stercoralis* mostra-se pouco conhecida. A sua prevalência pode ser subestimada, variando de 30 a 100 milhões de pessoas infectadas em todo o mundo (Tefé-Silva et al., 2012). Acredita-se, porém, que a população mundial infectada seja de pelo menos 370 milhões de pessoas (Buonfrate et al., 2015).

A estrongiloidíase pode variar de quadros assintomáticos até situações graves que poderão culminar com a morte, com envolvimento de múltiplos sistemas orgânicos. A parasitose ocorre, sobretudo, em regiões de solo e clima favoráveis ao desenvolvimento larval. Isso evidencia o maior risco de adquirir a infecção em áreas rurais, em pessoas que trabalham no manuseio do solo e em grupos de menor condição socioeconômica (Tefé-Silva et al., 2012).

Profilaxia e controle

Semelhante às outras infecções parasitárias, a estrongiloidíase pode ser controlada com a melhoria nas condições sanitárias e a destinação adequada dos dejetos. Pacientes infectados devem ser prontamente tratados, mesmo assintomáticos, até mesmo para prevenir autoinfecção e evitar maiores complicações. Nos infectados, o uso de imunossupressores deve ser evitado. Medidas de higiene pessoal e educação comunitária, além das melhorias diagnósticas e facilidades no tratamento, auxiliam na prevenção e no controle da doença (Tefé-Silva et al., 2012).

Não há vacina que previna a infecção. As medidas sanitárias de destino adequado das fezes e o uso de calçados são as principais condutas a serem adotadas. Além disso, convém tratar a infecção em animais domésticos, devido à possibilidade de transmissão ao *H. sapiens*. O tratamento em massa populacional não é medida eficaz e economicamente viável (Lambertucci; Teixeira, 2015).

Referências bibliográficas

Arctos – Collaborative Collection Management Solution. Disponível em: https://arctos.database.museum/name/Strongyloides%20stercoralis. Acesso em ago. 2019.

Barrett J, Newsholme W. Subcutaneous ivermectin use in the treatment of severe Strongyloides stercoralis infection: two case reports and a discussion of the literature. J Antimicrob Chemother 2016;71(4):1131.

Barroso M, Salvador F, Sánchez-Montalvá A et al. Strongyloides stercoralis infection: a systematic review of endemic cases in Spain. PLoS Neglect Trop Dis 2019; 13(3), e0007230.

Boggild AK, Libman M, Greenaway C et al. CATMAT statement on disseminated strongyloidiasis: prevention,assessment and management guidelines. Canada Commun Dis Rep 2016;42(1):12-9.

Brasil. Ministério da Saúde. Doenças infecciosas e parasitárias – guia de bolso. 8. ed. Brasília: Ministério da Saúde, 2010.

Braz S, Andrade CAF, Mota et al. Recomendações da Sociedade Brasileira de Reumatologia sobre diagnóstico e tratamento das parasitoses intestinais em pacientes com doenças reumáticas autoimunes. Rev Bras Reumatol 2015;55(4):368-80.

Buonfrate D, Mena MA, Angheben A et al. Prevalence of strongyloidiasis in Latin America: a systematic review of the literature. Epidemiol Infect 2015;143(3): 452-60.

CDC. Center for Disease Control and Prevention. Strongyloidiasis. Disponível em: http://www.cdc.gov/dpdx/strongyloidiais/index.html. Acesso em: 24 set 2019.

Dillard KJ, Saari SA, Anttila M. Strongyloides stercoralis infection in a Finnish hennel. Acta Vet Scand 2007;49(37):1-6.

Forrer A, Khieu V, Schär F et al. Strongyloides stercoralis is associated with significant morbidity in rural Cambodia, including stunting in children. PLoS Negl Trop Dis 2017;11(10): e0005685.

Greaves D, Coggle S, Pollard C et al. Strongyloides stercoralis infection. BMJ 2013;347:f4610.

Gryschek RCB, Siciliano RF. Estrongiloidíase. In: Veronesi F. Tratado de infectologia. 5. ed. São Paulo: Atheneu; 2015.

Henriquez-Camacho C, Gotuzzo E, Echevarria J et al. Ivermectin versus albendazole or thiabendazole for Strongyloides stercoralis infection. Coch Data Sys Rev 2016;1.

Huggins DW, Medeiros LB. Estrongiloidíase. In: Siqueira-Batista R, Gomes AP, Igreja RP, Huggins DW. Medicina tropical. Abordagem atual das doenças infecciosas e parasitárias. Rio de Janeiro: Cultura Médica, 2001.

Kassalik M, Mönkemÿller K. Review: Strongyloides stercoralis hyper-infection syndrome and disseminated disease. Gastroenterol Hepatol 2011;7(11):766-8.

King SE, Mascie-Taylor C. Strongyloides fuelleborni kellyi and other intestinal helminths in children from Papua New Guinea: associations with nutritional status and socioeconomic factors. Papua New Guinea Med J, 2004;47(3/4):181.

Krolewiecki A, Nutman TB. Strongyloidiasis: A Neglected Tropical Disease. Infect Dis Clin, 2019;33(1):135-51.

Lambertucci JR, Teixeira IVS. Estrongiloidíase; In: Tavares W, Marinho LAC. Rotinas de diagnóstico e tratamento das doenças infecciosas e parasitárias. 4. ed. Rio de Janeiro: Atheneu, 2015.

Luna OB, Grasselli R, Ananias M et al. Estrongiloidíase disseminada: diagnóstico e tratamento. Rev Bras Ter Int 2007;19(4):463-8.

Maguire JH. Intestinal nematodes (roundworms). In: Mandell GL, Bennet JE, Dolin R. Mandell, Douglas and Bennett's Principles and Practice of Infectious Diseases. 8. ed ed. London: Churchill Livingstone, 2015.

Marcos LA, Terashima A, Canales M. Update on Strongyloidiasis in the immunocompromised host. Curr Infect Dis Rep 2011;13(1): 35-46.

Montes M, Sanchez C, Verdonck K et al. Regulatory T cell expansion in HTLV-1 and strongyloidiasis co-infection is associated with reduced IL-5 responses to Strongyloides stercoralis antigen. PLos Negl Trop Dis 2009;9(6):e456.

Mora Carpio AL, Meseeha M. Strongyloides stercoralis (strongyloidiasis). In: StatPearls. Treasure Island (FL): StatPearls Publishing; 2019 Jan. Disponível em: https://www.ncbi.nlm.nih.gov/books/NBK436024/. Acesso em: ago. 2019.

Moraes RG, Goulart EG, Leite LC. Moraes – Parasitologia e micologia humana. 5. ed. Rio de Janeiro: Guanabara Koogan, 2008.

Moura EB, Maia MO, Ghazi M et al. Salvage treatment of disseminated strongyloidiasis in an immunocompromised patient: therapy success with subcutaneous ivermectin. Braz J Infect Dis 2012; 16(5): 479-81.

NCBI. National Center for Biotechnology Information. Taxonomy. Disponível em: https://www.ncbi.nlm.nih.gov/taxonomy. Acesso em: 25 mar. 2019.

Norsyahida A, Riazi M, Sadjjadi SM et al. Laboratory detection of strongyloidiasis: IgG-, IgG4- and IgE-ELISAs and cross-reactivity with lymphatic filariasis. Parasitol Immunol 2012;35(5-6):174-9.

Paula FM, Malta FM, Marques PD et al. Molecular diagnosis of strongyloidiasis in tropical areas: a comparison of convencional and real-time polymerase chain reaction with parasitological methods. Mem Inst Oswaldo Cruz 2015;110(2):272-4.

Pornsuriyasak P et al. Disseminated strongyloidiasis successfully treated with extended duration ivermectin combined with albendazole: a case report of intractable strongyloidiasis. Southeast Asian J Trop Med Public Health 2004;35(3):531-4.

Procop GW, Neafie RC. Human parasitic pulmonary infections. In: Zander DS, Farver CF. Pulmonary pathology. 2. ed. A volume in the series: Foundations in diagnostic pathology foundations in diagnostic pathology, 2018, p. 289-314.

Rey L. Parasitologia: parasitos e doenças parasitárias do homem nos trópicos ocidentais. 4. ed. Rio de Janeiro: Guanabara Koogan, 2008.

Tefé-Silva C, Machado ER, Faccioli LH et al. Hyperinfection syndrome in strongyloidiasis. In: Rodriguez AJ. Current topics in tropical medicine. Rijeka: InTech, 2012, p. 377-96.

Van Westerloo DJ, Landman GW, Prichard R et al. Persistent coma in Strongyloides hyperinfection syndrome associated with persistently increased ivermectin levels. Clin Infect Dis 2014;58(1):143-4.

Yahya RS, Awad SI, Kizilbash N et al. Enteric parasites can disturb leptin and adiponectin levels in children. Arch Med Sci 2018;14(1):101-6.

Zeibig EA. Parasitologia clínica uma abordagem clínico-laboratorial. Rio de Janeiro: Elsevier. 2. ed. Rio de Janeiro, 2014.

CAPÍTULO 60

Fascíolíase Hepática

Luiz Alberto Santana • Anna Luiza Amâncio Vidal •
Moacir Ferreira Júnior • Sávio Silva Santos

Introdução

A fasciolíase é considerada uma doença tropical que afeta pelo menos 2,4 milhões de pessoas no mundo, além de 91 milhões de indivíduos estarem sob o risco de adquirirem o patógeno. A *Fasciola* é um parasito de vias biliares de ovinos, bovinos, caprinos, suínos e de vários mamíferos silvestres (Khademvatan et al., 2019; Young et al., 2010; Webb et al., 2018). Reconhece-se a fasciolíase há longo tempo, com relatos de casos da doença de cerca de 2000 a.C. Embora seja uma doença de ruminantes, ao longo das últimas duas décadas tem se destacado como importante enfermidade humana (Mas-Coma et al., 2014).

Revisar os aspectos da fasciolíase humana e animal – enfatizando a etiologia, a imunopatologia, a clínica, o diagnóstico, a terapêutica, a ecoepidemiologia, a prevenção e o controle – é o escopo principal do presente capítulo.

Etiologia

A fasciolíase é causada pela *Fasciola hepatica* e pela *Fasciola gigantica*. Sua transmissão costuma ocorrer pela ingestão de plantas ou alimentos contaminados por metacercárias desses organismos.

Taxonomia

A classificação taxonômica dos helmintos do gênero *Fasciola* se encontra descrita no Quadro 60.1.

Metazoários do gênero *Fasciola* pertencem ao filo Platyhelminthes, à classe Trematoda, à ordem Echinostomida, à família Fasciolidae e ao gênero *Fasciola*. Estes são helmintos acelomados e apresentam tubo digestivo incompleto (Urquhart et al., 1998; Fortes, 2004).

Aspectos morfológicos

O verme adulto tem seu corpo em forma de folha, medindo de 2 a 4 cm de comprimento, 1 a 2 cm largura e 1 mm de espessura; apresenta ventosas, que possibilitam a adesão aos tecidos do hospedeiro, e seu tegumento é coberto por espinhos que permitem sua fixação nos ductos

biliares. Os ovos (Figura 60.1) têm cor amarelo-amarronzada, podendo alcançar dimensões de 150 μm por 90 μm (Urquhart et al., 1998; Fortes, 2004).

Ciclo biológico

O parasito desenvolve-se e deposita seus ovos nos ductos biliares do hospedeiro definitivo, herbívoros infectados (Figura 60.2); os ovos são drenados pela bile para o tubo digestivo e eliminados pelas fezes; em contato com água doce tornam-se embrionados e liberam miracídios que infectam o hospedeiro intermediário, moluscos do gênero *Lymneae*. No molusco, os miracídios, após alguns estágios de evolução, tornam-se cercárias que são liberadas na água ao encontrar plantas aquáticas – sendo o agrião silvestre a mais importante delas – e se encistam em forma de metacercárias. Herbívoros, ovelhas ou gado, infectam-se ao se alimentarem dessa vegetação, reiniciando o ciclo. Na fase hepática do ciclo de vida de *F. hepatica* – após cerca de 6 a 7 semanas de migração pelo parênquima hepático – propõe-se que os vermes em desenvolvimento penetram nos ductos biliares dos hospedeiros definitivos, onde se tornam sexualmente maduros. No entanto, segundo Moazeni e Ahmadi (2016), existem controvérsias a respeito desse processo, na medida em que alguns desses metazoários podem alcançar os ductos biliares, imediatamente após atingir o parênquima hepático – enquanto ainda são muito pequenos – ou ainda penetrar no colédoco ou ductos biliares, após alcançar o fígado, via cavidade abdominal. Novas investigações serão úteis para esclarecer esses aspectos.

As metacercárias podem sobreviver por períodos prolongados em ambientes úmidos, uma vez que têm uma parede externa resistente. O homem é um hospedeiro acidental e infecta-se, principalmente, por meio da ingestão de água ou de vegetais crus ou malcozidos contaminados com metacercárias. Os principais vegetais nos quais foram encontradas as metacercárias foram agrião, alfafa, brócolis, espinafre, milho e rabanete (Harinasuta et al., 1993; CDC, 2019). Após sua ingestão pelo homem, as metacercárias desencistam-se no duodeno, migrando para a cavidade peritoneal, e então penetram a cápsula hepática e fazem o seu caminho através do parênquima do fígado, onde deixam cicatrizes,

QUADRO 60.1 Classificação taxonômica dos helmintos do gênero *Fasciola*.

Reino	Animalia
Filo	Platyhelminthes
Classe	Trematoda
Subclasse	Digenea
Ordem	Echinostomida
Subordem	Echinostomata
Família	Fasciolidae
Gênero	*Fasciola*
Espécies	*Fasciola gigantica, Fasciola hepatica, Fasciola jacksoni*

Adaptado de NCBI – The Taxonomy Database, 2019; Arctos – Collaborative Collection Management Solution, 2019.

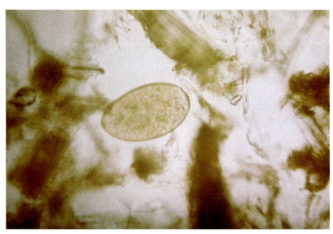

FIGURA 60.1 Ovo de *Fasciola hepatica*. Reproduzida de CDC, 2019, com permissão.

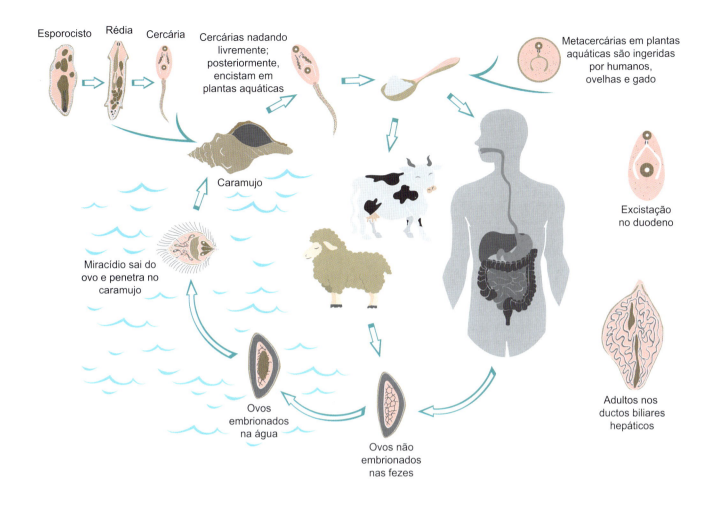

Esporocisto   Rédia   Cercária   Cercárias nadando livremente; posteriormente, encistam em plantas aquáticas

Metacercárias em plantas aquáticas são ingeridas por humanos, ovelhas e gado

Excistação no duodeno

Caramujo

Miracídio sai do ovo e penetra no caramujo

Adultos nos ductos biliares hepáticos

Ovos embrionados na água

Ovos não embrionados nas fezes

FIGURA 60.2 Ciclo evolutivo dos helmintos da espécie *Fasciola hepatica*.

até alcançarem os ductos biliares, nos quais se desenvolvem em vermes adultos. Não ocorre transmissão direta entre humanos (Marcos et al., 2008; Kaya et al., 2011; CDC, 2019).

Imunologia e patologia

No ciclo da fasciolíase, o verme adulto vive nos ductos biliares de caprinos, bovinos, ovinos, suínos ou outros mamíferos. No *Homo sapiens*, a fasciolíase desencadeia um processo inflamatório crônico, das vias biliares e do fígado, constituído por linfócitos, plasmócitos, eosinófilos e neutrófilos, fibrose portal, hiperplasia de ducto biliar e fibrose da parede de ducto biliar (Bostelmann et al., 2000; Maguire, 2015), cujas consequências advêm das lesões provocadas pela migração das formas imaturas no parênquima hepático e pelas lesões provocadas pelo verme adulto nas vias biliares. Após a ingestão de metacercárias, estas levam de 7 dias a meses para atingir o fígado (Maguire, 2015). No parênquima hepático, ocorre migração do verme jovem e, nesse processo, são utilizadas enzimas que causam liquenificação do parênquima ao redor do local de migração, incluindo os vasos. Posteriormente, há formação de tecido fibrótico, o que pode resultar em necrose parcial ou total de lóbulos hepáticos. Nos ductos biliares, a migração da forma adulta, que apresenta espinhos em sua superfície, leva a ulcerações, irritações e fibrose dos ductos biliares. Tais alterações resultam em diminuição do fluxo da bile, podendo causar cirrose e insuficiência hepática. Nos animais, a migração simultânea de grande quantidade de formas imaturas pelo fígado causa hepatite traumática e hemorragia (Harinasuta et al., 1993; Adachi et al., 2005).

Aspectos clínicos

Doença em humanos

O diagnóstico clínico é difícil de ser feito, tornando a fasciolíase uma doença subdiagnosticada. Normalmente, no ser humano, a doença cursa com perda de apetite, náuseas e diarreia. O paciente pode apresentar icterícia, hepatomegalia e dor em hipocôndrio direito. Podem ocorrer, ainda, náuseas, mialgias, tosse e urticária. Em tal fase, também podem ser encontradas hemobilia ou hematomas subcapsulares do fígado. A partir do tempo de evolução da doença, pode-se classificá-las em duas fases: a aguda e a crônica. A fase aguda (6 a 12 semanas após a infecção) corresponde à migração do parasito do duodeno até as vias biliares. Nesse processo, há destruição de parênquima hepático, que causa dor em hipocôndrio direito, hepatomegalia, febre alta, náuseas e mal-estar geral, acompanhados de eosinofilia, ao hemograma. Na maioria dos casos, os sintomas agudos desaparecem após cerca de 6 semanas. No entanto, infecções mais graves podem resultar em necrose parenquimatosa hepática extensa (Chan; Lam, 1987; Marcos et al., 2008; Kaya et al., 2011). A fase crônica inicia-se cerca de 6 meses após a infecção e pode arrastar-se por dez anos ou mais. Na maioria das vezes, tal fase cursa de forma assintomática, mas, em alguns casos, pode haver sinais e sintomas da fase aguda com perda de peso e icterícia. Eventualmente, ocorre síndrome colestática, colangite, cólica biliar e/ou hepatomegalia. Foi descrita pancreatite secundária em até 30% dos casos. Em casos de infecção prolongada, podem surgir colangite esclerosante e cirrose biliar (Sezgin, 2010; Kaya, 2011). É possível que haja acometimento extra-hepático. Não se sabe ao certo se tais parasitos migram para locais fora do fígado por via hematogênica ou através dos tecidos. O sistema geniturinário, os pulmões, o coração, o cérebro, os músculos, a pele e os olhos podem ser atingidos (Harinasuta et al., 1993; Xuan et al., 2005; Dalimi; Jabarvand, 2005). Em alguns enfermos, podem ocorrer nódulos migratórios eritematosos de cerca de 1 a 6 cm de diâmetro, acompanhados de prurido, que eventualmente resultam em abscessos localizados. Também pode ocorrer linfadenopatia generalizada (Harinasuta et al., 1993). Existe uma forma da doença que ocorre, principalmente, no Oriente Médio, relacionada com o consumo de fígado cru de animais infectados: a fasciolíase faringeana – ou síndrome de Halzoun. Os vermes – em alguns casos – podem alcançar o trato respiratório superior ou o sistema digestório, causando faringite (Saleha, 1991; Prociv et al., 1992).

Doença em animais não humanos

As espécies de helmintos do gênero *Fasciola* são conhecidas por causarem a "doença do fígado", principalmente, em ovinos e bovinos, sendo responsáveis por perdas econômicas significativas. Esses prejuízos relacionam-se, especialmente, à enfermidade clínica, a qual pode resultar em reduzidos ganho de peso e produção de leite, além das mortes dos rebanhos. Na fase aguda, as metacercárias estão no fígado e causam graves lesões. Na fase crônica, sinais inespecíficos são comuns, como perda de peso, redução do apetite, palidez, abdome dilatado e diarreia. Uma característica marcante dessa doença é o edema submandibular em animais não humanos nas fases aguda e crônica (Urquhart et al., 1998; Fortes, 2004; Merial, 2007).

Diagnóstico laboratorial

O diagnóstico pode ser feito pela identificação de ovos nas fezes, na bile ou em material aspirado, na fase crônica da fasciolíase, uma vez que, nesta etapa, a produção de ovos é reduzida. Na fase aguda, que antecede a produção dos ovos, ou na fasciolíase ectópica, o diagnóstico deve ser feito por exames sorológicos, pela detecção de anticorpos específicos. Os ovos de *F. hepatica* medem entre 130 e 150 μm de comprimento por 60 a 90 μm de largura. São amarelo-acastanhados e, às vezes, indistinguíveis dos ovos da *Fasciola gigantica*. Amostras múltiplas podem aumentar a sensibilidade do método e auxiliar no diagnóstico. Raramente, a biopsia de fígado demonstrará ovos ou vermes adultos. Cristais de Charcot-Leyden, eosinófilos e calcificações múltiplas em espécimes histológicos sugerem fasciolíase (Acosta-Ferreira et al., 1979; Price et al., 1993; Maguire, 2015). Os testes sorológicos costumam positivar-se nas fases iniciais da infecção e são úteis também para diagnóstico de manifestações ectópicas da doença. Estão disponíveis: hemaglutinação indireta, fixação do complemento, contraimunoeletroforese, ensaios de imunofluorescência e ELISA. Normalmente, tais exames apresentam boa sensibilidade, mas podem apresentar reação cruzada com outras infecções parasitárias. Vários métodos para a detecção de antígenos têm sido avaliados. Por recomendação dos Centers for Disease Control and Prevention (CDC), devem-se utilizar imunoensaios enzimáticos (EIA) com antígenos excretores de secreção (ES) combinados com a confirmação de resultados positivos por imunotransferência (Hillyer et al., 1992; Espino et al., 1994; Mansour et al., 1998; Apt et al., 1995; Gonzales Santana et al., 2013; CDC, 2019). Podem ocorrer anemia, alterações dos testes de função hepática e hipergamaglobulinemia, como parte da evolução da enfermidade.

Avaliação por métodos complementares

Tomografia computadorizada (TC), ultrassonografia, colangiografia endoscópica retrógrada e ressonância magnética são métodos de imagem que podem ser úteis para a investigação da helmintíase. Achados radiográficos na helmintíase podem mostrar lesões nodulares e ramificadas pequenas (até 25 mm de diâmetro) frequentes na área subcapsular do parênquima hepático. Tais lesões aparecem hipoecogênicas na ultrassonografia; hipodensas na TC; e T2 hiper- e T1 hipointensas na ressonância magnética. Áreas necróticas podem ser vistas em lesões maiores (Cevikol et al., 2003; Koç et al., 2009; Teke et al., 2014; Van Beers et al., 1990). O diagnóstico pode também ser feito durante cirurgia ou endoscopia, quando se encontram vermes adultos na árvore biliar (Maguire, 2015).

Diagnóstico diferencial

Na fase aguda, a fasciolíase deve ser diferenciada, principalmente, de toxocaríase, esquistossomose aguda, ascaridíase e estrongiloidíase. Com relação às lesões hepáticas, o diagnóstico diferencial deve considerar, sobretudo, malignidades, abscesso piogênico, abscesso amebiano e equinococose (Maguire, 2015; L'Ollivier et al., 2019). Na fase biliar, a doença deve ser diferenciada de ascaridíase biliar, opistorquíase, clonorquíase, colelitíase, colangite, colecistite e colangiocarcinoma (Maguire, 2015).

Tratamento

O triclabendazol é considerado o fármaco de escolha para o tratamento da fasciolíase (Gandhi et al., 2019). Este medicamento tem apresentado os melhores resultados no tratamento de helmintíase, indicando-se a dose de 10 mg/kg/dia (McCarthy; Moore, 2015) (Quadro 60.2). Contudo, em 20% dos casos, mostrou-se a necessidade de dobrar a dose, utilizando-se 10 mg/kg, de 12/12 horas. Em algumas ocasiões da doença aguda, a degeneração dos parasitos e a liberação de antígenos após o uso da medicação, requerem o uso de anti-histamínicos e antibióticos. O bitionol e a nitazoxanida são fármacos alternativos; porém, apresentam índices de cura mais baixos (Keiser; Utzinger, 2004).

QUADRO 60.2 Tratamento farmacológico da fasciolíase.

Fármaco	Dose	Tempo de tratamento
Triclabendazol	10 mg/kg	Dose única

Adaptado de Keiser; Utzinger, 2004; Maguire, 2015; McCarthy; Moore, 2015; Gandhi et al., 2019.

Ecologia e epidemiologia

A fasciolíase é encontrada em quase todos continentes (Figura 60.3) (WHO, 2019; CDC, 2019), exceto na Antártida. A maior incidência da moléstia parasitária é registrada na América do Sul, nos países Bolívia e Peru, principalmente. A enfermidade é descrita no Brasil – atingindo diferentes regiões –, em animais humanos e não humanos (Pritsch et al., 2019; Mendes et al., 2019; Aquino et al., 2018; Maciel et al., 2018).

A fasciolíase é causa importante de doença entre ovinos e bovinos, o que contribui para uma perda de cerca de 2 bilhões de dólares, por ano, na indústria agropecuária (Nyindo; Lukambagire, 2015). A *Fasciola* é encontrada no interior de vesículas e canais biliares mais calibrosos em seus hospedeiros habituais, e, no homem, nas vias biliares e nos alvéolos pulmonares. Acredita-se que esses números sejam subestimados, considerando a inconsistência no diagnóstico.

Profilaxia e controle

Medidas profiláticas podem ser adotadas – considerando a profilaxia e o controle da helmintíase –, com base no ciclo biológico da *F. hepatica*. Para o caramujo do gênero *Lymnaea*, recomenda-se a utilização de moluscocidas, a drenagem de pastos úmidos ou o isolamento destes, ou ainda a introdução no meio ambiente de predadores do molusco

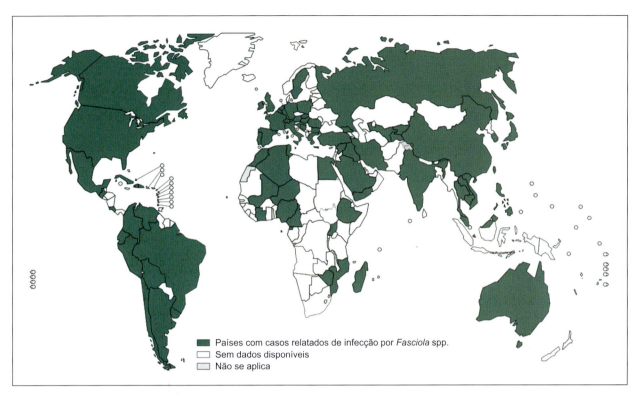

FIGURA 60.3 Distribuição da fasciolíase no mundo, 2015. Adaptada de WHO, 2019.

Lymneae. Para os mamíferos, principalmente bovinos, investimentos têm sido feitos para o desenvolvimento de uma vacina, mas sua eficácia ainda não está comprovada, e seu uso ainda não foi liberado. No que diz respeito ao *H. sapiens* – espécie para a qual ainda não existe vacina (CDC, 2019) – é de fundamental importância a intensificação de medidas como utilizar água filtrada, evitar consumir alimentos provenientes de áreas endêmicas e ingerir apenas vegetais cozidos.

Referências bibliográficas

Acosta-Ferreira W, Vercelli-Retta J, Falconi LM. Fasciola hepatica human infection. Histopathological study of sixteen cases. Virchows Arch A Pathol Anat Histol 1979;383(3):319.

Adachi S, Kotani K, Shimizu T et al. Asymptomatic fascioliasis. Intern Med 2005; 44(9):1013.

Aquino FM, Soares VE, Rossi GAM et al. Prevalence of bovine fascioliasis, areas at risk and ensuing losses in the state of Goiás, Brazil. Rev Bras Parasitol Vet 2018; 27(2):123-130

Apt W, Aguilera X, Vega F et al. Treatment of human chronic fascioliasis with triclabendazole: drug efficacy and serologic response. Am J Trop Med Hyg 1995; 52(6):532-5.

Arctos – Collaborative Collection Management Solution. Disponível em: https://arctos.database.museum/name/Fasciola%20hepatica. Acesso em: ago. 2019.

Bostelmann SCW, Luz E, Thomaz-Soccol V, Cirio SM. Arc Vet Sci 2000. 5:95-100.

CDC. Centers for Disease Control and Prevention. DPDx: Fascioliasis. 2019. Disponível em: http://www.cdc.gov/dpdx/fascioliasis/index.html. Acesso em: 6 nov. 2019.

Cevikol C, Karaali K, Senol U et al. Human fascioliasis: MR imaging findings of hepatic lesions. Eur Radiol 2003;13(1):141-8.

Chan CW, Lam SK. Diseases caused by liver flukes and cholangiocarcinoma. Baillieres Clin Gastroenterol 1987;1(2):297.

Dalimi A, Jabarvand M. Fasciola hepatica in the human eye. Trans R Soc Trop Med Hyg 2005; 99(10):798-800.

Espino AM, Finlay CM. Sandwich enzyme-linked immunosorbent assay for detection of excretory secretory antigens in humans with fascioliasis. J Clin Microbiol 1994;32(1):190-193.

Fortes E. Parasitologia veterinária. São Paulo: Ícone, 2004.

Fürst T, Duthaler U, Sripa B et al. Trematode infections: liver and lung flukes. Infect Dis Clin North Am 2012;26(2):399-419.

Gandhi P, Schmitt EK, Chen CW, et al. Triclabendazole in the treatment of human fascioliasis: a review. Trans R Soc Trop Med Hyg 2019;113(12):797-804.

Gonzales Santana B, Dalton JP, Vasquez Camargo F et al. The diagnosis of human fascioliasis by enzyme-linked immunosorbent assay (ELISA) using recombinant cathepsin L protease. PLoS Negl Trop Dis 2013;7(9):e2414.

Harinasuta T, Pungpak S, Keystone JS. Trematode infections. Opisthorchiasis, clonorchiasis, fascioliasis, and paragonimiasis. Infect Dis Clin North Am 1993; 7(3):699.

Hillyer GV, Soler de Galanes M, Rodriguez-Perez J et al. Use of the Falcon assay screening test – enzyme-linked immunosorbent assay (FAST-ELISA) and the enzyme-linked immunoelectrotransfer blot (EITB) to determine the prevalence of human fascioliasis in the Bolivian Altiplano. Am J Trop Med Hyg 1992;46(5):603.

Kaya M, Beştaş R, Cetin S. Clinical presentation and management of Fasciola hepatica infection: single-center experience. World J Gastroenterol 2011;17(44):4899.

Keiser J, Utzinger J. Chemotherapy for major food-borne trematodes: a review. Expert Opin Pharmacother 2004;5(8):1711-26.

Khademvatan S, Majidiani H, Khalkhali H, Taghipour A, Asadi N, Yousefi E. Prevalence of fasciolosis in livestock and humans: A systematic review and meta-analysis in Iran. Comp Immunol Microbiol Infect Dis 2019; 65:116-23.

Koç Z, Ulusan S, Tokmak N. Hepatobiliary fascioliasis: imaging characteristics with a new finding. Diagn Interv Radiol 2009;15:247.

L'Ollivier C, Eldin C, Lambourg E, et al. Case Report: First molecular diagnosis of liver abscesses due to Fasciola hepatica acute infection imported from Vietnam. Am J Trop Med Hyg 2019; doi: 10.4269/ajtmh.

Lukambagir A H, Mchaile D N, Nyindo M. Diagnosis of human fascioliasis in Arusha region, northern Tanzania by microscopy and clinical manifestations in patients. BCM Infectious Disease 2015;15:578.

Maciel MG, Lima WDS, de Almeida FLM et al. Cross-sectional serological survey of human fascioliasis in Canutama Municipality in Western Amazon, Brazil. J Parasitol Res 2018; 2018:6823638.

Maguire JH. Trematodes (Schistosomes and Liver, Intestinal, and Lung Flukes). In: Mandell GL, Bennet JE, Dolin R. Mandell, Douglas and Bennett's Principles and Practice of Infectious Diseases. 8. ed. London: Churchil Livingstone, 2015.

Mansour WA, Kaddah MA, Shaker ZA et al. A monoclonal antibody diagnoses active Fasciola infection in humans. J Egypt Soc Parasitol 1998; 28:711.

Marcos LA, Terashima A, Gotuzzo E. Update on hepatobiliary flukes: fascioliasis, opisthorchiasis and clonorchiasis. Curr Opin Infect Dis. 2008; 21(5):523.

Martinez M, Galdiz JB, Aguirrebengoa L et al. Broncoespasmo como forma de inicio de una fascioliasishepática. Med Clin 1982; 82:777.

Mas-Coma S, Valero MA, Bargues MD. "Fascioliasis", in digenetic trematodes. In: Advances in Experimental Medicine and Biology 2014;766: 77-114.

McCarthy JS, Moore TA. Drugs for helminths. In: Mandell GL, Bennet JE, Dolin R. Mandell, Douglas and Bennett's Principles and Practice of Infectious Diseases. 8. ed ed. London: Churchill Livingstone, 2015.

Mendes TMF, Filho DVB, Bataglioli AS et al. Bovine fasciolisis in São Paulo state, Brazil. Vet Parasitol Reg Stud Reports 2019; 17:100293.

Moazeni M, Ahmadi A. Controversial aspects of the life cycle of Fasciola hepatica. Exp Parasitol 2016:169:81-9.

Molina-Hernández V, Mulcahy G, Pérez J et al. Fasciola hepatica vaccine: we may not be there yet but we're on the right road. Vet Parasitol 2015.;208(1–2):101-11.

Montembault S, Serfaty L, Poirot JL et al. Hemorrhagic ascites disclosing massive Fasciola hepatica infection. Gastroenterol Clin Biol 1997;21(10): 785-8.

Mramba Nyindo M; Lukambagire AH. Fascioliasis: an ongoing zoonotic trematode infection. BioMed Res Int 2015; 3:1-8.

NCBI. National Center for Biotechnology Information. Taxonomy. Disponível em: https://www.ncbi.nlm.nih.gov/taxonomy. Acesso em: 25 mar. 2019.

Neves DV. Parasitologia humana. 13. ed. São Paulo: Atheneu, 2016.

Nyindo M, Lukambagirw AH. Fascioliasis: an ongoing zoonotic trematode infection. Hindawi Publishing Corporation, 2015.

Oliveira L, Corredoura AS, Beato V et al. Human hepatic fascioliasis treated with triclabendazole. Med Int 2002;9(1).

Price TA, Tuazon CU, Simon GL. Fascioliasis: case reports and review. Clin Infect Dis 1993;17(3):426.

Pritsch IC, Garcia RL, Douat D, Schwendler RR, Buttendorf MRB, Molento MB. First reported case of clinical fascioliasis in Santa Catarina, Brazil. Rev Soc Bras Med Trop 2019; 52:e20190070.

Prociv P, Walker JC, Whitby M. Human ectopic fascioliasis in Australia: first case reports. Med J Aust 1992;156(5):349.

Saleha AA. Liver fluke disease (fascioliasis): epidemiology, economic impact and public health significance. Southeast Asian J Trop Med Public Health 1991; 22(Suppl):361-4.

Sezgın O, Altintaş E, Tombak A, Uçbılek E. Fasciola hepatica-induced acute pancreatitis: report of two cases and review of the literature. Turk J Gastroenterol 2010;21(2):183.

Silva ERV, Capoani RQ, Ritz R et al. Fasciolíase hepática. Rev Cien Eletr Med Vet 2008;6(11).

Teke M, Önder H, Çiçek M et al. Sonographic findings of hepatobiliary fascioliasis accompanied by extrahepatic expansion and ectopic lesions. J Ultrasound Med 2014; 33:2105.

Urquhart G M. et al. Parasitologia veterinária, 2. ed. Rio de Janeiro: Guanabara Koogan, 1998.

Van Beers B, Pringot J, Geubel A et al. Hepatobiliary fascioliasis: noninvasive imaging findings. Radiology 1990;174:809.

Xuan le T, Hung NT, Waikagul J. Cutaneous fascioliasis: a case report in Vietnam. Am J Trop Med Hyg 2005; 72:508.

Webb CM, Cabada MM. Recent developments in the epidemiology, diagnosis, and treatment of Fasciola infection. Curr Opin Infect Dis 2018; 31(5):409-14.

WHO. World Health Organization. Foodborne trematode infections Fascioliasis 2019. Disponível em: https://www.who.int/foodborne_trematode_infections/fascioliasis/en/. Acesso em: 1 set. 2019.

Young ND, Hall RS, Jex AR et al. Elucidating the transcriptome of Fasciola hepatica – a key to fundamental and biotechnological discoveries for a neglected parasite. Biotechnol Adv 2010, 28(2):222-31.

CAPÍTULO 61

Fasciolopsíase

Luiz Eduardo Gonçalves Ferreira • Déborah Pinheiro de Moraes •
Ademir Nunes Ribeiro Júnior • Luciano Coelho de Souza

Introdução

A fasciolopsíase é causada pelo parasito trematódeo *Fasciolopsis buski* (Biswal et al., 2018). Trata-se uma doença intestinal, endêmica no sudeste e sul da Ásia, que acomete mais comumente humanos e outros mamíferos, como os porcos. Os ovos do metazoário são eliminados nas fezes do hospedeiro infectado e, após desenvolvimento, as metacercárias podem contaminar os vegetais aquáticos e a água, sendo a ingestão desses, o principal mecanismo de aquisição do trematódeo. O processo infeccioso é, inicialmente, assintomático, porém, em casos de grandes cargas parasitárias, as manifestações podem variar, abrangendo dor abdominal, vômito, febre e obstrução intestinal (Maguire, 2015; Keiser; Utzinger, 2009; CDC, 2017).

A forma mais efetiva de diagnosticar a doença – considerando a especificidade, a facilidade de execução e o custo reduzido – é por meio do exame parasitológico de fezes, com visualização dos ovos. O tratamento é realizado por via oral e a profilaxia é pautada no cozimento e/ou lavagem adequada dos vegetais, na ingestão de água filtrada, no tratamento dos pacientes, no saneamento básico e na educação sanitária.

Este capítulo tem por objetivo apresentar a etiologia, a patologia, os aspectos clínicos, o diagnóstico, o tratamento, a ecoepidemiologia e a profilaxia da fasciolopsíase, a qual representa problema de saúde pública muitas vezes negligenciado (Keiser; Utzinger, 2009).

Etiologia

Taxonomia

A classificação taxonômica da espécie *Fasciolopsis buski* pode ser observada no Quadro 61.1.

Aspectos morfológicos

O metazoário é considerado o maior verme adulto hermafrodita que parasita o intestino do *Homo sapiens*. É mais comumente observado no duodeno e no jejuno, porém pode ser encontrado em todo sistema digestivo, inclusive no estômago, dependendo da carga parasitária (Mas-Coma et al., 2005).

O tamanho médio dos vermes varia entre 8 e 30 mm de largura por 20 a 100 mm de comprimento (Keiser; Utzinger, 2009). A superfície epitelial tegumentar deste verme está relacionada com a proteção do parasito em relação ao sistema imune do hospedeiro. Seu ovo possui uma casca fina de cor castanho-amarelada (Figura 61.1).

Ciclo biológico

O ciclo biológico (Figura 61.2) do *F. buski* inicia-se quando as fezes contaminadas com ovos imaturos do parasito são liberadas e alcançam um corpo d'água. O desenvolvimento do parasito é favorecido em ambientes contendo água doce e relativamente quente (27 a 32°C). Após cerca de 2 semanas, os ovos eclodem e liberam os miracídios, os quais se desenvolvem, após penetração nos caramujos dos gêneros *Hippeutis*, *Gyraulus* e *Segmentina* – hospedeiros intermediários. Neles, completam todo o ciclo larval, e evoluem para esporocistos, rédias e, por fim, cercárias. Estas forma evolutivas, então, deixam os caramujos e alcançam vegetações aquáticas ou animais marinhos. Fixadas nesses hospedeiros

QUADRO 61.1 Classificação taxonômica da espécie *Fasciolopis buski*.

Reino	Animalia
Filo	Platyhelminthes
Classe	Trematoda
Subclasse	Digenea
Ordem	Echinostomida
Subordem	Echinostomata
Família	Fasciolidae
Gênero	*Fasciolopsis*
Espécie	*Fasciolopsis buski*

Adaptado de NCBI – The Taxonomy Database, 2019; Arctos – Collaborative Collection Management Solution, 2019.

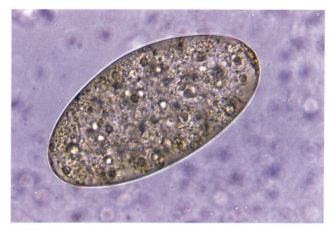

FIGURA 61.1 Ovo de *Fasciolopsis buski* (500× de aumento). Reproduzida de CDC, 2019, com permissão.

ou na vegetação, as cercárias transformam-se em cistos metacercários, os quais podem ser ingeridos, juntamente com alimentos ou água contaminados, o que propicia a infecção do *H. sapiens*. No duodeno humano, os cistos metacercários desenvolvem-se em vermes adultos, os quais produzirão novos ovos, reiniciando o ciclo evolutivo. Estudos de casos revelam uma produção de cerca de 1.600 ovos/dia para cada verme adulto. A reprodução sexuada ocorre no hospedeiro mamífero definitivo (humanos e porcos), enquanto a reprodução assexuada ocorre no hospedeiro intermediário (caramujo) (Keiser; Utzinger, 2009).

Imunologia e patologia

Fasciolopsis buski é um parasito que, na fase adulta, habita o trato gastrointestinal de seus hospedeiros definitivos. A presença do verme pode, então, causar uma resposta alérgica e um processo inflamatório local. Na ausência de tratamento, a doença pode cursar com um quadro agudo de úlcera e hemorragia, devido a danos aos capilares do sistema digestório. Fixado na mucosa intestinal, o parasito também compete, com o hospedeiro, pela absorção de vitamina B_{12}, o que pode levar a distúrbios, como anemia megaloblática, por deficiência de vitamina B_{12}

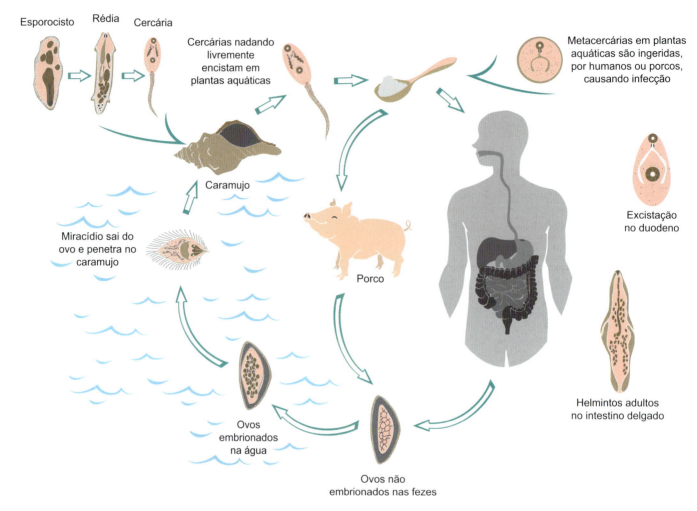

Esporocisto Rédia Cercária

Cercárias nadando livremente encistam em plantas aquáticas

Metacercárias em plantas aquáticas são ingeridas, por humanos ou porcos, causando infecção

Caramujo

Miracídio sai do ovo e penetra no caramujo

Porco

Excistação no duodeno

Helmintos adultos no intestino delgado

Ovos embrionados na água

Ovos não embrionados nas fezes

FIGURA 61.2 Ciclo biológico dos helmintos da espécie *Fasciolopsis buski*.

(Sripa et al., 2010), semelhante ao que ocorre em infecções por outros helmintos, por exemplo *Dibothriocephalus latus* (ver Capítulo 48, *Difilobotríase*).

Aspectos clínicos

Doença em humanos

▪ *História natural*

A enfermidade é caracterizada por sintomas leves – tanto em adultos quanto em crianças – com possíveis períodos de diarreia, sem achados compatíveis com disenteria, alternada com constipação intestinal, dor abdominal, tonturas, flatulência, falta de apetite e dor de cabeça (Saurabh; Ranjan, 2017). São frequentes as ocorrências de inapetência e vômitos. Em casos de infecção moderada ou intensa, podem ocorrer obstrução intestinal aguda, cólicas, náuseas, vômitos e febre. Processos infecciosos potencialmente fatais podem sobrevir, mormente se há ocorrência de inflamação intensa, erosões intestinais, abscessos, úlceras e hemorragias (Keiser; Utzinger, 2009). Descrevem-se, ainda, em alguns enfermos, quadros de apendicite (You-Hong et al., 2015)

▪ *Diagnóstico diferencial*

As manifestações clínicas à faciolopsíase são bastante similares aos quadros produzidos por outros parasitos intestinais, quer protozoários ou helmintos. A diferenciação, nesses contextos, depende especialmente da investigação laboratorial, conforme comentado a seguir (Keiser; Utzinger, 2009; Maguire, 2015).

Doença em animais não humanos

Parasito comum do intestino delgado de suínos, este verme também pode ser encontrado no aparelho digestivo de cães e coelhos, que habitam áreas endêmicas e têm o hábito de se alimentar de verduras cruas e águas sem tratamento (Neves, 2016).

Diagnóstico laboratorial

O diagnóstico parasitológico direto ocorre com a identificação microscópica de ovos nas fezes ou no vômito (Keiser; Utzinger, 2009; Maguire, 2015). Os ovos de *F. buski* são semelhantes aos de outros metazoários – com destaque para *Fasciola hepatica* e helmintos do gênero *Echinostoma* –, pois todos são operculados. Eventualmente, pode haver confusão, também, com os ovos de *Dibothriocephalus latus* (sinonímia *Diphyllobothrium latum*), *Paragonimus westermani* (Figura 61.3). Tal circunstância dificulta o diagnóstico da condição mórbida (Keiser; Utzinger, 2009; Maguire, 2015). A utilização da endoscopia digestiva alta para o diagnóstico da infecção pelo helminto vem sendo descrita mais recentemente (Jha; Jha, 2019).

Tratamento

O fármaco de escolha para a helmintíase é o praziquantel. Recomenda-se uma dose oral única de 25 mg/kg de peso corpóreo para adultos e crianças maiores de 4 anos. Inicialmente, o verme responde aos efeitos

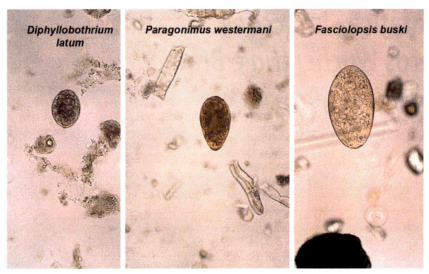

FIGURA 61.3 Comparação entre os ovos dos helmintos *Dibothriocephalus latus* (sinonímia *Diphyllobothrium latum*), *Paragonimus westermani* e *Fasciolopsis buski*. Reproduzida de CDC, 2019, com permissão.

do medicamento com uma evaginação. Depois de tal episódio, ocorrem contrações intensas e espásticas, seguidas de um relaxamento da musculatura e, finalmente, rigidez, o que provoca sua eliminação do hospedeiro. Para mais informações sobre o medicamento, ver Capítulo 9, *Tratamento Farmacológico das Enfermidades Parasitárias*) (Maguire, 2015; Keiser; Duthaler; Utzinger, 2010; Fürst et al., 2012a; 2012b).

Ecologia e epidemiologia

A doença é prevalente no Sudeste Asiático, incluindo sul e região central da China, Vietnã, Tailândia, Laos, Taiwan, Bangladesh, Indonésia e Índia. Na Índia, os casos têm sido descritos, principalmente, no leste de Bengala e em províncias de Bihar. A moléstia é frequente em áreas onde são cultivadas plantas aquáticas, como tubérculos da castanha-d'água, nozes-do-abrolho e bambu d'água, associado ao consumo de água e plantas contaminadas. No Brasil, ainda não houve relato de infecção por *F. buski*.

A helmintíase é mais comumente encontrada nas crianças em idade escolar e nos adultos que residem em áreas rurais e semirrurais (Keiser; Utzinger, 2009). Os suínos são a principal fonte de contaminação do ambiente (Sripa et al., 2010). Ma et al. (2017), por meio de análise filogenética comparativa de DNA mitocondrial e ribossomal de vários isolados geográficos, sugerem que os espécimes de *F. buski* da China e da Índia podem pertencer a táxons distintos, enquanto as formas parasitárias encontradas na China são as mesmas daquelas encontradas no Vietnã. Esses achados podem ter implicações na adoção de medidas preventivas, apesar de os autores reconhecerem a necessidade de novos estudos.

Profilaxia e controle

As medidas profiláticas imediatas para a prevenção da doença são (1) a educação sanitária da população em áreas endêmicas, (2) o saneamento básico, (3) a não utilização das fezes de animais como fertilizantes, (4) o tratamento da água para consumo, (5) o controle dos caramujos, (6) o tratamento dos doentes e (7) o cozimento de vegetais aquáticos (se não for possível o cozimento, recomenda-se manter as plantas em solução hipertônica de NaCl a 5% durante 3 horas) (Sripa et al, 2010; Fürst et al., 2012a; 2012b). Tal medida costuma ser útil para minimizar o risco de infecção pelo metazoário.

Referências bibliográficas

Arctos – Collaborative Collection Management Solution. Disponível em: https://arctos.database.museum/name/Fasciolopsis. Acesso em: jun. 2019.

Biswal DK, Roychowdhury T, Pandey P, Tandon V. De novo genome and transcriptome analyses provide insights into the biology of the trematode human parasite Fasciolopsis buski. PLoS One 2018;13(10):e0205570.

CDC. Centers for Disease Control and Prevention. Fasciolopsis. 2017. Disponível em: https://www.cdc.gov/dpdx/fasciolopsiasis/index.html. Acesso em: abr. 2019.

Fürst T, Sayasone S, Odermatt P et al. Manifestation, diagnosis, and management of foodborne trematodiasis. BMJ 2012a;26;344:e4093.

Fürst T, Duthaler U, Sripa B et al. Trematode infections: liver and lung flukes Infect Dis Clin North Am 2012b;26(2):399-419.

Graczyk TK, Gilman RH, Fried B. Fasciolopsiasis: is it a controllable food-borne disease. Parasitol Res 2001;87(1):80-3.

Jha AK, Jha SK. Endoscopic diagnosis of Fasciolopsis buski: revisited. JGH Open 2019;3(2):1-3.

Keiser J, Duthaler U, Utzinger J. Update on the diagnosis and treatment of food-borne trematode infections. Curr Opin Infect Dis 2010;23(5):513-20.

Keiser J, Utzinger J. Food-borne trematodiases, Clin Microbiol 2009; 22(3):466-83.

Ma J, Sun MM, He JJ et al. Fasciolopsis buski (Digenea: Fasciolidae) from China and India may represent distinct taxa based on mitochondrial and nuclear ribosomal DNA sequences. Parasit Vect 2017;10:101.

Maguire JH. Trematodes (Schistosomes and liver, intestinal, and lung flukes). Bennett JE, Dolin, R, Blaser MJ. Mandell, Douglas, and Bennett's principles and practice of infectious diseases. 8. ed. Philadelphia: Elsevier Saunders, 2015.

Mas-Coma S, Bargues MD, Valero MA. Fascioliasis and other plant-borne trematode zoonoses. Int J Parasitol 2005; 35(11-12):1255-78.

NCBI. National Center for Biotechnology Information. Taxonomy. Disponível em: https://www.ncbi.nlm.nih.gov/taxonomy. Acesso em: mar 2019.

Neves DP. Parasitologia. 13. ed. São Paulo: Atheneu, 2016.

Saurabh K, Ranjan S. Fasciolopsiasis in children: Clinical, sociodemographic profile and outcome. Indian J Med Microbiol 2017;35(4):551-4.

Sripa B, Kaewkes S, Intapan PM et al. Food-borne trematodiases in Southeast Asia epidemiology, pathology, clinical manifestation and control. Adv Parasitol 2010; 72:305-50.

You-Hong Cao, Yi-Min Ma, Feng Qiu et al. Rare cause of appendicitis: Mechanical obstruction due to Fasciolopsis buski infestation. World J Gastroenterol 2015;21(10):3146-9.

Imunologia e patologia

As diferentes manifestações clínicas da filariose bancroftiana estão relacionadas com os diversos padrões de resposta imunológica ao metazoário. Essa resposta começa a ser desencadeada quando as larvas infectantes (L3) liberadas pelo mosquito, durante o repasto sanguíneo, ganham os tecidos do hospedeiro, e quando atingem o sistema linfático, desenvolvendo em vermes adultos, com dimorfismo sexual entre machos e fêmeas. Assim, os helmintos reproduzem-se e originam as microfilárias, capazes de ganhar a corrente sanguínea.

Em todo esse processo, essas formas evolutivas do verme apresentam mecanismos de "burlar" o sistema imunológico e de impedir a montagem de resposta imune adequada (ver Capítulo 2, *Interações entre Patógenos e Hospedeiros Humanos | O Sistema Imune e seus "Papéis" nas Enfermidades Parasitárias*). Entre esses, destacam-se os seguintes (Babu; Nutman, 2014; Kwarteng et al., 2016):

- As glicoproteínas de superfície do organismo multicelular protegem-no da ação oxidante dos radicais de oxigênio livre e dos superóxidos
- Os inibidores da cisteína protease impedem o processamento do complexo principal de histocompatibilidade (MHC) tipo II
- Os inibidores da serina protease inibem as proteases de neutrófilos
- Os antígenos ativam os receptores de fator transformador do crescimento beta (TGF-β).

Além desses fatores, ainda existe a bactéria endossimbionte que, como anteriormente mencionado, contribui para a patogenicidade do nematoide (Kazura, 2015).

A infecção filarial recente deflagra resposta imune do tipo Th2, o que leva à produção de citocinas – com destaque para IL-5, IL-10 e IL-4 – as quais causam aumento dos níveis séricos de IgG4 e imunoglobulinas IgE. Em seguida, há uma supressão da resposta imune e uma participação importante também de citocinas do padrão Th1, notadamente TNF-α e IFN-γ. Estes mediadores atuarão na tentativa de isolar o parasito adulto, possibilitando a formação de granulomas. Quando evolui para doença crônica, é importante ressaltar a função reguladora do ambiente pela interleucina IL-10, secretada por linfócitos Th2, a qual leva a um aumento de eosinófilos, macrófagos e células T, além de controlar a função de células dendríticas.

A imunidade apresenta papel muito importante na patogênese, uma vez que atua como uma via de mão dupla: ao mesmo tempo que é necessária para ativar a resposta inflamatória e tentar conter o parasito, acaba produzindo dano tecidual, no caso ao sistema linfático. Tal fato pode causar obstrução da linfa. Isso faz com que, progressivamente, ocorra um extravasamento da linfa para os espaços intercelulares, culminando com o quadro de linfedema e de elefantíase.

Na fase crônica, a pele elefantoide tem aspecto rígido, decorrente da fibrose e da intensa queratose epitelial. As amostras de pele, nesse estágio da doença, apresentam vasos linfáticos dilatados e infiltrado linfocitário. É possível notar, também, vermes adultos nos linfáticos, os quais podem estar vivos ou mortos, e até calcificados. Ao redor destes, nota-se eosinofilia, associada à hemorragia com fibrose (quando em quadros recorrentes) ou a um granuloma.

O acometimento dos linfonodos – manifesto como adenites – não é específico da filariose. Tais estruturas apresentam-se hipertrofiadas, podendo ser dolorosas e não aderidas aos planos profundos da pele. As alterações histopatológicas mais relevantes são o aumento do sínus e aumento de histiócitos e eosinófilos, além de fibrose septal com dilatação da cápsula linfonodal e de seus vasos. Com o passar do tempo, pode haver atrofia folicular. Quando há microfilárias, observa-se a formação de granulomas típicos, envolvendo-as, com células epitelioides, gigantócitos, eosinófilos, linfócitos e tecido cicatricial. Assim, inicia-se o processo de degeneração e calcificação dos parasitos.

Os vasos linfáticos apresentam-se dilatados, com as paredes espessadas pelo edema. À análise dessas estruturas, observa-se que o endotélio está hipertrófico, além de ser possível a visualização de eosinófilos, linfócitos, monócitos, neutrófilos, plasmócitos e células gigantes de Langhans. No interior de tais vasos, permanecem as filárias, destacando-se que o próprio processo inflamatório começa a estrangulá-las. Quando isso acontece, há intensificação do processo de necrose pelos granulomas formados.

O acometimento dos testículos e da bolsa escrotal (hidrocele) apresenta-se com distensão e espessamento da túnica vaginal, hialinização e fibrose da subserosa, infiltrado de células inflamatórias e camada muscular disforme. Muitas vezes, essas modificações devem-se à presença de cristais de colesterol, eritrócitos e hemossiderina, chegando a provocar calcificação local (Babu; Nutman, 2014).

Aspectos clínicos

A filariose bancroftiana é uma moléstia bastante pleomórfica – do ponto de vista clínico –, pois duas formas evolutivas do agente – helmintos adultos e microfilárias, os quais têm interações particulares com o *H. sapiens* –, estão implicadas nos processos de adoecimento. Aproximadamente 30% dos pacientes que albergam filárias desenvolvem a enfermidade; entretanto, pode ser observada a dilatação dos vasos linfáticos na maioria dos indivíduos que possui os vermes vivos em sua forma adulta, caracterizando, quando na ausência de sintomas e outros sinais, a linfangiectasia subclínica. Nesses pacientes, a linfangiectasia pode ser palpada ou, até mesmo, visualizada à medida que progride. Entretanto, nessa condição, não ocorrem sinais ou sintomas inflamatórios (Brasil, 2009; 2019).

Didaticamente, apresenta-se a filariose bancroftiana destacando a doença linfática – cujas manifestações poderão ser agudas ou crônicas – e a enfermidade extralinfática, conforme será comentado a seguir.

▪ *Manifestações linfáticas agudas*

Há relatos da ocorrência de síndromes agudas em áreas endêmicas para a *W. bancrofti*. Tais situações são transitórias, em função da existência de sistemas colaterais de drenagem e/ou pela ocorrência de recanalização dos vasos linfáticos locais. Qualquer que seja o processo, o resultado é a reabsorção dos granulomas. Com isso, supera-se o impedimento inicial ao fluxo e à drenagem linfática, e revertem-se os edemas agudos.

Uma manifestação linfática aguda de destaque é a linfangite filarial aguda (LFA). A LFA decorre da morte do verme adulto no vaso linfático – ou no linfonodo – quando, então, recebe, especialmente, o nome de *adenite filarial aguda*. A doença expressa-se por uma faixa subcutânea visível, além do aumento do linfonodo ou do aparecimento de nódulo no trajeto do vaso linfático. Febre, cefaleia, astenia e mialgia podem acompanhar o acometimento clínico. Costuma, ainda, ocorrer um edema distal à região acometida, mas que, quase sempre, regride espontaneamente. É mais comum a apresentação de tal alteração em pessoas do sexo feminino, nos membros inferiores. Podem ocorrer, igualmente, linfedemas agudos em vários locais do corpo – com maior frequência nos membros (principalmente inferiores), na genitália e nos seios –, caracterizados por uma obstrução aguda e temporária dos vasos linfáticos. Nos indivíduos do sexo masculino, especificamente após a puberdade, os vermes adultos podem localizar-se nos vasos linfáticos do escroto e causar funiculite, epididimite e/ou orquite.

Recentemente, estudos comprovaram que pode sobrevir, também, a chamada *hidrocele aguda*, a qual resulta da obstrução temporária dos vasos linfáticos da região escrotal. Ela cursa com a formação de granuloma, que envolve os vermes adultos mortos. A manifestação clínica, portanto, é o surgimento desses nódulos palpáveis, o que leva ao incremento de volume da bolsa escrotal. Deve atentar-se para o diagnóstico diferencial com as infecções de pele – por bactérias piogênicas –, as quais, quando ocorrem repetidamente, são responsáveis pela instalação/agravamento do linfedema. Com efeito, podem ser confundidas com a obstrução linfática causada pelo parasito em tela.

Outra manifestação linfática aguda é a *linfadenopatia*. Ocorre, principalmente, nas regiões inguinal e axilar, sendo secundária à obstrução dos linfonodos. Tais estruturas apresentam-se como massas palpáveis, irregulares e quase sempre indolores. Essa forma da doença é mais comum em crianças e, usualmente, é autolimitada. O diagnóstico etiológico, na maioria das vezes, não é estabelecido, dado o número de distúrbios clínicos – infecciosos, neoplásicos e alérgicos – que podem ter manifestações similares.

Evolução para cronicidade

Apenas 30% dos infectados por filárias evoluem para as manifestações crônicas, as quais se estabelecem – em geral – muitos anos após a infecção. Sabe-se que alguns fatores estão envolvidos na progressão do dano inflamatório, levando a alterações cumulativas permanentes. Destacam-se os seguintes (Chakraborty et al., 2013; Kazura, 2015):

- As características individuais da resposta inflamatória, pois cada enfermo apresenta intensidade, duração e repercussão variáveis, diante do processo
- Episódios de dermatoadenolinfangite, nos quais bactérias colonizadoras da pele humana (mormente *Streptococcus pyogenes* e *Staphylococcus*) – a partir da solução de continuidade com o tecido epitelial – podem chegar ao subcutâneo, via lesões ou fissuras do próprio quadro clínico da elefantíase, e acelerar o dano linfático
- A alta frequência de picadas pelo vetor parasitado e a carga parasitária elevada
- A permanência por longos períodos em áreas endêmicas, o que possibilita a reinfecção.

Manifestações linfáticas crônicas

No grupo de alterações, incluem-se – principalmente – o *linfedema crônico*, a *hidrocele crônica* e a *quilúria*. As infecções bacterianas secundárias recorrentes da extremidade afetada – caracterizadas por dor intensa, febre e calafrios – aceleram a progressão do linfedema ao estado avançado (conforme já comentado), situação conhecida como *elefantíase*.

A hidrocele filarial é consequência de danos linfáticos causados por metazoários adultos. A quilúria (presença de conteúdo linfático na urina), em contrapartida, resulta da ruptura de vasos linfáticos dilatados para o interior do sistema urinário – na pelve renal – e pode ocorrer como uma manifestação da filariose bancroftiana. Tal quadro configura a quilúria tropical (ou parasitária), usada muitas vezes como sinônimo de quilúria de causa bancroftiana. Essa manifestação pode vir associada à hematúria macroscópica e à proteinúria.

Assim como na forma aguda, o linfedema acomete, sobretudo, os membros inferiores, mas pode ocorrer, igualmente, nos membros superiores e na genitália. Conforme ponderado, um fator relevante no processo de evolução para a forma crônica é o surgimento de infecções bacterianas associadas.

Manifestações extralinfáticas

No rol de distúrbios relativos à filariose bancroftiana que alteram outras estruturas, para além dos componentes linfáticos, incluem-se a eosinofilia pulmonar tropical (EPT), as lesões renais, as alterações reticulares, a dermatolinfangioadenite e a endomiocardiofibrose, principalmente.

A EPT configura uma das síndromes decorrentes da passagem dos nematoides pelo pulmão, sendo uma rara manifestação clínica na filariose – desencadeada pelos gênero *Brugia* ou *Wuchereria* –, que geralmente ocorre em áreas endêmicas. As alterações que compõem a EPT são os sintomas respiratórios – como tosse, predominantemente noturna, e crise asmatiforme –, hiporexia, emagrecimento, além de febre (Mullerpattan et al., 2013). As altas concentrações de imunoglobulina E (IgE) no sangue, a importante eosinofilia e os anticorpos antifilariais presentes decorrem da migração da *W. bancrofti* para o pulmão, no qual originam uma doença pulmonar intersticial.

Uma forma aguda da doença, recentemente descrita, é a dermatolinfangioadenite. Ela se manifesta por lesões cutâneas em placas associadas a sintomas sistêmicos inespecíficos, como febre, mialgia e cefaleia. Há evidências de que infecções bacterianas secundárias da pele estejam implicadas na fisiopatologia dessa forma da doença.

A endomiocardiofibrose (EMF) caracteriza-se por alteração da arquitetura cardíaca devido à deposição de tecido fibrótico no endocárdio e miocárdio, o que leva a uma cardiomiopatia restritiva, além de acometimento das valvas atrioventriculares, ocasionando variável grau de insuficiência destas estruturas. Apesar de a etiologia da EMF não estar plenamente elucidada, existem evidências destacando a eosinofilia como princípio. Em indivíduos com eosinofilia, secundária às doenças parasitárias, é comum um espessamento do endocárdio. Além disso, algumas proteínas presentes nos grânulos dos eosinófilos são tóxicas à membrana celular e às mitocôndrias dos cardiomiócitos, o que pode explicar a lesão. Pode ocorrer também um acúmulo de líquido, secundário à eosinofilia, nas membranas serosas do corpo, nesse caso especificamente no pericárdio, o que, posteriormente, leva a fibrose deste espaço (Grimaldi et al., 2016).

As alterações renais cursam, em geral, com quilúria (citada como manifestação linfática), hematúria e proteinúria (Dreyer; Norões, 2001; Fontes; Rocha, 2012). A explicação mais aceita para a presença de sangue e proteínas na urina tem como princípio a deposição de imunocomplexos na membrana basal glomerular, culminando com a lesão de tais estruturas. As manifestações costumam desaparecer após a cura parasitológica. Também é comum o paciente apresentar astenia e perda ponderal devido à eliminação de proteínas na urina. A proteinúria pode alcançar uma média de 40 gramas em 24 horas, sendo constituída, principalmente, por fibrinogênio e imunoglobulinas.

Diversas outras manifestações clínicas coexistem com a filariose em áreas endêmicas e, como apresentam eventualmente evidências de resposta terapêutica à dietilcarbamazina, têm sido sugeridas como possíveis manifestações da doença. Essas formas incluem as artrites – especialmente monoarticulares –, as tenossinovites e as tromboflebites, entre outras. No entanto, enquanto estudos não esclarecerem tais relações, as expressões clínicas citadas não podem ser cabalmente atribuídas à infecção pela filária. Nesses casos, sugere-se a busca de outras etiologias que expliquem tais manifestações.

Diagnóstico laboratorial

A partir dos achados clínicos e da história de exposição epidemiológica, torna-se possível a formulação da hipótese de filariose linfática de etiologia bancroftiana. Contudo, a confirmação diagnóstica depende de exames complementares que podem ter como foco: a (1) procura dos helmintos – microfilárias e vermes adultos –; (2) a busca de antígenos filariais circulantes; e (3) a pesquisa do helminto através da amplificação do DNA (testes de biologia molecular) (Ibrahim, 2015).

Pesquisa de microfilárias

Geralmente, utilizam-se a distensão sanguínea e/ou a gota espessa – corada pelo Giemsa –, em conjunto com uma técnica de centrifugação, para aumentar as chances de visualizar as microfilárias no sangue. A sensibilidade dos testes não é alta, sendo comuns os resultados falso-negativos, mesmo nos casos de pacientes com a doença em fase avançada. Em função do aumento da microfilaremia entre as 22h e as 2h da manhã, a rigor deve-se coletar o sangue para sedimentoscopia nesse período. Também é possível pesquisar essas formas do verme na urina e no líquido da hidrocele. Entretanto, as chances de encontrá-las são ainda menores.

Visualização do helminto adulto

A pesquisa do helminto adulto pode ser procedida pela ultrassonografia, na qual pode ser observada a movimentação contínua das filárias nos vasos linfáticos afetados (Dietrich et al., 2019). Descreve-se tal evento como sinal da dança da filária (SDF). Entretanto, estudos realizados por Shyamkumar e colaboradores (apud Panditi et al., 2016), que observaram esfregaços de lâminas, sugeriram que o SDF é próprio das microfilárias, e não dos vermes adultos.

■ Pesquisa de antígenos filariais

A pesquisa de antígenos da filária pode ser estudada por diferentes métodos, que serão apresentados a seguir. As técnicas imunológicas para pesquisa da bancroftose costumeiramente não possibilitam a distinção entre indivíduos atualmente parasitados, indivíduos infectados previamente e já curados e aqueles infectados que não desenvolveram doença (Oliveira et al., 2014).

○ Imunocromatografia

Uma opção diagnóstica é investigar a presença de antígenos da *W. bancrofti* no sangue, no soro ou no plasma por meio da imunocromatografia. Realiza-se o exame adicionando a amostra em uma lâmina reagente com corante coloidal em uma extremidade e anticorpos poli e monoclonais específicos para *W. bancrofti* dispostos em uma linha de captura (linha-teste ou linha T). Adiciona-se a amostra na extremidade onde está o coloide e, ao percorrer a lâmina, os antígenos filariais, quando na amostra, reagem com os anticorpos fixados. Assim, há a consequente deposição do corante na linha T, o que torna possível sua visualização. Existe ainda uma linha-controle (linha C) que deve ser observada, sempre, para validar o exame. A imunocromatografia consiste em um teste rápido cujo resultado é fornecido em até 10 minutos e, portanto, muito útil na triagem inicial da filariose e em trabalhos de campo.

○ ELISA – ensaio imunoenzimático

Para o diagnóstico de filariose bancroftiana poderá ser utilizado o *enzyme-linked immunosorbent assay* (ELISA). Sua variante mais difundida emprega os anticorpos monoclonais Og4C3, capazes de reagir com antígenos filariais circulantes e ter a leitura de tal reação por equipamentos específicos. O teste é considerado muito sensível e pode ser utilizado em populações especiais, como em crianças, por sua capacidade de detectar baixas populações de microfilárias, o que ocorre nas infecções assintomáticas, tipicamente mais comuns nessa faixa etária quando comparada às infecções em adultos.

Assim como a imunocromatografia, vale ressaltar que este ensaio pode manter-se positivo após o tratamento, mesmo quando não houver nenhuma infecção viável, fato que pode superestimar a prevalência da doença. No entanto, o ELISA oferece a vantagem de ser quantitativo. Isso possibilita comparar os valores após o tratamento, que quando efetivo, cursa com declínio dos antígenos filariais.

■ Técnicas de biologia molecular

A reação em cadeia da polimerase (PCR) é muito útil quando disponível e representa uma ferramenta promissora para o diagnóstico da filariose linfática. Tal exame emprega técnicas que utilizam *primers* selecionados, capazes de amplificar o DNA da *W. bancrofti*, tornando possível sua identificação. O exame é muito sensível para a detecção do metazoário em diversas amostras biológicas do paciente – sangue, urina e até saliva – e possui a vantagem, com relação à análise morfológica clássica, de identificar espécies filariais em todos os seus estágios de desenvolvimento. Entretanto, as dificuldades técnicas para a realização do exame e o alto custo inviabilizam a difusão do exame na prática clínica (Saeed et al., 2016; Ximenes et al., 2014).

Avaliação por métodos de imagem

■ Linfocintilografia

A linfocintilografia consiste em uma ferramenta valiosa para o auxílio diagnóstico diante das limitações propedêuticas na filariose linfática. É realizada empregando radioisótopos que possibilitam avaliar o dano linfático e a gravidade da parasitose. O exame visa facilitar o diagnóstico diferencial entre o edema não linfático, o linfático e o linfático de origem filarial. Na linfocintilografia, a interrupção na progressão do contraste ou a demora na ascensão do mesmo são achados comuns nos casos de edema linfático, mas não apontam para uma etiologia específica. Por outro lado, a inconstância no trajeto do contraste – que deve ser único, longilíneo e mediano – sugere bastante um edema linfático de etiologia filarial (Brasil, 2009).

■ Exames radiológicos do tórax

Na eosinofilia pulmonar tropical (EPT), imagens de telerradiografia do tórax podem auxiliar na investigação do quadro. Embora não haja um aspecto radiológico típico da EPT – e, portanto, o diagnóstico não pode ser estabelecido com base apenas em tal exame – apenas cerca de 20% dos pacientes terão uma radiografia de tórax normal. As principais alterações descritas são opacidades reticulonodulares, mais comuns na região central e/ou na base do pulmão, e infiltrados miliares, quadro em que é importante o diagnóstico diferencial com a tuberculose miliar.

À tomografia computadorizada (TC), observam-se bronquiectasias, opacidades reticulonodulares, linfadenopatias mediais e/ou mediastinais, cavitações, consolidações ou derrames pleurais, além de aspecto miliar e de lesões intersticiais. Tais achados, ainda que não sejam específicos para EPT, podem contribuir para o diagnóstico e, na maioria das vezes, regridem com o tratamento à base de dietilcarbamazina. Quando a EPT evolui para a forma crônica como doença pulmonar restritiva, à tomografia poderão ser vistas fibroses cicatriciais do parênquima do pulmão (Brasil, 2009).

■ Ecocardiograma

O ecocardiograma mostra-se bastante útil para avaliação dos casos em que a endomiocardiofibrose ocorre como desdobramento da filariose linfática. Em tais situações, a indicação deste exame justifica-se por ser um método muito sensível para mensurar o grau de fibrose miocárdica e analisar a deformação do órgão (Hoffmann et al., 2014).

Tratamento

O tratamento da doença por *W. bancrofti* é procedido, tradicionalmente, pelo uso dos seguintes fármacos:

- Dietilcarbamazina (DEC): com ação terapêutica sobre a forma adulta do verme e sobre as microfilárias
- Albendazol: com atuação sobre as microfilárias
- Ivermectina: com ação sobre as microfilárias.

Tais medicamentos são empregados de modo combinado, da seguinte maneira: (a) dietilcarbamazina (DEC) + albendazol (esse é o esquema de escolha) ou (b) ivermectina + albendazol. O detalhamento da abordagem terapêutica da filariose bancroftiana está apresentado no Quadro 62.2.

Utiliza-se a associação DEC + albendazol, salvo algumas exceções, a exemplo do que ocorre em áreas de oncocercose endêmica, onde o uso de DEC está contraindicado e a ivermectina é o fármaco preferido para tratar a infecção. Nessas situações, o tradicional esquema terapêutico de 12 dias de DEC pode causar reações cutâneas (reação de Mazzoti), cegueira e ceratite grave, devido à destruição das microfilárias de *O. volvulus*, nos olhos. Situação em que a existência de outra moléstia interfere, igualmente, na abordagem terapêutica da filariose linfática ocorre em áreas onde ela coexiste com a loíase (ver Capítulo 72, *Loíase*), linfática a exemplo das áreas florestais da África Central ou Ocidental. Nesses locais, o uso da ivermectina não é recomendado, pois a morte das microfilárias de *L. loa*, no sistema nervoso central, pode gerar um quadro de meningoencefalite, com potencial de evolução para sepse, choque séptico e morte. Tal desfecho sobrevém nos indivíduos com carga parasitária elevada, na qual a resposta medicamentosa ocorre de maneira mais intensa.

Geralmente, o tempo de terapia é de 12 dias. No entanto, estudos apontam que 1 dia de tratamento costuma ser tão eficaz quanto os 12 dias preconizados (CDC, 2013). Convém ressaltar que nenhum destes dois esquemas é capaz de eliminar todas as microfilárias ou os vermes adultos com apenas uma administração. Com efeito, fica estabelecido

QUADRO 62.2 Esquemas terapêuticos na filariose bancroftiana.

Esquema terapêutico	Doses	Tempo de tratamento	Efeitos adversos	Observações
Dietilcarbamazina (DEC) + albendazol	DEC: 6 mg/kg/dia, podendo-se dividir a dose total diária em três subdoses. Pode ser também utilizada em doses escalonadas: 50 mg no 1º dia, 50 mg 3 vezes/dia no 2º dia, 100 mg 3 vezes/dia no 3º dia e 6 mg/kg divididos em 3 doses/dia do 4º ao 12º dia	12 dias	Exacerbação inflamatória e sintomatologia diversa como febre, mal-estar e piora das alterações escrotais e/ou nos membros	Atenção para a possibilidade de coinfecção por *O. volvulus*. Deve-se evitar sua administração em crianças com menos de 2 anos, gestantes e nutrizes.
	Albendazol: 400 mg	Dose única	Dor abdominal, diarreia, tonturas, cefaleia, febre e urticária.	Pode ser administrado sozinho, pelo menos 2 vezes/ano, para a prevenção da filariose em áreas onde coexiste com a *L. loa*.
Ivermectina + albendazol	Invermectina: 150 a 200 µg/kg	Dose única	Edema facial e periférico, hipotensão ortostática e taquicardia. Cefaleia e mialgia	Onde coexiste a loíase: tanto ivermectina quanto DEC podem desencadear quadros de meningoencefalite.
	Albendazol: 400 mg	Dose única	Ver acima	Ver acima

Adaptado de CDC, 2013; Brasil, 2009; Fox; Klion, 2013; Brasil, 2019.

que se deve repetir tal associação anualmente, por 4 a 6 anos. Isso é feito para garantir uma diminuição considerável do número de microfilárias circulantes, e interromper-se, assim, a história natural de adoecimento e o ciclo de transmissão da doença.

As reações adversas ao tratamento medicamentoso da filariose têm intensidade variada e dependem das condições do hospedeiro e da carga parasitária. Os principais efeitos colaterais da DEC são gerados pelas reações tardias aos vermes adultos em destruição. Entre eles, podem ser citados a linfangite, o edema e os abscessos linfoides. Para minimizar o risco de tais eventos, a utilização de doses escalonadas de DEC pode ser considerada (ver Quadro 62.2). Além disso, a administração da DEC com alimentos pode reduzir a ocorrência dos efeitos gastrintestinais (Fox; King, 2013). A ivermectina, por sua vez, causa reações colaterais menos intensas que a DEC, podendo ocasionar, raramente, edema facial e periférico, hipotensão ortostática, taquicardia, cefaleia e mialgia (Brunton, 2012). O albendazol, no que lhe concerne, apresenta como possíveis reações adversas dor abdominal, diarreia, tonturas, cefaleia e urticária.

■ Abordagem terapêutica da coinfecção HIV/W. bancrofti

O tratamento do enfermo simultaneamente infectado pelo vírus da imunodeficiência humana (HIV) e pela *W. bancrofti* merece atenção especial. Sabe-se que, nos indivíduos infectados pelo HIV, as coinfecções podem afetar adversamente o quadro clínico de base. Assim, tem-se ainda o questionamento sobre a possibilidade do tratamento padrão para a filariose (DEC e albendazol) interferir negativamente no quadro clínico da síndrome da imunodeficiência humana (AIDS).

Diante dessa perspectiva, em um estudo desenvolvido na Índia, não foram encontradas diferenças na progressão da doença pelo HIV entre os grupos que tinham ou não filariose. Em outra pesquisa, realizada com pacientes coinfectados pelo HIV e pela *W. bancrofti* (com antígenos filariais circulantes), observou-se a redução da carga viral do HIV, em 12 semanas, após tratamento com DEC. Contudo, o assunto está em aberto. Algumas investigações demonstram que os antiparasitários atuam diminuindo a carga viral do HIV, nos adultos infectadas por helmintos, enquanto outros estudos têm mostrado o oposto. Na maior parte dos trabalhos, todavia, tem sido demonstrada pouca ou nenhuma diferença na carga viral após o tratamento anti-helmíntico. A respeito das contagens de CD4 em indivíduos HIV coinfectados, comparados com os não coinfectados, os dados também são conflitantes. Em vários estudos realizados na África, a infecção por helmintos provocava uma diminuição nas contagens de CD4, embora outros estudos tivessem mostrado tanto um efeito protetor quanto nenhum efeito.

Em conclusão, sugere-se que o benefício do tratamento convencional para a parasitose causada pelo *W. bancrofti* ou por outras infecções em indivíduos infectados pelo HIV supera um possível risco transitório e, portanto, deve ser mantido (Talaat, 2015).

■ Novas abordagens terapêuticas

A bactéria *Wolbachia* – conforme comentado – tem relevante papel na permanência das filárias no hospedeiro. Com efeito, recentes abordagens terapêuticas propõem o tratamento desta bactéria, de modo a eliminar alguns dos determinantes que mantêm as condições de vida do verme no *H. sapiens*. Assim, tem-se indicado o tratamento à base de doxiciclina, por 6 semanas (o tempo prolongado de terapia, muitas vezes, limita seu uso). Este é capaz de erradicar a *Wolbachia*, em vermes adultos e microfilárias, de modo mais lento e com menos efeitos indesejáveis em comparação com os demais tratamentos tradicionais. Além da doxiciclina, resultados preliminares de ensaios clínicos têm demonstrado a eficácia de outros antimicrobianos (rifampicina, rifapentina, minociclina e moxifloxacino) na erradicação da *Wolbachia* (Wan Sulaiman *et al.*, 2019).

Um fármaco altamente eficaz na erradicação das filárias adultas é o flubendazol, porém, atualmente, seu uso é estritamente experimental, em razão da sua toxicidade intrínseca e da inexistência de uma formulação administrada por via oral com biodisponibilidade adequada (Geary; Mackenzie; Silber, 2019).

A instituição do tratamento na fase em que o paciente apresenta linfedema pode trazer algumas dificuldades, pois, além de a maioria dos fármacos atuar apenas na erradicação dos vermes – ou seja, com pouco impacto sobre as alterações linfáticas –, as pesquisas mostram que os resultados cirúrgicos podem ser modestos, dependendo do grau de doença estabelecida. Portanto, em casos de dermatolinfangite aguda, indica-se a antibioticoprofilaxia para impedir a evolução do linfedema. A indicação cirúrgica, por sua vez, fica reservada apenas para pacientes em estágios avançados da doença, que apresentam incapacidade funcional grave, dor intensa, hidrocele volumosa e linfangites recorrentes, uma vez que a maioria dos casos é tratada com sucesso conservadoramente (Taylor, 2005).

Ecologia e epidemiologia

A filariose linfática (FL) é uma doença parasitária crônica, cuja transmissão depende da picada de um mosquito que esteja infectado pelo metazoário, conforme a área geográfica. Nas Américas, ocorre com maior frequência a partir da picada da fêmea do mosquito *C. quinquefasciatus* previamente infectado. Há registros também da transmissão via *Anopheles* (mais na zona rural) e *Aedes* (encontrado especialmente em ilhas endêmicas do Pacífico Sul) –, além de outros menos comuns, como *Coquillettidia*, *Downsiomyia*, espécies de *Mansonia* (mais comum na Ásia) e *Ochlerotatus*. Já na África, o vetor mais comum é o *Anopheles*.

Segundo dados da Organização Mundial da Saúde (OMS), existem aproximadamente 120 milhões de pessoas portadoras de microfilaremia, das quais 100 milhões estão infectadas por *W. bancrofti* e 20 milhões por *Brugia*. Destes 120 milhões, quase 25 milhões são homens que têm a doença genital – mais frequentemente a hidrocele – e quase 15 milhões, a maioria mulheres, têm linfedema ou elefantíase nos membros inferiores. Dentre os indivíduos infectados, uma média de 40 milhões já desenvolveu alguma incapacidade devido à evolução da doença. Naqueles não infectados, há uma estimativa de 856 milhões, em 52 países, vivendo sob o risco de adquirir a infecção.

Entre as regiões endêmicas para a FL, encontram-se a Ásia, a África e as ilhas a oeste do Pacífico e as Américas, com destaque para países como o Haiti, a República Dominicana, a Guiana e o Brasil. O número de casos, de infectados por FL, nos últimos 30 anos, fora destes países é pequeno e estão, em sua maioria, relacionados com situações migratórias para os países endêmicos.

No Brasil, cidades como Belém, Manaus e Maceió eram relacionadas como áreas endêmicas, porém há evidências da interrupção da transmissão desde a década de 1990. No entanto, essas regiões continuam sendo mantidas sob vigilância. Hoje em dia, a FL apresenta distribuição urbana, sendo detectada transmissão ativa somente no Recife e região metropolitana, em cidades como Olinda, Jaboatão dos Guararapes e Paulista (Brasil, 2009), embora tenha havido uma redução contínua da taxa de positividade para microfilárias nos exames hemoscópicos e também do número de indivíduos examinados e tratados, especialmente a partir de 2013. Além disso, foi redimensionada a meta de "interrupção da transmissão com vista a sua eliminação como problema de saúde pública" para 2022 (Brasil, 2018).

A filariose bancroftiana – como já comentado – é considerada uma doença negligenciada. Como tal, observa-se relação direta com a pobreza, a desnutrição e as baixas condições higiênicas. Além disso, a disseminação, muitas vezes, deve-se à falta de investimento na pesquisa de novos meios de prevenção – como as vacinas – e à baixa eficácia dos programas de controle.

Diversos fatores naturais, como o clima, o relevo, a vegetação e o ecossistema, exercem importante influência, também, pois, para infectar o hospedeiro definitivo – e causar a doença –, os vermes necessitam do vetor. Desse modo, conhecendo o ciclo de vida dos artrópodes implicados na transmissão, sabe-se que sua reprodução e sua sobrevida dependem de condições ambientais favoráveis. Portanto, indiretamente, a transmissão das filárias sofre influência de tais fatores. Nesse sentido, foi observado que, em grande parte das principais áreas endêmicas predomina um clima tropical característico, com elevadas temperaturas e altas precipitações pluviométricas. Isso demonstra que todos estes itens podem, de fato, colaborar para o sucesso na transmissão e na perpetuação do parasito (Gomes; Moraes, 2009; Brasil, 2019).

A aquisição da infecção é mais frequente na infância, de maneira que, quando a doença ocorre em crianças, pode-se conjecturar que há transmissão na área. No entanto, as repercussões clínicas – como dor, desfiguração, linfedema, elefantíase e inchaço escrotal (em homens) – ocorrem após anos de evolução. Portanto, quando a doença é detectada em adultos com mais 30 anos, pensa-se em uma transmissão ocorrida em períodos anteriores. Um número maior de doentes é observado entre jovens do sexo masculino, tendo como pico de incidência, a faixa entre 18 e 25 anos.

Profilaxia e controle

A prevenção da filariose passa pelo reconhecimento de que a moléstia tem uma história natural longa e de que o diagnóstico e o tratamento precoces são fundamentais para o controle da transmissão e do adoecimento. Nesse sentido, é essencial que os pacientes infectados sejam tratados com os esquemas tradicionais citados, sendo medicados anualmente até que se reduza, consideravelmente, a taxa de microfilárias circulantes. Dessa maneira, os indivíduos afetados diminuirão sua capacidade de infectar novos vetores, e, consequentemente, as taxas de disseminação da infecção serão reduzidas.

Além disso, nos casos em que a infecção cursar com linfedema e elefantíase, o tratamento com DEC usualmente não é indicado. Isso

porque a maioria destes pacientes não está ativamente infectada com as filárias. Em tais casos, a orientação é voltada para alguns princípios básicos de cuidados pessoais, como o cuidado com as feridas, para evitar que o linfedema se agrave. Quando não ocorre esse processo de conscientização do paciente para minimizar as repercussões clínicas o desfecho sempre caminha para a ocorrência de mais complicações, tanto em nível individual quanto em nível de sistema de saúde, que fica mais sobrecarregado e ineficiente, por precisar tratar de situações que poderiam ter sido evitadas.

Outra ação de grande eficácia é o controle do vetor. Vale ressaltar que ele deve ser específico, levando em conta o ciclo de vida do artrópode dominante na região em questão. Mosquiteiros, inseticidas, telas nas janelas, pulverização de interiores ou medidas de proteção individual, como o uso de repelentes, são muito úteis para a proteção contra o mosquito. Tais medidas profiláticas têm um impacto maior para viajantes e moradores de áreas endêmicas por períodos inferiores a um ano, em decorrência da ineficiência do vetor infectado como transmissor da doença e da necessidade de um período prolongado (meses até anos) para aquisição da parasitose (Fox; King, 2013).

Por fim, diante da relevância do assunto, dois acontecimentos merecem ser destacados sobre profilaxia e controle da filariose. Um diz respeito à Resolução 50.29 da Assembleia Mundial da Saúde, na qual os Estados-membros foram incentivados a tratar a filariose linfática como um problema de saúde pública, merecendo maior empenho e esforços para seu controle. O outro fato, também muito relevante, foi o lançamento pela OMS, em 2000, do Programa Global de Eliminação da Filariose Linfática (GPELF). Em 2012, no roteiro de doenças tropicais negligenciadas, também houve a confirmação de 2020 como data-limite para a eliminação da filariose como problema de saúde pública mundial. O GPELF apresenta dois focos principais:

- Interromper a propagação da infecção, por meio do tratamento anual de todas as pessoas elegíveis em uma região onde a infecção esteja presente em larga escala, com uso dos seguintes fármacos antifilariais – dietilcarbamazina (DEC), albendazol, ivermectina – preferencialmente administrados duas vezes ao ano em regiões também endêmicas para loíase (Biritwum et al., 2019; Gyapong et al., 2018), ou a combinação dos três fármacos – DEC, ivermectina e albendazol – preconizada para locais com transmissão persistente e erradicação difícil (Srividya A, Subramanian S, Jambulingam P et al., 2019; WHO, 2017)
- Aliviar o sofrimento causado pela filariose linfática por meio do aumento das atividades de gestão de morbidade e de prevenção de incapacidade, incluindo a minimização do risco das complicações da doença, como a infecção bacteriana (erisipela, celulite e outras). A avaliação para o *status* vacinal para o tétano deverá ser sempre incluída na avaliação do enfermo. Acrescente-se a esses esforços a busca por estratégias de imunizações, como descrito a seguir.

■ Perspectivas de vacina para W. bancrofti

Apesar dos programas de controle das filarioses, estima-se que 160 milhões de pessoas ainda permaneçam infectados e mais um bilhão sob o risco de infecção. Tal situação torna imperativa a necessidade de uma estratégia profilática alternativa.

Com relação à imunização da filariose, a *W. bancrofti* e a *B. malayi* são as principais candidatas dos estudos de investigação da vacina, por serem as principais causas da doença. As vacinas já foram testadas em animais não humanos, com o parasito tanto na forma atenuada quanto com a utilização de DNA recombinante, o que possibilitou conhecer os mecanismos imunoprotetores induzidos pelas estratégias de imunização.

Esse conhecimento, associado às tecnologias genéticas para identificação de antígenos específicos, tem trazido otimismo no desenvolvimento das vacinas contra infecções por filárias. Um exemplo seria a molécula GST. A possibilidade de neutralização da atividade desse componente pode ser uma estratégia para induzir a proteção contra certas infecções parasitárias. Em ensaios realizados por Veerapathran e colaboradores (2009), estabeleceu-se a sequência de homologia da *W. bancrofti* GST (WbGST) e analisaram-se possíveis locais para a inserção dos inibidores de GST. Tal fato pode ser uma nova abordagem também para a implementação de medicamentos contra a *W. bancrofti*.

A maioria dos estudos está focada na fase L3, uma vez que representa a forma biológica com potencial infectante para o *H. sapiens*. Assim, a ação imune antiparasitária contra estas larvas infecciosas pode, potencialmente, prevenir a infecção. Também existem propostas direcionadas aos vermes adultos. As vacinas experimentais, já testadas, protegem de forma variável e podem trazer resultados impressionantes, especialmente quando combinadas em vacinas multivalentes.

Sem embargo, a complexidade das respostas imunes, necessárias para resistir à evolução da infecção, associada às das diferentes fases do ciclo de vida do metazoário, explicam a inexistência de uma vacina para a filariose. De fato, algumas das formas evolutivas do helminto podem não induzir resposta imune e a migração para tecidos mais profundos também pode dificultar seu controle pela vacina.

Apesar de todos os obstáculos, há otimismo entre os pesquisadores. O conhecimento da imunidade antifilarial tem crescido e, associado a isso, o desenvolvimento de diversos tipos de vacinas tem tornado possível o aperfeiçoamento das pesquisas, associando a genética à imunologia na proposta de controle filarial. Ao mesmo tempo, as novas tecnologias possibilitam o conhecimento – em nível molecular – dos integrantes do processo de interação parasito e hospedeiro, permitindo descobrir mais sobre as vias que induzem e regulam a imunidade protetora. Ademais, tais resultados também apontam para as potenciais falhas das atuais vacinas em estudo.

Brugia malayi e Brugia timori

As estimativas da OMS apontam para a existência de 20 milhões de pessoas infectadas por helmintos do gênero *Brugia*. Qualquer uma das duas espécies – *B. malayi* e *B. timori* – também pode causar a filariose linfática. Entretanto, diferem de *W. bancrofti* por produzirem um linfedema localizado, principalmente nos membros inferiores. A classificação taxonômica completa das espécies de *Brugia* é apresentada no Quadro 62.3.

Brugia malayi
◼ Aspectos etiológicos

Os vermes adultos assemelham-se aos espécimes de *W. bancrofti*, mas são menores. As fêmeas medem, em média, de 43 a 55 mm de comprimento por 130 a 170 µm de largura. Enquanto isso, os machos medem de 13 a 23 mm de comprimento por 70 a 80 µm de largura. As formas adultas – da mesma maneira –, ao se reproduzirem, geram as microfilárias (Figura 62.3), que medem de 177 a 230 µm de comprimento por 5 a 7 µm de largura. Ademais também são revestidos por uma bainha e apresentam padrão de periodicidade noturna (cepas antropofílicas), assim como *W. bancrofti*.

QUADRO 62.3 Classificação taxonômica dos helmintos do gênero *Brugia*.

Domínio	Eukaryota
Filo	Nematoda
Classe	Secernentea
Ordem	Spirurida
Superfamília	Filarioidea
Família	Onchocercidae
Gênero	*Brugia*
Espécies	*Brugia malayi* e *Brugia timori*

Adaptado de NCBI – The Taxonomy Database, 2019; Arctos – Collaborative Collection Management Solution, 2019a.

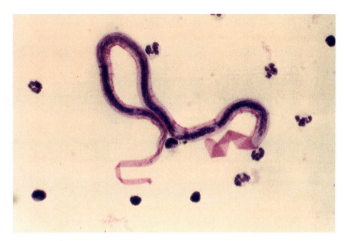

FIGURA 62.3 Microfilária de *Brugia malayi*. Coloração Giemsa. Reproduzida de CDC, 2019, com permissão.

As microfilárias de *B. malayi* têm pequenas diferenças em comparação com a *W. bancrofti* e a *L. loa*, o que pode auxiliar no momento do diagnóstico laboratorial. As microfiláras de *B. malayi* têm uma linha descontínua de núcleos encontrados na extremidade final da cauda. Ademais, é possível notar dois núcleos terminais bem separados dos outros núcleos na cauda, enquanto a cauda da *W. bancrofti* não contém núcleos e a *L. loa* tem pequenos núcleos que formam uma linha contínua na cauda.

O ciclo de vida é muito parecido com o descrito para *W. bancrofti*. São essenciais, também, o vetor invertebrado e o hospedeiro definitivo para completar o desenvolvimento do metazoário. Entre os hospedeiros artrópodes, destacam-se os mosquitos dos gêneros *Anopheles*, *Mansonia* e *Aedes*, sendo estes essenciais para que a larva adquira capacidade de infectar o *H. sapiens* ou outro hospedeiro definitivo. A forma infectante (L3) é similar à descrita para outras filárias, e o parasito também apresenta periodicidade noturna (Rey, 2008).

◼ Patogênese e aspectos clínicos

A doença é causada, principalmente, pela presença do nematoide nos vasos linfáticos, o qual desencadeia a resposta imunológica do hospedeiro. Os sinais da infecção costumam ser semelhantes aos observados na bancroftose, com ataques agudos e recorrentes de linfangites, associados à febre com duração de 3 a 7 dias além de linfadenites – principalmente axilares e inguinais –, podendo chegar à ulceração destas estruturas. Além disso, podem ocorrer, com menor frequência, linfedemas, geralmente associados à infecção bacteriana secundária. Entretanto, para a *B. malayi*, não há relatos de sintomas urogenitais.

A inflamação dos vasos linfáticos em resposta à infecção pode ocorrer com a progressão do adoecimento, em resposta ao desenvolvimento do verme, ou após sua morte. Pode ser explicada, ainda, em resposta à infecção bacteriana sobreposta ao quadro. O vaso linfático afetado torna-se distendido; e, na pele que o recobre, observam-se os sinais flogísticos.

Descrevem-se, igualmente, a formação de abscessos e a ulceração dos linfonodos afetados, geralmente axilares e inguinais. A ulceração é mais comum na infecção por *B. malayi* ressaltando-se que fragmentos de verme adulto podem ser encontrados no material proveniente da drenagem dessas estruturas. Não são todos os pacientes que progridem para elefantíase; tal quadro está relacionado com infecções bacterianas secundárias e afeta as partes mais distais de pernas e braços, principalmente. Diferentemente da forma bancroftiana, a *B. malayi* raramente acomete as estruturas que compõem a genitália, causando em menor proporção hidrocele, epididimite, funiculite e orquite (Kazura, 2015).

▪ Diagnóstico

Os mesmos testes diagnósticos para a *W. bancrofti* são válidos para a espécie em questão. São eles: o exame de gota espessa, os testes sorológicos e a investigação utilizando PCR.

Os ensaios de PCR são muito sensíveis e podem ser utilizados para diagnosticar a infecção tanto no vetor quanto no ser humano. No entanto, assim como dito anteriormente, são testes mais lentos e sofisticados, o que restringe muito seu uso no dia a dia da prática clínica.

Os métodos para avaliação da resposta imunológica não eram utilizados diante da dificuldade da seleção de antígenos da *B. malayi* para a comercialização. No entanto, hoje em dia, disponibilizou-se um antígeno recombinante (BmR1), específico e sensível na detecção de anticorpos IgG4, o que possibilita a diferenciação de *B. malayi* e *B. timori*, além de outras espécies de *Brugia*. Tal fato tem tornado seu uso menos limitado e mais popular.

O exame mais indicado para diagnóstico da infecção por *B. malayi* é o exame de gota espessa, dada a possibilidade de observação das microfilárias. Entretanto, os exames de sangue podem apresentar-se limitados, diante da periodicidade noturna do helminto.

▪ Tratamento

O tratamento tem como base o uso de DEC, que, para essa parasitose, atua tanto nas microfilárias quanto na forma adulta do helminto. A posologia da terapia individual é de 6 mg/kg, divididos em 3 doses diárias, durante 2 a 4 semanas. Caso necessário, deve-se repetir o tratamento. Outra alternativa seria DEC 6 mg/kg, 1 vez por semana, por 6 semanas, ou 1 vez por dia, por 9 dias. Dessa maneira, observou-se uma redução da infecção em 80% dos pacientes e de 90% da densidade das microfilárias circulantes.

Outra opção é a ivermectina, administrada em dose única, na posologia de 200 μg/kg. Além disso, doses únicas de albendazol + DEC ou albendazol + ivermectina também foram capazes de reverter quadros de elefantíases iniciais.

As reações adversas aos fármacos são mais comuns no tratamento das espécies de *Brugia*, em comparação com a *W. bancrofti*, e diretamente proporcionais à densidade de microfilárias circulantes no infectado.

A partir da descoberta da importância das bactérias do gênero *Wolbachia* no ciclo de vida de alguns nematelmintos – incluindo a *B. malayi* –, foram propostos novos tratamentos, dirigidos a tal patógeno, como também foi comentado para a bancroftose. A síntese da abordagem terapêutica da filariose brugiana é apresentada no Quadro 62.4.

▪ Aspectos epidemiológicos

A *B. malayi* é endêmica no Sul e no Sudeste Asiático, sendo descrita, sobretudo, na Indonésia, nas Filipinas, na China, na Tailândia, na Índia, no Vietnã, na Malásia e na Coreia do Sul. Em algumas áreas, tal espécie coexiste com a *W. bancrofti* e a *B. timori*, o que é um fator complicador para o diagnóstico. Entre os hospedeiros artrópodes, destacam-se os mosquitos dos gêneros *Anopheles*, *Mansonia* e *Aedes*, com destaque para o gênero *Mansonia*, principalmente. Estima-se que 5 a 10 milhões de pessoas, apenas considerando-se a Indonésia, estão sob o risco de se infectar (Fontes; Rocha, 2012).

Certas cepas de *B. malayi* também podem infectar algumas outras espécies animais, como os felinos e alguns primatas, como *Presbytis* sp., animais que podem atuar como reservatórios do metazoário. Essas cepas são, geralmente, transmitidas por mosquitos *Mansonia*, e podem não apresentar padrão de periodicidade noturna – denominando-se, por conseguinte – aperiódicas, ou, subperiódicas, quando infectam o ser humano. A infecção dos humanos pode ocorrer tanto por cepas zoofílicas quanto antropofílicas, sendo o controle das zoofílicas mais difícil.

▪ Profilaxia e controle

O Programa Global de Eliminação da Filariose Linfática da OMS e os programas de tratamento em massa dos enfermos são as principais estratégias para interromper a transmissão do nematoide, como já ponderado nas discussões sobre *W. bancrofti*. Ademais, as medidas de controle e profilaxia são as mesmas anteriormente detalhadas, como combate ao vetor, medidas de higiene e, futuramente, a vacina.

○ Vacinação

Ainda não existem vacinas autorizadas para a prevenção da infecção por *B. malayi*. Entretanto, estudos têm sido realizados e existem perspectivas com bons resultados em modelos animais (Murthy, 2019). A glutatinina-S-transferase, uma enzima encontrada em parasitos de *Setaria cervi* (parasito filarial bovino), reduziu infecção por *B. malayi* em mais de 82% dos animais parasitados, decorrido um período de 90 dias após sua administração (Rocha, 2000).

Brugia timori

Os ciclos biológicos da *B. malayi* e da *B. timori* são semelhantes ao da *W. bancrofti*, com uma diferença quanto ao tempo de desenvolvimento da larva infectante, no interior de alguns vetores, o qual pode ocorrer de forma mais breve (Fontes, 2012). As microfilárias de *B. timori* são mais longas que as da *B. malayi*, têm em média 358 μm e suas bainhas não se coram com Giemsa.

Atualmente, considera-se o ser humano como único hospedeiro definitivo de tal espécie. Todavia, experimentalmente, já foi visto que tais helmintos são capazes de infectar felinos, como os gatos. O *Anopheles barbirostris* é o vetor mais citado, mas outras espécies – como o *Aedes togoi* – também podem atuar como vetor dessa filariose.

QUADRO 62.4 Esquemas terapêuticos na filariose brugiana.

Esquema terapêutico	Doses	Tempo de tratamento	Observações
Dietilcarbamazina (DEC)	6 mg/kg/dia, divididos em 3 doses/dia	2 a 4 semanas	Observou-se redução da infecção em 80% dos pacientes e de 90% da densidade das microfilárias circulantes
	6 mg/kg/dia, 1 vez/semana	6 semanas	
	6 mg/kg/dia, 1 vez/dia	9 dias	
DEC + albendazol	DEC: 6 mg/kg/dia	12 dias	–
	Albendazol: 400 mg	Dose única	–
Ivermectina + albendazol	Albendazol: 400 mg	Dose única	–
	Ivermectina: 200 μg/kg	Dose única	–
Ivermectina	Ivermectina: 200 μg/kg	Dose única	–

Adaptado de Taylor, 2005; Kazura, 2015; Brasil, 2019.

■ Patogênese e aspectos clínicos

O quadro clínico da filariose por *B. timori* assemelha-se muito à causada pela *W. bancrofti*, com formação de linfedema nos membros, na maioria dos pacientes sem microfilárias (Rajasekaram et al., 2017). Diferem desta por relatos de um número maior de abscessos, além de não serem observadas queixas urogenitais.

Os mecanismos de resposta imunológica e as apresentações histopatológicas são muito semelhantes aos vistos para a *W. bancrofti*.

■ Diagnóstico

Para o diagnóstico da infecção, utiliza-se, com maior frequência, o exame de gota espessa para identificar e diferenciar as filárias, atentando-se para o padrão habitual de periodicidade noturna. Há, ainda, a possibilidade do diagnóstico molecular, mas, no caso de *B. timori* e *B. malayi*, que apresentam grande similaridade, esse tipo de teste ainda é muito limitado e pouco utilizado.

■ Tratamento

O tratamento à base de DEC é o mais indicado, pois, tal espécie parece responder particularmente bem a esse fármaco. Obteve-se uma resposta boa de eliminação de microfilárias e de redução de alterações linfáticas com doses menores e prolongadas de DEC (25 mg para pacientes pediátricos, menores de 10 anos, e 50 mg para pacientes acima disso, por 18 meses). Para o controle dessa parasitose pelo mundo, o Programa Global para a Eliminação da Filariose Linfática preconiza combinar DEC (6 mg/kg) com albendazol (400 mg) para o tratamento em massa e erradicação da condição mórbida. As outras medidas gerais já foram abordadas para as outras filarioses e são válidas para ela também (Fontes; Rocha, 2012).

■ Aspectos epidemiológicos

A *B. timori* pode ser encontrada na Ilha de Timor, na Ilha das Flores, em Sunda, em Sumba, em Lembrata, no leste de Java, em Roti, em Savu Alor e em Pantar, sendo que em todos esses locais são observadas pessoas infectadas. Estima-se que sejam em média 800.000 pessoas, somente para a parasitose por *B. timori* (Fontes; Rocha, 2012).

Referências bibliográficas

Arctos – Collaborative Collection Management Solution. Disponível em: https://arctos.database.museum/name/Brugia%20malayi. Acesso em ago. 2019a.

Arctos – Collaborative Collection Management Solution. Disponível em: https://arctos.database.museum/name/Wuchereria%20bancrofti. Acesso em ago. 2019b.

Babu S, Nutman TB. Immunology of lymphatic filariasis. Parasite Immunol 2014;36(8): 338-46.

Biritwum NK, Frempong KK, Verver S et al. Progress towards lymphatic filariasis elimination in Ghana from 2000-2016: Analysis of microfilaria prevalence data from 430 communities. PLoS Negl Trop Dis 2019;13(8):e0007115.

Brasil. Ministério da Saúde. Secretaria de Vigilância em Saúde. Departamento de Vigilância Epidemiológica. Guia de vigilância epidemiológica e eliminação da filariose linfática/Ministério da Saúde, Secretaria de Vigilância em Saúde, Departamento de Vigilância Epidemiológica. Brasília: Ministério da Saúde, 2009.

Brasil. Ministério da Saúde. Secretaria de Vigilância em Saúde. Guia de Vigilância em Saúde: volume único [recurso eletrônico]. Ministério da Saúde, Secretaria de Vigilância em Saúde. 3. ed. Brasília: Ministério da Saúde, 2019.

Brunton LL. Goodman & Gilman. As bases farmacológicas da terapêutica, 12. ed. Rio de Janeiro: McGraw-Hill/Artmed, 2012.

CDC. Centers for Disease Control and Prevention, 2013. Disponível em: http://www.cdc.gov/. Acesso em: 19 abr. 2019.

Chakraborty S, Gurusamy M, Zawieja DC et al. Lymphatic filariasis: perspectives on lymphatic remodeling and contractile dysfunction in filarial disease pathogenesis. Microcirculation 2013; 20(5):349-64.

Dietrich CF, Chaubal N, Hoerauf A et al. Review of dancing parasites in lymphatic filariasis. Ultrasound Int Open 2019; 5(2):E65-E74.

Dolo H, Coulibaly YI, Konipo FN, et al. Lymphedema in three previously Wuchereria bancrofti-endemic health districts in Mali after cessation of mass drug administration. BMC Infect Dis 2020; 20(1):48.

Dreyer G, Norões J. Filariose bancroftiana. In: Siqueira-Batista R, Gomes AP, Igreja RP et al. Medicina Tropical. Abordagem atual das doenças infecciosas e parasitárias. Rio de Janeiro: Cultura Médica, 2001.

Fontes G, Rocha EMM. Wuchereria bancrofti – filariose linfática. In: Neves DP, organizador. Parasitologia Humana. São Paulo: Atheneu; 2012.

Fox LM, King CL. Lymphatic filariasis. In: Magill AJ, Ryan ET, Hill D et al. Hunter's tropical medicine and emerging infectious disease. London: Saunders/Elsevier, 2013.

Fox LM, Klion AD. Diethylcarbamazine (DEC). In: Magill AJ, Ryan ET, Hill D et al. Hunter's tropical medicine and emerging infectious disease. London: Saunders/Elsevier, 2013.

Geary TG, Mackenzie CD, Silber SA. Flubendazole as a macrofilaricide: History and background. PLoS Negl Trop Dis 2019;13(1):e0006436.

Gomes RGS, Moraes RM. Alterações climáticas e suas influências sobre as doenças transmitidas por vetores. Safety, Health Environmental World Congress 2009; 85-89.

Grimaldi A, Mocumbi AO, Freers J, et al. Tropical Endomyocardial Fibrosis: Natural History, Challenges and Perspectives. Circulation 2016; 133:2505

Gyapong JO, Owusu IO, da-Costa Vroom FB et al. Elimination of lymphatic filariasis: current perspectives on mass drug administration. Res Rep Trop Med. 2018;9:25-33.

Hoffmann R, Altiok E, Friedman Z et al. Myocardial deformation imaging by two-dimensional speckle-tracking echocardiography in comparison to late gadolinium enhancement cardiac magnetic resonance for analysis of myocardial fibrosis in severe aortic stenosis. Am J Cardiol 2014;114(7):1083-8.

Ibrahim F, Thio THG, Faisal T, Neuman M. The application of biomedical engineering techniques to the diagnosis and management of tropical diseases: a review. Sensors 2015;15(3):6947-95.

Jones RT. Non-endemic cases of lymphatic filariasis. Trop Med Int Health 2014;19(11):1377-83.

Kazura JW. Tissue nematodes (Trichinellosis, Dracunculiasis, Filariasis, Loiasis, and Onchocerciasis). In: Mandell GL, Bennett JE, Dolin R. Principles and practice of infectious diseases. 6. ed. Philadelphia: Elsevier, 2015.

Kwarteng A, Ahuno ST, Akoto FO. Killing filarial nematode parasites: role of treatment options and host immune response. Infect Dis Poverty 2016; 5(1):86.

Mullerpattan JB, Udwadia ZF, Udwadia FE. Tropical pulmonary eosinophilia - a review. Indian J Med Res 2013; 138(3):295-302.

Murthy PK. Strategies to control human lymphatic filarial infection: tweaking host's immune system. Curr Top Med Chem 2019; 19(14):1226-1240.

Neves DP. Parasitologia humana. 13. ed. Rio de Janeiro: Atheneu, 2016.

NCBI. National Center for Biotechnology Information. Taxonomy. Disponível em: <https://www.ncbi.nlm.nih.gov/taxonomy>. Acesso em: mar. 2019.

Oliveira P, Braga C, Alexander N et al. Evaluation of diagnostic tests for Wuchereria bancrofti infection in Brazilian schoolchildren. Rev Soc Bras Med Trop 2014;47 (3):359-66.

Panditi S, Shelke AG, Thummalakunta LN. Filarial dance sign real-time ultrasound diagnosis of filarial oophoritis. J Clin Ultrasound 2016; 44(8):500-1.

Pereira RA, Alves-Souza RA, Vale JS. O Processo de Transição Epidemiológica no Brasil: uma revisão de literatura. Rev Cient Faema 2015; 6(1):99-108.

Rajasekaram S, Anuradha R, Manokaran G et al. An overview of lymphatic filariasis lymphedema. Lymphology 2017;50(4):164-182.

Saeed M, Adnan M, Khan S et al. In search of a potential diagnostic tool for molecular characterization of lymphatic filariasis. Acta Parasitol. 2016;61(1):113-8.

Small ST, Tish DJ, Zimmerman PA. Molecular epidemiology, phylogeny and evolution of the filarial nematode Wuchereria bancrofti: infection, genetics and evolution 2014; 28:33-43.

Srividya A, Subramanian S, Jambulingam P et al. Mapping and monitoring for a lymphatic filariasis elimination program: a systematic review. Res Rep Trop Med 2019;10:43-90.

Talaat RK, Babu S, Menon P et al. Treatment of W. bancrofti (Wb) in HIV/Wb Coinfections in South India. Plos Neglected Trop Dis 2015; 9(3): e0003622.

Taylor MJ, Bandi C, Hoerauf A. Wolbachia bacterial endosymbionts of filarial nematodes. Adv Parasitol 2005;60:245-84.

Taylor MJ, Hoerauf A, Bockarie M. Lymphatic filariasis and onchocerciasis. Lancet 2010;376(9747):1175-85.

Ton TG, Mackenzie C, Molyneux DH. The burden of mental health in lymphatic filariasis. Infect Dis Poverty 2015;4:34.

Veerapathran A, Dakshinamoorthy G, Gnanasekar M et al. Evaluation of Wuchereria bancrofti GST as a vaccine candidate for lymphatic filariasis. PLoS Negl Trop Dis 2009;3(6): 457.

Ximenes C, Brandão E, Oliveira P et al. Detection of Wuchereria bancrofti DNA in paired serum and urine samples using polymerase chain reaction-based systems. Mem Inst Oswaldo Cruz 2014;109(8): 978-83.

Wan Sulaiman WA, Kamtchum-Tatuene J, Mohamed MH, et al. Anti-Wolbachia therapy for onchocerciasis & lymphatic filariasis: Current perspectives. Indian J Med Res 2019;149(6):706-14.

WHO. World Health Organization. Global programme to eliminate lymphatic filariasis: progress report, 2016. Wkly Epidemiol Rec 2017; 46:589-608.

WHO. World Health Organization. Lymphatic filariasis. Disponível em: https://www.who.int/news-room/fact-sheets/detail/lymphatic-filariasis

CAPÍTULO 63

Gastrodiscoidíase

Paulo Sérgio Balbino Miguel • Larissa Paris Gasparini •
Igor Rodrigues Mendes • Rosilene Silva Araújo

Introdução

A gastrodiscoidíase é uma verminose causada por um platelminto que parasita o intestino de porcos, os principais hospedeiros definitivos da doença. Contudo, são descritas infecções em humanos, macacos-rhesus, orangotangos, trágulos (*Tragulus napu*), javalis selvagens e ratos-do-campo (Dada-Adegbola et al., 2004; Mas-Coma; Bargues; Valero, 2006; Tandon et al., 2015). Trata-se de uma das trematodíases advindas da alimentação (*foodborne trematodiasis*), assim como a clonorquíase, a opistorquíase, a fasciolíase, a fasciolopsíase e a paragonimíase, entre outras (Chai; Jung, 2020).

O *Homo sapiens* infecta-se com o verme adulto pela ingestão de carne de peixe crua ou parcialmente crua ou de vegetais contaminados. No intestino delgado do hospedeiro definitivo, o verme autofecunda-se e, posteriormente, no ceco e no cólon ascendente, fixa-se com auxílio de sua ventosa e deposita centenas de ovos (Scheller, 2006). Os ovos são, então, eliminados nas fezes, que, ao serem descartadas em corpos d'água habitados pelo caramujo dulcícola *Helicorbis coenosus* (hospedeiro intermediário), possibilitam a continuação do ciclo evolutivo do verme. Após abandonar o caramujo, o verme pode infectar animais reservatórios, peixes e moluscos (Sunil et al., 2014) ou contaminar vegetais. O consumo desses alimentos sem o cozimento ou a higienização adequados leva à infecção pelo agente etiológico (Toledo; Fried, 2014). A Figura 63.1 esquematiza o ciclo do *Gastrodiscoides hominis*, agente etiológico da gastrodiscoidíase.

O helminto pertence ao filo dos platelmintos (Platyhelminthes), classe dos trematódeos (Trematoda), família dos paranfistomídeos (Paramphistomatidae) (Gosling, 2005). Trata-se da única espécie do gênero *Gastrodiscoides* que infecta o homem (Sah et al., 2019).

A gastrodiscoidíase mostra-se como uma parasitose de distribuição restrita no mundo. Descreve-se sua endemicidade em países da Ásia Central e do Sudeste Asiático, como Índia, Paquistão, Myanmar, Tailândia, Vietnã, Filipinas, Malásia, China, Cazaquistão e na Rússia – na região do delta do rio Volga (David; Petri, 2006; Tandon et al., 2015). O estado indiano de Assam parece ter especial prevalência, com 41% da população infectada (Buckley, 1939). O primeiro caso da doença no continente africano foi descrito em 2004, na Nigéria (Dada-Adegbola et al., 2004). Casos descritos em outras regiões do mundo são atribuídos a imigrantes provenientes de áreas endêmicas (Khalil, 1923; Toledo; Fried, 2014).

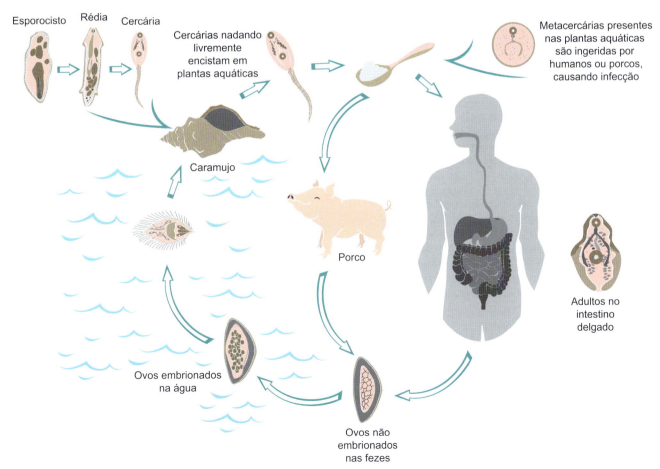

Esporocisto   Rédia   Cercária

Cercárias nadando livremente encistam em plantas aquáticas

Metacercárias presentes nas plantas aquáticas são ingeridas por humanos ou porcos, causando infecção

Caramujo

Porco

Adultos no intestino delgado

Ovos embrionados na água

Ovos não embrionados nas fezes

FIGURA 63.1 Ciclo evolutivo dos helmintos da espécie *Gastrodiscoides hominis*.

A clínica da infecção por *G. hominis* é variável. Infecções leves são usualmente assintomáticas; já as graves, causadas por repetidas ingestões do agente, levam a quadros de diarreia com muco, mal-estar e dor abdominal. A infecção por esse verme tem evolução mais grave em crianças, nas quais já foram registrados óbitos por gastrodiscoidíase (Geerts et al., 1987). O diagnóstico é feito por meio da clínica do paciente associada à detecção de ovos do verme no exame parasitológico de fezes. Não há tratamento específico, mas há resposta terapêutica com fármacos em geral utilizados contra outras trematodíases. Considera-se o praziquantel o fármaco de escolha (Mas-Coma; Bargues; Valero, 2006; Sunil et al., 2014).

Considera-se a gastrodiscoidíase uma doença tropical negligenciada porque é endêmica de regiões restritas no globo e afeta, principalmente, a população mais pobre. A literatura médica carece de estudos que esclareçam o ciclo evolutivo exato do *G. hominis* e a prevalência de infecção nas áreas endêmicas (Dada-Adegbola et al., 2004; Tandon et al., 2015).

Com base nessa síntese preliminar, o escopo deste capítulo é a apresentação dos principais aspectos etiológicos, patogênicos, clínicos, diagnósticos, terapêuticos e ecoepidemiológicos da gastrodiscoidíase.

Etiologia

Taxonomia

O Quadro 63.1 apresenta a taxonomia do *Gastrodiscoides hominis*.

Aspectos morfológicos

O *G. hominis* é um verme de corpo achatado, que apresenta simetria bilateral e ausência de celoma. Em espécimes a fresco, a cor observada é avermelhada, e o tamanho varia de 5 a 8 mm de comprimento, com 3 a 5 mm de largura. Sua morfologia distingue duas porções do corpo: a anterior, alongada e cônica; e a posterior, discoidal. A porção anterior mede cerca de 2 mm de comprimento; nela se encontra o poro oral do verme, por onde ingere o alimento provindo do sistema digestório do hospedeiro (Khalil, 1923). Abaixo do poro oral, encontra-se uma ventosa sugadora, que impulsiona o alimento para a faringe. Duas pequenas bolsas faríngeas conectam-se com a faringe na porção terminal da ventosa. A faringe segue tortuosamente por 1 mm até um bulbo faríngeo, a partir do qual se divide em dois segmentos intestinais. Circundando cada um desses segmentos, encontram-se as glândulas vitelínicas, que secretam material nutritivo no processo de produção dos ovos. Os segmentos intestinais estendem-se até a porção posterior, percorrendo 2,75 mm, e dobram-se levemente na porção terminal. Eles terminam com uma distância de 2,5 mm um do outro e ao nível da margem anterior do acetábulo. Na porção posterior, discoidal, encontra-se uma ventosa ventral de 2 mm de diâmetro chamada acetábulo, por meio da qual o verme se fixa à parede do intestino grosso do hospedeiro.

O *G. hominis* é um verme hermafrodita. Os dois testículos são lobulados e localizam-se entre as duas porções terminais dos segmentos intestinais. Já os dois ovários encontram-se posteriormente a cada testículo. Entre os ovários, encontra-se uma glândula secretora da membrana do ovo (*shell gland*). Na região dorsal da porção posterior, encontra-se o

QUADRO 63.1 Classificação taxonômica da espécie *Gastrodiscoides hominis*.

Domínio	Eukaryota
Filo	Platyhelminthes
Classe	Trematoda
Ordem	Echinostomida
Família	Paramphistomidae
Gênero	*Gastrodiscoides*
Espécie	*Gastrodiscoides hominis*

Adaptado de NCBI, 2019.

útero, no qual são armazenados os ovos. Os ovos produzidos são eliminados por meio do cone genital. O cone é a estrutura mais dorsal da porção posterior, e sua papila projeta-se 0,2 mm da superfície. Ela pode ser visualizada a olho nu no verme (Khalil, 1923; Mas-Coma et al., 2006).

Os ovos de *G. hominis* são esverdeados e medem 146 µm (variando entre 127 e 160) de comprimento por 66 µm (variando entre 62 e 75) de largura. Cada um contém 24 células vitelínicas (Dutt; Srivastava, 1972). Os ovos têm formato romboidal ou fusiforme e apresentam um pequeno opérculo e um embrião em estágio inicial de desenvolvimento (Cheesbrough, 2005).

Ciclo biológico

O ciclo biológico do *G. hominis* ainda não foi completamente elucidado. Entretanto, presume-se que seja heteroxeno, como no caso dos demais trematódeos que atuam como parasitos intestinais, com destaque para *Fasciolopsis buski* (ver Capítulo 61, *Fasciolopsíase*). Tanto o *G. hominis* quanto o *F. buski* têm o mesmo hospedeiro intermediário e distribuem-se pela Índia e pelo Sudeste Asiático (CDC, 2017; Sunil et al., 2014). No ceco e no cólon ascendente de um indivíduo infectado, *G. hominis* adultos liberam seus ovos para o lúmen intestinal. Eles são eliminados nas fezes e, caso atinjam corpos d'água habitados pelo hospedeiro intermediário, dão continuidade ao ciclo (Mas-Coma et al., 2006; Scheller, 2006; Toledo; Fried, 2014).

Em uma temperatura de 24°C, os ovos eclodem entre 9 e 14 dias e dão origem aos miracídios, que adentram o hospedeiro intermediário. No caso da gastrodiscoidíase, o único hospedeiro intermediário conhecido é o caramujo *H. coenosus*, um molusco gastrópode da família Planorbidae (Geerts et al., 1987). Tentativas de desenvolvimento de miracídios de *G. hominis* em outras espécies de caramujos, como o *Indoplanorbis exustus* e o *Gyraulus convexiusculus*, falharam. Espécimes de *H. coenosus* podem ser encontrados em poços de água próximos a chiqueiros nas áreas endêmicas (Toledo; Fried, 2014).

Uma vez ingerido pelo caramujo, o miracídio passa por sucessivas fases de desenvolvimento: esporocisto de primeira geração, esporocisto de segunda geração, rédia-mãe, rédia-filha, cercária e metacercária. Alcança-se a fase de cercária dentro de 28 a 152 dias. A cercária abandona o caramujo e pode infectar peixes, lagostins e girinos. Algumas delas nadam livremente por 1 a 24 horas e, em seguida, encistam-se em plantas aquáticas. Tal fase encistada do verme é chamada de metacercária (Dutt; Srivastava, 1972).

O *H. sapiens* se infecta com as cercárias ao ingerir carnes malcozidas de peixes ou lagostins contendo cercárias. A infecção com as metacercárias, descrita como a mais importante via em humanos, ocorre provavelmente por meio do hábito de abrir com os dentes, e sem a devida higienização, a casca da castanha-d'água, como é conhecido o fruto de plantas aquáticas das espécies *Trapa bicornis* e *T. natans*. A castanha-d'água é uma planta aquática que cresce em lagos ou poços que contenham *night soil* – adubo de fezes humanas utilizado comumente na China e em outros países asiáticos (Greenwood et al., 2012; Muller; Wakelin, 2002).

Uma vez ingeridas pelo hospedeiro definitivo, principalmente o porco e o homem, as cercárias e as metacercárias atingem o duodeno, onde as metacercárias se desencistam, e prosseguem a descida pelo sistema digestório (Hafeez, 2003; Scheller, 2006). Ao alcançarem o ceco e o cólon ascendente, essas formas jovens iniciam a maturação até a fase adulta em um processo que, em porcos (Dutt; Srivastava, 1972), dura cerca de 159 dias. Os vermes adultos fixados no ceco e no cólon ascendente do hospedeiro eliminam seus ovos e, consequentemente, fecham o ciclo.

Imunologia e patologia

O conhecimento dos aspectos fisiopatológicos e histopatológicos da infecção por *G. hominis* advém de estudos da infecção em porcos. Os vermes adultos são encontrados especialmente no ceco, próximos à válvula ileocecal. No local de fixação do verme na mucosa, forma-se uma lesão circular causada pela sucção contínua da ventosa acetabular presente na porção discoidal do parasito. Cortes histológicos dessas lesões mostram inflamação subaguda (Geerts et al., 1987; Mas-Coma et al., 2006) – ou seja, ocorrem fenômenos exsudativos e proliferativos. Há hiperemia, edema, proliferação fibro e angioblástica e infiltrado poli e mononuclear (Vasconcelos, 2000).

Observam-se descamação do epitélio e infiltração com eosinófilos, linfócitos e plasmócitos. Esse mesmo tipo de infiltrado, também com macrófagos, é notado na lâmina própria, ao longo das cristas de Lieberkühn. Há hipersecreção de muco e necrose de glândulas mucosas; a submucosa é edemaciada, e a muscular da mucosa, espessada; os vasos sanguíneos mostram-se hiperêmicos e, em alguns, observam-se infiltrado linfoeosinofílico e espessamento. A inflamação da mucosa e o consequente aumento na produção de muco pelas glândulas intestinais são causas de diarreia com muco, manifestação mais descrita na literatura científica sobre gastrodiscoidíase. Metabólitos liberados pelo agente parecem estar relacionados com diarreia, epigastralgia e cefaleia (Toledo; Fried, 2014).

Aspectos clínicos

Doença em humanos

O período de incubação e a sintomatologia da gastrodiscoidíase ainda são pouco conhecidos. A maioria das infecções por *Gastrodiscoides hominis* é assintomática. Contudo, a repetida ingestão de cercárias ou metacercárias gera quadros mais graves e, consequentemente, queixas clínicas (Bossche; Thienpont; Janssens, 1985; Scheller, 2006; Sunil et al., 2014). Portanto, quanto maior o número de vermes fixados no intestino, mais intenso será o processo patológico (Vigneswara, 2009). Em um único paciente com gastrodiscoidíase, relatou-se retirada de 989 vermes após o tratamento (Dada-Adegbola et al., 2004). O grande número de parasitos fixados no trato intestinal causa inflamação da mucosa.

Os sintomas descritos são diarreia com muco, dor abdominal inespecífica, dor epigástrica, febre e cefaleia. As infecções por trematódeos intestinais podem ser classificadas em leves, moderadas e graves (Buensalido, 2019). As infecções leves são a maioria dos casos, e seu curso clínico é assintomático. As infecções moderadas cursam, em geral, com fezes amolecidas, perda de peso, mal-estar e dor abdominal generalizada. Por sua vez, as infecções graves iniciam-se com diarreia tóxica alternada com constipação intestinal e dores de fome. Sem tratamento adequado, o quadro evolui para anorexia, vômitos e náuseas e edema de membros inferiores, de face e ascite. Óbitos já foram relatados (Geerts et al., 1987; Mas-Coma et al., 2006).

Diagnóstico diferencial

Devido aos aspectos clínico-epidemiológicos e à similaridade dos ovos detectados ao exame parasitológico de fezes, são diagnósticos diferenciais outras trematodíases de origem alimentar: intestinais, como fasciolopsíase (*F. buski*), heterofíase (*Heterophyes heterophyes*) e metagonimíase (*Metagonimus yokogawai*); hepáticas, como fasciolíase (*Fasciola hepatica* e *Fasciola gigantica*), clonorquíase (*Clonorquis sinensis*) e opistorquíase (*Opisthorchis*); pulmonares, como paragonimíase (*Paragominus*) (Keiser; Utzinger, 2009).

Doença em animais não humanos

Relatou-se um caso de gastrodiscoidíase em um macaco-rhesus (*Macaca mulatta*) com um quadro inicial de apatia, anorexia e diarreia. As fezes do animal mostraram-se diarreicas e mucossanguinolentas. Tenesmo e prolapso retal também foram relatados. O quadro clínico evoluiu para piora progressiva e óbito. No quinto dia do início da terapia eletrolítica, o animal evoluiu para óbito, por piora no quadro clínico. Exames posteriores mostraram intussuscepção da valva ileocecal ao longo do cólon; os segmentos intestinais afetados estavam dilatados. Cerca de 200 espécimes de *G. hominis* distribuíam-se por íleo distal, ceco e cólon. A retirada manual dos vermes revelou lesões circulares avermelhadas de 1 a 2 mm de diâmetro nos locais de fixação da ventosa. A parede intestinal acometida apresentava hiperemia, descamação epitelial e necrose da mucosa. Cortes histológicos mostravam infiltração com neutrófilos, linfócitos e plasmócitos. Posteriormente, constatou-se que o exame parasitológico de fezes do animal foi negativo para os ovos de *G. hominis*, pois os vermes ainda não haviam alcançado a maturidade plena (Fox; Hall, 1970).

Diagnóstico laboratorial

O diagnóstico deve ser estabelecido por meio da observação de ovos de *G. hominis* no exame parasitológico de fezes. Os ovos têm coloração verde-amarronzada (Bossche; Thienpont; Janssens, 1985), de 146 μm de comprimento por 66 μm de largura, dotados de um pequeno embrião de 40 × 60 μm que ocupa região central. Também apresentam uma região terminal abopercular na qual a casca é mais espessa.

O diagnóstico pelo exame parasitológico de fezes pode ser difícil, pois os ovos de vários trematódeos intestinais são similares. Por isso, o diagnóstico definitivo pode ser feito pelo exame direto de parasitos adultos expelidos após o tratamento medicamentoso ou a realização de enema com espuma de sabão (*soapsuds enema*) (Mas-Coma et al., 2006).

Em estudo desenvolvido por Goswami et al. (2009) procedeu-se a primeira caracterização molecular de *G. hominis* adultos e de seus ovos por meio da técnica de reação em cadeia da polimerase (PCR). Contudo, tal método ainda não é utilizado para diagnóstico de gastrodiscoidíase.

Avaliação por métodos complementares

O uso de métodos complementares para a avaliação do enfermo com gastrodiscoidíase estará indicado em algumas situações. Neste contexto, Baron e Raju (2014) descreveram a radiografia com enema de bário e a colonoscopia de uma paciente indiana de 15 anos de idade com gastrodiscoidíase. O exame com bário foi feito primeiramente e indicou um ceco contraído e de contornos irregulares. A colonoscopia demonstrou múltiplos vermes parasitando o ceco e o cólon ascendente da paciente. Todos os vermes tinham uma porção anterior afilada e móvel e uma porção posterior discoide, pela qual se fixavam na parede do intestino.

A endoscopia digestiva possibilita a observação do verme vivo no estômago, conforme relato de caso recentemente publicado (Sah et al., 2019).

Tratamento

O fármaco de escolha para o tratamento de gastrodiscoidíase é o praziquantel, assim como para todos os demais trematódeos intestinais. A diretriz do Global Infectious Diseases and Epidemiology Network (Gideon) recomenda a dose de 25 mg/kg, 3 vezes/dia, durante 1 dia. A dose é a mesma para adultos e crianças (Berger, 2016). O praziquantel não deve ser usado durante a gestação. Apesar de não haver relatos de efeitos mutagênicos ou teratogênicos com seu uso pela gestante, prefere-se esperar o fim da gravidez, a menos que a intervenção clínica imediata seja necessária (WHO, 2018; Sah et al., 2019).

Outros fármacos efetivos são o hexilresorcinol – também utilizado no tratamento da fasciolopsíase (Bossche et al., 1985) – e o mebendazol, o qual tem eficácia descrita na dose única de 500 mg.

Ecologia e epidemiologia

O metazoário *G. hominis* foi descoberto e descrito pela primeira vez por Lewis e McConnell, em 1876, a partir do achado de espécimes que parasitavam o ceco de um paciente provindo do estado de Assam, leste da Índia. O verme foi incluído, primeiramente, no gênero *Amphistoma*. Por isso, muitas vezes o termo anfistomídeo (*amphistome*, em inglês) é utilizado para se referir a esse verme (Khalil, 1923).

Em Kamrup, distrito de Assam, Buckley (1939) relatou prevalência de 41,2% de infecção por *G. hominis* e de 59,7% por *F. buski* no exame parasitológico de 221 amostras de fezes – na maioria, crianças, provindas de diversas áreas (Toledo; Fried, 2014). Na Índia, a gastrodiscoidíase também pode ser detectada nos estados de Bengala, Bihar, Uttar Pradesh, Madhya Pradesh e Orissa (Mas-Coma et al., 2006). Fora da Índia, a doença é encontrada no Cazaquistão, na China, nas Filipinas, em Mianmar, no Paquistão, no Vietnã e na Tailândia, além de em imigrantes indianos na Guiana, na Zâmbia, na Nigéria e na Rússia (região do delta do rio Volga). Também foram relatados casos na Indonésia, no Japão, na Malásia e no Nepal (Bossche; Thienpont; Janssens, 1985; Sah et al., 2019).

É possível que a gastrodiscoidíase apresente caráter sazonal (Roy; Tandon, 1992), pois o desenvolvimento do miracídio no interior dos caramujos *H. coenosus* pode ser influenciado pela temperatura. Nos meses mais frios, da metade de dezembro a meados de março, Dutt e Srivastava (1972) verificaram que os caramujos paravam de eliminar cercárias para o ambiente. Nessa época do ano, a evolução do parasito no caramujo estacionava nas fases de rédia, sem alcançar a de cercária.

Profilaxia e controle

A gastrodiscoidíase apresenta ciclo evolutivo e vias de transmissão similares a muitas outras trematodíases. Tais doenças são chamadas, em conjunto, de trematodíases advindas da alimentação (*foodborne trematodiasis*) (Chai; Jung, 2020). Estimativas da Organização Mundial da Saúde (OMS) no ano de 2005 sugeriram que 56 milhões de pessoas estavam infectadas no mundo todo. Em termos de saúde pública, as trematodíases advindas da alimentação geram mais morbidade do que mortalidade (WHO, 2018). Em crianças, essa morbidade apresenta-se, sobretudo, com má nutrição e, consequentemente, baixo peso e estatura para a idade (WHO, 2018).

A transmissão está relacionada com os hábitos de produção, processamento e preparo das comidas. Nas áreas endêmicas, o consumo de carne crua de peixe ou crustáceos ou de plantas aquáticas frescas é tradicional e difícil de ser alterado (Mas-Coma et al., 2006; WHO, 2018).

A criação de peixes de água doce (aquacultura) é outro fator que contribui para a manutenção do ciclo da doença. A aquacultura em poços artesanais de pequenas propriedades mostra-se como uma prática crescente nos países do Sudeste Asiático e da China (Keiser; Utzinger, 2009). As condições sanitárias da produção nessas pequenas fazendas não são ideais. Em poços de aquacultura que cultivavam plantas aquáticas simultaneamente, descreveu-se uma prevalência de 6,6% de infecção por trematódeos intestinais nos peixes.

Considerando esses aspectos, medidas de controle devem ser implementadas em parceria com setores de educação, agricultura, aquacultura, saúde animal, indústria de alimentos, turismo e organizações não governamentais (WHO, 2018). As medidas de controle devem contemplar: (1) prevenção da infecção humana, por meio de programas educacionais nas escolas e comunidade, para evitar o consumo de carnes cruas de peixe ou crustáceos – deve-se instruir a preparar vegetais em água fervente por 1 a 2 minutos antes do consumo; (2) interrupção da disseminação nos humanos, pelo diagnóstico e pelo tratamento dos indivíduos infectados, educação em saúde para evitar defecar próximo a corpos d'água e proibição do uso de *night soil*; (3) controle no nível do animal reservatório, com diagnóstico e tratamento de porcos infectados em criações, além de orientações para higienização adequada de plantas aquáticas, para evitar o contato dos porcos com corpos d'água; e (4) desenvolvimento de ações relacionadas com o hospedeiro intermediário, que impeçam a poluição de poços ou lagoas com *night soil*, dejetos humanos ou fezes de porcos. Nas áreas de maior endemicidade para trematodíases advindas da alimentação, a OMS recomenda que seja avaliada a instituição de programas de profilaxia medicamentosa nas comunidades.

Referências bibliográficas

Arctos – Collaboractive Collection Management Solution. Disponível em: https://arctos.database.museum/name/Gastrodiscoides. Acesso em: set. 2019.

Baron TH, Raju GS. Gastrodiscoides hominis infestation of colon: endoscopic appearance. Gastrointest Endosc 2014;79(4).

Berger S. Infectious diseases of India. Los Angeles: Gideon Informatics, 2016.

Bossche HV, Thienpont D, Janssens PG. Chemotherapy of gastrointestinal helminths. Berlin/Heidelberg/NewYork/Tokio: Springer-Velag, 1985.

Buckley JJC. Observations on Gastrodiscoides hominis and Fasciolopsis buski in Assam. J Helminthol 1939;17(1):1-12.

Buensalido JAL, Bronze MS, Bernardo-Buensalido MA. Intestinal Flukes. 2019. Disponível em: <http://emedicine.medscape.com/article/219662-overview>. Acesso em: 31 out 2019.

CDC. Centers for Disease Control and Prevention. Fasciolopsis. 2017. Disponível em: https://www.cdc.gov/dpdx/fasciolopsiasis/index.html. Acesso em: abr. 2019.

Chai JY, Jung BK. Foodborne intestinal flukes: A brief review of epidemiology and geographical distribution. Acta Trop 2020; 201:105210.

Cheesbrough M. District laboratory practice in tropical countries. Part. 1. 2. ed. Cambridge/New York/Melbourne/Madrid/Cape Town/Singapore/São Paulo: Cambridge University Press, 2005.

Dada-Adegbola HO, Falade CO, Oluwatoba AO et al. Gastrodiscoides hominis infection in a Nigerian-case report. West Afr J Med 2004; 23(2):185-6.

David JT, Petri WA. Markell and Voge's medical parasitology. 9. ed. Philadelphia/Pennsylvania: Elsevier, 2006.

Dutt SC, Srivastava HD. The life history of Gastrodiscoides hominis (Lewis and McConnel, 1876) Leiper, 1913, the amphistome parasite of man and pig. J Helminthol 1972;46(1):35-46.

Fox JG, Hall WC. Gastrodiscoides hominis infection in a rhesus monkey with related intussusception of the colon. J Am Vet Med Assoc 1970;157:714-16.

Geerts S, Kumar V, Brandt J. Intestinal zoonotic trematodiasis. In: Helminth zoonoses. 1. ed. Dordrecht: Matinus Nirjhoff Publishers, 1987.

Gosling PJ. Dictionary of parasitology. Boca Ratón/Florida: Taylor & Francis, 2005.

Goswami LM, Prasad PK, Tandon V et al. Molecular characterization of Gastrodiscoides hominis (Platyhelminthes: Trematoda: Digenea) inferred from ITS rDNA sequence analysis. Parasitol Res 2009; 104(6):1485-90.

Greenwood D, Slack RCB, Barer MR et al. Medical microbiology: a guide to microbial infections: pathogenesis, immunity, laboratory investigation and control. 18. ed. Edinburgh/London/New York/Oxford/Philadelphia/Saint Louis/Sydney/Toronto: Churchill Livingstone Elsevier, 2012.

Hafeez MD. Helminth parasites of public health importance – trematodes. J Parasit Dis 2003;7(2):69-75.

Keiser J, Utzinger J. Food-borne trematodiases. Clin Microbiol Rev 2009; 22(3):466-483.

Khalil M. A description of Gastrodiscoides hominis from the Napu Mouse Deer. Trop Dis Parasitol 1923:168-14.

Mas-Coma S, Bargues MD, Valero MA. Gastrodiscoidiasis, a plant-borne zoonotic disease caused by the intestinal amphistome fluke Gastrodiscoides hominis (Trematoda: Gastrodiscidae). Rev Iber Parasitol 2006; 66 (1-4):75-81.

Muller R, Wakelin D. Worms and human disease. 2. ed. New York: CABI, 2002.

NCBI. National Center for Biotechnology Information. Taxonomy. Disponível em: http://www.ncbi.nlm.nih.gov/taxonomy. Acesso em: set. 2019.

Scheller S. Gastrodiscoidiasis – parasites and pestilence: infectious public health challenges, 2006. Disponível em: http://web.stanford.edu/group/parasites/ParaSites2006/Gastrodiscoidiasis/gastro.htm. Acesso em: abr. 2016.

Sah R, Acosta L, Toledo R. A case report of human gastrodiscoidiasis in Nepal. Parasitol Int 2019; 71:56-8.

Sunil HS, Prashanth BG, Avinash B et al. Parasitic zoo of Fasciolopsis buski, Gastrodiscoides hominis, Giardia intestinalis and Entamoeba histolytica. Intern Med 2014; 4:135.

Tandon V, Shylla JA, Ghatani S et al. Neglected tropical diseases: trematodiases –The Indian scenario. Proc Natl Acad Sci., India. Sect. B Biol Sci 2015;85(4):901-7.

Toledo R, Fried B. Digenetic trematodes. New York: Springer, 2014.

Vasconcelos AC. Patologia geral em hipertexto. Universidade Federal de Minas Gerais. Belo Horizonte, Minas Gerais, 2000. Disponível em: http://depto.icb.ufmg.br/dpat/old/pathip.htm. Acesso em: maio 2016.

Vigneswara S. Wastewater recycling, reuse and reclamation. Vol. 2. Oxford: Eoloss Publishers/Unesco, 2009.

WHO. World Health Organization. Foodborne trematodiases. 2018. Disponível em: <http://www.who.int/mediacentre/factsheets/fs368/en/>. Acesso em: 15 maio 2018.

CAPÍTULO 64

Gnatostomíase

Paulo Sérgio Balbino Miguel • Laís Rodrigues Maffia • Ademir Nunes Ribeiro Júnior •
Bruna Soares de Souza Lima Rodrigues • Rodrigo Siqueira-Batista

Introdução

A gnatostomíase é a enfermidade parasitária causada por nematoides do gênero *Gnathostoma*, no qual estão incluídas cinco espécies relacionadas à infecção em humanos: *Gnathostoma binucleatum*, *Gnathostoma hispidum*, *Gnathostoma doloresi*, *Gnathostoma nipponicum* e *Gnathostoma spinigerum*. Entre essas espécies, *G. spinigerum* é a de maior prevalência mundial, a qual pode causar tanto a doença cutânea quanto a visceral (Herman; Chiodini, 2009; Bravo; Gontijo, 2018; Minciullo et al., 2018).

A heminthíase é transmitida, principalmente, pela ingestão de carne de peixes, de enguias, de rãs de água doce, de répteis ou de aves (galinhas e patos) não cozidas adequadamente. Tal fato mostra-se mais problemático em regiões cujo hábito alimentar inclui a ingestão de carne crua (OPAS, 2003; Korekawa et al., 2019). De fato, a distribuição epidemiológica da enfermidade é maior em países do Sudeste Asiático, fato atribuído à alta incidência de peixes contaminados com a larva do nematoide e aos hábitos alimentares da população nativa. Especificamente entre os países latino-americanos, o México e o Peru são os que apresentam o maior número de relatos e a incidência da condição mórbida costuma estar relacionada ao consumo do prato típico da culinária local: o ceviche (peixes marinados no limão) contendo o parasito (Ligon, 2005; Bravo; Gontijo, 2018).

A apresentação clínica da gnatostomíase é diversa, pois a moléstia pode atingir vários órgãos e sistemas. O acometimento cutâneo é o mais comum, mas existem quadros graves com envolvimento cerebral que podem evoluir para o óbito. Devido a essa potencial letalidade, em áreas endêmicas – ou no contexto da atenção à saúde do viajante –, deve-se incluir a gnatostomíase no diagnóstico diferencial, conforme a apresentação do quadro clínico (Nash, 2015).

O objetivo do presente capítulo é apresentar as principais características da moléstia provocada pelos helmintos do gênero *Gnathostoma*, enfatizando os aspectos biológicos do agente e os elementos imunológicos e patológicos, além da clínica, do diagnóstico, da terapêutica, da ecoepidemiologia, da profilaxia e do controle.

Etiologia

Taxonomia

A classificação taxonômica das espécies do gênero *Gnathostoma* encontra-se no Quadro 64.1.

Aspectos morfológicos

O parasito adulto apresenta coloração avermelhada. A fêmea mede de 2,5 até 5 cm e o macho tem metade do comprimento da fêmea, podendo alcançar 2,5 cm de comprimento máximo. O nematoide, caracteristicamente, tem o corpo com várias espículas cuticulares e os nutrientes são ingeridos através de dois lábios localizados na extremidade do bulbo cefálico (Ligon, 2005; CDC, 2019).

Ciclo biológico

Os metazoários do gênero *Gnathostoma* dependem de dois hospedeiros intermediários e de um definitivo para completar seu ciclo de vida (Figura 64.1). O primeiro hospedeiro intermediário é um pequeno

QUADRO 64.1 Classificação taxonômica do gênero *Gnathostoma*.

Reino	Animalia
Filo	Nematoda
Classe	Secernentea
Subclasse	Spiruria
Ordem	Spirurida
Família	Gnathostomatidae
Gênero	*Gnathostoma*
Espécies	*Gnathostoma binucleatum, Gnathostoma doloresi, Gnathostoma hispidum, Gnathostoma lamothei, Gnathostoma miyazakii, Gnathostoma neoprocyonis, Gnathostoma nipponicum, Gnathostoma oligomucronatum, Gnathostoma spinigerum, Gnathostoma turgidum*

Adaptado de NCBI – The Taxonomy Database, 2019; Arctos – Collaborative Collection Management Solution, 2019.

crustáceo de água doce (copépodes) do gênero *Cyclops*. O segundo hospedeiro intermediário será um dos animais que habitualmente se alimentam desse invertebrado, especialmente os peixes, as enguias, as rãs de água doce, as galinhas, os patos e os répteis. Os hospedeiros definitivos, por sua vez, são os mamíferos e variam, principalmente, com a espécie de *Gnathostoma* que causa a infecção. Os mamíferos mais amiúde infectados são os cães, os gatos, os gambás, os guaxinins e os porcos.

O hospedeiro definitivo (HD) elimina os ovos do parasito junto com fezes. Em ambiente aquático, as larvas L1 eclodem e ficam livres e disponíveis no ambiente, e após a ingestão por crustáceos (primeiro hospedeiro intermediário – HI1), se desenvolvem em L2. Os crustáceos infectados por L2, são então ingeridos pelo segundo hospedeiro intermediário (HI2) (peixes, anfíbios, répteis ou aves) e, no intestino deles, a larva L2 se transforma em L3, encistando-se nos músculos. Os mamíferos (HD) se infectam pela ingestão de animais HI2, contendo formas L3 encistadas (Boonroumkaew et al., 2019). Nos mamíferos, a larva (L3) alcança o sistema digestório, após ingestão dos HI2 e, então, migra de forma ativa para a cavidade abdominal (peritônio, fígado ou outros órgãos) (Cárdia; Bresciani, 2012). A larva permanece no abdome por cerca de 4 semanas, e, após esse período retorna ao estômago, onde coloniza a parede gástrica, e forma um pseudotumor, o qual se comunica com o lúmen gástrico. Nessa estrutura, o nematoide permanece por 6 meses até completar seu ciclo, transformando-se em verme adulto. A partir de então, o parasito começa a liberar seus ovos, que serão expelidos juntos com as fezes do hospedeiro, reiniciando o ciclo. Desde a infecção inicial do hospedeiro até a eliminação dos ovos, passam-se de 8 a 12 meses. A participação do *Homo sapiens* no ciclo é acidental e dá-se pela ingestão de algum hospedeiro intermediário secundário infectado (CDC, 2019).

Imunologia e patologia

Inicialmente, os pacientes apresentam eosinofilia periférica concomitante à liberação de citocinas (interleucina [IL]-4, IL-5, IL-10 e IL-13), durante a penetração do parasito no sistema digestório. Tal eosinofilia costuma decrescer, mas, poderá permanecer à medida que a larva

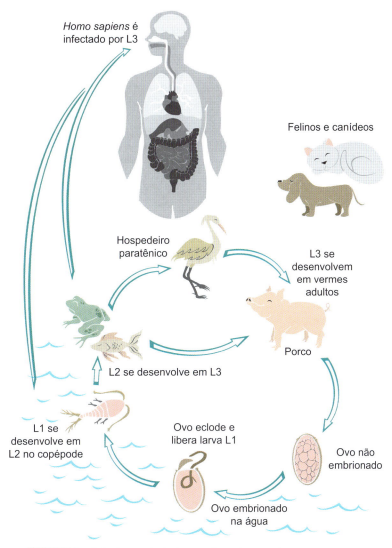

FIGURA 64.1 Ciclo biológico dos helmintos da espécie *Gnathostoma spinigerum*.

migra para a pele. Ademais, demonstrou-se recentemente que larvas do nematoide são capazes de induzir apoptose de células mononucleares (Viseshakul et al., 2017). As alterações histológicas ocorrem devido à migração do helminto pelos tecidos, mas, igualmente, por liberação enzimática e reação imune celular, sendo esse conjunto de fatores causadores de degeneração tecidual, formação de granulomas e necrose (Dani et al., 2009).

Em estudos microscópicos realizados, anteriormente, visando elucidar as características teciduais do segmento afetado, observou-se uma reação inflamatória com hiperplasia moderada a grave do tecido circunjacente. Ou seja, como os metazoários do gênero *Gnathostoma* geralmente se infiltram na derme. Deve ser comentado, também, que costuma ocorrer hiperplasia no tecido conjuntivo fibroso local. Além disso, pode ser observada infiltração de células como macrófagos, linfócitos, monócitos e eosinófilos, bem como degeneração e necrose de fibras musculares próximas, as quais sobrevêm por ação do sistema imune (ver Capítulo 2, *Interações entre Patógenos e Hospedeiros Humanos | O Sistema Imune e seus "Papéis" nas Enfermidades Parasitárias*). Todo esse conjunto inflamatório – com as respectivas alterações produzidas – pode ser chamado de *paniculite granulomatosa eosinofílica* (Garcia-Márquez et al., 2014). A análise de epiderme adjacente permite a visualização de necrose, acantose e hiperqueratose. Quando não se encontra o parasito na biopsia, a identificação, somente do infiltrado inflamatório torna-se inconclusiva (CDC, 2019; Garcia-Márquez et al., 2014).

Aspectos clínicos

Doença em humanos

■ História natural

Os sinais e sintomas da moléstia costumam ser divididos em agudos e crônicos. Manifestações agudas como anorexia, artralgia, diarreia, dores abdominais, febre, mal-estar, mialgia, náuseas e vômitos podem aparecer após 24 a 48 horas da ingestão da larva (Tavares; Silva, 2015). O surgimento de alterações cutâneas – edemas subcutâneos intermitentes e migratórios com trajeto serpginoso – geralmente ocorre entre 3 a 4 semanas da ingestão, e não existe predileção por parte do corpo. O acometimento cutâneo, geralmente, cursa com eritema marginando o inchaço; ademais podem ser relatados prurido e dor local (Dani et al., 2009; Bravo; Gontijo, 2018). A pele é a região mais comumente acometida, e a constatação dessa lesão direciona a investigação e o diagnóstico. Nesse estágio do processo infeccioso, a tríade que caracteriza a doença é a procedência do paciente de área endêmica (morador ou viajante), os sinais cutâneos e a eosinofilia ao exame laboratorial (Ligon, 2005; Tavares; Silva, 2015). Em alguns casos, verificam-se nódulos ou abscessos cutâneos. No entanto, essa manifestação não é muito comum, tratando-se de gnatostomíase (Nash, 2015).

A forma crônica pode ser, ainda, dividida em cutânea ou visceral. A forma cutânea (Bravo; Gontijo, 2018) caracteriza-se pela permanência do verme no tecido subcutâneo dos pacientes que não foram tratados.

A forma visceral, em contrapartida, é mais grave e pode acometer diversos órgãos, como pulmões, sistema digestório, sistema geniturinário, olho, cavidade oral e aparato auditivo, medula espinal e cérebro, e as repercussões clínicas dependem dos órgãos afetados e do grau de acometimento. A seguir, estão listados – de modo sistemático – os sinais e os sintomas de acordo com os órgãos e sistemas envolvidos.

▶ **Pulmões.** Caso o nematoide se encontre no pulmão, sintomas de irritação, devidos à presença do parasito e à resposta imune, podem ser identificados pelo relato do paciente, e confirmados pelo exame físico e por métodos de imagem. As manifestações mais comuns incluem tosse, com ou sem hemoptise, dor ventilatório-dependente (pleurítica), derrame pleural, consolidação lobar, colapso pulmonar, pneumotórax ou hidropneumotórax e síndrome de Löeffler (Hamilton; Agranoff, 2018). Com a análise do líquido pleural, nota-se eosinofilia, descrita na maioria dos casos. Como o enfermo habitualmente apresenta com tosse produtiva, a larva pode ser expelida juntamente à expectoração (Herman; Chiodini, 2009).

▶ **Sistema digestório.** As manifestações gastrintestinais são comuns nos hospedeiros definitivos (mamíferos não humanos), mas raras no *H. sapiens*. No entanto, podem ocorrer dores abdominais, devido à migração da larva para o fígado ou para o baço e, também, à formação de massa em qualquer topografia do abdome. O acometimento intestinal é raro, mas, se o paciente apresentar febre e dor na fossa ilíaca direita, a apendicite torna-se diagnóstico diferencial relevante e obrigatório. Diante de quadro clínico inespecífico, há indicação de laparotomia exploratória. O cirurgião pode, ainda, durante procedimento indicado por outras razões, deparar-se com massa de aspecto neoplásico, a qual representa o sítio de localização do verme (Herman; Chiodini, 2009).

▶ **Sistema geniturinário.** A infecção dos órgãos que compõem esse sistema é incomum, mas, caso ocorra, a hematúria torna-se o principal sinal a ser considerado, em ambos os sexos. Em relação às estruturas genitais, nas mulheres, pode haver sangramento vaginal e/ou palpação de massa anexial e, nos homens, balanite e hemospermia (Herman; Chiodini, 2009).

▶ **Olho.** A infecção nesse local pode cursar com uveíte (anterior), hemorragia ocular, propotose, glaucoma, cicatrizes e descolamento de retina, celulite, oftalmoparesia e, em casos mais graves, amaurose unilateral aguda (perda visual total devido à inflamação do nervo óptico) (Nash, 2015; Preechawat et al., 2006). A enfermidade ocular poderá evoluir para fistulização, dependendo da localização no órgão (Nash, 2015).

▶ **Cavidade oral e aparato auditivo.** A presença do verme pode repercutir com perda auditiva neurossensorial e, também, com mastoidite. Dependendo da localização do parasito, sua extrusão é facilitada via palato mole, língua, meato acústico externo e membrana timpânica (Herman; Chiodini, 2009).

▶ **Medula espinal.** O acometimento da medula (Suksathien et al., 2016), quando ocorre, pode cursar com uma radiculomielite isolada ou associada ao hematoma epidural. O nematoide penetra no canal medular e, então, migra ao longo das raízes nervosas. O paciente apresenta clínica de compressão medular com dor radicular intensa, além de perda sensitiva e/ou motora abaixo do local acometido e dependendo do território da inervação. Se a localização do metazoário for no trajeto de nervos cranianos, o paciente relata cefaleia intensa (especialmente no caso do nervo trigêmeo). Acrescenta-se a esse quadro a possiblidade de o paciente evoluir com retenção urinária. Após o diagnóstico estabelecido e a abordagem cirúrgica, o prognóstico costuma ser bom (Chotmongkol et al., 2015).

▶ **Cérebro.** O quadro mais dramático ocorre quando há acometimento cerebral, cuja evolução costuma acarretar déficits permanentes ou a evolução para o óbito e, dependendo do local afetado – destaque para tronco encefálico – tal desenlace ocorre em um curto período. Observam-se lesões hemorrágicas por deslocamento do helminto, meningite, meningoencefalite eosinofílica e hemorragia subaracnóidea (OPAS, 2003; Hung et al., 2015). O paciente sintomático, devido à presença do verme ou pelo processo inflamatório (mediadores inflamatórios)

gerado, normalmente se apresentará com redução de consciência ou, até mesmo, coma. Deve-se atentar ao exame físico, uma vez que os sinais e sintomas dependem da migração do patógeno, podendo o quadro ser de caráter intermitente, com apresentação clínica ampla e variada. Pode haver recuperação da área anteriormente acometida, mas também é possível que haja sequelas. A hemorragia subaracnóidea gerada pela ação direta do *Gnathostoma* nas artérias cerebrais tem, como primeira manifestação, cefaleia de intensidade variada (Kitkhuandee et al., 2013). Este também é o primeiro sintoma relatado por pacientes que desenvolvem meningoencefalite eosinofílica. Portanto, tal queixa deve ser valorizada se for referida como de forte intensidade ou uma dor nunca antes observada ou, ainda, acompanhada de qualquer sinal que possa indicar gravidade (Tavares; Silva, 2015).

■ Diagnóstico diferencial

O diagnóstico diferencial deve ser realizado de acordo com a fase – aguda ou crônica – e com o órgão envolvido. Na fase aguda, os sintomas são inespecíficos e podem passar por uma gastroenterite, uma infecção viral ou mesmo outra parasitose intestinal. Entretanto, se existir acometimento cutâneo, a principal doença da qual a moléstia deve ser diferenciada é a larva *migrans*.

Na doença crônica, os diagnósticos diferenciais modificam-se. Entram em cena alguns outros helmintos como *Angiostrongylus cantonensis* (ver Capítulo 40, *Angiostrongilíase*), *Strongyloides stercoralis* (ver Capítulo 59, *Estrongiloidíase*), *Toxocara canis* (ver Capítulo 71, *Larva Migrans Visceral | Infecções pelo gênero Toxocara*), *Loa loa* (ver Capítulo 72, *Loíase*) e *Trichinella spiralis* (ver Capítulo 88, *Triquinelose*) (CDC, 2018; Tavares; Silva, 2015). Além dessas parasitoses, doenças não infecciosas produzem quadros parecidos, sobretudo os linfomas (incluindo a doença de Hodgkin). Merece destaque a larva *migrans* visceral a qual apresenta um quadro clínico semelhante ao da gnatostomíase, uma vez que acomete tanto a pele quanto as vísceras – fígado, olhos, pulmão e sistema nervoso central (SNC). A manifestação cutânea é idêntica, visto que os dois vermes migram sob a pele, realizando um trajeto serpentiginoso que pode ser acompanhado de sinais flogísticos e prurido local. A angiostrongilíase apresenta maior número de casos de acometimento do sistema nervoso central em comparação com a gnatostomíase, mas se torna um importante diagnóstico diferencial caso haja meningite ou meningoencefalite eosinofílica (Janwan et al., 2016). Por fim, a loíase é considerada devido ao acometimento ocular, visto que a larva também pode ser observada nesse órgão, assim como nas infecções por *Gnathostoma*.

Doença em animais não humanos

A doença ocorre nos hospedeiros definitivos – cães, gatos, guaxinins, gambás e porcos – e manifesta-se durante a migração do parasito, quando o mesmo se torna maduro para a reprodução. O trajeto de migração entre o intestino e outros órgãos abdominais, como fígado, pâncreas e estômago, pode cursar com necrose. Quando adulto, o verme forma uma cavidade no estômago do hospedeiro, onde inicia a oviposição. Dessa maneira, pode ocorrer um processo inflamatório intenso nesse órgão, e as cavidades encontrarem-se repletas de conteúdo serossanguinolento. Durante a evolução, costuma ocorrer o aparecimento de cistos fibrosos. Eventualmente, sobrevém, ainda, peritonite grave no caso de fistulização de alguma dessas cavidades (OPAS, 2003; CDC, 2019).

Diagnóstico laboratorial

Os sinais e sintomas sugerem o diagnóstico, mas a utilização de exames laboratoriais corrobora a suspeita clínica e auxilia no diagnóstico diferencial. O leucograma demonstra eosinofilia, sobretudo no início da infecção, mas esse achado é pouco específico, uma vez que ocorre, praticamente, em todas as infecções parasitárias. Além disso, com o passar o tempo, há redução da contagem de eosinófilos, tornando o exame menos sensível. Em caso de acometimento do SNC, as alterações do liquor tornam-se bons indicativos da infecção helmíntica (Dani et al., 2009).

Poderá ser procedida, ainda, a investigação utilizando o ELISA, cuja sensibilidade e especificidade são satisfatórias para o diagnóstico da gnatostomíase, diferentemente do teste de reação intradérmico, cuja especificidade é questionável (Nash, 2015; OPAS, 2003). Atualmente, foram disponibilizados *kits* para teste rápido utilizando o método de imunocromatografia. Em áreas endêmicas, esse teste possui grande valor diagnóstico, uma vez que é de fácil utilização, rápido resultado, apresenta boa sensibilidade e especificidade, e não necessita de equipamentos sofisticados para sua realização. Tal ensaio mostrou-se bastante seguro, porém ainda não foi incorporado à rotina laboratorial de alguns países, devido ao pouco tempo de existência no mercado (Janwan et al., 2016). Apesar da existência dos exames laboratoriais descritos, o melhor deles para definir o diagnóstico continua sendo a avaliação da amostra de biopsia, na qual o nematoide está incluso (Figura 64.2), ou, ainda, o isolamento da própria larva (Tavares; Silva, 2015).

Avaliação por métodos complementares

Em caso de acometimento do sistema nervoso central (SNC), o exame de imagem auxilia o diagnóstico. A ressonância magnética com hiperdensidade ponderada em T2 sugere a presença do parasito (Chotmongkol et al., 2015), sendo útil nas lesões envolvendo o sistema nervoso central (Kitkhuandee et al., 2013; Suksathien et al., 2016).

Tratamento

O tratamento de escolha para gnatostomíase é o albendazol 400 mg, via oral, 2 vezes/dia (dose total diária de 800 mg), durante 21 dias (Tavares; Silva, 2015; Nash, 2015). A absorção do anti-helmíntico ocorre no sistema digestório e, apesar da baixa absorção, esse problema pode ser reduzido com a ingestão conjunta de alimentos gordurosos. O metabolismo é hepático, e o medicamento somente será capaz de se tornar ativo após a passagem pelo fígado. Além disso, vale ressaltar que tal medicamento apresenta largo espectro, sendo efetivo contra outros vermes, inclusive a larva *migrans* visceral (ver Capítulo 9, *Tratamento Farmacológico das Enfermidades Parasitárias*). Normalmente, o albendazol é seguro e bem tolerado, mas alguns pacientes relatam náuseas, cefaleia e tontura como

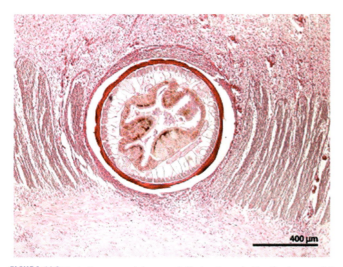

FIGURA 64.2 Corte transversal de um adulto imaturo de *Gnathostoma spinigerum* em uma amostra de biópsia da parede do intestino delgado, corada com hematoxilina-eosina (HE). Observa-se a cutícula espessa, as células musculares e o intestino bem desenvolvido Reproduzida de CDC, 2019, com permissão.

principais efeitos colaterais. O controle laboratorial deve ser realizado para verificação da função hepática – que pode se alterar em razão do metabolismo – e de leucopenia transitória. Por fim, deve-se considerar a possibilidade de a larva migrar para pele e ser expelida durante as duas primeiras semanas de uso do fármaco. Tal mecanismo de expulsão ainda permanece desconhecido (Nash, 2015). Outro fármaco que apresenta bons resultados – constituindo-se, então, como boa alternativa terapêutica – é a ivermectina 200 µg/kg, por um período que pode variar de 2 dias a 21 dias. Há médicos que optam por realizar dois ciclos com número de dias menores em cada ciclo. Em crianças menores de 5 anos ou com menos de 15 kg, a escolha é o albendazol, pois não há muitos estudos sobre a segurança de uso e efeitos colaterais com o uso da ivermectina (Bussaratid et al., 2005; Hennies et al., 2006). Por fim, alguns casos, após o tratamento, recidivam e devem ser considerados como tal se, em menos de 12 meses, reaparecerem manifestações da doença, devendo-se, nesses casos, reiniciar o tratamento. De maneira pragmática, a cura dá-se após 12 meses sem manifestações e de preferência com redução da eosinofilia periférica e redução dos títulos no exame ELISA (Herman; Chiodini, 2009).

Cuidados de enfermagem

Os cuidados de enfermagem consistem, basicamente, na administração das medicações, além da atenção dispensada ao tratamento da lesão cutânea. Na fase aguda, considerando que os sintomas são inespecíficos, mas predominantemente abdominais, deve-se estar atento para a correta administração dos medicamentos, com destaque para os analgésicos, os antiespasmódicos e os antieméticos. Com relação às lesões de pele, torna-se importante a aplicação de compressas frias, as quais auxiliam no alívio da dor e do prurido. Tal procedimento deverá ser repetido de modo cíclico até o paciente obter melhora. As lesões precisam ser lavadas com sabão e água, de maneira a evitar infecção secundária local (Smeltzer et al., 2010).

Ecologia e epidemiologia

A gnatostomíase é tipicamente uma enfermidade tropical de países do Sudeste Asiático, mas tem se relatado o aumento dos casos em nações latino-americanas. A primeira descrição em humanos data de 1889, na Tailândia. A partir de então, novos casos têm sido identificados em outros países, como Japão, Filipinas, Indonésia e Malásia, os quais se tornaram as principais áreas endêmicas do planeta. Na América Latina, o México e o Peru são os países com maior número de casos registrados. No Brasil foram confirmados, até o momento, dois casos, sendo um de um turista advindo do Peru e o outro de um caso ocular de pessoa residente no Amazonas (Chaves et al., 2016).

Boonroumkaew e colaboradores (2019) observaram, utilizando métodos moleculares e análise filogenética, que as larvas de *G. spinigerum* recuperadas em amostras de peixe do sul da República Democrática do Laos, Camboja e Mianmar apresentaram alta similaridade com aquelas recuperadas em amostras da China, quando analisada uma porção do gene da subunidade I do citocromo c oxidase mitocondrial. Em contrapartida, análises da região do DNA ribossomal nuclear revelaram semelhança com *G. spinigerum* da Tailândia, da Indonésia, dos EUA e do centro da República Democrática do Laos. Trata-se da primeira evidência molecular da presença do helminto em peixes de água doce no sul do Laos, Camboja e Myanmar (Boonroumkaew et al., 2019).

Profilaxia e controle

A erradicação do parasito é improvável, devido à ampla distribuição geográfica e à grande variedade de hospedeiros que o abrigam. A principal medida profilática consiste em evitar a ingestão de carne crua ou malcozida de anfíbios, aves, peixes e répteis os quais podem conter a larva encistada no músculo (Leroy et al., 2017). Recomenda-se, ainda, o congelamento das carnes desses animais por 3 a 5 dias em temperatura de –20°C. Os cuidados com relação à saúde do viajante consistem em informar o turista sobre as doenças endêmicas da região para qual ele pretende se deslocar, além de se evitar culinária local baseada em alimentos não preparados adequadamente. A adoção de orientações sobre as doenças nos principais pontos de chegada e partida dos turistas faz-se necessária (OPAS, 2003; CDC, 2019). A detecção de comorbidades adquiridas após retorno da viagem reduzirá as chances de entrada dos parasitos em áreas não endêmicas.

Referências bibliográficas

Arctos – Collaborative Collection Management Solution. Disponível em: <https://arctos.database.museum/name/Gnathostoma>. Acesso em jun. 2019.

Boonroumkaew P, Sanpool O, Rodpai R et al. Molecular identification and genetic diversity of Gnathostoma spinigerum larvae in freshwater fishes in southern Lao PDR, Cambodia, and Myanmar. Parasitol Res 2019;118(5):1465-72.

Bravo F, Gontijo B. Gnathostomiasis: an emerging infectious disease relevant to all dermatologists. An Bras Dermatol 2018;93(2):172-80.

Bussaratid V, Krudsood S, Silachamroon U et al. Tolerability of ivermectina in gnathostomiasis. Southeast Asian J Trop Med Public Health 2005;36(3):644-9.

Cárdia DFF, Bresciani KDS. Helmintoses zoonóticas transmitidas pelo consumo de peixes de forma inadequada. Vet Zootec 2012;19 (Pt 1):55-65.

CDC. Center for Disease Control and Prevention. Parasites – Angiostrongyliasis. 2018. Disponível em: http://www.cdc.gov/parasites/angiostrongylus. Acesso em: 20 abr 2019.

CDC. Center for Disease Control and Prevention. Parasites – gnathostomiasis. 2019. Disponível em: http://www.cdc.gov/parasites/Gnathostoma/biology.html. Acesso em: 20 jun. 2019.

Chaves CM, Chaves C, Zoroquiain P et al. Ocular Gnathostomiasis in Brazil: a case report. Ocul Oncol Pathol 2016;2:194-6.

Chotmongkol V, Kitkhuandee A, Sawanyawisuth K. Spinal epidural hematoma and gnathostomiasis. Am J Trop Med Hyg 2015;92(Pt 4):677.

Dani CMC, Sanchotene PV, Maia CPA et al. Gnatostomíase no Brasil – Relato de caso. An Bras Dermatol 2009;84(Pt 4):400-4.

García-Marquez LJ, León-Règagnon V, Lamothe-Argumedo R et al. Inflammatory response caused by larvae and adults of Gnathostoma (Nematoda: Gnathostomatidae) in vertebrates of Mexico, including humans. Revi Mex Biodivers 2014;85:429-35.

Hamilton WL, Agranoff D. Imported gnathostomiasis manifesting as cutaneous larva migrans and Löffler's syndrome. BMJ Case Rep. 2018; 2018.pii: bcr-2017-223132.

Hennies F, Jappe U, Kapaun A et al. Gnathostomiasis: import from Laos. J Dtsch Dermatol Ges 2006;4(5):414-6.

Herman JS, Chiodini PL. Gnathostomiasis, another emerging imported disease. Clin Microbiol Rev 2009;22(Pt 3):484-92.

Hung MN, Huang HW, Dekumpoy P et al. First case of neurognathostomiasis in Taiwan – a Thai laborer presenting with eosinophilic meningitis and intracranial hemorrhage. J Formos Med Assoc 2015;114(12):1280-4.

Janwan P, Intapan PM, Yamasaki H et al. Development and usefulness of an immunochromatographic device to detect antibodies for rapid diagnosis of human gnathostomiasis. Parasit Vectors 2016;9:14.

Kitkhuandee A, Munkong W, Sawanyawisuth K et al. Detection of Gnathostoma spinigerum antibodies in sera of non-traumatic subarachnoid hemorrhage patients in Thailand. Korean J Parasitol 2013;51(6):755-7.

Korekawa A, Nakajima K, Makita E, et al. Two cases of cutaneous gnathostomiasis after eating raw Salangichthys microdon (icefish, shirauo). J Dermatol 2019; 46(9):791-3.

Leroy J, Cornu M, Deleplancque AS et al. Sushi, ceviche and gnathostomiasis. A case report and review of imported infections. Travel Med Infect Dis 2017;20:26-30.

Ligon BL. Gnathostomiasis: a review of a previously localized zoonosis now crossing numerous geographical boundaries. Semin Pediatr Infect Dis 2005;16(2):137-43.

Minciullo PL, Cascio A, Gangemi S. Association between urticaria and nematode infections. Allergy Asthma Proc 2018;39(2):86-95.

Nash TE. Visceral larva migrans and other uncommon helminth infections. In: Mandell GL, Bennett JE, Dolin R. Principles and practice of infectious diseases. 8. ed. Philadelphia: Elsevier, 2015.

NCBI. National Center for Biotechnology Information. Taxonomy. Disponível em: <https://www.ncbi.nlm.nih.gov/taxonomy>. Acesso em: 25 de março de 2019.

OPAS. Organização Pan-Americana de Saúde. PAHO. Pan American Health Organization. Zoonoses and communicable diseases common to man and animals. 3. ed. Washington DC: OPAS/PAHO, 2003.

Preechawat P, Wongwatthana P, Poonyathalang A et al. Orbital apex syndrome from gnathostomiasis. Neuro-ophthalmol 2006;26(3):184-6.

Smeltzer SC, Bare BG, Hinkle JL et al. Brunner/Suddarth: textbook of medical-surgical nursing. 12. ed. Philadelphia: Wolters Kluwer Health, 2010.

Suksathien R, Kunadison S, Wongfukiat O et al. Spinal gnathostomiasis: a case report with magnetic resonance imaging and electrophysiological findings. J Med Assoc Thai 2016;99(12):1367-7.

Tavares W, Silva RGN. Helmintíases de importação e helmintíases raras no Brasil. In: Tavares W, Marinho LAC. Rotinas de diagnóstico e tratamento das doenças infecciosas e parasitárias. 4. ed. São Paulo: Atheneu, 2015.

Viseshakul N, Dechkhajorn W, Benjathummarak S et al. Excretory-secretory product of third-stage Gnathostoma spinigerum larvae induces apoptosis in human peripheral blood mononuclear cells. Parasitol Res 2017; 116(10):2783-94.

CAPÍTULO 65

Heterofíase

Andréia Patrícia Gomes • Henrique Guarino Colli Peluso •
Sylmara Jénifer Zandona Freitas

Introdução

A heterofíase é a helmintíase causada pelo *Heterophyes heterophyes*, um parasito intestinal que tem inúmeras espécies de mamíferos e aves que se alimentam de peixes como hospedeiros definitivos, além de caramujos e peixes como hospedeiros intermediários (Maguire, 2015a; Chai; Jung, 2019). A doença é, na maioria dos casos, assintomática, mas pode cursar com diarreia em infecções em razão de grande número de parasitos e complicações quando ovos penetram na circulação sistêmica (Mahmoud, 2013). Com a popularização da culinária oriental e, portanto, do consumo de peixes importados crus (Figura 65.1), espera-se um aumento da importância epidemiológica dessa parasitose intestinal (Keiser; Utzinger, 2009; Chai; Jung, 2020).

O objetivo do presente capítulo é discorrer sobre a heterofíase, quanto a etiologia, imunologia e patologia, manifestações clínicas, diagnóstico laboratorial e avaliação por meio de exames complementares, tratamento, ecologia, epidemiologia, profilaxia e controle.

Etiologia

Taxonomia

A classificação taxonômica da espécie *H. heterophyes* se encontra no Quadro 65.1.

Ciclo biológico

O *Heterophyes heterophyes* pertence à família Heterophyidae, de classe Trematoda e do filo Platyhelminthes. À mesma família, pertencem *Haplorchis yokogawai*, *Haplorchis taichui* e *Metagonimus yokogawai*, potenciais parasitos do intestino delgado humano (Wattanagoon; Bunnag, 2013). As formas evolutivas presentes nas fezes humanas, cujo estudo morfológico é relevante, são os vermes adultos e os ovos.

O adulto (Figura 65.2) é achatado (característica onipresente no filo Platyhelminthes) e tem formato piriforme ou de uma lágrima (que o distingue de outros trematódeos intestinais). A extremidade anterior é a

mais estreita (Keiser; Utzinger, 2009). Seu comprimento e sua largura variam de 1 a 2 mm e de 0,3 a 0,5 mm, respectivamente. O corpo é recoberto por diminutas estruturas, semelhantes a escamas e espículas, cujo tamanho e número diminuem na extremidade posterior (Uga et al., 1998).

Na extremidade anterior, há uma pequena abertura oral, que se segue por faringe, esôfago e intestino bifurcado. Na face ventral, há o acetábulo, um aparelho de sucção especializado na fixação do *H. heterophyes* na mucosa intestinal. Posterolateralmente ao acetábulo há o gonótilo, abertura para o aparelho genital dotada de espículas para auxiliar na cópula (Eom et al., 1985).

QUADRO 65.1 Classificação taxonômica do gênero *Heterophyes*.

Reino	Animalia
Filo	Platyhelminthes
Classe	Trematoda
Subclasse	Digenea
Ordem	Opisthorchiida
Subordem	Opisthorchiata
Superfamília	Opisthorchioidea
Família	Heterophyidae
Gênero	*Heterophyes*
Espécies	*Heterophyes dispar, Heterophyes heterophyes, Heterophyes nocens*

Adaptado de NCBI – The Taxonomy Database, 2019; Arctos – Collaborative Collection Management Solution, 2019.

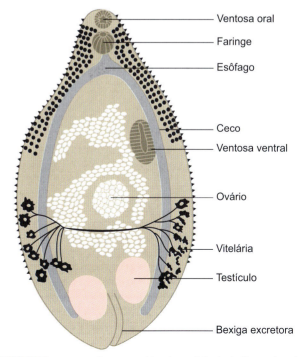

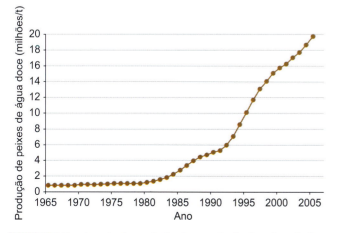

FIGURA 65.1 Crescimento da produção de exportação de peixes de água doce da China, em milhões de toneladas por ano. Adaptada de Keiser; Utzinger, 2009.

FIGURA 65.2 Representação esquemática da morfologia do *Heterophyes heterophyes*. Ilustração: Ademir Nunes Ribeiro Júnior (FADIP).

O aparelho genital é hermafrodita, com dois testículos ovais na extremidade posterior do tremátodeo e um ovário esférico anteromedial a eles. Além dessas estruturas, fazem parte do aparelho reprodutivo: a vitelária (reserva energética para os ovos), os ductos deferentes, as vesículas seminais e um útero tubular alongado, que se comunica com o ducto ejaculatório formando o seio genital, logo antes da abertura para o meio externo (Eom et al., 1985).

Os ovos são elípticos, medem 28 a 30 × 15 a 17 μm, têm um envoltório facilmente visível e são operculados em uma extremidade, com uma discreta saliência em forma de botão na extremidade oposta. Apresentam cor marrom-clara, amarelada ou dourada à microscopia com solução de Lugol. Tal morfologia é muito semelhante à dos ovos de outros tremátodeos intestinais. Em seu interior, há um miracídio maduro (Pereira; Pérez, 2003).

O *H. heterophyes*, em sua forma adulta, habita o intestino delgado de mamíferos e aves que se alimentam de peixes de água doce ou salobra, fixado entre as vilosidades intestinais pelo acetábulo, alimentando-se do conteúdo semidigerido do lúmen (Pereira, Pérez, 2003; Maguire, 2015b). Quanto à reprodução, apesar de serem hermafroditas, os parasitos podem encontrar-se no intestino delgado e trocar gametas pelo poro genital. Assim, ocorre fecundação cruzada.

O ciclo de vida do *H. heterophyes* (Figura 65.3) inicia-se no intestino delgado de um hospedeiro definitivo, quando há autofecundação, ou quando dois vermes adultos fazem troca de gametas, originando um ovo, com um miracídio maduro em seu interior. Os ovos são eliminados nas fezes do hospedeiro definitivo e ingeridos por caramujos.

Então, eclodem no intestino do molusco (primeiro hospedeiro intermediário), onde se transformam em esporocistos, rédias e, finalmente, em cercárias (CDC, 2018; PAHO, 2003).

As cercárias saem para o meio externo e penetram ativamente por entre as escamas e brânquias dos peixes de água doce ou salobra (segundo hospedeiro intermediário) e encistam-se na musculatura e em outros tecidos, sendo chamadas, então, de metacercárias. O hospedeiro definitivo é um mamífero ou uma ave que se alimenta desses peixes crus ou malcozidos, inclusive os salgados há poucos dias. No intestino delgado do hospedeiro definitivo, a metacercária deixa a forma encistada e adere à mucosa dos vilos pelo acetábulo, evolui até a forma adulta e recomeça o ciclo (CDC, 2018; PAHO, 2003).

Os caramujos suscetíveis são os dos gêneros *Cerithidia* (Extremo Oriente) e *Pironella* (Oriente Médio e Norte da África). Os peixes mais comumente infectados são *Mugil cephalus*, *Mugil capito*, *Tilapia nilotica*, *Aphanius fasciatus*, *Gambusia affinis* e aqueles pertencentes ao gênero *Acanthogobius* (Wattanagoon; Bunnag, 2013). Os humanos também podem infectar-se ao levar inadvertidamente à boca os dedos ou os talheres utilizados no preparo de peixes contaminados enquanto ainda estão crus.

Imunologia e patologia

A aderência do helminto à mucosa do lúmen intestinal desencadeia resposta inflamatória local, com infiltrado leucocitário e aumento da secreção mucosa do delgado. Pode ocorrer eosinofilia assintomática. Infecções moderadas e graves produzem erosões e úlceras na mucosa, podendo causar hemorragia e necrose focal (Maguire, 2015b).

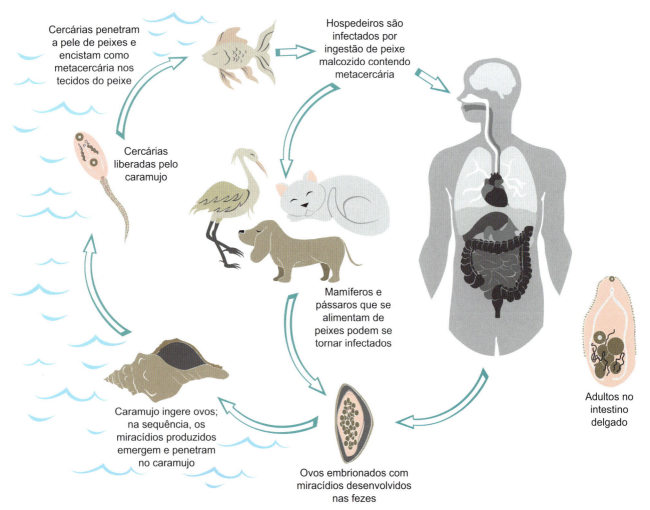

Cercárias penetram a pele de peixes e encistam como metacercária nos tecidos do peixe

Cercárias liberadas pelo caramujo

Hospedeiros são infectados por ingestão de peixe malcozido contendo metacercária

Mamíferos e pássaros que se alimentam de peixes podem se tornar infectados

Adultos no intestino delgado

Caramujo ingere ovos; na sequência, os miracídios produzidos emergem e penetram no caramujo

Ovos embrionados com miracídios desenvolvidos nas fezes

FIGURA 65.3 Ciclo de biológico dos helmintos da espécie *Heterophyes heterophyes*.

Ocasionalmente, os parasitos adultos podem penetrar a mucosa e depositar ovos que alcançam as pequenas vias linfáticas e, por fim, a circulação sanguínea. Esses ovos embolizados, ao impactarem em algum tecido, desencadeiam reação granulomatosa e, posteriormente, fibrose ao redor de si. Podem causar miocardite, lesões valvares e lesões focais no encéfalo e medula espinal (Wattanagoon; Bunnag, 2013).

O fígado pode estar congesto, com infiltração gordurosa, reação periporta e proliferação das células de Kupffer (Mahmoud et al., 1990). À radiografia de tórax, os granulomas aparecem como pequenos nódulos, caso ovos tenham impactado no pulmão. Após a primoinfecção, não há desenvolvimento de imunidade específica protetora contra futuras reinfecções (WHO, 2004).

Aspectos clínicos

A infecção pelo *H. heterophyes* é, na maioria dos casos, assintomática. Quando há sintomas, costumam ser brandos e autolimitados: desconforto ou dor abdominal (inclusive em cólica), anorexia, perda de peso discreta, náuseas, raramente vômitos, dispepsia e diarreia aguda, crônica ou intermitente, aquosa ou com muco, podendo haver sangue, lipídios e odor forte (Furst et al., 2012a; Mahmoud, 2013).

Devido à inespecificidade do quadro, o diagnóstico diferencial é extenso, incluindo as diversas helmintíases e protozooses intestinais. O ser humano começa a eliminar ovos nas fezes, aproximadamente, 6 semanas após a infecção (WHO, 2004).

Entre as manifestações incomuns, pode haver um quadro parecido com a síndrome do intestino irritável e com situações decorrentes de lesões extraintestinais por reação inflamatória contra os ovos: miocardite e lesão valvar levando à insuficiência cardíaca, hipertensão ou hemorragia intracraniana, crises epilépticas e sinais neurológicos focais. Lesões pulmonares, mesmo que vistas à radiografia de tórax, costumam ser assintomáticas (Maguire, 2015b).

O exame físico não revela anormalidades, exceto em casos muito raros e extremos que cursam com síndrome de má absorção, hemorragia intestinal crônica e enteropatia perdedora de proteínas, que causam anemia, edema (inclusive de face) e sinais neurológicos decorrentes de deficiência de vitamina B_{12}. Nesses casos, costuma haver infecção a longo prazo e parasitismo intenso, com múltiplas espécies de parasitos intestinais (Wattanagoon; Bunnag, 2013; Leder; Weller, 2015). Devido ao pequeno tamanho dos parasitos, não ocorre obstrução intestinal.

A infecção por *H. heterophyes* raramente causa sintomas em animais. O quadro mais comum é de enterite, e o tratamento, assim como em humanos, pode ser realizado com praziquantel (Peregrine, 2014).

Diagnóstico laboratorial

O diagnóstico etiológico é estabelecido a partir da detecção dos parasitos ou dos seus ovos nas fezes, com a utilização do método de Lutz ou HPJ e coloração com solução de Lugol (ver Capítulo 5, *Métodos de Diagnóstico Parasitológico nas Enfermidades por Protozoários e Helmintos*). É bastante difícil diferenciar os ovos dos trematódeos intestinais uns dos outros, e os *H. heterophyes* adultos – usualmente – só são expelidos em bom número após o tratamento. De fato, o número de ovos eliminados costuma ser baixo, o que requer o uso de técnicas de concentração (MIF) ou a repetição do exame (Maguire, 2015a; PAHO, 2003). A heterofíase extraintestinal é diagnosticada após exame histopatológico do granuloma removido cirurgicamente.

São métodos imunológicos os testes intradérmicos, a imunofluorescência e o ELISA. Suas limitações são alto custo, baixa disponibilidade, reação cruzada com outros trematódeos e permanência de resultados positivos após a cura. A amplificação de DNA de *H. heterophyes* nas fezes por reação em cadeia da polimerase (PCR) é altamente sensível e específica, mas seu uso restringe-se a ambientes de pesquisa (Furst et al., 2012a).

Avaliação por métodos complementares

O hemograma pode revelar anemia microcítica e hipocrômica (tipicamente ferropriva, a qual sobrevém nos casos em que há sangramento crônico da mucosa intestinal; uma abordagem da investigação das anemias poderá ser encontrada no Capítulo 39, *Ancilostomíase*) e eosinofilia (Furst et al., 2012b). Na heterofíase extraintestinal, exames de imagem podem revelar pequenos nódulos pulmonares, alterações em válvulas cardíacas, lesões focais no encéfalo e medula espinal e alterações hepáticas (Wattanagoon; Bunnag, 2013; Mahmoud et al., 1990).

Tratamento

O tratamento de escolha é feito com praziquantel, tendo como alternativas a niclosamida e o triclabendazol, mas a experiência com este último fármaco é limitada. O esquema mais empregado é a administração de praziquantel, em 75 mg/kg, divididos em 3 tomadas de 25 mg/kg em um único dia; todavia, há evidências de que doses menores, em tomada única, apresentam eficácia também de 100% (Wattanagoon; Bunnag, 2013; Pereira; Pérez, 2003; Maguire, 2015b).

Possíveis efeitos adversos do praziquantel são cefaleia, vertigem, sonolência, convulsões, sinais meníngeos, dor abdominal, náuseas, vômitos, diarreia e elevação das enzimas hepáticas. Tais efeitos dependem da localização da infecção e são, na verdade, decorrentes da resposta inflamatória contra as células mortas do parasito, sendo mais intensos quanto maior a carga parasitária (Rosenthal, 2014).

Podem ser usados antiespasmódicos em casos de dor abdominal intensa e reposição de ferro, se houver anemia (Furst et al., 2012a).

Aspectos nutricionais

Como já exposto, somente em casos extremos há comprometimento nutricional. Nessas situações, a conduta é o tratamento da infecção. O suporte nutricional é necessário em algumas situações, especialmente quando há desnutrição associada ou dano extenso à mucosa intestinal que esteja causando má absorção ou perda de proteínas. Inicia-se com suporte oral e, caso não haja tolerância, passa-se para dieta enteral (Leder; Weller, 2015).

Ecologia e epidemiologia

Existem mais de 70 espécies de trematódeos com potencial de parasitar o sistema digestório. As maiores incidências e prevalência ocorrem na Ásia, região na qual costumam ser encontrados os caramujos suscetíveis que servem como primeiro hospedeiro intermediário. Nas Américas, os casos são representados por viajantes de áreas endêmicas e pessoas que consomem carne de peixe importada dessas áreas crua, salgada ou malcozida (p. ex., *sushi*). Na família Heterophyidae, há pelo menos 22 espécies, das quais as mais importantes causadoras de doença humana são *H. heterophyes* e *M. yokogawai* (Maguire, 2015a; Furst et al., 2012b).

O *H. heterophyes* é endêmico no Egito (Região do Delta do Nilo), na Turquia, na Tunísia, no Irã e em outros países do norte da África e do Oriente Médio. Também pode ser encontrado no Sudeste Asiático (Filipinas e Indonésia) e no Extremo Oriente (Japão, Coreia do Sul, Coreia do Norte, Taiwan e China). Estima-se que haja 50 milhões de pessoas infectadas no planeta por trematódeos intestinais (WHO, 2004; PAHO, 2003; CDC, 2018).

Nas áreas endêmicas, além de parasitar o homem, outras espécies que se alimentam de peixes também são acometidas, entre elas os cães, gatos, raposas, lobos, pelicanos e gaivotas. As pessoas sob maior risco de infecção são os pescadores que vivem próximos às margens de lagos e rios. Nestes locais, cria-se um ciclo de infecção, em que os dejetos humanos são jogados nas águas próximas às suas casas, onde há caramujos e peixes suscetíveis, pescados e ingeridos pelos ribeirinhos (Chai et al., 2005; PAHO, 2003).

Profilaxia e controle

A conduta individual mais eficiente é abster-se de consumir peixes crus, salgados recentemente ou malcozidos, principalmente se o pescado for importado de zonas endêmicas (Pereira; Pérez, 2003; Furst et al., 2012a). Outras condutas individuais são: evitar defecar diretamente na água, para reduzir a contaminação do ambiente aquático com ovos, e não levar à boca os dedos ou utensílios de cozinha utilizados para preparar peixes, antes que estejam devidamente limpos (Keiser; Utzinger, 2009).

Peixes fritos e apropriadamente cozidos e grelhados são seguros para o consumo. Deve-se evitar alimentar animais domésticos com peixes crus. A salga e a conservação em vinagre não são eficientes em eliminar as metacercárias (PAHO, 2003; Taira, 2011).

São medidas de controle importantes a universalização do saneamento básico, o combate à proliferação dos caramujos que servem de hospedeiros intermediários aos trematódeos, o tratamento de humanos e animais domésticos infectados e os estudos epidemiológicos periódicos que avaliem a prevalência e a incidência na população em áreas de risco, bem como a fiscalização das áreas produtoras de pescado (Furst et al., 2012b; WHO, 2004; Taira, 2011; CDC, 2018).

Referências bibliográficas

Arctos – Collaborative Collection Management Solution. Disponível em: https://arctos.database.museum/name/Heterophyes%20heterophyes. Acesso em jun. 2019.

CDC. Centers for Disease Control and Prevention. DPDx – Laboratory Identification of Parasitic Diseases of Public Health Concern. Disponível em: https://www.cdc.gov/dpdx/heterophyiasis/index.html. Acesso em: abr. 2018.

Chai JY, Jung BK. Epidemiology of trematode infections: an update. Adv Exp Med Biol 2019; 1154:359-409.

Chai JY, Darwin MK, Lymbery AJ. Fish-borne parasitic zoonoses: status and issues. Int J Parasitol 2005; 35(11-12):1233-54.

Chai JY, Jung BK. Foodborne intestinal flukes: a brief review of epidemiology and geographical distribution. Acta Trop 2020; 201:105210.

Eom KS, Son SY, Lee JS et al. Heterophyid trematodes (Heterophyopsis continua, Pygidiopsis summa and Heterophyes heterophyes nocens)

from domestic cats in Korea. The Korean J Parasitol 1985;23(2): 197-202.

Furst T, Sayasone S, Odermatt P et al. Manifestation, diagnosis, and management of foodborne trematodiasis. BMJ 2012:344:e4093.

Furst T, Keiser J, Utzinger J. Global burden of human food-borne trematodiasis: a systematic review and meta-analysis. Lancet Infect Dis 2012; 12(3):210-21.

Keiser J, Utzinger J. Food-borne trematodiases. Clin Microbiol Rev 2009;22(3):466-83.

Leder K, Weller PF. Intestinal flukes. UpToDate, 2015.

Maguire JH. Schistosomes and other trematodes. In: Scholossberg D. Clinical infectious disease. 2. ed. Cambridge: Cambridge University Press, 2015a.

Maguire JH. Trematodes (schistosomes and liver, intestinal, and lung flukes). In: Bennett JE, Dolin R, Blaser MJ. Mandell, Douglas and Bennett's principles and practices of infectious Diseases. 8. ed. Philadelphia: Elsevier, 2015b.

Mahmoud AAF. Esquistossomose e outras infecções por trematódeos. In: Loscalzo J, Fauci AS, Kasper DL et al. Medicina interna de Harrison. 18. ed. Porto Alegre: McGraw-Hill, 2013.

Mahmoud LH, Bassiouni GA, Danassouri NM. A preliminary study of liver functions in heterophiasis. J Egypt Soc Parasitol 1990;20(1):83-6.

NCBI. National Center for Biotechnology Information. Taxonomy. Disponível em: https://www.ncbi.nlm.nih.gov/taxonomy. Acesso em: mar. 2019.

PAHO. Pan American Health Organization. Zoonoses and communicable diseases common to man and animals. 3. ed. Washington, D. C.: PAHO, 2003.

Peregrine AS. Flukes in small animals. The Merck veterinary manual; 2014. Disponível em: http://www.merckvetmanual.com/. Acesso em: abr. 2016

Pereira A, Pérez M. Trematodos intestinales. Offarm 2003; 22(9):116-20.

Rosenthal PJ. Farmacologia clínica dos fármacos anti-helmínticos. In: Katzung BG, Masters SB, Trevor AJ. Farmacologia básica e clínica. 12. ed. Porto Alegre: McGraw-Hill, 2014.

Taira KK. Principais parasitas com potencial zoonótico transmitidos pelo consumo de pescado no Brasil. Curitiba: Universidade Federal do Paraná; 2011.

Uga S, Morimoto M, Saito T et al. Surface ultrastructure of Heterophyes heterophyes (Trematoda: Heterophyidae) collected from a man. J Helminthol Soc Wash 1998; 65(1):119-22.

Wattanagoon Y, Bunnag D. Intestinal fluke infections. In: Magill AJ, Ryan ET, Hill D, Solomon T. Hunter's tropical medicine and emerging infectious diseases. 9. ed. Philadelphia: Elsevier, 2013.

WHO. World Health Organization. Integrated guide to sanitary parasitology. Geneva: World Health Organization, 2004.

CAPÍTULO 66

Hidatidoses

Luiz Alberto Santana • Ticiana Moura Rosa Brandão •
Júnia Leonne Dourado de Almeida Lima

Introdução

A hidatidose é uma doença infecciosa causada por formas larvárias de espécies do gênero *Echinococcus* (Bhutani; Kajal, 2018; Wen et al., 2019). Tal parasito pertence ao filo Platyhelminthes, e suas larvas recebem o nome de "cistos hidáticos" ou "hidátides", por conter em seu interior um líquido claro, o qual compõe uma estrutura cística (Rey, 2008; WHO, 2019).

Os hospedeiros definitivos do *Echinococcus* variam de acordo com a espécie do helminto, sendo necessariamente animais carnívoros, selvagens ou domésticos. Os hospedeiros intermediários – portadores da forma larvária –, em contrapartida, são herbívoros, dentre os quais bovinos, equinos, ovinos ou marsupiais. O *Homo sapiens* pode ser infectado, ocasionalmente, pelos ovos do parasito e desenvolver a hidatidose, apresentando principalmente manifestações clínicas hepáticas e pulmonares (Tiecher et al., 2015; Mao et al., 2019).

Com base nessas preliminares considerações, o objetivo deste capítulo é descrever a etiologia, a patologia, os aspectos clínicos, o diagnóstico, o tratamento, a ecoepidemiologia, a profilaxia e o controle da hidatidose.

Etiologia

Taxonomia

Os parasitos do gênero *Echinococcus* são platelmintos da classe Cestoda – merecendo destaque as espécies *Echinococcus granulosus*, *Echinococcus multilocularis*, *Echinococcus oligarthrus* e *Echinococcus vogeli* (Hernández et al., 2001; Thompson, 2017) –, cujos detalhes da taxonomia se encontram no Quadro 66.1.

O *Echinococcus granulosus* é a espécie de maior importância médica, com extensa distribuição ao redor do mundo. Os cistos apresentam formato unilocular e podem alcançar a velocidade de crescimento de 1 cm/ano (Tiecher et al., 2015). O ciclo pode apresentar hospedeiros silvestres ou domésticos, destacam-se os herbívoros (renas, ovelhas e cavalos) como hospedeiros intermediários, nos quais são encontradas as larvas, e os carnívoros (lobos e cães), como hospedeiros definitivos, os quais abrigam o verme adulto (Morais, 1998; CDC, 2019).

O cisto do *Echinococcus multilocularis* (Figura 66.1) apresenta várias cavidades preenchidas por um líquido viscoso, responsável pela mais grave complicação da hidatidose, com manifestações alveolares (Bassert; Thomas, 2013). No fígado a forma larvária cresce lenta e progressivamente, semelhante ao padrão de crescimento dos tumores hepáticos (Vuitton et al., 2014).

Essa espécie é encontrada principalmente na América do Norte, no Leste Europeu e na Ásia (Morais, 1998), sendo os hospedeiros definitivos representados por raposas e cães, e os hospedeiros intermediários pelos roedores (Rey, 2008).

O *Echinococcus oligarthrus*, que se encontra principalmente nos tecidos musculares, apresenta-se na forma adulta, sendo os hospedeiros preferenciais os felídeos; as larvas do helminto são descritas em roedores silvestres (Rey, 2008; Morais, 1998). É uma helmintíase relativamente comum em países da América Central e América do Sul, mas trata-se de uma espécie rara no Brasil, com apenas dois casos registrados (Brasil, 2011).

O *Echinococcus vogeli* é responsável por formas policísticas da hidatidose, com manifestações hepáticas. É encontrado nas mesmas regiões que o *Echinococcus oligarthrus* (Morais, 1998). Os hospedeiros definitivos são os canídeos silvestres, enquanto os hospedeiros intermediários são os roedores da família Cuniculidae (Brasil, 2011).

Aspectos morfológicos

O ovo do *Echinococcus* é constituído pela oncosfera ou embrião envolta por uma espessa camada denominada embrióforo (Rey, 2008). Tem formato elíptico, com diâmetro variando entre 30 e 36 μm (Morais, 1998).

A hidátide é a fase larvar do parasito e apresenta cavidade preenchida pelo líquido hidático. Esse cisto é formado por secreções da larva e por constituintes dos tecidos do hospedeiro. A membrana produz as vesículas prolígeras, que migram para o líquido hidático e liberam os protoescóleces, estruturas que, mais tarde, formarão o verme adulto. Reações teciduais do órgão parasitado podem dar origem, mais externamente, à membrana adventícia com característica fibrosa (Rey, 2008).

QUADRO 66.1 Classificação taxonômica das espécies do gênero *Echinococcus*.

Reino	Animalia
Filo	Platyhelminthes
Classe	Cestoda
Subclasse	Eucestoda
Ordem	Cyclophyllidea
Família	Taeniidae
Gênero	*Echinococcus*
Espécies	*Echinococcus canadenses, Echinococcus equinus, Echinococcus felidis, Echinococcus granulosus, Echinococcus intermedius, Echinococcus multilocularis, Echinococcus oligarthrus, Echinococcus ortleppi, Echinococcus shiquicus, Echinococcus vogeli*

Adaptado de NCBI – The Taxonomy Database, 2019; Arctos – Collaborative Collection Management Solution, 2019.

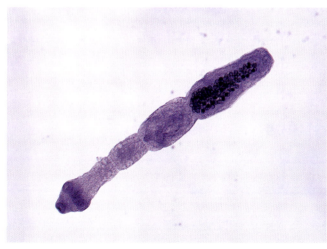

FIGURA 66.1 *Echinococcus multilocularis* (verme adulto). Foto: Dr. Healy, 1964. Reproduzida de CDC, 2019, com permissão.

A forma adulta é composta por três segmentos: escólex (possui um número variado de ganchos e quatro ventosas, estrutura responsável por fixar o parasito no intestino do hospedeiro definitivo), pescoço (local onde são formadas as proglotes) e estróbilo (composto na maioria das vezes por três proglotes) (Morais, 1998).

Ciclo biológico

O ciclo de vida do *E. granulosus* (Figura 66.2) apresenta o cão como hospedeiro definitivo e a ovelha como hospedeiro intermediário. A forma adulta é encontrada no intestino delgado do cachorro, animal que pode abrigar mais de 1.000 tênias – as quais podem estar fixadas à mucosa intestinal por meio dos seus ganchos e ventosas, com estimativa de vida de três a quatro meses. O cão adquire o verme pela ingestão de órgãos de ovelhas infectadas pelas hidátides (Morais, 1998).

No intestino delgado do cão, as hidátides liberam os protoescóleces, que desenvaginam e se fixam à mucosa intestinal. Em cerca de 32 a 80 dias, o parasito atinge a forma adulta e inicia a reprodução sexuada, com a formação das proglotes gravídicas (CDC, 2019; Morais, 1998). Por meio de movimentos de contração, elas são rompidas e liberam os ovos embrionados, os quais são eliminados juntamente com as fezes do cão. Os ovos, por sua vez, contaminam o solo e as gramíneas e são ingeridos por herbívoros, como ovelhas. Por meio da atuação das enzimas digestivas, as oncosferas são liberadas e penetram na parede intestinal, alcançando a circulação sanguínea (Morais, 1998; Wen et al., 2019).

Vários órgãos podem ser parasitados pelas oncosferas. Os mais comuns são o fígado e o pulmão, nos quais se alojam e se desenvolvem, formando as típicas estruturas que mais tarde formarão as hidátides (Rey, 2008).

O *H. sapiens* pode, acidentalmente, ingerir os ovos embrionados e funcionar como hospedeiro intermediário. Esse embrião se desenvolve no organismo, e se torna possível a formação de cistos hidáticos em vários órgãos (Rey, 2008; Morais, 1998).

Imunologia e patologia

Os cistos – uma vez alojados nos órgãos dos hospedeiros intermediários – passam por uma série de reações teciduais que levam à formação da membrana adventícia. Inicialmente, o cisto é envolto por um infiltrado de leucócitos mononucleares e eosinófilos, que, geralmente, destroem o parasito. Quando este sobrevive, a reação tecidual progride com formação de três camadas concêntricas ao cisto. A mais interna é composta por células epitelioides; a mais externa, por células da víscera parasitada em processo de necrose; e a média é formada pelo acúmulo eosinofílico e de mononucleares, que evoluem para fibrose (Rey, 2008). As reações teciduais, de modo geral, são mais locais, e o crescimento do cisto varia de acordo com a intensidade dessas reações, com o órgão acometido e com o tempo de infecção pelo verme (Rey, 2008). Em termos da resposta imune, há predomínio do padrão Th2 (Díaz, 2017). Ademais, determinou-se que nos processos infecciosos por *E. granulosus* existe uma tendência ao incremento de células T CD4 + CD25 + e de células T CD4 + Foxp3 +, além do aumento dos níveis de fator de transformação do crescimento beta (TGF-β) no sangue periférico (Yin et al., 2017).

O cisto hidático pode, então, permanecer crescendo, comprimindo e lesando o tecido ao seu redor; ou ainda, pode se romper, provocando diferentes manifestações locais e sistêmicas, como reações de hipersensibilidade, formação de empiemas pleurais, bronquite aguda, embolia pulmonar e manifestações secundárias da hidatidose (Tiecher et al., 2015).

Quando a hidátide sofre ruptura e o líquido hidático extravasa – atingindo os tecidos e a circulação –, o organismo do hospedeiro fica sensibilizado, podendo ocorrer reações de hipersensibilidade, ou, ainda, a produção de uma série de anticorpos circulantes, específicos ou não. No hospedeiro definitivo, que abriga o verme adulto no lúmen intestinal, a sensibilização é mínima, e as taxas de anticorpos circulantes são reduzidas (Rey, 2008).

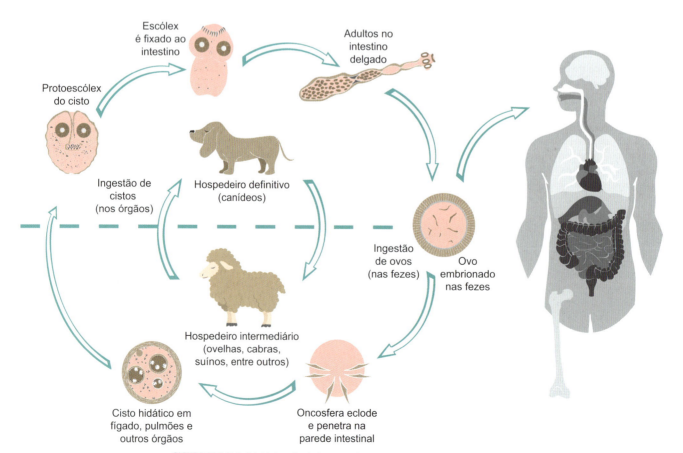

FIGURA 66.2 Ciclo biológico dos helmintos da espécie *Echinococcus granulosus*.

Aspectos clínicos

Doença em humanos

A doença no *H. sapiens* permanece assintomática, na maior parte das vezes, com crescimento restrito dos cistos. Entretanto, pode se manifestar clinicamente dependendo da localização, do tamanho e da quantidade de cistos presentes, conforme a classificação a seguir (Hernández et al., 2001; Brasil, 2011; Rey, 2018; Tiecher et al., 2015; Bhutani; Kaja, 2018).

■ Hidatidose hepática

Forma clínica mais comum, sendo o fígado acometido em até 70% dos casos, com hepatomegalia, fibrose hepática e necrose tecidual. O crescimento do cisto pode evoluir com a obstrução de vasos e de vias biliares, resultando em quadros de colangite com icterícia. Pode cursar ainda com dor abdominal no quadrante superior direito, vômitos e febre. Quando localizados mais superficialmente, os cistos podem ser palpáveis, dependendo do tamanho.

■ Hidatidose pulmonar

O pulmão é o segundo órgão mais acometido no organismo (Figura 66.3), sendo esta forma de envolvimento mais comum na infância. A membrana adventícia da hidátide, nesse órgão, é mais delgada, devido à pouca resistência oferecida pelo parênquima pulmonar. Os sinais e sintomas mais comuns da ruptura cística são: tosse, dispneia, febre, hemoptise e dor torácica; além disso, descrevem-se alterações como empiemas pleurais e abscessos.

■ Hidatidose cerebral

Os cistos ficam localizados mais comumente no lobo parietal, sendo raros os processos de calcificação. O crescimento lento do cisto pode levar tardiamente ao aumento da pressão intracraniana, a dores de cabeça, crises epilépticas e lesões no nervo óptico.

■ Hidatidose óssea

Acomete mais os ossos do quadril, as vértebras e as costelas, podendo causar fraturas, compressão medular e deformidades. A membrana adventícia é quase inexistente, uma vez que a reação tecidual é pequena.

■ Outras formas clínicas

Descrevem-se, ainda, os cistos renais, que causam dor na região lombar e hematúria; cistos no baço, com esplenomegalia; reações alérgicas pós-ruptura cística, com crise asmática, prurido e choque anafilático.

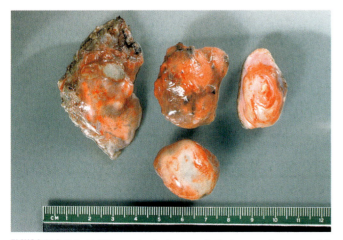

FIGURA 66.3 Cisto hidático excisado de um pulmão humano (macroscopia). Foto: Dr. Kagan, 1961. Reproduzida de CDC, 2019, com permissão.

Doença em animais não humanos

A hidatidose é uma enfermidade que pode acometer diferentes animais não humanos. De fato, em recente investigação, Guduro e Desta (2019) avaliaram 400 bovinos abatidos em um matadouro no sul da Etiópia e demonstraram positividade em 52% dos animais. Desse total, 62,03% dos cistos foram encontrados no pulmão e 23,04% no fígado. As perdas financeiras – considerando a condenação dos órgãos afetados – foi estimada em cerca de 58.114,62 USD/ano. Considerando a ampla distribuição e a importância epidemiológica do *E. granulosus*, foram investigados os genótipos circulantes do helminto em camelos, gado, cabras e ovelhas usando PCR Multiplex (Al Kitani et al., 2019). Os resultados revelaram que 71,8% dos cistos coletados pertenciam aos genótipos de *E. granulosus sensu stricto* G1/G2/G3 e o restante (28,2%) estava relacionado aos genótipos de *E. canadenses* G6/G7. O conhecimento dos genótipos circulantes pode auxiliar na implementação de programas de controle da equinococose cística. Achados semelhantes foram encontrados no estudo de Abdybekova e colaboradores (2019), em avaliação dirigida aos animais domesticados no Cazaquistão. Outra espécie relevante em termos dos animais não humanos, quanto a distribuição e importância clínica, é o *E. multilocularis,* que apresenta como principal hospedeiro definitivo as raposas vermelhas. Karamon e colaboradores (2019) documentaram, na Polônia, que 48,2% das raposas vermelhas examinadas estavam infectadas com *E. multilocularis,* confirmando o *status* altamente endêmico da área investigada; ademais, demonstraram, igualmente, a partir da avaliação das fezes de cães e gatos, por PCR, a existência de uma positividade de 1,5% e 6,0% dos animais, respectivamente. Esses achados representam o primeiro relato de infecção de gatos por *E. multilocularis* na Polônia, e confirmaram o papel dos cães em áreas altamente endêmicas. Outro estudo interessante revelou a infecção de hipopótamos por *E. felidis*, na África do Sul. Os principais hospedeiros definitivos do helminto, nessa região, são os leões (Halajian et al., 2017).

Diagnóstico

Diagnóstico clínico

É importante a avaliação clínico-epidemiológica do paciente considerando seus hábitos de vida, onde mora e as atividades praticadas. No exame físico, a palpação de massas abdominais, sobretudo no quadrante superior direito, associada a um bom estado geral pode ser indicativo de hidatidose, sendo necessários exames complementares para sua confirmação (Rey, 2008; Tiecher et al., 2015).

Diagnóstico laboratorial

■ Testes sorológicos

A realização de dois ou mais testes é necessária, pois seus resultados isolados não apresentam sensibilidade satisfatória (Tiecher et al., 2015). No rol de ensaios disponíveis para a investigação das hidatidoses podem ser citados (Rey, 2008; CDC, 2018; WHO, 2019):

- Reação de floculação do látex e hemaglutinação indireta: são testes com alta sensibilidade e baixo custo, mas têm baixa especificidade
- Imunoeletroforese: detecta anticorpos contra o antígeno "arco 5", específico das hidátides. Há possibilidade de reação cruzada com infecções pelo *Cysticercus cellulosae* (forma larvar da *Taenia solium*), agente etiológico da neurocisticercose
- ELISA: método de detecção de anticorpos com altas sensibilidade e especificidade para todas as formas de hidatidose, exceto as pulmonares. Esse método também pode ser usado para detectar o antígeno B, específico da hidatidose
- IFI (imunofluorescência indireta): método de detecção de anticorpos utilizando lâminas com corte do *E. granulosus*. A revelação é realizada com imunoglobulina de coelho anti-IgG de cão marcada com isotiocianato de fluoresceína

- *Western blotting*: método de detecção de anticorpos IgG contra antígenos de *Echinococcus granulosus*, separados por eletroforese em gel de poliacrilamida (SDS-PAGE) e transferidos para membrana de nitrocelulose. O padrão de bandas permite inferir sobre a positividade da amostra.

■ *Reação intradérmica de Casoni*

Aplicação intradérmica de antígeno do *Echinococcus* no membro superior do paciente. O teste é considerado positivo quando há formação de uma pápula superior a 2 cm (Rey, 2008); no entanto, apresenta baixa especificidade (Zaman et al., 2017).

■ *Testes parasitológicos*

A visualização do parasito estabelece o diagnóstico definitivo de hidatidose. O material para análise microscópica pode ser retirado cirurgicamente ou eliminado de maneira espontânea pelo organismo, como, por exemplo, através do escarro.

■ *Ensaios moleculares*

A reação em cadeia da polimerase (PCR) tem sido investigada, mais recentemente, com bons resultados, inclusive para a distinção entre as espécies do gênero *Echinococcus* (Shang et al., 2019).

Métodos complementares

■ *Ultrassonografia*

As vesículas prolígeras aparecem na ultrassonografia (US) como uma sombra ecogênica no interior da massa tumoral. A US é utilizada na detecção das formas de hidatidose da região abdominal, como a hepática e a esplênica, identificando a quantidade e o tamanho dos cistos (Hernández et al., 2001). Além disso, a ultrassonografia pode determinar se o cisto é ativo, transitório ou inativo (Boyce et al., 2019).

■ *Radiografia*

Na radiografia, a hidatidose pulmonar é observada como massa homogênea, com superfície regular. Se a hidátide se rompe e seu conteúdo é eliminado, a imagem se torna translúcida, sendo evidenciado apenas um fino contorno (Rey, 2008; Tiecher et al., 2015).

■ *Tomografia computadorizada e ressonância magnética*

São os métodos mais sensíveis e que fornecem imagens de alta nitidez da tumoração, permitindo a identificação de possíveis calcificações (Tiecher et al., 2015; Srinivas et al, 2016; Zalaquett et al., 2017).

Tratamento

A cirurgia é indicada para os pacientes com tumoração única. No ato operatório, é necessário cautela para evitar o rompimento do cisto e a liberação de seu conteúdo (Rey, 2008; Tiecher et al., 2015). Uma intervenção para cistos inoperáveis, conhecida como PAIR (acrônimo de punção, aspiração, injeção, respiração), foi desenvolvida e caracteriza-se pela remoção de parte do conteúdo cístico, sob orientação da tomografia computadorizada, enquanto o paciente está recebendo anti-helmínticos para reduzir o risco de disseminação. O procedimento requer estudos adicionais para validar sua aplicabilidade.

Alguns especialistas recomendam, ainda, em casos de pacientes com vários cistos ou com cisto único inoperável, o tratamento medicamentoso quimioterápico. Nessas situações, o fármaco indicado é o albendazol. O anti-helmíntico deve ser utilizado na dose de 10 a 15 mg/kg/dia, durante três meses. Outra opção é o mebendazol, na dose de 50 a 100 mg/kg/dia. Há muitos estudos acerca da eficácia desses medicamentos, uma vez que nem sempre o cisto desaparece por completo.

Em alguns pacientes, o cisto pode apenas cessar seu crescimento ou voltar a crescer quando a medicação for interrompida. Seja qual for o medicamento utilizado, é importante o acompanhamento do paciente, a fim de detectar precocemente possíveis efeitos colaterais ou intoxicação (Tiecher et al., 2015).

Ecologia e epidemiologia

A hidatidose tem ampla distribuição mundial, sendo Europa, Rússia, parte da África, Oceania, Alasca, Canadá, Uruguai e Argentina algumas das zonas de endemicidade elevada (Rey, 2008; Li; Shahzad, 2019; WHO, 2019) (Figura 66.4).

No Brasil, a espécie *E. granulosus* é encontrada principalmente na região Sul do país, enquanto *E. vogeli* é comum nos trópicos, com casos descritos na região Norte, no Centro-Oeste, em Minas Gerais e São Paulo (Brasil, 2011; Pavletic et al., 2017). No Rio Grande do Sul,

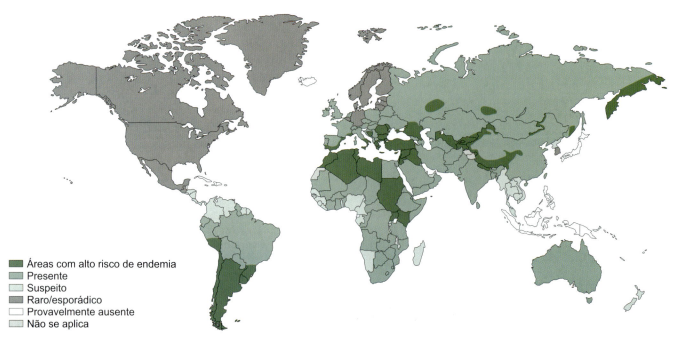

■ Áreas com alto risco de endemia
■ Presente
□ Suspeito
■ Raro/esporádico
□ Provavelmente ausente
□ Não se aplica

FIGURA 66.4 Distribuição da hidatidose no mundo, 2011. Adaptada de WHO, 2015.

a incidência de hidatidose nos hospitais em 1990 era de 5,5 a cada 100.000 habitantes, valor significativamente menor do que o observado em países vizinhos como Argentina (incidência 25 vezes maior no mesmo ano) e Chile (Kloetzel; Pereira, 1992).

O *Echinococcus granulosus* pode apresentar ciclo selvagem ou doméstico. Este último, que envolve cães, ovelha e cavalos, é o que, potencialmente, mais ameaça o homem, devido à proximidade dos animais infectados e o ser humano. Nos países mais pobres, esse índice pode estar aumentando, uma vez que os serviços veterinários são mais precários, e a população menos instruída (Torgerson; Budke, 2003).

Em grande parte das criações de herbívoros não há cerca; com efeito, carnívoros, como cães, podem depositar suas fezes nos pastos e contaminar as gramíneas, facilitando a infecção desses animais. Nos EUA, é comum o isolamento das criações, o que impede o ciclo do parasito. Por isso, a contaminação não é típica (Rey, 2008).

Profilaxia e controle

O controle da doença é feito, principalmente, pela interrupção de alguma fase do ciclo biológico do parasito. Nesse sentido, destaca-se a relevância do tratamento dos cães com anti-helmínticos, sendo o praziquantel a melhor escolha. Porém, essa é uma alternativa inviável para países subdesenvolvidos, considerando o crescimento da população canina, em diversas regiões. Assim, uma alternativa mais acessível seria a vacinação dos herbívoros (Rey, 2008).

Associado a essas medidas, é importante que a população seja instruída sobre o risco do contato próximo com os cães (Torgerson; Budke, 2003), sobretudo em áreas endêmicas, compreendendo a necessidade de medidas de higiene.

Referências bibliográficas

Abdybekova AM, Zhang Z, Sultanov AA et al. Genotypes of Echinococcus isolated from domestic livestock in Kazakhstan. J Helminthol. 2019. doi: 10.1017/S0022149X19000634.

AlKitani FA, Baqir S, Mansoor MK, AlRiyami S, Hussain MH, Roberts D. Genetic survey of cystic echinococcosis in farm animals in Oman. Trop Anim Health Prod 2019. doi: 10.1007/s11250-019-02019-5.

Arctos – Collaborative Collection Management Solution. Disponível em: https://arctos.database.museum/name/Echinococcus. Acesso em: ago. 2019.

Bassert JM, Thomas JA. Clinical textbooks for veterinary technicians. 8. ed. Philadelphia, United States: Elsevier; 2013.

Bhutani N, Kajal P. Hepatic echinococcosis: A review. Ann Med Surg (Lond) 2018; 36:99-105.

Boyce DSK, Ellis JS, Hightower SL et al. Recurrent Inactive Hydatid Cyst of the Liver Causing Restrictive Pulmonary Physiology. Hawaii J Health Soc Welf 2019; 78(7):230-235.

Brasil. Ministério da Saúde. Hidatidose humana no Brasil: manual de procedimentos técnicos para o diagnóstico parasitológico e imunológico. Ministério da Saúde. Secretaria de Vigilância em Saúde; Fundação Oswaldo Cruz. Laboratório de Helmintos Parasitos de Vertebrados. Serviço de Referência Nacional em Hidatidose. Brasília: Ministério da Saúde; 2011.

CDC. Centers for Disease Control and Prevention. Echinococose. 2019. Disponível em: https://www.cdc.gov/dpdx/echinococcosis/index.html. Acesso em: 25 out. 2019.

Díaz Á. Immunology of cystic echinococcosis (hydatid disease). Br Med Bull 2017; 124(1):121-33.

Guduro GG, Desta AH. Cyst viability and economic significance of hydatidosis in Southern Ethiopia J Parasitol Res 2019; doi: 10.1155/2019/2038628.

Halajian A, Luus-Powell WJ, Roux F et al. Echinococcus felidis in hippopotamus, South Africa. Vet Parasitol 2017; 30:243:24-28.

Hernández AL, Vivanco MVD, Silva JLZ. Microbiología y parasitología médicas. Ciudad de La Habana: Ciencias Medicas; 2001.

Karamon J, Sroka J, Dąbrowska J et al. First report of Echinococcus multilocularis in cats in Poland: a monitoring study in cats and dogs from a rural area and animal shelter in a highly endemic region. Parasit Vectors 2019. doi: 10.1186/s13071-019-3573-x.

Kloetzel K, Pereira JAA. Human hydatidosis in the state of Rio Grande do Sul (Brazil): an estimate of its impact upon public health in the country. Rev Inst Med Trop São Paulo 1992; 34(6):549-55.

Li K, Shahzad M. Epidemiology of cystic echinococcosis in China (2004-2016). Travel Med Infect Dis 2019: 101466.

Mao T, Chungda D, Phuntsok L et al. Pulmonary echinococcosis in China. J Thorac Dis 2019;11(7):3146-55.

Morais D. A hidatidologia em Portugal. Lisboa: Fundação Calouse Gulbenkian; 1998.

NCBI. National Center for Biotechnology Information. Taxonomy. Disponível em: <https://www.ncbi.nlm.nih.gov/taxonomy>. Acesso em: mar. 2019.

Pavletic CF, Larrieu E, Guarnera EA et al. Cystic echinococcosis in South America: a call for action. Rev Panam Salud Publica 2017; 41:e42.

Rey L. Parasitologia. 4. ed. São Paulo: Guanabara Koogan; 2008.

Shang JY, Zhang GJ, Liao S et al. A multiplex PCR for differential detection of Echinococcus granulosus sensu stricto, Echinococcus multilocularis and Echinococcus canadensis in China. Infect Dis Poverty 2019; 8(1):68.

Srinivas MR, Deepashri B, Lakshmeesha MT. Imaging Spectrum of Hydatid Disease: Usual and Unusual Locations. Pol J Radiol 2016; 81: 190-205.

Thompson RC. Biology and Systematics of Echinococcus. Adv Parasitol 2017; 95:65-109.

Tiecher FM, Melo MG, Santos BR. Hidatidose. In: Tavares W, Marinho LAC. Rotinas de diagnósticas e tratamento das doenças infecciosas e parasitárias. 4. ed. São Paulo: Atheneu, 2015.

Torgerson PR, Budke CM. Echinococcosis: an international public health challenge. Research in Veterinary Science 2003; 74(3):191-202.

Vuitton D and Bresson-Hadni S. Alveolar echinococcosis: evaluation of therapeutic strategies. Expert Opinion on Orphan Drugs 2014;2, 67-86.

Wen H, Vuitton L, Tuxun T, Li J et al. Echinococcosis: Advances in the 21st Century. Clin Microbiol Rev 2019; 32(2). pii: e00075-18.

WHO. World Health Organization. Echinococcosis. 2019. Disponível em: https://www.who.int/echinococcosis/en/. Acesso em: 1 dez. 2019.

WHO. World Health Organization. Third who report on neglected tropical diseases. 2015. Disponível em: https://apps.who.int/iris/bitstream/handle/10665/152781/9789241564861_eng.pdf?sequence=1-. Acesso em: jan. 2020.

Yin S, Chen X, Zhang J et al. The effect of Echinococcus granulosus on spleen cells and TGF-β expression in the peripheral blood of BALB/c mice. Parasite Immunol 2017; 39(3). doi: 10.1111/pim.12415.

Zalaquett E, Menias C, Garrido F et al. Imaging of hydatid disease with a focus on extrahepatic involvement. Radiographics 2017; 37(3):901-23.

Zaman K, Mewara A, Kumar S et al. Seroprevalence of human cystic echinococcosis from North India (2004-2015). Trop Parasitol 2017; 7(2):103-6.

CAPÍTULO 67

Himenolepíase

Luiz Alberto Santana • Ana Paula Farago de Alvarenga •
Paulo Sérgio Balbino Miguel

Introdução

Hymenolepis nana – agente etiológico da himenolepíase – é um parasito intestinal de grande prevalência em crianças, indivíduos desnutridos, pacientes imunocomprometidos e populações que vivem em asilos, creches e hospitais psiquiátricos (Spinicci et al., 2018; Shahnazi et al., 2019). Também conhecido como tênia anã, apresenta tamanho pequeno ou médio e é a única tênia que pode ser transmitida diretamente entre os membros da espécie *Homo sapiens*.

O objetivo deste capítulo é oferecer as informações necessárias para o conhecimento da doença causada por *Hymenolepis nana*, auxiliando em sua compreensão, com enfoque na etiologia, no quadro clínico, no diagnóstico, no tratamento e na prevenção.

Etiologia

Taxonomia

A himenolepíase foi identificada pela primeira vez em um menino no Cairo, em 1851, por Bilharz. Duas espécies de *Hymenolepis* podem infectar o homem, *Hymenolepis nana* e *Hymenolepis diminuta*, sendo a segunda de ocorrência extremamente rara e sem maior repercussão clínica (Soli, 2015). *Hymenolepis nana* pertence ao filo Platyhelminthes, classe Cestoda, família Hymenolepididae, gênero *Hymenolepis*. É considerado um helminto pequeno em relação a outros parasitos de sua classe (Flores et al., 1983). A taxonomia completa se encontra no Quadro 67.1.

Aspectos morfológicos

O *Hymenolepis nana* apresenta comprimento entre 2 e 4 cm por cerca de 1 mm de espessura em sua porção mais larga e pode formar até 200 proglotes. Possui escólex globoso com cerca de 20 a 30 acúleos, formando um único círculo. A presença de acúleo é uma característica que possibilita a distinção entre *H. nana* e *H. diminuta*, este último – como já mencionado – raro em seres humanos e comum em ratos. Os ovos de *H. nana* apresentam forma arredondada ou oval e medem, aproximadamente, 40 a 50 µm. O embrião é uma oncosfera com três pares de acúleos (Soli, 2015; Rey, 2008).

QUADRO 67.1 Classificação taxonômica do gênero *Hymenolepis*.

Reino	Animalia
Filo	Platyhelminthes
Classe	Cestoda
Subclasse	Eucestoda
Ordem	Cyclophyllidea
Família	Hymenolepididae
Subfamília	Hymenolepidinae
Gênero	*Hymenolepis*
Espécies	*Hymenolepis diminuta, Hymenolepis erinacei, Hymenolepis folkertsi, Hymenolepis hibernia, Hymenolepis microps, Hymenolepis microstoma, Hymenolepis nana, Hymenolepis sulcata, Hymenolepis weldensis*

Adaptado de NCBI – The Taxonomy Database, 2019; Arctos – Collaborative Collection Management Solution, 2019.

Ciclo biológico

O *Hymenolepis* pode evoluir em ciclo monoxênico, com transmissão humano-humano, e heteroxênico, sendo o primeiro o que mais frequentemente provoca infecção no *H. sapiens* (Figura 67.1). Os ovos de *H. nana* são altamente infecciosos quando presentes nas fezes e, em geral, não sobrevivem mais de 10 dias no ambiente externo.

Os seres humanos podem ingerir esses ovos por meio de alimentos ou água contaminados (Barda et al., 2014; Kim et al., 2014; Rey, 2008). Os ovos ingeridos por um novo hospedeiro liberam as larvas no intestino sob a ação da tripsina e dos sais biliares. As oncosferas dentro dos ovos são liberadas e penetram as vilosidades intestinais, onde evoluem para larvas cisticercoides. Cerca de 5 a 6 dias depois, elas se tornam tênias adultas, que se ligam ao íleo utilizando o escólex. A produção de ovos inicia-se cerca de 20 a 30 dias após a infecção inicial, e estes (Figura 67.2) são eliminados nas fezes quando são liberados das proglotes ou quando estas se desintegram no intestino delgado. O hospedeiro elimina grande quantidade de ovos nas fezes (Barda et al., 2014; Kim et al., 2014; Rey, 2008). A transmissão homem a homem ocorre por autoinfecção interna ou externa.

A autoinfecção por reinfecção externa ocorre quando o indivíduo coça a região anal e perianal; nesse caso, os ovos que estão sob as unhas ou sobre os dedos poderão ser ingeridos, por ocasião do contato das mãos com a boca. A autoinfecção interna ocorre pela eclosão de ovos de *Hymenolepis nana* ainda no lúmen do intestino. A transmissão entre humanos é proporcionada principalmente por maus hábitos de higiene. Parece que o *H. sapiens* é a única fonte de infecção pelo fato das espécies encontradas no rato não se adaptarem àquele animal. Ovos nas fezes podem ser ingeridos por artrópodes, que têm potencial de atuar como um hospedeiro intermediário. O ser humano pode ser infectado durante a ingestão acidental de insetos infectados (Barda et al., 2014; Kim et al., 2014; Rey, 2008).

Imunologia e patologia

Os adultos de *Hymenolepis nana* infectam o intestino delgado, especialmente o jejuno e o íleo dos indivíduos acometidos. Os embriões hexacantos – após serem liberados dos ovos ingeridos pelo hospedeiro – conseguem alcançar as vilosidades do intestino delgado. Após 4 a 6 dias, eles se desenvolvem em larva cisticerco, a qual adentra o lúmen e segue em evolução, de modo que o escólex se liga a parede da mucosa (Montgomery et al., 2018), através de ventosas adesivas (Młocicki et al., 2018). No lúmen intestinal são liberados vários ovos (Hench et al., 2017). Devido ao contato entre parasito e hospedeiro, sobrevêm eventos inflamatórios de variável monta – com infiltração linfocitária e eosinofilia –, os quais concorrem para tornar a mucosa congestionada e para a emergência de ulcerações. O parasito também pode causar lesões na lâmina própria das vilosidades intestinais, causando diarreia (Rabelo, 2016).

A resposta do hospedeiro à infecção por *H. nana* é predominantemente do tipo Th-2. As citocinas de perfil Th-1, em resposta ao desenvolvimento da larva no tecido, estão presentes na fase inicial da infecção, e as do tipo Th-2, um tipo de resposta também associada à expulsão do parasito do intestino, ocorre na fase em que o helminto está no lúmen. Macrófagos também estão associados ao processo de expulsão (Rabelo, 2016). Os linfócitos T CD3 positivos cercam as larvas na mucosa intestinal e os poucos macrófagos CD68 positivos se dispersam ao redor da larva (Hench et al., 2017).

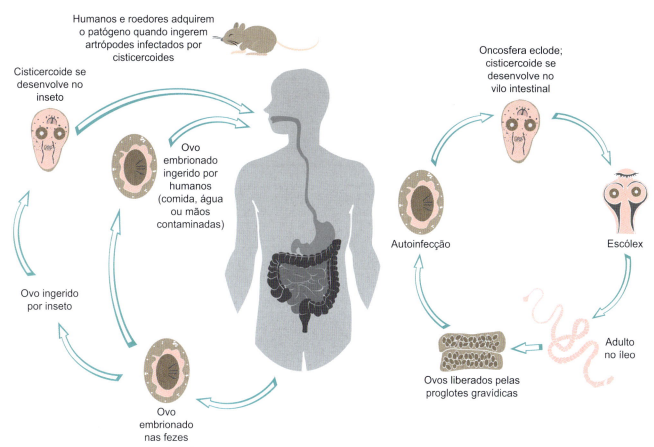

Humanos e roedores adquirem o patógeno quando ingerem artrópodes infectados por cisticercoides

Cisticercoide se desenvolve no inseto

Ovo embrionado ingerido por humanos (comida, água ou mãos contaminadas)

Ovo ingerido por inseto

Ovo embrionado nas fezes

Oncosfera eclode; cisticercoide se desenvolve no vilo intestinal

Escólex

Autoinfecção

Adulto no íleo

Ovos liberados pelas proglotes gravídicas

FIGURA 67.1 Ciclo biológico do helminto da espécie *Hymenolepis nana*.

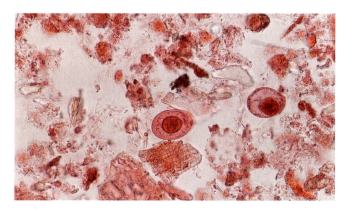

FIGURA 67.2 Ovo de *Hymenolepis nana* (400× de aumento). Acervo do Laboratório de Agentes Patogênicos da Universidade Federal de Viçosa (UFV). Foto: Igor Rodrigues Mendes (UFV) e Paulo Sérgio Balbino Miguel (UFV e FADIP).

Parece que há um aumento de resistência à infecção pelo *H. nana* a partir da puberdade, com o surgimento de anticorpos durante a infecção, os quais permanecem por até 5 meses após a eliminação do cestoide. Não há produção de anticorpos se a infecção ocorre a partir de cisticercoides (Rey, 2008).

Aspectos clínicos

As manifestações clínicas dependem do número de parasitos, da idade e do estado geral do indivíduo acometido. Podem variar desde infecções assintomáticas até quadros graves com parasitose maciça. Estes são mais frequentes em crianças, uma vez que elas podem ser menos cuidadosas quanto às normas de higiene. Infecções com grande número de parasitos pode ocorrer, alcançando – eventualmente – mais de mil vermes.

Na maioria das vezes, a doença cursa de maneira assintomática; porém, quando presentes, os sintomas digestivos são predominantes. Dentre eles, a dor abdominal é a mais frequente e pode vir acompanhada de flatulência, meteorismo, diarreia, náuseas, vômitos, hiporexia, anorexia e baixo desenvolvimento ponderal, além de relatos de prurido anal. Manifestações neurológicas podem sobreviver quando o parasitismo é superior a 15 mil ovos por grama de fezes; nesses casos, os pacientes podem apresentar tonturas, irritabilidade, cefaleia, sono agitado e até crises convulsivas. Não há achados específicos ao exame físico, e as manifestações clínicas cessam quando o tratamento é eficaz. Foi descrito um caso de transformação maligna de himenolepíase em um paciente infectado com o vírus da imunodeficiência humana (HIV) (Muehlenbachs et al., 2015; Kim et al., 2014).

Diagnóstico laboratorial

O diagnóstico laboratorial é feito pelo achado dos ovos de *H. nana* nas fezes. Os métodos qualitativos são mais usados, como o de sedimentação espontânea, Lutz ou Hoffman, Pons e Janer; entretanto, pode-se utilizar o Kato-Katz (método quantitativo) em casos em que há suspeita de parasitismo intenso. Quando o resultado é negativo na pesquisa de ovos nas fezes, deve-se repetir o exame com objetivo de confirmar o diagnóstico. O leucograma pode apresentar leucocitose e aumento de eosinófilos (Soli, 2015; Rey, 2008).

Avaliação por métodos complementares

Não há alterações específicas de himenolepíase quando da utilização de métodos propedêuticos específicos. Já foram encontradas células de *H. nana* nos linfonodos e no parênquima pulmonar de um paciente infectado pelo HIV, embora raramente a doença apresente manifestações extraintestinais (Muehlenbachs et al., 2015; Kim et al., 2014).

Tratamento

O praziquantel é o fármaco de escolha (Rey, 2008; Ohnishi et al., 2013). Na maioria das vezes, o antiparasitário apresenta excelente eficácia, resolvendo quase todos os casos. Na himenolepíase, o praziquantel deve ser utilizado em dose única de 25 mg/kg, seguida de outra dose 10 dias depois. Dificilmente apresenta efeitos adversos. Não há relato de ação teratogênica e/ou abortiva do medicamento, de modo que muitos autores consideram-no seguro para pacientes grávidas bem como para crianças menores de 4 anos. Albendazol, 2 vezes/dia, em dose máxima de 400 mg/dia, por 3 dias consecutivos, pode ser utilizado como tratamento alternativo. A niclosamida em dose única de 2 g pode também ser empregada (The Medical Letter, 2013; Rey, 2008).

Aspectos nutricionais

A principal fonte de energia para *H. nana* são os carboidratos disponíveis no lúmen intestinal do hospedeiro, o que influencia a nutrição, o crescimento, a produção das proglotes e o tamanho dos parasitos (Rey, 2008). Como resultado da infecção, os indivíduos afetados apresentam alteração da permeabilidade intestinal e diminuição dos níveis de vitamina B_{12} e folato no plasma sanguíneo (Mohammad; Hegazi, 2007). A desnutrição influencia a resposta imune, deixando o indivíduo mais propício a outras infecções (Amare et al., 2013). Além disso, por causar danos a mucosa intestinal, a presença do parasito pode influenciar negativamente a absorção de outros nutrientes, como zinco, ferro e cobre (Shalaby et al., 2017).

Ecologia e epidemiologia

Estima-se que mais de 75 milhões de pessoas no mundo estejam infectadas por *Hymenolepis nana*. O parasito é prevalente em países de clima quente, como Egito, Sudão, Tailândia, Índia e nações da América Latina. Crianças são mais infectadas, assim como pessoas que vivem em comunidades fechadas ou semifechadas (creches, asilos, hospitais psiquiátricos e afins) (Cabeza et al., 2015; Santos et al., 2014). Isso ocorre devido à possibilidade de transmissão de humano para humano. A himenelopíase está associada principalmente com hábitos precários de higiene. Animais de estimação, quintais sujos, casas sem água tratada e sistema de esgoto também são facilitadores da infecção e transmissão (Flores et al., 1983; Rey, 2008).

Profilaxia e controle

Os hábitos de higiene são determinantes na prevenção da infecção por *H. nana*. Assim, higienizar as mãos após uso do banheiro e antes das refeições, lavar frutas e verduras e manter as unhas das mãos limpas são medidas essenciais para evitar a infecção pelo patógeno. Condições sanitárias adequadas e água filtrada também são indicativas de boa prevenção.

Referências bibliográficas

Amare B, Ali J, Moges B et al. Nutritional status, intestinal parasite infection and allergy among school children in Northwest Ethiopia. BMC Pediatrics 2013; 13(1);7.

Arctos – Collaborative Collection Management Solution. Disponível em: <https://arctos.database.museum/name/Hymenolepis%20nana>. Acesso em: jun. 2019.

Barda B, Cajal P, Villagran E et al. Mini-Flotac, Kato-Katz and McMaster: three methods, one goal; highlights from north Argentina. Parasit Vectors 2014; 7:271.

Cabeza IM, Cabezas T, Cobo F et al. Hymenolepis nana: factores asociados a parasitismo em un área de salud del Sur de España. Rev Chilena Infectol 2015; 32(5):593-5.

Flores EC, Plumb SC, McNeese MC. Intestinal parasitosis in an urban pediatric clinic population. Am J Dis Child 1983; 137:754.

Hench J, Cathomas G, Dettmer MS. Hymenolepis nana: A case report of a perfect IBD camouflage warrior. Medicine, 2017;96(50).

Kim BJ, Song KS, Kong HH et al. Heavy Hymenolepis nana infection possibly through organic foods: report of a case. Korean J Parasitol 2014; 52:85.

Mlocicki D, Sulima A, Bien J et al. Immunoproteomics and surfaceomics of the adult tapeworm Hymenolepis diminuta. Frontiers in Immunology 2018;9;2487.

Mohammad MA, Hegazi MA. Intestinal permeability in Hymenolepis nana as reflected by non invasive lactulose/mannitol dual permeability test and its impaction on nutritional parameters of patients. J Egyp Soc Parasitol 2007;37(3);877-91.

Montgomery SP, Richards Jr FO. Diphyllobothrium, Dipylidium, and Hymenolepis Species. In: Long SS, Prober CG, Fischer M. Principles and Practice of Pediatric Infectious Diseases. Elsevier, 2018.

Muehlenbachs A, Bhatnagar J, Agudelo CA et al. Malignant transformation of Hymenolepis nana in a human host. N Engl J Med 2015; 373:1845.

NCBI. National Center for Biotechnology Information. Taxonomy. Disponível em: <https://www.ncbi.nlm.nih.gov/taxonomy>. Acesso em: 25 mar. 2019.

Ohnishi K, Sakamoto N, Kobayashi K, et al. Therapeutic effect of praziquantel against taeniasis asiatica. Int J Infect Dis 2013;17:e656.

Rabelo EM. Hymenolepis nana. In: Neves DP, de Melo AL, Linardi PM et al. Parasitologia humana. 13. ed. São Paulo. Editora Atheneu, 2016.

Rey L. Parasitologia. 4. ed. Rio de Janeiro: Guanabara Koogan, 2008.

Santos AA, Gonçalves RG, Machado ER. Factors associated with the occurrence of intestinal parasites in children living in the Federal District of Brazil. Rev Patol Trop 2014;43(1):89-97.

Shahnazi M, Mehrizi MZ, Alizadeh SA et al. Molecular characterization of Hymenolepis nana based on nuclear rDNA ITS2 gene marker. Afr Health Sci 2019;19(1):1346-52.

Shalaby NM, Shalaby NM, Sayed AO. Impact of parasitic infections on nutritional status and micronutrients in Saudi children. Curr Pediatr Res 2017;21(1);1-7.

Soli, ASV. Himenolepíase. In: Tavares W, Marinho LAC. Rotinas de diagnóstico e tratamento das doenças infecciosas e parasitárias. 4. ed. Rio de Janeiro: Atheneu, 2015.

Spinicci M, Macchioni F, Gabrielli S et al. Hymenolepis nana-An Emerging Intestinal Parasite Associated with Anemia in School Children from the Bolivian Chaco. Am J Trop Med Hyg 2018;99(6):1598-1601.

The Medical Letter. Drugs for parasitic infections. 3. ed. New Rochelle, NY; 2013.

CAPÍTULO 68

Inermicapsiferíase

Rodrigo Siqueira-Batista • Felipe Magalhães Teixeira • André Vianna Martins •
Ubaldo Urbano Del Risco Barrios • Lorenzo Diéguez Fernández

Introdução

A inermicapsiferíase é a doença parasitária causada pelo platelminto *Inermicapsifer madagascariensis*, presente em muitos países tropicais. O metazoário infecta indivíduos nessas regiões, sem, habitualmente, provocar relevantes sinais e sintomas (Kourí et al., 1982; Fernández, 1990; García; Bruckner, 1993; Llop et al., 2001; CDC, 2019).

O primeiro relato de infecção pelo helminto, protagonizado por Davaine (Mayor; Jorge, 2004), data de 1870. Na ocasião, o autor encontrou algumas proglotes nas fezes de duas crianças, uma menina de 2 anos e um menino de 18 meses de idade, ambos residentes nas Ilhas Comores, localizadas no continente africano. Nesse momento inicial, o metazoário foi denominado *Taenia madagascariensis*. Em 1939, o pesquisador Pedro Kourí identificou o causador da doença como *Raillietina cubensis*; porém, após investigação mais detalhada, renomeou-o como *Inermicapsifer cubensis*.

Dezessete anos depois, em 1956, o pesquisador Baer descreveu o parasito e aplicou a lei da prioridade de acordo com o Código Internacional de Nomenclatura Zoológica, denominando-o, então, como *Inermicapsifer madagascariensis*. Após esse acontecimento, os outros nomes foram considerados sinônimos da nomenclatura adotada por Baer (Baer, 1956; Mayor; Jorge, 2004; Del Risco et al., 2006; Gálvez; Martínez, 2014).

O propósito deste capítulo é apresentar as características do platelminto causador da inermicapsiferíase – destacando aspectos como o ciclo biológico e a interação do patógeno com o hospedeiro humano – e as respectivas repercussões clínicas do processo infeccioso. Desse modo, objetiva-se uma reflexão sobre o diagnóstico, o tratamento, os elementos ecoepidemiológicos e a prevenção da parasitose, com base na literatura científica atualizada.

Etiologia

Taxonomia

A classificação taxonômica do helminto *Inermicapsifer madagascariensis* se encontra no Quadro 68.1. Deve-se destacar que se consideram os termos *Inermicapsifer arvicanthidis* e *Inermicapsifer cubensis* como sinônimos de *Inermicapsifer madagascariensis* (Baer, 1956).

QUADRO 68.1 Classificação taxonômica da espécie *Inermicapsifer madagascariensis*.

Domínio	Eukaryota
Filo	Platyhelminthes
Classe	Cestoda
Ordem	Cicloplyllidea
Família	Anoplocephalidae
Gênero	*Inermicapsifer*
Espécie	*Inermicapsifer madagascariensis*

Adaptado de Cheng, 1986; Fernández, 2001; González et al., 2009.

Aspectos morfológicos

O parasito é um platelminto da classe Cestoda, com 24 a 42 cm de comprimento e 2,6 mm de largura máxima, sem ganchos. Em seu corpo são notados, em geral, de 310 a 368 proglotes, as quais se assemelham a grãos de arroz. Algumas dessas estruturas armazenam de 150 até 175 cápsulas com 49 a 53 μm de diâmetro, contendo 6 ou mais ovos (Kourí; Basnuevo, 1963; Fernández, 2001; Núñez, 1996; González et al., 2009; Martínez et al., 2009) (Figura 68.1).

Ciclo biológico

O ciclo de vida do *Inermicapsifer madagascariensis* (Figura 68.2) é muito pouco conhecido; de fato, conjectura-se que um artrópode possa ser o hospedeiro intermediário do helminto (Kourí et al., 1982; Núñez et al., 1996). Como o platelminto já foi encontrado em roedores na região

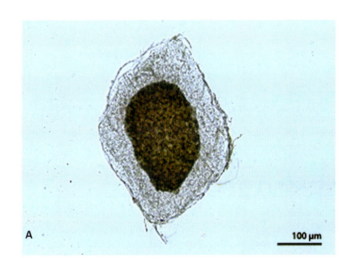

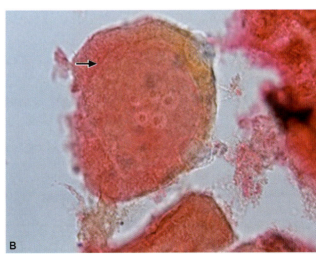

FIGURA 68.1 Ovos de *Inermicapsifer madagascariensis*. **A.** Cápsula de ovo único liberada de proglote gravídica. **B.** Cápsula de ovo corada com carmim. Observa-se a divisão de duas "zonas" (seta), delimitando as partes interna e externa da cápsula do ovo. Reproduzida de CDC, 2019, com permissão.

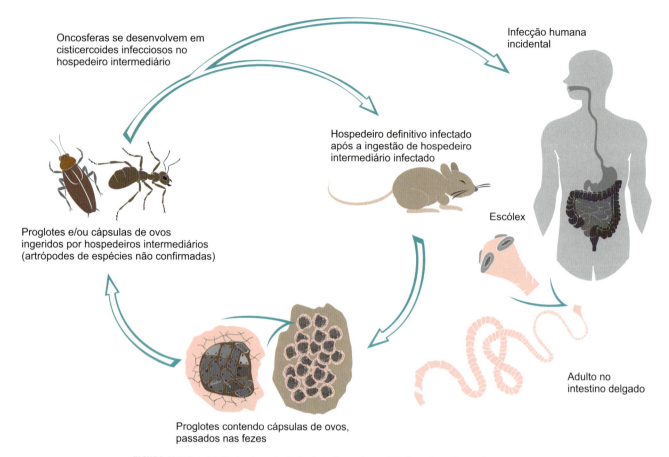

Oncosferas se desenvolvem em cisticercoides infecciosos no hospedeiro intermediário

Infecção humana incidental

Hospedeiro definitivo infectado após a ingestão de hospedeiro intermediário infectado

Escólex

Proglotes e/ou cápsulas de ovos ingeridos por hospedeiros intermediários (artrópodes de espécies não confirmadas)

Adulto no intestino delgado

Proglotes contendo cápsulas de ovos, passados nas fezes

FIGURA 68.2 Ciclo biológico (provável) dos helmintos da espécie *Inermicapsifer madagascariensis*.

subsaariana da África e em ratos brancos em Cuba, tem-se a hipótese de uma relação entre o contato com esses animais e a infecção no *Homo sapiens* (Sánchez; Valdés, 2003; Martínez et al., 2009).

Imunologia e patologia

A patogenia da helmintíase e a resposta imune ao agente etiológico não são devidamente esclarecidas. Com relação à patogenicidade do metazoário no *H. sapiens*, ainda permanecem muitas dúvidas, que deverão ser sanadas com o avanço das investigações científicas (Fernández, 2001; Valdés et al., 2007).

Aspectos clínicos

Doença em humanos

As manifestações clínicas, em geral, são pouco expressivas nos casos de inermicapsiferíase. O quadro clínico inclui falta de apetite, perda de peso, dor abdominal (muitas vezes mal definida) e irritabilidade. Além disso, há algo que os enfermos já diagnosticados com a enfermidade têm em comum: a presença de proglotes no material fecal, as quais são muito semelhantes a grãos de arroz (Kouri, 1982; Fernandéz, 1990; Llop et al., 2001; Del Risco et al., 2006).

Doença em animais não humanos

O helminto já foi encontrado em roedores na África e na América Central (Cuba), conforme anteriormente mencionado. No entanto, ainda não existem informações concretas e pesquisas sobre seus efeitos no organismo desses vertebrados (Núñez et al., 1996; Fernández, 2001; Martínez et al., 2009).

Diagnóstico laboratorial

O diagnóstico da inermicapsiferíase é realizado pela observação macroscópica das proglotes encontradas nas fezes do animal infectado (humano ou não) e com a análise microscópica das cápsulas presentes no interior dessas estruturas, as quais são expelidas quando se faz um movimento de compressão. Utiliza-se lugol para diferenciar proglotes de grãos de amido, elementos que eventualmente podem estar presentes nas fezes (Mayor; Jorge, 2004; Martínez et al., 2009; Gálvez; Martínez, 2014).

Para a definição do diagnóstico, é importante a análise laboratorial das proglotes com o uso do microscópio, pois, no *Inermicapsifer madagascariensis*, os poros genitais são encontrados no meio da estrutura e unilateralmente, ao passo que, em parasitos do gênero *Raillietina* (ver Capítulo 82, *Railietiníase*), os poros genitais são encontrados no terço anterior da borda lateral da estrutura (Kourí et al., 1982; Fernández, 1990; García; Bruckner, 1993; Llop et al., 2001).

Tratamento

Os fármacos praziquantel e niclosamida (Quadro 68.2) foram utilizados, separadamente, para a terapêutica da enfermidade parasitária. A taxa de eficiência do primeiro foi de 100%, diferente do segundo, que foi de 10,6% (Gálvez; Martínez, 2014). Com base nessas considerações, o fármaco de eleição é o praziquantel.

Ecologia e epidemiologia

A presença de *I. madagascariensis* foi documentada em países da América, África e Ásia, com relatos em Cuba, Filipinas, Madagascar, Maurício (República de Maurício), Quênia, Porto Rico, Tailândia,

QUADRO 68.2 Opções de tratamento para a inermicapsiferíase.

Fármaco	Dose (via oral)	Tempo de administração	Efeitos adversos
Praziquantel	10 mg/kg	Dose única	Comuns: cefaleia, diarreia, dor epigástrica, febre, mal-estar, náuseas, perda do apetite, sonolência, sudorese, tontura, vômitos Incomuns: exantema cutâneo, fezes sanguinolentas, prurido, urticária Raros ou muito raros: artralgia, mialgia
Niclosamida	500 mg para crianças com peso de 11 a 34 kg; 1 g para indivíduos acima de 34 kg	Deve-se tomar metade da dose e após 1 hora tomar a outra metade, 1 dia apenas	Comuns: cefaleia, letargia, sonolência, tontura Incomuns: dorsalgia, edema no membro superior, erupção cutânea, febre, fraqueza, irritabilidade, palpitações, prurido, sudação excessiva Raros: urticária Muito raros: alopecia, elevação do aspartato aminotransferase

Adaptado de Tavares, 2014; Siqueira-Batista; Gomes, 2010.

Venezuela, Zaire (atualmente chamado de República Democrática do Congo) e Zimbábue (Kourí et al., 1982; Fernández, 2001; Lutermann et al., 2018); os casos são mais frequentes em Cuba. A doença é mais prevalente em crianças de etnia branca e que tenham olhos e cabelos claros. Normalmente, os quadros são relatados em infantes de até 5 anos; no entanto, a ocorrência em adolescentes e adultos já foi descrita em três indivíduos com 16, 18 e 35 anos (Kourí et al., 1982; Fernández, 2001; Martínez et al., 2009; Gálvez; Martínez, 2014, Del Risco et al., 2012).

Profilaxia e controle

Como não se conhece – plenamente – o ciclo vital e o modo de transmissão do metazoário, as recomendações de prevenção são pautadas no controle do número de roedores, como ocorre para outras enfermidades infecciosas, por exemplo, a leptospirose. Além disso, são necessários cuidados em relação aos cães de estimação, uma vez que parece haver correlação entre a presença de cachorros no domicílio e o risco de infecção. Também é importante a adoção de adequados hábitos de higiene, tanto pessoais quanto ambientais (Fernández, 2001; Gálvez; Martínez, 2014, Del Risco et al., 2012).

Referências bibliográficas

Baer JG. The taxonomic position of Taenia madagascariensis Davaine, 1870, a tapeworm parasite of man and rodents. Ann Trop Med Parasitol 1956; 152-6.

CDC. Centers for Disease Control and Prevention. Inermicapsifer infection. 2019. Disponível em: https://www.cdc.gov/dpdx/inermicapsifer/index.html. Acesso em: 1 dez. 2019.

Cheng TC. General parasitology. 2. ed. Orlando: Academic Press College Division; 1986.

Del Risco UB, Fernández LD, Burón AB et al. Inermicapsifer madagascariensis: a propósito de 17 casos. Rev Panamer de Infectol 2006; 8:46-9.

Del Risco UB, Martínez IGZ, Dieguez LF et al. Aspectos clínicos y epidemiológicos de Inermicapsifer madagascariensis (Davaine, 1870). Camaguey 2000-2009. Rev Electron Vet 2012; 13(5B).

Fernández FAN. Inermicapsifer madagascariensis. Microbiología y parasitología médicas. La Habana: Ciencias Médicas; 2001.

Fernández RTE. Texto de medicina tropical. Guayaquil: Universidad de Guayaquil; 1990.

Gálvez CZA, Martínez IC. Inermicapsifer madagascariensis en Pinar Del Río, Cuba. Rev Panamer Infectol 2014; 246-9.

García LS, Bruckner DA. Diagnostic medical. Parasitology. 2. ed. Washington: American Society for Microbiology; 1993.

González MF, Gonzáles OD, Reina DI et al. Infección por Inermicapsifer madagascariensis: presentación de 2 casos. Rev Ciênc Med 2009; 13(4).

Kourí P et al. Inermicapsifer cubencis (Kourí, 1938). Helmintología humana. Havana: Pueblo y Educación, 1982.

Kourí PJG, Basnuevo FS. Manual de parasitología. Tomo I: Helmintología humana. Havana; 1963.

Llop A, Valdés-Dapena M, Zuazo J. Microbiología y parasitología médica. Tomo III. La Habana: Ecimed; 2001.

Lutermann H, Haukisalmi V, Junker K. First Report of Gastrointestinal Parasites from Ansell's Mole-Rat (Fukomys anselli) in Zambia. J Parasitol 2018;104(5):566-70.

Martínez IGZ, López DB, González GG et al. Primer reporte familiar de Inermicapsifer magadascariensis (cubensis). Rev Arch Méd Camagüey 2009; 13(2).

Mayor VM, Jorge CSH. Primer caso de Inermicapsifer madagascariensis (Davaine, 1870; Baer, 1956) informado en la provincia de Santiago de Cuba. Medisan; 2004.

Núñez IG, Jidy MD, Fernandéz FN. Infección por Inermicapsifer madagascariensis (Davaine, 1870; Baer, 1956). Presentación de 2 casos. Rev Cub Med Trop 1996; 48(3).

Sánchez M, Valdés R. Inermicapsiferosis: una parasitosis frecuente y poco diagnosticada en nuestro medio. Medicentro; 2003.

Siqueira-Batista R, Gomes AP. Antimicrobianos: guia prático. 2. ed. Rio de Janeiro: Rubio, 2010.

Tavares W. Antibióticos e quimioterápicos para o clínico. 3. ed. São Paulo: Atheneu; 2014.

Valdés NEH, García MED, Acosta MS et al. Inermicapsifer madagascariensis. Rev Cub Med Mil 2007;36(1).

CAPÍTULO 69

Lagoquilascaríase

Francisco Xavier Palheta Neto • Thiago Areas Lisboa Netto • Angélica Cristina Pezzin

Introdução

A lagoquilascaríase é uma zoonose rara, que, geralmente, se manifesta em humanos com lesões nodulares que evoluem para fistulização ou formação de úlceras e abscessos, causada por helmintos da espécie *Lagochilascaris minor*. O patógeno infecta, usualmente, os mamíferos silvestres, sobretudo os felídeos selvagens e marsupiais, como a jaguatirica e a cutia (Palheta-Neto et al., 2002; Monteiro et al., 2004; Sudré et al., 2012).

Dentre as cinco espécies conhecidas do gênero *Lagochilascaris*, somente a *Lagochilascaris minor* foi associada à doença no *Homo sapiens* até hoje. O primeiro caso da helmintíase foi relatado em Trinidad e Tobago, na América Central, por Robert Leiper, em 1909, e o primeiro caso no Brasil foi registrado por Artigas e colaboradores em São Paulo, em 1968. Desde então, inúmeros casos passaram a ser relatados em toda a América Latina, sobretudo na região da Amazônia brasileira (Palheta-Neto et al., 2002; Monteiro et al., 2004; Sudré et al., 2012; González-Solís et al., 2019).

Levando-se em conta o predomínio do Brasil na casuística mundial da doença, este capítulo visa abordar – de maneira multiprofissional – os aspectos gerais do agente etiológico e da enfermidade em si, capacitando o profissional da saúde a diagnosticar, tratar e prevenir a lagoquilascaríase.

Etiologia

Taxonomia

O parasito pertence ao filo Nematoda, à família Ascarididae e ao gênero *Lagochilascaris*; a única espécie causadora da doença na espécie *H. sapiens* é a *Lagochilascaris minor* (Igreja; Siqueira-Batista, 2001; Palheta-Neto et al., 2002; Campos et al., 2017). A classificação taxonômica da espécie está descrita no Quadro 69.1.

Aspectos morfológicos

Os vermes adultos têm coloração branco-leitosa, medem cerca de 5 a 20 mm de comprimento e apresentam na extremidade cefálica três lábios bem desenvolvidos separados por interlábios. Os ovos têm um diâmetro que varia de 63 a 85 μm e casca externa espessa cuja superfície é marcada pela presença de múltiplas escavações em aspecto de "saca-bocados". A existência de tais escavações é extremamente importante na identificação do parasito, já que, quando presentes em número inferior a 25, elas caracterizam a espécie *Lagochilascaris minor* (Palheta-Neto et al., 2002).

QUADRO 69.1 Classificação taxonômica da espécie *Lagochilascaris minor*.

Domínio	Eukaryota
Reino	Metazoa
Filo	Nematoda
Classe	Chromadorea
Ordem	Rhabditida
Família	Ascarididae
Gênero	*Lagochilascaris*
Espécie	*Lagochilascaris minor*

Adaptado de NCBI – The Taxonomy Database, 2019; Arctos – Collaborative Collection Management Solution, 2019.

Ciclo biológico

O ciclo de vida do helminto (Figura 69.1) ainda não está totalmente elucidado. A hipótese mais aceita é a formulada por Smith e colaboradores (1983) e demonstrada experimentalmente por Campos e colaboradores (1992), na qual os hospedeiros naturais do helminto, como a jaguatirica e outros felídeos, eliminam ovos de *L. minor* pelas fezes, contaminando o solo. Uma vez embrionados, os ovos são ingeridos por hospedeiros intermediários, como os roedores silvestres, e no sistema digestório destes as larvas eclodem e migram por meio da mucosa intestinal até o tecido muscular, onde se encistam (Smith et al., 1983; Campos et al., 1992; Guimaraes et al., 2010).

A infecção do *H. sapiens* ocorreria, de acordo com a mencionada hipótese, no momento da ingestão de carne crua ou malcozida dos hospedeiros intermediários, como a cutia, contendo larvas (L3) encistadas. Nessa perspectiva, o ser humano *funcionaria* como um hospedeiro definitivo acidental após a eclosão dos cistos no lúmen do estômago e a posterior migração das larvas através do esôfago em direção às estruturas da cabeça e do pescoço, onde o parasito se reproduz de maneira autoinfectiva (Smith et al., 1983; Campos et al., 1992; Guimaraes et al., 2010; Barrera-Pérez et al., 2012).

Imunologia e patologia

À histopatologia, é possível observar a formação de reação granulomatosa do tipo corpo estranho, na qual as regiões lesadas são interligadas por trajetos fistulosos envolvidos por tecido de granulação, células gigantes multinucleadas e áreas densas de tecido fibroso. Células gigantes contendo restos de parasitos também podem ser observadas (Igreja; Siqueira-Batista, 2001; Palheta-Neto et al., 2002; Campos et al., 2017).

Nas lesões, é possível observar todos os estágios evolutivos do *L. minor* – ovos, larvas e adultos –, o que reforça a hipótese de autoinfecção pelo helminto, que se localiza principalmente na região cervical, na mastóidea e na orelha média, podendo estender-se a outras estruturas, tais como rino e orofaringe, seios paranasais, alvéolos dentários e até mesmo sistema nervoso central (SNC) (Igreja; Siqueira-Batista, 2001).

Alguns autores apontam a produção de enzimas proteolíticas, as metaloproteases, como um fator importante para a invasão e migração do parasito dentro dos tecidos. Além disso, a osteólise proeminente causada por esse helminto também é apontada como um facilitador para a extensão da infecção a estruturas mais profundas (Semerene et al., 2004; Barbosa et al., 2006).

Aspectos clínicos

Doença em humanos

■ *História natural*

A lagoquilascaríase é uma doença crônica rara; que evolui de maneira insidiosa, intercalando períodos de remissão e recidiva. Manifesta-se, em geral, com lesões nodulares na região cervical, na mastóidea e na orelha média, que podem evoluir para fistulização ou formação de abscessos com secreção purulenta ou serossanguinolenta (Orihuela et al., 1987; Igreja; Siqueira-Batista, 2001; Aquino et al., 2008; Guimaraes et al., 2010; Queiroz-Telles; Salvador, 2019).

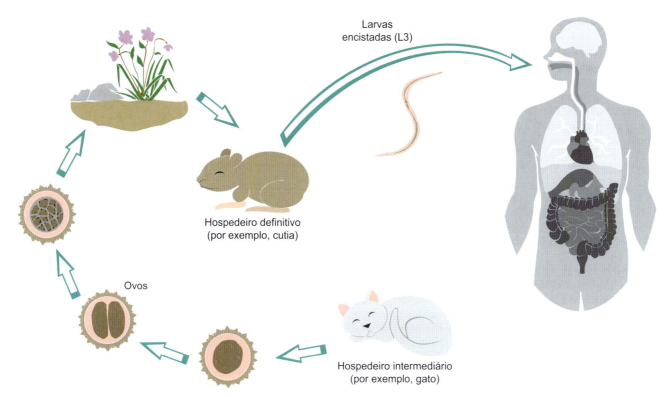

Larvas
encistadas (L3)

Hospedeiro definitivo
(por exemplo, cutia)

Ovos

Hospedeiro intermediário
(por exemplo, gato)

FIGURA 69.1 Ciclo biológico dos helmintos da espécie *Lagochilascaris minor*.

A invasão das estruturas da orelha média pelo parasito pode levar a otalgia, otorreia purulenta, hipoacusia e zumbido, ao passo que o acometimento da faringe pode causar amigdalite. Além disso, a presença de vermes na árvore respiratória pode cursar com tosse, expectoração, dispneia e, mais raramente, insuficiência respiratória (Orihuela et al., 1987; Igreja; Siqueira-Batista, 2001; Aquino et al., 2008; Guimarães et al., 2010).

Nos casos mais graves, pode haver acometimento do SNC, com manifestações neurológicas diversas, como paralisia facial e de outros pares de nervos cranianos, convulsões, meningite e hipertensão intracraniana, situações as quais podem levar ao óbito. Em tais pacientes, o estado geral normalmente está comprometido, com significativa perda ponderal (Orihuela et al., 1987; Igreja; Siqueira-Batista, 2001; Aquino et al., 2008; Guimaraes et al., 2010).

É comum a eliminação de vermes vivos através dos pertuitos das lesões ou de orifícios naturais, como o conduto auditivo externo, a boca e as fossas nasais; entretanto, tal informação pode ser ocultada pelo paciente por vergonha e, por conseguinte, não deve ser considerada imprescindível para o diagnóstico da doença (Igreja; Siqueira-Batista, 2001).

■ *Diagnóstico diferencial*

Nos pacientes em que há história de eliminação de vermes é essencial diferenciá-los das larvas causadoras de miíase cavitária. Para tal, é necessário analisar os movimentos, o formato e a presença ou não de segmentação nas larvas encontradas. Na miíase, as larvas apresentam movimentos rítmicos, de estica e encolhe, e possuem corpo segmentado, ao passo que as larvas e os vermes adultos de *L. minor* têm movimentos serpiginoides e formato cilíndrico, filiforme e corpo não segmentado (Igreja; Siqueira-Batista, 2001).

Quando não houver história de eliminação de vermes e houver nodulações nas regiões cervical e mastóidea, o diagnóstico diferencial deverá ser feito com as possíveis causas de linfadenomegalia cervical, infecciosas ou não, tais como: linfadenite tuberculosa, micobacterioses atípicas, neoplasias, paracoccidioidomicose, actinomicose e mastoidite (Igreja; Siqueira-Neto, 2001; Palheta-Neto et al., 2002; Campos et al., 2017).

Doença em animais não humanos

São raros os relatos na literatura da doença em outros animais além do gato doméstico (*Felis catus domesticus*) (Trindade et al., 2019; Palheta Neto et al., 2002). A doença, neste mamífero, em geral se manifesta com tumorações no tecido subcutâneo da região cervical e na orofaringe, com fistulização e eliminação de vermes através dos orifícios. Ademais, usualmente, os gatos infectados eliminam ovos do parasito pelas fezes, caracterizando a infecção. Evidencia-se, portanto, a semelhança entre a doença no homem e em gatos domésticos, em relação tanto à localização quanto ao aspecto das lesões (Smith et al., 1983; Barbosa et al., 2005; Sudré et al., 2012).

Diagnóstico

O diagnóstico da doença é estabelecido pela identificação dos ovos, larvas e vermes adultos do parasito na secreção que drena das lesões, tanto de modo microscópico – no qual os ovos apresentam menos de 25 escavações na sua superfície externa e as larvas mostram lábios característicos na extremidade anterior bem como ducto ejaculador maior que os espículos na extremidade posterior – quanto de modo macroscópico. Nos enfermos em que as lesões se abrem para o tubo digestivo, é possível identificar os ovos ao exame coproparasitológico (Palheta-Neto et al., 2002; Monteiro et al., 2004; Aquino et al., 2008).

Também é possível fazer o diagnóstico da lagoquilascaríase por meio de exame histopatológico, nos casos em que o corte possibilita a visualização do número de escavações na superfície externa dos ovos ou em seções transversais de vermes adultos, que evidenciam as aletas longitudinais ao corpo do *L. minor* (Igreja; Siqueira-Batista, 2001).

O hemograma tem pouca utilidade no diagnóstico, sendo altamente inespecífico. De fato, pode-se observar tanto leucocitose quanto leucopenia, bem como eosinofilia e, paradoxalmente, aneosinofilia (Oostburg; Varma, 1968; Moraes et al., 1985; Orihuela et al., 1987).

Avaliação por métodos complementares

Em caso de acometimento pulmonar, a radiografia de tórax pode demonstrar a extensão das lesões, evidenciando condensações acinares e abscessos pulmonares. Já no caso de envolvimento da rinofaringe e dos seios paranasais, podem-se observar hipertrofia das paredes do cavum e velamento dos seios. Exames de imagem mais sofisticados, como a tomografia computadorizada e a ressonância magnética, também são de grande valia quando ocorre acometimento da região mastóidea e do SNC, para melhor avaliação da extensão das lesões e para seguimento clínico após resolução do quadro (Vieira et al., 2000; Igreja; Siqueira-Batista, 2001; Barrera-Pérez et al., 2012; Neto et al., 1994).

A audiometria, associada a exames de imagem como a tomografia computadorizada, também pode ser útil em caso de acometimento de estruturas da orelha média, principalmente para o planejamento e conduta nos casos cirúrgicos (Guimaraes et al., 2010).

Tratamento

Vários fármacos já foram utilizados no tratamento da lagoquilascaríase, tais como: albendazol, cambendazol, dietilcarbamazina, ivermectina, levamisol, mebendazol, pamoato de pirantel e praziquantel. Até o momento, porém, não há nenhum consenso quanto ao tratamento ideal (Leão; Fraiha-Neto, 2015).

No México, Barrera-Pérez e colaboradores (2012) obtiveram bons resultados em um paciente diagnosticado com lagoquilascaríase usando pamoato de pirantel, na dose de 750 mg, por 5 dias. Outros dois pacientes também apresentaram resultados semelhantes, com resolução das lesões externas e melhora do estado geral, após o uso de albendazol, na dose de 400 mg/dia, durante 30 dias. Os melhores resultados são obtidos com a associação entre levamisol e cambendazol (Aquino et al., 2008). O levamisol deve ser empregado na dose de 80 ou 150 mg/dia (de acordo com a faixa etária), por 6 dias, de maneira intercalada, em um total de três doses, seguido pela administração de cambendazol, 20 mg/kg/dia (se houver acometimento do SNC, a dose deve ser elevada para 30 mg/kg/dia), por 5 dias consecutivos, uma vez por mês em um total de quatro séries. Além disso, em função dos altos índices de recorrência, os autores ainda indicam terapia de manutenção, que deve ser realizada com uma série de levamisol ou cambendazol, 1 vez a cada 6 meses. Nos pacientes em que há intolerância ou recorrência relacionada com o esquema proposto, a literatura mostra bons resultados com a associação entre albendazol e ivermectina.

Além da terapia farmacológica, a limpeza cirúrgica é recomendada por inúmeros autores como recurso importante para abreviar a cura (Palheta-Neto et al., 2002; Guimaraes et al., 2010).

Será considerado clinicamente curado todo paciente que, independentemente da terapêutica adotada, apresentar resolução das lesões externas, ausência de abscessos profundos e teste terapêutico com levamisol negativo, ou seja, não haver mais parasitos após a administração de comprimido de 150 mg do fármaco. Além disso, em função do caráter recidivante da lagoquilascaríase, é essencial o acompanhamento clínico após a cura, já que negligenciar o seguimento e a manutenção do caso pode agravar a doença (Baracat et al., 1984; Igreja; Siqueira Batista, 2001).

O Quadro 69.2 esquematiza as opções terapêuticas descritas previamente.

Cuidados de enfermagem

A limpeza das lesões com solução fisiológica é o principal cuidado de enfermagem a ser empregado. A equipe deve também estar a atenta a indícios de complicações da doença, tais como convulsões, paralisia facial, distúrbios auditivos e outros sinais e sintomas causados pelo acometimento do SNC, além de manifestações respiratórias, como tosse, expectoração e dispneia (Igreja; Siqueira-Batista, 2001; Palheta-Neto et al., 2002).

QUADRO 69.2 Tratamento para lagoquilascaríase.

Fármaco	Esquema terapêutico	Referências bibliográficas
Albendazol	400 mg/dia, VO, por 30 dias	Barrera-Pérez et al. (2012)
Pamoato de pirantel	750 mg/dia, VO, por 5 dias	Barrera-Pérez et al. (2012)
Levamisol	80 ou 150 mg/dia, VO, durante 6 dias, intercalados em 3 doses	Aquino et al. (2008)
Cambendazol	20 ou 30 mg/kg/dia, VO, durante 5 dias consecutivos, 1 vez por mês, em 4 séries	Aquino et al. (2008)

Adaptado de Aquino et al., 2008; Barrera-Pérez et al., 2012.

É imprescindível, também, que a equipe de enfermagem desempenhe papel na prevenção da doença, com orientação quanto a não ingestão de carne de caça crua ou malcozida, principalmente de cutia e outros roedores que consistem em importantes hospedeiros intermediários do parasito (Leão; Fraiha-Neto, 1997).

Ecologia e epidemiologia

A lagoquilascaríase é uma zoonose emergente que se restringe à América Latina e que acomete principalmente indivíduos de classes sociais menos abastadas, em geral de zonas rurais (Igreja; Siqueira-Batista, 2001).

A doença pode ser encontrada ao longo de toda a América tropical, desde o México até a Argentina, incluindo as ilhas do Caribe. A maioria dos relatos da helmintíase é proveniente do Brasil, em geral da região amazônica, principalmente na área localizada entre os rios Tocantins e Araguaia. Até o momento, foram descritos cerca de 128 casos da doença, com predomínio da casuística no Brasil, mais especificamente no estado do Pará (Igreja; Siqueira-Batista, 2001; Palheta-Neto et al., 2002; Barrera-Pérez et al., 2012; González-Solís et al., 2019).

Profilaxia e controle

É necessário melhor conhecimento a respeito do ciclo de vida do *L. minor* e da epidemiologia da lagoquilascaríase para que medidas de prevenção mais efetivas sejam elaboradas. Entretanto, uma vez comprovado que a infecção em humanos pelo parasito se dá pela ingestão de carne malcozida, principalmente de cutia e outros mamíferos silvestres, é imprescindível a orientação quanto à necessidade de adequada cocção de carnes provenientes desses animais (Palheta-Neto et al., 2002; Campos et al., 2019). Além disso, levando-se em conta o aspecto epidemiológico da doença, é essencial que os profissionais responsáveis promovam medidas de educação em saúde, principalmente no tocante à recomendação de bons hábitos alimentares e à adequada higiene geral (Igreja; Siqueira-Batista, 2001).

Referências bibliográficas

Aquino RTR, Magliari MER, Vital Filho J et al. Lagochilascariasis leading to severe involvement of ocular globes, ears and meninges. Rev Inst Med Trop S Paulo 2008; 50(6):355-8.

Baracat DA, Freire EL, Aquino JL. Otomastoidite crônica por Lagochilascaris minor com comprometimento da região temporoparieto-occipital. Rev Univ Fed Mato Grosso 1984;2:9-14.

Barbosa CAL, Barbosa AP, Campos DMB. Gato doméstico (Felis catus domesticus) como possível reservatório de Lagochilascaris minor Leiper (1909). Rev Patol Trop 2005;34(3):205-11.

Barbosa AP, Campos DMB, Semerene AR et al. Lagochilascaris minor third-stage larvae secrete metalloproteases whit specificity for fibrinogen and native collagen. Microbes Infect 2006;8:2725-32.

Barrera-Perez M, Manrique-Saide P, Reyes-Novelo E et al. Lagochilascaris minor Leiper, 1909 (Nematoda: Ascarididae) in Mexico: three clinical cases from the Peninsula of Yucatan. Rev Inst Med Trop 2012;54(6): 315-7.

Campos DMB, Barbosa AP, Oliveira JA et al. Human lagochilascariasis: a rare helminthic disease. PLoS Negl Trop Dis 2017; 11(6):e0005510.

Campos DMB, Freire Filha LG, Vieira MA et al. Experimental life cycle of Lagochilascaris minor Leiper, 1909. Rev Inst Med Trop São Paulo, 1992;34:277-87.

González-Solís D, Elías-Gutiérrez M, Prado-Bernal JA et al. DNA barcoding as a diagnostic tool of a rare human parasitosis: the first case of Lagochilascaris minor in Quintana Roo, Mexico. J Parasitol 2019;105(2):351-358.

Guimaraes VC, Barbosa AP, Camargo LA et al. Otomastoidite por Lagochilascaris minor em criança: relato de caso. Arq Int Otorrinolaringol 2010; 14:373-6.

Igreja RP, Siqueira-Batista R. Lagoquilascaríase. In: Siqueira-Batista R, Gomes AP, Igreja RP et al. Medicina tropical: abordagem atual das doenças infecciosas e parasitárias. Rio de Janeiro: Cultura Médica; 2001.

Leão RNQ, Fraiha-Neto H. Lagoquilascaríase. In: Leão RNQ. Doenças infecciosas e parasitárias: enfoque amazônico. Belém: Cejup/UEPa/IEC; 1997.

Leão RNQ, Fraiha-Neto H. Lagoquilascaríase. In: Tavares W, Marinho LAC. Rotinas de diagnóstico e tratamento das doenças infecciosas e parasitárias. 4. ed. São Paulo: Atheneu; 2015.

Monteiro AV, Zapotoski SMK, Torres DMAGV et al. Human infection with Lagochilascaris minor observed in Vale do Ribeira, Sao Paulo state, Brazil (Case Report). Rev Inst Adolfo Lutz. 2004;63:269-72.

Moraes MAP, Arnaud MVC, Macedo RC et al. Infecção pulmonar fatal por Lagochilascaris sp., provavelmente Lagochilascaris minor Leiper, 1909. Rev Inst Med Trop 1985;27:46-52.

Neto AL et al. Aspectos radiográficos da lagoquilascaríase humana. Avaliação dos achados em 10 casos. Rev Soc Bras Med Trop,1994; 27:330.

Oostburg BF, Varma AA. Lagochilascaris minor infection in Surinam: report of a case. Amer J Trop Med Hyg,1968;17:548-50.

Orihuela R, Botto C, Delgado O et al. Lagochilascariasis humana en Venezuela: description de un caso fatal. Rev Soc Bras Med Trop 1987; 20(4):217-21.

Palheta-Neto FX, de Leão RNQ, Neto HF et al. Contribuição ao estudo da lagochilascaríase humana. Rev Bras Otorrinolaringol 2002;68:101-5.

Queiroz-Telles F, Salvador GLO. Nodular human lagochilascariasis lesion in hunter, Brazil. Emerg Infect Dis 2019; 25(12):2331-2.

Semerene AR, Lino Junior RS, Oliveira JA et al. Experimental lagochilascariosis: histopathological study of inflammatory response to larval migration in the murine model. Mem Inst Oswaldo Cruz 2004;99:393-8.

Smith JL, Bowman DD, Little MD. Life cycle and development of Lagochilascaris sprenti (Nematoda: Ascarididae) from opossums (Marsupialia: Didelphidae) in Louisiana. J Parasitol 1983;69:736-45.

Sudré AP, Uchôa F, Brener B. Lagochilascaris in a housecat and the potential risk for human disease. Brazil J Infect Dis 2012;16:111-2.

Trindade MAC, Macedo MRP, Drehmer CJ et al. First record of Lagochilascaris minor (Nematoda: Ascarididae) in Leopardus geoffroyi (Carnivora: Felidae) in Brazil. Rev Bras Parasitol Vet 2019; 28(4):812-5.

Vieira MA, Oliveira JA, Ferreira LS et al. Relato de caso de lagochilascariose humana procedente do estado do Pará, Brasil. Rev Soc Bras Med Trop 2000;33:87-90.

CAPÍTULO 70

Larva *Migrans* Cutânea

Henrique Amaral Binato • Isabella Jardim Moreira •
Daniela Silva de Amorim Moreira

Introdução

A larva *migrans* cutânea (LMC) é uma doença parasitária dermatológica – classificada como síndrome eritematosa linear ou serpiginosa cutânea – frequente em áreas tropicais e subtropicais, tendo uma associação direta com helmintos em sua terceira fase larval (larvas filaroides) (Cunha et al., 2019; Maxfield; Crane, 2019). Seus agentes etiológicos estão comumente presentes em cães e em gatos, animais nos quais conseguem desenvolver todo o ciclo biológico. O *Homo sapiens* pode ser infectado com os seguintes agentes etiológicos: *Ancylostoma braziliensis, Ancylostoma caninum, Ancylostoma tubaeforme, Ancylostoma stenocephala, Gnathostoma sipinigerum*, além das larvas filaroides de *Necator americanus, Strongyloides stercoralis* e *Ancylostoma duodenale*.

Os helmintos são encontrados, habitualmente, em países tropicais e subtropicais, em solos contaminados por fezes de animais (por exemplo, áreas arenosas recreativas para crianças, em parques e até mesmo praias). Estes solos costumam ter elevadas temperatura (29°C) e umidade, condições benéficas ao desenvolvimento dos ovos e das larvas até o momento da instalação da parasitose (Leung et al., 2017).

A enfermidade é mais frequente em comunidades carentes em saneamento básico, nas quais há maior concentração de animais – como gatos ou cachorros –, em áreas rurais ou em países em desenvolvimento. A principal característica da condição mórbida é a penetração na pele e migração para o tecido subcutâneo, podendo apresentar erupções serpiginosas principalmente nos pés, mas também nas pernas, nádegas, mãos, ou seja, nas áreas que estiveram em contato com o solo contaminado.

O reconhecimento popular da doença é dado pelos termos: bicho-geográfico ou bicho de praia (popularmente); outras terminologias empregadas são *larva currens* – quando causada por *Strongyloides stercoralis* (ver Capítulo 59, *Estrongiloidíase*)– e dermatite ou erupção serpiginosa, equivalente a *creeping eruption* na língua inglesa.

A apresentação das características gerais da larva *migrans* cutânea – enfatizando a etiologia, a imunologia, a patologia, a clínica, o diagnóstico, a terapêutica, a ecoepidemiologia e o controle – constitui o escopo deste texto.

Etiologia

Taxonomia e aspectos morfológicos

A classificação taxonômica do *Ancylostoma* está descrita no Quadro 70.1.

QUADRO 70.1 Classificação taxonômica do gênero *Ancylostoma*.

Reino	Animalia
Filo	Nematoda
Classe	Secernetea
Subclasse	Rhabditia
Ordem	Strongylida
Família	Ancylostomatidae
Gênero	*Ancylostoma*
Espécies	*Ancylostoma ailuropodae, Ancylostoma braziliensis, Ancylostoma caninum, Ancylostoma ceylanicum, Ancylostoma duodenale, Ancylostoma stenocephala, Ancylostoma tubaeforme*

Adaptado de NCBI – The Taxonomy Database, 2019; Arctos, 2019.

A LMC se apresenta com diversos agentes etiológicos, mas tem-se como principal o *Ancylostoma braziliensis*, que infecta cães e gatos e, a partir deles, também o *H. sapiens* (Balfour et al., 2002). Entretanto, como já citado na introdução, pode haver outros agentes etiológicos.

Os aspectos morfológicos do principal patógeno implicado podem começar a ser analisados pela origem do nome Ancylostoma, o qual provém do grego *agkylos*, curvo, e *stoma*, boca; logo, "boca curva".

Os ancilostomídeos são, em geral, pequenos, redondos (cilíndricos); de coloração branca, possuidores de cápsula bucal – a qual permite que o parasito possa manter-se aderido à mucosa visceral, de modo a absorver sangue do hospedeiro – e bolsa copuladora, presente apenas nos machos. Apresentam aparelho genital específico: a fêmea tem vagina e útero (revestido de ovos), e o macho conta com apenas um testículo. A fêmea chega a medir entre 6,5 e 9 mm, enquanto o macho mede entre 5 e 7,5 mm. Essas características do *A. braziliensis* são semelhantes às do *A. duodenale*.

Ciclo biológico

O ciclo biológico do *A. braziliensis* é estabelecido a partir da deposição de ovos pelos vermes (fêmeas) adultos. A partir de então formam-se as larvas rabditoides, as quais sofrem duas mudas para que se torne larva infectante. Tais mudas correspondem, primeiramente, às larvas filaroides e, depois, às larvas filaroides embainhadas ou infectantes (Figura 70.1).

As larvas do helminto são parasitárias do intestino de cães e gatos, os quais defecam ovos juntamente com as fezes no solo, que será propício se for quente e úmido. Assim, as larvas permanecem infectantes por mais tempo. O ser humano entra em contato com os ovos e larvas; ato contínuo, estas penetram na pele, especificamente na camada córnea da epiderme. A partir de então, migram nessa camada em um trajeto tortuoso (Oliveira, 2012).

Imunologia e patologia

Com o desenvolvimento das larvas, estas tornam-se propícias para a infecção do *H. sapiens*. Para que isso ocorra, é necessário que parte da pele humana entre em contato com as larvas filaroides, as quais penetrarão na pele sem percepção ou apenas com um discreto ardor ou sensação de "comichão". A partir de então, com a penetração, ocorre a formação de um túnel, cujo "teto" é formado pela epiderme (células espinhosas), e o "assoalho", pela derme. Na sequência, as larvas buscam um sítio para a maturidade, mas isso só é possível nos hospedeiros habituais, ou seja, os cães e os gatos. Histologicamente, o túnel é formado pela destruição da camada de Malpighi. Na invasão e na migração, as larvas encontrarão estruturas moleculares de ácido hialurônico entre os queratinócitos da epiderme. Esse biopolímero tem a função de adesão celular. Desse modo, para que a larva possa migrar pela camada da pele, é necessário que tal forma evolutiva "quebre" essas ligações intercelulares para poder ter a mobilidade entre os tecidos. Essa desintegração de pontes intercelulares é feita pela substância de caráter hidrolítico que é secretada pela LMC, conhecida por hialuronidase, de capacidade maior do que aquelas secretadas pelo próprio organismo humano.

Quando sobrevém a penetração da larva na pele, há uma resposta, manifesta pela presença de um infiltrado superficial e profundo, o qual será composto principalmente por linfócitos, histiócitos, eosinófilos e células mononucleares (Nash, 2015). De acordo com a migração da

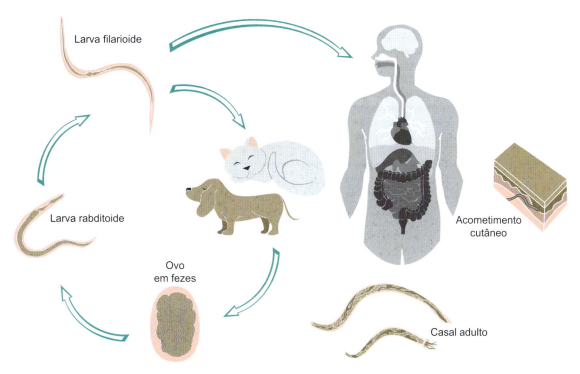

Larva filarioide

Larva rabditoide

Ovo
em fezes

Acometimento
cutâneo

Casal adulto

FIGURA 70.1 Ciclo biológico dos helmintos da espécie *Ancylostoma braziliensis*.

larva filaroide, vai se constituindo um trajeto com pápulas de aspecto eritematoso, que forma um itinerário tortuoso e serpiginoso, podendo haver a formação de vesículas e de bolhas. Ao longo do tempo, esse itinerário vai formando uma linha hiperpigmentada, que, gradativamente, vai dissipando-se. Contudo, devido ao intenso prurido, podem ocorrer infecções bacterianas secundárias no local afetado. Isso é possível quando o indivíduo coça o local e, assim, inocula bactérias através de solução de continuidade da pele (Maxfield; Crane, 2019).

O parasito se faz presente em qualquer região da pele que entrou em contato com a larva filaroide, mas é mais frequente nos pés, nas mãos, nas pernas e no antebraço. O número de larvas e de suas trajetórias é muito variado, podendo ser de uma até centenas. Seu tempo de duração também varia, e a cura pode ser espontânea, pois a larva não consegue evoluir no hospedeiro humano, mas apenas nos seus hospedeiros habituais (cães e gatos). Essa cura se dá em poucos dias ou meses. Faz-se importante salientar que a larva pode manter sua atividade migratória por mais de 1 ano.

Aspectos clínicos

A helmintíase se inicia a partir da penetração da larva filaroide na pele, que, muitas vezes, pode ser assintomática ou com uma discreta sensação de ardência ou prurido. Seu período de incubação pode ser de 15 dias até meses. O paciente é acometido por um prurido intenso, podendo estar acompanhado de formação de pontos eritematosos ou pápulas (Pluta et al., 2018). As lesões podem ser únicas ou múltiplas, ocorrendo geralmente durante o período da noite e/ou com episódios intermitentes de dor. Desse modo, o intenso e frequente prurido noturno causa prejuízo na qualidade do sono do hospedeiro, o qual costuma, também, apresentar lesões vesiculares e nodulares e foliculite, achados que geralmente retardam o diagnóstico.

A larva pode migrar em torno de 1 a 3 cm por dia, em formato de curvas, zigue-zague e entrelaçamentos, mas sem ramificações. De acordo com as migrações do nematódeo, as lesões cutâneas se caracterizam como serpiginosas, resultado desse trajeto migratório contínuo na epiderme conforme demonstrado na Figura 70.2. Com a progressão do processo patogênico, as lesões a montante adquirem formato de cordão

eritematoso saliente, irregular, pruriginoso e hiperpigmentado, e tendem a desinflamar, desaparecendo no decorrer dos dias e não deixando sequelas (Maxfield; Crane, 2019).

Essas lesões podem ocorrer em diversas partes do corpo. Em crianças há predomínio nos glúteos, nas partes genitais e nas mãos (provavelmente porque brincam no chão e usam poucas roupas, principalmente em lugares com climas quentes); em adolescentes e adultos, as lesões são encontradas amiúde nos pés e nas pernas. Pelo fato de as lesões serem iminentemente pruriginosas, existe o risco do desenvolvimento de infecções bacterianas secundárias; tendo o *Staphylococcus aureus* e cepas de *Streptococcus pyogenes* como principais agentes etiológicos. Se os *Streptococci* forem do grupo A de Lancefield, há possibilidade de desenvolvimento de glomerulonefrite pós-estreptocócica. Comumente, há também a eczematização secundária. Raramente as larvas migram para as vísceras, onde causam manifestações sistêmicas, como infiltrados pulmonares migratórios e eosinofilia (síndrome de Loeffler) (Wang et al., 2017); os parasitos que podem causar essa manifestação são,

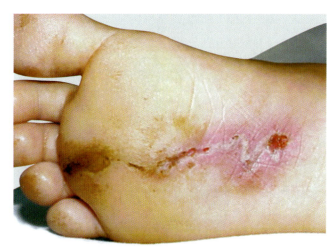

FIGURA 70.2 Trajeto serpiginoso da larva *migrans* cutânea. Foto: Daniela Silva de Amorim Moreira.

principalmente, *Ancylostoma duodenale* e *Necator americanus*, espécies de nematoides capazes de invectar (e completar o ciclo) em humanos. Já o parasito *Ancylostoma caninum* tem a capacidade de poder migrar até o intestino delgado, causando enterite eosinofílica. Há também a possibilidade de desenvolvimento de insuficiência renal.

Os mais relevantes diagnósticos diferenciais relacionados à LMC são: larva *currens* (pelo *S. stercoralis*), escabiose, miíase, dermatofitose, eritema crônico *migrans*, impetigo e dermatite de contato.

A LMC (Figura 70.3) acomete especialmente cães e gatos, nos quais os helmintos penetram através da pele e alcançam o sistema venoso ou linfático, migrando para o intestino, local onde infectam para conseguir nutrição e reprodução. A partir disso, o macho copula com a fêmea, que tem seus ovos fecundados; assim, ao evacuar, eles são eliminados pelas fezes dos hospedeiros. Se caírem em solos propícios (quente, úmido, arenoso), poderá haver o desenvolvimento dos ovos e das larvas que, se chegarem à fase infectante (terceiro estágio), poderão infectar diferentes animais, incluindo o *H. sapiens*.

Diagnóstico

O diagnóstico para essa parasitose é essencialmente clínico e bastante específico. Cabe ao médico proceder a pesquisa das lesões para confirmar as características, como – também – inquirir o paciente sobre o contato com áreas terrestres contaminadas com fezes de gatos e cães. Utilizam-se os dados epidemiológicos, a anamnese e o aspecto clínico da lesão para o aprimoramento das possibilidades de diagnóstico.

A dermatoscopia tem se mostrado útil na identificação de áreas sem estruturas que correspondem ao corpo larval. A biopsia da pele não é recomendada, haja vista ser raramente possível a visualização do parasito; o que frequentemente se encontra é apenas um infiltrado inflamatório eosinofílico na derme. Entretanto, quando houver a presença de lesões infectadas ou com eczematização secundária, pode-se fazer o diagnóstico diferencial com a análise do ferimento; dependendo da hipótese diagnóstica, podem ser necessários exames complementares para comprovação.

Tratamento

A doença se caracteriza como autolimitada, não sendo capaz de completar sua história natural no hospedeiro humano. Caracteristicamente, causa intenso prurido, podendo ou não ser de longa duração, além de, comumente, oferecer risco de infecção secundária devido ao ato de coçar.

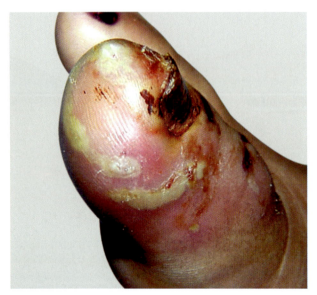

FIGURA 70.3 Larva *migrans* cutânea. Foto: Daniela Silva de Amorim Moreira.

De acordo com as lesões e suas localizações, podem ser realizados dois tipos de tratamento:

- Tratamento tópico
  - Congelamento: Considerada uma terapia auxiliar; é dolorosa, especificamente em lesões múltiplas, e sua eficácia é variável. Pode ser feita por neve carbônica, cloreto de etila ou nitrogênio líquido
  - Tiabendazol tópico: é o fármaco mais utilizado para a terapêutica; entretanto, apresenta pouca absorção em lesões múltiplas e/ou em áreas espessas ou de pressão. É recomendado o uso de pomada 5 a 10% ou de creme 5 a 15%, aplicando-se de 2 a 4 vezes/dia. Tem-se como resultado a diminuição do prurido em 3 dias e a cura clínica entre 1 e 2 semanas (7 a 14 dias). Esse medicamento é para casos localizados
- Tratamento sistêmico: indicado para as diferentes manifestações da moléstia bastante sintomáticas, e para aquelas em cuja localização a absorção seja difícil (Hinrichsen, 2009; Oliveira, 2012)
  - Tiabendazol: 25 a 30 mg/kg/dia, via oral, 2 vezes/dia, sempre após as refeições, durante 2 a 4 dias. Dose máxima de 3 g/dia
  - Albendazol: 400 mg, via oral, podendo ser dividido em duas tomadas, a cada 12 horas ou em dose única, de 1 a 3 dias. Contraindicado em crianças menores de 2 anos e gestantes
  - Ivermectina: dose única de 200 µg/kg, via oral. Em caso de foliculite, podem ser necessárias duas doses. Contraindicada para crianças menores de 5 anos, como também para aquelas com peso inferior a 15 kg e para gestantes ou lactantes.

Em casos de infecções bacterianas secundárias é recomendado o tratamento com antissépticos locais e/ou com antibióticos sistêmicos, dependendo da extensão e da gravidade da lesão. Costuma haver, ainda, eczemas locais decorrentes do prurido ou do uso de substâncias tópicas irritantes, para os quais é recomendado o uso de corticosteroides tópicos.

Ecologia e epidemiologia

Os aspectos ecoepidemiológicos da LMC predominam em áreas tropicais e subtropicais, em terrenos arenosos (onde se tem uma preocupação especial com áreas recreativas que usam areia para as crianças), em solos contaminados com fezes que apresentam ovos de ancilostomídeos, em animais não humanos e em áreas de praia (Sow et al., 2017). Não há preocupação com a areia que é banhada pela água do mar, pois, neste caso, há aumento do teor salino, o que dificulta sobremaneira o desenvolvimento das larvas e dos ovos. Um destaque principal para o processo de contaminação do solo diz respeito ao gato, mamífero que enterra as próprias fezes e, dependendo do solo, isso se torna bastante propício para a evolução dos ovos e larvas, que se transformam em elos decisivos para a transmissão da moléstia.

Os agentes etiológicos da LMC estão distribuídos por todo o globo. As principais áreas consideradas endêmicas são: Ilhas do Caribe, África, Américas do Sul e Central, Sudeste Asiático, EUA (predominante na região Sudeste) e em todas as áreas geográficas com presença de gatos e cães infectados, principalmente por *A. braziliensis*.

A parasitose ocorre com maior frequência nas áreas pobres de países em desenvolvimento; no Brasil, em especial, nas localidades rurais. Costuma, também, ocorrer esporadicamente ou em pequenas epidemias, como em países em desenvolvimento e/ou de clima quente. Há uma grande incidência de contaminação em locais de chuvas, devido ao fato de as larvas terem a capacidade de sobrevivência por mais tempo em solos úmidos.

Deve ainda ser destacado que a parasitose é mais frequente em crianças do que em adultos, conforme anteriormente mencionado. Assim, os grupos de maior suscetibilidade são crianças, jardineiros e nadadores, sendo uma causa comum de doença de viajantes que retornaram de países tropicais.

Profilaxia e controle

Para o controle e a profilaxia da helmintíase, é necessário que as áreas recreativas para crianças e adultos – em parques e em escolas – sejam cercadas, de modo que cães e gatos não tenham acesso e contato com a areia. É importante ainda orientar e informar as pessoas sobre esse parasito, com base nos referenciais da *educação em saúde*, assinalando a importância da verificação do local onde as crianças brincam; sugestão similar também diz respeito às atividades dos adultos. Além disso, pode-se dar preferência para usar em brincadeiras, quando disponível, a areia banhada pelo mar, já que esta é inóspita à reprodução dos parasitos causadores da LMC.

Em termos individuais, é de grande importância que, em casas com cães e gatos, os donos mantenham seus animais sempre vermifugados, especificamente com anti-helmínticos, para que não haja infecção dos próprios moradores e das pessoas de fluxo habitual na residência. Se o animal for medicado para a zoonose, mesmo assim é importante evitar essas áreas, para que não haja infecção por outras doenças, mas também para que a higiene do local público seja conservada. Ao proceder a atos de jardinagem ou de manipulação de terra, é de grande importância fazer o uso de luvas para evitar o contato com as fezes contaminadas (Amato Neto et al., 2009).

Em um futuro próximo é de se esperar que existam vacinas para cães e gatos contra os agentes etiológicos da LMC, mantendo, assim, o controle da helmintíase. Além disso, o conhecimento científico sobre as enzimas hidrolíticas dos parasitos, no processo de invasão e migração tecidual, poderá trazer novas luzes para a abordagem terapêutica da enfermidade.

Referências bibliográficas

Amato Neto V, Gryschek RCB, Amato VS et al. Parasitologia: uma abordagem clínica. Rio de Janeiro: Elsevier; 2009.

Arctos – Collaborative Collection Management Solution. Disponível em: https://arctos.database.museum/name/Ancylostoma. Acesso em: set. 2019.

Balfour E, Zalka A, Lazova R. Cutaneous larva migrans with parts of the larva in the epidermis. Cutis 2002; 69(5):368-70.

Cunha PR, Flora TB, Kroumpouzos G. Travelers' tropical skin diseases: Challenges and interventions. Dermatol Ther 2019; 32(4): e12665.

Hinrichsen SL. DIP, Doenças infecciosas e parasitárias. Rio de Janeiro: Guanabara Koogan; 2009.

Leung AKC, Barankin B, Hon KLE. Cutaneous Larva Migrans. Recent Pat Inflamm Allergy Drug Discov 2017; 11(1):2-11.

Maxfield L, Crane JS. Cutaneous Larva Migrans. StatPearls [Internet]. Treasure Island (FL): StatPearls Publishing; 2019.

Nash TE. Visceral Larva Migrans and other uncommon helminth infections. In: Mandell D; Bennett's. Principles and practice of infectious diseases. 8. ed. Philadelphia: Elsevier Saunders; 2015.

NCBI. National Center for Biotechnology Information. Taxonomy. Disponível em: https://www.ncbi.nlm.nih.gov/Taxonomy/Browser/wwwtax.cgi?id= 29169. Acesso em: set. 2019.

Oliveira ZNP. Dermatologia pediátrica. 2. ed. Barueri, São Paulo: Manole; 2012.

Pluta M, Aniszewska M, Kowalik-Mikołajewska B, Pokorska-Śpiewak M, Marczyńska M. Pruritic, Bizarre Tracks. A Vacation Souvenir. Klin Padiatr 2018; 230(2):102-3.

Sow D, Soro F, Javelle E, Simon F, Parola P, Gautret P. Epidemiological profile of cutaneous larva migrans in travelers returning to France between 2003 and 2015. Travel Med Infect Dis 2017; 20:61-4.

Wang S, Xu W, Li LF. Cutaneous Larva Migrans associated with Löffler's syndrome in a 6-year-old boy. Pediatr Infect Dis J 2017; 36(9):912-4.

CAPÍTULO 71

Larva *Migrans* Visceral | Infecções pelo Gênero *Toxocara*

Marli do Carmo Cupertino • Maria Alexandra de Carvalho Meireles •
Randyston Brenno Feitosa • Bruna Soares de Souza Lima Rodrigues

Introdução

A toxocaríase humana, conhecida genericamente como larva *migrans* visceral (LMV), é uma infecção zoonótica parasitária, com distribuição mundial, causada pela migração prolongada de larvas nematoides, típicas de outros mamíferos, em tecidos humanos. As larvas podem migrar através de quase todos os órgãos, sendo o fígado o mais frequentemente envolvido. Os sintomas estão associados à reação do hospedeiro à presença das larvas, embora a maioria das infecções seja assintomática ou com sintomatologia leve (Lötsch et al., 2017; Marques et al., 2019).

O termo "larva *migrans* visceral" foi introduzido e estabelecido em 1952. A condição mórbida foi inicialmente descrita como uma síndrome rara em crianças, variando de situações assintomáticas até acometimento de vários órgãos e sistemas, devido à migração duradoura da fase larvária do parasito (Nichols, 1956; Arighi et al., 2018). Desde então, várias manifestações clínicas foram reconhecidas, tornando-se mais adequado o uso do termo toxocaríase para definir a doença. As formas clínicas da toxocaríase humana são: larva *migrans* ocular, LMV, toxocaríase comum, neurotoxocaríase, toxocaríase secreta e doença cardíaca associada à toxocaríase (Finsterer; Auer 2007; Ma et al., 2018).

Os agentes etiológicos são helmintos pertencentes à família Toxocaridae. O principal é o *Toxocara canis*, parasito do cão; porém, o *Toxocara cati*, que infecta o gato, também pode causar a doença, embora em menor frequência. O papel de outras espécies, como *T. vitulorum*, em infecções humanas não foi estabelecido. A transmissão para seres humanos ocorre por ingestão acidental de ovos e/ou pelo consumo de alimentos contaminados. Embora a exposição ao *Toxocara* seja geralmente benigna, ela está ligada a uma série de alterações em diversos órgãos, dentre as quais alterações neurológicas e oftalmológicas, tendo algumas delas graves consequências (Lötsch et al., 2017; Ma et al., 2018; Hajipour 2019).

Com base nesses apontamentos preliminares, o objetivo deste capítulo é a apresentação dos principais aspectos etiológicos, patogênicos, clínicos, diagnósticos, terapêuticos, ecoepidemiológicos e profiláticos da toxocaríase.

Etiologia

Taxonomia

O gênero *Toxocara* possui 21 espécies, das quais a maioria apresenta relevância secundária na epidemiologia da toxocaríase humana no Brasil. As mais relacionadas com a doença – como já descrito – são *Toxocara canis* e *Toxocara cati*. A espécie *T. canis* é o principal agente etiológico, sendo um metazoário pertencente ao filo Nematoda, ordem Ascaridida, família Toxicaridae e gênero *Toxocara* (Quadro 71.1). As larvas de *Toxocara cati*, parasito habitual do gato, bem como as de nematoides de outros gêneros, como *Ancylostoma caninum*, são consideradas de importância secundária na etiologia da doença. A espécie *Toxocara pteropodis*, parasito de morcegos frugívoros, também foi apontado como agente da LMV no *Homo sapiens* (Overgaauw, 1997; Queiroz; Chieffi, 2005).

Aspectos morfológicos

O *T. canis* é um parasito dioico, sendo o macho (4 a 10 cm) normalmente menor que a fêmea (6 a 18 cm). Morfologicamente, apresenta algumas características peculiares que ajudam na sua identificação, como

QUADRO 71.1 Classificação taxonômica dos agentes etiológicos da toxocaríase humana.

Reino	Animalia
Filo	Nematoda
Classe	Secernentea
Ordem	Ascaridida
Família	Toxocaridae
Gênero	*Toxocara*
Espécies	*Toxocara canis* e *Toxocara cati*

Adaptado de NCBI – The Taxonomy Database, 2019; Arctos – Collaborative Collection Management Solution, 2019.

asas cefálicas com aspecto de lança e três lábios que precedem a boca, além de duas expansões cervicais em forma de aletas (Botti, 2001).

As características que possibilitam diferenciar *T. canis* de *T. cati* são a existência de asas cervicais no *T. cati*, os apêndices digitiformes com espículas aladas nos machos e os ovos subglobulares com cascas espessas cheias de escavações, quase incolores. Além disso, as larvas do *T. canis* podem ser transmitidas através da placenta por cadelas infectadas, enquanto, para *T. cati*, não é relatado esse tipo de transmissão (Botti; 2001).

Os ovos desses parasitos são muito resistentes às mudanças climáticas, permanecem muito tempo no solo e suportam bem as condições ambientais, muitas das quais são desfavoráveis para outros helmintos (CDC, 2019). Em um meio adequado, eles requerem 9 a 15 dias para embrionar e produzir, no seu interior, as larvas infectantes, mas não se desenvolvem com temperaturas abaixo de 12°C. Os ovos caracterizam-se por serem subesféricos, com uma ornamentação em sua camada externa que lembra um dedal de costura (Botti, 2001). As fêmeas põem milhares de ovos diariamente, os quais têm a potencialidade de disseminação pelo meio ambiente. Apenas os ovos embrionados são infectantes (Hallack; Cunha, 1997).

Ciclo de vida no hospedeiro definitivo | Cães

Os vermes adultos de *T. canis* vivem no intestino e produzem muitos ovos, que são eliminados nas fezes dos hospedeiros definitivos. Depois de um período de tempo de aproximadamente 1 semana em condições adequadas de umidade e temperatura, os ovos se tornam infectantes, podendo manter tal condição durante muitos meses ou mesmo anos. As larvas de *T. canis* também podem permanecer nos tecidos dos caninos, e, após a reativação, durante a gravidez, pode ocorrer a infecção dos filhotes por via transplacentária e/ou transmamária (Figura 71.1) (Roddie et al., 2008; Overgaauw et al., 2009; El-Tras et al., 2011; Hajipour, 2019).

O ciclo de vida nos cães tem características diferentes nos machos e nas fêmeas. Na primoinfecção dos machos jovens, o ciclo do *T. canis* inicia-se a partir da ingestão de ovos infectantes (embrionados) contendo larvas L2 ou L3 (ou a ingesta das próprias larvas), que percorrem o trato gastrintestinal até o intestino, onde eclodem, invadem a mucosa e, através da corrente sanguínea, alcançam o fígado e os pulmões, regressando ao tubo digestivo via brônquios, traqueia e esôfago (Figura 71.2). Um mês após a infecção, é possível observar ovos nas fezes. Alguns meses depois do desenvolvimento dos vermes adultos, no lúmen intestinal, os cães costumam eliminá-los espontaneamente, permanecendo, então, resistentes a novas cargas de vermes intestinais (Magnaval et al., 2001).

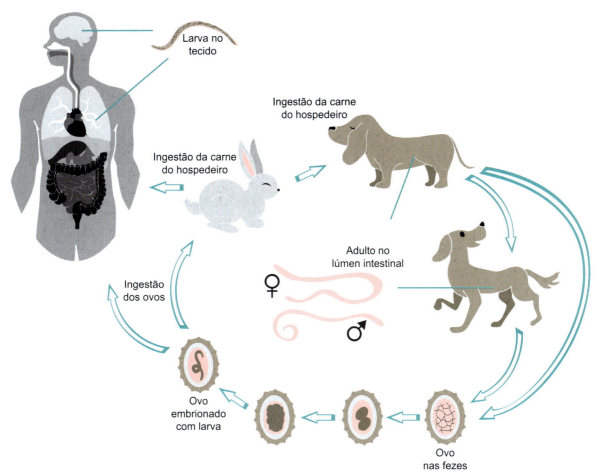

FIGURA 71.1 Ciclo biológico dos helmintos do gênero *Toxocara*.

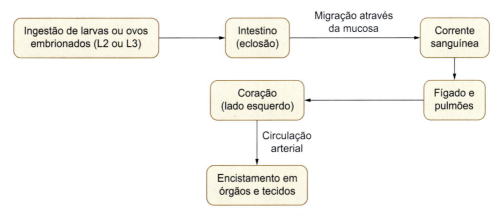

FIGURA 71.2 Migração traqueal dos helmintos da espécie *Toxocara canis,* em machos e fêmeas caninos, em casos de primeira infecção. Ilustração: Marli do Carmo Cupertino (FADIP) e Bruna Soares de Souza Lima Rodrigues (FADIP).

No caso de os cães machos adultos se reinfectarem, irão comportar-se como hospedeiros paratênicos, ou seja, não desenvolverão a forma adulta do verme no intestino, podendo ocorrer um tipo de migração denominada somática, na qual as larvas ingeridas eclodem no intestino delgado, dirigem-se até o ceco, atravessam suas paredes, alcançam a corrente sanguínea e, em seguida o fígado, os pulmões, os capilares venopulmonares, o coração e a circulação sistêmica. As larvas, então, disseminam-se e, posteriormente, encistam-se nos tecidos do animal, no terceiro estádio evolutivo (Figura 71.3) (Magnaval et al., 2001; Queiroz; Chieffi, 2005; Arighi et al., 2018).

Nas fêmeas caninas o ciclo é semelhante, e as larvas percorrem o mesmo caminho observado nos machos. Porém, aquelas encistadas em diferentes tecidos (predominantemente no fígado) são reativadas por mudanças hormonais durante a gestação, retornando à circulação venosa, pela qual alcançam o lado direito do coração e o pulmão, migrando até a traqueia, onde evoluem para o estágio L4. Elas então são deglutidas e, no intestino delgado, passam a verme adulto (L5), iniciando a postura de ovos, os quais, em 2 a 3 semanas, tornam-se infectantes (Figura 71.4) (El-Tras et al., 2011).

A idade é um dos fatores que mais influenciam a incidência de infecções patentes por *T. canis* em cães. O reservatório típico de *T. canis* é representado por filhotes de cães menores de 10 semanas de idade, pois praticamente todos são infectados por transmissão larvária transplacentária. Quando um cão adulto ingere ovos de *T. canis*, as larvas migram para os tecidos e se tornam dormentes, e não amadurecem no intestino desses animais, como ocorre nos cães jovens. Quando o

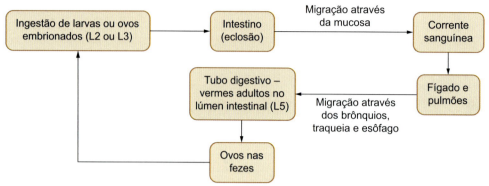

FIGURA 71.3 Ciclo de *Toxocara canis* em cães machos e fêmeas em casos de reinfecção. Ilustração: Marli do Carmo Cupertino (FADIP) e Bruna Soares de Souza Lima Rodrigues (FADIP).

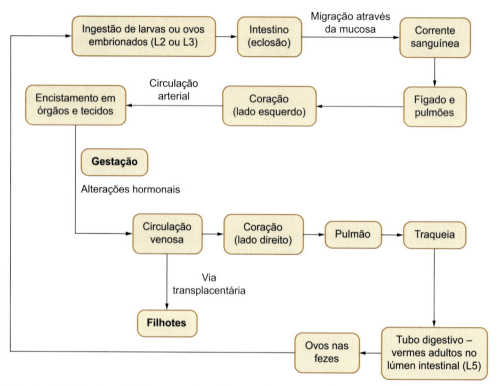

FIGURA 71.4 Ciclo biológico dos helmintos da espécie *Toxocara canis* em fêmeas caninas gestantes. Ilustração: Marli do Carmo Cupertino (FADIP) e Bruna Soares de Souza Lima Rodrigues (FADIP).

homem e os outros mamíferos, como roedores, ingerem acidentalmente os ovos infectantes, as larvas também migram através dos tecidos e não completam o seu ciclo de vida. Tal evento tem várias implicações na disseminação do parasito e no curso da infecção (Burke; Roberson, 1985; Roddie et al., 2008).

Em cadelas gestantes, as larvas dormentes migram para os fetos em desenvolvimento, que, portanto, nascem infectados, mesmo quando a mãe não tem o parasito no intestino. Em animais como roedores, que podem ser predados por cães e gatos, larvas dormentes podem completar o ciclo de vida, mantendo o parasito na natureza (Burke; Roberson, 1985; Ma et al., 2018). Em gatos, a ingestão de larvas nos tecidos de aves de rapina é uma importante fonte de infecção por *T. cati*, e, apesar de os gatinhos não nascerem com o parasito, eles frequentemente são infectados após o nascimento, através do leite materno (Ma et al., 2018).

Ciclo de vida no hospedeiro paratênico | Humanos

O *H. sapiens* funciona como hospedeiro paratênico (de transporte), ou seja, o parasito não se reproduz nem se desenvolve; as larvas permanecem imaturas e não completam o seu ciclo biológico, mas mantêm-se

viáveis até encontrar seu hospedeiro definitivo (Queiroz; Chieffi, 2005). A infecção ocorre por ingestão do ovo infectante ou da larva em alimentos contaminados com fezes dos hospedeiros definitivos. Outra maneira comum de infecção humana é a ingestão de órgãos e tecidos de hospedeiros paratênicos infectados, sendo descritos na literatura alguns exemplos como aves (galinhas) e caracóis (Romeu et al., 1991). A contaminação humana com vermes adultos é eventual, mas pode ocorrer devido ao contato e à ingestão de fezes de filhotes de cães com hiperinfecção, que eliminam os vermes adultos junto com as fezes (Queiroz; Chieffi, 2005).

O ciclo de vida do *T. canis* no *H. sapiens* inicia-se com a ingestão de ovos infectantes contendo larvas (L2 ou L3) ou com ingesta das próprias larvas. No intestino delgado, elas são liberadas dos ovos, penetram na parede intestinal e migram, através do sistema circulatório, para vários órgãos, incluindo pulmões, fígado, músculos e sistema nervoso. Somente no hospedeiro definitivo (cães/gatos) as larvas de terceiro estágio amadurecem. Nos hospedeiros paratênicos (humanos), as formas L3 permanecem nos tecidos por muitos anos, sem completar o ciclo (Figura 71.5) (Strube et al., 2013; Ma et al. 2018; Arighi et al., 2018).

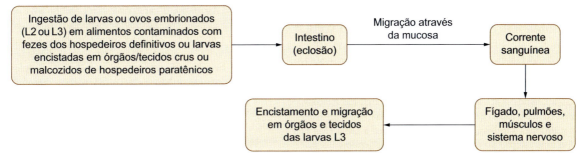

FIGURA 71.5 Ciclo dos helmintos da espécie *Toxocara canis* no *Homo sapiens*. Ilustração: Marli do Carmo Cupertino (FADIP) e Bruna Soares de Souza Lima Rodrigues (FADIP).

Imunologia e patologia

Após o *H. sapiens* ingerir os ovos embrionados, ocorre, no intestino delgado, a eclosão das larvas e após a invasão da mucosa. Essas formas evolutivas imaturas do *T. canis* podem, então, alcançar a circulação venosa, sendo levadas ao fígado, ou o sistema linfático, seguindo, assim, para o lado direito do coração e para os pulmões. Quando o tamanho da larva de *T. canis* excede o diâmetro dos capilares sanguíneos, as larvas atravessam ativamente a parede vascular. Então, inicia-se um processo de migração errática e contínua através dos tecidos do hospedeiro, nos quais, principalmente, a resposta imune ao parasito causa a morbidade aguda. Considerando que o ser humano não é o hospedeiro definitivo do *T. canis*, o parasito é, na maioria das vezes, destruído nesses órgãos e forma uma lesão, denominada granuloma eosinofílico. Outras vezes, essas larvas podem encistar-se e manter-se viáveis por longo período (Magnaval et al., 2001; Arighi et al., 2018).

Na fase inicial da infecção ocorre reação inflamatória aguda, que se caracteriza pela presença de células polimorfonucleares. Porém, a migração larvária pode ser rápida, impossibilitando o desenvolvimento do processo inflamatório. Durante a migração tecidual, as larvas continuam metabolicamente ativas e liberam produtos antigênicos denominados antígenos de secreção-excreção, que consistem em uma complexa mistura de proteínas glicosiladas. Os antígenos de secreção-excreção apresentam uma fração alergênica, que estimula reações alérgicas com a liberação de eosinófilos. Essas células aderem à superfície da larva por meio do complexo antígeno-anticorpo e atuam na eliminação do parasito (Cunha, 2015).

À medida que o processo evolui e a infecção alcança a fase crônica, a reação inflamatória é redirecionada e se organiza em torno da larva e de seus metabólitos. As larvas ficam circundadas por uma reação granulomatosa caracterizada por um centro necrótico contendo os restos larvários, envoltos por células gigantes de corpo estranho e grande número de neutrófilos. Forma-se então a lesão típica produzida pelo *T. canis*: o granuloma alérgico. A formação de uma cápsula de colágeno ao redor das larvas é um dos eventos que poderão sobrevir na evolução do processo infeccioso (Lambertucci, 1996; Magnaval et al., 2001).

Na resposta imune criada ao *T. canis*, o perfil de citocinas liberadas corresponde a um padrão Th2, com o aumento de imunoglobulinas (Ig) como IgE, IgG e IgM, sendo a primeira a mais significativa. O polimorfismo do complexo principal de histocompatibilidade (MHC) também influencia a gravidade dos sinais e sintomas; entretanto, algumas larvas resistem a essa complexa resposta imune e apresentam migração errática pelo corpo do hospedeiro (Pinelli et al., 2008; Espinoza et al., 2002; Pecinali et al., 2005).

Aspectos clínicos

Doença em humanos

A toxocaríase humana é mais comum em crianças de 1 a 3 anos, podendo ser encontradas nessa faixa etária as manifestações mais complexas da doença. Os infantes compõem o grupo mais acometido, pois levam frequentemente a mão à boca, ingerindo com maior facilidade os ovos infectados. Crianças maiores de 6 anos e adultos são menos propensos à infecção; quando isso acontece, eles ingerem, geralmente, menor quantidade de ovos infectados, apresentando, assim, formas brandas ou até mesmo assintomáticas da doença (Cunha, 2015; Lötsch et al., 2017).

As manifestações clínicas variam desde situações assintomáticas até casos fatais e estão relacionadas com fatores como: volume e distribuição do parasito, idade e reposta imune do hospedeiro. Outros fatores, como nível sociocultural baixo ou tendência a comportamentos de risco (geofagia, por exemplo), também influenciam a infecção e a evolução da doença (Júnior et al., 2003; Cunha, 2015; Lötsch et al., 2017).

As manifestações clínicas da toxocaríase humana são variadas e resultam no prejuízo tecidual, consequência da resposta inflamatória, que depende diretamente do grau de parasitismo, da localização tecidual da larva e do estado imunológico do hospedeiro. Os pacientes podem ser assintomáticos ou apresentar queixas de acordo com o local anatômico do parasito migratório. Os termos que descrevem as manifestações específicas do local incluem LMV, toxocaríase ocular (TO) ou larva *migrans* ocular, neurotoxocaríase, toxocaríase secreta e doença cardíaca associada a toxocaríase, esta última descrita recentemente (Macpherson, 2013; Kuenzli et al., 2016; Zibaei, 2017). A toxocaríase secreta é definida por sintomas inespecíficos e eosinofilia em combinação com uma sorologia positiva para *Toxocara* (Taylor et al., 1988; Lötsch et al., 2017). A exposição ao *Toxocara* tem sido associada, em crianças, a baixo desempenho escolar, déficit cognitivo e asma, sendo esta última consequência direta da resposta inflamatória. Essas manifestações são, em geral, causadas pelo parasito no estágio larval ou seus metabólitos (Pinelli et al., 2008; Espinoza et al., 2002; Pecinali et al., 2005). Além disso, o *T. canis* tem se mostrado prevalente em pacientes com esquizofrenia e pode estar relacionado a distúrbios distúrbios neurodegenerativos. Outra manifestação clínica estabelecida é a cegueira, devido ao desprendimento da retina ou à inflamação em outras estruturas vitais para a visão. Esse tipo da doença pode ser observado até mesmo em países temperados e desenvolvidos, como os EUA, conforme documentado pelos Centros de Controle e Prevenção de Doenças (CDC, Centers for Disease Control and Prevention). Macroscopicamente, a TO assemelha-se ao retinoblastoma, podendo levar a uma enucleação desnecessária. O diagnóstico errado da TO como retinoblastoma foi observado em países desenvolvidos, embora o número de diagnósticos incorretos tenha diminuído nas últimas décadas (CDC, 2011; Lötsch et al., 2017).

■ *Forma assintomática*

Encontrada em pacientes com baixa carga parasitária, normalmente se trata de infecções leves ou antigas. Em geral, esses enfermos, mesmo na ausência de sintomas, apresentam um aumento do número de eosinófilos. No entanto, a progressão da forma assintomática para a sintomática neurológica ou ocular é extremamente relevante (Carvalho; Rocha, 2011).

▪ Forma clássica | Manifestações sistêmicas

A LMV é a síndrome mais comum em pessoas infectadas, particularmente crianças de 1 a 5 anos, com sinais clínicos como tosse, febre, sibilância, mialgia ou manifestações cutâneas, como prurido, erupções, eczema, paniculite e vasculite. Embora a maioria dos casos de LMV seja assintomática, a linfadenopatia, a hepatite granulomatosa, a hepatoesplenomegalia, a nefrite e a artrite são observadas em algumas pessoas. Além disso, os efeitos a longo prazo, como o desenvolvimento de asma e de fibrose pulmonar, também podem ser associados à LMV (Ma et al., 2018). A manifestação pulmonar é caracterizada, geralmente, por sibilos e tosse, consequências da eosinofilia prolongada, que pode também levar a fibrose miocárdica eosinofílica (Carvalho; Rocha, 2011; Zompero et al., 2013).

▪ Forma ocular

Ocorre principalmente em pacientes jovens, sem distinção de sexo. Tem como sintomas mais frequentes a resposta anormal do reflexo pupilar à incidência de luz (leucocoria), mais comum em crianças, além de diminuição da capacidade visual, dor e estrabismo. Na maioria das vezes, a doença tem um padrão de acometimento unilateral. Podem ocorrer alterações semelhantes a uveíte, neurorretinite, neurite óptica, ceratite, conjuntivite e endoftalmite séria. A complicação mais grave é o acometimento da retina, que pode provocar distúrbio visual. A cegueira pode resultar de vitrite grave, edema macular cistoide ou desprendimento traumático da retina (Carvalho; Rocha, 2011; Ma et al., 2018).

▪ Neurotoxocaríase

A neurotoxocaríase é rara e ocorre principalmente em pessoas de meia-idade. Relaciona-se com a migração das larvas no sistema nervoso central (SNC), podendo levar a meningite, encefalite, vasculite cerebral e mielite, geralmente associada a sintomas relativamente não específicos (febre e dor de cabeça). As associações possíveis entre toxocaríase cerebral e distúrbios neurodegenerativos (p. ex., convulsões, esquizofrenia, déficits cognitivos, doença de Parkinson idiopática, demência) também são descritas na literatura científica, além de retardos cognitivos e de desenvolvimento. No entanto, o envolvimento do sistema nervoso periférico (radiculite ou inflamação dos nervos cranianos ou músculos esqueléticos) é raro em seres humanos (Carvalho; Rocha, 2011; Ma et al., 2018; Gastaldello et al., 2019).

▪ Toxocaríase secreta

A infecção subclínica é frequentemente referida como toxocaríase "secreta", quadro de difícil diagnóstico clínico, já que não há sintomas específicos. A expressão clínica da toxocaríase secreta é muito variada, e os sinais mais evidentes são envolvimento pulmonar e alterações dermatológicas. Porém, diversas manifestações podem estar associadas à doença em crianças, como: febre, anorexia, dor de cabeça, sibilos, náuseas, dor abdominal, vômitos, letargia, sonolência, distúrbios comportamentais, dor nos membros, linfadenite cervical e hepatomegalia. Em adultos, os distúrbios descritos são fraqueza, prurido, erupções cutâneas, disfunção e insuficiência pulmonar, além de dor abdominal. Esses aspectos clínicos estão comumente ligados a títulos de anticorpos séricos anti-*Toxocara* em níveis de moderado a alto. A toxocaríase oculta normalmente é confirmada ao desaparecimento de sintomas e sinais após tratamento anti-*Toxocara* (Pawlowski, 2001; Carvalho; Rocha, 2011; Ma et al., 2018). Relatou-se, recentemente, a ocorrência de títulos de anticorpos anti *T. canis* em infantes que apresentavam epilepsia (Caballero-García et al., 2019).

▪ Diagnóstico diferencial

O diagnóstico diferencial da toxocaríase é importante, visto que a eosinofilia e outras manifestações sistêmicas, principalmente pulmonares, são compatíveis com outras parasitoses como ascaridíase (ver Capítulo 42, *Ascaridíase*), capilaríase (ver Capítulo 44, *Capilaríase*), fasciolíase (ver Capítulo 60, *Fasciolíase Hepática*), esquistossomose mansônica (ver Capítulo 57, *Esquistossomose Mansônica*) e estrongiloidíase (ver Capítulo 59, *Estrongiloidíase*). Para outras doenças não infecciosas, como atopias, enfermidades hematológicas, neoplasias benignas e algumas doenças inflamatórias, o diagnóstico diferencial também é necessário. Acometimentos locais também devem ter outras hipóteses causais descartadas, como no caso da forma ocular, que deve ser diferenciada de retinoblastoma, retinite exsudativa (doença de Coat), trauma e outras uveítes (Raye; Lambertucci, 1999).

Doença em animais não humanos

O *T. canis* se desenvolve no intestino delgado de cães, gatos e canídeos selvagens. Alguns animais como lobos, guepardos, raposas, tigres e roedores já foram relatados na literatura como hospedeiros definitivos, mas os principais e mais importantes para a epidemiologia da toxocaríase são os cães, devido à estreita relação desses animais com os seres humanos (Queiroz; Chieffi, 2005).

A forma adulta do *T. canis* vive normalmente no intestino delgado de cães e gatos, os quais adquirem o patógeno, na maioria das vezes, pela ingestão de ovos com larvas infectantes em seu interior. Outras vias de infecção são penetração pela pele, a passagem por via transplacentária e transmamária e, em menor escala, ingestão de parasitos adultos eliminados por fezes ou vômito de cães (Macpherson, 2013; Bowman et al., 2010).

Os sinais clínicos mais comuns nos animais são inapetência, anemia, perda de peso, diarreia, pelagem pobre e distensão abdominal. Os vermes espoliam os hospedeiros, absorvendo nutrientes essenciais, além de causarem irritação na mucosa intestinal, levando, em alguns casos, a episódios de vômito frequentes. Tosse, secreção nasal e respiração ruidosa podem ser observadas em cachorros, em função da migração das larvas através do sistema respiratório. Nos filhotes, pode ocorrer sintomatologia nervosa, conhecida como "toxemia de áscaris". A morte ocorre devido a obstrução do intestino pelos vermes e ulceração e perfuração da parede intestinal (Sivakumar et al., 2017; Aldawek et al., 2002).

Cordeiros infectados experimentalmente com *T. canis* apresentaram granulomas hepáticos ricos em eosinófilos e inflamação pulmonar. As demais alterações observadas foram semelhantes às de outros hospedeiros paratênicos (Aldawek et al., 2002).

Diagnóstico laboratorial

Exames específicos

O *Toxocara canis*, salvo raras exceções, não completa seu ciclo evolutivo no ser humano; assim, existe uma grande dificuldade em realizar o diagnóstico por método direto, ou seja, pela visualização do parasito em amostras biológicas. Por isso, exames como o parasitológico de fezes, que é de rotina na maioria das helmintíases, não tem valor diagnóstico considerável nessa moléstia. Uma alternativa presumível seria a realização de biopsia de tecidos do hospedeiro; no entanto, ela se torna pouco exequível na medida em que uma amostra negativa é inconclusiva devido ao perfil migratório das larvas, à distribuição heterogênea e a nenhum tropismo por tecidos específicos. A biopsia hepática, por exemplo, não é costumeiramente factível na prática clínica, mas em casos graves pode ser considerada (Andrade, 2000; Gastaldello et al., 2019).

Os métodos indiretos, por sua vez, podem ser solicitados a fim de comprovar ou fortalecer a hipótese diagnóstica, posto que os pilares do diagnóstico de toxocaríase são os aspectos epidemiológicos, laboratoriais e clínicos. Desse modo, o diagnóstico laboratorial poderá também ser realizado pelo método imunoenzimático (ELISA), que avalia os títulos de IgG anti-*Toxocara canis*, de modo que títulos mais elevados sugerem doença recente, e os mais baixos, infecção leve ou em resolução. Em relação ao ELISA (por meio do complexo anticorpo-antígeno de secreção-excreção), destaca-se seu alto valor preditivo, suas boas sensibilidade e especificidade. Há ainda o teste de avidez de IgG para *Toxocara*, o qual ajuda na distinção entre infecção aguda e crônica (Cunha, 2015).

Exames inespecíficos

A contagem de leucócitos – total e diferencial – costuma estar aumentada, com níveis séricos de 30 a 100 mil células/mm³. Possivelmente, a porcentagem de eosinófilos estará elevada, alcançando mais da metade das células totais, na maioria dos casos. Essa condição pode ser duradoura mesmo após a cura da doença. Em relação à análise de proteínas, a albumina sérica, em geral, apresenta-se sem alterações, ao passo que as imunoglobulinas (IgG, IgM, IgE) e as iso-hemaglutininas mostram-se aumentadas. A avaliação liquórica, quando indicada, denota pleocitose, especialmente relacionada com o aumento dos eosinófilos.

Avaliação por métodos complementares

A indicação dos métodos de investigação complementar – especialmente nos termos da análise imaginológica – é útil para a a avaliação do enfermo com toxocaríase. Com efeito, a radiografia de tórax possibilita identificar, em alguns casos, a presença de infiltrados pulmonares transitórios, os quais, por vezes, adquirem um comportamento "migratório". A ultrassonografia abdominal pode revelar áreas hipoecoicas no fígado, avaliação que poderá ser complementada com a tomografia computadorizada (TC). Esta e a ressonância magnética (RM) de crânio costumam ser úteis para o estudo das lesões no SNC; porém, de fato, a RM é o método de escolha e mostra hiperdensidade em áreas corticais e subcorticais, que se referem aos granulomas causados pelas larvas de *Toxocara* (Arighi et al., 2018).

Tratamento

O tratamento para LMV é realizado com anti-helmínticos que têm espectro para os nematelmintos (ver Capítulo 9, *Tratamento Farmacológico das Enfermidades Parasitárias*). Alguns medicamentos utilizados estão listados no Quadro 71.2.

▸ **Albendazol.** É o fármaco de escolha para o tratamento da toxocaríase. Da classe dos benzoimidazólicos, inibe a polimerização tubular e a captação de glicose pelo parasito, provocando uma redução dos estoques de trifosfato de adenosina (ATP) e glicogênio. Isso resulta em comprometimento reprodutivo e morte do helminto. Usado na dose de 10 mg/kg/dia, durante 5 dias, é o medicamento mais seguro para o tratamento dessa parasitose, tendo em vista o menor espectro de efeitos adversos (Rosenthal, 2010; Cunha, 2015).

▸ **Mebendazol.** Mecanismo de ação semelhante ao do albendazol, com amplo espectro de ação e baixa incidência de efeitos adversos. É o fármaco alternativo ao uso de albendazol, e sua posologia é 100 mg, 2 vezes/dia, durante 3 dias consecutivos, sem ajuste de dose por peso e idade (Rosenthal, 2010).

▸ **Tiabendazol.** Fármaco com efeitos ovicidas contra alguns parasitos, tem mecanismo de ação semelhante ao do albendazol. Sua posologia é 50 mg/kg/dia para adultos e crianças, de 12/12 horas (Rosenthal, 2010).

▸ **Dietilcarbamazina.** Pode interferir no metabolismo araquidônico nos helmintos (Rang et al., 2012).

▸ **Ivermectina.** Promove a abertura dos canais de cloro, controlados pelo glutamato e pelo aumento da condutância ao cloro. Leva, portanto, a uma hiperpolarização dos nervos e células musculares parasitários, resultando em paralisia e morte do parasito (Rang et al., 2012). Um relato de caso mostrou melhora imediata da eosinofilia e involução total das lesões cutâneas, após tratamento sistêmico com ivermectina 12 mg/dia (200 µg/kg/dia), durante 3 dias consecutivos. Solicitou-se sorologia de controle 30 dias após o tratamento, que exibiu títulos reduzidos de 0,25, considerados negativo (Machado; El Achkar, 2003).

Os medicamentos anti-helmínticos recomendados pela Organização Mundial da Saúde (OMS) para uso em quimioterapia preventiva são os da classe da dietilcarbamazina, que é classificada como relevante, e a ivermectina, que não é recomendada para o tratamento, mas têm um efeito subótimo contra a doença (WHO, 2010). A resposta à terapêutica pode ser avaliada por parâmetros clínicos e por meio da contagem de eosinófilos no sangue (Carvalho; Rocha, 2011).

Ecologia e epidemiologia

A exposição ao *Toxocara* é frequente em grande parte das regiões tropicais; no entanto, a ocorrência de complicações, o efeito sobre o indivíduo, a relevância da zoonose na saúde pública e o impacto econômico da doença nunca foram avaliados sistematicamente (Lötsch et al., 2017). Embora o conhecimento sobre a toxocaríase esteja aumentando, lentamente, em algumas partes do mundo, ainda existem enormes lacunas sobre a sua ecoepidemiologia, conforme discutido por Holland (2017), que a consideram uma zoonose de importância para a saúde global. No entanto, a helmintíase não é oficialmente listada pela OMS como doença tropical negligenciada (Lötsch et al., 2017; Ma et al., 2018).

QUADRO 71.2 Medicamentos empregados no tratamento da larva *migrans* visceral.

Princípio ativo/classe	Mecanismo de ação	Posologia	Informações adicionais
Albendazol/benzoimidazólicos	Inibe a polimerização tubular e a captação de glicose pelo parasito, provocando redução dos estoques de ATP e glicogênio. Isso resulta em comprometimento reprodutivo e morte do helminto	10 mg/kg/dia, VO, durante 5 dias	É o medicamento mais seguro para o tratamento dessa parasitose, tendo em vista o menor espectro de efeitos adversos
Mebendazol/benzoimidazólicos	Inibe a polimerização tubular e a captação de glicose pelo parasito, provocando redução dos estoques de ATP e glicogênio. Isso resulta em comprometimento reprodutivo e morte do helminto. Amplo espectro de ação e baixa incidência de efeitos adversos	100 mg, 2 vezes/dia, VO, durante 3 dias	É o fármaco alternativo ao uso de albendazol
Tiabendazol/benzoimidazólicos	Mecanismo de ação semelhante ao do albendazol	50 mg/kg/dia, VO, 12/12 h, para adultos e crianças,	Fármaco com efeitos ovicidas contra alguns parasitos
Ivermectina/lactonas macrocíclicas	Promove a abertura dos canais de cloro controlados pelo glutamato e pelo aumento da condutância ao cloro. Leva, portanto, a uma hiperpolarização dos nervos e células musculares parasitárias, resultando em paralisia e morte do parasito	Ivermectina 12mg/dia (200 µg/kg/dia), VO, durante 3 dias consecutivos	O tratamento da toxocaríase com a ivermectina não mostrou resposta terapêutica em relação à contagem de eosinófilos, em alguns estudos

ATP: trifosfato de adenosina. Adaptado de Machado; El Achkar, 2003; Cunha 2015.

A toxocaríase humana apresenta ampla distribuição geográfica e não tem grandes diferenças de prevalência entre países desenvolvidos e subdesenvolvidos. No Brasil, quase todas as regiões têm amostras de solo positivas para *T. canis*, variando, em alguns estudos, de 17,5 a 91,7%. Vários autores têm assinalado infecção por *T. canis* no país, com taxas que variam de 1,2 a 44,3%. Esse fato, porém, depende principalmente do tempo de vida dos animais, uma vez que, após alguns meses de idade, os cães apresentam tendência a eliminação espontânea de *T. canis* de seu intestino (Queiroz; Chieffi, 2005; Lötsch et al., 2017).

Os vermes adultos vivem pouco tempo, cerca de 4 meses, e posteriormente são eliminados espontaneamente pelo hospedeiro. Diariamente, são produzidos aproximadamente 200 mil ovos, os quais permanecem viáveis no meio ambiente por longo período e suportam diferentes condições climáticas, mas apresentam melhor desenvolvimento em climas quentes. Foi evidenciado prejuízo aos ovos em locais de baixas luminosidade e temperatura (Queiroz et al., 2009), o que se deve ao fato de que tais formas evolutivas são eliminadas não embrionadas, e, para alcançarem o estágio infectante, são necessárias condições ambientais favoráveis, como a temperatura (15 a 35°C) e a umidade. Aproximadamente 1 mês após esse embrionamento, os ovos se tornam infectantes (Rodríguez et al., 2006).

Espaços públicos como praias, parques, pracinhas, creches e outros ambientes, nos quais exista grande circulação de crianças e animais de estimação, favorecem a possibilidade de infecção por *T. canis*. Ademais, a ausência do hábito de lavar as mãos após contato com os animais ou antes da manipulação de alimentos aumenta o risco de aquisição da helmintíase. Isso porque a infecção humana está estreitamente relacionada com a presença dos cães, principalmente dos filhotes de até 10 meses, importantes reservatórios, devido à transmissão transplacentária. Estima-se que, em alguns locais do mundo, a incidência da parasitose em filhotes de cães alcance 100%. Os filhotes também podem se infectar pela passagem das larvas pelo colostro durante a amamentação ou por meio da ingestão de larvas e tecidos de hospedeiros paratênicos, ou minhocas, formigas e outros animais que habitem o solo contaminado. Contudo, alguns meses após o nascimento, eles têm uma tendência maior de liberar, espontaneamente, *T. canis* do intestino (Schantz; Glickman, 1983; Lötsch et al., 2017; Ma et al., 2018).

Em humanos, a infecção é mais prevalente em crianças e não faz distinção entre gêneros. Em alguns estudos (Júnior et al., 2003; Glickman; Schantz, 1981), foi mostrado que a população com nível socioeconômico mais baixo apresentou uma taxa de infecção aumentada em relação àqueles com boas condições. A geofagia também é considerada relevante para o processo infeccioso por *T. canis*. Diversos estudos avaliaram a incidência da infecção por *T. canis* em seres humanos no país. O estado que apresentou a menor taxa foi São Paulo (3,72%), e a maior taxa foi encontrada em Pernambuco (40%) (Chieffi et al., 2009).

Profilaxia e controle

A toxocariase está listada como uma importante doença negligenciada pelo CDC, pois se acredita que o número de casos da helmintíase seja, provavelmente, subestimado devido à falta de programas de vigilância adequados. Embora alguns testes de diagnóstico estejam disponíveis, a sensibilidade e a especificidade de tais ensaios precisam ser aprimoradas. Ademais, as opções de tratamento para toxocaríase são limitadas e inespecíficas (Nicoletti, 2013).

Além de ser um possível problema de saúde pública em regiões na África, a toxocaríase também pode ser considerada uma enfermidade negligenciada em termos da saúde do viajante e dos fluxos de migração. Por isso, a investigação da moléstia deve ser empreendida em viajantes com eosinofilia, febre, queixas abdominais ou sintomas neurológicos, conforme recomendado pelas diretrizes britânicas (Checkley et al., 2010).

Dados sobre epidemiologia e distribuição geográfica do *Toxocara* podem auxiliar na avaliação das pessoas sob risco de infecção ou daquelas que devem realizar exames de diagnóstico para a doença. A exposição ao *Toxocara*, geralmente, apresenta baixo efeito na saúde individual e, raramente, manifestações graves. No entanto, devido à sua frequência, o impacto na população pode ser considerável (Lötsch et al., 2017).

A melhor forma de profilaxia contra a infecção por *Toxocara* é tratar os animais de estimação infectados, principalmente os cães, por meio da aplicação de vermífugos. A prevenção de reinfecções também é de extrema necessidade e pode ser realizada com exames periódicos nesses animais e tratamento nos casos positivos (Carvalho; Rocha, 2011). Em relação ao ser humano, a principal medida profilática é a adoção de hábitos de higiene adequados com as mãos e os alimentos, uma vez que o contágio da toxocaríase se dá por meio da ingestão de ovos de *Toxocara canis*. Outro meio de controle da doença em humanos consiste em impedir que os ovos do parasito entrem em contato com o solo, cobrindo áreas de lazer com lonas, disponibilizando locais específicos para os cães defecarem e cercando parques de areias, por exemplo (Andrade, 2000).

Referências bibliográficas

Aldawek AM, Levkut M, Revajová V et al. Larval toxocariosis in sheep: the immunohistochemical characterization of lesions in some affected organs. Vet Parasit 2002; 105(3):207-14.

Andrade LD. Aspectos clínico-epidemiológicos da toxocaríase humana. Revista de Patologia Tropical 2000; 29:147-59.

Arctos – Collaborative Collection Management Solution. Disponível em: https://arctos.database.museum/name/Fasciola%20hepatica. Acesso em: ago. 2019.

Arighi P, Hausbauer GE, Vázquez MG et al. Visceral larva migrans syndrome and hepatic abscess: A case report. Arch Argent Pediatr. 2018 Dec 1;116(6):e753-e756.

Botti SHO. Larva migrans visceral. In: Siqueira-Batista R, Gomes AP, Igreja RP et al. Medicina tropical: abordagem atual das doenças infecciosas e parasitárias. Rio de Janeiro: Cultura Médica; 2001.

Bowman DD, Montgomery SP, Zajac AM et al. Hookworms of dogs and cats as agents of cutaneous larva migrans. Trends in Parasitology 2010; 26(4):162-7.

Burke TM, Roberson EL. Prenatal and lactational transmission of Toxocara canis and Ancylostoma caninum: experimental infection of the bitch at midpregnancy and at parturition. Int J Parasitol 1985; 15:485-90.

Caballero-García MDL, Simón-Salvador J, Hernández-Aguilar JC et al. Frequency of Toxocara canis antibodies in Mexican paediatric patients with epilepsy. J Helminthol. 2019 Sep 23;94:e89.

Carvalho EAA, Rocha RL. Toxocaríase: larva migrans visceral em crianças e adolescentes. J Pediatr. 2011; 87(2):100-10.

CDC. Centers for Disease Control and Prevention. Parasites – Toxocariasis (also known as Roundworm Infection). Disponível em: Consultado em 30 nov 2019.

CDC. Centers for Disease Control and Prevention. Ocular toxocariasis – United States, 2009-2010. MMWR Morb Mortal Wkly Rep 2011; 60:734-6. Disponível em: https://www.cdc.gov/mmwr/preview/mmwrhtml/mm6022a2.htm?s_cid=mm6022a2_w. Acesso em: set. 2019.

Checkley AM, Chiodini PL, Dockrell DH et al. Eosinophilia in returning travellers and migrants from the tropics: UK recommendations for investigation and initial management. J Infect 2010; 60:1-20.

Chieffi PP, Santos SV, Queiroz ML et al. Human toxocariasis: contribution by brazilian researchers. Rev Inst Med Trop 2009; 51(6):301-8.

Cunha RMC. Larva migrans visceral. In: Tavares W, Marinho LAC. Rotinas de diagnóstico e tratamento das doenças infecciosas e parasitárias. 4. ed. São Paulo: Atheneu; 2015.

El-Tras WF, Holt HR, Tayel AA. Risk of Toxocara canis eggs in stray and domestic dog hair in Egypt. Vet Parasitol 2011; 178:319-23.

Espinoza EY, Pérez-Arellano JL, Vicente B et al. Cytoplasmic signalling pathways in alveolar macrophages involved in the production of nitric oxide after stimulation with excretory/secretory antigens of Toxocara canis. Parasite Immunology 2002; 24:535-44.

Finsterer J, Auer H. Neurotoxocarosis. Rev Inst Med Trop Sao Paulo 2007; 49:279-87.

Gastaldello ML, Bigliocca M, Campanini M. Challenging diagnoses of toxocariasis: A report of two cases. Ital J Med 2019; 13(1):59-63.

Glickman LT, Schantz PM. Epidemiology and pathogenesis of zoonotic toxocariasis. Epidemiol Rev 1981; 3:230-50.

Hajipour N. A survey on the prevalence of Toxocara cati, Toxocara canis and Toxascaris leonina eggs in stray dogs and cats' faeces in northwest of Iran: a potential risk for human health. Tropical Biomedicine 2019; 36(1):143-51.

Hallack KA, Cunha RMC. Larva migrans visceral. In: Veronesi R, Focaccia R. Tratado de infeccctologia. São Paulo: Atheneu; 1997.

Holland CV. Knowledge gaps in the epidemiology of Toxocara: the enigma remains. Parasitology 2017; 144:81-94.

Júnior CD, Elefant GR, Silva EOM et al. Frequência de soropositividade para antígenos de Toxocara canis em crianças de classes sociais diferentes. Rev Soc Bras Med Trop 2003; 36(4):509-13.

Kuenzli E, Neumayr A, Chaney M et al. Toxocariasis-associated cardiac diseases: a systematic review of the literature. Acta Trop 2016; 154:107-20.

Lambertucci JR. Hipergamaglobulinemia e doenças parasitárias e infecção estafilocóccica. Rev Instit Med Trop São Paulo 1996; 29:107-210.

Lötsch F, Vingerling R, Spijker R et al. Toxocariasis in humans in Africa: a systematic review. Travel Med Infect Dis 2017;20:15-25.

Ma G, Holland CV, Wang T et al. Human toxocariasis. Lancet Infect Dis 2018 Jan;18(1):e14-e24.

Machado AB, El Achkar ME. Larva migrans visceral: relato de caso. Anais Brasileiros de Dermatologia 2003; 78(2): 215-219.

Macpherson CN. The epidemiology and public health importance of toxocariasis: a zoonosis of global importance. Int J Parasitol 2013; 43:999-1008.

Magnaval JF, Glickman LT, Dorchies P et al. Highlights of human toxocariasis. Korean J Parasitol 2001; 39:1-11.

Marques SR, Alves LC, Faustino MADG. Epistemological analysis of the scientific knowledge about Toxocara sp. with the emphasis on human infection. Ciência e Saúde Coletiva 2019; 24(1); 219-28.

NCBI. National Center for Biotechnology Information. Taxonomy. Disponível em: <https://www.ncbi.nlm.nih.gov/taxonomy>. Acesso em: mar. 2019.

Nichols RL. The etiology of visceral larva migrans: diagnostic morphology of infective second-stage Toxocara larvae. J Parasitol 1956; 42:349-62.

Nicoletti A. Toxocariasis. In: Garcia HH, Tanowitz HB, Del Brutto OH (eds.). Handbook of clinical neurology. v. 114. Elsevier; 2013.

Overgaauw PAM. Aspects of toxocara epidemiology: human toxocarosis. Crit Rev Microbiol 1997; 23:215-31.

Overgaauw PAM, van Zutphen L, Hoek D et al. Zoonotic parasites in fecal samples and fur from dogs and cats in the Netherlands. Vet Parasitol 2009; 163:115-22.

Pawlowski Z. Toxocariasis in humans: clinical expression and treatment dilemma. J Helminthol 2001; 75:299-305.

Pecinali NR, Gomes RN, Amendoeira FC et al. Influence of murine Toxocara canis infection on plasma and bronchoalveolar lavage fluid eosinophil numbers and its correlation with cytokine levels. Vet Parasitol 2005; 134:121-30.

Pinelli E, Brandes S, Dormansw J et al. Infection with the roundworm Toxocara canis leads to exacerbation of experimental allergic airway inflammation. Clinical and Experimental Allergy 2008; 38:649-58.

Queiroz ML, Chieffi PP. Síndrome de larva migrans visceral e Toxocara canis: artigo de revisão. Arq Méd Hosp Fac Ciênc Méd Santa Casa São Paulo 2005; 50(3):117-20.

Queiroz ML, Mehlmann FMG, Paschoalotti MA et al. Efeitos de variáveis ambientais na evolução de ovos de Toxocara canis em condições experimentais. Arq Méd Hosp Fac Ciênc Méd Santa Casa São Paulo 2009; 54:6-8.

Rang HP, Dale MM, Ritter JM et al. Fármacos anti-helmínticos. In: Rang HP, Dale MM, Ritter JM et al. Farmacologia. 7. ed. Rio de Janeiro: Elsevier; 2012.

Raye AA, Lambertucci JR. A associação entre a toxocaríase humana e os abscessos piogênicos. Rev Soc Bras Med Trop 1999; 32(4):425-38.

Roddie G, Stafford P, Holland C et al. Contamination of dog hair with eggs of Toxocara canis. Vet Parasitol 2008; 152:85-93.

Romeu J, Roig J, Bada J et al. Adult human toxocariasis acquired by eating raw snails. J Inf Dis 1991; 164:438.

Rosenthal PMD. Farmacologia clínica dos fármacos anti-helmínticos. In: Katzung BG. Farmacologia básica e clínica. 10. ed. Rio de Janeiro: Artmed/McGraw-Hill; 2010.

Schantz P, Glickman L. Ascaridos de perros y gatos: un problema de salud pública y medicina veterinaria. Bol Oficina Sanit Panam 1983; 94:571-86.

Sivakumar M, Yogeshpriya S, Saravanan M et al. Concurrent infection of Toxocariasis and Ancylostomiasis in a puppy and its therapeutic management: a case report. J Entomol Zool Stud 2017; 5(4):1289-92.

Strube C, Heuer L, Janecek E. Toxocara spp. infections in paratenic hosts. Vet Parasitol 2013; 193:375-89.

Taylor MH, O'Connor P, Keane CT et al. The expanded spectrum of toxocaral disease. Lancet 1988; 331:692-5.

WHO. World Health Organization. First WHO report on neglected tropical diseases: working to overcome the global impact of neglected tropical diseases. 2010. Disponível em: http://apps.who.int/iris/bitstream/10665/44440/1/9789241564090_eng.pdf. Acesso em: set. 2019.

Zibaei M. Helminth infections and cardiovascular diseases: Toxocara species is contributing to the disease. Curr Cardiol Ver 2017; 13:56-62.

Zompero CM, Vasques WB, Catharino AR et al. Síndrome de Wells: uma dermatose reacional, relato de caso. Revista da AMRIGS 2013; 57(3):219-21.

CAPÍTULO 72

Loíase

Rodrigo Siqueira-Batista • Alice Ferraz Campos • Nelson Luís De-Maria-Moreira •
Jorge Luiz Dutra Gazineo • Luiz Alberto Santana

Introdução

A loíase – enfermidade descrita pela primeira vez em 1770, por um cirurgião francês, na ilha de São Domingos – é uma helmintíase incluída no grupo das filarioses, causada pelo nematoide *Loa loa* e transmitida por insetos do gênero *Chrysops* nas áreas de floresta tropical da África Central e Ocidental (CDC, 2019; Rey, 2008; Siqueira-Batista et al., 2001; Whittaker et al., 2018). Já houve registro de dois casos "importados" no Brasil, os quais apresentavam a forma adulta do patógeno *L. loa* migrando na região conjuntival bulbar, após os pacientes retornarem de uma viagem à área endêmica da doença (Giardulli et al., 2011; Passos et al., 2012).

O objetivo do presente capítulo é apresentar os principais aspectos da loíase, enfatizando a etiologia, a imunologia, a patologia, a clínica, o diagnóstico, a terapêutica, a epidemiologia e o controle dessa importante moléstia parasitária.

Etiologia

Taxonomia e aspectos morfológicos

A classificação taxonômica do helminto se encontra descrita no Quadro 72.1.

Loa loa é uma espécie de nematoide pertencente à família Onchocercidae. As fêmeas adultas costumam medir entre 40 e 70 mm de comprimento e 0,5 mm de diâmetro, enquanto os machos têm comumente entre 30 e 34 mm de comprimento e entre 0,35 e 0,43 mm de diâmetro. Por meio de reprodução sexuada, esses nematoides dão origem a microfilárias (Figura 72.1), que medem cerca de 250 a 300 μm de comprimento e de 6 a 8 μm de diâmetro, e apresentam periodicidade diurna. Elas podem ser encontradas no liquor, no sangue periférico, na urina e no escarro.

O vetor da doença é o artrópode hematófago do gênero *Chrysops*, sobretudo as espécies *Chrysops silacea* e *Chrysops dimidiata*, atuando como hospedeiro intermediário no ciclo do nematoide *L. loa* (CDC, 2019; Kelly-Hope et al., 2017).

Ciclo biológico

Quando infectado por *L. loa*, o inseto do gênero *Chrysops* transmite a larva do nematoide em estágio L3 através da picada, ao alimentar-se do sangue humano. Quando já no organismo do *Homo sapiens*, essa

QUADRO 72.1 Classificação taxonômica espécie *loa*.

Domínio	Eukaryota
Filo	Nematoda
Classe	Secernentea
Ordem	Spirurida
Superfamília	Filarioidea
Família	Onchocercidae
Gênero	*Loa*
Espécie	*Loa loa*

Adaptado de NCBI – The Taxonomy Database, 2019; Arctos - Collaborative Collection Management Solution, 2019.

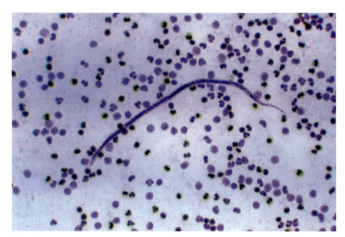

FIGURA 72.1 Microfilária de *Loa loa*. Coloração Giemsa. Foto: Dr. Lee Moore, 1979. Reproduzida de CDC, 2019, com permissão.

larva L3 se transforma em helminto adulto, o qual permanece vivendo no tecido subcutâneo. Os adultos, então, produzem microfilárias, que vivem durante o dia no sangue periférico e durante a noite, em sua fase não circulatória, nos pulmões. Tanto as microfilárias como o artrópode têm periodicidade diurna; logo, durante o dia, quando aquelas estão no sangue periférico, o artrópode as ingere ao alimentar-se de sangue. Dentro do organismo do inseto, as microfilárias perdem sua bainha e migram do tubo intestinal até os músculos do tórax do inseto. Lá, elas evoluem de microfilárias para o 1º estágio larval e, em cerca de 7 a 12 horas elas já se desenvolveram até o 3º estágio larval, que é a forma infectante. Essa larva L3 migra, então, pelo sangue até a probóscide do *Chrysops*, que infectará outro humano durante a alimentação (CDC, 2019) (Figura 72.2).

Imunologia e patologia

Foram descritos dois padrões diferentes de respostas imunológicas entre os pacientes infectados por *L. loa*. O primeiro grupo seria composto por pessoas que tiveram contato temporário em regiões endêmicas (p. ex., viajantes), e o segundo, por aquelas que são nativas dessas regiões e nelas residem.

No primeiro grupo, o dos viajantes, observa-se ausência de microfilaremia ou hipomicrofilaremia junto a uma hiper-responsividade imune, com apresentação mais "alérgica" da doença. Nesses pacientes, é encontrada uma quantidade mais elevada de imunoglobulina (Ig) E e de eosinófilos no sangue periférico, que seriam os principais responsáveis por essa resposta, além de um nível mais elevado de anticorpos IgG específicos e citocinas inflamatórias circulantes. À essa resposta imunológica exacerbada – com menor número de filárias – associam-se os sintomas mais proeminentes nesse grupo: angioedema localizado (mais conhecido como Calabar) e urticária.

No segundo grupo, dos nativos de regiões endêmicas, há uma resposta inflamatória mais branda, além de uma tendência à tolerância imunológica, provavelmente relacionada com a cronicidade de sua exposição ao metazoário. Nesses casos, é encontrada uma quantidade significativa de filárias circulantes no sangue, associada a um grande

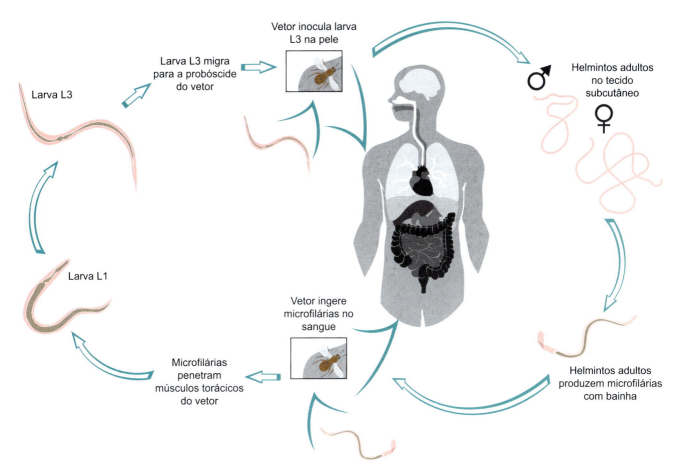

FIGURA 72.2 Ciclo biológico dos helmintos da espécie *Loa loa*.

número de anticorpos IgG policlonais e menores quantidades de IgG específicas, IgE e eosinófilos em relação ao primeiro grupo. Devido a isso, sua apresentação mais comum é o *eyeworm* ou "verme do olho" – contexto em que algumas filárias penetram nas conjuntivas – além de existirem menos sintomas inflamatórios e alérgicos. Ademais, por seu contato crônico, nesses pacientes são encontradas alterações em diversos órgãos e sistemas.

Aspectos clínicos

Doença em humanos

As apresentações clássicas da loíase são os tumores de Calabar e o *eyeworm*, ou "verme do olho", que aparecem com prevalências distintas entre pacientes com longo ou curto contato com o patógeno, além de outros possíveis acometimentos sistêmicos. No entanto, cabe destacar que grande parte dos casos de loíase são assintomáticos.

■ *História natural*

Os tumores de Calabar representam manifestações comuns da loíase. São assim conhecidos, mas na realidade correspondem a pequenos angioedemas localizados e transitórios, que em geral se resolvem espontaneamente em 2 a 4 dias e podem recidivar no mesmo sítio ou em outro local. Normalmente têm 5 a 20 cm e acometem de preferência regiões da face e membros superiores e inferiores, próximo às articulações. É comum ocorrerem dor e urticária associadas na região da lesão e, por vezes, em todo o corpo. Esse quadro caracterizado por angioedema e urticária é o mais prevalente em pacientes que viajaram e passaram período de tempo curto nas regiões endêmicas, havendo resposta inflamatória intensa, de forma aguda ou subaguda.

O *eyeworm*, ou "verme do olho", é a manifestação mais característica da doença e ocorre pela invasão do helminto na conjuntiva. Nesses casos, é possível observar a movimentação do patógeno na superfície do olho do paciente. O quadro costuma durar, no máximo, 1 semana, cursando com prurido, dor, congestão ocular e fotofobia, resolvendo-se espontaneamente com a migração do helminto para outro local. Ocorre mais comumente nos habitantes das regiões de hábitat do patógeno, relacionando-se a uma resposta mais crônica à infecção e um grande número de filárias de *L. loa* circulantes no sangue.

A cronicidade da infecção pode acarretar outros possíveis acometimentos: cardíacos, por fibrose endomiocárdica; renais, pela deposição de imunocomplexos, manifestando-se com proteinúria e hematúria e podendo levar à insuficiência renal; neuropsiquiátricos, causando com mais frequência encefalite (principalmente em pacientes com a coinfecção tratados com dietilcarbamazina [DEC] ou ivermectina); além de possíveis linfadenites e artrites secundárias à infiltração das microfilárias nos diversos tecidos conjuntivos do organismo.

■ *Diagnóstico diferencial*

Os principais diagnósticos diferenciais da loíase são as filarioses, como a oncocercose e a elefantíase (ver Capítulo 62, *Filariose Linfática | Infecções pelos Gêneros* Wuchereria *e* Brugia e Capítulo 78, *Oncocercose*). Isso se justifica pelo fato de pertencerem à mesma superfamília, Filarioidea, além de apresentarem transmissão comum e, muitas vezes, sobreposição geográfica. Muitos pacientes têm essas infecções simultaneamente, sendo difícil distingui-las.

A oncocercose apresenta nódulos subcutâneos que podem confundir-se com os tumores de Calabar, além de microfilárias na conjuntiva. Comumente está associada à loíase. Já a elefantíase, uma das manifestações da filariose linfática, pode cursar inicialmente com linfedemas localizados que se confundem com o angioedema da loíase. Nesses casos, deve-se observar a epidemiologia, a clínica e os resultados das avaliações laboratoriais.

Podem-se encontrar semelhanças também com outras helmintíases, como: gnatostomíase, que apresenta também helmintos de deslocamento subcutâneo, mas diferencia-se pelo fato de ocorrer principalmente no continente asiático; a larva *migrans* cutânea, que tem reação inflamatória intensa no local de inoculação do parasito na pele, diferenciando-se por apresentar prurido intenso e persistente, diferentemente da loíase; e a estrongiloidíase, que é caracterizada pela presença de urticária e eosinofilia como a loíase, mas diferencia-se pela lesão cutânea característica.

Doença em animais não humanos

A infecção por *L. loa* já foi descrita em símios, aventando-se a possibilidade de transmissão do helminto entre animais humanos e não humanos (Brack, 1987; Noireau; Gouteux, 1989; Toure et al., 1999).

Diagnóstico laboratorial

O diagnóstico é estabelecido a partir da identificação das microfilárias no esfregaço de sangue periférico do paciente, corado pelo Giemsa, coletado entre 10 e 14 horas, devido à sua periodicidade diurna (diferentemente do que ocorre com a *Wuchereria bancrofti*, cuja periodicidade é noturna). Deve-se ressaltar que esse achado tem um valor diagnóstico importante para pacientes nativos desses locais, com alta contagem de microfilárias, mas, é importante ressaltar que estas formas evolutivas estão presentes em cerca de 30% dos enfermos. De fato, os pacientes que tiveram contato temporário, as microfilárias podem não ser visualizadas no sangue periférico, inicialmente, sendo feito, então, o diagnóstico clínico e por evidenciação de títulos de IgG, IgE e eosinofilia.

Novos métodos para investigação da loíase têm sido buscados, mormente aqueles relacionados à detecção de biomarcadores. Nesse sentido, várias abordagens têm sido consideradas, utilizando anticorpos, antígenos ou detecção de ácidos nucleicos (Akue et al., 2018). A despeito de haver estudos que mostrem que testes rápidos detectando anticorpos dirigidos contra *L. loa* aparentemente sejam promissores no diagnóstico da loíase (Pedram et al., 2017), até o momento, nenhuma técnica diagnóstica com base em um biomarcador conseguiu substituir a detecção microscópica das microfilárias ou a visualização do helminto nas conjuntivas ou na pele do paciente (Akue et al., 2018).

Avaliação por métodos complementares

Os métodos de imagem para diagnóstico raramente são utilizados; todavia, em casos selecionados, podem ser úteis para a investigação das manifestações cardíacas, articulares e neurológicas relacionadas à condição mórbida.

Tratamento

O fármaco de escolha no tratamento da loíase é a DEC; porém, existe alto risco de complicações (inclusive óbitos) quando usado em pacientes com microfilaremia elevada (>2.500 microfilárias/mℓ). Corticosteroides e anti-histamínicos são geralmente utilizados concomitantemente à DEC para reduzir a gravidade dessas reações, mas tal conduta é pautada mormente na opinião de especialistas (CDC, 2015).

A contagem da microfilaremia por mililitro de sangue é fundamental para a definição do tratamento do paciente. Se a contagem for baixa (menos de 2.500 microfilárias/mℓ de sangue), o risco de complicações será reduzido, sendo, então, introduzido o tratamento. O tratamento de escolha é a DEC, 8 a 10 mg/kg, divididos em três doses/dia, durante 3 semanas (CDC, 2019; Siqueira-Batista et al., 2001). Geralmente, completa-se o tratamento repetindo esse esquema uma segunda vez, de modo a desaparecerem os sintomas e a eosinofilia. Nos casos refratários ao tratamento com DEC, a opção é o albendazol 200 mg, 2 vezes/dia, durante 3 semanas (CDC, 2015; 2019).

Tratamento em casos especiais

Em pacientes com mais de 8.000 microfilárias/mℓ de sangue, o tratamento com DEC pode causar encefalopatia grave e, até mesmo, óbitos. Nessas situações, deverá ser realizada aférese em centros especializados, de modo a diminuir a quantidade de microfilárias no sangue. É usado também o tratamento com albendazol, em posologia descrita anteriormente, para diminuir o número de microfilárias para valores inferiores a 8.000 por mℓ de sangue antes de iniciar o esquema com DEC.

A ivermectina também é um medicamento com função microfilaricida; porém, apresenta os mesmos riscos que a DEC em relação à encefalopatia e tem efeito restrito, pois não age sobre filárias em forma adulta. Por isso, esse medicamento tem sido utilizado com restrição.

Pacientes com coinfecção por *Onchocerca volvulus* não devem ser inicialmente tratados com DEC devido à grande incidência de cegueira e aumento das lesões de pele. Se a contagem de microfilárias de *L. loa* no sangue for baixa, pode ser feito tratamento inicial com ivermectina. Se a contagem de microfilárias for alta, deve-se considerar o tratamento caso a caso, podendo-se optar pelo albendazol ou pela aférese, primariamente.

Ecologia e epidemiologia

A loíase é um tipo de filaríase que não ocorre de modo autóctone no Brasil. Sua maior prevalência está no Centro e no Oeste do continente africano, sendo muito prevalente em 13 países: Angola, Benim, Camarões, Chade, Congo, Etiópia, Gabão, Guiné Equatorial, Nigéria, República Centro-Africana, República Democrática do Congo, Sudão e Uganda (Figura 72.3). Dentre estes, 11 são potencialmente endêmicos (exceto Benim e Uganda), com pelo menos 40% da população afetada (Klion et al., 2018). Estima-se que de 3 a 13 milhões de pessoas, no mundo, estejam infectadas por *L. loa* (Cambanis, 2010).

O maior risco está em áreas de floresta, locais úmidos e sombreados, como beiras de rios, e na época de chuvas principalmente. Com efeito, a maior ocorrência da condição mórbida é descrita na população que vive nessas áreas e em viajantes que aí permanecem por longos períodos de tempo (CDC, 2019).

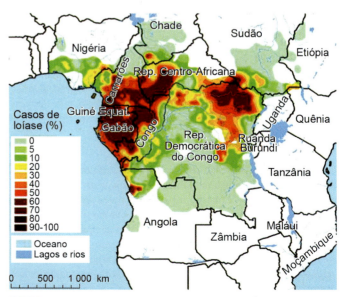

FIGURA 72.3 Mapa da prevalência estimada de loíase na África (criado usando análise por Krigagem). Adaptada de WHO, 2016.

É válido destacar que, nos últimos anos, a importância clínica e epidemiológica da doença tem crescido, devido ao tratamento em massa dos pacientes com oncocercose usando a ivermectina, a qual pode desencadear sérias complicações em indivíduos que apresentam loíase concomitante. Em razão disso, uma estratégia de teste e não tratamento foi proposta, na qual pessoas com contagens altas de microfilárias de *L. loa* no sangue periférico (definida como mais de 20.000 microfilárias por mℓ de sangue) são excluídas da distribuição de ivermectina, e a população restante (geralmente mais de 95%) pode ser tratada com segurança. No fim de um estudo realizado em Camarões, os autores concluíram que essa estratégia de teste e não tratamento, pautada em uma ferramenta (LoaScope) que possibilitou a rápida identificação e exclusão da terapêutica com ivermectina em pessoas com risco de eventos adversos sérios relacionados à infecção por *L. loa*, permitiu o tratamento da oncocercose em nível distrital (Kamgno et al., 2017).

Em uma coorte retrospectiva realizada em Camarões, foi demonstrado que contagens elevadas de microfilaremia no sangue periférico estão associadas a um risco aumentado de êxito letal sugerindo que a loíase não é uma enfermidade benigna. Segundo os autores desse estudo, a condição mórbida deveria ser incluída na lista de doenças tropicais negligenciadas da Organização Mundial da Saúde (OMS) (Chesnais et al., 2017).

Profilaxia e controle

A principal medida profilática para a loíase é a abstenção do contato com o vetor da doença, ou seja, evitar áreas de intensa proliferação dos artrópodes do *Chrysops*, como florestas e beiras de rios, principalmente durante períodos chuvosos. O uso de repelentes e de inseticidas, assim como o de roupas com mangas longas, é uma opção para as regiões de transmissão da helmintíase.

Como profilaxia para viajantes que permanecerão por um período de tempo prolongado em área endêmica, está indicado o uso de DEC 300 mg, 1 vez/semana, até o término da exposição (CDC, 2015).

Referências bibliográficas

Akue JP, Eyang-Assengone ER, Dieki R. Loa loa infection detection using biomarkers: current perspectives. Res Rep Trop Med 2018; 9:43-8.

Arctos – Collaborative Collection Management Solution. Disponível em: https://arctos.database.museum/name/Loa%20loa. Acesso em: ago. 2019.

Brack M. Agents transmissible from simians to man. Berlin: Springer Verlag, 1987.

Cambanis A. Pulmonary loiasis and HIV coinfection in rural Cameroon. PLOS Neglect Trop Disea 2010; 4(3):e572.

CDC. Centers for Disease Control and Prevention. Parasites – Loiasis. 2015. Disponível em: http://www.cdc.gov/parasites/loiasis. Acesso em: set. 2018.

CDC. Centers for Disease Control and Prevention. Loiasis [Loa loa]. 2019. Disponível em: https://www.cdc.gov/dpdx/loiasis/index.html. Acesso em: jul. 2019.

Chesnais CB, Takougang I, Paguélé M et al. Excess mortality associated with loiasis: a retrospective population-based cohort study. Lancet Infect Dis 2017;17(1):108-16.

Giardulli A, Dolanda GP, Giovanni et al. A historical note on an imported case of loiasis in Rio de Janeiro, Brazil, 1964. Rev Inst Med Trop São Paulo 2011; 53(5):295-7.

Kamgno J, Pion SD, Chesnais CB et al. A test-and-not-treat strategy for onchocerciasis in Loa loa: endemic areas. N Engl J Med 2017;377(21):2044-52.

Kelly-Hope L, Paulo R, Thomas B et al. Loa loa vectors Chrysops spp.: perspectives on research, distribution, bionomics, and implications for elimination of lymphatic filariasis and onchocerciasis. Parasit Vectors 2017; 10(1):172.

Klion AD, Weller PF, Baron EL. Loiasis (Loa loa infection). Uptodate 2018.

NCBI. National Center for Biotechnology Information. Taxonomy. Disponível em: <https://www.ncbi.nlm.nih.gov/taxonomy>. Acesso em: mar. 2019.

Noireau F, Gouteux JP. Current considerations on a Loa loa simian reservoir in the Congo. Acta Trop 1989; Jan;46(1):69-70.

Passos RM, Barbosa CP, Almeida JS et al. Subconjunctival Loa loa worm: first case report in Brazil. Arq Bras Oftalmol 2012; 75(1):67-70.

Pedram B, Pasquetto V, Drame PM et al. A novel rapid test for detecting antibody responses to Loa loa infections. PLoS Negl Trop Dis 2017;11(7):e0005741.

Rey L. Parasitologia. 4. ed. Rio de Janeiro: Guanabara Koogan; 2008.

Siqueira-Batista R, Gomes AP, Igreja RP. Outras filaríases. In: Siqueira-Batista R, Gomes AP, Igreja RP, Huggins DW. Medicina tropical: abordagem atual das doenças infecciosas e parasitárias. Rio de Janeiro: Cultura Médica, 2001.

Toure FS, Leroy EM, Mavoungou E et al. Sequence conservation of repeat 3 region of the gene coding for the 15 kDa polyprotein within human and simian Loa loa. J Med Primatol 1999; 28(2):57-61.

Whittaker C, Walker M, Pion SDS et al. The population biology and transmission dynamics of Loa loa. Trends Parasitol 2018; 34(4):335-50.

WHO. World Health Organization. African Program for Onchocerciasis Control. Disponível em: <http://www.who.int/apoc/raploa/en/>. Acesso em: abr 2016.

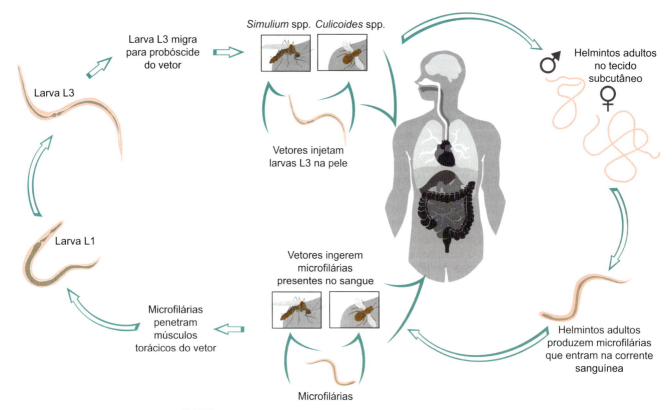

FIGURA 73.5 Ciclo biológico dos helmintos da espécie *Mansonella ozzardi*.

igualmente, a presença de área translúcida normal entre as lesões da córnea e o limbo, e outras modificações (Branco et al., 1998). Apesar desses achados, um estudo que avaliou alterações oculares observadas em indivíduos com mansonelose residentes na área rural do município de Coari (Amazonas) não possibilitou confirmar o acometimento corneano na doença, devido à ausência de achados específicos no exame histopatológico e à não identificação de microfilárias nos testes de reação em cadeia da polimerase (PCR) em lesões suspeitas (Cohen et al., 2008). Contudo, posteriormente, outro estudo realizado na mesma região descreveu a microfilária na córnea de pacientes infectados e relacionaram o problema à mansonelose produzida por *M. ozzardi* (Vianna et al., 2012).

Investigações apontam que as microfilárias de *M. ozzardi* se concentram nos capilares da derme papilar, o que possibilita a visualização quando são retiradas amostras superficiais de pele para biopsia em uma minoria de casos.

Deve ser comentado que *M. ozzardi* parece estar associada a *Wolbachia*, gênero de bactérias endossimbiontes de insetos e de muitas filárias e que podem desencadear respostas inflamatórias no hospedeiro (Cohen et al., 2008).

Diagnóstico

Na maioria das vezes, o diagnóstico das filarioses por *M. ozzardi* se baseia na investigação da presença de microfilárias no sangue periférico por meio da análise de gota espessa de sangue corada pelo método de *Giemsa*. O sangue pode ser coletado em qualquer horário do dia, uma vez que essas espécies não apresentam periodicidade noturna. Porém, a técnica de coloração esbarra em limitações que decorrem do alto índice de falsos-negativos (De Carli, 2007; Medeiros et al., 2015; Souza, 2012).

Outro método sugerido para investigação da presença do parasito é a técnica de filtração em membrana de policarbonato (3 µm) (Medeiros et al., 2015; Basano et al., 2016). A observação das microfilárias e a confirmação diagnóstica também são possíveis por meio da técnica de Knott, na qual os eritrócitos são lisados e os leucócitos e as microfilárias

do sangue são concentrados (De Carli, 2007). Outros métodos, como PCR, têm apresentado bons resultados na avaliação das filarioses que acometem o *H. sapiens* e, também, na detecção das larvas no vetor (Ta Tang et al., 2010; Taylor et al., 2010).

É importante que os profissionais da saúde mantenham atenção ao diagnóstico diferencial da infecção, principalmente com outros parasitos, como *O. volvulus*. Essa observação é de grande relevância, pois esta última filária causa oncodermatites que podem ser confundidas com os sinais cutâneos que alguns infectados por *M. ozzardi* podem apresentar. Ainda é preciso analisar detalhadamente a morfologia dessas microfilárias, já que ambas podem ser confundidas pela localização em comum, nas áreas subcutâneas (Moraes et al., 1978; Post et al.; 2003). Desse modo, é importante um exame posterior para confirmar as características observadas no exame a fresco e, assim, não deixar dúvidas quanto ao diagnóstico e à terapêutica subsequente.

Diagnóstico e tratamento

A terapêutica da infecção por *M. ozzardi* tem se baseado em uma dose oral única de ivermectina (150 a 200 mcg/kg), a qual tem se mostrado eficaz na eliminação da microfilária do sangue periférico, geralmente em 24 horas (Tavares; Fraiha, 1997; Kazura et al., 2015). Gonzalez e colaboradores (1999) sugeriram que a administração de ivermectina reduz 82% da parasitemia até quatro anos após o período de tratamento. Ainda nessa linha, Nutman e colaboradores (1987) obtiveram sucesso no tratamento com ivermectina (140 mcg/kg) em pacientes que apresentavam sintomas parecidos com infecção alérgica.

Como não há nenhuma triagem para o controle do tratamento com ivermectina ou a notificação de possíveis efeitos adversos, os estudos conduzidos até o momento não são claros em relação ao tempo de tratamento com ivermectina para eliminar por completo a parasitemia ou alertar sobre a possibilidade de reincidência da doença. Apesar disso, o fármaco é considerado seguro e eficaz para o tratamento de infecções por helmintos, como sugerem estudos da área (Wen et al., 2008; Bisoffi et al., 2011).

A *M. ozzardi* também pode estar acompanhada de coinfecção pela bactéria *Wolbachia*. Diante dessa situação, a doxiciclina surge como uma possibilidade de tratamento, embora não existam ainda dados publicados que apoiem de maneira satisfatória essa opção para a mansonelose isolada (Casiraghi et al., 2001). Não foram encontrados estudos publicados na literatura com resultados positivos para o tratamento desse verme com a dietilcarbamazina.

Ecoepidemiologia, profilaxia e controle

M. ozzardi é um parasito observado entre as populações indígenas (Medeiros et al., 2015). Filarídeo nativo do continente americano, é encontrado em países que se estendem do norte do México ao sul da Argentina (Shelley; Coscarón, 2001). Em países da América do Sul, como Colômbia e Venezuela, a infecção por *M. ozzardi* é encontrada simultaneamente com outras filárias, como *Onchocerca volvulus* e/ou *M. perstans* (Kozek et al., 1983; Formica; Botto, 1990).

No Brasil, foi identificado pela primeira vez no estado do Amazonas (Deane, 1949) e, posteriormente, em Roraima, em especial no rio Solimões (alto Amazonas) e ao longo dos rios Purus e Negro, onde a prevalência é elevada entre os índios Ticunas (Moraes et al., 1985; Siqueira-Batista et al., 2001). Nessas regiões, a transmissão do parasito está relacionada à presença dos vetores hematófagos que habitam essa mesma área geográfica. Desse modo, há evidências de que a maior ocorrência da parasitose seja diretamente proporcional à distribuição espaço-temporal dos vetores. Ademais, observa-se que os locais nos quais é descrita a mansonelose coincidem com maiores temperaturas e mais elevados índices pluviométricos (Stensgaard et al., 2016). Esses fatores favorecem a reprodução e a dispersão dos vetores e, consequentemente, a disseminação da parasitose.

A taxa de pacientes parasitados é maior entre trabalhadores de ambiente rural ou em locais nos quais as habitações estejam próximas às margens dos rios (Figura 73.4), com baixo número de casos em pessoas com hábitos urbanos (Medeiros et al., 2015). Entretanto, apesar de a doença ser observada essencialmente em comunidades rurais, focos urbanos também já foram descritos em alguns municípios do estado do Amazonas (Martins et al., 2010). Ademais, há dados que sugerem que os vetores da *M. ozzardi* possuem também hábitat silvestre, de modo que a transmissão do parasito pode ocorrer quando os indivíduos deixam suas casas nas aldeias ou cidades e vão às matas (Moraes et al., 1978).

A mansonelose causada por *M. ozzardi* apresenta dados restritos, com aproximações e estimativas epidemiológicas de locais isolados, reforçando a necessidade de maiores informações a respeito da doença e de sua transmissão.

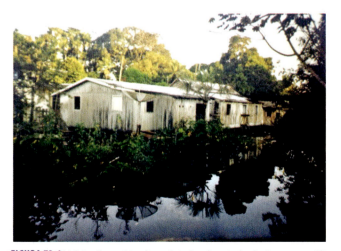

FIGURA 73.6 Habitação registrada no interior do estado do Amazonas, Alto Solimões, localizada ao lado de uma coleção hídrica. Foto: Rodrigo Siqueira-Batista (UFV e FADIP).

A frequência da helmintíase é maior em adultos e homens e menor em mulheres (Batista et al., 1960b; Medeiros et al., 2009). Uma questão que merece destaque, observada a partir de um estudo entre os índios Ticunas, no Amazonas, é o fato de as mulheres adquirirem a doença principalmente nas primeiras décadas de vida, sendo que, após os 30 anos, a microfilaremia permanece constante, situação oposta àquela que ocorre com os homens. Pesquisadores sugerem que isso se deva, em grande parte, a mudanças nos hábitos femininos que ocorrem após essa idade, haja vista que fatores como casamento, cuidado com os filhos e atividades do lar diminuem pouco a pouco a exposição dessas mulheres ao vetor. Tal fato pode indicar que as atividades da mulher no ambiente doméstico afastam-na dos locais em que estaria ocorrendo maior transmissão do parasito (Moraes et al., 1978).

A profilaxia indicada para a *M. ozzardi* diz respeito à minimização da exposição ao vetor, utilizando-se mosquiteiros nas camas e repelentes – na forma de cremes corporais –, ações que podem ajudar a conter a transmissão (Gil et al., 2010). Outro tipo de medida preventiva consiste no uso de biolarvicidas com princípio ativo à base de bactérias do gênero *Bacillus* (Becker et al., 1992; Cavados et al., 2005). De fato, no Brasil, desde a década de 1980, foram desenvolvidos programas internacionais para uso do *Baccillus thuringiensis* como bioinseticida no controle de vetores como os dípteros Simuliidae, cuja utilização se deu inicialmente no Rio Grande do Sul (Ruas Neto, 1984a,b,c; Souza et al., 1994), no estado de São Paulo (Araujo-Coutinho; Lacey, 1990) e no Paraná (Lozovei et al., 1992). O uso de preparados de esporos e cristais de *Bacillus thuringiensis* tem muitas vantagens, como facilidade de aplicação, amplo espectro de ação com alta especificidade e reduzida indução de mecanismos de resistência nos insetos, além de inocuidade para vegetais, mamíferos e outros vertebrados (Azevedo et al., 2002; Monnerat et al., 2014). Porém, a necessidade de aplicação com frequência, para que haja eficácia no controle, somada aos custos dos produtos, torna a manutenção do programa oneroso em termos de saúde pública.

Mansonella perstans

Etiologia

Atualmente, a espécie *M. perstans* pertence ao gênero *Mansonella*, mas foi descrita primeiramente como *Acantocheilonema pertans* e conhecida em muitas regiões como *Dipetalonema perstans* (Siqueira-Batista et al., 2001). Esse parasito tem sua classificação taxonômica completa semelhante à do *M. ozzardi*, diferindo apenas quanto à espécie (Quadro 73.1). A filariose desencadeada por sua presença no organismo humano muitas vezes ocorre como uma coinfecção com outros nematelmintos, como *Wuchereria bancrofti*, *Loa loa* e *O. volvulus* (Coulibaly et al., 2009).

O metazoário tem como vetores principais os hematófagos, encontrados em regiões tropicais do planeta. A espécie envolvida é a *Culicoides grahami*, embora novos estudos apontem outras desse mesmo gênero, como *Culicoides austeni*, classificada como vetor em potencial (Sharp, 1928; Simonsen et al., 2011). O modo de transmissão da doença e o ciclo do parasito também são similares aos da *M. ozzardi* e podem ser observados na Figura 73.7. Nesse caso, além do vetor, é importante considerar alguns animais, como os chimpanzés, que podem ser infectados mas, aparentemente, não têm relevância epidemiológica como reservatórios (Fischer et al., 1997).

Acompanhando a figura, o artrópode infectado (gênero *Culicoides*), ao picar um indivíduo da espécie humana, inocula as filárias, na forma de larvas em terceiro estágio (L3), na pele; a solução de continuidade produzida pela picada permite que as larvas penetrem na intimidade dos tecidos e que ganhem a corrente sanguínea. Em um período aproximado de 9 a 12 meses, estas se transformam em vermes adultos e passam a se localizar nas cavidades do corpo (peritoneal, pleural e, com menor frequência, pericárdica). Os vermes adultos, do sexo feminino, geram as microfilárias destituídas de bainha (Figura 73.8) que, ao serem

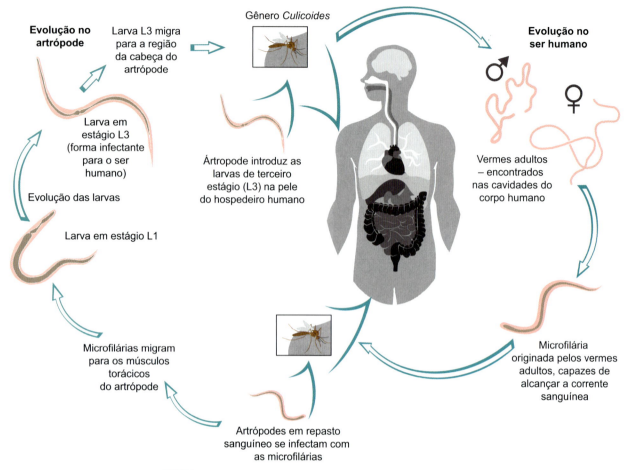

FIGURA 73.7 Ciclo biológico dos helmintos da espécie *Mansonella perstans*.

eliminadas, se deslocam para a corrente sanguínea. Quando o artrópode do gênero *Culicoides* se alimenta do sangue do indivíduo, infecta-se com essas formas larvais. Já no interior do mosquito, as microfilárias se dirigem do intestino médio para o tórax, onde são transformadas em larvas de primeiro estágio (L1), passando para L2 e, por último, para a forma capaz de infectar o homem (L3). O larvas de terceiro estágio vão para o polo cefálico do inseto, podendo infectar outro indivíduo – suscetível – no momento da picada; assim, o ciclo começa novamente (CDC, 2016; 2019).

Assim como *M. ozzardi*, *M. perstans* também possui dimorfismo sexual, apresentando diferenças entre macho e fêmea adultos. Nesse estágio, eles têm comprimento entre 35 e 80 mm e são raramente encontrados nos seres humanos, mas parecem localizar-se preferencialmente nas cavidades serosas do corpo, incluindo pericárdio, mesentério, retroperitônio e região perirrenal (Hothi; Petithory, 1963; Walther; Muller, 2003).

As microfilárias já foram encontradas também nas glândulas salivares (Mateu et al., 2008), na região intraocular (Cohen et al., 2008), na conjuntiva (Baird et al., 1988) e na região intravaginal (Araki et al., 2012), com estimativa de tempo de permanência no corpo humano de quatro meses (Asio et al., 2009a). Têm um tamanho médio que varia de 100 a 200 µm de comprimento por 3,5 a 4,5 µm de diâmetro – ou seja, são menores do que as de *W. bancrofti* (ver Capítulo 62, *Filariose Linfática* | *Infecções pelos Gêneros* Wuchereria *e* Brugia) – e não apresentam bainha. Elas têm capacidade de se alongar e contrair, variando em tamanho e formato. Nesse estágio, localizam-se circulando no sangue, sem o padrão de periodicidade noturna.

Aspectos patológicos e clínicos

As infecções causadas por essas filárias são, em sua maioria, assintomáticas, e o nexo causal com várias manifestações clínicas descritas é bastante incerto. Porém, a eventual gravidade já observada em pacientes acometidos pelo *M. pertans* faz merecer maior atenção das autoridades sanitárias e dos profissionais da saúde (Asio et al., 2009b). Relataram-se alterações inespecíficas possivelmente associadas à infecção por *M. perstans*, como cefaleia, febre baixa, tonturas periódicas, prurido cutâneo, dor abdominal discreta, pleurite e varizes linfáticas (Anosike et al., 2005; Neves et al., 2009; Gil et al., 2010).

Outros distúrbios incluem dor torácica, artralgias e queixas oculares (Anosike et al., 2005; Bregani et al., 2006; 2007). Porém, tais manifestações estão mais relacionadas com a presença das microfilárias e com as consequentes alterações inflamatórias produzidas (Fux et al., 2006);

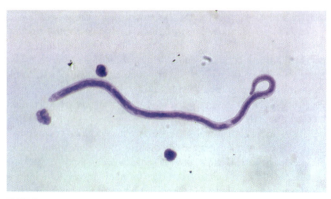

FIGURA 73.8 Microfilária de *Mansonella perstans*. Coloração Giemsa. Foto: Dr. Lee Moore, 1979. Reproduzida de CDC, 2019, com permissão.

edemas transitórios circundando os vermes, devido à formação de granulomas ao redor das filárias mortas, já foram identificados (Gil et al., 2010) e podem simular edemas de Calabar da loíase em áreas endêmicas (ver Capítulo 72, *Loíase*). Manifestações psicológicas e neurológicas, em enfermos com a moléstia, já foram observadas (Bhalla et al., 2013).

Alguns estudos apontam para a possibilidade de existirem outros distúrbios não tão nítidos da infecção por *M. perstans*. Entre eles estão os processos de imunomodulação envolvendo a interleucina (IL)-10 (Adalid-Peralta et al., 2011; Ng et al., 2013), citocina conhecida pela sua habilidade na regulação das respostas de células T do tipo I (Th1) (Groux; Cottrez, 2003; Medeiros et al., 2015). Isso faz o parasito transitar no organismo e, ao menos teoricamente, tornar o hospedeiro vulnerável à infecção por outros patógenos, como o *Plasmodium* spp. e o vírus da imunodeficiência humana (HIV) (Simonsen et al., 2011); entretanto, tal situação não foi demonstrada clinicamente (incluindo quaisquer diferenças na evolução da infecção pelo HIV ou da resposta ao tratamento antirretroviral).

Diagnóstico e tratamento

Fatores como oportunidade de infecção (p. ex. viagem a área endêmica), eosinofilia inexplicável e achados clínicos sugestivos devem ser considerados para avaliar a infecção por *M. perstans*. Semelhante ao observado para a *M. ozzardi*, o diagnóstico da doença causada por *M. pertans* parte da investigação da presença de microfilárias no sangue periférico, por meio da distensão sanguínea ou da gota espessa (Souza, 2012). Em lâminas de sangue coradas com Giemsa, as microfilárias do nematoide podem ser observadas com tamanho aproximado de 190 a 200 µm de comprimento, com núcleo terminal na ponta da cauda e bainha (Coulibaly et al., 2009). Deve ser comentado que a sensibilidade da microscopia é incrementada com o auxílio de técnicas de concentração, como a de Knott ou a filtração de membrana. Para adequação ao pequeno tamanho das microfilárias de *M. perstans*, o mais indicado são as membranas contendo poros de 3 µm.

O metazoário apresenta uma periodicidade diária fraca, com contagem de pico próximo às 8 horas da manhã (Asio et al., 2009a), o que coincide com o padrão de alimentação do vetor, potencializando a transmissão da infecção. Sua presença na corrente sanguínea durante o dia pode fazer com que esse parasito seja confundido com microfilárias de *L. loa* ou *W. bancrofti*, espécies que se sobrepõem à *M. perstans* na distribuição geográfica. Nas regiões em que há coexistência desse parasito com outros – como *O. volvulus*, *L. loa* e *W. bancrofti* –, o diagnóstico diferencial é necessário. O exame de PCR também pode ser utilizado e tem sido uma alternativa para a pesquisa da infecção pelo patógeno (Ta Tang et al., 2010).

O tratamento atual adotado como primeira escolha para a *M. perstans* combina uma dose única de dietilcarbamazina (6 mg/kg) – com atuação tanto na microfilária, quanto no helminto adulto –, somada a mebendazol (100 mg/kg), de 12/12 horas, durante 30 dias (Gil et al., 2010). Tiabendazol demonstrou atividade sobre as microfilárias de *M. perstans* (Ta-Tang et al., 2018). A ivermectina, o albendazol e o praziquantel exibiram reduzido efeito sobre as formas evolutivas do helminto (Coulibaly et al., 2009; Downes; Jacobsen, 2010; Gil et al., 2010; Simonsen et al., 2011; Ta-Tang et al., 2018).

Avaliando regiões onde o verme é mais presente – como em Mali, na África Ocidental –, detectou-se a coexistência com a bactéria *Wolbachia* em algumas localidades. Nesse caso, em pacientes malianos submetidos ao tratamento com doxiciclina, 200 mg/dia, durante 4 a 8 semanas, foi observada diminuição do desenvolvimento, da fertilidade e da viabilidade das filárias em espécies que abrigavam a *Wolbachia*.

Ecoepidemiologia, profilaxia e controle

O helminto é encontrado em países da parte tropical da África – principalmente Costa do Marfim, Gana, Nigéria, Serra Leoa, Uganda, Zaire e Zâmbia –, além de outros países como Argélia e Tunísia (Agbolade et al., 2006). No continente americano, sua aparição está supostamente relacionada ao tráfico de escravos africanos, contexto no qual novos parasitos e doenças foram trazidos ao novo continente. Assim, houve adaptação aos vetores, sendo hoje transmitido em diversos países americanos, tais como Argentina, Colômbia, Guiana, México, Panamá, Suriname, Trinidad e Tobago e Venezuela (Agbolade et al., 2006; Wanji et al., 2003). No Brasil, foi observado na região do Rio Negro, no Amazonas, e na fronteira com a Colômbia, sendo concomitante à área de ocorrência de *M. ozzardi* (Wanji et al., 2016).

A média da incidência de *M. perstans* observada em países endêmicos é de 20%; entretanto, acredita-se que esse valor seja uma subestimativa e que, na realidade, seria ainda maior em razão da descoberta de casos recentes em novos locais endêmicos; em comunidades hiperendêmicas a prevalência pode ser bem mais elevada. Além disso, os dados disponíveis são pautados apenas na detecção de microfilárias, não considerando as outras formas do verme (Ta Tang et al., 2010; Simonsen et al., 2011).

A profilaxia indicada para *M. perstans*, assim como no caso de *M. ozzardi*, prevê medidas de proteção contra o vetor da doença. Desse modo, o uso de mosquiteiros nas camas e de repelentes pode ajudar a conter a transmissão (Gil et al., 2010).

Mansonella streptocerca

Etiologia

A *Mansonella streptocerca* – antes conhecida como *Dipetalonema streptocerca* – é transmitida por meio da picada do vetor, o artrópode Ceratopogonidae, do gênero *Culicoides grahami*, popularmente conhecido como maruim ou mosquito-pólvora. O parasito, na forma adulta, reside na derme do tronco superior e na cintura escapular, enquanto as microfilárias são encontradas na pele (local em que usualmente produz irritação). As fêmeas podem atingir até 27 mm de comprimento e variam de 50 a 85 µm de diâmetro. Já os machos têm, em média, 50 µm de diâmetro (Bochkov; Zaikov, 2019).

Os vermes adultos geram as microfilárias, que medem em torno de 210 µm de comprimento, não têm bainha nem periodicidade noturna, permanecendo na pele, próximo dos vermes adultos. As microfilárias (Figura 73.9) de *M. streptocerca*, diferentemente das outras espécies citadas neste capítulo, não são normalmente vistas no sangue periférico e se localizam em torno dos vermes adultos que estão na derme e no tecido subcutâneo de humanos e macacos (chimpanzés), de preferência no dorso (Fischer et al., 1997). A modo de transmissão e o ciclo de vida são semelhantes aos anteriores, como descrito na Figura 73.10.

Ao avaliar a figura, é possível observar que mosquito do gênero *Culicoides*, uma vez infectado, introduz larvas no estágio L3 na pele do hospedeiro humano, onde, por meio da picada, conseguem penetrar na ferida. Essas larvas se transformam em adultos, que permanecem na derme. As formas adultas produzem microfilárias desembainhadas,

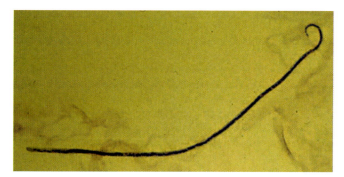

FIGURA 73.9 Microfilária de *Mansonella streptocerca*. Fixada em formalina 2% e corada com hematoxilina. Reproduzida de CDC, 2019, com permissão.

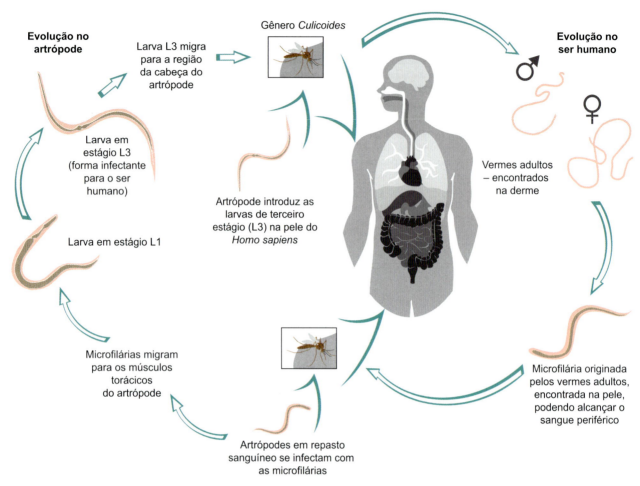

Evolução no artrópode

Larva L3 migra para a região da cabeça do artrópode

Gênero *Culicoides*

Evolução no ser humano

Larva em estágio L3 (forma infectante para o ser humano)

Vermes adultos – encontrados na derme

Artrópode introduz as larvas de terceiro estágio (L3) na pele do *Homo sapiens*

Larva em estágio L1

Microfilárias migram para os músculos torácicos do artrópode

Microfilária originada pelos vermes adultos, encontrada na pele, podendo alcançar o sangue periférico

Artrópodes em repasto sanguíneo se infectam com as microfilárias

FIGURA 73.10 Ciclo biológico dos helmintos da espécie *Mansonella streptocerca*.

as quais, além de se localizarem na pele, também podem se direcionar para a corrente sanguínea. O mosquito ingere as microfilárias ao picar uma pessoa infectada. As microfilárias, então, deslocam-se do intestino médio para o tórax, onde iniciam seu desenvolvimento, passando para o primeiro estágio larval e, posteriormente, para o segundo e o terceiro. Na fase L3, migram para a região da boca do inseto, podendo então infectar outro ser humano no momento da picada (CDC, 2016; 2019).

Aspectos patológicos e clínicos

As formas evolutivas da *M. streptocerca* são encontradas sob a pele de chimpanzés, gorilas e humanos, e estão associadas a: espessamento e acúmulo de líquido na pele (edema cutâneo), formação de máculas hipopigmentadas (manchas planas), prurido e dor, à semelhança do que ocorre na infecção por *O. volvulus* (Fischer et al., 1997; Heymann, 2004). A eosinofilia também é frequente, ocorrendo quase sempre nos quadros de infecções filariais.

Diante do perfil de distribuição da mansonelose – o qual muitas vezes coincide com locais onde outros parasitos que provocam sintomas semelhantes estão – e pelo fato de a *M. streptocerca* poder simular, em alguns casos, manifestações cutâneas similares à infecção por *O. volvulus* (Gomes et al., 2001) faz-se necessário o diagnóstico diferencial. Sendo assim, a definição do parasito que está causando a infecção no hospedeiro depende da análise das características morfológicas de cada um. Nesse sentido, *M. streptocerca* é discriminada pela sua porção caudal mais grossa e encurvada, enquanto *O. volvulus* tem sua extremidade posterior afilada (De Carli, 2007).

Em algumas situações, os indivíduos costumam apresentar respostas imunoalérgicas aos antígenos do parasito – com a consequente produção de imunoglobulina E (IgE) –, quando sobrevém a morte das microfilárias

ou dos vermes adultos. Nessas situações, o hospedeiro pode desenvolver sintomatologia similar à que ocorre na oncocercose, mas sem acometimento dos olhos, restringindo-se ao envolvimento da pele do tórax e dos ombros, de maneira mais expressiva (Fischer et al., 1997).

Diagnóstico e tratamento

Embora o esfregaço sanguíneo para identificar as microfilárias seja o modo mais simples e prático de diagnosticar *M. perstans* e *M. ozzardi*, o mesmo não se aplica à *M. streptocerca*, uma vez que o helminto não está presente no sangue (CDC, 2016). De fato, as microfilárias do metazoário são geralmente encontradas na pele, podendo ser vistas a partir da biopsia, com cortes de uma porção da região infectada. A parte do tecido a ser analisado deve ser colocada imediatamente em uma solução de soro fisiológico ou água destilada, em pouca quantidade, apenas o necessário para cobrir a amostra. As microfilárias são mais facilmente visualizadas em solução salina. Para o diagnóstico mais preciso, é necessário secar a amostra, fixando-a em metanol, e fazer a coloração com Giemsa ou hematoxilina-eosina (Neves et al., 2009).

As diferentes espécies de nematoides são frequentemente identificadas e distinguidas com base em características morfológicas, de acordo com seus padrões de transmissão, com seus hospedeiros e sua distribuição geográfica. Entretanto, o diagnóstico com base na identificação de microfilárias em lâminas de gota espessa ou por meio de biopsias de pele é relativamente demorado e requer pessoas capazes de distinguir as espécies, as quais podem apresentar vários aspectos em comum. Além disso, elementos como a localização de acordo com a fase do ciclo de vida dos parasitos podem fugir à regra, causando dificuldades no diagnóstico. Diante disso, o diagnóstico da parasitose é compreendido pelo seu grau de complexidade.

A terapêutica adotada atualmente para *M. streptocerca* é a dose única de ivermectina (150 mcg/kg), capaz de suprimir as microfilárias, as quais passam a não ser mais visualizadas na biopsia da pele. A dietilcarbamazina (6 mg/kg/dia, durante 12 dias) também tem sido apontada como eficaz na eliminação tanto da microfilária quanto da forma adulta (Garcia, 2007; Downes; Jacobsen, 2010). Durante essa terapia, o paciente pode apresentar intensificação de algumas manifestações clínicas, como erupções papulares, artralgias, febre, mialgias, dor de cabeça, náuseas e vômitos (Klion et al., 2006). O tratamento com a dietilcarbamazina não deve ser iniciado em pacientes cuja oncocercose concomitante não possa ser excluída (para mais informações, ver Capítulo 78, *Oncocercose*).

Ecoepidemiologia, profilaxia e controle

A *M. streptocerca* pode ser encontrada em áreas de floresta tropical do oeste e centro da África, com destaque para as áreas do Burkina-Faso, Congo, Costa do Marfim, Gana, República dos Camarões e Zaire, onde é frequentemente coendêmica com outras filárias, como *O. volvulus* ou *W. bancrofti* (Sasa, 1976; Ta-Tang et al., 2018). Estudos cruzando dados de infecção e idade encontraram números consistentes de maior incidência em adultos do que em crianças (Asio et al., 2009b).

O tratamento visa à cura dos pacientes e, consequentemente, à eliminação da possibilidade de os artrópodes transmissores se infectarem com o nematoide. Além disso, as medidas gerais de controle dos vetores são imprescindíveis, minimizando as chances de contato entre estes e os seres humanos. Nesse sentido, destaca-se o uso de telas nas janelas, de mosquiteiros e de repelentes de uso pessoal (Rey, 2008).

Outros helmintos do gênero *Mansonella*

Espécies de *Mansonella* distintas das três anteriormente descritas – *M. ozzardi*, *M. perstans* e *M. sptreptocerca* – são descritas em animais não humanos, por exemplo, *Mansonella llewellyni* em guaxinins (Pung et al., 1996), *Mansonella mariae* em símios das espécies *Leontocebus weddelli* e *Saguinus imperator* (Erkenswick et al., 2017) e *Mansonella perforata* em cervos japoneses (Uni et al., 2004).

Considerações finais

O Quadro 73.2 destaca as principais características dos parasitos estudados para uma revisão didática do conteúdo ora abordado.

O conhecimento acerca dos diferentes aspectos das mansoneloses abordadas no presente capítulo – da clínica à ecoepidemiologia – poderá ser útil, assim se espera, para que os casos da doença sejam adequadamente detectados e tratados, minimizando o sofrimento das pessoas que residem em regiões atingidas pela helmintíase.

QUADRO 73.2 Resumo das características dos agentes causadores da mansonelose.

Características	*Mansonella ozzardi*	*Mansonella perstans*	*Mansonella streptocerca*
Tamanho do adulto	3 a 5 cm × 0,07 a 0,15 mm	4 a 8 cm × 0,06 mm	2 cm × 0,01 mm
Microfilária	170 a 240 µm × 3 a 4 µm. Cauda longa e fina, e os núcleos do corpo não chegam até o final da cauda	100 a 200 µm × 5 µm. Cauda arredondada; núcleos do corpo se estendendo até a ponta da cauda	180 a 240 µm × 2,5 a 5 µm. Corpo curvo, em forma de gancho, com núcleos até a ponta da cauda
Vetores	*Culicoides* spp. e *Simulium* spp.	*Culicoides* spp.	*Culicoides* spp.
Hospedeiros	Humanos	Humanos, gorilas e macacos	Humanos e macacos
Sinais e sintomas	Frequentemente assintomáticos; pode causar mal-estar	Frequentemente assintomáticos; pode causar prurido crônico e pápulas espessas na pele	Assintomático. Edema cutâneo, prurido e dor
Localização comum do adulto	Tecido subcutâneo	Cavidades do corpo	Tecido subcutâneo
Localização comum da microfilária	Sangue	Sangue	Pele
Diagnóstico	Distensão de sangue periférico	Distensão de sangue	Técnica de raspagem da pele
Tratamento	Ivermectina	Dietilcarbamazina (DEC) + mebendazol	Dietilcarbamazina (DEC) + ivermectina
Distribuição geográfica	Américas	Américas e África	África Ocidental e Central

Adaptado de Downes; Jacobsen, 2010.

Referências bibliográficas

Adalid-Peralta L, Fragoso G, Fleury A et al. Mechanisms underlying the induction of regulatory T cells and its relevance in the adaptive immune response in parasitic infections. Int J Biol Sci 2011; 7:1412-26.

Agbolade OM, Akinboye DO, Olateju TM et al. Biting of anthropophilic Culicoides fulvithorax (Diptera: Ceratopogonidae), a vector of Mansonella perstans in Nigeria. Korean J Parasitol 2006; 44:67-72.

Anosike JC, Dozie INS, Onwuliri COE et al. Prevalence of Mansonella perstans infections among the nomadic Fulanis of northern Nigeria. Ann Agric Environ Med 2005; 12:35-9.

Araki Y, Bamba T, Mukaisho K et al. Dextran sulfate sodium administered orally is depolymerized in the stomach and induces cell cycle arrest plus apoptosis in the colon in early mouse colitis. Oncol Rep 2012; 28:1597-605.

Arctos – Collaborative Collection Management Solution. Disponível em: https://arctos.database.museum/name/Mansonella%20llewellyni. Acesso em ago. 2019.

Asio SM, Simonsen PE, Onapa AW. Analysis of the 24h microfilarial periodicity of Mansonella perstans. Parasitol Res 2009a; 104:945-8.

Asio SM, Simonsen PE, Onapa AW. Mansonella perstans filariasis in Uganda: patterns of microfilaraemia and clinical manifestations in two endemic communities. Trans R Soc Trop Med Hyg 2009b; 103:266-73.

Azevedo JL, Serafini LA, Barros NM. Biotecnologia: avanços na agricultura e na agroindústria. Caxias do Sul: EDUCS; 2002.

Bain O, Mutafchiev Y, Junker K et al. Review of the genus Mansonella faust, 1929 sensu lato (Nematoda: Onchocercidae), with descriptions of a new subgenus and a new subspecies. Zootaxa 2015; 3918:151-93.

Baird J, Neafie R, Connor D. Nodules in the conjunctiva, bung-eye, and bulge-eye in Africa caused by Mansonella perstans. Am J Trop Med Hyg 1988; 38:553-7.

Barry M. The tail end of Guinea worm: global eradication without a drug or a vaccine. N Engl J Med 2007; 356:2561-4.

Bartolini A, Cancrini G, Bartalesi F et al. Mansonella ozzardi infection in Bolivia: prevalence and clinical associations in the Chaco region. Am J Trop Med Hyg 1999; 61:830-3.

Basano SA, Fontes G, Medeiros JF et al. Sustained clearance of Mansonella ozzardi infection after treatment with ivermectin in the Brazilian Amazon. Am J Trop Med Hyg. 2014; 90:1170-5.

Basano SA, Vieira GD, Camargo LM. Transition of the morbidity and mortality profile in a municipality in the interior of the Brazilian Amazon. Rev Soc Bras Med Trop 2016; 49:411-7.

Batista B, Oliveira WR, Rabello VD. Estudo da patogenicidade da Mansonella ozzardi e da sintomatologia da mansonelose. Rev Inst Med Trop 1960a; 2:281-9.

Batista D, Cerqueira NL, Moraes MAP. Epidemiologia da mansonelose em localidade do interior do Amazonas. Rev Ass Med Bras 1960b; 6: 176-84.

Becker N, Zgomba M, Ludwig M et al. Factors influencing the activity of Bacillus thuringiensis sorovar israelensis treatments. J Amer Mosquito Control Assoc 1992; 8:285-9.

Bhalla D, Dumas M, Preux PM. Neurological manifestations of filarial infection. Handb Clin Neurol 2013; 114:235-42.

Bisoffi Z, Buonfrate D, Angheben A et al. Randomized clinical trial on ivermectin versus thiabendazole for the treatment of strongyloidiasis. PLoS Negl Trop Dis 2011; 5:1254.

Black WC, Freier JE, Hagedorn HH et al. Biology of disease vectors. 2 ed. London, UK: Elsevier Academic Press, 2004.

Bogitsh BJ, Carter CE, Oeltmann TN. Blood and Tissue Nematodes. Human. Parasitology, 8 ed. USA: Elsevier, 2012.

Branco BC, Chamon W, Belfort R et al. Achados oculares entre habitantes do Município de Pauini e possível associação entre lesões corneanas e mansonelose na Amazônia. Arq Bras Oftalmol 1998; 61:647-82.

Bregani ER, Balzarini L, Mbaidoum N et al. Prevalence of filariasis in symptomatic patients in Moyen Chari district, south of Chad. Trop Doct 2007; 37:175-7.

Bregani ER, Rovellini A, Mbaidoum N et al. Comparison of different anthelminthic drug regimens against Mansonella perstans filariasis. Trans R Soc Trop Med Hyg 2006; 100:458-63.

Cairncross S, Muller R, Zagaria N. Dracunculiasis (Guinea worm disease) and the eradication initiative. Clin Microbiol Rev 2002; 15:223-46.

Calvopina M, Chiluisa-Guacho C, Toapanta A, Fonseca D, Villacres I. High Prevalence of Mansonella ozzardi Infection in the Amazon Region, Ecuador. Emerg Infect Dis 2019; 25(11):2081-3.

Casiraghi M, Favia G, Cancrini G et al. Molecular identification of Wolbachia from the filarial nematode Mansonella ozzardi. Parasitol Res 2001; 87:417.

Cavados CFG, Fonsecaf RN, Chaves JQ et al. A new black fly isolate of Bacillus thuringiensis autoagglutinating strain highly toxic to Simulium pertinax (kollar) (Diptera: Simuliidae) larvae. Memórias Instituto Oswaldo Cruz 2005; 100:795-7.

CDC. Centers for Disease Control and Prevention. Mansonellosis [Mansonella ozzardi] [Mansonella perstans] [Mansonella streptocerca]. 2019. Disponível em: https://www.cdc.gov/dpdx/mansonellosis/index.html. Acesso em: 1 set. 2019.

Centers for Disease Control and Prevention (CDC). DPDX: laboratory identification of parasites of public health concern. 2016. Disponível em: http://www.dpd.cdc.gov/dpdx. Acesso em: 20 ago. 2016.

Cohen JM, Ribeiro JAS, Martins M. Acometimento ocular em pacientes com mansonelose. Arq Bras Oftalmol 2008; 71:167-71.

Couceiro ME, Lopez LB, Ávila Blas OJ. Distribución del bajo peso para la edad gestacional en el municipio capital de la provincia de Salta, República Argentina. Antropo 2014; 32:55-67.

Coulibaly YI, Dembele B, Diallo AA et al. A randomized trial of doxycycline for Mansonella perstans infection. N Engl J Med 2009; 361: 1448-58.

De Carli GA. Parasitologia clínica: seleção de métodos e técnicas de laboratório para o diagnóstico das parasitoses humanas. São Paulo: Atheneu; 2007.

Deane MP. Sobre a incidência de filárias humanas em Manaus, estado de Amazonas. Revista do Serviço Especial de Saúde Pública 1949; 2: 849-58.

Downes BL, Jacobsen KH. A systematic review of the epidemiology of Mansonelliasis. Afr J Infect Dis 2010; 4:7-14.

Eaton DP; Diaz LA, Hans-Filho G et al. Comparison of black fly species (Diptera: Simuliidae) on an amerindian reservation with a high prevalence of fogo selvagem to neighboring disease-free sites in the state of Mato Grosso do Sul, Brazil. J Med Entomol 1998; 35:120-31.

Erkenswick GA, Watsa M, Gozalo AS et al. Temporal and demographic blood parasite dynamics in two free-ranging neotropical primates. Int J Parasitol Parasites Wildl 2017; 6(2):59-68.

Fischer P, Bamuhiiga J, Büttner DW. Occurrence and diagnosis of Mansonella streptocerca in Uganda. Acta Tropical 1997; 63:43-55.

Formica S, Botto C. Filariasis focus due to Mansonella ozzardi and Mansonella perstans in the Amazon Federal Territory of Venezuela. J Trop Med Hyg 1990; 93:160-5.

Fux CA, Chappuis B, Holzer B et al. Mansonella perstans causing symptomatic hypereosinophilia in a missionary family. Travel Med Infect Dis 2006; 4:275-80.

Garcia L. Diagnostic medical parasitology. Washington, DC: American Society for Microbiology; 2007.

Gardon J, Gardon-Wendel N, Demanga-Ngangue KJ et al. Serious reactions after mass treatment of onchocerciasis with invermectin in an area endemic for Loa loa infection. Lancet 1997; 350:18-22.

Gasser RB. Molecular technologies in parasitology, with an emphasis on genomic approaches for investigating parasitic nematodes. Parasitology 2006; 48:9-11.

Gil SA, Pérez SM, Navascués A et al. Loa loa and Mansonella perstans coinfection in a patient from Guinea. An Sist Sanit Navar 2010; 33:227-31.

Glare TR, O'Callaghan NM. Environmental and health impacts of Bacillus thuringiensis israelensis. Report for the Ministry of Health, Grasslands, New Zealand; Lincoln: Division Ag Research; 1998.

Gomes AP, Siqueira-Batista R, Trujillo WFC, et al. Oncocercose. In: Siqueira-Batista R, Gomes AP, Igreja RP, Huggins DW. Medicina tropical: abordagem atual das doenças infecciosas e parasitárias. Rio de Janeiro: Cultura Médica, 2001.

Gonzalez AA, Chadee DD, Rawlins SC. Ivermectin treatment of mansonellosis in Trinidad. West Indian Med J 1999; 48:231-4.

Groux H, Cottrez F. The complex role of interleukin-10 in autoimmunity. J Autoimmun 2003; 20:281-5.

Heymann D. Control of communicable disease manual. Washington, DC: APHA; 2004.

Hothi S, Petithory J. Technics of concentration of sanguicolous microfilaria. Bull Soc Pathol Exot Filiales 1963; 56:197-206.

Kazura JM. Tissue Nematodes (Trichinellosis, Dracunculiasis, Filariasis, Loiasis, and Onchocerciasis). In: Mandell GL, Bennet JE, Dolin R. Mandell, Douglas and Bennett's Principles and Practice of Infectious Diseases. 8. ed. London: Churchil Livingstone, 2015.

Kitamura, N. Blood and tissue (filarial) nematodes. 2015. Disponível em: <http://clinicalgate.com/blood-and-tissue-filarial-nematodes>. Acesso em: 12 nov. 2016.

Klion, AD, Nutman, TB. Loiasis. M. ozzardi, M. perstans, M. streptocerca. In: Guerrant DL, Walker DH, Weller PF. Tropical infectious diseases: principles, pathogens, and practice. 2. New York: Churchill Livingstone; 2006.

Kozek WJ, Palma G, Henao A et al. Filariasis in Colombia: prevalence and distribution of Mansonella ozzardi and Mansonella (= Dipetalonema) perstans infections in the Comisaría del Guainía. Am J Trop Med Hyg 1983; 32:379-84.

Lozovei AN, Cunha MCI, Oliveira VLR. Controle físico de simulídeos (Diptera: Simuliidae) em vertedouros de açudes de piscicultura e no leito do Rio Don Rodrigo, Campo Largo, Paraná, Brasil. Arquivos de Biologia e Tecnologia 1992; 35:679-84.

Martins M, Pessoa FAC, de Medeiros MB et al. Mansonella ozzardi in Amazonas, Brazil: prevalence and distribution in the municipality of Coari, in the middle Solimões River. Mem Inst Oswaldo Cruz 2010; 105:246-53.

Mateu L, Sopena N, Giménez M et al. Mansonella perstans isolated on aspiration puncture of a salivary gland. Acta Otorrinolaringol Esp 2008; 59:145-7.

Medeiros JF, Almeida TA, Silva LB et al. A field trial of a PCR-based Mansonella ozzardi diagnosis assay detects high-levels of submicroscopic M. ozzardi infections in both venous blood samples and FTA card dried blood spots. Parasit Vectors 2015; 20:280.

Medeiros JF, Daniel V, Barbosa UC et al. Epidemiological studies of Mansonella ozzardi (Nematoda: Onchocercidae) in indigenous communities of Pauini municipality, Amazonas, Brazil. Acta Amazonica 2007; 37:241-6.

Medeiros JF, Py-Daniel V, Barbosa UC et al. Mansonella ozzardi in Brazil: prevalence of infection in riverine communities in the Purus region, in the state of Amazonas. Mem Inst Oswaldo Cruz 2009; 104:74-80.

Medeiros JF, Rodrigues MS, Katsuragawa TH et al. Mansonella ozzardi in the municipality of Tefé, Amazonas, Brazil, 60 years after the first report: an epidemiologic study. Mem Inst Oswaldo Cruz 2014; 109:480-3.

Mediannikov O, Ranque S. Mansonellosis, the most neglected human filariasis. New Microbes New Infect 2018; 26:S19-S22.

Mommers EC, Dekker HS, Richard P et al. Prevalence of L. loa and M. perstans filariasis in southern Cameroon. Trop Geogr Med 1994; 47:2-5.

Monnerat R, Pereira E, Teles B, Martins E, Praça L, Queiroz P, Soberon M, Bravo A, Ramos F, Soares CM. Synergistic activity of Bacillus thuringiensis toxins against Simulium spp. larvae. J Invertebr Pathol 2014; 121:70-3.

Moraes MAP, Almeida MMR, Lovelace JK et al. Mansonella ozzardi entre índios Ticunas do estado do Amazonas, Brasil. Bol Oficina Sanit Panam 1978; 84:16-25.

Moraes MAP, Shelley AJ, Luna DAP. Mansonella ozzardi no território federal de Roraima, Brasil: distribuição e achado de um novo vetor na área do rio Surumu. Memórias do Instituto Oswaldo Cruz 1985; 80:395-400.

NCBI. National Center for Biotechnology Information. Taxonomy. Disponível em: <https://www.ncbi.nlm.nih.gov/taxonomy>. Acesso em: mar. 2019.

Neves DP, Gomes CFL, Iglésias JDF et al. Parasitologia dinâmica. São Paulo: Atheneu; 2009.

Ng TH, Britton GJ, Hill EV et al. Regulation of adaptive immunity; the role of interleukin-10. Front Immunol 2013; 4:129.

Nutman TB, Nash TE, Ottesen EA. Ivermectin in the successful treatment of a patient with Mansonella ozzardi infection. J Infect Dis 1987; 156:662-5.

Post RJ, Adams Z, Shelley AJ et al. The morphological discrimination of microfilariae of Onchocerca volvulus from Mansonella ozzardi. Parasitology 2003; 127(Pt 1):21-7.

Pung OJ, Davis PH, Richardson DJ. Filariae of raccoons from southeast Georgia. J Parasitol 1996; 82(5):849-51.

Rey L. Parasitologia. Rio de Janeiro: Guanabara Koogan; 2008.

Ruas Neto AL. Avaliação do uso de temephos para o controle de culicídeos e simulídeos no Rio Grande do Sul. Boletim de Saúde. 1984a; 11:27-31.

Ruas Neto AL. Bacillus thuringiensis var. israelensis, como alternativa no controle de simulídeos no Rio Grande do Sul: susceptibilidade a campo. Boletim de Saúde. 1984b; 11:21-6.

Ruas Neto AL, Pacheco E, Torres MA. Projeto de controle de simulídeos, plano de pesquisa e dados coligidos. Boletim de Saúde 1984c; 11:17-20.

Sasa M. Human filariasis: a global survey of epidemiology and control. Baltimore: University Park Press; 1976. p. 819.

Service M. Medical entomology for students. London: Cambridge University Press; 2004.

Sharp NAD. Filaria perstans; its development in Culicoides austeni. Trans R Soc Trop Med Hyg. 1928; 21: 371-396.

Shelley AJ, Coscarón S. Simuliid black flies (Diptera: Simuliidae) and ceratopogonid midges (Diptera: Ceratopogonidae) as vectors of Mansonella ozzardi (Nematoda: Onchocercidae) in northern Argentina. Mem Inst Oswaldo Cruz 2001; 96:451-8.

Shelley AJ, Dias APL, Moraes MA. Simulium species of the amazonicum group as vectors of Mansonella ozzardi in the Brazilian Amazon. Trans R Soc Trop Med Hyg. 1980; 74:784-8.

Simonsen PE, Onapa AW, Asio SM. Mansonella perstans filariasis in Africa. Acta Trop 2011; 120:109-20.

Siqueira-Batista R, Gomes AP, Igreja RP. Outras filaríases. In: Siqueira-Batista R, Gomes AP, Igreja RP, Huggins DW. Medicina tropical: abordagem atual das doenças infecciosas e parasitárias. Rio de Janeiro: Cultura Médica, 2001.

Souza MAT, Mardini LLF, Gomes EC et al. Evolução do controle biológico de simulídeos através do Bacillus thuringiensis var. israelensis no Rio Grande do Sul, Brasil. Informe do Programa Estadual de Controle dos Simulídeos da Divisão de Zoonoses e Vetores da Secretaria de Saúde e Meio Ambiente. 1994; 15:261-78.

Souza PFA. Monitoramento da infecção filarial por Wuchereria bancrofti através da cinética de anticorpos com o antígeno recombinante Bm14, em áreas endêmicas da RMR-PE submetidas ao tratamento coletivo para filariose. [Dissertação de Mestrado]. Rio de Janeiro: Departamento de Saúde Coletiva, Fundação Oswaldo Cruz; 2012.

Stensgaard AS, Vounatsou P, Onapa AW et al. Ecological drivers of Mansonella perstans infection in Uganda and patterns of coendemicity with lymphatic filariasis and malaria. PLoS Negl Trop Dis 2016; 10:1.

Ta Tang TH, Crainey JL, Post RJ et al. Mansonellosis: current perspectives. Res Rep Trop Med 2018; 9:9-24.

Ta Tang TH, López-Vélez R, Lanza1 M et al. Nested PCR to detect and distinguish the sympatric filarial species Onchocerca volvulus, Mansonella ozzardi and Mansonella perstans in the Amazon region. Mem Inst Oswaldo Cruz 2010; 105: 823-8.

Tauil PL. Controle de doenças transmitidas por vetores no sistema único de saúde. Inf. Epidemiol. SUS, Brasília. 2002; 11:59-60.

Tavares AM. Estudo da infecção por Mansonella ozzardi. Dissertação de Mestrado. Brasília: UNB; 1981.

Tavares AM, Fraiha NH. Mansonelose. In: Leão RN (ed.). Doenças infecciosas e parasitárias, enfoque amazônico Belém. Brasil: UEPA/Instituto Evandro Chagas; 1997.

Taylor MJ, Hoerauf A, Bockarie M. Lymphatic filariasis and onchocerciasis. Lancet 2010; 376:1175-85.

The Lancet. Guinea worm disease eradication: a moving target. Lancet 2019 Mar 30;393(10178):1261.

Uni S, Bain O, Takaoka H. Affinities between Cutifilaria (Nematoda: Filarioidea), parasites of deer, and Mansonella as seen in a new onchocercid, M. (C.) perforata n. sp., from Japan. Parasite 2004; 11(2):131-40.

Vianna LM, Martins M, Cohen MJ et al. Mansonella ozzardi corneal lesions in the Amazon: a cross-sectional study. BMJ Open 2012; 27(2):6.

Walther M, Muller R. Diagnosis of human filariases (except onchocerciasis). Adv Parasitol 2003; 53:149-53.

Wanji S, Tayong DB, Layland LE et al. Update on the distribution of Mansonella perstans in the southern part of Cameroon: influence of ecological factors and mass drug administration with ivermectin. Parasit Vectors 2016; 9:311.

Wanji S, Tendongfor N, Esum M et al. Epidemiology of concomitant infections due to Loa loa, Mansonella perstans and Onchocerca volvulus in rain forest villages of Cameroon. Med Microbiol Immunol 2003; 192:1521.

Wen LY, Yan XL, Sun FH et al. A randomized double-blind, multicenter clinical trial on the efficacy of ivermectin against intestinal nematode infections in China. Acta Trop 2008; 106:190-4.

CAPÍTULO 74

Mesocestoidíase

Adriano Simões Barbosa Castro • Leila Cristina de Azevedo Lamana • Sávio Lana Siqueira

Introdução

A mesocestoidíase é uma parasitose causada por helmintos do gênero *Mesocestoides*, platelmintos da classe Cestoda. A infecção no homem é incomum, mas possível, e os hospedeiros mais frequentes são cães, gatos, raposas e carnívoros selvagens. Segundo o Centers for Disease Control and Prevention (CDC, 2013), cerca de 30 casos já foram diagnosticados em humanos, concentrados nas Américas Central e do Norte, mas também dispersos na África, Ásia e Europa.

Como várias doenças causadas por parasitos, a mesocestoidíase acomete majoritariamente o sistema digestório; por isso, sua sintomatologia é mais evidente nesse sistema. Apesar de rara, é importante identificá-la e tratá-la, e, para isso, faz-se necessário conhecer seus agentes etiológicos, os modos de infecção, a fisiopatologia, os aspectos clínicos, o diagnóstico e a terapêutica, elementos que serão abordados no presente capítulo.

Etiologia

Taxonomia

A classificação taxonômica do gênero *Mesocestoides* está descrita no Quadro 74.1.

Ciclo biológico

Os agentes etiológicos responsáveis pela mesocestoidíase em humanos são os cestoides *Mesocestoides variabilis* e *Mesocestoides lineatus*. Os da primeira espécie são mais encontrados na América do Norte, enquanto os da última são típicos dos continentes europeu, asiático e africano.

O ciclo biológico de *Mesocestoides* envolve três hospedeiros, sendo dois deles intermediários e um definitivo. O primeiro hospedeiro intermediário é um artrópode, como insetos coprófagos ou ácaros de vida livre. Eles se infectam ao ingerir proglotes gravídicas ou oncosferas (presentes nas fezes contaminadas dos hospedeiros definitivos), e neles as larvas de primeira fase se desenvolvem para a segunda fase (Figura 74.1).

Dentre os possíveis segundos hospedeiros temporários, incluem-se vertebrados, principalmente roedores, mas também outros pequenos mamíferos, répteis, anfíbios e pássaros. Eles se infectam ao comer o primeiro hospedeiro intermediário. A larva de segunda fase evolui então para a de terceira fase, infecciosa, conhecida como tetratirídeo. Ela é filiforme e de comprimento variável, com quatro acetábulos ou ventosas invaginadas na extremidade mais grossa. Sua multiplicação no hospedeiro é assexuada, em divisão longitudinal. Ela pode ser encontrada no pulmão, no fígado ou nas cavidades pleural e peritoneal do segundo hospedeiro.

Os hospedeiros definitivos são carnívoros menores, como mustelídeos (família das lontras, dos texugos e das doninhas), caninos e felinos. Eles se contaminam ao ingerir carne contaminada com tetratirídeos. Humanos também podem ser incluídos nessa lista caso se alimentem de carne contaminada malpassada; porém, como já relatado, tal evento é raro.

Pode ocorrer também a ingestão de um primeiro hospedeiro intermediário por um hospedeiro definitivo. Nesse caso, o ciclo terminará, pois os hospedeiros definitivos apenas se tornam infectados por meio dos tetratirídeos.

Aspectos morfológicos

O parasito adulto, encontrado no hospedeiro definitivo, mede 40 a 150 cm de comprimento, e até 2 mm de largura. Ele se instala e amadurece no intestino delgado, levando de 2 a 4 semanas para isso. Seu escólex tem quatro ventosas e não tem rostelo nem acúleos. O estróbilo pode conter mais de 400 proglotes. Uma proglote imatura tem o formato retangular, com a largura aproximadamente três vezes maior do que o comprimento. Essa diferença é amenizada na proglote madura, que tem o formato quase quadrado. Já uma proglote gravídica tem o comprimento maior do que a largura e contém um órgão parauterino, dentro do qual há um aglomerado formado por centenas de oncosferas. As proglotes gravídicas têm motilidade e podem ser encontradas nas fezes do hospedeiro definitivo a partir de 2 semanas após a infecção.

Aspectos clínicos

Doença em humanos

Os sintomas mais comuns da infecção por *Mesocestoides* são gastrintestinais, tais como náuseas, vômitos, diarreia e desconforto abdominal (além da evacuação maciça de proglotes). Isso se deve à localização do parasito no hospedeiro – o sistema digestório. Além disso, por normalmente parasitarem os humanos em pequeno número, a sintomatologia costuma ser branda. Anemia discreta por deficiência de ferro também pode ser um achado, bem como queixa de cansaço.

Diagnósticos diferenciais abrangem infecções por outros platelmintos cestoides, como a teníase ou a infecção pelo *Dipylidium caninum*, cujos sinais e sintomas se assemelham. Outras infecções parasitárias também podem ter um quadro semelhante.

Doença em animais não humanos

Pequenos carnívoros, tais como caninos, felinos e mustelídeos, podem ser hospedeiros definitivos, mas o parasito adulto não costuma causar sintomas neles. Entretanto, podem também estar na qualidade de segundo hospedeiro intermediário e, se grandemente infectados por tetratirídeos em suas cavidades serosas, podem ter peritonite com edema, distensão abdominal e disúria. O acometimento de aves, da família Turdidae, por helmintos do gênero *Mesocestoides* já foi descrito (Heneberg et al., 2019).

QUADRO 74.1 Classificação taxonômica do gênero *Mesocestoides*.

Domínio	Eukaryota
Filo	Platyhelminthes
Classe	Cestoda
Ordem	Cyclophyllidea
Família	Mesocestoididae
Gênero	*Mesocestoides*
Espécies	*Mesocestoides variabilis* e *Mesocestoides lineatus*

Adaptado de NCBI – The Taxonomy Database, 2019; Arctos - Collaborative Collection Management Solution, 2019.

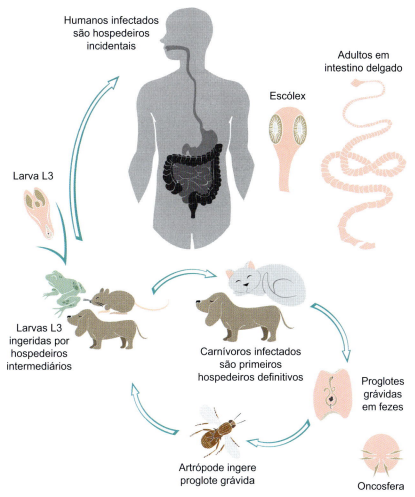

Humanos infectados são hospedeiros incidentais

Adultos em intestino delgado

Escólex

Larva L3

Larvas L3 ingeridas por hospedeiros intermediários

Carnívoros infectados são primeiros hospedeiros definitivos

Proglotes grávidas em fezes

Artrópode ingere proglote grávida

Oncosfera

FIGURA 74.1 Ciclo biológico dos helmintos do gênero *Mesocestoides*.

Segundo a American Association of Veterinary Parasitologists (2014), gatos na posição de hospedeiros definitivos nunca tiveram sinais e sintomas descritos; por isso, presumivelmente a infecção neles seria assintomática. A ocorrência de incontinência urinária em cães já foi documentada (Yasur-Landau et al., 2019).

Diagnóstico

O diagnóstico da mesocestoidíase se inicia com a suspeita de infecção parasitária sugerida pela anamnese e pelo exame clínico. Sua confirmação se dá pela análise das fezes do paciente por microscopia óptica, ao encontrar nelas proglotes gravídicas. A identificação dessa estrutura pode ser confundida com a de um cestoide de outra família, o *Dipylidium caninum*. As proglotes do *Mesocestoides* spp. têm forma de barril, assim como aquelas do *Dipylidium caninum*, diferindo pela presença de um único conjunto de órgãos reprodutivos. Além disso, os ovos contidos nas proglotes do *Mesocestoides* spp. são de dupla membrana e agrupam-se em um órgão parauterino central e de paredes espessas. É mais difícil diferenciar proglotes ainda imaturas.

Tratamento

Como já comentado, poucos casos de mesocestoidíase foram descritos no *Homo sapiens*, mas o tratamento com praziquantel, 10 mg/kg, via oral, em dose única, mostrou-se eficaz, sendo o de escolha. Segundo Brunton e colaboradores (2012), esse fármaco consegue combater diversos parasitos do filo dos platelmintos, notadamente aqueles das classes dos cestoides e dos trematódeos. Tal dado pode justificar uma potencial subnotificação de casos de mesocestoidíase, que, ao ser confundida com outras doenças por platelmintos, tem sucesso terapêutico com o mesmo fármaco.

O praziquantel é seguro para crianças com mais de 4 anos ou que tenham altura superior a 94 cm; contudo, como relatado por Fuentes e colaboradores (2003), foi usado em uma criança de 19 meses com sucesso no estado da Louisiana (EUA). Ele é pouco passado para o leite materno, mas sem evidência de mutagenicidade ou carcinogênese nos lactentes, segundo Brunton e colaboradores (2012). Além disso, um estudo no Sudão (Adam et al., 2004) revelou que não há diferença relevante no que diz respeito a abortamento, prematuridade e anomalias congênitas em gestantes que usaram o medicamento, se comparadas com as do grupo que não usou.

Outras poucas opções terapêuticas já foram descritas. Em um relato de caso no estado do Mississippi, nos EUA, por Hutchinson e Martin (1980), uma criança de 17 meses de vida que fora tratada com sulfato de paromomicina não teve evidência posterior da doença. Outro caso no Japão, publicado por Ohtomo et al. (1983), chegou ao sucesso terapêutico com essa mesma substância. Gutierrez et al. (1978) obtiveram insucesso no tratamento com piperazina também em uma criança norte-americana, dessa vez de 12 anos. A niclosamida se mostrou efetiva na cura da mesocestoidíase, como no segundo caso conhecido da Coreia, descrito por Eom et al. (1992), e em um caso de Nova Jersey, descrito por Gleason et al. (1973). Neste último, uma criança de 14 meses fora tratada previamente com pamoato de pirvínio, piperazina e quinacrina, mas sem sucesso.

Em casos de desidratação e/ou anemia ferropriva concomitante, pode-se fazer a suplementação de ferro e também repor líquidos, preferencialmente pela via oral, mas se necessário, por sonda nasoentérica ou parenteral. Os fármacos utilizados no tratamento da mesocestoidíase estão representados no Quadro 74.2.

Ecologia e epidemiologia

Os cestoides *Mesocestoides variabilis* são mais comumente encontrados na América do Norte, enquanto os *Mesocestoides lineatus* são achados nos continentes europeu, asiático e africano. Vinte e sete casos de mesocestoidíase em humanos foram documentados até maio de 2003, sendo que 18 deles eram por *M. lineatus* e 9 por *M. variabilis* ou *Mesocestoides* spp. (Fuentes et al., 2003).

Não há relato de mesocestoidíase humana no Brasil; porém, um estudo de Gallas et al. (2011) identificou *Mesocestoides* spp. em felídeos silvestres no Rio Grande do Sul, tornando possível a infecção em humanos no país. Além disso, como já comentado, é possível que essa doença seja confundida com outras parasitoses causadas por platelmintos, cujos tratamentos também podem ser com praziquantel, passando, assim, despercebida.

Profilaxia e controle

De acordo com Organização Pan-Americana da Saúde (PAHO, 2003), infecções humanas por *Mesocestoides* spp. são tão raras que não justificam medidas de controle em larga escala. Em áreas endêmicas, no entanto, pode-se realizar um controle individual, ao se evitar a ingestão da carne crua ou malcozida de animais selvagens. Além disso, infecções por tetratirídeos devem ser erradicadas assim que identificadas, para se evitar sua multiplicação nos tecidos do hospedeiro.

Referências bibliográficas

Adam I, el Elwasila T, Homeida M. Is praziquantel therapy safe during pregnancy? Trans R Soc Trop Med Hyg 2004; 98(9):540-3.

American Association of Veterinary Parasitologists (AAVP). Mesocestoides lineatus (Goeze, 1782) Railliet, 1893, 2014. Disponível em: http://www.aavp.org/wiki/cestodes/cyclophyllidea/mesocestoididae/mesocestoides-lineatus. Acesso em: out. 2016.

Arctos – Collaborative Collection Management Solution. Disponível em: < https://arctos.database.museum/name/Mesocestoides>. Acesso em: jun. 2019.

Brunton LL, Chabner BA, Knollmann BC. As bases farmacológicas da terapêutica de Goodman & Gilman. 12. ed. Porto Alegre: AMGH; 2012.

CDC. Centers for Disease Control and Prevention. Division of parasitic diseases and malaria. Mesocestoidiasis. 2013. Disponível em: http://www.cdc.gov/dpdx/mesocestoidiasis/index.html. Acesso em: 15 mai 2016.

Eom KS, Kim SH, Rim HJ. Second case of human infection with Mesocestoides lineatus in Korea. Kisaengchunghak Chapchi 1992; 30(2):147-50.

Fuentes MV, Galán-Puchades MT, Malone JB. Short report: a new case report of human Mesocestoides infection in the United States. Am J Trop Med Hyg 2003; 68(5):566-7.

Gallas M, Silveira EF. Mesocestoides spp. (Eucestoda, Mesocestoididae) parasitando quatro espécies de felinos silvestres no Sul do Brasil. Rev Bras Parasitol Vet. 2011; 20(2):168-71.

Gleason NN, Kornblum R, Walzer P. Mesocestoides (Cestoda) in a child in New Jersey treated with niclosamide (Yomesan). Am J Trop Med Hyg 1973; 22(6):757-60.

Gutierrez Y, Buchino JJ, Schubert WK. Mesocestoides (Cestoda) infection in children in the United States. J Pediatr 1978; 93(2):245-7.

Heneberg P, Georgiev BB, Sitko J et al. Massive infection of a song thrush by Mesocestoides sp. (Cestoda) tetrathyridia that genetically match acephalic metacestodes causing lethal peritoneal larval cestodiasis in domesticated mammals. Heneberg P, Georgiev BB, Sitko J, Literák I. Parasit Vectors 2019;12(1):230.

Hutchinson WF, Martin JB. Mesocestoides (Cestoda) in a child in Mississippi treated with paromomycin sulfate (humatin). Am J Trop Med Hyg 1980; 29(3):478-9.

Ohtomo H, Hioki A, Ito A et al. Therapeutic effect of paromomycin sulfate on the 13th case of Mesocestoides lineatus infection found in Japan. Jpn J Antibiot 1983 Mar, 36(3):632-7.

NCBI. National Center for Biotechnology Information. Taxonomy. Disponível em: <https://www.ncbi.nlm.nih.gov/taxonomy>. Acesso em: 25 de março de 2019.

PAHO. Pan American Health Organization. Zoonoses and communicable diseases common to man and animals: parasitoses. Washington DC: PAHO; 2003.

Yasur-Landau D, Salant H, Levin-Gichon G et al. Urinary incontinence associated with Mesocestoides vogae infection in a dog. Parasitol Res 2019; 118(3):1039-44.

QUADRO 74.2 Fármacos utilizados no tratamento da mesocestoidíase.

Fármaco	Dose	Tempo de tratamento	Efeitos adversos
Praziquantel	10 mg/kg, VO	Dose única	Tontura, lassidão, dor e desconforto abdominal, cefaleia, sonolência, náuseas, vômitos, diarreia e sensação de gosto metálico
Sulfato de paromomicina	25 mg/kg, VO	3 a 5 dias	Ototoxicidade e nefrotoxicidade
Niclosamida	2 g (4 comprimidos), VO	Dose única	Diarreia, cefaleia, náuseas e vômitos
Albendazol	400 mg, VO	Dose única	Diarreia, náuseas, vômitos

Adaptado de Fuentes et al., 2003; PAHO, 2003; Brunton et al., 2012.

CAPÍTULO 75

Metagonimíase

Paulo Sérgio Balbino Miguel • Larissa Cristina de Moraes • Sávio Silva Santos

Introdução

A metagonimíase é uma doença infecciosa comum no Oriente, causada por trematódeos heterofídeos do gênero *Metagonimus*, no qual se destaca a espécie *Metagonimus yokogawai* (Pornruseetairatn et al., 2016; Chai; Jung, 2020; Kino et al., 2006). Entretanto, outras espécies, como *Metagonimus takahashii* e *Metagonimus miyatai*, mesmo sendo menos comuns, também podem causar a doença (Shimazu; Hideto, 2015).

A espécie *Metagonimus yokogawai* absorve nutrientes pelo tegumento, é hermafrodita e apresenta um ciclo heteróxeno, no qual o hospedeiro intermediário mais comum é o caramujo do gênero *Semisulcospira*, e os definitivos são aves ou mamíferos, incluindo o homem. O verme parasita o intestino dos hospedeiros definitivos (é o menor parasito humano), causando no *Homo sapiens* distúrbios gastrintestinais desencadeados por reação inflamatória, como anorexia, cólica abdominal, dispepsia e diarreia (Tavares, 2015; Shimazu; Hideto, 2015; CDC, 2017).

O propósito deste capítulo é descrever o adoecimento por *M. yokogawai*, enfatizando o ciclo biológico, a imunologia, a patologia, os aspectos clínicos, o diagnóstico, o tratamento, a ecoepidemiologia e o controle.

Etiologia

Taxonomia

O parasito é incluído no filo Platyhelminthes, classe Trematoda, subclasse Digenea, família Heterophyidae, à qual pertencem *M. yokogawai* e outras duas espécies estritamente relacionadas: *M. miyatai* e *M. takahashii* (Pornruseetairatn et al., 2016; Shimazu; Hideto, 2015). Estas e outras espécies do gênero *Metagonimus* são mostradas no (Quadro 75.1). Sequenciamentos de DNA mostraram que *M. yokogawai* é mais semelhante ao *M. takahashii* do que ao *M. miyatai*. Há relatos de diferenças morfológicas entre as três espécies relacionadas, como tamanho de estruturas e glândulas, número de espinhos orais e modo de encistamento (Chai et al., 2009).

QUADRO 75.1 Classificação taxonômica do gênero *Metagonimus*.

Domínio	Eukaryota
Filo	Platyhelminthes
Classe	Trematoda
Ordem	Opisthorchiida
Família	Heterophyidae
Gênero	*Metagonimus*
Espécies	*Metagonimus hakubaensis, Metagonimus katsuradai, Metagonimus miyatai, Metagonimus otsurui, Metagonimus pusillus, Metagonimus suifunensis, Metagonimus takahashii, Metagonimus yokogawai*

Adaptado de NCBI – The Taxonomy Database, 2019; Arctos - Collaborative Collection Management Solution, 2019.

Aspectos morfológicos

Os ovos de *M. yokogawai* são invólucros elípticos ou esféricos, com dimensões diminutas (26 a 28 × 15 a 17 μm) (Guerrant et al., 2011). A casca desses ovos é lisa e transparente, compondo-se de duas camadas: a externa, mais espessa, e a interna, mais fina. O verme adulto, assim como a maioria dos vermes da sua classe, apresenta tegumento espinhoso e corpo longo e afilado posteriormente, podendo alcançar até 3 mm de comprimento (Shimazu; Hideto, 2015; Rey, 2008). As gônadas do trematódeo se encontram na região posterior, e seu complexo ventrogenital pode ser visualizado, junto às principais estruturas, na Figura 75.1.

Hábitat, nutrição e reprodução

O ambiente intestinal é um hábitat muito propício para o desenvolvimento de parasitos. O *M. yokogawai* fixa-se às paredes do intestino, pois encontra ali um revestimento de secreção mucosa espessa e alimentos parcialmente digeridos (Rey, 2008).

O metazoário, assim como os demais trematódeos intestinais, tem sistema digestório incompleto, com tubos intestinais laterais que terminam em fundo cego. A absorção de nutrientes é pelo tegumento, por difusão ou pinocitose (Rey, 2008; Tavares, 2015). Os parasitos incluídos no gênero *Metagonimus* são hermafroditas; porém, a autofecundação é incomum. O aparelho genital masculino é formado por testículos diagonais, os quais se projetam exteriormente durante a reprodução e alcançam o átrio genital. O aparelho genital feminino, por sua vez, consiste em: um ovário único; um oviduto com dois canais (canal de Laurer, o qual recebe os espermatozoides, e viteloduto, que armazena o vitelo); um oótipo, onde os ovos se formam; e um útero, que se abre junto ao aparelho masculino no átrio genital (Shimazu; Hideto, 2015; Rey, 2008).

Ciclo biológico

O ciclo biológico do *M. yokogawai* (Figura 75.2) é heteróxeno, semelhante ao descrito para *Heterophyes heterophyes* (ver Capítulo 65, *Heterofíase*), no qual animais infectados liberam ovos com miracídios juntamente com as fezes. Os hospedeiros intermediários, em geral os caracóis do gênero *Semisulcospira*, ingerem os ovos, que, ao chegarem ao intestino, eclodem e liberam os miracídios, que transitam sob as formas de esporocisto e rédias, e são liberados como cercárias, as quais se tornam encistadas sob a forma de metacercárias nos tecidos do segundo hospedeiro intermediário – peixes de água doce ou salgada. O hospedeiro definitivo – mamíferos, incluindo humanos, ou aves – ingere o peixe cru ou malcozido com as metacercárias, que se desencistam e se fixam à mucosa do intestino delgado, local onde se tornam vermes adultos e produzem o processo infeccioso (CDC, 2017).

Imunologia e patologia

As cercárias usam glândulas de penetração para fixação ativa no hospedeiro intermediário. No momento seguinte, de desencistamento no sistema digestório do hospedeiro definitivo, tais formas evolutivas desenvolvem seu aparelho genital para se tornarem vermes adultos (Rey, 2008).

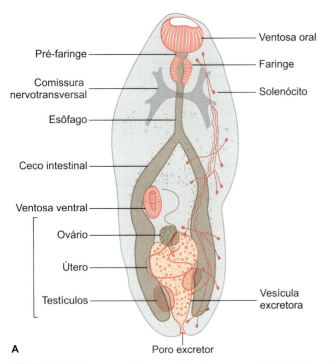

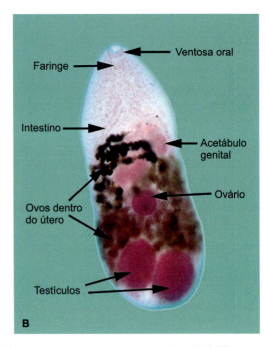

FIGURA 75.1 A. Representação esquemática da metacercária do *Metagonimus yokogawai*. Vista ventral e órgãos excretores. Adaptada de Shimazu; Hideto, 2015. **B.** Adulto de *Metagonimus yokogawai*. Reproduzida de CDC, 2015, com permissão.

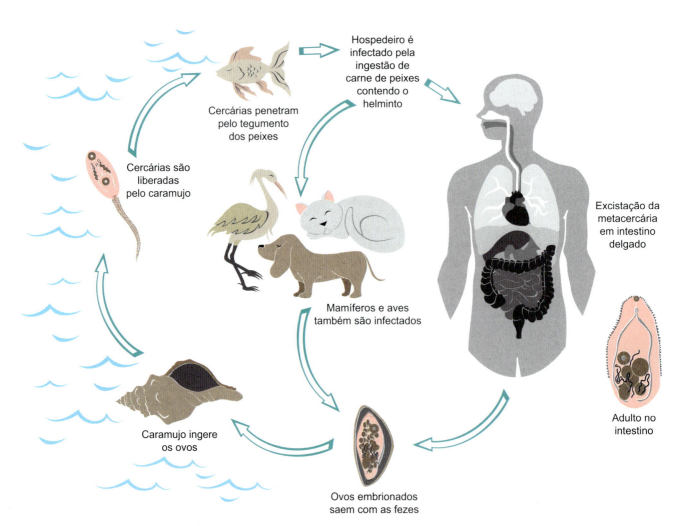

FIGURA 75.2 Ciclo biológico dos helmintos da espécie *Metagonimus yokogawai*.

No intestino delgado, os helmintos desencadeiam uma reação inflamatória focal e ulcerações no local da infecção, com atrofia vilosa e hiperplasia das criptas. Assim como acontece com *H. heterophyes*, os ovos de *M. yokogawai* podem ser depositados na mucosa intestinal, favorecendo a disseminação para a corrente sanguínea após passagem pelo sistema linfático (Guerrant et al., 2011; Maguire, 2015). Ovos do parasito podem: atingir vasos do sistema nervoso central (SNC), causando lesões cerebrais focais; afetar o coração, causando miocardite, e embolizar vasos pulmonares, hepáticos e esplênicos (Guerrant et al., 2011; Maguire, 2015; Tavares, 2015).

Aspectos clínicos

Doença em humanos

■ História natural

As lesões produzidas no sistema digestório do hospedeiro definitivo podem levar a um quadro caracterizado por anorexia, cólica abdominal, dispepsia, diarreia e eosinofilia, o qual se inicia cerca de 9 dias após a ingestão das metacercárias. Entretanto, a ausência de sinais ou sintomas não é rara (Maguire, 2015). Os ovos, que eventualmente alcançam a corrente sanguínea e embolizam vasos do SNC, coração, pulmões, fígado e baço, podem causar eventos patológicos nesses órgãos (Guerrant et al., 2011; Maguire, 2015; Tavares, 2015). A maioria dos casos, porém, tem resolução espontânea.

■ Diagnóstico diferencial

Os principais diagnósticos diferenciais devem ser feitos com as enfermidades produzidas por trematódeos intestinais, principalmente espécies de *Echinostoma* (ver Capítulo 54, *Equinostomíase*), *Fasciolopsis buski* (ver Capítulo 61, *Fasciolopsíase*) e *Heterophyes heterophyes* (ver Capítulo 65, *Heterofíase*), (Maguire, 2015).

Doença em animais não humanos

A ocorrência da metagonimíase em animais é ainda pobremente relatada na literatura, e os dados são pouco atualizados. No entanto, sabe-se que o *M. yokogawai* pode ser encontrado em peixes e gatos (Kino et al., 2006; Kim et al., 2006; Guk et al., 2005; CDC, 2017).

Um estudo no Japão mostrou que 90% das metacercárias encontradas na carne dos peixes eram provenientes da espécie *M. yokogawai*, e 98,7% das localizadas nas escamas eram de *M. miyatai* (Kino et al., 2006). Outra investigação demonstrou que 6,7% dos peixes da espécie *Lateolabrax japonicus* encontravam-se infectados por *M. takahashii* (Kim et al., 2006), e gatos foram descritos como hospedeiros de metazoários do gênero *Metagonimus* (Sohn; Chai, 2005). Além disso, há indícios de maior suscetibilidade de ratos a *M. yokogawai* em relação a *M. miyatai* e *M. takahashii* (Guk et al., 2005).

Diagnóstico laboratorial

O diagnóstico laboratorial é realizado por exame parasitológico de fezes ou por biopsia do tecido infectado. A semelhança entre os ovos dos diferentes parasitos dificulta a identificação em termos da espécie, sendo a distinção realizada examinando-se os vermes adultos eliminados nas fezes após o tratamento (Maguire, 2015; Guerrant et al., 2011).

Ensaios de reação em cadeia da polimerase (PCR), com alvo no DNA ribossômico, têm sido desenvolvidos, os quais futuramente poderão ser úteis para a identificação do *M. yokogawai* (Guerrant et al., 2011).

Tratamento

O tratamento de escolha da infecção pelo *M. yokogawai* consiste na utilização do praziquantel, 75 mg/kg, divididos em 3 doses (8/8 h), por 1 dia. A dose pediátrica é a mesma empregada para o adulto (Tavares, 2015; Maguire, 2015; CDC, 2017).

Ecologia e epidemiologia

O helminto *M. yokogawai* é encontrado mais comumente no extremo leste da Rússia, no Japão, na China e em Taiwan, com grande destaque para a Coreia do Sul, onde os reservatórios são mais apropriados (Sohn et al., 2015; 2018; Shimazu; Hideto, 2015). Até o momento, a helmintíase não foi documentada no Brasil (Uppal; Wadhwa, 2005; CDC, 2017). O hábito de comer peixe cru – ou malcozido – é o principal fator de risco para a aquisição da metagonimíase (Chai; Jung, 2019).

A predominância de *Metagonimus* em peixes *Plecoglossus altivelis* nas áreas costeiras do sul e do leste da Coreia do Sul foi descrita por Cho et al. (2011), sendo a maioria das metacercárias pertencente a *M. yokogawai*.

Profilaxia e controle

A principal medida de profilaxia para as infecções por trematódeos do gênero *Metagonimus* é evitar a ingestão de peixe cru ou malcozido. As intervenções em saúde pública devem incluir campanhas de educação em saúde, bem como ativação do sistema de vigilância sanitária em polos de psicultura. As propostas de mudanças dos hábitos alimentares de certas populações acostumadas a consumir alimentos crus pode ser difícil, o que requer uma atenção especial nas conversações sobre educação e saúde (Maguire, 2015; Guerrant et al., 2011). Por ora, não existe vacina para a prevenção de infecção intestinal por esses patógenos.

Referências bibliográficas

Arctos – Collaborative Collection Management Solution. Disponível em: <https://arctos.database.museum/name/Metagonimus>. Acesso em: set. 2019.

CDC. Centers for Disease Control and Prevention. Departament of Health and Human Services, Public Health Service. Parasites – Metagonimus yokogawai. 2017. Disponível em: http://www.cdc.gov/dpdx/metagonimiasis/index.html. Acesso em: 19 de nov. 2018.

Chai JY, Jung BK. Epidemiology of trematode infections: an update. Adv Exp Med Biol 2019; 1154:359-409.

Chai JY, Jung BK. Foodborne intestinal flukes: A brief review of epidemiology and geographical distribution. Acta Trop 2020; 201:105210.

Chai JY, Shin EH, Lee SH et al. Foodborne intestinal flukes in South Asia. Korean J Parasitol 2009; 47(Suppl):S69-S102.

Cho SH, Kim TS, Na BK et al. Prevalence of Metagonimus Metacercariae in sweetfish, Plecoglossus altivelis, from eastern and southern coastal areas in Korea. Korean J Parasitol 2011;49(2):161-5.

Guerrant RL, Walker DH, Weller PF. Liver, lung and intestinal fluke infections. In: Guerrant RL, Walker DH, Weller PF. Tropical infectious diseases – principles, pathogens & practice. 3. ed. Elsevier Saunders; 2011.

Guk SM, Park JY, Seo M et al. Susceptibility of inbred mouse strains to infection with three species of Metagonimus prevalent in the Republic of Korea. J Parasitol 2005;91(1):12-6.

Kim DG, Kim TS, Cho SH et al. Heterophyid metacercarial infections in brackish water fishes from Jinju-man (Bay), Kyongsangnam-do, Korea. Korean J Parasitol 2006; 44(1):7-13.

Kino H, Suzuki T, Oishi H et al. Geographical distribution of Metagonimus yokogawai and M. miyatai in Shizuoka Prefecture, Japan, and their site preferences in the sweetfish, Plecoglossus altivelis, and hamsters. Parasitol Int 2006;55(3):201-6.

Maguire JH. Trematodes (Schistosomes and Liver, Intestinal, and Lung Flukes). In: Mandell GL, Bennett JE, Dolin R. Mandell, Douglas, and Bennett's principles and practice of infectious diseases. 8a ed. Elsevier; 2015.

NCBI. National Center for Biotechnology Information. Taxonomy. Disponível em: <https://www.ncbi.nlm.nih.gov/taxonomy>. Acesso em: set. 2019.

Pornruseetairatn S, Kino H, Shimazu T et al. A molecular phylogeny of Asian species of the genus Metagonimus (Digenea)-small intestinal flukes-based on representative Japanese populations. Parasitol Res 2016;115(3):1123-30.

Rey L. Parasitologia. 4. ed. Rio de Janeiro: Guanabara Koogan; 2008.

Shimazu T, Hideto H. Metagonimus yokogawai (Trematoda: Heterophyidae): from discovery to designation of a neotype. Korean J Parasitol 2015; 53(5):627-39.

Sohn WM, Chai JY. Infection status with helminthes in feral cats purchased from a market in Busan, Republic of Korea. Korean J Parasitol 2005;43(3):93-100.

Sohn WM, Na BK, Cho SH et al. Trematode Metacercariae em freshwater fish fro, water systems of hantangang and imjingang in Republic of Korea. Korean J Parasitol 2015;53(3):289-98.

Sohn WM, Na BK, Cho SH et al. Infection status with Metagonimus spp. metacercariae in fishes from Seomjin-gang and Tamjin-gang in Republic of Korea. Korean J Parasitol 2018;56(4):351-8.

Tavares W. Helmintíases de importação e helmintíases raras no Brasil. In: Tavares W, Marinho LAC. Rotinas de diagnóstico e tratamento das doenças infecciosas e parasitárias. 4. ed. São Paulo: Atheneu; 2015.

Uppal B, Wadhwa V. Rare case of Metagonimus yokogawai. Indian J Med Microbiol 2005;23(1):61-2.

CAPÍTULO 76

Metorquíase

Luiz Alberto Santana • Thomaz Contin Fernandes •
Geisla Teles Vieira

Introdução

A metorquíase é uma doença associada principalmente à infecção crônica do sistema hepatobiliar por trematódeos do gênero *Metorchis* (Kiyan et al., 2018; Maguire, 2015; Chai; Jung, 2019). Com ampla distribuição pelo globo, quadros de metorquíase em humanos e outros mamíferos carnívoros foram registrados na América do Norte, na Europa e na Ásia Oriental. A infecção ocorre após a ingesta de peixe de água doce cru ou malcozido infectado por metacercárias do *Metorchis*. Ainda que a maioria dos quadros infecciosos seja assintomática, a doença pode cursar com febre, dor abdominal, hepatomegalia e eosinofilia (Maguire, 2015; Sitko et al., 2016).

Este capítulo tem por objetivo apresentar a etiologia, imunologia, a patologia, a clínica, o diagnóstico, o tratamento, a epidemiologia e o controle das infecções causadas por helmintos do gênero *Metorchis*.

Etiologia

Metorchis spp. são trematódeos de tamanho médio com corpo em formato de folha (Figura 76.1). Os padrões morfológicos do verme adulto são consideravelmente afetados por fatores como a idade do parasito, a espécie do hospedeiro definitivo e a intensidade da infecção (Mordvinov et al., 2012). *Metorchis bilis* foi usado como parâmetro para designação da morfologia do parasito. O comprimento médio do seu corpo varia de 1,75 a 3,75 mm; e a largura, de 1 a 1,5 mm. O parasito tem duas ventosas de tamanho similar: a bucal, com diâmetro de 0,22 a 0,28 mm; e a ventral, com 0,1 a 0,3 mm, a qual se projeta a partir da porção central do corpo. Sua faringe é oval, com diâmetro de 0,12 a 0,13 mm. O esôfago curto é praticamente ausente, e o ovário é arredondado, com diâmetro de 0,275 a 0,325 mm, localizado lateralmente a partir do eixo central do corpo e em frente aos testículos. Atrás do ovário e em frente à parte dianteira dos testículos, está situado o receptáculo seminal, com tamanho igual ou superior ao do ovário. As glândulas vitelinas têm

início no ovário e alcançam a metade da distância entre as ventosas. O útero se estende do ovário e se sobrepõe à ventosa ventral, chegando aproximadamente ao mesmo nível das glândulas vitelinas. Os testículos apresentam borda lisa e são fracamente lobados. Estão situados no quarto posterior ou terço posterior do corpo, opostos um ao outro. A vesícula seminal é bastante curvada, e os poros genitais saem separadamente da borda frontal da ventosa ventral. O tamanho dos ovos é 0,03 × 0,02 mm (Maguire, 2015; Mordvinov et al., 2012).

Taxonomia

A classificação taxonômica do gênero *Metorchis* encontra-se no Quadro 76.1.

Ciclo biológico

O ciclo de vida do *Metorchis* spp. (Figura 76.2) tem início com o verme adulto habitando e reproduzindo-se nos ductos biliares do hospedeiro definitivo. Desse modo, os ovos são liberados nas vias biliares, chegam ao intestino e se misturam às fezes para então serem eliminados. Uma vez no ambiente, esses ovos podem ser ingeridos por caramujos (espécies *Amnicola limosa* e *Bithynia tentaculata*), primeiro hospedeiro intermediário, onde eclodem e liberam miracídios, que penetram as estruturas do caramujo e se tornam esporocistos em seu fígado. Após sucessivos processos de replicação, os miracídios se convertem em cercárias, que são liberadas no meio aquático. Elas são capazes de infectar diversas espécies de peixes de água doce, principalmente aqueles da família Cyprinidae (Chai; Jung, 2019).

Ao se encistar na musculatura do peixe, segundo hospedeiro intermediário, a cercária torna-se metacercária; assim, ao ingerir peixe cru ou malcozido, o homem ou outro mamífero se transforma em hospedeiro definitivo (Cardia; Bresciani, 2012). A metacercária se transforma em um verme adulto no intestino do hospedeiro em cerca de 2 a 3 dias. Nesse estágio, o parasito migra para os ductos biliares do fígado e reinicia seu ciclo de vida (Brown; Smith, 2007). Uma característica comum a todos os trematódeos é a elevada especificidade pelo primeiro hospedeiro intermediário, ao passo que o segundo hospedeiro e o definitivo podem abranger uma gama de dezenas de espécies (Quadro 76.2) (Mordvinov et al., 2012).

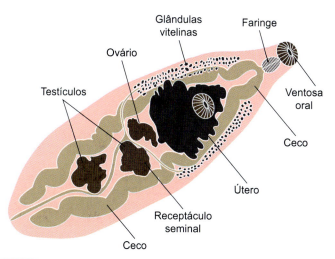

FIGURA 76.1 Esquema de um parasito adulto de *Metorchis conjunctus*, destacando os componentes estruturais e o formato plano em desenho de folha do corpo. Adaptada de Brown; Smith, 2007.

QUADRO 76.1 Classificação taxonômica do gênero *Metorchis*.

Reino	Animalia
Filo	Platyhelminthes
Classe	Trematoda
Subclasse	Digenea
Ordem	Opisthorchiida
Subordem	Opisthorchiata
Família	Opisthorchiidae
Gênero	*Metorchis*
Espécies	*Metorchis albidus, Metorchis bilis, Metorchis conjunctus*, Metorchis orientalis, Metorchis ussuriensis, Metorchis xanthosomus*

Adaptado de NCBI – The Taxonomy Database, 2019. *O NCBI Taxonomy não inclui *Metorchis conjunctus* no rol de espécies do gênero *Metorchis*.

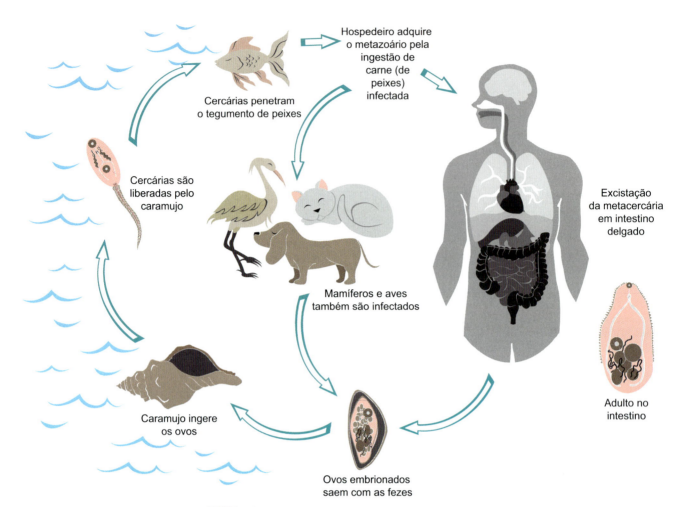

FIGURA 76.2 Ciclo biológico dos helmintos do gênero *Metorchis*.

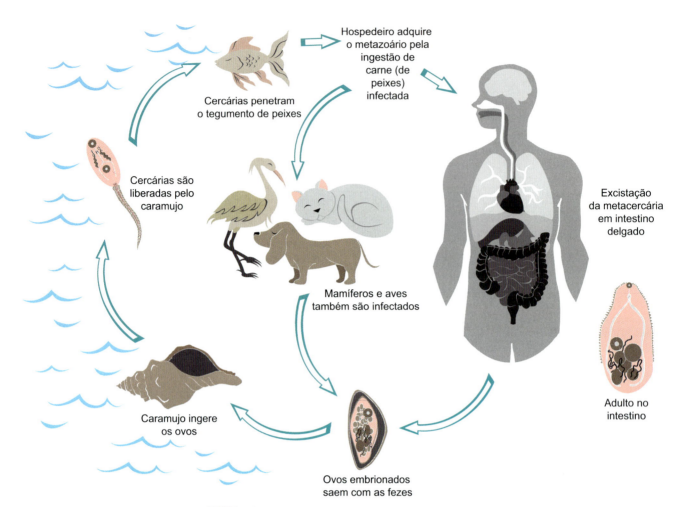

QUADRO 76.2 Hospedeiros primário, secundário e definitivo dos parasitos *Metorchis bilis* e *Metorchis conjunctus*.

Parasito	Primeiro hospedeiro intermediário	Segundo hospedeiro intermediário	Hospedeiro definitivo
Metorchis bilis	*Bithynia tentaculata*	Carpas da família Cyprinidae	Humanos, mamíferos e aves devoradores de peixe
Metorchis conjunctus	*Amnicola limosus*	*Catostomus commersonii, Salvelinus fontinalis, Perca flavescens, Semotilus corporalis*	Humanos e mamíferos devoradores de peixe

Adaptado de Cardia; Bresciani, 2012; Mordvinov et al., 2012; Chai; Jung, 2019.

Imunologia e patologia

A patogênese da metorquíase, assim como as demais doenças causadas por trematódeos, relaciona-se principalmente com a resposta imune do hospedeiro na presença de larvas e ovos do parasito. Na infecção aguda, a resposta protetora consiste em anticorpos IgE, eosinófilos e macrófagos direcionados contra os vermes adultos que invadem as vias biliares. A febre se deve à circulação de imunocomplexos, produzidos pela neutralização de antígenos do parasito por anticorpos do hospedeiro e pela produção de altos níveis de citocinas pró-inflamatórias (Maguire, 2015). A doença crônica, por sua vez, ocorre devido à existência de ovos do parasito em tecidos do hospedeiro e à resposta imune direcionada a antígenos dos ovos, que acaba por lesar também estruturas subjacentes. Os ovos retidos que não são eliminados para o lúmen intestinal desencadeiam uma resposta do hospedeiro marcada por inflamação eosinofílica aguda seguida pela formação de granuloma. Esses granulomas, inicialmente, são constituídos de neutrófilos, eosinófilos e células mononucleares e, mais tarde, linfócitos, macrófagos, células multinucleares e fibroblastos (Maguire, 2015).

Os granulomas iniciam sua lesão tecidual com a formação de infiltrado inflamatório e a substituição do tecido saudável e, depois, por meio de deposição de colágeno e cicatrização. A fibrose e a formação de grandes granulomas são os principais determinantes da gravidade dessas doenças (Cardia; Bresciani, 2012; Maguire, 2015).

Aspectos clínicos

Doença em humanos

A metorquíase pode apresentar-se assintomática em muitos pacientes; contudo, mesmo nesses casos, é comum a presença de eosinofilia, ao hemograma. A fase aguda da doença é bastante similar à da esquistossomose mansônica, mais comum no Brasil, e inclui dor abdominal, febre e hepatomegalia (MaClean et al., 1996; Maguire, 2015). A manifestação crônica da metorquíase apresenta quadros graves, como coledocolitíase, colangite ascendente, pancreatite e colangiocarcinoma do fígado, este último devido à irritação do ducto e subsequente reação imune do hospedeiro (Sitko et al., 2016). Alterações no fígado não são detectadas durante a fase inicial da infecção; porém, a irritação das paredes dos ductos biliares, decorrentes da secreção de produtos metabólicos pelo verme, pode levar a inflamação e espessamento local

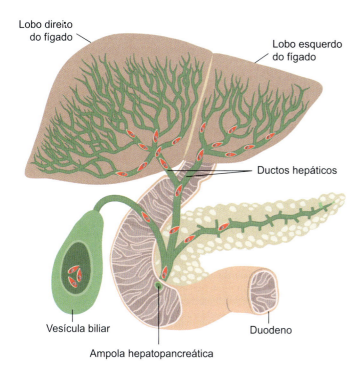

FIGURA 76.3 Representação esquemática do sistema hepatobiliar infectado pela forma adulta dos parasitos do gênero *Metorchis* spp. (representados em vermelho), levando a inflamação, fibrose e espessamento da parede dos ductos biliares. Adaptada de Brown; Smith, 2007.

Legendas da figura:
- Lobo direito do fígado
- Lobo esquerdo do fígado
- Ductos hepáticos
- Vesícula biliar
- Duodeno
- Ampola hepatopancreática

(Figura 76.3). Ao exame físico, sinais e sintomas como desconforto em hipocôndrio direito, fígado firme e palpável abaixo do rebordo costal e perda de peso acentuada podem estar presentes, sobretudo nos primeiros meses da infecção. Com a manifestação crônica da doença, há risco de obstrução das vias biliares, casos em que a intervenção cirúrgica se torna necessária (MaClean et al., 1996; Maguire, 2015).

Doença em animais não humanos

Animais não humanos acometidos por metorquíase parecem apresentar quadro clínico similar ao da doença no *Homo sapiens*. Um estudo realizado a partir da necropsia de sete lobos com sinais de infecção por *Metorchis conjunctus* em Saskatchewan (Canadá) revelou vesículas e ductos biliares dilatados rodeados por uma espessa parede de tecido conjuntivo e contendo grande volume de fluido gelatinoso verde-amarelado repleto de trematódeos (Chai; Jung, 2019). O acometimento do pâncreas mostrou-se mais raro; porém, em dois espécimes em que foi observado o parasito, foi observado um órgão alargado, branco, nodular e muito firme. O ducto pancreático apareceu muito dilatado e, ao longo de todo o parênquima do órgão, ductos fibróticos e dilatados continham trematódeos em seu interior (Wobeser et al., 1983).

Diagnóstico laboratorial

A confirmação do diagnóstico de metorquíase é feita por meio da identificação dos ovos do parasito nas fezes do paciente, mas eles não são perceptíveis se a infecção for causada por menos de 20 formas adultas do verme (MacLean et al., 1996; Maguire, 2015). Atualmente, os métodos de rotina de exames de fezes não são suficientemente sensíveis para possibilitar a identificação da espécie do parasito (Mordvinov et al., 2012).

Na Europa, dois trematódeos da família Opisthorchiidae, *Opisthorchis felineus* e *Metorchis bilis*, foram identificados como causadores de doença em seres humanos. Devido à similaridade dos aspectos clínicos e à inespecificidade dos métodos rotineiros de diagnóstico, ambos

eram ligados a quadros de opistorquíase (Mordvinov et al., 2012) (ver Capítulo 79, *Opistorquíase*). Exames sorológicos realizados em larga escala na Rússia revelaram que 50% das opistorquíases clinicamente diagnosticadas eram de fato metorquíase causada por *Metorchis bilis* (Sitko et al., 2016).

Nos últimos anos, observou-se um crescente desenvolvimento de métodos moleculares eficientes para a detecção de agentes causadores de opistorquíase e de metorquíase, dentre eles o uso de sorodiagnósticos, como ELISA, e diagnósticos com base no DNA, como reação em cadeia da polimerase (PCR) (Mordvinov et al., 2012). Porém, esses métodos são, hoje, majoritariamente utilizados com fins epidemiológicos de pesquisa, e não estão amplamente disponíveis fora das áreas endêmicas (Maguire, 2015).

Avaliação por métodos complementares

Os distúrbios desencadeados pela metorquíase ocorrem no fígado e estão atreladas a alterações nos órgãos que compõem a zona duodeno/colédoco/pancreática. Desse modo, o emprego de técnicas modernas de imagem – como colecistocolangiografia, exames ultrassonográficos, tomografia computadorizada e ressonância magnética (Mordvinov et al., 2012) – é útil para avaliar dilatação ou estenose dos ductos biliares, espessamento da parede da vesícula ou até formação de cálculos biliares (MacLean et al., 1996; Maguire, 2015).

Tratamento

O fármaco de escolha para o tratamento da metorquíase é o praziquantel, na dose de 25 mg/kg, 3 vezes/dia, durante 1 ou 2 dias. Sabe-se, porém, que uma única dose é suficiente para erradicar a infecção em até 85% dos casos. O albendazol é a segunda opção, na dose de 10 mg/kg/dia, durante 10 dias. Em casos graves da doença com acometimento extenso das vias biliares, a intervenção cirúrgica pode ser necessária (Maguire, 2015).

Ecologia e epidemiologia

A metorquíase é uma enfermidade com ampla distribuição pelo globo. Três espécies merecem destaque pelo seu papel como parasitos do *H. sapiens* e de outros mamíferos devoradores de peixe: *Metorchis conjunctus* (Cobbold, 1860), na América do Norte; *Metorchis bilis* (Braun, 1790), na Eurásia; e *Metorchis orientalis* (Tanebe, 1920), na Ásia Oriental (Mordvinov et al., 2012).

A doença sintomática causada por *M. conjunctus* em seres humanos era desconhecida antes de 1993, quando um surto foi registrado em uma comunidade de Fort Hope, Canadá, após consumo do peixe da espécie *C. commersonii* cru, preparado como sashimi. Estudo realizado na região, no período de 1994-1995, apontou baixa ocorrência da infecção nos habitantes da comunidade, mas alta prevalência do parasito nas fezes de cães (Behr et al., 1998).

Nas bacias da região de Tyumen, Sibéria Ocidental, foi observada infecção conjunta de quatro espécies de peixe (*ide, roach, dace, minnow*) por metacercárias de até três diferentes trematódeos da família Opisthorchiidae (*O. felineus, M. bilis, M. xanthosomus*). Na Alemanha, alterações observadas no fígado e nas vias biliares de águias de cauda branca (*Haliaeetus albicilla*) foram associadas à infecção por *M. bilis*. Das águias estudadas, 51% apresentaram a infecção (Mordvinov et al., 2012).

O primeiro relato de infecção em seres humanos por *M. orientalis* ocorreu em quatro chineses no ano 2001. O parasito está presente em uma região correspondente ao território das Coreias e ao leste da China, e é encontrado parasitando aves e mamíferos piscívoros (Mordvinov et al., 2012).

Profilaxia e controle

A principal medida profilática da metorquíase é evitar a ingestão de peixes de procedência duvidosa, preparados crus ou malcozidos. A temperatura de cocção recomendada é de 70°C, por um período não inferior a 1 minuto. Essa medida visa à completa inativação dos estágios larvais de nematoides, cestoides e trematódeos que, por ventura, possam estar presentes na carne do peixe (Cardia; Bresciani, 2012).

O controle do primeiro hospedeiro intermediário é também uma medida eficaz para minimizar o risco de infecção pelo parasito, uma vez que os trematódeos são altamente específicos quanto a esse hospedeiro (Mordvinov et al., 2012). Contudo, vale ressaltar que a opção de atuar sobre uma espécie selvagem sempre traz consigo a possibilidade de desencadear algum grau de desequilíbrio ecológico.

O tratamento adequado dos dejetos humanos antes que eles tenham contato com mares, rios e lagos também é uma medida profilática efetiva, pois as fezes do *H. sapiens* são a via de eliminação dos ovos do parasito para o ambiente aquático (Cardia; Bresciani, 2012). Finalmente, faz-se necessária, por parte das autoridades, a adoção de programas que visem promover a educação higiênico-sanitária e alertar a população de áreas endêmicas sobre a importância do correto preparo do pescado (Cardia; Bresciani, 2012), almejando, com isso, reduzir a incidência de casos de metorquíase nessas regiões.

Referências biliográficas

Behr MA, Gyorkos TW, Kokoskin E et al. North American liver fluke (Metorchis conjunctus) in a Canadian aboriginal population: a submerging human pathogen? Canadian J Publ Health 1998;89(4): 258.

Brown R, Smith SD. Parasite and pestilience: infectious public health challenges. Metorchiasis. Stanford University. 2007. Disponível em: <http://web.stanford.edu/group/parasites/ParaSites2004/Metorchiasis>. Acesso em: jul. 2019.

Cardia DF, Bresciani KD. Helmintos e zoonóticas transmitidas pelo consumo inadequado de peixes. Vet Zoot 2012;19(1):55-65.

Chai JY, Jung BK. Epidemiology of Trematode Infections: An Update. Adv Exp Med Biol 2019; 1154:359-409.

Kiyan VS, Bulashev AK, Katokhin AV. Opisthorchis felineus and Metorchis bilis Metacercariae in Cyprinid Fish Leuciscus idus in Nura-Sarysu River, Kazakhstan. Korean J Parasitol 2018;56(3):267-74.

MacLean JD, Arthur JR, Ward BJ et al. Common-source outbreak of acute infection due to the North American liver fluke Metorchis conjunctus. Lancet 1996; 347:154.

Maguire JH. Trematodes (Schistosomes and liver, intestinal, and lung flukes). In: Mandell GL, Bennett JE, Dolin R. Mandell, Douglas, and Bennett's principles and practice of infectious diseases. 8. ed. Philadelphia, Pennsylvania: Churchill Livingstone Elsevier; 2015.

Mordvinov VA, Yurlova NI, Ogorodova LM et al. Opisthorchis felineus and Metorchis bilis are the main agents of liver fluke infection of humans in Russia. Parasitol Internat 2012;61(1):25-31.

NCBI. National Center for Biotechnology Information. Taxonomy. Disponível em: <https://www.ncbi.nlm.nih.gov/taxonomy>. Acesso em: 25 de mar. de 2019.

Pauly A, Schuster R, Steuber S. Molecular characterization and differentiation of opisthorchiid trematodes of the species Opisthorchis felineus (Rivolta, 1884) and Metorchis bilis (Braun, 1790) using polymerase chain reaction. Parasitol Res 2003; 90(5):409-14.

Sitko J, Bizos J, Sherrard-Smith E et al. Integrative taxonomy of European parasitic flatworms of the genus Metorchis Looss, 1899 (Trematoda: Opisthorchiidae). Parasitol Internat 2016;258-67.

Wobeser Q, Runge W, Stewart RR. Metorchis conjunctus (Cobbold, 1860) infection in wolves (Canis lupus), with pancreatic involvement in two animals. J Wild Life Diseases 1983;19(4):353-6.

CAPÍTULO 77

Nanofietíase

Sávio Silva Santos • Lucas Borges Gomes Ferreira Pinto •
Ibsen Barguine Junqueira Passos • Andréia Patrícia Gomes

Introdução

A nanofietíase é uma doença entérica causada por trematódeos do gênero *Nanophyetus*, parasitos intestinais primariamente limitados à Sibéria e, posteriormente, documentados em alguns estados dos EUA, como Oregon e Washington. A infecção decorre, sobretudo, da ingestão de peixes da família Salmonidae portadores da metacercária encistada (AAVP, 2014; Chai; Jung, 2020). Além de completar seu ciclo na espécie *Homo sapiens*, cerca de 32 espécies de mamíferos carnívoros podem funcionar como hospedeiros naturais, por exemplo: cães, raposas, coiotes, gatos, linces, entre outras (Muller; Wakelin, 2002; PAHO, 2003; WHO, 1995a; 1995b; 1995c; Saari, 2019).

Com a difusão dos costumes alimentares de diversos povos pelo globo, o consumo de peixes crus, como sushi e sashimi, tem se tornado cada vez mais comum em muitos países. Isso pode contribuir significativamente para o aumento na incidência de parasitoses relacionadas a esse tipo de alimentação em locais que antes não havia relatos na população. Deve-se atentar, portanto, ao consumo de salmonídeos não cozidos em relação à infecção pelo trematódeo *Nanophyetus salmincola* (Macpherson, 2005).

Com base nessas preliminares considerações, o objetivo deste capítulo é a apresentação dos principais aspectos etiológicos, patogênicos, clínicos, diagnósticos, terapêuticos, ecoepidemiológicos e profiláticos da nanofietíase.

Etiologia

Os dois trematódeos do gênero *Nanophyetus* capazes de desencadear a doença em humanos são *Nanophyetus schikhobalowi* e *Nanophyetus salmincola* (Quadro 77.1). O primeiro é endêmico em algumas regiões da Sibéria, na Rússia, enquanto o segundo é encontrado no noroeste americano, na costa do Pacífico. Além de desencadear a doença entérica no *H. sapiens*, o parasito *N. salmincola* também pode funcionar como um vetor da bactéria *Neorickettsia helminthoeca*, agente da enfermidade fatal conhecida como "doença da intoxicação pelo salmão" (SPD), que acomete cães domésticos (*Canis familiares*) (Headley et al., 2011; PAHO, 2003; Headley et al., 2019).

QUADRO 77.1 Classificação taxonômica do gênero *Nanophyetus*.

Domínio	Eukaryota
Filo	Platyhelminthes
Classe	Trematoda
Ordem	Plagiorchiida
Família	Nanophyetidae
Gênero	*Nanophyetus*
Espécies	*Nanophyetus japonensis, Nanophyetus salmincola, Nanophyetus schikhobalowi*

Adaptada de NCBI – The Taxonomy Database, 2019; Arctos – Collaborative Collection Management Solution, 2019.

Ciclo biológico

O ciclo de vida do trematódeo envolve dois hospedeiros intermediários e um definitivo (Figura 77.1). Os primeiros hospedeiros intermediários do parasito são espécies de caramujo da família Pleuroceridae, mais especificamente a *Oxytrema silicula*, nos EUA, e *Semisulcospira cancellata*, na Sibéria. Os ovos liberados na água por meio das fezes do hospedeiro definitivo não estão completamente embrionados e necessitam de um período em torno de 87 a 200 dias para se formar o estágio larval – miracídio. Por conseguinte, essa larva abandona o ovo e infecta o caramujo da família Pleuroceridae, hospedeiro no qual o miracídio se multiplica por duas gerações de rédias (larvas com esporocistos) e dá origem às cercárias. Nessa forma evolutiva, o trematódeo deixa o gastrópode, nada à procura de seu segundo hospedeiro intermediário, que são peixes da família Salmonidae (*Oncorhynchus*, *Salmo*, *Salvelinus*, entre outros), e invade sua pele para encistar-se nos rins, músculos e barbatanas do teleósteo. Após um período de 10 dias, o parasito torna-se infectante aos seus hospedeiros definitivos na forma de metacercárias encistadas nos órgãos do peixe. Por fim, o platelminto *N. salmincola* (Figura 77.2) completa seu ciclo – tornando-se adulto (Figura 77.2) – no sistema digestório de seus hospedeiros definitivos (Quadro 77.2), que incluem mamíferos carnívoros e até algumas aves piscívoras, os quais adquirem o metazoário ao ingerirem a carne crua do peixe infectado (Headley et al., 2011; PAHO, 2003).

Aspectos clínicos

Doença em humanos

Após a ingestão, pelo hospedeiro definitivo, do salmonídeo infectado – seja cru, malcozido ou defumado – as metacercárias encistadas progridem para a forma adulta do parasito. Estas, então, colonizam a mucosa intestinal, podendo resultar, histopatologicamente, em sinais flogísticos, como edema e influxo de células inflamatórias, além de hiperemia localizada (Headley et al., 2011).

As manifestações clínicas da infecção em humanos são inespecíficas e só serão desencadeadas caso haja um número muito alto de parasitos no intestino do enfermo. Geralmente, os sintomas são de origem gastrintestinal e incluem diarreia crônica, dor abdominal, náuseas, vômitos, anorexia, perda de peso e fadiga. A eosinofilia periférica está presente em ambos os casos, sintomáticos e assintomáticos, porém com teores mais elevados naqueles que exibem manifestações clínicas da entidade mórbida (Muller; Wakelin, 2002; PAHO, 2003; WHO, 1995c).

Doença em animais não humanos

Em decorrência do seu ciclo complexo e da capacidade de parasitar diversas espécies de animais, o trematódeo *Nanophyetus salmincola* é propenso a desencadear prejuízos funcionais à vida de muitos hospedeiros, sejam definitivos ou intermediários.

Em cães (*Canis familiaris*), na região endêmica dos EUA, a principal enfermidade associada é a SPD, uma riquetsiose relacionada com a bactéria *Neorickettsia helminthoeca*, que tem o parasito *N. salmincola* como vetor. A infecção se dá em consequência do contágio da parasitose, sendo caracterizada clinicamente por febre, anorexia, diarreias hemorrágicas, vômitos, perda de peso grave, trombocitopenia e

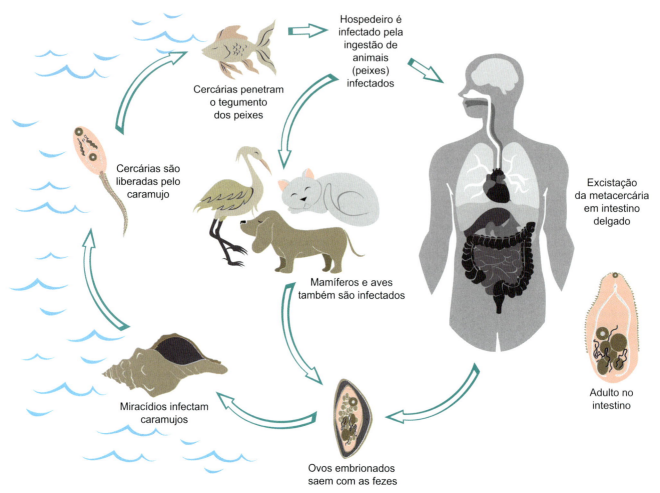

FIGURA 77.1 Ciclo biológico de helmintos da espécie *Nanophyetus salmincola*.

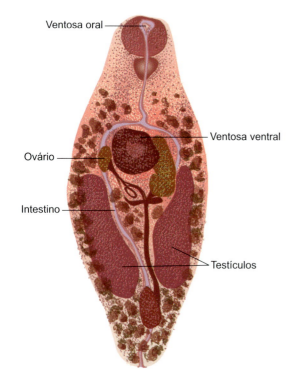

FIGURA 77.2 *Nanophyetus salmincola* (helminto adulto). Ilustração: Ademir Nunes Ribeiro Júnior (FADIP). Adaptada de Saari et al., 2019.

QUADRO 77.2 Hospedeiros definitivos da espécie *Nanophyetus schikhobalowi* na região oriental da Sibéria.

Hospedeiro	Infecção observada	
	Natural	**Experimental**
Canis familiaris (cão doméstico)	+	+
Canis lupus (lobo-cinzento)	+	–
Enhydra lutris (lontra-do-mar)	+	–
Felis catus (gato doméstico)	+	+
Gulo gulo (glutão)	+	–
Homo sapiens	+	–
Martes flavigula	+	–
Meles meles (texugo)	+	–
Mustela sibirica (doninha)	+	+
Mustela vison (marta)	+	+
Nyctereutes procyonoides	+	–
Rattus norvegicus (rato-castanho)	–	+
Selenarctos tibetanus (urso-negro asiático)	+	–
Ursus arctos (urso-pardo)	+	–
Vulpes vulpes (raposa-vermelha)	+	–

O sinal negativo indica ausência de informação avaliável ou evidência inconclusiva. Reproduzido de Schlegel et al., 1968.

linfadenopatia geral. Os sintomas se manifestam em torno de 6 dias após a infecção, a qual, se não tratada rapidamente, pode evoluir para morte em 90% dos casos, em um período de 7 a 10 dias.

Embora o mecanismo seja pouco conhecido, sabe-se que a bactéria, liberada pelo trematódeo, ganha a corrente sanguínea e o sistema linfático por meio dos histiócitos intestinais. Mediante a disseminação linfática, o microrganismo alcança os linfonodos e inicia a fase de proliferação primária, resultando na linfadenopatia característica da doença. O tratamento se faz com internação do animal, terapia de reidratação e antibioticoterapia intravenosa – em geral utilizam-se sulfonamidas –, visto que estudos recentes relataram resistência da bactéria à eritromicina, à penicilina e ao cloranfenicol. As medidas de controle se baseiam na prevenção do contato de cães suscetíveis à infecção pelo parasito N. salmincola com carne de salmão não cozida ou defumada (Headley et al., 2011; PAHO, 2003).

Além disso, a espécie N. salmincola também é vetor da bactéria Neorickettsia elokomina, agente etiológico da "febre do trematódeo Elokomin". Essa enfermidade tem manifestações semelhantes às da SPD, porém de modo mais brando, com letalidade menor em cães não tratados e uma faixa mais ampla de hospedeiros, que incluem ursos, guaxinins e furões (PAHO, 2003).

Sobre a espécie N. schikhobalowi, não foram observadas associações entre a aquisição do metazoário e a transmissão de outro microrganismo; porém, de acordo com relatos de pesquisadores russos, a verminose pode apresentar-se de forma grave e fatal em cães, gatos, ratos e texugos (PAHO, 2003).

Por fim, o trematódeo também causa prejuízos funcionais, podendo até incrementar o risco de morte dos seus hospedeiros intermediários, os teleósteos da família Salmonidae. Foi verificado – em investigação prévia –, o impacto do parasito em salmões da espécie Oncorhynchus kistuch, na costa de Oregon, e constatou-se a presença da metacercária encistada em inúmeros órgãos do peixe, como músculos, rins, brânquias e até mesmo cérebro e ovário (Ferguson et al., 2011; PAHO, 2003).

Abordagem diagnóstica

O diagnóstico da infecção em humanos por helmintos do gênero Nanophyetus (nanofietíase) deve ser considerado quando houver ocorrência do quadro clínico inespecífico descrito (diarreia, perda de peso, anorexia, náuseas, vômitos, fadiga) associado: à eosinofilia, que pode ser acentuada em alguns casos; à história positiva de consumo de peixe (salmonídeo) cru, defumado ou malcozido há cerca de pelo menos 5 a 8 dias, uma vez que esse é o tempo que o parasito leva para alcançar a forma adulta e se instalar no intestino do hospedeiro definitivo; ou, ainda, manuseio habitual do peixe cru (há pelo menos um caso descrito na literatura de contaminação por essa via) (Harrell; Deardorff, 1990; MacLean et al., 2006; PAHO, 2003).

A confirmação do diagnóstico se dá pelo achado dos ovos do parasito nas fezes do hospedeiro por meio do exame parasitológico de fezes (ver Capítulo 5, Métodos de Diagnóstico Parasitológico nas Enfermidades por Protozoários e Helmintos). Os ovos se caracterizam por serem ovoides, operculados, de coloração marrom-clara, com uma região espessada e escurecida na extremidade e geralmente anembrionados; medem entre 64 e 97 μm de comprimento e entre 34 e 55 μm de largura (PAHO, 2003).

A observação ao microscópio dos ovos do trematódeo é a única técnica confiável para identificar infecção ativa; desse modo, para a acurácia e a correta identificação do parasito no laboratório, é essencial pessoal devidamente qualificado e treinado (WHO, 1995a; AAVP, 2014).

Tratamento

No fim do século passado, o praziquantel transformou o tratamento das infecções intestinais por trematódeos em geral, proporcionando a cura da quase totalidade dos casos desse tipo, excetuando-se as infecções por Fasciola (ver Capítulo 9, Tratamento Farmacológico das Enfermidades Parasitárias). Esse fármaco é rapidamente absorvido quando administrado por via oral e cerca de 80% da dose é excretada após 24 horas como metabólitos na urina. Quando absorvido pelo trematódeo, o medicamento não é metabolizado pelo mesmo, causando instantaneamente uma contração na musculatura do parasito e sua posterior desintegração (WHO, 1995a; 1995b; Tavares, 2014).

Para o tratamento da nanofietíase em humanos, evidências de alguns estudos sugerem a utilização de uma dose de 25 mg/kg, 3 vezes/dia, por 1 ou 2 dias. Esse esquema, que pode ser aplicado a adultos e crianças, levou a uma pronta resolução dos sintomas por parte dos pacientes e a posteriores resultados negativos no EPF. Outras substâncias carecem de estudos e dados consistentes para serem recomendadas (Fritsche et al., 1989; WHO, 1995b). O medicamento costuma ser muito bem tolerado, mas pode ocasionar, em alguns casos, náuseas, cefaleia, vertigem, pirexia e urticária. Sua utilização na gravidez deve ser feita com cautela, sendo preferível o adiamento, quando possível (WHO, 1995a; Tavares, 2014).

Epidemiologia e ecologia

A distribuição geográfica da nanofietíase humana é delimitada pela presença do caramujo (primeiro hospedeiro intermediário) nas regiões endêmicas. As infecções sintomáticas da doença causadas por N. salmincola ocorrem, sobretudo, ao longo da costa estadunidense banhada pelo Pacífico, principalmente em Oregon, mas também são documentadas em Washington e na Califórnia. Cerca de 12 casos da doença em humanos já foram relatados nos EUA até 1989 em indivíduos que ingeriram carne de salmão (gênero Onchorhyncus) crua ou malcozida. Na Rússia, o trematódeo N. schikhobalowi acomete a região leste da Sibéria, mais especificamente as populações que vivem próximas às bacias do Rio Amur e Rio Ussuri, além da Ilha de Sakhalin. Sabe-se que a maior incidência da nanofietíase humana encontra-se em populações que têm o salmonídeo como principal alimento, podendo alcançar uma taxa de 98% de infecção nos habitantes nativos e de áreas rurais (Voronova et al., 2017; PAHO, 2003).

Faz-se necessário destacar que os dados epidemiológicos são precários e escassos na literatura, sendo essencial a realização de novos estudos que possam determinar a prevalência dessa doença em nível global, uma vez que a difusão de novos hábitos alimentares e a introdução de diferentes alimentos nas diversas populações tendem a levar a um aumento no número e na abrangência das doenças relacionadas à alimentação.

Profilaxia e controle

Para cessar o ciclo do trematódeo e reduzir os casos da doença, é necessário educar a população de áreas endêmicas a não consumirem seus peixes crus, malcozidos ou defumados, bem como não os fornecer dessa maneira a seus animais domésticos, visto que também são hospedeiros definitivos do parasito e podem colaborar com a continuidade do ciclo (PAHO, 2003; WHO, 1995c). Sabe-se, contudo, que mudanças de hábitos culturalmente constituídos não são de fácil aplicação. Logo, cabe ao profissional da saúde manter-se atento ao diagnóstico para o efetivo reconhecimento e a adequada condução da helmintíase.

Referências bibliográficas

Arctos – Collaborative Collection Management Solution. Disponível em: <https://arctos.database.museum/name/Nanophyetus>. Acesso em jun. 2019.

AAVP. American Association of Veterinary Parasitologists. Nanophyetus salmincola. 2014. Disponível em: https://www.aavp.org/wiki/trematodes-2/trematodes-small-intestine/nanophyetidae/nanophyetus-salmincola/. Acesso em: 1 dez 2019.

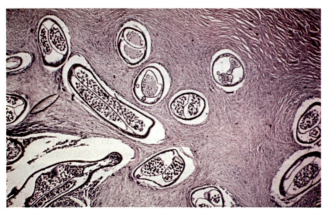

FIGURA 78.1 Oncocercoma (exame histopatológico), contendo *Onchocerca volvulus* (helmintos adultos). Foto: Dr. Mae Melvin. Reproduzida de CDC, 2019, com permissão.

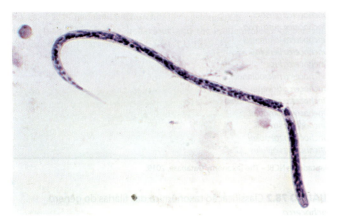

FIGURA 78.2 Microfilária de *Onchocerca volvulus*. Observa-se a inexistência de bainha. Foto: Dr. Lee Moore, 1979. Reproduzida de CDC, 2019, com permissão.

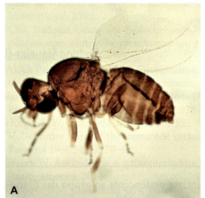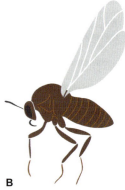

FIGURA 78.3 A. Artrópode do Gênero *Simulium*. Microfotografia (40x de aumento). Acervo do Laboratório Multidisciplinar da Faculdade Dinâmica do Vale do Piranga. Foto: Rodrigo Siqueira Batista (UFV e FADIP) e Flávia Neves Carneiro do Nascimento (FADIP). **B.** Representação esquemática do inseto. Ilustração: Ademir Nunes Ribeiro Júnior (FADIP) e de Rodrigo Siqueira-Batista (UFV e FADIP).

QUADRO 78.3 Classificação taxonômica dos artrópodes do gênero *Simulium*, transmissores da oncorecose.

Reino	Animalia
Superfilo	Ecdysozoa
Filo	Arthropoda
Classe	Insecta
Subclasse	Pterygota
Ordem	Diptera
Subordem	Nematocera
Família	Simuliidae
Subfamília	Simuliinae
Gênero	*Simulium*
Espécies	*Simulium dannosum, Simulium guianense, Simulium oyapockense e Simulium yarzabali*

Adaptado de NCBI – The Taxonomy Database, 2019; Arctos – Collaborative Collection Management Solution, 2019.

Os vetores da helmintíase (Figura 78.3 e Quadro 78.3), ao sugar o sangue do hospedeiro vertebrado infectado, ingerem as microfilárias existentes nos tecidos. Estas, no invertebrado, evoluem para a forma de larva (infectante) e, em seguida, deslocam-se para a probóscide (Moura et al., 2015). Desse modo, em repasto sanguíneo subsequente, as larvas infectantes penetram de maneira ativa através pele de um indivíduo suscetível (hospedeiro humano), migrando – em seguida – para o tecido subcutâneo, onde ficarão instaladas até o amadurecimento e completa progressão para a forma adulta, a qual estará qualificada para reprodução, gerando novas microfilárias (Aguiar-Santos et al., 2005; Kazura, 2015) (Figura 78.4).

Onchocerca lupi

Onchocerca lupi é uma espécie de filária emergente, capaz de infectar diferentes animais, incluindo cães, gatos e, raramente, humanos. Como em outras espécies do gênero *Onchocerca*, os vetores são os artrópodes do gênero *Simulium* (Grácio et al., 2015; Cantey et al., 2016; Miró et al., 2016). Casos de infecção do *H. sapiens* por *O. lupi* têm sido descritos em diferentes países do mundo, dentre os quais Albânia, Crimeia, Estados Unidos, Irã, Tunísia e Turquia (Cantey et al., 2016).

Patologia e imunologia

As lesões surgidas na oncocercose dependem da viabilidade – ou não – das microfilárias. Tais formas larvares, quando mortas, detêm constituintes (incluindo antígenos provenientes da bactéria simbionte *Wolbachia*, sobre a qual se comentará posteriormente), os quais são reconhecidos pelo hospedeiro como antígenos, com significativa capacidade de estimular a produção de anticorpos e de desencadear reações granulomatosas, com o posterior desenvolvimento de pequenos infiltrados eosinofílicos (Aguiar-Santos et al., 2005). As microfilárias vivas não costumam estimular uma resposta imune adequada (Dourado et al., 2005).

Em recente revisão, descreveu-se que a infecção por filárias – incluindo *O. volvulus* – promove indução de células T reguladoras, as quais modulam a resposta imune ao agente. Destacou-se, também, a participação do fator transformador do crescimento beta (TGF-β) na patogênese de formas mais expressivas da oncocercose, particularmente nos casos da dermatite pelo agente (Murdoch, 2018). Ademais, há participação das referidas bactérias do gênero *Wolbachia* – microrganismos endossimbióticos identificados na maioria das filárias que infectam o *H. sapiens*, exceto *Loa loa* (ver Capítulo 72, *Loíase*) –, as quais parecem ser essenciais para a sobrevivência e a fertilidade do helminto (Choi et al., 2016; Armoo et al., 2017; Murdoch, 2018).

Aspectos clínicos

Doença em humanos por *Onchocerca volvulus*

A oncocercose é uma condição mórbida com período de incubação longo – de meses a anos – e evolução crônica. A enfermidade apresenta três manifestações clínicas importantes: os oncocercomas, a oncodermatite e as oncocercose ocular.

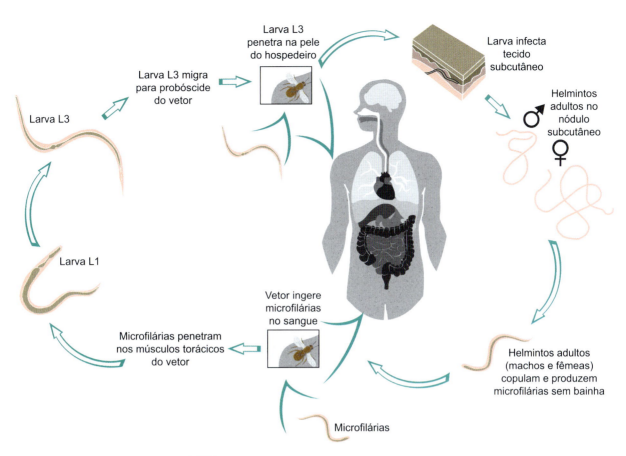

FIGURA 78.4 Ciclo biológico da espécie *Onchocerca volvulus*.

Os *oncocercomas* são caracterizados como nódulos subcutâneos fibrosos, móveis e indolores à palpação – os quais medem, habitualmente, de 0,5 × 3,0 cm, com a possibilidade de coalescer – encontrados sobre as superfícies ósseas dos ombros, dos membros inferiores, da pelve e da cabeça (Kazura, 2015). Em geral, são múltiplos (até 15), mas podem ser únicos em alguns casos. Do ponto de vista semiológico, à palpação, tendem a ser esféricos, endurecidos (fibrosos), indolores, com contornos lisos e regulares, não aderentes e não supurativos.

A *oncodermatite* é tipicamente uma reação inflamatória cutânea que se manifesta com prurido acentuado e xerodermia, predominantemente no período noturno (Moura et al., 2015). No geral, há recorrência das lesões, as quais podem cronificar, produzindo espessamento da epiderme, mais marcado nas pregas cutâneas. Nos casos mais avançados da parasitose, pode ocorrer despigmentação cutânea, tradicionalmente denominada "pele de leopardo" (Moura et al., 2015). Menos comum é o surgimento de linfedema no membro inferior. No Iêmen, eventualmente sobrevém a "*sowda*": dermatite maculo-papular prurítica nos membro(s) inferior(es), com linfadenomegalia. É igualmente descrita – em alguns casos – a perda de elasticidade e do turgor da pele ao redor de linfonodos inguinais, com aspecto "pendente". Raramente, há emergência do verme nas lesões cutâneas, situação na qual a helmintíase deverá ser diferenciada da infecção por *Dracunculus medinensis* (ver Capítulo 52, Drancunculíase).

A *oncocercose ocular* – a forma mais grave da helmintíase – se origina da penetração da microfilária pela esclera ou córnea. Queixas como redução do campo visual – que muitas vezes caminha para o surgimento de visão tubular – e da acuidade cromática são referidas pelos enfermos. Em geral, com a progressão do acometimento ocular, sobrevém ceratite puntiforme, a qual evolui para ceratite esclerosante e, muitas vezes, para perda da visão. Outras disfunções visuais como catarata, glaucoma inflamatório, coriorretinite e atrofia da íris, apesar de serem menos comuns, podem igualmente sobrevir (Escada et al., 2003).

A oncocercose tem sido associada a manifestações neuropsiquiátricas, principalmente crises convulsivas de difícil controle, caracterizando a *epilepsia relacionada à oncocercose* (OAE, do inglês *onchocercasis-associated epilepsy*) (Boullé et al., 2019; Siewe et al., 2019). Ademais, o acometimento pela oncocercose, na infância, parece estar associado ao atraso de desenvolvimento, cujos mecanismos patogênicos permanecem obscuros. Aqui se incluem também a misteriosa "síndrome do cabeceio" ("*nodding syndrome*") e a síndrome de Nakalanga, ambas descritas em Uganda (Hotterbeekx, 2019).

■ *Diagnósticos diferenciais*

Em relação aos oncocercomas, descrevem-se – como principais diagnósticos diferenciais – as linfadenomegalias, os lipomas, os cistos sinoviais sebáceos ou epidémicos, os granulomas de corpo estranho, os nódulos da cisticercose e as feo-hifomicoses (Escada et al., 2003). A oncodermatite deve ser distinguida de doenças que ocasionam quadros de prurido intenso e xerodermia, com destaque para escabiose, hipovitaminose A e algumas micoses cutâneas (Aguiar-Santos et al., 2005). Em relação à forma ocular da oncocercose, deve-se diferenciar a condição de outras enfermidades infecciosas, parasitarias e autoimunes que cursam com esclerite, iridociclite e coriorretinite (Escada et al., 2003), como tuberculose, sífilis e tracoma.

Doença em humanos por *Onchocerca lupi*

Os primeiros casos de infecção humana por *O. lupi*, acometendo o globo ocular, foram descritos na Turquia e na Tunísia. Nas duas oportunidades, o helminto foi identificado, equivocadamente, como pertencente ao gênero *Dirofilaria* (Ziadi et al., 2005; Otranto et al., 2012). Desde então, outras descrições de infecção do *H. sapiens* por esse patógeno têm sido publicadas, envolvendo especialmente os olhos (Bergua et al., 2015; Grácio et al., 2015) e a região cervical (eventualmente, com a ocorrência de alterações medulares) dos enfermos acometidos. (Chen et al., 2015; Dudley et al., 2015). Recentemente, foram reportados seis casos nos Estados Unidos – um adulto e cinco crianças e adolescentes – com alterações oculares e nódulos cutâneos (Cantey et al., 2016).

Doença em humanos por outros helmintos do gênero *Onchocerca*

Infecções humanas – com comportamento zoonótico – foram raramente descritas pelas espécies *Onchocerca dewittei* (Uni et al., 2010), *Onchocerca cervicalis* (Burr et al., 1998) e *Onchocerca jakutensis* (Koehsler et al., 2007).

Doença por *Onchocerca* em animais não humanos

Espécies de *Onchocerca* foram descritas nos camelídeos, em espécimes da família Suidae (mamíferos artiodáctilos, tanto domésticos, como o porco, quanto selvagens, como javali, o facocero e a babirussa), em vertebrados pertencentes à família Cervidae (animais ungulados artiodáctilos e ruminantes, com destaque para a corça, o alce e o caribu), na família Bovidae (constituída por mamíferos ruminantes à qual pertencem animais domésticos, como ovelha, cabra e boi, e selvagens, como os antílopes) e nos equídeos (cavalo, pônei, asno ou burro e zebra) (Lefoulon et al., 2017).

Diagnóstico laboratorial

Específico

O diagnóstico é estabelecido pela presença dos metazoários no exame patológico, dirigido à análise dos nódulos subcutâneos (helmintos adultos) ou dos fragmentos da pele (microfilárias). Esses últimos devem ser corados pelo método de Giemsa (ver Capítulo 5, *Métodos de Diagnóstico Parasitológico nas Enfermidades por Protozoários e Helmintos*), aspecto importante para a diferenciação das espécies de filaríase (Aguiar-Santos et al., 2005; Kazura, 2015). A avaliação oftalmológica pode também ser útil ao permitir a pesquisa das microfilárias no humor aquoso, pela realização do exame por lâmpada de fenda.

Os ensaios imunológicos – ELISA e imunofluorescência, para pesquisa de anticorpos – não distinguem entre infecção recente ou remota; entretanto, podem ser úteis em viajantes – provenientes de áreas endêmicas da doença – e para *screening* de crianças, durante fase de verificação de eliminação da doença. Técnicas moleculares – como a reação em cadeia da polimerase (PCR) – podem ser utilizadas para a investigação, em laboratórios especializados, visto que apresentam altas sensibilidade e especificidade, aplicadas em biópsias cutâneas (diagnóstico individual) e em investigações epidemiológicas. Estudos recentes têm sido desenvolvidos com *real time PCR* para o diagnóstico da oncocercose, mas novos testes deverão ser realizados para a averiguação de sua aplicabilidade clínica (Mekonnen et al., 2017; Thiele et al., 2016).

Inespecífico

O aumento da concentração de eosinófilos e de anticorpos do tipo IgE circulantes é descrito na helmintíase (Moura et al., 2015), mas tem pouco valor, mesmo nas áreas endêmicas, pois é encontrado, também, em outras infecções por metazoários.

Avaliação por exames complementares

A avaliação por recursos de imagem – por exemplo, ultrassonografia – pode ser empregada no diagnóstico de nódulos profundos de *O. vulvulus*. A ressonância magnética tem sido proposta para a investigação dos distúrbios neurológicos relacionados à oncocercose (Winkler et al., 2013).

Tratamento

O tratamento é fundamentado no uso de ivermectina (microfilaricida) em doses de 150 a 200 mg/kg, em dose única, a cada 3 a 6 meses, por 10 a 12 anos (Py-Daniel, 1989; Aguiar-Santos et al., 2005; Moura et al., 2015). Em lactantes, o fármaco é proscrito nos primeiros 3 meses de vida do bebê (Aguiar-Santos et al., 2005). No decorrer do uso da ivermectina, podem surgir alguns efeitos adversos, classificados em conformidade com a sua intensidade (Coelho et al., 1997): (1) *leves*: prurido, edema de pele ou exantema; (2) *moderados*: febre, mialgia, artralgia, linfadenopatia, cefaleia, vômitos ou diarreia; (3) *graves*: hipotensão postural, choque, broncospasmo, anafilaxia.

Além da ivermectina, o uso de doxiciclina, isolada ou em combinação com a ivermectina, pode ser uma opção de tratamento – dada sua atuação sobre a bactéria endossimbionte *Wolbachia*, havendo algumas evidências de superioridade do esquema combinado em relação à monoterapia, ainda que novos estudos sejam necessários (Abegunde et al., 2014). Para indivíduos fora de área endêmica, sem possibilidade de reinfecção, doxiciclina é opção terapêutica.

As doses indicadas, o tempo de tratamento e os efeitos adversos dos fármacos estão descritos no Quadro 78.4. Os nódulos palpáveis (oncocercomas) deverão ser retirados por meio de procedimentos cirúrgicos simples (Aguiar-Santos et al., 2005).

Ecologia e epidemiologia

A doença, considerada um problema de saúde pública, é mais prevalente em países da África Ocidental e Central, mas também ocorre em poucos focos na América Latina. Estima-se que há cerca de 1,15 milhão de pessoas com deficiência visual grave, no mundo, devido à "cegueira do rio" (WHO, 2019), condição que é considerada uma das doenças oculares prioritárias pela Organização Mundial da Saúde (WHO, 2019). No Brasil, o registro do primeiro caso de oncocercose ocorreu na década de 1960. Desde então, foram desenvolvidas várias pesquisas no sentido de proceder ao mapeamento geográfico e de determinar a magnitude da parasitose no país. Pesquisas da década de 1970 levantaram que a região do rio Toototobi, no estado do Amazonas, possui grande prevalência da parasitose (Py-Daniel, 1989).

A ocorrência da helmintíase está profundamente vinculada às características geográficas e ecológicas das áreas acometidas, com destaque para os aspectos atinentes ao sistema hidrográfico. De fato, há

QUADRO 78.4 Doses indicadas, tempo de tratamento e efeitos adversos dos fármacos para a oncocercose.

Fármaco	Dose indicada	Tempo de tratamento	Efeitos adversos
Ivermectina	Dose única de 150 a 200 mg/kg	2 vezes/ano, em todas as áreas nas quais a oncocercose seja endêmica	*Leves*: prurido, edema de pele ou exantema *Moderados*: febre, mialgia, artralgia, linfadenopatia, cefaleia, vômitos ou diarreia *Graves*: hipotensão postural, choque, broncospasmo, anafilaxia
Doxiciclina (utilizar em associação com ivermectina)	100 a 200 mg/dia	6 semanas (fora das áreas endêmicas)	Prurido na pele, cefaleia, dores no corpo e vertigem.

Adaptado de Moura et al., 2015; Coelho et al., 1997; Kuesel, 2016; Abegunde et al., 2014; Kwarteng et al., 2016.

maior transmissão da moléstia em localidades próximas aos afluentes e rios com água corrente, local preferencial de desenvolvimento das larvas dos vetores (artrópodes do gênero *Simulium* – ver Quadro 78.3). A altitude também parece ter relevância, uma vez que há maior densidade dos insetos transmissores nas regiões mais elevadas.

As principais espécies transmissoras da oncocercose, no Brasil, são o *Simulium guianense*, o *Simulium yarzabali* e o *Simulium oyapockense*, ao passo que na África há maior importância do *Simulium damnosum* (Adler et al., 2017; Zarroug et al., 2019). Esses invertebrados têm hábito predominantemente diurno, picando o *H. sapiens* em localidades próximas aos rios. A fêmea do artrópode é hematófaga, alimentando-se do sangue do humano, momento no qual pode se infectar ou transmitir o nematoide. O contato entre humanos e simulídeos é essencial para o estabelecimento e a perpetuação do processo infeccioso, na dependência dos seguintes fatores de maior significância (Rey, 2008): (1) abundância dos criadouros e alta densidade dos artrópodes; (2) número de pessoas infectadas por *O. volvulus*; (3) número de indivíduos expostos; e (4) condições socioeconômicas e ambientais da área endêmica.

Profilaxia e controle

A sistematização das ações de controle da oncocercose data dos anos 1990. De fato, desde 1996, foram criados programas de controle da doença, como o Programa Africano de Controle da Oncocercose (APOC) e o Programa de Eliminação da Oncocercose nas Américas (OEPA). Os programas nacionais têm trabalhado para desenvolver esses comitês para erradicação da doença, reconhecendo a necessidade de ajuda na transição da meta de controle para a eliminação da transmissão. Atualmente constituída por 10 organizações não governamentais, as atividades de controle e prevenção da doença são coordenadas por meio de seu secretariado na Organização Mundial da Saúde (WHO, 2016).

O Programa de Eliminação da Oncocercose das Américas (OEPA), iniciado na década de 1990, logrou êxito em eliminar 11 de 13 focos da helmintíase até 2017. A ênfase das ações, atualmente, é dirigida às terras Yanomami, no Brasil e na Venezuela. Cabe ressaltar que, em 2016, a Organização Pan-Americana da Saúde (OPAS) publicou uma nova resolução, CD55.R9, para todas as enfermidades infecciosas negligenciadas, entre elas a oncocercose, com a meta de eliminação para o ano de 2022 (CDC, 2019).

Para o controle da doença, a principal intervenção é o tratamento em massa de todas as pessoas (infectadas ou não) residentes em áreas endêmicas, utilizando ivermectina (+/– albendazol), em doses anuais ou semestrais, por 10 a 15 anos, o que reduz a microfilaremia na população (Escada et al., 2003), interrompe a transmissão e pode levar à eliminação da oncocercose na localidade. Esse fármaco deve ser administrado em todos os habitantes do foco endêmico, evitando o aparecimento de formas graves da doença e de sequelas oculares e/ou dermatológicas, bem como a transmissão do helminto, ao eliminar o estado de reservatório humano de microfilárias (Coelho et al., 1997; Richards et al., 2019). É importante ressaltar que, entre 1974 e 2002, a oncocercose foi controlada na África Ocidental utilizando principalmente ações dirigidas aos vetores e administração da ivermectina em larga escala, desde o ano de 1989 (CDC, 2019). Moxidectina – outra lactona macrocíclica, como a ivermectina, amplamente utilizada em medicina veterinária – é mais potente e tem meia vida prolongada, podendo ser mais vantajosa do que esta última. O fármaco foi recentemente aprovado para uso humano, por órgão regulatório nos EUA, considerando-se que poderá levar ao controle da moléstia, em áreas endêmicas persistentes apesar de repetidos tratamentos em massa. Em regiões nas quais ocorre a loíase, há risco de encefalite com uso de ivermectina, devendo-se usar apenas albendazol ou proceder com detecção de alta microfilaremia de *L. loa* antes de administrar ivermectina (no campo, possível através do desenvolvimento de aferição simples usando telefone celular adaptado LoaScope®).

Além disso, pode-se atuar sobre o *simulium* com o uso de inseticidas, método mais oneroso, ou realizando o controle biológico com preparados à base de *Bacillus thringienis* var. *israelensis* (Aguiar-Santos et al., 2005; Shelley, 1991). É indicado também que, nas regiões endêmicas, os viajantes utilizem roupas apropriadas e repelentes para minimizar o risco de novas infecções (Aguiar-Santos et al., 2005). Em estudo recente a remoção da vegetação em torno das comunidades de áreas endêmicas, juntamente com o uso da ivermectina, reduziu em cerca de 89 a 90% as taxas da doença (Jacob et al., 2018).

As tentativas de eliminar a oncocercose – principalmente por meio da administração de ivermectina – continuam a ser desafiadoras, dada a possibilidade de emergência de helmintos resistentes ao fármaco, após anos de tratamento (Akinsolu et al, 2019; Ashour et al., 2019). Portanto, no cenário atual, é necessário buscar novas ferramentas para eliminar a doença, enfatizando-se o potencial papel das vacinas (Lustigman et al., 2018) como real estratégia de controle para um futuro, espera-se, não tão distante.

Referências bibliográficas

Abegunde AT, Ahuja RM, Okafor NJ. Doxycycline plus ivermectin versus ivermectin alone for treating onchocerciasis. Cochrane Database of Systematic Reviews 214; 1-43.

Adler PH, Hamada N, Cavalcante do Nascimento JM et al. River-specific macrogenomic diversity in Simulium guianense s./l. (Diptera: Simuliidae), a complex of tropical American vectors associated with human onchocerciasis. PLoS One 2017; 12(7):e0181679.

Aguiar-Santos AM, Netto EGG, Medeiros ZM. Filaríases. In: Veronesi R; Focaccia R. Tratado de infectologia. 3. ed. São Paulo: Atheneu, 2005.

Akinsolu FT, Nemieboka PO, Njuguna DW et al. Emerging resistance of neglected tropical diseases: A scoping review of the literature. Int J Environ Res Public Health 2019; 16(11). pii: E1925

Arctos – Collaborative Collection Management Solution. Disponível em: https://arctos.database.museum/name/Onchocerca. Acesso em: ago. 2019.

Armoo S, Doyle SR, Osei-Atweneboana MY et al. Significant heterogeneity in Wolbachia copy number within and between populations of Onchocerca volvulus. Parasit Vectors 2017; 10(1):188.

Ashour DS. Ivermectin: From theory to clinical application. Int J Antimicrob Agents 2019; 54(2):134-142.

Basáñez MG, Walker M, Turner HC et al. River blindness: mathematical models for control and elimination. Adv Parasitol 2016;94:247-341.

Bergua A, Hohberger B, Held J et al. Human case of Onchocerca lupi infection, Germany, August 2014. Euro Surveill 2015; 20(16). pii: 21099.

Boullé C, Njamnshi AK, Dema F et al. Impact of 19 years of mass drug administration with ivermectin on epilepsy burden in a hyperendemic onchocerciasis area in Cameroon. Parasit Vectors 2019; 12(1):114.

Burnham G. Onchocerciasis. The Lancet, [s.l.], maio 1998, 351(9112): 1341-46.

Burr WE, Brown MF, Eberhard ML. Zoonotic Onchocerca (Nematoda: Filarioidea) in the cornea of a Colorado resident. Ophthalmology 1998;105:1494-7.

Cantey PT, Weeks J, Edwards M et al. The emergence of zoonotic Onchocerca lupi infection in the United States – a case-series. Clin Infect Dis 2016; 62(6):778-83.

CDC. Centers for Disease Control and Prevention. Onchocerciasis. National Center for Chronic Disease Prevention and Health Promotion. Disponível em: https://www.cdc.gov/parasites/onchocerciasis. Acesso em: 10 jul. 2019.

Chen T, Moon K, de Mello DE et al. Case report of an epidural cervical Onchocerca lupi infection in a 13-year-old boy. J Neurosurg Pediatr 2015; 16(2):217-21.

Choi YJ, Tyagi R, McNulty SN et al. Genomic diversity in Onchocerca volvulus and its Wolbachia endosymbiont. Nat Microbiol 2016; 2:16207.

Coelho GE, Vieira JBF, Oliveira CE et al. Atividades preliminares do programa de controle e tratamento da oncocercose no território Yanomâmi, Roraima, Brasil. Rev Soc Bras Med Trop 1997; 30(1):69-72.

Cooper JE, Redmond I. Alimentary tract and associated organs. In: Cooper JE, Hull G. Gorilla pathology and health: with a catalogue of preserved materials. London: Elsevier, 2017.

Dourado H, Chaves C, Ribeiro E et al. Oncocercose. In: Coura JR. Dinâmica das doenças infecciosas e parasitárias. v. 1. Rio de Janeiro: Guanabara Koogan; 2005.

Dudley RWR, Smith C, Dishop M et al. A cervical spine mass caused by Onchocerca lupi. Lancet 2015; 386(10001):1372.

Enk CD. Onchocerciasis – river blindness. Clinics In Dermatology 2006; 24(3):176-180.

Escada ROS, Almeida LC, Figueiredo CES. Filaríases. In: Siqueira-Batista R, Gomes AP, Santos SS et al. Manual de infectologia. 1. ed. Rio de Janeiro: Revinter; 2003.

Gomes AP, Siqueira-Batista R, Trujillo EFC et al. Oncocercose. In: Siqueira Batista R et al. Medicina Tropical. Abordagem Atual das Doenças infecciosas e Parasitárias. Rio de Janeiro: Cultura Médica; 2001.

Grácio AJ, Richter J, Komnenou AT et al. Onchocerciasis caused by Onchocerca lupi: an emerging zoonotic infection. Systematic review. Parasitol Res 2015; 114(7):2401-13.

Hotterbeekx A, Nemale SV, Oyer W et al. Neurological manifestations in Onchocerca volvulus infection: a review. Brain Research Bulletin 2019; 145: 39-44.

Jacob, BG; Loum, D; Lakwo, TL et al. Community-directed vector control to supplement mass drug distribution for onchocerciasis elimination in the Madi mid-North focus of Northern Uganda. Plos Neglected Tropical Diseases 2018; 12(8): 1-15.

Kazura JW. Tissue nematodes (Trichinellosis, Dracunculiasis, Filariasis, Loiasis, and Onchocerciasis). In: Mandell GL, Bennett JE, Dolin R. Principles and practice of infectious diseases. 8. ed. Philadelphia: Elsevier, 2015.

Koehsler M, Soleiman A, Aspöck H et al. Onchocerca jakutensis filariasis in humans. Emerg Infect Dis 2007; 13:1749-52.

Kuesel AC. Research for new drugs for elimination of onchocerciasis in Africa. International J Parasitol: Drugs and Drug 2016; 6(3):272-86.

Kwarteng A, Ahuno ST, Akoto FO. Killing filarial nematode parasites: role of treatment options and host immune response. Infectious Diseases of Poverty 2016, 5(1):1-6.

Lefoulon, E; Giannelli, A; Makepeace BL et al. Whence river blindness? The domestication of mammals and host-parasite co-evolution in the nematode genus Onchocerca. International J Parasitol 2017; 47(8):457-70.

Lustigman S, Makepeace BL, Klei TR et al. Onchocerca volvulus: The Road from Basic Biology to a Vaccine. Trends In Parasitology 2018; 34(1):64-79.

Mekonnen SA, Beissner M, Saar M et al. O-5S quantitative real-time PCR: a new diagnostic tool for laboratory confirmation of human onchocerciasis. Parasit Vectors 2017;10(1):451.

Miró G, Montoya A, Checa R, et al. First detection of Onchocerca lupi infection in dogs in southern Spain. Parasit Vectors 2016; 9(1):1-3.

Moura LCRV, Hinrichsen SL; Brandão Filho SP. Filaríases. In: Tavares W, Marinho LAC. Rotinas de diagnóstico e tratamento das doenças infecciosas e parasitárias. 4. ed. São Paulo: Atheneu, 2015.

Murdoch ME. Onchodermatitis: where are we now? Trop Med Infect Dis 2018; 3(3):94.

NCBI. National Center for Biotechnology Information. Taxonomy. Disponível em: <https://www.ncbi.nlm.nih.gov/taxonomy>. Acesso em: mar. 2019.

Orihel TC, Eberhard ML. Zoonotic Filariasis. Clinical Microbiology Reviews 1998; 11(2):366-81.

Otranto D, Dantas-Torres F, Cebeci Z, Yeniad B, Buyukbabani N, Boral OB, Gustinelli A, Mounir T, Mutafchiev Y, Bain O. Human ocular filariasis: further evidence on the zoonotic role of Onchocerca lupi. Parasit Vectors 2012; 5:84.

Py-Daniel V. Oncocercose no Solimões. Rev Saúde Pública 1989; 23(3): 260.

Rey L. Parasitologia. 4. ed. Rio de Janeiro: Guanabara Koogan, 2008.

Richards FO, Nwoke BEB, Zarroug I et al. The positive influence the Onchocerciasis Elimination Program for the Americas has had on Africa programs. Infect Dis Poverty 2019; 8(1):52.

Shelley AJ. Simuliidae and the transmission and control of human Onchocerciasis in Latin America. Cad. Saúde Pública 1991; 7(3):310-327.

Shelley AJ. Human onchocerciasis in Brazil: an overview. Cad. Saúde Pública 2002; 18(5):1167-77.

Showler AJ, Nutman TB. Imported onchocerciasis in migrants and travelers. Curr Opin Infect Dis 2018; 31(5):393-8.

Siewe JFN, Ngarka L, Tatah G et al. Clinical presentations of onchocerciasis-associated epilepsy (OAE) in Cameroon. Epilepsy Behav 2019; 90:70-78.

Thiele EA, Cama VA, Lakwo T et al. Detection of Onchocerca volvulus in Skin Snips by Microscopy and Real-Time Polymerase Chain Reaction: Implications for Monitoring and Evaluation Activities. Am J Trop Med Hyg 2016;94(4):906-11.

Uni S, Boda T, Daisaku K et al. Zoonotic filariasis caused by Onchocerca dewittei japonica in a resident of Hiroshima Prefecture, Honshu, Japan. Parasitol Int 2010; 59:477-80.

Van den Berghe L, Chardome M, Peel E.The filarial parasites of the eastern gorilla in the Congo. J Helminthol 1964; 38:349-68.

WHO. World Health Organization. Onchocerciasis. Disponível em: https://www.who.int/news-room/fact-sheets/detail/onchocerciasis. Date: 14 June 2019.

WHO. World Health Organization. Guidelines for Stopping Mass Drug Administration and Verifying Elimination of Human Onchocerciasis: Criteria and Procedures. Disponível em: https://www.ncbi.nlm.nih.gov/books/NBK344121/Geneva: 2016.

Winkler AS, Friedrich K, Velicheti S et al. MRI findings in people with epilepsy and nodding syndrome in an area endemic for onchocerciasis: an observational study. Afr Health Sci 2013; 13(2):529-40.

Zarroug IMA, Elaagip A, Gumaa SG et al. Notes on distribution of Simulium damnosum s. l. along Atbara River in Galabat sub-focus, eastern Sudan. BMC Infect Dis 2019; 19(1):477.

Ziadi S, Trimèche M, Mestiri S et al. La dirofilariose sous-conjonctivale humaine. À propos de deux cas tunisiens. J Fr Ophtalmol 2005; 28:e2.

CAPÍTULO 79

Opistorquíase

Luiz Eduardo Gonçalves Ferreira • Isabella Campos Rodrigues Ferreira • Daniel Neptaly Medrano

Introdução

A opistorquíase é uma infecção causada por helmintos trematódeos pertencentes à família *Opisthorchiidae*, considerada comum em cães e gatos. Os agentes etiológicos principais são: *Opisthorchis felineus* e *Opisthorchis viverrini* (Siqueira-Batista; Igreja, 2001; Kovner et al., 2019; WHO, 2018; WHO, 2019). A moléstia parasitária, atualmente, representa um importante problema de saúde pública em alguns países e regiões, como Europa Oriental, Sudeste Asiático e muitas partes do Extremo Oriente, principalmente na China, no Laos, na Tailândia e no Vietnã (Yossepowitch et al., 2004; Yoshida et al., 2019).

O aumento da migração populacional e o turismo podem potencialmente estender a distribuição geográfica desta infecção, e possivelmente, a transmissão local, para outras regiões e países (Suwannatrai et al., 2018).

Este capítulo tem como finalidade abordar os elementos etiológicos e patogênicos da moléstia, além dos aspectos clínicos, diagnósticos, terapêuticos, ecoepidemiológicos e de controle.

Etiologia

Taxonomia

A classificação taxonômica das espécies de helmintos do gênero *Opisthorchis* se encontra no Quadro 79.1.

Aspectos morfológicos

Os agentes etiológicos principais são: *Opisthorchis felineus* e *Opisthorchis viverrini*. Os vermes adultos são planos, hermafroditas e se assemelham ao formato de folha. São praticamente transparentes (Yossepowitch et al., 2004), além de longos, com 5 a 25 mm de comprimento por de 2 a 5 mm de largura, e habitam as vias biliares (Maguire, 2015). Possuem um par de ventosas com tamanhos parecidos e ceco simples; posteriormente estão localizadas suas gônadas (Rey, 2005; 2008). Sua

QUADRO 79.1 Classificação dos helmintos do gênero *Opisthorchis*.

Domínio	Metazoa
Filo	Platyhelminthes
Classe	Trematoda
Subclasse	Digenea
Ordem	Opisthorchiida
Família	Opisthorchiidae
Gênero	*Opisthorchis*
Espécies	*Opisthorchis attuai, Opisthorchis felineus, Opisthorchis lobatus, Opisthorchis noverca, Opisthorchis parageminus, Opisthorchis pedicellata, Opisthorchis sinensis, Opisthorchis sudarikovi, Opisthorchis viverrini*

Adaptado de NCBI – The Taxonomy Database, 2019; Arctos – Collaborative Collection Management Solution, 2019.

reprodução é por autofecundação. Apresentam ovos de cor amarela e marrom que medem 30 µm de comprimento e 12 µm de largura (Maguire et al., 2015).

Ciclo biológico

Os metazoários do gênero *Opisthorchis* têm um ciclo biológico complexo (Figura 79.1). Os ovos (Figura 79.2), ao serem excretados nas fezes por seus hospedeiros definitivos (cães, humanos e gatos), tornam-se maduros. Tais formas evolutivas são, então, ingeridas por seus hospedeiros intermediários (caracol específico), dentro dos quais eclodem, liberando o miracídio. Este, dentro do caracol, reproduz-se assexuadamente, passando por vários estágios de desenvolvimento até dar origem às cercárias, que são liberadas na água e penetram peixes de água doce (segundo hospedeiro intermediário). Dentro do músculo ou da pele do peixe, as cercárias sofrem o processo de encistamento, tornando-se metacercárias.

Os mamíferos (gatos, humanos e cães), hospedeiros definitivos, alimentam-se do peixe malcozido ou cru que contém metacercárias, tornando-se infectados. A carne do peixe é digerida pela pepsina, liberando as metacercárias no estômago. A parede do cisto é digerida pela tripsina no duodeno. No duodeno, as larvas migram pela ampola de Vater para os ductos biliares, fixam-se na mucosa e se desenvolvem em adultos, iniciando a postura dos ovos ao fim de 4 semanas. São liberados entre 2.000 a 4.200, ovos diariamente. Os vermes adultos vivem nos ductos biliares e nos ductos pancreáticos, mas também podem ser encontrados na vesícula biliar e permanecer no organismo humano por 45 anos (Petney et al., 2018; Maguire et al., 2015; Yossepowitch et al., 2004).

Patologia e imunologia

A maioria das infecções, inicialmente, é assintomática; porém, mesmo nas fases iniciais do processo patogênico, devido aos ganchos do verme há lesão da mucosa e desenvolvimento de reação inflamatória aguda nos ductos biliares e no intestino delgado, provocando a migração para o local de células polimorfonucleares (Oliveira et al., 2005).

Na infecção crônica, devido à permanência de vermes adultos nas vias biliares, ocorre reação inflamatória, que aumenta a síntese do conteúdo hepático de colágeno tipo III a longo prazo, como tentativa de bloquear a infecção juntamente com a cicatrização, o que pode provocar fibrose periductal, causando síndrome colestática e fibrose periportal e colangiocarcinoma (Sripa et al., 2003).

A estenose das vias biliares produz dilatações a montante no local em que ocorreu a obstrução, provocando acúmulo de bile. Tal circunstância pode originar infecções secundárias e cálculos (Goldsmith, 2000; Oliveira et al., 2005).

Eosinofilia encontra-se em todos os estágios da infecção. Uma reação granulomatosa é desencadeada pela presença do helminto no fígado e se estabelece por mais de 10 anos. Na fase crônica, a fibrose periductal é o achado mais proeminente, a qual pode ser averiguada pela ultrassonografia. Mais de 20% dos pacientes com doença crônica apresentam fibrose periductal avançada. Essa lesão fibrótica do trato hepatobiliar está implicada como um fator de risco para o desenvolvimento de colangiocarcinoma (Sripa et al., 2018a).

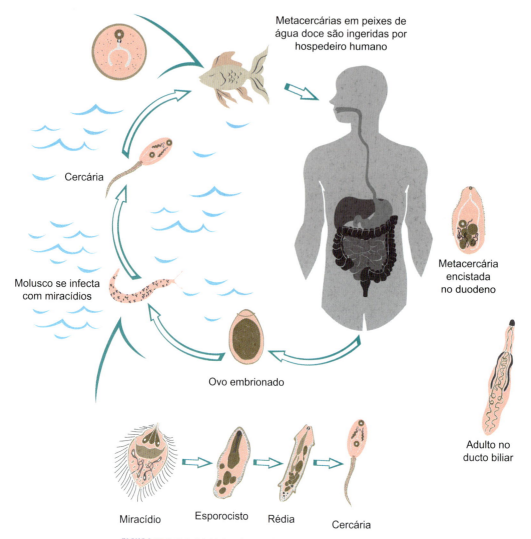

FIGURA 79.1 Ciclo biológico dos patógenos do gênero *Opisthorchis*.

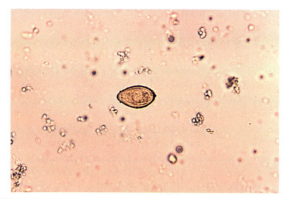

FIGURA 79.2 Ovo de helminto do gênero *Opisthorchis* (500× de aumento). Foto: Dr. Mae Melvin, 1973. Reproduzida de CDC, 2019, com permissão.

A indução de infecção por *O. viverrini* em hamsters, experimentalmente, estimula a resposta Th-2 de um modo preferencial, com a participação de interleucina 4, citocinas reguladoras, fator transformador de crescimento beta e interleucina 10. Embora o mecanismo ainda não esteja muito claro, essas células capazes de responder ao helminto são detectadas em baços e linfonodos dos hamsters durante a infecção crônica e podem desempenhar um papel bloqueando resposta imune efetiva (Sripa et al., 2018b).

Aspectos clínicos

Doença em humanos

■ *História natural*

As manifestações clínicas da doença estão diretamente relacionadas com a carga parasitária (Oliveira et al., 2005), a intensidade e a duração da doença. Devido ao fato de os vermes adultos permanecerem no organismo por diversos anos, eles podem produzir sinais e sintomas algum tempo depois que a pessoa emigrou da área em que foi infectada (Yossepowitch et al., 2004). Trata-se de uma parasitose que está ligada a diversas complicações hepatobiliares.

Nos casos mais leves, em que ocorrem danos mecânicos ao epitélio, descamação celular ou irritação do epitélio, as infecções podem ser assintomáticas. No entanto, as infecções graves podem apresentar sintomas como dispepsia, diarreia, prisão de ventre, dor abdominal, hiperplasia, displasia, eventual fibrose ou câncer, dilatação dos ductos, formação cística, aumento da vesícula biliar, obstrução das vias e outras manifestações clínicas.

Os danos teciduais persistentes aos canais biliares provocados pelas ventosas dos vermes costumam provocar diversas divisões celulares, as quais, na presença de cofatores exógenos, podem provocar danos no DNA e, consequentemente, oncogênese (Sripa et al., 2011; Botelho; Richter, 2019).

■ *Diagnóstico diferencial*

O parasito tem como principal hábitat os ductos biliares e pancreáticos, mas pode estar presente na vesícula biliar (Yossepowitch et al., 2004). Com efeito, deve-se atentar para doenças que se desenvolvem nessas topografias.

Doença em animais não humanos

Os animais domésticos, principalmente gatos, podem ser infectados ao ingerirem peixes. O quadro clínico no animal geralmente é assintomático; porém, caso haja grande infestação, pode surgir insuficiência hepática.

Há relato de necropsia de animal mostrando uma infestação parasitária intensa do fígado e a vesícula biliar distendida. O fígado apresentava colestase, hiperplasia ductal, sinais sugestivos de hepatite e colangite. O estudo morfológico do parasito evidenciava *O. felineus* (Oliveira et al., 2005). Em recente estudo realizado na Tailândia foram coletadas amostras de fezes de gatos e cachorros, sendo que as fezes dos gatos apresentavam *O. viverrini* em 36% das amostras e apenas 3,9% das amostras de fezes dos cães apresentavam o parasito (Aumpromma et al., 2012). Hamsters também podem ser afetados por *O. felineus* (Kovner et al., 2019).

Diagnóstico laboratorial

A infecção pode ser diagnosticada pela identificação de ovos nas fezes ou de vermes, por ocasião de intervenções cirúrgicas nas vias biliares. Entretanto, os ovos somente são detectados nas fezes, geralmente, quando a carga parasitária é superior a 20 vermes adultos; por isso, vários exames diferentes podem ser necessários.

Os testes para detecção de antígenos – com base na reação em cadeia da polimerase (PCR) – e os testes sorológicos estão disponíveis apenas para regiões endêmicas ou para pesquisas em laboratórios. São necessários exames de alta resolução quando os patógenos se encontram dentro dos canais biliares, que são de difícil acesso, ao contrário daqueles que estão nas vesículas biliares (Maguire et al., 2015).

Para detectar *O. viverrini* em amostras fecais, a melhor técnica é o método de concentração em formol-acetato de etila. Porém, considerando a viabilidade, a técnica de Kato-Katz (ver Capítulo 5, *Métodos de Diagnóstico Parasitológico nas Enfermidades por Protozoários e Helmintos*) é a mais utilizada (Charoensuk et al., 2019).

Avaliação por métodos complementares

Exames como ultrassonografia, ressonância magnética ou tomografia computadorizada podem identificar estenoses ou dilatações nas vias biliares, além de cálculos e espessamento das camadas da vesícula biliar (Maguire et al., 2015). Contudo, essas alterações ocorrem em outras enfermidades que provocam síndromes colestáticas.

Tratamento

A infecção pode ser adequadamente tratada utilizando-se praziquantel na dose de 75 mg/kg, em 3 doses/dia, de 1 a 2 dias. Quantidades inferiores podem ser toleradas, mas possivelmente terão menor possibilidade de curar o processo infeccioso. Pode ser usado também o albendazol com dosagem de 10 mg/kg durante 7 dias (Pechdee et al., 2017).

Cuidados de enfermagem

Os cuidados que devem ser tomados consistem na oferta de orientações para o alívio das dores epigástricas e de outros sintomas gastrintestinais e na observação cuidadosa do doente. A participação dos trabalhadores da área de enfermagem nos processos educativos acerca da doença tem sido igualmente destacada (Kaewpitoon et al., 2016).

Ecologia e epidemiologia

A espécie *O. felineus* é encontrada no extremo Leste Europeu e Sudeste Asiático, a *O. viverrini*, na China, no Vietnã, na Tailândia, na Birmânia e na Malásia (Oliveira et al., 2005; WHO, 2018; WHO, 2019) (Figura 79.3). Ambas têm por hospedeiros habituais o gato, o cão, a raposa, o porco e outros mamíferos que se alimentam de peixe (Siqueira-Batista; Igreja, 2001).

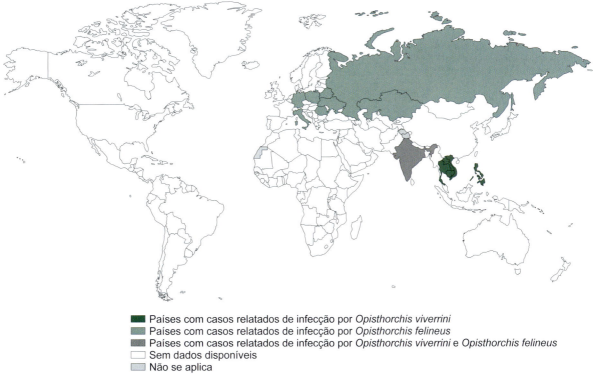

■ Países com casos relatados de infecção por *Opisthorchis viverrini*
■ Países com casos relatados de infecção por *Opisthorchis felineus*
■ Países com casos relatados de infecção por *Opisthorchis viverrini* e *Opisthorchis felineus*
☐ Sem dados disponíveis
☐ Não se aplica

FIGURA 79.3 Distribuição da opistorquíase no mundo, 2015. Adaptada de WHO, 2015.

Estimativas indicam que cerca de 11 milhões de pessoas no mundo estão infectadas, dentre as quais, 9 milhões vivem com *O. viverrini* e 1,6 milhão com *O. felineus*. Na Tailândia, no Camboja e na República Popular Democrática de Laos, é mais prevalente a *O. viverrini*; já a *O. felineus* é mais comum na Europa Oriental e na Rússia. Regiões onde a doença não é endêmica são infectadas devido às migrações e ao turismo (Yossepowitch et al., 2004).

Profilaxia e controle

A prevenção da opistorquíase passa pelo reconhecimento de seu *status* de helmintíase transmitida pela alimentação. Nesse sentido, uma das medidas profiláticas essenciais é o congelamento ou o cozimento adequado do peixe. A modificação dos hábitos alimentares das populações nas regiões endêmicas é muito pouco viável, uma vez que são paradigmas da cultura dos mais antigos, o que faz da doença um grande problema de saúde pública. Além disso, o grande número de criadouros de peixe de várias espécies que foram contaminados por esgotos resultou na infecção de diversas populações desses animais, tornando ainda mais difícil o controle da doença. Tal cenário torna essenciais os investimentos nos estudos voltados ao desenvolvimento de vacinas (Sripa et al., 2011) e nas ações de educação dirigida às questões de nutrição e saúde (Kaewpitoon et al., 2016), dimensões que devem receber maior destaque por parte das autoridades competentes.

Referências bibliográficas

Arctos – Collaborative Collection Management Solution. Disponível em: <https://arctos.database.museum/name/Opisthorchis>. Acesso em: jun. 2019.

Aunpromma S, Tangkawattana P, Papirom P et al. High prevalence of Opisthorchis viverrini infection in reservoir hosts in four districts of Khon Kaen Province, na opisthorchiasis endemic area of Thailand. Parasitol Int 2012;61(1):60-4.

Botelho MC, Richter J. Editorial: Parasites and Cancer. Front Med (Lausanne) 2019;6:55.

CDC. Centers for Disease Control and Prevention. Biology, Causal Agent: Opisthorchis viverrini. Life Cycle. Disponível em: <https://www.cdc.gov/parasites/opisthorchis/biology.html>. Acesso em: 02 jun. 2019

Charoensuk L, Subrungruang I, Mungthin M et al. Comparison of stool examination techniques to detect Opisthorchis viverrini in low intensity infection. Acta Trop 2019;191:13-16.

Goldsmith RS. Helmintthic infections. In: Tierney LM, Mcphee SJ, Papadakis MA. Current medical diagnosis & treatment. 39. ed. New York: Lange McGraw Hill; 2000.

Kaewpitoon SJ, Kaewpitoon N, Rujirakul R et al. Nurses and Television as Sources of Information Effecting Behavioral Improvement Regarding Liver Flukes in Nakhon Ratchasima Province, Thailand. Asian Pac J Cancer Prev 2016;17(3):1097-102.

Kovner AV, Pakharukova MY, Maksimova GA et al. Characteristics of liver fibrosis associated with chronic Opisthorchis felineus infection in Syrian hamsters and humans. Exp Mol Pathol 2019:104274.

Maguire JH. Trematodes (Schistosomiasis) and other flukes. In: Mandell, Douglas, and Bennett's principles and practice of infectious diseases. 8. ed. Philadelphia: Saunders Elsevier; 2015.

NCBI. National Center for Biotechnology Information. Taxonomy. Disponível em: <https://www.ncbi.nlm.nih.gov/taxonomy>. Acesso em: 25 mar. 2019.

Oliveira P, Pires MA, Rodrigues P et al. Opisthorchis felineus em gato: relato de caso. Arq Bras Med Vet Zootec 2005;57(4):556-8.

Pechdee P, Chaiyasaeng M, Sereewong C et al. Effects of albendazole, artesunate, praziquantel and miltefosine, on Opisthorchis viverrini cercariae and mature metacercariae. Asian Pacific J Tropical Medicine 2017;10(2):126-33.

Petney TN, Andrews RH, Saijuntha W et al. Taxonomy, ecology and population genetics of Opisthorchis viverrini and its intrmediate hosts. Advances in Parasitology; Adv Parasitol 2018;101:1-39.

Rey L. Parasitologia. 4. ed. Rio de Janeiro: Guanabara Koogan, 2008.

Rey L. Platelmintos parasitos do homem. In: Coura JR. Dinâmica das doenças infecciosas e parasitárias. 1. ed. v. 1. Rio de Janeiro: Guanabara Koogan; 2005.

Siqueira-Batista R, Igreja RP. Outros trematódeos causadores de infecção humana. In: Siqueira-Batista R, Gomes AP, Igreja RP et al. Medicina tropical. Rio de Janeiro: Cultura Médica, 2001.

Sripa B. Pathobiology of opisthorchiasis: an update. Acta Trop Rev 2003;88(3):209-20.

Sripa B, Bethony JM, Sithithaworn P et al. Opisthorchiasis and Opisthorchis-associated cholangiocarcinoma in Thailand and Laos. Acta Trop 2011;120(Suppl 1):S158-68.

Sripa B, Jumnainsong A, Tangkawattana S et al. Immune response to Opisthorchis viverrini infection and its role in pathology. Adv Parasitol 2018b;102:73-95.

Sripa B, Tangkawattana S, Brindley PJ. Update on pathogenesis of Opisthorchiasis and Cholangiocarcinoma. Adv Parasitol 2018a;102:97-113.

Suwannatrai A, Saichua P, Haswell M. Epidemiology of Opisthorchis viverrini Infection. Adv Parasitol 2018;101:41-67.

WHO. World Health Organization. Foodborne trematode infections. 2018. Disponível em: WHO. <https://www.who.int/news-room/factsheets/detail/foodborne-trematodiases>. Acesso em: 1 set. 2019.

WHO. World Health Organization. Foodborne trematode infections. Opisthorchiasis 2019. Disponível em: <https://www.who.int/foodborne_trematode_infections/opisthorchiasis/en/>. Acesso em: 1 set. 2019.

WHO. World Health Organization. Investing to overcome the global impact of neglected tropical diseases: third WHO report on neglected diseases 2015. Disponível em: <https://apps.who.int/iris/bitstream/handle/10665/152781/9789241564861_eng.pdf?sequence=1>. Acesso em: set. 2019.

Yoshida I, Horie O, Akkhavong K. Predictors of hookworm and Opisthorchis viverrini infection among adolescents in urban Laos: a cross-sectional study. Res Rep Trop Med 2019;10:31-41.

Yossepowitch O, Gotesman T, Assous M et al. Opisthorchiasis from imported raw fish. Emerg Infect Dis. 2004. Disponível em: http://wwwnc.cdc.gov/eid/article/10/12/04-0410. Acesso em: 1 ago. 2016.

CAPÍTULO 80

Paragonimíase

André Vianna Martins • Murillo Cunegatto Maçullo Braga

Introdução

A paragonimíase – também conhecida como hemoptise endêmica benigna e distomatose pulmonar – é uma doença infecciosa zoonótica, não contagiosa, causada por um helminto trematódeo do gênero *Paragonimus*, mais prevalente em países orientais, principalmente onde há o consumo de crustáceos crus (Siqueira-Batista et al., 2006; Procop, 2009; Blair, 2019; WHO, 2019). Em regiões do Equador, a paragonimíase é considerada endêmica, enquanto no Brasil há somente um relato de caso nos últimos anos (Lemos et al., 2007; Calvopiña et al., 2014).

No hospedeiro definitivo – que pode ser o homem ou outros mamíferos –, o *Paragonimus* geralmente se instala no parênquima pulmonar, após um período de migração pelo organismo, sendo esta característica a principal responsável por achados clínicos e radiológicos. A moléstia tem evolução crônica e, em geral, benigna; além disso, comumente mimetiza tuberculose pulmonar. No Ocidente, o patologista costuma ser o primeiro a suspeitar da infecção, ao analisar material coletado do paciente. Normalmente, após o curto tratamento com praziquantel a infecção é resolvida, com melhora clínica progressiva. São descritas manifestações extrapulmonares que podem ter semelhança com outras enfermidades e retardar o diagnóstico (Procop, 2009). Sabe-se que o cozimento dos crustáceos acima de 63°C é capaz de matar as metacercárias, eliminando as chances de infecção e representando um importante método de controle da paragonimíase (CDC, 2013; Procop, 2009).

Este capítulo discute os principais aspectos da paragonimíase, abordando díspares conceitos para a compreensão da doença e das características do parasito. Acredita-se que os fundamentos aqui apresentados – de maneira objetiva – auxiliem na formação de conhecimentos para equipes de saúde, o que permitirá o diagnóstico e o tratamento dos enfermos, além da prevenção e do controle da helmintíase.

Etiologia

Taxonomia

Existem mais de 40 espécies documentadas do gênero *Paragonimus*, dentre as quais cerca de oito são responsáveis por infectar humanos (Quadro 80.1). Sabe-se que existe grande relação entre as espécies e suas distribuições geográficas. Aquelas endêmicas nas Américas são *Paragonimus kellicotti* (EUA) e *Paragonimus mexicanus* (Américas Central e do Sul); na Ásia é *Paragonimus westermani*; e na África, *Paragonimus africanus* (CDC, 2017; Lane et al., 2009; Procop, 2009; Yoshida et al., 2019).

Aspectos morfológicos

Os metazoários são hermafroditas e encontrados mais comumente sob a forma de ovos em fezes (Figura 80.1) e tecidos do indivíduo infectado (Procop, 2009). As formas adultas, que são responsáveis por liberar os ovos, raramente são isoladas para diagnóstico, apresentam forma ovoide e variam de tamanho de acordo com a espécie e o processo de fixação (CDC, 2017; Siqueira-Batista et al., 2006; Procop, 2009). No organismo adulto podem ser observadas estruturas como: ventosas oral e ventral, faringe, esôfago e cecos. O esôfago se bifurca para formar os dois cecos, estágio em que o helminto pode medir de 7,5 e 12 mm × 4 a 6 mm (Devi et al., 2010; CDC, 2017). Além dessas formas, o parasito pode ser encontrado como cercária e metacercária, apresentando morfologias variadas de acordo com a espécie, o estágio de desenvolvimento e até mesmo a ploidia (Procop, 2009).

Ciclo biológico

No ciclo de vida do *Paragonimus* várias espécies de mamíferos já foram descritas como hospedeiros definitivos; aquelas que se destacam como mais comuns são: cães, raposas, coiotes, gatos, gambás e guaxinins. Nesses hospedeiros, ocorre a reprodução sexuada, geralmente no pulmão. A fêmea do parasito libera os ovos, os quais são eliminados pelo hospedeiro, nas fezes ou no escarro (CDC, 2017; Siqueira-Batista et al., 2006; Procop, 2009).

Os ovos, ao alcançarem ambientes dulcícolas ou marinhos, liberam os miracídios (CDC, 2017; Siqueira-Batista et al., 2006; Procop, 2009), os quais, nestes ambientes, podem infectar espécies permissivas de caramujos, geralmente àqueles pertencentes às famílias Pleuroceridae e Thiaridae; ou, nas Américas, Hydrobiidae ou Pomatiopsidae. Contudo muitas outras espécies também podem ser infectadas (Procop, 2009). O

QUADRO 80.1 Classificação taxonômica do *Paragonimus*.

Domínio	Eukaryota
Filo	Platyhelminthes
Classe	Trematoda
Ordem	Plargiorchiida
Família	Paragonimidae
Gênero	*Paragonimus*
Espécies	*Paragonimus kellicotti, Paragonimus macrorchis, Paragonimus westermanni, Paragonimus skrjabini, Paragonimus heterotremus, Paragonimus uterobilateralis, Paragonimus africanus, Paragonimus mexicanus*

Adaptado de NCBI – The Taxonomy Database, 2019; Arctos – Collaborative Collection Management Solution, 2019.

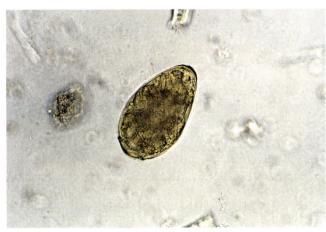

FIGURA 80.1 Ovo de *Paragonimus westermani* à microscopia (400× de aumento). Foto: Dr. Mae Melvin, 1979. Reproduzida de CDC, 2017, com permissão.

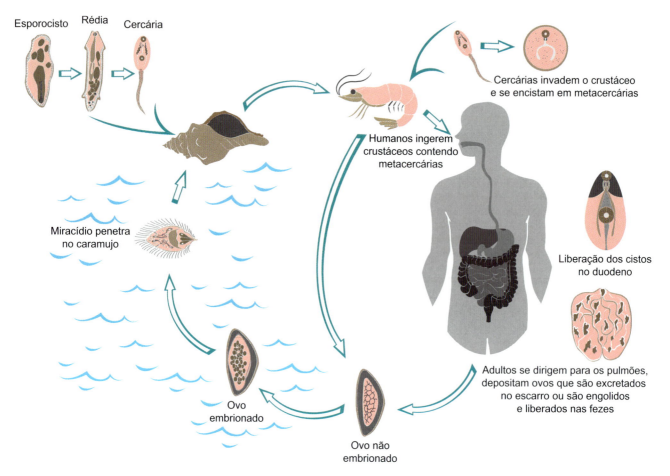

FIGURA 80.2 Ciclo biológico dos helmintos do gênero *Paragonimus*.

molusco é o primeiro hospedeiro intermediário, e caso o miracídio do *Paragonimus* não consiga encontrá-lo, morrerá em aproximadamente 24 h (Siqueira-Batista et al., 2006). No caramujo, mais especificamente em sua hemocele, o *Paragonimus* se desenvolve, com a formação de esporocistos – estruturas simples que contêm células germinativas (Procop, 2009).

Em seguida, ocorre a reprodução assexuada, originando a forma larval do hospedeiro intermediário: as rédias. Inicialmente, são formadas as rédias de primeira geração, que logo dão origem às de segunda geração. A partir das rédias, o organismo se desenvolve para cercárias (CDC, 2017), forma larval que penetrará nos crustáceos, o segundo hospedeiro intermediário (em geral, lagostas ou caranguejos). No crustáceo, o *Paragonimus* se encista, formando a metacercária, estágio importante para a infecção de mamíferos. Nesses hospedeiros, as metacercárias podem depositar-se em diversos órgãos tais como coração, pericárdio, hepatopâncreas, entre outros (CDC, 2017; Siqueira-Batista et al., 2006; Procop, 2009).

A interação do *Paragonimus* com os mamíferos pode ser dividida, basicamente, em quatro processos: ingestão, penetração, migração e reprodução, os quais serão detalhados a seguir.

■ *Ingestão*

O principal meio de infecção dos mamíferos, hospedeiros definitivos do *Paragonimus*, é pela ingestão de crustáceos crus ou malcozidos que apresentem metacercárias encistadas. Uma vez ingeridas, sofrem excistação, principalmente no intestino delgado, sinalizada por fluidos do trato gastrintestinal, como os sais biliares (Siqueira-Batista et al., 2006; Procop, 2009).

■ *Penetração*

Após sofrer a excistação, a metacercária penetra a parede do trato gastrintestinal, mais comumente no intestino delgado, e alcança a cavidade peritoneal. Esse processo pode durar algumas horas; o tempo varia de acordo com vários fatores, dentre eles a espécie do helminto e as características do hospedeiro (CDC, 2017; Procop, 2009).

■ *Migração*

O próximo passo é a migração, em que o objetivo do parasito é chegar ao espaço pleural. Para isso, o *Paragonimus* geralmente se desloca pela cavidade peritoneal e atravessa o diafragma, podendo, em alguns casos, penetrar o fígado. Quando afeta o espaço pleural, o parasito comumente se encontra no estágio de adulto imaturo. O helminto aguarda a chegada de outro de sua espécie; quando isso ocorre, ambos pareiam e migram ao pulmão para a reprodução. Entretanto, se o parasito não for capaz de realizar autofecundação e não tiver um parceiro, suas chances de encontrar outro espécime e de reproduzir vão reduzindo com o passar das semanas (CDC, 2017; Procop, 2009).

■ *Reprodução*

A reprodução do *Paragonimus* no hospedeiro definitivo é sexuada, geralmente por fecundação cruzada, ou seja, por serem hermafroditas, ambos se fecundam simultaneamente. De maneira bem menos frequente, o parasito pode reproduzir-se por autofecundação, especialmente os triploides (Procop, 2009). O resultado da reprodução do *Paragonimus* nos mamíferos são os ovos, que são expectorados e liberados no meio externo no escarro, ou deglutidos e eliminados nas fezes (CDC, 2017; Siqueira-Batista et al., 2006)

Existe ainda uma forma atípica de infecção pelo *Paragonimus*, por meio de hospedeiros que são chamados de paratênicos. No entanto, eles não são permissivos para o completo desenvolvimento sexual do parasito; consequentemente, nesses hospedeiros não ocorre reprodução. O helminto pode instalar-se nos hospedeiros paratênicos, especialmente em sua musculatura, e manter-se quiescente em um estágio juvenil, uma vez que não houve sinalização para maturação e reprodução. O mecanismo atípico para infecção ocorre se um hospedeiro permissivo ingere carne crua ou malcozida de um animal infectado que é um hospedeiro paratênico do *Paragonimus*. Quando ingerido por um hospedeiro permissivo, o helminto completa seu desenvolvimento e migração, conforme descrito anteriormente (Procop, 2009).

Patologia e imunologia

Os achados patológicos mais característicos da paragonimíase são cistos pulmonares preenchidos com o casal de parasitos, ovos, áreas de necrose e de infiltrado inflamatório. A reação inflamatória se caracteriza pela infiltração de eosinófilos, neutrófilos e macrófagos, com formação de granulomas (Shin et al., 2009; Blair, 2019). Com o tempo, a tendência é que ocorra a deposição de tecido fibroso na lesão pulmonar, podendo sofrer calcificação, o que simula neoplasias. Pode haver também envolvimento das pleuras com processo inflamatório crônico, o que possibilita o surgimento de fibrose pleural. São descritas outras manifestações associadas, como derrame pleural, abscessos pulmonares e pneumotórax (Jhayya et al., 2000; Lane et al., 2009; Procop, 2009; CDC, 2017; Singh et al., 2014; Blair, 2019).

Além disso, o metazoário é capaz de causar infecções ectópicas, ou seja, o helminto migra e se instala em tecidos que não sejam os pulmões, por migrações erráticas para locais como: cérebro, região subcutânea, fígado, mama, coração, mediastino e suprarrenais (Kim et al., 2004; CDC, 2017; Lane et al., 2009; Procop, 2009; Chen et al., 2013; Kodama et al., 2014). Devido a essa possível migração aberrante, especialmente "a espécie *Paragonimus skrjabini* pode causar *larva migrans* visceral ou cutânea, com nódulos e abscessos subcutâneos" (Procop, 2009). Segundo Shin et al. (2009), "a resposta imunológica ao *Paragonimus* envolve importante recrutamento de eosinófilos, algo que é visto em infecções por outros helmintos que possuem hábitos de migração no hospedeiro (p. ex., ascaridíase), podendo gerar eosinofilia sustentada".

Aspectos clínicos

Doença em humanos

■ *História natural*

A paragonimíase ocorre – como mencionado anteriormente – quando um indivíduo ingere crustáceos crus ou malcozidos infectados por metacercárias encistadas. Raramente ocorrem sintomas imediatamente após a ingesta do helminto, mas o hospedeiro pode manifestar, de modo agudo, febre, diarreia e dor abdominal (Procop, 2009). Deve ser mencionado que a doença é considerada rara em crianças, uma vez que elas são menos propensas ao consumo dos alimentos implicados na transmissão do agente etiológico (Mirza; Rathore, 2019).

O *Paragonimus* apresenta um tempo de incubação, em geral, de 2 a 16 semanas, intervalo durante o qual realiza os processos de penetração, migração e reprodução (Diaz, 2013). Nesse período, o hospedeiro definitivo desenvolve uma resposta imune ao parasito, que, na maioria das vezes, se instala nos pulmões (Procop, 2009; Yoshida et al., 2019).

Com a migração do helminto para o pulmão, ocorre a formação de uma cavidade cística que pode romper e liberar seu conteúdo nas estruturas adjacentes, com destaque para os alvéolos e os bronquíolos. Tal evento leva à expectoração de seu material e se manifesta clinicamente pela hemoptise, sendo condição fundamental para a eliminação dos ovos do parasito que estavam no cisto no meio ambiente através

do escarro ou das fezes. Além da hemoptise, podem ocorrer com frequência: tosse, eosinofilia, aumento da imunoglobulina (Ig) E, febre, dor pleurítica, derrame pleural pequeno e dispneia. No caso específico da dispneia, deve-se avaliar também se há derrame pleural e pneumotórax (Procop, 2009; Diaz, 2013). Se o *Paragonimus* se instalar próximo à pleura, o cisto poderá romper-se e drenar seu conteúdo para o espaço pleural; assim o paciente apresentará uma doença relacionada com a inflamação da região, cuja repercussão importante é a ocorrência do derrame pleural, o qual pode ser maciço (Jhayya et al., 2000; Procop, 2009; Singh et al., 2014). Parte dos indivíduos que apresentam paragonimíase desenvolve, ao mesmo tempo, doença pulmonar e pleural, que é chamada de paragonimíase pleuropulmonar crônica (Procop, 2009).

No Ocidente, onde os clínicos não estão habituados a diagnosticar essa doença, os pacientes podem ficar longos períodos sem receber um diagnóstico definitivo, sobretudo pela semelhança semiológica com enfermidades mais prevalentes nos países ocidentais, assunto que será descrito mais detalhadamente no tópico diagnóstico diferencial (Diaz, 2013).

Além da paragonimíase pleuropulmonar, existem os tipos ectópicos da doença, que podem acometer díspares estruturas orgânicas. O cérebro é o segundo local mais afetado pela paragonimíase, especialmente em crianças (quando a enfermidade ocorre nessa faixa etária) podendo causar vômitos, convulsões, mudanças de personalidade, hipertensão intracraniana e óbito por herniação cerebral (Kim et al., 2004; Chen et al., 2013; Kodama et al., 2014; Kashida et al., 2018).

■ *Diagnóstico diferencial*

As principais características clínicas da paragonimíase pulmonar são: tosse crônica, hemoptise, eosinofilia, aumento de IgE, derrame pleural e febre (CDC 2017; Siqueira-Batista et al., 2006; Procop, 2009). Na realidade do mundo ocidental, principalmente de países em desenvolvimento como o Brasil, a principal suspeita nesses pacientes deve ser a tuberculose pulmonar, apesar de comumente não se associar a eosinofilia, exceto quando existem outras comorbidades que levem a esse achado hematológico (parasitose, alergia). Com base principalmente nos achados radiológicos de infiltrados, consolidações, cistos e derrame pleural, deve-se considerar, no diagnóstico diferencial, doenças infecciosas, neoplásicas e inflamatórias (Siqueira-Batista et al., 2006; Procop, 2009; Diaz, 2013).

Em relação às doenças infecciosas, quando causadas por vírus e bactérias, geralmente cursam com quadro agudo, diferentemente da paragonimíase, que tem evolução de meses. A principal exceção é a tuberculose, que deve ser suspeitada nesses pacientes, os quais precisam ser submetidos à rotina diagnóstica (Radzikowska, 2006; Diaz, 2013). De fato, entre os pacientes com paragonomíase pulmonar, a tuberculose é o diagnóstico errôneo mais comum, que ocorre em cerca de 50 a 70% dos enfermos. A distinção entre essas moléstias é, portanto, realizada pelos achados laboratoriais (Procop; Neafie, 2018).

Sobre os fungos, é possível pensar em coccidioidomicose, que pode apresentar os achados clínicos da paragonimíase, incluindo a eosinofilia (Procop, 2009; Cabot et al., 2010). A paracoccidioidomicose e a histoplasmose devem ser lembradas, igualmente, no diagnóstico diferencial. A presença de eosinofilia e aumento de IgE deve levantar a suspeita de outras parasitoses, como estrongiloidíase, ascaridíase, ancilostomíase, entre outras (Procop, 2009). A hipótese de neoplasia pode ocorrer, costuma ser formulada para alguns casos; de fato, pacientes com paragonimíase que, durante a investigação, submetem-se à PET-scan, podem apresentar captação intensa de fluorodesoxiglicose (FDG), resultando em falso-positivos para neoplasia (Osaki et al., 2007; Kim et al., 2011).

Doenças inflamatórias podem ser consideradas no diagnóstico diferencial de infiltrados pulmonares e eosinofilia, principalmente hipersensibilidade, como alergia a certas substâncias e aspergilose broncopulmonar; além disso, pode-se pensar em síndrome de Churg-Strauss, pneumonia eosinofílica, sarcoidose e bronquiolite *obliterans* (Procop, 2009; Cabot et al., 2010).

Doença em animais não humanos

O *Paragonimus* é capaz de infectar diversos mamíferos, dentre eles cães e gatos. Esses animais costumam adquirir o patógeno pela ingestão de crustáceos ou de outros hospedeiros paratênicos, podendo-se citar como exemplo, infecção de cães de caça pela ingestão de javalis infectados (Nakano et al., 2009; Saini et al., 2012). Em geral, a doença tem caráter benigno, podendo causar mais comumente tosse crônica, cistos pulmonares, pneumotórax e derrame pleural (Lee et al., 2007; Saini et al., 2012). O diagnóstico pode ser feito tanto pelo exame parasitológico de fezes quanto por sorologia pelo método ELISA. O tratamento pode ser realizado com praziquantel, 78 mg/kg/dia, durante 2 dias (Nakano et al., 2009).

Diagnóstico laboratorial

O diagnóstico da paragonimíase pode ser feito com visualização microscópica de ovos do parasito, principalmente em amostras de escarro e fezes. Atenção especial deverá ser dada para a diferenciação em relação aos ovos de outros helmintos (Figura 80.3). Entretanto, por apresentar baixa sensibilidade, recomenda-se que sejam feitas múltiplas coletas; outros materiais também podem ser analisados, como lavado broncoalveolar, líquido pleural e tecidos biopsiados. Ao coletar-se o esputo, é adequado separar material para investigação de tuberculose (Procop, 2009; Diaz, 2013).

Técnicas de imunodiagnóstico podem ser utilizadas para investigação de casos de paragonimíase com métodos como ELISA, fixação de complemento, *Western blotting* e intradermorreação. O método ELISA

é utilizado a fim de buscar IgG específica para o parasito e pode apresentar sensibilidade em torno de 90%. Meses após a resolução da infecção, os níveis de IgG para o parasito tendem a reduzir, sendo possível utilizar esse parâmetro também para verificar resposta à terapia (Diaz, 2013).

A fixação de complemento é útil para a investigação da moléstia; porém, por ser tecnicamente mais complexa, atualmente é menos empregada. Apresenta alta sensibilidade e pode servir para avaliar a cura, pois se negativa 6 a 12 meses após a resolução da infecção (CDC, 2017).

O *Western blotting* é empregado pelo Centers for Disease Control and Prevention (CDC) desde 1988, com sensibilidade em torno de 95% e especificidade de 99%, sendo útil para diagnóstico e controle de cura (CDC, 2017; Maguire, 2015).

Outras opções, como técnicas moleculares de amplificação isotérmica mediada por *loop*, pirossequenciamento por reação em cadeia da polimerase (PCR) e microarranjo de proteínas, são descritas para a detecção do *Paragonimus*, apresentando boa sensibilidade, rapidez e capacidade para distinguir espécies do parasito (Diaz, 2013). Contudo, tais métodos ainda são restritos a instituições de pesquisa, devido ao alto custo.

Avaliação por métodos complementares

Pelo fato de a paragonimíase ser uma enfermidade predominantemente pulmonar, os principais métodos complementares de imagem para avaliar os pacientes com a doença são radiografia de tórax e tomografia computadorizada (TC) de tórax.

Durante a migração para o parênquima pulmonar, o parasito ultrapassa as pleuras, podendo, à radiologia, ser avaliada a existência de derrame pleural, em geral pequeno. Ocasionalmente, podem ser vistas

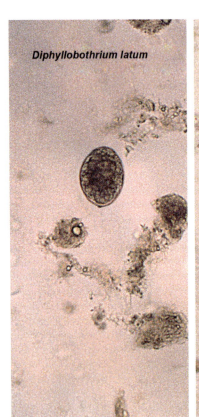
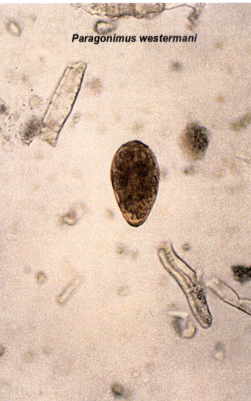
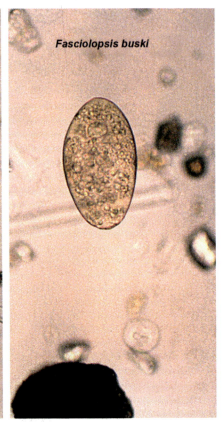

FIGURA 80.3 Ovos de *Platyhelminthes* que podem infectar o *Homo sapiens*, com destaque para *Diphyllobothrium latum* – atualmente *Dibothriocephalus latus* (sinonímia) –, *Paragonimus westermani* e *Fasciolopsis buski*. A caracterização dos ovos é importante para a adequada definição diagnóstica. Foto: Dr. Mae Melvin, 1979. Reproduzida de CDC, 2019, com permissão.

escavações de 0,5 a 1 cm à TC, que representam o trajeto de migração do parasito.

Quando o helminto se instala no parênquima pulmonar, os achados mais característicos são os nódulos ou cistos pulmonares, que podem ser múltiplos, formando aspecto de "bolha de sabão". Tais achados podem estar associados a espessamento pleural, pneumotórax e derrame pleural. Outras alterações frequentes são infiltrados pulmonares, sombras anelares e consolidações; além disso, após a morte do parasito e fibrose do cisto, podem aparecer calcificações (Procop, 2009).

Nas manifestações ectópicas da paragonimíase, os achados são muito similares à TC e à ressonância magnética (RM). Os mais frequentes são realces em formato de múltiplos anéis, que lembram "cachos de uva", além de edema local e, tardiamente, calcificações em "bolhas de sabão". Esses achados são descritos em órgãos como cérebro, fígado e pulmões e em lesões cavitárias (Kim et al., 2004; Procop, 2009; Chen et al., 2013). A forma cerebral tem algumas peculiaridades, como hemorragias na doença aguda, possivelmente em decorrência de arterite (Chen et al., 2013). Já na moléstia crônica, múltiplas calcificações podem ser identificadas à radiografia comum de crânio, além de dilatação ventricular à TC ou à RM (Procop, 2009).

Tratamento

O tratamento da paragonimíase, descrito no Quadro 80.2, pode ser feito com a administração de praziquantel, 25 mg/kg, 3 vezes ao dia, por 2 a 3 dias seguidos, para adultos ou crianças, com altos índices de cura (CDC, 2017; Procop, 2009). O triclabendazol, 10 mg/kg, 2 vezes/dia, por 1 dia, é uma alternativa ao praziquantel; porém, sua disponibilidade

QUADRO 80.2 Opções de tratamento da paragonimíase.

Fármaco	Dose (via oral)	Duração
Praziquantel (escolha)	25 mg/kg, 8/8 h	2 a 3 dias
Triclabendazol (alternativa)	10 mg/kg, 12/12 h	1 a 3 dias

Adaptado de Maguire, 2015; McCarthy; Moore, 2015.

é limitada, já que ele ainda não é liberado pela Food and Drug Administration (FDA) para uso em humanos, embora o CDC ofereça a medicação sob protocolo de investigação. Os corticosteroides podem ser associados ao anti-helmíntico na paragonimíase cerebral, para reduzir o processo inflamatório local (CDC, 2017).

Cuidados de enfermagem

A atenção dos profissionais de enfermagem aos enfermos com paragonimíase se organiza, especialmente, nos seguintes domínios: orientação na coleta do escarro para diagnóstico, que deve ser feita pela manhã em ambiente aberto; aferição seriada da temperatura corpórea; e observação da melhora clínica após o tratamento, notando se emergem novas alterações. É importante aumentar a adesão do paciente ao tratamento, informando-lhe dos altos índices de cura com o praziquantel, bem como de seus efeitos adversos (Siqueira-Batista et al., 2006).

A atuação da equipe multiprofissional é fundamental, sobretudo em áreas endêmicas, na informação sobre os riscos do consumo de crustáceos crus, orientando o cozimento e a higienização de utensílios que sejam utilizados em alimentos crus (Siqueira-Batista et al., 2006; Diaz, 2013).

Ecologia e epidemiologia

A maioria dos casos de paragonimíase se concentra em países como Camarões, China, Filipinas, Equador, Índia e Tailândia (Figura 80.4). Na América, a maior prevalência é no Equador, onde, em 2007, foram relatados nove casos. Entretanto, entende-se que esse número foi subestimado, pois uma parcela significativa dos casos ocorre em áreas rurais que não possuem ampla cobertura médica para realizar o diagnóstico e a notificação (Calvopiña et al., 2014).

Calcula-se que mais de 200 milhões de pessoas tenham risco de se infectar por *Paragonimus* no mundo. Em uma parte das áreas que têm maior prevalência de paragonimíase, observam-se hábitos locais que contribuem para o desenvolvimento da enfermidade, como o consumo de pratos típicos que levam crustáceos crus, como, por exemplo,

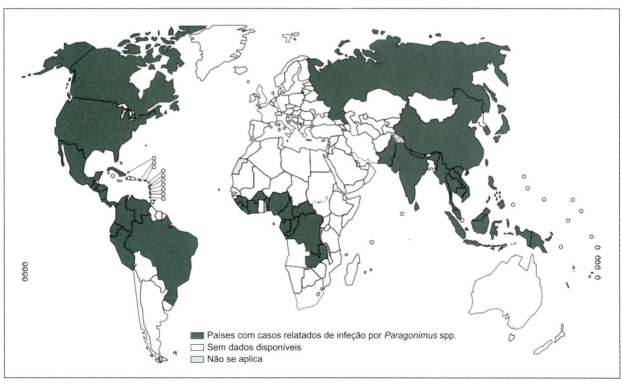

FIGURA 80.4 Distribuição da paragonimíase no mundo, 2015. Adaptada de WHO, 2019.

na China, no Japão e na Coreia do Sul (Procop, 2009). No Equador, onde normalmente os casos autóctones são por *P. mexicanus*, notam-se em regiões endêmicas hábitos locais de caça e pesca que envolvem o consumo de crustáceos, além de crenças regionais que envolvem potenciais benefícios do consumo de crustáceos crus (p. ex., acredita-se que o consumo de caranguejo cru ajude a melhorar a "ressaca" pós-libação alcoólica; alguns têm a crença de que beber suco de órgãos de caranguejo melhora a febre; e outros creem que suco de caranguejo melhore produção de leite na lactante) (Calvopiña et al., 2014).

O primeiro relato de paragonimíase no Brasil levanta a hipótese de a paciente ter se infectado por conta do consumo de *paella*, um prato espanhol que pode conter crustáceos crus (Lemos et al., 2007). Há relatos estadunidenses da associação entre o consumo de crustáceos importados de áreas endêmicas e a infecção pelo *Paragonimus*, além do diagnóstico de paragonimíase em pacientes que imigraram ou voltaram de viagem de áreas endêmicas. Nos EUA, são descritos casos autóctones de paragonimíase por *P. kellicotti*, principalmente por consumo de crustáceos retirados do sistema de rios da bacia do Rio Mississippi (Procop, 2009; Diaz, 2013).

Profilaxia e controle

A atenção à segurança alimentar é, provavelmente, a principal medida profilática para a paragnonimíase. Com efeito, é adequado que agências reguladoras efetuem o controle sanitário de crustáceos importados de áreas endêmicas, com conhecimento de em qual região específica foi coletado, procedendo à análise randomizada buscando metacercárias do *Paragonimus*. Como já foi discutido, esse tipo de controle é importante, pois a infecção do mamífero faz com que o indivíduo elimine ovos do parasito, os quais, ao chegarem ao meio ambiente adequado (onde existam hospedeiros intermediários e definitivos), podem completar seu ciclo, sendo potencialmente capazes de instalar a paragonimíase em novos territórios.

Não se preconiza o controle do parasito em animais silvestres, pois a infecção é bem distribuída em diversos mamíferos, tornando tal medida impraticável. O controle envolvendo a eliminação do primeiro ou do segundo hospedeiro intermediário não é aconselhável, pois, além de complexa, pode ocasionar consequências ambientais (Procop, 2009).

Acredita-se que o controle da paragonimíase envolva primariamente a educação da população local e dos turistas sobre os riscos do consumo de crustáceos crus, orientando o cozimento.

Referências bibliográficas

Arctos – Collaborative Collection Management Solution. Disponível em: <https://arctos.database.museum/name/Paragonimus>. Acesso em: jun. 2019.

Blair D. Paragonimiasis. Adv Exp Med Biol 2019; 1154:105-38.

Cabot RC, Harris NL, Shepard JAO et al. Case 35-2010: a 56-year-old man with cough, hypoxemia, and rash. New England J Med 2010;363(21): 2046-54.

Calvopiña M, Romero D, Castañeda B et al. Current status of Paragonimus and paragonimiasis in Ecuador. Mem Inst Osw Cruz 2014;109(7): 849-55.

CDC. Centers for Disease Control and Prevention. Paragonimiasis. Laboratory Diagnosis. 2017. Disponível em: http://www.cdc.gov/dpdx/paragonimiasis/dx.html. Acesso em: jun. 2019.

CDC. Centers for Disease Control and Prevention. Prevention & Control. 2013. Disponível em: https://www.cdc.gov/parasites/paragonimus/prevent.html. Acesso em: jun 2019.

Chen Z, Chen J, Miao H et al. Angiographic findings in 2 children with cerebral paragonimiasis with hemorrhage: report of 2 cases. J Neurosurg Pediat 2013; 11(5):564-7.

Devi KR, Narain K, Agatsuma T et al. Morphological and molecular characterization of Paragonimus westermani in northeastern India. Acta Tropica 2010; 116(1):31-8.

Diaz JH. Paragonimiasis acquired in the United States: native and nonnative species. Clin Microbiol Rev 2013; 26(3):493-504.

Jhayya STJ, Coloma SMA, Perez V et al. Paragonimíase pulmonar e pleural: relato de dois casos. J Pneumologia 2000; 26(2):103-6.

Kashida Y, Niiro M, Maruyama H et al. Cerebral paragonimiasis with hemorrhagic stroke in a developed country. J Stroke Cerebrovasc Dis 2018; 27(10):2648-49.

Kim EA, Juhng SK, Kim HW et al. Imaging findings of hepatic paragonimiasis: a case report. J Korean Med Sci 2004; 19(5):759-62.

Kim KU, Lee K, Park HK et al. A pulmonary paragonimiasis case mimicking metastatic pulmonary tumor. The Korean J Parasitol 2011; 49(1):69-72.

Kodama M, Akaki M, Tanaka H et al. Cutaneous paragonimiasis due to triploid Paragonimus westermani presenting as a non-migratory subcutaneous nodule: a case report. J Med Case Reports 2014; 8:346.

Lane MA, Barsanti MC, Santos CA et al. Human paragonimiasis in North America following ingestion of raw crayfish. Clin Infect Dis 2009; 49(6):e55-e61.

Lee CH, Im JG, Goo JM et al. Serial CT findings of Paragonimus infested dogs and the micro-CT findings of the worm cysts. Korean J Radiol 2007;8(5):372.

Lemos ACM, Coelho JC, Matos ED et al. Paragonimiasis: first case reported in Brazil. Brazilian J Infect Diseas 2007; 11(1):153-6.

Maguire JH. Trematodes (Schistosomes and Liver, Intestinal, and Lung Flukes). In: Mandell GL, Bennet JE, Dolin R. Mandell, Douglas and Bennett's Principles and Practice of Infectious Diseases. 8. ed. London: Churchil Livingstone, 2015.

McCarthy JS, Moore TA. Drugs for Helminths. In: Mandell GL, Bennet JE, Dolin R. Mandell, Douglas and Bennett's Principles and Practice of Infectious Diseases. 8. ed. London: Churchil Livingstone, 2015.

Mirza A, Rathore M. Toxocariasis, Hydatid Disease of the Lung, Strongyloidiasis, and Pulmonary Paragonimiasis. In: Wilmott RW, Deterding R, Bush A. Kendig's Disorders of the Respiratory Tract in Children 9. ed. 2019.

Nakano N, Kirino Y, Uchida K et al. Large-group infection of boar-hunting dogs with Paragonimus westermani in Miyazaki Prefecture, Japan, with special reference to a case of sudden death due to bilateral pneumothorax. The J Vet Medical Science/the Japanese Society of Vet Scien 2009; 71(5):657-60.

NCBI. National Center for Biotechnology Information. Taxonomy. Disponível em: <https://www.ncbi.nlm.nih.gov/taxonomy>. Acesso em: set. 2019.

Osaki T, Takama T, Nakagawa M et al. Pulmonary Paragonimus westermani with false-positive fluorodeoxyglucose positron emission tomography mimicking primary lung cancer. General Thoracic Cardiovasc Surg 2007; 55(11):470-2.

Procop GW. North american paragonimiasis (caused by Paragonimus kellicotti) in the context of global paragonimiasis. Clin Microbiol Rev 2009; 22(3):415-46.

Procop GW, Neafie RC. Human Parasitic Pulmonary Infections. In: Dani S, Zander CF. Farver Pulmonary Pathology. 2. ed. 2018.

Radzikowska E. Tuberculosis mimicry. European Resp J 2006; 27(3):652.

Saini N, Ranjan R, Singla LD et al. Successful treatment of pulmonary paragonimiasis in a German shepherd dog with fenbendazole. J Parasitic Dis 2012; 36(2):171-4.

Shin MH, Lee YA, Min DY. Eosinophil-mediated tissue inflammatory responses in helminth infection. The Korean J Parasitol 2009; 47(Suppl): S125.

Singh TS, Sugiyama H, Lepcha C et al. Massive pleural effusion due to paragonimiasis: biochemical, cytological, and parasitological findings. Indian J of Pathology & Microbiology 2014; 57(3):492-4.

Siqueira-Batista R, Gomes AP, Santos Albuquerque V et al. História natural da infecção por Paragonimus: abordagem clínica e ecológica. Pulmão RJ 2006; 15(4):270-6.

WHO. World Health Organization. Foodborne trematode infections. Paragonimiasis 2019. Disponível em: https://www.who.int/foodborne_trematode_infections/paragonimiasis/en/. Acesso em: 1 set. 2019.

WHO. Word Health Organization. Paragonimiasis. 2015. Disponível em: http://www.who.int/foodborne_trematode_infections/paragonimiasis/en. Acesso em: abr. 2019.

Yoshida A, Doanh PN, Maruyama H. Paragonimus and paragonimiasis in Asia: an update. Acta Trop 2019: 105074.

CAPÍTULO 81

Pentastomíase

Rodrigo Siqueira-Batista • Bruna Pereira de Oliveira •
Pedro Costa Oliveira • Bruna Soares de Souza Lima Rodrigues

Introdução

A pentastomíase é uma doença infecciosa desencadeada por artrópodes vermiformes que se alojam em animais vertebrados (Vanhecke et al., 2016; Beltrame et al., 2017; Flood; Karteszi, 2018). Dentre as mais de 100 espécies diferentes de agentes etiológicos implicados na condição mórbida, cerca de sete são capazes de provocar adoecimento em membros da espécie *Homo sapiens*. Ainda que a entidade nosológica não tenha grande prevalência na população humana, tem sido observado incremento do número de casos descritos, à medida que os estudos avançam e que o diagnóstico deixa de ser negligenciado.

Este capítulo tem como objetivo apresentar os principais aspectos da pentastomíase, com destaque para os elementos etiológicos, patogênicos, clínicos, diagnósticos, terapêuticos, ecoepidemiológicos e profiláticos.

Etiologia

Taxonomia

A subclasse Pentastomida foi classificada no âmbito do filo Arthropoda e subfilo Crustacea (Quadro 81.1); porém, alguns autores identificam afinidades desses animais com o filo Annelida.

Dentre as muitas espécies de parasitos, destacam-se sete como infectantes de humanos: *Armillifer armillatus*, na África; *Armillifer moniliformis*, na Ásia; *Linguatula serrata*, na África, na América (incluindo Brasil) e na Europa; e, mais recentemente, *Armillifer grandis*, *Leiperia cincinnalis*, *Raillietiella hemidactyli* e *Porocephalus crotali*, as quais vêm sendo observadas em diferentes partes do mundo, com uma ocorrência ainda não bem definida (Almeida et al., 2009; Kelehear et al., 2009; Tappe; Büttner, 2009; Tappe et al., 2013).

Aspectos morfológicos

Os metazoários da subclasse Pentastomida apresentam corpo vermiforme, abdome com variável número de anéis e uma combinação de boca localizada centralmente, cercada por quatro ganchos, levando à impressão de um organismo com cinco bocas. É precisamente dessa observação que se origina o nome *pentastoma*. As ninfas infecciosas maduras de *Armillifer* são cilíndricas e têm aproximadamente 20 anéis espirais proeminentes, os quais contribuem para uma aparência de tipo parafuso, como aquela observada nos patógenos adultos (Figura 81.1).

QUADRO 81.1 Classificação taxonômica dos agentes etiológicos da pentastomíase humana.

Domínio	Eukaryota
Reino	Animalia
Filo	Arthropoda
Subfilo	Crustacea
Superclasse	Oligostraca
Classe	Ichthyostraca
Subclasse	Pentastomida

Adaptado de NCBI – The Taxonomy Database, 2019; Arctos – Collaborative Collection Management Solution, 2019.

Ninfas de *Armillifer grandis* são as menores das três espécies de *Armillifer*. As de *P. crotali* são cilíndricas e aneladas, com o corpo contendo de 38 a 40 segmentos corporais. As ninfas de *L. serrata* são planas, ligeiramente aneladas, e contam com 72 a 92 segmentos corporais. Todas as ninfas infecciosas dos pentastomídeos apresentam uma boca localizada ventralmente, grandes glândulas acidófilas muito típicas na região anterior, um sistema digestório e órgãos genitais primordiais. Entre os artrópodes observados em humanos, apenas *L. serrata* tem espinhos proeminentes ligados à cutícula do agente etiológico, os quais medem desde 32 μm na parte anterior da ninfa e 16 μm na parte posterior. Eles são separados por uma distância média de 11 μm e dispostos enfileirados em cada segmento do corpo (Tappe; Büttner, 2009).

Ciclo biológico

O ciclo biológico (Figura 81.2) transcorre de maneira similar nos diferentes hospedeiros. Os seres humanos, os quais acidentalmente podem se interpor no ciclo, em geral não são parasitados pelos pentastomídeos. A infecção se desenvolve quando os ovos do patógeno são ingeridos a partir de secreções respiratórias ou de fezes dos hospedeiros finais (cães e outros carnívoros para *Linguatula*; várias espécies de grandes serpentes para *Armillifer* e *Porocephalus*). Devido a esse mecanismo de infecção, as condições de risco geralmente reconhecidas para adquirir pentastomíase são: (1) consumo de carne não cozida de cobra infectada, bem como contato com cobras vivas e/ou com suas secreções (o grupo de risco para essa categoria é composto por tratadores de serpentes de zoológicos e de lojas de animais, médicos-veterinários e proprietários de serpentes); (2) coleta de pele de serpentes ou práticas de totemismo tribal; (3) manuseio de animais domésticos, principalmente cães; (4) contato próximo com cães e com suas secreções; (5) consumo de água contaminada proveniente de rios ou de outras coleções de água doce.

No sistema digestório do hospedeiro humano, a larva primária invade e se estabelece nas vísceras. Após a encapsulação pelo tecido do hospedeiro, desenvolve-se o estádio larval infeccioso.

Aspectos clínicos

Doença em humanos

A maioria dos casos de pentastomíase humana é assintomática. Quando as manifestações ocorrem, em geral, dependem da localização das ninfas no organismo e são causadas pela morte e/ou migração da fase larvária do parasito. Geralmente, a larva pentastomídea invade o fígado, o baço, o mesentério, o peritônio e a pleura, provocando pentastomíase visceral, a qual frequentemente não origina manifestações clínicas. Os principais sinais e sintomas da parasitose são: tosse, vômito, náuseas, dor abdominal, hipertermia, icterícia, sangramento nasal, urticária e edema na região orofaríngea. De maneira mais específica, *L. serrata* pode imitar malignidade hepática ou pulmonar, clínica e radiologicamente; os pacientes podem desenvolver dor abdominal, tosse crônica e sudorese noturna nesse caso. Em infecções graves por *Armillifer*, a morte pode ocorrer devido a infecções secundárias, marcadamente sepse, pneumonia e enterocolite grave. Identificação – e retirada – de larvas de pentastomídeos durante cirurgia de hérnia inguinoscrotal, já foi descrita (Potters et al., 2017).

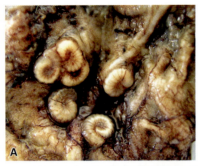

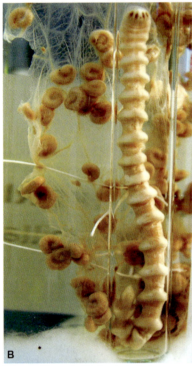

FIGURA 81.1 *Armillifer armillatus*. **A.** Ninfas do helminto, com cerca de 1 a 2 cm. **B.** Fêmea adulta do parasito. Foto: Educational Department, Institut of Tropical Medicine, Antuérpia, Bélgica. Reproduzida de Potters et al., 2017, com permissão.

A pentastomíase visceral humana (PVH) é provocada, inicialmente, pela ingestão de ovos do parasito, evento inicial que originará a invasão visceral. A ausência de queixas, na maioria dos casos, está relacionada com a baixa carga parasitária. Em um período de 2 anos, a larva morre e se torna calcificada, adquirindo o aspecto de uma opacidade em forma de "C" nos exames radiológicos, correspondendo a um sinal extremamente sugestivo da PVH.

Uma forma mais rara de infecção pelo pentastoma – a pentastomíase ocular – foi descrita em cerca de 19 situações ao redor do mundo, majoritariamente em países da África, com maior participação de *Armillifer*. Tal manifestação da doença pode originar irritação dos olhos e, eventualmente, levar a sérias sequelas no paciente, incluindo glaucoma e danos visuais permanentes, como a perda total da visão (Ioannou; Vamvoukaki, 2019).

Há também relatos documentados sobre a ação parasitária do pentastomídeo no tecido ósseo. Em Yonsei, Coreia do Sul, um enfermo que foi submetido ao tratamento de metástase óssea de câncer medular de tireoide retornou cinco anos após o término do tratamento e, pela primeira vez, com dor, pus e exposição óssea na face (Cho et al., 2017). Após um ano de tratamento desses sintomas, o doente retornou ao hospital e, ao realizar exame histopatológico, o parasito foi identificado sem evidência de metástase óssea do câncer medular de tireoide. Após investigação, descobriu-se que o paciente tinha histórico ocupacional no Oriente Médio e no Sudeste Asiático, onde teria, supostamente, sido infectado pelo parasito. Ressalta-se, assim, a importância da história de viagem para o diagnóstico da condição (Cho et al., 2017).

Quanto aos diagnósticos diferenciais, as ninfas de pentastoma podem ser confundidas com outros parasitos que habitam tecidos. Por isso, a discriminação de pentastomas em relação a outros patógenos é necessária para tratar adequadamente os enfermos que porventura tenham infecções com nematoides, cestoides ou trematódeos.

Doença em animais não humanos

Pentastomídeos podem infectar as vias respiratórias de diferentes metazoários – como aves e répteis –, os quais apresentam desenvolvimento do patógeno no parênquima pulmonar, e mamíferos, que são infectados pela nasofaringe. Muitos casos da doença são associados a outras condições mórbidas descritas em animais, como outras infecções e desnutrição, o que torna a detecção da enfermidade, por vezes, um verdadeiro desafio diagnóstico. Nos répteis, os patógenos adultos podem

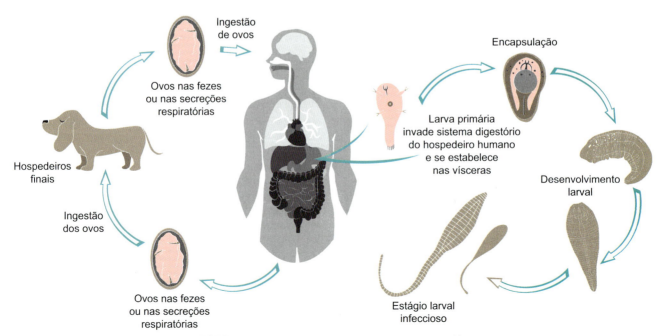

FIGURA 81.2 Ciclo biológico dos artrópodes do gênero *Armillifer*.

ser observados nos pulmões, além da derme, mais precisamente sobre as escamas do animal. O acometimento de serpentes (*Python regius* e *Bitis* spp.) tem sido relatado em diferentes estudos (Gałęcki et al., 2016; Hardi et al., 2017) (Figura 81.3). No Brasil, já foi descrita infecção do lagarto-verde (*Ameiva ameiva*), por *Raillietiella mottae* (Silva et al., 2019).

O acometimento de mamíferos tem sido igualmente relatado (Silva et al., 1984; Nagamori et al., 2019; Islan et al., 2018). Recente investigação identificou a infecção em um cão, oriundo da Etiópia, em Oklahoma (EUA), por *L. serrata* (Nagamori et al., 2019), destacando-se que, além da observação de ovos característicos nas fezes do animal, o diagnóstico foi confirmado por PCR do gene 18S rRNA, cuja sequência mostrou 100% de homologia com o parasito (Nagamori et al., 2019). Outra pesquisa realizada com amostras de linfonodos de bovinos e caprinos – as estruturas mostraram-se aumentadas, edemaciadas, moles e com aparência esponjosa, com presença de infiltrado eosinofílico – demonstrou 45,0% de positividade para *L. serrata* (Islan et al., 2018). *Linguatula serrata* também foi identificado em linfonodos mesentéricos de 2132 cabras, estimando-se uma taxa de infecção de cerca de 58% para o agente (Hajipour et al., 2019).

Estudo realizado na Austrália revelou 67,6% dos cães selvagens (n = 37), 14,5% das raposas vermelhas (n = 55) e 4,3% dos bovinos (n = 164) infectados com *L. serrata*. Os dados sugerem uma frequência do parasito, em canídeos selvagens e raposas, superior ao que se esperava, mostrando a importância desses animais como reservatório (Shamsi et al., 2017).

Diagnóstico laboratorial

O diagnóstico ocorre, muitas vezes, de modo acidental, em procedimentos cirúrgicos ou necropsias, devido ao caráter assintomático da maior parte dos casos. Assim, a confirmação da pentastomíase dependerá – em muitas oportunidades – do diagnóstico histopatológico.

As ninfas são encontradas geralmente na serosa ao redor do fígado e do baço, no parênquima hepático, no mesentério, na parede intestinal e nos linfonodos abdominais. Pulmões e pleura também podem ser ocasionalmente afetados. A identificação da espécie infectante ocorre, geralmente, por meio de contagem de anelações (18 a 22 para *A. armillatus* e mais de 25 para *A. grandis*). Pode ser detectada, ainda, uma

leve eosinofilia no hemograma, principalmente após a morte do parasito. De um ponto de vista molecular, o diagnóstico também pode ser realizado por aplicação de reação em cadeia da polimerase (PCR) de RNAr 18S de pentastomídeo e PCR de citocromo oxidase (cox) específico-*Armillifer* (Nagamori et al., 2019; Tappe et al., 2016).

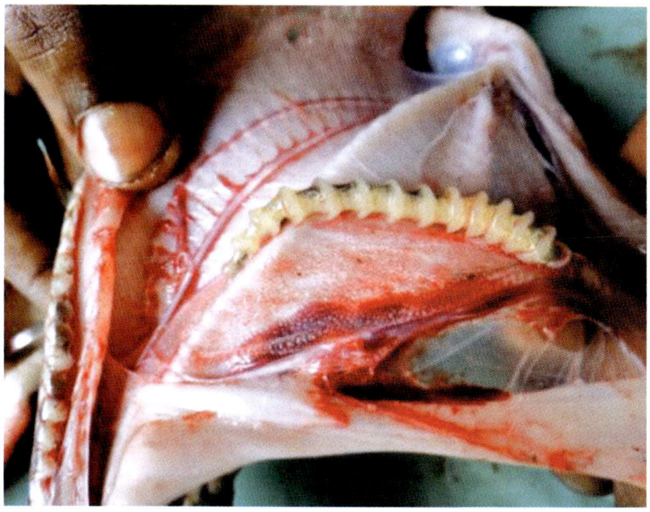

Avaliação por métodos complementares

Os exames complementares são de pouca ajuda para avaliação dos casos de pentastomíase. A ultrassonografia, a tomografia computadorizada e a ressonância magnética podem ser realizadas para auxiliar o diagnóstico, mas, as alterações serão detectáveis na dependência do grau da lesão (Figuras 81.4, 81.5, 81.6 e 81.7). É possível que um exame radiológico indique imagens calcificadas em forma de "C", originadas da morte do parasito, produzidas por ninfas de *Armillifer* e, menos

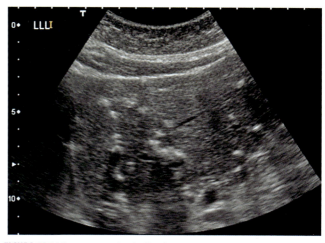

FIGURA 81.4 Ultrassonografia do fígado, por meio da qual se presume múltipla calcificação, focos ecogênicos, através dos lobos hepáticos, de forma predominante do lado direito. Reproduzida de Flood; Karteszi, 2018 (BJR Case Reports), com permissão.

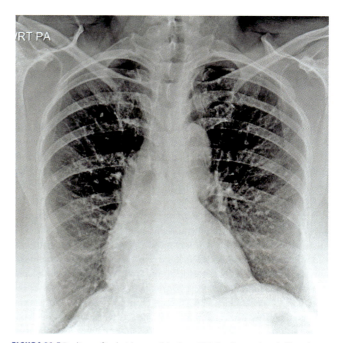

FIGURA 81.3 Espécime de *Armillifer armillatus* encontrado por moradores do distrito de Sankuru, na República Democrática do Congo. O parasito foi isolado do pulmão de uma jovem cobra da espécie *Python regius*, a qual teve seu corpo aberto antes de ser ingerida pelos habitantes. Foto: Dr. Richard Hardi (St. Raphael Ophthalmological Center, Ophthalmological Ambulance, Mbuji Mayi, Democratic Republic of Congo). Reproduzida de Sulyok et al., 2014, com permissão.

FIGURA 81.5 Radiografia de tórax exibindo múltiplos focos de calcificação em forma de c ("c-shaped") em ambos pulmões. Reproduzida de Flood; Karteszi, 2018 (BJR Case Reports), com permissão.

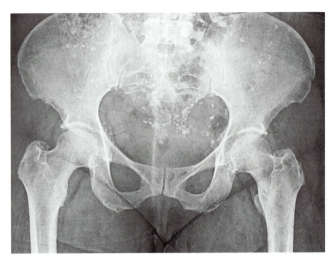

FIGURA 81.6 Radiografia pélvica após uma queda. Nota-se na cavidade peritoneal e abdominal múltiplas densidades calcificadas. Reproduzida de Flood; Karteszi, 2018 (BJR Case Reports), com permissão.

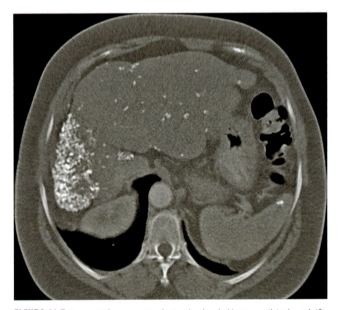

FIGURA 81.7 Tomografia computadorizada de abdômen exibindo calcificação multifocal no fígado e no baço. Reproduzida de Flood; Karteszi, 2018 (BJR Case Reports), com permissão.

frequentemente, de *L. serrata*. Esse achado pode estar presente, também, na radiografia do tórax e/ou do abdome, demonstrando imagem em forma de ferradura ou estrutura com morfologia de "C" (Flood; Karteszi, 2018).

Tratamento

O processo de desobstrução dos sistemas respiratório e/ou digestório é realizado por meio de procedimentos cirúrgicos, uma vez que não existe abordagem quimioterápica eficiente para os casos de pentastomíase. Após a morte do parasito, o tecido ao redor, dada a resposta do hospedeiro, torna-se inflamado; posteriormente, há evolução para um processo de calcificação na área. O uso de corticosteroides, anti-histamínicos e epinefrina é recomendado em situações nas quais o paciente apresente hipersensibilidade. Nos casos assintomáticos, a terapêutica não é indicada, visto que os parasitos comumente evoluem para degeneração em aproximadamente 2 anos. O uso de anti-inflamatórios não é recomendado.

Além de tratar o hospedeiro, também é necessário cuidar do ambiente no qual o artrópode foi encontrado. Para isso, com o acompanhamento de profissionais especializados, deve ser feita uma investigação a fim de rastrear o nicho ecológico do parasito. Desse modo, busca-se minimizar os riscos de vindouros processos infecciosos.

Existem também terapias não convencionais para tratar alguns efeitos da pentastomíase. Como exemplo, a Medicina Tradicional Chinesa, associada aos fármacos mebendazol e praziquantel, contribuiu para erradicação dos parasitos em alguns pacientes (Ye et al., 2013).

Ecologia e epidemiologia

As espécies de maior destaque são *L. serrata* e aquelas pertencentes ao gênero *Armillifer*. Encontrada nos continentes americano, europeu e africano, *L. serrata* tem o cão como hospedeiro definitivo do seu ciclo biológico (Nagamori et al., 2019; Thomas et al., 2018), e o contato com as secreções desse animal, assim como o consumo de água contaminada ou a ingestão de herbívoros infectados, que são hospedeiros intermediários, são os principais meios de transmissão do parasito para *H. sapiens*. Por sua vez, as espécies do gênero *Armillifer* habitam o Sudeste Asiático, o extremo oeste da América e a África (Hardi et al., 2017; Aiyekomogbon et al., 2016). Cerca de 90% de todas as espécies de pentastomídeos são parasitos de répteis carnívoros. Esses agentes etiológicos se alojam em animais não pertencentes ao quadro alimentício humano; dessa maneira, a ingestão dos ovos pode ocorrer, principalmente por meio do consumo de água contaminada na qual vivem crocodilianos, serpentes e lagartos (Pantchev; Tappe, 2011).

Profilaxia e controle

A prevenção da parasitose é realizada com o consumo de água limpa e tratada, a ingestão de alimentos bem cozidos, a atenção especial ao consumo de carne de serpente e a lavagem adequada das mãos após contato com saliva ou fezes de cães e material biológico oriundo de répteis (Pantchev; Tappe, 2011).

Agradecimentos

Os autores do presente capítulo são gratos aos pesquisadores: Idzi Potters, Steven Van Den Broucke, Marjan Van Esbroeck, Lutgarde Lynen (Institute of Tropical Medicine Antwerp, Antwerp, Belgium) e Claude Desaive (Central University Hospital of Liège, Liège, Belgium), por cederem gentilmente a Figura 81.1; Richard Hardi (St. Raphael Ophthalmological Center, Ophthalmological Ambulance, Mbuji Mayi, Democratic Republic of Congo), Gergely Babocsay (Mátra Museum of the Hungarian Natural History Museum, Gyöngyös, Hungary), Dennis Tappe (Bernhard Nocht Institute, Hamburg, Germany), Mihály Sulyok (Eberhard Karls University, Tübingen, Germany), Imre Bodó (Emory University School of Medicine, Atlanta, GA, USA) e Lajos Rózsa (Evolutionary Systems Research Group, MTA Centre for Ecological Research, Tihany, Hungary), por cederem gentilmente a Figura 81.3; e Richard Flood (Department of Radiology, North Bristol NHS Trust, Bristol, UK) e Hedvig Karteszi (Department of Radiology, University Hospitals Bristol, Bristol, UK), por cederem gentilmente as Figuras 81.4, 81.5, 81.6 e 81.7.

Referências bibliográficas

Aiyekomogbon JO, Meseko CA, Abiodun OO. Armillifer armillatus infestation in Human; public health scenario of a snake parasite: a report of three cases. Pan Afr Med J 2016;25:45.

Almeida WO, Sales DL, Santana GG et al. Prevalence and intensity of infection by Raillietiella gigliolii Hett, 1924 (Pentastomida) in Amphisbaena alba Linnaeus, 1758 and A. vermicularis Wagler, 1824 (Amphisbaenidae) from Northeastern Brazil. Braz J Biol 2009;69(4):1183-6.

Arctos – Collaborative Collection Management Solution. Disponível em: <https://arctos.database.museum/name/Pentastomida>. Acesso em: jun. 2019.

Beltrame A, Raniero D, Bisoffi Z et al. Human visceral pentastomiasis: Armillifer armillatus. Infect 2017;45(3):389-390.

Cho ES, Jung SW, Jung HD et al. A case of pentastomiasis at the left maxilla bone in a patient with thyroid cancer. Korean J Parasitol 2017;55(4): 433-7.

Flood R, Karteszi H. Incidental thoracic, hepatic and peritoneal calcifications: a case of Pentastomiasis. BJR Case Rep 2018; 5(1):20180058.

Gałęcki1 R, Sokół1 R, Dudek A. Tongue worm (Pentastomida) infection in ball pythons (Python Regius) – a case report. Annals Parasitol 2016; 62(4):363-5.

Hardi R, Babocsay G, Tappe D et al. Armillifer-infected snakes sold at congolese bushmeat markets represent an emerging zoonotic threat. Ecohealth 2017;14(4):743-9.

Hajipour N, Soltani M, Mirshekar F. Effect of age, sex, and season on the prevalence of Linguatula serrata infestation in mesenteric lymph nodes of goats slaughtered in Tabriz, Iran. Trop Anim Health Prod 2019,51(4):879-85.

Hsu C, Mathura Y. Severe visceral pentastomiasis in an oriental small-clawed otter with functional thyroid carcinoma. J Vet Med Sci 2018; 80(2):320-2.

Ioannou P, Vamvoukaki R. Armillifer Infections in humans: a systematic review. Trop Med Infect Dis 2019;4(2). pii: E80.

Islam R, Anisuzzaman, Hossain MS et al. Linguatula serrata, a food-borne zoonotic parasite, in livestock in Bangladesh: Some pathologic and epidemiologic aspects. Vet Parasitol Reg Stud Reports 2018:13:135-40.

Kelehear C, Spratt DM, Dubey S et al. Using combined morphological, allometric and molecular approaches to identify species of the genus Raillietiella (Pentastomida). Plos One 2009;6(9):e24936.

Latif B, Omar E, Heo CC et al. Human pentastomiasis caused by Armillifer moniliformis in Malaysian Borneo. Institute of Hygiene and Microbiology University of Würzburg, 2011:85(5):878-81.

Min HY, Fang W, Lan FT. Human pentastomiasis in China: case report and literature review. J Parasitol 2008; 94(6):1295-8.

Nagamori Y, Ramachandran A, Kuzma C et al. A zoonotic parasite, Linguatula serrata, infection in a dog imported from Ethiopia to the United States. Vet Parasitol Reg Stud Reports 2019. doi: 10.1016/j.vprsr.2019.100273.

NCBI. National Center for Biotechnology Information. Taxonomy. Disponível em: <https://www.ncbi.nlm.nih.gov/taxonomy>. Acesso em: 25 mar. 2019.

Pantchev N, Tappe D. Pentastomiasis and other parasitic zoonoses from reptiles and amphibians. Berl Munch Tierarztl Wochenschr 2011;124 (11-12):528-35.

Potters I, Desaive C, Van Den Broucke S et al. Unexpected Infection with Armillifer Parasites. Emerg Infect Dis 2017;23(12):2116-2118.

Shamsi S, McSpadden K, Baker S et al. Occurrence of tongue worm, Linguatula cf. serrata (Pentastomida: Linguatulidae) in wild canids and livestock in south-eastern Australia. Int J Parasitol Parasites Wildl 2017;6(3):271-277.

Silva EG, Santos MEP, Brito SV et al. Raillietiella mottae (Pentastomida: Raillietiellidae) infecting Ameiva ameiva (Squamata: Teiidae) in Araripe Plateau, Northeast Brazil. Braz J Biol 2019;79(1):100-3.

Silva TMC, Júnior AAB. Pentastomíase em roedor no estado da Bahia. Nota sobre o encontro de Armillifer Moniliformis (DIESING, 1835) Sambon 1922. Mem Inst Oswaldo Cruz, 1984;79(1):139-42.

Sulyok M, Rózsa L, Bodó I et al. Ocular pentastomiasis in the Democratic Republic of the Congo. PLoS Negl Trop Dis 2014;8(7):e3041.

Tappe D, Büttner DW. Diagnosis of human visceral pentastomiasis. PLoS Negl Trop Dis 2009; 3(2):e320.

Tappe D, Haeupler A, Schäfer H et al. Armillifer armillatus pentastomiasis in African immigrant, Germany. Emerg Infect Dis 2013;19(3):507-8.

Tappe D, Sulyok M, Riu T et al. Co-infections in visceral pentastomiasis, Democratic Republic of the Congo. Emerg Infect Dis 2016;22(8): 1333-9.

Thomas M. Linguatula serrata in an imported Romanian street dog. Vet Rec 2018;182(4):112-113.

Vanhecke C, Le-Gall P, Le Breton M et al. Human pentastomiasis in Sub-Saharan Africa. Med Mal Infect 2016;46(6):269-7.

Ye F, Sheng ZK, Li JJ et al. Severe pentastomiasis in children: a report of 2 cases. Southeast Asian J Trop Med Public Health 2013;44(1):25-30.

CAPÍTULO 82

Railietiníase

Luiz Alberto Santana • Íbera Neves Chaves •
Daniela Rezende Moreira • Adriano Simões Barbosa Castro

Introdução

A railietiníase é uma parasitose causada por cestoides comumente encontrados em aves e alguns mamíferos como ratos e primatas (de Oliveira Simões et al., 2017). São poucas as espécies desse parasito descritas na literatura como causadoras de doença em humanos, e os casos observados estão relacionados com *Raillietina celebensis*, *Raillietina demerariensis* e *Raillietina madagascariensis*. O ciclo de vida dessas espécies envolve um hospedeiro intermediário (artrópode) e um hospedeiro definitivo, como a galinha, o rato e o homem (Moraes, 2008; PAHO; 2003). Em geral, esse parasito infecta aves em criadouros domésticos; estima-se que aproximadamente 40% das galinhas criadas ao ar livre estejam infectadas pelas espécies *Raillietina cesticillus*, *Raillietina echinobothrida* ou *Raillietina tetragona*, sendo a primeira a mais incidente dentre elas (Yazwinski et al., 1992).

Embora haja uma baixa incidência da doença em humanos, sabe-se que a maioria dos casos de railietiníase foi relatada em regiões de países com alta vulnerabilidade socioeconômica, fator relacionado com a existência de domicílios com reduzidas condições sanitárias e, por consequência, maior incidência de animais vetores da helmintíase (Craig; Ito, 2007; Moraes, 2008; PAHO, 2003). Uma crescente incidência de infecções em galinhas domésticas por *R. cesticillus*, *R. echinobothrida* e *R. tetragona* vem sido registrada no Rio de Janeiro (Silva et al., 2016) devido aos fatores já citados anteriormente, considerando que tais aves adquirem a infecção ao se alimentarem de hospedeiros intermediários (invertebrados) (Demis et al., 2015).

Com base nesses apontamentos iniciais, o objetivo do presente capítulo é a apresentação dos principais aspectos etiológicos, patogênicos, clínicos, diagnósticos, terapêuticos, ecoepidemiológicos e profiláticos da railietiníase.

Etiologia

Os helmintos do gênero *Raillietina* pertencem ao reino Animalia, subreino Metazoa e filo Platyheminthes (Quadro 82.1) (PAHO, 2003; NCBI, 2019; Arctos, 2019). Comum aos organismos pertencentes à classe Cestoda, essas espécies apresentam extremidade com um órgão de fixação, o escólex. O estróbilo, ou corpo, é segmentado (proglotes), variando de 300 a 5.000 segmentos (PAHO, 2003).

Partindo-se do escólex no sentido vertical, encontra-se o corpo, região de crescimento e diferenciação na qual surgem as divisões que irão originar as proglotes e os órgãos reprodutores primitivos. Dependendo da proglote observada, nota-se a existência do sistema reprodutor maduro, hermafrodita, contendo os órgãos masculinos e femininos, que possibilitam a fecundação cruzada (Figura 82.1) (Ito, 2015; Moraes, 2008). Cabe destacar que, assim como todos os cestoides, as espécies do gênero *Raillietina* são parasitos e, portanto, dependem de hospedeiros intermediários e definitivos para o seu desenvolvimento (Craig; Ito, 2007). Ainda sobre a morfologia desses parasitos, acrescenta-se que eles não contam com sistemas circulatório, respiratório e digestório, e apresentam solenócitos e canais na extremidade posterior, que funcionam como sistema excretor. As tênias, forma adulta do parasito, não têm órgão bucal ou canal alimentar, absorvendo os nutrientes intestinais do hospedeiro através da sua parede corporal, denominada cutícula (Demis et al., 2015). Esta tem a função de manter a osmorregulação, absorção de nutrientes, e realizar evasão do sistema imune (Bazh; El-Bahy, 2015). Em geral, a espécie tem em média 30 cm, tendo os ovos aproximadamente 90 μm (Craig; Ito, 2007). A espécie *R. celebensis* (comprimento adulto entre 15 e 50 cm) tem um colar característico tipo pérola ou estróbilo posterior, com formato de barril e proglotes grávidas contendo de 150 a 400 oncosferas, cada uma com 2 a 3 ovos. A espécie *R. cesticillus* (comprimento adulto de 15 cm) se diferencia das outras pela ausência do pescoço, um grande escólex e vasto rostelo, estrutura de ancoragem desse parasito (Demis et al., 2015). O ciclo de vida não é propriamente conhecido, mas as formigas parecem ser um importante hospedeiro intermediário. Os humanos provavelmente se infectam pela ingestão de formigas; deve ser comentado que crianças de 2 a 5 anos de idade são mais comumente infectadas (Ito, 2015). A classificação taxonômica dos helmintos do gênero *Raillietina* está descrita no Quadro 82.1.

QUADRO 82.1 Classificação taxonômica dos helmintos do gênero *Raillietina*.

Reino	Animalia
Filo	Platyhelminthes
Classe	Cestoda
Subclasse	Eucestoda
Ordem	Cyclophyllidea
Família	Davaineidae
Gênero	*Raillietina*
Espécies	*Raillietina australis, Raillietina beveridgei, Raillietina celebensis, Raillietina cesticillus, Raillietina chiltoni, Raillietina coreensis, Raillietina dromaius, Raillietina echinobothrida, Raillietina micracantha, Raillietina mitchelli, Raillietina sonini, Raillietina tetragona, Raillietina tunetensis*

Adaptado de Arctos – Collaborative Collection Management Solution, 2019; NCBI – The Taxonomy Database, 2019.

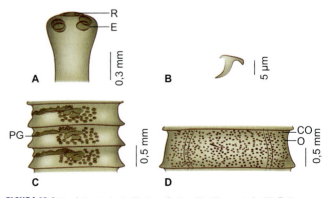

FIGURA 82.1 Morfologia de *Raillietina*. **A.** Escóléx (E) e rostelo (R). **B.** Pequeno gancho presente no escoléx. **C.** Proglote madura e abertura lateral indicando o poro genital (PG). **D.** Proglote grávida mostrando um único ovo (O) por cápsula-ovo (CO). Adaptada de Butboonchoo et al., 2016.

Ciclo biológico

A maioria das espécies de cestoides envolve pelo menos dois animais como hospedeiros para completar o ciclo de vida, o qual – no caso dos helmintos do gênero *Raillietina* – em duas fases principais, descritas a seguir (Figura 82.2):

1. No hospedeiro intermediário (artrópode), ocorre a diferenciação da forma larvária, cisticercoide, a partir da ingestão do ovo ou das proglotes grávidas, provenientes do hospedeiro definitivo mamífero.
2. No hospedeiro definitivo – após a ingestão do hospedeiro intermediário infectado –, ocorre a fixação da forma cisticercoide à parede do intestino delgado, por meio do escólex. Seguem-se então estrobilização (desenvolvimento da larva na fase adulta), provenientes da maturação e a fertilização por fecundação cruzada ou autofecundação. Após a embriogênese, há liberação de ovos embrionados ou proglotes grávidas no intestino e consequente expulsão de formas adultas do hospedeiro definitivo, concluindo-se, assim, o ciclo de vida (Ito, 2015; Pinto et al., 2008).

As principais espécies do gênero *Raillietina* são comentadas a seguir.

▶ ***Raillietina celebensis.*** Os primeiros relatos de ocorrência desse parasito advêm da Ásia, especialmente no Extremo Oriente. Seu tamanho varia de 40 a 43 cm, tendo como característica particular para o gênero um escólex não espinhoso. O número de proglotes pode chegar a mais de 500, e cada proglote grávida abarca de 300 a 400 oncosferas, cada uma com 3 a 4 ovos (Moraes, 2008, PAHO, 2003).

▶ ***Raillietina demerariensis.*** A maioria dos casos em humanos foi observada em Cuba, Equador, Guiana e Suriname. Parasitam, além de ratos, o intestino de primatas e medem aproximadamente 50 cm. A proglote grávida é semelhante a um grão de arroz, contendo de 75 a 200 oncosferas,

cada uma com 7 a 9 ovos. A ação patogênica pode ser comparada à da espécie *Hymenolepis nana* (ver Capítulo 67, *Himenolepíase*). Destaca-se a possível presença dessa espécie parasitando humanos no Brasil, devido à existência de primatas nas florestas do país (Moraes, 2008; PAHO, 2003).

▶ ***Raillietina madagascariensis.*** Os poucos casos dessa espécie parasitando o homem foram observados em Madagascar, Congo Belga e Tailândia (Moraes, 2008; PAHO, 2003).

▶ ***Raillietina tetragona.*** As tênias adultas dessa espécie chegam a cerca de 25 cm e se desenvolvem na metade posterior do intestino delgado de galinhas e de outras aves. Utilizam como hospedeiro intermediário as formigas dos gêneros *Pheidole* e *Tetramorium*, e liberam cisticercoides de 13 a 21 dias (Demis et al., 2015).

▶ ***Raillietina echinobothrida.*** As tênias adultas chegam a cerca de 25 cm, tendo as formigas como hospedeiro intermediário e liberando cisticercoides em cerca de 20 dias. Considerada a espécie mais patogênica do gênero *Raillietina*, infecta galinhas e perus. A larva penetra a mucosa e a submucosa duodenal, levando à formação de nódulos e enterite hiperplásica (Demis et al., 2015), podendo ser confundida com um quadro de tuberculose aviária (Saif et al., 2008). Esses nódulos podem resultar em degeneração e necrose dos vilos intestinais, levando à morte do animal (Lalchhandama, 2010).

▶ ***Raillietina cesticillus.*** É a tênia mais comum do gênero *Raillietina*, chegando a 15 cm em sua forma adulta. Infecta a mucosa do duodeno e jejuno, causando inflamação e degeneração dos vilos intestinais, além de diminuir os níveis de hemoglobina e glicose séricos dos animais afetados. Seus hospedeiros intermediários são os besouros dos gêneros *Calathus*, *Amara*, *Pterostichus*, *Bradycellus*, *Caratacanthus*, *Stenolaphus*, *Stenocellus*, *Stenophorus*, *Harpalus*, *Poecilus*, *Zabrus*, *Anisotarsus* e *Choeridium*; liberam cisticercoides em 20 dias (Demis et al., 2015).

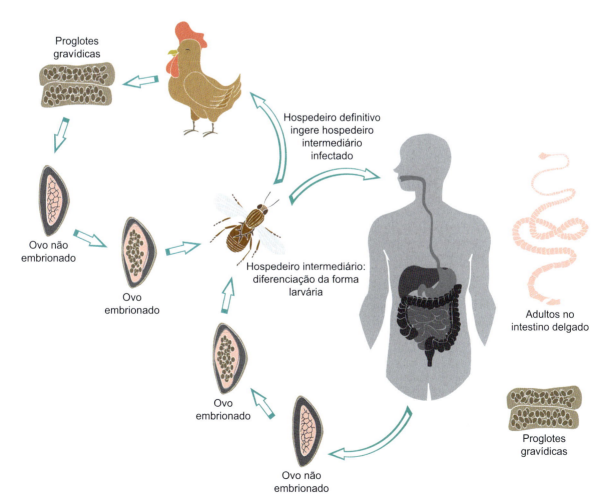

FIGURA 82.2 Ciclo biológico dos helmintos do gênero *Raillietina*.

Aspectos clínicos

Doença em humanos

Os sinais e os sintomas da infecção por espécies do gênero *Raillietina* são atribuídos à espoliação advinda da ação parasitária do helminto. Porém, como não há invasão da mucosa do intestino delgado as infecções são geralmente benignas e frequentemente assintomáticas (Craig; Ito, 2007; Moraes, 2008; PAHO, 2003).

Em geral, as manifestações clínicas mais importantes da raillietiníase são: desconforto e dor abdominal, cólicas, flatulência, diarreia, obstipação, náuseas, tonturas, agitação, vertigem, cefaleia, cansaço, má absorção, anorexia, dor muscular, cãibras, deficiência de vitaminas, perda ou ganho de peso, obstrução intestinal, apendicite, pancreatite, pseudoincontinência, prurido anal, eliminação espontânea de segmentos do verme pelo ânus; também já foram descritos distúrbios psíquicos, como depressão e psicose (Craig; Ito, 2007; Moraes, 2008; PAHO, 2003).

Doença em animais não humanos

Nos animais acometidos pela infecção, na condição de hospedeiros definitivos (sobretudo as aves), as tênias retiram os nutrientes que chegam ao intestino e alcançam as estruturas absortivas, podendo causar atrofia vilosa, enterite catarral, formação de granulomas duodenais, congestão de glândulas submucosas, vacuolização de células epiteliais e reações inflamatórias locais. Enquanto os parasitos competem com as aves por nutrientes, a demanda por alimentação destes animais se eleva (Demis et al., 2015). Além disso, há queda na produção de ovos, ganho de peso e qualidade da carne (Uhuo et al., 2013; Asumang et al., 2019), tornando a atividade economicamente desfavorável aos criadores.

Diagnóstico laboratorial

O diagnóstico é realizado, em geral, pela identificação das proglotes e dos ovos nas fezes. As primeiras estruturas se assemelham a grãos de arroz, sendo muitas vezes confundidos com esse cereal. Alguns autores alertam para a dificuldade da diferenciação dos ovos do gênero *Raillietina* na matéria fecal, haja vista a semelhança deles com os de outras espécies de cestoides (Craig; Ito, 2007; PAHO, 2003). Os testes imunodiagnósticos para a detecção de antígenos nas fezes e os métodos moleculares para a amplificação de DNA têm melhorado a acurácia no diagnóstico da raillietiníase (Craig; Ito, 2007). No entanto, técnicas de análise sorológica têm sido investigadas; dentre elas, citam-se as por hemaglutinação indireta, utilizando-se nanopartículas magnéticas, antígenos recombinantes e peptídios sintéticos. Porém, esses métodos são ainda de alto custo, o que os torna inviáveis nos países em desenvolvimento, nos quais a prevalência das parasitoses causadas por cestoides é mais significativa (Ito, 2013).

Tratamento

A abordagem terapêutica para a infecção por *Raillietina* deve seguir as recomendações para outras parasitoses causadas por espécies de Platyhelminthes. Assim, indica-se o praziquantel em dose oral de 5 mg/kg, ou a niclosamida em dose oral de 2 g, ambos em dose única (Craig; Ito, 2007).

Diversos estudos vêm sendo realizados acerca do tratamento da raillietiníase em animais, incluindo o uso de plantas medicinais já utilizadas para tratar outras parasitoses. Nesse caso, é importante destacar que o uso de medicamentos deve ser associado a medidas de controle ambiental e extermínio dos hospedeiros intermediários (Demis et al., 2015). A reinfecção pode ocorrer em cerca de 2 semanas se houver acometimento massivo pelos helmintos; logo, indica-se administrar a medicação 1 semana após a primeira dose para evitar que isso aconteça (Agneessens, 2007; Yazwinski et al., 1992).

Uso de gengibre e curcumina

Pesquisa realizada por Bazh e El-Bahy (2015) comparou o uso de gengibre, planta utilizada para tratar helmintíases, e o emprego de curcumina, utilizada contra afecções de pele causadas por parasitos, com o intuito de apresentar um tratamento natural e com menores efeitos adversos. O estudo *in vivo* demonstrou que o uso do extrato de gengibre foi mais lesivo às tênias do que a curcumina, e que o efeito de ambos é concentração e tempo-dependente, sendo mais efetivos 48 horas pós-exposição. O extrato de gengibre reduziu a movimentação do parasito, enquanto a curcumina causou alterações em sua cutícula. A eficácia do extrato de gengibre (500 mg) após 48 horas foi de 50%, e a da curcumina (1.000 mg) foi de 40%. A presença dos extratos alterou o pH do meio, modificando a rota do metabolismo do cestoide, no sentido de diminuir o metabolismo aeróbico, reduzindo glicose e glicogênio e aumentando malato e lactato. A partir disso, o parasito absorve menos nutrientes, diminuindo seus movimentos e morrendo. Além disso, a curcumina, por meio de enzimas, alterou a estrutura cuticular pela dissolução dos lipídios constituintes.

Uso do praziquantel

O estudo feito por Bazh e El-Bahy (2015) também testou a atividade do medicamento praziquantel na dose de 600 mg. Seu uso não demonstrou efeitos adversos no grupo de teste, descrevendo-se cerca de 90% de cura.

Uso do fembendazol

Investigação desenvolvida por Yazwinski e colaboradores (1992), o medicamento foi administrado juntamente com a alimentação das aves, e nenhum efeito adverso foi observado. Concluiu-se que a eficácia (redução do número de parasitos encontrados) foi de 95,4% com a dose de 180 mg/kg/dia, durante 6 dias, e a cura completa alcançou a taxa de 82,3%.

Uso do albendazol

Lalchhandama (2010) demonstraram 100% de eficácia do fármaco contra *R. tetragona* e 96,2% contra *R. cesticillus*, sem efeitos adversos observados. O medicamento demonstrou atividade dose-dependente, com paralisia do cestoide em aproximadamente 1,12 hora e morte em 1,85 hora (dose de 20 mg).

A absorção do medicamento se dá por difusão passiva cuticular. Ele lisa as camadas de músculo e tegumento por meio da ligação às β-tubulinas, inibindo a polimerização e o funcionamento das proteínas motoras celulares. A partir disso, o uso do fármaco causa extensivos danos estruturais na superfície corporal do parasito, com grave deformação e encolhimento dos seus segmentos corporais.

Uso do flubendazol

O emprego desse fármaco, na dose de 30 ppm, em dois ensaios distintos foi conduzido por Agneessens (2007). No primeiro, a medicação foi administrada em duas doses, com o intervalo de 1 semana; ao final da primeira dose, foi observada eficácia de 90%, e, ao final da segunda, 100%. O segundo ensaio demonstrou que a administração do flubendazol durante 7 dias, 14 dias ininterruptos ou 2 semanas com o intervalo de 1 semana entre elas obteve a mesma eficácia de 100%. Essa medicação deve ser administrada diluída em água para consumo dos animais e não necessita do período de descarte dos ovos para garantir segurança ao consumidor.

Ecologia e epidemiologia

Devido à baixa magnitude e à raridade da enfermidade no *H. sapiens*, sua incidência é ainda desconhecida. Sabe-se que crianças são mais afetadas devido à facilidade do contato com o hospedeiro intermediário infectado (Ito, 2014; Pinto et al., 2008; Moraes, 2008). Já em animais de criação doméstica, sobretudo nas regiões de clima tropical nos países em desenvolvimento, a infecção por *Raillietina* é relativamente comum, pois as galinhas domésticas escavam o terreno ao redor de seus criadouros, alimentando-se de insetos abundantes, vermes, larvas, grama, lixo e fezes de outros animais (Uhuo et al., 2013).

Profilaxia e controle

As medidas para profilaxia e controle da railietiníase não são asseguradas em larga escala, devido à sua ocorrência incomum em humanos. Entretanto, ações de educação em saúde – que visem ao manuseio higiênico dos alimentos – constituem uma ferramenta potencial para prevenir a ingestão de alimentos expostos a formigas e outros artrópodes contaminados (PAHO, 2003).

Referências bibliográficas

Agneessens J. Worms: the forgotten disease in poultry. International Poultry Production 2007; 14(6):11-13.

Arctos – Collaborative Collection Management Solution. Disponível em: https://arctos.database.museum/name/Raillietina. Acesso em: ago. 2019.

Asumang P, Akoto Delali J, Wiafe F, et al. Prevalence of gastrointestinal parasites in local and exotic breeds of chickens in Pankrono-Kumasi, Ghana. J Parasitol Res 2019; 2019:5746515.

Bazh NM, El-Bahy EKA. Anthelmintic activity of ginger, curcumin, and praziquentel against Raillietina cesticillus (in vitro and in vivo). Parasitology Research 2015; 114(7):2427-34.

Butboonchoo P, Wongsawad C, Rojanapaibul A et al. Morphology and molecular phylogeny of Raillietina spp. (Cestoda: Cyclophyllidea: Davaineidae) from domestic chickens in Thailand. Korean J Parasitology. 2016; 54:777-86.

Craig P, Ito A. Intestinal cestodes. Curr Op Infec Dis. 2007; 20:524-32.

De Oliveira Simões R, Simões SBE, Luque JL et al. First Record of Raillietina celebensis (Cestoda: Cyclophyllidea) in South America: redescription and phylogeny. J Parasitol 2017; 103(4):359-65.

Demis C, Anteneh M, Basith A. Tapeworms of poultry in Ethiopia: a review. British J Poultry Sciences 2015; 4(3):44-52.

Ito A. Basic and applied problems in developmental biology and immunobiology of cestode infections: hymenolepis, Taeniaand Echinococcus. Parasite Immunology. 2015; 37:53-69.

Ito A. Nothing is perfect! Trouble-shooting in immunological and molecular studies of cestode infections. Parasitology 2013; 140:1551-65.

Lalchhandama K. In vitro effects of albendazole on Raillietina echinobothrida, the cestode of chicken, Gallus domesticus. J Young Pharmacists 2010; 2(4):374-8.

Moraes RG. Parasitologia & micologia humana. Rio de Janeiro: Guanabara Koogan; 2008.

NCBI. National Center for Biotechnology Information. Taxonomy. Disponível em: <https://www.ncbi.nlm.nih.gov/taxonomy>. Acesso em: mar. 2019.

PAHO. Pan-American Health Organization. Zoonoses and communicable diseases common to man and animals: parasitosis. Vol. 3. 3. ed. Washington, D.C, 2003.

Pinto RM, Brener B, Menezes RC et al. Two cestod especies in brazilian turkeys, Meleagris gallopavo (Galliformes, Phasianidae): pathology induced by Hymenolepis cantaniana and occurrence of Raillietina tetrágona. Parasitol Latinoam. 2008; 63:81-4.

Saif YM, Fadly AM, Glisson JR et al. Diseases of Poultry, 12. ed. Wiley-Blackwell, 2008.

Silva GS, Romera DM, Fonseca LEC et al. Helminthic parasites of chickens (Gallus domesticus) in different regions of São Paulo state, Brazil. Rev Bras Cienc Avic 2016; 18(1):163-8.

Uhuo AC, Okafor FC, Odikamnoro OO et al. Common gastrointestinal parasites of local chicken (Gallus domesticus) slaughtered in some selected eatery centres in Abakaliki, Ebonyi state: implication for meat quality. International J Development and Sustainability 2013; 2(2):1416-22.

Yazwinski TA, Johnson Z, Norton RA. Efficacy of fenbendazole against naturally acquired Raillietina cesticillus infections of chickens. Avian Pathology 1992; 21(2):327-31.

CAPÍTULO 83

Singamose

Adriano Simões Barbosa Castro • Mariana Maia de Faria • Daniela Rezende Moreira • Sávio Silva Santos

Introdução

A singamose é uma doença parasitária causada por helmintos do gênero *Mammomonogamus*, marcadamente *Mammomonogamus (Syngamus) laryngeus,* nematoides da família Syngamidae. Tais parasitos habitam a laringe de animais que vivem em áreas tropicais, como o gado bovino, búfalos, cabras, gatos, pássaros domésticos e selvagens, elefantes e gorilas e, acidentalmente podem parasitar as vias respiratórias de humanos (Pulcherio et al., 2013). A doença é rara e geralmente cursa com quadro clínico de irritação laringotraqueal acompanhada de tosse seca persistente e, ocasionalmente, febre (Sossai et al., 2007). São descritos mais de 100 casos de infecção no *Homo sapiens* (Costa et al., 2005), mais comumente causados por *M. laryngeus.*

Neste capítulo, será abordada a ocorrência de singamose em animais – humanos ou não –, abrangendo as características do parasito, os aspectos clínicos, o diagnóstico, o tratamento, a ecoepidemiologia e a profilaxia da doença.

Etiologia

Taxonomia

Os agentes etiológicos da singamose são os nematoides do gênero *Mammomonogamus*, os quais podem infectar a região laringotraqueal, e das fossas nasais de bovinos, búfalos e, ocasionalmente, ovelhas, cervos e cabras. O nome *Mammomonogamus* vem do latim "*mamma*" (seio) e do grego "*monos*" (único) e "*gamos*" (casamento). A taxonomia comum aos agentes etiológicos é apresentada no Quadro 83.1.

Das espécies catalogadas pertencentes ao gênero *Mammomonogamus*, cinco são relacionadas com infecções em felinos, o que faz deles os hospedeiros mais frequentes do parasito: *Mammomonogamus dispar* em pumas, primeiro parasitismo do gênero no Brasil (Červená et al., 2018a); *Mammomonogamus felis,* comum em felinos selvagens; *Mammomonogamus ierei,* parasito da nasofaringe; *Mammomonogamus auris,* parasito da orelha média; e *Mammomonogamus mcgaughei,* presente na faringe e nos seios nasais de gatos domésticos.

A classificação das espécies pertencentes a esse gênero não é bem elucidada em regiões como a África, onde ovos de *Mammomonogamus* são encontrados com frequência nas fezes de elefantes (*Loxodonta cyclotis*) e gorilas (*Gorilla gorilla gorilla*). Em estudo feito por Červená et

al. (2017), foram encontrados ovos do parasito em 19,7% das amostras coletadas de elefantes e em 54,1% das fezes de gorilas. No continente africano, foram relatadas quatro espécies do gênero *Mammomonogamus* parasitando o sistema respiratório de elefantes (*Loxodonta cyclotis*), gorilas (*Gorilla gorilla gorilla*), búfalos (*Syncerus caffer nanus*), ocapis (*Okapia johnstoni*), hipopótamos (*Hippopotamus amphibius*) e mandris (*Mandrillus sphinx*) (Červená et al., 2018b).

Em comparação a outras espécies de nematoides, alguns *Mammomonogamus* apresentam uma especificidade em relação a hospedeiros incrivelmente baixa; além disso, como eles são metazoários pouco conhecidos, há um incentivo à pesquisa da biologia molecular desses parasitos. De acordo com pesquisa realizada por Červená et al. (2017), após análise da subunidade 1 da citocromo c oxidase (*cox1*) e da sequência 18S do DNA nos ovos, em comparação com outras espécies já conhecidas do gênero *Mammomonogamus*, foi constatado que os elefantes e gorilas residentes no mesmo hábitat compartilham os parasitos. Essa conclusão foi possível porque os fragmentos de DNA nuclear eram idênticos, e os haplótipos da *cox1* (DNA mitocondrial) apresentaram grande semelhança, com diferença de, no máximo, cinco substituições de nucleotídios. É importante ressaltar também que alguns animais foram infectados por vermes pertencentes a mais de um haplótipo.

Análises de marcadores do DNA e mitocondriais (subunidades 18 s, 28S e *cox1*) de *Mammomonogamus* encontrados em búfalos, gorilas e elefantes africanos revelaram ainda a existência de vários subclados. As sequências obtidas de gorilas e elefantes eram idênticas, com algumas variações de acordo com a localidade, sendo relacionadas ao *Mammomonogamus loxodontis*, enquanto as coletadas dos búfalos eram diferentes, pertencentes à espécie *Mammomonogamus nasicola.*

Foram analisadas, ainda, sequências de *Mammomonogamus* que infectam felinos em alguns países como Japão, Sri Lanka, Panamá, Brasil, Caribe, Tailândia e China, constatando-se a existência de três subclados sem nome definido, mas que variam de acordo com a origem geográfica e a espécie do hospedeiro (Červená et al., 2018a).

De acordo com a análise, a filogenética do *M. laryngeus* se mostrou distante da dos clados africanos de *Mammomonogamus*, com aproximadamente 20,8 a 23,2% de diferença genética, e próxima das espécies que parasitam felinos, com diferença de 6,66 a 7,32% (Červená et al., 2018b). A taxonomia africana de *Mammomonogamus* continua indefinida devido a descrições vagas e nomes de espécies que ainda não foram registrados, como *Mammomonogamus loxodontis*, *Mammomonogamus okapie* e *Mammomonogamus hippopotami*. Desse modo, são necessárias mais pesquisas acerca desse assunto (Červená et al., 2018b).

Aspectos morfológicos

Os parasitos são vermelhos, dada a ingestão de sangue, e o macho é menor, com cerca de 3 mm de comprimento, enquanto a fêmea mede certa de 8,5 mm. O casal vive em permanente cópula, assumindo forma de "Y". Na quase totalidade de casos descritos, apenas um casal é encontrado na árvore respiratória humana.

Os ovos apresentam uma casca estriada e mais grossa que a de outros nematoides, sendo facilmente diferenciados de helmintos que também infectam o sistema digestório, mas não o suficiente para que se possam distinguir as diferentes espécies entre si. Comumente, apresentam também dois grandes blastômeros (Červená et al., 2017). Não

QUADRO 83.1 Classificação taxonômica dos agentes etiológicos da singamose.

Domínio	Eukaryota
Filo	Nematoda
Classe	Chromadorea
Ordem	Rhabditida
Família	Syngamidae
Gênero	*Mammomonogamus*
Espécies	*Mammomonogamus auris, Mammomonogamus ierei, Mammomonogamus laryngeus*

Adaptado de NCBI – The Taxonomy Database, 2019; UniProt, 2018.

foram encontradas diferenças importantes na morfologia de ovos originários de díspares hospedeiros ou localidades, exceto por ligeira diferença entre o tamanho e o padrão de estrias entre ovos de herbívoros e felinos (Červená et al., 2018a).

Ciclo biológico

O ciclo biológico do patógenos não é muito conhecido, e as hipóteses são pautadas em relatos de casos e no ciclo de vida do *Syngamus trachea* (parasito semelhante nas aves). A fêmea, após ser fecundada, põe seus ovos na traqueia do hospedeiro, os quais são eliminados juntamente com as secreções do sistema respiratório ou, quando deglutidos, como parte das fezes. No solo, as larvas infectantes eclodem desses ovos e são ingeridas por bovinos, búfalos ou caprinos, alcançando o tubo digestivo desses animais. Posteriormente, atingem a circulação sanguínea da mucosa e chegam aos capilares pulmonares através da circulação porta-hepática. Então, atravessam a parede alveolar e migram para seu hábitat definitivo, onde crescem e alcançam maturidade sexual. Após o acasalamento, a fêmea demora cerca de 3 semanas para iniciar a oviposição. A espécie *H. sapiens* é infectada acidentalmente, conjecturando-se que o ciclo ocorra da mesma maneira. Todavia, há dúvidas quanto à forma evolutiva capaz de produzir a infecção em humanos, pois, devido ao curto intervalo de tempo transcorrido entre a provável data de infecção e o início dos sintomas (6 a 11 dias), existe a hipótese de que o homem seja infectado pelo parasito adulto, o qual chegaria à faringe pela ingestão de água ou alimentos contaminados. Acredita-se, no entanto, que o meio de infecção mais plausível seja pela ingestão oral da larva em estágio L3, dentro ou fora dos ovos (Červená et al., 2017) (Figura 83.1).

Imunologia e patologia

Na maioria dos casos de infecção em humanos, somente um casal do parasito é encontrado, sendo a traqueia e os brônquios os locais mais comumente atingidos. Os receptores da tosse podem ser observados em grande número nesses locais, e a presença de vermes adultos – e dos ovos – de *Mammomonogamus* (*Syngamus*) *laryngeus* ativa esses receptores e desencadeia o reflexo da tosse. Entretanto, não há invasão do tecido hospedeiro, pois os vermes adultos vivem na superfície epitelial (Nosanchuk et al., 1995).

Nos locais onde o helminto se fixa pode haver liberação de mediadores inflamatórios, produzindo um processo inflamatório em resposta aos antígenos do parasito adulto e dos seus ovos (Sossai et al., 2007).

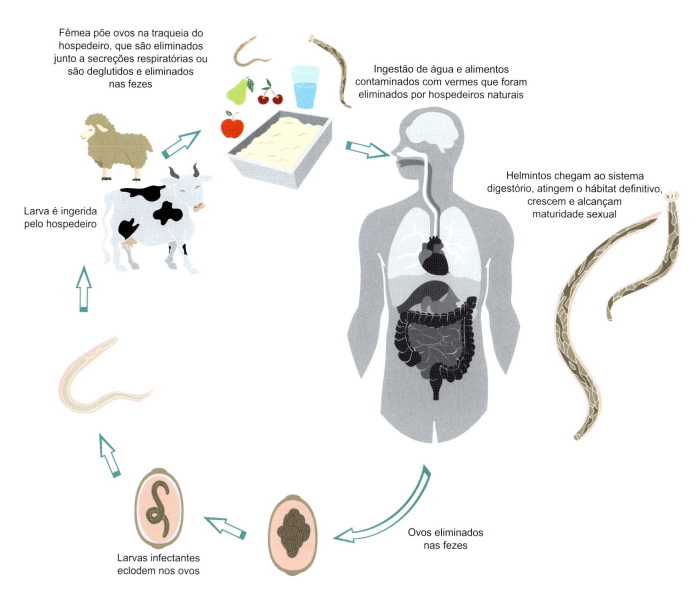

Fêmea põe ovos na traqueia do hospedeiro, que são eliminados junto a secreções respiratórias ou são deglutidos e eliminados nas fezes

Ingestão de água e alimentos contaminados com vermes que foram eliminados por hospedeiros naturais

Helmintos chegam ao sistema digestório, atingem o hábitat definitivo, crescem e alcançam maturidade sexual

Larva é ingerida pelo hospedeiro

Larvas infectantes eclodem nos ovos

Ovos eliminados nas fezes

FIGURA 83.1 Ciclo de vida dos helmintos do gênero *Mammomonogamus*.

Aspectos clínicos

Doença em humanos

O parasitismo humano por *M. (S.) laryngeus* é raramente observado na prática clínica, mas é possível perceber que os quadros cursam de modo muito semelhante. O período de incubação é de 6 a 11 dias, e a tosse é o sintoma comum em todos os pacientes. Na maioria das vezes, a tosse é seca, piora ao decúbito dorsal e se manifesta por paroxismos, apresentando exacerbação noturna. Podem estar associados à tosse os seguintes sinais e sintomas: expectoração mucoide, escarro hemoptoico ou purulento, dispneia, febre, dor torácica, broncospasmo, sensação de corpo estranho em via respiratória superior e dor, prurido e irritação da orofaringe. Podem ainda estar presentes o emagrecimento, a disfonia e os suores noturnos (Sossai et al., 2007). Por vezes, os vermes podem ser expelidos durante o acesso de tosse.

■ Diagnóstico diferencial

Há um amplo espectro de diagnósticos diferenciais para o quadro de tosse crônica, o que dificulta muito o diagnóstico de singamose no homem, já que esta é uma infecção relativamente rara (Pulcherio et al., 2013). Desse modo, muitas doenças devem ser consideradas como diagnóstico diferencial, incluindo asma, bronquite crônica, broquiectasia, insuficiência cardíaca esquerda, câncer de pulmão, sarcoidose, infecções pulmonares fúngicas, granulomatose de Wegener, tuberculose, coqueluche, alergia e reações a fármacos (inibidores da enzima conversora de angiotensina). Sempre que o histórico de viagens for sugestivo, outras hipóteses devem ser consideradas, como esquistossomoses, paragonimíase e migração de larvas de outros nematoides. Se houver hemoptise, os principais diagnósticos diferenciais serão tuberculose e câncer de pulmão.

Doença em animais não humanos

As infecções em animais não humanos são raramente sintomáticas. Um grande número de parasitos é necessário para produzir laringite ou traqueíte afebril. Em gatos domésticos, pode ser observada a ocorrência de tosse e espirros, acompanhados de descarga nasal mucoide, letargia, perda de peso (*M. ierei*) e diarreia (Gattenuo et al., 2014). À otoscopia, costumam ser vistos vermes adultos através da membrana timpânica, em caso de infecção pelo *M. auris* (Červená et al., 2018a). A infecção também pode ocorrer no âmbito da avicultura, mormente em perus (Tamara et al., 2019), o que traz importante preocupação econômica.

Diagnóstico laboratorial

A eosinofilia é um achado inconsistente e não está relacionada com o número de vermes adultos presentes no paciente; porém, alterações como o aumento da velocidade de hemossedimentação e da proteína C reativa podem estar presentes (Turner et al., 2003).

O padrão-ouro para o diagnóstico de singamose é o exame parasitológico feito por meio de broncofibroscopia. Durante esse exame, o parasito pode ser visualizado, geralmente um casal, e removido por visualização direta. O diagnóstico definitivo também pode ser realizado se o paciente elimina espontaneamente os parasitos com um episódio de tosse.

O exame parasitológico de fezes não é método diagnóstico para singamose, mas pode haver um achado incidental de ovos do patógeno nas fezes. Em animais, a análise dos ovos no exame parasitológico de fezes pode apresentar muitos resultados falso-negativos. Em estudo feito por Vercruysse (1978), houve a prevalência de 17 a 44% dos vermes em necropsia e apenas 1% de ovos em coproscopia.

Avaliação por métodos complementares

A avaliação radiológica do tórax – radiografia e tomografia computadorizada (TC) – não costuma apresentar alterações; entretanto, há relatos de alguns casos com processo inflamatório do sistema respiratório (parênquima pulmonar ou árvore traqueobrônquica), podendo haver áreas de consolidação visíveis à TC (Sossai et al., 2007).

Tratamento

A remoção do parasito, por broncofibroscopia, em geral leva à resolução do quadro clínico. No entanto, alguns pacientes também foram tratados com anti-helmínticos e, em todos os casos, apresentaram cura, embora não existam estudos controlados sobre esse tratamento.

Os fármacos mais comumente usados têm sido tiabendazol, mebendazol, albendazol e ivermectina, mas os esquemas terapêuticos ainda não são motivo de consenso. Pulcherio et al. (2013) ponderaram acerca do desfecho favorável da condição mórbida, como consequência do uso desses medicamentos.

A abordagem terapêutica na medicina veterinária, para gatos domésticos, de acordo com estudo realizado por Gattenuo e colaboradores (2014), mostrou a eficácia do fembendazol, na dose de 50 mg/kg, durante 5 dias. A contagem de ovos na coproscopia desses animais, em 7 dias após o uso da medicação, foi negativa em 100% dos casos. Notou-se que os vermes enfraquecidos após o uso de fembendazol foram deglutidos pelos hospedeiros, e seus ovos, liberados pelo sistema digestório, o que causou ligeiro aumento na quantidade de ovos nas fezes, aproximadamente no quarto dia de tratamento. Depois desse momento, a liberação diminuiu até ficar indetectável, no sétimo dia. Em infecções por *M. auris* em felinos, é recomendada a remoção dos vermes por timpanotomia, com aplicação local de selamectina, tiabendazol, dexametasona e neomicina (Červená et al., 2018a).

Ecologia e epidemiologia

Nematoides da família Syngamidae parasitam as vias respiratórias superiores de gado, búfalos, cabras e pássaros domésticos e selvagens. Os humanos podem ser infectados acidentalmente. A espécie *Mammomonogamus laryngeus* foi demonstrada pela primeira vez em 1899, por Railliet, e o primeiro caso da doença em humanos foi relatado em 1913 por Leiper, nas Antilhas (Sossai et al., 2007). No Brasil, Travassos descreveu o primeiro caso da doença humana em Salvador (Bahia), em 1921 (Pulcherio et al., 2013; Sossai et al., 2007). São relatados aproximadamente 100 casos de infecção humana, e a maioria deles é originada das ilhas caribenhas e do Brasil, embora haja alguns relatos na Austrália, no Canadá, nos EUA, na França, no Reino Unido, nas Filipinas, na Tailândia (Dhaliwal; Juyal, 2013) e na Coreia (Kim et al., 1998). A maioria dos relatados fora do Caribe e da América do Sul foram adquiridos enquanto o paciente visitava tais áreas (Sossai et al., 2007).

Profilaxia e controle

A prevenção depende da observância às regras de higiene alimentar: lavar bem alimentos crus, ferver água potável e lavar bem as mãos antes de comer. Esses cuidados merecem atenção redobrada em indivíduos que irão viajar para áreas endêmicas, como Brasil, Caribe e outros países tropicais e subtropicais.

Referências bibliográficas

Červená B et al. Host specificity and basic ecology of Mammomonogamus (Nematoda, Syngamidae) from lowland gorillas and forest elephants in Central African Republic. Parasitology, 2017;144(8):1016-25.

Červená B, Hrazdilová K, Vallo P et al. Mammomonogamus nematodes in felid carnivores: a minireview and the first molecular characterization. Parasitology, 2018a; 1-10.

Červená B, Hrazdilová K, Vallo P et al. Diversity of Mammomonogamus (Nematoda: Syngamidae) in large African herbivores. Parasitology Research, 2018b; 117(4):1013-24.

Costa JC, Delgado ML, Vieira P et al. Syngamoniasis in tourist. Emerg Infect Dis 2005,11:1976-7.

Dhaliwal BBS, Juyal PD. Nematode Zoonoses. In: Parasitic Zoonoses. Springer, New Delhi, 2013.

Gattenuo T, Ketzis J, Shell L. Fenbendazole treatment for Mammomonogamus species infection of a domestic cat on St Kitts, West Indies. J Feline Med Surg 2014;16(10):864-6.

Kim HY, Lee SM, Joo E et al. Human syngamosis: the first case in Korea. Thorax. 1998;53:717-8.

NCBL. National Center for Biotechnology Information. Taxonomy. 2019. Disponível em: <https://www.ncbi.nlm.nih.gov/taxonomy>. Acesso em: 25 mar. 2019.

Nosanchuk JS, Wade SE, Landolf M. Case report of and description of parasite in Mammomonogamus laryngeus (human syngamosis) infection. J Clin Microbiol 1995; 33(4):998-1000.

Pulcherio JOB, Silva EOM, Rezende DP et al. Human syngamosis as an uncommon cause of chronic cough. Int Arch Otorhinolaryngol 2013;17(4):413-4.

Sossai BB, Bussular RLS, Peçanha PM et al. Primeira descrição de singamose brônquica ocorrida no estado do Espírito Santo. Rev Soc Bras Med Trop 2007,40(3):343-5.

Tamara I, Novica Ð, Katarina N et al. Importance of Parasitological Screening in Extensive Poultry Farming Based on Organic Production. Acta Parasitol 2019; doi: 10.2478/s11686-019-00042-y.

Turner P, Turner CG, Bowers KM et al. A case of human syngamosis. Travel Med Infect Dis 2003;1(4):231-3.

UniProt. The Universal Protein Resource. 2018. Disponível em: <https://www.uniprot.org/taxonomy/2100470>. Acesso em: jul. 2019.

Vercruysse J. La mammomonogamose des zébus en empire centrafrican. Rev d'Élev Méd Vét Pays Trop 1978; 31:427-30.

CAPÍTULO 84

Telazíase

Nelson Luís De-Maria-Moreira • Valdez Melo dos Anjos Filho • Daniela Rezende Moreira •
Marli do Carmo Cupertino • Sávio Silva Santos

Introdução

A telazíase – ou telazíose – é uma zoonose transmitida por artrópodes. Foi identificada pela primeira vez em 1910 como infecção canina, e somente em 1917 foi descrita a primeira ocorrência deste patógeno em humanos, na China. É causada por dois agentes etiológicos: *Thelazia callipaeda* e *Thelazia californiensis*, ambos nematelmintos da família Thelaziidae (Yim et al., 2016; CDC, 2019).

A espécie *Thelazia callipaeda*, também conhecida como verme oriental dos olhos (do inglês, *oriental eye-worm*), é mais frequentemente evidenciada em países asiáticos – como Coreia, China, Índia e Bangladesh (Palfreyman et al., 2018) e Nepal (Sah et al., 2018) – ou europeus – como Itália, França e Alemanha – tendo sido introduzido recentemente ao território da Espanha (Palfreyman et al., 2018). Já a espécie *Thelazia californiensis*, também chamada de verme do olho da Califórnia, é mais prevalente, destacando-se que a maior parte dos casos relatados ocorreram na região dos Estados Unidos da América (Otranto; Dantas-Torres, 2015; CDC, 2019).

Tratam-se de nematoides que habitam o saco conjuntival e os constituintes oculares adjacentes, de carnívoros domésticos e selvagens, gatos e lagomorfos que atuam como hospedeiros definitivos dos parasitos, enquanto o *Homo sapiens* é considerado hospedeiro "acidental" (Fuentes et al., 2012; Guitián et al., 2019; Hodžić et al., 2019). O potencial zoonótico deste metazoário foi confirmado por vários casos humanos registrados em regiões endêmicas da Europa (Deltell et al., 2019; Hodžić et al., 2019; Otranto; Dantas-Torres, 2015).

Com base nessas considerações, o escopo deste capítulo é a apresentação dos principais aspectos etiológicos, patogênicos, clínicos, diagnósticos, terapêuticos e ecoepidemiológicos da telazíase.

Etiologia

Taxonomia e aspectos morfológicos

A classificação taxonômica das espécies do gênero *Thelazia* está descrita no Quadro 84.1.

O agente etiológico tem aspecto filamentar, como uma "linha branca" (*white thread*, em inglês), mede cerca de 7 a 20 mm de comprimento na fase adulta e menos de 1 mm de largura (Wang et al., 2014; Chen et

QUADRO 84.1 Classificação taxonômica das espécies do gênero *Thelazia*.

Domínio	Eukaryota
Filo	Nematoda
Classe	Secernentea
Ordem	Spirurida
Família	Thelaziidae
Gênero	*Thelazia*
Espécies	*Thelazia californiensis*, Thelazia callipaeda, Thelazia gulosa, Thelazia lacrymalis, Thelazia rhodesi, Thelazia skrjabini*

*A espécie *Thelazia californiensis* não está incluída no NCBI – The Taxonomy Database.
Adaptado de NCBI – The Taxonomy Database, 2019.

al., 2010; Yim et al., 2016). Apresenta cavidade bucal escalariforme, sem qualquer tipo de gancho ou dente (diferente do *Ancylostoma duodenale*, por exemplo, também do mesmo gênero de helmintos, os nematoides). O corpo, em sua extensão, é coberto por cutícula de estriações transversas (El-Sayed et al., 2015). Possui esôfago filariforme longo e muscular e cauda em espiral.

A fêmea se diferencia do macho, ao microscópio, pela presença da vulva, pela existência de um pequeno orifício anterior à junção esôfago-intestinal e, também, por ser maior em comprimento (Handique et al., 2014; Zhang et al., 2017). O macho tem, em sua extremidade caudal, duas espículas de tamanho desigual e curvadas, achado característico na identificação morfológica de *T. callipaeda* (Seixas et al., 2018; Graham-Brown et al., 2017).

Ciclo biológico

Os adultos residem no saco conjuntival do hospedeiro definitivo, no qual as fêmeas ovovivíparas liberam larvas de primeiro estágio (L1), que são expostas por meio das lágrimas. As larvas, ainda no primeiro estágio, serão ingeridas juntamente à secreção lacrimal pelos machos de um tipo de mosca-das-frutas da espécie *Phortica variegata* (Drosophilidae, Steganinae) ou outras moscas (Marino et al., 2018; Mérindol et al., 2018; Palfreyman et al., 2018), que se tornam os hospedeiros intermediários. Dentro da mosca, no trato digestivo, as larvas L1 invadem vários tecidos do hospedeiro, incluindo hemocele, corpo gorduroso, testículos e ovários, onde formam cápsulas. As larvas encapsuladas mudam duas vezes de fase e se transformam em larvas L3, que é a fase infectante do hospedeiro definitivo. As larvas L3 totalmente desenvolvidas saem das cápsulas e migram para a cavidade bucal do inseto, onde permanecem até que a mosca se alimente das lágrimas do hospedeiro definitivo. As larvas invadem o saco conjuntival do hospedeiro definitivo durante a alimentação da mosca e tornam-se adultos, após cerca de 30 dias. Os seres humanos podem servir como hospedeiros definitivos acidentais após a exposição a uma mosca infectada ao se alimentar das secreções oculares humanas (Chen et al., 2010; CDC, 2019) (Figura 84.1).

Várias espécies de moscas podem servir de vetores dos parasitos, como *Amioto okadai, Musca autumnalis, Fannia canicularis* e *Phortica variegata*. O nematoide invade os olhos e as estruturas associadas, podendo acometer a conjuntiva, as glândulas lacrimais e seus ductos (Van, 2012; CDC, 2019).

Já foi proposta a existência de infecções a partir de água ou por "compartilhamento" de secreções interpessoais; entretanto, a maioria dos autores defendem que a única forma de infecção é aquela mediada pelos vetores citados (Otranto; Dantas-Torres, 2015; Chen et al., 2010).

Patologia e imunologia

O parasito causa lesão mecânica pelo atrito da sua cutícula estriada com o epitélio corneano e, principalmente, com o saco conjuntival. Na maioria das vezes, só acomete a camada externa dos olhos, pois não possui dentes ou ganchos que possibilitem seu acesso aos tecidos mais profundos. Desconhece-se que haja algum tipo de resposta imunológica do *H. sapiens* ao nematoide (El-Sayed et al., 2015).

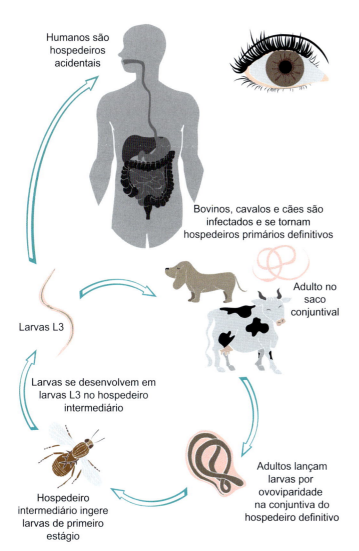

Humanos são hospedeiros acidentais

Bovinos, cavalos e cães são infectados e se tornam hospedeiros primários definitivos

Adulto no saco conjuntival

Larvas L3

Larvas se desenvolvem em larvas L3 no hospedeiro intermediário

Adultos lançam larvas por ovoviparidade na conjuntiva do hospedeiro definitivo

Hospedeiro intermediário ingere larvas de primeiro estágio

FIGURA 84.1 Ciclo biológico dos helmintos do gênero *Thelazia*.

Aspectos clínicos

Doença em humanos

O parasito zoonótico é capaz de induzir uma variedade de manifestações clínicas nos hospedeiros infectados, variando de um processo assintomático, passando por alterações oculares leves, até uma forma mais grave, a qual inclui, por exemplo, epífora (distúrbio da drenagem normal das vias lacrimais), blefarite, conjuntivite e ceratite (Otranto; Traversa 2005; Hodžić et al., 2019).

Relatos de casos descrevem hiperemia conjuntival, lacrimejamento excessivo, prurido e sensação de corpo estranho (devido à migração constate do parasito) como sinais e sintomas mais comuns, mas que variam em função da quantidade de metazoários presentes (Chowdhury et al., 2018; Deltell et al., 2019; Sharma et al., 2019). Alguns pacientes também relataram fotofobia e edema ocular, além de apresentarem como complicações ceratite, ectrópio e infecção bacteriana secundária (Otranto; Dantas-Torres, 2015; Das et al., 2018). A infecção pode ser indolor; assim, alguns autores afirmam que machos do parasito causam a doença assintomática, enquanto as fêmeas grávidas provocam sinais e sintomas (Nimir; Saliem; Ibrahim, 2012).

Em casos raros, este helminto pode invadir o humor vítreo e favorecer ruptura e descolamento de retina; porém, alguns autores divergem sobre a capacidade do parasito causar a ruptura ou apenas de se beneficiar de uma laceração prévia (Prabhakar, 2015; Chen et al., 2010).

Existe, ainda, um relato de envolvimento periocular cursando com quadro de dor, rubor e edema cístico crônicos em área circunvizinha ao saco lacrimal, além de inflamação granulomatosa e lesão cística não aderente a qual continha o verme (Das et al., 2018).

▪ *História natural*

A doença se manifesta 3 a 6 semanas após a infecção (Naem, 2011). Na anamnese, alguns pacientes relatam terem constatado que alguma mosca pousou em seus olhos (Lin; Liang, 2012). Em geral, são indivíduos que possuem animais domésticos ou vivem em área rural, com possíveis vetores ao seu entorno. É importante ressaltar que o parasito é capaz de sobreviver no organismo do hospedeiro definitivo por até, 9 meses (Farkas et al., 2018).

▪ *Diagnóstico diferencial*

Deve-se suspeitar de outros acometimentos oftalmológicos semelhantes, como conjuntivites (alérgicas, virais e bacterianas), ceratites, uveítes e corpos estranhos. (Otranto; Dutto, 2018). Em caso de envolvimento periocular, é importante diferenciar a lesão de mucoceles, cistos dermoides ou tumores de partes moles (Das et al., 2018).

Doença em animais não humanos

Manifesta-se de maneira semelhante à moléstia que acomete os humanos, com a presença de larvas nas conjuntivas. Entretanto, geralmente os animais demonstram poucos sinais da infecção, apenas conjuntivite e lacrimejamento. Pode causar também prurido, o que é evidenciado quando o animal se coça em vários objetos (Naem, 2011; PAHO, 2003).

É possível visualizar o verme móvel semelhante a um fio sob a membrana nictitante do olho (Hodžić et al., 2019). Em casos mais graves, os animais podem apresentar várias manifestações clínicas, como epífora, fotofobia, ceratite (Seixas et al., 2018), blefarite (Palfreyman et al., 2018) e úlceras de córnea (Mérindol et al., 2018).

Diagnóstico

O diagnóstico laboratorial é baseado na observação direta dos espécimes adultos no saco conjuntival e sua identificação por suas características morfológicas ao microscópio. Os indivíduos adultos podem atingir até 20 mm de comprimento; são esbranquiçados e possuem cutícula com estriamento (Deltell et al., 2019). É possível também identificar ovos nas lágrimas de alguns pacientes. Métodos como reação em cadeia da polimerase (PCR) só são utilizados para fins acadêmicos, ou em casos que necessitem da comprovação etiológica (Fuentes et al., 2012).

Tratamento

O tratamento é a remoção direta do helminto com anestesia local. Os sintomas tendem a desaparecer logo após a retirada (Wang et al., 2014; Yim et al., 2016).

A instituição de antibioticoterapia já foi sugerida por diversos autores (Handique, 2014; Yim et al., 2016). Esquemas como tobramicina associada a colírio de carboximetilcelulose, ou cefotaxima associada a colírio de levofloxacino foram descritos. O uso ainda não é consensual, mas é incentivado a fim de evitar infecções bacterianas associadas. (Handique, 2014; Yim et al., 2016).

Em cães, foi relatado o uso de milbemicina, imidacloprida e moxidectina em solução oral ou injetável em infecções por *T. callipaeda*, com resultados efetivos (Graham-Brown et al., 2017; Farkas et al., 2018).

Ecologia e epidemiologia

O parasito é encontrado, principalmente, nas áreas rurais e, por isso, é mais frequente em países com parte da população vivendo no campo e com dedicação a atividades agrárias. Casos clínicos demonstraram que a proximidade com outros mamíferos que também servem como "reservatórios" pode tornar humanos mais vulneráveis à doença (Otranto; Dutto, 2018). É importante ressaltar o papel dos animais selvagens, além das moscas, na disseminação da telaziose e de outras doenças zoonóticas, aumentando também a transmissão acidental ao *H. sapiens* (Seixas et al., 2018).

O aumento nos casos da doença em animais – humanos ou não –, sobretudo na Europa, faz desse parasito transmitido por vetores um patógeno emergente (Seixas et al., 2018). A infecção em cães já está presente em países como Bósnia-Herzegovina, Espanha, França, Hungria, Itália, Portugal, Romênia, Sérvia e Suíça e, mais recentemente, Grécia (Mérindol et al., 2018). Segundo Graham-Brown e colaboradores (2017), a crescente ocorrência de viagens de cães e gatos a países endêmicos contribuiu de modo considerável para a disseminação da telaziose em animais europeus (Palfreyman et al., 2018).

A partir da análise genética da citocromo c oxidase 1 (*cox1*) de *T. callipaeda* isolados ao longo do território europeu, concluiu-se que todos pertenciam ao haplótipo 1, sugerindo uma baixa especificidade desses vermes aos hospedeiros (Mérindol et al., 2018), achado que corrobora a hipótese de que a disseminação de *T. callipaeda* na Europa ocorreu a partir de um único animal ou evento. No entanto, existem pelo menos 20 haplótipos adicionais a esse no Sudeste Asiático (Palfreyman et al., 2018). Ademais estudos relacionaram vários casos de infecções em cães, coelhos selvagens, fuinhas, gatos e raposas, os quais ocorreram em um mesmo local e demonstraram a forte influência, os quais na patogênese da doença, ligada às áreas nas quais o vetor *P. variegata* é mais incidente (Seixas et al., 2018).

Investigações sobre a ecologia e os padrões de ocorrência do vetor em área enzoótica da Itália definiram um nicho ecológico, o qual consistia em áreas de florestas de carvalhos ou árvores frutíferas, em áreas cujas temperaturas alcançam picos de 20 a 25°C e umidade relativa do ar de 50 a 75% (Mérindol et al., 2018; Das et al., 2018; Graham-Brown et al., 2017). A observação do nicho ecológico pertencente à drosófila *P. variegata*, segundo Palfreyman e colaboradores (2018), demonstrou um grande potencial de introdução dessas moscas em novos territórios europeus, como o Reino Unido.

Por último, é importante destacar que a menor incidência de infecção por *T. callipaeda* em gatos deve-se, provavelmente, aos hábitos intensivos de limpeza característicos deste animal, o que resulta em menor contato com os vetores (Farkas et al., 2018).

Profilaxia e controle

A adoção de estratégias de profilaxia e controle da telazíase se baseia no tratamento correto dos animais – humanos e não humanos – infectados, já que a doença é considerada uma zoonose (Otranto; Dutto, 2018).

Alguns autores propuseram que crianças devem dormir em camas com telas de proteção (mosquiteiros), durante a noite; porém, como se evidenciou que os vetores têm hábitos diurnos, essa medida não é suficiente como profilaxia (Otranto; Dantas-Torres, 2015). Assim, Das e colaboradores (2018) sugerem que cuidados extras com proteção devem ser considerados quando há um risco ocupacional relacionado, como, por exemplo, a fazendeiros e criadores de gado.

Alguns dos vetores apresentam certa sazonalidade (ex., *Phortica variegata*, espécie que se mostra mais ativa de março a outubro), devendo-se atentar para a prevenção específica em certas épocas do ano (Otranto; Dantas-Torres, 2015).

O esquema de viagens para animais de estimação proposto pelo governo do Reino Unido facilita o deslocamento de cães que transitam entre nações da Europa sem necessitar de quarentena antes da entrada no território; em muitas situações, indica-se a profilaxia – para díspares parasitoses – com a administração de praziquantel, febantel e pirantel.

No entanto, Graham-Brown e colaboradores (2017) relataram o caso de três cães que viajaram a nações endêmicas, os quais, a despeito do emprego da profilaxia medicamentosa, adquiriram telaziose ocular.

Referências bibliográficas

CDC. Centers for Diseases Control and Prevention – DPDx. Thelaziasis. 2019. Disponível em: https://www.cdc.gov/dpdx/thelaziasis/index.html. Acesso em: jul. 2019.

Chen W, Zheng J, Hou P et al. A case of intraocular thelaziasis with rhegmatogenous retinal detachment. Clin Experim Optom 2010; 93(5):360-2.

Chowdhury R, Gogoi M, Sarma A et al. Ocular thelaziasis: A case report from Assam, India. Trop Parasitol 2018; 8 (2):94-97.

Das JK. Live encysted Thelazia callipaeda presenting as a lump adjacent to the right lacrimal sac in a 42-year-old female: a rare case report. Indian J Ophthalmol, Guwahati 2018; 66(8):1220-3.

El-Sayed NM, Safar EH, Issa RM. Aperito J Ophthalmol Received. 2015.

Farkas R et al. The first feline and new canine cases of Thelazia callipaeda (Spirurida: Thelaziidae) infection in Hungary. Parasites & Vectors 2018; 11(338):1-6.

Fuentes I, Montes I, Saugar JM et al. Thelaziosis in humans, a zoonotic infection, Spain, 2011. Emerging Infec Diseas, 2012;18(12):2073.

Graham-Brown J et al. Three cases of imported eyeworm infection in dogs: a new threat for the United Kingdom. Veterinary Record 2017;181(346):1-5.

Guitián DJ, Rodriguez CS, Paz Vidal MI et al. About two cases of human ocular thelaziosis. Rev Esp Quimioter. 2019; 32(3):286-287.

Handique AK, Tamuli A, Khan AM. Ocular thelaziasis in a 7-month-old infant. Indian J Med Microb 2014; 32(1):84.

Hodžić A, Payer A, Duscher GG. The first autochthonous case of feline ocular thelaziosis in Austria. Parasitol Res 2019; 118:1321.

Lin N, Liang X. Eye can see a nest of worms! The Lancet. 2012; 379(9820):e42.

Marino V, Gálvez R, Colella V et al. Detection of Thelazia callipaeda in Phortica variegata and spread of canine thelaziosis to new areas in Spain. Parasites & vectors. 2018; 11(1)195.

Mérindol I et al. Questionnaire-based survey on distribution of canine ocular thelaziosis in southwestern France. Vet Parasitol. 2018; 253:26-9.

Naem S. Thelazia species and conjunctivitis. In: Conjunctivitis-A complex and multifaceted disorder. InTech. 2011.

Nimir AR, Saliem A, Ibrahim IAA. Ophthalmic parasitosis: a review article. Interdisciplinary Perspect Infect Dis 2012; doi: http://dx.doi.org/10.1155/2012/587402.

Otranto D, Dantas-Torres F. Transmission of the eyeworm Thelazia callipaeda: between fantasy and reality. Parasites & Vect 2015; 8(1):273.

Otranto D, Dutto M. Human thelaziasis, Europe. Emerging Infect Disease 2018; 14(4):647.

Otranto D, Traversa D. Thelazia eyeworm: an original endo- and ectoparasitic nematode. Trends Parasitol 2005;21:1-4.

NCBI. National Center for Biotechnology Information. Taxonomy. Disponível em: <https://www.ncbi.nlm.nih.gov/taxonomy>. Acesso em: mar. 2019.

Palfreyman J et al. Predicting the distribution of Phortica variegata and potential for Thelazia callipaeda transmission in Europe and the United Kingdom. Parasites & Vect 2018; 11(272):1-8.

PAHO. Pan-American Health Organization. HQ library cataloguing-in-publication Pan American Health Organization zoonoses and communicable diseases common to man and animals: parasitosis. Vol. 3. 3. ed. Washington, D.C.: PAHO; 2003.

Prabhakar S, Vijaykumar G, Mahesh B. Human ocular thelaziasis: A case report from Karnataka. Indian J Medic Microbiol 2015; 33(2):324.

Sah R, Khadka S, Adhikari M et al. Human Thelaziasis: Emerging Ocular Pathogen in Nepal. Open Forum Infectious Diseases 2018;5(10):237

Seixas F et al. The eyeworm Thelazia callipaeda in Portugal: current status of infection in pets and wild mammals and case report in a beech marten (Martes foina). Vet Parasitology 2018; 252(15):163-6.

Sharma M, Das D, Bhattacharjee H et al. Human ocular thelaziasis caused by gravid Thelazia callipaeda – A unique and rare case report. Indian J Ophthalmol 2019; 67(2):282-5.

Van De N, Le TH, Chai JY. The first human case of Thelazia callipaeda infection in Vietnam. Korean J Parasitol 2012; 50(3):221.

Wang S, Yu SJ, Wang XL et al. A pediatric case report and literature review of thelaziosis in China. Internat J Infect Dis 2014; 29:249-50.

Yim CH, Ko JH, Lee JH et al. A pediatric case of Thelaziasis in Korea. Korean J Parasitol 2016; 54(3):319.

Zhang X, Shi YL, Wang ZQ et al. Morphological and mitochondrial genomic characterization of eyeworms (Thelazia callipaeda) from clinical cases in central China. Frontiers Microbiol 2017; 8:1335.

CAPÍTULO 85

Teníase

Priscilla Amado Alvarez • Mario Castro Alvarez Perez

Introdução

A teníase é uma doença cosmopolita decorrente da infecção por uma das três espécies de cestoides do gênero *Taenia*, que são capazes de afetar os seres humanos, *T. solium*, *T. saginata* e *T. asiatica*, sendo as duas primeiras bem mais comuns – de fato, não há relatos de casos da terceira espécie fora do continente asiático (CDC, 2019; Liang et al., 2019; Laranjo-González et al., 2017; Braae et al., 2018). Esses agentes são vermes achatados que podem viver no sistema digestório humano, principalmente no intestino delgado. O ser humano é o hospedeiro definitivo das principais espécies de *Taenia*, sendo os bovinos os hospedeiros intermediários da forma *saginata*, enquanto o porco o é da espécie *solium* (Dermauw et al., 2019). Apesar de incomuns, infecções concomitantes por espécies distintas do patógeno já foram descritas em seres humanos (Botero et al., 1993; WHO, 2019).

A infecção humana pela teníase se dá pela ingestão de carne bovina ou suína com larvas teciduais (cisticercos) dos respectivos patógenos. Ao ingerir a carne crua ou insuficientemente cozida, o ser humano se torna infectado pela larva, que evolui para verme adulto no intestino, originando a teníase. Apenas no caso da *Taenia solium* pode ainda ocorrer a contaminação humana pela ingestão acidental de ovos ou proglotes, o que leva à formação de cisticercos (larvas) no organismo, ocasionando a cisticercose (Gomes et al., 2001; Rey, 2008), condição que é discutida separadamente no Capítulo 46, *Cisticercose*.

Em 1993, preocupada com o controle das infecções relacionadas com a teníase, a Força-Tarefa Internacional para a Erradicação da Doença (ITFDE, do inglês, International Task Force for Disease Eradication) declarou o complexo teníase-cisticercose potencialmente erradicável (Schantz et al., 1993). Entretanto, como desde então o cenário mundial dessa condição modificou-se dramaticamente, em razão da descoberta de que a *T. asiatica* também afeta o ser humano, e considerando o fato de que todas as estratégias recomendadas pela força-tarefa para a erradicação da teníase e da cisticercose foram dirigidas às duas espécies cosmopolitas do cestoide, as expectativas não são mais tão animadoras. Em verdade, a infecção por *T. asiatica* é considerada o mais negligenciado tipo de teníase (possivelmente, também de cisticercose) no mundo (Galan-Puchades; Fuentes, 2013).

Este capítulo, portanto, concentra-se na discussão dos aspectos pertinentes à teníase provocada pelas duas espécies existentes no Brasil.

Etiologia

Taxonomia

O parasito responsável pela condição, helmintos do gênero *Taenia*, pertence ao filo Platyhelminthes, classe Cestoda, ordem Cyclophyllidea, família Taeniidae (Quadro 85.1).

Aspectos morfológicos

O verme adulto é grande, achatado e esbranquiçado, e consiste de três partes: a cabeça (escólex), o pescoço e um corpo segmentado, todas recobertas por um tegumento através do qual o patógeno absorve nutrientes e elimina suas excreções. O escólex é equipado com ganchos e/ou ventosas (dependendo da espécie), estruturas que possibilitam à tênia ligar-se ao intestino do hospedeiro. Cada segmento corporal,

QUADRO 85.1 Classificação taxonômica das espécies do gênero *Taenia*.

Domínio	Eukaryota
Filo	Platyhelminthes
Classe	Cestoda
Subclasse	Eucestoda
Ordem	Cyclophyllidea
Família	Taeniidae
Subfamília	Taeniinae
Gênero	*Taenia*
Espécies	*Taenia arctos, Taenia asiatica, Taenia crassiceps, Taenia crocutae, Taenia hydatigena, Taenia krabbei, Taenia laticollis, Taenia lynciscapreoli, Taenia madoquae, Taenia martis, Taenia multiceps, Taenia omissa, Taenia ovis, Taenia pisiformis, Taenia polyacantha, Taenia regis, Taenia saginata, Taenia serialis, Taenia solium, Taenia twitchelli*

Adaptado de NCBI – The Taxonomy Database, 2019; Arctos – Collaborative Collection Management Solution, 2019.

denominado proglote, tem um conjunto completo de órgãos reprodutores (as tênias são hermafroditas), o que viabiliza a produção local de ovos. As proglotes que contêm ovos passam a ser denominadas proglotes grávidas ou maduras; estão presentes até 100.000 ovos por proglote na *T. saginata* e cerca de 50.000 por proglote na *T. solium*. As mais distais, quando se separam do resto do corpo do verme, são eliminadas nas fezes junto como os ovos. As distintas espécies do gênero *Taenia* podem ser diferenciadas pelas características morfológicas do escólex e das proglotes (Figura 85.1) (Schantz et al., 1996).

No organismo humano, o verme adulto pode chegar a alcançar vários metros de comprimento: em geral, em torno de 2 a 7 m na teníase *solium* e menor ou igual a 5 m (apesar de poder chegar a 25 m) na forma *saginata*. Seu escólex fica aderido à porção superior do jejuno. Geralmente, a *T. saginata* pode conter entre 1.000 e 2.000 proglotes, enquanto a *T. solium* contém uma média de 1.000 segmentos corporais. Pode haver eliminação fecal diária de aproximadamente seis proglotes e de mais de 500.000 ovos, no interior de cada um dos quais se encontra uma oncosfera (ou embrião hexacanto). Os ovos de cada espécie de tênia são indistinguíveis entre si.

Ciclo biológico

O ser humano é o único hospedeiro definitivo de *T. saginata*, *T. solium* e *T. asiatica*. Ovos e/ou proglotes grávidas são eliminados nas fezes dos pacientes afetados, contaminando o meio ambiente (solo, pastagens, água), onde os ovos conseguem sobreviver por dias a meses. O gado bovino e os porcos se tornam infectados por suas respectivas espécies de *Taenia*, ao ingerirem vegetação contaminada com ovos ou proglotes grávidas.

No intestino de tais animais, após ação do suco gástrico e da bile sobre os ovos, as oncosferas eclodem e invadem a parede intestinal, ganhando acesso à circulação sanguínea, através da qual chegam à musculatura esquelética e cardíaca. Nessa região, a forma larvária tecidual, o cisticerco, segue o seu desenvolvimento, adquire o protoescólex e torna-se infectante para o ser humano cerca de 60 dias depois, quando alcança medidas de cerca de 5 × 10 mm. No organismo do hospedeiro intermediário, o cisticerco pode sobreviver por vários anos.

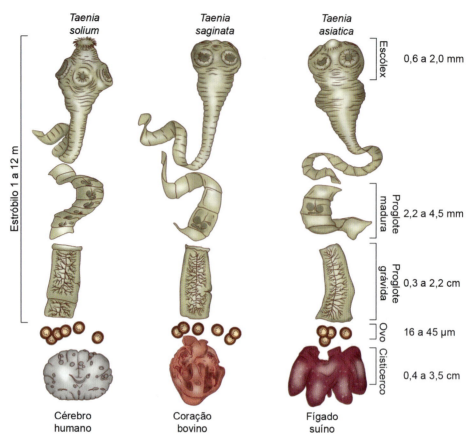

FIGURA 85.1 Aspectos morfológicos das três espécies de *Taenia* que são patogênicas para o ser humano. O escólex da *T. saginata* apresenta quatro ventosas laterais e nenhum gancho, enquanto o da *T. solium* se constitui em um rostelo bem desenvolvido, com quatro ventosas e uma dupla fila de ganchos. Adaptada de Flisser et al., 2004.

Caso um ser humano venha a ingerir cisticercos, o ciclo de vida da teníase pode completar-se. Nesse contexto, após a sua ingestão, o cisticerco se fixa à mucosa intestinal pelos ganchos e ventosas do protoescólex (liberado do cisto), permanecendo no local até se desenvolver (cerca de 3 meses). Cada protoescólex pode se tornar a cabeça de um cestoide adulto, que vai se desenvolvendo ao longo de cerca de 2 meses, pela formação de proglotes a partir da parte caudal do escólex.

Os seres humanos se tornam infectados por meio da ingestão de carne crua ou malcozida com cisticercos (Figura 85.2). Na maioria das vezes, a teníase é composta por apenas um ou poucos vermes adultos, que podem sobreviver por anos no intestino delgado do hospedeiro.

Caso o homem se infecte ingerindo água ou alimento contendo ovos da tênia, ele pode comportar-se como hospedeiro intermediário. Nesse cenário, o ciclo acaba por se desenrolar conforme a descrição pertinente à infecção dos animais envolvidos. A oncosfera eclodida dará origem a cisticercos nos tecidos com maiores concentrações de oxigênio, como sistema nervoso central, olhos e musculatura esquelética (ver Capítulo 46, *Cisticercose*).

Apesar de não ser foco deste capítulo, é relevante sinalizar que a forma larvar da *T. asiatica* tem tropismo pelo fígado do porco, sendo seu consumo o veículo mais infectante para os seres humanos.

Aspectos clínicos

Como a capacidade patogênica da teníase é pequena, em boa parte dependente dos efeitos locais e nutricionais (espoliação) provocados pelo verme adulto, a condição não causa sintomas muito relevantes. Em verdade, muitos pacientes são assintomáticos (Gomes et al., 2008).

Quando presentes, os principais sintomas são: náuseas, vômitos, anorexia, diarreia, epigastralgia, cólicas abdominais, perda de peso, insônia e manifestações cutâneas de hipersensibilidade (prurido e urticária). Pode haver ainda constipação intestinal, irritabilidade, cefaleia e vertigens, além da possível oclusão de orifícios e ductos naturais do sistema digestório, ocasionando apendicite aguda, colangite ou pancreatite aguda (Emre et al., 2013). Por vezes, os pacientes (mesmo assintomáticos) relatam a eliminação intermitente de proglotes nas fezes ou, no caso da *T. saginata*, espontaneamente através do ânus, o que se constitui em pista diagnóstica importante. Raramente pode ocorrer regurgitação das proglotes ou sua aspiração para as vias respiratórias.

A descrição das manifestações clínicas relacionadas com a cisticercose foge ao escopo deste capítulo, mas há referências específicas dedicadas à condição.

Diagnóstico laboratorial

Como as manifestações da teníase são inespecíficas, o diagnóstico dessa verminose não pode ser sustentado com bases puramente clínicas, salvo quando detectada a eliminação perianal ou fecal de proglotes. Desse modo, o diagnóstico de teníase é definido, na maioria das vezes, por meio da realização de exames complementares, seja mediante a pesquisa de proglotes ou ovos nas fezes, seja com técnicas sorológicas (imunodiagnóstico). Recentemente, porém, foi publicada a possível utilização da cápsula endoscópica para a documentação da infecção intestinal por espécies de *Taenia* (Pezzoli et al., 2016).

A presença de eosinofilia periférica (até 15% da leucometria global) e a elevação dos níveis séricos de imunoglobulina E (IgE) são achados laboratoriais inespecíficos frequentes nos pacientes acometidos por

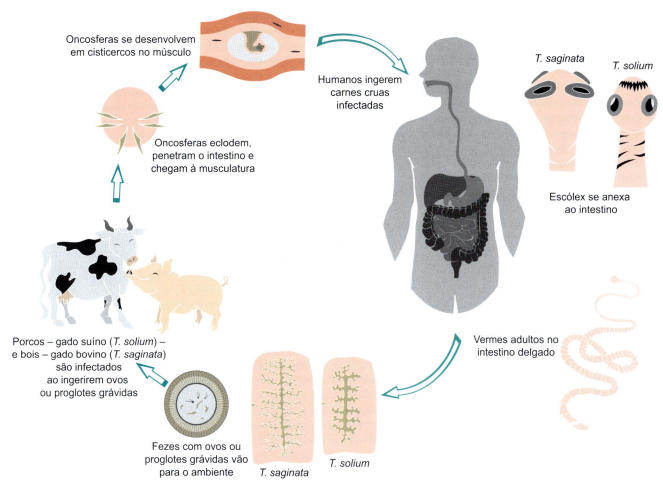

Oncosferas se desenvolvem em cisticercos no músculo

Humanos ingerem carnes cruas infectadas

T. saginata

T. solium

Oncosferas eclodem, penetram o intestino e chegam à musculatura

Escólex se anexa ao intestino

Porcos – gado suíno (*T. solium*) – e bois – gado bovino (*T. saginata*) são infectados ao ingerirem ovos ou proglotes grávidas

Vermes adultos no intestino delgado

Fezes com ovos ou proglotes grávidas vão para o ambiente

T. saginata

T. solium

FIGURA 85.2 Ciclo biológico das duas espécies patogênicas do gênero *Taenia* encontradas no Brasil.

teníase. A pesquisa de proglotes nas fezes pode ser realizada por meio da técnica de tamisação do bolo fecal. Como as proglotes e o escólex das duas principais espécies de *Taenia* são morfologicamente distintos (ver Figura 85.1), a análise deles possibilita o reconhecimento da etiologia específica no paciente sob avaliação. Nesse sentido, como o escólex é raramente eliminado espontaneamente (salvo em decorrência de tratamento antiparasitário adequado, situação em que o escólex e até o verme inteiro pode ser passado nas fezes), a análise é mais frequentemente procedida nas proglotes, particularmente com o reconhecimento do número de ramificações uterinas primárias, observadas no exame direto ou, de maneira mais evidente, após a injeção de tinta da Índia pela abertura genital lateral. A presença de 12 ou mais de tais ramificações indica a variante *saginata*, ao passo que um número menor ou igual a 10 é compatível com a *T. solium*.

A pesquisa de ovos (Figura 85.3) nas fezes pode ser realizada pelos métodos de sedimentação espontânea (Hoffman, Pons e Janer) e de centrífugo-flutuação (Faust) (ver Capítulo 5, *Métodos de Diagnóstico Parasitológico nas Enfermidades por Protozoários e Helmintos*). Como os ovos da *T. saginata* podem ser depositados nas áreas perianais, podem ser detectados por *swab* anal, assim como pela prova da fita adesiva (teste de Graham).

Os ovos das tênias são arredondados e têm uma parede dupla, radialmente estriada, medindo entre 30 e 40 μm de diâmetro. Embora não seja possível identificar a espécie envolvida apenas pela análise dos ovos procedida com os métodos parasitológicos mencionados, sabe-se que os ovos de *T. saginata* são álcool-acidorresistentes.

Como a sensibilidade de um único exame de fezes é limitada, já que a eliminação de ovos e proglotes é intermitente, a pesquisa em três ou mais amostras fecais é indicada para elevar o rendimento diagnóstico. Porém, os profissionais que lidam com tais amostras devem realizar a análise com significativa cautela, uma vez que, caso ingeridos inadvertidamente, os ovos da *T. solium* são infecciosos (Shantz et al., 1992; Craig; Ito, 2007).

De modo geral, métodos sorológicos, como a hemaglutinação indireta, a imunofluorescência indireta e o ELISA, têm sido indicados quando a pesquisa parasitológica se revela ineficaz.

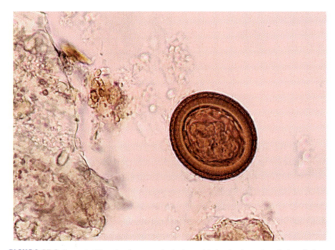

FIGURA 85.3 Ovo de *Taenia*. Acervo do Laboratório de Agentes Patogênicos da Universidade Federal de Viçosa. Foto: Igor Rodrigues Mendes (UFV) e Paulo Sérgio Balbino Miguel (UFV e FADIP).

Com o objetivo de melhorar a sensibilidade dos testes diagnósticos realizados em amostras de fezes, foram desenvolvidos métodos imunológicos e moleculares, como o ELISA para a detecção de antígenos da *T. solium* e as técnicas de hibridização do DNA para a detecção local de ovos (Allan et al., 1990, 1993; Allan; Craig, 2006). Além desses exames, diversos ensaios de reação em cadeia da polimerase (PCR) dirigidos contra várias regiões genômicas foram desenvolvidos para possibilitar à distinção entre as diferentes espécies de *Taenia*, incluindo métodos com base em polimorfismos de comprimento de fragmentos de restrição (Gasser; Chilton, 1995), sondas de DNA espécie-específicas (Chapman et al., 1995), amplificação isotérmica mediada por *loop* (LAMP) (Sako et al., 2013; Nkouawa et al., 2016), PCR multiplex (Jeon et al., 2009; Yamasaki et al., 2004), e *nested*-PCR (Mayta et al., 2008). Esses testes ainda não se encontram amplamente disponíveis; logo, não são recomendados como métodos diagnósticos de rotina. Ultimamente, têm sido desenvolvidos trabalhos comparando a efetividade dos diferentes métodos complementares disponíveis para o diagnóstico da teníase (Praet et al., 2013).

Não existe ainda nenhum método imunodiagnóstico específico para o reconhecimento de rotina da teníase por *T. asiatica*. Entretanto, recentemente, foi desenvolvida uma técnica de PCR utilizando sondas dirigidas contra o gene da subunidade 1 da citocromo c oxidase mitocondrial (*cox1*), método que parece promissor para o uso rotineiro voltado à distinção entre as três espécies patogênicas de *Taenia* (Thanchomnang et al., 2014).

Tratamento

De modo similar a todas as doenças por cestoide, o tratamento mais usado e eficaz para a teníase é realizado com a administração de dose única de praziquantel, um derivado sintético hetecocíclico da isoquinolina-pirazina (Ohnishi et al., 2013). A dose habitualmente utilizada é de 10 mg/kg, apesar de ter sido relatada, há longa data, a eficácia de doses menores do fármaco (até 2,5 mg/kg) contra a *T. saginata* (Pawlowski, 1990). Há que se ressalvar, porém, que, se houver neurocisticercose oculta concomitante, o uso de praziquantel será capaz de disparar uma resposta inflamatória no sistema nervoso central, podendo precipitar a instalação de crises convulsivas. Por essa razão, para alguns autores, o tratamento de escolha da teníase por *T. solium* seria a niclosamida, em dose única de 2 g, por via oral, ficando o uso de praziquantel reservado como alternativa no caso de baixa disponibilidade da primeira.

O mecanismo de ação do praziquantel envolve a indução de alterações estruturais no tegumento da tênia, provocando aumento da permeabilidade ao cálcio. Em consequência, íons de cálcio se acumulam no citosol do verme adulto, provocando alteração de sua atividade muscular e posterior paralisia, o que causa o deslocamento de suas aderências no intestino e a subsequente expulsão por meio do peristaltismo intestinal (Frayha et al., 1997). A ação terapêutica do praziquantel parece envolver também a participação do sistema imune do hospedeiro, considerando que a lesão da membrana tegumentar do patógeno provoca a exposição de antígenos do mesmo ao sistema imune (Brindley; Sher, 1990).

Com o tratamento exitoso, o escólex degenerado deve ser eliminado juntamente com as proglotes grávidas por via anal. Estas últimas, porém, à medida que vão sendo destruídas, podem liberar localmente os ovos da *Taenia*. Assim, como o praziquantel não age sobre os ovos (apenas sobre o verme adulto), que podem continuar sendo eliminados nas fezes por vários dias após instituído o tratamento, devem ser tomadas precauções para evitar a autoinfecção e a disseminação para outros indivíduos, incluindo os profissionais de laboratório. Portanto, o controle da eficácia do tratamento deve ser realizado mediante pesquisa de ovos nas fezes 3 meses após a sua realização.

Epidemiologia

A teníase por *T. saginata* é descrita no mundo inteiro, com elevadas taxas endêmicas na África, no Oriente Médio, na Ásia Central e na América Latina. A forma decorrente da *T. solium* apresenta maiores taxas endêmicas na América Latina, com baixa prevalência nas comunidades judaicas em razão de questões de cunho religioso e dietético; afinal, judeus ortodoxos não consomem carne suína (Flisser et al., 2004; Eom, 2006). Já a terceira forma de teníase humana é encontrada, em princípio, apenas na Ásia, especialmente em Taiwan, Coreias, China, Vietnã, Indonésia, Tailândia, Filipinas e Japão (Gonzalez et al., 2005). Entretanto, como as técnicas moleculares imunodiagnósticas – única ferramenta capaz de distinguir com precisão entre as duas espécies de tênia (*T. solium* e *T. saginata*) para as quais já foi aprimorada a técnica – não são aplicadas de rotina na investigação dos casos afetados pelo complexo teníase-cisticercose, a exata distribuição geográfica da *T. asiatica* ainda permanece incerta, não sendo também possível afastar, por similar razão, a hipótese de que ela provoque quadros de cisticercose (Galan-Purchades; Fuentes, 2013).

Profilaxia e controle

Além do tratamento dos pacientes afetados pela teníase, incluindo os portadores assintomáticos (possivelmente identificados pela eliminação de proglotes nas fezes), outras medidas voltadas à redução da disseminação da doença incluem aquelas dirigidas à interrupção da transmissão de ovos entre seres humanos e da contaminação a partir de carnes suínas infectadas com cisticerco, como: a melhoria das condições sanitárias, a instituição de medidas educativas em nível populacional (boas práticas de higiene pessoal e lavagem das mãos antes de preparar os alimentos) e até programas comunitários de tratamento anti-helmintos para cobrir os portadores não reconhecidos.

Existem vacinas disponíveis capazes de prevenir a infecção por *T. saginata* em bovinos, e estão em curso estudos promissores para o desenvolvimento de uma vacina dirigida à proteção de suínos contra *T. solium* (Gonzalez et al., 2005). Entretanto, ainda não existe uma vacina eficaz voltada à imunização ativa do ser humano contra a teníase.

Referências bibliográficas

Allan JC, Avila G, Garcia Noval J et al. Immunodiagnosis of taeniasis by coproantigen detection. Parasitol 1990; 101(Pt 3):473-7.

Allan JC, Craig PS. Coproantigens in taeniasis and echinococcosis. Parasitol Int 2006; 55(Suppl):S75-80.

Allan JC, Mencos F, Garcia-Noval J et al. Dipstick dot ELISA for the detection of Taenia coproantigens in humans. Parasitol 1993; 107(Pt 1):79-85.

Arctos – Collaborative Collection Management Solution. Disponível em: < https://arctos.database.museum/name/Taenia>. Acesso em: jun. 2019.

Botero D, Tanowitz HB, Weiss LM et al. Taeniasis and cysticercosis. Infect Dis Clin North Am 1993;7:683-97.

Braae UC, Thomas LF, Robertson LJ et al. Epidemiology of Taenia saginata taeniosis/cysticercosis: a systematic review of the distribution in the Americas. Parasit Vectors 2018; 11(1):518.

Brindley PJ, Sher A. Immunological involvement in the efficacy of praziquantel. Exp Parasitol. 1990; 71:245-8.

CDC. Centers for Diseases Control and Prevention. Parasites – Taeniasis. 2019. Disponível em: https://www.cdc.gov/parasites/taeniasis/index.html. Acesso em: 30 set. 2019.

Chapman A, Vallejo V, Mossie KG et al. Isolation and characterization of species-specific DNA probes from Taenia solium and Taenia saginata and their use in an egg detection assay. J Clin Microbiol 1995; 33:1283-8.

Craig P, Ito A. Intestinal cestodes. Curr Opin Infect Dis 2007; 20(5): 524-32.

Dermauw V, Van Den Broucke S, Van Bockstal L et al. Cysticercosis and taeniasis cases diagnosed at two referral medical institutions, Belgium,

1990 to 2015. Euro Surveill 2019; 24(35). doi: 10.2807/1560-7917.ES. 2019.24.35.

Emre A, Akbulut S, Bozdag Z et al. Routine histopathologic examination of appendectomy specimens: retrospective analysis of 1255 patients. Int Surg 2013; 98(4):354-62.

Eom KS. What is Asian Taenia? Parasitol Int 2006;55(Suppl):S137-41.

Flisser A, Viniegra AE, Aguilar-Vega L et al. Portrait of human tapeworms. J Parasitol 2004;90:914-6.

Frayha GJ, Smyth JD, Gobert JG et al. The mechanisms of action of antiprotozoal and anthelmintic drugs in man. Gen Pharmacol 1997;28: 273-99.

Galan-Puchades MT, Fuentes MV. Taenia asiatica: the most neglected human taenia and the possibility of cysticercosis. Korean J Parasitol 2013;51(1):51-64.

Gasser RB, Chilton NB. Characterization of taeniid cestode species by PCR-RFLP of ITS2 ribosomal DNA. Acta Trop 1995;59(1):31-40.

Gomes AP, Rita-Nunes E, Felippe KC. Teníase e cisticercose: breve revisão dos aspectos gerais. Pediatria Moderna 2008; 44:151-6.

Gomes AP, Siqueira-Batista R, Engel DC et al. Cisticercose humana. In: Siqueira-Batista R, Gomes AP, Igreja RP, Huggins DW. Medicina tropical. Abordagem atual das doenças infecciosas e parasitárias. Rio de Janeiro: Cultura Médica, 2001.

Gonzalez AE, Gauci CG, Barber D et al. Vaccination of pigs to control human neurocysticercosis. Am J Trop Med Hyg 2005;72:837-9.

Jeon HK, Chai JY, Kong Y et al. Differential diagnosis of Taenia asiatica using multiplex PCR. Exp Parasitol 2009;121(2):151-6.

Laranjo-González M et al. Epidemiology of taeniosis/cysticercosis in Europe, a systematic review: Western Europe. Parasit Vectors 2017 J; 21;10(1):349.

Liang P, Mao L, Zhang S et al. Identification and molecular characterization of exosome-like vesicles derived from the Taenia asiatica adult worm. Acta Trop 2019; pii: S0001-706X(18)30828-3.

Mayta H, Gilman RH, Prendergast E et al. Nested PCR for specific diagnosis of Taenia solium taeniasis. J Clin Microbiol 2008;46(1):286-9.

NCBI. National Center for Biotechnology Information. Taxonomy. Disponível em: <https://www.ncbi.nlm.nih.gov/taxonomy>. Acesso em: 25 de mar. de 2019.

Nkouawa A, Sako Y, Okamoto MA. simple identification of human Taenia species by multiplex loop-mediated isothermal amplification in combination with dot enzyme-linked immunosorbent assay. Am J Trop Med Hyg 2016; 94:1318

Ohnishi K, Sakamoto N, Kobayashi K et al. Therapeutic effect of praziquantel against taeniasis asiatica. Int J Infect Dis. 2013; 17(8):e656-e657.

Pawłowski ZS. Efficacy of low doses of praziquantel in taeniasis. Acta Trop 1990; 48:83-8.

Pezzoli A, Fusetti N, Pizzo E. Capsule endoscopy diagnosis of intestinal Taenia. Gastrointest Endosc 2016; 83:261.

Praet N, Verweij JJ, Mwape KE et al. Bayesian modelling to estimate the test characteristics of coprology, coproantigen ELISA and a novel real-time PCR for the diagnosis of taeniasis. Trop Med Int Health. 2013; 18(5):608-14.

Rey L. Parasitologia. 4. ed. Rio de Janeiro: Guanabara Koogan, 2008.

Sako Y, Nkouawa A, Yanagida T et al. Loop-mediated isothermal amplification method for a differential identification of human taenia tapeworms. Methods Mol Biol. 2013; 1039:109-20.

Schantz PM. Tapeworms (cestodiasis). Gastroenterol Clin North Am. 1996; 25(3):637-53.

Schantz PM, Cruz M, Sarti E et al. Potential eradicability of taeniasis and cysticercosis. Bull Pan Am Health Organ. 1993; 27:397-403.

Thanchomnang T, Tantrawatpan C, Intapan PM et al. Rapid molecular identification of human taeniid cestodes by pyrosequencing approach. PLoS One 2014; 9(6):e100611.

WHO. World Health Organization. Taeniasis/cysticercosis. 2019. Disponível em: https://www.who.int/news-room/fact-sheets/detail/taeniasis-cysticercosis. Acesso em: 31 jul. 2019.

Yamasaki H, Allan JC, Sato MO et al. DNA differential diagnosis of taeniasis and cysticercosis by multiplex PCR. J Clin Microbiol 2004; 42(2):548-53.

CAPÍTULO 86

Tricostrongilíase

Paulo Sérgio Balbino Miguel • João Victor Soares Barcelos Rocha • Romario Brunes Will • Igor Rodrigues Mendes • Rovilson Lara

Introdução

A tricostrongilíase é uma zoonose causada por helmintos do gênero *Trichostrongylus*, parasitos que, em geral, infectam o sistema digestório dos seus hospedeiros, principalmente herbívoros (ovinos, caprinos e bovinos) (Sato et al., 2011). Os casos de tricostrongilíase são relatados desde 1950, ocasião na qual se detectou alta prevalência da infecção no Japão (44,4%) (Hunter et al., 1951). Posteriormente, em 1970, registraram-se taxas de até 87% no Irã (Ghadirian; Arfaa, 1975). Esses casos, contudo, são considerados exceções, já que a prevalência da doença é considerada baixa (Sato et al., 2011).

No Hospital Srinagarind, centro terciário de 1.000 leitos em Khon Kaen, Tailândia, foram realizados exames de fezes e diagnosticados, entre 2005 e 2012, 41 pacientes com a doença (Phosuk et al., 2015). Um estudo realizado em Salvador, no Brasil, entre 2006 e 2008, detectou a presença de ovos do parasito em 1,2% das amostras analisadas, com predominância em mulheres, entre os meses de março e maio (Souza et al., 2013).

Os nematoides do gênero *Trichostrongylus* causam transtornos à saúde humana, principalmente nos países em desenvolvimento, com acometimento mais expressivo da população rural. (Souza et al., 2013; Lattès et al., 2011). Os quadros clínicos da doença no *Homo sapiens* ocorrem devido à ingestão de alimentos contaminados com as larvas dos nematoides, oriundas das fezes de animais infectados (Sato et al., 2011). Metazoários do gênero *Trichostrongylus* estão relacionados morfológica e fisiopatologicamente com os ancilostomídeos. Por isso, a identificação das diferentes espécies é uma etapa importante para o estudo da epidemiologia e da biologia populacional, bem como para a eficácia anti-helmíntica, fatores considerados essenciais ao controle da doença (Yong et al., 2007).

Com base nesses preliminares apontamentos, o objetivo do presente capítulo é a apresentação dos principais aspectos etiológicos, patogênicos, clínicos, diagnósticos, terapêuticos e ecoepidemiológicos da tricostrongilíase.

Etiologia

Taxonomia

O *Trichostrongylus* é um parasito incluído no filo Nematoda, o qual alberga organismos de simetria bilateral e dimorfismo sexual, cujas fêmeas comumente são maiores do que os machos. Contudo, algumas espécies desse filo se reproduzem por partenogênese. A tricostrongilíase é uma doença causada por nematoides pertencentes ao gênero *Trichostrongylus* (Quadro 86.1), que compreende diferentes espécies: *Trichostrongylus axei, Trichostrongylus capricola, Trichostrongylus colubriformis, Trichostrongylus longispicularis, Trichostrongylus probolurus, Trichostrongylus retortaeformis, Trichostrongylus rugatus, Trichostrongylus tenuis* e *Trichostrongylus vitrinus*. Destas, *T. orientalis* e *T. colubriformis* são as mais envolvidas em infecção humana em países como Austrália, China, Coreia do Sul, Estados Unidos, Laos e Tailândia (Sato et al., 2011; Souza et al., 2013).

QUADRO 86.1 Classificação taxonômica dos helmintos do gênero *Trichostrongylus*.

Domínio	Eukaryota
Filo	Nematoda
Classe	Secernentea
Ordem	Strongylida
Família	Trichostrongylidae
Gênero	*Trichostrongylus*
Espécies	*Trichostrongylus axei, Trichostrongylus capricola, Trichostrongylus colubriformis, Trichostrongylus longispicularis, Trichostrongylus probolurus, Trichostrongylus retortaeformis, Trichostrongylus rugatus, Trichostrongylus tenuis, Trichostrongylus vitrinus*

Adaptado de NCBI – The Taxonomy Database, 2019; Arctos – Collaborative Collection Management Solution, 2019.

Aspectos morfológicos

Os ovos de *Trichostrongylus* são elípticos, de casca fina e incolores, e medem aproximadamente de 75 a 95 µm de comprimento e de 40 a 50 µm de largura, sendo resistentes ao frio e à dessecação. Em geral, tais ovos se assemelham aos de ancilostomídeos, porém são um pouco maiores e mais elípticos. Os adultos são filiformes, com a parte anterior do corpo mais fina e sem cavidade oral (Watthanakulpanich et al., 2013); as fêmeas são maiores, entre 5 e 12 mm, e os machos medem entre 4 e 8 mm (Ueno; Gonçalves, 1994). A fêmea apresenta um par de órgãos genitais, e o útero pode conter ovos alinhados na parte posterior do corpo. Os machos, por sua vez, têm uma bolsa copulatória com um par de espículas curtas e grossas (Watthanakulpanich et al., 2013). Os helmintos são pluricelulares e com sistemas e funções bem definidas, como os sistemas nervoso, muscular e reprodutor (Kazura, 2005; Ralph et al., 2006).

Ciclo biológico

O *Trichostrongylus* adulto habita o sistema digestório de herbívoros, e os ovos produzidos pelas fêmeas do parasito são liberados no ambiente juntamente com as fezes do hospedeiro. Após a eclosão dos ovos, as larvas de primeiro estágio (L1) perdem a cutícula, sofrem muda e iniciam o segundo estágio larval (L2). A L2 permanece nas fezes, onde se nutre de microrganismos como bactérias. Após a muda para (L3), a larva infectante, de dupla cutícula, deixa as fezes, podendo alcançar água e alimentos. O desenvolvimento dos ovos em larva infectante é dependente da temperatura. Estima-se que, em alta umidade (70%) e temperatura adequada (entre 18 e 30°C), esse processo ocorra entre 7 e 10 dias, mas pode prolongar-se quando em temperaturas menores.

Os herbívoros são infectados pela ingestão de L3, a qual atinge o intestino e o abomaso dos seus hospedeiros. Nesses locais ocorrem a mudança de L3 para L4, fase em que a larva permanece na mucosa entre 10 e 14 dias antes de alcançar a fase adulta (L5), na qual irá alimentar-se de pequenas quantidades de sangue do hospedeiro (Souza et al., 2013). Os machos e fêmeas adultos vivem aderidos à mucosa do intestino delgado, local em que podem produzir lesões traumáticas, descamação da mucosa e hemorragias (Gutierrez, 2011).

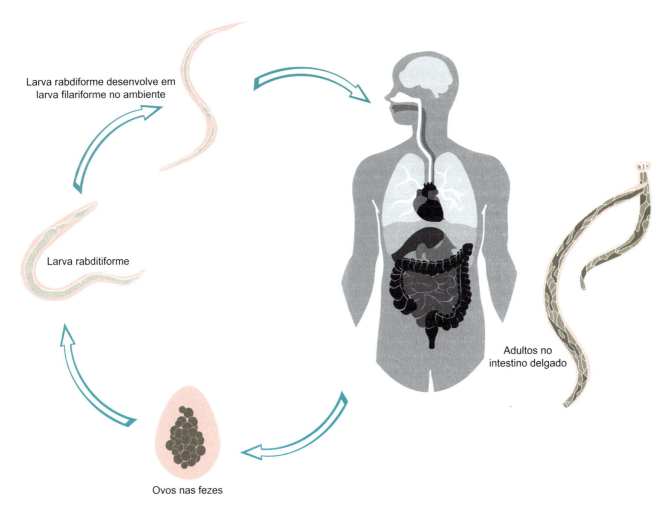

Larva rabdiforme desenvolve em larva filariforme no ambiente

Larva rabditiforme

Ovos nas fezes

Adultos no intestino delgado

FIGURA 86.1 Ciclo de vida dos helmintos do gênero *Trichostrongylus*.

A produção de ovos na maioria dos *Trichostrongylus* inicia-se entre 3 e 4 semanas após a infecção (Phosuk et al., 2015) (Figura 86.1). O parasito é transmitido ao *H. sapiens* pela ingestão de água ou vegetais contaminados com larvas infectantes. Os helmintos, ao se fixarem à parede intestinal, alimentam-se do epitélio do hospedeiro, produzindo – muitas vezes – cavitações no revestimento interno do intestino. Essa ação do parasito causa inflamação do órgão e a decorrente liberação de sangue nas fezes. O parasito adulto se nutre de pequenas quantidades de sangue, podendo causar anemia no hospedeiro. A doença pode mostrar-se assintomática; entretanto, infecções maciças pelo helminto podem causar sintomas como: dores abdominais, perda de peso, anemia, evacuação de sangue, náuseas, diarreia e eosinofilia ao hemograma (Souza et al., 2013).

Imunologia e patologia

O terceiro estágio larval dos metazoários do gênero *Trichostrongylus*, ao serem ingeridos pelo hospedeiro, alcança o sistema digestório e sofre muda, passando a ser denominado L4. Esta causa pequenas feridas nos órgãos do sistema digestório, provocando inflamação do epitélio gastrintestinal, dificultando a digestão dos alimentos e contribuindo para a emergência de quadros de anemia, dores abdominais e perda de peso (Sato et al., 2011; Phosuk et al., 2015; Souza et al., 2013).

Nas situações de infecção pelo helminto, os pacientes apresentam eosinofilia (Souza et al., 2011). Após ocorrer a detecção do helminto, o sistema imune libera citocinas que estimulam as células CD4+ ou TCD8+, as quais liberam as interleucinas (IL) 4, 5 e 13. Estas têm a função de induzir a produção de imunoglobulina E (IgE) pelas células B

e, assim, a ativação de eosinófilos, mastócitos e basófilos, componentes responsáveis pela resposta do hospedeiro aos helmintos (Machado et al., 2004).

Aspectos clínicos

Doença em humanos

A tricostrongilíase costuma se apresentar, do ponto de vista clínico, de modo bastante variado. De fato, a helmintíase pode ser assintomática; entretanto, a alta parasitemia costuma ocasionar anemia, anorexia, dores abdominais, náuseas, vômitos e diarreia, além de afetar a digestão e a absorção dos alimentos (CDC, 2017; Phosuk et al., 2015). Tais achados clínicos são, em geral, resultado dos danos causados – pela presença do parasito no epitélio intestinal e pela consequente instalação do processo inflamatório (como anteriormente mencionado) –, o que acarreta diminuição da superfície de absorção intestinal (Maciel, 2014).

Doença em animais não humanos

O gênero *Trichostrongylus* apresenta espécies de importância veterinária, algumas delas zoonóticas, por exemplo, *T. colubriformis*. Esses parasitos podem infectar diferentes animais não humanos, incluindo babuínos e camelos (El-Alfy et al., 2019; Obanda et al., 2019), bovinos, ovelhas, burros, cabras, veados e coelhos (Bundy et al., 2013). Nos bovinos, especificamente, o parasito habita o abomaso, o intestino delgado ou os pulmões, sendo adquirido – conforme já citado – por ocasião da ingestão das larvas de terceiro estágio (Reinemeyer, 2016).

Diagnóstico laboratorial

O principal método para diagnosticar a tricostrongilíase é o exame parasitológico de fezes (EPF), a fim de verificar a presença de ovos do helminto (Figura 86.2). A quantificação dessas formas evolutivas geralmente é realizada pelo método Kato-Katz (Watthanakulpanich et al., 2013); (ver Capítulo 5, *Métodos de Diagnóstico Parasitológico nas Enfermidades por Protozoários e Helmintos*); entretanto, o diagnóstico pode ser dificultado pela semelhança morfológica do ovo de *Trichostrongylus* com os de ancilostomídeos (Sato et al., 2011). Deve ser mencionado, nesse contexto, que os ovos de *Trichostrongylus* são maiores, ligeiramente mais alongados com parede mais espessa, quando comparados aos dos ancilostomídeos (Gutierrez, 2011). Abordagens moleculares utilizando oligonucleotídios iniciadores que amplificam a região espaçadora interna transcrita (ITS, do inglês *Internal Transcribed Spacer*) e o consequente sequenciamento podem ser utilizadas para diferenciar estas espécies (Watthanakulpanich et al., 2013). Contudo, as metodologias moleculares apresentam alto custo, sendo mais utilizadas em laboratórios de pesquisa.

A cultura de fezes é uma alternativa para o diagnóstico da tricostrongilíase. Contudo, trata-se de um procedimento demorado (Gholami et al., 2015).

Tratamento

O tratamento da tricostrongilíase é semelhante ao realizado contra outros helmintos, com albendazol (400 mg, dose única) e purgação (60 mℓ de solução saturada de sulfato de magnésio) (Sato et al., 2011). Alguns autores indicam a associação do albendazol (400 mg, durante 10 dias) com palmoato de pirantel, 11 mg/kg, em dose única (dose máxima = 1 g) (Làttes et al., 2011; Souza et al., 2013).

Epidemiologia e ecologia

A infecção por *Trichostrongylus* é adquirida por via fecal-oral (Souza et al., 2013), e os locais de maior incidência são geralmente os de clima tropical. A doença já foi relatada no Laos (Sato et al., 2011), na Tailândia (Panasoponkul et al., 1985), na Coreia do Sul, no Japão, na China, na Armênia (John; Petri, 2006), na Austrália (Boreham et al., 1995) e no Brasil

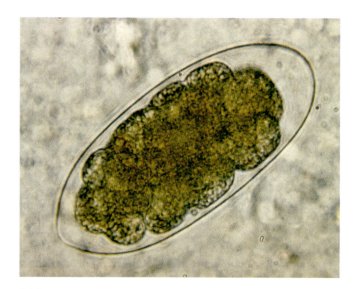

FIGURA 86.2 Ovo de helminto do gênero *Trichostrongylus*, maiores e mais "alongados" que os ovos dos ancilostomídeos (ver Capítulo 39, *Ancilostomíase*), com os quais são eventualmente confundidos. Reproduzida de CDC, 2019, com permissão.

(Souza et al., 2013); entretanto, é de baixa ocorrência no *H. sapiens*, animais que são considerados hospedeiros acidentais (Phosuk et al., 2015).

Profilaxia e controle

As boas práticas para o preparo e o consumo de alimentos representam a *pedra angular* da profilaxia e do controle da tricostrongilíase, uma vez que a maioria dos quadros da doença é causada pelo consumo de alimentos contaminados com larvas do metazoário (Mata-Santos et al., 2013; Sato et al., 2011; Teixeira et al., 2015).

A administração de anti-helmínticos, em animais infectados, é também uma medida considerada importante, pois, minimiza o risco de disseminação da helmintíase (Maciel et al., 2014).

Referências bibliográficas

Arctos – Collaborative Collection Management Solution. Disponível em: <https://arctos.database.museum/name/Trichostrongylus>. Acesso em jun. 2019.

Boreham RE et al. Human trichostrongyliasis in Queensland. Pathology. 1995; 27.(2):182-5.

Bundy DAP, Cooper ES, Brooker S. Nematodes Limited to the Intestinal Tract (Enterobius vermicularis, Trichuris trichiura, Capillaria philippinensis and Trichostrongylus spp.). In: Magill AJ. Solomon T, Hill DR, Ryan ET. Hunter's Tropical Medicine and Emerging Infectious Disease. 9. ed., 2013.

CDC. Centers for Diseases Control and Prevention. Departament of Health and Human Services. Public Health Service. Trichostrongylosis. 2017. Disponível em: http://www.cdc.gov/dpdx/trichostrongylosis/index.html. Acesso em: jun. 2019.

El-Alfy ES, Abu-Elwafa S, Abbas I et al. Molecular screening approach to identify protozoan and trichostrongylid parasites infecting one-humped camels (Camelus dromedarius). Acta Trop 2019;197:105060

Ghadirian E, Arfaa F. Present status of trichostrongyliasis in Iran. Am J Trop Med Hyg 1975; 24:935-41.

Gholami S, Babamahmoodi F, Abedian R et al. Trichostrongylus colubriformis: possible most common cause of human infection in Mazandaran Province, North of Iran. Iranian J Parasitol 2015; 10(1):110.

Gutierrez Y. Other Tissue Nematode Infections. In: Guerrant RL, Walker DH, Weller PF. Tropical Infectious Diseases: Principles, Pathogens and Practice. 3. ed. 2011.

Hunter GW, Ritchie LS, Kaufman EH et al. Parasitological studies in the Far East. IV. An epidemiologic survey in Yamanashi Prefecture, Honshu, Japan. Jpn J Med 1951; 4:113-24.

John DT, Petri WA. The intestinal nematodes. In: Markelland voge's medical parasitology. 9. ed. St. Louis, EUA: Elsevier; 2006.

La Rocque RC, Calderwood SB. Syndromes of enteric infection. In: Mandell GL, Bennett JE, Dolin R. Principles and practice of infectious diseases. 8. ed. Philadelphia: Elsevier, 2015.

Lattès S et al. Trichostrongylus colubriformis nematode infections in humans, France. Emerg Infect Dis. 2011; 17(7):1301-2.

Machado PR, Araújo MIA, Carvalho L et al. Mecanismos de resposta imune às infecções. An Bras Dermatol. 2004; 79(6):647-64.

Maciel WG. Prevalência de nematódeos em ovinos (Ovis aries) pertencentes a diferentes microrregiões do estado de São Paulo, Brasil. 2014.

Mata-Santos T. Prevalência de enteroparasitas em crianças atendidas em unidades básicas de saúde em uma cidade do sul do Brasil. Revista do Instituto Adolfo Lutz 2013; 72(2):175-8.

NCBI. National Center for Biotechnology Information. Taxonomy. Disponível em: <https://www.ncbi.nlm.nih.gov/taxonomy>. Acesso em: mar. 2019.

Obanda V, Maingi N, Muchemi G et al. Infection dynamics of gastrointestinal helminths in sympatric non-human primates, livestock and wild ruminants in Kenya. PLoS One 2019; 14(6):e0217929.

Panasoponkul C, Radomyos P, Singhasivanon V. Trichostrongylus infection in a thai boy. Southeast Asian J Trop Med Public Health 1985; 16:513-4.

Phosuk I, Intapan PM, Prasongdee TK et al. Human trichostrongyliasis: a hospital case series. The Southeast Asian J Tropic Medicine and Public Health 2015; 46(2):191-7.

Ralph A, O'Sullivan MVN, Sangster NC et al. Abdominal pain and eosinophilia in suburban goat keepers – trichostrongylosis. Medic J Australia 2006; 184(9):467-9.

Sato M, Yoonuan T, Sanguankiat S et al. Human Trichostrongylus colubriformis infection in a rural village in Laos. Am J Trop Med Hyg 2011; 84(1):52-4.

Souza RP, Souza JN, Menezes JF et al. Human infection by Trichostrongylus spp. in residents of urban areas of Salvador city, Bahia, Brazil. Biomédica 2013; 33(3):439-45.

Teixeira AA, Cruz JA, Fonseca PG. Administração pública dos serviços de saneamento básico: uma análise da aplicabilidade da gestão estratégica com o uso do Balanced Scorecard (BSC) na empresa baiana de águas e saneamento (EMBASA). Rev Multidiscip Psicol 2015; 9(25):159-79.

Ueno H, Gonçalves PC. Manual para diagnóstico das helmintoses de ruminantes. Japan International Cooperation Agency, 3. ed. JICA, Tokyo, 1994.

Watthanakulpanich D, Pongvongsa T, Sanguankiat S, et al. Prevalence and clinical aspects of human Trichostrongylus colubriformis infection in Lao PDR. Acta tropica 2013; 126(1):37-42.

Yong T, Lee J-H, Sim S, et al. Differential diagnosis of Trichostrongylus and hookworm eggs via PCR using ITS-1 sequence. Korean J Parasitol 2007; 45(1):69-74.

CAPÍTULO 87

Tricuríase

Tiago Ricardo Moreira • Daniel Peixoto Leal •
Paulo Sérgio Balbino Miguel • Fernando José Ubaldo Coutinho

Introdução

A tricuríase ou tricocefalíase é uma doença causada pelo verme *Trichuris trichiura*. Enfermidade cosmopolita (Viana et al., 2010; Bafa et al., 2019; Lai et al., 2019), é uma das três infecções geo-helmínticas mais importantes no planeta, assim como a ascaridíase e a ancilostomíase (Viswanath, Williams, 2019). É mais frequente em países tropicais, e pobres, da Ásia, África e América do Sul; mas ocorre também em regiões rurais do sudeste dos Estados Unidos (Viswanath, Williams, 2019).

Geralmente associada a hábitos inadequados de higiene e a condições precárias de saneamento básico (CDC, 2013), estima-se que existam entre 450 milhões a 1 bilhão de casos ativos, a maioria deles diagnosticados em crianças (Viswanath, Williams, 2019), de idade pré-escolar e escolar, oriundas de famílias com baixo nível socioeconômico (CDC, 2013; Rey, 2008; Sangenis, 2015; Viana et al., 2010).

Até o momento foram identificadas dezenas de espécies válidas no gênero *Trichuris* (Quadro 87.1), a maioria hospedeiro-específica (Callejón et al., 2016), sendo que *T. trichiura* é considerada uma ameaça para a saúde pública (Izurieta et al., 2018). Segundo a Organização Mundial da Saúde (OMS) e os Centros de Controle e Prevenção de Doenças (CDC), trata-se de uma doença tropical negligenciada. No Brasil, apresenta distribuição semelhante à do *Ascaris lumbricoides*, principalmente nas regiões Norte e Nordeste, não raro o parasitismo pelos dois helmintos no mesmo hospedeiro (Fonseca et al., 2010; Mandell et al., 2008; Maguire, 2015).

Neste capítulo serão descritos os principais aspectos envolvendo a etiologia, a patogenia, a ecoepidemiologia, os diagnósticos clínico, laboratorial e complementar, o tratamento e a profilaxia dessa doença de grande importância mundial.

Etiologia

Taxonomia

A classificação taxonômica do agente etiológico da tricuríase encontra-se descrita no Quadro 87.1.

QUADRO 87.1 Classificação taxonômica das espécies do gênero *Trichuris*.

Domínio	Eukaryota
Filo	Nematoda
Classe	Adenophorea
Ordem	Enoplida
Família	Trichuridae
Gênero	*Trichuris*
Espécies	*Trichuris arvicolae, Trichuris bainae, Trichuris carlieri, Trichuris colobae, Trichuris discolor, Trichuris duplantieri, Trichuris globulosa, Trichuris leporis, Trichuris mastomysi, Trichuris muris, Trichuris myocastoris, Trichuris navonae, Trichuris ovis, Trichuris pampeana, Trichuris pardinasi, Trichuris rhinopiptheroxella, Trichuris serrata, Trichuris skrjabini, Trichuris suis, Trichuris trichiura, Trichuris vulpis*

Adaptado de NCBI – The Taxonomy Database, 2019; Arctos – Collaborative Collection Management Solution, 2019.

Aspectos morfológicos e ciclo biológico

A tricuríase é uma moléstia parasitária causada pelo geo-helminto *Thichuris trichiura*, verme que infecta e parasita o apêndice, o reto (Bogitsh et al., 2019) e, principalmente, o ceco e o intestino grosso de humanos, com relatos de infecções em animais como porcos e macacos. O parasito é tissular, com região anterior inteiramente penetrada na mucosa, alimentando-se de enterócitos lisados devido à ação de enzimas proteolíticas secretadas por suas glândulas esofágicas. Eles também se alimentam de sangue e do líquido intersticial. Em geral, entre dois e dez parasitos habitam o intestino do hospedeiro. Contudo, em raras situações, em casos mais graves, centenas deles podem estar presentes (CDC, 2013; Rey, 2008).

O helminto *T. trichiura* é pequeno e arredondado, com cerca de 3 a 5 cm de comprimento. A porção anterior é bastante afilada devido ao seu longo esôfago, assemelhando-se a um chicote, e a posterior é fusiforme, onde estão localizados o intestino e os órgãos sexuais. Nos machos, menores que as fêmeas, a parte posterior é enrolada ventralmente e, de sua cloaca, sai uma espícula recoberta por inúmeros minúsculos espinhos (Rey, 2008; Bogitsh et al., 2019). Os órgãos sexuais dos vermes adultos são bem simples (Rey, 2008) compostos por testículos e ductos ejaculatórios nos machos e ovários, oviduto, útero, vagina e vulva nas fêmeas (Bogitsh et al., 2019). As fêmeas, após fecundadas, podem liberar de 3.000 a 20.000 ovos por dia (CDC, 2013; Mandell et al., 2010; Maguire, 2015), os quais medem entre 45 e 65 μm de comprimento por 20 a 25 μm de largura e são morfologicamente ovais e acastanhados. Apresentam, ainda, três camadas, uma lipídica externa, uma quitinosa intermediária e outra vitelina interna, além de um opérculo em cada extremidade, ambos preenchidos por material lipídico (Figura 87.1) (CDC, 2013; Rey, 2008). Esses ovos, enquanto presentes no intestino grosso dos hospedeiros, não embrionam e, após eliminados pelas fezes, se desenvolvem lentamente no solo morno e úmido (Bogitsh et al., 2019), tornando-se embrionados e infectantes após cerca de 15 a 30 dias (CDC, 2013; Rey, 2008; Sangenis, 2010, 2015; Viana et al., 2010). A infecção ocorre quando da ingestão de alimentos ou líquidos mal higienizados contendo ovos embrionados, que podem alcançar a porção

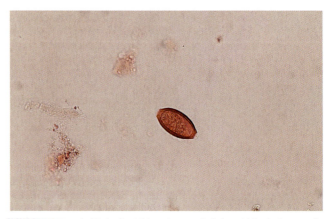

FIGURA 87.1 Ovo de *Trichuris trichiura*. Acervo do Laboratório de Agentes Patogênicos da Universidade Federal de Viçosa. Foto: Igor Rodrigues Mendes (UFV) e Rodrigo Siqueira-Batista (UFV e FADIP).

distal do intestino delgado e, pela ação de secreções digestórias, liberar larvas por um dos opérculos. Essas larvas migram até o ceco, maturam, e se fixam no cólon ascendente. O ciclo (Figura 87.2), da ingestão à liberação dos ovos pelo hospedeiro, dura cerca de 60 a 70 dias (CDC, 2013; Rey, 2008; Sangenis, 2010, 2015; Viana et al., 2010).

Aspectos clínicos

Doença em humanos

A maioria dos infectados por *T. trichiura* é assintomática, apresentando, em algumas oportunidades, eosinofilia periférica (Maguire, 2015; Rey, 2008; Viana et al., 2010). Não se sabe ao certo qual a carga parasitária necessária para desencadear alterações clínicas no paciente; entretanto, a intensidade dos sintomas tem relação direta com o número de parasitos adultos presentes no hospedeiro (Rey, 2008). Os quadros sintomáticos afetam, em especial, crianças e adolescentes desnutridas, por serem mais suscetíveis a um parasitismo elevado (Viana et al., 2010).

O hospedeiro com baixo parasitismo pode apresentar sintomas gerais, como irritabilidade, insônia ou sonolência, inapetência, adinamia, palidez, prurido anal e urticária, todos desencadeados pelo processo inflamatório ocasionado na mucosa colônica, que desencadeia irritação na inervação local (Rey, 2008; Sangenis, 2010, 2015; Viana et al., 2010). À medida que se aumenta a carga parasitária, o paciente pode passar a ter uma colite crônica por *T. trichiura*, com sintomas como dor abdominal crônica (principalmente em quadrante inferior direito), diarreia crônica aquosa ou pastosa, anemia ferropriva e retardo de crescimento (Maguire, 2015; Viana et al., 2010). Esse paciente pode ainda desenvolver uma síndrome disentérica, principalmente em condições de infecção maciça, caracterizada por tenesmo e diarreia contendo grande quantidade de muco e, frequentemente, sangue (Maguire, 2015). Nesses casos, o prolapso retal é comum, podendo haver também enterorragia maciça, emagrecimento e anorexia, simulando um quadro de retocolite ulcerativa idiopática (Maguire, 2015; Viana et al., 2010). Pode ocorrer ainda baqueteamento digital, sendo desconhecida a fisiopatologia do achado clínico nesse contexto.

O diagnóstico diferencial deve ser realizado com outras parasitoses intestinais; porém, em casos mais graves, a retocolite ulcerativa e a colite amebiana devem ser lembradas (Sangenis, 2015; Viana et al., 2010).

Doença em animais não humanos

Helmintos do gênero *Trichuris* parasitam o intestino grosso, cólon e ceco de cães, ovinos, caprinos, suínos e bovinos. As espécies mais comuns são *Trichuris ovis* em caprinos e ovinos, *Trichuris globulosa* em bovinos, *Trichuris suis* em suínos e *Trichuris vulpis* em cães. *Trichuris discolor* (em bovinos), *Trichuris skrjabini* (em ovinos, caprinos e camelos) e *Trichuris serrata* (em gatos) são menos comuns (Mehlhorn, 2016; Urquhart et al., 1998).

As infecções são geralmente leves e assintomáticas. Contudo, quando presentes em situações de mais intenso parasitismo, podem causar inflamações nas mucosas do ceco, resultado das lesões que os parasitos causam nessa região. Outras manifestações como tiflite hemorrágica ou tifocolocolite já foram relatadas em infecções mais graves, principalmente em bovinos. Podem ocorrer, ainda, anorexia, disenteria, perda de peso e anemia (Mehlhorn, 2016; Urquhart et al., 1998).

Diagnóstico laboratorial

Devido à abundância de ovos nas fezes, mesmo em casos de infecção leve, diferentes métodos de exame parasitológico de fezes podem ser utilizados para a identificação do helminto (Rey, 2008). Assim, a abordagem laboratorial na suspeita de tricuríase pode ser realizada a partir de ensaios qualitativos e quantitativos. Entre os métodos qualitativos,

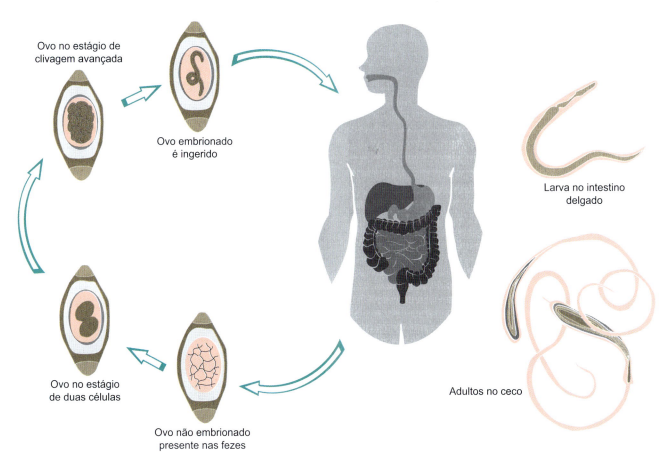

Ovo no estágio de clivagem avançada

Ovo embrionado é ingerido

Larva no intestino delgado

Ovo no estágio de duas células

Ovo não embrionado presente nas fezes

Adultos no ceco

FIGURA 87.2 Ciclo biológico dos helmintos da espécie *Trichuris trichiura*.

o de escolha é o de Hoffman e Pons e Janer (HPJ) (Sangenis, 2015; Viana et al., 2010); enquanto o método quantitativo mais utilizado é o Kato-Katz, com baixa taxa de resultados falso-positivos (Speich et al., 2015b), possibilitando detectar a intensidade da infecção (Maguire, 2015; Rey, 2008; Sangenis, 2015; Viana et al., 2010). É importante ressaltar que, da ingestão dos ovos ao desenvolvimento do parasito maduro, existe um intervalo aproximado de 3 meses, período em que podem não ocorrer sinais de infestação e as fezes podem não apresentar evidência de ovos (Viswanath, Williams, 2019). Condições de infecção de intensidade superior a 500 ovos por grama de fezes podem estar associadas a sangramento intestinal, podendo ser detectado sangue oculto nas fezes (Viana et al., 2010).

Para fins epidemiológicos, as espécies podem ser identificadas por meio da análise do verme adulto nas fezes, larvas obtidas por cultura fecal ou reação em cadeia da polimerase (PCR) realizada em amostra de fezes (Maguire, 2015).

Avaliação por métodos complementares

A colonoscopia, embora invasiva, já foi demonstrada como ferramenta diagnóstica, e até mesmo terapêutica, para a remoção dos poucos vermes com pinça colonoscópica (Dong-Dong et al., 2013).

Tratamento

O tratamento com dose única de anti-helmínticos como mebendazol, albendazol e palmoato de pirantel tem demonstrado baixa eficácia para essa enfermidade (Knopp et al., 2010; Maguire, 2015; Speich et al., 2015a). Assim, devido à alta taxa de resistência a esses fármacos, o que não é observado em outras geo-helmintíases como ascaridíase e ancilostomíase (Knopp et al., 2010), a monoterapia por três dias com albendazol (400 mg, via oral, 1 vez/dia) ou mebendazol (100 mg, via oral, 2 vezes/dia) deve ser realizada apenas em casos leves a moderados, podendo estender-se a cinco a sete dias de albendazol em casos graves (Rey, 2008).

Speich et al. (2015a) demonstraram maior taxa de cura com a associação de albendazol e pamoato de oxantel (400 mg e 20 mg/kg em dose única, respectivamente) ou albendazol e ivermectina (400 mg e 200 mcg/kg em dose única, respectivamente), esta segunda também sendo demonstrada por Knoop et al. (2010).

A escolha da associação de albendazol e ivermectina, além de aumentar a taxa de cura nos pacientes com tricuríase, ainda apresenta um efeito benéfico extra dirigido ao agente coendêmico *Strongyloides stercoralis* (Knoop et al., 2010; Speich et al., 2015a).

O controle da cura é realizado por exame parasitológico de fezes no 7º, 14º e 21º dias após o tratamento, dando-se preferência aos métodos quantitativos, como o Kato-Katz (Viana et al., 2010). O prolapso retal, quando presente, deverá ser tratado com redução manual (Sangenis, 2015).

Aspectos nutricionais

Os sinais e os sintomas, na maioria das infecções, são leves. Entretanto, infecções crônicas podem produzir alterações mais características: fezes sanguinolentas, dores abdominais, perda de peso, prolapso retal, náuseas e anemia. Esta última pode ser resultante principalmente de hemorragia, decorrente da penetração dos vermes na parede intestinal ou da ingestão de sangue pelo verme (Bogitsh et al., 2019). Situações em que ocorrem lesões das mucosas podem facilitar infecções secundárias devido à invasão de bactérias como *Shigella* e *Campylobacter jejuni* e de protozoários como *Entamoeba histolytica*, resultando em ulcerações (Brooker; Bundy, 2014).

A sintomatologia da tricuríase guarda importante relação com o estado nutricional do paciente, sendo os quadros mais graves, em geral,

observados em hospedeiros subnutridos ou desnutridos na faixa etária de 5 a 15 anos (Viana et al., 2010).

A falta de apetite induzida pela elevação do fator de necrose tumoral alfa (TNF-α), disenteria, vômitos e a consequente queda na absorção de sais minerais (zinco e ferro) podem levar a alterações sistêmicas como anemia, desnutrição e comprometimento do desenvolvimento físico e mental.

Ecologia e epidemiologia

A tricuríase, embora mais frequente em regiões tropicais e temperadas, tem distribuição mundial semelhante à da ascaridíase (Fonseca et al., 2010; Maguire, 2015; Rey, 2008; Viana et al., 2010). Entretanto, os ovos de *T. trichiura* são mais sensíveis à desidratação e a insolação que os de *Ascaris lumbricoides*, o que pode explicar a maior prevalência do segundo em relação ao primeiro (Rey, 2008; Viana et al., 2010; Lay et al., 2019).

Essa condição mórbida, assim como outras parasitoses intestinais, apresenta importante associação com baixas condições socioeconômicas e carência de serviços de saúde, saneamento e educação. Ela acomete, preferencialmente, crianças nessas condições, sendo raros casos sintomáticos em adultos. Nas crianças em geral o parasitismo é mais intenso, e é observada, em regiões endêmicas, certa resistência à infecção pelo *T. trichiura*, principalmente por parte dos adultos, em função de um mecanismo que não é bem elucidado.

Na América Latina, a estimativa é de que 20 a 30% da população estejam parasitados por uma geo-helmintíase, segundo a Organização Pan-Americana da Saúde (OPAS) (Ehrenberg, 2002). No Brasil, a distribuição das parasitoses intestinais é bastante variada, muito em virtude da enorme discrepância socioeconômica entre as diversas regiões do país, considerado um fator fundamental na ocorrência dessas moléstia. Em São Paulo, por exemplo, entre 2000 e 2002, em escolas do município de Estiva, a prevalência de *T. trichiura* foi de 0,1% (Fonseca et al., 2010). Outros fatores como ausência de água encanada nas residências, presença de lixo, alto número de pessoas residindo no mesmo domicílio são fundamentais para a ocorrência da tricuríase e de outras parasitoses intestinais (Fonseca et al., 2010; Rey, 2008; Strunz et al., 2014; Viana et al., 2010).

Profilaxia e controle

A tricuríase, assim como as outras helmintíases intestinais, apresenta importante relação com a condição de saneamento básico e com os hábitos de higiene das populações (Fonseca et al., 2010; Rey, 2008; Sangenis, 2015; Viana et al., 2010). Portanto, medidas de controle fundamentais são fornecimento de água potável, tratamento correto das excretas humanas e educação sanitária, criando-se o hábito de lavagem das mãos antes das refeições e após a utilização do sanitário, lavagem de frutas e verduras, proteção de alimentos contra insetos e baratas e não utilização de adubo com fezes humanas. Essenciais também são o diagnóstico e o tratamento, a fim de diminuir a propagação da doença (Sangenis, 2015; Viana et al., 2010).

Referências bibliográficas

Arctos – Collaborative Collection Management Solution. Disponível em: https://arctos.database.museum/name/ Trichuris%20trichiura. Acesso em: jun. 2019.

Bafa TA, Sherif EM, Hantalo AH et al. Magnitude of enteropathogens and associated factors among apparently healthy food handlers at Wolkite University Student's Cafeteria, Southern Ethiopia. BMC Res Notes 2019; 12(1):567.

Bogitsh BJ, Carter CE, Oeltmann TN. Intestinal Nematodes. In: Farrar J et al. Manson's Tropical Infectious Diseases. 23. ed. 2014, p. 766-94.

Bogitsh BJ, Carter CE, Oeltmann. Human Parasitology. 5. ed. 2019, p. 277-311.

Brooker S, Bundy DA. Soil-transmitted Helminths (Geohelminths). In: Manson's Tropical Infectious Diseases. 23. ed. 2014.

Callejón R, Robles MDR, Panei CJ et al. Molecular diversification of Trichuris spp. from Sigmodontinae (Cricetidae) rodents from Argentina based on mitochondrial DNA sequences. Parasitol Res 2016; 115(8):2933-45.

CDC. Centers for Disease Control and Prevention. Trichuriasis. 2013. Disponível em: https://www.cdc.gov/parasites/whipworm/index.html. Consultado em 1 set 2019.

Dong-Dong W, Xiao-L W, Xue-Lian W et al. Trichuriasis diagnosed by colonoscopy: case report and review of the literature spanning 22 years in mainland China. International J Infect Dis. Philadelphia: Elsevier; 2013.

Ehrenberg JP. Por um continente livre de verminoses! Boletim da Organização Pan-Americana da Saúde. Washington, D.C.: Organização Pan-Americana da Saúde (OPAS); 2002.

Fonseca EOL, Teixeira MG, Barreto ML et al. Prevalência e fatores associados às geo-helmintíases em crianças residentes em municípios com baixo IDH no Norte e Nordeste brasileiros. Cad. Saúde Pública, Rio de Janeiro 2010; 26(1):143-52.

Izurieta R, Reina-Ortiz M, Ochoa-Capello T. Trichuris trichiura. In: Rose JB, Jiménez-Cisneros B (eds.) Global Water Pathogen Project. Disponível em: http://www.waterpathogens.org. Robertson L (ed.), part 4, Helminths e em http://www.waterpathogens.org/book/trichuris-trichiura Michigan State University, E. Lansing, MI, UNESCO. 2018. https://doi.org/10.14321/waterpathogens.43

Knopp S, Mohammed KA, Speich B et al. Albendazole and mebendazole administered alone or in combination with ivermectin against Trichuris trichiura: a randomized controlled trial. Clinical Infectious Diseases. 2010; 51(12):1420-8.

Lai YS, Biedermann P, Shrestha A et al. Risk profiling of soil-transmitted helminth infection and estimated number of infected people in South Asia: A systematic review and Bayesian geostatistical Analysis. PLoS Negl Trop Dis 2019; 13(8):e0007580.

Maguire JH. Intestinal Nematodes (Roundworms). In: Mandell GL, Mandell GL, Bennett JE, Dolin R. Mandell, Douglas, and Bennett's principles and practice of infectious diseases. 8. ed. Philadelphia: Churchil Livingstone; 2015.

Mehlhorn H. Trichuriasis, Animals. In: Mehlhorn H. Encyclopedia of Parasitology. Springer, Berlin, Heidelberg, 2016.

NCBI. National Center for Biotechnology Information. Taxonomy. Disponível em: <https://www.ncbi.nlm.nih.gov/taxonomy>. Acesso em: março 2019.

Rey L. Parasitologia. 4. ed. Rio de Janeiro: Guanabara Koogan; 2008.

Sangenis LHC. Tricuríase. In: Tavares W, Marinho LAC. Rotinas de diagnóstico e tratamento das doenças infecciosas e parasitárias. 4. ed. São Paulo: Atheneu; 2015.

Speich B, Ali SM, Ame SM et al. Efficacy and safety of albendazole plus ivermectin, albendazole plus mebendazole, albendazole plus oxantel pamoate, and mebendazole alone against Trichuris trichiura and concomitant soil-transmitted helminth infections: a four-arm, randomised controlled trial. Lancet Infec Dis 2015a; 15:277-84.

Speich B, Ali SM, Ame SM et al. Quality control in the diagnosis of Trichuris trichiura and Ascaris lumbricoides using the Kato-Katz technique: experience from three randomised controlled trials. Parasit Vectors 2015b; 8:82.

Strunz EC, Addiss DG, Stocks ME et al. Water, sanitation, hygiene, and soil-transmitted helminth infection: a systematic review and meta-analysis. PLoS Med. 2014; 11(3):e1001620.

Urquhart GM, Armour J, Duncan JL et al. Parasitologia veterinária, 2. ed. Rio de Janeiro, 1998.

Viana LEO, Pinto RCT, Gomes AP et al. Pediatria Moderna 2010; 46: 19-24.

Viswanath A, Williams M. Trichuris trichiura (Whipworm, Roundworm). In StatPearls [Internet]. 2019. StatPearls Publishing. Disponível em: https://www.ncbi.nlm.nih.gov/books/NBK507843/. Acesso em: set. 2019.

WHO. World Health Organization. Deworming for health and development. Report of the Third Global Meeting of the Partners for Parasite Control. Geneva: World Health Organization; 2005.

CAPÍTULO 88

Triquinelose

Sávio Silva Santos • Alexsandra Durães •
Ademir Nunes Ribeiro Júnior • Andréia Patrícia Gomes

Introdução

A triquinelose – também denominada triquinose – é uma zoonose parasitária causada por vermes nematoides do gênero *Trichinella*, os quais parasitam intestino e o músculo de seus hospedeiros (CDC, 2017; Rawla; Sharma, 2019; Alban et al., 2020). O metazoário é adquirido a partir da ingestão de larvas encistadas, as quais estão presentes na carne crua ou malcozida, bem como em seus derivados (embutidos, apresuntados, linguiça, entre outros) (Rey, 2008; WHO, 2014). Acomete, principalmente, animais carnívoros e, de maneira ocasional, os onívoros, causando sinais e sintomas diversos, a depender da quantidade de vermes ingeridos, da fase em que se encontra a doença – entérica, migratória ou muscular – e da imunidade do hospedeiro em questão (Otranto; Deplazes, 2019).

Trata-se de uma moléstia de caráter cosmopolita – uma vez que pode ocorrer em qualquer lugar do mundo – e que eventualmente se relaciona com o aparecimento de surtos, principalmente em comunidades nas quais a alimentação com carne crua ou malcozida é um hábito (Arnold, 2015). A triquinelose é também uma doença evitável, na medida em que cuidados no preparo da carne, bem como na criação de animais, podem minimizar o risco de infecção pelo verme (Rawla; Sharma, 2019).

A enfermidade parasitária não é um problema somente de saúde pública, mas também socioeconômico, uma vez que influencia diretamente o comércio de carne suína, já que, entre os animais domésticos, o porco é o mais acometido por essa condição mórbida. Por tais motivos, diversos países têm criado mecanismos de controle a fim de evitar a infecção de seus animais, bem como a disseminação do verme (Gottstein et al., 2009).

Com base nessas preliminares considerações, o objetivo do presente capítulo é apresentar os principais aspectos – etiológicos, imunológicos, patológicos, clínicos, diagnósticos, terapêuticos, ecoepidemiológicos e profiláticos – da triquinelose.

Etiologia

Taxonomia e aspectos morfológicos

O gênero *Trichinella* é constituído por metazoários nematoides, os quais são alongados, cilíndricos e simétricos (Weller, 2016). Trata-se de helmintos zoonóticos, à medida que parasitam outros animais, podendo causar enfermidade. O gênero *Trichinella* (Quadro 88.1) possui três genótipos – T6, T8 e T9 – e nove espécies conhecidas, sendo elas: *Trichinella britovi*, *Trichinella murrelli*, *Trichinella nativa*, *Trichinella nelsoni*, *Trichinella papuae*, *Trichinella patagoniensis*, *Trichinella pseudospiralis*, *Trichinella spiralis* e *Trichinella zimbabwensis* (Krivokapich et al., 2012; Coelho et al., 2013; Dimzas et al., 2019; NCBI, 2019). Com exceção desta última, todas as outras são capazes de infectar o *Homo sapiens*, em especial a *Trichinella spiralis*, que é a principal causadora de triquinose em humanos (Ferreira et al., 2014).

Em sua forma adulta, o parasito encontra-se no intestino delgado, com formato alongado e cilíndrico. As fêmeas são maiores, com 3 a 4 mm de comprimento e 60 μm de diâmetro, enquanto os machos medem 1,5 mm de comprimento e 40 μm de diâmetro (Papajani et al., 2016). Em ambos os sexos, a boca conduz ao esôfago e o ânus é terminal. As fêmeas têm um único um ovário; a vulva localiza-se junto

QUADRO 88.1 Taxonomia dos helmintos do gênero *Trichinella*.

Reino	Animalia
Filo	Nematoda
Classe	Adenophorea
Subclasse	Enoplia
Ordem	Trichocephalida
Família	Trichinellidae
Gênero	*Trichinella*
Espécies	*Trichinella britovi, Trichinella murrelli, Trichinella nativa, Trichinella nelsoni, Trichinella papuae, Trichinella patagoniensis, Trichinella pseudospiralis, Trichinella spiralis e Trichinella zimbabwensis*

Adaptado de NCBI – The Taxonomy Database, 2019; Arctos – Collaborative Collection Management Solution, 2019.

ao esôfago, e o útero contém embriões em sua porção anterior e ovos que estão se desenvolvendo na parte posterior. Os machos, por sua vez, têm em sua região posterior estruturas copulativas (Freitas, 2011).

As larvas encistadas encontram-se nos músculos esqueléticos, enroladas em espiral. Os cistos formados são grandes e podem ser vistos a olho nu, medindo 2 a 4 mm (Tavares, 2015). Diferentemente das larvas recém-nascidas, nas encistadas é possível identificar o sexo observando intestino e o órgão genital primitivo. Se tais estruturas estiverem em paralelo, trata-se de uma fêmea; caso elas se cruzem, trata-se de um macho (Freitas, 2011; Roberts; Janovay, 2005).

Ciclo biológico

O ciclo biológico (Figura 88.1) inicia-se quando o hospedeiro consome carne contendo larvas encistadas de helmintos do gênero *Trichinella*. Ao chegarem ao estômago do hospedeiro, esses cistos (Figura 88.2) sofrem ação do suco gástrico e de pepsinas e se desfazem. Uma vez livres e capazes de moverem-se, as larvas deixam a carne e invadem a mucosa do intestino delgado, penetrando em suas células epiteliais colunares, onde amadurecem e, cerca de 2 dias após a infecção, tornam-se vermes adultos (Freitas, 2011; Weller, 2016; Murray et al., 2010).

Na mucosa intestinal, as fêmeas fecundadas liberam larvas recém-nascidas, cerca de 5 a 7 dias após a infecção (Freitas, 2011), as quais passam do interior da mucosa intestinal para os vasos linfáticos em direção ao átrio direito, à circulação sistêmica, e, por meio da disseminação hematogênica, vão à procura dos músculos esqueléticos, preferencialmente aqueles de maior atividade e mais oxigenados, tais como: diafragma, língua, masseteres, bíceps, músculos oculares, cervicais, intercostais e abdominais.

Ao alcançarem a musculatura, a larvas passam à forma infectante, pela produção de uma cápsula colagenosa e de uma trama vascular, o que leva ao encistamento larval, além de provocar o desarranjo na estrutura da célula muscular do hospedeiro, a qual perde suas estrias (Kumar et al., 2016). Com exceção das espécies *Trichinella pseudospiralis*, *Trichinella papuae* e *Trichinella zimbabwensis*, todas as demais se encistam (Weller, 2016). Depois de 20 dias no tecido muscular, as larvas completam seu crescimento (Ferreira et al., 2014) e, a partir desse ponto, estão prontas para iniciarem um novo ciclo, podendo permanecer por muito tempo na forma latente ou calcificar-se nos músculos do hospedeiro.

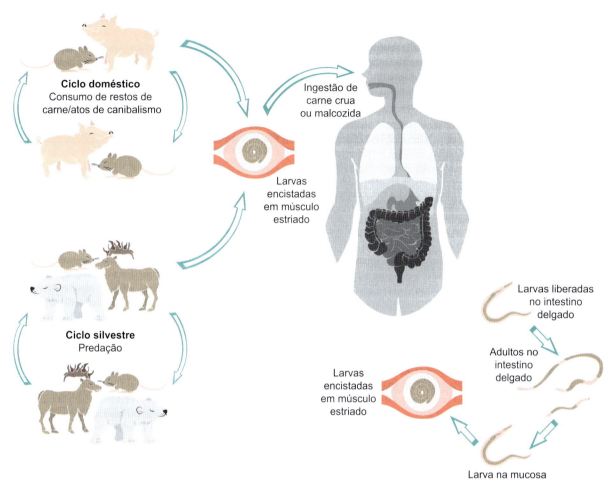

FIGURA 88.1 Ciclo biológico de helmintos do gênero *Trichinella*.

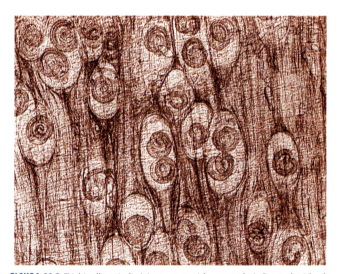

FIGURA 88.2 *Trichinella spiralis* (cistos no tecido muscular). Reproduzida de CDC, 2019, com permissão.

É importante lembrar que, em algumas situações, os cistos não são "dissolvidos" pelo suco gástrico e pelas pepsinas, de modo que são eliminados nas fezes do hospedeiro. De maneira semelhante, ao ocorrer a dissolução dos cistos, as larvas podem não se prender à mucosa intestinal e, assim, serem eliminadas nas fezes. Nessas situações, as fezes contendo cistos ou larvas livres de *Trichinella* podem contaminar o ambiente e infectar outros hospedeiros. Considera-se que esse seria o tipo de infecção dos animais herbívoros (Coelho, 2013).

O ciclo biológico sofre influência do estado imunológico do hospedeiro, de modo que podem ser eliminados alguns vermes adultos pela resposta imune. Entretanto, quando os metazoários chegam ao músculo e se encistam, o controle dos vermes torna-se mais difícil (Weller, 2016; Rawla; Sharma, 2019).

O término de um ciclo coincide com início de um novo. Assim, um ciclo acaba quando algum hospedeiro ingere larvas encistadas presentes em carne crua, o que, consequentemente, inicia um novo ciclo em um hospedeiro diferente (Gottstein et al., 2009; Rawla; Sharma, 2019).

Patologia e imunologia

A infecção por *Trichinella spiralis* pode ocorrer em todos os animais homeotérmicos, lembrando que, para se infectar, é necessária a ingestão de carne contendo cistos viáveis do verme. Estudos demonstram que algumas situações podem influenciar a resistência a essa infecção, de modo que esta aumenta com a idade e reduz-se no caso de algumas carências nutricionais (Rey, 2008). Há indícios, também, de que certos animais, ao se recuperarem de uma infecção por *T. spiralis*, encontram-se mais resistentes a uma próxima; contudo, isso não é tão evidente no *H. sapiens*.

Na fase intestinal da infecção, há participação de respostas imunológicas Th1 e Th2 (ver Capítulo 2, *Interações entre Patógenos e Hospedeiros Humanos | o Sistema Imune e seus "Papéis" nas Enfermidades Parasitárias*). Tem-se, a princípio, uma resposta Th1, a qual é sucedida por uma Th2 mais significativa (Song et al., 2019). Esta última leva à produção das citocinas interleucina (IL)-4, IL-5, IL-9, IL-10 e IL-13, as quais são responsáveis por ativar eosinófilos, basófilos e mastócitos. Além disso, também é secretada a imunoglobulina E (IgE) (Kumar

▸ **Trichinella papuae.** Encontrada em regiões de Papua-Nova Guiné e Tailândia, assim como a *T. pseudospiralis*, não forma cápsula colagenosa. É capaz de infectar porcos selvagens e crocodilos, além dos seres humanos.

▸ **Trichinella zimbabwensis.** Encontra-se principalmente em regiões da África, com destaque para Zimbábue, Moçambique, Etiópia e África do Sul. Assim como as duas espécies anteriores, não forma cápsula colagenosa. Infecta crocodilos e alguns lagartos, mas ainda não há relatos de infecções no *H. sapiens*.

Profilaxia e controle

A triquinelose ocorre quando há ingestão de carne crua ou malcozida, bem como de seus derivados, contendo larvas encistadas. Assim, a profilaxia para essa doença relaciona-se com medidas que impeçam tanto o consumo de carnes contendo o helminto quanto a infecção de porcos, visto que este é o principal meio de infecção dos seres humanos.

O cuidado no preparo das carnes é de extrema importância para a prevenção da triquinelose, uma vez que cozimento e congelamento adequados são capazes de destruir larvas presentes nesses alimentos. Deve-se, assim, cozinhar a carne a uma temperatura aproximada de 77°C e congelá-la a –15° durante 20 dias ou a –30°C durante 6 dias (Rey, 2008).

A educação em saúde tem um importante papel no que diz respeito à utilização e ao preparo dos alimentos de origem animal destinados ao consumo humano. É indispensável, portanto, que a criação de suínos seja monitorada e realizada conforme as normas sanitárias. Ainda assim, a avaliação direta de carnes em abatedouros no *post-mortem* de animais deve ser realizada com técnicas que sejam sensíveis e específicas o suficiente para identificarem ao menos uma a três larvas por grama de carne (Nöckler; Kapel, 2007). Destaca-se ainda o papel dos roedores e de animais silvestres como possíveis reservatórios, que podem infectar os suínos caso estes se alimentem daqueles.

É importante ressaltar que, embora o Brasil não apresente nenhum caso registrado de infecção humana por *Trichinella spiralis* (Rossi et al., 2014), ainda é indispensável que medidas preventivas continuem sendo adotadas. Isso deve ser considerado quando se pensa que diversos outros países apresentam casos relatados da doença, e que o Brasil pode importar carnes contaminadas, por exemplo. Ainda assim, mesmo não havendo registro de ocorrência da moléstia no território nacional, países estrangeiros só importam carnes brasileiras caso estas tenham sido rigorosamente avaliadas quanto à presença ou não do verme em questão. Desse modo, mesmo que o processo de rastrear e prevenir a contaminação por *Trichinella* em criações possa encarecer a carne e, consequentemente, desestimular alguns produtores, ele deve sempre ser implementado.

Instituições internacionais, tais como a Organização Mundial da Saúde (OMS), a Comissão Internacional da Triquinelose e a Organização das Nações Unidas para a Alimentação e a Agricultura, têm feito recomendações no sentido de prevenir a triquinelose, evitando sua disseminação.

Referências bibliográficas

Akisu C, Delibaş SB, Ozkoç S. Evaluation of three different ELISA kits for the diagnosis of trichinellosis. Mikrobiyol Bul. 2005; 39(3):325-31.

Alban L, Häsler B, van Schaik G et al. Risk-based surveillance for meat-borne parasites. Exp Parasitol 2020; 208:107808.

Arctos Database Museum. Trichinella. Disponível em: https://arctos.database.museum.name.trichinella#arctos. Acesso em: nov. 2019.

Arnold LK. Trichinellosis/Trichinosis. Medscape. 2015. Disponível em: http://emedicine.medscape.com/article/787591-overview. Acesso: 10 maio 2016.

Balazeiro CF. Triquinose: do parasita ao ecossistema [monografia]. Porto. Universidade Fernando Pessoa – Faculdade de Ciências da Saúde; 2011.

Bruschi F, Gomez-Morales MA, Hill DE. Recommendations on the use of serological tests for detection of Trichinella infection in animals and man. Internacional Commission on Trichinellosis. 2016. Disponível em: http://www.trichinellosis.org/Trichinellosis_in_Humans.html. Acesso em: 17 abr. 2016.

CDC. Centers for Disease Control and Prevention. Trichinelosis. 2017. Disponível em: https://www.cdc.gov/dpdx/trichinellosis/index.html. Acesso em: 27 out. 2019.

Coelho C, Cármen N, Vieira-Pinto M. O que é a triquinelose? Como ela se transmite ao Homem? Como se previne? Agrotec 2013; 6:14-18.

Dimzas D, Diakou A, Koutras C et al. Human trichinellosis caused by Trichinella britovi in Greece, and literature review. J Helminthol 2019; 94:e33.

Ferreira I, Martins S, Reis T et al. Triquinelose humana: estudo observacional em dois grupos populacionais expostos à infecção por Trichinella sp. Boletim Epidemiológico 2014; 2:21-2.

Freitas CAPO. Estudo da actividade angiogénica na nurse cell de Trichinella spiralis no decurso da triquinelose em modelo roedor [tese de mestrado]. Universidade Nova de Lisboa – Instituto de Higiene e Medina Tropical; 2011.

Gamble HR, Boireau P, Kockler K et al. Prevention of Trichinella infection in the domestic pig. In: Dupouy-Camet J, Murrell KD. FAO/WHO/OIE guidelines for the surveillance, management, prevention and control of trichinellosis. Paris: World Organization for Animal Health; 2007.

Gomes AP, Castro NP, Trujillo WFC. Triquinelose. In: Siqueira-Batista R, Gomes AP, Igreja RP, et al. Medicina tropical: abordagem atual das doenças infeciosas. Rio de Janeiro: Cultura Médica; 2001.

Gottstein B, Pozio E, Nöckler K. Epidemiology, diagnosis, treatment, and control of trichinellosis. Clin Microbiol Rev 2019; 22:127-45.

Kazura JW. Tissue Nematodes (Trichinellosis, Dracunculiasis, Filariasis, Loiasis, and Onchocerciasis). In: Mandell GL, Bennett JE, Dolin R. Principle's and practice of infectious diseases. 8. ed. Philadelphia: Elsevier; 2015.

Krivokapich SJ, Pozio E, Gatti GM et al. Trichinella patagoniensis n. sp. (Nematoda), a new encapsulated species infecting carnivorous mammals in South America. Int J Parasitol. 2012; 42(10):903-10.

Kumar V, Abbas AK, Fausto N et al. Robbins & Cotran. Bases patológicas das doenças. 9. ed. Rio de Janeiro: Elsevier; 2016

Murray PR, Rosenthal KS, Pfaller MA. Microbiologia médica (tradução). 6. ed. Rio de Janeiro: Elsiever; 2010.

NCBI. National Center Biotechnology Information. 2019. Disponível em: https://www.ncbi.nlm.nih.gov/Taxonomy/Browser/wwwtax.cgi?mode=Info&id=6333&lvl=3&lin=f&keep=1&srchmode=1&unlock. Acesso em: out. 2019.

Nöckler K, Kapel CMO. Detection and surveillance for Trichinella: meat inspection and hygiene, and legislation. In: Dupouy-Camet J, Murrell KD. FAO/WHO/OIE guidelines for the surveillance, management, prevention and control of trichinellosis. 2007; 69-97.

Nuzzolo-Shihadeh L, Camacho-Ortiz A, Villarreal-Salinas D, et al. Human Trichinosis mimicking polymyositis. Int J Infect Dis 2019; pii: S1201-9712(19)30487-4.

Otranto D, Deplazes P. Zoonotic nematodes of wild carnivores. International Journal for Parasitology: Parasites and Wildlife, 2019.

Papajani A, Bizhga B, Kondi E et al. Trichinellosis em animals. Anglisticum Journal. 2016; 5:14-20.

Pozio E, Murrel DK. Systematics and epidemiology of Trichinella. Advances in Parasitology. 2006; 63:367-439.

Rawla P, Sharma S. Trichinella spiralis (Trichnellosis). In StatPearls [Internet]. StatPearls Publishing. 2019.

Rey L. Trichinella spiralis e Triquinelose. In: Rey L. Parasitos e doenças parasitárias do homem nos trópicos ocidentais. 4. ed. Rio de Janeiro: Guanabara Koogan; 2008.

Roberts LS, Janovay J. Fundations of Parasitology. 7. ed. New York: Mc Graw-Hill; 2005.

Rossi GAM, Hoppe EGL, Martins AMCV et al. Zoonoses parasitárias veiculadas por alimentos de origem animal: revisão sobre a situação do Brasil. Arq Inst Biol 2014; 81:290-8.

Silva TFC. Trichinella spiralis em suínos [monografia]. Curitiba. Universidade Tuiuti do Paraná – Faculdade de Ciências Biológicas e da Saúde; 2006.

Siqueira-Batista R, Geller M, Gomes AP et al. O sistema imunológico: atualidades e perspectivas para a prática clínica. J Bras Med 2008; 95: 28-34.

Sofronic-Milosavljevic L, Ilic N, Pinelli E et al. Secretory products of Trichinella spiralis muscle larvae and immunomodulation: implication for autoimmune diseases, allergies, and malignances. Journal of Immunology Research 2015; 1-14.

Song Y, Xu J, Wang X, et al. Regulation of host immune cells and cytokine production induced by Trichinella spiralis infection. Parasite 2019; 26:74.

Tavares W. Triquinelose. In: Tavares W, Marinho LAC. Rotinas de diagnóstico e tratamento das doenças infecciosas e parasitárias. 4. ed. São Paulo: Atheneu; 2015.

Weller PF. Trichinella e outros nematódeos teciduais. In: Braunwald E, Fauci AS, Kasper DL et al. Harrison medicina interna. 19. ed. Rio de Janeiro: Mc Graw-Hill; 2016.

WHO. World Health Organization. A brief guide to emerging infectious diseases and zoonoses. Trichinellosis. 2014; 91-3. Disponível em: http://apps.who.int/iris/bitstream/10665/204722/1/B5123.pdf?ua=1. Acesso em: 28 mai. 2016.

Doenças Causadas por Ectoparasitos

CAPÍTULO 89

Escabiose

Sandra de Oliveira Pereira • Rafael V. Londero Quintino dos Santos •
Paula Carolina Andrade Mariano • Sávio Silva Santos

Introdução

A escabiose, popularmente conhecida como sarna, é uma condição mórbida identificada na Grécia Antiga e descrita por Aristóteles como "piolho do corpo". Trata-se de uma doença tropical negligenciada (WHO, 2017; Leung et al., 2019), com alta prevalência em áreas tropicais, principalmente na América Latina e em regiões do Pacífico, sendo responsável por afetar, globalmente, mais de 200 milhões de pessoas por ano (CDC, 2018; Neves et al., 2011; WHO, 2019). As maiores taxas de infestação são descritas em climas quentes e tropicais, principalmente em locais onde coexistam pobreza e superlotação, associado ao acesso limitado de tratamento. Em países desenvolvidos os casos são esporádicos (WHO, 2019).

A ectoparasitose é causada pela fêmea do ácaro *Sarcoptes scabiei*, variante *hominis*, que penetra na pele do hospedeiro e provoca lesões (túneis escavados) em forma de vesículas, sulcos ou pápulas, onde deposita seus ovos. As lesões apresentam alta infectividade e transmissibilidade pelo contato com pessoas infectadas, e pode tornar o ambiente parasitado propício a infecções secundárias, devido às feridas provocadas pelo intenso prurido produzido pelo parasito (Brasil, 2010; CDC, 2018; Diaz, 2015). Existe, ainda, uma forte relação entre a escabiose e o impetigo, que pode resultar em infecções mais graves na pele e nos tecidos moles, e com infecções invasivas causadas por bactérias (Thean et al., 2019), principalmente *Staphylococcus aureus* e *Streptococcus pyogenes*. Essa infecção pode gerar complicações graves, como glomerulonefrite pós-estreptocócica e sepse, e acredita-se em uma ligação causal entre o processo infeccioso e a febre reumática aguda e a doença cardíaca reumática (WHO, 2019).

A partir dessas preliminares considerações, serão abordados – no presente capítulo – os principais aspectos da escabiose, enfocando a etiologia, a patologia, a clínica, o diagnóstico, a terapêutica, a ecoepidemiologia e profilaxia.

Etiologia

Existem diversos gêneros e espécies de ácaros que podem causar escabiose, mas no *Homo sapiens* somente o *Sarcoptes scabiei*, variante *hominis*, provoca a doença. Esse ectoparasito é hematófago; logo, não sobrevive por muito tempo fora do hospedeiro. Os ácaros causadores de escabiose em animais domésticos não penetram na pele humana; porém, pelo contato podem causar dermatite temporária (Walton; Currie, 2007; Walton, 2010; CDC, 2010).

Taxonomia

A classificação taxonômica do *Sarcoptes scabiei* está descrita no Quadro 89.1.

Ciclo biológico

Sarcoptes scabiei, o agente etiológico da sarna humana, apresenta quatro estágios de desenvolvimento: ovo, larva, ninfa e adulto (Figura 89.1).

A fêmea grávida escava túneis e se enterra na epiderme humana (Figura 89.2), onde coloca entre dois e três ovos por dia (Chandler; Fuller, 2019). Após cerca de 3 dias, os ovos eclodem em larvas com seis patas,

QUADRO 89.1 Classificação taxonômica do *Sarcoptes scabiei*.

Domínio	Eukaryota
Filo	Arthropoda
Classe	Arachnida
Ordem	Sarcoptiformes
Família	Sarcoptidae
Gênero	*Sarcoptes*
Espécie	*Sarcoptes scabiei*

Adaptado de NCBI – The Taxonomy Database, 2019; Arctos – Collaborative Collection Management Solution, 2019.

que amadurecem em 4 dias, evoluindo para ninfas octópodes, um pouco maior que as larvas. O processo de maturação do parasito dura em torno de 15 dias, do ovo à forma adulta, quando as fêmeas podem ser fecundadas pelos machos, repetindo o ciclo (Hissan-Elian; Joffe, 2003; Hay et al., 2012; Fitzgerald; Grainger, 2014).

Os ácaros podem sobreviver fora do hospedeiro, por cerca de 24 a 36 horas a 21°C e em umidade relativa de 40 a 80%; durante esse tempo, são capazes de causar infestação (Chandler; Fuller, 2019). Na forma adulta, o *S. scabiei* apresenta formato ovoide. A fêmea mede aproximadamente 0,40 mm de comprimento e o macho algo em torno de 0,25 mm, ambos com oito patas (Hissan-Elian; Joffe, 2003; Mandel et al., 2010). A maioria das pessoas é infectada por 10 a 15 ácaros (WHO, 2019).

Imunologia e patologia

O processo de adoecimento por *S. scabiei* é resultante da ação do patógeno e da resposta imune do hospedeiro, na medida em que esta última causa hiper-responsividade com significativa reação inflamatória envolvendo os tecidos, provocando intenso prurido e descamação da pele. Tais manifestações podem persistir por 2 a 4 semanas após o tratamento, como resultado de reação alérgica à saliva do ácaro ou a restos do parasito morto na pele. Com o passar do tempo, a hiper-responsividade diminui, impedindo que o hospedeiro adquira imunidade contra reinfestação (Rodrigues, 2014; Tavares; Selores, 2013).

O parasito, ao se alimentar do sangue do hospedeiro, estimula a ação de células de resposta imune, como neutrófilos, basófilos, eosinófilos e macrófagos, as quais se acumulam nos túneis escavados pela fêmea do *S. scabiei*, levando a um processo de liberação de quimiocinas. Isso estimula a resposta inflamatória, ativando o sistema complemento e atraindo linfócitos T e linfócitos B (Arlian et al., 2015; Walton, 2010).

Na escabiose é possível identificar os quatro tipos de reação de hipersensibilidade, sendo as respostas dos tipos I, II, III, humorais, e a resposta tipo IV, celular (Rodrigues, 2014; Walton, 2010), conforme a seguir:

- O tipo I é mediado por imunoglobulinas E (IgE), em resposta à saliva do ácaro; produz, no hospedeiro edema e prurido intenso, aproximadamente entre 2 e 30 min após o contato com o antígeno
- A reação do tipo II é conhecida como resposta citotóxica e ocorre devido à interação de antígenos do patógeno com IgM e IgG do hospedeiro, que provocam uma resposta autoimune ao tecido acometido

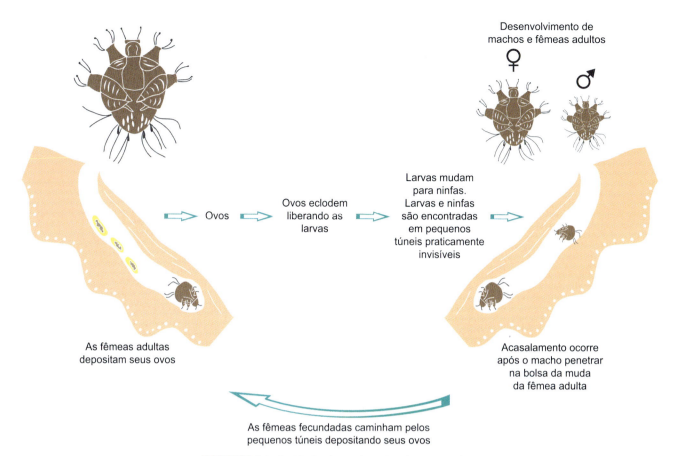

FIGURA 89.1 Ciclo de vida dos ácaros da espécie *Sarcoptes scabiei*.

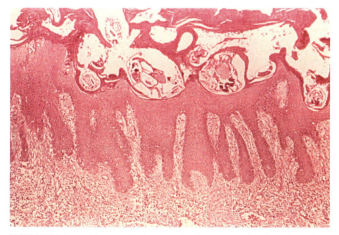

FIGURA 89.2 Corte histopatológico da pele demonstrando túneis (setas) na epiderme contendo o patógeno *Sarcoptes scabiei* var. *hominis*. Foto: Reed & Carnrick Pharmaceuticals, 1975. Reproduzida de CDC, 2019, com permissão.

- A reação do tipo III ocorre pela deposição de imunocomplexos nos locais da lesão, causando, assim, um processo inflamatório aumentado à custa de IgG e IgM e proteínas do sistema complemento, o que pode necrosar o tecido acometido e levar a danos sistêmicos ao paciente. Esse tipo de reação é mais frequente na sarna norueguesa

- A reação do tipo IV é a resposta celular, realizada principalmente por macrófagos e linfócitos T, com liberação de citocinas como fator de necrose tumoral alfa (TNF-α) e interleucina (IL)-2 após identificação do patógeno. É uma resposta imune tardia, que ocorre entre 24 e 72 horas após contato com antígeno.

Aspectos clínicos

Existem diversos gêneros de ácaros causadores de sarna, como *Chorioptes*, *Cnemidocoptes*, *Notoedres*, *Psoroptes* e *Sarcoptes*; porém, considera-se que apenas o *Sarcoptes scabiei*, variante *hominis*, causa a doença no ser humano. As variedades *canis*, *cati* e *suis*, pelo fato de não penetrarem a pele humana quando ocorre o contato, podem causar apenas uma dermatite (CDC, 2010; Rodrigues, 2014).

Após ser fecundada, a fêmea do *S. scabiei* escava um túnel através da epiderme, onde vai depositar seus ovos. Esses túneis são chamados de galerias escabióticas e têm aproximadamente 1 cm de comprimento, com cerca de 0,3 mm de largura (Hay et al., 2012; Strong; Johnstone, 2007).

A sarna crostosa, conhecida como sarna norueguesa, é uma variante da infestação do ácaro que ocorre quando o número de parasitos fêmeas é muito grande, centenas e até milhares por hospedeiro, causando exacerbação dos sintomas e aumentando muito a possibilidade de contágio. Tal acometimento é mais comum em idosos e imunocomprometidos, como os pacientes infectados pelo vírus da imunodeficiência humana (HIV), com síndrome de imunodeficiência adquirida (AIDS), sendo um grande problema de saúde em lugares com alojamento conjunto como prisões, albergues e asilos (Hay et al., 2012; Diaz, 2015; WHO, 2019; Raffi et al., 2019). Este tipo de manifestação, se não tratada, apresenta alta letalidade, devido à sepse secundária (WHO, 2019).

Em uma primoinfecção, o parasito, as fezes e os ovos provocam resposta imune do hospedeiro, iniciando os sintomas normalmente após 2 meses. No caso de reinfecção, o início dos sintomas pode aparecer em até 1 semana. A transmissão da doença não depende da presença de manifestações clínicas; quando o parasito está presente, mesmo em indivíduo assintomático, a moléstia pode ser transmitida (Brasil, 2010; CDC, 2018; Diaz, 2015).

Os sintomas são acompanhados de erupções cutâneas com prurido intenso, que, somados ao ato de coçar, causam dermatite, com agravamento dos sinais e sintomas, visto que pode propiciar o surgimento de infecções secundárias como impetigo, foliculite e furúnculo (Jannic et al., 2018). As coinfecções por *Streptococcus* β-hemolíticos são graves por estarem associadas a glomerulonefrite (Brasil, 2010; CDC, 2018; Diaz, 2015).

O prurido é o sintoma mais comum, havendo piora durante a noite devido ao aumento da temperatura e da atividade do ácaro. É também comum o surgimento de vesículas, pústulas e pápulas em função da ação de escavar do parasito. As áreas mais afetadas nos adultos são as pregas cutâneas, regiões interdigitais, axilas, região dorsal, nádegas, região plantar e região palmar. Em crianças, o acometimento pode ser maior, frequentemente afetando couro cabeludo, face e pescoço. A apresentação da doença varia muito em função da resposta imune do hospedeiro, da higiene e do tratamento (Brasil, 2010; CDC, 2010; Hissan-Elian; Joffe, 2003).

Diagnóstico laboratorial

Devido aos dados epidemiológicos, às características de contágio e aos sintomas causados pela presença do ácaro, como prurido intenso, vesículas ou galerias escabióticas, a escabiose pode ser identificada pela anamnese dirigida – buscando os fatores de risco aos quais o paciente esteja exposto – e pela ectoscopia no exame físico. Alguns diagnósticos diferenciais, como dermatite de contato, eczema, foliculites e picadas de insetos, devem ser considerados para obtenção do diagnóstico correto (Arlian et al., 2015; Hissan-Elian; Joffe, 2003; Strong, 2007).

Com a possibilidade de o paciente ser acometido pela doença, podem ser solicitados alguns exames laboratoriais para evidenciar a presença de ácaros, ovos ou de suas fezes nas lesões. Essa identificação pode ser realizada por meio de exames como o raspado de pele, no qual se obtém uma amostra da cútis do enfermo, ou a fita gomada, que deve ser fixada diretamente na lesão. Posteriormente, esses materiais devem ser levados ao microscópio para analisar a presença de ácaros (Strong, 2007; Walton, 2010).

Técnicas como reação em cadeia da polimerase (PCR) e ensaio imunoenzimático (ELISA) também podem ser utilizadas, mas estas são pouco acessíveis e de custo mais elevado; além de não oferecerem vantagens para um resultado mais preciso. O diagnóstico por via de detecção de anticorpos ainda não apresenta uma sensibilidade satisfatória para ser empregado em larga escala (Rodrigues, 2014; Walton; Currie, 2007).

Avaliação por métodos complementares

Com a dificuldade de se manter o *S. scabiei* em meios de cultura, os diagnósticos por testes intradérmicos são difíceis de realizar e apresentam muitas reações cruzadas, podendo resultar em diagnósticos equivocados (Rodrigues, 2014).

Tratamento

O tratamento da escabiose depende de alguns fatores, como o diagnóstico correto da condição mórbida, a tolerância do paciente ao medicamento, a adesão ao tratamento e as instruções corretas e detalhadas sobre como proceder durante o processo terapêutico. Além disso, os cuidados e medicamentos devem ser estendidos às pessoas que mantiveram contato com o doente por até 1,5 mês antes do diagnóstico, uma vez que o tempo de incubação da doença pode durar de 1 dia a 6 semanas, período em que pode ocorrer a transmissão (Rodrigues, 2014; Romani et al., 2015; Tavares; Selores, 2013).

Deve-se ressaltar ainda a importância da limpeza adequada do quarto e da residência, além da desinfecção dos objetos pessoais, como escovas de cabelo e relógio de pulso. Recomenda-se também, a lavagem das roupas de uso pessoal e de cama e toalhas de banho, de preferência com água quente, pois os ácaros não resistem a altas temperaturas. É importante evitar o contato com pessoas infectadas. Essas ações devem ser tomadas a fim de se interromper a cadeia epidemiológica e a proliferação do ácaro (CDC, 2010; Engelman et al., 2013; Goldust et al., 2013; Romani et al., 2015).

Os medicamentos para o tratamento da escabiose são chamados de escabicidas e podem ser encontrados nas formas oral ou de uso tópico, utilizados somente após prescrição médica. Nos casos em que os sinais e sintomas persistirem após 2 semanas de tratamento, deve-se considerar falha do tratamento e reavaliá-lo. Nas situações de reaparecimento das manifestações da escabiose, deve-se considerar uma reinfestação (Fitzgerald; Grainger, 2014; Rodrigues, 2014).

Medicamentos tópicos

Os medicamentos tópicos mais utilizados no manejo da escabiose estão descritos adiante. Tais fármacos, quando encontrados na forma de loção ou creme, devem ser aplicados em todo o corpo, do pescoço até a região plantar dos pés, dando especial atenção às áreas prevalentes da infecção. Em idosos, menores de 2 anos e pacientes imunossuprimidos, o medicamento tópico deve ser aplicado também no couro cabeludo e na face. Quando a aplicação é feita por terceiros, é imprescindível a utilização de luvas (Engelman et al., 2013; Goldust et al., 2013; Hissan-Elian; Joffe, 2003; Rodrigues, 2014; Romani et al., 2015; Strong, 2007). Os fármacos tópicos são:

- Benzoato de benzila: encontrado na forma de creme ou loção a 25%. Deve ser aplicado por 3 dias seguidos, e, após 7 dias, é preciso repetir a aplicação. Pode causar sensação de ardência e queimação
- Crotamitona: loção ou creme a 10%. Pode ser aplicado por 5 dias consecutivos. É indicado apenas para adultos, mas são relatadas falhas no tratamento com tal fármaco
- Enxofre a 10% diluído em petrolato: deve ser utilizado por 3 dias consecutivos, sendo obrigatório tomar banho entre as aplicações. É preciso repetir o tratamento após 7 dias da primeira aplicação. É o escabicida mais antigo, sendo o tratamento indicado para mulheres grávidas, embora o cheiro desagradável surja como um problema na adesão à terapêutica
- Lindano: loção a 1%. Deve ser aplicado sem banho prévio e retirado após 12 horas da aplicação, reaplicando-o após 24 horas. Não é um tratamento de primeira escolha por ser neurotóxico, indicado como opção no caso de falha terapêutica. Não deve ser usado por crianças e gestantes
- Permetrina creme a 5%: deve ser aplicada por 5 dias seguidos. É encontrada também em forma de xampu ou loção; nesse caso, deve ser utilizada de 7 a 10 dias seguidos.

Medicamentos orais

Os fármacos orais utilizados no tratamento são os seguintes:

- Ivermectina: encontrada na forma de comprimidos; deve ser ministrada por via oral, em dose única, de acordo com escala de peso corporal (200 μg/kg); é um medicamento seguro e eficaz; por isso, possibilita maior adesão ao tratamento; não é indicada para crianças menores de 2 anos
- Antibióticos: empregados nos casos de infecções secundárias
- Anti-histamínicos: fármacos sintomáticos utilizados para aliviar o prurido intenso, característico da escabiose.

Epidemiologia e ecologia

A escabiose é encontrada no mundo inteiro; porém, é mais prevalente em zonas tropicais e subtropicais e em populações com condições de saneamento e higiene precárias, configurando-se como um problema mundial de saúde (Brasil, 2010; CDC, 2010).

O principal meio de transmissão ocorre pelo contato com a pele de uma pessoa infectada com o *S. scabiei*, preferencialmente de modo prolongado, facilitando a transferência da fêmea fertilizada e portadora de ovos viáveis para o hospedeiro. A atividade sexual é o principal modo de contágio em adultos (Hissan-Elian; Joffe, 2003; Diaz, 2015; Neves et al., 2011).

Roupas – comuns, íntimas, de banho e de cama – e itens de uso pessoal, além de amamentação e convivência em dormitórios comuns de creches, hospitais e asilos, também podem ser considerados facilitadores para a transmissão da escabiose. Deve ser comentado que tais condições de agrupamentos são fatores preponderantes para ocorrência de surtos (Arlian et al., 2015; Rodrigues, 2014). A incubação do ácaro no hospedeiro varia entre 1 dia e 6 semanas, e a transmissão pode ocorrer em qualquer período da infecção (Hissan-Elian; Joffe, 2003; Diaz, 2015; Neves et al., 2011).

Profilaxia e controle

Para a profilaxia e o controle da escabiose é imperativo evitar o contato direto com uma pessoa infectada, ou seja, o contato pele a pele, bem como com objetos de uso pessoal da pessoa contaminada. Além disso, é necessário adotar medidas básicas de higiene pessoal (CDC, 2018; PAHO, 2003).

Os ácaros se nutrem de sangue e, por isso, normalmente não sobrevivem por mais de 3 dias longe de um hospedeiro. Desse modo, para a prevenção de novos casos, é essencial a orientação do paciente e das pessoas que com ele residem quanto às seguintes práticas (CDC, 2018; Diaz, 2015; PAHO, 2003; Rodrigues, 2014):

- Limpar o quarto do paciente e, se possível, aspirar o recinto diariamente
- Indicar tratamento para as pessoas que residem com o paciente ou mantiveram contato sexual com ele
- Lavar roupas comuns, íntimas, de cama e toalhas, se possível com água quente (temperatura maior que 60°C), já que o agente causador não resiste a altas temperaturas; e, quando possível, evitar o uso antes de 3 dias da troca. Utensílios de uso pessoal que não possam ser lavados devem ser isolados em sacos plásticos por 7 dias
- Caso o paciente resida em alojamentos, como creches e asilos, recomenda-se seu isolamento por até 24 horas após o tratamento.

Referências bibliográficas

Arctos – Collaborative Collection Management Solution. Disponível em: < https://arctos.database.museum/name/Sarcoptes%20scabiei >. Acesso em: jun. 2019.

Arlian LG, Feldmeier H, Morgan MS. The potential for a blood test for scabies. PLoS Negl Trop Dis 2015; 9(10):e0004188.

Brasil. Ministério da Saúde. Doenças infecciosas e parasitárias: guia de bolso. 8. ed. Brasília: Ministério da Saúde; 2010.

CDC. Centers for Disease Control and Prevention. Parasiteslice – body lice. Resources for Health Professionals. 2010. Disponível em: http://www.cdc.gov/parasites/lice/body/health. Acesso em: set. 2019.

CDC. Centers for Disease Control and Prevention. Scabies. 2018. Disponível em: http://www.cdc.gov/scabies/prevent.html.http://www.cdc.gov/parasites/scabies/. Acesso em: mar. 2019.

Chandler DJ, Fuller LC. A review of scabies: an infestation more than skin deep. Dermatol 2019; 235(2); 79-90.

Diaz JH. Scabies. In: Mandell GL, Bennett JE, Dolin R. Principles and practice of infectious diseases. 8. ed. Philadelphia: Elsevier, 2015.

Engelman D et al. Toward the global control of human scabies: introducing the international alliance for the control of scabies. PLoS Negl Trop Dis 2013; 7(8):e2167.

Fitzgerald D, Grainger RA. Interventions for preventing the spread of infestation in close contacts of people with scabies. Cochrane Database of Systematic Reviews, Issue 2, 2014.

Goldust M et al. Ivermectin vs. lindane in the treatment of scabies. Ann Parasitol 2013;1(59):37-41.

Hay RJ et al. Scabies in the developing world – its prevalence, complications, and management. Eur Soc Clin Microbiol Infec Dis 2012; 18: 313-23.

Hissan-Elian A, Joffe RA. Escabiose. In: Siqueira-Batista R, Gomes AP, Santos SS et al. Manual de infectologia. Rio de Janeiro: Revinter; 2003.

Jannic A, Bernigaud C, Brenaut E et al. Scabies Itch. Dermatol Clin 2018 36(3):301-8.

Leung A, Lam J, Leong KF. Scabies: A neglected global disease. Curr Pediatr Rev 2019; doi: 10.2174/1573396315666190717114131.

NCBI. National Center for Biotechnology Information. Taxonomy. Disponível em: <https://www.ncbi.nlm.nih.gov/taxonomy>. Acesso em: mar. 2019.

Neves DP et al. Parasitologia humana 12. ed. São Paulo: Atheneu; 2011.

PAHO. Pan-American Health Organization. Zoonoses and communicable diseases common to man and animals: parasitosis. 3. ed. Washington, D.C.; 2003.

Raffi J, Suresh R, Butler DC. Review of Scabies in the Elderly. Dermatol Ther (Heidelb) 2019; 9(4):623-30.

Rodrigues TOS. Sarna humana. (Dissertação) – Mestrado. Porto: Faculdade de Ciências da Saúde, Universidade Fernando Pessoa; 2014.

Romani L, Whitfeld MJ, Koroivueta J et al. Mass drug administration for scabies control in a population with endemic disease. N Engl J Med 2015;373(24):2305-13.

Strong M, Johnstone P. Interventions for treating scabies. Cochrane Database of Systematic Reviews, Issue 3. 2007.

Tavares M, Selores M. Escabiose: recomendações práticas para diagnóstico e tratamento. Rev Ped Centro Hospital Porto 2013; 22(2).

Thean LJ, Engelman D, Kaldor J et al. New Opportunities for Management and Population Control. The Pediatric Infect Disease J 2019, 38:2.

Walton SF. The immunology of susceptibility and resistance to scabies. Parasite Immunol 2010; 32(8):532-40.

Walton SF, Currie BJ. Problems in diagnosing scabies, a global disease in human and animal populations. Clinical Microbiol Rev 2007;20(2): 268-79.

WHO. World Health Organization. Neglected tropical diseases – Scabies. 2019. Disponível em: https://www.who.int/neglected_diseases/diseases/scabies/en/Acesso em: jul. 2019.

WHO. World Health Organization. Report of the Tenth Meeting of the WHO Strategic and Technical Advisory Group for Neglected Tropical Diseases. 2017.

CAPÍTULO 90

Pediculose

Sandra de Oliveira Pereira • Paula Pereira de Faria •
Alice Ferraz Campos • Luiz Alberto Santana

Introdução

A pediculose é uma ectoparitose de grande importância mundial, dada sua alta prevalência (CDC, 2017; Coates et al., 2019). Acomete, de modo mais expressivo, as populações marginalizadas, de baixa renda, que vivem em grandes aglomerações, especialmente as crianças. Trata-se de uma dermatite característica, em que há prurido local (couro cabeludo, corpo ou região pubiana), acompanhada de visualização a olho nu dos insetos. O paciente, no ato de coçar, provoca fissuras na pele, que podem servir como porta de entrada de diferentes agentes causadores de infecções secundárias (Rey, 2008; Huntington et al., 2019). Além disso, no caso da infestação por piolhos do corpo (*Pediculus humanus*), esta pode servir de vetor para doenças como tifo exantemático (causado por *Rickettsia prowazekii*), febre das trincheiras (causada por *Bartonella quintana*) e febre recorrente (*Borrelia recurrentis*) (Azulay; Azulay-Abulafia, 2013; Moreno, 2011; Rey, 2008; Warrell, 2019).

Este capítulo busca abordar, de maneira didática, a etiologia, os aspectos clínicos, o diagnóstico, o tratamento, a ecoepidemiologia e a prevenção da pediculose.

Etiologia

Taxonomia, espécies e hábitat

A classificação taxonômica da espécie *Pediculus humanus* está descrita no Quadro 90.1 e a dos artrópodes do gênero *Pthirus* está no Quadro 90.2.

QUADRO 90.1 Classificação taxonômica da espécie *Pediculus humanus*.

Domínio	Eukaryota
Filo	Arthropoda
Classe	Insecta
Ordem	Phthiraptera
Subordem	Anoplura
Família	Pediculidae
Gênero	*Pediculus*
Espécies	*Pediculus humanus* var. *capitis* e *Pecidulus humanus* var. *corporis*

Adaptado de NCBI – The Taxonomy Database, 2019; Arctos – Collaborative Collection Management Solution, 2019.

QUADRO 90.2 Classificação taxonômica dos artrópodes do gênero *Pthirus*.

Domínio	Eukaryota
Filo	Arthropoda
Classe	Insecta
Ordem	Phthiraptera
Subordem	Anoplura
Família	Pthiridae
Gênero	*Pthirus*
Espécies	*Pthirus gorillae* e *Pthirus pubis*

Adaptado de NCBI – The Taxonomy Database, 2019; Arctos – Collaborative Collection Management Solution, 2019.

Phthiraptera é uma pequena ordem que engloba todos os piolhos – incluindo os que parasitam animais – a qual aberga a subordem *Anoplura*, a qual inclui os gêneros *Pediculus* e *Pthirus*. Como todos da ordem *Phthiraptera* são altamente específicos do hospedeiro, não havendo possibilidade de membros da espécie *Homo sapiens* serem infestados com piolhos de animais (Azulay; Azulay-Abulafia, 2013; Taylor, 2009).

Existem apenas três espécies distintas, e todas são parasitos humanos obrigatórios. *Pediculus humanus capitis* (Figura 90.1) é o piolho do couro cabeludo, cujas lêndeas são ovos depositados pela fêmea na base dos cabelos, sendo mais comum em crianças (Rey, 2008). *Pediculus humanus corporis* (Figura 90.2) é o piolho do corpo, conhecido popularmente como "muquirana". Seu hábitat específico é por baixo de vestes, e a fêmea deposita seus ovos aderidos às fibras das roupas. É mais comum em países frios, devido ao uso contínuo de várias camadas de agasalhos, e em populações marginalizadas, mendigos e soldados em campanha (Azulay; Azulay-Abulafia, 2013). *Pthirus pubis* (Figura 90.3) é o piolho da região pubiana ou perianal, conhecido como "chato". Sua infestação também é chamada de "fitiríase". É considerado uma infecção sexualmente transmissível (IST) e, portanto, mais comum em adultos, não sendo prevenível pelo uso de preservativo. Ocasionalmente, pode acometer outras áreas do corpo densamente cobertas de pelos, como barba, bigode, tórax, axilas, sobrancelhas, cílios e couro cabeludo (Moreno, 2011; Dohvoma et al., 2018; Veraldi et al., 2018).

O piolho do couro cabeludo e o piolho do corpo são indistinguíveis. A diferença entre ambos é baseada na aptidão de cada um quanto a seu hábitat preferencial. Portanto, alguns autores os consideram variações de uma mesma espécie: *Pediculus humanus* (*Pediculus humanus* var. *capitis* e *Pecidulus humanus* var. *corporis*) (Rey, 2008).

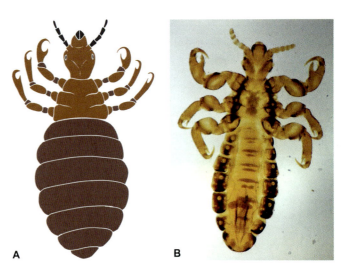

FIGURA 90.1 Artrópode da espécie *Pediculus humanus capitis*. **A.** Representação esquemática. Ilustração: Ademir Nunes Ribeiro Júnior (FADIP). **B.** Fotografia de um espécime macho (40× de aumento). Acervo do Laboratório Multidisciplinar da Faculdade Dinâmica do Vale do Piranga (FADIP). Foto: Rodrigo Siqueira-Batista (UFV e FADIP) e Flávia Neves Carneiro do Nascimento (FADIP).

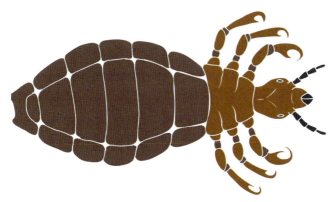

FIGURA 90.2 Representação esquemática do artrópode *Pediculus humanus corporis*. Ilustração: Ademir Nunes Ribeiro Júnior (FADIP).

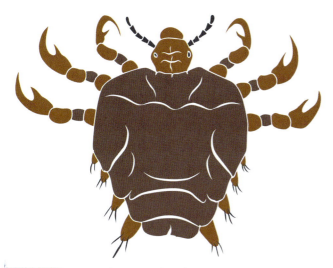

FIGURA 90.3 Representação esquemática do artrópode *Pthirus pubis*. Ilustração: Ademir Nunes Ribeiro Júnior (FADIP).

Aspectos morfológicos

Os piolhos são insetos achatados dorsoventralmente, com olhos diminutos e antenas de três a cinco segmentos. Seu aparelho bucal, localizado na parte anterior da cabeça, é bastante específico, podendo ser comparado a um estilete que perfura os vasos sanguíneos e libera substâncias anticoagulantes locais. Além disso, tais metazoários têm o hábito de eliminar fezes vermelho-escurecidas ao mesmo tempo em que se alimentam (Ferreira, 2012; Rey, 2008). O corpo do piolho pode ser dividido em três partes: cabeça, tórax e abdome. Pode chegar a 3,5 mm; no geral, os machos são menores que as fêmeas (Ferreira, 2012; Rey, 2008).

A cabeça tem um formato ovoide, com dois olhos pequenos, duas antenas lateralizadas e aparelho bucal. Este último fica à mostra apenas quando está sendo utilizado; em outros momentos, ele se invagina e fica escondido dentro de uma bolsa abaixo da faringe (Ferreira, 2012; Rey, 2008).

O tórax possui seis patas, três implantadas de cada lado. Cada uma delas pode ser segmentada em: coxa, trocânter, fêmur, tíbia e um segmento tarsal. Ao final de cada pata, há uma garra que serve como pinça para que o inseto se agarre aos cabelos ou às fibras das roupas. O abdome pode ser dividido em nove pequenos segmentos. No macho, o nono segmento apresenta um orifício para a projeção do pênis (Ferreira, 2012; Rey, 2008).

O piolho do púbis é bem menor que os outros, medindo até 1,5 mm de comprimento. É conhecido popularmente como "chato" – conforme anteriormente comentado – devido a seu aspecto de pequeno caranguejo esmagado. Seu tórax e abdome estão fundidos, e esta última porção não é dividida em segmentos como no caso dos piolhos de corpo e de cabeça. O "chato" é o menos ativo; de fato, o invertebrado pode permanecer estático por dias, com seu aparelho bucal enterrado na pele (Moreno, 2011; Rey, 2008).

Ciclo biológico

Todo o ciclo de vida do parasito acontece no hospedeiro. Há três fases distintas: ovo, ninfa e fase adulta. Na temperatura ótima (30°C), a fêmea põe de 4 a 10 ovos por dia. Os ovos depositados pelas fêmeas, conhecidos como lêndeas, são branco-amarelados, medem de 0,3 mm até 0,8 mm de diâmetro e apresentam formato elíptico. Eles possuem um opérculo no polo livre, enquanto o outro polo contém uma substância quitinosa cinzenta, chamada de "cemento", produzida pela fêmea, que confere ao ovo a capacidade de adesão às fibras das roupas ou à base dos fios de cabelo. A eclosão ocorre após cerca de 6 dias, com transformação deles em ninfa.

As ninfas sofrem três mudas (são insetos hemimetábolos) e, em aproximadamente 25 dias de metamorfose, transformam-se em insetos adultos. Com 10 horas de vida adulta os piolhos estão aptos para cópula. Após aproximadamente 24 horas a fêmea está capacitada para oviposição. O piolho adulto sobrevive por cerca 1 mês (Ferreira, 2012; Moreno, 2011; Rey, 2008).

Os patógenos têm preferência por ambientes quentes e úmidos. Crianças do sexo feminino são mais afetadas devido ao uso de cabelos longos, acometendo principalmente a nuca, por ser um local mais aquecido (Ghofleh Maramazi et al., 2019). Além disso, a pediculose também ocorre mais em cabelos espessos e mais densamente implantados. Alteração na quantidade de calor local pode comprometer o ciclo de vida dos piolhos, levando-os à morte (Ferreira, 2012).

Os piolhos são transmitidos apenas por contato direto entre pessoas, sendo necessário, inclusive, que seja repetido e prolongado, visto que eles não são capazes de pular, saltar ou voar, além de não conseguirem sobreviver por muito tempo fora do seu local de parasitismo. Possíveis vias de transmissão incluem: a utilização comum de leitos, por coabitação e contato sexual direto, além do compartilhamento de roupas, bonés e chapéus. Alguns grupos sociais são mais propensos às infestações por piolhos, como refugiados, moradores de ruas e população carcerária (Ferreira, 2012; Moreno, 2011; Rey, 2008).

Imunologia e patologia

O prurido é resultado da ação de várias substâncias "pruridogênicas". A principal delas é a histamina, seguida de protesases, citocinas e leucotrienos (Azulay, Azulay-Abulafia, 2013). Como os sinais e os sintomas são dependentes de reações do organismo hospedeiro, quando este ainda não desenvolveu resposta imune satisfatória ao parasito (principalmente em primeiras infestações), há possibilidade de não existir queixa alguma. O sistema imunológico pode, inclusive, demorar de 2 a 6 semanas para reagir, quando – em geral – emergem as manifestações da parasitose. Em uma reinfestação, a resposta imune é mais ágil, demorando até 48 horas para o surgimento do prurido (Moreno, 2011; Rey, 2008).

Aspectos clínicos

A pediculose pode causar dermatite, como também evoluir com infecções secundárias. Além disso, o piolho do corpo, diferentemente das outras duas espécies, também pode transmitir doenças, tais como o tifo exantemático (causado por *Rickettsia prowazekii*), a febre das trincheiras (causada por *Bartonella quintana*) e a febre recorrente (*Borrelia recurrentis*) (Rey, 2008). A principal alteração clínica da pediculose – e, diga-se de passagem, trata-se da mais conhecida – é o prurido. Este se manifesta cerca de 10 dias decorridos do início da infestação, provocado por substâncias produzidas pelas glândulas salivares do piolho, introduzidas na pele do hospedeiro, durante o repasto sanguíneo. O resultado é uma reação de hipersensibilidade, em que o indivíduo é levado a coçar o local, causando fissuras. Estas se tornam porta de entrada para bactérias, principalmente *Staphylococcus aureus* e *Streptococcus pyogenes*, o que pode resultar em infecções secundárias como impetigo, furunculose ou eczema (Ferreira, 2012; Gabani et al., 2010). Em alguns enfermos ocorre dermatite com lesões papulosas, hiperpigmentadas e elevadas, com formação de crosta em sua superfície ao longo do tempo. Ademais, a infestação pode causar irritabilidade, insônia, repercussão em linfonodos regionais e alopecia (Azulay, Azulay-Abulafia, 2013; Ferreira, 2012; Gabani et al., 2010). Crianças com infestação grave, além de sofrerem discriminação social, também podem ter distúrbios do sono e redução da atenção e do foco nas suas atividades diárias, devido ao intenso prurido (Moreno, 2011; Rey, 2008).

Diagnóstico

O método de diagnóstico mais antigo e mais utilizado para as três espécies de piolho baseia-se na catação manual e observação do artrópode a olho nu. Entretanto, apesar de sua praticidade, o método da visualização direta não é o mais confiável para *Pediculus capitis*. Isso porque, em geral, há uma elevada densidade de fios de cabelo no couro cabeludo, o que impede o examinador de constatar adequadamente a quantidade e a proporção de lêndeas, ninfas e piolhos adultos. Assim, a infestação facilmente é subestimada. Além disso, o examinador pode não conseguir discriminar infestações inativas de ativas: lêndeas devem ser visualizadas microscopicamente para verificar a presença de embriões viáveis, para que somente assim a parasitose possa ser considerada ativa (Neira et al., 2009).

Em função das possíveis falhas do primeiro método, foi criada uma segunda técnica, a qual é mais confiável (principalmente para estudos epidemiológicos), em que o diagnóstico é feito com o uso de pente com dentes microcanaliculados. Esse método é considerado mais rápido e mais eficiente do que o primeiro, possibilitando a remoção e detecção de mais insetos (lêndeas, ninfas ou piolhos adultos), dada a resistência de seu material e a distância entre os dentes do pente. Portanto, sempre que necessária a confirmação (em caso de primeira investigação negativa), esse método deverá ser aliado ao primeiro (Neira et al., 2009).

Para *Pediculus corporis*, não se pode esquecer de examinar as vestes, principalmente em suas costuras e roupas íntimas. Em caso de dificuldade, podem-se usar pentes finos (que tiram mecanicamente o artrópode da raiz do cabelo) ou lentes de aumento (Neira et al., 2009).

Em caso de fitiríase, podem ser encontradas manchas azuladas ou acinzentadas (*macula cerulae*) no abdome ou na face interna da coxa. Após confirmação do diagnóstico de *Pthirus pubis*, o paciente deverá ser investigado para outras IST (Moreno, 2011).

Tratamento

Além de objetivar o controle dos sintomas, a cura da infestação e a prevenção de reinfestação, outro objetivo primordial é quebrar a cadeia de transmissão do patógeno (Ferreira, 2012; Moreno, 2011). Para isso, devem ser incluídos cuidados aos familiares e àqueles que têm contato direto com o paciente. Casos de infestações em presídios e escolas, por exemplo, são de difícil controle; logo, o tratamento não será efetivo se outros possíveis focos, como familiares e funcionários locais, não forem tratados (Ferreira, 2012).

A terapêutica pode ser dividida em medidas mecânicas e tratamento medicamentoso. No primeiro grupo, a medida de maior destaque e de maior conhecimento pela população é a "catação", método que consiste na retirada mecânica de piolhos vivos com posterior esmagamento manual dos insetos. Geralmente, tal técnica é associada à remoção das lêndeas (com pente fino). Essa técnica exige atenção e tempo para que se procure o piolho em toda a extensão do couro cabeludo ou da pele. Além disso, são necessárias repetições ao longo do tempo para que a ação seja mais efetiva.

Para piolho do corpo, medidas como fervura de vestuário a cada 2 dias e repouso de 2 horas das roupas em água fria com formol ou o desinfetante Lysoform® são suficientes. É válido lembrar que roupas do leito também devem ser tratadas (Ferreira, 2012; Neves, 2011).

Para piolho da cabeça e da região pubiana, o tratamento mais simples é a raspagem dos cabelos. Contudo, isso nem sempre é facilmente aceito, principalmente em meninas (Ferreira, 2012).

Pode também ser feita a combinação das medidas citadas com abordagens medicamentosas. Existem variados produtos químicos no mercado com funções piolhicidas, mas tais substâncias devem ser escolhidas cautelosamente, considerando as condições físicas do paciente e respeitando os limites das dosagens, devido a possíveis intoxicações e efeitos colaterais. Medicamento de uso tópico, como, por exemplo, o lindano a 1%, além de ser tóxico para o sistema nervoso do piolho, pode apresentar efeito neurotóxico para os humanos (Ferreira, 2012). Os inseticidas podem ser derivados piretroides, crotamiton, e malation. Este último (não disponível no Brasil) e a permetrina estão sendo utilizados com maior frequência devido a seu efeito ovicida. Para o sucesso do tratamento, exige-se do paciente dos familiares a adesão estrita às instruções de aplicação (Ferreira, 2012; Gabani et al., 2010).

Xampus, cremes e loções contendo inseticidas são os mais recomendados tanto para *Pediculus*, quanto para *Pthirus*. Em relação ao piolho de cabeça, são considerados mais eficazes quando aplicados ao cabelo seco. O xampu com permetrina deve ser aplicado em todo o couro cabeludo, massageando por cerca de 10 minutos, seguindo-se o enxágue. Se a infestação não se resolver, o processo poderá ser repetido após 1 semana. O lindano, entretanto, deve permanecer no local por mais tempo (de 8 a 12 horas), caso o paciente tenha mais de 10 anos. O processo deve ser repetido por 3 dias seguidos. Caso a infestação continue, pode ser repetido em 15 dias (Ferreira, 2012; Gabani, 2010).

Se, em crianças com mais de 5 anos, após o uso adequado do xampu e/ou creme, ainda persistir a infestação, é indicado o uso associado de substâncias por via oral. Assim, o medicamento de escolha é a invermectina, em função de seu baixo custo, sua elevada efetividade e seu menor risco de efeitos colaterais (Farinazzo; Huggins, 2001; Gabani et al., 2010).

Sempre deve ser dada preferência para medicamentos de uso oral quando não se tem controle sobre o ato de o paciente coçar o local em que foi aplicado o produto tópico e levar a mão à boca (Heukelbach et al., 2003).

Os tratamentos de uso oral e tópico podem ser diferenciados de acordo com os tipos de piolho, as vias de utilização, a dosagem e os efeitos adversos. Tais características estão agrupadas nos Quadros 90.3 e 90.4.

Pacientes com infecção secundária, principalmente por *Staphylococcus aureus*, devem ser tratados com antibióticos sistêmicos, com destaque para cefalexina, amoxicilina mais ácido clavulânico, clindamicina ou eritromicina (Gabani et al., 2010).

Cabelos que rotineiramente usam mais óleos e cremes para seus cuidados, principalmente na raiz, tendem a ter melhores respostas ao tratamento. Isso ocorre porque o produto colocado na base dos fios atrapalha a fixação do "cemento" pelas lêndeas (Hissan-Elian; Joffe, 2003; 2016).

No manejo do paciente com *Pthirus pubis*, é de extrema importância orientá-lo a não manter contato sexual até que esteja totalmente livre de infestações (Rey, 2008).

Para infestações de locais menos comuns, como cílios e sobrancelhas de crianças ou adultos, é indicada a aplicação de vaselina, 2 vezes/dia, durante 10 dias, ou óxido de mercúrio amarelo a 1%, 4 vezes/dia, por 2 semanas (Gabani et al., 2010).

QUADRO 90.3 Esquemas de tratamento tópico da pediculose.

Tipo de piolho	Medicamento	Via de utilização	Dosagem	Observações e efeitos adversos
P. capitis P. humanus Pthirus pubis	Permetrina loção 1%	Tópico	Dose única Aplicar nos cabelos úmidos ou em todo o corpo; deixar por 10 min; lavar em seguida. Um segundo tratamento muitas vezes é necessário após 7 dias para matar todos os piolhos recém-nascidos antes que eles possam produzir novos ovos	Tratamento de primeira linha para pediculoses Não apresenta efeitos adversos relatados Pode ser usado a partir dos 2 meses de idade
P. capitis P. humanus Pthirus pubis	Piretrinas (0,3%) combinadas com butóxido de piperonila (4%)	Tópico	Dose única Aplicar nos cabelos secos ou no corpo; deixar por 10 min; enxaguar em seguida Recomenda-se reaplicar o produto de 9 a 10 dias após o primeiro tratamento (Moreno, 2011)	Medicamentos naturais, extratos piretroides da flor crisântemo Piretrinas são seguros e eficazes quando usados com acompanhamento médico Pode ser usado a partir dos 2 anos de idade
P. capitis	Deltametrina loção 0,02%	Tópico	Deve ser aplicado nos cabelos secos; deixar agir durante 5 min; lavar em seguida Usar durante 4 dias consecutivos	Possui baixa toxicidade Não apresenta efeitos adversos relatados
P. capitis Pthirus pubis	Lindano 1%	Tópico	Deixar por 5 a 10 min nos cabelos e depois enxaguar	Neurotóxico Não deve ser reaplicado
P. capitis	Álcool benzílico loção 5%	Tópico	Aplicar nos cabelos secos; deixar agir por 10 min; lavar em seguida; repetir o tratamento em 7 dias	Deve ser usado em conjunto com pente fino Pode ser usado a partir dos 6 meses de idade e em gestantes e lactantes Não apresenta efeitos adversos relatados
P. capitis P. humanus Pthirus pubis	Benzoato de benzila	Tópico	Aplicar o produto nas áreas afetadas, deixando por 24 h	Pode ser irritante para a pele Não é recomendado para crianças

Adaptado de Rey, 2008; Siqueira-Batista; Gomes, 2010; Tavares, 2014; Neves, 2016.

QUADRO 90.4 Esquema de tratamento oral da pediculose.

Tipo de piolho	Medicamento	Via de utilização	Dosagem	Observações e efeitos adversos
P. capitis P. humanus Pthirus pubis	Ivermectina	Oral	Dose única 200 µg/kg de peso corporal A dosagem deve ser repetida após 7 dias	Não deve ser utilizado em menores de 5 anos, crianças com peso inferior a 15 kg; tampouco pode ser empregado em gestantes ou lactantes ou em indivíduos com afecções do sistema nervoso central Raros efeitos colaterais

Adaptado de Rey, 2008; Siqueira-Batista; Gomes, 2010; Tavares, 2014; Neves, 2016.

Aspectos nutricionais

Crianças infestadas e com dieta inadequada podem desenvolver anemia – especialmente ferropriva – devido à hematofagia do piolho. A anemia deve ser tratada primariamente com melhora na alimentação e, em casos mais graves, por meio de medicamentos que propiciem a reposição de ferro (Fonseca, 2012; Nunes et al., 2015) (ver Capítulo 39, *Ancilostomíase*).

Ecologia e epidemiologia

A dermatose afeta pessoas de todo o planeta – e de todas as classes sociais –, com preferência para situações de miséria, aglomerações e falta de higiene (Nunes et al., 2015; Ghofleh Maramazi et al., 2019).

No Brasil, comunidades carentes apresentam grande número de casos do piolho do couro cabeludo, considerado um problema de saúde pública. No entanto, não se trata de uma parasitose de notificação compulsória, o que dificulta a identificação de sua real taxa de incidência (Neira et al., 2009).

Além disso, o artrópode vem apresentando resistência aos tratamentos convencionais, devido à falta de conhecimento da população sobre (1) o uso correto dos medicamentos, (2) as medidas protetivas mais eficazes e (3) a implementação de tratamentos manuais, como a catação (Azulay, Azulay-Abulafia, 2013; Nunes et al., 2015).

Profilaxia e controle

Como medidas de controle da infestação por piolhos, recomenda-se (Gabani et al., 2010; Gunning et al., 2012; Rey, 2008; De Liberato et al., 2019):

- Adotar boas práticas de higiene associadas ao cabelo e ao corpo (banhos regulares)
- Evitar contato direto com pessoas infestadas: não dormir na mesma cama e não compartilhar bonés, chapéus (piolho do couro cabeludo), roupas (piolho do corpo) e roupas íntimas (piolho do púbis)
- Proceder à fervura de roupas, lençóis e fronhas a cada 2 dias, em caso de infestação
- Trocar de roupas de uso pessoal diariamente
- Se possível, aspirar móveis e pisos para remover pelos que possam conter lêndeas viáveis.

Roupa de cama, toalhas e vestuário devem ser descontaminados por lavagem em água quente (60°C) e secagem a quente em secadora. Em seguida, devem ser passadas a ferro com cuidado, principalmente nas regiões da costura. Itens que não podem ser higienizados com água devem ser lavados a seco ou selados em um saco plástico por duas semanas, pois os piolhos não sobrevivem muitos dias longe do corpo do hospedeiro (Gabani et al., 2010).

Medidas ambientais, como a descontaminação química e a pulverização com pediculicidas, não são necessárias e, na verdade, podem ser prejudiciais às pessoas (Leone, 2007). Quando piolhos vivos são encontrados, toda a família e/ou indivíduos que mantenham contato direto com o paciente devem ser examinados (Moreno, 2011).

Nos casos de surtos de pediculose – comuns em escolas, presídios e asilos – recomendam-se inspeções periódicas dos cabelos e o tratamento dos pacientes acometidos. Nas epidemias deve ser feito o tratamento em massa (Gabani et al., 2010).

Referências bibliográficas

Arctos – Collaborative Collection Management Solution. Disponível em: https://arctos.database.museum/name/Pthirus%20pubis. Acesso em: jun. 2019.

Azulay DR, Azulay-Abulafia L. Dermatologia. 6. ed. Rio de Janeiro: Guanabara Koogan; 2013.

CDC. Centers for Disease Control and Prevention. Pediculosis. 2017. Disponível em: https://www.cdc.gov/dpdx/pediculosis/index.html . Acesso em: set. 2019.

Coates SJ, Thomas C, Chosidow O et al. Part II – Ectoparasites: Pediculosis and Tungiasis. J Am Acad Dermatol 2019; pii: S0190-9622(19)32386-2.

De Liberato C, Magliano A, Romiti F et al. Report of the human body louse (Pediculus humanus) from clothes sold in a market in central Italy. Parasit Vectors 2019; 12(1):201.

Dohvoma VA, Ebana Mvogo SR, Atangana PJA et al. Phthirus pubis infestation of the eyelids presenting as chronic blepharoconjunctivitis in a 6-year-old girl: a case report. Case Rep Ophthalmol 2018; 9(1):30-34.

Farinazzo RJM, Huggins DW. Pediculose. In: Siqueira-Batista R, Gomes AP, Igreja RP et al. Medicina tropical: abordagem atual das doenças infecciosas e parasitárias. Rio de Janeiro: Cultura Médica; 2001.

Ferreira MU. Parasitologia contemporânea. Rio de Janeiro: Guanabara Koogan; 2012.

Fonseca EMGO. Medicina ambulatorial: pediatria. Rio de Janeiro: Guanabara Koogan; 2012.

Gabani FL, Maebara CML, Ferrari RAP. Pediculose nos centros de educação infantil: conhecimentos e práticas dos trabalhadores. Esc Anna Nery 2010; 14(2):309-17.

Ghofleh Maramazi H, Sharififard M, et al. Pediculosis humanus capitis Prevalence as a Health Problem in Girl's Elementary Schools, Southwest of Iran (2017-2018). J Res Health Sci 2019; 19(2):e00446.

Gunning K, Pippitt K, Kiraly B et al. Pediculosis and scabies: a treatment update. Am Fam Physician. 2012; 86(6):535-41.

Heukelbach J, Oliveira FAS, Feldmeier H. Ectoparasitoses e saúde pública no Brasil: desafios para controle. Cad Saúde Pública 2003; 111(5): 1535-40.

Hissan-Elian A, Joffe RA. Pediculose. In: Siqueira-Batista R, Gomes AP, Santos SS et al. Manual de infectologia. Rio de Janeiro: Revinter; 2003.

Huntington MK, Allison JR, Hogue AL et al. Infectious Disease: Bedbugs, Lice, and Mites. FP Essent 2019; 476:18-24.

Leone PA. Scabies and pediculosis pubis: an update of treatment regimens and general review. Clin Infec Dis. 2007; 44(3):S153-S159.

Moreno CM. Ectoparasitosis de importancia en Chile: epidemiología y terapia. Rev Chil Infectol. 2011; 28(5):435-43.

NCBI. National Center for Biotechnology Information. Taxonomy. Disponível em: <https://www.ncbi.nlm.nih.gov/taxonomy>. Acesso em: mar. 2019.

Neira PE, Molina LR, Correa AX et al. Utilidade do pente metálico com dentes microcanaliculados no diagnóstico da pediculose. An Bras Dermatol 2009; 84(6):615-21.

Neves DP. Parasitologia humana. 13. ed. São Paulo: Atheneu; 2016.

Nunes SCB, Moroni RB, Mendes J et al. Head lice in hair samples from youths, adults and the elderly in Manaus, Amazonas state, Brazil. Rev Instit Med Trop S Paulo 2015; 57(3):239-44.

Rey L. Parasitologia. Rio de Janeiro: Guanabara Koogan; 2008.

Taylor MA. Parasitologia veterinária. 3. ed. Rio de Janeiro: Guanabara Koogan; 2009.

Veraldi S, Pontini P, Nazzaro G. Phthirus pubis infestation of the scalp: a case report and review of the literature. Korean J Parasitol 2018; 56(5):487-489.

Warrell DA. Louse-borne relapsing fever (Borrelia recurrentis infection). Epidemiol Infect 2019;147:e106.

CAPÍTULO 91

Miíases

Henrique Amaral Binato • Glenda Almeida de Alencar •
Ademir Nunes Ribeiro Júnior • Fábio Braga Teixeira

Introdução

O termo miíase tem origem grega (*myie* = mosca; *ase* = doença), tendo sido referido pela primeira vez por Hope, em 1840. Mais tarde, em 1965, uma caracterização mais completa foi proposta por Zumpet (1965), que definiu miíase como "infestação de vertebrados vivos por larvas de dípteros que, pelo menos durante uma fase do desenvolvimento, alimentam-se dos tecidos vivos ou mortos do hospedeiro, de suas substâncias corporais líquidas ou do alimento por ele ingerido", sendo esta última a mais utilizada atualmente.

As miíases representam um grupo de infecções teciduais externas que podem ocorrer tanto em seres humanos como em animais não humanos – domésticos e silvestres –, causadas pelo aparecimento de larvas de moscas da ordem Diptera (Pezzi et al., 2019; Rodríguez-Ruiz et al., 2019). Tais condições são predominantes em países tropicais, principalmente em ambientes rurais, sendo conhecidas nesses locais como "bicheira" (Farinazzo et al., 2001; Martinez et al., 2003; Neves, 2016).

A dermatozoonose – segundo Farinazzo e colaboradores (2001) – pode ter como origem larvas biontófagas (afinidade por tecidos sadios) oriundas de moscas das espécies *Dermatobia hominis* e *Callitroga americana* ou necrobiontófagas (invasoras de tecidos previamente necrosados) de moscas das espécies *Sarcophaga haemorrhoidalis*, *Calliphora vicina*, *Lucilia ilustri* e *Musca domestica*. Contudo, o principal patógeno reconhecido no Brasil é a mosca de espécie *Neyvamya luzi* (Neves, 2016; CDC, 2017).

O objetivo deste capítulo é relatar as características da miíase, enfatizando a classificação, a morfologia dos seus principais agentes, os aspectos clínicos, o diagnóstico, o tratamento e a prevenção; ademais, serão apresentadas considerações sobre as eventuais aplicações das miíases na medicina contemporânea.

Etiologia

Classificação e aspectos morfológicos

As miíases recebem diversas classificações. Atualmente, podem ser vistas sob dois aspectos: clínico ou parasitário. No aspecto clínico, são classificadas levando em consideração a tipologia do tecido ocupado por elas: cutâneas, cavitárias ou orgânicas (Neto et al., 2008).

■ Classificação com base no aspecto clínico

○ Miíases cutâneas

As larvas desse tipo são encontradas somente na pele, podendo manifestar fisionomia furunculosa e ulcerosa (Neto et al., 2008).

○ Miíases cavitárias

As larvas crescem em áreas da cabeça, como olhos, ouvidos e nasofaringe (Neto et al., 2008).

○ Miíases orgânicas

As larvas desse tipo são localizadas nas regiões nasofaríngea e ocular, no trato urogenital e/ou no sistema digestório (Neto et al., 2008).

■ Classificação com base no aspecto parasitário

Nessa classificação é levada em consideração a biologia da larva e sua capacidade de infestação, recebendo as seguintes caracterizações: primárias ou obrigatórias, conhecidas como biontófagas e capazes de iniciar a invasão nos tecidos de um hospedeiro; secundárias ou facultativas, conhecidas como necrobiontófagas, ocorrendo somente a partir de feridas já existentes; e as pseudomiíases ou acidentais, que não desenvolvem preferencialmente em um hospedeiro, sendo acidentalmente ingeridas ou depositadas em cavidades (Neves, 2016).

○ Miíases biontófagas

Conhecidas popularmente como "berne", são causadas por larvas incapazes de se alimentar de outra fonte que não o tecido vivo. São consideradas um tipo de miíase primária, a mais frequente nas intervenções médicas. São provenientes de agentes das famílias Neottiophilidae, Choropidae, Muscidae, Calliphoridae, Sarcophagidae e Oestridae. Desta última, destacam-se, sobretudo, as espécies *Dermatobia hominis* e *Cochiliomyia hominivorax* (Farinazzo et al., 2001; Neves, 2016).

A mosca *D. hominis*, conhecida como "berneira", é comum em áreas tropicais, desde o México até a Argentina. Sua larva adulta pode medir até 2 cm de comprimento, apresentando uma série de espinhos pelo corpo. É a causadora de miíases furunculoides em mamíferos, principalmente em animais domésticos, bovinos e no homem (Neto et al., 2008; Neves, 2016).

As larvas de miíase primária apresentam formato vermiforme e são ápodas e acéfalas. O corpo é dividido em segmentos e tem forma cônica, sendo alguns desses segmentos portadores de espinhos quitinosos. A margem anterior é mais delgada e possui ganchos cefálicos, usados para fixação e rompimento do local onde a larva se insere. Já a margem posterior é mais espessa e, ao fim do seu segmento abdominal, apresenta placas estigmáticas, onde se localizam espiráculos respiratórios que têm como função oferecer ventilação às larvas enquanto se fixam no hospedeiro (Neto et al., 2008).

○ Miíases necrobiontófagas

Chamadas popularmente de "bicheiras", são consideradas um tipo de miíase secundária, que se alimenta exclusivamente de tecido necrosado ou de matéria orgânica em decomposição. É representada pelas moscas das famílias Phoridae, Sarcophagidae e Calliphoridae, sendo esta última a que dispõe de maior quantidade de espécies que provocam miíase secundária. Dentre elas, destaca-se a *Cochliomyia macellaria*, conhecida popularmente como mosca-varejeira (Farinazzo et al., 2001; Neves, 2016).

A mosca *C. macellaria* é semelhante à *Cochliomyia hominivorax*, diferenciando-se no tamanho, por ser menor, e nos locais em que são depositados seus ovos, já que *C. macellaria* os deposita em tecidos necrosados e em cadáveres, e a *C. hominivorax*, em tecidos vivos (Neves, 2016).

○ Miíases acidentais

São causadas por larvas que dificilmente afetariam o *Homo sapiens*. Essa infecção do tecido ocorre de maneira eventual quando, ao ingerir um alimento contaminado, por exemplo, a larva se desenvolve em um ambiente inadequado, provocando inflamação nos tecidos afetados.

QUADRO 91.1 Moscas causadoras de miíases nas Américas.

Tipos de miíases	Família de moscas	Gênero	Espécie	Hospedeiro comum	Ocorrência no *Homo sapiens*
Obrigatória	Callphoridae	*Cochliomyia*	*Cochliomyia hominivorax*	Mamíferos	Frequente
		Chrysomya	*Chrysomya bezziana*	Mamíferos	Rara
	Oestridae	*Dermatobia*	*Dermatobia hominis*	Mamíferos	Rara
		Alouattamya	*Alouattamya baeri*	Macacos	Rara
		Oestrus	*Oestrus ovis*	Ovelhas	Frequente
	Gasterophilidae	*Gasterophilus*	*Gasterophilus intestinalis*	Equídeos	Rara
	Muscidae	*Philornis*	*Philornis* spp.	Aves	Não
Facultativas	Calliphoridae	*Cochliomya*	*Cochliomya macellaria*	Carcaças	Ocorre
		Lucilia	*Lucilia cuprina*	Carcaças	Ocorre
		Chrysomya	*Chrysomya megacephala*	Carcaças	Ocorre
	Sarcophagidae	*Sarcophaga*	*Sarcophaga* spp.	Carcaças	Ocorre
	Muscidae	*Muscina*	*Muscina stabulans*	Fezes	Ocorre
	Fannidae	*Fannia*	*Fannia* spp.	Fezes	Ocorre
	Stratiomidae	*Hermetia*	*Hermetia illuscens*	Lixo	Ocorre
Pseudomiíases	Syrphidae	*Eristalis*	*Eristalis tenax*	Esterco, lama	Ocorre
	Tephritidae	*Ceratitis*	*Ceratitis capitata*	Frutas	Ocorre

Adaptado de Neves, 2016.

Dentre os causadores desse tipo de miíase, destacam-se os gêneros *Musca*, *Mucinata*, *Fannia* e *Sarcophaga* (Farinazzo et al., 2001; Neves, 2016).

As principais moscas causadoras de miíases nas Américas estão descritas no Quadro 91.1.

Ciclo biológico

No ciclo biológico das miíases primárias (Figura 91.1), é necessário um hospedeiro intermediário para que ocorram o transporte e a fixação dos ovos na pele. A infecção do tecido do *H. sapiens* pela larva do berne ocorre de maneira indireta, por meio de um mecanismo em que a fêmea de *D. hominis* captura um inseto para que os seus ovos sejam depositados no corpo do mesmo e para que, ao pousar no hospedeiro, as larvas sejam liberadas e introduzidas no local picado, com bases em fatores como a temperatura e a presença de CO_2. Esse mecanismo é chamado de foresia (Neto et al., 2008).

No Brasil, a espécie *Neyvamya luzi* é a principal representante da miíase primária. Em geral, depois da deposição dos ovos, a larva retira-se do ovo e inicia a digestão da pele com a finalidade de alcançar a derme ou o tecido. O aparecimento de lesões decorrente da invasão contribui para a formação de um óstio visível, que é o local por onde as larvas respiram. Depois dessa fase, as larvas retiram-se do hospedeiro e caem no solo, convertendo-se em pupas; posteriormente, surge o inseto alado (Farinazzo et al., 2001). O ciclo completo ocorre em aproximadamente 25 dias (Martinez et al., 2003).

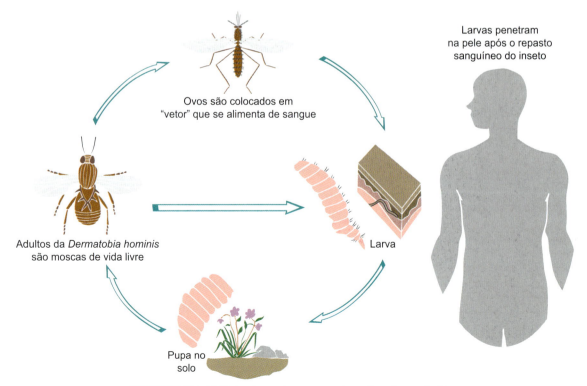

Larvas penetram na pele após o repasto sanguíneo do inseto

Ovos são colocados em "vetor" que se alimenta de sangue

Adultos da *Dermatobia hominis* são moscas de vida livre

Larva

Pupa no solo

FIGURA 91.1 Ciclo biológico dos patógenos causadores das miíases primárias.

Nas miíases secundárias, a deposição dos ovos ocorre em feridas ulcerosas e cavidades naturais lesionadas, como olho, nasofaringe e ouvido. O odor proveniente dessas feridas atrai as moscas, que, após a liberação dos ovos no ferimento, emergem das larvas e passam a se alimentar do tecido necrosado, garantindo seu crescimento e desenvolvimento (Farinazzo et al., 2001).

O ciclo inicia-se quando adultos capturam artrópodes hematófagos (como mosquitos) e deixam ovos em seus corpos, usando uma substância de adesão semelhante à da larva da mosca varejeira. Desenvolvem-se dentro dos ovos, mas permanecem no vetor até consumirem tecidos de mamíferos ou de aves. As larvas recém-emergidas penetram no tecido do hospedeiro e se alimentam da camada epidérmica por 5 a 10 semanas, respirando através de um orifício na pele. A larva madura cai no solo, transformando-se em pupa no ambiente. As larvas tendem a deixar o hospedeiro durante a noite ou de manhã cedo, provavelmente para evitar dessecação. Após aproximadamente 1 mês, os adultos emergem, amadurecem e repetem o ciclo. Outros gêneros de moscas causadoras de miíases (incluindo *Cochliomyia*, *Cuterebra* e *Wohlfahrtia*) têm um ciclo de vida mais direto, em que as moscas adultas depositam seus ovos diretamente na ferida do hospedeiro ou próximo a ela. Nas infestações por *Cochliomyia* e *Wahlfahrtia*, as larvas alimentam-se do hospedeiro por cerca de 1 semana e podem migrar da epiderme para outros tecidos do corpo, podendo causar importantes danos.

Nos casos em que ocorre ingestão oral de ovos por meio de alimentos que estejam contaminados, o desenvolvimento de miíases não é comum. Isso se justifica pela acidez do suco gástrico, que é capaz de destruir os ovos antes que ocorra evolução larval (Farinazzo et al., 2001).

As miíases cavitárias estão relacionadas com a deposição dos ovos nas proximidades das cavidades, além de sua possível projeção para dentro do organismo. É possível, ainda, infecções por miíases orgânicas em áreas do aparelho urinário, com a deposição de larvas adjacentes à uretra e a projeção delas para áreas da uretra posterior e da bexiga. Todavia, o parasito pode ser suprimido pelo jato urinário antes que ocorra o seu desenvolvimento (Pandolfo et al., 2000; Geremy-Depatureaux et al., 2019).

Imunologia e patologia

A deposição dos ovos ocorre, principalmente, em áreas expostas e em lesões recentes, além da boca, da gengiva, do ouvido, do ânus e de outras regiões que possibilitam a sobrevivência e o desenvolvimento da larva (Taş Cengiz et al., 2019). As feridas podem adquirir características ulcerosas ou furunculosas, dependendo da espécie larval, e funcionarem como porta de entrada de infecções bacterianas (Martinez et al., 2003).

Aspectos clínicos

Doença em humanos

■ História natural

A história clínica da lesão dependerá da localização do agente e da espécie da mosca, desenvolvendo-se desde formas assintomáticas até quadros graves, que podem levar à morte. As larvas invadem a pele, o couro cabeludo, as aberturas e as cavidades naturais. Esse parasitismo é capaz de provocar lesões específicas ou propagadas para órgãos e tecidos internos, causando problemas sistêmicos (Farinazzo et al., 2001).

Nas miíases primárias as lesões apresentam aspecto furunculoide, com um orifício para que o inseto consiga respirar. De acordo com relatos de pacientes, o parasitismo muitas vezes se manifesta com a sensação de "ferroada", além da percepção de "movimentação" na área infectada, o que é comprovado com um exame detalhado na abertura, em que se observam os movimentos da larva no local. As lesões podem promover a eliminação, ou não, de secreções serosas, com o

aparecimento de pus, caso ocorra morte da larva na derme. Além disso, a dor pode aumentar concomitantemente ao incremento do tamanho da ferida (Farinazzo et al., 2001; Neto et al., 2008).

O diâmetro desse tipo de miíase pode alcançar até 3 cm, abrigando diversas larvas, que ficam no organismo por cerca de 25 dias até se deslocarem para o solo, onde completam o seu desenvolvimento. O egresso da larva propicia a exposição da lesão, com possível desenvolvimento de infecções secundárias, que podem progredir para erisipela, celulite, e abscesso, descrevendo-se, inclusive, risco de tétano (Farinazzo et al., 2001).

Em miíases primárias migratórias verifica-se um deslocamento da larva através da pele, semelhantemente ao que ocorre com as larvas *migrans*. A principal diferença entre elas está na velocidade dessa movimentação, que acontece de maneira mais lenta nas miíases primárias. As larvas agentes dessa lesão são as *Gasterophilus* e *Hypoderma*, mas esses gêneros não são típicos do Brasil (Farinazzo; Igreja, 2001).

Em miíases secundárias cutâneas, presentes em tecidos necrosados, percebe-se movimentação das larvas nas secreções purulentas, ao passo que, nas cavitárias, pode ocorrer parasitismo da larva no local da infecção, ou ainda proliferação dessas larvas para órgãos internos do corpo, comprometendo a vida do paciente (Farinazzo et al., 2001).

Na oftalmomiíase a larva pode infectar desde somente a parte externa do globo ocular e a córnea até as câmaras anterior e posterior (Farinazzo et al., 2001); Revisando a literatura, Pasqualette e colaboradores (1999) citam que foram relatados dois casos de miíase mamária em mulheres. O quadro consistia em furúnculo na mama associado a dor em fisgada, hiperemia na região, edema cutâneo difuso e presença de secreção escura à expressão do orifício.

Em formas acidentais (intestinais), as manifestações podem ser variadas, incluindo enterocolite aguda (em que o paciente se queixa de dor abdominal, diarreia e sangramento por via anal) e distúrbios urinários (com proteinúria, disúria, hematúria e piúria) (Cavalcanti, 2008). A ocorrência dessas modalidades de doença está ligada, quase sempre, à precária higiene pessoal.

■ Diagnóstico diferencial

O diagnóstico diferencial nos casos de miíase primária furunculoide abrange os cistos na derme, os quadros de larva *migrans* cutânea (ver Capítulo 70, *Larva Migrans Cutânea*), as picadas de inseto e as leishmaniose tegumentar (ver Capítulo 26, *Leishmaniose Tegumentar*). Desse modo, é importante coletar informações do paciente referentes à duração da lesão, além de investigar se ela está ligada a viagens em áreas de grande incidência de insetos (Neto et al., 2008).

Nos casos de miíase por contaminação da "mosca-berneira", a presença de uma grande quantidade de larvas, com secreção de odor fétido e serossanguinolenta, é indicativa de infestação desse tipo. Em geral, o paciente relata o surgimento de larvas em locais lesionados e expostos (Neto et al., 2008).

Doença em animais não humanos

Diferentes espécies de animais, distintos do *H. sapiens*, podem adoecer por miíase, com destaque para cães, gatos, bovinos, equinos, suínos, ovinos e caprinos, além de animais silvestres (Yadav et al., 2017; Sazmand; Joachim, 2017).

Diagnóstico laboratorial

O diagnóstico é realizado com a observação clínica, mormente naqueles casos em que há lesões furunculoides e secundárias superficiais. Quando houver infestação por miíases acidentais, a visualização deve ser realizada por métodos especiais, capazes de garantir um diagnóstico preciso (Farinazzo et al., 2001).

Nas miíases intestinais, é necessário, antes do diagnóstico, diferenciar os casos verdadeiros e falsos. Em casos verdadeiros, as larvas estão presentes nas fezes recentes, ao passo que, nos falsos, as larvas são observadas quando as fezes estão diretamente em contato com as moscas (Farinazzo; Igreja, 2001).

Tratamento

O oxicianureto de mercúrio foi utilizado, já em 1933, como primeiro medicamento intravenoso. O sulfureto de mercúrio, conhecido como thiozol, também é modalidade de tratamento intramuscular nos casos de miíases (Ribeiro et al., 2001).

Nas miíases primárias furunculoides a terapêutica mais comum é a remoção mecânica (Figura 91.2). Em alguns casos, é necessário que ocorram alargamento e oclusão do orifício central, provocando uma obstrução respiratória, com consequente morte e retirada da larva. A utilização de clorofórmio e solução salina é útil para ampliar a eficácia da terapêutica. Para o fechamento da abertura, usam-se bandagem e creme, que também impossibilitam a respiração da larva. Além disso, existem algumas terapêuticas populares que utilizam *bacon*, toucinho, vaselina ou manteiga, causando asfixia da larva. Após a remoção da larva, é recomendada a aplicação de antisséptico (Farinazzo et al., 2001; Neto et al., 2008).

Nos quadros de miíases cavitárias, nem sempre a retirada da larva significa sua expulsão completa (Neto et al., 2008). Sendo assim, recomenda-se, primeiramente, a detenção da larva para tornar mais fácil a sua remoção, com o auxílio de cloreto de etila clorofórmio ou éter (Farinazzo et al., 2001). Pesquisas realizadas em sete pacientes com esse tipo de miíase demonstraram que, nos pacientes que receberam tratamento com ivermectina, o hemograma e os exames de funções renal e hepática apresentaram resultados regulares (Ribeiro et al., 2001).

O uso de ivermectina tem sido recomendado em feridas cavitárias, nas quais a retirada mecânica das larvas é dificultada por sua localização. O medicamento pode provocar a morte larval, em ingestão única por via oral, com doses de 200 a 300 µg/kg (Ribeiro et al., 2001; Siqueira-Batista; Gomes, 2010). A ivermectina não é indicada para gestantes (há relatos correlacionando o fármaco a malformação do embrião) nem para crianças com idade inferior a 5 anos e com menos de 15 kg, além de possivelmente causar cefaleia, mialgia e artralgia como alguns dos efeitos colaterais (Farinazzo; Igreja, 2001). Em casos de infecção secundária de bactérias, recomenda-se a antibioticoterapia (Farinazzo; Igreja, 2001).

Em um relato de caso de oftalmomiíase (acometendo potencialmente córneas, órbitas, conjuntivas e pálpebras) com base na quantidade da larva e nas circunstâncias em que o paciente se encontrava, o tratamento recomendado foi o uso de ivermectina, 200 µg/kg, via oral, em uma única dose, com a resolução do caso em 48 horas. De acordo com a literatura, lesões na órbita normalmente estão vinculadas a necrose em casos de neoplasia (Rodriguez et al., 2003).

Ecologia e epidemiologia

A maior incidência da parasitose ocorre em países tropicais, principalmente nas zonas rurais. Nos casos em que se desenvolvem em domínios urbanos é necessário relacionar às condições do local, já que prevalecem em áreas de baixo grau socioeconômico e costumam estar associadas a condições precárias de higiene, além de doenças, como diabetes melito, etilismo e enfermidades associadas à diminuição da resposta imunológica, decorrente de vários fatores (Martinez et al., 2003).

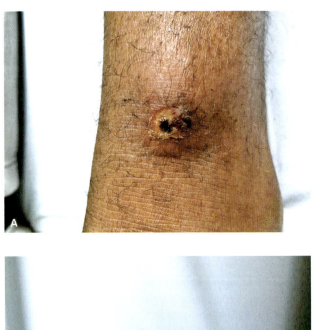

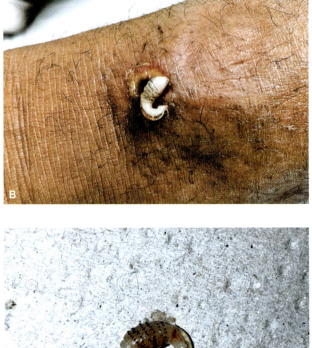

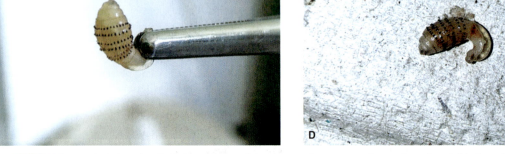

FIGURA 91.2 Retirada da larva localizada no membro inferior de um enfermo com miíase cutânea. Foto: Fábio Braga Teixeira (FADIP).

No Brasil, apesar de ser incomum, há relatos de caso de miíase vulvar decorrentes da prática de relações sexuais com vários parceiros e da ausência de hábitos higiênicos adequados (Pandolfo et al., 2000). Há um relato de caso em uma mulher de 77 anos que procurou atendimento alegando sentir dor, prurido, liberação de secreção fétida e uma úlcera na região do grande lábio vulvar, com a presença de larvas (Martinez et al., 2003).

Em Recife, Pernambuco, entre novembro de 1999 e outubro de 2002, foi realizado um estudo em três hospitais do serviço público, acerca de 24 casos de miíase. Os resultados demonstraram que 62,5% dos casos eram de miíase cutânea, e que os locais de maior prevalência foram nos membros inferiores (41,7%). Ademais, todos os casos progrediram a partir de lesões já existentes (Nascimento et al., 2005).

Descreveu-se, também, um caso atípico de infecção por larva de *Dermatobia hominis*, no qual um mesmo paciente possuía lesões em locais diferentes. Nessas situações, a terapêutica implementada pode requerer abordagem cirúrgica (Wild, 2006).

Profilaxia e controle

A principal profilaxia diz respeito ao controle das espécies de moscas que propiciam o desenvolvimento de larvas produtoras de miíases, além de proceder a hábitos adequados em locais com feridas, ulcerações e tecidos necrosados (Farinazzo et al., 2001). O uso de repelentes em áreas com grande incidência de inseto é imprescindível para os indivíduos portadores de lesões expostas. Nos casos em que é necessária a utilização de bandagens, a sua troca deve ser diária, pois, as secreções e o sangue que ficam acumulados podem atrair as fêmeas, as quais passam a depositar os ovos nesses locais (Neto et al., 2008). Assim, é imprescindível que os pacientes sejam instruídos a manterem as lesões devidamente higienizadas, além de adotarem condições sanitárias adequadas em relação ao local em que estão inseridos (Farinazzo; Igreja, 2001).

Outra ação preventiva essencial refere-se à profilaxia antitetânica (as medidas de prevenção do tétano poderão ser consultadas no Capítulo 98, *Ofidismo*). A recomendação depende do grau da lesão e de um possível desenvolvimento do tétano, que nas miíases é elevado, visto que os ferimentos habitualmente são profundos, sujos e com presença de tecido em decomposição. Em linhas gerais, nas situações em que os pacientes já tenham recebido as três doses da vacina no limite de 10 anos, a indicação é a dose de reforço – quando a última dose ocorreu há mais de 5 anos – seguida de cuidados básicos da lesão e do curativo. Todavia, nos casos em que a vacinação ocorreu há mais de 10 anos, a medida profilática adequada envolve, além do reforço, o uso do soro antitetânico (SAT) ou da imunoglobulina humana antitetânica (IGHAT). Já em pacientes que nunca receberam o esquema vacinal, é orientado o uso de SAT e IGHAT acompanhado da primeira dose da vacina e o encaminhamento às unidades de Atenção Primária à Saúde (APS) para prosseguir com os esquemas de vacinação (Brasil, 2019).

Perspectivas: o "uso" das miíases na medicina

Os insetos, ao se considerar o campo da saúde, podem ser vetores ou agentes de doenças (ver Capítulo 93, *Os Artrópodes e a Transmissão das Enfermidades Parasitárias*), fonte de matéria-prima para indústria de medicamentos e cosméticos, fonte de evidências para elucidação de casos da área forense e adjuvantes no tratamento de feridas de difícil cicatrização (Amendt et al., 2004; Gullan; Cranston, 2007; Sherman, 2009; Triplehorn; Johnson, 2004).

Na área forense, o conhecimento sobre os hábitos e o ciclo de vida dos insetos tem possibilitado determinar o tempo decorrido entre a morte de uma pessoa e o momento em que o corpo foi encontrado. Desse modo, o estado morfológico das larvas encontradas em um corpo em decomposição torna possível a determinação do tempo de infestação e, consequentemente, do tempo da morte investigada (Byrd; Castner, 2010; Greenberg; Kunich, 2002; Smith, 1986).

Weil e colaboradores (1933) e Grossman (1994) destacam que os aborígenes australianos e os maias da América Central provavelmente foram os primeiros a observarem o efeito que as larvas de moscas causavam em ferimentos. Tanyuksel e colaboradores (2005) afirmaram existirem relatos do chefe de cirurgias do exército de Napoleão Bonaparte, o médico Baron Dominic Larrey que, em 1829, declarou ter notado que os homens sob seus cuidados, feridos em batalha, quando tinham suas lesões infestadas por larvas de moscas, não apresentavam sinais de infecção, sendo nítida a aceleração do processo de cicatrização. Outro registro oficial, documentado durante a guerra civil americana (1861-1865) por John Forney Zacharias, cirurgião de Maryland, confirmava o efeito benéfico no tratamento de feridas dos soldados que possuíam larvas de moscas (Kruglikova; Chernysh, 2013). Ademais, na Primeira Guerra Mundial (1914-1918), William Baer, professor da disciplina de cirurgia da Escola Médica John Hopkins University, observou que, quando homens feridos em batalha, com fraturas expostas e ferimentos abdominais, tinham suas lesões infestadas por larvas, eles não apresentavam febre tampouco sinais de sepse (Baer, 1931).

Apesar dos indícios benéficos e históricos desse tipo de tratamento, com o advento dos antibióticos, a melhora das técnicas cirúrgicas e a crescente aversão das pessoas ao tratamento utilizando larvas, seu uso foi perdendo o interesse no meio acadêmico (Whitaker et al., 2007). Porém, nas últimas quatro décadas, o desafio do enfrentamento a germes multirresistentes a antibióticos tem despertado novo interesse nessa terapia (Marcondes, 2006). Desde então, Canadá, EUA, México, Israel e diversos países da Europa reintroduziram a terapia larval no tratamento de feridas consideradas incuráveis, e os resultados clínicos relatados, de grande êxito, levaram, no ano 1980, a uma série de instalações especializadas na produção larval para esses fins na Europa (Tanyuksel et al., 2005; Thomas et al., 2001).

A larvoterapia é basicamente o uso de miíases secundárias facultativas (necrobiontófagas) estéreis, livres de contaminantes, oriundas de moscas seguras e controladas, aplicadas em feridas ricas em tecido necrótico e/ou infectadas (Sherman, 2009). O tecido necrótico é degradado pelas larvas, que se alimentam dele e das bactérias ali existentes (Valachová et al., 2013). Esse material, ao passar pelo tubo digestivo das larvas, é eliminado, e o produto dessa digestão é rico em alantoína, ureia e amônia, capazes de degradar muitos componentes extracelulares. Além disso, a produção de amônia pelas larvas torna o pH das feridas mais alcalino, fazendo da ferida um ambiente inóspito para microrganismos, inclusive bactérias multirresistentes (Cazander et al., 2013). Ademais, o ambiente alcalino estimula a migração de fibroblastos e, consequentemente, acelera o processo de remodelação da matriz extracelular. Outra vantagem é que, por meio da terapia larval, tecidos vivos, tendões e ossos são mantidos íntegros, pois seu comportamento necrobiontófago resulta em um desbridamento seletivo (Wolff; Hansson, 2005; Wollina et al., 2002).

No Brasil, o uso de larvas no tratamento de feridas de humanos foi relatado em uma pesquisa realizada na Universidade Federal do Rio Grande do Norte. A "aposta" tem sido na espécie *Chrysomya megacephala*, abundante em qualquer parte do país e que, dentre outras características, apresenta a principal: causar miíases secundária e facultativa (Pinheiro, 2014). A espécie mais utilizada nos EUA é a *Lucilia sericata*. Ela também é encontrada no Brasil, mas somente em algumas regiões. Por esse motivo, a *C. megacephala* foi a escolhida, uma vez que é abundante em todas as regiões do Brasil e é semelhante à *L. sericata* nas características quanto à ampla distribuição e ao ciclo de desenvolvimento rápido (Sherman, 2009; Pinheiro, 2014).

Há estudos documentando a eficácia do uso de larvas de *C. megacephala* no tratamento de feridas de camundongos (Freire; Melo, 2006). No estudo de Pinheiro (2014), pioneiro no Brasil em humanos, foram utilizadas larvas de *C. megacephala* em cinco pacientes portadores de diabetes melito com feridas de difícil cicatrização internados em um hospital universitário. Após terem recebido aplicações de larvas em suas feridas, segundo a autora, houve redução significativa do percentual de necrose e aumento do tecido de granulação, com consequente melhora no decorrer do tratamento. Apesar da conclusão exitosa da autora, ela relatou as dificuldades para a implementação desse tipo de terapia como rotina no hospital investigado, o que se explica – dentre outros motivos – pela ausência de legislação que regule a prática dessa técnica no Brasil.

Referências bibliográficas

Amendt J, Krettek R, Zehner R. Forensic entomology. Naturwissenschaften 2004; 91:51-65.

Baer WS. The treatment of chronic osteomyelitis with the maggot (larvae of the blowfly). J Bone Joint Surg 1931; 13:438-75.

Brasil. Ministério da Saúde. Guia de Vigilância em Saúde. 2019. Disponível em: http://bvsms.saude.gov.br/bvs/publicacoes/guia_vigilancia_ saude_volume_unico_3ed.pdf. Acesso em: 4 set. 2019.

Byrd JH, Castner JL. Forensic entomology: the utility of arthropods in legal investigations. 2. ed. New York: CRC Press; 2010.

Cazander G, Pritchard DI, Nigam Y et al. Multiple actions of Lucilia sericata larvae in hard-to-heal wounds. Bioessays. 2013; 35:1083-92.

CDC. Centers for Disease Control and Prevention. Myiasis. 2017. Disponível em: https://www.cdc.gov/dpdx/myiasis/index.html. Consultado em 30 jun. 2019.

Cavalcanti AL. Miíase Oral: etiologia, diagnóstico e tratamento. Rev. Fac. Odontol. Porto Alegre, Porto Alegre 2008; 49(2):32-35.

Farinazzo RJM, Igreja RP. Miíase. Rev FMT. 2001; 3:17-20.

Farinazzo RJM, Igreja RP, Huggins DW. Miíase. In: Siqueira-Batista R, Gomes AP, Igreja RP et al. Medicina tropical: abordagem atual das doenças infecciosas e parasitárias. Rio de Janeiro: Cultura Médica; 2001.

Freire NMS, Mello RP. Entomologia e acarologia na medicina veterinária. Rio de Janeiro: L.F. Livros; 2006.

Geremy-Depatureaux A, Rouleau D, Thivierge K, et al. Urinary myiasis: not your typical urinary tract infection. J Travel Med 2019; 26(8). pii: taz081.

Greenberg B, Kunich JC. Entomology and the law – flies as forensic indicators. Cambridge: Cambridge University Press; 2002.

Grossman J. Flies as medical allies. The word I. 1994; 9:187-94.

Gullan PJ, Cranston PS. Os insetos: um resumo de entomologia. 3. ed. São Paulo: Roca; 2007.

Kruglikova AA, Chernysh SI. Surgical magoots and the history of their medical use. Entomological Review 2013; 93(6):667-74.

Lupi O. Myiasis as a risk factor for prion diseases in humans. J Eur Acad Dermatol Venereol 2006; 20(9):1037-45.

Marcondes CB. Terapia larval de lesões de pele causadas por diabetes e outras doenças. Florianópolis/SC: Ed. da UFSC; 2006.

Martinez CAR, Romani G, Priolli DG et al. Miíase vulvar: relato de caso. RBGO 2003; 25(4):291-4.

Nascimento EMF, Oliveira JB, Paes MJ et al. Entomol Vect 2005; 12(1): 37-51.

Neto AV, Gryschek RCB, Amato VS et al. Parasitologia: uma abordagem clínica. Rio de Janeiro: Elsevier; 2008.

Neves DP. Parasitologia humana. 13. ed. São Paulo: Atheneu, 2016.

Pandolfo SM, Lima CR, Pandolfo MJ et al. Fístula vesicovaginal extensa, com destruição completa da uretra, produzida por miíase, em paciente com prolapso genital total. Rev Med Para 2000;14:33-40.

Pasqualette HAP, Soares-Pereira M, Calas MJG et al. Miíase mamária, relato de 2 casos. RBGO 1999; 21(8):483-6.

Pezzi M, Bonacci T, Leis M et al. Myiasis in domestic cats: a global review. Parasit Vectors 2019; 12(1):372.

Pinheiro MARQ. Terapia larval: uso de larvas de Chrysomya megacephala (Diptera, Calliphoridae) no tratamento de úlceras crônicas em pacientes diabéticos no Hospital Universitário Onofre Lopes – Natal/RN. Dissertação (Mestrado). Universidade Federal do Rio Grande do Norte. Centro de Biociência. Programa de Pós-Graduação em Ciências Biológicas. 2014. Disponível em: https://repositorio.ufrn.br/jspui/bitstream/123456789/23572/1/MariliaAugustaRochaDeQueirozPinheiro_DISSERT.pdf. Acesso em: 27 set. 2018.

Rodríguez-Ruiz MT, Acosta AM, Cifuentes-Cardozo E et al. Otomyiasis: systematic review. Int Arch Otorhinolaryngol 2019; 23(1):104-9.

Ribeiro FAQ, Pereira CSB, Alves A et al. Tratamento da miíase humana cavitária com ivermectina oral. Rev Bras Otorrinolaringol 2001; 67(6):755-61.

Rodriguez MEL, Aoki L, Nicoletti AGB et al. Arq Bras Oftalmol 2003; 66:519-21.

Sherman R. Maggot therapy takes us back to the future of wound care: new and improved maggot therapy for the 21 st Century. J Diabetes Sci Technol 2009; 3(2):336-44.

Sazmand A, Joachim A. Parasitic diseases of camels in Iran (1931-2017) – a literature review. Parasite 2017; 24:21)

Siqueira-Batista R, Gomes AP. Antimicrobianos: guia prático. 2. ed. Rio de Janeiro: Rubio; 2010.

Smith KGV. A manual of forensic entomology. Ithaca: Cornell University Press; 1986.

Tanyuksel M, Araz E, Dundar K et al. Maggot debridement therapy in the treatment of chronic wounds in a military hospital setup in Turkey. Dermatol 2005; 210(2):115-8.

Taş Cengiz Z, Yılmaz H, Beyhan YE, et al. An oral myiasis case caused by Diptera (Calliphoridae) larvae in Turkey. Turkiye Parazitol Derg 2019; 43(4):213-5.

Thomas S, Jones M, Wynn K et al. The current status of maggot therapy in wound healing. British Journal of Nursing, London 2001; 10(22):5-8.

Triplehorn CA, Johnson NF. Borror and delong's introduction to the study of insects. 7. ed. California: Thompson Brooks/Cole; 2004.

Valachová I, Bohová J, Pálošová Z et al. Expression of lucifensin in Lucilia sericata medicinal maggots in infected environments. Cell and tissue research, Freiburg, 2013; 353(1):165-71.

Weil G, Simon R, Sweadner W. Larval or maggot therapy in the treatment of acute and chronic pyogenic infections. The American Journal of surgery, Birmingham. 1933; 19(1):36-48.

Whitaker IS, Twine C, Whitaker MJ et al. Larval therapy from antiquity to the present day: mechanisms of action, clinical applications and future potential. Postgrad Med J. 2007; 83:409-16.

Wild G. Cutaneous myiasis with Dermatobia hominis (human bot fly) larvae treated both conservatively and surgically. J R Nav Med Serv. 2006; 92(2):78-81.

Wolff H, Hansson C. Rearing larvae of Lucilia sericata for chronic ulcer treatment – an improved method. Acta Dermatol Venereol 2005; 85:126-31.

Wollina U, Liebold K, Schmidt W et al. Biosurgery supports granulation and debridement in chronic wounds – clinical data and remittance spectroscopy measurement. Intern J Dermatol, Rochester. 2002; 41(10):635-9.

Yadav A, Panadero R, Katoch R, Godara R, Cabanelas E. Myiasis of domestic and wild ruminants caused by Hypodermatinae in the Mediterranean and Indian subcontinent. Vet Parasitol 2017; 243:208-218.

Zumpt F. Myiasis in man and animals in the Old World. Londres: Butterworths, 1965.

CAPÍTULO 92

Tungíase

Camila Ribeiro Souza • Sandra de Oliveira Pereira • Flávio Marques Andreon • Luiz Alberto Santana

Introdução

A tungíase – conhecida popularmente como bicho-de-pé, bicho-do-porco ou pulga-da-areia – é uma doença parasitária que ocorre com frequência em regiões com condições socioeconômicas precárias (Oliveira et al., 2014; Barbosa; Barbosa, 2019). Seu agente etiológico é uma pulga denominada *Tunga penetrans*. Essa é a menor espécie de pulga conhecida, chegando a 1 mm na fase adulta. As fêmeas são maiores que os machos e são obrigatoriamente hematófagas (Neves, 2016).

A transmissão da tungíase ocorre com a propagação da *T. penetrans* através de esterco usado como adubo e por meio de animais errantes. Ambos são parasitados por fêmeas na fase de oviposição, que dispersam seus ovos pelo ambiente no qual transitam (Rey, 2008).

A pulga penetra a pele dos hospedeiros, sugando seu sangue. A infecção pode ser assintomática ou acarretar diversas complicações – por vezes, graves – como infecções secundárias por *Streptococcus pyogenes*, *Staphylococcus aureus*, *Klebsiella aerogenes*, *Escherichia coli*, *Clostridium tetani* e outras (Ariza et al., 2007; Oliveira et al., 2014). É importante destacar a possibilidade de que várias pulgas infectem o hospedeiro simultaneamente.

Os ovos, as larvas e as pupas podem sobreviver por vários meses em solo seco, arenoso e com pouca luminosidade. A disseminação é favorecida em tempo seco e brando (Matias, 1989). As características do parasito e as condições socioeconômicas tornam o controle da tungíase mais complexo, demandando ações de educação em saúde para empoderamento da população, além de mais estudo sobre a doença.

O intuito deste capítulo é elucidar os principais aspectos referentes à tungíase – ênfase na etiologia, na clínica, no diagnóstico, na terapêutica, na ecoepidemiologia e na profilaxia –, com a apresentação de informações atuais sobre a doença.

Etiologia

Taxonomia

A classificação taxonômica de *Tunga penetrans* está descrita no Quadro 92.1.

Aspectos morfológicos

Tunga penetrans é uma pulga de corpo lateralmente achatado, pertencente à ordem Siphonaptera e à família Pulicidae (Figura 92.1). Esse inseto apresenta coloração amarronzada, cabeça com peças bucais adaptadas para picar e sugar, além de um tubérculo proeminente. Possui três segmentos torácicos, e a extremidade posterior contém o órgão copulador e estigmas respiratórios. A porção final sofre variações de acordo com o sexo. A extremidade posterior do macho é pontiaguda e inclinada para cima, e a porção posterior da fêmea é abaulada e abriga a espermateca (que acondiciona os espermatozoides) (Neves, 2016).

O hábitat ideal para *T. penetrans* é solo seco, arenoso e com pouca luminosidade. O parasito encontra-se frequentemente em chiqueiros, bem como no esterco utilizado para adubar hortas e jardins (Matias, 1989). O artrópode se alimenta de 2 a 3 vezes por dia, com duração de aproximadamente 10 minutos para cada alimentação (Neves, 2016).

Essa espécie de pulga é holometábola e, durante seu ciclo biológico, passa pelas fases de ovo, larva I, larva II, larva III, pupa e pulga adulta. O intervalo de tempo entre as fases evolutivas da *T. penetrans* varia de acordo com a umidade relativa do ar e a temperatura do ambiente. Como exemplo, a fase de pupa pode durar entre 5 e 10 dias, quando a temperatura está em torno de 26°C, ou até 200 dias, se a temperatura estiver próxima de 10°C (Oliveira et al., 2014).

Quanto à reprodução, a cópula acontece após a "libertação" dos adultos da fase de pupa. A fêmea precisa alimentar-se depois da fecundação para iniciar a oviposição. Desse modo, após a cópula, a pulga penetra no hospedeiro, tendo preferência pelas extremidades, em geral inferiores – espaços interdigitais e regiões ungueal e plantar do *Homo sapiens* (Oliveira et al., 2014; Rey, 2008).

A porção anterior da fêmea, composta por cabeça e tórax, é introduzida na pele do hospedeiro, permanecendo a extremidade posterior (abertura genital, ânus e estigmas respiratórios) exteriorizados para eliminação de excrementos e ovos (Acioly; Farinazzo, 2003; Neves, 2016). A pulga se nutre e expande – exageradamente – o abdome devido aos

QUADRO 92.1 Classificação taxonômica de *Tunga penetrans*.

Domínio	Eukaryota
Filo	Arthropoda
Classe	Insecta
Ordem	Siphonaptera
Família	Pulicidae
Gênero	*Tunga*
Espécie	*Tunga penetrans*

Adaptado de NCBI – The Taxonomy Database, 2019; Arctos – Collaborative Collection Management Solution, 2019.

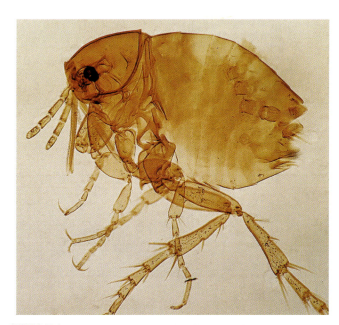

FIGURA 92.1 *Tunga penetrans*. Acervo do Laboratório de Agentes Patogênicos da Universidade Federal de Viçosa. Foto: Igor Rodrigues Mendes (UFV) e Rodrigo Siqueira-Batista (UFV e FADIP).

ovos armazenados, os quais, em um prazo de 15 dias, aproximadamente, são liberados, dando continuidade ao ciclo. A fêmea morre, é retirada ou eliminada pelo organismo do hospedeiro, podendo permanecer resquícios do parasito na pele que levam meses para serem eliminados completamente (Neves, 2016).

Ciclo biológico

Os adultos de *Tunga penetrans* têm menos de 1 mm de comprimento e são as menores pulgas conhecidas (Elson et al., 2017). As fêmeas grávidas liberam seus ovos no ambiente, que eclodem em larvas, após 3 a 4 dias. Dois estágios de larva antecedem os de pupas, que formam casulos, geralmente cobertos por detritos ambientais. Das pupas eclodem adultos hematófagos, machos e fêmeas, que se alimentam intermitentemente em seu hospedeiro. Contudo, somente as fêmeas acasaladas penetram na pele (epiderme) hospedeira, onde causam inchaço nodular. Órgãos de escavação especializados estão ausentes e o parasito penetra arranhando a epiderme, depois de nela se fixar com seus aparelhos bucais. Após penetrar o estrato córneo, se enterram no estrato granuloso, expondo apenas as suas extremidades posteriores ao ambiente (CDC, 2017), pelas quais as fêmeas respiram, são fertilizadas, defecam e expelem os seus ovos. Em duas semanas, liberam cerca de 100 a 200 ovos, sobre a pele do hospedeiro (Elson et al., 2017). Na tungíase, infecções bacterianas secundárias são comuns, (CDC, 2017). O ciclo biológico de *T. penetrans* está ilustrado na Figura 92.2.

Imunologia e patologia

A infecção pela *T. penetrans* causa resposta inflamatória, *rash* cutâneo, prurido intenso e dor. A pulga, ao nutrir-se do sangue do hospedeiro, forma uma lesão papulonodular e origina um ponto enegrecido na região central, havendo, posteriormente, descamação da pele ao redor da lesão (Vallarelli; Souza, 2011).

As alterações histopatológicas mais frequentemente encontradas nos hospedeiros são cutícula eosinofílica, ovos e anéis traqueais do parasito, além de quitina intracuticular. A hiperplasia basal também é recorrente, e há algumas reações inflamatórias como hiperqueratose, hipergranulose e papilomatose (Maco et al., 2013).

Aspectos clínicos

Doença em humanos

A história natural da tungíase pode ser explicada com a descrição de cinco estágios da doença, que possibilita a compressão das alterações que ocorrem a partir da infecção por *T. penetrans* (Neves, 2016; Oliveira et al., 2014):

- Primeiro estágio: uma resposta inflamatória é desencadeada, provocando hiperemia local
- Segundo estágio: a pulga inicia o processo de hipertrofia, originando uma lesão papulonodular com ponto enegrecido na região central, em função da exteriorização do canal anal-genital

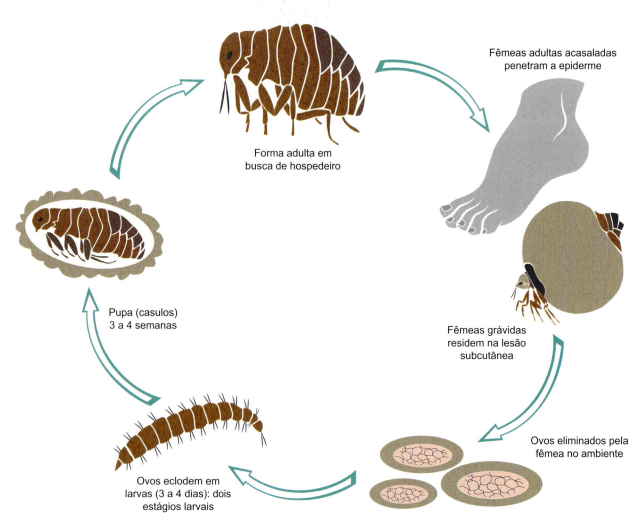

Forma adulta em busca de hospedeiro

Fêmeas adultas acasaladas penetram a epiderme

Pupa (casulos) 3 a 4 semanas

Fêmeas grávidas residem na lesão subcutânea

Ovos eliminados pela fêmea no ambiente

Ovos eclodem em larvas (3 a 4 dias): dois estágios larvais

FIGURA 92.2 Ciclo biológico dos artrópodes da espécie *Tunga penetrans*.

- Terceiro estágio: a pulga alcança a hipertrofia máxima e torna-se visível a olho nu devido à expansão do seu abdome, aumentando, assim, o desconforto do hospedeiro. É nesse estágio, início da oviposição, que ocorrem hiperqueratose e descamação da pele ao redor da lesão
- Quarto estágio: a pulga morre e é eliminada pelo organismo do hospedeiro
- Quinto estágio: ocorre o rearranjo da epiderme, mas alguns resquícios são eliminados mais tardiamente devido à reparação tissular.

A partir da penetração da fêmea na pele do hospedeiro, os primeiros sinais manifestam-se em 30 minutos (Neves, 2016). Como consequência, podem ocorrer desconforto local e sensação de corpo estranho na região, dificultando a postura e a locomoção. Além disso, há riscos de perda de unhas, impetiginização da lesão, eritema, pústula, supuração, úlcera, deformidade dos dedos e infestação grave.

A reação dérmica à pulga *T. penetrans* é caracterizada por hiperplasia basal, acantose, hiperqueratose, paraceratose, hipergranulose e papilomatose. Microabscessos e associação de colônias bacterianas podem estar presentes (Norgan et al., 2018).

Há também a possibilidade de se estabelecer um quadro de tungíase disseminada, caracterizada por múltiplos focos simultâneos de infecção pelo parasito em regiões adjacentes ou distintas no hospedeiro (Krüger, 2017). Complicações ainda mais sérias, como sepse, necrose óssea e dos tendões e até perda de dedos, podem ocorrer, evidenciando a necessidade de cuidados específicos para a doença (CDC, 2017; Damazio et al., 2009; Oliveira et al., 2014).

Doença em animais não humanos

Entre os animais, roedores e mamíferos edentados são hospedeiros frequentes da *T. penetrans*, que infecta cerca de 85% das espécies conhecidas (Linardi et al., 2014). Os suínos são considerados os principais reservatórios do parasito pela maioria dos autores (Pampiglione et al., 2009), e animais como cães, gatos e tatus também são acometidos pela tungíase. A pulga ocasiona, nesses animais, lesões que facilitam a ocorrência de outras infecções, assim como acontece em humanos (Avelar, 2010).

Os sítios preferenciais para alojamento do hospedeiro nos animais infectados por *T. penetrans* são pés, pernas, úbere, escroto, focinho e cauda. As lesões muitas vezes são múltiplas e dispostas em aglomerados, além de serem recobertas por crostas espessas. Nos últimos anos, vários casos de tungíase bovina são descritos no estado de Minas Gerais, Brasil (Pampiglione et al., 2009).

A ocorrência da tungíase em animais causa grande impacto epidemiológico, pois estes atuam como reservatórios do parasito, contribuindo para a propagação dessa ectoparasitose (Grossel; Povaluk, 2016). Portanto, é muito importante que políticas públicas de controle da tungíase sejam implementadas, para que haja um controle efetivo da doença (Limongi et al., 2013).

Diagnóstico

A tungíase é diagnosticada por meio da investigação clínica do paciente, abordando os aspectos clínicos, epidemiológicos e morfologia do nódulo (Caumes, 2019). É essencial a identificação da pulga no hospedeiro; para tanto, deve ser realizada a ruptura da pele com material adequado, como agulha estéril. Uma alternativa é a análise histopatológica da lesão (Fich et al., 2013; Noriega et al., 2015).

A tungíase faz parte das causas mais frequentes de lesões de pele em viajantes oriundos de países tropicais, podendo, nesse e em outros contextos, ter como diagnósticos diferenciais: larva *migrans* cutânea, leishmaniose tegumentar, miíase, infecções resistentes à antibioticoterapia em tecidos moles e na pele e infecções selecionadas associadas a febre e *rash* (p. ex., sarampo, chikungunya, dengue e condições mórbidas associadas às bactérias do gênero *Rickettsia*) (Zimmerman, 2015).

Tratamento

O tratamento (Quadro 92.2) consiste, primordialmente, na retirada do parasito da pele do hospedeiro, ação que pode acontecer no momento do diagnóstico. Comumente, esse procedimento é realizado com agulha estéril, mas também pode ser feita uma abordagem alternativa com a utilização de eletrocautério após anestesia local. Podem ser usadas também medicações tópicas, como unguento de mercúrio e pomadas à base de inseticidas (p. ex., gamexane), além de medicação com ação sistêmica.

Uma possibilidade de tratamento por via oral é o uso de tiabendazol, 25 mg/kg, uma ou duas doses diárias, por um período de 3 a 5 dias; ou ivermectina, 200 µg/kg, em uma única dose. Em caso de infecção secundária, a antibioticoterapia é indicada. Devido ao risco de infecção pelo bacilo tetânico, é imprescindível a realização de profilaxia de acordo com o esquema de vacinação determinado pelo Programa Nacional de Imunização (CDC, 2017; Oliveira et al., 2014; Brasil, 2019).

Ecologia e epidemiologia

Dos pontos de vista ecológico e epidemiológico, as pulgas são importantes na relação entre organismos vivos por serem ectoparasitos. A expansão marítima contribuiu para a sua disseminação, quando ocorreram os primeiros relatos de ocorrência da moléstia (Neves, 2016).

A primeira referência à tungíase coincide com a chegada da esquadra de Cristóvão Colombo na América (1492), na atual São Salvador, no arquipélago das Antilhas, sendo relatada em 1493. Em 1863, foram registrados casos da doença entre homens de tropas francesas na América do Norte e, em 1890, casos de tungíase com complicação, como amputação de dedos dos pés, na Libéria (Matias, 1989).

Atualmente, é uma doença endêmica nas Américas do Sul e Central, na África Subsaariana, no oeste da Índia e no Caribe, onde a reinfecção é frequente e os hospedeiros podem apresentar diversas pulgas simultaneamente (Fich et al., 2013; Miller et al., 2019). A abordagem da tungíase também é relevante em países não endêmicos, tendo em vista o desconhecimento da existência da doença e os casos importados por viajantes (Adachi et al., 2018).

É importante ressaltar que, apesar da baixa ocorrência, há casos da doença no hemisfério norte (Damazio et al., 2009). No Brasil, as taxas de prevalência variam de 16 a 55% em alguns municípios, ressaltando-se que são mais frequentes em locais de condições precárias, o que permite que se considere a ectoparasitose como uma doença negligenciada (Damazio et al., 2009; Miller et al., 2019).

QUADRO 92.2 Tratamento da tungíase.

Fármaco	Via de utilização	Dosagem	Tempo de tratamento	Efeitos adversos
Tiabendazol	Oral	25 mg/kg, até 2 vezes/dia	Entre 3 e 5 dias	• Ocorrem de 3 a 4 horas após a administração, com duração de 2 a 8 horas • Urina com odor fétido, náusea, vômito, xerostomia, diarreia, dor abdominal, tontura, confusão mental
Ivermectina	Oral	200 µg/kg	Dose única	• Não deve ser utilizado por menores de 5 anos, por crianças com peso inferior a 15 kg, tampouco por gestantes, lactantes ou indivíduos com afecções do sistema nervoso central • Raros efeitos colaterais

Adaptado de Oliveira et al., 2014.

Profilaxia e controle

Para controle da tungíase, é essencial que a cadeia de transmissão seja interrompida. Como profilaxia, recomenda-se que os indivíduos andem calçados e usem luvas durante o período de trabalho em áreas de maior risco, como trabalhadores que lidam com esterco. A pulverização de inseticidas em focos reconhecidos de *T. penetrans* e suas proximidades é indicada. Também é recomendado que indivíduos em risco de infecção pela pulga estejam com a vacina antitetânica em dia (Oliveira et al., 2014; Brasil, 2019).

O controle das pulgas deve abranger os animais, as residências e os espaços peridomicílio infestados, com uso de métodos mecânicos e químicos. Os animais domésticos devem ter as pelagens analisadas em busca de sinais do parasito. Caso seja constatada a presença do parasito, deve-se lavar a pelagem com jatos ou mergulhar o animal em recipiente com água. O uso de óleos apropriados facilita a catação manual. Outra estratégia é a escovação com pente fino para que a pulga não consiga manter a aderência ao pelo do animal (Acioly; Farinazzo; 2003).

As residências devem ser cuidadosamente varridas, e pisos ou carpetes, lavados com água quente, se possível associado ao uso de aspirador de pó para recolher as pulgas, fezes e nutrientes para as larvas. É muito importante que os locais onde os animais dormem sejam lavados frequentemente (Acioly; Farinazzo, 2003).

Nos espaços próximos aos domicílios, a varredura é importante, e o material recolhido deve ser incinerado. A vegetação e o solo devem ser manejados no intuito de impedir ambientes propícios para a criação de pulgas, bem como de não utilizar esterco como adubo. Os animais domésticos devem ser impedidos de entrar em contato com os animais vadios para que não sejam infectados (Neves, 2016). Outras medidas que podem ser tomadas incluem a pavimentação das vias públicas, a colocação de pisos nas residências e a disponibilidade de saneamento básico, especialmente com coleta de lixo (Oliveira et al., 2014).

O controle químico pode ser utilizado, mas deve acontecer de maneira consciente, devido à toxicidade dos produtos utilizados. Inseticidas variados, como malathion, cabaryl e diazinon, são indicados para essa finalidade, respeitando o intervalo de tempo de cada tipo e o ambiente a ser aplicado (Rey, 2008; Neves, 2016).

Para produzir impactos positivos a longo prazo, destaca-se a relevância de ações de educação em saúde para que a população fique informada sobre a doença e saiba como evitar a infecção (Oliveira et al., 2014).

Referências bibliográficas

Acioly M, Farinazzo JM. Tungíase. In: Siqueira-Batista R, Gomes AP, Santos SS et al. Manual de infectologia. Rio de Janeiro: Revinter; 2003.

Adachi E, Miharu Y, Suzuki M, et al. Imported tungiasis in a non-endemic country. Intern Med 2018;57(23):3497-8.

Arctos – Collaborative Collection Management Solution. Disponível em: <https://arctos.database.museum/name/Tunga%20penetrans>. Acesso em: jun. 2019.

Ariza L, Seidenschwang M, Buckendahl J et al. Tungíase: doença negligenciada causando patologia grave em uma favela de Fortaleza, Ceará. Rev Soc Brasil Med Trop 2007;40(1):63-7.

Avelar DM. Sistemática e análise cladística das espécies neotropicais do gênero Tunga jarocki, 1838 (Siphonaptera: Tungidae). Tese (Doutorado).

Instituto de Ciências Biológicas, Universidade Federal de Minas Gerais, Belo Horizonte; 2010.

Barbosa MM, Barbosa AD. Tungiasis. N Engl J Med 2019; 380(14):e19.

Brasil. Ministério da Saúde. Guia de Vigilância em Saúde. 2019. Disponível em: http://bvsms.saude.gov.br/bvs/publicacoes/guia_vigilancia_saude_volume_unico_3ed.pdf. Acesso em: 4 set. 2019.

Caumes E. Skin Diseases. In: Keystone JS, Connor BA, Mendelson M et al. Travel Medicine. 4. ed. 2019.

CDC. Centers for Disease Control and Prevention. Tungiasis. 2017. Disponível em: http://www.cdc.gov/dpdx/tungiasis/index.html. Acesso em: 27 jun. 2019.

Coates SJ, Thomas C, Chosidow O, Engelman D, et al. Part II - Ectoparasites: Pediculosis and Tungiasis. J Am Acad Dermatol 2019; pii: S0190-9622(19)32386-2.

Damazio ORS, Silva MV. Tungiasis in schoolchildren in Criciúma, Santa Catarina State, South Brazil. Revista do Instituto de Medicina Tropical de São Paulo 2009; 51(2):103-8.

Elson L. Fillinger U, Feldmeier H. Tungiasis. In: Tyring SK, Lupi O, Hengge UR. Tropical Dermatology. 2. ed., 2017.

Fich F, Barrio-Díaz PD, Kam S et al. Tungiasis, una enfermedad tropical emergente en Chile. Comunicación de tres casos clínicos importados. Rev Chil Infectol 2013; 30(6):676-9.

Grossel LA, Povaluk M. Medidas profiláticas para amenizar a questão das zoonoses ocasionadas por cães abandonados nas ruas do bairro Faxinal, Mafra, SC. Saúde Meio Ambient 2016;5(2):3-20.

Krüger GM, Loro LS, Takita LC et al. Disseminated tungiasis. An Bras Dermatol 2017; 92(5):727-8.

Limongi JE, Silva JJ, Paula MBC et al. Aspectos epidemiológicos das infestações por sifonápteros na área urbana do município de Uberlândia, Minas Gerais, 2007-2010. Epidemiol Serv Saúde 2013; 22(2):285-94.

Linardi PM, Beaucournu JC, Avelar DM et al. Notes on the genus Tunga (Siphonaptera: Tungidae) II – neosomes, morphology, classification, and other taxonomic notes. Parasite 2014; 21:68.

Maco V, Maco VP, Tantalean ME et al. Case report: histopathological features of Tungiasis in Peru. Amer J Trop Med Hyg 2013;88(6):1212-6.

Matias RS. Epidemia de tungíase no Rio Grande do Sul. Rev Soc Brasil Med Trop 1989; 22:137-42.

Miller H, Ocampo J, Ayala A et al. Very severe tungiasis in Amerindians in the Amazon lowland of Colombia: A case series. PLoS Negl Trop Dis 2019; 13(2):e0007068.

NCBI. National Center for Biotechnology Information. Taxonomy. Disponível em: <https://www.ncbi.nlm.nih.gov/taxonomy>. Acesso em: mar. 2019.

Neves DP. Parasitologia humana. 13. ed. São Paulo: Atheneu; 2016.

Norgan A, Pritt B. Parasitic infections of the skin and subcutaneous tissues. Adv Anat Pathol, 2018,25(2):106-23.

Noriega L, Di Chiacchio N, Rosa IP et al. Subungual hyperpigmented nodular lesion in an adult's toe. Skin Appendage Disord 2015; 1:114-6.

Oliveira IS, Moreira BSV, Pereira SO et al. Tungíase: atualidades clínicas. J Bras Med 2014;102(6):7-10.

Pampiglione S, Fioravanti M, Gustinelli A et al. Sand flea (Tunga spp.) infections in humans and domestic animals: state of the art. Medical and Vet Entomol 2009; 23:172-86.

Rey L. Parasitologia. 4. ed. Rio de Janeiro: Guanabara Koogan; 2008.

Vallarelli AFA, Souza EM. Tungíase disseminada. An Brasil Dermatol 2011;86(5):1027-8.

Zimmerman RF, Belanger ES, Pfeiffer CD. Curr Infect Dis Rep 2015;17:10.

PARTE 5

Invertebrados Implicados na Transmissão de Doenças Parasitárias Humanas

Os Artrópodes e a Transmissão das Enfermidades Parasitárias

Rodrigo Siqueira-Batista • Jaqueline Machado da Fonseca • Lúcia Meirelles Lobão Protti •
Bruna Soares de Souza Lima Rodrigues • Ademir Nunes Ribeiro Júnior • Rafaela Magalhães Macedo Paim

Introdução

A denominação Arthropoda tem origem etimológica no grego (*arthro* = articulado; *poda* = pés). Refere-se ao filo que abrange seres vivos com grande importância na área médico-veterinária, devido ao seu papel na transmissão de enfermidades aos animais (humanos ou não), incluindo aquelas causadas por protozoários e helmintos. As pesquisas envolvendo os artrópodes e sua relevância médica se iniciaram por volta de 1878, com o médico britânico Patrick Manson, o qual descobriu, na China, que os mosquitos pertencentes à classe Insecta eram os vetores da filariose (Cimerman; Cimerman, 2001; Neves, 2016).

Atualmente, a compreensão do surgimento e da evolução dos artrópodes tem sido aprimorada, em virtude dos avanços no estudo de filogenia e de biologia do desenvolvimento, por meio de inovadoras interpretações do registro de fósseis (Chipman, 2015). Tem-se conhecimento de mais de um milhão de espécies que compõem esse filo, o mais numeroso do Reino Animalia.

Os artrópodes são metazoários (animais multicelulares, heterotróficos e móveis), com simetria bilateral, tendo seu corpo dividido em segmentos articulados, formados por um exoesqueleto composto de quitina, combinado com carbonato de cálcio ($CaCO_3$) e proteínas, estrutura que lhe confere grande resistência. Além disso, alguns desses seres possuem apêndices articulados, os quais evolutivamente foram desenvolvidos para auxiliar a locomoção e a reprodução (Cimerman; Cimerman, 2001).

Fatores como mudanças climáticas, viagens e urbanização crescente têm modificado o comportamento dos artrópodes e, consequentemente, das doenças por eles transmitidas (CDC, 2019; Siqueira-Batista et al., 2001; Mordecai et al., 2019). Tais fatores têm sido associados ao aumento da incidência de algumas enfermidades de transmissão vetorial, como dengue, chikungunya e leishmanioses, as quais emergem em países onde antes eram desconhecidas. Com efeito, as doenças transmitidas por artrópodes representam, atualmente, significativo problema de saúde pública no Brasil e no mundo (CDC, 2019). De fato, as enfermidades vetoriais abarcam mais de 17% de todas as doenças transmissíveis, sendo responsáveis por cerca de um milhão de mortes anualmente.

O estudo dos artrópodes – sua diversidade e importância médica – é extremamente relevante para a saúde humana, sendo crucial o conhecimento da relação das doenças causadas por helmintos, protozoários e outros microrganismos e os vetores que as transmitem (Rey, 2008; Azari-Hamidian et al., 2019) (Quadro 93.1).

Com base nessas breves considerações, este capítulo apresentará os aspectos considerados essenciais sobre o estudo dos artrópodes, com o intuito de aprimorar a compreensão sobre o seu papel como vetor, pressuposto para o desenvolvimento de ações de profilaxia e controle das doenças parasitárias por eles transmitidas.

Aspectos do filo Arthropoda

A origem e a evolução das características morfológicas dos artrópodes ainda são motivo de discussão no meio científico; porém, segundo pesquisas recentes, acredita-se que os caracteres selecionados nesses animais durante a evolução não teriam uma origem única, mas diversificada de grupos como dos anelídeos (Budd; Telford, 2009).

Considera-se, hoje, que os animais representantes do filo Arthropoda e os anelídeos sejam originados de um ancestral comum (de fato, desde a época dos estudos darwinianos, era reconhecido que os artrópodes se desenvolveram a partir de um antepassado dos anelídeos), o qual apresentava o corpo segmentado em forma de anéis. Porém, os artrópodes, evolutivamente, distinguiram-se do filo Annelida. Por exemplo, enquanto nos primeiros há uma cavidade celomática estendendo-se por todo o corpo, nos anelídeos ocorre uma cavidade para cada segmento somático (Budd; Telford, 2009; Cimerman; Cimerman, 2001). Ademais, os artrópodes possuem um único órgão excretor, ao passo que os anelídeos apresentam um par de nefrídeos individuais em cada segmento.

O corpo dos artrópodes é dividido em cabeça, tórax e abdome (Figura 93.1). Na cabeça, encontram-se: os olhos, que, nesses animais, podem ser simples ou compostos; normalmente um ou dois pares de antenas, responsáveis pelo olfato; e uma pequena abertura bucal, juntamente com seus apêndices. No tórax, observam-se os apêndices articulados para a locomoção, que se apresentam sempre aos pares, nos quais estão as patas e as asas, sendo que estas últimas nem sempre estão presentes. Na porção mais caudal tem-se o abdome, que normalmente apresenta segmentos ápodes, com uma extremidade posterior em que se abre o ânus, no qual se localizam as peças genitais externas, destacando-se, por conseguinte, seu papel na reprodução. Em algumas subclasses do filo Arthropoda, como a Chelicerata, os animais apresentam a cabeça e o tórax fundidos, formando a estrutura denominada cefalotórax, a qual realiza funções de locomoção e alimentação (Cimerman; Cimerman, 2001; Moore, 2003).

Os artrópodes possuem um revestimento externo – o exoesqueleto –, o qual é composto basicamente de quitina, carbonato de cálcio e proteínas. Ele se organiza em formações de grande valor taxonômico, tais como os tubérculos, os espinhos, as cerdas, os pelos e as escamas (Moore, 2003). O exoesqueleto confere aos metazoários resistência e proteção mecânica, além de minimizar a perda de água, permitindo hábitos diversos a esses animais, o que foi crucial para seu "sucesso" evolutivo. Todavia, a rigidez do exoesqueleto, por não acompanhar seu desenvolvimento, impede o crescimento progressivo desses metazoários; desse modo, para que possa ocorrer o crescimento, os artrópodes apresentam um mecanismo regulado por processos endócrinos complexos, chamado de mudas ou ecdises, no qual o animal se desfaz desse exoesqueleto no período que está em crescimento, formando um exoesqueleto compatível com seu novo tamanho (Cimerman; Cimerman, 2001; Moore, 2003).

Como já mencionado anteriormente, os artrópodes apresentam uma cavidade celomática que se estende por todo o corpo, a qual se apresenta repleta de hemolinfa, um fluido heterogêneo, com função imunológica e de reparação, que circula por todos os tecidos e órgãos. Nas cavidades internas dos artrópodes há o sistema digestório, que vai de uma extremidade a outra e que, na maioria das vezes, é dividido em intestinos anterior, médio e posterior. As estruturas do sistema digestório desses animais variam de acordo com a diversidade alimentar e o modo como os nutrientes são obtidos (Cimerman; Cimerman, 2001;

QUADRO 93.1 Principais doenças humanas transmitidas por artrópodes.

Doenças	Agente etiológico	Artrópode vetor	Mecanismo de transmissão
Babesiose	*Babesia microti, Babesia divergens, Babesia bovis*	*Ixodes scapularis* (carrapato)	Picada
Bartonelose	*Bartonella baciliformis*	*Lutzomyia* spp. (flebotomíneo)	Picada
Calazar (leishmaniose visceral)	*Leishmania infantum, Leishmania donovani*	*Lutzomyia longipalpis* e *Phlebotomus* (flebotomíneos)	Picada
Dengue	Vírus da dengue	*Aedes aegypti* (mosquito)	Picada
Doença de Chagas	*Trypanosoma cruzi*	*Triatoma, Rhodnius* e *Panstrongylus* (triatomíneos)	Dejetos
Doença do sono	*Trypanosoma brucei*	*Glossina palpalis* e *Glossina morsitans* (mosca-tsé-tsé)	Picada
Encefalite russa	Vírus da encefalite russa	Carrapatos	Picada
Erlichiose	*Ehrlichia chaffeensis, Ehrlichia canis, Ehrlichia phagocytophilum*	*Amblyomma* e *Dermacentor* (carrapatos)	Picada
Febre amarela	Vírus da febre amarela	*Aedes aegypti* e *Haemagogus* (mosquitos)	Picada
Febre por oropouche	Vírus oropouche	*Culicoides paraenses* (ceratopogonídeo)	Picada
Febre das trincheiras	*Bartonella quintana*	*Pediculus humanus corporis* (piolho)	Picada
Febre maculosa	*Rickettsia rickettsii, Rickettsia australis, Rickettsia conorii, Rickettsia sibirica*	*Amblyomma cajennense sensu lato* (carrapato)	Picada
Febre Q	*Coxiella burnetti*	*Rhipicephalus, Dermacentor, Amblyomma* (carrapatos)	Picada
Febre recorrente	*Borrelia recurrentis*	*Pediculus humanus* (piolho)	Picada e esmagamento
Filaríase bancroftiana	*Wuchereria bancrofti*	*Culex quinquefasciatus* (mosquito)	Picadas
Leishmaniose tegumentar	*Leishmania* spp.	*Lutzomyia* spp. (flebotomíneos)	Picada
Loíase	*Loa loa*	*Chrysops* spp. (tabanídeo)	Picada
Malária	*Plasmodium falciparum, Plasmodium vivax, Plasmodium malariae, Plasmodium ovale*	*Anopheles darlingi, Anopheles aquasalis* e *Anopheles gambiae* (mosquitos)	Picada
Mansonelose	*Mansonella ozzardi*	*Simulium guianense* (simulídeo)	Picada
Oncocercose	*Onchocerca volvulus*	*Simulium* spp. (simulídeo)	Picada
Peste bubônica	*Yersinia pestis*	*Xenopsylla cheopis* (pulga)	Picada
Tifo do cerrado	*Rickettsia tsutsugamushi*	*Trombiculidae* (ácaro)	Picada
Tifo exantemático	*Rickettsia prowazekii*	*Pediculus humanus* (piolho)	Dejetos e esmagamento
Tifo murino	*Rickettsia typhi*	*Xenopsylla cheopis* (pulga)	Picada
Tularemia	*Francisella tularensis*	*Dermacentor* (carrapato)	Picada

Adaptado de Rey, 2008; Siqueira-Batista et al., 2001; Azari-Hamidian et al., 2019.

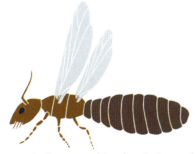

FIGURA 93.1 Representação esquemática da estrutura e da segmentação somática de um artrópode. Ilustração de Rodrigo Siqueira-Batista (UFV e FADIP) e Ademir Nunes Ribeiro Júnior (FADIP).

Moore, 2003). Além disso, eles têm sistema respiratório, que pode ser cutâneo, traqueal ou branquial, e sistemas circulatório (lacunar), nervoso e reprodutor, nos quais há peculiaridades próprias de cada família, gênero e espécie.

Aspectos da classificação do filo Arthropoda

Os animais do filo Arthropoda são divididos em três subfilos, os quais são apresentados no Quadro 93.2.

Subfilo Trilobita

Os trilobitas são animais fósseis, marinhos, que existiram há cerca de 600 milhões de anos, no período Cambriano (Figura 93.2). Seu corpo era constituído por: região cefálica; segmentos somáticos próximos à cabeça, que, provavelmente, auxiliavam no processo de alimentação; antenas; e muitas patas, as quais eram conectadas aos segmentos posteriores. Desde o início do seu surgimento, os trilobitas apresentavam uma grande diversidade de nichos, com hábitos alimentares detritívoros. Evolutivamente, esses animais começaram a ter hábitos ainda mais diversificados, sendo capazes de explorar vários nichos (Silva; Fonseca, 2005). Estudos mostram que esses artrópodes foram os ancestrais comuns dos subfilos Chelicerata e Mandibulata (Cimerman; Cimerman, 2001; Neves, 2016).

Subfilo Chelicerata

Os quelicerados não possuem antenas e, morfologicamente, têm seu corpo dividido em cefalotórax (cabeça e tórax fundidos), o qual desempenha função de alimentação e locomoção, e abdome, especializado para a reprodução (Cimerman; Cimerman, 2001; Rey, 2008).

Dentro do subfilo Chelicerata encontra-se a classe Arachnida, na qual estão compreendidas as ordens Araneae, cujos representantes são aranhas; Scorpiones (Figura 93.3) e Ixodida, as quais são representadas pelos escorpiões e carrapatos, respectivamente. Esses animais são importantes causadores de reações alérgicas e empeçonhamento (ver Capítulo 96, *Araneísmo*; e Capítulo 97, *Escorpionismo*), além de serem vetores de importantes doenças humanas (ver Quadro 93.2).

Subfilo Mandibulata

Os animais do subfilo Mandibulata surgiram a partir de um ancestral comum, o qual provavelmente era aquático. Esses metazoários originaram os crustáceos e os miriápodos-insetos. Os mandibulados têm como principal característica a existência de apêndices articulados na cabeça, formando peças bucais com função alimentar. Seis classes são

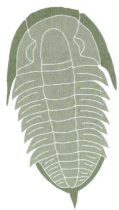

FIGURA 93.2 Representação esquemática de um artrópode do subfilo Trilobita. Ilustração: Rodrigo Siqueira-Batista (UFV e FADIP) e Ademir Nunes Ribeiro Júnior (FADIP).

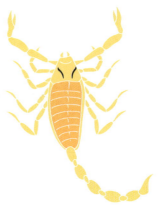

FIGURA 93.3 Representação de *Tityus serrulatus* (escorpião-amarelo). Ilustração: Nayra Teixeira Bressan (UFV) e Ademir Nunes Ribeiro Júnior (FADIP).

QUADRO 93.2 Visão geral do filo Arthropoda.

Filo	Subfilo	Classe	Ordem	Subordem	Família
Arthropoda	Trilobita				
	Chelicerata	Merostomata			
		Pynogonida			
		Arachnida	Scorpiones		
			Araneae		
			Mesostigmata		
			Trombidiformes		
			Sarcoptiformes		Sarcoptidae
					Pyroglyphidae
			Ixodida		Argasidae
					Ixodidae
	Mandibulata	Crustacea			
		Chilopoda			
		Diplopoda			
		Symphyla			
		Pauropoda			
		Insecta	Phthiraptera	Anoplura	Pediculidae
					Pthiridae
			Siphonaptera		Tungidae
					Pulicidae
			Hemiptera	Heteroptera	Cimicidae
					Reduviidae
			Diptera	Nematocera	Psychodidae
					Simuliidae
					Ceratopogonidae
					Culicidae
				Brachycera	Tabanidae
					Calliphoridae
					Sarcophagidae
					Muscidae
					Cuterebridae

Adaptado de NCBI – The Taxonomy Database, 2019.

conhecidas – Chilopoda, Crustacea, Diplopoda, Insecta, Pauropoda e Symphyla. A Insecta é a de maior representatividade dentro do filo Arthropoda e de grande relevância na transmissão de doenças humanas. Ela conta com quatro ordens de importância médica (Phtiraptera, Siphonaptera, Hemiptera e Diptera), as quais serão descritas a seguir.

■ Phtiraptera

É representada pelos piolhos e compreende três subordens: a Mallophaga, que tem maior importância veterinária; a Rhyncophthirina, que é representada pela espécie *Haematomyzus elephantis* (o piolho que parasita elefantes); e Anoplura, de grande relevância médica. Esta última está associada a infestações humanas, principalmente nos contextos em que as condições sanitárias são precárias. A espécie que parasita o homem é a *Pediculus humanus*, com duas subespécies: a *P. humanus capitis* (Figura 93.4), que é encontrada na cabeça, e cujos ovos ficam fixados aos fios de cabelo; e a *P. humanus corporis*, que se alimenta na superfície corpórea e mantém-se aderida às roupas (ver Capítulo 90, *Pediculose*).

■ Siphonaptera

São insetos que parasitam pássaros e mamíferos, representados por pulgas e bichos-de-pé. Suas espécies não apresentam asas e possuem um corpo alongado, além de suas peças bucais (adultos) serem adaptadas para sugar sangue. Esses animais têm grande importância médica, pois, em condições adequadas, reproduzem-se rapidamente, estando envolvidos na gênese de importantes problemas de saúde.

As pulgas de maior importância para a espécie humana são da família Pulicidae, com destaque para a espécie *Xenopsylla cheopis* (Figura 93.5), transmissora da peste bubônica entre os ratos e humanos (Cimerman; Cimerman, 2001; Santana et al., 2016). As mudanças climáticas ocorridas nas últimas décadas têm colaborado para a proliferação desses metazoários, o que tem contribuído para a emergência e o recrudescimento de vários problemas de saúde pública e estimulado pesquisas com o fim de desenvolver métodos de controle desses insetos (Miarinjara; Boyer, 2016; Schotthoefer et al. 2011). Outra espécie de importância médica é *Tunga penetrans* (Figura 93.6), causadora da tungíase ou bicho-de-pé (ver Capítulo 92, *Tungíase*). A fêmea grávida pode penetrar na pele humana, permanecendo no local até a liberação dos ovos, o que acarreta lesões e feridas. O processo de entrada na pele do hospedeiro, realizado pela fêmea, causa intenso prurido; além disso, há o risco de desenvolvimento de processos infecciosos secundários nas lesões provocadas pelo ectoparasito, como infecções bacterianas (p. ex., tétano e gangrena gasosa) e micoses.

■ Hemiptera

São insetos com aparelho bucal adaptado para perfurar e sugar, que possuem asas anteriores, denominadas hemiélitros, e desenvolvem-se por hemimetabolia, ou seja, sofrem metamorfose incompleta, passando pelos estágios de ovo, ninfa e adulto. Os animais dessa classe são divididos em duas subordens: a Homoptera (insetos fitófagos) e a Heteroptera (fitófagos, predadores e hematófagos). A subordem Heteroptera é formada por duas famílias de grande importância médica: a Cimicidae, cujas espécies (*Cimex lectularius* e *Cimex hemipterus*, conhecidas como percevejos-de-cama) parasitam o homem, e a Reduviidae, na qual estão incluídos os vetores (Figuras 93.7 e 93.8) da doença de Chagas, causada pelo *Trypanossoma cruzi* (Siqueira-Batista et al., 2007; Dias et al., 2016) (ver Capítulo 34, *Tripanossomíase Americana/Doença de Chagas*).

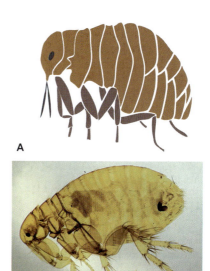

FIGURA 93.5 Artrópode da espécie *Xenopsylla cheopis*. **A.** Representação esquemática; ilustração: Rodrigo Siqueira-Batista (UFV e FADIP) e Ademir Nunes Ribeiro Júnior (FADIP). **B.** Fotografia de um espécime fêmea (40× de aumento); acervo do Laboratório Multidisciplinar da Faculdade Dinâmica do Vale do Piranga (FADIP). Foto: Rodrigo Siqueira-Batista (UFV e FADIP) e Flávia Neves Carneiro do Nascimento (FADIP).

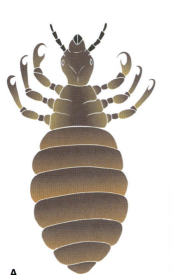
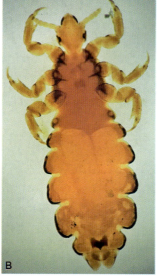

FIGURA 93.4 Artrópode da espécie *Pediculus humanus capitis*. **A.** Representação esquemática; ilustração: Rodrigo Siqueira-Batista (UFV e FADIP) e Ademir Nunes Ribeiro Júnior (FADIP). **B.** Fotografia de um espécime fêmea (40× de aumento); acervo do Laboratório Multidisciplinar da Faculdade Dinâmica do Vale do Piranga. Foto: Rodrigo Siqueira-Batista (UFV e FADIP) e Flávia Neves Carneiro do Nascimento (FADIP).

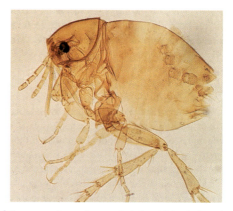

FIGURA 93.6 *Tunga penetrans*. Acervo do Laboratório de Agentes Patogênicos, Departamento de Medicina e Enfermagem, Universidade Federal de Viçosa. Foto: Igor Rodrigues Mendes (UFV).

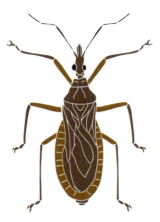

FIGURA 93.7 Representação esquemática de um artrópode do gênero *Triatoma*. Ilustração: Rodrigo Siqueira-Batista (UFV e FADIP) e Ademir Nunes Ribeiro Júnior (FADIP).

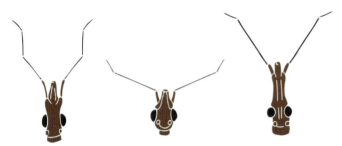

FIGURA 93.8 Representação esquemática do cabeça dos três principais gêneros de artrópodes transmissores da doença de Chagas: *Triatoma*, *Panstrongylus* e *Rhodnius*. Ilustração: Rodrigo Siqueira-Batista (UFV e FADIP) e Ademir Nunes Ribeiro Júnior (FADIP).

■ Diptera

Este é um grupo muito diversificado e compreende mais de 12.000 espécies. Inclui insetos com diferentes tipos de peças bucais, relacionadas a diversos tipos de alimentação, um par de asas bem desenvolvidas e um par que se apresenta de maneira rudimentar, transformando-as em uma estrutura pequena chamada de halteres. Essa classe é dividida em duas subordens: Nematocera e Brachycera.

○ Nematocera

A subordem Nematocera é composta por insetos que possuem mandíbula e uma cabeça esclerotizada (marrom-claro), além de uma pupa que se move livremente. É composta por famílias de grande importância médica, tais como a Culicidae, na qual se destacam os mosquitos dos gêneros *Aedes* (Figura 93.9), *Anopheles* e *Culex*, transmissores de várias doenças que acometem gravemente a saúde de membros da espécie *Homo sapiens*, tais como malária, dengue, zika, febre amarela e filariose. Merecem destaque, também, os mosquitos *Sabethes* (Figura 93.10) e *Haemagogus* (Figura 93.11), implicados na transmissão da febre amarela silvestre (Cupertino et al., 2018).

As fêmeas do gênero *Anopheles* (Figura 93.12) colocam seus ovos (que possuem flutuadores) isoladamente sobre a água. Já nas fêmeas do gênero *Aedes*, a ovipostura é realizada de maneira isolada, mas fora da água, na parede de recipientes que podem acumular o fluido. Por fim, os ovos do gênero *Culex* (Figura 93.13) são colocados sobre a água unidos em formato de "jangada". Após a eclosão, as larvas se movimentam ativamente e se alimentam até se diferenciarem em pupa. As larvas de *Aedes* e *Culex* respiram através de um sifão. Essa estrutura está ausente nas larvas de *Anopheles*, que respiram por espiráculos dispostos na sua superfície. A pupa desses mosquitos não se alimenta, mas respira e se movimenta; é dela que os adultos emergem.

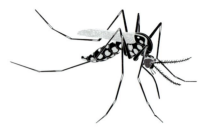

FIGURA 93.9 Representação esquemática de mosquito *Aedes aegypti*, transmissor de diferentes arboviroses, como: chikungunya, dengue, febre amarela (urbana) e zika. Ilustração: Paula Carolina Andrade Mariano (UFV) e Ademir Nunes Ribeiro Júnior (FADIP).

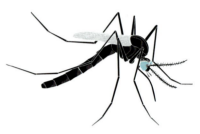

FIGURA 93.10 Representação esquemática de mosquito do gênero *Sabethes*, transmissor da febre amarela silvestre. Ilustração: Paula Carolina Andrade Mariano (UFV) e Ademir Nunes Ribeiro Júnior (FADIP)

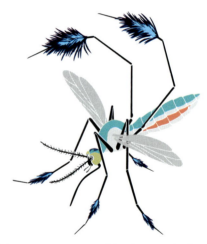

FIGURA 93.11 Representação esquemática de mosquito do gênero *Haemagogus*, transmissor da febre amarela silvestre. Ilustração: Paula Carolina Andrade Mariano (UFV) e Ademir Nunes Ribeiro Júnior (FADIP).

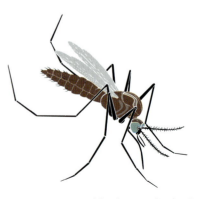

FIGURA 93.12 Representação esquemática de mosquito do gênero *Anopheles*, transmissor da malária. Ilustração: Ademir Nunes Ribeiro Júnior (FADIP).

A subordem Nematocera abrange ainda a família Psychodidae, cuja subfamília, Phlebotominae, inclui as espécies vetoras das leishmanioses tegumentar americana e visceral. Os flebotomíneos (Figura 93.14), assim como os representantes da família Culicidae, são insetos holometábolos, ou seja, apresentam metamorfose completa – ovo, larva, pupa e fase adulta. Diferentemente dos culicídeos, as formas larvais desse vetor se

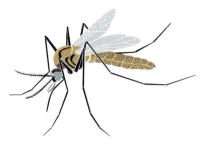

FIGURA 93.13 Representação esquemática de mosquito do gênero *Culex*, transmissor da filariose bancroftiana. Ilustração: Ademir Nunes Ribeiro Júnior (FADIP).

desenvolvem no solo e se alimentam de matéria orgânica. Machos e fêmeas se nutrem do açúcar das plantas, mas somente as fêmeas são hematófagas e usam o sangue para o amadurecimento de seus ovos, cujo período médio de incubação até a eclosão das larvas é de cerca de sete dias.

Já a família Simuliidae, que contém o gênero *Simulium* (Figura 93.15), é representada pelos insetos conhecidos como borrachudos. As fêmeas são hematófagas e se alimentam em mamíferos, podendo transmitir doenças como a oncocercose (ver Capítulo 78, *Oncocercose*) e a mansonelose (ver Capítulo 73, *Mansonelose*). As fêmeas realizam a postura dos ovos em ambiente lótico, principalmente em água corrente. As larvas eclodem em até 30 dias após a oviposição e podem passar por quatro a nove estádios, até se diferenciarem para o de pupa e depois para a fase adulta.

● Brachycera

A subordem Brachycera inclui os dípteros popularmente chamados de moscas. Nessa subordem se destaca a infraordem Muscomorpha, a qual inclui insetos hematófagos e outros que se alimentam de matéria orgânica em decomposição, podendo agir como vetores mecânicos de patógenos. Algumas famílias, como Calliphoridae, Oestridae e Sarcophagidae, são particularmente importantes por incluírem moscas causadoras de míiases (Santana et al., 2014) (ver Capítulo 91, *Míiases*).

Considerações finais

Animais do filo Arthropoda – certas espécies – são relevantes vetores de diversas enfermidades parasitárias humanas. De fato, no Brasil, há um grande número de doenças transmitidas por esses invertebrados, como filariose bancroftiana, leishmanioses, malária, doença de

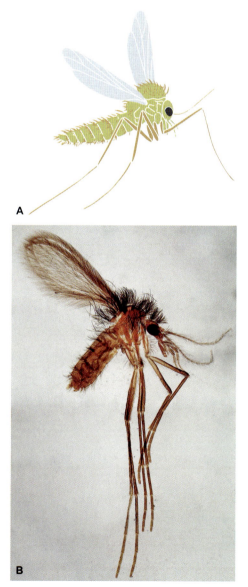

FIGURA 93.14 Artrópode do gênero *Lutzomya*. **A.** Representação esquemática; ilustração: Rodrigo Siqueira-Batista (UFV e FADIP) e Ademir Nunes Ribeiro Júnior (FADIP). **B.** Fotografia de um espécime. Acervo do Laboratório de Agentes Patogênicos da Universidade Federal de Viçosa. Foto: Igor Rodrigues Mendes (UFV).

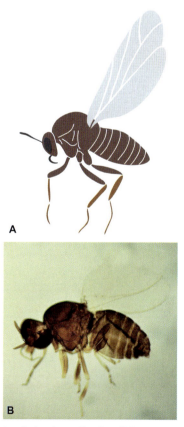

FIGURA 93.15 Artrópode do gênero *Simulium*. **A.** Representação esquemática; ilustração: Rodrig/o Siqueira-Batista (UFV e FADIP) e Ademir Nunes Ribeiro Júnior (FADIP). **B.** Fotografia de um espécime (40× de aumento). Acervo do Laboratório Multidisciplinar da Faculdade Dinâmica do Vale do Piranga. Foto: Bruna Soares de Souza Lima Rodrigues (FADIP) e Flávia Neves Carneiro do Nascimento (FADIP).

Chagas, entre outras, muitas das quais negligenciadas, correspondendo a diversos problemas de saúde pública no país. Com efeito, torna-se importante ampliar o conhecimento sobre esses vetores, para, assim, desenvolverem-se medidas de controle eficientes para as doenças por eles veiculadas.

Referências bibliográficas

Azari-Hamidian S, Norouzi B, Harbach RE. A detailed review of the mosquitoes (Diptera: Culicidae) of Iran and their medical and veterinary importance. Acta Trop 2019; 194:106-122.

Barcellos C, Monteiro AMV, Corvalan C. Mudanças climáticas e ambientais e as doenças infecciosas: cenários e incertezas para o Brasil. Epidemiol Serv Saúde 2009; 18(3):285-304.

Brewer MS, Sierwald P, Bond JE. Millipede taxonomy after 250 years: classification and taxonomic practices in a mega-diverse yet understudied arthropod group. PloS One 2012;7(5):e37240.

Budd GE, Telford MJ. The origin and evolution of arthropods. Nature 2009;457(7231):812-7.

Cazzulo-Klepzig M. Palynology and palaeobotany in the reconstruction of landscape units from the Candiota coalfield, Permian of Paraná Basin, Brazil. Rev Bras Paleont 2005;8(1):83-98.

CDC. Centers for Disease Control and Prevention. About the division of vector-borne diseases. 2019. Disponível em: https://www.cdc.gov/ncezid/dvbd/index.html. Acesso em: 3 set. 2019.

Chipman AD. An embryological perspective on the early arthropod fossil record. BMC Evolutionary Biology 2015;15(1):285.

Cimerman B, Cimerman S. Parasitologia humana e seus fundamentos gerais. 2. ed. Atheneu; 2001.

Consoli RAGB; Oliveira LR. Principais mosquitos de importância sanitária no Brasil. Rio de Janeiro: Fiocruz; 1994.

Cupertino MC, Bayão TS, Gomes AP et al. Eco-epidemiological aspects of mosquitoes of the genus Haemagogus and Sabethes involved in sylvatic yellow fever transmission in Brazil. Trends Entomol 2018; 14:1-9.

Dias JCP, Ramos Jr. AN, Gontijo ED et al. II Consenso Brasileiro em Doença de Chagas – 2015. Epidemiol Serv Saúde 2016; 25(esp):7-86.

Githeko A et al. Climate change and vector-borne diseases: a regional analysis. Bull World Health Organ 2000;78(9):1136-47.

Harwood RF; James MT. Entomology in human and animal health. 7. ed. Macmillan Publisher; 1979.

Miarinjara A, Boyer S. Current perspectives on plague vector control in Madagascar: susceptibility status of Xenopsylla cheopis to 12 insecticides. PLoS Neglected Trop Dis 2016; 10(2):1-13.

Moore J. Uma introdução aos invertebrados. São Paulo: Santos; 2003.

Moraes RG, Costa Leite J, Goulart EG. Parasitologia & micologia humana. 3. ed. Rio de Janeiro: Cultura Médica; 1988.

Mordecai EA, Caldwell JM, Grossman MK et al. Thermal biology of mosquito-borne disease. Ecol Lett 2019; 22(10):1690-708.

NCBI. National Center for Biotechnology Information. Taxonomy. Disponível em: <https://www.ncbi.nlm.nih.gov/Taxonomy/Browser/wwwtax.cgi?id=6656>. Acesso em: mar. 2019.

Neves DP. Parasitologia humana. 13. ed. São Paulo: Atheneu, 2016.

Ogden NH. Estimated effects of projected climate change on the basic reproductive number of the Lyme disease vector Ixodes scapularis. Environmental Health Perspectives 2014;122(6):631-8.

PAHO. Pan-American Health Organization. Neglected, tropical and vector borne diseases. Disponível em: http://www.paho.org. Acesso em: 3 set 2016.

Rey L. Parasitologia. 4. ed. Rio de Janeiro: Guanabara Koogan; 2008.

Ross HH, Ross CA, Ross JRP. A textbook of entomology. 4. ed. New York: John Wiley & Sons, 1982.

Santana LA, Assunção MN, Esperidião-Antonio V et al. Miíases humanas: Atualidades para a prática clínica. J Bras Med 2014; 4:1-5.

Santana LA, Silva Santos S, Gazineo JLD et al. Plague: a new old disease. J Epidemiol Public Health Rev 2016; 1:1-7.

Schotthoefer AM et al. Effects of temperature on early-phase transmission of Yersina pestis by the flea, Xenopsylla cheopis. J Medical Entomol 2011;48(2):411-7.

Silva CF, Fonseca VMM. Hábitos de vida dos Trilobitas das formações Maecuru e Ererê, Devoniano da Bacia do Amazonas, Brasil. Rev Bras Paleontol 2005 8(1):73-82.

Siqueira-Batista R, Rubião ECN, Cotta RMM et al. Epidemiologia e ecologia. In: Siqueira-Batista R, Corrêa AD, Gomes AP et al. Moléstia de Chagas. 2. ed. Rio de Janeiro: Rubio; 2007.

Siqueira-Batista R, Gomes AP, Igreja RP et al. Medicina tropical: abordagem atual das doenças infecciosas e parasitárias. Rio de Janeiro: Cultura Médica; 2001.

CAPÍTULO 94

Os Moluscos e a Transmissão das Enfermidades Parasitárias

Lúcia Meirelles Lobão Protti • Isabella Jardim Moreira • Bruna Soares de Souza Lima Rodrigues •
Ivana Helena Rocha Oliveira • Rodrigo Siqueira-Batista

Introdução

Os moluscos representam um importante grupo de invertebrados caracterizados por possuírem corpo mole, muitas vezes contido em uma concha (Rey, 2010; Klein et al., 2019). O filo Mollusca é o segundo maior do reino animal em abundância de espécies, compreendendo animais cujo tamanho varia de alguns milímetros a vários metros. Além disso, são adaptados a diversos ambientes, ocupando hábitats marinhos, límnicos e terrestres. Dentre seus representantes, podem ser citados os caramujos, as lulas, os mariscos, as ostras e as vieiras (Moore, 2003).

Apesar da diversidade morfológica observada entre as classes desse filo, em geral o corpo dos moluscos compreende três regiões distintas: (1) cabeça, onde se concentram os órgãos sensoriais; (2) pé, utilizado na locomoção; e (3) massa visceral. Nesses metazoários os órgãos internos estão contidos entre um pé muscular ventral e uma concha calcária, por vezes ausente, que atua como escudo protetor dos órgãos internos e é secretada pela epiderme de cobertura subjacente, denominada manto. Além disso, integram a composição somática desses organismos outras partes, como a rádula, órgão raspador utilizado na obtenção de alimento, as brânquias e o celoma (Moore, 2003; Neves, 2016).

Algumas espécies de moluscos estão envolvidas no ciclo biológico de um conjunto de helmintíases de importância médica, atuando como hospedeiros intermediários. Os parasitos causadores de tais enfermidades têm o *Homo sapiens* como hospedeiro definitivo ou acidental.

Com base nessas preliminares considerações, o objetivo deste capítulo é revisar os principais aspectos da biologia dos moluscos, com relevância para o entendimento do seu papel no ciclo biológico de parasitos causadores de doenças em animais humanos e não humanos. A abordagem das condições mórbidas *diretamente* causadas por moluscos (moluscismo) poderá ser encontrada no Capítulo 95 (*Acidentes por Animais de Importância Médica | Répteis, Anfíbios, Peixes e Invertebrados*).

Classificação do filo Mollusca | Principais aspectos biológicos

O filo Mollusca está dividido nas classes Caudofoveata, Cephalopoda, Gastropoda, Monoplacophora, Polyplacophora e, Scaphopoda, Solenogastres e Bivalvia, sendo as duas últimas classes, geralmente, agrupadas no grupo artificial Aplacophora. O detalhamento taxonômico em nível de classe e ordem está descrito no Quadro 94.1.

A classificação taxonômica apresentada é fundamentada, principalmente, em caracteres anatômicos e da concha. O Quadro 94.2 descreve as principais características de cada classe, assim como o número de espécies descritas, os ecossistemas que geralmente são encontrados e exemplos de cada táxon.

Doenças parasitárias cujo ciclo biológico tem a participação de moluscos

Esquistossomoses

As esquistossomoses (ver Capítulo 56, *Esquistossomoses Humanas*; Capítulo 57, *Esquistossomose Mansônica*; Capítulo 58, *Esquistossomose Hematóbia*) são helmintíases causadas por platelmintos da classe

QUADRO 94.1 Classes e ordens do filo Mollusca.

Classe	Ordem
Caudofoveata	Chaetodermatida Limifossorimorpha
Solenogastres	Cavibelonia Neomeniamorpha Pholidoskepia Sterrofustia
Bivalvia	Anomalodesmata Heterodonta Palaeoheterodonta Protobranchia Pteriomorpha
Cephalopoda	Coleoidea Nautiloidea
Gastropoda	Caenogastropoda Cocculiniformia Heterobranchia Neomphalina Patellogastropoda Vetigastropoda
Monoplacophora	Tryblidiida
Polyplacophora	Neoloricata
Scaphopoda	Dentaliida Gadilida

Adaptado de Arctos – Collaborative Collection Management Solution, 2019; Encyclopaedia Britannica; 2019; NCBI – The Taxonomy Database, 2019.

QUADRO 94.2 Caracterização das principais classes que compreendem o filo Mollusca.

Classe	Características anatômicas	Número de espécies	Hábitats
Caudofoveata	• Concha e pé ausentes • Corpo vermiforme, cilíndrico, revestido por uma cutícula com espícula calcária, medindo poucos centímetros	120	Marinho
Solenogastres	• Concha ausente e pé rudimentar • Espículas calcárias	260	Marinho
Bivalvia	• Concha com duas peças fechadas por fortes músculos • Sem rádula • Cabeça rudimentar • Massa visceral retida dentro da concha	8.000	Aquático, geralmente marinho
Cephalopoda	• Concha, quando presente, interna e reduzida • Quatro ou mais pares de tentáculos • Cabeça grande com olhos e olfato	707	Marinho

(continua)

QUADRO 94.2 Caracterização das principais classes que compreendem o filo Mollusca. (*Continuação*)

Classe	Características anatômicas	Número de espécies	Hábitats
Gastropoda	• Concha única em espiral e assimétrica, sendo ausente em alguns membros • Pares de tentáculos retráteis na cabeça com olhos	70.000	Marinho, límnico e terrestre
Monoplacophora	• Concha arredondada de simetria bilateral • Três a seis pares de ctenídios • Três a sete pares de órgãos excretores	20	Marinho
Polyplacophora	• Corpo achatado • Concha de aragonita de oito placas que recobre o corpo • Pé mais alargado	920	Marinho
Scaphopoda	• Concha em forma de cone, aberta em ambas extremidades • Pé molusco adaptado para escavar • Cabeça com vários tentáculos	400	Marinho

Adaptado de Moore, 2003; Voss, 1998 apud Bouth, 2009.

Trematoda. As mais importantes espécies de agentes etiológicos das esquistossomoses humanas são: *Schistosoma haematobium*, *Schistosoma intercalatum*, *Schistosoma japonicum*, *Schistosoma mekongi* e *Schitosoma mansoni*. Esta última é a única com ocorrência no Brasil e é responsável pela forma intestinal da doença, também conhecida como "barriga d'água" ou "mal do caramujo". Tem moluscos planorbídeos do gênero *Biomphalaria* como hospedeiros intermediários (esquistossomose mansônica) (Brasil, 2019).

As principais espécies de moluscos envolvidas no ciclo de *S. mansoni* são: *Biomphalaria glabrata* (Figura 94.1), *Biomphalaria tenagophila* e *Biomphalaria straminea*. Elas são consideradas endêmicas no Nordeste brasileiro, mas também ocorrem no norte de Minas Gerais, no Rio de Janeiro, em São Paulo, no Paraná, em Santa Catarina e no Rio Grande do Sul.

Os caramujos desse gênero têm como principais características: presença de concha discoidal com seis a sete giros arredondados e até 40 mm de diâmetro, hemolinfa vermelha em decorrência da presença de hemoglobina, sistema respiratório formado por uma cavidade no manto com função de pulmão, sistema circulatório aberto e trato digestório completo (Amato Neto et al., 2009). Alimentam-se de folhas, algas,

bactérias, musgos e excrementos de outros animais. São encontrados em ambientes de água doce, em geral com pouca correnteza, ricos em matéria orgânica, ensolarados, com temperatura média entre 20°C e 26°C, pH neutro e pouca turbidez (Bezerra, 2010).

Esses moluscos são considerados hospedeiros intermediários, pois abrigam o estágio assexuado do parasito, enquanto os seres humanos albergam os vermes adultos, cuja reprodução é sexuada.

O ciclo biológico de *S. mansoni* (Figura 94.2) se inicia quando ovos do parasito são eliminados juntamente com as fezes de um indivíduo infectado. Ao alcançarem um corpo d'água e sob estímulos como altas temperaturas, luminosidade e oxigenação da água, os ovos eclodem e liberam a larva miracídio, que se movimenta ativamente até encontrar o hospedeiro invertebrado suscetível, no qual penetrará através de suas partes moles. No caramujo, o miracídio se transforma em esporocisto primário e, em seguida, esporocisto secundário. Cerca de 18 dias após a penetração, os esporocistos dão origem as cercárias, formas infectantes do parasito. Estimuladas pela intensa luminosidade e temperatura média da água de 28°C, as cercárias são eliminadas pelo caramujo e nadam ativamente até encontrar o hospedeiro vertebrado. Neste momento, penetram através da pele ou mucosas com o auxílio de enzimas ceratinolíticas e perdem a cauda, transformando-se em esquistossômulos. As cercárias têm capacidade de infecção de algumas horas após a sua liberação do molusco.

Os esquistossômulos migram pelo subcutâneo e, ao alcançarem as circulações linfática e venosa, são levados passivamente até os pulmões e, em seguida, à circulação arterial. Assim, chegam ao sistema porta intra-hepático, local onde ocorrerá a maturação sexual. Acredita-se que os esquistossômulos alcancem o sistema porta através das artérias mesentéricas, podendo migrar para as veias mesentéricas (Rey, 2010). Outros autores acreditam que essa migração ocorra pela via transdiafragmática (Rey, 2010).

Terminado o desenvolvimento dos vermes adultos, aproximadamente 28 dias após a penetração da cercária ocorrem o acasalamento e a migração do casal de vermes para os ramos finais da veia mesentérica inferior, onde se dá a postura dos ovos. Os ovos poderão afetar o lúmen do intestino e ser eliminados para o ambiente juntamente com as fezes. O tempo decorrido dessa migração é de, no mínimo, seis dias, período necessário para a maturação do miracídio, que poderá morrer caso esse período ultrapasse 20 dias.

A distribuição da espécie *Biomphalaria glabrata*, a de maior importância epidemiológica, está quase sempre associada à da esquistossomose mansônica (Costa et al., 2013). Trata-se de uma espécie altamente suscetível à infecção e com ampla distribuição geográfica, tendo sido notificada em 16 estados brasileiros, além de Distrito Federal, e em 806 municípios de uma área delimitada pelos paralelos 0° 53'S (Quatipuru, PA), 29° 51'S (Esteio, RS), 53° 44'S (Toledo, PR) e a linha costeira (Brasil, 2008). Já a espécie *Biomphalaria tenagophila* foi notificada em 603 municípios de 10 estados brasileiros, além do Distrito Federal, em um quadrante delimitado pelos paralelos 10º 12' e 33º 41' S, pelo meridiano 57º 05' W e a linha litorânea. Mais precisamente, é encontrada em estados como Bahia, Espírito Santo, Goiás, Mato Grosso do Sul, Minas Gerais, Paraná, Rio de Janeiro, Rio Grande do Sul, Santa Catarina, São Paulo e no Distrito Federal. Por fim, a espécie *Biomphalaria straminea* foi registrada em 1.327 municípios, distribuídos por 24 estados brasileiros, e também no Distrito Federal. Essa espécie é a mais amplamente distribuída, presente em todo o território brasileiro, exceto nos estados de Amapá e Rondônia. Contudo, tem maior importância epidemiológica na região Nordeste do país, onde, em algumas áreas, é a principal responsável pela transmissão da doença (Brasil, 2008).

Estudos que relacionaram os caramujos hospedeiros com a temperatura à qual eles são expostos demonstraram que o aquecimento global tem interferido na transmissão da esquistossomose mansônica, assim como na relação parasito-hospedeiro, na fecundidade, no crescimento, na sobrevivência e no desenvolvimento dos helmintos. A temperatura pode modificar a fisiologia, a patogenicidade e a ecologia deles (Kalinda et al., 2017a).

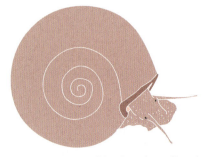

FIGURA 94.1 Representação esquemática do molusco *Biomphalaria glabrata*. Ilustração: Ademir Nunes Ribeiro Júnior (FADIP).

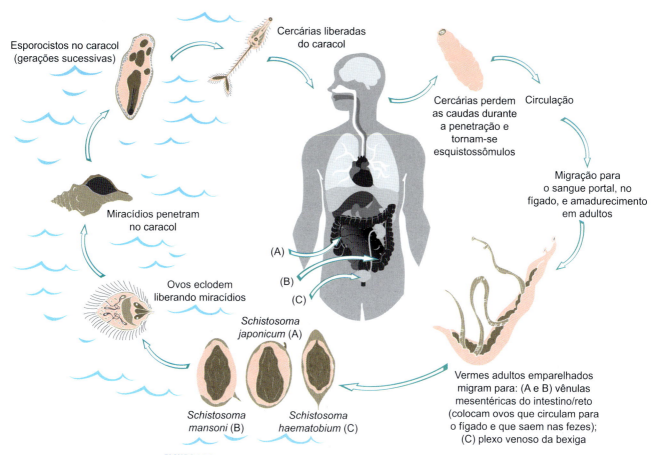

FIGURA 94.2 Ciclo biológico dos helmintos do gênero *Schistosoma* e espécies.

As investigações apontam que a temperatura ideal para transmissão do parasito é em torno de 22°C a 27°C, enquanto, para fecundidade e crescimento, é de 25°C. Citam que o aumento da temperatura pode favorecer o desenvolvimento dos moluscos e também dos parasitos, aumentando a prevalência da parasitose, uma vez que, em temperaturas mais elevadas (25°C a 31°C), os parasitos desenvolvem-se melhor, podendo haver aumento na sua disseminação, embora esse comportamento não seja representado por uma função linear. Quando a temperatura alcança 36°C, o número de ovos tende a diminuir, pois há aumento da carga parasitária dentro do hospedeiro intermediário e, portanto, maior competição por nutrientes. Em consequência, o número de parasitos tende a diminuir e, igualmente, há redução da fecundidade e do número de ovos (Kalinda et al., 2017a; 2017b).

Outro efeito descrito em termos de aquecimento global refere-se às repercussões no hábitat dos moluscos e no desenvolvimento do trematódeo. De fato, quando expostos a altas temperaturas, os caramujos procuram refúgio em plantas aquáticas e em lugares úmidos, mas a mesma elevação da temperatura leva à redução do volume dos corpos d'água (ressecamento dos solos e lagos), reduzindo a disponibilidade de abrigos, o que pode aumentar a mortalidade desses hospedeiros intermediários.

O aquecimento global, muito provavelmente, implicará mudanças profundas na ecoepidemiologia das esquistossomoses, promovendo o crescimento ou a redução da transmissão desses helmintos, a depender da área geográfica envolvida.

Fasciolíase

É uma doença causada por duas espécies de trematódeo do gênero *Fasciola*: *Fasciola gigantica* e, principalmente, *Fasciola hepatica*, única que ocorre no Brasil (ver Capítulo 60, *Fasciolíase Hepática*). São parasitos que acometem principalmente bovinos, caprinos, ovinos, suínos e alguns animais silvestres, e vêm sendo detectados no homem desde o século XX (Amato Neto et al., 2009). Os humanos são hospedeiros acidentais desses parasitos, desenvolvendo quadros clínicos graves quando infectados (Prepelitchi et al., 2003).

A distribuição da fasciolíase, também denominada fasciolose, abrange grande parte do mundo, sendo relatada em Europa, EUA, algumas áreas da África, sobretudo no Egito. No Brasil, a doença em animais predomina nos estados de Rio Grande do Sul, Santa Catarina, Paraná, São Paulo, Rio de Janeiro e Minas Gerais.

Diferentes espécies de moluscos da família Lymnaeidae atuam como hospedeiros intermediários de *F. hepatica*. Os estudos sobre a biologia desses organismos são escassos e bastante recentes no país, não havendo registro de trabalhos referentes aos seus aspectos biológicos até 1964 (Penna; Leme, 1964). As espécies descritas no Brasil até o momento são: *Pseudosuccinea columela* (Figura 94.3), *Galba viatrix* e *Lymnaea rupestres*. As duas primeiras são responsáveis pela transmissão da fasciolose no país (Carvalho et al., 2014). Os limneídeos vivem em coleções de água doce estacionária ou de curso lento e apresentam concha cônica alongada, enrolada em hélice e com tamanho que varia de 7 a 17 mm. Apresentam olhos nas bases dos tentáculos e são hermafroditas, podendo realizar autofecundação ou fecundação cruzada.

A presença das espécies já citadas, bem como de animais infectados, é essencial para o estabelecimento do ciclo biológico do parasito em determinado local e, consequentemente, da doença.

O ciclo biológico de *F. hepatica* (Figura 94.4) se inicia quando ovos são eliminados nas fezes do hospedeiro definitivo. Em contato com a água e sob estímulo da luz solar, o ovo eclode e libera a larva miracídio, que nada aleatoriamente até encontrar o molusco limneídeo no qual irá penetrar. Neste hospedeiro, cada miracídio forma um esporocisto, o qual dá origem a várias rédias. Estas migram para a glândula digestiva e originam as cercárias, que são liberadas cerca de 30 a 40 dias após a penetração do miracídio. Na água, as cercárias nadam até algum

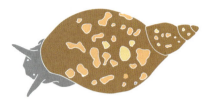

FIGURA 94.3 Representação esquemática do molusco *Pseudosuccinea columela*. Ilustração: Ademir Nunes Ribeiro Júnior (FADIP).

substrato (plantas, pedras, entre outros), encistam-se, perdem a cauda e transformam-se em metacercárias, que são as formas infectantes. A transmissão para o hospedeiro definitivo ocorre pela ingestão de água ou plantas contaminadas com as metacercárias. No hospedeiro, elas desencistam-se no lúmen do intestino delgado, e as larvas liberadas perfuram a parede intestinal, alcançam a cavidade peritoneal e migram em direção ao fígado, alojando-se nos ductos biliares. Neste local, o parasito hermafrodita chega à maturidade sexual e inicia a oviposição. Carregados pela bile, os ovos imaturos caem no intestino, de onde são eliminados com as fezes.

As medidas preventivas, que são de fundamental importância para a saúde pública, permeiam a identificação correta dos moluscos, utilizando uma abordagem morfológica e molecular (Dias, 2013).

Fasciolopsíase

É uma doença parasitária, principalmente do duodeno e jejuno, causada pelo helminto trematódeo *Fasciolopsis buski* (ver Capítulo 61, *Fasciolopsíase*). O principal hospedeiro desse parasito é o porco; entretanto, o homem pode infectar-se acidentalmente, atuando como hospedeiro definitivo (Amato Neto et al., 2009). Acomete principalmente os países asiáticos, especialmente China, Índia, Malásia, Tailândia, Taiwan e Vietnã.

Os ovos do parasito são liberados no ambiente aquático e, após amadurecimento e sob condições ideais de pH e temperatura, rompem-se e liberam os miracídios após 20 dias, em média (Figura 94.5). Essa forma evolutiva do parasito pode desenvolver-se em caramujos de vários gêneros, como: *Segmentina*, *Hippeutis* e *Gyraulus* (Amato Neto et al., 2009).

Após a penetração dos miracídios nos moluscos, ocorrem a formação e a liberação das cercárias. Estas se transformam em metacercárias, forma resistente e infectante do parasito, encontrada, principalmente, nas plantas aquáticas (como castanha-d'água, agrião, jacinto-d'água e bambu aquático) ou outros elementos. O hospedeiro definitivo adquire a infecção ao ingerir as metacercárias, que se desencistam no duodeno. As larvas liberadas aderem à parede intestinal e chegam ao estágio adulto.

Equinostomíase

Causada pelos trematódeos do gênero *Echinostoma* (ver Capítulo 54, *Equinostomíase*). Esses helmintos apresentam ovos semelhantes aos da espécie *Fasciolopsis buski*. O parasito apresenta ampla distribuição na Ásia, tendo como principais hospedeiros os roedores, embora possa infectar o homem e outros mamíferos ocasionalmente. No *H. sapiens* infectado, o intestino é o principal órgão acometido, e as manifestações clínicas variam com dor abdominal, diarreia aquosa grave e anorexia, além de anemia, cefaleia, tonturas e edema nas infecções moderadas e/ou associadas a eosinofilia (Graczyk; Fried, 1998).

O ciclo (Figura 94.6) tem início quando o animal ou – humanos ou não – infectados eliminam ovos nas fezes e contaminam o corpo d'água. Os miracídios eclodidos dos ovos penetram nos hospedeiros intermediários, representados por caramujos de diversos gêneros, principalmente *Physa*, *Lymnaea*, *Helisoma* e *Bulinus*, nos quais irão desenvolver-se. A ingestão de metacercárias encistadas em alimentos crus ou malcozidos constitui o principal meio de transmissão.

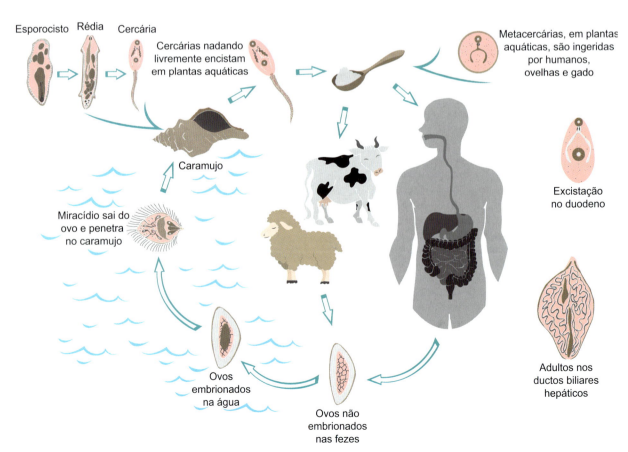

FIGURA 94.4 Ciclo biológico dos helmintos da espécie *Fasciola hepatica*.

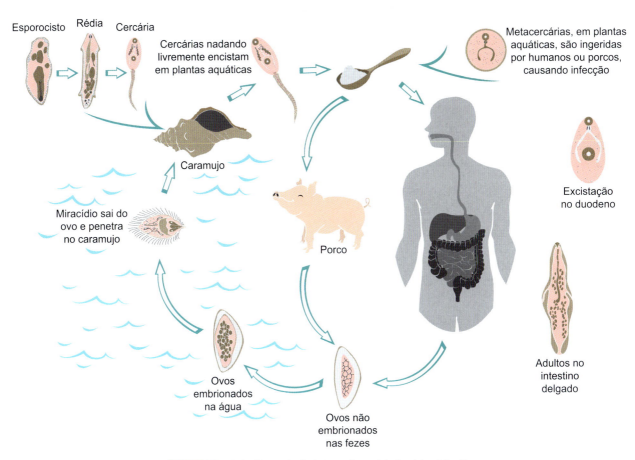

FIGURA 94.5 Ciclo biológico dos helmintos da espécie *Fasciolopsis buski*.

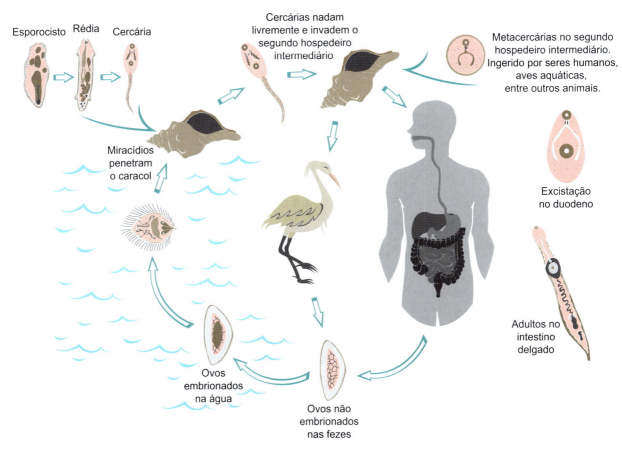

FIGURA 94.6 Ciclo biológico dos trematódeos de espécies do gênero *Echinostoma*.

Tal parasitose é considerada uma zoonose, principalmente de áreas rurais, que se relaciona com fatores socioeconômicos, como pobreza, desnutrição e mercados livres. Entre as medidas de controle, a educação sanitária constitui uma boa alternativa, principalmente entre as crianças, que são habitualmente mais flexíveis a mudança de hábitos. Essa medida profilática é muito indicada nos lugares endêmicos para a parasitose.

Heterofíase

Trata-se de uma doença causada por várias espécies de parasitos pertencentes à família Heterophyidae (ver Capítulo 65, *Heterofíase*), gênero *Heterophyes*. Os agentes etiológicos da heterofíase apresentam ciclo biológico (Figura 94.7) do tipo heteroxeno, em que há participação de dois hospedeiros intermediários e um definitivo. O *H. sapiens* pode infectar-se acidentalmente e, assim, funcionar como hospedeiro definitivo.

Os miracídios eclodidos do ovo nadam até os moluscos, hospedeiros intermediários, nos quais ocorre a formação das cercárias. Estas, após abandonarem os moluscos, penetram na pele e nas brânquias de um segundo hospedeiro intermediário, como peixes, por exemplo. Na musculatura e em outros órgãos desses animais, as cercárias sofrem um processo de encistamento, dando origem às metacercárias. Essa forma evolutiva é infectante para o hospedeiro definitivo (ave ou mamífero). O ser humano se infecta ao ingerir peixe cru ou malcozido contendo a metacercária.

Paragonomíase

Essa helmintíase é causada por várias espécies de trematódeos do gênero *Paragonimus*, com destaque para a mais bem descrita, *Paragonimus westermani* (ver Capítulo 80, *Paragonimíase*). O principal hospedeiro intermediário desse parasito é o molusco gastrópode da espécie *Melanoides tuberculatus* (Figura 94.8), considerada exótica no Brasil, uma vez que foi trazida da região afro-asiática por meio do comércio de peixes e plantas aquáticas (Brasil, 2008). Possui uma concha robusta e afunilada de coloração parda, com listras de cor vermelho-escura, podendo ser encontrada tanto em tanques de piscicultura quanto em sistemas naturais, onde competem com espécies nativas, como aquelas pertencentes ao gênero *Biomphalaria*.

O parasito acomete principalmente os pulmões de seus hospedeiros, que podem ser: felinos, caninos, outros mamíferos e, ocasionalmente, o *H. sapiens*. A infecção humana é causada, principalmente, pela ingestão de crustáceos, caramujos, siris ou lagostas infectados, crus ou malcozidos ou ainda em conserva.

Como já mencionado, a doença em humanos é causada pela ingestão de alimentos contaminados por metacercárias. Em seguida, elas são liberadas e atravessam a parede do intestino delgado, chegando ao peritônio e – ato contínuo – aos pulmões, órgãos nos quais o metazoário se desenvolve até o estágio adulto, quando inicia a postura dos ovos, que serão eliminados pelo escarro ou, após a ingestão, nas fezes. Ao alcançarem a água, os miracídios eclodidos dos ovos penetram nos caramujos, hospedeiros intermediários, de diversas espécies de água doce.

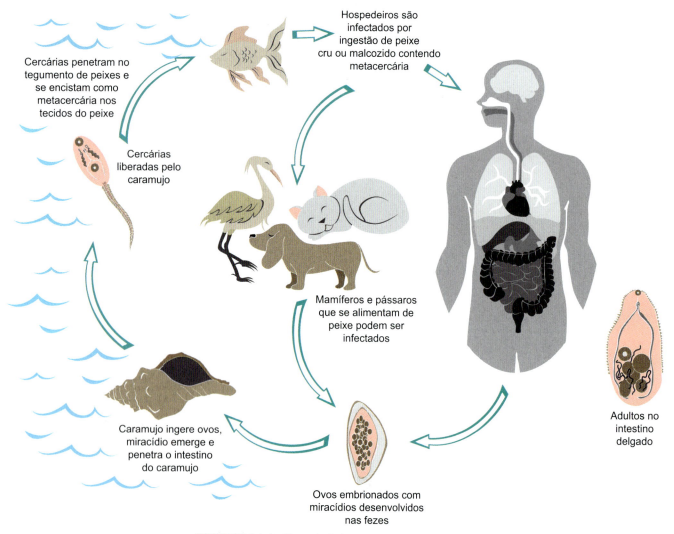

Cercárias penetram no tegumento de peixes e se encistam como metacercária nos tecidos do peixe

Hospedeiros são infectados por ingestão de peixe cru ou malcozido contendo metacercária

Cercárias liberadas pelo caramujo

Mamíferos e pássaros que se alimentam de peixe podem ser infectados

Adultos no intestino delgado

Caramujo ingere ovos, miracídio emerge e penetra o intestino do caramujo

Ovos embrionados com miracídios desenvolvidos nas fezes

FIGURA 94.7 Ciclo biológico dos helmintos do gênero *Heterophyes*.

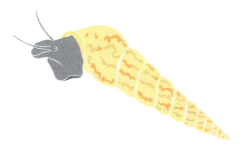

FIGURA 94.8 Representação esquemática do molusco *Melanoides tuberculatus*. Ilustração: Ademir Nunes Ribeiro Júnior (FADIP).

Neles se formam os esporocistos, que originam as cercárias. Quando abandonam os moluscos, as cercárias infectam os crustáceos e se transformam em metacercárias, forma infectante do parasito.

Clonorquíase

Os moluscos envolvidos na transmissão dessa parasitose pertencem à família Bithinidae, podendo ser encontrados em parte da Índia, no Vietnã, na Coreia, no Japão e na China.

Os vermes adultos de *Clonorchis sinensis*, principal espécie causadora da doença, vivem nos ductos biliares de adultos e crianças, e estão presentes principalmente no Sudeste Asiático (ver Capítulo 47, *Clonorquíase*). O hospedeiro definitivo é, principalmente, o *H. sapiens*

e outros mamíferos (Figura 94.9). O parasito adulto se fixa na via biliar distal, onde ocorre a postura dos ovos, os quais serão eliminados nas fezes. Os ovos que alcançam a água podem ser ingeridos pelos moluscos de diversas espécies, como os dos gêneros *Parafossarulus* e *Bithymia*. Após o desenvolvimento, esses caramujos liberam cercárias que infectam peixes (principalmente da família Cyprinidae), hospedeiros intermediários secundários, nos quais ocorre a formação das metacercárias. Caso os peixes infectados sejam ingeridos pelo hospedeiro vertebrado, as metacercárias são liberadas no duodeno e migram até a papila duodenal, alcançam o colédoco, os ductos hepáticos e, posteriormente, a porção distal da via biliar intra-hepática. Nesse local, o parasito se desenvolve até a fase adulta, podendo sobreviver por até 20 anos no fígado.

Opistorquíase

A doença (ver Capítulo 79, *Opistorquíase*) é transmitida ao *H. sapiens* e a outros mamíferos pela ingestão de peixe cru ou malcozido infectado com trematódeos da família Opisthorchiidae, principalmente aqueles das espécies *Opisthorchis viverrini* e *Opisthorchis felinus*. Essa parasitose ocorre, principalmente, no Sudeste Asiático – mormente China e Japão –, sendo incomum no Brasil.

O ciclo biológico (Figura 94.10) desses metazoários é muito semelhante ao de *Clonorchis sinensis*, destacando-se que os helmintos ainda compartilham os mesmos hospedeiros definitivos e intermediários primários e secundários.

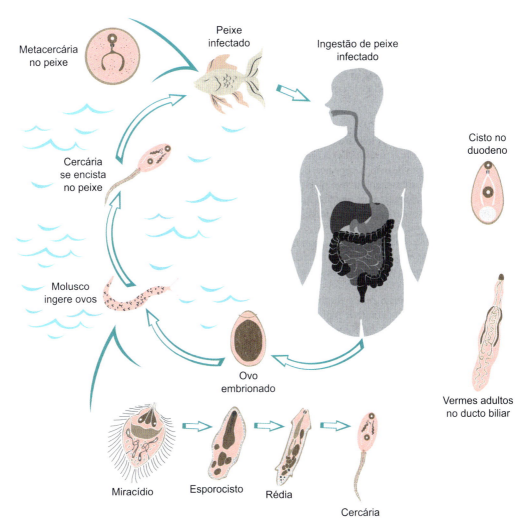

FIGURA 94.9 Ciclo biológico dos helmintos da espécie *Clonorchis sinensis*.

Angiostrongylus cantonensis é o agente etiológico de quadros de meningoencefalite eosinofílica. No Brasil, os moluscos *Sarasinula marginata*, *Achatina fulica*, *Bradybaena similaris* (Figura 94.14) e *Subulina octona* foram identificados como hospedeiros intermediários. O ciclo biológico se assemelha ao de *A. costaricensis*, exceto pelo fato de as larvas L3 migrarem para o sistema nervoso central, onde se tornam jovens adultos. Em seguida, os parasitos migram para as artérias pulmonares, local em que ocorre o amadurecimento sexual e a oviposição. As larvas L1 liberadas dos ovos rompem os capilares das artérias pulmonares, caem nos alvéolos, sobem pela árvore brônquica e a traqueia, chegam até a faringe, são deglutidas e eliminadas com as fezes do roedor. Em humanos, a presença dos jovens adultos no cérebro provoca reação inflamatória, resultando em quadro clínico-laboratorial de meningoencefalite eosinofílica.

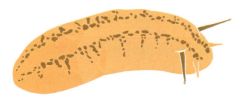

FIGURA 94.13 Representação esquemática da lesma *Sarasinula linguaeformis*. Ilustração: Ademir Nunes Ribeiro Júnior (FADIP).

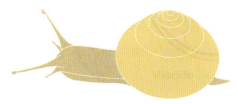

FIGURA 94.14 Representação esquemática do molusco *Bradybaena similaris*. Ilustração: Ademir Nunes Ribeiro Júnior (FADIP).

Considerações finais

A apresentação das doenças parasitárias que têm moluscos como hospedeiro intermediário, enfocando o ciclo biológico dos agentes etiológicos e seu modo de transmissão, tem como objetivo ampliar os conhecimentos acerca do assunto. De fato, os moluscos constituem elos essenciais no estabelecimento do ciclo do parasito e, consequentemente, da doença. Desse modo, as características desses animais, bem como fatores sociais, ambientais e econômicos que influenciam sua distribuição, são extremamente relevantes na epidemiologia dessas doenças parasitárias, que apresentam importância humana e veterinária.

Referências bibliográficas

Amato Neto V, Gryschek RCB, Amato VS et al. Parasitologia: uma abordagem clínica. Rio de Janeiro: Elsevier; 2019.

Arctos – Collaborative Collection Management Solution. Disponível em: https://arctos.database.museum/name/Mollusca. Acesso em: set. 2019.

Bender AL et al. Ovos e órgãos reprodutores de fêmeas de Angiostrongylus costaricensis são reconhecidos mais intensamente por soros humanos de fase aguda na angiostrongilíase abdominal. Rev Soc Bras Med Trop 2003;36(4):449-54.

Bezerra FSM. Moluscos transmissores do Schistosoma mansoni. In: Neves DP et al. Parasitologia humana. 11. ed. São Paulo: Atheneu; 2010.

Brasil. Ministério da Saúde. Secretaria de Vigilância em Saúde. Departamento de Vigilância Epidemiológica. Vigilância e controle de moluscos de importância epidemiológica: diretrizes técnicas. Programa de Vigilância e Controle da Esquistossomose (PCE). 2. ed. Brasília: Editora do Ministério da Saúde; 2008.

Brasil. Ministério da Saúde. Secretaria de Vigilância em Saúde. Guia de Vigilância em Saúde: volume único [recurso eletrônico]/Ministério da Saúde, Secretaria de Vigilância em Saúde, Coordenação-Geral de Desenvolvimento da Epidemiologia em Serviços. 3. ed. Brasília: Ministério da Saúde, 2019.

Carvalho OS, Jannotti-Passos LK, Mendonça CLGF et al. Moluscos brasileiros de importância médica. 2. ed. Belo Horizonte: Fiocruz/Centro de Pesquisas René Rachou; 2014.

Costa LO, Cardoso CAF, Loddi VA et al. Principais espécies de moluscos implicadas na transmissão da esquistossomose humana. In: Siqueira-Batista R, Ramos Jr. AN, Gomes AP et al. Esquistossomoses humanas. Rio de Janeiro: Rubio; 2013.

Dias TO. Composição da malacofauna límnica da microrregião de Juiz de Fora, Zona da Mata, MG. (Dissertação). Juiz de Fora: Universidade Federal de Juiz de Fora, Instituto de Ciências Biológicas; 2013.

Encyclopaedia Britannica. Mollusk: Animal Phylum. Disponível em: https://www.britannica.com/animal/mollusk/Evolution-and-paleontology#toc35791. Acesso em: set. 2019.

Kalinda C, Chimbari M, Mukaratirwa S. Implications of changing temperatures on the growth, fecundity and survival of intermediate host snails of schistosomiasis: a systematic review. Int J Environ Res Public Health 2017a;14(1):80.

Kalinda C, Chimbari M, Mukaratirwa S. Effect of temperature on the Bulinus globosus – Schistosoma haematobium system. Infect Dis Poverty. 2017b; 6:57.

Klein AH, Ballard KR, Storey KB et al. Multi-omics investigations within the Phylum Mollusca, Class Gastropoda: from ecological application to breakthrough phylogenomic studies. Brief Funct Genomics 2019; pii: elz017.

Moore J. Uma introdução aos invertebrados. São Paulo: Santos; 2003.

NCBI. National Center for Biotechnology Information. Taxonomy. Disponível em: <https://www.ncbi.nlm.nih.gov/Taxonomy/Browser/wwwtax.cgi?id=6447>. Acesso em: set. 2019.

Neves DP et al. Parasitologia humana. 13. ed. São Paulo: Atheneu; 2016.

Paraense WL. Lymnaea viatrix and Lymnaea columella in the neotropical region: a distributional outline. Mem Inst Osw Cruz 1982;77:181-8.

Penna L, Leme JLM. Moluscos de água doce. In: Vanzolini PE (ed.). História natural de organismos aquáticos do Brasil. São Paulo: Fundação de Amparo à Pesquisa do Estado de São Paulo; 1964.

Prepelitchi L, Kleiman F, Pietrokovsky SM et al. First report of Lymnaea columella Say, 1817 (Pulmonata: Lymnaeidae) naturally infected with Fasciola hepatica (Linnaeus, 1758) (Trematoda: Digenea) in Argentina. Mem Inst Osw Cruz 2003;98(7):889-91.

Rey L. Bases da parasitologia médica. 3. ed. Rio de Janeiro: Guanabara Koogan, 2010.

PARTE 6

Acidentes por Animais Peçonhentos e Venenosos

Acidentes por Animais de Importância Médica | Répteis, Anfíbios, Peixes e Invertebrados

Rodrigo Siqueira-Batista • Andréia Patrícia Gomes • Jorge Luiz Coêlho de Sousa • Márcia Farsura de Oliveira • Ademir Nunes Ribeiro Júnior • Renato Jorge Palmeira de Medeiros

Introdução

Os acidentes por animais venenosos (AAV) – considerados eventos relativamente comuns na prática médica, mesmo com poucos dados disponíveis em âmbito nacional – incluem os casos de envenenamento ocorridos por contato com anfíbios, peixes e invertebrados, entre outros eventos mórbidos (p. ex., empeçonhamento por répteis, cujo ofidismo é o caso paradigmático) (Gonçalves et al., 2001; Oliveira et al., 2013; Warrell, 2019). Os eventos cursam, geralmente, com baixa gravidade. Pode-se afirmar que os AAV sobrevêm, em muitas oportunidades, da exposição da pele ou das mucosas ao metazoário (como no caso da ingestão dos peixes conhecidos como Baiacu, da família Diodontidae), visto que muitos desses seres vivos não apresentam aparelhos de inoculação do veneno, diferentemente do que acontece com os designados *animais peçonhentos*. Conceitualmente, os animais peçonhentos são aqueles portadores de glândulas de veneno, as quais se comunicam com aparelhos inoculadores, como ferrões, aguilhões e dentes ocos; e os animais venenosos são aqueles que produzem venenos, mas não possuem aparelho inoculador, ocasionando envenenamento por contato com pele e/ou mucosas (Brasil, 2001; 2019).

A lista dos animais implicados em AAV é bastante ampla, cabendo destaque para os filos Vertebrata e Arthropoda, nos quais estão incluídos alguns répteis (p. ex., lagartos do gênero *Heloderma*), anfíbios (p. ex., sapos da família Bufonidae, rãs dos gêneros *Dendrobates* e *Epipedobates*), peixes (p. ex., arraias marinhas e fluviais) e insetos (p. ex., lagartas pertencentes ao gênero *Lonomia*), e espécies do subfilo Crustacea e do filo Mollusca, as quais contêm as toxinas mais potentes e prejudiciais do reino animal, muitas vezes fatais ao *Homo sapiens*, mesmo em pequenas doses.

Com base nesses preliminares apontamentos, este capítulo tem por objetivo abordar a distribuição geográfica e os aspectos biológicos, fisiopatológicos, clínicos e terapêuticos que concernem aos acidentes com répteis (exceção feita às serpentes peçonhentas, as quis serão abordadas no Capítulo 98, *Ofidismo*), anfíbios, peixes e invertebrados de importância médica.

Herpteísmo

O acidente provocado por lagartos venenosos é denominado herpeteísmo (Torres Filho, 2015). Há dois gêneros importantes descritos como protagonistas de acidentes em seres humanos: *Heloderma* e *Varanus* (Chen et al., 2006; Ducey et al., 2016).

Os lagartos da espécie *Heloderma suspectum* (conhecido como "monstro-de-gila" (Figura 95.1), devido ao nome do rio onde primariamente foram encontrados) – descrita nos Estados Unidos (mormente no Arizona) e *Heloderma horridum* (nomeado "lagarto de contas") e encontrada no México e na Guatemala – possuem veneno contendo fosfolipase A2 e serina proteinases do tipo calicreína (Sanggaard et al., 2015), potencialmente neuroparalítico, similar à peçonha dos ofídios do gênero *Micrurus* (ver Capítulo 98, *Ofidismo*), o qual é produzido nas glândulas submandibulares dos lagartos, havendo ulterior ejeção pelos dentes; deste modo, quanto maior o tempo de mordedura da vítima, maior será a quantidade de veneno inoculada. Os principais achados

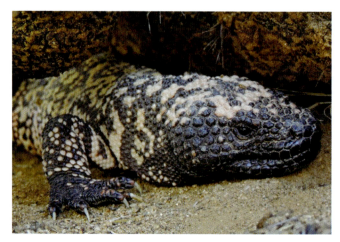

FIGURA 95.1 *Heloderma suspectum* (monstro-de-gila). Reproduzida de Saguaro National Park, National Park Service, U.S. Department of the Interior, USA, com autorização.

clínicos de um acidente por esses répteis venenosos são: dor e edema locais, dor torácica, queimação retroesternal, edema de vias respiratórias, taquicardia, hipotensão arterial sistêmica, náuseas, vômitos, linfangite e inibição da coagulação sanguínea (French et al., 2015). Eventualmente, pode sobrevir a morte em raros casos.

A espécie *Varanus komodoensis* – popularmente conhecida como dragão-de-komodo – é o maior lagarto conhecido, medindo aproximadamente 0,4 metros de altura por 2 a 3 metros de comprimento, alcançando, em alguns casos, 160 quilos. O animal habita florestas e savanas, quentes e secas, na Indonésia. As mordeduras têm sido tradicionalmente associadas ao risco de infecção, mas o real papel dos patógenos orais da cavidade oral do réptil, na evolução dos acidentes, ainda aguarda esclarecimento (Goldstein et al., 2013; Borek; Charlton, 2015). A produção de veneno pelo animal já foi documentada (Fry et al., 2009), mas os efeitos patogênicos para as vítimas do empeçonhamento ainda precisam ser melhor esclarecidas (Fry et al., 2012).

O tratamento dos casos de herpteísmo inclui a adoção de cuidados locais com a ferida e controle da dor. Não há soroterapia específica.

Frinoísmo

A classe dos anfíbios, com ênfase aos pertencentes às famílias Dendrobatidae (*Dendrobates* [Figura 95.2] e *Epipedobates*, representado pelas rãs) e Bufonidae (*Bufo ictericus*, *Bufo crucifer*, *Bufo marinus*, popularmente conhecidos como sapo-cururu ou sapo-boi), alberga vertebrados que armazenam veneno em sua pele ou em glândulas parotoides (Dornelles et al., 2010; Sousa et al., 2015), podendo, por conseguinte, provocar acidentes em animais humanos e não humanos.

Os sapos que compõem o gênero *Bufo* apresentam características de grande relevância, tendo em vista a alta toxicidade do veneno, com a consequente possibilidade de ocorrência de eventos graves, os quais,

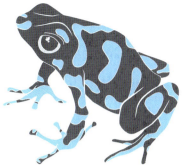

FIGURA 95.2 Representação esquemática de anfíbio da família Dendrobatidae. Ilustração: Ademir Nunes Ribeiro Júnior (FADIP).

muitas vezes, demandam cuidados de saúde. Tais anfíbios abrangem significativa quantidade de representantes nas áreas de clima tropical e temperado úmido, com hábitos noturnos e hábitat predominantemente representado por locais caracterizados pelo acúmulo de água doce, como rios, riachos e lagos. Os acidentes são mais prevalentes nas estações quentes do ano.

A glândula parotoide localiza-se na região posterior aos olhos, armazena a toxina dessas espécies e está majoritariamente no dorso desses animais (da Silva et al., 2019). Ao comprimir fortemente a glândula do animal, o veneno armazenado nessa estrutura (rico em aminas e esteroides) pode esguichar e entrar em contato direto com os olhos e a boca do acidentado, produzindo cardio e neurotoxicidade (Kowalski et al., 2018).

Os sinais e sintomas produzidos pelo veneno no caso de ingestão e/ou contato com a mucosa incluem náuseas, vômitos, broncorreia, sialorreia e, em situações extremas, arritmias cardíacas, convulsões, coma e óbito. Além disso, o contato das substâncias tóxicas com os olhos desencadeia irritação ocular, conjuntivite, ceratite e, em alguns casos, cegueira. A condição mórbida deverá ser abordada terapeuticamente, de acordo com as manifestações clínicas apresentadas pelo enfermo.

De modo geral, há necessidade de hidratação em abundância, lavagem ocular, da cavidade oral e, eventualmente, gástrica, além do uso de sintomáticos. Casos mais graves deverão ser conduzidos com internação hospitalar e diligente acompanhamento do enfermo.

Ictismo

Os eventos mórbidos provocados por venenos de peixes (tanto de hábitat marinho quanto de água doce), por meio do contato e/ou da ingestão, denominam-se ictismo. O envenenamento ocorre de duas maneiras distintas, uma ativa e outra passiva. A primeira é caracterizada pelo contato direto entre a pele e/ou glândulas do animal e a pele da vítima, e a segunda, pela ingestão de produtos tóxicos localizados nos tecidos do vertebrado (Warrell et al., 2019).

Ictismo por ação direta do animal

■ *Peixe peçonhento ou acantóxico (do latim acantus = afiado, espinhoso)*

O acidente, nesses casos, ocorre pela inoculação da peçonha, a partir de lesão por espinho ou ferrão existente no animal. No Brasil, os eventos desse tipo são causados principalmente por:

- Arraias marinhas (famílias Dasyatidae, Gymnuridae, Urolophidae, Myliobatidae e Rhinopteeridade) e arraias fluviais (família Potamotrygonidae)
- Bagres (família Ariidae)
- Mandis (família Pimelodidae)
- Peixe-escorpião, mangangá ou beatinha (família Scorpaenidae)
- Peixe-sapo ou niquim (família Batrachoididae).

Clinicamente, observa-se ferimento puntiforme, ou lacerante, com dor, hiperemia e, eventualmente, necrose. Náuseas, vômitos, sudorese, hipotensão arterial sistêmica e choque podem também sobrevir. Em alguns casos, há evolução para o óbito.

Não existe terapia específica, de modo que a abordagem deverá ser dirigida ao quadro álgico e aos demais efeitos fisiopatogênicos da peçonha, além da prevenção – ou do tratamento – das infecções secundárias, que são os objetivos das ações de cuidado em saúde. O ferimento deve ser lavado; em seguida, o local afetado deve ser imerso em água morna (40°C a 45°C) durante 30 a 60 minutos, uma vez que a temperatura elevada pode inativar a peçonha. Em alguns casos, estará indicado anestésico local sem vasoconstritor, tanto para alívio da dor como para a remoção de corpos estranhos e limpeza do ferimento. A analgesia sistêmica pode igualmente ser necessária. Está indicada a profilaxia do tétano (Quadro 95.1). O uso de antimicrobianos é recomendado quando sinais ou sintomas de processo infeccioso são observados.

QUADRO 95.1 Esquema de imunização para o tétano.

História de vacinação prévia contra tétano	Ferimentos com risco mínimo de tétano[a]			Ferimentos com alto risco de tétano[b]		
	Vacina	SAT/IGHAT	Outras condutas	Vacina	SAT/IGHAT	Outras condutas
Incerta ou menos de três doses	Sim[c]	Não	Limpeza e desinfecção, lavar com soro fisiológico e substâncias oxidantes ou antissépticas e desbridar o foco de infecção	Sim[c]	Não	Desinfecção, lavar com soro fisiológico e substâncias oxidantes ou antissépticas e remover corpos estranhos e tecidos desvitalizados. Desbridamento do ferimento e lavagem com água oxigenada.
Três doses ou mais, sendo a última há menos de 5 anos	Não	Não		Não	Não	
Três doses ou mais, sendo a última há mais de 5 anos e menos de 10 anos	Não	Não		Sim (um reforço)	Não[d]	
Três doses ou mais, sendo a última há 10 anos ou mais	Sim	Não		Sim (um reforço)	Não[d]	
Três doses ou mais, sendo a última há 10 ou mais anos em situações especiais	Sim	Não		Sim (um reforço)	Sim[e]	

[a]Ferimentos superficiais, limpos, sem corpos estranhos ou tecidos desvitalizados. [b]Ferimentos profundos ou superficiais sujos, com corpos estranhos ou tecidos desvitalizados, queimaduras, feridas puntiformes ou por armas brancas e de fogo; mordeduras; politraumatismos e fraturas expostas. [c]Vacinar e aprazar as próximas doses para complementar o esquema básico. Essa vacinação visa proteger contra o risco de tétano por outros ferimentos futuros. Se o profissional que prestar o atendimento suspeitar de que os cuidados posteriores com o ferimento não serão adequados, deve considerar a indicação de imunização passiva com SAT (soro antitetânico) ou IGHAT (imunoglobulina humana antitetânica). Quando indicado o uso de vacina e SAT ou IGHAT concomitantemente, devem ser aplicados em locais diferentes. [d]Para paciente imunodeprimido, desnutrido grave ou idoso, além do reforço com a vacina, está também indicada IGHAT ou SAT. [e]Se o profissional que prestar o atendimento suspeitar de que os cuidados posteriores com o ferimento não serão adequados, deve considerar a indicação de imunização passiva com SAT ou IGHAT. Quando indicado o uso de vacina e SAT ou IGHAT concomitantemente, devem ser aplicados em locais diferentes. Reproduzido de Brasil, 2019.

■ Peixe não peçonhento (traumático)

Ocorre ação física direta pela ação dos dentes, de descargas elétricas e/ou dos esporões. São provocados, no Brasil, pelos seguintes animais (Neves et al., 1996; Pardal, 2002; Zuanon; Sazima, 2005):

- Piranhas (gêneros *Pygocentrus*, *Pygopristis* e *Serrasalmus*) (Figura 95.3), por mordedura
- Traíras (*Hoplias* spp.), por mordedura
- Tubarões (cerca de 100 espécies), por mordedura
- Poraquê (*Electrophorus electricus*), por descarga elétrica
- Arraia treme-treme (*Narcine brasiliensis*), por descarga elétrica
- Candiru (*Vandellia cirrhosa*), o "peixe-vampiro", por invasão de orifícios naturais humanos.

De modo geral, as principais manifestações desses eventos são hemorragias e dor local. Em termos de tratamento, a condução do ictismo traumático varia em função do tipo, da extensão e do local afetado. Em caso de mordeduras, o tratamento inicial é norteado para a contenção da hemorragia e para a minimização do quadro de dor. A limpeza do local e a profilaxia do tétano também estão indicadas (ver Quadro 95.1). Por analogia com outras mordeduras (ver Capítulo 100, *Mordedura Animal*), uma vez que é escassa a literatura a respeito, o uso profilático de antibióticos pode ser indicado em situações muito selecionadas. Em caso de acidente por *Vandellia*, indica-se sua remoção cirúrgica.

■ Passivo (sarcotóxico)

Essa modalidade é decorrente da ingestão do animal e/ou da toxina presente nos seus tecidos. Os exemplos mais relevantes incluem os acidentes provocados por baiacu (gênero *Chilomycterus*) (Figura 95.4), garoupa (família Serranidae), barracuda (*Sphyraena barracuda*) e bicuda (gênero *Sphyraena*).

As mais significativas alterações clínicas incluem o surgimento de astenia, alterações de marcha, distúrbios visuais, formigamento da face e dos dedos, mialgias, dor abdominal, náuseas e vômitos, diarreia,

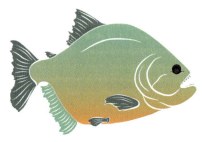

FIGURA 95.3 Representação esquemática da piranha. Ilustração: Ademir Nunes Ribeiro Júnior (FADIP).

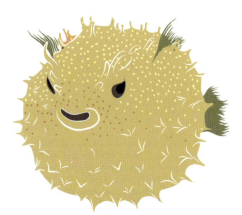

FIGURA 95.4 Representação esquemática do baiacu. Ilustração: Ademir Nunes Ribeiro Júnior (FADIP).

vertigem, convulsões e falência respiratória. O tratamento a ser adotado inclui medidas de suporte, especialmente lavagem gástrica, uso de antieméticos e laxantes e assistência ventilatória, em ambiente de terapia intensiva, para aqueles pacientes que dela necessitem.

Acidentes por invertebrados

Poriferismo

As esponjas (Figura 95.5) – animais encontrados em quase todos os biomas marinhos (especialmente nos mares e nos oceanos, destacando-se o litoral e as regiões de grande profundidade) e de água doce (rio e lagos) do planeta – são representantes do filo Porifera. A distribuição das espécies relaciona-se a fatores geológicos e climáticos de ampla escala, como a separação dos continentes, eventos de ordem tectônica, barreiras de profundidade e variação brusca de temperaturas no hábitat (Lerner et al., 2005). As espécies *Fibulia nolitangere*, *Haliclona viridis*, *Tedania ignis* e *Tedania nigrescens* são encontradas na região ocidental da Índia, assim como as *Neofibularia mordens* e *Microciona prolifera* são localizadas na Austrália e na costa Leste dos EUA, respectivamente. As esponjas dos gêneros *Halichondria*, *Tedania*, *Thethya* e *Zygomicale*, que têm cores vivas e são de tamanho reduzido, são encontradas no Brasil e apresentam riscos à saúde humana. O *H. sapiens*, ao entrar em contato com esponjas ou manipulá-las, coloca-se sob risco de sofrer acidentes provocados por esses invertebrados, devido às substâncias tóxicas liberadas que contaminam a região ao redor.

As manifestações clínicas do poriferismo podem ser locais e/ou sistêmicas, envolvendo: ardência/queimação, dor, edema da pele, fraqueza, mal-estar, parestesias, prurido, náuseas, vômitos, síncope e, algumas vezes, febre com calafrio e cãibras (Gonçalves et al., 2001). Associado a isso, vesículas podem ser formadas com evolução para pápulas. Para esse caso, o suposto tratamento envolve a secagem adequada do local lesado, com os devidos cuidados para extração das espículas remanescentes; por isso, recomenda-se sua retirada com uma fita adesiva e a realização de compressas locais com vinagre, de duas a três vezes ao dia, por cerca de duas semanas.

Cnidarismo

Os metazoários representantes do filo Coelenterata, que habitam o ambiente aquático, causam os acidentes denominados cnidarismo, com destaque para as classes *Hydrozoa* e *Scyphozoa*, cujos representantes de maior significação clínica são as caravelas (*Olindia sambaquiensis*) e as hidras (*Physalia physalis*), para a primeira, e as medusas ou águas-vivas (*Tamoya haplonema* e *Chiropsalmus quadrumanus*) para a segunda (Neves et al., 2007). Tais seres vivos se caracterizam pela presença de células epidérmicas especiais – denominadas cnidoblastos, as quais alojam internamente uma cápsula ovoide (nematocisto) – distribuídas

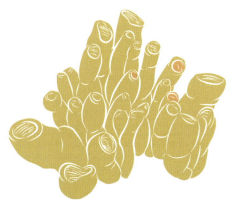

FIGURA 95.5 Representação esquemática de espécies do filo Porifera. Ilustração: Ademir Nunes Ribeiro Júnior (FADIP).

ao longo do corpo do animal, especialmente ao redor da boca e dos tentáculos (Pereira et al., 2017). Dentre os acidentes, cabe destaque para as caravelas, as quais acometem majoritariamente – e com ocorrências mais graves – as crianças, dadas suas pequenas massas corporais, e as mulheres, devido ao número, em geral bastante reduzido, de pelos cutâneos.

Esses invertebrados, encontrados com frequência nas regiões costeiras do Brasil, quando ameaçados ou desprotegidos, emitem seus tentáculos, que são detentores de células especializadas denominadas cnidoblastos (Pereira et al., 2017), as quais liberam secreção urticante responsável pelo processo lesivo desencadeado na cútis da vítima. Os nematocistos apresentam uma estrutura similar a um arpão que injeta as toxinas, compostas por polipeptídios, fosfolipases A e B, enzimas proteolíticas e lipídios neutros, responsáveis pelas ações tóxicas e enzimáticas no *H. sapiens* (Neves et al., 2007; Pereira et al., 2017). O veneno provoca inflamação em diversos graus na pele, podendo acarretar necrose do tecido em decorrência da presença de fatores dermatonecróticos (Júnior, 2003). As manifestações clínicas envolvem desde dor intensa até o aparecimento de lesões eritematosas lineares, devido à disposição dos tentáculos, além de sensação de queimação que perdura por horas no local da lesão. Em outras situações graves podem ocorrer náuseas, vômitos, febre, arritmias cardíacas e choque.

Para o tratamento desses eventos mórbidos, o Manual de Diagnóstico e Tratamento de Acidentes por Animais Peçonhentos do Ministério da Saúde (Brasil, 2001) propõe cinco etapas, que consistem em: (1) repouso da área afetada; (2) retirada dos tentáculos presentes com o uso de pinças ou com a mão enluvada; (3) promoção da inativação das substâncias tóxicas, utilizando-se compressas (ou banhos) locais com vinagre comum por pelo menos 30 minutos; (4) aplicação de uma pasta composta de bicarbonato de sódio, talco e água do mar, para facilitar a retirada de nematocistos remanescentes; e (5) emprego de compressas locais com água do mar fria ou uso de gelo por 10 minutos, várias vezes ao dia, e aplicação de corticosteroides tópicos, duas vezes ao dia, para alívio dos sinais e sintomas locais, podendo ou não se utilizem, anestésicos locais.

É imprescindível salientar, com especial atenção, que a manipulação errônea da região afetada poderá colaborar para aumento da descarga pelos nematocistos, agravando o quadro clínico do enfermo.

Equinoderismo

Os invertebrados pertencentes ao filo Echinodermata – com representantes exclusivamente marinhos, como as estrelas-do-mar, os pepinos-do-mar e os ouriços-do-mar – são os metazoários implicados nos quadros de equinoderismo. Os equinodermos são invertebrados que apresentam um endoesqueleto de calcário provido de espinhos salientes e que também podem exibir espículas ocas compostas por carbonato de cálcio. Eles são capazes de propiciar graves acidentes traumáticos no homem (Haddad Junior, 2013; Pereira et al., 2017).

No Brasil, encontram-se dois exemplares pertencentes ao gênero *Diadena* e a espécie *Echinometra lucunter* (ouriço-preto) nas profundidades rochosas, localizados no litoral norte e litoral sudeste brasileiros, respectivamente (Filho et al., 2014).

Os pepinos-do-mar não possuem espinhos; eles são dotados de túbulos de Cuvier que liberam uma toxina, na água, chamada holoturina e, dependendo das áreas de contato, pode causar dermatite e até cegueira. Não obstante, ainda não se conhece um tratamento específico para esse tipo de envenenamento.

Diferentemente, os ouriços-do-mar – conhecidos por suas ferroadas – protagonizam ações lesivas nos tecidos da vítima de duas maneiras díspares: uma ocorre por meio da penetração dos espinhos longos na pele, ao que se sucede a liberação da toxina; e a outra consiste no contato com pequenos grãos situados entre os espinhos, chamados pedicelárias, os quais mantêm o envenenamento mesmo após a vítima ter sido afastada do animal. Essas estruturas devem ser removidas – impreterivelmente – após o contato entre vítima e equinodermo.

A maioria dos acidentes vincula-se ao contato direto com os espinhos, e, após sua penetração, ocorre a liberação de toxinas, que apresentam caráter líquido e cor violeta, em geral indicando o local onde se encontra a lesão, aspecto que pode ser particularmente útil no diagnóstico clínico. Os sinais e sintomas decorrentes dos acidentes são dor, edema e eritema no local da lesão; porém, outras alterações descritas incluem edema facial, paralisia da extremidade envolvida e arritmias cardíacas, além da possibilidade de surgimento de infecções secundárias. O tratamento dos doentes baseia-se no quadro clínico citado, destacando a necessidade da remoção dos espinhos, de maneira cuidadosa, evitando que os mesmos se quebrem.

Molucismo

O molucismo é o termo utilizado para descrever os acidentes causados por moluscos, animais que apresentam o corpo mole constituído por três segmentos – cabeça, pé muscular e massa visceral – e que ocupam hábitats dulcícola, marinho e terrestre. O filo Mollusca é composto pelas seguintes classes: Aplacophora, Bivalvia, Cephalopoda, Gastropoda, Monoplacophora, Polyplacophora e Scaphopoda (ver Capítulo 94, *Os Moluscos e a Transmissão de Enfermidades Parasitárias*). O molucismo ocorre de modo passivo ou ativo.

Os *acidentes ativos* estão relacionados às espécies dos gêneros *Conus* e *Octopus*. O corpo dos animais do primeiro gênero é protegido por uma concha (Haddad Junior et al., 2009). De maneira ágil, as neurotoxinas são lançadas nas vítimas por meio de uma probóscide. As alterações clínicas mais encontradas são de caráter local, e entre elas, observam-se: dor, edema e prurido; no entanto, em eventos com maior gravidade, podem ocorrer parestesia em todo o membro afetado, paralisia ascendente, ataxia, apneia e evolução para o óbito.

Os *acidentes de cunho passivo* são produzidos pela ingestão do animal, e nesse contexto destacam-se os sinistros provocados pela espécie *Neptunea antiqua* (Power et al., 2002). Nesses casos, o quadro clínico, relacionado à presença do composto tetramina, é semelhante àquele descrito na intoxicação por curare.

Os invertebrados do gênero *Octopus* (polvos) podem protagonizar acidentes *ativos* ou *passivos*, por meio dos seguintes mecanismos: inoculação de veneno, mordedura e ingestão (Haddad Junior; Moura, 2007), similarmente ao que foi descrito para *Neptunea antiqua*. O quadro clínico é caracterizado, basicamente, por paralisia respiratória.

A abordagem terapêutica, dirigida para o suporte das funções biológicas (cardiovasculares, respiratórias, renais, entre outras) – essencialmente a mesma adotada para os acidentes provocados pelos diferentes moluscos dos gêneros *Conus*, *Octopus* e *Neptunea* –, deverá ser conduzida no hospital (com frequência em unidades de terapia intensiva), ambiente para o qual o enfermo deverá ser rapidamente removido tão logo se estabeleça a hipótese diagnóstica de molucismo por *Conus*.

Himenopterismo

Os artrópodes enquadrados na ordem Hymenoptera (dos termos gregos *hymen* = membrana e *pteron* = asa, ou seja, aqueles que têm as asas membranosas), como abelhas, formigas, marimbondos e mamangavas, são insetos causadores do himenopterismo. São animais que possuem um aparato de músculos que auxiliam na inoculação da peçonha por meio de ferrão. Deve-se destacar que, ao picar, perde-se parte da estrutura de inoculação, o que leva à morte do inseto em seguida, à exceção de abelhas pertencentes às subfamílias Bombinae e Euglossinae. As espécies com importância no âmbito da atenção à saúde são agrupados em três famílias (Melo et al., 2012): (1) Apidae: abelhas, zangões, mamangavas; (2) Vespidae: marimbondos, vespas, caçunungas; (3) Formicidae: formigas-de-fogo, tocandira.

Casos de himenopterismo ocorrem em todo o território nacional, mormente nas zonas rurícolas, nas quais há, com frequência, maior oportunidade de exposição (dado o maior contingente de invertebrados). Os dados estatísticos referentes a esses eventos mórbidos são seguramente subnotificados, pois muitos acidentes são de pequena monta. Os venenos dos himenópteros – quando existentes – possuem toxinas capazes de acarretar bloqueio neuromuscular; naquelas situações em que ocorre grande número de picadas, sobrevém ação hemolítica direta. Outros componentes importantes incluem enzimas, como hialuronidase e fosfolipases (estas últimas implicadas em eventos citolíticos), substâncias vasoativas (como bradicinina, dopamina, histamina, norepinefrina e serotonina), peptídios (como melitina e apamina, encontrados exclusivamente em abelhas) e peptídio degranulador de mastócitos. Outra importante modalidade de eventos patogênicos secundários às picadas de himenópteros são as reações alérgicas, as quais podem culminar com o óbito rapidamente (p. ex., nos casos de anafilaxia).

A ação urticante do veneno provoca dor local por vezes intensa, edema, linfangite e prurido. Os sinais e sintomas podem ser de natureza alérgica e/ou tóxica. Em situações de hipersensibilidade, especialmente naquelas mediadas por imunoglobulina E (IgE), as alterações descritas incluem angioedema, broncospamo, exantema, edema de glote, urticária, hipertensão ou hipotensão arterial sistêmica e choque; enquanto nos contextos de toxicidade (p. ex., devido ao grande número de picadas), em geral sobrevêm coagulopatias, hemólise intravascular, hiperemia, insuficiência renal aguda (IRA), rabdomiólise, sudorese, síndrome da angústia respiratória aguda (SARA), taquicardia, lesões cardíacas e hepáticas (p. ex., com disfunção hepatocelular e icterícia), convulsão e, em algumas ocasiões, óbito.

A IRA é uma complicação que poderá ocorrer em casos de acidentes de grande magnitude (com grande número de picadas), provavelmente por hemólise, hipotensão arterial, mioglobinúria (consequente da rabdomiólise) ou por provável efeito tóxico direto da quantidade de veneno inoculada (Daher et al., 2003).

Diante do exposto, a anamnese e o exame físico são essenciais para o diagnóstico, ainda que a utilização do ensaio imunoenzimático (ELISA) possa ser útil para a identificação do animal implicado no evento mórbido. Constata-se, então, o aumento dos níveis séricos de mioglobina, muitas vezes acompanhado por mioglobinúria, de creatinofosfoquinase (CPK) e sua fração miocárdica (CK-MB), aspartato aminotransferase (AST) e alanina aminotransferase (ALT), bem como a elevação de bilirrubina não conjugada. As escórias nitrogenadas e a calemia estarão elevadas nos casos de IRA.

Pautada nos elementos assinalados, a avaliação clínica minuciosa do enfermo, enfatizando o balanço entre achados de origem tóxica (incluindo estimativa do número de picadas) e de alterações imonoalergicamente mediadas, deve ser a base para o delineamento da abordagem terapêutica. Desse modo, as ações de cuidado passam pela retirada dos ferrões (por meio de raspagem com lâminas ou agulhas, com o cuidado para não comprimir o local) e pela utilização de compressas com soluções de sal e vinagre ou álcool (mentolado ou canforado). No entanto, de acordo com a gravidade, o emprego de analgésicos, anti-histamínicos e corticosteroides poderá ser necessário.

Em caso de choque anafilático, é essencial a instituição do protocolo padrão para a intercorrência (Quadros 95.2 e 95.3), como a conservação da permeabilidade das vias respiratórias, verificando a imprescindibilidade de suporte ventilatório, o uso de epinefrina, de corticosteroides e de anti-histamínicos, a reposição hidreletrolítica, a avaliação dos sinais vitais e o monitoramento cardíaco e das disfunções metabólicas. Em relação ao diagnóstico da anafilaxia, existem três critérios, cada um refletindo uma situação clínica específica, sendo altamente provável quando um dos três estão presentes. São eles (Campbell; Kelso, 2018):

- Início agudo de uma doença que envolve pele, tecido mucoso ou ambos, seguido de pelo menos um dos seguintes achados: comprometimento respiratório, redução da pressão arterial (PA) ou sintomas associados a má perfusão
- Presença de dois ou mais dos seguintes itens, que rapidamente ocorrem após a exposição a um alérgeno: envolvimento da pele e/ou mucosas, comprometimento respiratório, redução da PA ou sintomas associados e sinais e/ou sintomas gastrintestinais persistentes

QUADRO 95.2 Atendimento de emergência da anafilaxia em lactentes e crianças.

- Diagnóstico (realizado clinicamente)
  - Os sinais e sintomas mais comuns são cutâneos: urticária generalizada repentina, angioedema, rubor e prurido; entretanto, 10 a 20% dos pacientes não apresentam achados cutâneos
  - Sinais de perigo: rápida progressão dos sintomas (sibilância, estridor, dificuldade respiratória, dispneia, tosse persistente, cianose), sinais de má perfusão, dor abdominal, vômitos, arritmia e hipotensão arterial sistêmica

- Tratamento do quadro agudo: a primeira e mais importante terapia é o uso de epinefrina. Não há contraindicações absolutas para epinefrina no contexto da anafilaxia
  - Via respiratória: intubação imediata caso haja evidência de obstrução iminente das vias respiratórias por angioedema. O atraso pode levar à obstrução completa. A intubação pode ser difícil e deve ser realizada pelo médico mais experiente disponível. Pode ser necessária cricotireotomia
  - Epinefrina intramuscular (IM) (1 mg/mℓ de preparação): epinefrina 0,01 mg/kg deve ser injetada intramuscularmente na parte média e externa da coxa. Para crianças maiores (> 50 kg), o máximo é de 0,5 mg por dose. Se não houver resposta ou a resposta for inadequada, a injeção poderá ser repetida em 5 a 15 min (ou mais frequentemente). Se a epinefrina for injetada prontamente por via IM, os pacientes respondem a uma, duas ou no máximo três injeções. Se houver sinais de má perfusão ou o paciente não responder às injeções de epinefrina, será necessário preparar a epinefrina intravenosa (IV) para perfusão. A vítima deverá ser colocada em posição reclinada, se for tolerado, elevando suas extremidades inferiores
  - Oxigênio: administrar 8 a 10 ℓ/min por meio de uma máscara facial ou até 100% de oxigênio, conforme necessário
  - Administração de solução salina: deve-se tratar uma perfusão pobre com infusão rápida de 20 mℓ/kg, reavaliando e repetindo *bolus* líquido (20 mℓ/kg), conforme necessário. Podem ocorrer mudanças maciças de fluido com perda grave de volume intravascular. Monitorar a diurese
  - Albuterol: para broncospasmo resistente à epinefrina IM, usar albuterol 0,15 mg/kg (dose mínima: 2,5 mg) em 3 mℓ de solução salina inalada por nebulizador. Repetir conforme necessário
  - H1 anti-histamínico: considerar administrar difenidramina 1 mg/kg (máx. 40 mg) IV
  - H2 anti-histamínico: considerar administrar ranitidina 1 mg/kg (máx. 50 mg) IV
  - Glicocorticoide: considerar administrar metilprednisolona 1 mg/kg (máx. 125 mg) IV
  - Monitoramento: o monitoramento hemodinâmico contínuo não invasivo e o monitoramento de oximetria de pulso devem ser realizados. A diurese deve ser monitorada em pacientes que recebem reanimação de líquido IV por hipotensão arterial sistêmica grave ou choque

- Tratamento dos sintomas refratários
  - Infusão de epinefrina:* em pacientes com resposta inadequada a epinefrina IM e solução salina IV, administrar uma infusão contínua de epinefrina a 0,1 a 1 mcg/kg/min, titulada para efeito
  - Vasopressores:* os pacientes podem exigir grandes quantidades de cristaloides IV para manter a pressão arterial sistêmica. Alguns pacientes podem exigir um segundo vasopressor (além da epinefrina). Todos os vasopressores devem ser administrados por bomba de infusão, com as doses tituladas continuamente de acordo com a pressão arterial sistêmica e a taxa cardíaca/função monitorada continuamente e a oxigenação monitorada por oximetria de pulso

*Todos os pacientes que recebem uma infusão de epinefrina e/ou outro vasopressor requerem monitoramento contínuo não invasivo da pressão arterial (PA) sistêmica da frequência cardíaca e da função e saturação de oxigênio. Sugere-se que os centros pediátricos forneçam instruções para a preparação de concentrações padrão e gráficos para a taxa de infusão estabelecida para epinefrina e outros vasopressores em bebês e crianças. Adaptado de Campbell; Kelso, 2018.

QUADRO 95.3 Atendimento de emergência da anafilaxia em adultos.

- Diagnóstico (realizado clinicamente):
  - Os sinais e sintomas mais comuns são cutâneos, como início repentino de urticária generalizada, angioedema, rubor e prurido; no entanto, 10 a 20% dos pacientes não apresentam achados cutâneos
  - Sinais de perigo: progressão rápida dos sintomas, dificuldade respiratória (p. ex., estridor, sibilância, dispneia, aumento do trabalho de respiração, tosse persistente, cianose), vômitos, dor abdominal, hipotensão arterial sistêmica, arritmias, dor torácica, colapso

- Tratamento do quadro agudo: a primeira e mais importante medida terapêutica na anafilaxia é a administração de epinefrina. Não há contraindicações absolutas para o fármaco no contexto da anafilaxia
  - Via respiratória: intubação imediata se houver evidência de obstrução iminente das vias respiratórias por angioedema. O atraso pode levar à obstrução completa. A intubação pode ser difícil e deve ser realizada pelo médico mais experiente disponível. Pode ser necessária uma cricotireotomia

Logo, pronta e simultaneamente, usam-se:

- Epinefrina intramuscular (IM) (1 mg/ml de preparação): administrar 0,3 a 0,5 mg de epinefrina IM, de preferência na coxa média e externa. Pode-se repetir a cada 5 a 15 min (ou mais frequentemente), conforme necessário. Se a epinefrina for injetada prontamente IM, a maioria dos pacientes responde a uma, duas ou no máximo três doses. Se o paciente não responder às injeções de epinefrina, deve-se preparar a epinefrina intravenosa (IV) para perfusão. Colocar a vítima em posição reclinada, se for tolerado, e elevar suas extremidades inferiores
- Oxigênio: administrar 8 a 10 l/minuto por meio de máscara facial ou até 100% de oxigênio, conforme necessário
- *Bolus* rápido salino normal: tratar a hipotensão arterial sistêmica com infusão rápida de 1 a 2 l IV. Repetir conforme necessário. Podem ocorrer mudanças maciças de fluido com perda grave de volume intravascular
- Albuterol (salbutamol): para broncospasmo resistente à epinefrina IM, administrar 2,5 a 5 mg em solução salina, 3 ml por nebulizador. Repetir conforme necessário

- Terapias complementares
  - H1 anti-histamínico:* considerar administrar difenidramina, 25 a 50 mg IV (para alívio da urticária e prurido apenas)
  - H2 anti-histamínico:* considerar administrar ranitidina 50 mg IV
  - Glicocorticoide: considerar administrar metilprednisolona 125 mg IV
  - Monitoramento: o monitoramento hemodinâmico contínuo não invasivo e o monitoramento de oximetria de pulso devem ser realizados. A saída de urina deve ser monitorada em pacientes que recebem reanimação de líquido IV por hipotensão grave ou choque
- Tratamento de sintomas refratários
  - Infusão de epinefrina:** para pacientes com resposta inadequada à epinefrina IM e soro fisiológico IV, administrar infusão contínua de epinefrina, com início a 0,1 mcg/kg/min por bomba de infusão.*** Titular a dose continuamente de acordo com a pressão arterial, a taxa cardíaca e a função e oxigenação
  - Vasopressores:** Alguns pacientes podem exigir um segundo vasopressor (além da epinefrina). Todos os vasopressores devem ser administrados por bomba de infusão, com as doses tituladas continuamente de acordo com a pressão arterial sistêmica e a taxa/função cardíaca, além da oxigenação, controlada por oximetria de pulso
  - Glucagon: os doentes em uso de betabloqueadores podem não responder à epinefrina e podem receber glucagon 1 a 5 mg IV durante 5 min, seguido de infusão de 5 a 15 mcg/min A administração rápida de glucagon pode causar vômitos.

*Esses medicamentos não devem ser utilizados como tratamento inicial ou exclusivo. **Todos os pacientes que recebem uma infusão de epinefrina e outro vasopressor requerem monitoramento contínuo não invasivo da pressão sanguínea, da frequência cardíaca e da função e saturação de oxigênio. ***Por exemplo, a taxa de infusão inicial para um paciente de 70 kg seria de 7 mcg/min. Isso é consistente com a faixa recomendada para a dosagem não baseada em peso para adultos, que é de 2 a 10 mcg/min. A dosagem não baseada em peso pode ser utilizada se o peso do paciente não for conhecido e não puder ser estimado. Adaptado de Campbell; Kelso, 2018.

■ Redução da PA após a exposição a um alérgeno conhecido do paciente. A diminuição da PA em adultos ocorre quando a PA sistólica é inferior a 90 mmHg; em lactente e crianças, a PA é definida como reduzida em: menos de 70 mmHg de 1 mês a 1 ano; menos de (70 mmHg + [2 × idade]) de 1 a 10 anos; e menos 90 mmHg de 11 a 17 anos.

A terapia dialítica para IRA poderá ser instituída, na dependência do grau de lesão renal.

Lepidopterismo

Os animais da ordem Lepidoptera – palavra oriunda do grego, *lepis*, *idos* e *ptera*, que significa asas escamosas (Espindula et al., 2009) – são insetos ovíparos cujo desenvolvimento passa por completa metamorfose (holometabólica). Destacam-se, no cenário médico, as lagartas (larvas) – as quais apresentam o corpo constituído por estruturas pontiagudas (cerdas, setas, pelos ou espículas) na região dorsoventral que secretam produtos tóxicos como modo de defesa contra os predadores (Cardoso; Haddad Junior, 2005) – cujos acidentes serão discutidos no tópico seguinte (erucismo).

Os eventos caracterizados como lepidopterismo (aqueles que envolvem as formas adultas do invertebrado) de relevância para os profissionais da saúde são provocados pelas fêmeas do gênero *Hylesia*, destacando-se a sua potencialidade em acarretar dermatite pruriginosa em contato com a pele humana (Moreira et al., 2007). Além disso, espécimes de *Hylesia* são capazes de secretar um pó fino composto de escamas e cerdas, que pode desencadear irritação mecânica e tóxica. O quadro clínico inclui lesões eritemato-papulopruriginosas que acometem áreas expostas da cútis, com intensa reação inflamatória, a qual pode evoluir para pápulas eritematosas escoriadas, e persistir por sete a 14 dias (Cardoso; Haddad Junior, 2005; Moreira et al., 2007). A terapêutica abrange cuidados locais, dentre os quais o uso de compressas frias e cremes à base de corticosteroides, assim como a utilização de medicamentos de ação sistêmica, como os anti-histamínicos administrados por via oral, para mitigar o prurido.

Erucismo

Os lepidópteros, além do lepidopterismo, podem provocar quadros de erucismo, conceituados como eventos mórbidos devido ao contato com as larvas do invertebrado. Por se localizarem em toda a extensão do Brasil, as lagartas, comumente chamadas de bicho-de-fogo, lagarta-de-fogo, taturanas, além de outras denominações, desencadeiam quadros de erucismo, condições que podem cursar com marcante gravidade, ainda que, em geral, sejam de natureza benigna. No Brasil, os acidentes mais graves estão associados a duas famílias – Megalopygidae e Saturniidae – e a uma subfamília, Arcttinae, cujos gêneros de maior relevância médica são *Podalia* e *Megalopyge* (Cardoso; Haddad Junior, 2005), além de *Lonomia*, a qual será comentada mais detalhadamente adiante. Os achados clínicos mais comuns incluem dor imediata, que se irradia para o membro, dermatite urticariforme (pruriginosa) nos pontos de inoculação das cerdas e enfartamento doloroso dos linfonodos regionais, sendo rara a presença de bolhas e necrose. Normalmente os sintomas regridem, sem complicações maiores, no prazo de 24 horas (Moreira et al., 2007; Espindula et al., 2009). A terapêutica consiste no uso de anestésicos locais, compressas frias e corticosteroides tópicos.

■ *Erucismo por* Lonomia

Um cenário especial do erucismo deve ser elucidado: os acidentes causados pelo gênero *Lonomia*, que estão relacionados com a espécie *Lonomia achelous*, primeiramente descrita no Amapá e na Ilha de Marajó (1982), e com a espécie *Lonomia obliqua*, identificada na região Sul do Brasil (Fugiwara, 2006), são vinculados às manifestações clínicas mais graves. São espécies conhecidas, popularmente, por: taturana, oruga e ruga (Brasil, 2019).

O veneno dessas espécies contém substâncias com atividades pró-coagulantes e fibrinolíticas, sendo capaz de desencadear uma síndrome hemorrágica semelhante à coagulação intravascular disseminada (CIVD), designada lonofibrase, com acréscimo dos produtos de decomposição de fibrinogênio (PDF) e redução sérica de plasminogênio, fibrinogênio e fator XIII.

As alterações locais iniciam-se com dor (em queimação), hiperemia, adenopatia regional, prurido e edema, que são comumente associados ao contato com exemplares do grupo Saturniidae. Ademais, nos acidentes causados pela espécie *L. obliqua* observa-se a presença de petéquias, equimoses, epistaxe e gengivorragia (Fugiwara, 2006; Spadacci-Morena et al., 2016). Outras alterações clínicas desencadeadas por acidentes com espécies de *Lonomia* podem abranger queixas inespecíficas, como cefaleia, náuseas, mal-estar e dor abdominal, as quais, por sua vez, podem associar-se às manifestações hemorrágicas ou antecedê-las (Brasil, 2019), bem como ser ligadas a anemia hemolítica e plaquetopenia (Corrêa et al., 2004; Sano-Martins et al., 2017). Quadros de hematúria, hematêmese e hemoptise estão relacionados com maior gravidade desse tipo de acidente (Brasil, 2019). A IRA é uma complicação do acidente por *Lonomia*, conforme amplamente documentado na literatura (Corrêa et al., 2004). Hematúria macro ou microscópica costuma estar presente associada ao quadro de lesão renal (Gamborgi, 2004). A avaliação da função renal é fundamental para a prevenção de complicações renais, as quais podem sobrevir com a evolução do quadro. Insuficiência renal crônica provável também foi descrita em acidente ocorrido no Brasil (Schmitberger et al., 2013).

A letalidade desses eventos, relacionada principalmente à IRA e à hemorragia intracraniana, pode chegar a 2,5%. Assim, a terapêutica preconiza a utilização do soro antilonômico (SALon), administrado de acordo com as informações que constam no Quadro 95.4, com destaque para as manifestações clínicas e para o teste de coagulação (Quadro 95.5).

A espécie *Premolis semirufa*, geralmente conhecida como pararama, provoca acidentes que cursam com quadros crônicos de longa duração, caracterizados por artropatia interfalangiana, anquilose e fibrose periarticular, devido ao contato com as cerdas da superfície do animal (Capítulo 99, *Pararama*).

Quilopodismo

As lacraias, como são conhecidas no meio popular, pertencentes aos miriápodes da subclasse Chilopoda, são as responsáveis por acidentes denominados quilopodismo (Gonçalves et al., 2001). Tais invertebrados são compostos morfologicamente por dois olhos, duas antenas e um aparelho bucal – maxilas –, além de um par de patas por segmento; todavia, o primeiro par, designado forcípulas, apresenta a capacidade

QUADRO 95.4 Conduta terapêutica nos acidentes por *Lonomia*.

Acidente	Antiveneno	Gravidade	Nº de ampolas
Lonômico	SALon (soro antilonômico)	Leve: quadro local apenas, sem sangramentos ou distúrbios na coagulação	–
		Moderado: quadro local presente ou não; tempo de coagulação alterado; sangramentos ausentes ou presentes apenas em pele ou mucosas	5
		Grave: quadro local presente ou não; tempo de coagulação alterado; sangramentos em vísceras (risco de morte)	10

Reproduzido de Brasil, 2019.

QUADRO 95.5 Técnica para determinação do tempo de coagulação.

- Retirar o sangue com seringa plástica cuidadosamente, evitando a formação de coágulo e consequente dificuldade de escoamento desse fluido
- Colocar 1 mℓ em cada um dos dois tubos de vidro (13× 100 mm), que devem estar secos e limpos
- Colocar os tubos em banho-maria a 37°C
- A partir do 5º minuto, e a cada minuto, retirar sempre o mesmo tubo para leitura
- Inclinar o tubo até a posição horizontal: se o sangue escorrer pela parede, recolocar o tubo em banho-maria (o movimento deve ser suave, para evitar falso encurtamento do tempo)
- Referir o valor do tempo de coagulação naquele minuto em que o sangue não mais escorrer pela parede interna do tubo, quando inclinado
- Confirmar o resultado com o segundo tubo, que permaneceu em repouso no banho-maria, conforme indicado a seguir (o tempo indica o resultado)
  - Até 9 min: normal
  - De 10 a 30 min: prolongado
  - Acima de 30 min: incoagulável

Os valores do tempo de coagulação variam pouco com o diâmetro do tubo empregado, mas sofrem variações com o volume do sangue adicionado, com o número de inclinações do tubo e com a temperatura do banho. Adaptado de Brasil, 2019.

de inocular toxinas na tentativa de imobilização das presas, sendo esses exemplares bem adaptados a hábitats escuros e relativamente úmidos (Almeida et al., 2017).

Os gêneros *Cryptops* e *Scolopendra* são os mais importantes do ponto de vista médico e podem alcançar de 3 a 30 cm de comprimento (Veraldi et al., 2014). Ainda não se tem plena clareza acerca dos efeitos patogênicos do veneno; entretanto, posteriormente à inoculação da peçonha, o local afetado pode manifestar dor intensa, queimação, hiperemia e, em certos casos, levar à necrose tecidual. Descreve-se que, em crianças de dois anos de idade, o acidente por lacraias pode desencadear paralisias.

A terapêutica consiste na lavagem do local acometido com água e sabão e na utilização de anestésicos por via oral. Nos casos em que a dor não é superada com os fármacos menos potentes, podem ser usados bloqueios anestésicos.

Acaridismo

Os carrapatos são artrópodes cosmopolitas, ectoparasitos hematófagos obrigatórios e responsáveis pela transmissão de agentes infecciosos causadores de díspares lesões nos seus hospedeiros durante o ato de hematofagia (ver Capítulo 93, *Os Artrópodes e a Transmissão de Enfermidades Parasitárias*). São animais capazes de infestar a maioria dos vertebrados – mamíferos, répteis, anfíbios e aves –, com uma distribuição geográfica ampla, localizados em todos os continentes do planeta (Garcia et al., 2012). Das três famílias de carrapatos existentes, duas são encontradas no Brasil, Argasidae e Ixodidae, sendo a última com grande relevância na prática médica (Serra-Freire; Borsoi, 2012).

Além de funcionarem como vetores de doenças, incluindo a febre maculosa e a doença de Lyme, são também causadores dos acidentes correspondentes ao acaridismo. As fêmeas dos gêneros *Amblyomma*, *Dermacentor* e *Ixodes* liberam uma neurotoxina capaz de interromper a liberação de acetilcolina nas junções neuromusculares (Morshed et al., 2017). Devido a isso, o quadro clínico envolve irritabilidade, parestesias, dores musculares, paresias e paralisias, possivelmente com manifestação em ascensão similar à síndrome de Guillain-Barré. Em algumas ocasiões, pode sobrevir paralisia de nervos cranianos e da musculatura respiratória, acarretando o óbito por insuficiência respiratória. O tratamento de base consiste em retirar o animal além de implementar medidas de suporte.

Cantaridismo

Os besouros e escaravelhos causam os acidentes de importância médica chamados genericamente de cantaridismo. Incluem animais que pertencem à ordem Coleoptera, compreendendo cerca de 40% de todas as espécies descritas de insetos. São invertebrados que possuem asas anteriores membranosas do tipo élitro. Além disso, apresentam metamorfose completa (holometábolos) e hábitos hematófagos (Barbola et al., 2007). O cantaridismo decorre da liberação de substâncias cáusticas e urticantes, devido à compressão do inseto contra a pele, propiciando o desenvolvimento de dermatite vesicular – com relevância para o gênero *Paederus* (Fonseca et al., 2012; Bouhamidi; Boui, 2018) –, dor intensa e prurido. Em situações em que ocorre a ingestão das mencionadas substâncias, há manifestações clínicas compostas por diarreia, vômitos e priapismo. Menos comumente há casos de ocorrência de necrose tubular aguda e choque. O tratamento baseia-se na abordagem dos sinais e sintomas cutâneos, destacando-se a lavagem do local acidentado, sendo incomum a necessidade do uso de anestésicos locais. Nas situações de ingestão da toxina, os métodos terapêuticos utilizados são hidratação venosa e lavagem gástrica.

Considerações finais

Os acidentes por animais venenosos – especialmente os provocados por répteis, anfíbios, peixes e invertebrados – constituem importantes ocorrências na prática do profissional da saúde, tendo em vista a potencial gravidade, ainda que a maior parte dos eventos seja de baixa periculosidade, e o recente aumento do número de notificações desses eventos, mormente nas áreas rurais do país. Assim, o esforço por parte dos profissionais da saúde para a pronta identificação e conduta frente a essas condições mórbidas faz-se necessário. Além disso, é essencial desenvolver ações de educação popular em saúde para esclarecer sobre os procedimentos adequados. Nessa perspectiva, espera-se que as informações descritas ao longo do presente capítulo possam trazer subsídios para prevenção da ocorrência de acidentes, redução da gravidade e diminuição do número de óbitos.

Referências bibliográficas

Almeida AB, Zacarin G, Smith WS. Inventário da biodiversidade de lacraias (Arthropoda, Chilopoda) em parques ecológicos do município de Sorocaba, São Paulo, Brasil. Rev Instituto de Ciências da Saúde (UNIP). 2017; 35:75-9.

Barbola IDF, Nascimento EAD, Milléo J. A fauna de insetos dos Campos Gerais do Paraná. In: Melo MS, Moro RS, Guimarães GB. Patrimônio Natural dos Campos Gerais do Paraná. Ponta Grossa: Ed. UEPG, 2007.

Borek HA, Charlton NP. How not to train your dragon: a case of a Komodo dragon bite. Wilderness Environ Med 2015; 26(2):196-9.

Bouhamidi A, Boui M. Paederus dermatitis. Pan Afr Med J 2018; 30:136.

Brasil. Ministério da Saúde. Secretaria de Vigilância em Saúde. Guia de Vigilância em Saúde: volume único [recurso eletrônico] – 3.ª ed. – Brasília: Ministério da Saúde, 2019.

Brasil. Ministério da Saúde. Manual de diagnóstico e tratamento de acidentes por animais peçonhentos. Brasília: Funasa; 2001.

Campbell R, Kelso JM. Anaphylaxis: emergency treatment. 2018. Disponível em: https://www.uptodate.com/contents/anaphylaxis-emergency-treatment/print?source=search_result&search=anafilaxia&selectedTitle=2~150. Acesso em: mai 2019.

Cardoso AEC, Haddad Junior V. Accidents caused by lepidopterans (moth larvae and adult): study on the epidemiological, clinical and therapeutic aspects. Anais Brasileiros de Dermatologia 2005; 80(6):571-8.

Chen T, Kwok H, Ivanyi C et al. Isolation and cloning of exendin precursor cDNAs from single samples of venom from the Mexican beaded lizard (Heloderma horridum) and the Gila monster (Heloderma suspectum). Toxicon 2006; 47(3):288-95.

Corrêa MS, Siqueira-Batista R, Gomes AP et al. Erucismo por Lonomia spp. em Teresópolis, RJ, Brasil. Rio de Janeiro: Rev Soc Bras Med Trop 2004; 37(5):418-21.

Da Silva HAM, de Queiroz INL, Francisco JS, Pomin VH, Pavão MSG, de Brito-Gitirana L. Chondroitin sulfate isolated from the secretion of the venom-producing parotoid gland of Brazilian bufonid. Int J Biol Macromol 2019; 124:548-556.

Daher EF et al. Acute renal failure after massive honeybee stings. Rev Inst Med Trop S Paulo 2003; 45(1):45-50.

Dornelles MF, Marques MGB, Renner MF. Revisão sobre toxinas de Anura (Tetrapoda, Lissamphibia) e suas aplicações biocntenológicas. Ciênc Movim 2010; 24:103-17.

Ducey SD, Cooper JS, Wadman MC. Bitten by a dragon. Wilderness Environ Med 2016; 27(2):291-3.

Espindula AP, Ferraz MLF, Ferreira AA et al. Acidente humano por lepidópteros. Rev Pat Trop 2009; 38(1):63-6.

Filho FB, Neves DG, Martins CDCS et al. Acidente provocado por espículas de ouriço-do-mar preto (Echinometra lucunter) nos pés e mãos. Rev Soc Port Dermat Venereol 2014; 72(1):121-4.

Fonseca JMV, Oliveira CMN, Peluzio RJE et al. Dermatite vesicante pelo Paederus sp.: relato de 19 casos em Viçosa, Minas Gerais, Brasil. Rev Bras Med Fam Comum 2012; 7:475-478.

French R, Brooks D, Ruha AM et al. Gila monster (Heloderma suspectum) envenomation: Descriptive analysis of calls to United States Poison Centers with focus on Arizona cases. Clin Toxicol (Phila) 2015; 53(1):60-70.

Fry BG, Casewell NR, Wüster W et al. The structural and functional diversification of the Toxicofera reptile venom system. Toxicon 2012; 60(4):434-48.

Fry BG, Wroe S, Teeuwisse W et al. A central role for venom in predation by Varanus komodoensis (Komodo Dragon) and the extinct giant Varanus (Megalania) priscus. Proc Natl Acad Sci U S A 2009; 106(22):8969-74.

Fugiwara CY. Estudo de algumas atividades biológicas do extrato de cerdas da lagarta Lonomia obliqua, Walker, 1855 (Lepidóptera, Saturniidae), preparado após diferentes períodos de armazenamento das cerdas. Universidade de São Paulo; 2006.

Gamborgi GP. Insuficiência renal aguda em pacientes após acidente com lagartas da espécie Lonomia obliqua. Dissertação (Mestrado) – Universidade Federal do Rio Grande do Sul. Faculdade de Medicina. Programa de Pós-Graduação em Ciências Médicas: Nefrologia; 2004.

Garcia M, Matias J, Almeida R et al. Espécies de carrapatos relatadas no Estado de Mato Grosso do Sul. Embrapa Gado de Corte-Documentos (Infoteca-E); 2012.

Goldstein EJ, Tyrrell KL, Citron DM et al. Anaerobic and aerobic bacteriology of the saliva and gingiva from 16 captive Komodo dragons (Varanus komodoensis): new implications for the "bacteria as venom" model. J Zoo Wildl Med 2013; 44(2):262-72.

Gonçalves MLC, Gomes AP, Siqueira-Batista R et al. Acidentes por outros animais peçonhentos. In: Siqueira-Batista R, Gomes AP, Igreja RP et al. Medicina tropical: abordagem atual das doenças infecciosas e parasitárias. Rio de Janeiro: Cultura Médica; 2001.

Haddad Junior V. Environmental dermatology: skin manifestations of injuries caused by invertebrate aquatic animals. Anais Brasileiros de Dermatologia 2013; 88(4):496-506.

Haddad Junior V, Coltro M, Simone LRL. Report of a human accident caused by Conus regius (Gastropoda, Conidae). Rev Soc Bras Med Trop 2009; 42(4):446-8.

Haddad Junior V, Moura R. Acute neuromuscular manifestations in a patient associated with ingesting octopus (Octopus sp.). Rev Inst Med Trop S Paulo 2007;49(1):59-61.

Júnior H. Animais aquáticos de importância médica no Brasil. Rev Soc Bras Med Trop 2003; 36(5):591-597.

Kowalski K, Marciniak P, Rosiński G et al. Toxic activity and protein identification from the parotoid gland secretion of the common toad Bufo bufo. Comp Biochem Physiol C Toxicol Pharmacol 2018; 205:43-52.

Lerner C, Mothes B, Carraro JL. Novos registros e ampliação de limites meridionais de distribuição de poríferos (Porifera, Demospongiae) no Atlântico sudoeste. Rev Bras Zool 2005;22(3):596-612.

Melo GAR, Aguiar AP, Garcete-Barrett B. Hymenoptera Linnaeus, 1758. In: Rafael JA, Melo GAR, Carvalho CJB (ed.). Insetos do Brasil: diversidade e taxonomia. Ribeirão Preto: Holos; 2012.

Moreira SC, Lima JC, Silva L et al. Descrição de um surto de lepidopterismo (dermatite associada a mariposas) entre marinheiros ocorrido em Salvador, Bahia. Rev Soc Bras Med Trop; 2007; 40(5): 591-593.

Morshed M, Li L, Lee MK et al. A retrospective cohort study of tick paralysis in British Columbia. Vector Borne Zoonotic Dis 2017; 17(12): 821-824.

National Park Service. USA. Gila monster. Disponível em: >https://www.nps.gov/sagu/learn/nature/gila-monster.htm>. Acesso em: jan. 2020.

Neves FF, Santos CRD, Lima LD et al. Ocorrência de acidentes provocados por peixes peçonhentos. Rev Ciênc Saúde 1996; 264-74.

Neves RF, Amaral FD, Steiner AQ. Levantamento de registros dos acidentes com cnidários em algumas praias do litoral de Pernambuco (Brasil). Ciênc & Saúde Colet 2007; 12(1): 231-237.

Oliveira H, Costa C, Sassi R. Relatos de acidentes por animais peçonhentos e medicina popular em agricultores de Cuité, região do Curimataú, Paraíba, Brasil. Rev Bras Epidem 2013; 16(3): 633-643.

Pardal PPDO. Aspectos clínicos e epidemiológicos dos acidentes por arraias nos distritos de Mosqueiro e Outeiro, Belém do Pará, Brasil. Universidade Federal do Pará; 2002.

Pereira GR, Xavier LL, Machado C et al. Animais peçonhentos: invertebrados aquáticos. J Health Npeps 2017; 2(1):113-21.

Power AJ, Keegan BF, Nolan K. The seasonality and role of the neurotoxin tetramine in the salivary glands of the red whelk Neptunea antiqua (L.). Toxicon 2002; 40(4): 419-25.

Sanggaard KW, Dyrlund TF, Thomsen LR et al. Characterization of the gila monster (Heloderma suspectum suspectum) venom proteome. J Proteomics 2015; 117:1-11.

Sano-Martins IS, Duarte AC, Guerrero B et al. Hemostatic disorders induced by skin contact with Lonomia obliqua (Lepidoptera, Saturniidae) caterpillars. Rev Inst Med Trop S Paulo 2017; 59: e24.

Schmitberger PA, Fernandes TC, Santos RC et al. Probable chronic renal failure caused by Lonomia caterpillar envenomation. The J Venomous Animals Toxins Including Trop Diseases (on-line). 2013; 14:1-4.

Serra-Freire NM, Borsoi ABP. Relações parasitárias entre humanos e carrapatos no município de Volta Redonda, Estado do Rio de Janeiro. 5(11):306-17.

Sousa JC, Silva RLS, Sousa RA et al. Histologia da glândula parotoide de anuros da espécie Rhinella schneideri (Amphibia: Bufonidae). Biotemas 2015; 28:111-8.

Spadacci-Morena DD, Soares MAM, Moraes RHP et al. The urticating apparatus in the caterpillar of Lonomia obliqua (Lepidoptera: Saturniidae). Toxicon 2016; 119:218-24.

Torres-Filho SR. Acidentes humanos relacionados com venenos animais. In: Tavares W, Marinho LAC. Rotinas de diagnóstico e tratamento das doenças infecciosas e parasitária. 4. ed. São Paulo: Atheneu; 2015.

Veraldi S, Cuka E, Gaiani F. Scolopendra bites: a report of two cases and review of the literature. Int J Dermatol 2014; 53(7):869-72.

Warrell DA. Venomous bites, stings, and poisoning: an update. Infect Dis Clin North Am 2019; 33(1):17-38.

Zuanon J, Sazima I. Free meals on long-distance cruisers: the vampire fish rides giant catfishes in the Amazon. Biota Neotropica 2005; 5(1):109-14.

CAPÍTULO 96

Araneísmo

Luiz Alberto Santana • Humberto Jander de Souza • Jader Lúcio Pinheiro Sant'Ana •
Nathan Miranda Rodrigues • Tânia Toledo de Oliveira

Introdução

O araneísmo compreende acidentes com aranhas peçonhentas. Diversas complicações clínicas são desencadeadas pela inoculação de peçonha – na vítima – pelo artrópode (Brasil, 2019; Zink et al., 2020). Deste modo, tais acidentes exigem tratamento específico de acordo com a aranha envolvida no empeçonhamento.

Uma vez que a espécie de aracnídeo envolvida nem sempre é reconhecida, devem ser buscadas todas as informações possíveis acerca das características do animal e dos sinais e sintomas apresentados, para que haja sua identificação e o conseguinte tratamento adequado do paciente. Este capítulo trata das aranhas e dos respectivos acidentes mais comuns no território brasileiro, enfatizando as implicações clínicas e a abordagem terapêutica nas diferentes situações.

Etiologia

As aranhas são animais invertebrados, pertencentes ao filo Arthropoda, classe Arachnida e ordem Araneae (Quadros 96.1, 96.2 e 96.3). Apresentam um exoesqueleto composto por quitina, com o corpo dividido em cefalotórax (cabeça e tórax fundidos) e abdome. Possuem oito patas, um par de pedipalpos (órgão sensorial) e quelíceras, onde se encontra o ferrão. Aranhas são comuns em todo o mundo; por esse motivo, acidentes com esses artrópodes são frequentes.

QUADRO 96.1 Classificação taxonômica das aranhas de importância médica do Brasil: gênero *Phoneutria*.

Reino	Animalia
Superfilo	Ecdysozoa
Filo	Arthropoda
Subfilo	Chelicerata
Classe	Arachnida
Ordem	Araneae
Família	Ctenidae
Gênero	*Phoneutria*

Adaptado de NCBI – The Taxonomy Database, 2019; ITIS, 2019.

QUADRO 96.2 Classificação taxonômica das aranhas de importância médica do Brasil: gênero *Latrodectus*.

Reino	Animalia
Superfilo	Ecdysozoa
Filo	Arthropoda
Subfilo	Chelicerata
Classe	Arachnida
Ordem	Araneae
Subordem	Opisthothelae
Superfamília	Araneoidea
Família	Theridiidae
Gênero	*Latrodectus*

Adaptado de NCBI – The Taxonomy Database, 2019; Arctos – Collaborative Collection Management Solution, 2019a.

QUADRO 96.3 Classificação taxonômica das aranhas de importância médica do Brasil: gênero *Loxosceles*.

Reino	Animalia
Superfilo	Ecdysozoa
Filo	Arthropoda
Subfilo	Chelicerata
Classe	Arachnida
Ordem	Araneae
Subordem	Opisthothelae
Superfamília	Scytodoidea
Família	Sicariidae
Gênero	*Loxosceles*

Adaptado de NCBI – The Taxonomy Database, 2019; Arctos – Collaborative Collection Management Solution, 2019b.

Aranhas no mundo

Existem milhares de espécies de aranhas em todo o planeta. Apenas uma pequena porção desses artrópodes apresenta riscos aos seres humanos, por vezes de modo bastante significativo, especialmente em caso de acidente não reconhecido e não tratado adequadamente. Os principais gêneros implicados em casos de araneísmo, no mundo, são *Latrodectus* (viúva-negra), *Steatoda* (falsa viúva-negra), *Loxosceles* (aranha-marrom), *Phoneutria* (aranha armadeira) e *Atrax robustus* (aranha-teia-de-funil australiana). A *Steatoda*, ou falsa viúva-negra, é encontrada em todo o mundo e não está envolvida em acidentes com membros da espécie *Homo sapiens* de maneira frequente; seus sinais e sintomas são muito menos graves do que aqueles descritos nos acidentes provocados por viúvas-negras verdadeiras. A espécie *Loxosceles* é encontrada predominantemente nas Américas do Norte e do Sul; tais aranhas são notórias pelo fato de suas picadas evoluírem com necrose local, embora isso ocorra em menor número de casos. As aranhas-teia-de-funil australianas – encontradas em áreas do leste da Austrália – produzem acidentes capazes de causar reações sistêmicas graves, as quais podem mimetizar intoxicação por organofosfatos. As espécies do gênero *Phoneutria* são encontradas predominantemente na América do Sul, especialmente nas áreas urbanas do Brasil. Descrevem-se, também, acidentes com outros araneídeos, como aqueles pertencentes ao gênero *Cheiracanthium* (aranha do saco amarelo), os quais são encontradas em todo o mundo – mais comumente na América do Norte – com possibilidade de causar picadas dolorosas semelhantes às de abelhas (Bucaretchi et al., 2008; Isbister et al., 2003; Isbister; Fan, 2011; Miller et al., 2016; Vetter et al., 2006; Vetter; Isbister, 2008).

Aranhas no Brasil

No Brasil são registrados, em média, mais de 20.000 ocorrências de araneísmo por ano, a maioria nos estados do Sul e Sudeste do país. Três gêneros encontrados no Brasil têm importância médica: *Phoneutria*, *Loxosceles* e *Latrodectus* (Figuras 96.1 a 96.3). Porém, há casos relacionados com outros gêneros, como *Lycosa* e *Grammostola* (Cabrerizo et al., 2009).

Esses animais podem habitar espaços peridomiciliares (grama, árvores, pilhas de madeira, telhados) e intradomiciliares (garagens, depósitos ou espaços entre móveis). Sua alimentação consiste em pequenos

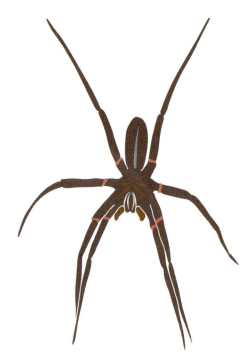

FIGURA 96.1 Representação esquemática de aranha do gênero *Phoneutria* (armadeira). Ilustração: Nathan Miranda Rodrigues (UFV) e Ademir Nunes Ribeiro Júnior (FADIP).

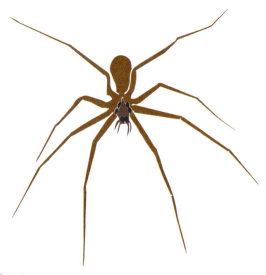

FIGURA 96.2 Representação esquemática de aranha do gênero *Loxosceles* (aranha-marrom). Ilustração: Nathan Miranda Rodrigues (UFV) e Ademir Nunes Ribeiro Júnior (FADIP).

insetos e invertebrados, incluindo outras aranhas, que são capturados por ataque direto ou por aprisionamento em teias. Sua digestão pode ocorrer de maneira extracorpórea, utilizando enzimas para liquefazer a presa. Há espécies que vivem em sociedade, mas a maioria das que são conhecidas tem hábitos de vida solitários (Kuhn-Nentwig et al., 2001).

A diferenciação entre macho e fêmea pode ser feita com a observação do bulbo copulador, órgão localizado na extremidade dos pedipalpos que consiste em uma dilatação de tais estruturas, presente apenas nos machos. Os órgãos reprodutores ficam localizados ventralmente no abdome nos dois sexos. No período de acasalamento o macho produz uma teia, na qual ejacula, preenchendo o bulbo copulador através do pedipalpo, iniciando a busca por uma fêmea. Após o encontro, a fêmea reconhece o macho como parceiro para que não ocorra predação. Feito o reconhecimento, ocorre a transferência do sêmen do macho para a fêmea, levando à fecundação. Há espécies de aranhas nas quais a fêmea

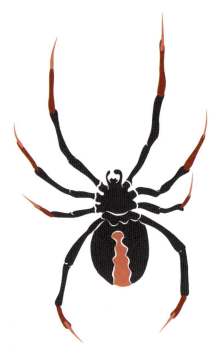

FIGURA 96.3 Representação esquemática de aranha do gênero *Latrodectus* (viúva-negra). Ilustração: Nathan Miranda Rodrigues (UFV) e Ademir Nunes Ribeiro Júnior (FADIP).

pode devorar o macho após a cópula. Tal é o caso das aranhas do gênero *Latrodectus*, as quais recebem – popularmente – o nome de viúva-negra (Cabrerizo et al., 2009).

Depois de ocorrida a fecundação, ocorre a postura de ovos na ooteca, uma bolsa construída de seda. O número de ovos varia de acordo com a espécie. O crescimento das aranhas se dá por meio de ecdise, que consiste na troca do exoesqueleto, com determinada periodicidade (Silva et al., 2005).

No Brasil, os acidentes por *Loxosceles* ocorrem com maior frequência entre outubro e março, enquanto o maior número de eventos causados por *Phoneutria* são registrados de janeiro a maio. Os casos por *Latrodectus* são os de menor incidência e estão mais presentes nos estados de Minas Gerais, São Paulo, Bahia e Pernambuco (Brasil, 2019).

Imunologia e patologia

A composição do veneno das aranhas varia de acordo com a espécie e, de um modo geral, é constituído por diversos elementos, tais como enzimas, dentre as quais se destaca a esfingomielinase D, responsável pelas necroses cutâneas após a picada de certas espécies do gênero *Loxosceles*; neurotoxinas proteicas muito variadas; e poliamidas ou acilpoliaminas complexas, toxinas não proteicas neurotóxicas que bloqueiam os receptores pós-sinápticos. Certos componentes, como as toxinas peptídicas, interagem com os receptores celulares, particularmente os canais iônicos (de sódio, de potássio e de cálcio), e modificam sua atividade (Saez et al., 2010). Peptídios isolados podem ser usados como ferramentas moleculares na caracterização dos canais iônicos para a melhor compreensão do seu funcionamento (Herzig et al., 2011). Existem mais de 10 milhões de peptídios bioativos nos venenos de algumas aranhas, o que ajuda a prever a existência de recursos valiosos para estudo, principalmente de novos medicamentos, como acontece com alguns venenos de serpentes e de escorpiões (Nentwig, 2013).

O envenenamento por aranhas apresenta diversos sinais e sintomas, que podem variar de sinais característicos de inflamação (dor, calor, rubor e edema) até necrose, falência de órgãos (principalmente rins) e morte (Haddad et al., 2012).

A resposta imune é diferente para os variados tipos de venenos. Em geral, após algumas horas da inoculação, ocorrem hemólise e ativação do sistema complemento, o qual compõe o processo inflamatório. Isso ocorre porque os venenos têm enzimas que agem nas membranas celulares, comumente no endotélio, ativando cascatas do sistema complemento. Ato contínuo, tem curso o processo inflamatório, com edema, distúrbios dos capilares sanguíneos locais, hemorragias e possível necrose tecidual. Outras enzimas presentes no veneno podem desencadear alterações sanguíneas como trombocitopenia. O acidente araneídeo não desenvolve imunidade adquirida (Kuhn-Nentwig et al., 2001; Ramos et al., 2015).

Aspectos clínicos

A evolução clínica varia de acordo com a espécie de aranha envolvida no acidente, eventualmente com marcante gravidade (Albuquerque et al., 2018; Hifumi et al., 2014; Rapôso et al., 2016; Siqueira-Batista et al., 2003). O Quadro 96.4 apresenta as manifestações clínicas do empeçonhamento por cada um dos gêneros de aranha com importância médica.

Diagnóstico diferencial

O estabelecimento do diagnóstico diferencial dependerá da anamnese e do exame físico (os quais deverão ser minuciosos). Ademais, se possível, deverão ser analisadas as características morfológicas da espécie da aranha que causou o acidente, pois a não identificação do animal pode acarretar maiores dificuldades para o diagnóstico. Em acidentes causados por *Phoneutria* e escorpiões, o quadro clínico é muito semelhante, podendo mesmo ser indistinguível. Se a avaliação do enfermo for condizente com a hipótese de araneísmo e não houver identificação do animal envolvido, deverá ser estudada a indicação de soroterapia, devendo-se utilizar – nas situações preconizadas pelo Guia de Vigilância em Saúde (Brasil, 2019) – o soro antiaracnídico (SAA), útil para a neutralização dos venenos de *Phoneutria*, *Loxosceles* e *Tityus*.

Os acidentes por aranha devem ser distinguidos das seguintes condições mórbidas: leishmaniose cutânea, celulites (p. ex., causadas por *Staphylococcus aureus*), queimaduras, picadas de outros insetos, fascite necrosante, reações alérgicas, esporotricose, tuberculose cutânea, pioderma gangrenoso, carcinoma cutâneo, erisipela e empeçonhamento causado por serpentes ou outros animais (Silva et al., 2005). O diagnóstico, quando realizado precocemente, possibilita a instituição de tratamento adequado (Haddad et al., 2012).

Diagnóstico laboratorial

As alterações laboratoriais variam de acordo com a toxicidade do veneno. Quando na presença de hemólise intravascular, caracterização da chamada forma cutâneo-hemolítica, as alterações laboratoriais podem ser subclínicas, com anemia aguda e hiperbilirrubinemia indireta. Aumento nos níveis séricos de ureia e creatinina é observado somente quando há insuficiência renal aguda (Brasil, 2019).

O Quadro 96.5 mostra as alterações laboratoriais mais comumente observadas nos acidentes por aranhas, no Brasil.

Tratamento

A terapêutica específica é realizada por meio de soroterapia, na qual são utilizados anticorpos para neutralizar a ação do veneno. Além disso, alguns fármacos são administrados para controle sintomático, como analgésicos, anti-inflamatórios e antipiréticos, dentre outros (Haddad et al., 2012).

A administração da soroterapia deverá levar em consideração a gravidade e a espécie causadora do acidente. O Quadro 96.6 contém as informações de tratamento de acordo com a orientação dada pelo Ministério da Saúde (Brasil, 2019).

A utilização de fármacos para tratamentos dos sintomas deve ser imediata, durante o atendimento à vítima. A principal queixa geralmente é a dor. Nesse caso, pode ser feita aplicação local ou troncular de lidocaína 2% – ou de medicamento similar – sem vasoconstritores, os quais podem ser aplicados com intervalos de até 1 hora. Caso não haja melhora significativa da dor, sugere-se a aplicação de meperidina 50 a 100 mg (crianças, 1 mg/kg) (Brasil, 2003). Outras abordagens que poderão ser instituídas para o tratamento dos sintomas incluem os benzodiazepínicos (diazepam, 5 a 10 mg; crianças, 1 a 2 mg), com intervalos de 6 horas, quando necessário; gliconato de cálcio 10%, 10 a 20 mℓ (para crianças, 1 mg/kg), com intervalos de 6 horas, quando necessário; clorpromazina, 25 a 50 mg (para crianças, 0,55 mg/kg/dose), com intervalos de 8 horas, quando necessário (Brasil, 2019).

QUADRO 96.5 Principais alterações laboratoriais descritas nos casos de araneísmo.

Gênero	Principais alterações
Phoneutria	Semelhantes às alterações laboratoriais dos acidentes por escorpiões (ver Capítulo 97, *Escorpionismo*). No eletrocardiograma podem ser observados taquicardia ou bradicardia sinusal e distúrbios de repolarização ventricular; descrevem-se, também, em alguns casos, hiperglicemia e hiponatremia
Loxosceles	Não há alterações laboratoriais específicas para o loxoscelismo. Em alguns casos são observadas hiperbilirrubinemia indireta, anemia aguda e elevação dos níveis séricos de ureia
Latrodectus	No latrodectismo não há alterações específicas, mas podem sobreviver especialmente, leucocitose, hiperglicemia e hematúria

Adaptado de Brasil, 2019.

QUADRO 96.4 Evolução clínica dos sintomas de acordo com as espécies de aranhas venenosas.

Gênero	Sintomas		
	Leves	Moderados	Graves
Phoneutria	Dor local intensa de início repentino e irradiada é o sintoma mais comum nas primeiras horas. Podem ocorrer agitação e edema local	Vômitos, sudorese profusa, sialorreia, febre	Taquicardia, priapismo, hipertonia muscular, hipotensão ou hipertensão arterial, edema pulmonar agudo, choque e óbito
Loxosceles	Dor, eritema e lesão no local da picada, podendo apresentar áreas de palidez, (denominadas placa marmórea)	*Rash* cutâneo, inflamação local, febre, bolhas de conteúdo sero-hemorrágico no local na picada, área endurecida à palpação, necrose seca e úlcera local	Icterícia, anemia aguda, hemólise intravascular, insuficiência renal aguda
Latrodectus	Dor local de baixa intensidade, queimação, sudorese local, pápula eritematosa local, prurido local	Dor abdominal, mialgia, agitação, tonturas, sudorese generalizada, parestesia em membros inferiores, dificuldade de deambulação	Taquicardia/bradicardia, hipertensão arterial, taquipneia/dispneia, priapismo, opressão precordial, trismo dos masseteres, náuseas e vômitos

Adaptado de Brasil, 2019.

QUADRO 96.6 Tratamento soroterápico para acidentes por aranhas.

Acidentes	Antivenenos	Gravidade	Número de ampolas
Fonêutrico	Soro antiaracnídico (SAA)	Leve: dor local, edema, eritema, sudorese, piloereção	–
		Moderado: dor local intensa, sudorese, vômitos ocasionais, agitação psicomotora, hipertensão arterial	2 a 4
		Grave: sudorese profusa, sialorreia, vômitos profusos, priapismo, choque, edema pulmonar agudo	5 a 10
Loxoscélico	Soro antiloxoscélico (SALox) ou SAA	Leve: aranha identificada, lesão incaracterística, ausência de comprometimento sistêmico	–
		Moderado: independentemente da identificação do agente, lesão sugestiva ou característica, manifestações sistêmicas inespecíficas (exantema, febre), ausência de hemólise	5*
		Grave: independentemente da identificação do agente, lesão característica, manifestações clínicas e/ou evidências laboratoriais de hemólise intravascular	10*

*Recomenda-se a associação com prednisona: em adultos, 40 mg/dia, e em crianças, 1 mg/kg/dia, durante 5 dias. Adaptado de Brasil, 2019.

Profilaxia e controle

Para minimizar os riscos de acidentes por aranhas, a principal medida a ser tomada deve ser o cuidado com quintais, garagens, depósitos ou outros lugares semelhantes, mantendo-os sempre livres do acúmulo de pilhas de madeiras, materiais de construção etc. A criação de aves em quintais ou terrenos próximos a residências é um importante fator de controle da população de animais como aranhas, escorpiões, insetos, dentre outros pequenos animais (Silva et al., 2005).

Quando ocorrido um acidente, é importante o reconhecimento – sempre que possível – da espécie de aranha causadora, observando-se suas características morfológicas, caso tenha sido capturada e levada ao pronto-socorro. Fundamental, no entanto, é a análise cuidadosa e detalhada dos sintomas e sinais apresentados pelo enfermos (Cabrerizo et al., 2009; Brasil, 2019); com efeito, o médico deve fazer uma anamnese completa, buscando todas as informações possíveis acerca do evento mórbido, a despeito da identificação do artrópode implicado na condição mórbida (Ramos et al., 2015).

Referências bibliográficas

Albuquerque PLMM, Tessarolo LD, Menezes FH et al. Acute kidney injury due to systemic Loxoscelism: a cross-sectional study in Northeast Brazil. Rev Soc Bras Med Trop 2018;51(5):695-9.

Arctos – Collaborative Collection Management Solution. 2019a. Disponível em: https://arctos.database.museum/name/Loxosceles. Acesso em: jun. 2019.

Arctos – Collaborative Collection Management Solution. 2019b. Disponível em: https://arctos.database.museum/name/Latrodectus. Acesso em: jun. 2019.

Brasil. Ministério da Saúde. Secretaria de Vigilância em Saúde. Guia de Vigilância em Saúde: volume único [recurso eletrônico]/Ministério da Saúde. 3. ed. Brasília: Ministério da Saúde, 2019.

Brasil. Ministério da Saúde. Fundação Nacional da Saúde. Manual de diagnóstico e tratamento de acidentes por animais peçonhentos. Brasília; 2003.

Brasil. Ministério da Saúde. Guia de Vigilância Epidemiológica. 7. ed. Brasília; 2009.

Bucaretchi F, Mello SM, Vieira RJ et al. Systemic envenomation caused by the wandering spider Phoneutria nigriventer, with quantification of circulating venom. Clin Toxicol (Phila) 2008;46:885.

Cabrerizo S et al. Loxoscelismo: epidemiología y clínica de una patología endémica en el país. Arch Argent Pediatr 2009; 152-9.

Haddad VJ, Cardoso JLC, Lupi O et al. Tropical dermatology: venomous arthropods and human skin. J Amer Acad Dermat 2012; 67(347)1-9.

Herzig VDLA, Woodfn CPA, Kaas QG et al. Arachnoserver 2.0, an updated on-line resource for spider toxin sequences and structures. Nucleic Acids Res 2011;39:D653-D657.

Hifumi T, Fujimi S, Yamagishi T et al. Clinical characteristics of redback spider bites. J Intensive Care 2014; 2(1):62.

Isbister GK, Fan HW. Spider bite. Lancet 2011; 378:2039.

Isbister GK, Graudins A, White J et al. Antivenom treatment in arachnidism. J Toxicol Clin Toxicol 2003; 41:291.

ITIS – Integrated Taxonomic Information System. 2019. Disponível em: https://www.itis.gov/servlet/SingleRpt/SingleRpt?search_topic=TSN&search_value=872795#null. Acesso em: jun. 2019.

Kuhn-Nentwig L, Stocklin R, Nentwig W. Venom composition and strategies in spiders: is everything possible? Advs Insect Physiol 2001;40:1-86.

Miller M, O'Leary MA, Isbister GK. Towards rationalisation of antivenom use in funnel-web spider envenoming: enzyme immunoassays for venom concentrations. Clin Toxicol (Phila) 2016; 54:245.

NCBI. National Center for Biotechnology Information. Taxonomy. Disponível em: <https://www.ncbi.nlm.nih.gov/taxonomy>. Acesso em: 25 de março de 2019.

Nentwig W. Spider ecophysiology. Springer 2013.

Ramos RFM, Girell LP, Toledo DW, et al. Acidente loxoscélico. Rev AMRIGS 2015; 59(2):134-139.

Rapôso C, Björklund U, Kalapothakis E et al. Neuropharmacological effects of Phoneutria nigriventer venom on astrocytes. Neurochem Int 2016; 96:13-23.

Saez NJS, Senff JE, Jensen SY et al. Spider-venom peptides as therapeutics. Toxins 2010; 2:2861-71.

Silva ST, Tiburcio ICS, Correia CQC et al. Escorpiões, aranhas e serpentes: aspectos gerais e espécies de interesse médico no estado de Alagoas. Maceió: Eufal; 2005.

Siqueira-Batista R, Gomes AP, Silva SS et al. Manual de infectologia. Rio de Janeiro: Revinter; 2003.

Vetter RS, Isbister GK. Medical aspects of spider bites. Annu Rev Entomol 2008; 53:409.

Vetter RS, Isbister GK, Bush SP et al. Verified bites by yellow sac spiders (genus Cheiracanthium) in the United States and Australia: where is the necrosis? Am J Trop Med Hyg 2006;74:1043.

Zink A, Zink A, Gebhardt M et al. Necrotic arachnidism in Germany due to bite of a Dysderidae Spider Probably Imported from South Tyrol, Italy. Acta Derm Venereol 2020; doi: 10.2340/00015555-3403.

CAPÍTULO 97

Escorpionismo

Luiz Alberto Santana • Douglas Schettini Andrade • Bernardo Melo Gaspar • Nayra Teixeira Bressan • Lindisley Ferreira Gomides • Tânia Toledo de Oliveira

Introdução

Escorpionismo, ou acidente escorpiônico, é a denominação dada ao quadro de empeçonhamento causado pela inoculação do veneno dos escorpiões (Brasil, 2019; Pimenta et al., 2019; Beraldo Neto et al., 2020). Nem todos os escorpiões têm grande importância em medicina humana; porém, os acidentes causados por algumas espécies são relevantes pela intensa frequência com que ocorrem e pela gravidade do quadro clínico.

Este capítulo tem por objetivo relatar os aspectos etiológicos, clínicos, diagnósticos, terapêuticos, ecoepidemiológicos e profiláticos dos empeçonhamentos desencadeados por escorpiões (Brasil, 2001; Brasil, 2016; Pimenta et al., 2019).

Etiologia

Taxonomia

Os escorpiões são invertebrados pertencentes ao filo Arthropoda, classe Arachnida e ordem Scorpiones. A classificação taxonômica destes animais está descrita no Quadro 97.1.

Aspectos biológicos

Os escorpiões são vivíparos, com período de gestação que dura em torno de 3 meses para o gênero *Tityus*. Na ocasião do "parto" a fêmea eleva o corpo e forma um "cesto" com as patas dianteiras, onde os filhotes sobem e permanecem por alguns dias até realizarem a sua primeira ecdise (troca de revestimento). Após alguns dias, adquirem independência e saem do dorso da mãe. O período entre o nascimento e a dispersão

QUADRO 97.1 Classificação taxonômica do gênero *Tityus*.

Domínio	Eukaryota
Reino	Metazoa
Filo	Arthropoda
Classe	Arachnida
Ordem	Scorpiones
Família	Buthidae
Gênero	*Tityus*
Espécies	*Tityus arellanoparrai, Tityus argentinus, Tityus asthenes, Tityus atriventer, Tityus bahiensis, Tityus boconoensis, Tityus carvalhoi, Tityus clathratus, Tityus confluens, Tityus costatus, Tityus curupi, Tityus discrepans, Tityus falconensis, Tityus fasciolatus, Tityus funestus, Tityus gonzalezspongai, Tityus imei, Tityus isabelceciliae, Tityus kuryi, Tityus macrochirus, Tityus magnimanus, Tityus mattogrossensis, Tityus metuendus, Tityus nematochirus, Tityus neoespartanus, Tityus nororientalis, Tityus obscurus, Tityus pachyurus, Tityus paraguayensis, Tityus perijanensis, Tityus pictus, Tityus pictus microdon, Tityus pittieri, Tityus pococki, Tityus pusillus, Tityus quirogae, Tityus riverai, Tityus sanarensis, Tityus serrulatus, Tityus simonsi, Tityus soratensis, Tityus stigmurus, Tityus tenuicauda, Tityus trinitatis, Tityus trivittatus, Tityus uruguayensis, Tityus zulianus*

Adaptado de NCBI – The Taxonomy Database, 2019; ITIS, 2019.

dos filhotes varia em torno de aproximadamente 14 dias para *Tityus bahiensis* e *Tityus serrulatus*. Tais artrópodes trocam de revestimento periodicamente, e param de crescer ao alcançarem a maturidade sexual (Brasil, 2001; 2009; 2016).

Os escorpiões são animais carnívoros e alimentam-se de grilos, baratas e outros insetos. Da mesma maneira, geralmente são presas de alguns mamíferos, como lacraias, serpentes, aranhas, sapos, lagartos e aves. Geralmente apresentam hábito noturno e, durante o dia, podem ser localizados sob troncos, pedras, entulhos, telhas e tijolos. De modo geral, esses animais aparecem mais em épocas quentes; porém, devido a alterações climáticas, eles estão se tornando ativos durante todo o ano (Brasil, 2009; 2019). Pelo fato de adquirirem cada vez mais hábitos sinantrópicos, muitas espécies habitam áreas urbanas, onde encontram abrigo e alimentação farta.

Escorpiões no mundo

Foram descritas cerca de 1.400 espécies de escorpião divididas em nove famílias, e pelo menos 30 delas podem causar acidentes potencialmente fatais na espécie *Homo sapiens*. Espécies com capacidade de produzir intensa e grave toxicidade neuromuscular incluem as dos gêneros *Centruroides*, nos EUA, no México e na América Central, e *Parabuthus*, no sul da África. *Centruroides exilicauda*, também conhecido como escorpião de casca, devido à sua preferência por residir em ou perto de árvores, é encontrado principalmente no norte do México e no sudoeste dos EUA (p. ex., Arizona, Novo México, oeste do Texas, sudeste da Califórnia e perto do lago Mead, Nevada). *Centruroides vittatus*, ou escorpião listrado, é encontrado principalmente no sudoeste dos EUA e no estado do Texas, mas também se estende para o sul de Indiana e Illinois. *Centruroides suffusus*, também conhecido como escorpião mexicano, é encontrado em todo o México e é considerado extremamente perigoso. *Parabuthus granulatus*, ou escorpião de grão grosso, é originário da África do Sul, do oeste do Zimbábue, de Botswana, Namíbia e do sul de Angola; este artrópode é encontrado principalmente em hábitats secos. *Parabuthus transvaalicus*, ou escorpião escuro, vive na África do Sul, no sul do Zimbábue, no leste de Moçambique e no leste de Botswana. É predominantemente noturno, reside em solo arenoso e pode ser encontrado também em telhados de palha (Hutt; Houghton, 1998; LoVecchio; McBride, 2003; Müller et al., 2016; Stipetic et al., 1998).

Escorpiões no Brasil

No Brasil, é possível encontrar quatro famílias desses aracnídeos: Bothriuridae, Liochelidae, Chactidae e Buthidae, as quais apresentam características similares e próprias em seu veneno (Brasil, 2009). A seguir, descrevem-se algumas das principais características das espécies de escorpiões encontradas em terras brasileiras.

■ *Tityus serrulatus*

Conhecido como escorpião amarelo, é causador de acidentes graves, principalmente em crianças. Suas patas e cauda são de coloração amarelo-clara, e o tronco é escuro (Figura 97.1). A espécie possui uma serrilha no 3º e no 4º anel da cauda, motivo pelo qual recebe esse nome. Mede até 7 cm de comprimento. Sua reprodução é partenogenética, e cada fêmea pode gerar em torno de 160 filhotes durante a vida. Essa espécie se restringia apenas ao estado de Minas Gerais; porém, devido

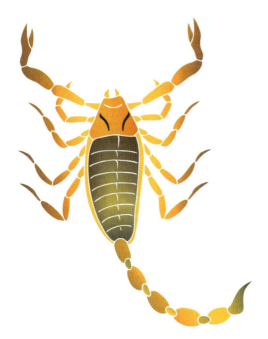

FIGURA 97.1 Representação esquemática de escorpião da espécie *Tityus serrulatus*. Ilustração: Nayra Teixeira Bressan (UFV) e Ademir Nunes Ribeiro Júnior (FADIP).

a sua grande e rápida proliferação, bem como a sua boa adaptação a ambientes urbanos, hoje encontra-se distribuída em São Paulo, Rio de Janeiro, Espírito Santo, Bahia, Ceará, Mato Grosso do Sul, Paraná, Pernambuco, Sergipe, Piauí, Rio Grande do Norte, Goiás, Distrito Federal; mais recentemente, foram relatados em Santa Catarina (Brasil, 2009).

■ *Tityus bahiensis*

Conhecido popularmente como escorpião marrom – ou como escorpião preto – tem o tronco em tom escuro, além de palpos e pernas com manchas escuras e cauda de cor marrom-avermelhada. Diferente da espécie anteriormente citada, não possui as serrilhas na cauda, e o indivíduo adulto mede cerca de 7 cm. Cada fêmea pode gerar aproximadamente 160 filhotes durante a vida. É a espécie responsável pelo maior número de acidentes no estado de São Paulo, sendo também encontrada em todo o território brasileiro, salvo a região Norte (Brasil, 2009).

■ *Tityus stigmurus*

Conhecido popularmente como escorpião amarelo do Nordeste, assemelha-se ao *T. serrulatus* em sua coloração e seus hábitos de vida, exceto por apresentar uma faixa em tom escuro no sentido longitudinal na parte dorsal do tronco, seguida de uma mancha triangular na sua carapaça. Possui serrilha no 3º e no 4º anel da cauda, porém, menos protuberante. É a espécie responsável por causar mais acidentes na região Nordeste e pode ser encontrada nos estados de Alagoas, Pernambuco, Bahia, Paraíba, Ceará, Piauí, Rio Grande do Norte e Sergipe (Brasil, 2009).

■ *Tityus paraensis*

Conhecido popularmente como escorpião preto da Amazônia. Tem coloração negra quando em fase adulta, podendo alcançar 9 cm de comprimento. Quando mais jovem, pode ser confundido com outras espécies de escorpiões amazônicos. O artrópode é comum na região Norte e pode ser encontrado principalmente nos estados do Pará e do Amapá. Recentemente, exemplares têm sido relatados no Mato Grosso (Brasil, 2009).

■ *Tityus silvestris*

Espécie comum em toda a região Amazônica e causadora de acidentes sem gravidade, principalmente no Pará. Mede 2,5 a 4,5 cm de comprimento e tem cor marrom-amarelada, com manchas em todo o corpo, além de pernas e palpos, com exceção do último segmento da cauda e do télson. Apresenta espinho sob o ferrão. Está presente em Acre, Amapá, Amazonas, Goiás, Mato Grosso, Pará, Rondônia e Tocantins (Brasil, 2009).

Patogênese

O veneno desses invertebrados é uma mistura complexa de proteínas de baixo peso molecular, aminoácidos e sais, produzida no par de glândulas localizadas no télson. Após ser inoculado no paciente vítima do acidente, o veneno atua em sítios celulares específicos dos canais de sódio, desencadeando despolarização das membranas das células excitáveis e liberação maciça de catecolaminas e acetilcolina, que irão atuar em diversas partes do organismo e que são responsáveis pela maior parte das manifestações que acometem o indivíduo acidentado (Culpo et al., 2003).

O veneno dos escorpiões pode ser extraído por meio da maceração do télson em solução salina, pelo estímulo manual e, mais frequentemente, pelo estímulo elétrico. Os primeiros estudos das toxinas dos escorpiões buscavam encontrar antídotos para os acidentes por esses animais, mas trabalhos posteriores demonstraram novas utilidades para tais substâncias, principalmente pela integração de sua bioquímica estrutural com ferramentas de biologia molecular (Hassan, 1984).

As toxinas de algumas espécies têm forte ação em vertebrados e podem ser utilizadas como armas de guerra biológica, o que torna evidente a necessidade de mais pesquisas, não só por benefícios médicos, agrícolas ou ambientais, mas também para assegurar que o conhecimento não seja utilizado para fins eticamente inapropriados (Loret; Hammock, 2001; Stewart et al., 1991).

O conhecimento sobre o veneno de escorpiões é oriundo principalmente do estudo das espécies que provocam acidentes de comprovada gravidade, e – provavelmente – de muitas outras substâncias e novas aplicações podem ser descobertas com a evolução dos estudos sobre o veneno das demais espécies (Lourenço; Eickstedt, 2009).

Aspectos clínicos

A picada do escorpião causa dor local de início imediato, podendo variar de leve a intensa, com irradiação para o membro afetado associando-se a parestesia na região da lesão, sudorese e piloereção (Brasil, 2019). A dor é o principal motivo para procura do atendimento médico; a sensação pode ser de queimação, agulhada ou latejamento. Além disso, a excitação dos sistemas simpático e parassimpático induz sinais clínicos sistêmicos diversos. Pode ocorrer aumento do peristaltismo e hiperfunção das glândulas nasais, sudoríparas, do pâncreas e do estômago, provocando náuseas seguidas de vômitos, rinorreia e lacrimejamento em decorrência da liberação de acetilcolina. Evolução para pancreatite aguda e insuficiência renal aguda já foi descrita (Albuquerque et al., 2018). Ademais, pode haver diminuição da temperatura corporal e do débito cardíaco, miose, espasmos musculares e priapismo. Se ocorrer excesso de estimulação do sistema adrenérgico, sobrevêm sintomas como midríase, aumento da pressão arterial e do débito cardíaco. Arritmias cardíaca e respiratória também são possíveis, com evolução para insuficiência cardíaca e edema agudo de pulmão.

As causas mais comuns de morte por escorpionismo são a insuficiência respiratória e o choque circulatório, eventos agravados por desidratação e alterações do equilíbrio hidreletrolítico. Em alguns pacientes, infarto cerebral e encefalopatia hipertensiva aguda já foram descritos. A toxicidade causada ao tálamo pelo veneno do escorpião pode ocasionar mudanças no nível de consciência, parestesia sistêmica e ataxia (Nencioni et al., 2018). Entretanto, os distúrbios mais comuns do escorpionismo incluem, além da dor, as parestesias, as mioclonias e os tremores próximos ao local da picada.

É de suma importância avaliar alguns aspectos que influenciam o curso da doença, tais como o local da picada; afinal, se houver proximidade ao tórax e à cabeça, os sintomas serão mais intensos e graves, com pior prognóstico. Idade, peso e estado de saúde do paciente, além do tempo decorrido até o atendimento e da presença de doenças crônicas prévias também interferem na evolução do caso (Amaral et al., 1991; 1993; Baldini et al., 2010; Elatrous et al., 1999; Geron et al., 1993; Hering et al., 1993; Karnad, 1998).

Diagnóstico

O diagnóstico é eminentemente clínico e deve ser feito por meio da anamnese e do exame físico acurados. Em casos de acidentes com animais peçonhentos, é importante – sempre que possível – a captura do animal para fins de identificação e tratamento. Ademais, preconiza-se a realização de exames complementares, como hemograma, eletrocardiograma (ECG) e ecocardiografia, para acompanhamento dos casos, principalmente daqueles com maiores complicações.

Costumam sobrevir alterações importantes nos exames laboratoriais, tais como leucocitose com neutrofilia, hemólise e trombocitose seguida de trombocitopenia. Podem ocorrer também hiperamilasemia, hiperglicemia, hipopotassemia e hiponatremia. É costumeiro o aumento da creatinoquinase fração MB. Assim, a dosagem de troponina I deve ser verificada para avaliar possíveis danos ao músculo cardíaco.

Ao ECG, é possível identificar alterações graves, como do infarto agudo do miocárdio com presença de infra ou supradesnivelamento do segmento ST. Pode ainda haver taquicardia ou bradicardia sinusal acompanhadas ou não de extrassístoles ventriculares e alterações de polarização da onda T. Onda U proeminente também pode ser encontrada. Essas complicações são mais comuns em acidentes com escorpião amarelo (*Tityus serrulatus*).

Se ocorrer edema pulmonar, poderão ser encontradas alterações eletrocardiográficas importantes, como alternância elétrica e desvio de eixo cardíaco. Existem relatos também de fibrilação atrial e bloqueios atrioventriculares em pacientes que não evoluíram para óbito. Hipocinesia do septo interventricular e da parede posterior do ventrículo esquerdo pode ser diagnosticada com o ECG.

Caso a insuficiência cardíaca esteja presente, poderá haver edema agudo de pulmão, evidenciado à radiografia de tórax por meio de padrão intersticial difuso e alveolar, além de aumento da silhueta cardíaca. A ressonância magnética fornece imagens mais detalhadas em casos de complicações neurológicas, com evidências de infarto cerebral e hemiplegia (Brasil, 2019).

Diagnóstico diferencial

O Quadro 97.2 relaciona algumas situações que deverão ser consideradas no diagnóstico diferencial de acidente com escorpiões.

Tratamento

Após a identificação da picada do animal, a busca pelo atendimento médico para observação deverá ser imediata e, se necessário, será indicada a internação do enfermo. A permanência no hospital pode variar de algumas horas, nos casos mais brandos, até dias, nos casos moderados e graves. É preciso obter um acesso venoso para administração de antitoxinas específicas e fármacos para prevenção de possíveis complicações. É, também, fundamental a realização de monitoramento eletrocardiográfico, principalmente nas primeiras 24 horas após entrada no hospital, devido a maior gravidade do quadro geralmente nessas horas.

QUADRO 97.2 Diagnósticos diferenciais dos acidentes escorpiônicos.

- Botulismo
- Acidente por *Lonomia obliqua*
- Empeçonhamento por centopeia
- Empeçonhamento por cobra coral
- Difteria
- Coagulação intravascular disseminada
- Miastenia *gravis*
- Pancreatite
- Picadas de insetos
- Reações distônicas induzidas por medicação
- Empeçonhamento por cascavel
- Tétano
- Toxicidade por organofosforados
- Empeçonhamento pela aranha viúva-negra ou pela aranha armadeira.

Adaptado de Cheng; Bush, 2018.

O uso de analgésico associado à anestesia local promove alívio para os quadros de dor. Nos casos mais leves, analgésicos como dipirona são suficientes; entretanto, se a dor for moderada ou grave, será indicado o uso de meperidina. Como anestésico local está indicado o uso de lidocaína 2% sem vasoconstritor, a qual pode ser administrada até 3 vezes ao dia, com intervalos de 40 a 60 minutos.

Podem ocorrer vômitos profusos, causando desidratação grave e desequilíbrio hidreletrolítico. Nesses casos, inicia-se fluidoterapia parenteral o mais rápido possível, em associação a um antiemético, como a metoclopramida. Insuficiências cardíaca e respiratória devem ser avaliadas e tratadas cuidadosamente. A hipertensão arterial sistêmica resultante do acidente costuma ter caráter autolimitado, desaparecendo em até 6 horas.

O tratamento específico consiste no uso de soro antiescorpiônico (SAEsc) por via intravenenosa e em doses adequadas para cada acidente. Nos moderados e graves (Quadro 97.3) se faz necessária a administração de soroterapia: nos moderados, de duas a três ampolas podem ser aplicadas; nos casos graves, de quatro a seis ampolas devem ser utilizadas. Vale ressaltar que também pode ser empregado o soro antiaracnídico (SAA) nas seguintes situações: (1) acidentes em que não é possível identificar o animal causador, havendo dúvida entre escorpiões do gênero *Tityus* e aranhas do gênero *Phoneutria* (aranha armadeira) (ver Capítulo 96, *Araneísmo*); (2) em caso de falta do SAEsc. A administração do soro é segura, sendo pequena a quantidade de reações de hipersensibilidade causadas por ele (Brasil, 2019).

QUADRO 97.3 Número de ampolas de soro antiescorpiônico ou antiaracnídico (*Loxosceles, Phoneutria, Tityus*) específico de acordo com a gravidade do acidente.

Antivenenos	Gravidade	Nº de ampolas
SAEsc ou SAA	*Leve*: dor e parestesia locais*	–
	Moderada: dor local intensa associada a uma ou mais manifestações (náuseas, vômitos, sudorese, sialorreia, agitação psicomotora, taquipneia e taquicardia)	2 a 3
	Grave: além das manifestações clínicas citadas na forma moderada, há presença de uma ou mais das seguintes manifestações: vômitos profusos e incoercíveis, sudorese profunda, sialorreia intensa, prostração, convulsão, coma, bradicardia, insuficiência cardíaca, edema pulmonar agudo e choque	4 a 6

SAEsc: soro antiescorpiônico; SAA: soro antiaracnídico (*Loxosceles, Phoneutria, Tityus*). *Tempo de observação das crianças picadas: 6 a 12 horas. Adaptado de Brasil, 2019.

Em casos de acidentes escorpiônicos, orienta-se lavar o local com sabão e água e levar a vítima imediatamente para o serviço de saúde. É contraindicado fazer torniquete, espremer, cortar, queimar, succionar ou colocar qualquer substância sobre o local da ferida ou fazer ingestão de álcool, querosene ou fumo (Brasil, 2019).

Epidemiologia e ecologia

Existem escorpiões em todos os continentes, exceto na Antártida. Espécies são encontradas na Europa, nos EUA, na África, na Ásia, no Oriente Médio, no México e na América Latina. Desse modo, os acidentes com tais animal ocorrem em todo o mundo. Escorpiões, em sua maioria, são animais noturnos e, para se alimentarem, utilizam ganchos que são também usados para a injeção de toxinas uma, duas ou mais vezes junto à sua presa. No Brasil, entre 2013 e 2017, foram notificados 895.608 acidentes por animais peçonhentos no Sistema de Informação de Agravos de Notificação (SINAN), dos quais 1.346 evoluíram para óbito. Entre os acidentes com animais peçonhentos, o escorpionismo foi o que apresentou o maior aumento no número de casos no período, passando de 78.363 notificações em 2013 para 124.077 em 2017, um aumento de 58,34%. No ano de 2017 foram registrados no SINAN 124.077 casos, sendo o acidente por animais peçonhentos o de maior incidência: 59,7 para cada 100.000 habitantes, dos quais 143 evoluíram para óbito (taxa de letalidade de 0,12%). Os três estados com maiores números de registros foram Minas Gerais (22,5%), São Paulo (17,1%) e Pernambuco (11,8%). A região onde ocorreu a maioria dos acidentes foi a Nordeste (45,2%), seguida pelas regiões Sudeste (43,9%), Centro-Oeste (5,0%), Norte (3,5%) e Sul (2,4%) (Brasil, 2018).

Os maiores índices de acidentes ocorrem entre os homens, na faixa etária de 25 a 49 anos. Mulheres podem apresentar complicações mais graves em função de geralmente terem menor peso corpóreo. A gravidade dos acidentes escorpiônicos depende de outros fatores, tais como: tamanho do escorpião, espécie causadora do acidente e quantidade de veneno inoculado. A vasta maioria dos incidentes no Brasil é considerada leve, afirmativa que não se aplica em relação ao acometimento de crianças (Brasil, 2019).

Profilaxia e controle

É importante salientar que existem diferentes espécies de escorpiões nas diversas regiões do Brasil. Com efeito, é necessário atentar-se para calçados, toalhas de banho e de rosto e tapetes, objetos nos quais os artrópodes podem se alojar. Deve-se ter muita atenção no manuseio de materiais de construção e madeiras. Além disso, outras medidas evitam o contato com esses animais, como manter berços e camas afastados do chão e das paredes e tomar cuidado com locais escuros e úmidos. Essas precauções são necessárias tanto nas áreas rurais quanto nas urbanas (Brasil, 2019).

Referências bibliográficas

Albuquerque PLMM, Magalhaes KDN, Sales TC et al. Acute kidney injury and pancreatitis due to scorpion sting: case report and literature review. Rev Inst Med Trop São Paulo 2018;60:e30.

Amaral CFS, Lopes JA, Magalhães RA et al. Electrocardiographic, enzymatic and echocardiographic evidence of myocardial damage after Tityus serrulatus scorpion poisoning. Am J Cardiol 1991;67(7):655-7.

Amaral CFS, Rezende NA, Freire-Maia L. Acute pulmonary edema after Tityus serrulatus sting in children. Am J Cardiol 1993;71(2):242-5.

Baldini AF, Cupo P, Pintya AO et al. Assessment of myocardial perfusion and function in victims of scorpion envenomation using gated-SPECT. Arq Bras Cardiol 2010; 94(4):418-25.

Beraldo Neto E, Freitas LA, Pimenta DC et al. Tb1, a Neurotoxin from Tityus bahiensis Scorpion Venom, Induces Epileptic Seizures by Increasing Glutamate Release. Toxins (Basel) 2020;12(2). pii: E65.

Brasil. Manual de diagnóstico e tratamento de acidentes por animais peçonhentos. Brasília: Fundação Nacional de Saúde; 2001.

Brasil. Ministério da Saúde, Secretaria de Vigilância em Saúde, Departamento de Vigilância Epidemiológica. Manual de controle de escorpiões. Brasília: Ministério da Saúde; 2009.

Brasil. Ministério da Saúde, Secretaria de Vigilância em Saúde. Guia de Vigilância em Saúde. Brasília: Ministério da Saúde; 2019.

Brasil. Ministério da Saúde. Sistema de Informação de Agravos de Notificação (SINAN). 2018. Disponível em: http://dtr2004.saude.gov.br/sinanweb/.

Cheng D, Bush SP. Scorpion envenomation differential diagnosis. 2018. Disponível em: https://emedicine.medscape.com/article/168230-differential. Acesso em: dez. 2018.

Culpo P, Azevedo-Marques MM, Hering SE. Acidentes por animais peçonhentos: escorpiões e aranhas. Urgências e emergências dermatológicas e toxicológicas. Medicina 2003; 36:490-7.

Elatrous S, Nouira S, Besbes-Ouanes L et al. Dobutamine in severe scorpion envenomation. Chest 1999; 116(3):748-53.

Geron M, Margulis G, Ilia R et al. The management of scorpion envenomation 1993 [letter]. Toxicon 1993;31(9):1071-83.

Hassan F. Production of scorpion antivenom. In: TU AT. Ed. Handbook of Natural Toxins. New York: Marcel Dekker, 1984.

Hering SE, Jurca M, Vichi F et al. Reversible cardiomyopathy in patients with severe scorpion envenoming by Tityus serrulatus: evolution of enzymatic, electrocardiographic and echocardiographic alterations. Ann Trop Paediatr 1993;13(2):173-82.

Hutt MJ, Houghton PJ. A survey from the literature of plants used to treat scorpion stings. J Ethnopharmacol 1998; 60:97.

Integrated Taxonomic Information System (ITIS). 2019. Disponível em: https://www.itis.gov/servlet/SingleRpt/SingleRpt?search_topic=TSN&search_value=82719#null. Acesso em: ago. 2019.

Karnad DR. Hemodynamic patterns in patients with scorpion envenomation. Heart 1998;79(5):485-9.

Loret E, Hammock B. Structure and neurotoxicity of scorpion toxins. In: Brownell P, Polis GA. Scorpion biology and research. New York: Oxford University Press 2001.

Lourenço WR, Eickstedt VR. Escorpiões de importância médica. In: Cardoso JLC et al. Animais peçonhentos no Brasil: biologia, clínica e terapêutica dos acidentes. São Paulo: Sarvier; 2009.

LoVecchio F, McBride C. Scorpion envenomations in young children in central Arizona. J Toxicol Clin Toxicol 2003;41:937.

Muller GJ, Modler H, Wium CA et al. Scorpion sting in southern Africa: diagnosis and management. CME 2012:30. Disponível em: http://www.cmej.org.za/index.php/cmej/article/view/2545/2580. Acesso em: 03 nov. 2016.

NCBI. National Center for Biotechnology Information. Taxonomy. Disponível em: <https://www.ncbi.nlm.nih.gov/taxonomy>. Acesso em: 25 de março de 2019.

Nencioni ALA, Neto EB, de Freitas LA et al. Effects of Brazilian scorpion venoms on the central nervous system. J Venom Anim Toxins Incl Trop Dis 2018;24:3.

Pimenta RJG, Brandão-Dias PFP, Leal HG et al. Selected to survive and kill: Tityus serrulatus, the Brazilian yellow scorpion. PLoS One 2019;14(4):e0214075.

Stewart LM et al. Construction of an improved baculovirus insecticide containing an insectspecific toxin gene. Nature 1991; 352:85-8.

Stipetic ME, Lugo A, Brown B et al. A prospective analysis of 558 common striped scorpion (Centruroides vittatus) envenomations in Texas during 1997 (meeting abstract). J Toxicol Clin Toxicol 1998; 36:461.

CAPÍTULO 98

Ofidismo

Rodrigo Siqueira-Batista • Gabriella Luísa da Costa Albuquerque •
Renato Neves Feio • Sávio Silva Santos

Introdução

Os acidentes ofídicos – também conhecidos como ofidismo – compreendem os eventos de empeçonhamento causados "[...] pela inoculação de toxinas, por intermédio das presas de serpentes (aparelho inoculador), podendo determinar alterações locais (na região da picada) e sistêmicas" (Brasil, 2019, p. 653). Representam condições mórbidas comuns no Brasil (Brasil, 2014). De fato, em concordância com dados do Ministério da Saúde, o número de ocorrência desses eventos mórbidos cresceu significativamente no país, destacando-se que a incidência por 100.000 habitantes passou de 6,8, em 2000, para 13,3 em 2015. Além disso, a ocorrência do ofidismo está intimamente ligada às condições climáticas, sobrevindo, principalmente, em países tropicais. Há também forte correlação com as atividades profissionais, uma vez que os eventos são mais frequentes nos trabalhadores do campo (Pinho et al., 2004) e no sexo masculino (Brasil, 2001).

É essencial que o médico seja capaz de um razoável reconhecimento dos aspectos clínicos dos empeçonhamentos pelos distintos gêneros que ocorrem no Brasil – *Bothrops*, *Bothrocophias*, *Crotalus*, *Lachesis*, *Micrurus* e *Leptomicrurus* (Brasil, 2019) –, especialmente nas diferentes regiões, para que se possa distinguir se em um acidente por serpente ocorre inoculação de veneno ou não, tendo em vista a indicação da conduta terapêutica específica, cujo retardo poderá implicar em graves consequências (Siqueira-Batista et al., 2007; Pérez-Gómez et al., 2019).

Com base nesses breves apontamentos, neste capítulo serão apresentados conhecimentos gerais acerca do ofidismo, abrangendo a etiologia, a fisiopatologia, a clínica, o diagnóstico, o tratamento, a ccoepidemiologia e a prevenção da condição mórbida.

Etiologia

Taxonomia

As serpentes de interesse médico no Brasil pertencem, principalmente, aos gêneros *Bothrops*, *Crotalus*, *Lachesis* e *Micrurus*, e suas características ecológicas são determinantes para o padrão de distribuição desses ofídios no território nacional (Siqueira-Batista, 2002; Brasil, 2019). Outros gêneros de importância, também descritos no país, incluem (i) *Bothrocophias* – cujas espécies eram originalmente incluídas no gênero *Bothrops* – e (ii) *Leptomicrurus* (Brasil, 2019; Salazar-Valenzuela et al., 2014). A taxonomia dos seis gêneros mencionados poderá ser consultada no Quadro 98.1. No presente capítulo, será dada ênfase aos gêneros *Bothrops* (Figuras 98.1 e 98.2), *Crotalus* (Figura 98.3), *Lachesis* e *Micrurus* (Figura 98.4).

Principais características dos ofídios

As diferenças entre as serpentes peçonhentas – enfatizando os quatro gêneros citados – e as não peçonhentas podem ser apreciadas a partir do fluxograma da Figura 98.5. Conforme pode ser observado, a análise deve ser estabelecida, especialmente, pela constatação da presença da fosseta loreal, um orifício localizado entre a narina e o olho da serpente, com função termorreceptora.

É importante também saber reconhecer as características principais de cada um dos gêneros, as quais estão descritas no Quadro 98.2.

Espécies de *Boa* (jiboia) (Figura 98.6), *Boiruna* (cobra-preta), *Clelia* (cobra-preta, muçurana), *Erythrolamprus* (falsa-coral), *Eunectes* (sucuri), *Helicops* (cobra d'água), *Oxyrhopus* (falsa-coral), *Phylodrias*

QUADRO 98.1 Taxonomia dos principais gêneros e espécies implicados no ofidismo no Brasil.

Reino	Animalia					
Filo	Chordata					
Classe	Reptilia					
Ordem	Squamata					
Família	Viperidae				Elapidae	
Gênero	*Bothrocophias*	*Bothrops*	*Crotalus*	*Lachesis*	*Leptomicrurus*	*Micrurus*
Espécies	*Bothrocophias hyoprora, Bothrocophias microphthalmus*	*Bothrops alcatraz, Bothrops alternatus, Bothrops atrox, Bothrops barnetti, Bothrops bilineatus, Bothrops brazili, Bothrops cotiara, Bothrops diporus, Bothrops erythromelas, Bothrops fonsecai, Bothrops insularis, Bothrops itapetiningae, Bothrops jararaca, Bothrops jararacussu, Bothrops leucurus, Bothrops lutzi, Bothrops marajoensis, Bothrops marmoratus, Bothrops matogrossensis, Bothrops moojeni, Bothrops muriciensis, Bothrops neuwiedi, Bothrops otavioi, Bothrops pauloensis*	*Crotalus durissus cascavella, Crotalus durissus collilineatus, Crotalus durissus dryinas, Crotalus durissus durissus, Crotalus durissus marajoensis, Crotalus durissus ruruima, Crotalus durissus terrificus*	*Lachesis muta*	*Leptomicrurus collaris, Leptomicrurus narduccii, Leptomicrurus scutiventris*	*Micrurus albicinctus, Micrurus altirostris, Micrurus annellatus, Micrurus averyi, Micrurus brasiliensis, Micrurus corallinus, Micrurus decoratus, Micrurus diana, Micrurus diutius, Micrurus filiformis, Micrurus frontalis, Micrurus hemprichii, Micrurus ibiboboca, Micrurus isozonus, Micrurus langsdorfii, Micrurus lemniscatus, Micrurus mipartitus, Micrurus nattereri*

Adaptado de Arctos – Collaborative Collection Management Solution, 2019; NCBI – The Taxonomy Database, 2019; CTFB, 2019; Encyclopedia of Life, 2019.

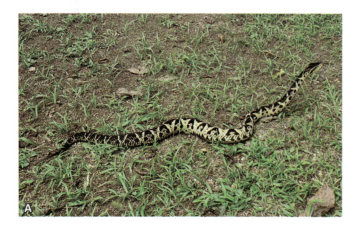

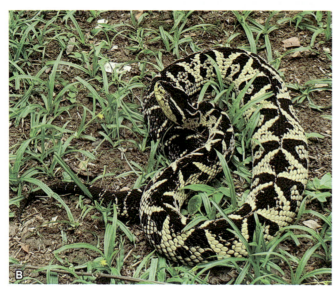

FIGURA 98.1 *Bothrops jararacussu*, popularmente conhecida como jararacuçu (Museu de Zoologia João Moojen, Departamento de Biologia Animal, Universidade Federal de Viçosa). **A.** Animal com o corpo estendido, deslocando-se. **B.** Animal pronto para o bote. Fotos: Rodrigo Siqueira-Batista (UFV e FADIP) e Renato Neves Feio (UFV).

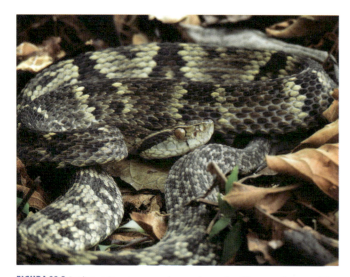

FIGURA 98.2 *Bothrops jararaca*, popularmente conhecida como jararaca (Museu de Zoologia João Moojen, Departamento de Biologia Animal, Universidade Federal de Viçosa). Foto: Leandro de Avelar Oliveira (UFV).

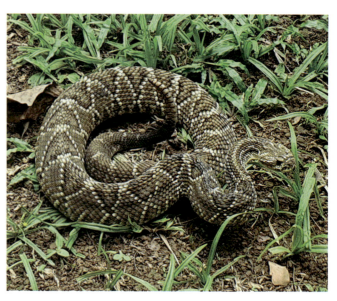

FIGURA 98.3 *Crotalus durissus*, popularmente conhecida como cascavel (Museu de Zoologia João Moojen, Departamento de Biologia Animal, Universidade Federal de Viçosa). Nota-se o guizo (chocalho) na extremidade da cauda. Foto: Rodrigo Siqueira-Batista (UFV e FADIP) e Renato Neves Feio (UFV).

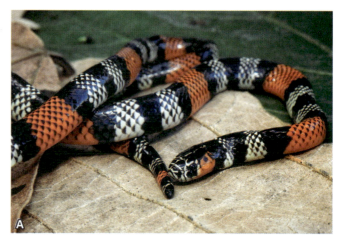

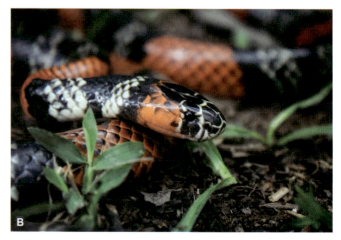

FIGURA 98.4 *Micrurus frontalis*, popularmente conhecida como coral (Museu de Zoologia João Moojen, Departamento de Biologia Animal, Universidade Federal de Viçosa). **A.** Visão da cabeça, do corpo e da cauda do animal. **B.** Observe a cabeça, em detalhe. Fotos: Leandro de Avelar Oliveira (UFV).

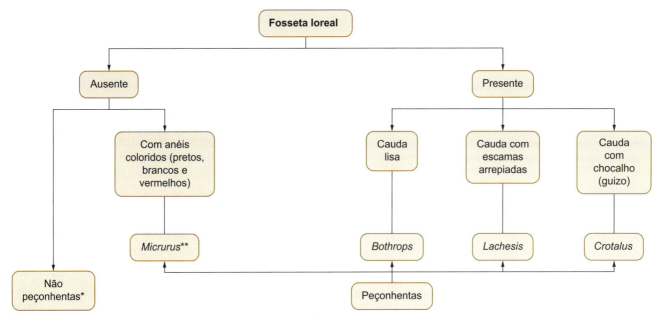

```
                              ┌─────────────┐
                              │ Fosseta loreal │
                              └──────┬──────┘
                    ┌────────────────┴────────────────┐
              ┌─────────┐                         ┌──────────┐
              │ Ausente │                         │ Presente │
              └────┬────┘                         └────┬─────┘
         ┌─────────┴──────┐            ┌───────────────┼───────────────┐
         │         ┌──────────────┐  ┌───────┐  ┌────────────┐  ┌───────────┐
         │         │ Com anéis    │  │ Cauda │  │ Cauda com  │  │  Cauda    │
         │         │ coloridos    │  │ lisa  │  │ escamas    │  │  com      │
         │         │ (pretos,     │  │       │  │ arrepiadas │  │ chocalho  │
         │         │ brancos e    │  │       │  │            │  │ (guizo)   │
         │         │ vermelhos)   │  │       │  │            │  │           │
         │         └──────┬───────┘  └───┬───┘  └─────┬──────┘  └────┬──────┘
         │           ┌───────────┐   ┌──────────┐  ┌──────────┐  ┌──────────┐
         │           │ Micrurus**│   │ Bothrops │  │ Lachesis │  │ Crotalus │
         │           └───────────┘   └──────────┘  └──────────┘  └──────────┘
  ┌────────────┐
  │ Não        │                     ┌────────────┐
  │ peçonhentas*│                    │ Peçonhentas│
  └────────────┘                     └────────────┘
```

FIGURA 98.5 Distinção entre serpentes peçonhentas e não peçonhentas. *As falsas-corais podem apresentar o mesmo padrão de coloração das corais-verdadeiras, sendo distinguíveis pela ausência de dente inoculador. **Na Amazônia, ocorrem corais-verdadeiras desprovidas de anéis vermelhos. Adaptada de Brasil, 2001.

QUADRO 98.2 Principais gêneros e espécies de serpentes presentes no Brasil.

Gênero	Características relevantes
Bothrops	A maioria dos acidentes ofídicos no Brasil é decorrente das picadas de serpentes do gênero *Bothrops*. Essas serpentes podem ser encontradas em todo o país, mas preferem locais mais úmidos e com presença de roedores. Popularmente são mais conhecidas como: caiçara, urutu, jararaca, jararacuçu e cruzeiro
Crotalus	Os casos de ofidismo por animais do gênero *Crotalus* ocorrem, no Brasil, com uma frequência bem menor; a espécie *Crotalus durissus* é única que pode ser vista amplamente no país. Essas serpentes preferem regiões mais arenosas e secas e têm por característica, se não excitada, não atacar. É conhecida popularmente como: cascavel, boicininga e boiquira. Vale ressaltar que, na maioria das vezes, sua presença é detectada pelo barulho produzido por seu chocalho
Lachesis	Esse gênero não é muito comum no Brasil, sendo mais facilmente encontrado na Mata Atlântica e na Floresta Amazônica
Micrurus	O gênero *Micrurus* possui cerca de 20 espécies distribuídas difusamente em todo o território brasileiro. Tem por característica não ser agressivo e prefere locais subterrâneos. É conhecido pela população como: ibiboboca, coral-verdadeira e coral

Adaptado de Siqueira-Batista et al., 2007; Brasil, 2019.

(cobra-cipó, cobra-verde,), *Waglerophis* (boipeva) são igualmente implicadas em acidentes, no país, mas os eventos são usualmente de menor gravidade (Carvalho; Nogueira, 1998; Rocha et al., 2007; Brasil, 2019; Menegucci et al., 2019).

Patologia e imunologia

Os principais aspectos da patogênese dos acidentes por ofídios peçonhentos são descritos a seguir (França; Cardoso, 2005; Gonçalves et al., 1994; Gonçalves et al., 2000; Siqueira-Batista et al., 2001; Teixeira et al., 2019).

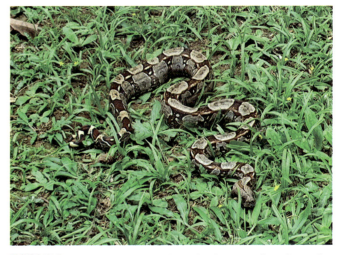

FIGURA 98.6 Animal pertencente ao gênero *Boa* (não peçonhento), popularmente conhecida como jiboia (Museu de Zoologia João Moojen, Departamento de Biologia Animal, Universidade Federal de Viçosa). Foto: Rodrigo Siqueira-Batista (UFV e FADIP) e Renato Neves Feio (UFV).

Ação proteolítica

Essa atuação da peçonha é também denominada, algumas vezes, como citotóxica. A presença de enzimas implicadas na proteólise induz à quebra de componentes proteicos e às consequentes destruição tecidual e reação inflamatória, promovendo necrose lipídica, muscular e das paredes vasculares. Em situações mais graves, observa-se liberação de mediadores vasoativos, como a bradicinina, podendo desencadear o choque. As espécies nas quais o veneno apresenta ação proteolítica são as dos gêneros *Bothrocophias*, *Bothrops* e *Lachesis*.

Ação coagulante

Ocorre nas peçonhas dos gêneros *Bothrocophias*, *Bothrops*, *Crotalus* e *Lachesis*, pela ativação da cascata de coagulação (Brasil, 2019). A peçonha botrópica tem ação, isolada ou conjunta com outras toxinas, sobre o fator X, a protrombina e o fibrinogênio. O veneno presente nas espécies laquéticas e crotálicas atua no fibrinogênio, promovendo sua transformação em fibrina. A atuação dessa ação coagulante difere do mecanismo da trombina, uma vez que não pode ser antagonizada por meio da administração de heparina. O fator X ativado leva à utilização das plaquetas e dos fatores V e VIII, podendo ter como consequência coagulação intravascular disseminada e deposição de microtrombos na parede dos vasos capilares, o que costuma originar insuficiência renal aguda (IRA). Os locais mais comuns de sangramento são o sistema digestório, o sistema nervoso central (SNC), as vias respiratórias e a pele. No sistema nervoso o sangramento pode manifestar-se como hemorragia intracraniana (White, 2017a; White, 2017b).

Ação miotóxica

A atividade miotóxica não se restringe somente ao local da ferida, agindo sistemicamente e podendo desencadear rabdomionecrose, mioglobinemia e mioglobinúria, com possível desenvolvimento de IRA. É observada no empeçonhamento por serpentes do gênero *Crotalus*. O componente que causa essa ação é a fração *crotoxina* (proteína formada por duas subunidades, a crotapotina e a fosfolipase A$_2$). Além disso, se o dano muscular for muito extenso, o paciente poderá desenvolver também hiperpotassemia, com consequente cardiotoxicidade (White, 2017b).

Ação neurotóxica

Atividade neurotóxica é verificada nas serpentes dos gêneros *Crotalus*, *Leptomicrurus* e *Micrurus*, todas atuando no bloqueio da junção neuromuscular (Figura 98.7). No veneno inoculado pelas serpentes do gênero *Crotalus* a ação exercida é pré-sináptica (esse mecanismo ocorre pela atividade da fração *crotoxina*, que impede a liberação de acetilcolina); já o veneno elapídico age na pré e na pós-sinapse. As ofioneurotoxinas que têm ação pós-sináptica atuam, principalmente, impedindo a ligação da acetilcolina aos seus receptores na placa motora da membrana pós-sináptica, uma vez que promovem o bloqueio desses receptores colinérgicos. Essas neurotoxinas têm baixo peso molecular e, por isso, apresentam rápida absorção e ação no sítio. Já aquelas que agem na região pré-sináptica são de alto peso molecular, e seu mecanismo de ação se baseia no bloqueio da liberação da acetilcolina por meio da inibição das membranas responsáveis por essa função (Torres-Filho, 2015). Neste último caso, é descrita uma regressão do bloqueio com anticolinesterásicos. Devido ao baixo peso molecular e à lipofilia da peçonha elapídica, acredita-se que sua ação seja mais precoce. Nos acidentes ofídicos laquéticos também é verificada ação neurotóxica; no entanto, esta ocorre por excitação vagal. No empeçonhamento por serpentes do gênero *Bothrops*, a ação neurotóxica não é reconhecida.

Ação vasculotóxica

As peçonhas botrópicas podem, eventualmente, causar hemorragias por um mecanismo que independe de sua ação coagulante, levando a sangramentos locais e sistêmicos em diferentes componentes somáticos (principalmente cérebro, rins, pulmões, pele e trato gastrintestinal). Estão implicados mecanismos afins à coagulação intravascular disseminada, além da lesão tóxica do endotélio, causada por substâncias nomeadas hemorraginas. Assim, explica-se a ocorrência de acidentes hemorrágicos fatais em pacientes nos quais não podem ser documentadas as alterações anteriormente descritas no sistema de coagulação.

Ação nefrotóxica

A nefrotoxicidade é um acontecimento bastante frequente nos acidentes crotálicos (Albuquerque et al., 2013). Pesquisas têm sugerido que a peçonha crotálica alberga atividade tóxica sobre o parênquima renal, principalmente no néfron intermediário; além disso, há lesão secundária à já descrita ação miotóxica da peçonha, com desenvolvimento de rabdomiólise. Nos acidentes botrópicos e laquéticos também é

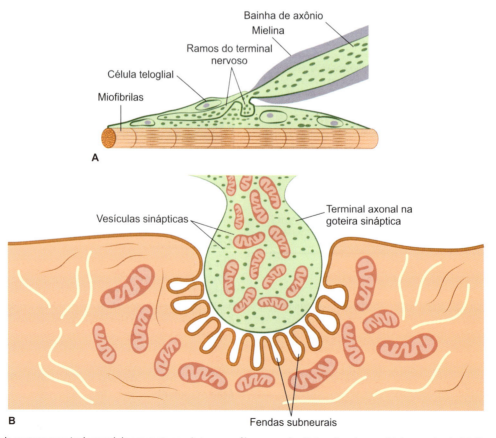

FIGURA 98.7 A. Unidade motora: terminal axonal de um motoneurônio e uma fibra muscular. **B.** Junção mioneural (placa motora): detalhe estrutural da sinapse entre o terminal do axônio e da fibra muscular onde há transmissão do impulso elétrico através de mediador químico (neurotransmissor). Adaptada de Hall, 2011.

observada a lesão renal devido à ação coagulante da toxina, com consequente deposição de pequenos trombos na parede dos capilares renais e redução do aporte sanguíneo para o órgão. Em um estudo realizado recentemente, que envolveu 115 pacientes com IRA decorrente de acidente ofídico, demonstrou-se que a apresentação mais comum entre eles (no caso, em 98 enfermos) foi a oligoanúria. Além disso, foi evidenciado que a terapia de reposição renal foi necessária – e útil – em cerca de 106 pessoas, e que houve desenvolvimento de doença renal crônica em alguns pacientes (Naqvi, 2016).

Peçonha botrópica e resposta inflamatória

No que tange à ação imunológica e inflamatória do veneno produzido por serpentes do gênero *Bothrops*, demonstrou-se o efeito de vários mediadores inflamatórios que são responsáveis pelas díspares manifestações clínicas apresentadas após a inoculação (Cedro et al., 2018; Teixeira et al., 2019). Em relação à espécie *Bothrops jararacussu*, sabe-se que a produção de ciclo-oxigenases e lipo-oxigenases bem como o recrutamento de adrenorreceptores alfa 1 e 2 estão relacionados à produção do edema, e que há participação da serotonina e de outros neuromediadores na ocorrência de hemorragias (Wanderley et al., 2014). Acerca do veneno de *Bothrops insularis* e de *Bothrops lanceolatus*, o edema é decorrente da ação das ciclo-oxigenases, do óxido nítrico e da histamina, podendo ainda, na *B. lanceolatus*, haver pequena contribuição da serotonina. Além disso, deve-se destacar a ação das células do sistema imune que mantêm relação direta e promovem a expressão de alguns mediadores. As potencialmente envolvidas são os neutrófilos e os macrófagos (Wanderley et al., 2014).

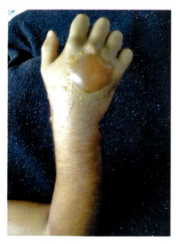

FIGURA 98.8 Acidente por *Bothrops*: flictena. Foto: Sávio Silva Santos (UNIFESO).

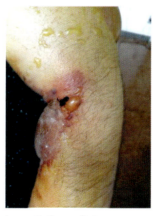

FIGURA 98.9 Acidente por *Bothrops*: flictena e necrose. Foto: Sávio Silva Santos (UNIFESO).

Aspectos clínicos

Doença em humanos

■ História natural

O quadro clínico depende, em geral, do tipo de peçonha, considerando-se especialmente três aspectos: (1) as ações tóxicas, (2) a quantidade inoculada e (3) a área corporal afetada.

○ Acidente botrópico

O empeçonhamento por *Bothrops* e por *Bothrocophias*, em geral, cursa com sinais e sintomas locais e sistêmicos. No período inicial após a picada, ou seja, nos primeiros 30 minutos, surgem no local sinais flogísticos (dor, edema, calor e rubor), e a intensidade desses sinais é proporcional ao volume de peçonha inoculada. Depois desse período inicial (entre 6 e 12 horas depois), exacerbação das lesões locais e das manifestações sistêmicas pode ser detectada. Os distúrbios locais abrangem alterações como bolhas e equimoses até o aparecimento de áreas com necrose em diferentes extensões. Graves lesões locais costumam ser detectadas no acidente pelo gênero *Bothrops* (Figuras 98.8 a 98.12).

Já em relação aos achados sistêmicos, a mais significativa alteração é a hemorragia, a qual pode sobrevir na região da picada ou nos locais distantes. Esses fenômenos hemorrágicos locais são provavelmente resultado da ação das hemorraginas, e a hemorragia sistêmica resulta, basicamente, da coagulopatia de consumo, secundária à comentada ação coagulante do veneno. Podem ocorrer, igualmente, enterorragia, epistaxe, gengivorragias, hematêmese, hematúria, e, de modo mais grave, hemorragia cerebral, que pode levar o paciente à morte. Felizmente, esse desfecho é raro no acidente botrópico (o mais comum dos acidentes ofídicos no Brasil), e o óbito não chega a 1% desses casos.

A ação coagulante pode causar a formação de trombos na microcirculação renal e provocar disfunção renal aguda, também considerada rara nessa condição mórbida. Finalmente, é descrito – ainda que mais raramente – o quadro grave de coagulação intravascular disseminada plenamente manifesta e de falência de múltiplos órgãos e sistemas. Menos graves talvez, porém mais importantes, dada a sua frequência, são os acidentes envolvendo os dedos das mãos ou dos pés, cujo reduzido volume anatômico e a ação proteolítica explicam a eventual perda desses apêndices como consequência da evolução com necrose (Figura 98.10). É interessante observar que, nos acidentes ofídicos causados por

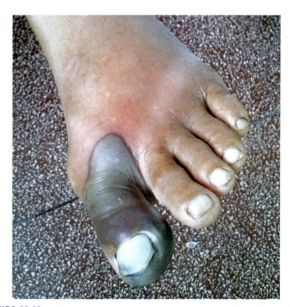

FIGURA 98.10 Acidente por *Bothrops*: necrose de extremidade. Foto: Sávio Silva Santos (UNIFESO).

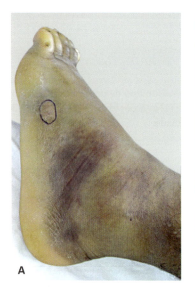
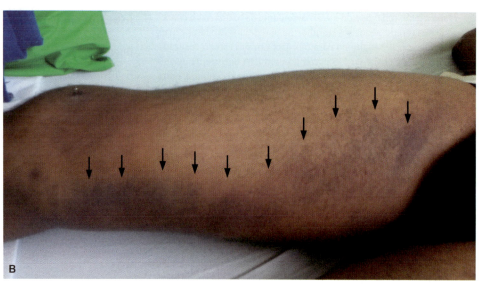

FIGURA 98.11 Acidente por *Bothrops*. **A.** Edema e equimose. **B.** No mesmo paciente, as *setas* mostram equimoses no trajeto da drenagem venosa. Foto: Sávio Silva Santos (UNIFESO).

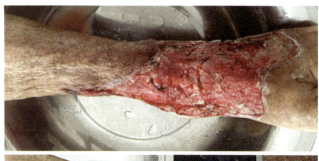
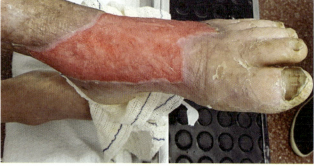

FIGURA 98.12 Acidente grave por *Bothrops*. Necrose local com graves repercussões sistêmicas. O paciente apresentou hematomas intraparenquimatosos hepáticos; lesões de alças intestinais e lesão renal grave, necessitando de hemodiálise. Apesar da gravidade, o indivíduo recebeu alta em boas condições, tendo apenas a lesão do pé como única sequela e em recuperação. Foto: Sávio Silva Santos (UNIFESO).

filhotes de *Bothrops* (em geral com comprimento inferior a 40 cm), são frequentes as alterações no tempo de coagulação (TCoag), enquanto os sinais locais costumam estar ausentes. Isso se deve à baixa ação proteolítica da peçonha desses jovens animais. Vale ressaltar que pesquisas mais recentes mostraram que os distúrbios da coagulação provocados por esse gênero são mais exacerbados nas serpentes recém-nascidas (Amaral et al., 1991; Torres-Filho, 2015; Zelanis et al., 2012).

○ Acidente crotálico

A principal característica para o diagnóstico clínico dessa modalidade de acidente capaz de auxiliar na distinção com os demais empeçonhamentos é o não surgimento de sinais locais; todavia, na área da picada,

podem aparecer um pequeno edema e um efeito de adormecimento, este podendo permanecer por alguns meses. Durante a evolução clínica do evento mórbido, podem surgir alguns sinais importantes, tais como: diminuição da acuidade visual, mialgia generalizada branda ou intensa (que costuma acompanhar-se de edema nos grupos musculares), nistagmo, oftalmoplegia, lesão neurológica que pode evoluir com ptose palpebral bilateral (fácies neurotóxica de Rosenfeld ou conhecida também como fácies miastênica), modificações na gustação, diplopia (relacionada aos movimentos referentes ao olhar conjugado), midríase bilateral, anosmia, alterações do estado de consciência – sonolência, torpor e coma (nesse contexto, é muito importante a avaliação do enfermo utilizando a escala de coma de Glasgow, conforme explicitado no Quadro 98.3) –, miofasciculações e, às vezes, nas ocorrências mais graves,

QUADRO 98.3 Escala de coma de Glasgow.

Abertura ocular (O)	
Espontânea	4
À voz alta	3
À dor	2
Nenhuma	1
Melhor resposta verbal (V)	
Orientada	5
Confusa, desorientada	4
Palavras impróprias	3
Sons incompreensíveis	2
Nenhuma	1
Melhor resposta motora (M)	
Obedece	6
Localiza	5
Retira (flexão)	4
Postura anormal em flexão	3
Postura em extensão	2
Nenhuma	1

Escore do coma = O + M + V. Os pacientes com escore de 3 ou 4 têm uma chance de 85% de morrer ou permanecer em estado vegetativo, enquanto escores superiores a 11 indicam probabilidade de apenas 5 a 10% de morte ou estado vegetativo e 85% de chance de incapacidade moderada ou boa recuperação. Escores intermediários correlacionam-se a chances proporcionais de recuperação. Adaptado de Longo et al., 2013.

paralisia dos membros e dos músculos respiratórios, além da paralisia da musculatura velopalatina. Na realização da fundoscopia, observa-se ingurgitamento venoso bilateral acompanhado de borramento da papila. Nos empeçonhamentos crotálicos não é comum o aparecimento de hemorragias, mesmo nos casos em que o TCoag esteja aumentado. Até 48 horas após o acidente, é típica a ocorrência de modificações renais, muitas vezes exteriorizadas por alterações na cor da urina (torna-se avermelhada ou amarronzada, em contextos de mioglobinúria). Esse quadro pode evoluir para IRA.

Assim como nos demais acidentes ofídicos, o tempo transcorrido entre a inoculação da peçonha e a administração do antiveneno específico tem, segundo a literatura (Brasil, 2001), influência na gravidade do quadro clínico. Além disso, é descrito que na picada de *Crotalus durissus terrificus*, com inoculação do veneno subfascial, pode ocorrer desenvolvimento de síndrome compartimental (Amaral et al., 1991; Barraviera, 1994; Torres-Filho, 2007; Bucaretchi et al., 2014).

Acidente laquético

O acidente causado pelo gênero *Lachesis* tem repercussões clínicas muito similares àquelas observadas no acidente pelos gêneros *Bothrocophias* e *Bothrops*. Isso se deve ao fato de os problemas locais – sinais inflamatórios de calor, edema, dor e rubor (com possibilidade, também, de evolução para necrose) – serem causados por ação proteolítica bastante similar à existente no veneno botrópico em função da presença de proteases, com as mesmas potenciais graves consequências do acidente por *Bothrops* e *Bothrocophias* (ou ainda mais graves devido às grandes inoculações de peçonha por essas serpentes, pois, em geral, os animais são de maior porte). Além dessas ações proteolíticas e coagulantes igualmente semelhantes à atuação da peçonha produzida no contexto do empeçonhamento botrópico, o veneno pode levar a bradicardia, pela excitação vagal, hipotensão arterial sistêmica e, às vezes, choque, em decorrência da anteriormente mencionada ação neurotóxica (Amaral et al., 1991; Barraviera, 1994; Torres-Filho, 2007; Brasil, 2019).

Acidente elapídico

Distintamente dos acidentes de caráter proteolítico, protagonizados por *Bothrocophias*, *Bothrops* e *Lachesis*, os sinais locais não são significativos, destacando-se que, neste tipo de empeçonhamento – por *Leptomicrurus* e *Micrurus* –, as manifestações neurotóxicas são as mais importantes. A pessoa vitimada por essa condição mórbida apresenta face miastênica, a qual pode ser acompanhada por ptose palpebral e paralisia muscular flácida, que costuma comprometer os músculos respiratórios e levar ao desenlace fatal por asfixia (da mesma maneira como pode ser observado no acidente crotálico). A significativa velocidade de instalação do quadro é uma grave ameaça à vida, como resultado do baixo peso molecular das neurotoxinas e da sua rápida absorção (Amaral et al., 1991; Barraviera, 1994; Torres-Filho, 2007; Brasil, 2019). O Quadro 98.4 traz as características clínicas de cada um dos acidentes ofídicos.

Acidentes pelo gênero *Boiruna*

As serpentes do gênero *Boiruna* – *Boiruna maculata* e *Boiruna sertaneja* – são consideradas de grande porte, e sua distribuição se concentra em Paraguai, Bolívia, Uruguai, Argentina e nas regiões sul, sudeste e centro-oeste do Brasil (Borges-Martins, 2007). A alimentação é à base de répteis e aves. No que se refere ao comportamento, sabe-se que essa serpente costuma ser dócil, e geralmente não são verificados casos de acidentes ofídicos por esse gênero (Gaiarsa et al., 2013). Em relação às manifestações apresentadas pelo paciente acometido por picada dessa serpente, ocorrem edema, aumento de linfonodos, necrose e hemorragia local (Santos-Costa et al., 2000).

Acidentes pelo gênero *Clelia*

A espécie *Clelia clelia* é frequentemente encontrada no México e na Argentina. Trata-se de um ofídio que costuma ser dócil e de hábitos, geralmente, noturnos e terrestres. A alimentação da serpente é baseada

QUADRO 98.4 Principais manifestações clínicas causadas pelas mais relevantes serpentes encontradas no Brasil.

Acidente	Manifestação local	Manifestação sistêmica
Botrópico*	Dor, edema, equimose, bolhas com conteúdo seroso ou sero-hemorrágico, necrose e infecções secundárias	Sangramentos na pele e na mucosa, hematúria, hematêmese, hipotensão arterial sistêmica, choque, insuficiência renal, náuseas e vômitos
Laquético	As manifestações são indistinguíveis daquelas que ocorrem no acidente botrópico. No entanto, a diferenciação pode ser feita pela observação de sinais vagais (cólicas abdominais, vômito, náuseas, diarreia, hipotensão arterial sistêmica e choque) presentes no acidente laquético	
Crotálico	As alterações locais não são tão evidentes, mas podem ser observados eritema, parestesia, dor e edema	Alterações neuroparalíticas que têm progressão craniocaudal. são os principais achados; o quadro se inicia com borramento visual, oftalmoplegia e ptose palpebral, estendendo-se a distúrbios do olfato e paladar, ptose mandibular, sialorreia, comprometimento da musculatura da caixa torácica com consequente insuficiência renal aguda. Esses sintomas regridem lentamente, sendo reversíveis. Além disso, pode surgir mialgia.
Elapídico	Dor e parestesia discretas	Apresenta fácies miastênica ou neurotóxica, podendo haver progressão da paralisia facial para os músculos respiratórios

*Vale ressaltar que, nas picadas por *Bothrops* jovem, a ação da coagulação é relevante, mas os sinais locais podem estar ausentes. Adaptado de Brasil, 2001; 2019.

em outras cobras e lagartos (Gaiarsa et al., 2013). Os efeitos provocados pelo acidente com esse animal são muito parecidos com aqueles observados no acidente botrópico. O paciente pode ainda apresentar sinais inflamatórios, linfadenite satélite e equimose, mas o TCoag é preservado (Torres-Filho, 2015).

Acidentes pelo gênero *Philodryas*

O acidente pela espécie *Philodryas olfersii* vem sendo descrito no cenário brasileiro, ainda que de modo mais raro. Esse tipo de empeçonhamento acomete, com mais frequência, os membros inferiores e tem como principais manifestações clínicas o edema e a equimose no local da picada (Oliveira et al., 2017). Também é descrito que se a picada afetar a língua, o paciente pode apresentar febre, edema mandibular com redução do limite de abertura da boca, necrose local, disfagia, odinofagia e disfonia. Além disso, os exames laboratoriais indicam infecção e rabdomiólise. Vale ressaltar que não existe soro específico para esse gênero de serpente (Rocha; Futado, 2007).

■ Complicações

O paciente acometido pelo ofidismo deve ter seu quadro clínico observado devido a possíveis complicações, comentadas brevemente a seguir (Barraviera, 1994; Torres-Filho, 2015).

Em relação à *infecção secundária*, trata-se de evento que pode sobrevir em até um quinto dos enfermos vitimados pelos gêneros *Lachesis*, *Bothrocophias* e *Bothrops*; os principais sinais apresentados pelo paciente são: linfadenite regional, febre e recrudescência de sinais inflamatórios locais (em um enfermo que já estava melhorando). Os microrganismos mais relevantes para ocorrência dessa condição englobam bactérias da cavidade oral da serpente (geralmente patógenos gram-negativos) e aquelas da microbiota da pele do paciente (mais comumente gram-positivos) (Gonçalves, 1994; Gonçalves; Siqueira-Batista, 2001). Nesse contexto, dentre os patógenos de maior relevância, podem ser citados: *Morganella morgani*, *Enterobacter* spp., *Escherichia coli*, *Klebsiella* spp., *Providencia* spp., *Aeromonas hydrophila*, anaeróbios e, menos comumente, *Staphylococcus aureus* e *Staphylococcus epidermidis* (Gonçalves; Siqueira-Batista, 2001). Vale ressaltar que, nesses casos, ocorre celulite local, que pode evoluir para formação de abscessos. Para o tratamento é muito importante o uso de antimicrobianos, os quais deverão ser orientados a partir dos dados obtidos pela bacterioscopia pelo método de Gram ou por cultura, realizada em material obtido de coleções purulentas fechadas. Porém, se não for possível a feitura desses exames, pode-se indicar amoxicilina com ácido clavulânico ou, alternativamente, clindamicina (ou oxacilina + penicilina cristalina) em associação com aminoglicosídeo ou quinolona (Siqueira-Batista; Gomes, 2010). No que se refere aos abscessos, eles devem ser drenados, e o material obtido deve ser encaminhado para os exames microbiológicos, a fim de que a terapia antimicrobiana seja empregada de maneira adequada.

Para o tratamento das *ulcerações com necrose*, mais comuns em acidentes proteolíticos, deve-se fazer drenagem local e avaliar a necessidade de enxertos (a avaliação do cirurgião plástico, nessas oportunidades, poderá ser de grande valia).

Por fim, a *síndrome compartimental* é definida pela ocorrência de fenômenos compressivos vasculares causados pelo intenso edema muscular. De modo geral, não é comum a ocorrência de necrose do tecido muscular e de lesão de nervos nos acidentes proteolíticos – eventos observados na síndrome compartimental –, salvo naqueles ocasionados pela espécie *Bothrops moojeni*.

Na síndrome compartimental é fundamental que o paciente seja diagnosticado de maneira minuciosa a partir de exames complementares (uso do *doppler* atestando a diminuição do fluxo sanguíneo no local). O tratamento indicado é a fasciotomia, ressaltando-se que, dada a necessidade de cirurgia, deve-se ficar atento à incoagulabilidade sanguínea.

■ *Diagnóstico diferencial*

Para a correta determinação do diagnóstico, com a exclusão de outras hipóteses, torna-se fundamental a obtenção de adequadas informações sobre como foi o contato entre paciente e ofídio. Ademais, é de extrema importância a diferenciação do tipo de acidente ofídico, com relação ao gênero da serpente que protagonizou a picada, o qual pode ser estimado com base nos achados clínicos. Após essa avaliação, será possível determinar qual a melhor conduta a ser seguida e qual a soroterapia específica que deverá ser administrada ao doente (Pinho; Pereira, 2001). No que se refere ao quadro neurológico característico dos acidentes ofídicos crotálico e elapídico, deve-se pensar em algumas outras possibilidades, como: botulismo, envenenamento por moluscos implicados em quadros de paralisia, intoxicação por nicotina e picada de carrapatos (ver Capítulo 95, *Acidentes por Animais de Importância Médica* | *Répteis, Anfíbios, Peixes e Invertebrados*). Em relação à rabdomiólise, outras entidades nosológicas devem também ser levadas em conta, como as causadas por compressão traumática e esforço não traumático (White, 2017a).

Doença em animais não humanos

O acidente ofídico em áreas rurais ocorre com bastante frequência e é responsável, em muitas ocasiões, pela morte de vários animais, principalmente de bovinos, equinos e ovinos (Rodríguez et al., 2016). Desse modo, é de extrema importância conhecer o quadro clinicopatológico provocado pelas díspares peçonhas em cada animal, para que o tratamento com base na soroterapia seja eficiente e para que o número de óbitos de animais não humanos seja reduzido.

Em geral, as manifestações clínicas são similares àquelas descritas para o empeçonhamento do *Homo sapiens*. Assim, o crotálico leva à morte, principalmente por IRA e choque. O botrópico causa óbito por IRA, hemorragias incontroláveis e possível choque. Por fim, o veneno das serpentes do gênero *Lachesis* tem uma ação necrosante, coagulante, vasculotóxica e neurotóxica (Lopes et al., 2012; Tokarnia; Peixoto, 2006).

É descrito na literatura o acometimento de animais domésticos em acidentes pelo gênero *Bothrops*, os quais provocam um quadro de prostração, taquicardia, taquipneia e inapetência, além de tumefação, edema e equimose no local da picada (Fonteque et al., 2001).

Diagnóstico laboratorial

A determinação da serpente implicada no acidente ofídico poderá ser bastante útil, ainda que não seja essencial para a abordagem do caso; no entanto, a observação do quadro clínico é aspecto da maior relevância em termos diagnósticos. Devido à similaridade dos quadros clínicos entre os gêneros *Bothrocophias*, *Bothrops* e *Lachesis*, pode haver confusão diagnóstica, sendo importante saber os locais de ocorrência para o gênero *Lachesis* (entre eles, pode-se ressaltar a região Amazônica). Da mesma maneira, há, em algumas circunstâncias, dificuldade de diferenciação entre o acidente elapídico e o crotálico, em função do aparecimento de sinais e sintomas neurológicos similares. Dada a rapidez da instalação do efeito dos venenos, não há tempo para a espera de resultado de exames laboratoriais, e as decisões são tomadas com base na anamnese bem feita e na observação clínica detalhada (Gonçalves, 1994; Siqueira-Batista et al., 2001; Brasil, 2019).

Tempo de coagulação

O método complementar mais utilizado e de maior importância no caso dos acidentes ofídicos é a determinação do TCoag (Quadro 98.5). Ele é amplamente empregado porque é de fácil execução e determinante no diagnóstico devido à ação coagulante do veneno. A interpretação do TCoag deve basear-se nos seguintes parâmetros: o tempo normal de coagulação é menor ou igual a 10 min; entre 10 e 30 min, classifica-se como prolongado; e acima de 30 min, é caracterizado como incoagulável (Gonçalves, 1994; Siqueira-Batista et al., 2001).

Hemograma

O hemograma – juntamente com o TCoag – é também útil para a abordagem do enfermo vitimado por empeçonhamento ofídico, podendo identificar leucocitose com desvio para a esquerda e linfopenia relativa, que podem ser seguidas de plaquetopenia. Outro fator que acompanha a alteração no TCoag é a velocidade de hemossedimentação (VHS), que nesses casos está moderadamente aumentada (Gonçalves, 1994; Siqueira-Batista et al., 2001; Torres-Filho, 2015).

QUADRO 98.5 Técnica para determinação do tempo de coagulação (TCoag).

- Retirar o sangue com seringa plástica cuidadosamente, evitando a formação de coágulo e consequente dificuldade de escoamento desse fluido
- Colocar 1 mℓ em cada um dos dois tubos de vidro (13 x 100 mm), que devem estar secos e limpos
- Colocar os tubos em banho-maria a 37°C
- A partir do 5º minuto, e a cada minuto, retirar sempre o mesmo tubo para leitura
- Inclinar o tubo até a posição horizontal: se o sangue escorrer pela parede, recolocar o tubo em banho-maria (o movimento deve ser suave, para evitar falso encurtamento do tempo)
- Referir o valor do TCoag naquele minuto em que o sangue não mais escorrer pela parede interna do tubo, quando inclinado
- Confirmar o resultado com o segundo tubo, que permaneceu em repouso no banho-maria, conforme indicado a seguir (o tempo indica o resultado).
  ° Até 9 min: TCoag normal
  ° De 10 a 30 min: TCoag prolongado
  ° Acima de 30 min: TCoag incoagulável

Os valores do TCoag variam pouco com o diâmetro do tubo empregado, mas sofrem variações com o volume do sangue adicionado, com o número de inclinações do tubo e com a temperatura do banho. Adaptado de Brasil, 2019.

Avaliação bioquímica

No acidente ofídico pelo gênero *Bothrops* a pesquisa de elementos anormais e a avaliação do sedimento urinário (EAS) podem revelar, nos eventos mais graves, glicosúria, proteinúria e hematúria. Da mesma maneira, o acidente crotálico cursa com alterações similares, além de mioglobinúria (resultante de uma importante lesão muscular) (França; Cardoso, 2005). Deve ser destacado que, no acidente crotálico, devido à miotoxicidade do veneno, há elevação de algumas enzimas musculares, como a creatinofosfoquinase (CPK), a aspartato aminotransferase (AST) e a desidrogenase láctica (LDH). Nos acidentes laquéticos e botrópicos também há elevação nos níveis dessas enzimas, mas não tão importante quanto a encontrada no acidente pelo gênero crotálico (Barraviera, 1994).

Nos acidentes laquéticos, botrópicos e crotálicos é obrigatória a avaliação da função renal, a qual deve abranger a dosagem de escórias nitrogenadas e a dos eletrólitos (cloro, potássio e sódio), que, em conjunto com a clínica, ajudarão na decisão do emprego da terapêutica dialítica nos casos de IRA.

Diagnóstico da espécie de ofídio

Embora existam várias técnicas eficientes para a identificação do tipo de veneno inoculado – como imunodifusão, hemaglutinação passiva, contraimunoeletroforese, ELISA e radioimunoensaio (que têm reduzida aplicação na prática clínica) – dificilmente esses exames revelariam diagnósticos inesperados, salvo nos acidentes atribuídos pelos pacientes à surucucu (*Lachesis*), que muitas vezes foram ocasionados, de fato, por jararaca, principalmente a jararacuçu (*Bothrops*). Felizmente, devido ao grande porte das serpentes do gênero laquético e à sua reduzida distribuição geográfica, limitada a Amazônia, Mata Atlântica e algumas matas úmidas da região Nordeste do Brasil, esses ofídios são responsáveis apenas por 1% dos acidentes contra mais de 70% dos que são ocasionados pelo gênero botrópico (Brasil, 2001; 2019).

Dentre os exames citados, o ELISA é o de execução mais simples e resultado mais rápido (Gonçalves, 1994; Siqueira-Batista et al., 2001). Vale ressaltar que, na Austrália e na Nova Guiné, são utilizados o *CLS Snake Venom Detection Kit* e os *swabs* de locais não lavados da picada, ou urina, para a detecção do tipo de veneno envolvido. Porém, somente o resultado desses exames não exclui ou comprova o envenenamento, sendo de extrema importância – sempre – a observação clínica do paciente (White, 2017a).

Avaliação por métodos complementares

Os métodos complementares não são determinantes para o diagnóstico. No entanto, em algumas situações, como na síndrome compartimental, eles podem ser utilizados, sendo de grande importância os exames de imagem. Na referida síndrome, o método de escolha é a ultrassonografia com *doppler* para a avalição da musculatura, além do fluxo sanguíneo, podendo ser feitas também tomografia computadorizada e ressonância magnética (Fernandes et al., 2011).

Tratamento

Medidas gerais

No próprio local do acidente, antes do transporte para a unidade de saúde mais próxima, alguns cuidados devem ser adotados. Primeiramente, é preciso garantir a segurança do paciente, retirando-o do local em que possam ocorrer novos acidentes por serpentes; além disso, convém acalmá-lo e assegurar que ele fique o mais imóvel possível até que seja viável a remoção. Deve-se também retirar possíveis adereços da parte lesionada e promover uma imobilização do local da picada em posição funcional (White, 2017a).

Já na unidade de saúde, outras medidas deverão ser tomadas, das quais podem ser citadas: gestão do local da ferida, suporte ventilatório e administração do soro antiofídico (Siqueira-Batista et al., 2001; Torres-Filho, 2015; Das et al., 2015). É importante reiterar que se torna imprescindível a adoção de ações para que o paciente seja tranquilizado e mantido em repouso, de modo que a absorção do veneno seja alentecida ao máximo, uma vez que a contração muscular pode aumentá-la (White, 2017a). Esse, em geral, deve ser o primeiro cuidado a ser tomado, tão logo a vítima seja admitida no serviço de saúde. Os cuidados locais na região da picada devem ser imediatos e precisos, procedendo-se à limpeza com água, sabão e permanganato de potássio, se disponível. No entanto, é preciso ter bastante

QUADRO 98.6 Esquema de imunização para o tétano.

História de vacinação prévia contra tétano	Ferimentos com risco mínimo de tétano[a]			Ferimentos com alto risco de tétano[b]		
	Vacina	SAT/IGHAT	Outras condutas	Vacina	SAT/IGHAT	Outras condutas
Incerta ou menos de três doses	Sim[c]	Não	Limpeza e desinfecção (lavar com soro fisiológico e substâncias oxidantes ou antissépticas) e desbridar o foco de infecção	Sim[c]	Não	Desinfecção, lavar com soro fisiológico e substâncias oxidantes ou antissépticas, e remover corpos estranhos e tecidos desvitalizados. Desbridamento do ferimento e lavagem com água oxigenada
Três doses ou mais, sendo a última há menos de 5 anos	Não	Não		Não	Não	
Três doses ou mais, sendo a última há mais de 5 e menos de 10 anos	Não	Não		Sim (um reforço)	Não[d]	
3 ou mais dose, sendo a última dose há 10 ou mais anos	Sim	Não		Sim (um reforço)	Não[d]	
Três doses ou mais, sendo a última há mais de 10 anos em situações especiais	Sim	Não		Sim (um reforço)	Sim[e]	

[a]Ferimentos superficiais, limpos, sem corpos estranhos ou tecidos desvitalizados. [b]Ferimentos profundos ou superficiais sujos, com corpos estranhos ou tecidos desvitalizados, queimaduras, feridas puntiformes ou por armas brancas e de fogo; mordeduras; politraumatismos e fraturas expostas. [c]Vacinar e aprazar as próximas doses para complementar o esquema básico. Essa vacinação visa proteger contra o risco de tétano por outros ferimentos futuros. Se o profissional que presta o atendimento suspeita de que os cuidados posteriores com o ferimento não serão adequados, deve considerar a indicação de imunização passiva com soro antitetânico (SAT) ou imunoglobulina humana antitetânica (IGHAT). Quando indicado o uso de vacina e SAT ou IGHAT concomitantemente, devem ser aplicados em locais diferentes. [d]Para paciente imunodeprimido, desnutrido grave ou idoso, além do reforço com a vacina, está também indicada IGHAT ou SAT. [e]Se o profissional que presta o atendimento suspeita de que os cuidados posteriores com o ferimento não serão adequados, deve considerar a indicação de imunização passiva com SAT ou IGHAT. Quando indicado o uso de vacina e SAT ou IGHAT concomitantemente, devem ser aplicados em locais diferentes.

Reproduzido de Brasil, 2019.

cuidado para que as bolhas não se tornem rotas, facilitando o acesso de patógenos à intimidade dos tecidos e desencadeando uma possível infecção.

Durante os primeiros cuidados, é necessário também proceder a um criterioso exame físico da vítima, juntamente com anotação dos seus sinais vitais e do seu débito urinário. Não é indicado, nesses pacientes, a administração de heparina, uma vez que ela não é eficiente na neutralização de uma substância contida no veneno, a qual tem função coagulante (Siqueira-Batista et al., 2001; Torres-Filho, 2015).

Nos acidentes botrópicos, elapídicos e crotálicos, devido aos efeitos locais da picada, é indicada a profilaxia do tétano, de acordo com normatização vigente (Quadro 98.6).

A seguir, estão relacionados alguns equívocos que estão atualmente proscritos, mas que ainda são descritos, eventualmente, como ações que deverão ser consideradas na atenção ao paciente com empeçonhamento ofídico (White, 2017a; Fry, 2018; Mahmood et al., 2019):

- Utilização de torniquete: trata-se de uma conduta que piora as lesões locais, devido à ação proteolítica de alguns venenos; vale ressaltar que a imobilização por pressão pode ser válida quando se sabe que a ação do veneno não causa dano tecidual com possível necrose
- Uso indiscriminado de antibióticos: eles não são capazes de evitar as infecções secundárias e, de outro modo, eventualmente colaboram para a seleção de bactérias resistentes que poderão originar complicações infecciosas deletérias ao enfermo
- Uso de fármacos com atividade sedativa para o SNC: podem interferir na avaliação da função cerebral
- Algumas "medidas populares" – as quais aumentam a chance do surgimento de infecções secundárias – incluindo os atos de morder e de sugar o local da picada, além de aplicar alho, café, esterco, fumo e querosene no local
- Crioterapia e terapia com choques elétricos: são propostas em algumas localidades, mas também não são indicadas no manejo do paciente acometido com acidente ofídico.

Tratamento específico | Soroterapia

O uso correto da soroterapia é fundamental, mormente se aplicada precocemente, pois reduz o risco de complicações e de evolução para o óbito (Brasil, 2019). Hoje, encontram-se disponíveis os seguintes imunobiológicos (derivados de equinos) para o tratamento do empeçonhamento ofídico:

- Soros para cada gênero específico: antibotrópico (SAB), anticrotálico (SAC), antilaquético (SAL) e antielapídico (SAE)
- Soros para mais de um gênero: antibotrópico/laquético (SABL) e antibotrópico/crotálico (SABC).

Os referidos componentes são disponibilizados pelo Ministério da Saúde, devendo ser conservados em refrigeração entre 2°C e 8°C. A capacidade neutralizante de peçonha é informada na embalagem de cada produto. Após o evento mórbido, o tempo máximo para a utilização do soro antiofídico ainda não é bem determinado; todavia, investigações mostram que, mesmo depois de dias, o composto ainda apresenta alguma utilidade contra as manifestações sistêmicas. Ao contrário do que se possa pensar, a quantidade de soro a ser aplicada não depende do peso do paciente, mas, sim, do cálculo aproximado da quantidade de peçonha injetada pela serpente, a qual é estimada a partir da análise do conjunto de manifestações clínicas. Em relação à determinação da dose do antiveneno a ser administrado, o correto seria a mensuração da concentração sérica do veneno na paciente; porém, tal conduta não é viável. Assim, atualmente, a dose é determinada a partir de estudos em animais, e novas pesquisas sugerem que baixas doses podem ser tão eficazes quanto as elevadas (Quadro 98.7) (Siqueira-Batista et al., 2001; Torres-Filho, 2015; Das et al., 2015).

A administração do soro deverá ser feita em dose única e por via intravenosa (gota a gota), podendo ou não ser diluída em solução

QUADRO 98.7 Número de ampolas de antiveneno específico indicado para cada tipo e gravidade do acidente.

Acidente	Antiveneno	Gravidade	Nº de ampolas
Botrópico	SAB SABL ou SABC	Leve: quando acidente local, há sangramento discreto em pele ou mucosas; pode haver apenas distúrbio na coagulação	2 a 4
		Moderado: edema e equimose evidentes, sangramento sem comprometimento do estado geral; pode haver apenas distúrbio na coagulação	4 a 8
		Grave: alterações locais intensas, hemorragia grave, hipotensão/choque, insuficiência renal, anúria; pode haver apenas distúrbio na coagulação	12
Laquético*	SABL	Moderado: quadro local presente; pode haver sangramentos, sem manifestações vagais	10
		Grave: quadro local intenso, hemorragia intensa, com manifestações vagais	20
Crotálico	SAC ou SABC	Leve: alterações neuroparalíticas discretas; sem mialgia, escurecimento da urina ou oligúria	5
		Moderado: alterações neuroparalíticas evidentes; mialgia e mioglobinúria (urina escura) discretas	10
		Grave: alterações neuroparalíticas evidentes; mialgia e mioglobinúria intensas, oligúria	20
Elapídico	SAE	Considerar todos os casos como potencialmente graves pelo risco de insuficiência respiratória	10

*Devido à potencial gravidade do acidente laquético, são considerados clinicamente moderados ou graves, não havendo casos leves. SAB: soro antibotrópico; SABL: soro antibotrópico e antilaquético; SABC: soro antibotrópico e anticrotálico; SAC: soro anticrotálico; SAE: soro antielapídico. Adaptado de Brasil, 2001; 2019.

isotônica. O soro antiofídico pode provocar reações adversas no paciente, como, por exemplo, choque anafilático; por isso, devem estar sempre disponíveis fármacos que revertam esses efeitos (corticosteroides, anti-histamínicos e epinefrina), além de material para assistência ventilatória e acesso por via venosa. O manejo do paciente que apresentou o quadro de anafilaxia deve ser imediato, devido ao risco iminente de parada respiratória ou cardíaca. Com efeito, o cuidado deverá voltar-se inicialmente para as vias respiratórias, haja vista a possibilidade de edema periglótico ou glótico. Assim, o material para possível intubação deve estar disponível. Além disso, a epinefrina deve ser prontamente administrada por via intramuscular ou intravenosa, se o paciente apresentar sinais muito graves; é preciso também oferecer oxigênio suplementar e proceder ao monitoramento do estado cardiopulmonar (Para maiores informações sobre a condução dos casos se anafilaxia, ver o Capítulo 95, *Acidentes por Animais de Importância Médica | Répteis, Anfíbios, Peixes e Invertebrados*) (White, 2017a). O profissional da saúde deve manter o paciente em observação durante toda a administração da soroterapia e por algumas horas após o fim dessa aplicação. A utilização do teste intradérmico não é mais recomendada, em decorrência da imprecisão dos resultados e pelo fato de tal conduta produzir retardo na administração da soroterapia. Alguns autores ainda preconizam o uso prévio de anti-histamínicos por via parenteral, mas essa ação ainda não é amplamente aceita. Ademais, é importante ressaltar que, para o gênero *Bothrops*, existe uma diferença no efeito do soro para a serpente filhote, considerando-se, em geral, o imunobiológico menos eficaz na neutralização (Siqueira-Batista et al., 2001; Torres-Filho, 2015; Zelanis et al., 2012).

Deve-se sempre avaliar a relação risco/benefício para a administração do soro em cada situação, uma vez que, se o paciente já tiver apresentado histórico de sérias reações ao uso de soroterapia e se o seu quadro atual não for extremamente grave, a vantagem quanto à aplicação do soro deverá ser discutida.

Além disso, o dano muscular é um acontecimento muito frequente no acidente ofídico em geral, causado principalmente por atividade proteolítica e de fosfolipases. O tratamento desse evento geralmente é feito somente com a administração do soro; entretanto, ele não é capaz de impedir o dano tecidual e a consequente incapacidade funcional motora (uma das reconhecidas limitações da soroterapia). Uma alternativa, então, seria a associação da terapia mediada por ultrassonografia pulsada, que mostrou ter efeito nos tecidos do enfermo, já que tem ação na estimulação de fibroblastos, no aumento do fluxo sanguíneo local, na indução da síntese de colágeno, na liberação de fatores de crescimento e até mesmo na diferenciação e proliferação celular (Saturmino-Oliveira et al., 2012).

Medidas particulares

Algumas medidas particulares para os acidentes ofídicos devem ser tomadas de acordo com o gênero da serpente agressora, conforme o Quadro 98.8.

Resposta ao tratamento

Os casos de empeçonhamento tendem a responder à soroterapia se ela for instituída precocemente (Brasil, 2019). Nos acidentes botrópicos e laquéticos, a eficácia do tratamento pode ser verificada a partir do exame do TCoag. Assim, se após 24 horas de aplicação da soroterapia o sangue ainda continuar incoagulável por até 24 horas, uma nova dose deverá ser administrada. No acidente botrópico, uma dose é capaz de agir em 100 mg da peçonha; nos acidentes pelo gênero *Lachesis*, uma dose é capaz de neutralizar 150 mg da peçonha. Quando a IRA é por necrose tubular, geralmente o quadro evolui para a reversão completa, mas o mesmo não acontece quando ocorre necrose cortical (Barraviera, 1994; Albuquerque et al., 2013).

Em relação aos acidentes crotálicos, destaca-se que o quadro de insuficiência renal é quase sempre causado pela necrose tubular aguda e evolui bem com o tratamento adequado, o qual inclui o monitoramento da condição volêmica apropriada. É observada, também, insuficiência respiratória; no entanto, ela costuma ser revertida após alguns dias do início da administração do soro. Da mesma maneira, observa-se a necessidade do tratamento da insuficiência respiratória nos acidentes elapídicos, a qual comumente também é reversível após alguns dias (França; Cardoso, 2005; Albuquerque et al., 2013).

Questões sobre o soro equino

O tratamento eficiente nos casos de empeçonhamento ofídico é determinante para o bom prognóstico do paciente. Nesse contexto, é conduta relevante o uso de soros heterólogos obtidos no plasma de animais. Desde os últimos anos, o cavalo é considerado o animal padrão para a obtenção do soro, e isso se deve, principalmente, à sua fácil manutenção e à obtenção de grandes quantidades de antiveneno (por ser animal de grande porte). No entanto, para a utilização do equino, outros aspectos devem ser analisados, como a disponibilidade do animal, os custos para a sua gestão (incluindo o grau de pureza), a manutenção e a resposta imune exagerada que se forma no local de inoculação do veneno. Além disso, muitos pacientes apresentam hipersensibilidade a componentes do plasma do cavalo; nesses casos, é extremamente válida uma alternativa para o tratamento. Com efeito, muitas pesquisas mostram que

QUADRO 98.8 Medidas terapêuticas específicas para cada tipo de acidente ofídico.

Gênero implicado	Terapia
Bothrocophias, *Bothrops* e *Lachesis*	• Dado o risco de evidente insuficiência renal aguda, a hidratação do paciente deve ser ampla e abundante • Para promover a redução do edema local, deve-se, após a soroterapia, elevar o membro acometido pela picada • O uso de permanganato de potássio também é válido, devendo o fármaco ser diluído na proporção de 1:40.000 • É necessário promover o tratamento de infecções secundárias (avaliar se há indicação de terapia antimicrobiana) • Observar se o paciente apresenta sinais de choque; se sim, a administração de medidas para falência circulatória deve ser prontamente estabelecida • Instituir tratamento dialítico em caso de insuficiência renal aguda.
Crotalus	• Para a redução das chances de desenvolvimento de insuficiência renal aguda, deve-se realizar hidratação abundante, podendo ainda se considerar o uso de manitol (durante 3 a 5 dias) ou furosemida • Ainda em relação às possíveis lesões renais, alguns autores preconizam a alcalinização da urina a partir do uso de bicarbonato de sódio • Observar se o paciente apresenta sinais de choque; se sim, proceder à administração de medidas para falência circulatória, as quais devem ser prontamente instituídas • Empreender o tratamento dialítico em caso de insuficiência renal aguda • A utilização de suporte ventilatório deverá ser considerada se o paciente apresentar sinais e sintomas de insuficiência respiratória.
Leptomicrurus e *Micrurus*	• Para reduzir os efeitos do bloqueio neuromuscular pós-sináptico, podem ser administrados anticolinérgicos da seguinte maneira: neostigmina 1 mℓ (0,5 mg), por via IV, a cada 30 minutos, podendo-se somar ao todo 5 doses; antes de cada dose, para antagonizar a bradicardia, deve-se fazer uso IV de atropina 1,2 mℓ (0,6 mg). A quantidade de doses de neostigmina depende da resposta clínica do paciente • A utilização de suporte ventilatório deverá ser considerada se o paciente apresentar sinais e sintomas de insuficiência respiratória.

Adaptado de Siqueira-Batista et al., 2007.

os lagomorfos (coelhos) e os ovinos, especialmente as ovelhas, podem ser fontes para o desenvolvimento de outras possibilidades terapêuticas (Netto et al., 2002; Silva, 2008).

Conduta nos casos de empeçonhamento duvidoso

Em algumas situações, não é possível a determinação segura de qual foi a serpente envolvida no acidente; além disso, há genuína dúvida se o animal é ou não peçonhento ou, ainda, se a quantidade de peçonha inoculada não foi significativa para produzir sinais e sintomas no momento da avaliação. Assim, algumas ações devem ser executadas durante o acompanhamento do paciente, entre elas (White, 2017a):

■ Realização da anamnese, com enfoque na situação do local da picada e na existência de sangramentos e de sintomas que evidenciem presença de neurotoxicidade
■ No exame físico do paciente, deve-se dedicar atenção especial ao local da picada e ao exame neurológico

Gonçalves MLC, Siqueira-Batista, Gomes AP et al. Ofidismo no Brasil. Ars Cvrandi, 2000; 33:56-64.

Hall JE. Tratado de fisiologia médica. Rio de Janeiro: Elsevier; 2011.

Isbister GK, Duffull SB, Brown SG, ASP Investigators. Failure of antivenom to improve recovery in Australian snakebite coagulopathy. QJM: An International Journal of Medicine 2009; 563.

Longo DL, Kasper DL, Jamenson JL et al. Medicina interna de Harrison. Porto Alegre: AMGH; 2013.

Lopes CTA, Tokarnia CH, Brito MF et al. Aspectos clínico-patológicos e laboratoriais do envenenamento crotálico experimental em equinos. Pesq Vet Bras 2012; 32:843-9.

Maduwage K, Buckley NA, de Silva HJ et al. Snake antivenom for snake venom induced consumption coagulopathy. Cochrane Database of Systematic Reviews. 2015; 6.

Mahmood MA, Halliday D, Cumming R et al. Inadequate knowledge about snakebite envenoming symptoms and application of harmful first aid methods in the community in high snakebite incidence areas of Myanmar. PLoS Negl Trop Dis 2019; 13(2):e0007171.

Medeiros JR, Santos TS, Catunda IS et al. Snake bite envenomation in Tongue. J Craniofacial Surg 2012; 652-4.

Mendonça JS, Ribeiro LA, Silva ML et al. Flora bacteriana da cavidade oral, presas, veneno de Bothrops jararaca: possível fonte de infecção no local da picada. Rev Inst Med Trop São Paulo 1990; 32:6-10.

Menegucci RC, Bernarde PS, Monteiro WM et al. Envenomation by an opisthoglyphous snake, Erythrolamprus aesculapii (Dipsadidae), in southeastern Brazil. Rev Soc Bras Med Trop 2019 May 30;52: e20190055.

Naqvi R. Snake-bite-induced acute kidney injury. J Coll Phys Surgeons Pakistan 2016; 517-20.

NCBI. National Center for Biotechnology Information. Taxonomy. Disponível em: <https://www.ncbi.nlm.nih.gov/Taxonomy/Browser/wwwtax.cgi?id=6656>. Acesso em: mar. 2019.

Netto DP, Chiacchio SB, Bicudo PL et al. Humoral response and neutralization capacity of sheep serum inoculated with natural and Cobalt 60-irradiated Crotalus durissus terrificus venom (Laurenti, 1768). J Venom Anim Toxins 2002; 297-314.

Oliveira JS, Sant'Anna LB, Oliveira Junior MC et al. Local and hematological alterations induced by Philodryas olfersii snake venom in mice. Toxicon 2017; 132:9-17.

Pereira NG, Lopes PFA, Argento C.A. O que fazer no tratamento por serpentes venenosas no Brasil. Ars Cvrandi 1987; 3:91-102.

Pérez-Gómez AS, Monteiro WM, João GAP et al. Hemorrhagic stroke following viper bites and delayed antivenom administration: three case reports from the Western Brazilian Amazon. Rev Soc Bras Med Trop 2019; 52:e20190115.

Pinho FMO, Oliveira ES, Faleiros F. Acidente ofídico no estado de Goiás. Rev. Assoc Med Bras 2004; 50(1):93-6.

Pinho FMO, Pereira ID. Ofidismo. Rev Assoc Med Bras 2001; 47(1):24-29.

Rocha MMT, Furtado MFD. Analysis of biological activities from Philodryas olfersii (Lichtenstein) and P. patagoniensis (Girard) venoms (Serpents, Colubridae). Rev Bras Zool 2007; 24: 410-8.

Rodríguez C, Estrada R, Herrera M et al. Bothrops asper envenoming in cattle: Clinical features and management using equine-derived whole IgG antivenom. Vet J 2016;207:160-3.

Salazar-Valenzuela D, Mora-Obando D, Fernández ML, Loaiza-Lange A, Gibbs HL, Lomonte B. Proteomic and toxicological profiling of the venom of Bothrocophias campbelli, a pitviper species from Ecuador and Colombia. Toxicon 2014; 90:15-25.

Santos-Costa MC, Outeiral AB, D'Agostini FM et al. Envenomation by the neotropical colubrid Boiruna maculata (Boulenger, 1896): a case report. Revista do Instituto de Medicina Tropical de São Paulo 2000; 42:283-6.

Saturmino-Oliveira J, Tomaz MA, Fonseca TF et al. Pulsed ultrasound therapy accelerates the recovery of skeletal muscle damage induced by Bothrops jararacussu venom. Braz J Med Biol Res 2012; 488-96.

Silva FS. Avaliação da pureza de soros antiofídicos brasileiros e desenvolvimento de nova metodologia para essa finalidade (Tese). Rio de Janeiro: Instituto de Controle de Qualidade em Saúde, Fundação Oswaldo Cruz; 2008.

Siqueira-Batista R. Contribuição ao Estudo do Acidente Ofídico. Descrição Clínica e Epidemiológica dos casos de Ofidismo atendidos no Município de Teresópolis, Estado do Rio de Janeiro, no período de 1988 a 2001. (Dissertação de Mestrado). Rio de Janeiro: Universidade Federal do Rio de Janeiro (UFRJ); 2002.

Siqueira-Batista R, Gomes AP. Antimicrobianos: guia prático. 2. ed. Rio de Janeiro: Rubio, 2010.

Siqueira-Batista R, Gomes AP, Rubião ECN et al. Acidentes por animais peçonhentos e venenosos. In: Galvão-Alves J. Emergências clínicas. Rio de Janeiro: Rubio; 2007.

Siqueira-Batista R, Gomes AP, Santos SS et al. Venenos animais: principais serpentes peçonhentas brasileiras e breve estudo clínico. Série de Monografias do Instituto de Ciências Exatas e Naturais, Universidade Católica de Petrópolis. Petrópolis; 2001.

Teixeira C, Fernandes CM, Leiguez E et al. Inflammation induced by platelet-activating viperid snake venoms: perspectives on thromboinflammation. Front Immunol 2019; 10:2082.

Tokarnia CH, Peixoto PV. A importância dos acidentes ofídicos como causa de mortes em bovinos no Brasil. Pesq Vet Bras 2006; 26:55-68.

Torres-Filho SR. Acidentes humanos relacionados com venenos animais. In: Tavares W, Marinho LAC. Rotinas de diagnóstico e tratamento das doenças infecciosas e parasitária. 4. ed. São Paulo: Atheneu; 2015.

Wanderley CW, Silva CM, Wong DV et al. J Of Soc Int Toxicol 2014; 134-7.

White J. Snakebites worldwide: clinical manifestations and diagnosis. Up to date, 2017a. Disponível em: https://www.uptodate.com/contents/snake bites-worldwide-clinical-manifestations-and-diagnosis/print?source=see_link&sectionName=Venom%2. Acesso em: 18 out. 2017.

White J. Snakebites worldwide: management. Up to date, 2017b. Disponível em: https://www.uptodate.com/contents/snakebites-worldwide-management/print?source=search_result&search=bothrops&selected Title=1~4. Acesso em: 18 out. 2017.

Zelanis A, Andrade-Silva D, Rocha MM et al. A transcriptomic view of the proteome variability of newborn and adult Bothrops jararaca snake venoms. Plos Negl Trop Dis 2012; 6: 1-7.

CAPÍTULO 99

Pararama

Rodrigo Siqueira-Batista • Stefania Salvador Pereira Montenegro •
Sávio Silva Santos

Introdução

A pararama – também conhecida como pararamose, "doença das seringueiras", "doença dos seringais" ou "reumatismo dos seringueiros" –, é uma classe particular de erucismo, nomenclatura utilizada para descrever os acidentes por lagartas (Branco et al., 2019; Hoesly; Hoesly, 2019) (ver Capítulo 95, *Acidentes por Animais de Importância Médica | Répteis, Anfíbios, Peixes e Invertebrados*), proveniente do contato repetitivo com as cerdas da forma larvar ou do casulo da mariposa *Premolis semirufa*. Provoca certo grau de alterações morfológicas interfalangianas, devido ao espessamento da membrana sinovial das articulações (Costa, 1981; Dias, 1989; Dias; Azevedo, 1973; Villas-Boas et al., 2015). A enfermidade, que tem caráter de uma reação inflamatória crônica, é prevalente nas áreas seringueiras da floresta amazônica, principalmente no estado do Pará, relacionando-se – intimamente – ao labor dos seringueiros; por consequência, trata-se de uma condição caracterizada como doença ocupacional (Costa, 1978; 1981; Costa et al., 1993; Villas-Boas et al., 2015).

Neste capítulo, serão abordados os principais aspectos da pararama – incluindo os elementos etiológicos, patológicos, clínicos, terapêuticos, ecoepidemiológicos e profiláticos – com o objetivo de compartilhar informações para a melhor compreensão da doença e para o mais adequado planejamento das ações de cuidado.

Etiologia

Taxonomia

A condição mórbida é causada pela larva da mariposa *P. semirufa*, vulgarmente chamada pararama, a qual pertence à família Erebidae, subfamília Arctiinae. O artrópode (Quadro 99.1), além de ser descrito no Brasil, também é identificado no Equador, na Guiana Francesa, no Panamá e no Peru (Brasil, 2001; Villas-Boas et al., 2012; 2013; 2015).

Ciclo biológico e aspectos morfológicos

Premolis semirufa, assim como outros lepidópteros, tem um ciclo biológico composto pelas seguintes fases: ovo, larva, pupa e adulta. A lagarta dessa espécie chega a medir de 2 a 3 cm de comprimento, ao passo que o organismo adulto mede até 2 cm com extensão de asa de cerca de 4 a 5 cm. Na fase larvar, a lagarta tem atividade diurna e se alimenta das folhas da *Hevea brasiliensis*, seringueira natural do Brasil, o que caracteriza parcialmente o seu nicho (Villas-Boas et al., 2012; 2015).

O artrópode, em sua fase larvar, é recoberto por inúmeras cerdas constituídas de material quitinoso, de difícil absorção, as quais são observadas em tamanhos que variam entre pequeno, médio e grande (Dias; Rodrigues, 1997; Rodrigues, 1976). As cerdas maiores emergem de pequenas protuberâncias nas superfícies laterais dos segmentos abdominais e torácicos da larva; as de tamanho médio são encontradas em dois pares de tufos, na superfície dorsal do primeiro e sétimo segmentos abdominais; as cerdas menores estão localizadas na face dorsal, em pares de tufos de cerdas no segundo até o oitavo segmento – os segmentos corpóreos da larva. São essas cerdas que provocam as reações inflamatórias agudas e/ou crônicas quando penetram nos tecidos do *Homo sapiens* após o contato com a pele (Dias; Rodrigues, 1997). Além disso, as cerdas de todos os comprimentos se encontram por todo o casulo da *P. semirufa*, exceto do lado achatado, por onde ele se fixa a uma superfície. As cerdas pequenas estão dispostas de modo perpendicular, o que dá ao casulo um aspecto de veludo (Dias, 1973; 1989; 1997). A composição exata das substâncias encontradas no interior das glândulas acopladas às cerdas não é completamente conhecida, muito menos os seus mecanismos moleculares de interação com o organismo do *H. sapiens* (Costa, 1991; Villas-Boas et al., 2015).

Imunologia e patologia

O contato com as cerdas de menor tamanho da larva *P. semirufa* inicia o processo fisiopatogênico da pararama, o qual evolui em consonância com a resposta imune local (ver Capítulo 2, *Interações entre Patógenos e Hospedeiros Humanos | O Sistema Imune e seus "Papéis" nas Enfermidades Parasitárias*). O contato com as cerdas desencadeia a liberação de mediadores, como a histamina e a serotonina, os quais, associados a substâncias contidas nas glândulas acopladas às cerdas ocas, aumentam a permeabilidade vascular (Costa et al., 1993; Dias; Rodrigues, 1997). Além disso, foi observado que as toxinas das cerdas apresentam elevada atividade de hialuronidase, a qual participa na imobilidade da articulação ao degradar o ácido hialurônico, um componente abundante na matriz intercelular da pele, da cartilagem e do líquido sinovial que estabiliza e lubrifica as articulações (Villas-Boas et al., 2012). As toxinas também têm atividade gelatinolítica, em função das metaloproteases e proteases séricas que degradam colágeno dos tipos IV, V, VII e XI, encontrados no osso e na articulação cartilaginosa, regulando a sua remodelação.

Os produtos sintetizados por *P. semirufa* possuem, ainda, atividade proteolítica, o que ativa o sistema complemento do organismo humano e desencadeia a hidrólise de C_3, C_4 e C_5, resultando na produção de anafilatoxinas (Siqueira-Batista et al., 2015; Villas-Boas et al., 2013; 2015). Apesar de o sistema complemento estar especialmente vinculado à resposta imunológica inata, a ativação excessiva do mecanismo, tendo como consequência a produção de anafilotoxinas, pode provocar um distúrbio inflamatório, o qual se manifesta na lesão e na degradação dos tecidos (Villas-Boas et al., 2015). No caso da pararama, as toxinas diminuem a ação das vias alternativas e da lecitina do sistema complemento, devido à atividade excessiva e/ou ao consumo do complemento.

A protease Ps82 é uma enzima envolvida na atividade proteolítica da cerda, capaz de diminuir a atividade das três vias do sistema complemento por meio do consumo e/ou da indução da alta atividade dele (Villas-Boas et al., 2015). Ademais, tem capacidade de induzir a produção de C_3 e C_4 e clivar diretamente C_3, C_4 e C_5 para a formação das anafilotoxinas (Villas-Boas et al., 2015; Siqueira-Batista et al., 2015).

QUADRO 99.1 Classificação taxonômica da *Premolis semirufa*.

Reino	Metazoa
Filo	Arthropoda
Classe	Insecta
Ordem	Lepidoptera
Família	Erebidae
Gênero	*Premolis*
Espécie	*Premolis semirufa*

Adaptado de NCBI – The Taxonomy Database, 2019.

CAPÍTULO 100

Mordedura Animal

Rodrigo Roger Vitorino • Carolina Dato Silva Corrêa •
Andréia Patrícia Gomes • Vanessa Alves da Silva

Introdução

A mordedura animal representa um problema de saúde de magnitude global e cosmopolita, sendo uma causa frequente de assistência médica de urgência (Evgeniou et al., 2013). Certos mamíferos, como cães, gatos, macacos e roedores, podem representar um risco para transmissão de tétano, raiva, pasteurelose e outras infecções (CDC, 2016; Bula-Rudas; Olcott, 2018; Mader et al., 2020). Assim, as unidades de saúde devem conhecer os protocolos básicos para a atenção a tais situações, como também o atendimento às possíveis complicações.

O objetivo deste capítulo é a apresentação dos principais aspectos etiológicos, clínicos, diagnósticos, terapêuticos e profiláticos da mordedura animal, assunto que, apesar de não constar tradicionalmente no corpo teórico da Parasitologia, foi incluído nesta obra devido à vinculação às temáticas de relevância na disciplina, com destaque para os acidentes por animais peçonhentos e venenosos.

Etiologia

A maioria das infecções decorrentes de mordeduras animais envolve mais de um agente, incluindo bactérias aeróbias e anaeróbias da própria pele da vítima e da cavidade oral do animal (Quinn et al., 2010). A presença das bactérias aeróbias varia de acordo com o animal, enquanto as anaeróbias estão presentes em 76% dos casos (Martins, 1999). O Quadro 100.1 mostra a prevalência dos agentes de acordo com o animal agressor (Goldstein; Abrahamian, 2105; Quinn et al., 2010).

A bactéria mais frequentemente isolada na mordedura por cães e gatos é *Pasteurella multocida*, que faz parte da microbiota da cavidade oral de animais domésticos e silvestres. Trata-se de uma bactéria cocobacilar, gram-negativa, encapsulada, não móvel e anaeróbia facultativa (Krewer et al., 2008). A infecção por ela é caracterizada por sinais e sintomas de início precoce (12 a 24 horas após a formação da lesão), com formação de celulite local intensa, secreção purulenta e linfangite

QUADRO 100.1 Agentes etiológicos e animais agressores relacionados.

Bactérias	Animal	Observações
Streptococcus alfa-hemolítico	Cão	Encontrado na maioria das lesões
Pasteurella multocida	Cão	Cerca de 30% dos casos
Staphylococcus aureus	Cão	Cerca de 30% dos casos
Eikenella corrodens, Capnocytophaga canimorsus e outros gram-negativos	Cão	Encontrados com menor frequência
P. multocida	Gato	Encontrado em até 80% dos casos
Streptococcus do grupo *viridans*	Homem	Mais comum
S. aureus	Homem	Cerca de 40% dos casos
E. corrodens	Homem	Cerca de 30% dos casos
Anaeróbias	Homem	Produtores de betalactamases em até 45% dos casos

Adaptado de Siqueira-Batista et al., 2003; Torres Filho, 2015.

associada. Se não for tratada adequadamente, pode levar à sepse e ao óbito (Quinn et al., 2010).

Nas lesões causadas por cães, outra bactéria também frequente é *Staphylococcus aureus*. Entre os anaeróbios presentes nas feridas, encontram-se, principalmente, *Peptostreptococcus* spp., *Bacteroides fragilis*, *Prevotella* spp., *Porphyromonas* spp., *Fusobacterium* spp. e *Veillonella* spp. Dentre os aeróbios isolados, os representantes mais encontrados foram *Streptococcus* spp., *Staphylococcus aureus* e *Eikenella corrodens*, além de *Pasteurella multocida*, já comentada, *Capnocytophaga canimorsus* e *Corynebacterium* spp. (Talan et al., 1999). Há ainda outros agentes que não são isolados com frequência, como *Afipia felis*, *Blastomyces dermatidis*, *Clostridium tetani*, *Francisella tularensis*, *Leptospira* spp., *Spirillum minus*, *Sporothrix* spp., *Streptobacillus* spp. e *Yersinia pestis* (Martins et al., 2001; Torres-Filho, 2015). Deve-se comentar, mesmo que brevemente, a existência de mordeduras por animais selvagens, geralmente associadas a profissionais como biólogos, veterinários, tratadores de animais e caçadores, Nestes casos, é importante recordar agentes como *Aeromonas hydrophyla* e *Vibrio vulnificus*, bactérias que causam graves infecções – com risco de evolução ao óbito – e que estão associadas às mordeduras por animais aquáticos como peixes e crocodilianos (ver Capítulo 95, *Acidentes por Animais de Importância Médica | Répteis, Anfíbios, Peixes e Invertebrados*). Além disso, atentar que as serpentes apresentam microbiota diversa, sendo possível infecção por bactérias do gênero *Proteus* e da espécie *Pseudomonas aeruginosa* (Junior et al., 2013) (ver Capítulo 98, *Ofidismo*).

Patologia e imunologia

A mordedura animal provoca intensa atividade inflamatória no local da lesão de continuidade na pele, e a liberação de citocinas inflamatórias promove o aparecimento dos sintomas locais, como dor, calor e edema. A contaminação ocasionada pela intensa microbiota oral do agressor, composta principalmente por anaeróbios, torna a infecção bacteriana da ferida a complicação mais comum (Martins et al., 2005).

Para facilitar as ações de cuidado, os pacientes com lesão por mordedura animal podem ser agrupados de acordo com o tempo transcorrido. Os que procuram atendimento até 8 horas apresentam, normalmente, um amplo espectro de bactérias aeróbias e anaeróbias, e, apesar do tratamento instituído (limpeza, hemostasia, reparos e profilaxia antimicrobiana), 2 a 30% dos pacientes precisam ser hospitalizados. Essas vítimas são motivadas a procurar auxílio médico pela aparência desfigurante da lesão ou por acreditarem que necessitam de terapia antirrábica ou antitetânica.

Os pacientes que procuram atendimento médico tardio, que excede 8 horas desde a lesão, geralmente apresentam infecção estabelecida. Os sinais e sintomas incluem celulite localizada, dor local e descarga purulenta com odor fétido. A limpeza tardia e, muitas vezes, inadequada, torna essas lesões mais propensas a desenvolverem osteomielite, tenossinovite e artrite. Outros fatores de risco que aumentam a gravidade da lesão estão descritos no Quadro 100.2.

Pacientes etilistas, que fazem uso de corticosteroides, que apresentam diabetes melito ou linfedema após radioterapia têm aumento de suscetibilidade à infecção por *Pasteurella multocida*. Já aqueles com cirrose hepática e asplenismo apresentam risco elevado para *Capnocytophaga canimorsus* (Aziz et al., 2015).

QUADRO 100.2 Fatores que elevam o risco de infecção em casos de mordedura animal.

Fatores de risco relacionados ao estado clínico do paciente	Fatores de risco relacionados à lesão
Asplenismo funcional ou anatômico	Existência de tecidos desvitalizados
Cirrose hepática	Feridas anteriormente suturadas
Corticoterapia	Lesões com perda de substância
Diabetes melito	Lesões puntiformes
Distúrbios autoimunes (p. ex., lúpus eritematoso sistêmico)	Inóculo bacteriano
Doença vascular	Localização no couro cabeludo, na face, no pescoço e nas articulações
Edema afetando extremidade acometida	Localização nos membros, principalmente nas mãos e nos pés
Etilismo crônico	Mordedura humana
Existência de prótese (articular ou valvar)	Equimoses ou hematomas
Idade (superior a 50 anos)	Fraturas
Mastectomia e linfedema após radioterapia	Retardo no tratamento

Adaptado de Krau, 2013.

Aspectos clínicos

História natural

As mordeduras animais podem apresentar-se de diferentes maneiras, variando de acordo com o animal agressor e com a vítima, o que leva a distintos quadros e complicações (Goldstein, 2000; Martins et al., 2001; Torres-Filho, 2015).

As mordeduras caninas ocorrem, majoritariamente, em homens e na faixa etária pediátrica – entre 5 e 9 anos de idade. Os locais mais comuns variam com a faixa etária (Aziz et al., 2015; Stauffer et al. 2018).

Em crianças até 9 anos, as regiões mais comumente afetadas são cabeça e região cervical (Aziz et al., 2015). A maior causa de óbito decorrente de mordedura canina nessa faixa etária é a lesão carotídea. Crianças com mordeduras faciais ou cranianas devem ter proteção cervical, com imobilização adequada até que lesões cervicais sejam excluídas (Morgan; Palmer, 2007).

Na faixa etária superior a 10 anos e nos adultos, as principais regiões lesionadas são a mão direita e as pernas (Aziz et al., 2015; CDC, 2016). É importante o cuidado das feridas nas mãos, principalmente para se evitar perda funcional resultante de infecções, considerando o pequeno volume de tecido protetor entre a pele, as articulações e os ossos (Morgan; Palmer, 2007). Essas feridas podem evoluir com tenossinovite, celulite, artrite séptica e abscessos (CDC, 2016).

A maioria das mordeduras por gatos tem aspecto que sugere menor gravidade do que as lesões de origem canina. Por esse motivo, muitas vítimas não procuram atendimento médico, por considerarem as lesões menos prejudiciais comparadas com aquelas causadas por outros animais. Os pacientes de mordedura felina são, em sua maioria, mulheres e na faixa etária de 75 anos (Aziz et al., 2015). Comparada com a mordedura por cães, a mordedura por gatos apresenta altas taxas de infecção. Além disso, os sinais clínicos aparecem mais precocemente, em aproximadamente 12 horas. Os felinos, por apresentarem dentes mais finos, possibilitam a inoculação das bactérias em tecidos mais profundos, causando celulites, abscessos, artrites e osteomielites. A profundidade da ferida e o seu pequeno diâmetro são fatores que oferecem dificuldade para a limpeza adequada dos tecidos afetados (Krau, 2013).

A mordedura humana está comumente associada a causas que incluem o comportamento agressivo relacionado a: uso de álcool, agressão sexual, violência doméstica, abuso infantil e automutilação em pacientes com transtornos mentais. O pico de incidência dessas lesões é entre 10 e 34 anos, variando a prevalência em mulheres e homens, de acordo com o tipo de lesão (Aziz et al., 2015).

As lesões causadas podem ser divididas em três grupos: ferida oclusional simples, lesões oclusionais de mão e lesões de punho cerrado (Goldstein, 2000; Martins et al., 2001). A ferida oclusional simples ocorre por penetração da pele sem alcançar estruturas profundas (Martins et al., 2001; Torres-Filho, 2015). São normalmente elípticas ou ovoides, com formação de equimoses, abrasão ou lacerações (Aziz et al., 2015). As lesões oclusionais de mão têm o mesmo mecanismo de ação que a anterior; no entanto, apresentam maior risco de complicações (Goldstein, 2000). As lesões de punho cerrado têm alto potencial para causar quadros mais graves, medindo de 3 a 8 mm, com laceração de pele sobre o terceiro metacarpo e/ou o dorso da mão. A cápsula do terceiro metacarpo pode sofrer perfuração com a energia desprendida durante o soco, além de lesão tendinosa e fraturas de metacarpo e falanges. Casos mais graves podem evoluir com celulite de progressão súbita com descarga purulenta, sepse e meningite e estão relacionados a microrganismos como *P. multocida*.

A bactéria *C. canimorsus* também pode causar infecções – principalmente em pacientes com imunossupressão, mas também em imunocompetentes – levando a comprometimento sistêmico (sepse) e lesões de partes moles, com gangrena e fasciite (O'Shaughnessy et al., 2018; Ahmad et al., 2019).

As complicações da mordedura animal podem ser resultantes do traumatismo direto e do desenvolvimento de infecções causadas por bactérias, vírus e fungos. O Quadro 100.3 apresenta as principais doenças infecciosas transmitidas pela mordedura animal.

Diagnóstico diferencial

Para determinar possíveis diagnósticos diferenciais, é importante estar atento à história relatada pela vítima (Martins et al., 2005). Durante a anamnese, é imprescindível esclarecer os fatos que envolvem a mordedura: espécie do animal, seu comportamento durante o acidente, se a vítima conhece o registro vacinal do agressor. O tempo decorrido entre a mordedura e o atendimento médico deve ser considerado, assim como qualquer sinal e sintoma relatado pelo paciente. Além disso, a história prévia da vítima em relação a processos cicatriciais, histórico de alergias, imunização, comorbidades e medicações deve ser levantada.

QUADRO 100.3 Doenças infecciosas potencialmente transmitidas por mordedura animal.

Condição	Agente etiológico	Animal
Doença da arranhadura do gato	*Bartonella henselae*	Gato
Tularemia	*Francisella tularensis*	Gato
Peste	*Yersinia pestis*	Gato
Esporotricose	*Sporothrix schenckii*	Gato
Blastomicose	*Blastomyces dermatitidis*	Cão e gato
Leptospirose	*Leptospira* spp.	Gato
Brucelose	*Brucella canis*	Cão
Hepatites B e C	Vírus das hepatites B e C	Homem
Herpes simples 1 e 2	*Herpesvírus*	Homem
Síndrome da imunodeficiência adquirida (AIDS)	HIV	Homem
Sífilis	*Treponema pallidum*	Homem
Tétano	*Clostridium tetani*	Homem e outros

Adaptado de Siqueira-Batista et al., 2003; Torres-Filho, 2015.

QUADRO 100.6 Profilaxia da raiva humana, pós-exposição, com vacina de cultivo celular.

Tipo de exposição	Condições do animal agressor			
	Cão ou gato sem suspeita de raiva no momento da agressão	Cão ou gato clinicamente suspeito de raiva no momento da agressão	Cão ou gato raivoso, desaparecido ou morto. Animais domésticos de interesse econômico ou de produção	Morcegos e outros animais silvestres (inclusive os domiciliados)
Contato indireto Ex.: Manipulação de utensílios potencialmente contaminados, lambedura da pele íntegra e acidentes com agulhas durante aplicação de vacina animal não são considerados acidentes de risco e não exigem esquema profilático	Lavar com água e sabão Não tratar			Lavar com água e sabão Iniciar imediatamente o esquema profilático com soro[c] e 4 doses de vacina administradas nos dias 0, 3, 7 e 14, pela via IM[e], ou nos dias 0, 3, 7 e 28, pela via ID[e]
Acidentes leves Ferimentos superficiais, pouco extensos, geralmente únicos, em tronco e membros (exceto mãos e polpas digitais e planta dos pés); podem acontecer em decorrência de mordeduras ou arranhaduras causadas por unha ou dente Lambedura de pele com lesões superficiais	Lavar com água e sabão Observar o animal durante 10 dias após a exposição[a] Se o animal permanecer sadio no período de observação, encerrar o caso Se o animal morrer, desaparecer ou se tornar raivoso, administrar 4 doses de vacina nos dias 0, 3, 7 e 14, pela via IM[e], ou nos dias 0, 3, 7 e 28, pela via ID[e]	Lavar com água e sabão Iniciar esquema profilático com 2 doses, uma no dia 0 e outra no dia 3 Observar o animal durante 10 dias após a exposição[a]. Se a suspeita de raiva for descartada após o 10º dia de observação, suspender o esquema profilático e encerrar o caso Se o animal morrer, desaparecer ou se tornar raivoso, completar o esquema até 4 doses Aplicar uma dose entre o 7º e o 10º dia e uma dose no 14º dia, pela via IM[e], ou nos dias 0, 3, 7 e 28, pela via ID[e]	Lavar com água e sabão Iniciar imediatamente o esquema profilático com 4 doses de vacina administradas nos dias 0, 3, 7 e 14, pela via IM[e], ou nos dias 0, 3, 7 e 28, pela via ID[e]	Lavar com água e sabão Iniciar imediatamente o esquema profilático com soro[c] e 4 doses de vacina administradas nos dias 0, 3, 7 e 14, pela via IM[e], ou nos dias 0, 3, 7 e 28, pela via ID[e]
Acidentes graves Ferimentos na cabeça, face, pescoço, mãos, polpas digitais e/ou planta do pé Ferimentos profundos, múltiplos ou extensos, em qualquer região do corpo Lambedura de mucosas Lambedura de pele onde já existe lesão grave Ferimento profundo causado por unha de animal	Lavar com água e sabão Observar o animal durante 10 dias após exposição[a,b] Iniciar esquema profilático com duas doses, uma no dia 0 e outra no dia 3 Se o animal permanecer sadio no período de observação, encerrar ocaso Se o animal morrer, desaparecer ou se tornar raivoso, dar continuidade ao esquema profilático, administrando o soro[c,d] e completando o esquema até 4 doses. Aplicar uma dose entre o 7º e o 10º dia e uma dose no 14º dia, pela via IM[e], ou nos dias 0, 3, 7 e 28, pela via ID[e]	Lavar com água e sabão Iniciar o esquema profilático com soro[c] e 4 doses de vacina nos dias 0, 3, 7 e 14, pela via IM[e], ou nos dias 0, 3, 7 e 28, pela via ID[e] Observar o animal durante 10 dias após a exposição Se a suspeita de raiva for descartada após o 10º dia de observação, suspender o esquema profilático e encerrar o caso	Lavar com água e sabão Iniciar imediatamente o esquema profilático com soro[c] e 4 doses de vacina administradas nos dias 0, 3, 7 e 14, pela via IM[e], ou nos dias 0, 3, 7 e 28, pela via ID[e]	Lavar com água e sabão Iniciar imediatamente o esquema profilático com soro[c] e 4 doses de vacina administradas nos dias 0, 3, 7 e 14, pela via IM[e], ou nos dias 0, 3, 7 e 28, pela via ID[e]

[a]É necessário orientar o paciente para que ele notifique imediatamente a Unidade de Saúde se o animal morrer, desaparecer ou se tornar raivoso, uma vez que podem ser necessárias novas intervenções de forma rápida, como a aplicação do soro ou o prosseguimento do esquema de vacinação. [b]É preciso avaliar, sempre, os hábitos do cão e gato e os cuidados recebidos. Podem ser dispensados do esquema profilático pessoas agredidas pelo cão ou gato que, com certeza, não tem risco de contrair a infecção rábica. Por exemplo, animais que vivem dentro do domicílio (exclusivamente); que somente saem à rua acompanhados dos seus donos e que não circulem em área com a presença de morcegos. Em caso de dúvida, iniciar o esquema de profilaxia indicado. Se o animal for procedente de área de raiva controlada não é necessário iniciar o esquema profilático. Manter o animal sob observação durante 10 dias e somente iniciar o esquema profilático indicado (soro + vacina) se o animal morrer, desaparecer ou se tornar raivoso. [c]O soro deve ser infiltrado na(s) porta(s) de entrada. Quando não for possível infiltrar toda dose, aplicar o máximo possível e a quantidade restante, a menor possível, aplicar pela via intramuscular, podendo ser utilizada a região glútea. Sempre aplicar em local anatômico diferente do que aplicou a vacina. Quando as lesões forem muito extensas ou múltiplas a dose do soro a ser infiltrada pode ser diluída, o menos possível, em soro fisiológico para que todas as lesões sejam infiltradas. [d]Nos casos em que se conhece tardiamente a necessidade do uso do soro antirrábico, ou quando não há soro disponível no momento, aplicar a dose recomendada de soro no máximo em até 7 dias após a aplicação da 1ª dose de vacina de cultivo celular, ou seja, antes da aplicação da 3ª dose de vacina. Após esse prazo, o soro não é mais necessário. [e]O volume a ser administrado varia conforme o laboratório produtor da vacina, podendo ser frasco-ampola na apresentação de 0,5 mℓ ou 1,0 mℓ. A. No caso da IM profunda (IM), deve-se aplicar a dose total do frasco-ampola para cada dia. B. Para utilização da via intradérmica (ID), fracionar o frasco-ampola para 0,1 mℓ/dose. Na via intradérmica (ID), o volume total da dose/dia é de 0,2 mℓ; no entanto, considerando que pela via ID o volume máximo a ser administrado é de 0,1 mℓ, serão necessárias duas aplicações de 0,1 mℓ/cada/dia, em regiões anatômicas diferentes. Assim, deve-se aplicar nos dias 0, 3, 7 e 28 a 2 doses, sempre em dois locais distintos (sítio de administração).

QUADRO 100.7 Esquemas de reexposição com o uso de vacina de cultivo celular.*

Tipo de esquema	Esquema de reexposição
Completo[a]	Até 90 dias: não realizar esquema profilático Após 90 dias: duas doses, uma no dia e outra no dia 3
Incompleto[b]	Até 90 dias: completar o número de doses Após 90 dias: ver esquema de pós-exposição (conforme o caso)

*De acordo com o *Guia de Vigilância em Saúde* (2019), "pessoas com reexposição ao vírus da raiva, que já tenham recebido profilaxia de pós-exposição anteriormente, devem ser submetidas a novo esquema profilático" (Brasil, 2019, p. 644). [a]Considerar esquema completo na pré e pós-exposição. [b]Não considerar o esquema anterior se o paciente recebeu número menor de doses do que aquelas referidas acima. Reproduzido de Brasil, 2019.

Referências bibliográficas

Ahmad S, Yousaf A, Inayat F, Anjum S. Capnocytophaga canimorsus-associated sepsis presenting as acute abdomen: do we need to think outside the box? BMJ Case Rep 2019;12(3). pii: e228167.

Aziz H, Rhee P, Pandit V et al. The current concepts in management of animal (dog, cat, snake, scorpion) and human bite wounds. J Trauma Acute Care Surg 2015;641:648-78.

Baddour LM. Soft tissue infections due to dog and cat bites. UpToDate, Inc. 2016. Disponível em: https://www.uptodate.com/contents/soft-tissue-infections-due-to-dog-and-cat-bites. Acesso em: nov. 2017.

Baddour LM, Harper M. Animal bites (dogs, cats, and other animals): evaluation and management. UpToDate, december 2019.

Brasil. Ministério da Saúde. Guia de Vigilância em Saúde. 2019. Disponível em: http://bvsms.saude.gov.br/bvs/publicacoes/guia_vigilancia_ saude_volume_unico_3ed.pdf. Acesso em: jul. 2019.

Bula-Rudas FJ, Olcott JL. Human and animal bites. Pediatr Rev 2018; 39(10):490-500.

CDC. Centers for Disease Control and Prevention. Nonfatal dog bite: related injuries treated in hospital emergency departments. United States; 2001. Disponível em: http://wwwnc.cdc.gov. Acesso em: 23 abr. 2016.

CDC. Centers for Disease Control and Prevention. Preventing dog bites. 2019. Disponível em: https://www.cdc.gov/features/dog-bite-prevention/index.html. Acesso em: 1 set. 2019.

Esmaeilzadeh, F, et.al. Epidemiology of animal bites and factors associated with delays in initiating post-exposure prophylaxis for rabies prevention among animal bite cases: a population-based study. J Prev Med Public Health 2017;50:210-216.

Evgeniou E, Markeson D, Iyer S et al. The management of animal bites in the United Kingdom. Eplasty 2013;13:e27.

Fleisher GR. The management of bite wounds. N Engl J Med. 1999; 340:138-40.

Goldstein EJC, Abrahamian FM. Bites. In: Mandell GL, Bennett JE, Dolin R. Mandell, Douglas and Bennett's principles and practice of infectious diseases. 8nd. ed. New York: Churchill Livingstone; 2015.

Goldstein EJ, Miller TA, Citron DM et al. Infections following clenched-fist injury: a new perspective. J Hand Surg 1978;455:457-3.

Harper M. Clinical manifestations and initial management of animal and human bites. UpToDate, Inc. 2017. Disponível em: https://www.uptodate.com/contents/clinical-manifestations-and-initial-management-of-animal-and-human-bites. Acesso em: 16 nov. 2017.

Junior VH, Neto MFC, Mendes AL. Mordeduras de animais (selvagens e domésticos e humanas). Rev Patol Trop 2013; 42(1):13-9.

Krau SD. Bites and stings: epidemiology and treatment. Critical Care Nurs Clin North America 2013; 143:150-2.

Krewer CDC, Maboni F, Witt NM et al. Transmissão de Pasteurella multocida para humano através de mordida de gato – relato de caso. Vet Not 2008; V14, n 01.

Levin AS, Dias MBG, Oliveira MS et al. Guia de utilização de anti-infecciosos e recomendações para a prevenção de infecções hospitalares. 5. ed. São Paulo: Hospital das Clínicas; 2011.

Mader N, Lührs F, Langenbeck M et al. Capnocytophaga canimorsus – a potent pathogen in immunocompetent humans - systematic review and retrospective observational study of case reports. Infect Dis (Lond) 2020; 52(2):65-74.

Martins FSV, Castiñeiras TMPP, Igreja RP et al. Viagens e saúde. In: Coura JR. Dinâmica das doenças infecciosas e parasitárias. Rio de Janeiro: Guanabara Koogan; 2005.

Martins IS. Mordedura animal. Monografia (Especialização em Doenças Infecciosas e Parasitárias) – Rio de Janeiro: Hospital Universitário Clementino Fraga Filho, Universidade Federal do Rio de Janeiro; 1999.

Martins IS, Gomes AP, Mascarenhas LA et al. Mordedura animal. In: Siqueira-Batista R, Gomes AP, Igreja RP et al. Medicina tropical: abordagem atual das doenças infecciosas e parasitárias. Rio de Janeiro: Cultura Médica; 2001.

McGhee S, Weiner A, Finnegan A et al. Assessing and managing spider and scorpion envenomation. Emerg Nurse 2015;23(7):32-7.

Mitnovetski S, Kimble F. Cat bites of the hand. ANZ J Surg 2004; 859: 862-74.

Morgan M, Palmer J. Dog bites. Brit Med J 2007;413:7590.

O'Shaughnessy SM, Broderick L, Walsh J, Schaffer K, Westbrook A. Canis Caveat (Beware of the Dog) – septic shock due to Capnocytophaga canimorsus contracted from a dog bite. Ir Med J. 2018 Dec 6;111(10):842.

Porto GG, Souza BLM, Sampaio DO. Manejo de lesões por mordedura animal: relato de casos. Rev Cir Traumatol Buco-Maxilo-Fac 2013; 13(4):39-44.

Quinn JV, McDermott D, Rossi J et al. Randomized controlled trial of prophylactic antibiotics for dog bites with refined cost model. West J Emerg Med 2010 Dec;11(5):435-41.

Siqueira-Batista R, Gomes AP, Silva Santos S et al. Manual de Infectologia. 1. ed. Rio de Janeiro: Revinter, 2003.

Stauffer K, Wallace RM, Galland GG et al. Centers for Disease Control and Prevention (CDC). Chapter 3: Animal Bites & Stings (Zoonotic Exposures). 2018. Disponível em: https://wwwnc.cdc.gov/travel/yellowbook/2020/noninfectious-health-risks/animal-bites-and-stings-zoonotic-exposures. Acesso em: abr. 2019.

Talan DA, Citron DM, Abrahamian FM et al. Bacteriologic analysis of infected dog and cat bites. New England J Med 1999;85:92-340.

Torres-Filho SR. Acidentes humanos com venenos animais. In: Tavares W, Marinho, LAC. Rotinas de diagnóstico e tratamento das doenças infecciosas e parasitárias. 4. ed. São Paulo: Atheneu; 2015.

WHO. World Health Organization. Fact sheet n. 373: animal bites. Disponível em: http://www.who.int. Acesso em: 23 abr. 2016.

Índice Alfabético